人生保健

上　册

郭松涛　编

中医古籍出版社

图书在版编目（CIP）数据

人生保健 / 郭松涛 编 . --北京 ：中医古籍出版社，2012.2
ISBN 978-7-5152-0148-1

Ⅰ . ① 人… Ⅱ . ①郭… Ⅲ . ①保健—基本知识 Ⅳ . ①R161
中国版本图书馆 CIP 数据核字（2012）第 019321 号

题写书名：贾巨善
责任编辑：王 梅
审 稿：封太昌
校 对：刘江海、郭劲辉、靳金荣
封面设计：李 莹

出版发行：中医古籍出版社
社 址：北京东直门内南小街 16 号
电 话：64032165 64002949
邮政编码：100700
印 刷：北京彩蝶印刷有限公司
经 销：新华书店
开 本：889 毫米×1194 毫米 1/16 印张：93
字 数：2206 千字
版 次：2012 年 2 月第一版 2012 年 4 月第一次印刷
印 数：0001—3000 册
定 价：每套（上下册）298 元

为《人生保健》题：

珍爱生命
珍惜健康

白书忠
二〇一一年六月

（白书忠：中国健康促进基金会会长、解放军总后勤部卫生部原部长）

为《人生保健》题：

健康教育是人生必修课，是国民素质教育重要内容。

郭松涛同志以高度的责任感，巨大的热情，科学丰富实用的资料，编著的《人生保健》，是指导人们进行自我健康教育的一本不可多得的好书。

万成奎

2010.8.18

（万成奎：中国卫生部首席健康教育专家、解放军第四军医大学教授）

序 言

健康是人类幸福长寿的永恒目标。1978 年，世界卫生组织(WHO)宣布了未来全球奋斗的总目标——人人享有卫生保健。就是说，卫生保健是每个公民的基本权利。帮助人们树立健康意识，养成良好的生活习惯，学习并掌握正确的自我保健方法，降低或消除有损健康的危险因素是实现上述目标的前提之一。

20 世纪末，有 80 多位诺贝尔奖获得者在美国纽约聚会讨论"21 世纪人类最重要的问题是什么?"这些人类的精英、智慧之星的共同结论是"健康"。就是说，"健康问题"是人类面临的头等大事。人最宝贵的是生命，生命最重要的是健康。健康是人类最宝贵的财富，健康是人生最大的幸福之一。虽然健康不是一切，但没有健康就没有一切。健康是一个过程，是一种完美的生存状态，需要不断地储蓄、积累与呵护。只要你舍得在健康上"投资"，你就会得到加倍的回报，如果你不重视自己的健康，不细心呵护，不舍得投资，那么，总有一天你会后悔！人们往往在得了疾病之后才懂得健康的重要，那时后悔已经晚矣。只要能及早做好自我保健，就可以把健康的损失降到最低。所以，在健康认识上，要树立一个观念，健康是惟一的，健康不仅仅是属于个人的，也是属于家庭和社会的。因此，要树立健康第一的理念，在日常生活中做好科学的养生保健。目前，人们对疾病的认识不断深化，医学健康观从单纯防病治病，向全面提高人体生理—心理—社会适应能力的生命质量转变。人类对健康的认识正在发生着深刻的变化，追求健康的愿望从来没有像现在这样强烈与紧迫。越来越多的人发现，学习和掌握自我保健知识和方法，积极开展自我保健，是投资小、收益大、提高生命质量的最佳途径。自我保健是维护自身健康的第一道防线。因此，是否注重自我保健，是否对危害健康的因素采取科学的防范措施，也就成了现代人提高自身素质，充分享受生命快乐的重要标志之一。

人类进入 21 世纪后，随着经济社会的发展和科技进步，健康长寿已不再是人们的生活梦想，而是成为客观现实，为越来越多的人所追求。许多国家已进入老龄化社会，健康长寿的人越来越多。但是，与人的理想寿命相比，现在的平均寿命乃至个体寿命还相差很远。其中一个重要原因，就是缺乏科学的保健知识，正如世界卫生组织所指出的："许多人不是死于疾病，而是死于自己不健康的生活方式。"并告诫人们："不要死于愚昧，不要死于无知。"因此，人们需要更多、更好、更科学、更符合不同人群需要的保健知识。正确的观念，比昂贵的药物和有一定危险的手术更能帮助患者消除疾病。我们需要的不是企求灵丹妙药，而是科学的保健知识和健康的生活方式。保健的知识和方法，让大家都能轻松地摆脱疾病的困扰，让复杂、隐晦、深不可测的人体奥秘变得简单化。普及保健知识，使更多的人健康长寿，为社会做出有益的贡献，这是一件很有意义的事情。

任何一个人的生命和健康都如同 2008 年北京奥运会开幕式一样神圣、一样精彩，都是一首美妙绝伦的诗章，我们每一个人都是自己生命的总导演。无论你这一生多么精彩绝伦，多么让人瞩目垂注，都经不起对健康的忽视。要想把握自己的健康，首先应给自己建立一个养生保健"应知应会"的知识体系。

《人生保健》正是适应时代需要，为满足人们对健康长寿知识的需求而编写的。编者以新的保健视觉，新的保健理念，新的保健信息，使读者能够站在新时代的高度，正确认识和对待健康长寿问题。

《人生保健》的编写，历时19年，参阅各类文献300多种，编者依据自己的学习和实践，力图将基础性、知识性、科普性、实用性融为一体，增强可读性。编写本书的目的，是想让每一位读者都能在本书中查找到自己想要的保健答案，让每一位读者都能健康长寿。希望人们树立健康新观念，健康地吃，健康地穿，健康地工作，健康地玩，健康地睡，建立科学健康的生活方式，健康生活每一天，尽情享受美好生命。

《人生保健》是一本颇有价值的书。人们阅读这本书，至少可以获得以下三点好处：

第一，可以获得养生保健的丰富知识。全书共十卷，八十六篇，包括保健常识，保健歌言，食疗保健，药疗保健，体疗保健，心疗保健，四季保健，妇女保健，婴幼儿保健，老年保健；还有中药性能，常用穴位，偏方验方，防病治病，意外急救，一应俱全。内容贴近生活，贴近实际，贴近保健需要，适用性强，读得懂，用得上。书中包括：保健常识126条，保健歌言1300多条，常见疾病500多种，各种治疗方法4000多个，并有常用食物209种，常用中成药70种和423种中药的性能与功效。书中验方，取材方便，简便易行，既有中药验方，也有食疗方、体疗方、心疗方。可谓一书在手，保健全有；一看就会，一用则灵。只要其方法因人对症，治愈疾病的效果是非常明显的。

第二，可以了解古今中外的保健思想和方法。本书在介绍现代养生保健知识的同时，还旁证博引，选录了大量中国传统养生保健的资料，做到了中医和西医相结合，前沿新知和传统经验相结合。它不仅有最新的医学科研结论，而且涵盖了传统养生的精华，这不但加强了她的可读性，更增加了此书的历史感和文化底蕴，从而也就强化了她的实用性。

第三，可以节省自己再去翻阅大量养生保健书刊、杂志的功夫。《人生保健》这本书，220万多字，资料翔实，吸纳了古今中外养生保健的丰富内容和最新信息，只要认真阅读，就可以获取你所需要的知识。

《人生保健》是一本普及保健知识的好书。希望它能够受到珍爱生命，关注健康的人们喜爱。真正把保健落实在你每天的一日三餐上，落实在个人的生活习惯上，当这种保健意识贯穿你一生，变成你生活的一部分的时候，你就可以快乐无忧地活到天年。

值此本书将刊行之际，郭松涛同志请我作序，我认为编著者在普及养生保健知识方面，付出了艰辛劳动，倾注了大量心血，脚踏实地地作出了有益的贡献，对人们的养生保健提供了一部很有参考价值的工具书，故乐以为序。

中国老年保健协会会长 李深

2010.5.26

（李深：中国老年保健协会会长）

保健经典箴言

1.《黄帝内经》曰："上古之人，其知道者，法于阴阳，和于术数，食饮有节，起居有常，不妄劳作，故能形与神俱，而尽终其天年，度百岁而去。……故智者之养生也，必顺四时而适寒暑，和喜怒而安居处，节阴阳而调刚柔，如是，则僻邪不至，长生久视。"

2.扁鹊云："人之所依者，形也；乱于和气者，病也；理于烦毒者，药也；济命扶危者，医也。安身之本，必资于食；救疾之速，必凭于药。不知食宜者，不足以存生也；不明药忌者，不能以除病也。斯之二事，有灵之所要也，若忽而不学，诚可悲夫。"

3.医圣张仲景曰："进则救世，退则救民；不能为良相，亦当为良医。"

4.古希腊医学之父希波克拉底说："病人的本能就是病人的医生，而医生是帮助本能的。"

5.英国哲学家培根说："养生有道，非医学的规律所能尽。一个人自己的观察，他对于何者有益何者有害于自己的知识，乃是最好的保健药品。"

6.法国哲学家叔本华说："健康的乞丐比有病的国王更幸福！"

7.俄国生理学家巴甫洛夫说："乐观是养生的惟一秘诀。"

8.世界卫生组织在维多利亚宣言中提出健康的四大基石：合理膳食、适量运动、戒烟限酒、心理平衡。

9.陆游诗云："萧条白发卧蓬庐，虚读人间万卷书。遇事始知闻道晚，抱疴方悔养生疏。"

上册目录

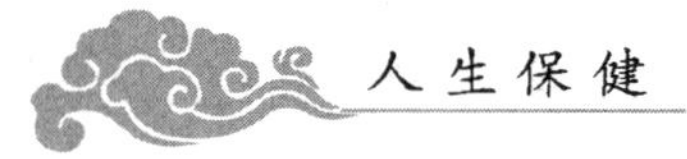

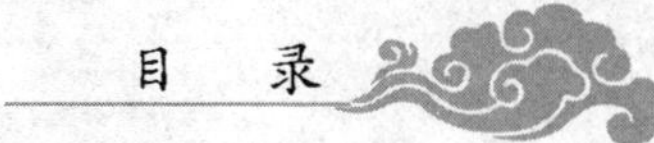

第一卷

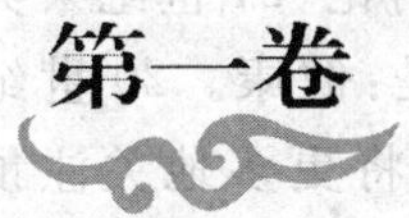

保健常识

古人云："体壮曰健，心怡曰康。"1948年世界卫生组织成立时给健康的定义是："健康不仅是没有疾病和虚弱，而且心理适应竞争社会时处于完美的状态中。"20世纪90年代，健康定义强调了环境要素，即健康是生理——心理——社会——环境四者的和谐统一。21世纪，"健、康、智、乐、美、德"六字组成了所谓的"大健康"概念，成为幸福人生的最佳境界。但是，要达到这一境界，首先要建立科学的生活方式，进行适度的体育锻炼；第二，要科学饮食，营养结构合理；第三，要勤于用脑，善于学习；第四，要养成乐观的性格，心胸豁达开朗；第五，要处世旷达，与人为善，宽以待人。健康往往是最重要的又是最不重要的。在失去健康的时候，健康就是最重要的；在拥有健康的时候，健康就是最不重要的。

健康是人的第一权利，是人类生存的第一前提。在经济和科技快速发展的21世纪，人们比任何时候都更加关注自身的健康，关注身体健康是人类可持续发展的永恒话题。健康已成为公众普遍关注的热点和焦点，健康问题是人们最关心的话题之一，因为健康的重要性正被越来越多的人们所认识。健康是节约，健康是和谐，健康是责任，健康是金子。健康是人生之本，没有健康将一事无成。保持健康是做人的责任。健康的身体不仅是个人的需求，也是家庭和社会的需求。健康是无价之宝，健康是人生最宝贵的财富，健康是人类永恒的追求。健康不是一切，但没有健康就没有一切。一个再强大的人，疾病来临时也会突然发现生命的脆弱。健康是人存活的支柱，有人说，只有死过一次的人才知道，健康比什么都重要。健康也是资本，纵观历史，许多豪杰，不是被对手打败，而是丧失健康而自灭。越来越多的人想拥有越来越多的金钱，越来越多的金钱会使越来越多的人过早地接近死亡，健康的身体不可能用物质去换取，也不能用金钱去买到。为金钱损害健康是英雄所不为，为享受损害健康是志士所不为，为纵情损害健康是智者所不为。身体的健康来自锻炼，心灵的健康来自修养，胸怀是一种人生的心理品质，更是一种健康长寿的良药。

健康由四个元素组成：父母遗传因素15%，环境因素17%，医疗因素8%，个人生活方式60%（其中合理膳食13%，心理平衡30%，其它17%）。也就是说，健康的决定因素是自己的生活方式，健康的钥匙掌握在自己手里。正如2400年前古希腊医学之父希波克拉底所说："病人的本能就是病人的医生，而医生只是帮助本能的。"在一定意义上说，每个人都是自发的养生家。好的养生是善人、凡人、有心人、有长性的人。所以，最好的医生是自己。所以，要随时关注自己的健康，无病早防，有病早治，防患于未然。

追求健康，需要学习健康，管理健康。健康知识是关于维护健康、预防和消除疾病方面的知识，是基于个人健康所有必要的有益信息。学习健康知识，更新健康观念，赋予您健康的智慧，增长您健康的技能，使您把健康掌握在自己的手里，做自己的保健医。养生离不开健康知识的学习，无知或知之甚少，可能给自己带来麻烦，甚至付出生命的代价。每个人都要学一点健康知识，要有自我保护意识，这样疾病才不会“找上门”。如果患上疾病，也要“既来之则安之”，冷静应对。

健康长寿已经不再是人们的梦想，而是为越来越多的人所享有。但是，与人的自然寿命相比，现在的平均寿命还相差甚远。其中一个重要原因，就是缺乏科学的保健知识，“许多人不是死于疾病，而是死于无知。”然而，我们掌握的健康知识与其他任何生存技能方面的知识相比又是何等的贫乏。作为一个现代人，在我们的知识体系中，保健知识是必不可少的，这是现代文明生活的重要象征，也是人类寿命不断提高的保障。储备足够的健康知识，时刻关注自己的健康动态，养成良好的生活方式，定期体检，排除隐患，就可以拥有健康。您就能把握生命指数，警惕生命变数，知晓生命参数，提升生命寿数！

学习保健知识，增强保健意识。1978 年，80 位诺贝尔奖获得者汇聚纽约，讨论“21 世纪人类最需要的是什么”，共同结论是：健康。20 世纪医学更多地关注医疗，21 世纪将更多地关注预防；20 世纪人们更多地追求治病，21 世纪人们更多地追求健康。治病是下游，预防是上游。人生是幸福还是灾难，就看你是不是关心保健。生病多是因患者保健知识缺乏。而最好的保健处方就是保健知识。英国哲学家培根说：“养生有道，非医学的规律所能尽。一个人自己的观察，他对于何者有益何者有害于自己的知识，乃是最好的保健品。”所以，要树立自我管理健康的观念，真正成为自己的保健医生。谁掌握了保健知识，就等于掌握了健康的金钥匙，他就可以享受人生，欣赏人生，品味人生。

第一篇　健康理念

一、健康新理念

健康是指躯体的、心理的、社会人际适应的和精神道德上的良好状态。健康不仅仅是指没有疾病，或没有不舒服，更不是仅仅指体格健壮。因此，健康素质高的人也一定是思想道德、科学文化素质比较高的人，健康是全方位的。健康是身体健康，心理健康，社会适应能力好，道德也健康。

对于健康的定义，联合国世界卫生组织(WHO)在 20 世纪 40 年代就明确提出：“健康不仅是身体没有疾病，而且要有完整的生理、心理状态和社会适应能力”。后来，WHO 又在《阿拉木图宣言》中重申健康新概念：“健康不仅仅是疾病和体弱的匿迹，而是身心健康、社会幸福的完美状态。”

健康的标志是：眼睛明亮，炯炯有神——精力旺盛，精气神足；声音清晰，呼吸从容——心肺功能良好，体力充沛；二便规律，排泄通畅——泌尿与消化系统功能正常；身体灵活，行动敏捷——肌肉、筋骨、关节强健；不胖不瘦，形体适中——慢性病危险因素降低；牙齿坚固，咀嚼力强——骨骼坚实，肾气充足；脉搏柔软，和缓有力——血脉通畅，气血两调；张弛有度，睡眠沉稳——神经系统调节良好；充满信心，悦纳自己——自我欣赏，发展更好；适应环境，公允待人——客观看人，和谐处世。

健康的标准是：有力的心脏、聪慧的头脑；匀称的体形、强健的体魄；规律的睡眠、充沛的精力；良好的免疫、和谐的人际；美好的心境、快乐的生活。

摘自《益寿养生全书》

二、道德健康是统帅

世界卫生组织关于健康的概念有了新的发展，即把道德修养纳入了健康的范畴。将道德修养作为精神健康的内涵，具内容包括：健康者以不损害他人的利益来满足自己的需要，具有辨别真与伪、善与恶、美与丑、荣与辱等是非观念，能按照社会行为的规范准则来约束自己及支配自己的思想和行为。

把道德健康纳入健康的大范畴，是具有科学根据的。巴西科学家马斯经过 10 年的研究发现，犯贪污受贿罪行的人，易患癌症、脑出血、心脏病、神经过敏等病症而折寿。做事有悖于社会道德准则的人,必然导致紧张、恐惧、内疚等种种心态,这种精神负担,必然引起神经中枢、内分泌系统的功能失调,干扰其各种器官的正常代谢过程,削弱免疫系统的防御能力,最终在恶劣心境的重压和各种身心疾病的折磨下,或早衰,或丧失善良的品性。淡泊的心境是健康的保证,良好的心理状态,能促进身体内分泌更多有益的激素、酶类等,这些物质能把血液的流量、神经细胞的兴奋程度调节到最佳状态,从而增强机体的抗病力,有益于人的身心健康。

因此,21 世纪的人类健康概念是建立在民主、平等、进步的道德体系上的。21 世纪的健康人,是在拥有高尚道德的前提下,热爱生命、人类、和平和环境;尊重一切值得尊重的对象;通过奉献自身诚实的劳动,建设更完善的社会。从当前高智商犯罪、高学历犯罪和高科技犯罪等现象来看,道德健康无疑应该是 21 世纪的健康体系中居于统帅的地位。

摘自《健康人生》

三、生理健康是基础

身体是人生存和发展的物质基础,生理健康亦是健康的物质基础。就生理健康而言包括三个层次内容:一是体形健康,即身高、体重等发育指标的健康;二是体态健康,即没有疾病和残疾,坐姿、行姿健康;三是体能健康,指个体活动的力量、速度、耐力和灵活性等良好。21 世纪的生理健康不是简单的指某一层次上的健康,而是强调人类有机体功能的完好运行的最佳发展,最终体现为一个人要体力充沛、精神饱满,能成功担负起现代社会快节奏、高强度的紧张工作与学习。因此,生理健康是人体健康的基础和前提。

摘自《健康人生》

四、心理健康是关键

心理健康以生理健康为基础又与生理健康的发展互为表里、相辅相成。21 世纪的心理健康要求一个人在人格上拥有与人类社会民主进步总趋势协调一致的人生信念、理想、兴趣、动机、需要;在智力上有良好的智能发展;在情绪上要稳定、调控适度、愉悦开朗,有高度的移情能力和情感沟通能力;在意志上具有高度的公民责任义务感,勇于承担责任,言必信,行必果,有在多元化的开放社会中的严格的自律能力;同时还要求 21 世纪的人能积极地接纳社会、他人,保持稳定而密切的人际交流,拥有和谐的人际关系,在现实生活中既合理满足自身的物质需要和精神需要,又要不断地更新、完善自己的观念和行为,为社会贡献聪明才智。如果一个人心理不健康,它会反过来影响人的生理健康和道德健康,所以说心理健康是关键。

健康既是一个动态发展过程,又是一个终极目标。21 世纪人所拥有的健康,既是崭新的 21 世纪对人类个体提出的要求,又是社会心理健康教育所追求的目标。所以,人人都要为实现这个目标而努力。

摘自《健康人生》

五、健康的决定因素

世界卫生组织报告,健康有四大决定因素,一是内因,即父母的遗传因素,占 15%。二是外界环境因素,其中社会环境占 10%,自然环境占 7%,共占 17%,即内外因共占 32%。第三是医疗条件占 8%。第四是个人生活方式的影响占 60%。因此,在我们能控制的后两种条件中,个人生活方式的因素占 68%中的 60%,即约九成。美国社会福利局报告:采用医疗方法,花费数百至上千亿美元可以减少 10%的过早死亡,而用养生保健的预防方法,不用花多少钱,就可以减少 70%的过早死亡。

另外,科学养生和保健可以使高血压发病率减少 55%,中风减少 75%,糖尿病减少 50%,肿瘤减少 33%,更能使健康寿命延长 10 岁,生活质量也会大大提高。新的研究表明,中年注意养生保健的人,与不注意养生保健的人相比,老年期 65 岁以上所花的医疗费仅为后者的 1/2～1/3,同时住院次数也大大减少。我国一项九五攻关研究表明:1 元的预防投入可以减少 8.59 元的医疗费用支出。而临床实践表明又可相应减少近百元的终末期抢救费,更重要的是病人少受罪,家人少受累,节省医药费,造福全社会。所以说，健康的决定因素是个人的生活方式和养生保健。

摘自《洪昭光健康新观念》

六、衡量健康的准则

为了使人们对健康的内涵有更直观、更深刻的理解，世界卫生组织归纳和总结了人类实践的经验，于1999年提出了衡量身心健康的“五快”（机体健康）、“三良好”（精神健康）准则。

机体健康“五快”是指：吃得快、便得快、走得快、说得快、睡得快。

吃得快——说明消化功能好，有良好的食欲，不挑食，不厌食，不偏食，不狼吞虎咽。

便得快——说明吸收功能好，一旦有便意，能很快排泄，感觉轻松。

走得快——说明运动功能及神经协调功能良好，步履轻盈，行走自如。

说得快——说明思维敏捷，反应迅速，口齿伶俐。

睡得快——说明神经系统兴奋，抑制过程协调好，上床很快入睡，睡得沉，醒后精神饱满，头脑清醒。

“五快”，就是说一个人食欲好，行动和思维敏捷，反应能力强，神经系统功能好，消化能力好，即可基本反映出他的身体是健康的。

精神健康“三良好”是指：良好的个性人格、良好的处事能力、良好的人际关系。

良好的个性人格：情绪稳定，性格温和，意志坚强，感情丰富，胸怀坦荡，豁达乐观；

良好的处世能力：观察问题客观现实，具有良好的自控能力，能应付复杂环境，对事物的变迁保持良好的情绪，有知足感；

良好的人际关系：待人宽厚，珍视友情，助人为乐，与人为善，与他人的关系良好。不吹毛求疵，不过分计较。

摘自《益寿养生全书》

七、健康的十条标准

怎样衡量一个人是否健康，世界卫生组织制定了健康的十条标准：

（一）有充沛的精力，能从容不迫地担负日常生活和繁重的工作，而不感到过分紧张和疲劳。

（二）处事乐观，态度积极，乐于承担责任，大事小事都不挑剔。

（三）善于休息，睡眠良好。

（四）应变能力强，能适应外界环境各种变化。

（五）抗病能力强，能够抵抗一般性感冒和传染病。

（六）体重适当，身体匀称，站立时，头、肩、臂部位置协调。

（七）眼睛明亮，反应敏捷，眼睑不易发炎。

（八）牙齿清洁，无龋齿，不疼痛，牙龈颜色正常，无出血现象。

（九）头发有光泽，无头屑。

（十）肌肉丰满，皮肤有弹性。

这十条标准，具体地阐述了健康的定义，体现了健康所包含的体格方面、心理方面和社会方面的三个内容。

摘自《益寿养生全书》

八、中老年人的健康标志

中国医学界提出的中老年人健康标志是：

（一）眼有神：目光炯炯有神，视觉和大脑功能良好。

（二）声息和：声音洪亮，反映发音和呼吸系统及循环系统良好。

（三）前门松：排尿畅通，泌尿和生殖系统功能良好。

（四）后门紧：肛门括约肌紧张度正常，肠道肛门无疾患。

（五）体不丰：形体不胖。

（六）牙齿坚：牙齿没有明显萎缩，牙齿不松动。

（七）腰腿灵：骨骼、肌肉、运动系统功能良好。

（八）脉形小：心律正常，心功能良好，血压不高，血管硬化程度不高。

摘自《益寿养生全书》

九、健康老人十大标准

中华医学会提出的健康老人十大标准是：

（一）躯干无明显畸形，无明显驼背不良体形，骨关节活动基本正常。

（二）无偏瘫、老年性痴呆及其他神经系统疾病，神经系统检查基本正常。

（三）心脏基本正常，无高血压、冠心病及其他气质性心脏病。

（四）无慢性肺部疾病，无明显肺功能不全。

（五）无肝肾疾病、内分泌代谢疾病、恶性肿瘤及影响生活功能的严重器质性疾病。

（六）有一定的视听能力。

（七）无精神障碍，性格健全，情绪稳定。

（八）能适当地对待家庭与社会的人际关系。

（九）能适应环境，具有一定的交往能力。

（十）具有一定的学习、记忆能力。

摘自《益寿养生全书》

十、新世纪人类健康的新目标

21世纪，人类进人了“大健康”时代。“大健康”即健、寿、智、乐、美、德“六要素健康”，是人类追求的人生最佳境界。

健：指“健康四要素”——生理、心理、社会、环境四者的和谐统一，是“大健康”的基础和前提。

寿：是指达寿和长寿。达寿，即活到该活的寿限（现公认为在百岁以上）；达此目标后再延长寿命，才为长寿。“寿”应以“健”为基础，没有“健”的“寿”是没有意义的。

智：指智慧应随年龄的增长而增长，“智慧地活着”、“越活越聪明”，而不是越活越呆傻。

乐：指快乐地活着，快乐每一天，永远保持心情愉快。

美：是指活得靓丽、潇洒，爱美之心人皆有之，老人也应充分展示自己的美。

德：指高尚的道德，是更高层次的健康。

摘自《老年人健康长寿须知》

十一、心理健康的标准

心理健康，实质上是心理的平衡，精神的健康，人们对问题的认识态度，个性的修养等等。所以说，心理健康实质上是人们世界观认识论的一部分。第三届国际心理卫生大会（1946年）曾为心理健康下过一个定义：“所谓心理健康是指在身体、智能以及感情上与他人的心理健康不相矛盾的范围内，将个人心理发展成最佳的状态。”

比较权威的《简明不列颠百科全书》对心理健康的定义是：心理健康是指个体心理在本身及环境条件许可范围内所能达到的最佳状态，但不是指绝对的十全十美状态。

心理健康的具体标准为：

（一）认知过程正常，智力正常；

（二）情绪稳定，乐观，心情舒畅；

（三）意志坚强，做事有目的、计划、步骤、方法，能克服困难达到目的；

（四）人格健全，性格、能力、价值观等均正常；

（五）养成健康习惯和行为，无不良行为；

（六）精力充沛地适应社会，人际关系好。

也有学者把心理健康的标准表述为以下“五有”：

有明确的人生目标。人要有理想、有抱负、有执著的追求。人是一种不断追求的生命体，你怎样追求，就拥有怎样的人生。人的追求有三个层次：第一层次是生活的追求；第二层次是功名利禄的追求；第三层次是真善美的追求，是最高的追求。一个人追求的层次越高，他的人生境界也就越高。伟大的目标才能产生伟大的力量。

有良好的适应能力。人不仅是生物的人，还是社会的人，不仅要适应自然环境，更要适应社会人群，统称社会环境。适应乃是个体为满足生存需要而与环境发生的协调作用。人通过改造环境来适应个体需要，或改造自身以适应环境的需要。现代社会极为复杂多变，对适应的要求超过任何时期。有良好的适应能力的人与客观环境保持良好的接触，与家庭、单位、社会人群都能和谐相处，能坦然应对生活中的各种问题，面对现实，沉浮自如，荣辱不惊，保持良好的情绪，作出正确有效的反应，能创造性地进行工作，以出色的成就贡献于社会，这是健康的最高境界。

有和谐的人际关系。人类的心理适应，最主要是对人际关系的适应，所以人类的心理病态主要是人际关系失调而带来的。在社会上，人与人之间往往结成各种各样的人际关系，如夫妻关系、父子关系、上下级关系、同事关系、邻里关系等，这些关系的好坏是心理健康与否的重要标志。人际关系的确立、变化及发展的决定因素，在于交往双方之间各自需要满足与否以及满足的程度如何。搞好人际关系的关键是关心别人、尊重别人，理解、宽容、帮助和赞美别人。不关心别人的人，自私自利的人，傲慢骄横的人，不可能有良好的人际关系。

有健全、稳定的个性。个性又称人格，是指一个人完整的精神面貌。闪光的人格具有巨大的潜能。个性好的人，性格温和、意志坚强、感情丰富、胸怀坦荡、情绪乐观，在人生的道路上经得起批评、委屈、挫折、打击、逆境、疾病、癌症以及各种痛苦和不幸，能自我控制、自我调节、自强不息、勇往直前，甚至有些特殊人物还具有克服困难、获取胜利的顽强的精神力量。

有自知之明。古人云："人贵有自知之明"、"知人者智，知己者明"、"知人难，知己更难"。这都说明做到有自知之明是非常不容易的。心理学家发现，人的意识中都有一种隐藏很深的防卫机制，也叫"护短机制"。人都护短，把自己的缺点、错误掩盖起来，或把它归因于客观环境或别人。有些人、特别是有不少历史功绩的人，只要求别人尊重他，却不愿检讨自己的言行，这都是大脑中护短机制作祟，没有自知之明。

如何做到有自知之明呢？一是要正确、客观地认识自己。这是人类的最高智慧，是最大的聪明。二是要愉快、满意地接纳自己。就是要不拒绝自己，不憎恨自己，不欺骗自己。三是要自觉地控制自己。善于用理智控制自己的言行、情绪、欲望，这是做人的基本准则，是心理成熟的最高标志。若不能控制自己，就可能招致失败或伤害。所以，只有身心都健康的人，才是完美健康的人。

需要指出的是，心理健康与否的界限是相对的，没有一个固定不变、普遍适用的绝对标准，已有的衡量心理健康的标准，也会随着时代的变迁和社会文化的差异而变动。

人本主义心理学代表人物马斯洛和米特尔曼提出10项衡量心理健康及其水平的参考指数：①充分的适应力；②充分了解自己，并对自己的能力作适度的估价；③生活的目标能切合实际；④与现实环境保持接触；⑤能保持人格的完整与和谐；⑥具有从经验中学习的能力；⑦能保持良好的人际关系；⑧适当的情绪发泄与控制；⑨在不违背集体利益的前提下，能作有限度的个人发挥；⑩在不违背社会规范的情况下，对个人基本需求作恰当的满足。

综合近年来国内外对心理健康的研究成果和临床实践得出的结论，判断一个人心理健康与否基本上可以从七个方面进行必要的考察：一是认知活动健全；二是情绪积极稳定；三是意志品质坚强；四是人际关系和谐；五是自我评价切实；六是人格完整统一；七是适应能力较强。

有专家说，21世纪的健康主题就是心理养生，这话有一定的道理。随着地球村的缩小，信息量的扩大，人与人的交往愈来愈频繁，心理疾病出现了前所未有的发展趋势，而心理养生，就是要从精神上保持良好状态，以保持机体功能的正常发挥，来达到防病健身、延年益寿的目的。

摘自《天人合一养生术》、《登上健康快车》第二辑）

十二、应高度关注"亚健康"

"亚健康"，是指人体介于健康与疾病之间的一种生理功能状态，简称"第三态"。

按世界卫生组织的说法，人的健康状态分为三种：健康人、病人和处于亚健康状态的人。通常人们又把健康称为"第一状态"，把身患疾病称为人体的"第二状态"，而把介于健康与疾病之间的生理状态即"亚健康"称为第三状态。"亚健康"是人们对健康、疾病认识的深化，是健康的新视角，是医学的新思维。据世界卫生组织调查表明，全世界处于亚健康状态的人占75%，诊断有病的人占20%，真正健康的人只占5%。因此，预防和消除亚健康状态，是保持健康的重要前提。

亚健康状态常有如下表现：感到体力不支、不愿活动、怕累、心中憋闷、咽中不适、疲劳、坐卧不安、头昏脑胀、易感冒等。

造成亚健康状态的主要原因有以下几方面：(1)身心压力过大，心理状态失衡。(2)饮食结构不合理，饮食习惯不健康。(3)环境污染严重，生存空间过于狭小。(4)作息时间没规律，生活方式不健康。(5)感情生活质量下降，人际关系比较紧张。

亚健康状态是在不断变化发展的，亚健康状态如不及时调整，就可能转化为疾病。怎样才能防止“亚健康”转化成为疾病呢？

首先，要了解自己的身体状况，提高对亚健康状态的认识和重视程度。第二，正确面对各种压力，学会自我减压，保持一种乐观向上的良好心态。第三，提高自我保健意识，适当参加体育锻炼，增强自身免疫功能，减缓衰老进程。第四，调适心理，顺应自然，避免七情过激而伤人伤己。第五，提倡科学、文明、健康的生活方式，讲究卫生，生活规律、戒烟限酒，合理膳食。第六，要解放思想，更新观念，适应环境的变化。第七，定期体检和疗养，主动进行预防。

切实做到以上几条，就可以阻止亚健康发展成为疾病并恢复到健康状态。

摘自《老年人健康长寿须知》

十三、中老年人年龄划分标准

我国目前划分老年人的年龄标准以 60 岁为界，老年人的年龄分期和名称为：49～59 岁为老年前期，称为中老年人；60～89 岁为老年期，称为老年人；90 岁以上为长寿期，称为长寿老人。

1982 年联合国老龄问题世界大会上提出以 60 岁为老年期的开始年龄，我国与此一致。

各国对老年人的年龄划分标准不完全一致。联合国世界卫生组织 1991 年统一规定，将人的一生按出生年月序列划分为 5 个年龄阶段：

(一)44 岁以下是青年人；

(二)45～59 岁是中年人；

(三)60～74 岁是准老年人或老年前期；

(四)75～89 岁为老年人；

(五)90 岁以上是长寿老人。

摘自《老年人健康长寿须知》

十四、人的自然寿命推算方法

据有关专家研究，目前，国内外关于人的自然寿命的推算方法主要有以下四种：

(一)生长期推算法：哺乳动物的寿命约为其生长期的 5～7 倍。一般认为，人类生长期的完成在 20 岁～25 岁。因此，人类的最高寿限就在 100 岁～175 岁。

(二)性成熟期推算法：最高寿命相当于性成熟期的 8～10 倍。人的性成熟期按 14 岁～15 岁计算，则人的寿命应该是 110 岁～150 岁。

(三)细胞分裂次数和分裂周期推算法：人类细胞分裂次数在 50 次左右，平均每次分裂周期为 2.4 年，其最高寿限就在 120 岁左右。

(四)人类发育与寿命变异系数推算法：人类的发育与寿命有一个变异系数，此系数为 15.15。人类的怀孕期为 266 天，此值乘以 15.15 即为 11 年，11 再乘以 15.15 为 167 年，即人类的最高寿限。

原苏联学者研究认为，人类最高寿限为 93 岁～103 岁；瑞士学者研究认为，人类的最高寿限为 115 岁～120 岁；德国医学家提出，人类的最高寿限为 110 岁～120 岁；法国生理学家认为，人类的最高寿限为 110 岁～115 岁。经多数科学家反复测算得出：人类的自然寿命为 120 岁左右。《左传》上说：“上寿百二十年，中寿百岁，下寿八十”，“尽终其天年，度百岁乃去。”这与近代研究结果是一致的。元代李鹏飞的养生学专著《三元参赞延寿书》认为：“人之寿，天元六十，地元六十，人元六十，共一百八十岁。不知戒慎，则日加损焉。精气不固，则天元之寿减矣；谋为过当，则地元之寿减矣；饮食不节，则人元之寿减矣。”中国医学曾系统描述了人的发育生长、衰老各个阶段的特点。《黄帝内经．灵枢．天年》曰：“人生十岁，五脏始定，血气已通，其气在下，故好走；二十岁，血气始盛，肌肉方长，故好趋；三十岁，五脏大定，肌肉坚固，血脉盛满，故好步；四十岁，五脏六腑十二经脉，皆大盛以平定，腠理始疎，荣华颓落，发颇斑白，平盛不摇，故好坐；五十岁，肝气始衰，肝叶始薄，胆汁始减，目始不明；六十岁，心气始衰，苦忧悲，血气懈惰，故好卧；七十岁，脾气虚，皮肤枯；八十岁，肺气衰，魄离，故言善误；九十岁，肾气焦，四脏经脉空虚；百岁，五脏皆虚，神气皆去，形骸独居而终矣。”对这些生长发育、衰老过程的描述，也和近代观察的结果比较一致。但如果人们注意后天的养生保健，有的放矢，对症下药，克服消极因素，发扬内在的积极因素，定会成为高寿之人。

摘自《老年人健康长寿须知》

十五、人类寿星

有史以来，古今中外寿命超过百岁者不乏其人。据史料记载，我国夏朝时期的夏禹王，享年160岁。中国历史上的老寿星彭祖，活了880岁(当时，彭祖生活在四川彭山一带，流行60天为一年的“小花甲”记年岁方法，880岁相当于现在的146岁)。春秋时期的老子，寿高200多岁。东汉时代，华佗的学生吴普，活到200多岁。南北朝著名的禅宗第二代祖师慧可享年170岁。唐代著名医学家孙思邈，活了102岁。明代著名的青州道士刘野夫寿高145岁。明朝谢肇浙在《五杂俎》一书中曾作过统计：“汉窦公，年一百八十。晋赵逸，二百岁。元魏罗结，一百零七岁，总三十六曹事，精神不衰，至一百二十乃死。洛阳李之爽，年一百三十六岁。穰城有人二百四十岁，不复食谷，惟饮曾孙妇乳。范明友鲜卑奴，二百五十岁。……此皆正史所载。”据《历代高僧生卒年表》记载：高僧慧昭，俗姓刘，为唐鄱阳王休业之曾孙，生于526年，约卒于816年，终年290岁。据《东乡县志》载：吴丹“得吐纳伸缩，制炼服食诸术”，后求道于终南，以炼养身，寿170岁而卒。南北朝时期梁代的长寿老人顾思远，活到130岁。明《西山日记》记载：“王士能，寿高137岁。”著有《修龄要旨》的明代养生学家冷谦，也享年150多岁。在清代编写的福建《永泰县县志》卷十二“杂录”中有这样一则史料：“本县汤泉人陈俊，字克明，寿444岁。他生于唐代禧宗中和辛丑(881)，历五代十国、宋、元，卒于元代泰定元年(1324)。陈俊为人正直，乐为乡里做善事，受到乡民的敬重。”在我国历史上，留有文字著述的年高寿长者，还有李庆远，他生于清康熙十八年(1679)，卒于民国二十四年(1935)，终年256岁。

不仅古代有如此高寿之人，近代国内外也有特别长寿者。1990年8月，吉林省辉南县进行第四次人口普查时，发现了一位152岁的老寿星，名叫田崔氏，1839年10月17日出生，祖籍河北唐山。贵州省务川县仡佬族农民龚来发146岁时，1993年被中国老龄委授予“中国长寿王”的美称。新疆吉沙县人吐地沙拉依，1849年生，年逾140岁。2008年10月6日，中国老年学会宣布了首届中国十大寿星排行榜，十大寿星平均年龄117.5岁，年龄最大的寿星是新疆喀什的萨迪克·萨伍提，维吾尔族人，生于1887年8月9日，2008年已120岁。

据报载，1823年出生的伊朗寿星阿巴斯.哈萨，156岁时还曾接受过记者采访。原苏联高加索山区农民哈吉基迈德.库费莫维奇.亚加诺夫135岁时，仍能做些劳动。日本历史上的长寿冠军满平活到242岁，他的夫人221岁。埃及人阿塔瓦.穆萨，活到150岁时，仍能坚持听广播。南美妇女玛卡.兰珠活了203岁。英国人弗姆.卡恩活到209岁。巴基斯坦信德省的巴奴，在160岁时听力、视力都正常。奥塞梯人台布塞.阿布齐维，他活了180岁。约旦的寿星法瓦兹于2002年8月谢世，享年125岁。

大量的事实充分说明，人类的“天年”并非百岁。美国的科研人员最新研究成果指出：如果能限食，人类的寿命极限应该是180岁左右，但大多数学者认为应为120岁。德国学者提出：如果一个人既未患过疾病，又未遇到外源性的不良作用，则单纯性高龄衰老要到120岁才出现生理性死亡。我国著名医学家谈家桢说：“到2010年，人活120岁不是神话。”

1991年秋，“环球百岁养生研究中心”在北京宣告成立之时，就郑重表示其研究目标是人的寿命要达到120岁，让更多的人不仅能尽其天年，还能够“寿而强健，老有所为”。

摘自《老年人健康长寿须知》

十六、我国对年龄和长寿的称谓

我国对年龄的称谓是：

(一)免怀之岁：指三岁的幼童，可以离开母亲的怀抱到处玩耍了。春秋．孔子《论语．阳货》:“子生三年,然后免于父母之怀。”

(二)聚沙之年:指儿童时期玩弄沙土,堆塔嬉戏,借称为儿童时代。唐．于志宁《大唐西域记．序》:“聚沙之年,兰薰桂馥。”

(三)及笄之年:指少女到了可以出嫁的年龄。笄,发簪。及笄,古代女子以许婚者十五而笄,二十而嫁;未许婚者,二十则笄;一般为十五岁许婚,结上发簪。《礼记．内则》曰:“女子十有五年而笄。”

(四)弱冠之年:指男子成年。冠,古代的礼仪,男子二十岁时举行加冠礼,表示已成年。《礼记．曲记上》曰:“二十曰弱冠。”

(五)而立之年:指人到三十岁可以自立的年龄,后为三十岁的代称。春秋．孔子《论语．为政》:“三十而立。”

(六)不惑之年:人四十岁,称“不惑之年”。惑,指迷惑。不惑之年,指不受迷惑的年龄。意思是人到此时已掌握知识,能辨事理,而不致迷惑。春秋．孔子《论语．为政》:“四十而不惑。”

(七)知命之年:是指五十岁。意思是知道自己命运的年龄,春秋．孔子《论语．为政》:“五十而知天命。”

(八)花甲之年:是指六十岁。花,形容干支名号错综参差。花甲,指用天干和地支相互配合作为纪年,六十年为一花甲,亦称一个甲子。宋．计有功《唐诗纪事》:“对酒曰:‘手授六十花甲子,循环落落如弄珠。’”

(九)古稀之年:古稀,七十岁的代称。过去人的平均寿命短,人到七十岁的年龄就算高龄了。唐．杜甫《曲江二首》:“酒债寻常行处有,人生七十古来稀。”

(十)耄耋之年:耄,八九十岁的年纪;耋,七八十岁的年纪。耄耋之年,泛指老年、高龄。魏晋．曹操《对酒》:“人耄耋,皆得以寿终。”

(十一)期颐之年:期颐,指百年。期颐之寿,是高寿的意思。《礼记．典礼上》曰:“百年曰期、颐。”

摘自《健康指南》

十七、对保健品要慎重对待

随着人们保健意识的增强,“花钱买健康”的观念深入人心。现在养生保健信息铺天盖地,各种保健品花样繁多,层出不穷,一些老年人对此情有独钟。保健品好不好呢?有一部分不错,但要因人而异,阴虚的人要养阴,阳虚的人要扶阳。如果阴虚的人吃了热性的保健品,就会火上加油,变本加厉;阳虚的人吃了滋阴的保健品,就更没有精神了。所以,保健品还要辨证用,最好向医生咨询,对证下药,效果会更好。

大量保健信息和保健产品带来的好处不言而喻,但信息的泛滥、产品的翻新也让人真假难辨,无所适从。很多养生保健知识,今天一个说法,明天一个结论,有的互相矛盾,有的还截然相反;一些保健品的广告宣传太夸大,绝对化、全能化,有的互相否定,有的前后矛盾;有些是虚假宣传,媒体吹捧。一些商家推广保健产品,不光是为消费者保健考虑,更主要的是想通过人们对保健的渴望,赚取更大的商业利益。面对如此海量保健信息和保健产品的宣传,别说普通百姓,就是一些专家、学者,有时也被弄得糊里糊涂。老年人对保健品成分不了解,只看夸张的宣传,又没有医生的指导,乱吃保健品是有风险的。保健品不是万灵丹,吃错了伤身又搭钱。所以,老年人要慎用保健品。在买保健品时,要弄明白以下几点:

1.保健品不是药品,虽然能调理生理功能,但是对治疗疾病效果不大,因此最多只能用来进行辅助治疗。

2.国家对保健食品的功能规定有22种,其中包括免疫调节、调节血脂、调节血糖、延缓衰老、改善记忆、改善视力、促进排铅、清咽利喉、调节血压、改善睡眠、促进泌乳、抗突变、抗疲劳、耐缺氧、抗辐射、减肥、促进生长发育、改善骨质疏松、改善营养性贫血、对化学性肝损伤有辅助保护作用、美容、改善胃肠道功能。凡是超过这22种保健功能范围的宣传都是违法的。

3.由于大部分保健食品的设计是依据中医药理论和中医养生思想,科学组方配伍而成的,虽然申报的可能是22项功能中的同一个功能，但由于组方不同、原理不同，对人体的健康会产生不同的影响。因此，在选购保健品之前一定要通过各种渠道了解其性能，最好听听专家的意见。

4.在买保健品之前，除生产日期、保质期外，还要注意标志和批号。卫生部批准的保健食品与包装食品容器上（食品标签）应有卫生部对这一食品的批准文号和卫生部规定的保健食品标志。国产保健食品为：卫食健字第x号或者国食健字第x号；进口保健食品为：卫进食健字第x号。

5.不要迷信广告上的补药宣传。目前社会上各种渠道的补药宣传，多数言过其实。补品用的得当，对身体有益，相反，补而不当，人参也能杀人。因此，对于老年体弱的补养，应注重通过食物来调养，以避免药物的偏颇。

另外，在购买营养保健品之前，必须记住以下要诀：

(1)不要轻信电视、报纸上的健康宣传。可信的健康建议是基于多次的科学研究才发表的，而不是单纯的媒体吹捧。对“快速解决”等偏离科学研究的宣传要提高警惕。

(2)学会发现虚假宣传。如果事情听起来好得令人难以置信，那它可能是虚假的。以下是你要加以警惕的产品声称：①快速和有效的“治百病的万应灵丹”。②可以治疗或治愈所有的疾病。③“绝对安全”、“全天然”或“完全没有副作用”。④“供应有限”，“无风险，原银奉还”，或需要提前付款。

(3)越多未必越好。有些产品当你长时间并大量服用时可能会产生副作用，或与其他物质共同服用时会产生不良效应。

(4)“天然”这个术语并不总是意味着“安全”。有些保健品中“天然”的成分很可能与药物相互作用，对某些人有害，或者在大剂量服用时有害。

(5)产品是否物有所值。有些保健品可能十分昂贵，却未必能给你带来预期的保健效果。

另外，对保健信息和保健品的选择应掌握以下几个原则：

(一)看信息的出处。如果是国家权威部门发布的，或者是国家权威部门认可的专家说的，那这个信息的价值和可信度就比较高；如果是一些不知名的单位和专家所言，那么这些信息的可信度就会大打折扣。我们在选择时就应该慎重考虑。

(二)看结论得来的方法。通常有价值的信息，都是经过多次、长时间的科学试验得出来的，并且都能得到业内专家的一致认可。如果既无专家说法，介绍的功效又夸张无比，那基本上就是不可信的。

(三)对于同一问题说法不一的，学会辩证思考。比如，有些报道说深海鱼油可以治疗高血脂，而且纯天然无污染，无副作用，有的又说鱼油的化学结构极不稳定，氧化后的鱼油不仅对人体健康无益，反而有害；有些报道说鱼肉有益养生，有些又说吃鱼要防止汞中毒；有的说喝牛奶好，有的又说牛奶含脂肪高不能喝；有的说牛奶比豆浆好，有的又说豆浆比牛奶好；有的说每天要喝八杯水，喝的越多越好，有的又说喝水多了增加肾的负担，对身体无益；有的说吃素好，有的又说光吃素人会衰弱等等。这些不同说法看似矛盾，却可能都有一定道理。因为每个人的体质不同，关键是要从自己的身体情况出发，看实践效果。

(四)不管什么保健方法，都要把握好度。打比方说，生命在于运动，所以人要不停运动；但过量运动会加速心脏跳动，老年人，尤其是患有心脑血管病的人千万要悠着点。所以，在看到某一个新的养生之法或保健产品时，一定要对照自己的身体状况，不能绝对相信，也不能完全否认。

总之，面对海量养生信息，一定要具体情况具体分析，并广泛征询专家意见，不能盲从，不能跟风，千万要从自己的身体情况出发，注重实效，把握好度。

摘自《健康指南》

十八、中国公民健康素养

为界定我国公民健康素养的基本内容，普及现阶段健康生活方式和行为应具备的基本知识和技能，2008年1月，中华人民共和国卫生部第

3号公告发布了《中国公民健康素养——基本知识与技能(试行)》。内容如下(简称公民健康素养66条):

(一)基本知识和理念

1.健康不仅仅是没有疾病或虚弱,而是身体、心理和社会适应的完好状态。

2.每个人都有维护自身和他人健康的责任,健康的生活方式能够维护和促进自身健康。

3.健康生活方式主要包括合理膳食、适量运动、戒烟限酒、心理平衡4个方面。

4.劳逸结合,每天保证7—8小时睡眠。

5.吸烟和被动吸烟会导致癌症、心血管疾病、呼吸系统疾病等多种疾病。

6.戒烟越早越好,什么时候戒烟都为时不晚。

7.保健食品不能代替药品。

8.环境与健康息息相关,保护环境促进健康。

9.献血助人利己,提倡无偿献血。

10.成人的正常血压为收缩压低于140毫米汞柱,舒张压低于90毫米汞柱;腋下体温36℃—37℃;平静呼吸16—20次/分;脉搏60—100次/分。

11.避免不必要的注射和输液,注射时必须做到一人一针一管。

12.从事有毒有害工种的劳动者享有职业保护的权利。

13.接种疫苗是预防一些传染病最有效、最经济的措施。

14.肺结核主要通过病人咳嗽、打喷嚏、大声说话等产生的飞沫传播。

15.出现咳嗽、咳痰2周以上,或痰中带血,应及时检查是否得了肺结核。

16.坚持正规治疗,绝大部分肺结核病人能够治愈。

17.艾滋病、乙肝和丙肝通过性接触、血液和母婴三种途径传播,日常生活和工作接触不会传播。

18.蚊子、苍蝇、老鼠、蟑螂等会传播疾病。

19.异常肿块、腔肠出血、体重减轻是癌症重要的早期报警信号。

20.遇到呼吸、心跳骤停的伤病员,可通过人工呼吸和胸外心脏按压急救。

21.应该重视和维护心理健康,遇到心理问题时应主动寻求帮助。

22.每个人都应当关爱、帮助、不歧视病残人员。

23.在流感流行季节前接种流感疫苗可减少患流感的机会或减轻流感的症状。

24.妥善存放农药和药品等有毒物品,谨防儿童接触。

25.发生创伤性出血,尤其是大出血时,应立即包扎止血;对骨折的伤员不轻易搬动。

(二)健康生活方式与行为

26.勤洗手、常洗澡,不共用毛巾和洗漱用具。

27.每天刷牙,饭后漱口。

28.咳嗽、打喷嚏时遮掩口鼻,不随地吐痰。

29.不在公共场所吸烟,尊重不吸烟者免予被动吸烟的权利。

30.少饮酒,不酗酒。

31.不滥用镇静催眠药和镇痛剂等成瘾性药物。

32.拒绝毒品。

33.使用卫生厕所,管理好人畜粪便。

34.讲究饮水卫生,注意饮水安全。

35.经常开窗通风。

36.膳食应以谷类为主,多吃蔬菜水果和薯类,注意荤素搭配。

37.经常食用奶类、豆类及其制品。

38.膳食要清淡少盐。

39.保持正常体重,避免超重与肥胖。

40.生病后要及时就诊,配合医生治疗,按照医嘱用药。

41.不滥用抗生素。

42.饭菜要做熟;生吃蔬菜水果要洗净。

43.生熟食品要分开存放和加工。

44.不吃变质、超过保质期的食品。

45.妇女怀孕后及时去医院体检,孕期体检至少5次,住院分娩。

46.孩子出生后应及早开始母乳喂养,6个月合理添加辅食。

47.儿童青少年应培养良好的用眼习惯,预防近视的发生和发展。

48.劳动者要了解工作岗位存在的危害因素,遵守操作规程,注意个人防护,养成良好习惯。

49.孩子出生后要按计划免疫程序进行预防接种。

50.正确使用安全套,可以减少感染艾滋病、性病的危险。

51.发现病死禽畜要报告,不加工、不食用病死禽畜。

52.家养犬应接种狂犬病疫苗;人被犬、猫抓伤、咬伤后,应立即冲洗伤口,并尽快注射抗血清和狂犬病疫苗。

53.在血吸虫病疫区,应尽量避免接触疫水;接触疫水后,应及时预防性服药。

54.食用合格碘盐,预防碘缺乏病。

55.每年做1次健康体检。

56.系安全带(或戴头盔)、不超速、不酒后驾车能有效减少道路交通伤害。

57.避免儿童接近危险水域,预防溺水。

58.安全存放农药,依照说明书使用农药。

59.冬季取暖注意通风,谨防煤气中毒。

(三)健康基本技能

60.需要紧急医疗救助时拨打120急救电话。

61.能看懂食品、药品、化妆品、保健品的标签和说明书。

62.会测量腋下体温。

63.会测量脉搏。

64.会识别常见的危险标识,如高压、易燃、易爆、剧毒、放射性、生物安全等,远离危险物。

65.抢救触电者时,不直接接触触电者身体,会首先切断电源。

66.发生火灾时,会隔离烟雾、用湿毛巾捂住口鼻、低姿逃生;会拨打火警119。

摘自《中国公民健康素养——基本知识与技能(试行)》

第二篇 人体结构与功能

一、人体结构的分部与系统

人体首先是一个精密的、有机的整体,各部分通力协作、密不可分。无论多微小的地方出现了差错或疾病,都会引起全身的反应,正所谓"牵一发而动全身"。按照解剖学的学说,根据人体各组成部分生理功能的相对不同,人体可分成许多局部和系统。

从外形上,人体可分成10个局部,每个局部又可分成若干小的部分。人体重要的局部有:头部(包括颅、面部)、颈部(包括颈、项部)、背部、胸部、腹部、骨盆会阴部(后四部合称躯干部)和左、右上肢与左、右下肢。上肢包括上肢带和自由上肢两部,自由上肢再分为上臂、前臂和手3个部分;下肢分为下肢带和自由下肢两部,自由下肢再分为大腿、小腿和足3个部分,上肢和下肢合称为四肢。

构成人体的基本单位是细胞,细胞与细胞间质组合在一起构成细胞群体,形成组织。人体的基本组织分为上皮组织、肌肉组织、结缔组织和神经组织。几种组织相互结合,组成器官。人体的诸多器官按功能的差异,分类组成9大系统:(1)运动系统,执行躯体的运动功能包括人体的骨骼、关节(骨连结)和骨骼肌;(2)消化系统,主要执行消化食物、吸收营养物质和排除代谢产物的功能;(3)呼吸系统,执行气体交换功能,吸进氧气排出二氧化碳,并具有内分泌功能;(4)泌尿系统,排出机体内溶于水的代谢产物如尿素、尿酸等;(5)生殖系统,主要执行生殖繁衍后代的功能;(6)脉管系统,输送血液在体内循环流动,包括心血管系统和淋巴系统;(7)神经系统,调控人体全身各系统器官活动的协调和统一;(8)内分泌系统,调控全身各系统的器官活动。(9)感觉器,感受肌体内、外环境刺

激而产生兴奋的装置。

摘自《系统解剖学·绪论》

二、人的运动系统

运动系统由骨、关节和骨骼肌组成,约占成人体重的60%。全身各骨骼关节相连形成骨骼,构成坚硬的骨支架,支持体重,保护内脏,赋予人体基本形态。如颅骨保护脑,胸廓保护心、肺、肝、脾诸器官。骨骼附着于骨,在神经系统支配下收缩和舒张,收缩时,以关节为支点牵引骨改变位置,产生运动。运动中,骨起着杠杆作用。关节是运动的枢纽,骨骼肌则是动力器官。骨和关节是运动系统的被动部分,骨骼肌是运动系统的主动部分。它们在神经系统的支配和其他系统的调节配合下,形成统一的整体,以完成各种运动,适应外界环境的需要。

骨是一种器官,主要由骨组织(骨细胞、胶原纤维和基质)构成,具有一定形态和构造,外被骨膜,内容骨髓,含有丰富的血管、淋巴管及神经,不断进行新陈代谢和生长发育,并有修复、再生和改建的能力。经常锻炼可促进骨的良好发育,长期废用则出现疏松。基质中有大量钙盐和磷酸盐沉积,是钙磷的储存库,参与体内钙、磷代谢,骨髓具有造血功能。

成人有206块骨,可分为颅骨、躯干骨和四肢骨。颅骨有29块(其中,脑颅由八块组成),形成一个坚硬的结构以保护脑子,并为颜面组织的基础。躯干骨有24块椎骨、1块骶骨、1块胸骨和12对肋。它们分别参与脊柱、骨性胸廓和骨盆的构成。椎骨幼年时为32或33块,分为颈椎7块,胸椎12块,腰椎5块,尾椎3～4块。成年后5块骶椎长合成骶骨,3～4块尾椎长合成尾骨。四肢骨:每条上肢骨有32块,每条下肢骨有31块。

骨骼根据身体的各部分功能需要,而发育成不同的形态,可分为长骨(呈长管状,分布于四肢,分一体两侧)、短骨(形似立方体,如腕骨和跗骨)、扁骨(呈板状,主要构成颅腔、胸腔和盆腔的壁,起保护作用,如颅盖骨和肋骨)、不规则骨(形状不规则,如椎骨、上颌骨)和籽骨(发生在某些肌腱内的扁圆形小骨,如膑骨等)五种。骨的构造由骨质、骨膜、骨髓、骨的血管、淋巴管和神经组成。骨主要由有机质和无机质物组成。有机质主要是骨胶原纤维束和粘多糖蛋白质等,构成骨的支架,赋予骨骼弹性和韧性。无机质主要是碱性磷酸钙,使骨坚硬挺实。在人的一生中,骨的有机质与无机质是不断变化的,年龄越大,骨中无机质的比例越高。因此,年长者易发生骨折,而年幼者骨易变形,这就是其中的道理。

运动系统中动力部分是骨骼肌,它具有收缩的特性,在神经系统的支配下,肌肉收缩以关节为枢纽,牵动骨骼产生运动。因为它受意志控制,亦称为随意肌。骨骼肌在人体内分布广泛,约600块,约占体重的40%,人的骨胳肌由红肌纤维和白肌纤维组成,红肌纤维收缩速度较慢,但持续时间长,白肌纤维反之,其收缩快,但持续时间短,它们在人体不同的部位分布不同,肢体浅部白肌纤维多,深部红肌纤维多,不同人体两种纤维的数量也不同。人体骨骼肌的形态各异,可概括为长肌、短肌、阔肌和轮匝肌四种。每块骨骼肌都是由中间的肌腱性部分——肌腹和两端的肌腱性部分——肌腱构成,整块肌的外面被结缔组织的肌外膜包裹,肌借助腱附于骨上,肌腱不能收缩,但十分坚韧,能抵抗强大的张力。阔肌的肌腱呈膜状,称腱膜。同时肌腱还有一些辅助结构如筋膜、滑膜囊和腱鞘。

骨骼通过结缔组织相互联结,形成骨联结,以实现运动、支持和保护的功能。全身的骨联结可分为两大类,即直接联结和间接连结,所谓直接联结是指骨和骨之间没有任何间断和缝隙的联结,依照联结组织的不同可分为纤维联结、软骨联结和骨结合三种;间接联结则是指相邻两骨借结缔组织囊互相联结,内有腔隙,在肌肉的牵动下能够产生运动,这类联结通常称为关节,关节是骨联结的主要形式。关节包括基本结构和辅助结构两部分,基本结构包括关节面、关节囊和关节腔,而其韧带、关节盘和关节唇等为辅助结构,这些辅助结构起到增加关节的稳定性,或者增加关节的灵活性的作用。

摘自《系统解剖学·运动系统》

三、人的消化系统

消化系统包括消化管和消化腺两大部分。消化管是指从口腔到肛门的管道，其各部的功能不同，形态各异，可分为口腔、咽、食管、胃、小肠（十二指肠、空肠和回肠）和大肠（盲肠、阑尾、结肠、直肠和肛管）。临床上通常把从口腔到十二指肠的这部分管道称上消化道，空肠以下的部分称为下消化道。消化腺按体积的大小和位置不同，可分为大消化腺和小消化腺两种。大消化腺位于消化管壁外，成为一个独立的器官，所分泌的消化液经导管流入消化管腔内，如大唾液腺、肝和胰。小消化腺分布于消化管壁内，位于粘膜下层，如唇腺、颊腺、舌腺，食管腺、胃腺和肠腺等。

（一）口腔是消化管的起始部，其前壁为上、下唇，侧壁为颊，上壁为腭，下壁为口腔底。口腔向前经口唇围成的口裂通向外界，向后经咽峡与咽相通。

（二）咽是上宽下窄、前后略扁的漏斗形的肌肉性管道，长约 12cm，其内腔称咽腔。咽位于第 1～6 颈椎前方，上方固定于颅底，向下于第 6 颈椎体下缘平面，续于食管。咽，有前壁、后壁和侧壁。前壁不完整，有开口，自上而下分别通入鼻腔、口腔和喉腔。咽的后壁平坦，借疏松结缔组织连于上位 6 个颈椎体的前面。咽的两侧壁与颈部大血管和甲状腺侧叶等相毗邻。

（三）食管是一前后扁平的肌性管状器管，是消化道各部中最狭窄的部分，长约 25cm。上端在第 6 颈椎体下缘平面与咽相接，下端约平第 11 胸椎体高度，与胃的贲门连接。食管可分为颈部、胸部和腹部。颈部长约 5cm，平对第 6 颈椎体下缘至胸骨颈静脉切迹平面之间，前方借结缔组织与气管后壁相贴。胸部最长，约 18～20cm，位于胸骨颈静脉切迹平面至膈的食管裂孔之间。腹部最短，仅 1～2cm，自食管裂孔至贲门，前方邻近肝左叶。

（四）胃是消化管各部中最膨大的部分，上连食管，下续十二指肠。成人胃的容量约 1500ml。胃除了有受纳食物和分泌胃液的作用外，还有内分泌功能。胃分前、后壁，大、小弯，入、出口。胃的近端与食管连接处是胃的入口，称贲门。胃的远端接续十二指肠处，是胃的出口，称幽门。

（五）小肠是消化管中最长的一段，在成人长 5～7m。上端起自幽门，下端接续盲肠，分十二指肠，空肠和回肠 3 部。小肠是进行消化和吸收的重要器官，并具有某些内分泌功能。十二指肠介于胃与空肠之间，全长约 25cm，大部分位于腹腔上部深处，紧贴腹后壁，是小肠中长度最短、管经最大、位置最深且最为固定的部分。因为它既接受胃液，又接受胰液和胆汁，所以十二指肠的消化功能十分重要。空肠和回肠上端起自十二指肠空肠曲，下端接续盲肠。

（六）大肠是消化管的下段，全长 1.5m，全程围绕于空、回肠的周围，可分为盲肠、阑尾、结肠、直肠和肛管 5 部分。大肠的主要功能为吸收水分、维生素和无机盐，并将食物残渣形成粪便，排出体外。盲肠是大肠的起始部，长约 6～8cm，其下端为盲端，上接续升结肠，左侧与回肠相连接。阑尾是附属盲肠的一段肠管，形似蚯蚓，又称蚓突。其长度因人而异，一般长 6～8cm，短者仅为一痕迹，长者可达 30cm。结肠是介于盲肠与直肠之间的一段大肠，整体呈“M”形，包绕于空、回肠周围。结肠分为升结肠、横结肠、降结肠和乙状结肠 4 部分。直肠是消化管位于盆腔下部的一段，全长 10～14cm。肛管长 3～4cm，上端在盆膈平面接续直肠，下端终于肛门。肛管被肛门括约肌所包绕，平时处于收缩状态，有控制排便的作用。

（七）肝是人体内最大的腺体，也是体内最大的消化腺。我国成年人肝的重量男性为 1154～1447g，女性为 1029～1379g，约占体重的 1/40～1/50。胎儿和新生儿的肝，相对较大，其体积占腹腔容积的一半以上，重量可达体重的 1/20。肝的长（左右径）x 宽（上下径）×厚（前后径）约为 258mm x 152mm×58mm。肝的血液供应十分丰富，故活体肝，呈棕红色。肝的质地柔软而脆弱，易受外力冲击而破裂，从而引起腹腔内大出血。肝的功能极为复杂，它是机体新陈代谢最活跃的器官，不仅参与蛋白质、脂类、糖类和维生素等物质的合成、转化与分解，而且还参与激素、药物等物质的转化和解毒。肝的主要功能是分泌胆汁，以促进脂肪的消化和吸收。此外，肝脏还具有吞噬、防御以及在胚胎时期造血等重要功能。肝脏呈不规则的楔形，可分为上、下两面，前、后、左、右 4 缘。肝脏上面膨隆与膈相接触，故又称膈面。肝膈面上有矢状位的镰状韧带附着，借此将肝脏分为左、右两叶。肝左叶小而薄，肝右叶大而厚。肝大部分位于腹上区和右季肋区。肝的前面大部分被肋所掩盖，仅在腹上区的左、右肋弓之间，有一小部分露出于剑突之下，直接与腹前壁相接触。当腹上区和右季肋区遭到暴力冲击或肋骨骨折时，肝脏可能被损伤而破裂。

胆囊为贮存和浓缩胆汁的囊状器官，呈长梨形，长 8～12cm，宽 3～5cm，容量 40～60ml。胆囊位于肝下面的胆囊窝内，其上面借结缔组织与肝相连，易于分离；下面覆以浆膜，并与结肠右曲和十二指肠上曲相邻。

（八）胰脏是人体第二大的消化腺，由外分泌部和内分泌部组成。胰的外分泌部（腺细胞）能分泌胰液，内含多种消化酶（如蛋白酶、脂肪酶及淀粉酶等），有分解消化蛋白质、脂肪和糖类等作用；其内分泌部即胰岛，散在于胰实质内，胰尾部较多，主要分泌胰岛素，调节血糖浓度。胰脏是位于腹后壁的一个狭长腺体，质地柔软，呈灰红色，长 17～20cm，宽 3～5cm，厚 1.5～2.5cm，重 82～117g。胰脏横置于腹上区和左季肋区，平对第 1～2 腰椎体。胰的前面隔网膜囊与胃相邻，后方有下腔静脉、胆总管、肝门静脉和腹主动脉等重要结构。其右端被十二指肠环抱，左端抵达脾门。胰的上缘约平脐上 10cm，下缘约相当于脐上 5cm 处。由于胰的位置较深，前方有胃、横结肠和大网膜等遮盖，故胰病变时，在早期腹壁体征往往不明显，从而增加了诊断的困难性。

摘自《系统解剖学·内脏学》

四、人的呼吸系统

呼吸系统由呼吸道和肺组成。通常称鼻、咽、喉为上呼吸道，气管和各级支气管为下呼吸道。肺脏由实质组织和间质组成，前者包括支气管树和肺泡；后者包括结缔组织、血管、淋巴管、淋巴结和神经等。呼吸系统的主要功能是进行气体交换，即吸入氧，排出二氧化碳。肺脏还具有内分泌功能，属于弥散性神经内分泌系统的组成部分之一。其内分泌细胞存在于支气管和肺上皮内，具有合成和分泌 5-羟色胺、蛙皮素、降钙素基因相关肽等胺类和多肽类激素。

（一）鼻子分三部，即外鼻、鼻腔和鼻旁窦。它既是呼吸道的起始部，又是嗅觉器管。

外鼻以鼻骨和软骨为支架，外被皮肤和内覆粘膜，分为骨部和软骨部。外鼻与额相连的狭窄部称鼻根，向下延续为鼻背，末端称鼻尖，鼻尖两侧称鼻翼。从鼻翼向外下至口角的浅沟称鼻唇沟。

鼻腔是由软骨围成的腔，内衬粘膜并被鼻中膈分为两半，向前通外界称鼻孔，向后通鼻咽，称鼻后孔。每半侧鼻腔又分为鼻前庭和固有鼻腔，两者以鼻阈为界。鼻中膈，由筛骨垂直板、犁骨和鼻中膈软骨构成，为粘膜所包被，位置通常偏向一侧。其前下方血管丰富、位置浅表，外伤与干燥刺激均容易出血。90％左右的鼻出血均发生于此区，故称为易出血区。

鼻旁窦，是鼻腔周固含气颅骨，开口于鼻腔的含气室腔，腔内衬以粘膜并与鼻腔粘膜相移行。鼻旁窦有 4 对，左右对称排列，称额窦、筛窦、蝶窦和上额窦。能温暖与湿润空气，对发音产生共鸣。

（二）喉，由软骨和喉肌构成，它既是呼吸的管道，又是发音的器官。上界是会厌上缘，下界达环状软骨下缘。借喉口通喉咽部的后部，以环气管韧带连接气管。成人的喉在第 3～6 颈椎之间。喉的前方是皮肤、颈筋膜、舌骨下肌群，后为咽，两侧是颈血管、神经和甲状腺侧叶。

（三）气管与支气管：气管位于喉与左、右主支气管分叉处的气管杈之间，起于环状软骨下缘（平第 6 颈椎体下缘），向下至胸骨角平面（平第 4 胸椎体下缘）。成人男性平均长 10.31cm，女性平均长 9.71cm，分为颈部和胸部。在胸骨角平面有一向上凸出，并略偏向左侧的半月状嵴称气管隆嵴，是支气管镜检查的重要标志。气管由气管软骨、平滑肌和结缔组织构成。气管软骨由14～17个缺口向后，呈“C”形的透明软骨环构成。支气管是由气管分出的各级分支，其中一级分支为左、右主支气管。

(四)肺脏位于胸腔，坐落于膈肌上方、纵隔的两侧。肺的表面被覆脏胸膜，透过胸膜可见许多呈多角形的小区，称肺小叶，其发炎称小叶性肺炎。正常肺，呈浅红色，质柔软呈海绵状，富有弹性。成人肺的重量约等于自己体重的1/50，男性平均为1000～1300g，女性平均为800～1000g。健康男性成人两肺的空气容量约为5000-6500ml，女性的小于男性。两肺外形不同，右肺宽而短，左肺狭而长。肺脏呈圆锥形，分一尖(肺尖)、一底(肺底)、三面(肋面、纵隔面、膈面)、三缘(肺前缘、后缘、下缘)。

(五)胸膜是衬覆于胸壁内面、膈上面和肺表面的一层浆膜。被覆于胸腔各壁内面的称壁胸膜，覆盖于肺表面的称脏胸膜，两层胸膜之间密闭、狭窄、呈负压的腔隙，称胸膜腔。壁、脏两层胸膜在肺根处互相移形，移行处两层胸膜重叠形成的三角形皱襞称肺韧带。

(六)纵隔是两侧纵隔胸膜间全部器官、结构与结缔组织的总称。纵隔稍偏左，为上窄下宽、前短后长的矢状位。其前界为胸骨，后界为脊柱胸段，两侧为纵隔胸膜，上界是胸廓上口，下界是膈。纵隔分类方法较多，解剖学常用四分法。该方法是在胸骨角平面将纵隔分为上纵隔和下纵隔。

摘自《系统解剖学·内脏学》

五、人的泌尿系统

泌尿系统 由肾、输尿管、膀胱和尿道组成。其主要功能是排出机体新陈代谢中产生的废物和多余的水，保持机体内环境的平衡和稳定。此外，肾脏还有内分泌功能，产生出红细胞生成素、对血压有重要影响的肾素以及能调控钙和维生素D衍生物代谢的羟胆钙化醇等物质。肾生成尿液，肾衰竭尿毒症是严重危害人体健康的疾病。目前认为肾移植是肾衰竭末期最后的疗法，免疫抑制药理学的发展和手术技术的进步，已使肾移植手术的术后5年存活率可70%。输尿管将尿液输送至膀胱，膀胱为储存尿液的器官，尿道将尿液排出体外。

(一)肾的形态：肾是实质性器官，左、右各一，形似蚕豆，位于腹后壁。因受肝的影响，右肾较左肾约低1～2cm。肾分内、外两缘、前后两面、及上、下两端。内侧缘中部的凹陷，称肾门，为肾的血管、神经、淋巴管及肾盂出入之门户。肾门诸结构，为结缔组织包裹，称肾蒂。右肾蒂较左肾蒂短，是因为下腔静脉靠近右肾的缘故。肾蒂结构的排列关系，自前向后顺序为：肾静脉、肾动脉和肾盂末端；自上而下顺序是：肾动脉、肾静脉和肾盂。由肾门伸入肾实质的凹陷，称肾窦，肾门是肾窦的开口。肾的前面凸向腹外侧，后面紧贴后腹壁，上端宽而薄，下端厚而窄，重量约134～148g。

肾的位置：肾位于脊柱两侧，腹膜后间隙内，属腹膜外器官。左肾在第11胸椎体下缘至第2-3腰椎间盘之间；右肾则在第12胸椎体上缘至第3腰椎体上缘之间。两肾上端相距较近，距离正中线平均3.8cm；下端相距较远，距离正中线平均7.2cm。左右两侧的第12肋分别斜过左肾后面中部和右肾后面上部。肾门约在第1腰椎体平面，相当于第9肋软骨前端附近，在正中线外侧约5cm。在腰背部，肾门的体表投影点在竖脊肌外缘与第12肋的夹角处，称肾区。肾病患者叩击该处可引起疼痛。

肾的异常：在发育过程中，肾可出现畸形或位置与数量的异常。诸如：马蹄肾：两侧肾的下端互相连接呈马蹄铁形，出现率为1%～3%。易引起肾盂积水、感染或结石。多囊肾：胚胎时肾小管与集合管不交通，致使肾小管分泌物排出困难，引起肾小管膨大成囊状。随着囊肿的增大，肾组织会逐渐萎缩、坏死以致最终导致肾功能衰竭。双肾盂及双输尿管：由输尿管芽重复分支形成。单肾：一侧发育不全或缺失，国人以右侧为多。先天性单肾发生率约为0.5%。低位肾：一侧者多见两侧者少见，多因胚胎期的肾脏上升受影响所致。因输尿管短而变形，常易引起肾盂积水、感染和结石。

肾移植的病人需在手术后长期服用免疫抑

制药物，因此，术后对病人其它疾病的预防、治疗和管理也是非常重要的环节。

（二）输尿管：输尿管是成对的、位于腹膜外的肌肉性管道。约平第2腰椎上缘起自肾盂末端，终于膀胱。长约20～30cm，管径平均0.5～1.0cm，最窄处口径只有0.2～0.3cm。全长分3部。输尿管腹部：起自肾盂下端，经腰大肌前面下行至其中点附近，与睾丸血管（男性）或卵巢血管（女性）交叉，通常血管在其前方走行，达小骨盆入口处。在此处，左输尿管越过左髂总动脉末端前方；右输尿管则经过右髂外动脉起始部的前方。输尿管盆部：自小骨盆入口处，经盆腔侧壁和髂内血管、腰骶干和骶髂关节前方下行，跨过闭孔神经血管束，达坐骨棘水平。男性输尿管走向前、内、下方，经直肠前外侧壁与膀胱后壁之间，在输精管后方并与之交叉，从膀胱底外上角向内下穿入膀胱壁。两侧输尿管达膀胱后壁时相距约5cm。女性输尿管经子宫外侧约2.5cm处，从子宫动脉后下方绕过，行向下内至膀胱底穿入膀胱壁内。输尿管壁内部：是位于膀胱壁内，长约1.5cm斜行的输尿管部分。

（三）膀胱：是储存尿液的肌肉性囊状器官，其形状、大小、位置和壁的厚度随尿液充盈程度而异。一般正常成年人的膀胱容量为350-500％ml，超过500％ml时，因膀胱壁张力过大而产生疼痛。膀胱的最大容量为800ml，新生儿膀胱容量约为成人的1/10，女性的容量小于男性，老年人因膀胱肌张力低而容量增大。膀胱的形态：空虚的膀胱呈三棱锥体形，分尖、体、底和颈四部。膀胱尖朝向前上方，由此沿腹前壁至脐之间有一皱襞为脐正中韧带。膀胱的后面朝向后下方，呈三角形，为膀胱底。膀胱尖与底之间为膀胱体。膀胱的最下部，称膀胱颈，与前列腺底（男性）或与盆膈（女性）相接。尿道：男性尿道见男性生殖系统。女性尿道长约3～5cm，直径约0.6cm，较男性尿道短而直。尿道内口约平耻骨联合，走行朝前下方，穿过尿生殖膈，开口于阴道前庭的尿道外口。尿道内口周围被平滑肌构成的膀胱括约肌环绕。穿过尿生殖膈处被由横纹肌形成的尿道阴道括约肌环绕。尿道外口位于阴道口的前方、阴蒂的后方2～2.5cm处。在尿道下端有尿道旁腺，其导管开口于尿道周围。发生感染时可形成囊肿，并可波及尿道腺。

摘自《系统解剖学·内脏学》

六、人的生殖系统

生殖系统是由繁殖后代的一系列器官所组成。男性生殖系统和女性生殖系统都包括内生殖器和外生殖器两部分。

（一）男性生殖系统：其功能是繁殖后代和形成并保持第二性征。男性内生殖器由生殖腺、生殖管道和附属腺组成，外生殖器则以两性交接的器官为主。

男性内生殖器由生殖腺（睾丸）、输精管道（附睾、输精管、射精管、尿道）和附属腺（精囊、前列腺、尿道球腺）组成。睾丸产生精子和分泌男性激素，精子先储存于附睾内，当射精时经输精管、射精管和尿道排出体外。精囊、前列腺和尿道球腺的分泌液，参与精液的组成，并供给精子营养及有利于精子的活动。男性外生殖器为阴茎和阴囊，前者是男性交接的器官，后者容纳睾丸和附睾。

睾丸为男性生殖腺，是产生男性生殖细胞——精子和分泌男性激素的器官。睾丸位于阴囊内，左、右各一，一般左侧略低于右侧。

附睾呈新月形，紧贴睾丸的上端和后缘而略偏外侧。上端膨大为附睾头，中部为附睾体，下端为附睾尾。睾丸输出小管进入附睾后，弯曲盘绕形成膨大的附睾头，末端汇合成一条附睾管。附睾管盘迂曲回而成附睾体和尾，附睾尾向上弯曲移行为输精管。附睾为暂时储存精子的器官，并分泌附睾液供精子营养，促进精子进一步成熟。附睾为结核的好发部位。

输精管是附睾管的直接延续，长度约50cm，管径约3mm，管壁较厚，肌层较发达而管腔细小，活体触摸时，呈坚实的索状。

精索为柔软的圆索状结构，从腹股沟管腹环，穿经腹股沟管，出皮下环后延至睾丸上端。精索内主要有输精管、睾丸血管、输精管血管、神经、淋巴管和腹膜鞘突的残余（鞘韧带）等。精索表面包有三层被膜，从内向外依次为精索内筋膜、提睾肌和精索外筋膜。

射精管由输精管的末端与精囊的排泄管汇合而成，长约2cm，向前下穿前列腺实质，开口于尿道的前列腺部。

精囊又称精囊腺，为长椭圆形的囊状器官，表面凹凸不平，位于膀胱底的后方，输精管壶腹的下外侧，左右各一，由迂曲的管道组成，其排泄管与输精管壶腹的末端合成射精管。精囊分泌的液体参与精液的组成。

前列腺是不成对的实质性器官，由腺组织和平滑肌组织构成，其表面包有筋膜鞘，称前列腺囊，囊与前列腺之间有前列腺静脉丛。前列腺的大小和形状如栗子，重8～20g，上端横径约4cm，垂直径约3cm，前后径约2cm。前列腺的分泌物是精液的主要组成部分。

尿道球腺是一对豌豆大的球形腺体，位于会阴深横肌内。腺的排泄管细长，开口于尿道球部。尿道球腺的分泌物参加精液的组成，有利于精子的活动。

精液由输精管道各部及附属腺，特别是前列腺和精囊的分泌物组成，内含精子。精液呈乳白色，弱碱性，适于精子的生存和活动。正常成年男性一次射精约2～5ml，含精子3亿～5亿个。

男性外生殖器：阴囊是位于阴茎后下方的囊袋状结构。阴囊壁由皮肤和肉膜组成。阴囊的皮肤薄而柔软，有少量阴毛，色素沉着明显。肉膜为浅筋膜，与腹前外侧壁的筋膜和会阴部的筋膜相延续。肉膜内含有平滑肌纤维，可随外界温度的变化而舒缩，以调节阴囊内的温度，有利于精子的发育与生存。阴囊皮肤表面沿中线有纵行的阴囊缝，其对应的肉膜向深部发出阴囊中隔将阴囊分为左右两腔，分别容纳左、右睾丸、附睾及精索等。

阴茎为男性的交接器官，可分为头、体和根三个部分。后端为阴茎根，藏于阴囊和会阴部皮肤的深面，固定于耻骨下支和坐骨支，为固定部。中部为阴茎体，呈圆柱形，以韧带悬于耻骨联合的前下方，为可动部。阴茎前端膨大，称阴茎头，头的尖端有较狭窄的尿道外口，呈矢状位。头后较细的部分称阴茎颈。

男性尿道兼有排尿和排精的功能。起自膀胱的尿道内口，止于阴茎头的尿道外口，成人尿道长16～22cm，管径平均5～7mm。男性尿道可分三部分：

前列腺部为尿道穿过前列腺的部分，长约3cm，是尿道中最宽和最易扩张的部分。

膜部为尿道穿过尿生殖膈的部分，长约1.5cm，是三部中最短的部分，其周围有尿道膜部括约肌环绕，该肌为横纹肌，有控制排尿的作用，又称尿道外括约肌。

海绵体部为尿道穿过尿道海绵体的部分，是尿道最长的一段，长约12～17cm，临床上称为前尿道。

(二)女性生殖系统：女性内生殖器包括生殖腺(卵巢)、输送管道(输卵管、子宫和阴道)以及附属腺(前庭大腺)组成。外生殖器即女阴。卵巢产生的卵子成熟后，即突破巢表面的生殖上皮排至腹膜腔，再经输卵管腹腔口进入输卵管，在输卵管内受精后游移至子宫，植入子宫内膜发育成胎儿。分娩时，胎儿出子宫口，经阴道娩出。

卵巢为女性生殖腺，是产生女性生殖细胞——卵子和分泌女性激素的器官。卵巢左、右各一，位于盆腔内，贴靠小骨盆侧壁的卵巢窝(相当于髂内、外动脉的夹角处，窝底有腹膜壁层覆盖)。

卵巢，呈扁卵圆形，略呈灰红色，被子宫阔韧带后层所包绕。它可分为内、外侧两面，前、后两缘，和上、下两端。外侧面与卵巢窝相依；内侧面朝向盆腔，与小肠相邻。后缘游离，称独立缘；前缘借卵巢系膜连于子宫阔韧带，称系膜缘，其中部有血管、神经等出入，称卵巢门；上端与输卵管伞相接触，又称输卵管端，并有卵巢悬韧带相连；下端借卵巢固有韧带连于子宫，又称子宫端。成年女子的卵巢约4cm×3cm×1cm大小，重5～6g。卵巢的大小和形状随年龄而有差异：幼女的卵巢较小，表面光滑；性成熟期卵巢最大，以后由于多次排卵，卵巢表面出现瘢痕，显得凹凸不平；35～40岁卵巢开始缩小，50岁左右随月经停止而逐渐萎缩。

输卵管，是输送卵子的管道，长约10～

14cm，左、右各一，由卵巢上端连于子宫底的两侧。输卵管位于子宫底的两侧，子宫阔韧带的上缘内，内侧端以输卵管子宫口与子宫腔相通，外侧端以输卵管腹腔口开口于腹膜腔。

子宫是壁厚腔小的肌性器官，胎儿在此发育生长。成人未孕子宫呈前后稍扁，倒置的梨形，长约7～9cm，最宽径约4～5cm，厚约2～3cm。子宫分为底、体、颈三部：子宫底为输卵管子宫口以上的部分，宽而圆凸。子宫颈为下端较窄而呈圆柱状的部分，成人的长约2.5～3.0cm，由突入阴道的子宫颈阴道部和阴道以上的子宫颈阴道上部组成。子宫颈为肿瘤的好发部位。子宫底与子宫颈之间为子宫体。

阴道，是连接子宫和外生殖器的管道，是女性的交接器官，也是排出月经和娩出胎儿的管道，由粘膜、肌层和外膜组成，富于伸展性。阴道有前壁、后壁和侧壁，前、后壁互相贴近。阴道的长轴由后上方伸下前下方，下部较窄，下端以阴道口开口于阴道前庭。处女的阴道口周围有处女膜附着，处女膜可呈环形、半月形、伞状或筛状，处女膜破裂后阴道口周围留有处女膜痕。

前庭大腺又称腺，形如豌豆，位于前庭球后端的深面，其导管向内侧开口于阴道前庭，阴道口的两侧。该腺相当于男性尿道球腺，分泌物有润滑阴道的作用。

女性外生殖器，即女阴，包括以下结构。

阴阜为耻骨联合前方的皮肤隆起，皮下富有脂肪。性成熟期以后，生有阴毛。

大阴唇为一对纵长隆起的皮肤皱襞。大阴唇的前端和后端左右互相连合，形成唇前连合和唇后连合。

小阴唇位于大阴唇的内侧，为一对较薄的皮肤皱襞，表面光滑无毛。其前端延伸为阴蒂包皮和阴蒂系带，后端两侧互相会合，形成阴唇系带。

阴道前庭是位于两侧小阴唇之间的裂隙。阴道前庭的前部有尿道外口，后部有阴道口，阴道口两侧各有一个前庭大腺导管的开口。

阴蒂由两个阴蒂海绵体组成，后者相当于男性的阴茎海绵体，亦分脚、体、头三部。阴蒂脚埋于会阴浅隙内，附于耻骨下支和坐骨支，向前与对侧结合成阴蒂体，表面有阴蒂包皮包绕；阴蒂头露于表面，含有丰富的神经末梢。

前庭球相当于男性的尿道海绵体，呈蹄铁形，分为较细小的中间部和较大的外侧部。中间部位于尿道外口与阴蒂体之间的皮下，外侧部位于大阴唇的皮下。

腹膜为覆盖于腹、盆腔壁内和腹、盆腔脏器表面的一层薄而光滑的浆膜，由间皮和少量结缔组织构成，呈半透明状。

腹膜具有分泌、吸收、保护、支持、修复等功能：①分泌少量浆液（正常情况下维持约100～200ml），可润滑和保护脏器，减少摩擦。②支持和固定脏器。③吸收腹腔内的液体和空气等。一般认为，上腹部，特别是膈下区的腹膜吸收能力较强，这是因为该部的腹膜面积较大，腹膜外组织较少，微血管较丰富，腹膜孔（为淋巴孔的一种）较多，以及呼吸运动的影响较明显。所以腹腔炎症或手术后的病人多采取半卧位，使有害液体流至下腹部，以减缓腹膜对有害物质的吸收。④防御功能。腹膜和腹膜腔内浆液中含有大量的巨噬细胞，可吞噬细菌和有害物质。⑤腹膜有较强的修复和再生能力，所分泌的浆液中含有纤维素，其粘连作用可促进伤口的愈合和炎症的局限化。

摘自《系统解剖学·内脏学》

七、人的脉管系统

脉管系统是封闭的管道系统，包括心血管系统和淋巴系统，分布于人体各部。心血管系统由心、动脉、毛细血管和静脉组成，血液在其中循环流动。淋巴系统包括淋巴管道、淋巴器官和淋巴组织。淋巴液沿淋巴管道向心流动，最后汇入静脉，故淋巴管道可视为静脉的辅助管道。

脉管系统的主要功能是物质运输，即将消化系吸收的营养物质和肺吸收的氧运送到全身器官的组织和细胞，同时将组织和细胞的代谢产物及二氧化碳运送到肾、肺和皮肤，排出体外，以保证机体新陈代谢的不断进行；内分泌器官和分散在体内各处的内分泌细胞所分泌的激素以及生物活性物质由脉管系统输送，作用于相应的靶器官，以实现机体的体液调节。此外，脉管系统对维持机体内环境理化特性的相对稳定以及机体防卫功能等均有重要作用。

脉管系统不仅是体内的管道运输系统，而且有重要的内分泌功能。心肌细胞可产生和分泌心钠素、肾素、血管紧张素、脑钠素和抗心律失常肽等；心的神经可产生和分泌降钙素基因相关肽和血管活性常肽等；血管平滑肌能合成、分泌肾素和血管紧张素等；血管内皮细胞合成、分泌内皮素和内皮细胞生长因子等。这些激素和生物活性物质参与机体多种功能的调节。

摘自《系统解剖学·脉管系统》

八、人的心血管系统

（一）心血管系统包括心、动脉、毛细血管和静脉

心脏主要由心肌构成，是连接动、静脉的枢纽和心血管系统的“动力泵”，并且具有重要的内分泌功能。心脏内部被房间隔和室间隔分为互不相通的左、右两半，每半又分为心房和心室，故心有四个腔：左心房、左心室、右心房和右心室。同侧心房和心室借房室口相通。心房接受静脉，心室发出动脉。在房室口和动脉口处均有瓣膜，它们颇似泵的阀门，可顺流而开启，逆流而关闭，保证血液定向流动。

动脉是运送血液离心的管道，管壁较厚，可分3层：内膜菲薄，腔面为一层内皮细胞，能减少血流阻力；中膜较厚，含平滑肌、弹性纤维和胶原纤维，大动脉以弹性纤维为主，中、小动脉以平滑肌为主；外膜由疏松结缔组织构成，含胶源纤维和弹性纤维，可防止血管过度扩张。动脉壁的结构与其功能密切相关。大动脉中膜弹性纤维丰富，有较大的弹性，心室射血时，管壁被动扩张；心室舒张时，管壁弹性回缩，推动血液继续向前流动。中、小动脉，特别是小动脉中膜平滑肌可在神经体液调节下收缩或舒张以改变管腔大小，从而影响局部血流量和血流阻力。动脉在行程中不断分支，越分越细，最后移行为毛细血管。

毛细血管是连接动、静脉末梢间的管道，管经一般为6～8um，管壁主要由一层内皮细胞和基膜构成。毛细血管彼此吻合成网，除软骨、角膜、晶状体、毛发、牙釉质和被覆上皮外，遍布全身各处。毛细血管数量多，管壁薄，通透性大，管内血流缓慢，是血液与血管外组织液进行物质交换的场所。

静脉是引导血液回心的血管。小静脉由毛细血管汇合而成，在向心回流过程中不断接受属支，逐渐汇合成中静脉、大静脉，最后注入心房。静脉管壁也可以分内膜、中膜和外膜3层，但其界线常不明显。与相应的动脉比较，静脉管壁薄，管腔大，弹性小，容血量较大。

在神经体液调节下，血液沿心血管系统循环不息。血液由左心室搏出，经主动脉及其分支到达全身毛细血管，血液在此与周围的组织、细胞进行物质和气体交换，再通过各级静脉，最后经上、下腔静脉及心冠状窦返回右心房，这一循环途径称体循环（大循环）。血液由右心室搏出，经肺动脉干及其各级分支到达肺泡毛细血管进行气体交换，再经肺静脉进入左心房，这一循环途径称肺循环（小循环）。体循环和肺循环同时进行，体循环的路程长，流经范围广，以动脉血滋养全身各部，并将全身各部的代谢产物和二氧化碳运回心。肺循环路程较短，只通过肺，主要使静脉血转变成氧饱合的动脉血。

人体的血管除经动脉——毛细血管——静脉相通连外，动脉与动脉之间，静脉与静脉之间甚至动脉与静脉之间，可藉血管支（吻合支或交通支）彼此连结，形成血管吻合。

（二）心脏是一个中空的、肌性纤维性器官，形似倒置的、前后稍扁的圆锥体，周围裹以心包，斜位于胸腔中纵隔内。心的大小约与本人握拳相似。国人成年男性正常心重284±50g，女性258±49g，但心重可因年龄、身高、体重和体力活动等因素不同而有差异，一般认为超过350g者多为异常。

心约2/3位于正中线的左侧，1/3位于正中线的右侧，前方对向胸骨体和第2～6软肋骨；后面，平对第5～8胸椎；两侧与胸膜腔和肺相邻；上方连出入心的大血管；下方邻膈。心的长轴自右肩斜向左肋下区，与身体正中线构成约45度角。心底部被出入心的大血管根部和心包返折缘所固定，因而心室部分则较活动。

心有时因胚胎发育的原因，可以反位，成为右位心，同时常伴有腹腔内脏器官的反位。此时心的位置偏于中线右侧，心尖指向右下方，心房和心室与大血管的关系正常，但位置倒转，宛如正常心的镜中影像，无血流动力学的改变。另一种心位于胸腔右侧，是由于肺、胸膜及膈的病变而引起的。心并无结构和功能上的改变，各房室之间的位置关系正常，只是心的位置右移。

心腔：心被心间隔分为左、右两半心，左、右半心各又分成左、右心房和左、右心室 4 个腔，同侧心房和心室借房室口相通。

右心房 位于心的右上部，壁薄而腔大。

右心室 位于右心房的前下方，直接位于胸骨左缘第 4、5 肋软骨的后方，在胸骨旁第 4 肋间隙作心内注射多注入右心室。

左心房 位于右心房的左后方，构成心底的大部，是 4 个心腔中最靠后的一个。前方有升主动脉和肺动脉，后方与食管相毗邻。

左心室 位于右心室的左后方，呈圆锥形，锥底部被左房室口和主动脉口所占据。左室壁厚约 9～12mm，是右室壁厚度的 3 倍。

心的构造：心纤维性支架又称心纤维骨骼，位于房室口、肺动脉口和主动脉口的周围，由致密结缔组织构成。心纤维性支架质地坚韧而富有弹性，提供了心肌纤维和心瓣膜的附着处，在心肌运动中起支持和稳定作用。

心壁由心内膜、心肌层和心外膜组成，它们分别与血管的三层膜对应。心肌层是构成心壁的主要部分。

心间隔：心的间隔把心分隔为容纳动脉血的左半心和容纳静脉血的右半心，它们之间互不相通。左、右心房之间为房间隔，左、右心室之间为室间隔，右心房与左心室之间为房室隔。

心传导系：心肌细胞按形态和功能可分为普通心肌细胞和特殊心肌细胞。前者构成心房壁和心室壁的主要部分，主要功能是收缩；后者具有自律性和传导性，其主要功能是产生和传导冲动，控制心的节律性活动。心传导系由特殊心肌细胞构成，包括：窦房结、结间束、房室结区、房室束，左、右束支和纤维网。

心的血管：心的血液供应来自左、右冠状动脉；回流的静脉血，绝大部分经冠状窦汇入右心房，一部分直接流入右心房；极少部分流入左心房和左、右心室。心本身的循环称为冠状循环。尽管心脏仅占体重的约 0.5%，而总的冠脉血流量占心输出量的 4%～5%。因此，冠状循环具有十分重要的地位。

冠状动脉：左冠状动脉 起于主动脉的左冠状动脉窦，主干很短，约 5～10mm 向左行于左心耳与肺动脉干之间，然后分为前室间之和旋支。左冠状动脉主干的分叉处常发出对角支，向左下斜行，分布于左心室前壁，粗大者也可至前乳头肌。

右冠状动脉 起于主动脉的右冠状动脉窦，行于右心耳与肺动脉干之间，再沿冠状沟右行，围绕心的锐缘，至膈面的冠状沟内。一般在房室交点附近或右侧，分为后室间支和右旋支。右冠状动脉一般分布于右房、右室前壁大部分、右室侧壁和后壁的全部，左室后壁的一部分和室间隔后 1/3，包括左束支的后半以及房室结（93%）和窦房结（60%）。

心的神经：心的神经包括交感神经、副交感神经和感觉神经。近年研究证实，心有降钙素基因相关肽、神经降压素和 p 物质等多种肽神经纤维分布，它们可能参与对心的各种复杂功能的调节。

心包：心包是包裹心和出入心的大血管根部的圆锥形纤维浆膜囊，分内、外两层，外层为纤维心包，内层是浆膜心包。

（三）动脉：动脉是从心运送血液到全身各器官的血管。由左心室发出的主动脉及各级分支运送动脉血；而由石心室发出的肺动脉干及其分支则输送静脉血。动脉干的分支，离开主干进入器官前的一段称为器官外动脉，入器官后称为器官内动脉。

器官外动脉的分布表现出一些基本规律：①动脉配布与人体结构是相适应的。人体左、右对称，动脉分支亦有对称性。②每一大局部（头颈、躯干和上、下肢）都有 1～2 条动脉干。③躯干部在结构上有体壁和内脏之分，动脉，分为壁支和脏支，其中壁支仍保留着原始分节状态，如肋间后动脉、腰动脉。④动脉常有静脉、神经伴行，构成血管神经束，有的还包有结缔组织鞘，在四肢这些血管神经束的行程多与长骨平行。⑤动脉在行程中，多居于身体的屈侧、深部或安全隐蔽的部位，如由骨、肌和筋膜所形成的沟或管内，不易遭受损伤。⑥动脉常以最短距离到达它所分布的器官，也有个别例外，如睾丸动脉，此种特殊情况可以从胚胎发育中得到解释。⑦动脉分布的形式与器官的形态有关，容积经常发生变化的器官如胃、肠等，其动脉多先在器官外形成弓状的血管吻合，再分支进入器官内部；一些位置较固定的实质性器官如肝、肾等，动脉常从其凹侧穿入，血管出入处称为门。⑧动脉的管径有时不完全决定于它所供血器官的大小，而与该器官的功能有关，例如，肾动脉的官经就大于营养全部小肠和部分结肠的肠系膜上动脉，这与肾的泌尿功能有关。

肺循环的动脉：肺动脉干位于心包内，系一粗短的动脉干。起自右心室，在升主动脉前方向左后上方斜行，至主动脉弓下方分为左、右肺动脉。

体循环的动脉：主动脉是体循环的动脉主干。

全身各大局部的动脉主干可以大体概括如下：

颈总动脉——头颈部；锁骨下动脉——上肢；胸主动脉——胸部；

腹主动脉——腹部；髂外动脉——下肢；髂内动脉——盆部。

（四）静脉：静脉是运送血液回心的血管，起始于毛细血管，止于心房。静脉的数量比动脉多，管径较粗，管腔较大。与伴行的动脉相比，静脉管壁薄而柔软，弹性也小。标本上的静脉管壁塌陷，含有瘀血。在结构和配布方面，静脉有下列特点：①静脉瓣成对，半月形，游离缘朝向心。静脉瓣有保证血液向心流动和防止血液逆流的作用。受重力影响较大的四肢静脉瓣膜多，而躯干较大的静脉少或无瓣膜。②体循环静脉分浅、深两类。浅静脉位于皮下浅筋膜内，又称皮下静脉。浅静脉不与动脉伴行，最后注入深静脉。临床上常经浅静脉注射、输液、输血、取血和插入导管等。深静脉位于深筋膜深面，与动脉伴行，又称伴行静脉。深静脉的名称和行程与伴行动脉相同，引流范围与伴行动脉的分布范围大体一致。③静脉的吻合比较丰富。浅静脉在手和足等部位吻合成静脉网，深静脉环绕容积经常变动的脏器（如膀胱、子宫和直肠等）形成静脉丛。在器官扩张或受压的情况下，静脉丛仍能保证血流通畅。浅静脉之间、深静脉之间和浅、深静脉之间，都存在丰富的交通支，这有利于侧支循环的建立。④结构特殊的静脉包括硬脑膜窦和板障静脉。硬脑膜窦位于颅内，无平滑肌、无瓣膜，故外伤时出血难止。板障静脉位于板障内，壁薄无瓣膜，借导血管连接头皮静脉和硬脑膜窦。

肺循环的静脉：肺静脉每侧两条，分别为左上、左下肺静脉和右上、右下肺静脉。肺静脉起自肺门，向内穿过纤维心包，注入左心房后部。肺静脉将含氧量最高的血液输送到左心房。左肺上、下静脉分别收集左肺上、下叶的血液，右肺上静脉收集右肺上、中叶的血液，右肺下静脉收集右肺下叶的血液。

体循环的静脉：体循环的静脉包括上腔静脉系、下腔静脉系和心静脉系。下腔静脉系中收集腹腔内不成对器官（肝除外）静脉血液的血管组成肝门静脉系。

摘自《系统解剖学·脉管系统》

九、人的淋巴系统

淋巴系统由淋巴管道、淋巴组织和淋巴器官组成。淋巴管道和淋巴结的淋巴窦内含有淋巴液，简称为淋巴。自小肠绒毛中的中央乳糜池至胸导管的淋巴管道中的淋巴因含乳糜微粒呈白色，其他部位的淋巴管道中的淋巴无色透明。血液流经毛细血管动脉端时，一些成分经毛细血管壁进入组织间隙，形成组织液。组织液与细胞进行物质交换后，大部分经毛细血管静脉端吸收入静脉，小部分水分和大分子物质进入毛细淋巴管，形成淋巴液。淋巴液沿淋巴管道和淋巴结的淋巴窦向心流动，最后流入静脉。因此，淋巴系统是心血管系统的辅助系统，协助静脉引流组织

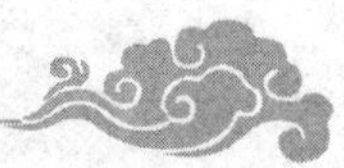

液。此外，淋巴器官和淋巴组织具有产生淋巴细胞、过滤淋巴液和进行免疫应答的功能。

淋巴管道：毛细淋巴管以膨大的盲端起始，互相吻合成毛细淋巴管网，然后汇入淋巴管。毛细淋巴管由很薄的内皮细胞构成，内皮细胞之间的间隙较大，无基膜和周细胞。

淋巴管：由毛细淋巴管吻合而成，管壁结构与静脉相似。淋巴管内有很多瓣膜，具有防止淋巴液逆流的功能。

淋巴干：淋巴管注入淋巴结，由淋巴结发出的淋巴管在膈下和颈根部汇合成淋巴干。淋巴干包括腰干、支气管纵隔干、锁骨下干、颈干各2条和1条肠干，共9条。

淋巴导管：淋巴干汇合成两条淋巴导管，即胸导管和右淋巴导管，分别注入左、右静脉角。此外，少数淋巴管注入盆腔静脉、肾静脉、肾上腺静脉和下腔静脉。

淋巴组织：淋巴组织分为弥散淋巴组织和淋巴小结两类。除淋巴器官外，消化、呼吸、泌尿和生殖管道以及皮肤等处含有丰富的淋巴组织，起着防御屏障的作用。

淋巴器官：淋巴器官包括淋巴结、胸腺、脾和扁桃体。淋巴结为大小不一的圆形或椭圆形灰红色小体，一侧隆凸，另一侧凹陷，凹陷中央处为淋巴结门。

淋巴回流的因素：在安静状态下，每小时约有120ml淋巴流入血液，每天回流的淋巴相当于全身血浆总量。淋巴流动缓慢，流量是静脉的1/10。

淋巴侧支循环：淋巴管之间有丰富的交通支，参与构成淋巴侧支循环。当炎症、寄生虫、异物或肿瘤栓子阻塞淋巴管，外伤或手术切断淋巴管时，淋巴经交通支回流，形成淋巴侧支循环。在炎症或外伤等情况下，淋巴管新生，形成新的淋巴侧支通路，从而保证了正常组织或病变组织的淋巴回流。

（一）淋巴导管：胸导管是全身最大的淋巴管，平第12胸椎下缘高度起自乳糜池，经主动脉裂孔进人胸腔。沿脊柱右前方和胸主动脉与奇静脉之间上行，至第5胸椎高度经食管与脊柱之间向左侧斜行，然后沿脊柱左前方上行，经胸廓上口至颈部。在左颈总动脉和左颈内静脉的后方转向前内下方，注入左静脉角。胸导管末端有一对瓣膜，阻止静脉血逆流入胸导管。

右淋巴导管长1～1.5cm，由右颈干、右锁骨下干和右支气管纵隔干汇合而成，注入右静脉角。右淋巴管引流右上肢、右胸部和右头颈部的淋巴，即全身1/4部位的淋巴。右淋巴导管与胸导管之间存在着交通。

（二）淋巴结的位置和淋巴引流范围：头颈部的淋巴结在头、颈部交界处呈环状排列，在经部沿静脉纵向排列，少数淋巴结位于消化道和呼吸道周围。头颈部淋巴结的输出淋巴管下行，直接或间接地注入颈外侧下深淋巴结。

上肢浅、深淋巴管分别与浅静脉和深血管伴行，直接或间接注入腋淋巴结。

胸部淋巴结位于胸壁内和胸腔器官周围。

下肢浅、深淋巴管分别与浅静脉和深血管伴行，直接或间接注入腹股沟淋巴结。此外，臀部的深淋巴管沿深血管注入髂内淋巴结。

盆部淋巴结沿盆腔血管排列。

腹部淋巴结位于腹后壁和腹腔脏器周围，沿腹腔血管排列。

（三）部分器官的淋巴引流：肺的淋巴引流　肺浅淋巴管位于胸膜脏层深面，肺深淋巴管位于肺小叶间结缔组织内、肺血管和支气管的周围，注入肺淋巴结和支气管肺淋巴结。

食管的淋巴引流　食管颈部的淋巴注入气管旁淋巴结和颈外侧下深淋巴结。食管胸部的淋巴除注入纵隔后淋巴结外，胸上部的淋巴注入气管旁淋巴结和气管支气管淋巴结，胸下部的淋巴注入胃左淋巴结。食管腹部的淋巴管注入胃左淋巴结。食管的部分淋巴管注入胸导管。

胃的淋巴引流　胃的淋巴引流方向有4个：①胃底右侧部、贲门部和胃体小弯侧的淋巴注入胃上淋巴结；②幽门部小弯侧的淋巴注入幽门上淋巴结；③胃底左侧部、胃体大弯侧左侧部的淋巴注入胃网膜左淋巴结、胰淋巴结和脾淋巴结；④胃体大弯侧右侧部和幽门部大弯侧淋巴注入胃网膜右淋巴结和幽门下淋巴结。各淋巴引流范围的淋巴管之间存在丰富的交通。

肝的淋巴引流　肝浅淋巴管位于肝被膜的结缔组织内。肝膈面的浅淋巴管多经镰状韧带和冠状韧带注入膈上淋巴结和肝淋巴结，部分淋巴管注入腹腔淋巴结和胃左淋巴结。冠状韧带内的部分淋巴管注入胸导管。

直肠的淋巴引流　齿状线以上的淋巴管走行有4个方向：①沿直肠上血管上行，注入直肠上淋巴结；②沿直肠下血管行向两侧，注入髂内淋巴结；③沿肛血管和阴部内血管进入盆腔，注入髂内淋巴结；④少数淋巴管沿骶外侧血管走行，注入骶淋巴结。齿状线以下的淋巴管注入腹股沟浅淋巴结。

子宫的淋巴引流　子宫的淋巴引流方向较广。子宫底和子宫体上部的淋巴管：沿卵巢血管上行，注入腰淋巴结；沿子宫圆韧带穿腹股沟管，注入腹股沟浅淋巴结。

乳房的淋巴引流　乳房的淋巴主要注入腋淋巴结，引流方向有3个：①乳房外侧部和中央部的淋巴管注入胸肌淋巴结；②上部的淋巴管注入尖淋巴结和锁骨上淋巴结；③内侧部的淋巴管注入胸骨旁淋巴结。

(四)胸腺是中枢淋巴器官，培育、选择和向周围淋巴器管(淋巴结、脾和扁桃体)和淋巴组织(淋巴小结)输送T淋巴细胞。胸腺还有内分泌功能。

(五)脾是人体最大的淋巴器官，具有储血、造血、清除衰老红细胞和进行免疫应答的功能。

脾，位于左肋部，在胃底与膈之间，第9～11肋骨的深面，长轴与第10肋一致。正常时在左肋弓下触不到脾。脾的位置可随呼吸和因体位不同而变化，站立比平卧时低2.5cm。脾，由胃脾韧带、脾肾韧带、膈脾韧带和脾结肠韧带支持固定。脾，呈暗红色，质软而脆。

摘自《系统解剖学·脉管系统》

十、人的神经系统

神经系统：由脑、脊髓以及附于脑和脊髓的周围神经组成。神经系统是人体结构和功能最复杂的系统，由数以亿万计的相互联系的神经细胞所组成，在体内起主导作用。其功能是：①控制和调节其他系统和活动，使人体成为一个有机的整体，例如，当体育锻炼时，除了肌肉强烈收缩外，同时也出现呼吸加快、心跳加速、出汗等一系列变化，这些都是在神经系统的调控下完成的。②维持机体与外环境间的统一，如天气寒冷时，通过神经调节使周围小血管收缩，减少散热，使体温维持在正常水平。神经系统活动的基本方式是反射，反射的物质基础是反射弧，由感受器、传入神经、中枢、传出神经和效器构成。神经系统通过与它相连的各种感受器，接受内外境的各种刺激，经传入神经传至中枢(脊髓和脑)的不同部位，经过整合后发出相应的神经冲动，经传出神经将冲动传至相应的效应器，产生各种反应，称反射。因此，神径系统，既能使机体感受内外环境的刺激，又能调节机体适应内、外环境的变化，使机体能及时作出适当反应，以保证生命活动的正常进行。人类神经统的形态和功能是经过漫长的进化过程而获得的，既有与脊椎动物神经系统相似之处，也有其独有特点。从单细胞开始就有接受刺激和发生反应的能力，是借助胞浆(体液)的流动来实现的。但人类由于生产劳动、语言交流和社会生活的发生和发展，大脑皮质发生了与动物完全不同的质的变化，不仅含有与高等动物相似的感觉和运动中枢，而且有了分析语言的中枢。因此，人类大脑皮质是思维、意识活动的物质基础，远远超过了一般动物的范畴，不仅能被动地适应环境的变化，而且能主动地认识世界和改造世界，使自然界为人类服务。

神经系统的区分：神经系统在形态和功能上是一个整体，分为中枢部和周围部。中枢部包括脑和脊髓，也称中枢神经系统。周围部是指与脑和脊髓相连的神经，即脑神经、脊神经和内脏神经，又称周围神经系统。

神经系统的组成：神经系统的基本组成是神经组织，神经组织由神经元和神经胶质组成。

神经元即神经细胞，是神经系统结构和功能的基本单位，具有感受刺激和传导神经冲动的功能。

神经胶质或称神经胶质细胞，是中枢神经系统的间质或支持细胞，一般没有传递冲动的功

能，其数量是神经细胞的10～50倍。神经胶质除了对神经元起支持、营养、保护和修复等作用外，由于它有许多神经递质的受体和离子通道，因而对调节神经系统起着十分重要的作用。

（一）中枢神经系统：脊髓起源于胚胎时期神经管的尾部，与脑相比是分化较少、功能较低级的部分，仍保留着明显的节段性。脊髓与31对脊神经相连，后者分布到躯干和四肢。脊髓与脑的各部之间有着广泛的联系，来自躯干、四肢的各种刺激通过脊髓传导到脑才产生感觉，脑也要通过脊髓来完成复杂的功能。在正常生理状况下，脊髓的许多活动是在脑的控制下完成的，但脊髓本身也能完成许多反射活动。

脊髓位于椎管内，上端平枕骨大孔处与延髓相连，下端在成人平第1腰椎体下缘，全长约42-45cm，最宽处横径为1～1.2cm。脊髓呈前、后稍扁的圆柱形，全长粗细不等，有两个梭形的膨大，即颈膨大和腰骶膨大。前者自第4颈节至第1胸节，后者自第二腰节至第3骶节。

脊髓的内部结构：脊髓由灰质和白质两大部分组成。在脊髓的横切面上，可见中央有一细小的中央管，围绕中央管周围是“H“形的灰质，灰质的外面是白质。

灰质：脊髓灰质是神经元胞体和突起、神经胶质和血管等的复合体。

白质：脊髓白质主要由许多纤维束组成。

脊髓的功能表在两方面：①上、下行传导路径的中继站；②反射中枢。

脑：位于颅内，在成人其平均重量约1400g。一般可分为六部分：端脑、间脑、中脑、脑桥、延髓和小脑。

脑干：是中枢神经系统位于脊髓和脑之间的一个较小部分，自下而上由延髓、脑桥和中脑三部分组成。

小脑：位于颅后窝，后上方隔着小脑幕，与端脑枕叶底面相对；前下方与脑干之间，藉三对小脑脚相连：小脑中脚起自脑桥基底部外侧，弯向背侧，连于小脑；小脑下脚主要起自脊髓和下橄榄核，在小脑中脚的内侧进入小脑；小脑上脚大部分由小脑的传出纤维构成，经中脚前内侧潜入脑桥上部的背面。

间脑：由胚胎时的前脑泡发育而成，位于脑干与端脑之间，连接大脑半球和中脑，由于大脑半球高度发展而掩盖了间脑的两侧和背面，仅部分腹侧部露于脑底。中间有一窄腔，即第三脑室，分隔左右间脑。虽然间脑体积不到中枢神经系统的2%，但结构和功能却十分复杂，是仅次于端脑的中枢高级部位。间脑可分为5个部分：背侧丘脑、后丘脑、上丘脑、底丘脑和下丘脑。

端脑：是脑的最高级部位，由胚胎时的前脑泡演化而来，在演化过程中，前脑泡两侧高度发育，形成端脑即左、右大脑半球，遮盖着间脑中脑，并把小脑推向后方。

（二）周围神经系统：周围神经系统其一端连于中枢神经系统的脑或脊髓，另一端借各种末梢装置连于身体各系统、器官。其中与脑相连的部分称为脑神经，共12对；与脊髓相连的为脊神经，共31对。如果以周围神经系统在身体各系统、器官中的不同分布对象来区分，周围神经系统则又可分成躯体神经分布于体表、骨、关节和骨骼肌；内脏神经分布于内脏、心血管、平滑肌和腺体。然而，躯体神经和内脏神经都需经脑神经或脊神经与中枢神经相连，因此，在脑神经和脊神经内均含有躯体神经和内脏神经的成分。一般把周围神经系统分为脑神经、脊神经和内脏神经三部分。

神经节：在周围神经中，神经元胞体聚集构成了神经节。神经节包括脑、脊神经节和内脏运动神经节。脑、脊神经节均属感觉神经节。

神经：在周围神经系中，由神经纤维聚集构成了神经。神经纤维是由神经元的长突起和包在其外的神经胶质细胞的一部分构成。

脊神经：脊神经共31对，每对脊神经连于一个脊髓节段，每对脊神经借前根连于脊髓前外侧沟；借后根连于脊髓后外侧沟。前、后根均有许多根丝构成，一般前根属运动性的，后根，属感觉性的，两者在椎间孔处合成一条脊神经，它既含感觉纤维又含运动纤维，为混合性的。

31对脊神经分5部分，8对颈神经，12对胸神经，5对腰神经，5对骶神经和1对尾神经。

颈丛:由第1～4颈神经前支交织构成,位于胸锁乳突肌上部深面,中斜角肌和肩胛提肌起端的前方。

臂丛:由第5～8颈神经前支和第1胸神经前支大部分纤维组成,先经斜角肌间隙穿出,位于锁骨下动脉的后上方,继而经锁骨后方进入腋窝。

胸神经前支:共12对,第1～11对各自位于相应肋间隙中,称肋间神经,第12对胸神经前支位于第12肋下方,故名肋下神经。

腰丛:是由第12胸神经前支一部分、第1～3腰神经前支及第4腰神经前支的一部分组成,腰丛位于腰大肌深面腰椎横突前方,除发出支配髂腰肌和腰方肌的肌支外,还发出许多分支分布于腹股沟区、大腿前部和内侧部。

骶丛:由第4腰神经前支余部和第5腰神经前支合成的腰骶干及全部骶神经和尾神经前支组成,是全身最大的脊神经丛。

骶丛位于盆腔内,骶骨和梨状肌的前面,髂血管后方,左侧骶丛前方有乙状结肠,右侧者前方有回肠袢。

脑神经:脑神经也是周围神经部分,它将脑与各部感受器和效应器联系起来。脑神经共12对。

脑神经的纤维成分较脊神经复杂,含有7种纤维成分,它们主要根据胚胎发生、功能方面的特点而划分。

嗅神经,为特殊内脏感觉纤维,由上鼻甲以上和鼻中隔上部粘膜内的嗅细胞中枢突聚集而成,包括20多条嗅丝,嗅神经穿过筛孔入颅前窝,进入嗅球传导嗅觉。

视神经,由特殊躯体感觉纤维组成,传导视觉冲动。由视网膜节细胞的轴突,在视神经盘处聚集后穿过巩膜筛板而构成视神经。

动眼神经为运动性神经,含有一般躯体运动和一般内脏运动两种纤维。

滑车神经为运动性脑神经,是脑神经中最细者,从脑发出后,绕过大脑脚外侧前行,进入并支配上斜肌。

三叉神经为最粗大的混合性脑神经,含有一般躯体感觉和特殊内脏运动两种纤维。

展神经属躯体运动神经,起于脑桥被盖部的展神经核,纤维向腑侧自脑桥延髓沟中线两侧出脑,前行至颞骨岩部尖端,自后壁穿入海绵窦,在窦内沿颈内动脉外下方前行,经眶上裂入眶,分布于外直肌。

面神经为混合性脑神经,含有四种纤维成分:①特殊内脏运动纤维。②一般内脏运动纤维。③特殊内脏感觉纤维。④一般躯体感觉纤维。

前庭蜗神经(为听神经)是特殊感觉脑神经。含有传导平衡觉和传导听觉的特殊躯体感觉纤维,包括前庭神经和蜗神经两部分组成。

舌咽神经为混合性脑神经。含有5种纤维成分:①特殊内脏运动纤维。②副交感纤维。③一般内脏感觉纤维。④特殊内脏感觉纤维。⑤一般躯体感觉纤维。

迷走神经为混合性神经,是行程最长、分布最广的脑神经。含有4种纤维成分:①副交感纤维。②特殊内脏运动纤雏。③一般内脏感觉纤维。④一般驱体感觉纤维。

副神经是运动性脑神经,传统认为由脑根和脊髓根两部分组成。

舌下神经为运动性脑神经,主要由一般躯体运动纤维组成。

内脏神经系统:是整个神经系统的一个组成部分,按照分布部位的不同,可分为中枢部和周围部。周围部主要分布于内脏、心血管、平滑肌和腺体,故名为内脏神经。内脏神经和躯体神经一样,按照纤维的性质,可分为感觉和运动两种纤维成分。内脏运动神经调节内脏、心血管的运动和腺体的分泌。

根据形态、功能和生理的特点,内脏运动神经分为交感神经和副交感神经两部分。

交感神经的低级中枢位于脊髓胸1～腰2或腰3节段的灰质侧柱的中间外侧核。交感神经节前纤维起自此核的细胞,因此交感神经又称交感部或胸腰部。

副交感神经的低级中枢位于脑干的副交感神经核和脊髓骶部第2～4节段灰质的骶副交感

核，由这些核的细胞发出的纤维即节前纤维。

内脏感觉神经：人体各内脏器官除有交感和副交感神经支配外，也有感觉神经分布。内感受器接受来自内脏的刺激，内脏感觉神经将其变成神经冲动，并将内脏感觉性冲动传到中枢，中枢可直接通过内脏运动神经或通过体液调节各内脏器官的活动。

(三)神经系统的传导通路：周围感受器接受内外环境的各种刺激，并将其转变成神经冲动，沿着传入神经元传递至中枢神经系统，最后至大脑皮质，产生感觉。另一方面，大脑皮质将这些感觉信息整合后，发出指令，沿传出纤维，经脑干和脊髓的运动神经元到达躯体和内脏效应器，引起效应。因此，在神经系统内存在着两大类传导通路：感觉(上行)传导通路和运动(下行)传导通路。

感觉传导通路包括：本体感觉传导通路；痛温觉和粗触觉压觉传导通路；视觉传导通路和瞳孔对光反射通路；听觉传导通路；平衡觉传导通路；内脏感觉传导通路。

运动传导通路包括：锥体系；锥体外系。

(四)脑和脊髓的被膜、血管及脑脊液循环：脑和脊髓的被膜 脑和脊髓的表面包有三层被膜，由外向内依次为硬膜、蛛网膜和软膜，有支持、保护脑和脊髓的作用。

脊髓的被膜自外向内为硬脊膜、蛛网膜和软脊膜。

脑的被膜自外向内依次为硬脑膜、蛛网膜和软脑膜。

脑和脊髓的血管：脑的血管

脑的动脉来源于颈内动脉和椎动脉。以顶枕裂为界，大脑半球的前2/3和部分间脑由颈内动脉分支供应，大脑半球后1/3及部分间脑、脑干和小脑由椎动脉供应。

脑的静脉：脑的静脉壁薄无瓣膜，不与动脉伴行，可分为两类，一是收集大脑血液的静脉，二是收集脑干和小脑血液的静脉。大脑的静脉分为脑内、外两组，两组之间相互吻合。

脊髓的血管：脊髓的动脉：

有两个来源，即椎动脉和节段性动脉。椎动脉发出的脊髓前动脉和脊髓后动脉在下行过程中，不断得到节段性动脉分支的增补，以保障脊髓足够的血液供应。

脊髓的静脉：较动脉多而粗，收集脊髓内的小静脉，最后汇集成脊髓前、后静脉，通过前、后根静脉，注入硬膜外隙的椎内静脉丛。

脑脊液及其循环：脑脊液是充满脑室系统、蛛网膜下隙和脊髓中央管内的无色透明液体，内含各种浓度不等的无机离子、葡萄糖、微量蛋白和少量淋巴细胞，功能上相当于外周围组织中的淋巴，对由枢神经系统起缓冲、保护、运输代谢产物和调节颅内压等作用。脑脊液总量在成人平均约150ml，它处于不断产生、循环和回流的平衡状态。脑脊液主要由脑室脉络丛产生，少量由室管膜上皮和毛细血管产生。

脑屏障：中枢神经系统神经元的正常功能活动，需要其周围的微环境保持一定的稳定性，而维持这种稳定性的结构，称脑屏障，它能选择性地允许某些物质通过，不允许另一些物质通过，脑屏障由三部分组成。①血-脑屏障；②血-脑脊液屏障；③脑脊液-脑屏障。

摘自《系统解剖学·神经系统》

十一、人的内分泌系统

内分泌系统是神经系统以外的一个重要的调节系统，包括弥散神经内分泌系统和固有内分泌系统。其功能是将体液性信息物质传递到全身各细胞，发挥其对远处和相近的靶细胞的生物作用，参与调节机体各器官的新陈代谢、生长发育和生殖等活动，保持机体内环境的平衡和稳定。

弥散神经内分泌系统：可分为中枢部和周围部。

中枢部：弥散神经内分泌系统的中枢部包括下丘脑-垂体和松果体细胞。下丘脑小细胞分泌促肾上腺皮质激素、胰岛素、神经降压素、去甲肾上腺素、释放激素、释放抑制激素、多巴胺等；下丘脑大细胞分泌生长激素、抑制激素、加压素和催产素。垂体远侧部细胞分泌生长激素、黄体生成素、催乳激素、卵泡刺激素、促甲状腺素、促肾上腺皮质激素、神经降压素和胃泌素等；垂体中间部细胞分泌促肾上腺皮质激素、降钙素、亮氨酸-脑啡肽等。松果体细胞分泌生长抑制素、精氨酸加压素、精氨酸加压催产素。

周围部:弥散神经内分泌系统的周围部包括分散在胃肠道、肺、脑、肝、心肌、泌尿生殖道、血管、血液等处散在的内分泌细胞。它们分泌的物质是:骨分泌胃泌素、促肾上腺皮质激素、高血糖素和生长抑素等;肠道分泌胃肠动素、肠高血糖素、促胰素、胆囊收缩素-促胰酶素、蛙皮索、生长抑素、神经降压素等;胰岛分泌胰岛素、胰高血糖素、生长抑素、胰多肽、多巴胺等;肺分泌蛙皮素、多巴胺、去甲肾上腺素、降钙素基因相关肽等;泌尿生殖道分泌5-羟色胺;心的神经可产生和分泌降钙素基因相关肽和血管活性肠肽等;心肌细胞分泌心钠素、肾素、血管紧张素、脑钠素以及抗心律失常肽等。心管内皮细胞分泌内皮素和内皮细胞生长因子等;血管平滑肌细胞分泌血管紧张素和肾素;血液红细胞分泌高血压因子、淋巴细胞分泌白细胞介素等。

固有内分泌系统:是由无导管组成的固有内分泌器官构成,包括:垂体、甲状腺、甲状旁腺、肾上腺、胰岛、松果体、胸腺和性腺等。其分泌物为激素,激素透过毛细血管壁或血窦的壁,经血液循环运送至全身特定的靶器官。它们的体积都较小,但对人体的新陈代谢、生长、发育、生殖等发挥重要的调节作用。

神经系统与内分泌系统之间的关系:神经系统(内脏神经系统)、弥散神经内分泌系统和固有内分泌系统三者之间在结构和功能上有联系又有重叠,从内脏神经系统经中间型的弥散神经内分泌系统,再到固有内分泌系统三者间具有一个梯度。内脏神经系统以传导兴奋和释放神经递质来传导信息,这种传导速度很快,并局限于诱发的反应;弥散神经内分泌系统仅通过分泌的激素以扩散作用于邻近的细胞或细胞群,或通过血液循环作用于远处的细胞或细胞群,它们发挥作用较缓慢并且较弥散;固有内分泌系统通过分泌的激素进入血液循环作用于远处的细胞或细胞群,它们发挥作用较缓慢而维持的时间较为长久。

内分泌器官:垂体是机体内最重要的内分泌腺,它分泌多种激素,调控其它许多内分泌腺。它还藉垂体柄、神经和血管与下丘恼相连。垂体在神经系统与内分泌腺的相互作用中处于重要的地位。

垂体的位置:垂体位于颅底蝶鞍垂体窝内。垂体的大小:垂体为卵圆形,前后径约1.0cm,横径1.0～1.5cm,高度是诊断早期垂体瘤的主要指征之一。垂体的重量:成年男性垂体重0.35～0.80g;女性稍重为0.45～0.90g,妊娠时更重,经产妇可达1.5g。新生儿重约0.1g。

甲状腺:甲状腺呈"H"形,分左、右两个侧叶和峡。侧叶位于喉下部与气管上部的两侧面。左、右叶一般分为前后缘、上下端及前外侧面与内侧面。

甲状腺的功能　甲状腺分泌甲状腺素,调节机体基础代谢并影响生长和发育等。

甲状旁腺大小如黄豆,其位置、大小均可有变化的扁椭圆形小体。数目2～8个,通常是上、下两对(上、下甲状旁腺)。

甲状旁腺的功能　是调节钙磷代谢,维持血钙平衡。如甲状腺手术不慎误将甲状旁腺切除,则引起血钙降低、手足搐搦,肢体呈对称性疼痛与痉挛;若甲状旁腺功能亢进,则引起骨质疏松,易发生骨折。

肾上腺是人体重要的内分泌腺,左、右各一,重约5g,左肾上腺近似半月形,右肾上腺呈三角形。它们分别位于左、右肾上极的上内方,包裹在肾前、后筋膜围成的肾旁间隙内。

肾上腺皮质可分泌调节体内水盐代谢的盐皮质激素、调节碳水化合物的糖皮质激素、影响性行为和副性特征的性激素。肾上腺髓质可分泌调节肾上腺素和去甲肾上腺素,它们能使心跳加快、收缩力加强、小动脉收缩维持血压和调节内脏平滑肌的活动。

松体果又称松果腺或脑上体属神经内分泌系统。松果体为一椭圆形小体,长5～8mm,宽3～5mm,重120～200mg。松果体在儿童期比较发达;50岁时,重150～160mg;60岁时,重量下降。成年后松果体可部分钙化形成钙斑。

松果体位于上丘脑的缰连合后上方，以柄附于第三脑室顶的后部，第三脑室凸向柄内形成松果体隐窝。

松果体主要由松果体细胞，少量的神经胶质细胞和一些间质组成，它的功能是产生吲哚胺和肽。松果体中的褪黑素能使两栖类动物的皮色变浅；哺乳动物松果体内的褪黑素和5-羟色胺含量有明显的昼夜节律改变，参与调节生殖系统的发育及动情周期、月经周期的节律。

胰岛是胰的内分泌部分，为许多大小不等和形状不一的细胞团，散在于胰腺实质内，以胰尾为最多。胰岛分泌激素称胰岛素，主要调节血糖浓度，如胰岛素分泌不足则患糖尿病。

胸腺是一个淋巴器官，已在淋巴系统中叙述。胸腺还有分泌胸腺素和促胸腺生成素等具有激素作用的活性物质。胸腺素可将来自骨髓、脾等处的原始淋巴细胞转化为具有免疫能力的T淋巴细胞，参与细胞免疫反应。促胸腺生成素可使包括胸腺在内的淋巴细胞分化为参与免疫反应的细胞成分。

生殖腺的内分泌组织男女不同。

睾丸是男性生殖腺，位于阴囊内，产生精子和男性激素。精子经输精管道排出体外；男性激素由精曲小管之间的间质细胞产生，经毛细血管进入血液循环。男性激素的作用是激发男性第二性征的出现，并维持正常的性功能。

卵巢为女性生殖腺，产生卵泡。卵泡壁的细胞主要产生雌激素（雌酮和雌二醇），也可产生孕酮。卵泡排卵后，残留在卵巢内的卵泡壁转变成黄体，黄体的主要作用是分泌孕激素和一些雌激素。雌激素可刺激子宫、阴道和乳腺生长发育，出现并维持第二性征。孕激素能使子宫内膜增厚，准备受精卵的种植，同时使乳腺逐渐发育，准备授乳。

摘自《系统解剖学·神经系统》

十二、人的感觉器系统

感觉器总论：感觉器是感受器及其附属结构的总称，是机体感受刺激的装置。感受器广泛分布于人体全身各部，其结构和功能各不相同。有的结构非常简单，仅由感觉神经的游离末梢形成，如痛觉感受器；有的结构较复杂，除了感觉神经末梢外，还有一些细胞或数层结构共同形成一个末梢器官，如接受触觉、压觉等刺激的触觉小体、环层小体等；有的结构更为复杂，是由感受器及其辅助装置共同构成的器官，如视觉器（视器）、前庭蜗器（耳）、味器及皮肤等。后者称特殊感觉器，或感觉器官。

感受器的功能是接受机体内、外环境的各种不同刺激，将其转变为神经冲动或神经兴奋，并借感觉神经传入中枢，经过中枢对传入的神经冲动进行整合后，产生感觉；再由高级中枢发出神经冲动，经运动神经传至效应器，对刺激作出反应。

在正常状况下，一种感受器只能对某一适宜的刺激特别敏感，如对视网膜适宜的刺激是一定波长的光；对听器适宜刺激是一定频率的声波等。高等动物感受器的高度特化，是长期进化过程中逐渐演化而来的，也是随着实践不断完善的。它使机体对内、外环境不同的影响作出精确的分析和反应，从而更加适应其生存的环境。因此，感受器是机体产生感觉的媒介器官，是机体探索世界和认识世界的最初步的器官，是“执行”反射活动的反射弧中的首要结构。

感受器的种类繁多，形态和功能各异。既有接触外界环境位于皮肤内的痛觉、温度觉、触觉和压觉的感受器；又有位于内脏和血管壁内的感受器；有接受物理刺激如光波、声波的视觉感受器和听觉感受器；也有接受化学刺激的嗅觉和味觉感受器。

感受器分类方法较多，根据感受器所在的部位、接受刺激的来源和特化的程度可分为三类：外感受器、内感受器、和本体感受器。

（一）视器：视器即眼，由眼球和眼副器共同构成，眼大部分位于眼眶内。眼球的功能是接受光刺激，将感受的光波刺激转变为神经冲动，经视觉传导通路至大脑视觉中枢，产生视觉，分辨外界物体。眼副器位于眼球的周围或附近，包括眼睑、结膜、泪器、眼球外肌以及眶脂体和眶筋膜等，对眼球起支持、保护和运动作用。

眼球　近似球形，为视器的主要部分，后部

借视神经连于间脑的视交叉。

眼球壁　从外向内依次分纤维膜、血管膜和视网膜三层。

眼球的内容物　包括房水、晶状体和玻璃体。这些结构和角膜一样都是透明而无血管，具有屈光作用，它们和角膜合称为眼的屈光装置或屈光系统，使物象投射在视网膜上。

眼副器：包括眼睑、结膜、泪器、眼球外肌、眶脂体和眶筋膜等结构。有保护、运动和支持眼球的作用。

眼睑　分上睑和下睑，位于眼球的前方，是保护眼球的屏障。

结膜　是一层簿而光滑透明的粘膜，覆盖在眼球的前面和眼睑的后面，富含血管。

泪器　由泪腺和泪道组成。泪道包括泪点、泪小管、泪囊和鼻泪管。

眼球外肌　包括运动眼球的4块直肌、2决斜肌和上提上眼睑的上睑提肌，都是骨骼肌，统称为视器的运动装置。

眼的血管和神经：眼动脉　眼球和眶内结构血液供应主要来自眼动脉。当颈内动脉穿出海绵窦后，在前床突内侧发出眼动脉。眼动脉在视神经下方经视神经管入眶，先居视神经外侧，再经其上方而达眶内侧，前行于上斜肌和上直肌之间，终支出眶达鼻背。其主要的分支有：视网膜中央动脉、脉络膜动脉、虹膜动脉和睫前动脉。

静脉　眼球内的静脉主要有：视网膜中央静脉、涡静脉、睫前静脉、眼上静脉和眼下静脉。

神经　视器的神经支配来源较多，主要有：视神经和支配辅助结构的神经。

(二)前庭蜗器：前庭蜗器又称为耳，耳可分为外耳、中耳和内耳三部分。听感受器(听器)和位觉感受器(平衡器)位于内耳；外耳和中耳是声波的传导装置，是前庭蜗器的副属器。听器是感受声波刺激的感受器，位觉器是感受头部位置变动、重力变化和运动速度刺激的感受器。二者的功能虽不同，但在结构上关系密切。

外耳　包括耳廓、外耳道和鼓膜三部。

耳廓　位于头部两侧，由弹性软骨和结缔组织构成，表面覆盖着皮肤。耳廓下1/3为耳垂，耳垂内无软骨，仅含结缔组织和脂肪，是临床采血的部位。

外耳道　是从外耳门至鼓膜的管道。成人长约2.5～3.5cm。外耳道约呈“S”状弯曲，先趋向前内，继而转向后内上方，最后向前内下方。

中耳：由鼓室、咽鼓管、乳突窦和乳突小房组成。

鼓室　由颞骨岩部、鳞部、鼓部及鼓膜围成的含气不规则小腔。在冠状面上，略呈双凹透镜状。鼓室有6壁，内有听小骨、韧带、肌、血管和神经等。

鼓膜　位于外耳道与鼓室之间，呈椭圆半透明的薄膜，边缘附着在颞骨鼓部和鳞部；与外耳道底约成45°～50°的倾斜角，其外面朝向前、下、外，所以外耳道的前壁和下壁较长。婴儿鼓膜更为倾斜，几乎呈水平位。

咽鼓管 连通鼻咽部与鼓室，长3.5-4.0cm，其作用是使鼓室的气压与外界的大气压相等，以保持鼓膜内、外两面的压力平衡。

乳突窦和乳突小房　乳突窦位于鼓室上隐窝的后方，向前开口于鼓室后壁上部，向后、下与乳突小房相通连，为鼓室和乳突小房之间的交通要道。乳突小房为颞骨乳突部内的许多含气小腔隙，大小不等，形态不一，互相连通，腔内覆盖着粘膜，且与乳突窦和鼓室的粘膜相延续。

内耳：又称迷路，全部位于颞骨岩部的骨质内，位于鼓室内侧壁和内耳道底之间，为听觉和位置觉感受器的主要部分。

内耳道 位于颞骨岩部后面中部，自内耳门到内耳道底，长约10mm，内有前庭蜗神经、面神经和迷路动脉穿行。

摘自《系统解剖学·脉管系统》

附：其它感受器

1. 嗅器：嗅器在鼻腔的上部，即上鼻甲以及相对的鼻中隔部分。此部粘膜微具黄色，血管比呼吸部少。粘膜内含有双极的嗅细胞，细胞的远端有纤毛。嗅细胞的中枢突集成嗅丝(约20条)，它们穿过筛骨的筛板进入嗅球。

2. 味器：味器即味蕾　人类味蕾嵌于舌的菌状乳头、轮廓乳头、叶状乳头的上皮内，以菌状乳头、轮廓乳头上的味蕾最多；在软腭、会厌等处上皮内也有味蕾分布。味蕾呈卵圆形，底部抵达基板，神经纤维由此处进入味蕾，顶端藉味孔通口腔。味觉刺激主要有酸、甜、苦、咸四种。分布于味蕾的神经主要是面神经和舌咽神经。

3. 皮肤：皮肤覆盖在身体表面，柔软而有弹性，全身各处皮肤的厚薄不等，手掌侧面和足跖侧面的皮肤最厚，缺乏毛囊，具有皮嵴，以抵抗磨擦。身体背侧和伸侧的皮肤较腹侧和屈侧的皮肤厚。皮肤的表面积平均为1.7㎡。皮肤由表皮和真皮构成。其深面主要由疏松结缔组织构成的皮下组织，即浅筋膜。浅筋膜内有丰富的血管、淋巴管、浅淋巴结等。浅筋膜将皮肤和深部组织连接起来。毛发、指(趾)甲、皮肤腺、汗腺和乳腺都是皮肤的附属结构。

表皮是复层鳞状上皮层，无血管分布。在手掌和足底最厚。表皮的基底层细胞之间，有色素细胞。色素细胞的多少，是决定肤色的主要因素。

真皮位于表皮深面，主要由胶原纤维和弹性纤维交织构成，并含有从表皮陷入的毛发和腺体，以及从深层来的血管、淋巴管、神经及其末梢。

皮褶和分裂线 皮褶是位于关节屈侧或伸侧皮肤的褶线，褶处的皮肤较薄，其真皮借结缔组织与深面的结构(常为深筋膜)紧密相连。分裂线或真皮内的胶原纤维束多按一定的张力方向平行地排列，这种由胶原纤维束所形成的纹理称为分裂线。临床外科医生若沿分裂线作切口，则伤口愈合后瘢痕较小，若以此线作正交切口，则愈合后瘢痕较大。

皮下组织：由真皮往里是皮下组织，由疏松结缔组织和大量脂肪构成。在皮下组织里有丰富的血管、神经，还有毛囊和汗腺分泌部等。

皮肤中还含有丰富的感觉器，能感受外界各种刺激而产生不同的感觉，如痒、痛、触、压、冷和热等。另外还有植物性神经纤维，它可调节皮肤内的血管、汗腺和立毛肌的活动。

附属器官：毛发、皮脂腺和汗腺等均为皮肤的附属器官。埋藏在皮肤里的毛发部分叫毛根，周围包有毛囊。皮脂腺开口于毛囊，有润滑皮肤和毛发的功能。汗腺在真皮和皮下组织内，有管道直接开口于皮肤表面，叫汗孔，有散热和排泄的功能。在腋窝处的汗腺较大，排泄物腐败后，有一定臭味。皮肤柔韧而富有弹性，厚度差异在0.5～4.0mm，眼睑等处的皮肤最薄，手掌、足底部皮肤最厚。皮肤表面有无数高起的皮嵴和陷下的沟纹，如手指的掌面。皮嵴还组成各式各样的花纹，叫指纹。各人的指纹不同，不会改变，这是特征。

皮肤的功能 ①防止体内液体的丧失。②防止体外物质(如病原微生物、化学物质等)的侵入，是机体免疫系统的第一道防线，对机体有保护作用。③皮肤表面有汗腺的开口，可在排出汗液的同时排泄废物并调节体温。④在皮肤内含有多种感受器，如接受痛、温、触、压等刺激的感受器。

摘自《《系统解剖学·脉管系统》》

十三、保护人体的“防线”

在人类生存的环境中，人的身体在自然界中无时无刻不受到灰尘、细菌的侵袭，细菌中有无数的致病菌，又叫病菌。每天侵袭人体的病菌有亿万个，其中有很多都能使人生病，然而，人类并非时时患病。除了人体有强大的抵抗力以外，还同人体特有的防线有一定关系。保护人体防线有：

(一)鼻子、气管

如果病菌从鼻孔侵入，鼻道就能把病菌阻挡住，并且依靠它表面润滑的黏液把病菌粘住。如果病菌刺激到了鼻道，鼻子会打喷嚏将病菌打出来，或流出鼻涕将它们冲出来。如果病菌侥幸地通过了鼻腔进入气管，碰上气管里的黏液和不断摆动的纤毛，即被粘住，通过纤毛的摆动，被推到喉部，咳出，吐出口外，或被吞到胃里，被胃酸杀死。

(二)口腔中的唾液

唾液除了含有淀粉酶、粘蛋白和无机盐，帮助消化食物以外，还含有溶菌酵素、白血球溶菌素、血小板溶素和溶解素等抗毒剂。病菌如果进入嘴里，立即会被唾液中的抗毒剂消灭。如果有一部分病菌进入胃里，胃酸也会把它们杀死。

(三)人体表面的皮肤

皮肤是保护人体、防止病菌入侵的一道重要防线。皮肤内有血管、淋巴管、神经,还有皮脂腺、汗腺和毛发等一些附属器官,它们都对病菌的入侵有防范作用。皮肤的表面有一层薄薄的酸性皮脂,不利于病菌的生长和繁殖。皮肤分泌出的溶菌物质,能杀死病菌。但是,只有清洁的皮肤才能分泌酸性皮脂和溶菌物质,使病菌死亡。而脏的皮肤便丧失这种能力。所以要经常洗澡,保持皮肤清洁。

(四)人体的免疫系统

该系统由种类繁多而复杂的细胞及蛋白因子组成。在人体遭受侵袭时,首先做出反应的是人体的白细胞。如巨噬细胞受到刺激后,会立即发挥作用并将细菌、病原微生物、异物等入侵的信息转达到淋巴细胞。淋巴细胞中的 T 细胞即围歼病菌;而 B 细胞则动员全身的防卫系统,不断发出称之为“抗体”的免疫球蛋白,攻击入侵病菌。巨噬细胞、T 细胞、B 细胞和自然杀伤细胞相互支援。它们还可以通过细胞因子如白细胞介素、细胞集落因子、辅助因子和抑制因子,相互配合,共同攻击入侵病菌。

免疫系统对自身的防卫工作认真负责,但对其他机体来的东西拒不接受。这种特性给在挽救病人生命的器官移植,带来不少的麻烦,这些正是科学家要解决的问题。

尽管免疫系统有独特的功能,它也受神经、内分泌的影响。一个人在生病时的情绪,如颓废还是坚强,都可使病情加重或缓解。

人体虽然有上述诸多防线,但也不能高枕无忧。如果不讲卫生,大量病菌入侵,防线也会被突破的。因此,还必须加强体育锻炼,劳逸结合,科学营养,睡眠充足,讲究卫生,以增强身体素质,提高抗病能力,保护健康。

摘自《实用保健医学》

十四、人体的新陈代谢

在生命的整个过程中,人体无时无刻都在新陈代谢,吐故纳新。

(一)代谢

人体不断地进行着新陈代谢。新陈代谢是指人体一方面不断从外界环境中摄取氧气和营养物质,将它们转变成体内新的物质,把分解产生的废物排出体外,并在分解时释放出能量,以供生命活动的需要。在新陈代谢过程中,物质的变化与能量的转移总是紧密联系的。通常把代谢过程中物质的变化,称为物质代谢;而把伴随着的能量释放、转移和利用,称为能量代谢。这些代谢都需要在酶的参与下才能进行。

(二)酶

人体内酶的种类近千种,是加速化学反应的物质。它们的作用都不相同,但本质都是蛋白质,且都具有加速化学反应的作用。许多化学反应在无酶时极其缓慢,但有了酶的作用,反应就能迅速进行。例如,淀粉在水中几乎不能水解,但在口腔中由于有了唾液淀粉酶,可分解淀粉产生麦芽糖。

酶的作用容易受环境条件的影响。大多数酶在温度 37℃时,作用最好,温度太高会使蛋白质破坏,酶的功能也消失。酸碱度对酶的作用也有影响,大多数酶酸碱度近于中性时,作用最好。其他如激素、药物等都能影响酶的作用,例如有机磷农药(乐果和 1605 等)能抑制胆碱酯酶。胆碱酯酶和神经活动有密切关系,因此有机磷农药中毒时会出现神经失调的症状。

(三)糖代谢

人的主食,如米、麦、玉米和高粱中,约含 80%的淀粉。淀粉经过消化酶的作用分解成葡萄糖后,由肠壁吸收入血液,再送至全身各组织细胞。葡萄糖在体内有三种代谢变化。①在细胞内和氧化合(氧化),生成二氧化碳和水排出体外,并放出能量以供身体利用。氧化是糖在体内的主要代谢变化。②在细胞内转变成其他物质,例如脂肪、胆固醇等。③在细胞中转变成糖原储存起来。其中以肝脏和肌肉储存糖原的能力最强。

(四)脂类代谢

人体内的脂类主要有中性脂肪、磷脂和胆固醇三类。①脂肪:脂肪和糖一样都是组织细胞的燃料。脂肪彻底氧化产生二氧化碳和水。但在肝脏中,脂肪氧化不彻底,代谢产生的中间产物

称为酮体。②磷脂:磷脂是细胞膜和细胞核膜的重要组成物质,也需要随时更新和补充。新的磷脂可由脂肪变成,磷脂也可变成脂肪,两者在体内的代谢变化基本相同。③胆固醇:体内有许多物质都和胆固醇很相似,例如激素中的男性激素、女性激素和肾上腺皮质素;胆汁中的胆盐以及维生素D等,这些化合物都有重要的生理功用。人体能以糖或脂肪为原料,在酶的作用下,合成这些化合物。

(五)蛋白质代谢

蛋白质是组成人体结构的主要物质。脱水后的脾、肾的蛋白质含量达80%,脱水的肌肉及肝脏也有近70%的蛋白质。

由肠道吸收入血液的氨基酸,它的主要代谢变化是在各种组织细胞内合成蛋白质。这个合成过程有许多酶参加,而核酸在其中起着重要作用。如果抑制了核酸的生成,则蛋白质合成就受到阻碍,细胞就不能生长繁殖。目前有些抗肿瘤药物就是抑制核酸的生成,从而阻止肿瘤细胞的生长繁殖来达到抗肿瘤目的。

(六)基础代谢

新陈代谢易受肌肉活动、环境温度、食物和精神因素等影响。运动、劳动、环境温度升高、进食和精神紧张等都会导致新陈代谢增加,此时能量代谢也会增加。能量代谢常用产热量来表示。人体在基础状态下(即清醒而又极端安静的状态下,排除了肌肉活动、环境温度、食物和精神因素等影响)所测得的能量代谢(即产热量),称基础代谢。单位时间的基础代谢,称为基础代谢率,通常以每小时千卡/米(体表面积)来表示。甲状腺功能不足时,基础代谢率降低;甲状腺功能亢进时,基础代谢率升高。所以,测定基础代谢率对甲状腺疾病的诊断有重要的意义。

摘自《实用保健医学》

十五、人体的遗传

哪里有生命,哪里就有遗传,遗传是生物界的普遍现象。世界上每一物种只能生出同一物种,而不可能生出另一物种来。这是亿万年以来,地球上每一种动物、植物,一代繁衍一代的共同现象,这就是遗传。人类也如此,子女像父母、孙子像爷爷、外甥像舅舅的情况比比皆是,有些子女的面貌、体型、肤色、毛发、血型、智力等,与父母十分相似,这就是遗传性。现已知道人体细胞内有46条染色体,即23对,22对是男女兼有的常染色体,另一对为性染色体,决定人的性别,男性为XY,女性为XX;染色体上载有约10个基因。基因实质上是由4种脱氧核糖核酸聚合成的多核苷酸链,也叫DNA链;这4种脱氧核糖核酸由于排列顺序不同,会转录、翻译出各种不同的蛋白质、酶,而蛋白质、酶又使人体表现出各种特征和进行各种代谢等,如头发、皮肤的颜色,五官面容和疾病等。但是,尽管儿女很像父母,却又不完全与父母相同,父母与子女之间,兄弟姐妹之间,不可能两个人绝对一模一样。这种现象就是遗传的对立面,叫做变异,这是正常的变异。

(一)遗传病:遗传病包括染色体病、单基因遗传病和多基因遗传病。①染色体的数目和结构发生改变,称为"畸变",染色体畸变引起的遗传病,叫染色体病。②单基因遗传病:这是由一对基因决定的病,病虽不多见,但种类很多。③多基因遗传病:多基因遗传病是指这种遗传病由两对以上的基因决定的。

(二)双亲和子女的血型遗传:子女血型与双亲的血型是有密切关系的,一对父母只能生出某几种血型的孩子,而不可能生出另几种血型的孩子。

血型通常是指红细胞血型,最主要的是ABO系统,人的血型分为A型、B型、AB型、O型四种。依照血型遗传规律,已知血型的一对父母可推测能生出哪几种血型的子女。根据血型,能否定某种亲子关系。因此,血型分析,在法医的亲权鉴定上有一定的作用。

(三)智力与遗传:智力是说明大脑的功能,是智慧能力,是人对客观事物认识、理解的能力,包括记忆、观察、想像、思考、判断等。通俗来说,智力好就是聪明。

现在使用的智力测量的标准是智力商数(即智商)。智商等于智力年龄除以实际年龄乘以100。智商可分为:天才为140以上;非常优越为120～139;优越为110～119;一般为90～109;迟钝为80～89;边缘为70～79;愚蠢为50～69;痴愚为25～49;白痴为0～24。整个人群中属于天赋极佳的天才、神童和天赋极差的白痴、愚蠢都是少数,而大部分人的智力都是属于中间型。

儿童智力的发育是先天遗传与后天环境相互作用的结果,智力有一定的遗传基础。许多事实表明:父母智力高的,子女智力也较高;父母智力平常,其子女智力一般。

但是,智慧才能不仅与遗传有关,更多的是受后天环境教育的影响,如合理营养、良好教育和本人的努力都起着重要作用。因此孩子的智力发育在决定性时期中,若智力得不到正常发展,将会受到很大影响。如果从小就对婴幼儿进行科学规律的教育,婴幼儿将会发育得更健康、更聪明,学的知识也会更多。

(四)皮肤纹理与遗传:手掌和足底的表面,分布着许多很细的纹理图形,这就是皮肤纹理,简称皮纹。皮肤纹理的形成与遗传有关,而环境因素对皮肤纹理的形成也有一定作用。因此,在遗传因素和环境因素的相互作用下,每个人都有特有的指纹和掌纹,这种指掌纹从出生时便已定形,且终生不变。

目前研究皮纹仍以手纹为主,手纹中最重要的是指纹,指纹中有三种类型:螺、箕、弓。弓形纹是一种最简单的指纹图形,全部由引形的平行纹理所组成。箕形纹因形状有点像簸箕而得名,其纹线自一侧起始,斜向上弯曲后再归原侧,凡开口朝向本手小指侧的,叫正箕,开口朝向本手拇指侧的叫反箕,一般反箕是很少见的,特别是不会出现在第四指(无名指)上,若见到较多的反箕,又出现在第四、五指时,就是遗传学上的异常征象,提示有存在遗传病的可能,应该引起注意。螺形纹又称斗形纹,是以一点为中心,由许多封闭的环线或螺旋线组成的纹型。

手掌褶纹:手掌中有三条大的褶纹,一条掌纵褶,两条掌横褶。若两条掌横褶合为一条称:"通贯手",又叫猿线",正常人也有6%左右的人具有猿线。在染色体病患者中,"通贯手"出现率大大增高,50%以上的"先天愚形"患者具有"通贯手"。

(五)肿瘤与遗传:什么原因引起肿瘤发生?从外因看,可能是由于化学、物理、生物等因素诱发引起的;从内因看,可能是由于遗传物质染色体和基因DNA的结构或功能发生异常造成正常细胞癌变形成了肿瘤,是以细胞的大量增殖和不受限制地生长为特征,而细胞的增殖、生长是受遗传控制的。因此,一切肿瘤都会涉及遗传因素。

(六)药物与遗传:药物与遗传有关,主要表现在三方面:①不同遗传决定的变异,可以有不同的药物代谢类型,并产生药物反应的个体之间的差异;②某些遗传病患者对所治疗的药物具有不同的敏感性和效应性;③某些药物能够引起遗传病的发作或加重。

摘自《实用保健医学》

十六、人体的五脏六腑

脏腑是人体内脏的总称,是脏象学说的基础。五脏六腑是人体内的主要器官。"脏"是指实心的有机构的器官,五脏即:心、肝、脾、肺、肾五个器官的统称;"腑"是指空心的器官,六腑即:胃、胆、大肠、小肠、膀胱、三焦(三焦是胸、上腹、下腹的躯干阶段划分,而非某实在的构造,即把胸腔和腹腔分为上焦、中焦、下焦)六个器官的统称。

奇恒之腑包括脑、髓、骨、脉、胆、女子胞(子宫),胆为六腑之一,一身二任。余下的五种,非脏非腑,故以"奇恒"名之。

关于五脏六腑的功能,如五脏:

心:主神志,主血脉,在志为喜,在液为汗,在体合脉,其华在表,在窍为舌;

肝:主疏泄,主藏血,主藏魂,在志为怒,在液为泪,在体合筋,其华在爪,在窍为目;

脾:主运化,主升清,主统血,在志为思,在液为涎,在体合肌肉,主四肢,其华在唇,在窍为口;

肺:主气,司呼吸,主宣发和肃降。通调水道,朝百脉,主治节,在志为忧,在液为涕,在体和皮,其华在毛,在窍为鼻;

肾:藏精,主生长发育和生殖,主水,主纳气,在志为怒,在液为唾,在体合骨,主骨生髓,其华在发，在窍为耳和二阴。

五脏各自都很重要：心为君主，肺为华盖，脾为后天之本，肝为将军，肾为先天之本。

《黄帝内经》曰："心者，君主之官也，神明出焉。肺者，相傅之官，治节出焉。肝者，将军之官，谋虑出焉。胆者，中正之官，决断出焉。脾胃者，仓廪之官，五味出焉。大肠者，传导之官，变化出焉。小肠者，受盛之官，化物出焉。肾者，作强之官，伎巧出焉。三焦者，决渎之官，水道出焉。膀胱者，州都之官，津液藏焉，气化则能出矣。"

对于五脏六腑的功能，《黄帝内经》曰："心者，生之本，神之变也，其华在面，其充在血脉，为阳中之太阳，通于夏气。肺者，气之本，魄之处也，其华在毛，其充在皮，为阴中之太阴，通于秋气。肾者，主蛰，封藏之本，精之处也，其华在发，其充在骨，为阴中之少阴，通于冬气。肝者，罢(pi)极之本，魂之居也，其华在爪，其充在筋，以生血气，其味酸，其色苍，此为阳中之少阳，通于春气。脾胃大肠小肠三焦膀胱者，仓廪之本，营之居也，名曰器，能化糟粕，转味而入出者也，其华在唇四白，其充在肌，其味甘，其色黄，此至阴之类，通于土气。凡十一藏取决于胆也。"

通俗地讲就是，心是生命之本，神志变化的主宰器官，表现在面部，主宰血脉，是阳中的太阳，最高级别，与夏天相适应；肺，是呼吸的根本系统，它的光华表现在汗毛上，主宰皮肤的变化，与秋天相通；肾，先天之本，主管收藏，表现在头发上，主管骨骼，与冬天相通；肝，变化之本，表现在手脚，主管筋，味与酸相应，色与青相应，与春天相通；脾、胃、大肠、小肠、膀胱、三焦，储藏之本，围绕而居，称作器具，主管消化、排泄，表现在嘴唇，主管肌肉，味与甜相应，色与黄相应，五行属土。每一个脏器都与胆相联系，并受胆制约。这段话，非常通俗地把五脏六腑的功能形象的阐述出来，令人不能不为古人叫好。

摘自《养生金鉴》

十七、人体的奇妙数据

美国科学家研究统计出了一些鲜为人知的人体数据，让人们了解到许多人体的奥秘。

(一)人的大脑总共拥有100亿个神经细胞，每天能够接受和处理8600万条信息。据研究，人的记忆系统具有很大潜力，一生能容纳100万亿条信息，这是一个十分庞大的天文数字。如果一个人生下来就按每秒两个数读，每天24小时不停，到70岁时也数不够50亿，倘若数到100万亿则需要140万年。(二)人通过嘴和咽喉，一生中可吃掉70多吨食物(按人均80岁计算)，吸入约500万立方米空气。咽喉是人体最繁忙的通道之一。

(三)人体每平方英寸体表面积平均寄生着3200万个细菌，据此，人体上共寄生着1000亿个细菌。由于身体与细菌之间、细菌与细菌之间存在着微妙的关系，而且人体皮肤是一道天然防线，所以正常情况下并不表现出病害症状。

(四)人的心脏昼夜不停地搏动，它每天消耗的能量相当于把重约2000磅的物体举到41英尺高度所需的能量。当一个人50岁时，他的心脏所完成的总工作量相当于把18000吨东西举到142英里的高度。

(五)每平方英寸的人体皮肤约有645条汗腺、77英尺神经、1000个神经末稍、65根发囊、75条皮脂腺和19英尺毛细血管。

(六)人脑传送神经冲动的最快速度可达每小时250公里。

(七)睡眠不足比饥饿更容易致人死亡。人不睡眠坚持10天即会死去，而饥饿则可能坚持几周。

(八)一个体重60公斤的人，在其60岁生命中进出身体的水分高达75吨，糖17.5吨，蛋白质2.5吨，脂肪1.3吨，合计96.3吨。这些东西可装满24辆载重4吨的卡车，相当于其自身体重的1600倍。

(九)人体总共约有100万亿个细胞，一生中大约有10000万亿次细胞分裂。一个人如果能活100岁，那么他平均每一天都有3000亿个细胞在分裂，平均每秒钟有300万个细胞在分裂。

摘自《身体健康枕边书Ⅱ》

第三篇 饮食营养与保健

一、人体的营养

从字义上讲,"营"的含义是谋求,"养"的含义是养生,营养就是谋求养生。"营"是运动,"养"是物质,具体说营养就是摄取食物,经过体内的消化、吸收和代谢,利用食物中对身体有益的物质作为构建组织器官的材料、满足生理功能和体力活动的需要的过程。因此说,"营养"是"机体摄取、消化、吸收和利用食物或养料的整个过程的统称。亦用来表示食物中营养素含量的多少和质量的好坏。"日常生活中,也有将营养当成营养素的,比如说"某种食品富有营养",就是说这种食品的营养素含量高、组成合理。

生命首先在于营养。营养是健康之本,没有营养就没有健康,营养不良或营养过剩,就会疾病丛生。生病时不仅要吃药,而且要加强营养,病再重,只要吃得下,就有希望;病再轻,吃不下,就很麻烦。那么,怎样才能符合人体的营养需要呢?营养学家认为,人是杂食动物,只有全面均衡适量营养,才能符合人体的生理需要。所谓全面均衡适量,全面,就是样样都吃,做到一日三餐饮食中各种营养素都有;均衡,就是要求各种营养素要保持一定比例,不能有的多,有的少;适量,就是要求各种营养素的数量,既不要欠缺,又不要过量。

食物是人体各种营养的来源,它为人体生长发育提供了原材料,为人体工作提供必需的能量。食物中的营养物质一般可概括为七大营养素:蛋白质、脂肪、碳水化合物、维生素、矿物质、食物纤维和水。这七大营养素在人体内的功能,可以概括为三个方面:一是作为能源物质,以供给人体活动所需能量;二是作为机体的建构材料,以构成人体各部分成分和修补各种组织;三是作为代谢调节物质,以维持人体正常的生理功能。"健康"与"营养"的关系是十分密切的。因为合理的营养可以使人健康,营养缺乏和营养过剩会导致某些疾病。例如,缺乏维生素,可导致相应的维生素缺乏症;营养摄取过多,可导致高血压、肥胖症、冠心病和糖尿病,等等。在日常生活中,绝大多数人在大部分时间里处于既无疾病又非完全健康的状态,医学上称"第三状态"。第三状态是一种临界状态,一头连着健康,一头连着疾病。在这里,健康和疾病每时每刻都在"短兵相接"。作为重要砝码的"营养素"投向哪方,哪方就会胜利,从某种程度上说,充足、合理、科学的营养,是促使人体预防疾病、保持健康的基本前提。

那么,每日膳食中究竟需要多少营养素,才能维持人体正常活动及生理需要呢?我国大部分营养专家认为,从事中等体力劳动的男子,每天需要碳水化合物 525g,脂肪 66.7g,蛋白质 75～80g,食物纤维(可以吸收消化道中的水分,使食物膨胀,更易于通过身体。)35g,钙元素 600mg,铁元素 12mg,维生素 A2200 国际单位,胡萝卜素 4.0mg,硫胺素 1.5mg,核黄素(维生素 B_2)1.5mg,尼克酸 15mg,抗坏血酸(维生素 C) 75mg。从事中等体力劳动的成年女子需要碳水化合物 490g,脂肪 62.6g,蛋白质 75g,食物纤维 35g,钙元素 600mg,铁元素 12mg,维生素 A2200 国际单位,胡萝卜素 4.0mg,硫胺素 1.4mg,核黄素 1.4mg,尼克酸 14mg,抗坏血酸 70mg。少年儿童,每日膳食中应适当增加蛋白质、钙、铁、维生素,以利生长发育和骨骼形成。

在 20 世纪初,伟大的发明家爱迪生曾这样说过:"未来的医生将不再给病人药物,而是引导病人关注人类结构、饮食的保养以及疾病的起因和预防。"营养是生命的燃料,最佳营养将创造最佳的生命。

摘自《实用保健医学》

二、蛋白质是人体最重要的营养

蛋白质是人体内唯一的氮的来源,因此它的主要功能是作为体内生物合成的生命原材料,是人体内极为重要的营养物质。通常说的"营养不良”,主要指的就是蛋白质缺乏。在体内,摄入的糖类可以转化为脂肪,脂肪水解物甘油也可转化为糖。而构成蛋白质的20种氨基酸中称为必需氨基酸的8种,则不能由糖或甘油转化生成,只能从食物中获得。消化吸收的氮量与排出的氮量相等时称为氮总平衡,营养正常的成年人都表现氮总平衡;若摄取氮量少于排量则称为负氮平衡,营养不良及消耗性疾病患者都表现出这种情况。因此,食物中的蛋白质对人体正常的代谢具有十分的意义。蛋白质是生命最重要的物质基础,生命活动则是蛋白质功能的表现。蛋白质存在于动植物的细胞、组织和分泌物中,是神经、肌肉、内脏、血液、骨骼等组织的构成材料。它的形态可为液体(如血液和奶)、半流动体(如卵蛋白和肌肉)或各种不同硬度的半硬度体(如角质、头发、指甲等)。在人体中,除去水分后,蛋白质占总重量的50%左右。蛋白质除了维持人体组织细胞生长更新和修复外,还可以在糖类和脂肪供应不足的情况下“挺身而出”,氧化后提供生命活动所需能量。人体每天所需的热能有14%来自蛋白质。尤其是青年和儿童,正值长身体时期,摄入的蛋白质有一部分将在体内贮留,以满足新增组织细胞形成的需要,蛋白质长期摄入不足,将引起营养疾病。如小肠黏膜及其分泌消化液的腺体由于缺乏蛋白质不能及时更新,会造成消化吸收不良或慢性腹泻;肝脏缺乏蛋白质,不能维持正常的造血功能;肌肉因蛋白质更新不足,不能维持正常结构,会出现肌肉萎缩;浆细胞(主要存在于红骨髓、脾脏和淋巴结等处)会由于蛋白质摄入量不足,致使免疫球蛋白合成不足,导致机体对传染病抵抗力下降。人体新陈代谢需要各种“酶”来催化完成,酶参与人体各样的生命活动,如肌肉收缩、血液循环、呼吸、能量转化、信息加工、遗传物质、生长繁殖和思维活动。可以毫不夸张地说,一旦失去酶的作用,整个生命就会停止。而这些成千上万种具有各种各样奇异功能的酶,绝大部分是蛋白质家族中的成员。所以我们说,在所有食物营养素中,蛋白质是最重要的营养素。

摘自《实用保健医学》

三、碳水化合物在人体中有重要作用

碳水化合物是人体“七大营养素”之一,对人体正常生长发育起着重要作用。其重要作用有三:

一是供给能量。碳水化合物、脂肪、蛋白质三大热源中,贡献最大的当属碳水化合物,由它供给的能量可占人体所需能量的70%左右。

二是构成人体组织。组成人体细胞膜的糖蛋白、神经组织中的糖脂,在遗传物质脱氧核糖核酸中也有它的身影。

三是碳水化合物摄入充足时,在体内可转化成脂肪储存起来,以备急需。

碳水化合物可以为单糖、多糖和低聚糖。多糖和低聚糖经酶水解后最终可形成单糖,如淀粉经淀粉酶水解作用后最终成为葡萄糖,成为人体可以直接吸收利用的营养物质。也有人称碳水化合物为“糖类物质”,这是因为粮食胚乳中的绝大多数物质,都是由糖类物质组成的。由于这类物质中包括单糖(如葡萄糖、果糖、半乳糖、木糖等)、低聚糖(如蔗糖、麦芽糖、纤维二糖、棉籽搪、水苏糖等)、多糖或称高聚糖(如淀粉、纤维素、半纤维素等)3类,故称为“糖类物质”。

糖类食物在进入人体后,经酶的水解作用,变成可被人体直接利用的单糖,其中主要是葡萄糖。葡萄糖进入人体血液循环以供给机体需要,形成血糖。血糖是糖在体内的运输形式,血液流经各组织时,一部分被直接氧化利用,一部分变成组织糖原储存起来以备急用。血糖的浓度基本上是恒定的,当进食后葡萄糖的大量增加,使得超过血糖浓度的那部分葡萄糖就在肝和肌肉内迅速转变成肝糖原和肌糖原储存起来,以备血糖浓度不足时“紧急调运”,维持血糖浓度的恒定。由此可见,碳水化合物在人体中有着重要的作用。

摘自《实用保健医学》

四、脂肪在人体中有重要功能

膳食中的脂肪对人体有七大功能。第一,供给能量。脂肪是产能效率最高的能源物质,它在体内氧化所产生的热量是同等质量碳水化合物或蛋白质的2.5倍。脂肪是储存能量的仓库，人在饥饿时，首先动用体内脂肪来避免体内蛋白质的消耗。所以，胖人较瘦人“耐饿”。第二，供给必需的脂肪酸。人体所必需的脂肪酸可维持皮肤和毛细血管的正常功能，并与精子的形成、前列腺素的合成都有密切的关系。第三，供给人体组织材料。一些类脂质如磷脂、胆固醇是细胞的主要成分。第四，作为脂溶性维生素的溶剂。维生素A、维生素D、维生素E、维生素k等重要维生素不溶于水，只能溶于脂类物质中才能被人体吸收。比如我们常说食用胡萝卜时最好不要生吃，要用油和肉类一起炒着吃，这样才能使胡萝卜中存在的维生素A被人体吸收。第五，维持体温。脂肪是热的不良导体，可阻止身体表面向外散热。尤其是冬天，有助于御寒。第六，保护脏器。脂肪作为填充衬垫，可以保护和固定人体器官，避免机械摩擦和位移，使人体可以承受很大的外界压力。第七，提高膳食品质。作为调味佳品，脂肪可以改善膳食感官性状，刺激食欲。

摘自《实用保健医学》

五、维生素是人体生命的重要元素

维生素是若干彼此无关的维持身体机能正常代谢和生理功能所必需的某些小分子有机化合物。维生素在人体内不能产生热量，也不参与人体细胞组织的构成，但维生素却是维持生命所必需的有机物质，它可以调节代谢及辅助已消化的食物进行生化反应，促进生长发育，祛除某些疾病，提高人体抵抗疾病的能力。它们虽然不是构成身体组织的原料，也不是体内能量来源物质，但它们参与人体中许多重要的生理生化过程，与人体健康关系极大。人们缺乏任何一种维生素，都会出现疾病。人们至今对维生素的生理功能和作用机制尚未完全明白，但从已认识的维生素的各种生理功能及缺少某种维生素所患的疾病来看，称维生素为生命之要素，毫不过分。食物中的维生素按其化学性质不同可分为两大类：一类是脂溶性维生素，包括维生素A、维生素D、维生素E、维生素k等；另一类是水溶性维生素，包括维生素B_1、维生素B_2、维生素B_6、维生素B_{12}、维生素C、尼克酸、泛酸、叶酸、生物素等。维生素又称维他命，维他命是维生素的英文音译名。另外，各种维生素也还有许多别的称呼。（《实用保健医学》）

（一）维生素A

维生素A是保持身体内部和外部皮肤健康所必需的营养物质，可以防止感染。它是一种抗氧化剂，并可以增强免疫系统。维生素A还能够预防多种形式的癌症。它是夜视必需的营养物质。维生素A是脂溶性维生素，可贮藏在体内，不需要每日补给。

缺乏维生素A，会导致视力下降和夜盲症；人体会感到疲劳，并且皮肤会有灼热、发炎等症状；还会出现皮肤老化、干燥、脱屑，黏膜组织也会发生异常现象。

维生素A的食物来源有：牛肝脏、胡萝卜、豆瓣菜、卷心菜、西葫芦、甘薯、瓜类、南瓜、芒果、番茄、椰菜、杏、橘子以及芦笋等。

（二）维生素B_1

维生素B_1是能量制造、大脑活动以及消化过程必需的营养物质，可以帮助身体利用蛋白质。维生素B_1，又名硫胺素，属于水溶性维生素。多余的维生素B_1不会贮藏于体内，需要每天补充。烹调时维生素B_1会溶于汤汁中，因此应食用汤汁。

缺乏维生素B_1，可以导致心脏周围疼痛、心悸、呼吸急促、便秘、不寻常的倦怠及情绪沮丧等症状。严重缺乏维生素B_1时会引起脚气病，影响神经系统的正常功能，出现厌食、呕吐、烦躁、气短、低血压等。

维生素B_1的食物来源有：豆瓣菜、西葫芦、小胡瓜、羔羊肉、芦笋、蘑菇、豌豆、辣椒、花椰菜、卷心菜、番茄、球芽甘蓝以及蚕豆等。

（三）维生素B_2

维生素B_2有助于将脂肪、糖类以及蛋白质转化为能量。是修复和维护身体内部及外部皮肤健康必需的营养物质。有助于调节体内的酸碱度。对头发、指甲和眼睛的健康也很重要。维生素B_2又名核黄素，是一种水溶性维生素，容易消化和吸收。不会存积在体内，需要时常从食物

或营养补品中摄取。

缺乏维生素 B_2 时，最普遍的症状是舌头呈红色或紫色；情形恶化时，嘴角会裂开。缺乏维生素 B_2 也会对视力产生影响；还会引起皮肤、生殖器的炎症和机能障碍。妇女怀孕期间缺乏维生素 B_2 会损害胎儿健康，引起胎儿骨骼畸形。

维生素 B_2 的食物来源有：蘑菇、豆瓣菜、卷心菜、芦笋、椰菜、南瓜、豆芽、鲭鱼、牛奶、竹笋、番茄以及麦胚等。

（四）维生素 B_3

维生素 B_3 是能量制造、大脑活动以及皮肤健康所必需的营养物质。可以帮助平衡血糖水平并降低胆固醇浓度。还可以用于炎症和消化问题的治疗。维生素 B_3 又称烟酸，属于水溶性维生素。

婴幼儿缺乏维生素 B_3 会导致严重的腹泻。成人缺乏维生素 B_3 会引起胃肠功能失常，食欲下降，产生口臭、舌苔及口腔溃疡等。

维生素 B_3 的食物来源有：蘑菇、金枪鱼、鸡肉、大马哈鱼、芦笋、卷心菜、羔羊肉、鲭鱼、火鸡腿、番茄、小胡瓜与西葫芦、花椰菜及全麦等。

（五）维生素 B_5

维生素 B_5 参加体内的能量制造，并可以控制脂肪的新陈代谢，是大脑和神经必需的营养物质。有助于体内抗压力荷尔蒙的分泌。

可以保持皮肤和头发的健康。维生素 B_5 又称泛酸，是水溶性维生素，它是一种重要的辅酶——辅酶 A 的组成部分。

缺乏维生素 B_5，肾上腺特别容易受损，导致肿大或出血，激素分泌失衡。缺乏维生素 B_5 还会造成低血糖症、十二肠溃疡等症状，会引起忧郁症及皮质机能的降低。

维生素 B_5 的食物来源有：蘑菇、豆瓣菜、椰菜、紫花苜蓿芽、豌豆、小扁豆、番茄、卷心菜、芹菜、草莓、蛋类、西葫芦、梨以及全麦等。

（六）维生素 B_6

维生素 B_6 是蛋白质的消化和利用、大脑活动以及荷尔蒙制造的必需营养物质。有助于平衡性激素，因此被用于经经前期综合征以及更年期的治疗。是天然的抑制剂和利尿剂。有助于控制过敏反应。维生素 B_6 又称吡哆素，是水溶性维生素，需要从食物和营养品中补充。另外，肠内细菌有合成维生素 B_6 的能力，所以应多吃富含纤维的食物。

缺乏维生素 B_6，蛋白质无法被正常利用，产生贫血、知觉神经障碍、脂溢性皮炎、口角炎、舌炎、消沉、易怒以及对疾病的抵抗力下降，极端不足会引起痉挛。婴儿缺乏维生素 B_6 会出现抽搐现象。

维生素 B_6 的食物来源有：豆瓣菜、花椰菜、卷心菜、辣椒、香蕉、西葫芦、椰菜、芦笋、小扁豆、红菜豆、球芽甘蓝、洋葱以及植物种子和坚果等。

（七）维生素 B_{12}

维生素 B_{12} 是人体利用蛋白质必需的营养物质。有助于血液对氧气的携带，因此在能量释放过程中是必不可少的。它是合成脱氧核糖核酸必需的营养物质，同时对于体内的神经也是必不可少的。它可以化解烟草中的毒素及其他的毒素。维生素 B_{12} 又称钴胺素、红色维生素，是水溶性维生素，只需少量即能产生效果，它是惟一含有必需矿物质（钴）的维生素。

人体不会轻易缺乏维生素 B_{12}。但是，吸收不良会引起维生素 B_{12} 的缺乏，这最常见于老年人及消化系统有疾病者。维生素 B_{12} 的缺乏症，其症状包括走路畸形、记忆力丧失、幻想症、眼疾、贫血及消化不良，严重时可出现精神症状。

维生素 B_{12} 的食物来源有：牡蛎、沙丁鱼、金枪鱼、羔羊肉、蛋类、小虾、软干酪、牛奶、火鸡腿与鸡肉及干酪。

（八）维生素 C

维生素 C 可以增强免疫系统——抵抗感染。可以用来制造胶原质并保持骨骼、皮肤以及关节的牢固与强健。是一种抗氧化剂，可以化解污染物中的毒素并可预防癌症和心脏病。有助于抗压力荷尔蒙的分泌以及将食物转化为能量的过程。维生素 C 又叫抗坏血酸，是水溶性维生素。人体不能自行制造维生素 C，只能从食物或营养补品中摄取。

缺乏维生素 C 时，伤口不易愈合，血管变得脆弱，牙龈容易出血，极易导致坏血病，还会使牙齿松软、脱落，珐琅质容易被侵蚀而形成蛀牙；缺乏维生素C，骨骼的基本结构会被破坏，矿物质易流失。缺乏维生素C无法构成骨骼的胶原蛋白，骨骼的生长于修复便无法完成。还有，缺乏维生素C不利于排出体内生理垃圾，使人体对病毒和致癌物质缺乏应有的免疫功能。

维生素C的食物来源有：辣椒、豆瓣菜、卷心菜、椰菜、花椰菜、草莓、柠檬、猕猴桃、豌豆、瓜类、橙子、葡萄、柚、酸橙以及番茄等。

（九）维生素D

维生素D可以保存钙质，因此有助于保持强壮而且健康的骨骼。维生素D又叫钙化醇、胆钙化醇，是脂溶性维生素。

儿童缺乏维生素D会导致佝偻病——磷、钙代谢障碍所引起的骨骼逐渐软化的疾病，还可引起严重的蛀牙、软骨病和老年性骨质疏松症。

维生素D的食物来源有：鲱鱼、鲭鱼、大马哈鱼、牡蛎、软干酪以及蛋类。

（十）维生素E

维生素E是一种抗氧剂，可以防止细胞被破坏，也可预防癌症。帮助身体利用氧气，防止血液凝块、血栓的产生，并预防动脉硬化症。可以加快伤口愈合速度，增强生长能力。是一种对皮肤有益的营养物质。维生素E又叫生育酚，是脂溶性维生素。

维生素E在血液制造的过程中具有辅酶的功能，如果缺乏维生素E，造血功能就会停滞，导致贫血。同时，它也可能是婴儿贫血的原因。缺乏维生素E有可能造成肺栓塞及中风，而且不利于修复细胞结构，不利于清除体内生理垃圾，可导致早衰。

维生素E的食物来源有：未精炼的玉米油、向日葵籽、花生、芝麻籽、其他植物种子类食物（如蚕豆、豌豆、大豆）、金枪鱼、沙丁鱼、大马哈鱼及甘薯等。

（十一）维生素H

维生素H在儿童时期尤为重要。可以帮助身体利用必需脂肪，并有助于促进皮肤、头发以及神经的健康。维生素H又称生物素，是B族类维生素的一员。是水溶性维生素，含有硫磺成分。它可以在小肠中合成，也可由食物中获得。

缺乏维生素H，可能会得湿疹，并且脱发。缺乏维生素H会使身体极度疲劳，有碍于脂肪的代谢，从而影响食欲。

维生素H的食物来源有：花椰菜、生菜、豌豆、番茄、牡蛎、葡萄柚、西瓜、甜玉米、卷心菜、杏仁、樱桃、鲱鱼、牛奶及蛋类。

（十二）维生素M

维生素M又叫叶酸、维生素BC，属于B族维生素中的一种，是水溶性维生素。

叶酸在怀孕期间是胎儿大脑和神经发育必不可少的营养物质。对于大脑和神经活动是不可缺少的，是蛋白质利用和红血球生成必需的营养物质。缺乏叶酸时，会有倦怠、皮肤灰褐色素沉淀等症状。妇女在怀孕期间最容易缺乏叶酸；一旦缺乏，常导致出血、流产。婴儿容易夭折或是罹患先天性神经缺陷。叶酸缺乏，红细胞会减少，将导致贫血症，使胃肠与口腔的黏膜弱化，引起下痢、胃肠炎及口腔炎等。叶酸缺乏还有可能导致巨红细胞性贫血；同时舌头痛也是叶酸缺乏的症状。

维生素M的食物来源有：麦胚、菠菜、花生、甘蓝、芦笋、芝麻、榛子、椰菜、腰果、花椰菜、胡桃以及梨等。

（十三）维生素K

维生素K是可帮助血液凝固，可能与骨骼形成有关，有助于防治骨质疏松症。它可将葡萄糖转化成肝糖原贮存在肝中，可预防新生儿出血症。维生素K可防止内出血和痔疮，可增强胃肠道蠕动和分泌机能。维生素K是脂溶性维生素。

人体缺乏维生素K，出血就不易凝固，可能会造成大量出血。很严重的腹泻可能是维生素K的缺乏症之一。缺乏维生素K可能导致小儿慢性肠炎及结肠炎。长期使用抗生素可能导致维生素K缺乏，因此应增加富含维生素K的食物。

维生素K的食物来源有：花椰菜、甘蓝、生菜、卷心菜、蚕豆、椰菜、豌豆、豆瓣菜、芦笋、马铃薯、玉米油、番茄以及牛奶等。（《健康人生》）

摘自（《实用保健医学》、《健康人生》）

六、矿物质对人体有重要的生理作用

矿物质是自然产生的化学成分，大约有18种必须的矿物质在维持人体的健康和调节人体的机能方面起着重要的作用。它们是牙齿、骨骼、血球和软组织的主要成分，同时对于体液中恰当的组成、细胞肌肉的正常活动以及神经功能的维护等都极为重要。

人体中除了碳、氢、氧、氮等四种构成水和有机物的元素外，其他元素都是矿物质，也叫无机盐。人体中有60多种矿物质元素，其中21种是人体所必需的。

人体每天必需的矿物质由百毫克到数克不等。因此，矿物质可以分为常量矿物质或多量矿物质及微量矿物质。常量矿物质包括钙、镁、钠、钾、磷；微量矿物质包括锌、铁、铜、锰、铬、硒、碘。虽然人体对微量矿物质的需求量很少，但它们对健康很重要。微量矿物质对人体生理功能有以下几点：一是构成人体机体组织；二是维持组织细胞的渗透压，在体液移动和储留过程中起重要作用；三是参与调节机体的酸碱平衡；四是维持神经和肌肉的兴奋性和细胞膜的通透性；五是充当许多酶的激活剂和组成成分等。由于机体每天都有一定量的微量元素丢失，所以人体必须从食物中获得足量的各种各样的微量元素，才能维持其良好的身体状况。人体内缺乏某一种微量元素，就会出现相应的病症。因此，摄入足量的微量元素，是人体健康的必要条件之一。因为矿物质主要是贮存在骨骼和肌肉中，如果服用过大的剂量，很可能导致矿物质过量，并且如果长期大量服用，会导致毒性大量积累。

(一)钙——骨骼的构成元素。

钙是人体中含量最丰富的矿物质，其中99%存在于骨骼和牙齿中。钙可以使人体的骨架坚固。在幼年时骨骼处于生长期，此时期钙元素尤为重要，而在老年时期也是如此，因为钙的吸收能力随着年龄的增长会减弱。人体利用钙的能力不仅取决于摄入量，还有赖于吸收能力。而维生素D缺乏，接触铅元素，饮酒、咖啡和茶，以及胃酸缺乏，都会消弱这种能力。大量摄入蛋白质同样会导致骨骼中钙元素的流失。

钙，对于骨骼及牙齿的形成、正常心跳的维持、神经活动的传导、血液酸碱度的平衡等，起着重要作用。钙，还能帮助肌肉收缩，血液凝结，并维护细胞膜，并且它提供能量及参与形成RNA（核糖核酸）和DNA（脱氧核糖核酸）结构的过程。钙有助于预防结肠癌。

细胞内游离钙浓度的平衡有助于维持血压稳定。钙可以在与磷、维生素D的共同作用下防止小儿佝偻病；钙可以治疗更年期骨质疏松症。钙可以缓解失眠症。钙可以预防妇女更年期时暴躁、燥热、夜间盗汗、腿部抽筋等症状。钙还是良好的镇静剂。

由于钙有助于神经刺激的传导，缺乏钙，神经无法松弛下来，因而疲劳无法缓解，并且经常失眠。缺乏钙，还可能导致下列各种症状：肌肉痉挛、精神紧张、心悸、心绞痛、动脉硬化、心肌梗死、高血压、糖尿病、关节炎、风湿性关节炎、蛀牙、失眠、软骨病、佝偻病、骨质疏松症及手脚麻木。

钙的食物来源有：牛奶、羊奶、马奶、脱脂乳、乳酪、乳制品、羊肉、鸭肉、沙丁鱼、小鱼干、泥鳅、鲑鱼、海鲜、糖蜜、啤酒酵母、芦笋、绿花椰菜、甘蓝、豆角、羽衣甘蓝、蒲公英叶、海带、芥菜叶、紫花苜蓿、葱、芹菜、大蒜、香菜、玉米、绿豆、蚕豆、燕麦、荞麦、大豆、豆腐、李子、无花果、荔枝、山楂、沙果、榛子、芝麻、花生、胡桃、葵花子、杏仁。

(二)镁——钙的战友。

镁与钙一起作用，共同维护骨密度与神经和肌肉的活动，日常饮食中通常含有较高数量的钙，却缺乏镁元素，主要是因为牛奶是钙的主要来源，而牛奶却不能提供充足的镁。这两种矿物质都存在于蔬菜、坚果以及植物种子中。镁是叶绿素的重要组成部分，使植物呈现绿色，因此存在于所有绿色植物中。但是植物中只有很少一部分镁元素以叶绿素的形式存在。镁与维生素B_1和维生素B_6一起作用，对人体中的许多酶都是至关重要的。镁元素还与蛋白质的合成有关，因此对荷尔蒙的形成也很重要。

心血管疾病与镁的缺乏有很大关系：死于该

病的患者心脏中镁元素的含量极低。镁可以保护血管壁免受血压突然改变所引起的压迫。并且在血糖转变为能量的过程中扮演着重要的角色,镁与钙共同作用可以成为天然的镇静剂,镁与钙是调节心跳和肌肉收缩的两大相反的力量;镁松弛血管壁,而钙则收缩血管。镁有助于预防忧郁、头晕、肌肉衰竭、肌肉抽痛、心脏疾病、高血压,并维持体内适当的酸碱值。镁还有助于毒物的排出、蛋白质的合成、保护皮肤、头发和指甲的正常。可以帮助非胰岛素依赖性的病人维持正常的血糖。在有维生素 B_6 的情况下,防止产生肾结石、胆结石等。

缺乏镁会阻碍人体对钙、磷、钾、钠等重要元素的吸收,会导致一系列不良反应。缺乏镁还会干扰神经活动传至肌肉,引起暴躁及紧张。镁严重缺乏时,大脑受到影响最大,思维混乱,甚至精神错乱,记忆消退。镁摄取量不足将影响到人体许多器官的功能,如心脏、中枢神经系统、骨骼肌肉等。缺乏镁不利于B族维生素的吸收利用,可能引起痉挛等症。

镁的食物来源有:乳制品、鱼类、肉类、海鲜、苹果、杏、香蕉、啤酒酵母、糙米、无花果、大蒜、海带、桃、芝麻、豆腐、小麦、全谷类、杏仁、花生、豌豆、大豆、各种种子、小麦粉、牛奶、深色绿叶蔬菜、干芥菜、咖喱粉、荞麦、玉米、蜂蜜、马铃薯和坚果类。

(三)钠——神经与水分平衡。

人体中含有92克钠元素,主要以氯化钠的形态摄入。这些钠元素有一半以上存在于细胞周围的体液中,并在神经传导以及保持血液和体液中水分浓度方面发挥极为关键的作用。缺乏钠元素的现象极为罕见,因为人们在食物中往往添加过多的钠元素,而且肾脏可以严格的控制钠的排泄量。钠元素在大多数食物中的含量很少,主要由经过加工的食品提供,人们无需往食物中添加钠,而且最好不要这样做,钠摄入过量会引起血压升高。尽管许多人对盐并不敏感,随着人体中钠的含量增加,体液会保留更多的水分,从而使浓度降低,这会造成水肿或体液潴留。

缺乏钠的情况很少见,但是缺钠会引起头脑不清、食欲不振、血糖低、体弱、肌肉痉挛、脱水、眩晕、头痛、昏睡等症状。

钠的食物来源主要有:食盐、腌肉、甲壳类、胡萝卜、甜菜干、牛肉、动物脑、动物肾脏、海带、奶酪、马铃薯、冬季南瓜、杏干、香蕉、烤番薯。

(四)钾——钠的伙伴。

钾是人体所需矿物质中的常量元素,是维持生命不可或缺的必需物质,它和钠共同作用,调节体内水分的平衡并使心跳规律化;钾和钠的平衡失调时,会损害神经和肌肉的机能。低血糖症、长期的绝食、严重的腹泻、服用利尿剂和通便剂、肾脏病等都会导致钾的流失,精神和肉体的紧张会导致钾的不足。钾对细胞内的化学反应很重要,可提高细胞的机能,使电解质以及血液的酸碱度平衡,且协助维持稳定的血压,使神经活动的传导顺利进行。钾的摄取量足,可以将体内多余的钠排出去,抑制原发性高血压的发生,并且有助于预防中风。钾有助于对过敏症的治疗。钾可以协助输送氧气到脑部,增进思路清晰。钾有助于排除体内生理垃圾。充足的钾可以维持体内矿物质的平衡。

钾和钠的平衡和失调,会损害神经组织和肌肉组织的机能。钾摄取不足,钠会带着许多水分进入细胞之中,使细胞破裂,形成水肿。缺钾会导致副肾皮质机能亢进,减少肌肉的兴奋性,使肌肉的收缩和放松无法顺利进行,容易形成倦怠。钾的摄取量不足与高血压和心律不齐有关。血液中缺钾会使血糖偏高,导致高血糖症。此外,缺钾对心脏造成的伤害最严重,冠状动脉缺乏钾,可能是人类因心脏疾病致死的最主要的原因。

钾的食物来源很丰富,水果、蔬菜以及粗粮中都含有大量的钾。

(五)铁——氧气载体。

铁是人体必需的重要微量元素,是维持生命的主要物质,是血液中含量最高的矿物质,是人体内制造血红素、红细胞和血红蛋白的主要物质。而血红蛋白的功能是向细胞输送氧气,并将二氧化碳带出细胞。人体内60%的铁元素以红色素或血红素的形式存在。铁元素在肉类食品

中也以这种形式存在，并且比非肉类食品的非血红素铁元素更易于吸收。铁对许多酶都是必要元素，且对儿童的成长及疾病的抵抗都很重要，同时，健康的免疫系统及能量的制造也需要铁。胃内必须有足够的盐酸，以利于铁质吸收；要促进铁质完全吸收仍需铜、锰、钴、维生素 A、维生素 C 及 B 族元素协助；动物类食物里面的原血红素比植物类食物所含的铁容易被人体吸收。

铁是合成血红蛋白的重要物质，在组织呼吸和生物氧化中起着重要作用，可以防治缺铁性贫血症，促进发育、增强抗病力，改善儿童的精神状态。铁还可以增强人体活力，防止疲劳，使皮肤恢复良好的血色。

缺乏铁的症状包括毛发变脆、指甲呈汤匙状并有纵向的凸起、毛发脱落、疲劳、脸色苍白、头晕等。饮食缺铁的儿童可能有学习困难的问题，而年轻女性则不易集中精力，注意力分散。

缺铁还会使铁携氧能力阻断，红细胞生成不足，导致缺铁性贫血，其症状是疲乏、怕冷、免疫力降低；对于儿童来讲，则是生长缓慢，抵抗力降低。

铁的食物来源有：海带、黑砂糖、小麦胚芽、南瓜子、杨梅、瘦肉、动物肝脏、深绿色蔬菜、干豆、豌豆、梅汁、全麦面包、谷类食物、葡萄干、草莓、小扁豆、花生酱、烤花生、糙米、燕麦片、绿色蒲公英叶、枣、杏仁、沙丁鱼、鲈鱼、大豆、绿紫菜、木耳、芝麻、家禽、甜菜、枣椰果、蛋黄、香菜、桃、南瓜、牛肾、牛心、生蛤、牡蛎、芦笋、糖蜜、蚝、蚌、牛肉、水果干、牛奶、马奶、荞麦、玉米、蜂蜜、葱、羊肉。

(六)锌——主力队员。

锌是微量元素，对于维持生长和健康很重要。

锌执行指挥和监督躯体各种功能的有效动作以及酶系统和细胞的维护等作用，它是合成蛋白质和胶原蛋白的主要物质。

锌是体内 100 多种酶的组成成分，在组织呼吸以及脂肪、蛋白质、碳水化合物的吸收代谢中起重要作用。锌是使前列腺正常动作及生殖器官正常发育的重要物质；调节前列腺睾丸素酮新陈代谢；有助于治疗生殖功能障碍；有助于预防老年男性的前列腺肥大。细胞的分裂、生长及修复都少不了锌，因此在内部伤口和外部伤口复原时，锌就变得非常重要。锌可以指挥肌肉的收缩，帮助形成胰岛素，改善胰岛素的效用；并促进免疫系统的健康。锌也是稳定血液状态、维持体内酸碱平衡的重要物质。锌可以增强人体免疫力，提高人体抵抗感染和疾病感染的能力。锌还有助于治疗精神失常。

儿童缺锌会引起身体矮小，创伤愈合不良，甚至使性腺发育不全，出现性发育迟缓等现象。孕妇缺锌可使胎儿中枢神经畸形，引起不可逆转的脑发育损伤；在大脑发育的各个阶段，若缺锌则会损害记忆和神经功能。锌不足会导致精子数量太低，成为男性不孕症的主要原因。缺锌还可导致前列腺肥大以及动脉硬化。老年人缺锌可引起免疫力功能不良、食欲不振、抵抗力下降。

锌的食物来源有：牡蛎、牛奶、全麦面包、海产品、芝麻、栗子、小鱼干、大豆、沙丁鱼、大虾、牛肝、蛋黄、脱脂奶粉、干香菇、萝卜干、芹菜、裙带菜、红花、可可、动物肝脏、麦芽、啤酒酵母、南瓜子、蛋、芥末粉、未精制谷类、坚果类、羊肉、蚝、猪肉、蟹、蜂蜜、南瓜、各类种子、大豆等。

(七)铬——能量因子。

铬是一种微量矿物质，它能与胰岛素合作帮助糖的新陈代谢，因此铬又称为葡萄糖耐受因子，这是生产能量必备的物质，首先，它可刺激胰脏内的 & 细胞制造更多所需的胰岛素；其次，它能使胰岛素更有效地发挥作用，帮助血液维持正常的葡萄糖含量。

铬可以与胰岛素共同作用，维持稳定的血糖浓度，防治低血糖症。铬可以预防和减轻糖尿病的症状。铬还有助于增加高密度脂蛋白含量，降低糖尿病患者得冠状动脉疾病和中风的几率。铬有助于人体吸收蛋白质，可促进发育。缺乏铬会降低体内维持正常血糖浓度的能力，造成低血糖症。铬缺乏也可能是动脉硬化和糖尿病的原因之一。

铬的食物来源有：啤酒、啤酒酵母、糙米、乳酪、全谷类、干豆、鸡肉、玉米、玉米油、乳制品、牛肝、香菇、马铃薯、麦芽、蛤类、海带、绿花椰菜、火腿、火鸡肉、葡萄汁、贝类。

(八)铜——毁誉参半。

铜既是营养成分,也是有毒元素。人体每天需要2毫克铜。缺铜的现象很少见,原因是日常用水是通过铜管运输的。铜元素与其它元素一起,有助于神经周围的阻断性髓鞘的合成。铜与锌互为对抗物,锌缺乏会导致人体大量吸收铜元素。同样,过多的补充锌也会引发铜缺乏症。

铜有助于骨骼、大脑、神经和结缔组织的发育,并能促进大脑及神经的功能。铜能促使酪氨酸被利用,成为毛发和皮肤色素的要素。白癜风症可能和铜元素缺少有关。铜有助于铁的吸收和血红蛋白及红细胞的形成,也是维生素C吸收利用的不可缺少的物质,可与锌、维生素C均衡动作以形成弹性蛋白。铜还在伤口愈合过程中有辅助作用。

在现实生活中,铜元素摄入过量比铜缺乏症更为常见。如果你的饮食中包含天然食物,则没有补充铜元素的必要。但多种矿物质片剂中仍含有铜元素。服用避孕药片或采用HRT(荷尔蒙替代疗法)也会增加身体内铜元素的含量。所有这些因素都能导致体内过量铜的聚集,从而有可能引发精神分裂症、心血管疾病以及类风湿性关节炎。缺乏铜的早期症状之一是骨质疏松。铜缺乏会减少铁的吸收,因而导致贫血。

铜的食物来源有:杏仁、大麦、甜菜、糖蜜、绿花椰菜、蒲公英叶、蒜、扁豆、香菇、核果、燕麦、柳橙、胡桃、萝卜、葡萄干、鲑鱼、海鲜、大豆、绿叶菜、全麦、干李、动物内脏、虾、海带、贝类、坚果、种子、小牛肉、牛肝、蜂蜜、卷心菜、莲子。

(九)碘——代谢之首。

碘是一种微量元素,人体内2/3的碘存在于甲状腺中,它能维持健康的甲状腺及合成甲状腺素,促进和调节人体生长发育和新陈代谢。碘可以预防和治疗甲状腺肿大及机能衰退,可以代谢多余的脂肪,减轻体重,提高反应的敏捷性,增强活力。碘还可以促进毛发、指甲、皮肤、牙齿的健康。

碘的缺乏会造成甲状腺肿大(即"大脖子病")和甲状腺机能衰退,其症状是嗜睡、颏下浮肿、体重增加及怕冷等。碘可以促进儿童生长发育,儿童缺碘会造成智力低下及侏儒症。缺碘会引起贫血、低血压、脉搏缓慢、肥胖等症状。碘摄取太多,又会引起甲状腺机能亢进、内分泌失调,补碘要适量。

. 碘的食物来源有:碘盐、咸水鱼、海带、芦笋、大蒜、芝麻、大豆、菠菜、甜菜、洋葱、紫菜、柿子、鸡蛋、鱿鱼、海蜇、海参、海盐。

(十)锰——被遗忘的矿物质。

锰元素至少与人体20种以上的酶有关系。其中最重要的是作为抗氧化剂的SOD,它有助于消除体内的自由基。在动物体内,缺锰会导致胰岛素的数量减少。由于糖尿病患者体内锰的含量通常极低,因此普遍认为锰元素有助于维持血糖的平衡。锰还与粘多糖的生成有关,而粘多糖正是软骨的组成成分。

锰可以激活必要的酶来充分利用维生素C、B族维生素。碳水化合物、蛋白质及脂肪的吸收利用,健康的神经与免疫系统,以及血糖的调节等,均需少量的锰。锰可以强化韧带、骨骼,是正常骨骼生长及再生所需要的。锰是氧化脂肪及代谢嘌呤所需酶的要素。在制造甲状腺的主要激素——甲状腺素时,锰是非常重要的物质。在细胞再生、神经系统的正常功能和性激素的制造方面都少不了锰。锰是缺铁性贫血者必备的矿物质。锰可以起到预防癌症和心脏病的作用。

缺锰可能导致下列症状:发育不良、骨骼退化、运动失调、红斑病、严重的肌无力症、血糖值上升、头晕眼花、记忆力下降、精神恍惚等。

锰的食物来源有;核果、种子、海藻、全谷类、蓝莓、蛋黄、豆科植物、干豆类、菠萝、坚果类、绿叶蔬菜、豌豆、甜菜、海带、蜂蜜、芥菜、莲子。

(十一)磷——无处不在。

磷是人体所需矿物质中的多量元素,存在于人体所有的细胞中,它几乎参与所有生理上的化学作用。需要维生素D和钙来维持磷的正常机能,体内钙和磷,应保持一定的比例,才能运作良好。磷有助于骨骼和牙齿的形成、细胞生长、心肌收缩、保持正常的肾脏功能。磷协助摄入体内的脂肪和碳水化合物的吸收和代谢，有效利用维生素，形成遗传原料、细胞膜和多种酶。磷是使心脏有规律地跳动、传达神经刺激的主要物质。磷可促进成长及身体组织器官的修复。磷还可以维持血液酸碱度的平衡。因为磷是组织细胞许多重要成分的原料，参与多种生理功能，缺磷会导致新陈代谢受阻、骨骼变得脆弱、发育不良，以及形成佝偻病及牙龈脓瘘等症。

磷的食物来源有：酵母、谷类、南瓜子、鱼、蛋、禽肉、牛奶、坚果、汽水、芦笋、玉米、乳制品、水果干、大蒜、核果、芝麻、葵花子、鲑鱼、牛肉、各类种子、紫花苜蓿、海带、马奶、燕麦、荞麦、大豆、绿豆、蚕豆、蜂蜜、马铃薯、蕨菜、百合、枸杞子、桂圆、苹果、樱桃、菠萝、猪肉、狗肉、兔肉。

(十二)硒——辅助因子。

硒在体内作为辅助因子，参与多种酶的构成，如谷胱甘肽过氧化物酶、脱碘酶等，外周组织、血液中尚存在一些功能不明的硒蛋白。硒在体内通过谷胱甘肽过氧化物酶发挥抗氧化等作用，硒还具有拮抗重金属毒性、保护视觉、抑制肿瘤等作用。我国学者首先提出了人类克山病的发生与硒缺乏有关，另外，缺硒与大骨节病的发生也有关系，缺硒尚可影响机体免疫功能与抗氧化功能。硒摄入过多可造成硒中毒，急性中毒者表现为头晕、头痛、流泪、胸闷、气短和呼吸困难，慢性中毒患者表现为脱发、脱甲、皮肤充血溃烂和四肢麻痹等。

硒的食物来源有：海产品、动物肝脏、肾脏及肉类是硒的良好来源，蔬菜、水果含硒甚微，谷类硒含量依赖它们生长的土壤硒含量。

摘自《健康人生》

七、水是人体“七大营养素”之一

为什么我们将水与蛋白质、碳水化合物、脂肪、维生素、矿物质和食物纤维放在一起，并称为“七大营养素”呢？只要我们对水的作用加以了解，就不难看出水对人体的重要作用。水是人体原生质的重要组成部分，水占人体总重量的大部分，大体而言，成人体重的60%是体液。当水分减少时，原生质即由溶胶状态转为凝胶状态，致使活力减弱。人体新陈代谢中绝大部分生化反应是以水为媒介的，许多营养是水溶性的，只有溶解于水才能发挥其生理功能。水还参与重要的生化反应，如水化反应、水解反应等。水又是代谢作用的产物之一。水有利于人体热量散发与保持体温，使人体能够适应寒冷的严冬和酷热的盛夏，能够从事大运动量的活动。水还是人体各器官组织之间的润滑剂，可减少运动时摩擦对身体造成的伤害。由此可见，水对人体的生理作用是极其重要的，水是人体重要的不可缺少的物质，水是日常膳食中重要营养素之一。

摘自《实用保健医学》

八、食物纤维有多种功能

膳食纤维是指植物性食物中不能被人体消化吸收的纤维类物质。它们虽然不能被人体消化吸收，但却是维持人体健康所必需的，营养学上统称为膳食纤维。简单说就是植物的细胞壁、谷皮、麸皮、蔬菜与水果的根、茎、叶主要就是由纤维素组成，所以也称这些食物为膳食纤维的主要来源。

膳食纤维不是人类的一种必需营养素，比如仅吃母乳的婴儿基本上不吃膳食纤维，但仍可正常地生长发育。但是，许多流行病学的调查以及动物实验表明，成年人(尤其是老年人)膳食过精，食物中膳食纤维含量过低与许多疾病的发生有关。如胆结石、糖尿病、冠心病、静脉曲张以及便秘、肥胖都与膳食纤维摄入量过低有关。膳食纤维对人体健康具有如下作用：

(一)膳食纤维可以促进肠蠕动，减少食物在肠道中的停留时间，预防便秘和肛肠疾病。

(二)膳食纤维能增加食物体积，减少能量摄入，有助于预防肥胖。

(三)预防癌症，降低大肠癌、胰腺癌发病的危险性。

(四)降低胆固醇，预防冠心病和动脉粥样硬化。

(五)降低餐后血糖，减少胰岛素的释放，对糖尿病有一定控制作用。

(六)膳食纤维增加了使用口腔肌肉和牙齿咀嚼的机会，使口腔得到保健，能改善口腔及牙齿功能。

（七）医治肠息肉。这种病在20世纪初几乎未见到。但现在发病的人数越来越多，在发达国家几乎1/4～1/3的成年人患有此病。过去一直是以低膳食纤维来进行治疗的，原因是怕纤维会刺激患处，但效果一直不明显。近年来，使用高膳食纤维来治疗，则效果显著。这说明本病与膳食纤维的摄入太少有关。

（八）防止胆结石。胆结石的形成与胆汁、胆固醇的含量过高有关。膳食纤维可结合胆固醇，防止胆石的形成。现在有人每天给病人增加20～40g的谷皮纤维，一个月后即可发现结石缩小，胆汁流动通畅。

（九）预防乳腺癌。流行病学发现乳腺癌的发生与膳食中高脂肪、高肉类含量，以及低膳食纤维摄入有关。这可能是体内过多的脂肪促进某些激素的合成增加、形成激素之间的不平衡，使乳腺内激素水平上升所造成的。而高膳食纤维摄入时脂肪吸收减少，激素由脂肪合成受到抑制，从而可以预防妇女的这一疾病。每天摄入膳食纤维多少量为合适呢？首先，膳食纤维也不能摄入太多，因为膳食纤维摄入太多会引起胀气、大便次数过多等不适现象，而且还会造成一些必要微量元素吸收率的下降。比如可引起锌、铁利用率下降，造成这些元素的缺乏病。其次，补充膳食纤维的方法以增加谷类食品（如全麦面包、粗糙的大米、全玉米），以及多吃蔬菜、水果来增加各种纤维素摄入量为宜。

摘自《实用保健医学》

九、人体营养素的最佳配比

人体所需的营养素不可缺少任何一种，否则会引起疾病。但营养素并非越多越好，各种营养素之间需要有一定的配比。膳食中某种营养素含量过高，就会造成浪费。

一是三大热源营养素的比例要适当。三大营养素合适比例为，蛋白质:脂肪:碳水化合物，成人为1:0.8:7.5；儿童为1:(1.0～1.2):(4.0～6.0)；婴儿为1:(1.5～3.0):(4.5～5.0)。

二是组成蛋白质的各种氨基酸之间的比例要适当。蛋白质由20多种氨基酸组成，其中有8种氨基酸在人体内部不能合成，必须由食物供给，被称为“必需氨基酸”。用全蛋或人奶作为参照标准，将含量较低的色氨酸定为基数1，成人8种必需氨基酸相对于色氨酸的量为：亮氨酸4.0，异亮氨酸2.8，苏氨酸2.0，苯丙氨酸＋酪氨酸4.0，色氨酸1.0，蛋氨酸＋胱氨酸3.7，赖氨酸3.4，缬（xié 音谐）氨酸2.8。同样的顺序，儿童则为：11.3，7.5，8.8，6.8，1.0，6.8，15.0，8.3。另外，必需氨基酸与非必需氨基酸两者之比为4:6。

三是氮钙磷元素的比例。氮是蛋白质的特征元素（在三大热源营养素当中，只有蛋白质中含有氮元素），与蛋白质含量成正比。钙磷元素则是组成人体骨骼和牙齿的主要物质。三者比例为：成人12:0.66:1，婴儿为(5～7):2:1。

四是其他营养素之间也应有一定比例。这些营养素是维生素和微量元素。一般来讲，只要做到日常膳食的平衡摄入，合理搭配，各种维生素和微量元素即可满足人体的要求，否则会造成营养素失调。

摘自《实用保健医学》

十、合理膳食有益健康

所谓合理膳食，就是在食物中必须包括谷类食物、豆类食物、动物性食物、蔬菜类食物和油脂类食物，使各种类型的食物相互平衡，从而使各种营养素的摄入相对平衡、合理。

谷类食物可以为人体提供能量，谷类食物还是B类维生素和无机盐的主要来源，谷物中的蛋白质含量虽然不是太高，但作为主食，由于吃的量比较大，故也是蛋白质的主要来源。

动物性食物和豆类食物主要供给人体优质蛋白质，以弥补谷类食物蛋白中某些氨基酸的不足。这些食物还是脂溶性维生素和无机盐的重要来源。

蔬菜类食物一方面是为人体提供各种水溶性维生素和无机盐。另一方面，作为碱性食品调节人体酸碱平衡。

油脂类食物不仅可以增加食物的风味，而且可以为人体供给必需的脂肪酸，并且能促进脂溶性维生素在人体内的吸收。

以上几类食物在合理膳食中的大致比例为：

谷物占40%，动物和豆类食物占15%，蔬菜类食物占40%，油脂类食物占2%，其他食物占3%。为做到合理膳食，应注意以下两点：

（一）每日进餐次数与时间间隔应以胃的功能恢复和食物从胃内排空时间加以确定。根据我国的习惯，正常人一日三餐，两餐之间相隔4～5小时，是符合人体生理状态的。因为食物一般在胃里停留4个小时左右。据研究，一日三餐，食物中的蛋白质消化吸收率为85%，如改为一日两餐，每餐各吃全天食物的一半，蛋白质消化吸收率仅为75%。

（二）一日三餐的分配，应做到"早饭吃饱，午饭吃好，晚饭吃少。"早饭吃饱，才能供应充足的热能，为上午和全天精力旺盛的投入学习和工作奠定坚实的基础。否则，上午会出现饥饿、心慌、眼花、注意力不集中等现象。午饭是承前启后的重要餐次，应该高质量吃好，否则营养素得不到合理及时的补充。晚饭吃得不可过饱，目的是防止肥胖，有利睡眠，防止饭后血脂过分升高而沉积在血管上，从而诱发动脉粥样硬化。一般来讲，合理的膳食，早饭摄入的热量占全天的25%，午饭占40%，晚饭占35%，是比较合理的。（《实用保健医学》）

人体所需的热量和各种营养素，一般情况下主要靠膳食来提供。人们每天将食物中所含的碳水化合物、脂肪、蛋白质、矿物质、维生素、粗纤维和水等营养索物质摄入体内，通过消化吸收和新陈代谢作用，食物所含的营养成分就能够供给人体所需的热能和生长与修补组织所需的材料，并调节人体内各种生理功能。如果膳食中所含的各种营养成分能够满足人体的生理需要就可以保证身体的正常发育与健康。否则，营养不足或过多，都会给人体健康造成不同形式的危害。

当前日本的膳食结构被认为是比较合理的，在其膳食结构中既增加了适量的动物食品，又保留了一定数量的素食品。这使人体的平均体重、身高均有较大增长，与20世纪80年代相比，日本青年人平均要高出10 cm。从平均寿命来说，日本已超过瑞典跃居世界第一位。由此可见，合理的膳食构成，对一个人、一个民族、一个国家的健康水平都是根重要的。

中国传统膳食结构强调"平衡膳食，辩证用膳"，指出："五谷宜为养，失豆则不良；五畜适为益，过则害非浅；五菜常为充，新鲜黄绿红；五果当为助，力求少而数；气味合则服，尤当忌偏独；饮食贵有节，切切勿使过。"营养学家讲："没有不好的食物，只有不合理的膳食。"自然界的食物是多种多样的，各种食物所含的营养成分不完全相同。除母乳外，任何一种天然食品都不可能满足人体所需要的全部营养，必须有多种食物相互搭配才能满足人体对各种营养的需要，从而达到合理营养、促进健康的目的。要使膳食构成合理，就需要合理搭配，尽可能包括粮食、蔬菜、豆类食品、动物性食品和食用油脂等，充分利用各种食物的营养互补作用。

我国的膳食构成上，以前由于吃淀粉类粮食过多，吃副食过少，热能的来源80%以上来自粮食，蛋白质来源70%也来自粮食，谷物中蛋白质的含量较氐，这就使得我国人民蛋白质摄入量偏低。针对这种情况，我国人民的膳食，应该适当增加鱼、肉、蛋、奶的量，以提高蛋白质的摄入量。另外，在保证营养的前提下，膳食要做到多样化，使三大营养物质——碳水化合物、脂肪、蛋白质的比例趋于合理和达到平衡。

在适当增加鱼、肉、蛋、奶量的同时，还应当注意避免一些欧美国家膳食结构中存在的高蛋白、高脂肪、高糖的"三高问题"，避免发生高血压、高血脂、冠心病、糖尿病、肥胖症等疾病。

那么，合理膳食包括哪些内容呢？合理膳食要求供给人体的热量在营养素中所占比例为：碳水化合物50%～55%，脂肪30%～35%，蛋白质15%～17%，就是说，碳水化合物应该为第一能源物质。

合理膳食要求每日营养素摄入量必需做到均衡，动植物蛋白并举，蔬菜水果补充。具体比例为碳水化合物:蛋白质:脂肪＝6:1:3。必需将如下6种食物共同摄入以满足机体合理要求。这些食物是粮食类主食、蔬菜类副食、动物性蛋白食品、烹调用油、水果类、食盐及其他调料等。这些食物种类只能同时摄入，不可分开食用。肉类蛋白质不足，也可用大豆蛋白质来代替。

合理膳食要求摄入的碳水化合物，应该主要由淀粉类食物供给，而不应以食糖和酒类为主。

合理膳食要求每日食用的油脂应以植物性油脂如芝麻油、花生油、豆油等为主，而不应该以动物性油脂为主，以减少胆固醇摄入量。

合理膳食要求摄入营养丰富的食物，但不提倡每日鸡鸭鱼肉，以防营养过剩。家庭中怎样才能做到合理膳食呢？主要应注意以下几点：

(1)用粗食强化细粮。细粮虽然有较好的口味，但其维生素、蛋白质、矿物质等营养素在加工时损失较多，而粗粮中上述营养物质恰恰是比较多的。可在食用细粮食品的同时食用一些粗粮食品。注意不要分开食用，即吃一段时间的粗粮，又吃一段时间的细粮，或吃一顿粗粮又吃一顿细粮，这样都达不到营养互补的目的。

(2)用豆类强化谷类。豆类中蛋白质含量高，且氨基酸组成较谷类合理，在谷类粮食中适当加入豆类，可改善其营养品质。也可在食用谷类制品的同时摄入豆类制品如豆腐类。

(3)用副食强化主食。蔬菜水果中含有多种丰富的维生素和无机盐，多吃蔬菜水果对主食可起到营养强化作用。肉蛋奶等动物性副食品，含有较多的蛋白质和微量元素，且蛋白质中的氨基酸组成更符合人体需要，吃一些动物性食品，可大大提高食物的营养价值。

中国营养学会颁布的《中国居民膳食指南(2007)》提出，中国居民膳食指南的十原则是：①食物多样，谷类为主，粗细搭配；②多吃蔬菜水果和薯类；③每天吃奶类、大豆或其制品；④常吃适量的鱼、禽、蛋和瘦肉；⑤减少烹调油用量，吃清淡少盐膳食；⑥食不过量，天天运动，保持健康体重；⑦三餐分配要合理，零食要适当；⑧每天足量饮水，合理选择饮料；⑨如饮酒应限量；⑩吃新鲜卫生的食物。

《中国居民膳食指南(2007)》结合中国居民的膳食结构特点，设计了平衡膳食宝塔。它把平衡膳食的原则转化成各类食物的重量，并以直观的宝塔形式表现出来，便于人们理解和在日常生活中实行。

平衡膳食宝塔共分五层，包含我们每天应吃的主要食物种类。宝塔各层位置和面积不同，这在一定程度上反映出来各类在膳食中的地位和应占的比重。第一层(最底层)：谷类食物(是面粉、大米、玉米粉、小麦、高粱等的总和)，每人每天应吃300～500克；第二层：蔬菜和水果，每天应吃400～500克蔬菜和100～200克水果；第三层：鱼、禽、肉、蛋等动物性食物，每天应吃125～200克(鱼虾类50克，畜禽肉50～100克，蛋类25～50克)；第四层：奶类和豆类食物，每天应吃奶类及奶制品100克和豆类及豆制品50克；第五层：油脂类，每天不超过25克。还有的把平衡膳食概括为："一把蔬菜一把豆，一个鸡蛋加点肉，五谷杂粮要吃够。"

全国健康教育首席专家洪昭光把合理膳食精辟地概括为10个字："一、二、三、四、五；红、黄、绿、白、黑"。

"一"：指的是每天喝一袋牛奶(250毫升)，可以补钙300毫克。我们中国人每天需要800毫克钙，而我们的饮食里仅有500毫克，其余的300毫克需要每天补充一袋牛奶。特别是老人和儿童，更需要每天喝牛奶。老人喝牛奶可以预防骨质疏松，儿童喝牛奶(再加一片维生素C和一片复合维生素B)，不但长得高、体质好、皮肤好，而且抵抗力强，不会经常感冒、发烧，很健康。

"二"：是指每日摄入250～400克碳水化合物，也就是5～8两的主食。这个数不是固定的，因每个人的劳动量、体重、性别、年龄而异。干重活的，每天要吃1斤半；有些女同志，干活轻，饭量小，3、4两就够了。调控主食可以调控体重，这是最好的办法。

"三"：就是指每天进食3～4份高蛋白食物。人不能光吃素，也不能光吃肉。人体蛋白不能太多也不能太少。蛋白过多，会消化不良，造成肠道毒素太多，影响肾脏功能；蛋白太少，会造成营养不良，影响健康。每人每天，3～4份正好。1份高蛋白相当于50克瘦肉或者4个大鸡蛋，或者100克豆腐，或者100克鱼虾，或者150克鸡鸭鹅肉，或者25克黄豆。那么，什么蛋白质最好？鱼类蛋白质好，它有明显的预防动脉硬化作用。植物蛋白什么最好呢？黄豆蛋白。它不但

是健康食品，还有一定程度的降低胆固醇作用和防癌作用，对妇女还特别好，能减轻更年期综合征。

"四"：是牢记四句话：有粗有细、不甜不咸、三四五顿、七八分饱。有粗有细，就是要粗细粮搭配，每周吃三四次粗粮，营养搭配合理，有明显的蛋白质互补作用，能提高蛋白质的利用率，还有维生素、微量元素、纤维素的互补效益。不甜不咸，是指吃过多甜食和咸食对健康都不利。甜食对胆固醇影响最大，咸食对肾脏影响最大，都不宜多食。

"五"：是指500克新鲜蔬菜和水果。每日进食500克蔬菜和水果，可使肿瘤发病率下降1/3以上。营养学家建议：每日进食400克蔬菜和100克水果。新鲜蔬菜和水果除了可以补充维生素、微量元素、纤维素之外，业已证明其还有一个特殊的作用是，在预防结肠癌、乳腺癌、前列腺癌、胃癌、降脂减肥、保持健美身材、防治便秘引起的头痛、失眠、心血管病突发事件方面，均有不可替代的益处。吃水果的最佳时间是饭前1小时，因为水果属生食，吃生食后再进熟食，体内白细胞就不会增多，有利于保护人体免疫系统。

红：是指西红柿或一二两红酒。首先是一天要吃一个西红柿。特别是男同志，每天吃1～2个西红柿，可使前列腺癌减少45%。西红柿做菜熟吃更好，因为西红柿里的番红素是脂溶性的。另外，如果是健康人，无禁忌症，每日可喝点红葡萄酒、白葡萄酒、绍兴酒、加饭酒、米酒也可以。例如红葡萄酒50～100毫升，有助于升高高密度脂蛋白胆固醇及活血化瘀，减少中老年人动脉硬化。此外，如果一个人情绪低落，那么吃点红辣椒可以改善情绪，减轻焦虑，因为红辣椒可以刺激体内放出内啡肽。

黄：是指黄色蔬菜瓜果。例如：胡萝卜、红薯、南瓜、玉米等，其营养素多，内含丰富的胡萝卜素，能在体内转化成维生素A。中国人的膳食中普遍缺钙、胡萝卜素和维生素A。缺少了会导致免疫力下降，小孩容易感冒发烧，患扁桃腺炎，引起消化道感染；中年人容易得癌症，动脉硬化；老年人眼发花，视力模糊。补充维生素A，可以使儿童、成人提高免疫力，增强抵抗力；使老人视力改善，视网膜好；减少感染和肿瘤的发病机会。含维生素A最多的是胡萝卜、红薯、南瓜、玉米、西瓜、红辣椒，或者干脆说是由红黄色的蔬菜在体内转化而成。红黄色的蔬菜所含的维生素A多。

绿：是指绿茶与绿色蔬菜。茶之所以有保健作用，是由它含有的特殊成分所决定的。据测定，茶叶中的化学成分达300多种，包括生物碱、维生素、氨基酸、茶多酚、矿物质、脂多糖等。这些成分有的防病治病，有的营养保健，有的兼而有之。

茶叶中最重要的生理活性物质是生物碱，主要有3种：咖啡因，茶碱，可可碱。其中咖啡因的作用最关键。咖啡因对人的神经系统有广泛的兴奋作用。饮茶能使人保持清醒的理智和自控能力，使人更睿智和有风度。

茶还含有十余种水溶性和脂溶性维生素。每百克茶叶含Vic为100～500毫克，绿茶的含量比红茶高。Vic能帮助胆固醇转变为胆汁酸，既有助于将胆固醇又有助于防止胆结石形成。Vic又是戒毒、防辐射、防重金属伤害、防疲劳和感染的能手，并能抑制最终致癌物质的形成，和抗癌细胞增殖。茶叶中含有的茶多酚类化合物，能促进脂类化合物从粪便中排出，降低血胆固醇，有助减肥和防治动脉硬化。

茶叶除了许多药理作用外，更重要的保健作用表现在心理、社会和心灵方面。饮茶是一种格调高雅的文化，要有平和的心态和悠闲的环境，国学大师林型南先生以美、健、性、论四个字表达我国的茶艺精神，日本茶道则以"和、敬、清、寂"作为基本精神。

日常生活中，中国人讲究以茶待客，以茶怡情，"寒夜客来茶当酒"，从"柴米油盐酱醋茶"到"琴棋书画诗曲茶"可以看出，无论是物质生活还是精神生活，自古就离不开茶。饮茶与饮酒、喝咖啡不同，是在一种清新幽雅、淡泊宁静的气氛中进行。一杯清茶，坦诚相见，给人一种缓和情绪，松弛精神，冷静理智的休闲。饮茶能使许多争端、烦恼都烟消云散，使人得到六根清净的解脱。

"食,不可无绿!"绿色蔬菜可以补充多种维生素和植物纤维,对人体健康十分有益。《辞海》称:"菜"为"蔬类植物的总称"。古书《尔雅》定义蔬菜为:"凡草可食者,通名为蔬。"《本草纲目》指出:"凡草木可茹者谓之菜,韭、薤、葵、葱、藿,五菜也。"中国有140多种蔬菜,是世界上食用蔬菜最多的国家。绿色蔬菜富含天然叶绿素,叶绿素对人体具有广泛的药用价值,被誉为"天然长寿药"。叶绿素具有很强的抗感染能力,尤其对抗厌氧菌感染效果更好。大量研究表明,叶绿素可增强心脏功能、促进肠道机能,还能刺激红细胞生成,对治疗贫血有益。

绿色蔬菜是维生素C的主要来源,也是胡萝卜素、叶酸、核黄素、硫胺素和尼克酸的重要来源。经常吃绿叶菜可摄入大量维生素C,其能提高机体免疫力,并具有很强的抗氧化作用,有益健康。同时,从绿叶蔬菜中还可以获得足量享有"超级保健元素"称号的叶酸,进而收到防治心脏病等疾病的效果。蔬菜中胡萝卜素的抗癌作用也十分重要。食用绿色蔬菜以接受日照充分的深绿色蔬菜最佳。绿色蔬菜中的营养具有"怕热"的弱点,故最好吃新鲜蔬菜,能生吃的最好生吃,以利于养分的充分吸收。

白:是指燕麦粉、燕麦片。燕麦降胆固醇、降甘油三酯、通大便。

燕麦保健作用的发现,源于1963年美国农业部对37种农产品保健作用的研究,结果发现燕麦保健作用最为理想。经动物和人体试验,均表明燕麦有恒定良好的降血脂作用。此后,燕麦即作为保健食品而风行世界各地。燕麦不但降胆固醇,降甘油三酯,还对糖尿病、减肥特别好。特别是燕麦通大便,很适合老年便秘者。老年人服燕麦粥时,水宜多放。煮开后用文火再煮约10分钟,此时若再加入牛奶,烧开即可食用,这样既可降血脂,又能补钙,一举两得。

黑:是指黑木耳。黑木耳降低血黏度,长期食用有益健康。黑木耳这个东西特别好,它可以降低血黏度,可使血液变稀释,不容易得脑血栓,也不容易得冠心病。

现在很多老年人患血管性痴呆症,这种痴呆症是很多细小的毛细血管堵塞了,不是一根大的血管堵塞。突然堵塞,半身不遂,最后脑子不行了,傻了,记忆没有了。这种情况大多数是因为血黏度太高造成的。可以一天吃5～10克黑木耳,每天一次吃一点,做菜做汤都可以。

在以上10个字的基础上又简化为:"什么都吃,适可而止。"因为饮食是一种文化,也是一种享受,什么都吃,什么营养都有,因为营养是互补的,世界上没有任何一种食物能满足人的各种需要,所以什么都吃营养才能齐全。但是别忘了适可而止。有些东西可以尝尝鲜,或偶尔吃一次,再好的东西天天顿顿吃都不行,要适可而止。那什么叫适可而止呢?就一句话,吃饭七八分饱。

中医有句老话:"若要身体安,三分饥和寒。"美国科学家做过这样的实验,100只猴子随它吃饱,另外100只猴子吃七八分饱,定量供应。结果呢?随便敞开吃饱的这100只猴子10年下来,胖猴多、脂肪肝多、冠心病多、高血压多、死得多,100只猴子死了50只;另外100只吃七八分的猴子,苗条、健康,精神好得多,很少生病,100只猴子10年养下来才死了12只。观察到最后证明,所有高寿的猴子都七八分饱。

最近,洪昭光教授又把合理膳食精炼为六个字:"一荤一素一菇"。(《洪昭光健康新观念》)

摘自(《实用保健医学》、《洪昭光健康新观念》)

十一、荤素食物各有优点和不足

动物性食物和植物性食物对人类来说,哪一种更好呢?我们不能一概而论,因为他们都有各自的优点和缺点。动物性食物的优点是:蛋白质的氨基酸组成比较合理,接近人体组织蛋白,生理价值较高;矿物质元素含量较高,且吸收率和利用率较高;各种维生素含量较丰富;风味浓郁,可增进食欲。其缺点为:脂肪的组成特点以饱和脂肪酸居多,脂肪熔点较高,不易为人体吸收;含胆固醇较多,在一定程度上可以诱发动脉硬化、心血管病、高血压等疾病。植物性食物的优点:所含脂肪质量较高,内含不饱和脂肪酸和必需脂肪酸较高,还有一定的磷脂,营养价值较高;糖类含量较高,是机体良好的能源物质;谷物表层含水溶性维生素和矿物质较多;含有植物甾醇,可抑制体内胆固醇的吸收。其缺点是:所含蛋白质中的必需氨基酸不完全;食物中的钙、磷、铁等矿物质元素,以植物盐的形式存在,不易被人体吸收利用;加工精细的谷物,可流失大量的维生素,从而降低其营养价值。一句话,荤素食物各有优点和不足,应合理搭配,优势互补,才有利于人体健康。

摘自《实用保健医学》

十二、食物中含各类营养素之最

食物中某种营养素的含量高,不一定其营养价值就高,要看它的整体营养素组成及其比例才能确定其营养价值高低。尽管如此,我们了解一下各种营养素含量较高的食物,对我们还是很有益的,有助于各种食物的合理搭配和重点补充某种特定营养素。

蛋白质含量高的是动物性食物,一般在20%左右;植物性食物中,蛋白质含量最高的是大豆,每100g含36g。

脂肪含量最高的动物性食物是猪肉,含60%左右;脂肪含量多的植物性食物是各种油料作物,其中又以芝麻含油量最高,达61%。

碳水化合物含量最高的是各种谷物,其中又以稻米为最高,达77%;动物性食物中含碳水化合物最高的是羊肝,达40%。

维生素含量最高的是各种动物肝脏和鸡蛋黄,如每100g鸡肝含50900国际单位,羊肝含29900国际单位,鸡蛋黄含3500国际单位。植物性食物中维生素A含量高的是胡萝卜和红黄色蔬菜和水果。

维生素B_1含量最高的是花生仁和豌豆,每100g分别含1.07mg和1.02mg。

维生素B_2含量最高的是羊肝、猪肝和紫菜,每100g分别含3.57mg、2.11mg和2.07mg。

维生素C含量最高的是鲜枣和辣椒,每100g分别含540mg和185mg。

维生素D含量最高的是鱼肝油,每100g含8500国际单位。

维生素E含量最高的是麦胚芽油,每100g达149mg。

尼克酸含量最高的是羊肝和牛肝,每100g分别含18.9mg和16.2mg。

钙含量最高的是虾皮,每100g含991mg。

磷含量最高的是虾皮和全脂牛奶,每100g分别达1005mg和883mg。

铁含量高的是猪肝、牛肾和羊肾。

碘含量最高多的是海带,每100g含2400mg。

锌含量最多的是生蚝和海蛎,每100g分别含71mg和47mg。

摘自《实用保健医学》

十三、饮食要注意酸碱平衡

人体呈中性状态。但是,日常膳食中的食品不都是中性的,有的是酸性食物,有的是碱性食物,这与它们内部所含元素有关。一般来讲,凡含有较多的钾、钠、钙、镁等活泼金属元素的食物,在人体内经氧化后可生成碱性氧化物,生理上称之为“碱性食物”。常见的碱性食物有:大豆、土豆、菠菜、莴苣、萝卜、胡萝卜、莲藕、洋葱、南瓜、海带、香蕉、梨、苹果、茶叶等豆类、蔬菜和水果。凡含有较多的硫、磷、氯等活泼非金元素的食物,在人体内氧化后可生成酸根,生理上称之为“酸性食物”。常见的酸性食物有:猪肉、牛肉、鸡蛋、大米、面粉、花生、啤酒等肉类和谷物。在膳食中,应努力使碱性食物与酸性食物大体相当,以保证机体总的酸碱平衡。比如,水果和蔬菜大多数为碱性食品,平时不注意吃水果和蔬菜的人,就容易使体内血液发生酸性偏移,形成“酸性体质”,从而破坏人体正常的内部PH环境。

酸性体质的人,容易出现一些特殊的、呈渐进性的症状。开始时常感到手足发凉、容易感冒、皮肤脆弱、伤口不易愈合等,随后,殃及神经中枢,使大脑功能降低出现精神萎靡、乏力、倦怠、头昏眼花、思维及判断力降低等症状,给学习、工作和生活带来很大的烦恼。防治酸性体质的最好办法是食物疗法,即多吃一些碱性食物,多吃新鲜蔬菜和水果,这样既能增加多种维生素的摄入,又能使体液保持酸碱平衡。只有使人体经常保持酸碱平衡,才能保持身体健康。

摘自《实用保健医学》

十四、一定要吃好早餐

由于传统习惯影响，有的人喜欢早餐简单一些，晚餐比较丰盛一些。还有一些年轻人，工作忙，熬夜多，起的晚，基本不吃早餐。一是由于早饭后通常需要处理一天中最重要的事，匆匆吃完饭要去干别的事；二是相当一部分家庭只有到了晚上家人才得以团聚，晚餐就吃丰盛一些。而这种饮食习惯是不科学的。

人体中的各种生理功能和化学变化，都有一定的规律性。到了傍晚时分，人体中血液的胰岛素含量就上升到一天的高峰。胰岛素的功能之一是使血脂变成储存态的脂肪，以备将来身体发生急需时紧急起用。晚餐如大鱼大肉吃进的油脂太多，血脂量猛然升高，大量的胰岛素就会紧张地“工作”，把血脂储存起来。日复一日，人体就会渐渐发胖，并且体内血液流速减缓，如果血脂含量高，会有大量血脂沉积于血管壁上，最终导致动脉粥样硬化。

科学的做法是：早餐中餐高质量、高热量、高营养，以满足白天在学习、工作和娱乐中体力和脑力的需要，晚餐相对清淡一些，简单一些，保持高质量的睡眠，预防多种疾病发生。

摘自《实用保健医学》

十五、光吃素食不科学

近年来，西方一些发达国家的许多人因食用动物性食物过多而患上了肥胖症、高血压、心脏病、糖尿病等疾病。因此在国外兴起了一股“食素”的热潮。我国也有相当一部分人，害怕食用动物性食品，害怕患上“富贵病”，奉行“素食主义”。那么，光吃素食其营养结构是否合理呢？

（一）素食主义者不摄入动物性食品，在膳食结构上不科学。动物性食品中蛋白质质量较高，必需氨基酸的组成合理，与人体蛋白的结构十分接近，更利于人体消化吸收利用；而大多数植物性食品蛋白质中的氨基酸组成不够合理，消化率较低。另外，植物性食品中虽然也含有一定的微量元素，但其消化率远远低于动物性食品。

（二）单纯食用植物性食物，缺乏的营养素无法补充，造成营养不平衡。比如大多数植物性食品中缺乏蛋氨酸，如不吃鱼、蛋、奶，很难获得平衡的氨基酸比例，必将对身体产生不利的影响。

（三）素食和长寿之间并无直接关系。有人可能会举出隐居深山的老人长寿的例子，但这毕竟是少数，其长寿的因素也是多方面的。从整个社会来看，科学的膳食营养才是促成长寿的根本原因。

因此，我们说，光吃素食是不科学的，科学的膳食应是荤素合理搭配。

摘自《实用保健医学》

十六、人体摄入蛋白质不是越多越好

蛋白质是维持人体组织的生长、修补和更新的重要物质。蛋白质进入人体后，经过消化和吸收，代谢所生成的含氮物随尿排出体外。

对于成年人来说，由于一般不再生长和发育了，故每日摄入的蛋白质主要是用来维持组织的更新和修补，因此摄入的氮（由蛋白质提供）大致同排出量相当即可。如果每日摄入的蛋白质略有增多或减少，则体内蛋白质的分解速度也随之增减，对氮平衡起调节作用。若摄入蛋白质大大超过维持氮平衡所需要的量，反而会加重消化器官和排氮器官的负担，并造成蛋白质资源的浪费。反之，若摄入蛋白质过少，容易出现氮的负平衡，使身体日渐消瘦。

对于儿童来说，由于正处于生长、发育阶段，体内组织不但要修补更新，更重要的是生长出新的组织，因此摄入的氮必需大于排出的氮，以维持氮“正平衡”。如果摄入蛋白质不足，或摄入劣质蛋白质，由于缺乏某些必需氨基酸，无法在体内合成人体蛋白质时，会出现消瘦、生长迟缓等现象。因此儿童应多吃优质蛋白质以满足机体的需要。但要做到适时、适量以避免产生副作用。

摘自《实用保健医学》

十七、胆固醇有“好”也有“坏”

胆固醇是动物脂肪中的一类脂肪物质。它在体内可以转化成多种类固醇物质，如胆汁、类固醇激素（肾上腺皮质激素和性激素）和维生素D_3，它与磷脂和蛋白结合，构成细胞的膜结构存在于细胞表面和内部，如细胞膜、核膜和线粒体膜等。胆固醇还是神经髓鞘的重要组成部分。可见，胆固醇的生理功能是十分重要的。对于胆固醇，科学家告诫我们注意两点：

一是从日常膳食中摄入的胆固醇量较之人体内每天所制造的要少得多。这种内生的胆固醇是为满足各种功能所产生的。还有一些胆固醇转移到胆囊，在那里转化为胆汁盐。当我们进食时，胆囊就将胆汁盐注入小肠，帮助消化食物中的脂肪。体内所产生的胆固醇是从外界摄入量的三四倍。这就是说，减少膳食中的胆固醇量，并不能显著降低人体内总的胆固醇含量。有人曾经做过一个实验，每周不吃一个鸡蛋，与每周吃20个鸡蛋的两个正常人之间进行比较，发现他们的胆固醇水平并无多大差别。

二是胆固醇不是饮食同心血管病之间的主要关联因素。形成心血管病的因素很多，是个长期争论的问题。就是说，胆固醇不像有人说的那样是冠心病的“祸首”，也不能肯定是动脉硬化的“元凶”。但是动脉粥样硬化的斑块中确实有许多胆固醇沉积。因此，对一般人来说，不必担心从食物中摄取的胆固醇过多；对于老年人以及血脂较高的人来说，可适当限制胆固醇的摄入量。植物中的植物性胆固醇，基本上不被人体吸收，而且还能抑制胆固醇的吸收。所以，提倡多吃豆类制品、植物油等富含植物性胆固醇的食物，这样会更有利于健康。

摘自《实用保健医学》

第四篇 日常生活保健

一、正确饮水有益健康

水是人体所需七大营养素之一。人体重的60%～80%是水。人为了维持生命每天需要喝进2公升水；同时，又通过排尿、大便、出汗、呼气等排出等量的水。人体水分损失10%就可能出现口渴及血液下降等不适感，损失20%时则有生命危险。人光喝水不吃食物能活20～30天，如滴水不进，则只能活5～7天。所以说人的生命离不开水。

(一)水对人体健康的特殊作用。

对于人类生存来说，水是仅次于空气的最必要的物质。饮水除了大家知道的排除废物、有益健康等功效外，还有以下诸多特殊作用：

△帮助消化吸收，保证新陈代谢。唾液及各种体液的分泌，各种食品进入体内消化吸收过程，各种营养运送到全身组织器官，消化后废物的排泄等都需要水参与完成。

△维持生理功能。人体血液中80%是水，水能维持体液的渗透压，保持细胞内外平衡。当人体缺水时，血液将浓缩，血压下降，细胞的输氧的能力下降，当及时补充水后，情况很快好转。水还参与人体内的生化反应，是各种酶和激素的溶剂，钙、镁、铁、磷、钾、碳等多种元素溶于水中，供人体需要。人体内的水还能溶解铅、砷、铬、汞等有毒物质，通过出汗、排尿将这些毒物排出体外。

△调节体温。在外界气温变化时，人体通过血管扩张或收缩，控制出汗、呼吸调节体温。

△镇静作用。心情烦躁、情绪不稳时，慢慢饮少量水，有一定安神镇静之效。

△强壮效果。水的溶解力大，有较大的电离能力，可使体内水溶解性物质以溶解态及电解质离子态存在，有助于活跃人体内的化学反应，增加元气。

△保护眼睛。饮水有助于眼睛泪液充足，当灼热物体接近眼睛时或在阳光下劳作时，泪水即在高温作用下形成一层薄薄的水蒸气，这种水蒸气起到了阻止高温传导的作用，会减少眼睛受伤害的程度。

△降脂减肥。美国医学家经实验发现，每日饮冷开水8杯～12杯，能使肥胖者每周减肥0.5千克。因为冷水易为组织吸收，可消耗热量，还能令血管收缩，减慢脂肪的吸收。

△润滑关节。水是关节、肌肉的润滑剂，对人体组织和器官起一定缓冲作用。特别是可减

轻关节摩擦，有利于活动。

△美容效果。平时饮用足量水，能使肌体组织细胞水量充足、皮肤细嫩滋润而富有光泽，可减轻皱纹，延缓衰老。

△有益呼吸。人呼吸需要水，适当饮水可使肺部组织保持湿润，肺功能舒缩自如，可顺利地吸进氧气，排出二氧化碳。另外，水在血液中还有利于携带氧分，将氧运输至细胞，对全身都有益。

△缓解便秘。每天早晨起床后畅饮一大杯加盐的冷开水。由于空腹和身体少活动，加盐水不易被胃及小肠吸收，很快进入大肠，既刺激肠的蠕动，又将粪便稀释，有利于大便排出。

(二)喝水也要讲科学

喝水有“五提倡”：提倡病中多喝水。病人多喝水，既可补充因病(发烧、呕吐、腹泻等)消耗的水分，又可加速细菌病毒的排泄；提倡晨起要喝水。早晨起床后喝一杯水，可以补充夜间体内水分的消耗，并对内脏有“冲洗”作用，清洗胃肠，刺激胃肠运动，增加消化功能，还可促进血液循环；提倡晚间一杯水。可降低血黏稠度，预防心脑血管疾病的发生；提倡餐前一杯水。水分易吸收，有利于消化液的分泌，并有减肥的作用；提倡运动后喝淡盐水。运动中大量出汗，体内盐分大量排出，喝淡盐水既可补充水分，又能弥补体内盐分。世界卫生组织发现，世界上80%的疾病都跟水源不洁有直接的关系。因此，喝水看似小事，其实是有学问的，所以也要讲科学。

一是每天应喝多少水。健康成年人每天大约消耗2500毫升水，通过体内代谢氧化生成300毫升，从饮食中摄入1000多毫升，喝水和饮料1000多毫升，这样就基本维持人体内水的平衡。但这种状态不能满足保健需要。应当主动喝水，每天喝8～10杯水，约2000毫升；运动员和强体力劳动者每天要喝13～14杯水，约2800毫升。出汗多时要喝些淡盐水。但饮水也不可过量，饮水过多，会增加有关器官的负担，可能引起不良后果。

二是喝什么水好。一句话，白开水是最好的水。如今市场上可供选择的饮料品类繁多，有各种品牌各种口味的果汁饮料、冰茶、纯净水、矿泉水等等。但长期饮用各种饮料对人体是有危害的。如纯净水会造成人体营养素摄入缺乏与流失；矿泉水会加重某些疾病的病情；大量碳酸饮料进入胃中，会稀释胃液，抑制胃粘膜分泌，影响消化功能；喝茶对许多人有保健作用，但不是任何人都适合，不可时时喝。由于茶有兴奋神经系统、提高基础代谢、扩张冠状动脉、刺激肠胃粘膜以及与肠道中铁结合的作用，因此，失眠、便秘、烦躁焦虑、心律失常、缺铁性贫血、肝功能不良、泌尿系结石患者，以及月经期、孕期、产期和哺乳期妇女，婴幼儿，体弱老人不宜喝茶。

那么人们究竟应该选择什么水来喝呢？其实从健康的角度来看，白开水是最好的饮料。它不含热量，不用消化就能被人体直接吸收利用。一般建议喝30℃以下的温开水最好，这样不会过于刺激肠胃道的蠕动，不易造成血管收缩。凉开水是最经济的益寿佳品，是人体生理用水，是人一生中饮水种类的最佳选择。将水烧开之后，等冷却到25～30摄氏度时就成了凉开水。在滚开水冷却为凉开水的过程中，氯气减少了50%，水的表面张力、密度、粘滞度和导电等物理化学性质，也都发生了变化。人经常饮用凉开水，能预防感冒、咽喉炎和某些皮肤病；每天清晨饮用一杯200毫升左右的凉开水，并逐渐增加杯数(可增加到2～3杯)，经过几年之后，就会产生神奇的益寿效果。但是，凉开水不能在空气中暴露过久，否则会失去其生物活性。凉开水进入人体后，最容易透过细胞膜被机体吸收，能加强血液循环，促进新陈代谢，并能增加血液中血红蛋白的含量，增强自身免疫，提高抗病能力。喝白开水除了解渴以外，还能摄取人体必须的微量元素，而且是人体获取微量元素的主要来源。25℃左右的白开水，生物活性最强，如果每天喝白开水，体内脱氢酶的活性，就会提高，乳酸积累减少，使人感到精力充沛。人在生存和生长过程中要适应自然界，顺应自然界，即所谓喝要天然。从根本上讲，人体需要的是自然界的水，而不是任何人工水。

怎样选择好水？世界卫生组织公布了好水

的标准：①没有污染，不含有害物质。②硬度适中，含有适量的矿物质和微量元素。③水的 pH 值＞7.0，呈弱碱性。④水分子团小，有很强的生命活力。⑤负电位，能迅速清除体内酸性代谢物及毒素。⑥含有适量的氧(5mg/L 左右)。在经济能力许可的情况下，能使用臭氧解毒机来杀菌或消毒最好。

三是喝水的温度。以白开水晾到 25℃～30℃为最好。过烫的水对消化道黏膜有损害，过凉的水(如冰水)不仅刺激胃黏膜，而且因为食道在心脏后面，胃在心脏下边，如一次喝太多冰水，寒冷能诱使冠状动脉痉挛，导致急性心肌梗死。

四是喝水的时间。即不要等渴了再喝，更不要渴急了猛喝，要未渴先喝，少量多次。喝水要“细水长流”，饭后不急喝，以免冲淡胃液，影响消化。剧烈运动后不快喝多喝，以防止水变成汗液排出，同时排出盐分太多。在任何情况下都不要“牛饮”、“猛饮”、“狂饮”。每天喝水的最佳时间是：清晨起床后，上午 10 时左右，下午 3 时左右，睡前 1 小时。血液黏稠度高的人和老人夜间也应喝 1～2 次水。

五是喝水应注意的问题。水是生命之源，人体一切的生命活动都离不开水。但是很多人对喝水的理解仅仅限于解渴。其实喝水也是一门学问，正确地喝水对维护人体健康非常重要。在日常生活中，喝水应注意以下问题：

①喝水有“六忌”：忌喝水速度过快。喝水过急会使血溶量迅猛增加，因而突然加重心脏的负担，出现心力衰竭；忌饭前大量饮水。饭前大量饮水，会增加肠胃负担，冲淡胃液，影响食欲和消化；忌睡前大量饮水。睡觉前大量喝水，会增加排尿次数，影响睡眠；忌喝生水。生水中含有许多病菌和寄生虫卵，人喝了会得多种疾病；忌喝太烫和太凉的水。喝过烫的水会损伤口腔和食道粘膜，长期饮过热的水会引起口腔、食道癌。长期饮过冷的水会引起胃功能紊乱，出现腹痛和腹泻。忌过量饮水。一次饮水过多容易引起胃扩张。饮水可以增加血容量，促进排泄，使尿量增多，体内代谢的废物随尿的排出也加快。但饮水过多对身体也没有什么好处，反而有害。如稀释胃液，减弱消化能力，增加肾脏负担，可能引起浮肿，造成水中毒等。每人每日对水的需要量，因工作性质、劳动强度和气候变化而有所不同。人体对水的需要有复杂的调节机能，口渴的感觉是最简单的需要水分的调节方式，所以平时不能过多地喝水。

②不洁净的水不要喝、存放时间长的水不要喝。存放 24 小时以后，水中化学成分会发生变化，致使细菌和大肠杆菌增多，直接影响人体健康。

③老化水不能喝。老化水俗称“死水”，也就是长时间贮存不动的水。常饮这种水，对未成年人来说，会使细胞新陈代谢明显减慢，影响身体生长发育；中老年人则会加速衰老。许多地方食管癌、胃癌发病率日益增高，可能与长期饮用老化水有关。老化水中的有毒物质，也会随着水贮存时间增加而增高。

④蒸锅水不能喝。蒸锅水就是蒸馒头等的剩锅水。特别是经过多次反复使用的蒸锅水，亚硝酸盐浓度很高。常饮这种水，或用这种水熬稀饭，会引起亚硝酸盐中毒；水垢经常随水进入人体，还会引起消化神经、泌尿和造血系统病变，甚至引起早衰。

⑤千滚水和重新煮开的水不能喝。千滚水就是煮沸很长时间的水。这种水，因煮得过久，水中不挥发性物质，如钙、镁等重金属成分和亚硝酸盐含量很高。久饮这种水，会干扰人的胃肠功能，出现暂时腹泻、腹胀；有毒的亚硝酸盐，还会造成机体缺氧，出现昏迷惊厥等。另外，有人习惯把热水瓶中剩余的温开水重新烧开再饮，目的是为了节水、节煤(气)、节电、节时。但这种节约不可取。因为水烧开了又烧，使水分再次蒸发，亚硝酸盐浓度会升高，常喝这种水，亚硝酸盐会在体内积聚，引起中毒。

⑥不开的水不能喝。人们饮用的自来水，都是经氯消毒灭菌处理过的。氯处理过的水中可分离出 13 种有害物质，具有致癌、致畸作用。专家指出，饮用未煮沸的水，患膀胱癌、直肠癌的可能性增加 21%～38%。当水温达到 100℃，有害物质会随蒸气蒸发而大大减少，如继续沸腾 1～

3 分钟，则饮用安全。

⑦冷饮不宜多喝。婴幼儿不喝，老年人宜少喝，青壮年应不多喝、不常喝、适可而止。

⑧过热的饮料不宜喝。人的体温只有36℃，人的消化道黏膜耐热不过 50℃。若用70℃～80℃，甚至 80℃～90℃的饮料去烫它，会造成消化道黏膜恶性病变，导致癌症发生。肠黏膜受到烫伤，部分保护层就缺损，胃酸就直接烧蚀胃壁，导致胃、十二肠的溃疡。热饮都要从口腔通过，口腔黏膜和舌头上的味蕾首先遭殃，经常损害它，吃东西的味觉就失灵了。

⑨不要把咖啡当理想饮料喝。对于健康成年人，适量饮用咖啡（每天不超过 4 杯，即 800～1000 毫升），有提神健脑、振奋精神、增进大脑记忆、消除疲劳、帮助消化、促进脂肪分解的作用。还可起到利尿、强心、改善血液循环、提高性生活质量、减少阳痿病发率的作用。所以咖啡对有些人是很有魅力的，有的人容易喝上瘾。但咖啡中的咖啡因能直接伤害精子，影响男子生育能力或造成胎儿畸形；孕妇多喝咖啡会影响胎儿生长发育；咖啡因可加大钙的排出量；大量喝咖啡，会使人血脂升高，血浆胆固醇升高，血压升高，刺激心脏收缩，甚至发生心肌梗死；过量喝咖啡还可使人精神异常、呼吸急促、视力模糊、心跳加快、肌肉震颤；过量喝咖啡可诱发糖尿病。所以，不能把咖啡当理想饮料。喝时要适量，不要过量。儿童、新婚男子、孕妇、老年人、缺钙者以及冠心病、胃与十二肠疾病、不孕症患者不宜喝咖啡。

⑩要少喝碳酸饮料和果蔬汁。碳酸饮料由水和色素、香精、二氧化碳、枸橼酸、糖或糖精、咖啡因等化学物质配制而成。其优点是口感好、使人凉爽，补充一定水分。并无其他保健价值。若有大量碳酸饮料进入胃中，会稀释胃液，抑制胃粘膜分泌，影响消化功能。一般喝这类饮料不超过 500 毫升不会造成不良后果。但一次大量喝就可出现恶心、呕吐，有的人可发生眩晕、心悸、烦躁不安、肌肉震颤、耳鸣、眼花、心前区前疼痛等。因此，婴幼儿、儿童、孕妇和哺乳期妇女，有胃病和心脏病的人不宜喝碳酸饮料，健康成年人也不宜多喝。果蔬汁口味新鲜，营养丰富，对通便、降脂、减肥都有一定效果。但果蔬汁中含有防腐剂、着色剂、糖精、香精等，喝多了有害。

因为，人体的水分每 18 天更新一次，所以，日常注意科学饮水，就可以减少疾病，保持健康。

摘自（《健康人手册》、《健康生活一点通》、《养生保健大全》下）

二、吃蛋类有利于保健

蛋类（包括鸡蛋、鸭蛋、鹅蛋、鹌鹑蛋等），营养丰富，是人体理想的天然“补品”。

化学成分：鸡蛋含蛋白质 24.4%。鸡蛋清中含粘蛋白 65%，含人体必需的氨基酸、碳水化合物、无机盐、维生素等，胆固醇、脂肪含量极少。鸡蛋黄含蛋白质 13.6%，脂肪 3%。每 100 克鸡蛋黄中含钙 134 毫克、磷 522 毫克、铁 7 毫克、维生素 A3500 国际单位。鸡蛋壳含碳酸钙 90%，其它为磷酸钙、硫酸钙、胶质和有机物。凤凰衣（鸡蛋内膜）主要是角蛋白及少量粘蛋白的纤维。日本学者研究发现，鸡蛋清中还含有光黄素和光色素，能抑制癌物质和防止正常细胞癌变。

但是，在相当长的一段时间里，却有相当数量的人认为，鸡蛋含胆固醇高，是造成高血压、动脉粥样硬化、冠心病、脑中风等疾病的元凶，特别是有的老年人，视鸡蛋如炸弹，吓得不敢吃鸡蛋。

胆固醇是人体生命活动的必须物质，主要靠肝脏合成，每天可提供 1～1.2 克，占人体血液中胆固醇来源的 85%，而来自鸡蛋等食物中外源性胆固醇是次要来源。在人体正常情况下，内生胆固醇与外源性胆固醇互相制约，进行自我调节，摄入多了，肝脏合成就少；摄入少了，肝脏合成就多。一个重约 50 克的鸡蛋含有胆固醇 280 毫克左右，食后，鸡蛋中胆固醇由于消化吸收等原因不能完全被人体吸收利用，再加上血浆和组织间胆固醇的平衡过程，以及分解代谢和排泄等原因，每人每天吃一个鸡蛋对人体血液中胆固醇影响不会很大。而且蛋黄中还含有十分丰富的卵磷脂。卵磷脂是一种强乳化剂，能使胆固醇的脂肪颗粒变小，保持悬浮状态，有利于脂类透过血管壁，被组织利用，从而使血液中胆固醇含量减少，降低血液粘稠度，避免胆固醇在血管中沉积。

美国科学家经过长期观察还发现，过分强调降低胆固醇水平，人体胆固醇过低，容易诱发亚健康，导致很多致命性疾病。同时，胆固醇又是合成维生素的原料，如缺少胆固醇的人，骨骼不能正常发育，婴幼儿易患佝偻病。胆固醇也是合成胆汁酸的原料，如胆汁酸合成不足，脂肪消化吸收就受阻，引起疾病。

所以，胆固醇是人体生命活动的必需物质，更何况蛋类蛋白质能提供极为丰富的必需氨基酸，而且构成比例好，非常适合人体需要。此外，鸡蛋也是无机盐和维生素的良好来源，鸡蛋中钙磷铁含量比较丰富，所以说，鸡蛋对人体健康有着极其重要的作用。

药理作用：鸡蛋能滋阴润燥、养血安胎、镇心益气、补盛扶羸，常用于治疗热病烦闷、燥咳声哑、目赤咽痛、胎动不安、产后口渴、下利烫伤等症。鸡蛋清以清咽利肺、清热解毒为主，用于治疗咽痛目赤、呃逆、下利疟疾、烧伤、热毒肿瘤和误食中毒；鸡蛋黄则侧重滋阴润燥、养血熄风、宁心，用于治疗心烦失眠、热病惊厥、虚劳吐血、呃逆下利、胎漏下血、烫伤、肝炎，小儿消化不良；鸡蛋壳则可止血制酸，用于治疗停饮脘痛、反胃、小儿佝偻病、各种出血、眼生翳障、头身疮疖、聍耳流脓等；鸡蛋内膜即凤凰衣，有养阴润燥及止咳之功，常用于久咳咽痛、失音、头晕、目翳、溃疡不敛等症的治疗。

注意：①鸡蛋虽好但不是吃得越多越好，每人每天一个鸡蛋就能满足人体需要了。所以，不要一次吃鸡蛋过多。婴幼儿和产妇可适当多吃。②不要生食鸡蛋，因为生鸡蛋中含有抗生物素蛋白和抗酵素蛋白，能影响人体生物素的利用，降低各种酵素的利用和引起毛发脱落，同时生鸡蛋内还常有寄生虫病菌和寄生虫，所以必须熟食。

摘自《葱姜蒜蛋茶醋盐祛病保健四千方》

三、喝牛奶有利于保健

牛奶是由三百多种化合物组成的复杂食物，是营养十分丰富的保健品。牛奶中含有营养价值很高的优质蛋白质和易于消化吸收的脂肪，牛奶中的脂肪含有大量的不饱和脂肪酸、卵磷脂、以及大量脂溶性维生素。牛奶中的乳糖不爱溶解，吃进后能减少对胃黏膜的刺激，乳糖在肠道里能助长乳酸杆菌生长繁殖，有利于肠道卫生，减少肠道疾病。牛奶中含有多种维生素。牛奶含有丰富的钙，每公斤牛奶含钙约1200毫克，喝牛奶是补钙的最好途径。坚持每天喝牛奶可降低血脂、阻断肝脏合成胆固醇、防止动脉硬化、减少心脏病发生。牛奶还有抗癌作用。男女老少都应坚持喝牛奶。儿童喝牛奶生长发育好，个子长得高；青壮年喝牛奶身体健康、精力充沛；妇女喝牛奶体质增强，皮肤细嫩，少患妇科病；老年人喝牛奶抗老防衰，防止骨质疏松腿抽筋。

对大多数人来说，喝牛奶对健康有益无害。但是要讲究喝法：①喝牛奶要瞬间消毒，煮开即可。②喝袋装牛奶应先煮开，不宜直接饮用。③喝牛奶时应与淀粉类食物（如饼干等）同食，不宜空腹喝牛奶。④牛奶不宜和果汁调和在一起喝。⑤牛奶不宜与浓茶、柿子等含鞣酸的饮食同吃。⑥牛奶不要与糖同煮。⑦因牛奶中含脂肪较多，中老年人宜喝酸奶和脱脂牛奶。⑧喝牛奶的最佳时间是早晨和晚上睡前。⑨乳糖不耐受者、速发型过敏反应者、急性胃肠炎和胰腺炎患者、肠道传染病患者、肝昏迷患者、腹部手术后和重症糖尿病患者等7种人不适宜喝牛奶。

摘自《健康生活一点通》

四、喝豆浆有利于保健

豆浆含有丰富的植物蛋白和多种人体必需的氨基酸、钙、磷、铁、维生素等营养成分，是老少皆宜、物美价廉的优质饮料。豆浆的营养价值、保健作用、所含营养成分的多少基本与牛奶相同。而且，豆浆不含胆固醇，不产生“不耐受性。”那些不适应牛奶气味，对牛奶过敏的人尤其适合喝豆浆。豆浆还可以调节妇女体内雌激素与孕激素水平，使分泌周期正常，能有效预防乳腺癌、子宫癌、卵巢癌的发生。常喝豆浆还能使女性显得年轻。国外有学者建议，女性应以喝豆浆为主，喝牛奶为辅。

但是，任何事物都有两重性。应当明确认识，豆浆中含有皂毒素和抗胰蛋白酶。这两种成分，既难以消化，又能使人中毒。需要经高温（90℃以上）才能去除毒性。所以，豆浆一定要先煮沸熟透再喝。在加热时,如出现泡沫上浮的"假沸"现象时,应去除浮沫,再用小火煮至真沸。从外面买回的豆浆,一定要重新煮沸。另外,还要注意:不要用保温瓶盛豆浆;不要在豆浆中加糖;不要用豆浆冲鸡蛋;每次喝豆浆不宜过多,每天应不超过500毫升为好;缺铁性贫血患者应不喝或少喝豆浆。

摘自《健康生活一点通》

五、喝粥有利于健康

粥,即稀饭。喝粥在我国古代养生文化里有着悠久的历史。粥的主要原料有大米、小米、麦类、玉米、杂粮等,它们有直接补养脾胃的功效。如果同时配伍一些药物,对补养脾胃的功效更佳。另外,喝粥以后,这些食物直接作用在脾胃,效力比较持久,所以我们每天都应该喝些粥。在药膳品种里,粥属于非常平和的,易于吸收,而且没有毒副作用。比如说有些药对体质敏感的人会引起过敏现象,但喝粥不会,适合长期服用。

(一)粥的好处:①补养脾胃;②增强功效;③效果直接;④效力持久;⑤无副作用。

(二)粥的种类:粥的种类划分可根据味道、所用的原料、熬制的方法等进行区分。①根据味道可分为:甜粥、咸粥、淡粥。②根据用料可分为:米粥、面粥、杂粮粥、菜粥、花卉粥、果仁粥、乳粥、肉粥、海鲜粥。③根据制作方法可分为:药米同煮粥、药米分制粥。

(三)怎样选择适合自己喝的粥? 这要根据每个人的体质来定,中医讲究因人施膳。我们必须先知道自己的体质和食物的分类。

人的体质主要分为热性体质、寒性体质和平性体质三类。

热性体质的人群体征是:①口干咽痛,口舌生疮;②心烦易怒,面红多汗;③大便干燥,面部痤疮。

寒性体质的人群体征是:①面色晃白,形寒怕冷;②四肢发凉,大便稀溏;③脘腹冷痛,夜尿频多。

平性体质的人群体征是:①阴阳平衡;②寒热适宜。

食物的性质也有三类。

寒性食物:①主食类:粟米、秫米;②蔬菜类:芹菜、苦瓜、藕;③肉类:鸭肉、兔肉;④水果类:西瓜、柚子、梨。

热性食物:①主食类:大麦、糯米;②蔬菜类:韭菜、大葱、辣椒;③肉类:羊肉、牛肉、狗肉;④水果类:石榴、荔枝、樱桃。

平性食物:①主食类:大米、小麦;②蔬菜类:荠菜、胡萝卜、木耳;③肉类:鹅肉、鸽肉、猪肉;④水果类:苹果、枇杷、芒果。

寒性食物适合热性体质的人食用;热性食物适合寒性体质的人食用;平性食物的性味不明显偏热或偏寒,所以这样的食物适合大部分人长期食用。

(四)做粥时应注意的问题:要想做好粥首先要注意选料。甜粥的选料主要是糯米,它熬起粥来比较黏;粳米是制作咸粥用的;淡粥选用玉米面。熬粥不要凉水下米,易造成营养流失,同时熬出来的粥黏度不够。做粥时应把水烧开后下米。火候为大火或中火,粥开锅以后调为小火,要不断地搅动,熬煮30～40分钟后即可。有的为使粥的颜色好看一点或者让粥更黏,熬粥时加些碱是不对的,加这些东西既损坏粥的营养,也不好喝。有些粥可加一些水果和蔬菜。

摘自《养生之道》

六、喝汤有利于保健

汤,是食物加水煮熟后的液汁。我们所说的汤,是指由新鲜味美、营养丰富的原料加水煮、炖、煨,取其精华而成的液汁。其保健作用和营养价值因所用原料而异。喝汤以清淡、营养均衡、低热量的蔬菜汤最好。所用的原料主要应选西红柿、柿子椒、胡萝卜、各种绿叶蔬菜、黑木耳和香菇、豆腐、鸡蛋、嫩玉米。根据个人需要做成各种清汤或羹汤,供日常餐前喝。当然也可按机体需要用鸡、鸭、鱼、肉、骨头等原料煨汤。如伤风、感冒、鼻炎可用热鸡汤加大蒜和辣椒治疗;喉炎用老黄瓜瘦肉汤;绿豆汤可清凉解暑。汤不但能治病保健,而且能促进消化吸收,还有减肥作用。

喝汤应注意的问题:①汤宜做成动、植物混合的多味汤,以便营养更全面。②不要喝太热的

汤，以50℃以下为合适。不要吃汤泡饭，以免消化功能减退，防止胃病。③喝汤同时吃汤渣，各种营养不浪费。④坚持饭前喝汤，能降低吃饭速度，减少饭量，长时间养成习惯就能苗条健康。

摘自《健康生活一点通》

七、吃蜂蜜有利于保健

蜂蜜也叫蜂糖，乃百花之精。蜂蜜含有丰富的果糖、葡萄糖、蛋白质、无机盐、有机酸、酶、维生素等多种营养成分，具有营养心肌、保护肝脏、滋润肠胃、降低血压、防止血管硬化等功效。蜂蜜既是滋补身体、延年益寿的食品，又是防治疾病的良药。目前已知蜂蜜对治疗肝炎、肝硬化、神经衰弱、高血压、心脏病、肺结核、贫血、胃炎、消化系统溃疡、失眠、气管炎、胆囊炎、便秘和烧伤、烫伤、冻伤、创伤、下肢溃疡、褥疮、小儿鹅口疮等都有很好的辅助作用。蜂蜜还是护肤美容之品。

蜂蜜的有效成分怕热怕烫。喝时不能用开水冲，也不能将蜂蜜加入刚煮开的奶、豆浆、粥或汤中。每日早、晚各喝1汤匙蜂蜜，可用60℃以下温开水或凉开水冲服。

吃蜂蜜应注意的问题：①生蜂蜜有毒不能喝；②生产日期超过2年或发霉变质的不能喝；③未经卫生检验，沿街叫卖的散装蜜不要购买。

摘自《健康生活一点通》

八、吃葱有利于保健

葱，百合科植物，其味辛辣性温，入肺、胃经，具有解表散寒、通阳抑病之功效。新鲜葱茎含有葱素、蛋白质、脂肪、糖、钙、磷、铁、胡萝卜素和烟酸等营养成分。

梁代陶弘景《名医别录》称："葱可除肝中邪气，安中利五脏，杀百药毒。"明朝李时珍《本草纲目》记载："葱乃释家五荤之一，生辛散，熟系甘温，外实中空，肺之菜也，肺病宜食之。"葱全身可入药，带须葱白外用能散寒发汗，内服可通阳止痛；而葱叶利尿，葱籽强壮，葱汁解毒。在科学发达的今天，葱对人体健康的有益作用，越来越多地被人们证实。葱含有丰富的营养物质，为人们健康所必需。抗菌试验表明，葱有较强的杀菌作用，其所含葱素就是一种植物杀菌素（葱白比葱叶的葱素高出五倍以上），大葱的挥发油有抑菌作用，对肺结核、白喉、痢疾等都有治疗效果。大葱可作为口腔杀菌清洁剂生食，对冬季呼吸道传染病、夏季肠道传染病都有防治作用。葱可减少胆固醇上升，能促进消化腺分泌，产生健胃功效。

葱的药理作用有：①葱白的挥发性成分大蒜素等，对白喉杆菌、结核杆菌、痢疾杆菌、葡萄球菌及链球菌等有抑制作用，水浸剂（1:1）对多种皮肤真菌有抑制作用。②所含粘液质对皮肤和粘膜有保护作用。③所含硫化合物有轻度局部刺激、制菌、缓下及驱虫作用。④有健胃、营养、发汗、祛痰和通乳、利尿、通便等作用。⑤能增加纤维蛋白的溶解活性，降低血脂，消散瘀血，防治动脉硬化，抗衰老，预防呼吸道和消化道传染病。⑥葱的辛辣气味能刺激肾上腺素的分泌，促进脂肪分解，消耗更多的脂肪和热量，减肥作用明显。

注意：葱为辛辣之品，阴盛有火，表盛，多汗者，不宜多食。

摘自《葱姜蒜蛋茶醋盐祛病保健四千方》

九、吃姜有利于保健

姜为姜科植物，根茎味辛性微温，气香特异，入肺、脾、胃经，有发汗解表，温中止呕功效。现代研究证实，姜是极好的保健食品，含有人体必需的氨基酸、蛋白质、脂肪、粗纤维、维生素C、尼克酸及钙、磷、铁等多种营养成分，其挥发油、姜辣素等，对人体各系统都有一定功效。

生姜所含挥发油能使血液循环加快，全身温暖，兴奋神经。姜是助阳之品；姜有活血、祛寒、除湿、发汗之功；姜，还具有利胆、健胃辟腥臭、消水肿的作用，与蜂蜜合用对肝病恢复有益。"家有生姜，不怕风霜"，"夏季吃生姜，益寿保安康"，"四季吃生姜，百病一扫光"，"早吃三片姜，胜过人参汤"。这些谚语都反映了生姜的保健功效。李时珍《本草纲目》认为姜"可蔬、可和、可果、可药"，既能治病，又能养生。唐代大药学家孙思邈称"姜为呕家圣药"。近年来国内外学者还发现，姜能抑制癌细胞，防治胆结石。

姜的药理作用有：①抗真菌；②灭滴虫；③增强和加速血液循环；④刺激胃液分泌，促进消化活动，调节胃肠功能；⑤祛风散寒，发汗解毒；⑥姜所含的姜辣素等挥发油，对心脏和血管有刺激作用，能引起血管扩张和中枢神经兴奋，使全身有温热感，出汗增多，带走余热，有助于细菌毒素的排出；⑦生姜的辛辣成分能抑制人体氧化物的产生，其抗衰老作用比维生素E更有效。

但应注意：生姜性温辛散，多食会口干、喉痛，甚者引致肾脏发炎，因此阴盛内热出血、目赤有肾疾者忌用。发霉变质的生姜不能再用，以防其黄樟素诱发肝癌、食管癌。

摘自《葱姜蒜蛋茶醋盐祛病保健四千方》

十、吃大蒜有利于保健

大蒜为百合科植物的根茎，是我国人民喜爱的一种蔬菜。大蒜性温味辛辣，所含大蒜辣素有很强的杀菌作用，对于细菌性、真菌性与原虫性感染有明显的预防和治疗价值。李时珍在《本草纲目》中称："大蒜其气熏烈，能通五脏，达诸窍，去寒湿，辟邪恶，消痈肿，化症积肉食此其功也。"现代医学实验证明，大蒜具有很强的抗菌作用，而且还含有蛋白质、脂肪、钙、磷、维生素、矿物质等，是极有前途的药用食物，它对人体防治疾病和卫生保健有神奇功效。

(一)大蒜有利于脂肪和碳水化合物的消化吸收，促进新陈代谢，提高免疫力，有利于防病治病。

(二)大蒜有广谱抗菌作用。对治疗菌痢、伤寒、霍乱等有辅助作用；对预防感冒、气管炎、肺结核等都有利。

(三)大蒜有降低胆固醇、降低血钙和血糖的作用。

(四)大蒜与维生素 B_1 形成"蒜胺"，可促进葡萄糖转化为能量。

(五)大蒜因含有硒和锗等，成为公认的抗癌物质，有预防胃癌、食管癌的作用。

(六)大蒜可激发人体免疫功能，促使吞噬细胞去吞噬癌细胞；新鲜大蒜液还可以使人体产生能抗癌的干扰素，从而阻止癌细胞扩散，并能延缓癌症病程发展。

(七)大蒜具有强力解毒作用，能中和经由空气、食物和水等媒介进入人体内的一切毒素，避免身体受到损害。

(八)大蒜还可解汞、铅、镉等重金属的毒害，预防放射性物质对人体的损害。

(九)大蒜有抗衰老的荷尔蒙。大蒜能增加肠道对营养素的吸收，增进健康，延年益寿。

但是，吃大蒜应注意以下几点：①大蒜在切碎后才能释放有效成分，吃前应先切碎，10分钟后再生吃或熟吃，每天吃10克左右可收到良好效果。②大蒜含有硫化物，有一种特殊的臭味，吃后刷牙、漱口或嚼些茶叶、花生米即可除味。③大蒜对胃粘膜有一定刺激性，因此不要空腹吃，不要一次吃得过多。④大蒜之辛能散气，热能散火，易伤肺、损目、昏神、伐性。⑤肝炎病人不宜多吃蒜。

摘自《葱姜蒜蛋茶醋盐祛病保健四千方》

十一、食醋有利于保健

醋，一种酸性调味料。按各酿造地有山西老陈醋、镇江香醋、浙江玫瑰米醋、北京熏醋、四川保宁醋等。按色泽有白醋、红醋两种。按原料又分称糯米醋、大麦醋、小麦醋、曲醋、糖醋、桃醋、柿醋等。

醋的主要成分：1%～5%的醋酸(乙酸)，此外还含有乳酸、葡萄酸、琥珀酸、氨基酸、糖分、甘油、醛类化合物和盐类等。醋本身也含有许多对人体有益的营养成分，它含有18种游离氨基酸；还含有人体活动能源之一的各种糖类、多种维生素以及人体生长发育、生殖和抗衰老必不可缺的各种无机盐物质。

醋在人们的日常生活中用途十分广泛，烹调菜肴时加醋，去腥解腻又增加菜肴的色香味，而且还能使其中的营养成分免受损失，使动物性食品中的钙质溶解，易为人体利用。用醋腌食物，既增加食物风味，又有防腐作用。人们常吃的醋拌凉菜，不仅味鲜可口，还能帮助杀菌，避免肠道传染病的发生。

醋的主要作用有：(1)灭病毒，防感冒。(2)溶钙质，治结石，治骨质增生。(3)散瘀血，止出血。(4)驱风寒，逐湿邪。(5)除疮毒，消痈肿。(6)治烫伤，愈疤痕。(7)疗皮肤，美容颜。(8)理诸药，降低食毒。(9)治疗虫毒，止疼痛。(10)驱

蛔蛲，灭滴虫。(11)治霍乱，疗痢疾。(12)助睡眠，降血压。(13)疗妇病，治儿疾。(14)治疗诸痛，安身心。(15)急救、抗癌亦常用。

醋的疗效之佳，受到历代医药学家的重视。春秋战国的扁鹊、东汉末年的张仲景、明代的李时珍等，都对醋的神妙作用给予了应有的评价。如《本草纲目》称："醋能消肿散水气，杀邪毒，理诸药"。

现代科学研究证实，醋中的挥发性物质及氨基酸等能刺激人的大脑神经中枢，使消化液分泌增多，使消化功能加强；醋中含有丰富营养物质，可提高肝脏的解毒及新陈代谢能力，从而减少肝病的发生；醋是具有碱性的食品，可以中和人体中的酸性物质，维持人体内环境的酸碱平衡；醋能抑制和降低人体衰老过程中过氧化脂质的形成，减少老年斑，延缓衰老，增加寿命；醋氨基酸除促使人体内过多的脂肪转变为体能消耗外，还可使食糖与蛋白质等新陈代谢顺利进行，具有很好的减肥作用；醋中醋酸、乳酸、氨基酸、甘油和醛类对人皮肤有柔和的刺激作用，能使小血管扩张，增加皮肤血液循环，杀死皮肤上的细菌，使皮肤光润，因而具有美容护肤的功效；醋中还含有抗癌物质。此外，醋还能解酒防醉、治疗便秘、防治糖尿病，常食醋可使人精力充沛，体质强壮，对人的身心健康都十分有益。

总之，醋在当今时代，已从单纯调味品逐渐成为食疗和药疗皆佳的著名食物之一，且日益受到人们的重视。

注意：①醋虽有益健康，但切不可多食，又必须对症，否则，"伤人肌脏"，既伤筋骨，又伤脾胃；②脾胃有病，胃酸过多的胃、十二肠溃疡，勿多食醋；③风寒咳嗽、外感疟痢初起皆忌醋；④骨伤者醋外敷切不可过久；⑤佝偻病儿不宜用醋，以免诸骨变形软弱；⑥就其配伍而言，服茯苓、丹参者忌醋，服乳汁及乳养之儿不可服醋。

摘自《葱姜蒜蛋茶醋盐祛病保健四千方》

十二、喝茶有利于保健

茶，植物名，亦称茗。即水沏茶叶而成的饮料。分为绿茶、红茶、乌龙茶、白茶、黄茶、黑茶六大类。我国茶圣陆羽的《茶经》对茶有详细的记载。古人云：茶为万病之药，饮茶有益健康。

化学成分：茶叶里含有咖啡因、茶碱、茶多酚、黄嘌呤、无色花青甙、可可豆碱、紫云英甙、槲皮素、胡萝卜素及维生素A、B、C等有机化合物达450种以上，宏量矿物质和微量元素也有20余种。

药理作用：(1)茶叶中的单宁酸有提神益思、消食解腻、利尿解毒、减肥健美、清心明目等功效。(2)近代研究茶叶有增速心搏、增强心室收缩的作用，其强度是绿茶最强，青茶次之，红茶最弱。(3)茶叶内的复合体儿茶酚剂，既是有效的毛细血管壁加强剂，又是有效的甲状腺活动的有效调节剂。(4)泡茶或煎茶对痢疾杆菌、霍乱弧菌均有显著的抑制作用。(5)绿茶对黄曲霉素所致的肝癌有明显的抑制作用，对体外培养以及胃腺癌细胞有明显的细胞解毒作用。(6)绿茶的多酚类化合物抗氧化能力很强，能明显抑制TPA的致癌作用，对肿瘤有预防作用。(7)茶叶中的儿茶素又防龋效果，对肝脏有保护作用。(8)茶叶的碘、氟可防治甲亢，促进人体骨髓、牙齿、毛发、指甲健康发育。(9)茶叶有抗放射损伤作用，也是原子时代的适宜饮料。(10)饮茶可利尿排毒，能增进肾脏功能，对肝炎、肾炎和白血病有辅助治疗作用。(11)绿茶还能促进造血，防治恶性贫血。(12)饮茶还能增强辨色能力，对防治夜盲也有功效。(13)茶叶中的儿茶酸能增强血管柔韧性、弹性和渗透能力，可预防血管硬化。(14)茶叶中的硅酸能使结核病灶疤痕化，制止结核菌的扩散，并可升高白细胞，增强人体抗病能力。(15)近年来的医学研究认为，饮茶不仅可以提神益思、助消化、降血脂、抑菌、消炎、防治许多疾病，而且可以预防某些癌症的发生，有的医学家研究认为，茶叶对人体各部位的癌细胞都有消蚀和破坏作用，故常饮茶可以防癌抗癌。(16)1993年美国有报道说，茶对消化道、皮肤、肺、肝等多种器官癌症都有抑制作用，日本学者发现绿茶所含EGCG随饮入胃，能形成硬膜，可保护正常细胞，抑制癌细胞且无副作用。

现代医家不断研究发现，长期饮茶还有许多新奇功用。巴基斯坦学者最近研究报告："体内失水代谢物沉积于毛细血管壁阻碍体液流动，使细胞代谢变慢，人便开始变老；而绿茶则能有效地清除这种水代谢物，推迟或阻止细胞的失水过程，延缓机体的衰老，使生命得以延续，使皮肤变得细嫩柔软。”中、美科学家多次合作的流行病调查和实验研究证实，微量元素硒是一种抗癌元素。美国国家癌症研究所指出：“世界上凡是食物中含硒较高的地区，胃癌、肺癌、膀胱癌、结肠癌的发病率都很低，适量的硒能降低一些癌症的发病率。在同一地区的食物中，茶叶的硒含量是最高的。”日本学者对广岛原子弹爆炸区幸存者的调查及动物实验表明，惯于喝茶的幸存者恢复快、存活率高、血液病发病率低。另外，冷水茶可治糖尿病，这一研究成果已得到世界卫生组织的确认。研究表明，茶叶中含有能促进唯一的降糖激素——胰岛素合成的物质。人们的研究还发现，0.5%的茶水浸泡过的肉类保鲜期可延长一倍，尤其是茶能预防肾上腺素氧化的作用比维生素E还要大18倍。茶叶中的茶多酚不但能吸收进入人体的放射性锶，而且还能将已经深入骨髓的放射性锶吸出来排出体外，因此被誉为“原子时代的饮料”。由于茶对人体生理健康所产生的许多神奇作用，国外有人称中国茶为“仙草灵丹”。现在，茶的应用范围越来越广，各种作用的茶叶制品也愈来愈多，很受人们的青睐。

但须注意：①茶叶种类繁多，品种不同，味道有别，比如，绿茶清爽，红茶醇厚，乌龙茶馥郁，花茶芳香，味道各异，各有千秋。另外须知，茶的种类不同，作用各异：绿茶止痢，红茶暖胃，花茶止渴，青茶除腻，苦茶降火，菊花茶清肝，乌龙茶健身，绞股蓝茶抗癌。②饮茶时应知：上午饮提神，中午饮消食，晚上饮难睡，冷饮伤胃，饱饮胀肚，久饮浓茶伤身，夏季暑热宜饮绿茶，冬季胃寒宜饮红茶。③胃寒者不宜饮绿茶，更不能饮冷茶水。④茶以热饮为宜。⑤用矿泉水泡茶最好，不要用开水泡茶(80℃即可)。⑥茶具要清洁。⑦饮茶宜清淡，不宜浓多。⑧不宜用茶水服药，以免影响药效。⑨常喝浓茶会影响牙齿的洁白。⑩临睡前不要喝浓茶，以免引起失眠。

摘自《葱姜蒜蛋茶醋盐祛病保健四千方》

十三、盐对人体保健很重要

盐，又称咸盐、食盐。按来源又分为海盐、井盐、湖盐和矿盐等。盐的主要成分是：氯化钠含量达于96%，其他为氯化镁、硫酸镁、硫酸钠等物质。

盐用途很广，它在人类生活中占有重要地位，可以说“没有盐就没有生活”。盐和醋一样，都是最古老的调味品，且“盐为调味之王”，可以说无盐不成鲜。

我国劳动人民不但很早就食用食盐，而且还很早就用食盐治病。历代医著对盐的功效均有记载。《本草纲目》说盐可“解毒、凉血、润燥、定痛、止痒，吐一切时气风热、痰饮、关格诸病”，甚至有“百病无不用之”之功；说“盐之入口，能令人津液升而裹之，于是复多饮水激之，乃作吐”；《大明日华本草》载，盐可“通达小便，疗疝气，润五味”。

祖国医学认为，食盐味咸性寒无毒，入肾经，兼入心、肺、胃三经，为除热润下之品，利用其咸寒之性以走血，使热退而结通。在医疗上，食盐常用于治疗胃酸缺乏引起的消化不良、大便秘结，也用于习惯性便秘、咽喉肿痛、口腔发炎、小便不利、创伤疮疡溃破等。

盐的药理作用是：①盐在人体内分解后可产生晶体渗透压，影响细胞内外水分流通，维持体内水分的正常分布。②血液里缺盐，血的浓度就彻底改变，新陈代谢就会紊乱。③胃内盐分影响胃液的分泌，同时影响食物的消化和人对营养的摄取。④心脏缺盐，就会停止跳动。⑤肌肉缺盐，就会萎缩、抽搐、无力。⑥长期不吃盐，人就会全身无力、嗜睡。

近年来，国内外医学界对高血压的成因作了大量研究。多数专家认为它与钠的摄入量过多有关，但也有学者提出只有遗传缺陷的人，过量食盐才会致高血压。日、美按需要规定每人每日食盐量为3～5克，中国为6克。个人口味差异较大，摄盐量应因人而异，既要满足日需要量，又不可超过日需太多，方能保证人体健康。人体缺盐则会出现食欲不振、恶心厌食、眩晕、心慌、脉搏细微、肌肉痉挛、视力模糊等症状。

注意：一是盐不能食用过量，过量会招来许多不利，会出现喝水量过多、血容量加大、小动脉的张力增强、血压升高。二是吃盐过多，可使胃溃疡长期不愈合，使支气管炎、哮喘、咳嗽加重，痰量增多。三是美国学者1988年5月在“食盐与疾病”的研讨会上指出，食盐过多会使食管癌、胃癌、膀胱癌的发病率增高。四是专家建议，我国每人每天食盐6克为宜。

摘自《葱姜蒜蛋茶醋盐祛病保健四千方》

十四、科学刷牙有利于口腔保健

健康水平较高的国家对牙齿的健康标准是“8020”，意思是：80岁时仍然有20颗功能牙。要想在80岁时拥有20颗功能牙，就必须搞好口腔保健，坚持科学刷牙。刷牙的目的主要是通过去除口腔污物和按摩牙龈的作用，以求减少口腔内的致病因素和增强牙周组织的抗病能力，从而达到提高口腔健康、预防口腔疾病的发生，并且还能促进某些口腔疾病愈合的治疗效果。

刷牙不仅能保持口腔卫生，预防蛀牙，对整个口腔都有重要作用，而且还可以预防老年性肺炎。特别是老年人吞咽反射和咳嗽反射功能都有所下降，一旦把关不严，口腔中的异物就有可能误吸入呼吸道，引起吸入性肺炎。刷牙时牙刷刺激牙龈、牙槽、引起的兴奋传至中枢神经，可使中枢神经所支配的吞咽反射和咳嗽反射功能增强，有益于保持呼吸道的纯净。因此，刷牙不仅限于牙齿，还应包括牙龈、牙槽。刷好这些部位可提高吞咽反射和咳嗽反射功能。基于刷牙对口腔卫生的重要意义，特别是对吸入性肺炎的预防作用，老年人应坚持每天刷牙。即使牙齿已完全脱落，也应该用柔软的牙刷刷洗牙龈、牙槽。

那么，怎样才能做到科学刷牙呢？

（一）如何选择牙膏

一般来说，牙膏的基本功能有两个，即清洁牙齿和预防龋齿。牙刷就是借助牙膏中的摩擦剂的质量来清洁牙齿的，所以牙膏中摩擦剂的质量是判断牙膏质量的一个主要依据。目前最好的摩擦剂是高档硅摩擦剂。

牙膏的选择，应首选含氟牙膏，兼用其他牙膏。含氟牙膏不仅有抑制牙菌斑的作用，而且可以保护牙釉质，增强牙齿的抗酸能力，预防龋齿。目前，市场上常见的牙膏有氟化物牙膏、洗必泰牙膏、中草药牙膏等。①氟化物牙膏能够增强牙齿抗龋能力，佳洁士、高露洁、美加净牙膏等都属于此类牙膏，这类牙膏只适应那些低氟区的人，7岁以下儿童尽量不要使用；②洗必泰牙膏有较强的灭菌作用，可以抑制口腔中细菌繁殖，有牙周病和龋齿的患者从预防角度来说，可使用此类牙膏，但长期使用会使牙齿染色；③中草药牙膏具有消炎止血的功效，比如两面针、田七、洁银、叶绿素、中药牙膏等都属于此类；④脱敏牙膏中含氯化锶或硝酸钾成分，主要用于牙本质过敏症，可降低牙齿对龋病的敏感性。药物牙膏对一些牙齿问题可能有一些辅助保健作用，但要想通过药物牙膏来“治疗”牙齿疾病，那就大错特错了。所以出现任何牙齿问题，最明智的做法是抓紧去医院就诊。

对于药物牙膏应该有选择地使用，不能认为只要是药物牙膏就好。药物牙膏中都含有一定量的药物，因此会对口腔黏膜造成潜在的损害，有些药物牙膏使用久了口腔中的细菌会产生耐药性，影响了疗效，有些牙膏还会使牙齿染色。最好每隔三个月左右换一次牙膏，因为长期使用一种牙膏，其中的成分比较单一，可能会导致菌群失调，不利于口腔健康。交替使用几种牙膏，口腔的耐药细菌就不能适应，便于杀灭，也有抑制新生细菌的作用，有一定的防治意义。另外，对于牙齿健康的人来说，不一定要用药物牙膏，普通牙膏足以完成清洁牙齿的作用。

（二）牙刷的选择、使用与保护

牙刷是口腔卫生保健工具，只有选用符合口腔卫生要求的保健牙刷，才能起到洁牙的效果，并且不损伤牙齿及牙周组织。保健牙刷的特点是：①刷头小，在口腔中转动灵活。②刷毛排列合理，一般是2～3排，便于清洁牙齿和刷牙后牙刷本身清洗。刷毛选用优质尼龙丝，细而有弹性。③刷毛的顶端呈圆形，刷牙时不易损伤牙齿龈。此种牙刷刷头较小，适于分区刷洗，旋转刷动灵活方便，有效接触面积大，减少了刷毛区的死角；毛束间有适当的距离，使之易洗涤及保持洁净；毛束高度适当，呈圆柱状，可防止牙龈被刺破或擦伤等。

牙刷分为通用型和特异型两种。通用型牙刷的设计，一般分为幼儿、少儿及成人三种。幼儿牙刷最小，成人的牙刷个头最大，刷头一般长30～35毫米，宽10～12毫米，一般有3～4排刷毛。角度型牙刷对后牙清洁效果较好，而且省力，其角度一般以17度～20度为宜。

刷毛分为软性、中性、硬性三种质地，可以通过指压刷毛来判断刷毛的软硬程度，若手指有刺痛感、手指离开后刷毛迅速复位则表示刷毛较硬；若刷毛来回弯曲自如、手指有瘙痒感则刷毛较软。现在市面上销售的牙刷中，分为天然猪鬃和尼龙丝两种。天然猪鬃刷毛的牙刷清洁以及吸附牙膏的效果较好，但干燥过程稍长；尼龙丝刷毛的牙刷对牙齿的清洁作用以及对牙龈的按摩作用也比较好，弹性较好且耐磨。电动牙刷用其精致的刷牙系统显然能够消除更多的牙菌斑。刷毛的毛囊间隔距离要适中，排列最好是2～4行，6～8列为最佳。毛囊太多太密，刷牙效果反而会大打折扣。

牙龈红肿、易出血及牙根暴露的人，应尽量选择软毛牙刷，牙刷的毛束排数要少些，这样可按摩牙龈而不损伤牙龈。牙龈的硬度比牙冠小，刷毛软可减少对牙根的磨损。

牙龈乳头萎缩或牙间隙增大的人，以及最后一颗牙的后面难以清洁的人，可选用异型牙刷。牙刷头部的毛束可较大，牙刷头可略窄，这样可以尽量清除积存于牙间的食物。

老年人选用的牙刷柄要长且直，柄的中段稍向上弯曲，并且有一定的弹性，便于把握和使用。牙刷头宜短、窄，在口腔里转动灵活。老年人宜选择刷毛稍软的磨毛牙刷，最好选用猪鬃毛牙刷。牙刷毛应是2～3排，每排6～8束，毛束间要有适当的距离以便于保持牙刷的清洁。老年人也可选用电动牙刷。

保持牙刷的清洁卫生非常重要。很多人在使用牙刷后并不注意对牙刷进行保养，将牙刷放在潮湿的卫生间里面，这样的环境是细菌滋生繁殖的最佳场所，对身体和口腔卫生不利。如果对牙刷保护不当，不仅不能减少口腔疾病，还会让我们患上许多原来没有的疾病。研究表明，牙刷使用一个月之后，刷毛上便会繁殖大量的细菌。细菌可通过进食或口腔粘膜破损的伤口侵入人体，引发脑膜炎、脓毒血症、败血症、风湿性心脏病、肾炎等疾病。因此，正确地清洁和保护牙刷很重要。方法如下：

①刷牙后牙刷上往往会沾有食物残渣、糖类成分和大量细菌。因此，使用后应反复用清水冲洗牙刷几次，并甩干上面附着的水分。

②牙刷用后应毛刷向上置于或悬挂于通风而有阳光处保存，不要将其放于阴暗处、密闭的盒中或毛刷朝下置于漱口杯中，这样牙刷不易干燥，适宜于细菌生长。

③牙刷必须独用，不可混用，也不应与他人的牙刷置于同一漱口杯中，以免引起交叉感染。

④尼龙牙刷不可置于沸水或过热水中烫洗，以免毛刷弯曲、变形。变形的牙刷不仅失去了清洁作用，而且会损伤牙龈。

⑤最好准备两把牙刷，早、晚更换使用；最好每1～3个月更换一次新牙刷，真正发挥牙刷的作用。牙刷分叉、歪斜时提示该换牙刷了。因为旧牙刷的刷毛清理不掉牙齿上的赃物，并且成为细菌的理想聚集地。

⑥经常或定期用肥皂水浸洗牙刷，或将牙刷浸泡于3%的双氧水中，数分钟后取出，用清水反复冲洗几次后置于通风并有阳光处进行干燥。

(三)刷牙的正确方法

拿着普通牙刷使劲在牙齿上横向来回刷，这会损坏牙龈和牙颈。正确使用普通牙刷的方法是“震动技巧”。先从牙齿内壁开始刷起，然后再刷牙齿外侧。要使牙刷震动式运动，从牙根刷起，后及全牙。刷牙时要做到牙刷到位，刷毛放在牙龈和牙齿交界处，与牙面成45度角，使刷毛进入牙缝和牙龈沟。刷牙动作建议作水平颤动，颤动幅度不超过半个牙位，每个部位颤动约8次。还要面面俱到，每个牙齿的内、外面及咬合面都刷到，用力适当，动作不可太快，这样既可清除污物，又可适当按摩牙龈。水平颤动这个动作对孩子来说较难理解,可以让孩子在采用上下顺牙缝刷的基础上再在牙面顺时针或逆时针画圈移动,避免用力横刷。正确的刷牙方法能有效地清除牙齿及牙周组织菌斑和软垢,可起到预防龋齿和牙周病的作用。

因此,提倡不损伤牙齿及牙周组织的竖刷法。刷上颌后牙时,将牙刷置于上颌后牙上,使刷毛与牙齿呈 45 度角,然后转动刷头,由上向下刷,各部位重复刷 10 次左右,里外面刷法相同。刷下颌后压时,将牙刷置于下颌后牙上,刷毛与牙齿呈 45 度角,转动刷头,由下向上刷,各部位重复刷 10 次左右,里外面刷法相同。上、下颌前牙唇面刷法与后牙方法相同。刷上前牙腭面和下前牙舌面时,可将刷头竖立,上牙由上向下刷,下牙由下向上刷。刷上下牙咬合面时,将牙刷置于牙齿咬合面上,稍用力以水平方向来回刷。

横刷法是一般人群自发性的刷法,是一种沿袭最久、最普遍的刷法,其方法是将刷毛的尖端与牙齿表面接触,作向前向后拉锯式的刷牙动作。它的缺点很多,主要是不能适应口腔解剖形态上的要求,不能刷净牙齿,特别是难以洗刷牙齿的舌面和两牙之间的缝隙,也不能达到按摩牙龈的目的,而且容易引起牙体硬组织和牙龈的损伤。当停止使用横刷法后,牙龈受损的情况可逐渐好转。

许多人刷牙用力太大,正确用力的方法是,把牙刷放在家用天平上,用力按,直到天平显示 150 克。这就是刷牙时的最大用力。一些电动牙刷会自动限制压力。

(四)刷牙的时间与次数

要想在 80 岁时拥有 20 颗功能牙,就必须在婴幼儿阶段就做好口腔保健。婴幼儿无法刷牙,但是该阶段是乳牙陆续萌出、形成乳牙的阶段,也是恒牙胚陆续形成、恒牙处于钙化的时期。据统计,6 个月～3 岁的孩子中,龋齿患病率高达 30%。所以母亲或家长应承担起维护宝宝牙齿的责任。研究表明,变形链球菌在幼儿口腔定植、繁殖得越早,孩子将来患龋齿的程度就越严重。所以孩子萌出第一颗乳牙后,家长就应做好孩子的口腔清洁护理,喂完孩子奶后喂一次凉白开水,早晚用无菌纱布或棉签蘸温开水擦洗牙齿或用指套式牙刷刷牙。此外,人工喂养时要注意喂养姿势,预防上颌受压导致"地包天"现象。避免太甜饮食,避免养成孩子含着奶瓶吃奶睡着的习惯等,否则可能造成上前牙大面积龋齿。特别是 3 岁前的孩子,家长要替孩子刷牙。同时尽快教会幼儿使用保健牙刷和正确刷牙方法,并养成早晚刷牙的好习惯。每次刷完牙后,家长要进行检查并重刷一次。要督促 3～6 岁的孩子养成自己刷牙的习惯。

成年人每天至少在早晨和晚上睡觉前尽可能彻底地各刷牙一次,并坚持饭后漱口。每次刷牙要用 2～3 分钟。临睡前刷牙非常重要,因为一是晚上产生的唾液较少,这样龋齿细菌就更容易贴在牙齿上;二是它能清除当日用餐积存于牙齿上的食物残渣污垢。否则在夜间睡眠状态下,口腔内滋生细菌、污物与唾液的钙盐沉积,形成菌斑及牙石,日久便会使牙齿发生龋齿及牙周病。

在日常生活中,人们大都习惯在起床后和睡觉前刷牙,其实这样安排刷牙时间是不太科学的。生物学家和保健师们确认:口腔内细菌分解食物残渣中的蔗糖、果糖和淀粉,产生酸性物质,会腐蚀溶解人的牙釉质而成龋,而这个过程一般都是在进食后 3 分钟就开始的。所以科学的刷牙时间是;每天 3 次,最少 2 次,每次都在进食后 30 分钟内进行。实践证明,饭后立即刷牙,对保护牙齿和防治"口臭"效果最好。

另外,饭后最好先漱口,半小时后再刷牙。人们进食后,残留口腔齿隙中残渣,可生成致癌物,经口腔进食而进入消化道危及身体健康。由此可知,饭后漱口,不仅保护牙齿,还可防癌。那么饭后用什么水漱口好呢?研究证实,用茶水漱口最好。茶鞣酸具有明显抗癌作用。同时茶水或残茶水还具有杀菌、消炎、固齿作用。唐代著名医学家孙思邈享年 102 岁,在其长寿之道中有一条就是饭后茶漱。

正确的刷牙方法是,刷牙要遵守二二三十原则:即每天要刷两次牙;每次刷牙两分钟;刷牙要刷到牙齿的三个面;单次漱口要坚持十秒钟。

(五)刷牙水的温度

经有关研究证实,牙齿适宜在 30～36℃下进行正常新陈代谢。因此刷牙时，牙齿如长时间受到骤冷或骤热的刺激，不但容易引起牙龈出血，而且直接影响牙齿的正常代谢，易诱发牙病，影响牙齿的寿命，影响身体健康。因此，刷牙要用温水。

（六）检查刷牙的效果

从预防角度看，去除牙菌斑是口腔卫生的重点。因为牙菌斑是龋病和牙周疾病的共同原因，清除了牙菌斑，也就解决了龋病和牙周病的问题，同时也使牙结石失去了赖以形成的基础。菌斑染色剂是检验牙菌斑的一种显示剂，涂抹后凡是有染色的牙面，就说明这些牙齿还没有刷干净，需重新再刷。多次反复检查，就可以摸出规律，哪些部位经常不易刷干净，就可以指导自己今后加强某些部位的刷牙。

定期进行口腔检查是预防牙病的关键。一是定期检查的限时标准因年龄而变，通常 2～12 岁儿童每半年检查一次；12 岁以上者，则每年检查一次；孕妇可每隔 2～3 个月检查一次。二是健康检查，即在没有口腔疾病或自己没有感到有口腔有病的情况下，也要进行口腔健康检查，而不是已明确自己有病，才去看病。成年人在坚持正确刷牙的同时，应半年或一年定期进行一次专业口腔清洁保健。很多人对于牙病及其治疗缺乏预防意识，往往延误了病情，失去了最佳治疗时机。定期口腔检查可以做到“有病治病，无病防病”，把疾病消灭在萌芽状态。使人人都有一副健康的牙齿！

摘自《健康指南》

十五、正确洗脸有利于保健

人人都爱美，不论男女老少都非常关心自己的风度容颜，都希望保持面部的皮肤润泽，富有弹性，红光满面，从而显示出朝气勃勃的青春活力和精神面貌。怎样才能长久保持面部青春呢？方法尽管很多，但不容忽视的一条，就是要正确洗脸。

有人说，都洗了几十年脸了，还能讲不会洗吗？是的，如同吃饭一样，尽管天天吃，但怎样吃，才有益于健康，并不是人人都明白。那么，怎样才算正确洗脸呢？

（一）洗脸用水

水有软水、硬水之分。硬水中含有矿物质较多，会使皮肤干燥，所以，洗脸不宜用硬水，如河水、井水等。洗脸宜用软水，对皮肤有软化作用，如雪水、自来水、雨水皆可。对于水温，可根据需要而定。因温水溶解皮脂，易使皮肤清洁，对油性皮肤较宜；如果习惯于冷水洗脸，再结合冷水浸面，更能保持面容青春。如果用温水和冷水交替洗脸，可加强皮肤血液循环，营养皮肤，使皮肤细腻净嫩。

（二）洗脸用皂

洗脸所用面皂，质量一定要好。千万不要用肥皂、洗涤剂等碱性大的去污剂，对皮肤干燥者，不宜多用面皂洗脸。有面部皮肤疾病（如酒渣鼻、痤疮）的人，可选用含有硫磺、石炭酸等成分的药皂。

（三）洗脸的方法

一般应早中晚各洗一次。这样既可以充分发挥乳化膜的生理作用，又可及时除去陈旧的皮脂和污垢物，保持颜面润泽与光洁。因工作关系，接触各种化工原料和其他灰尘较多的人员，下班后应及时冲洗。由于人体皮肤细胞每 24 小时分裂一次，分裂的高峰是晚上 10 点钟后，故睡前洗脸更为重要。洗脸时先用水溅湿面部，使毛孔开放，然后在毛巾上涂少量的香皂；轻轻在面部擦上 5 次左右，最后，用水冲洗几遍。冲洗时，第一次用温水，有助于除去皂沫；第二次用冷水，可使毛孔关闭，起到保护作用。

（四）冷水洗脸好处多

在冬季和寒冷的地方，提倡用冷水洗脸。着凉是人体患病最常见的诱因，人体受到寒冷刺激时，头面部皮肤及呼吸道是首当其冲的，如果能增强这些部位对寒冷的抵抗力和适应能力，将有助于提高每个人的抗病能力。

中老年人用冷水洗脸是对脸部皮肤一次短暂的寒冷刺激，将引起面部皮肤血管的收缩舒张效应，经常反复地给面部皮肤冷刺激，是一种接触冷空气的适应性锻炼，可以增强面部皮肤及鼻、咽部等上呼吸道对寒冷的适应能力，所以，冷水洗脸是预防感冒及上呼吸道感染的一种方法。

我们特别主张中老年人都尽可能用冷水洗脸，这是一种简易的强身自我保健。

摘自《《中华养生秘诀》》

十六、每天睡前洗脚有利于保健

人活动一天，走了许多的路，脚部肌肉在不停地做收缩运动，消耗大量的氧气和养料，同时还会产生一些乳酸和其他废物，这些物质会使人的双脚感到酸胀疲乏。用热水泡脚以后，不仅能清除脚部污垢，去除脚臭，而且还可以使脚部血管扩张，促进脚部血液循环和新陈代谢，迅速排除脚部积存的乳酸及废物，消除疲劳。睡前泡脚不仅可以解除脚部疲劳，而且还可以促进全身血液循环，使人很快进入梦乡。

关于洗脚的作用，古代医家早有共识："春天洗脚，升阳固脱；夏天洗脚，暑湿可祛；秋天洗脚，肺润肠濡；冬天洗脚，丹田温灼。"用热水泡脚，可温脾胃，调养脏腑，改善血液循环，消除疲劳，有助于睡眠。特别是对于中老年人，坚持每天睡前用热水泡脚，对保养身心非常有益。睡前热水泡脚后做一会儿脚底自我按摩，还能镇静安神。脚上有几十个穴位都与五脏六腑有联系，热水泡脚和按摩，可以使这些脏腑也得到相应刺激，从而颐养脏腑，祛病强身。

每晚用热水泡脚，可以给劳累一天的双脚送去最实在的关怀，同时，泡脚后人会睡得很香，又可以提高人体的免疫力。那么，怎样才能保证泡脚的效果呢？

（一）泡脚的方法

泡脚，要用高一些的桶来泡，木桶虽然保温效果好，但太沉太贵，使用不方便，可以到超市买高一些（高度以20～30公分为好）的塑料桶代替，一边泡，一边加热水。现在有很多电动保温泡脚盆，如果买高一些的，那就更好。

用高一些的桶或盆来泡脚，通过热力来放松脚上以及小腿处的经络，使血液循环加快，改善心脑等器官的供血，而随着热力的不断增加，就会微微出汗，可以疏通经络，排出体内的寒气和废物，调节体温，降虚火。另外血液循环的改善，对血压有非常明显的双向调节作用。

（二）泡脚的时间

一般人都选择在临睡前泡脚，这样一是方便，二是利于睡眠。但如果有充足的时间，特别是老人，可以在下午的4～5点左右，也就是在膀胱经和肾经气血最旺盛的时候泡脚，这时补肾的效果最好。

每次泡脚以15～20分钟为好，一般以泡到全身发热，微微出汗，就算是泡好了。泡完脚后要多喝水，及时补充水分。最好是一边泡脚，一边喝温开水或生姜红糖水，让身体内部多产热，通过出汗，让寒湿及时排出体外。

（三）泡脚的水温

泡脚水的温度视每个人的耐热程度而定，不宜太高，以40℃左右为宜。刚开始时温度可以稍低一些，然后再慢慢地增添热水，不断加温，泡到全身发热为止。

（四）泡脚应注意的问题

1. 儿童不适合泡脚。泡脚的目的是增加血液循环，补阳气，孩子是纯阳之体，是没有必要泡脚的，每天洗洗脚就可以了。但对于体质比较弱，手脚冰冷的孩子，可以在冬季给孩子泡泡脚。还有当孩子受凉感冒时，随时给孩子泡脚去寒是很有必要的。

2. 在泡脚的桶中铺上鹅卵石，一边泡，一边踏石子按摩，效果自然好，但只限于年轻人，老人及病人不适合。

老人和病人在泡脚时，因他们的身体主要都是气血两亏，在热力的作用下越是按摩脚，就越能引血向下，而在双耳、头部双臂的按摩能将气血往上引，改善平时不通的心脑血管，促进其血液循环。

3. 颈椎不好的人，泡脚的同时最好将双手也一起泡，对治疗颈椎病很有好处。

4. 泡脚水中不宜乱加东西。最好不要在泡脚水中随便加东西，因为由于热力的作用，泡脚用的药物是很容易吸收的。身体寒气重时可以加艾叶一泡，但不能天天加，一周加1～2次，艾叶加一小把就可以了。千万不能在泡脚水中经常加盐，那样会伤肾，容易引起全身浮肿。脚气病严重的人可以在泡脚的水中加入醋，能杀菌、止痒。坚持每天用热水泡脚就是非常好的保健方法,不要随便加各种中药,如不适合自己的身体,反而会适得其反。

5. 患有糖尿病的人泡脚后会引起血糖升高,所以糖尿病人在泡脚后再搓脚心,每只脚100下,这样,血糖就不会再因为泡脚而升高了。

6. 为什么有的人泡脚后会出现身体不适?有的人泡脚时间一长就会出现胸闷、头晕现象,是由于水温过高,易使双脚血管过度扩张,人体的血液更多地流向下肢,以致心、脑、肾脏等重要器官供血不足。出现这种情况的人基本上都是气血两亏的病人。因为身体内的血少,血液跑到双脚的多了,主要脏器就缺血了。这类病人泡脚的时间要少一些,同时要注意食疗,多吃补血补肾的食物,从根本上改变缺血的状况。在增加营养的同时再泡脚,就不会出现胸闷、头晕的现象了。另外,泡脚的水温不要太高、时间不要太长,泡到全身微微出汗时就可以了。

摘自《健康生活一点通》

十七、排毒有利于保健

我们身体的疾病,大都是因为我们体内毒素长久积累,无法把它转化掉的关系。历史上一些最著名的医生曾确信,疾病——所有的疾病——都是身体被有毒物质阻塞的结果。不管高血压、糖尿病、心脏病、癌症,几乎都是毒素长期累积的结果。正如一位医生所说,“这里只有一种疾病,就是排毒不畅。”如果我们把体内的毒素清除掉,那么很自然就可以获得健康的基础,在这样的基础上,等于你创造了健康的环境,自然就可以百毒不侵、百病不生了。所以,要排毒而不是让毒素在体内积聚,这是延年益寿最好的方法。

中医认为,许多慢性病的基本病因是存在“郁”与“虚”所致;《黄帝内经》指出,人的疾病是“隔塞闭绝,上下不通……五脏不平,六腑闭塞所生也”。所谓“通”,是指气血流通;不通,便会瘀滞,致使形体和心身受损。

排毒最重要的就是要“通”,打通血管、气管、淋巴管和各脏腑之间的联络管,使各路排毒管道畅通,使毒有出路可以排出,身体自然康复。

(一)人体毒素的主要来源

人体毒素的来源主要有两大类:一是身毒,包括食物毒、药物毒和环境毒。环境毒主要是阳光毒、空气毒、水毒和辐射毒。二是心毒,包括情绪毒、话语毒和思想毒。

(二)人体排毒的渠道和方法

人体排毒的主要渠道和方法有:排气(呼气、放屁、打喷嚏、打哈欠)、排便(大、小便)、排汗和通过饮食、饮水排毒。

1. 排便。人体内积存的大量毒素,主要是通过每天的大、小便排泄出来的。如果大、小便不畅,就会影响排毒,影响健康。人正常的大便是每天1～2次,若3天以上不解大便就是便秘。人正常的小便是每天排尿1500毫升左右,若1天尿量少于500毫升为不正常。

汉代王充在《论衡》中讲:“欲得长生,肠中常清;欲得不死,肠中无滓。”唐代名医孙思邈曰:“便难之人,其面多晦。”已认识到“粪毒”对健康的危害。现代医学关于体内毒素导致衰老之说正是祖国医学上述理论的深化。该学说认为:人体肠腔内存在大量细菌,食物经咀嚼和胃肠消化成食糜,其在肠道经细菌发酵分解代谢后产生一系列有毒物质,如醛类、酮类、氨、过氧化物等。这些毒素若被肠道吸收,进入血液,就会给健康带来危害。

2. 排气。排气包括呼气、放屁、打喷嚏、打哈欠等。呼气:可以把体内的二氧化碳等有害废气及时排出体外,为吸入新鲜空气腾出空间。放屁:屁为“五谷杂粮之气”。正常人每天要放5～10次屁,约排出500毫升的“气。”屁的来源有三:一为吸入的空气;二为肠道内腐败食物产生的气体,包括肠道细菌利用未消化的食物残渣分解后产生的气体;三是由血液渗透而入的气体。屁的成分较为复杂,除氮气、氧气和二氧化碳外,还有甲烷、氨、硫化氢和吲哚等。后几种是形成难闻气味的原因,且对身体有害。常放屁的人,说明肠胃等消化器官功能正常,上下畅通。打喷嚏:打喷嚏是人体的一种防御性呼吸反射。喷嚏在鼻腔内所形成的强有力的高速气流,会把体内的许多有害物质或病菌排出体外,以保持呼吸道

的畅通，具有清洁保护作用。它能激发呼吸道，增加血液供应，改善大脑缺血状态，兴奋神经反射功能，把种种病邪从呼吸道中驱逐出去。人们打过喷嚏之后，浑身舒坦，疲劳全消，提神健脑。人们常打喷嚏，就会适应季节变化，不易受到感冒的侵袭。打哈欠：打哈欠是人体的一个自发的生理反应，它可帮助纠正血液中氧气和二氧化碳的不平衡。二氧化碳是体内的废气，当血液中积聚二氧化碳过多时，便激发哈欠反射。因此，医药学家公认，人身上有三件宝，它们是流汗、放屁和打喷嚏。

3. 排汗。出汗是人体的本能，是一种保护性反应，它是健康和生命存在的必要条件。肌体可以通过出汗的形式调节体温和体液平衡，排泄废物。人体有250～500万个汗腺。正常人每天约排出1000毫升的汗液，夏季可达1500～2000毫升。汗液中99%是水，其余为氯化钠、尿素及代谢废物。中医认为，“出汗”能解除表证，驱除外邪。夏季出汗，一可带走体内大量的暑热；二可由汗液排出许多代谢废物，且汗液里含有酸性物质，能使皮肤保持酸性，防止某些病原体的侵袭；三可协助肾脏调节体液平衡，使肌体和内脏保持正常功能。

4. 饮水排毒。近年来医学界提出了重视人体排毒的所谓”负营养”学说。“正营养”是指人体摄入的营养；“负营养”是指人体废物的排出，提醒人们要重视体内代谢物的排泄，及时排便，消除危害。元代名医朱丹溪提倡“倒仓”法以祛病延年。所谓“倒仓”，就是及时排出肠中糟粕浊物，吐故纳新，保持肠道的清洁，以利水谷的纳运。总之，要减少“肠毒”的滞留与吸收。一是多饮水助排毒。只允许喝水的禁食法被认为是最迅速和最有效的排毒方式。有的医生还提出：“欲长寿，饮水加大黄”，就是清晨饮一杯清水（约250毫升）后慢跑锻炼，使清水在胃肠中晃动，起到洗刷肠胃的作用。同时，常用中药大黄少许泡茶代饮，润肠缓泻，促成早晚两次排便。二是荤腥油腻要适量，应多吃新鲜水果蔬菜，以及蜂蜜、核桃、芝麻等碱性、润肠之物。

在排毒方面，绿豆被公认为是最理想的解毒物质。古人说绿豆“解金石、砒霜、草木诸毒”，现在了解到绿豆蛋白有特殊的解毒功能，对重金属、农药中毒均有防治作用。绿豆用于解毒，宜连皮生研，水服，亦可磨成生豆浆服用。

猪血有防止粉尘和金属微粒吸收的作用。猪血中的血浆蛋白被人体的胃酸分解后，便产生一种可消毒、滑肠的分解物。这种物质能与侵入人体的粉尘、有害金属发生生化反应，将其排出体外。因此，硅肺、尘肺患者，在粉尘环境中工作的人员，经常食用猪血是非常有好处的。

茶叶、海带、豆酱等食物能加速体内放射性物质的排泄，故有抗辐射作用。茶叶的解毒作用在日常生活中广为应用，“神农尝百草，日遇七十二毒，得茶而解之”。茶叶含有丰富的多酚类物质、脂多糖和维生素C，能有效吸收放射性元素锶，被誉为“原子时代的饮料”。据研究证明，在消化器官中，只要有1%～2%的茶多酚和部分维生素C，便可吸入锶的30%～40%，就是进入人体骨髓中的锶也能被吸收通过粪便排出体外。海带能“软坚化结、清热利水”，其所含的褐藻酸能抑制放射性元素锶的吸收，并能与锶结合为不溶性化合物，将其排出体外；同时还具有排除重金属镉的作用。豆酱也有加速人体内部放射性物质排泄的作用。在目前臭氧层日益稀薄，太阳紫外线辐射量大大增加的今天，经常进食茶叶、海带、豆酱等食品无疑是非常必要的。

在驱除体内金属等毒物方面，胡萝卜有驱除汞的作用，因其果胶成分能与汞结合，能有效降低血液中汞离子的浓度，加速体内汞离子的排泄；牛奶能阻止铅的吸收；生大蒜和鸡蛋有驱铅解毒作用；红薯中有大量的可溶性膳食纤维，有良好的通便作用；黑木耳则有明显的涤垢除污功能，被称为肠道的清道夫，可清洁血液和解毒。

新鲜蔬菜和水果是体内的“清洁剂”。新鲜蔬菜水果在人体内代谢后呈碱性物质。而肉、蛋、鱼、以及谷物、酒等则是酸性食物。正常情况下，机体通过血液、呼吸与肾脏调节体内酸碱平衡。但如果日常生活中不注意适当控制摄取酸性食物的动物性蛋白质，而食用水果蔬菜过少，则往往引起体内酸性物质积累，出现便秘、胃溃疡、骨质疏松以及心血管疾病等反应。这种状况不但不利于体内污染物质的排除,反而会加重体内污染程度。因此,多食蔬菜水果是净血、解毒、祛病和健身的一大关键。何况水果蔬菜富含纤维素,能直接裹挟毒物,促进肠蠕动,减少粪便、有毒物质在体内的停留时间。每日吃够蔬菜(500克左右)和水果(250克左右)是非常必要的。

总之,通过排便、排气、排汗和饮食、饮水及时排出体内毒素,使人体气血畅通,脏腑安和,就能创造良好的体内环境,防止疾病,保持健康。

需要指出的是,现在市场上有很多排毒产品,广告宣传非常夸张。但英国科学家称:吃排毒产品是浪费时间和金钱。毒理学家和膳食学家说,大部分声称能排毒的药片、药剂、茶和油都没有什么科学依据。这些产品不会影响人体自身排毒的速率,并且告诫人们:只需要喝下足够的水、吃水果和蔬菜,以及睡几个好觉就可以达到排毒的效果。英国皇家化学学会的约翰·埃姆斯利说:“我们的身体非常善于去除我们在节日期间摄入的所有不利于健康的物质。有一种流行观点认为,我们能通过喝一些高档的瓶装水或啜饮某种茶而加速排毒过程,这是胡扯。”

摘自《健康指南》

十八、搞好个人卫生有利于保健

良好的卫生习惯是防止疾病和患病的重要手段。搞好个人卫生是一种良好的行为,可以让我们每个人的身体维持在最健康的状态,它也会影响到别人对你的观感。并且,只有搞好个人卫生,才能有效防止细菌的侵袭,保持个人的身体健康。那么,怎样搞好个人卫生呢?

(一)吃东西前、便后用流动的水洗手。

(二)经常保持双手的清洁,手指甲、脚指甲要经常修剪,保持适当长度。

(三)头发梳理整齐,并经常清洗和定期修剪。

(四)不用公共毛巾、脸盆。

(五)不吃生的、半生的海鲜和肉类。

(六)不食用病死的畜禽肉。

(七)不捕杀、烹饪、食用野生动物。

(八)用餐及吃甜食后应刷牙、漱口,保持口腔的卫生。

(九)加工、储存食物时应做到刀具、砧板及储存器具生熟分开。

(十)养成每天洗澡和更换内衣的习惯。

(十一)吐痰时应吐在卫生纸上,并包好丢入垃圾桶。

(十二)打喷嚏、咳嗽时应用手帕或纸巾捂住口鼻。

(十三)不乱丢纸屑和果皮等废弃物。

(十四)居室与工作、学习环境要保持良好通风。

(十五)不吸烟、不酗酒、不染毒品。

(十六)遵守性道德。

手的清洁是个人卫生的重中之重,所以应特别注意洗手。勤于洗手,是应该首先养成的好习惯。因为日常生活中,待人接物都需要手,保持手的清洁至关重要。洗手时先将手放在水里浸泡1～2分钟,再搓上香皂,用手刷或毛巾温和地洗刷。先搓手掌、手指、手腕,然后向上搓到肘骨,要特别注意清洗手指间和指甲里容易藏垢的地方。如果清洗不干净,可以涂些硼酸搓洗。那么,什么时候该洗手?①手脏的时候就要赶快洗手;②吃东西前;③煮饭菜前;④抱婴儿前;⑤大小便后;⑥工作后;⑦修剪指甲后;⑧探访病人前、后;⑨下班或购物后回到家时。但应注意,只有用肥皂冲水洗手,才能洗净手上的细菌。

摘自《北京健康手册》

十九、和谐适度的性生活有利于保健

性生活与健康的关系十分密切。科学研究表明,保持和谐适度的性生活,不仅是有利于身心健康的,而且还能减缓衰老过程。古代养生家提倡对于性生活宜尽量做到遵法度而不放纵。因此,中医养生学家认为,必须高度重视性生活的保健。

(一)必须正视性问题

英国著名作家D·H·劳伦斯说:“现在我们的任务是认识性。现在对性的完全清醒的认识甚至比行动本身更为重要。”确实,人们必须认识性,因为性伴随着人的一生。性,人一生都在

实践它，但却不一定理解它、很好地研究它。(《中华养生秘诀》)孟子讲："食色性也。"就是说，性生活就像吃饭一样是人的本性和本能。婚姻是男女满足性需要的主要途径，性行为是夫妻间不断表示结合和亲近的方式。性要求是男女之间自然的生物现象，也是健康人正常生理、心理的要求。有规律的性生活是健康的象征，是长寿的征兆，也是延年益寿的需要。性生活是所有动物延续后代的本能，也是人类生存的重要条件，没有性生活不仅容易得病，且影响健康和寿命，性生活不仅使夫妻的关系更密切，给家庭带来和谐幸福，还能预防疾病，促进身体健康。

(二)性生活对于健康的作用

关于性生活对于健康的积极作用，长沙马王堆出土的竹简《十问》中说："虚者可使充盈，壮者可使久荣，老者可使长生。长生之晵，慎用玉闭，玉闭时辟，神明来积，积必见章；玉闭坚精，必使玉闭毋倾，则百疾弗婴，故能长生。接阴之道，必心塞葆，形气相葆。"这段话的意思是：夫妇间的性生活如能遵守一定的规律，做到心安不放纵，形气相和谐，就能保形保精。这样，就能使体虚的人逐渐充盈，体壮的人更健实，年老的人也可因而长寿。(《中华养生秘诀》)

性生活对于健康的积极作用，主要有以下五点：

1. 性生活是健康的催化剂。规律的性生活是"世界上最好的美容师"。适度的性生活使人年轻、充满活力。性交后，血液在全身流动加强，身体会感到非常舒适。对于男性来说，性生活可以使睾丸酮分泌量增多，睾丸酮的作用是使男性的肌肉发达，提高骨髓的造血能力。对于女性来说，适度的性生活能够使皮肤变得柔滑且具有光泽，头发变得乌黑油亮，精神更加开朗。

2. 性生活可以防止衰老和疾病的发生。性激素的旺盛是延缓衰老的物质基础。夫妻适当的性生活，有助于防止大脑老化。因为人的丘脑和脑下垂体仍在分泌性激素，性活动刺激这个部位，使激素分泌良好，有促进血液循环和各方面新陈代谢的作用。还可以避免生殖器官废用性萎缩。性爱还能促使机体内啡肽的分泌量的增多，巨噬细胞和抗干扰素的活力增强，能防止和减少男性前列腺癌、女性乳腺癌的发生。国内外有关研究确认，单身比婚配者，丧偶者比白头谐老者，离婚者比不离婚者死亡率高，而男性比女性尤为明显。意大利出版的《精神与免疫系统关系》一书指出：好的性兴奋状态可以对健康和免疫系统起到加强作用，相反则可以降低人体器官的防御能力。愉快的性生活不仅能提高淋巴细胞和吞噬细胞的含量，而且T细胞和B细胞都是我们免疫系统中最好的"哨兵"，所以，健康的性生活是预防疾病的良药。德国专家做出统计，夫妻性生活和谐者，患癌症的危险性小于夫妇失和者50%。英国科学家发现，当人坠入爱河，爱或被爱都能有效提高免疫力，不宜患感冒。反之，失恋者免疫力处于低谷，易患感冒。

3. 性生活对身体是一种很好的锻炼。适度规律的性生活对于心血管、肺及全身器官都是一种很好的锻炼。可以说，一次性生活相当于完成了一项体育锻炼，所以有抗衰老的作用。据美国科学家研究发现，性爱可以扩张动脉血管，促进血液循环，活动筋骨，使肌肉和关节富有弹性。性交是催眠的特效药，性交后容易很快入睡，而无须吃安眠药。这是因为性生活就如同跑步或打球，等于进行了一项体育锻炼。日本一位医生指出：性活动能使整个脊柱大肌肉和关节保持良好的状态，增进全身血液循环，助长深呼吸，增加心脏储备力，这是有利于健康的。

4. 性生活可以缓解疼痛。当达到性高潮后，体内会产生极高的镇痛能力。如果你有关节痛等不适，性生活就是最好的止痛剂，因为性生活有缓解疼痛的作用。

5. 性生活可以缓解压力，减少忧虑，预防抑郁，增强自信。保持规律的性生活能帮助人预防情绪抑郁，增强自信心，控制体重以及解脱紧张和精神压力。当男女性生活时，精神就会放松，使所有肌肉处于良好的运动状态。性爱还可以减少精神烦躁、压力和紧张情绪。当得到性爱的欢愉后，体内会产生化学物质帮助人排除各种忧虑。人如果长期处于在性压抑的过程中，会使身体免疫功能降低，出现焦虑、紧张、抑郁等症状。

在生活中缺乏爱情的人，比较爱情美满的同龄人，罹患抑郁症、狂躁症、失眠症、性变态、性压抑等心理性疾病的危险性至少大50%。（《健康人手册》）

2010年，英国《爱巢》杂志综合多国研究，总结出性爱的9个好处。

（1）感觉更富有。美国国家经济研究所的一项调查发现，已婚人士如果有规律的性生活，它所带来的幸福感和每年多赚10万美元，效果是一样的。

（2）增加抵抗力。美国威尔克斯大学的研究人员对111名16～23岁的志愿者进行分析后发现，每周有一两次性爱，可以使体内A型免疫球蛋白的数量提升30%，从而增加抵抗力，帮助人们预防感冒和流感。

（3）心情好。精液中含有锌、钙、蛋白质等营养物质，对女性身体大有裨益。而且，美国纽约大学的一项研究还发现，在性爱中不使用安全套的女性，心情更开朗、不易抑郁。不过研究人员也强调，这一结果只适用于彼此忠诚的伴侣。

（4）精子"强壮"。澳大利亚研究人员曾对118位精子质量有问题的男性进行试验，让他们一周7天都享受性爱。结果，81%的人"坏精子"数量明显减少。研究人员认为，经常性爱有助于精子"推陈出新"，从而提高其质量。

（5）睡得香。高潮过后，人体会分泌一种名为后叶催产素的激素，它能让人感觉浑身温暖且陶醉。性爱还会促进内啡肽的释放，这是一种天然镇静剂，让人感觉放松，更容易进入梦乡。这种化学物质对男性的影响尤为明显。

（6）容貌年轻。苏格兰皇家爱丁堡医院的研究发现，性爱会使女性看起来年轻12岁。在这项研究中，受试男性要从镜子中观察并评估另一侧的女性。那些被评价为"非常年轻"的女性，平均每周有4次性生活。这不是什么巧合，因为早就有研究发现，性爱可以促使雌激素分泌，让皮肤更光滑，头发更亮泽。

（7）心脏健康。这也许是男人们一直期待的好消息：英国一项研究发现，每周至少享受两次性爱的人，与每月不到一次的人相比，前者发生心脏病的风险能降低一半。

（8）增进感情。性高潮时释放的后叶催产素不仅能改善心情，而且还能让你感觉与伴侣更亲密，其对女性的作用尤为明显。其实不仅是性爱，抚摸或前戏也能促使后叶催产素大量释放。

（9）减肥。30分钟的性爱可以消耗85～200卡的热量。这取决于双方的投入程度。性爱可以锻炼腹部、大腿、胳膊等部位的肌肉。足不出户，不花一分钱，就能取得在健身房里的效果，何乐而不为呢？（《健康指南》）

（三）性生活的年龄、频率与时间

关于性生活与年龄的关系，古人认为，不同的年龄，其肾气的盛衰是有变化的，故人的生、长、壮、老等不同年岁，影响着性功能的强弱。如《黄帝内经》提出了男子性的萌芽、成长、成熟、充盛和衰减的周期。认为：一般男性于8岁时已开始了性的发育；16岁时性器官已初步发育成熟，可出现遗精的现象；24岁时身强力壮，生殖功能更加旺盛；32岁时性器官及性功能正处于充盛的年华；40岁后由于内分泌功能减少而性能力开始衰退；48岁时须发开始斑白，性功能降低；56岁时精液减少，生殖功能衰减，形体亦较虚弱；64岁时性能力日趋衰竭。这些有关男子性功能发育、成长、衰退的周期总结，较好地展示了人类性活动的普遍规律。

对于开始性生活的适当年龄，古人的看法并不一致，但大多数赞成其最佳年龄是：男子为30岁左右，女子约20岁左右。如宋代著名妇科医家陈自明在《妇人良方 · 求男论》中云："合男女必当其年，男虽十六而精通，必三十而娶；女虽十四而天癸至，必二十而嫁。皆欲阴阳完实，然后交而孕，孕而育，育而子坚壮长寿。"就是说，男女结婚，开始性生活应当到适当的年龄。男子虽16岁时已有精液形成和遗精现象，但必须到30岁时才能婚娶；女子虽14岁时月经一通，也应当在20岁后方可出嫁。这是因为，只有到壮年，男女才阴阳充盛、体质健壮，发育成熟。此时结婚才能使性生活美满且易受孕成胎，子女体质强壮坚实而长寿。古代医家从优生学的角度主张男女婚配和开始性生活的年龄是比较科学可行的。

关于性交的频率，总体上讲，应注意节欲及

房事次数，以性交后自我感觉轻松愉快为适度。若性交后感到过分疲劳，头晕目眩，精神不集中，心悸，腰酸等，则提示有过度的可能。应当引起注意。《黄帝内经》主张冬应藏精，元代医家朱丹溪强调“于夏必独宿”。从次数来说，唐代名医孙思邈提出了“二十者，四日一泄；三十者，八日一泄；四十者，十六日一泄；五十者，三十日一泄；六十者，闭精勿泄；若体力强壮者，一月一泄。”由此可见，人应该随着体质强弱，精气盛衰，年岁大小考虑房事。现代医学认为，精子是由原始生殖细胞发育而成的，一般需要 60 天才能发育成熟。精子藏在附睾内 10 天才具有生殖能力。精液、前列腺液要具有一定数量，也需要一定时间。随着年龄的增长，生殖能力下降，需要的时间更长，所以古人讲的节制时间，基本上是符合生理规律的。

人的性生活有一定规律。古往今来，许多人做过这方面的调查。《素女经》里说：“人有强弱，年有老壮，各随其气力，不欲强快，强快即有所损。故年二十，盛者日再施，羸者可一日一施；年三十，盛者可一日一施，劣者二日一施；四十者，盛者三日一施，虚者四日一施；五十，盛者可五日一施，虚者可十日一施；六十，盛者可十日一施，衰者廿日一施；七十，盛者可三十日一施，虚者不泄。”在这里，是以人的年龄和体力来确定性生活频率的。清代光绪年间有一举人，还创作了一首关于性生活的顺口溜：“血气方刚，切勿连连；二十四五，不必天天；三十以上，如同数钱（古代帐房制度，五天数钱一次）；四十出头，教堂会面（一周一次礼拜）；五十以后，如进佛殿（初一、十五各一次）；六十在望，如付房钿（一月一次）。”这首顺口溜既形象又生动，它说明人的性交频率随着年龄增大而逐渐降低。

多长时间过一次性生活才算适度？这没有什么硬性规定，也没有一个统一标准，可因人而异。一般以性交后次日醒来不感到疲劳不适、反而感到身心舒畅，精神愉快、精力充沛为适度。若性交次日，感到头晕眼花、身体疲乏，则性频率不合适。一个人的性生活次数随着年龄增大而减少是必然规律，是与人的体质相适应的。若不遵循这个规律，试图用药物强行改变或超越，没有必要也没有好处，一时的冲动，换来的是身体的透支。

关于每次性爱的时间多长为好，美国和加拿大一项联合调查结果显示，最佳的作爱时间为7～13 分钟，少于 3 分钟则“太短”，多于 13 分钟则“太长”。实际上，人们不应该被性爱时间的长短问题所困扰，在性爱过程中，时间可以根据双方情绪随时调整，尽兴就好。（《中华养生秘诀》）

（四）性生活的原则

性爱是成年人生活中必不可少的重要章节，也是许多人如渴思浆、如热思凉的赏心乐事。但性爱中也有所禁忌，应遵循“四不可”原则。元代养生家李鹏飞在《三元参赞延寿书》就提出了性生活的宜忌主张，即“欲不可早，欲不可绝，欲不可强，欲不可纵”。

欲不可早，就是不可过早地有性生活，应“及时而嫁”、“待壮而婚”，反对早婚和过早地身陷情欲。古代医家一向主张适龄婚配，认为年少之人，身体发育尚不成熟，缺乏自制力，过早行房事易耗肾精，损伤元气，不仅影响生长发育，还会延及后代，导致子嗣多病或多夭。唐代名医孙思邈认为，房事是一门科学，“少年极须慎之”。如果“男子精未通而御女，未笄之女而近男色”，都会导致对身体的伤害，甚至日后会患上疾病。现代人虽然发育较早，但五脏六腑的发育仍然不够完善，过早沉溺性爱，对身心不利。

欲不可绝，是指对正常成年人来说，性生活不可废。“男大当婚，女大当嫁，人之大伦”，这是自然界的普遍规律。性爱是生物界的普遍现象，是一切生物繁衍的基础。适度的性生活，也是调和身体阴阳的重要手段，乃“造化之源，性命之根，故人之大欲莫切于此”。性生活作为正常需要，是合乎天理的，“人道不可废者”。健康的成年男女，若强行抑制性欲，反而是有害的，久之还会致病。孙思邈在《千金要方》中指出：“男不可无女，女不可无男，无女则意动、则神劳，神劳则损寿，若念真正无可思者，则大佳长生也，然而无万一有，强而闭之，难持易失，使人漏精尿浊，以致鬼交之病，损一而当百也。”清代医学家徐灵胎也认为:“故精之为物,欲动则生,不动则不生,故自然不动者有益,强制者有害,过着衰竭,任其自然而无勉强,则自然之法也。”这些观点都反对禁欲,男女依存,正常的性生活是人类天性之需,是生理和生活情趣上不可缺少的。如果人为地抑制这种功能,会带来许多疾病。

欲不可强,是指性生活不应该在勉强的状况下进行。过度疲劳、患病、情绪紧张或体力不支等情况下强行同房,不仅无法达到心旷神怡的境界,还会损伤元气,影响寿命,给今后的性生活蒙上阴影。情欲之事,应顺应自然,不可强欲。如肾气渐衰,性功能失调之人,若勉强行房事,“力不胜强举之”,会导致精髓内枯、出现梦泄、神离、气散。若“阳痿不能快欲,强服丹石以助阳”,轻者或消渴,或疮疡,甚至会一命呜乎!故强欲当戒之。

欲不可纵,是指性爱不可贪恋。“元气有限,人欲无涯”,如贪欲女色,嗜而不禁,则蚕食精魂,精竭而气亏,气虚而神衰。正常适度的性生活,可以调节体内的各种生理机能,促进激素的正常分泌,有益于身心健康;如若纵欲无度,失精过多,可引起早衰,出现牙齿松动、耳鸣眼花、腰膝酸软、健忘乏力、面色晦暗、小便频数、男子阳痿、女子月经失调、腹痛带多等诸多病症。孙思邈在《千金要方》中指出:“年至四十,须知房中之术”。如果满四十而不懂房中之事,“贪心未止,兼饵补药,借力行房,不及半年,精髓枯竭,推向死近”。而人年四十,体力已衰,仍贪欲如少年,务于淫佚,必“众病峰起,久而不治,遂至不救”。若少年放纵肆泄,劳而不知闭固,则“家道日否”,“家国灭亡”。四川有位110岁的老中医罗明山就非常重视肾精,他说:“肾精人之宝,不可轻放跑,惜精即惜命,精固人难老。”因此,房事不是单纯为了快意与纵情,而在于生育与养生,不可不知。

健康适度的性行为,与人们的身心健康相辅相成,以上四条原则放到现代依然适用,它主张阴阳平衡、张弛有度,值得今人借鉴。遵循房事适度有节的原则,既能提高性生活质量,还能延缓性机能衰退,这是古人留下的金玉之言。(《健康指南》)

(五)性生活应注意的问题

古人讲:“房中之事,能生人,能煞人。譬如水火,知用之者,可以养生;不能用之者,立可尸矣。”因此,房事禁忌,不可不知。那么,怎样才能使性保健呢?古代房中术认为,宜采用“七损八益”法。《黄帝内经》里说:“能知七损八益,则二者可调,不知用此,则早衰之节也。”《天下至道谈》中也说:“气有八益,有七损。不能用八益去七损,则行年四十而阴气自半也。五十而起居衰,六十而耳目不聪明,七十下枯上竭,阴气不用深泣留出。令复壮有道,去七损以抵其病,用八益以补其气,是故老者复壮,壮不衰。”由此可见,所谓七损八益,是性生活中有损健康的七种表现和八种有益保健的性生活要领。“七损八益”的具体内容如下:

七损:“一曰闭,二曰泄,三曰竭,四曰易,五曰烦,六曰绝,七曰费。”即一损是性交时阴茎疼痛,精道不通,无精可泻,这叫内闭;二损指性交时大汗淋漓不止,这叫阳气外泄;三损是说性生活不加节制,交接无度,徒使精液虚耗,呈为“竭”或“衰腠”;四损是说交合时阳痿不举,故曰“易”;五损指交接时呼吸梗阻、气喘吁吁、心中懊恼、神昏意乱,这就叫“烦”;六损是说在女方根本没有性冲动或性要求时,男方性情急躁,不善于等待,甚至态度粗暴,强行交合,这样的性生活自然极不协调,将会给女方带来很大痛苦,不仅损害其身心健康,还会影响胎孕的优劣,给下一代造成危害,因而叫“绝”,意即陷入绝境;七损是指交接时急速图快,滥施泻泄,徒然耗散精气而已,所以叫做“费”。归纳起来七损为:一是精道闭塞,二是精气早泄,三是精气短竭,四是阳痿不举,五是心烦意乱,六是陷入绝境,七是急速图快,徒然耗费精力。

八益:“一曰治气,二曰致沫,三曰知时,四曰蓄气,五曰和沫,六曰积气,七曰持赢,八曰定顷。”即一益是指性交之前应先练气功导引,导气运行,使周身气血流畅,故曰“治气”;二益是说,舌下含津液,不时吞服,可滋补身体,又指其阴液,亦为交合之不可少者,这些都叫作“致沫”;三益是说，要善于掌握交合的时机，这就叫作“知时”；四益即蓄养精气，做到强忍精液不泻；五益是指上吞唾液，下含阳液，双方在交合中非常协调；六益是说，交合适可而止，不可精疲力竭，以便积蓄精气；七益是说交合之时留有余地，保持精气充盈，做到不伤元气，叫“持赢”；八益是说两性交合时，男方不要恋欢不止，称为“定顷”，即防止倾倒之意。由此可知，八益是有益于夫妻身心健康的。八益归纳起来，一是平时要注意房中气功锻炼，以蓄养精气；二是在行房前应充分嬉戏，使双方都产生强烈性欲；三是交合中要适可而止，不要恣情纵欲、滥施泄泻，阴茎要勃而生还，不要死返。这些论述对性生活保健很有意义。（《中华养生秘诀》）

具体讲，性生活应注意的问题主要有以下几点：

(1)阴部不洁不宜交合。每次性交前，男方应擦洗阴茎和阴囊，最好用肥皂水清洗阴茎头。女方也应用温水清洗外阴，尤其要洗净大小阴唇和阴蒂附近的垢污。性交后应立即排尿，因为女性尿道短，易发生上行感染机会，而排尿可将尿道内细菌冲洗出来。

(2)情绪不佳时不宜交合。在生气、恼怒、吃惊、悲哀等情况下，最忌男女交合。如唐代名医孙思邈说：“人有所怒，气血未定，因以交合，令人发痈疽。”就是说，若人在恼怒时过性生活会得痈疽病。《黄帝内经》里也论述了小孩的癫痫病与其母亲受孕时受惊吓有关系。

(3)身体疲倦时不宜交合。孙思邈在《千金要方》里说：“远行疲乏勿入房，为五劳虚损，少子。”这就明确告诫人们，若在身体疲劳时过性生活，可得虚损病，甚至不孕症。因此，在身体感到疲劳，无精打采时，最好不过性生活。

(4)气候异常时不宜交合。所谓气候异常，是指天气太冷或太热，以及电闪雷鸣、大风大雨时。一般地说，气候适宜，环境舒爽，对性生活有利；若气候剧变，超出了人们的调节功能，就会打破人体阴阳平衡，发生气血逆乱、邪气乘虚而入的情况。孙思邈说：“大寒大热，且莫贪色欲。”医学观察指出，小儿的某些先天性疾患就与妇女受孕时不良的气候因素有关。

(5)酒后不宜交合。《黄帝内经》指出：“醉以入房，欲竭其精，以耗散其真气……，故半百而衰也。”是说人在酒后行房，性交过程中往往难以自制，必欲竭其精而后快，致使恣欲无度、肾精耗散过多，从而引起早衰。

(6)患病期间或患病以后的恢复期要禁止交合或节制交合。因为这时病人身体正处于气血不足、阴阳失调的阶段，性交会加重病情、损伤身体。若是病中行房受孕，则对母体及胎儿的发育危害极大。从遗传学角度来看，母体患病受孕，易使母病及子，子必受累，所以胎儿易患遗传性疾病。

(7)妇女在月经、怀孕、生产、喂奶期间，应禁止或节制交合。在此阶段，妇女的身体一般处于血海不足、负担繁重的状态，邪气容易乘虚而入。因此妇女要注意调养身体，防止因性生活不慎而对身体造成损伤。在月经期间性交，很不卫生，容易引起妇科病。在怀孕期间性交，会使子宫收缩，容易引起流产，故应节制性生活。在孩子一百天内也要禁止性交，因为产后妇女体质极为虚弱，需要较长时间的调理补养，才能恢复健康。如果不加摄养，反而交合阴阳，耗伤精血，邪气便可乘虚而入，造成很多疾患。哺乳期也应节制房事，不然的话，会降低奶的质量，或者使奶水减少，这样就会影响孩子的发育。

(8)不要和爱人以外的人性交。现在性病又在我国蔓延起来。有些人只管一时痛快，对自己的性交对象不加选择。其实这样做一害自己，二害他人。因为，性是双方的事，性对另一方必定会产生影响。所以，还是好自为之，洁身自爱的好。若真的有一天传染上艾滋病，后悔晚矣。因此，为了您和家人的幸福，还是不要和自己爱人以外的人性交为好。另外，男人性伴侣越多越短命。据英国《经济学家》杂志报道，“一夫多妻”会使男性衰老的进程加快。英国剑桥大学和印度一家科研所的专家指出，在19种“一夫多妻制”的动物中，雄性在生命的各个阶段中的死亡率比雌性高。但在“一夫一妻制”的动物中，雌性和雄性的死亡率却没有明显的差异。同时，科学家们也发现，在人类社会中，那些拥有多个性伴侣的

男人，其寿命要比其他男性短。所以，男人要想活得长一点，还是不要“妻妾成群”。(《中华养生秘诀》)

摘自《中华养生秘诀》、《健康人手册》、《健康指南》

第五篇 防病与保健

一、吸烟是慢性自杀

吸烟是人类健康的大敌。大量研究认为，身体长期接触香烟燃烧产生的化学物质，最终会导致细胞癌变。烟草在全球盛行了两百多年，直到20世纪，人类才开始认识到烟草对人类的危害。烟草随着燃烧温度的变化，可以产生四千多种物质。研究表明，其中许多物质对人体有害，仅目前查明的致癌物质就有四十多种。吸烟是导致心、脑血管疾病恶化的主要原因。吸烟者还易患胃、十二支肠溃疡和神经衰弱等疾病。研究还发现，被动吸烟者受到的伤害甚至超过吸烟者本人。

烟草所致的危害包括：缺氧、心跳加快、气喘、阳痿、不孕以及增加血清二氧化碳浓度。吸烟的长期危害，主要是引发疾病和死亡，包括心脏病发作、中风、肺癌和其他癌症(喉、口腔、食道、胰腺、膀胱、宫颈、白血病)及慢性阻塞性肺疾患。吸烟不仅危害吸烟者本人，而且还殃及其周围的人。研究表明，吸入他人吐出的香烟烟雾，可导致婴儿急性死亡，婴幼儿呼吸道疾病及中耳疾病，成人肺癌及心脏病。

据实验研究表明，一支香烟的烟碱可使一只白兔致死，20支香烟的烟碱可毒死一头牛，在法国举行的一次吸烟比赛中，有人连吸了60支烟就当场死亡了。吸烟不仅害己，而且还害他人，被动吸烟者所受毒害的程度也是惊人的。被动吸烟对青少年的伤害更大，在吸烟者的环境中生活的孩子，患气喘病、支气管炎、肺炎和中耳炎的人数明显增加。青少年是发育时期，更不应该吸烟。平均来看，若吸烟者从青少年时期就开始吸烟，并持续下去，就会有50%的机会死于与烟草相关的疾病。其中半数将死于中年，或70岁之前，损失大约22年的正常期寿命。由于长期吸烟，从青少年时期开始的任何年龄段的吸烟者都比不吸烟者的死亡率高约3倍。英国的研究发现，每抽一支烟减少11分钟寿命。

吸烟严重损害健康。烟草的烟雾中至少含有三种危险的化学物质：焦油、尼古丁和一氧化碳。焦油是由好几种物质混合成的物质，在肺中会浓缩成一种粘性物质，对肺造成伤害。尼古丁是一种会使人成瘾的药物，由肺部吸收，主要是对神经系统发生破坏作用。一氧化碳能减低红血球将氧输送到全身去的能力。

一个一天吸15至20支香烟的人，其易患肺癌、口腔癌、喉癌的机率，要比不吸烟的人高14倍；其易患食道癌的机率比不吸烟的人高4倍；死于膀胱癌的机率要高2倍；死于心脏病的机率也要高2倍。吸烟是导致慢性气管炎和肺气肿的主要原因，而慢性肺部疾病本身，也增加了得肺炎及心脏病的危险，并且吸烟也增加了高血压的危险。此外，英国科学家研究发现，青少年吸烟会致盲。因为烟草和视网膜黄斑病变有关，而这正是造成失明的主要原因。

新近研究表明，吸烟之所以致癌，主要在于以下三大因素：一是破坏细胞基因。香烟中致癌物质会促使基因突变，发生细胞癌化而形成癌肿。二是放射性损伤。烟草中的放射性物质会影响细胞组织的代谢，可引起基因突变，诱发并促使癌肿的形成和生长。三是损伤免疫功能。吸烟可引起免疫功能的损伤。鉴于以上吸烟致癌的三大因素，科学家们一再忠告：为了生命和健康，为了下一代，请尽早戒烟！

摘自《养生保健的266条法则》

二、饮酒一定要适量

夫酒者，祭天享地，顺世和人，行气和血，乃陶情性。世人能饮者，故不可缺。凡遇天寒冒露，或入病家，则饮酒三五盏，壮精神，辟疫疠，饮者不过，量力而已，过则耗伤血气也。古云：饮酒无量不及乱。此言信矣,饮者未尝得于和气血,抑且有伤脾胃。伤于形,乱于性,颠倒是非,皆此物也。早酒伤胃,宿酒伤脾,为呕吐痰沫。醉后入房,以竭其精,令人死亦不知,虽知者亦迷而不戒。养浩高人,当寡欲而养精神,节饮食以介眉寿,此先圣之格言,实后人之龟鉴也。《本草》云:酒性大热有毒,大能助火,一饮下咽,肺先受之。肺为五脏华盖,属金本燥,酒性喜升,气必随之。痰郁于上,溺涩于下,肺受贼邪,不生肾水,水不能制心火,诸病生焉。其始也病浅,或呕吐,或自汗,或疮疥,或鼻皱,或泄利,或心脾痛,尚可散而出也。其久也病深,或为消渴,为内疸,为肺痿,为痔痛,为鼓胀,为黄疸,为失明,为哮喘,为老嗽,为吐衄,为癫痫,为难状之病,倘非高明,未易处治。凡嗜酒者,可不慎乎?

酒是用粮食或水果发酵制成的饮料。酒可分为白酒、果酒、啤酒、黄酒四大类。白酒含乙醇50%～70%,黄酒含乙醇20%,果酒含乙醇16%～18%,啤酒含乙醇3%～5%。我们提倡适量饮酒,少量饮酒,微量饮酒,就是要减少乙醇进入体内。要限次限量,少饮高度酒,不要常喝、多喝,要不过量、不酗酒。不论哪种酒,适量饮用,都有益于身心健康。

(一)酒的作用

酒本是一味中药。它最初是用于治疗疾病的,"饮酒"即是"服药"。酒能提神活血、舒缓筋骨。酒泡制药可增加药物疗效,它能引诸经,和百药,堪称"百药之长"。酒外用可消毒、去腐、止痒、散热、止痛、止血、舒筋活血。

李时珍《本草纲目》称:"酒能引诸经,……味之辛者能散,苦者能下,甘者能居中而缓;用为导引,可以通行一身之表,至极高分;味淡者则利小便而速下也。"酒于食疗之外可和百药,功同甘草。它一可"导",引诸药药力到达五脏六腑及各处经络,可入心脏亦可到达远离心脏的足趾和皮肤;二可"和",可化解辛热、降服苦寒、散发甘平、通利小便。

酒用于烹调作添加剂,归入食疗之列,可消毒、防腐、去腥膻、杀苦味、增美味,有益于助消化、健脾胃和摄取营养。具体说,酒的作用有以下几点:

1. 白酒具有畅通血脉、散瘀活血、祛风散寒、健脾暖胃的作用,适量饮用,有兴奋神经作用,使大脑抑制功能减弱,血管扩张,血液循环加强,有解除疲劳、兴奋精神、增加食欲、促进消化吸收作用。

2. 黄酒含有18种以上的氨基酸,其中人体必需氨基酸8种,此外,还含有糖、糊精、醇类,富有营养。黄酒的度数低于白酒,含有酒精,但属于酿造酒而不是人工勾兑酒,其性柔和,对人体的作用温和无伤害。妇女及中老年人喝些热黄酒对身体有益。

3. 白酒和黄酒由于可增强药势,将中药材中有效成分浸出供人饮用养生治病,所以常用于炮制药酒。不同的是,白酒对药材有效成分的浸出较黄酒要彻底。因此很多药酒是用白酒制作的。

4. 果酒中以葡萄酒居多,含有醇类、糖类、鞣酸、蛋白质、果胶、氨基酸、维生素等,尤以氨基酸和维生素含量全面而丰富,适量饮用,能补充营养、软化血管、保护心脏。

5. 啤酒被誉为"液体面包",因为其中含有17种氨基酸,还有糖类、醇类、多种维生素,有活血、开胃、保护心脏、帮助消化、消除疲劳的作用。啤酒中含有的树脂、苦味质、单宁等,有杀死葡萄球菌、抑制结核杆菌的作用,还有解热利尿、强心镇静的作用,对患有高血压、心脏病、肠胃病、脚气病、消化不良、神经衰弱的人,喝啤酒有一定辅助治疗作用。

(二)过量饮酒的危害

酒于人体而言,养生又害生,活人又杀人。关键是饮得其法、饮得其时、饮得其地、饮得其量,不可"过","过"则杀人。"酒为百药之首,过为洪水猛兽"。酗酒会损害身体,影响健康。大量饮酒,使大大超过了肝脏分解能力的酒精进入体内,不仅血液中的酒精浓度会急剧上升,而且会影响到脑的中枢部,产生意识不清,严重的情况甚至会使呼吸麻痹而导致死亡。在意识不清的状态下呕吐,有时也会导致窒息死亡。这是大量饮酒所引起的急性酒精中毒。孔子主张"不为酒困”。佛家将“不饮酒”列为“五戒”条款，认为“酒能乱性，使人失去理智”。具体讲，过量饮酒的危害是：

1. 长期过量饮酒者患癌症的机率是普通人的2倍。酗酒会使体内免疫系统遭到极大破坏，无力杀死癌细胞，这就给肿瘤生长恶化提供了机会。嗜酒会刺激口、咽喉、食管、胃等器官引起发炎、溃疡，甚至引发癌症。

2. 长期过量饮酒，对肝脏的损害极为严重，会使正常肝脏变成脂肪肝、肝炎、肝硬化。肝病患者要禁酒，一次大量饮酒，可中毒死亡。

3. 长期过量饮酒，会增加心脏负担，加重心肌缺血，诱发心肌梗死；影响脑循环自动调节，使脑血流量降低，使脑细胞受损，造成智力低下、记忆力下降等，甚至诱发脑梗死。

4. 长期饮酒过量，会使男性性欲减退，阴茎勃起障碍，甚至出现暂时性阳痿；酒精毒害生殖细胞(包括精子和卵子)，所孕育的胎儿将来智力很可能迟钝，而孕妇饮酒，孩子出生后可能呆滞、生长发育缓慢、某些器官畸形或有不同程度缺陷；儿童少年饮酒，使生殖器官正常功能发生障碍，还可影响消化液和酶的分泌，引起胃炎、胃溃疡等。

5. 长期过量饮酒者中风的机率大大增加。酒精可使人的血压升高，血粘稠度升高，血小板聚集性增加，易形成血栓，导致缺血性中风发生。

6. 长期饮酒过量可引起吸收障碍，导致营养不良，使骨质形成和骨矿物质化减少，最终引起骨质疏松。

7. 长期饮酒精含量高的白酒，会酒精中毒，可能导致股骨头缺血性坏死，使单侧髋关节疼痛、跛行、关节功能严重受损。

8. 长期过量饮酒，对人体健康有全面的威胁，可使人早衰、消瘦、憔悴、思维能力大大降低、嗜睡、精神异常、行为失控等，造成严重后果。

总之，长期过量饮酒有百害而无一利，切实应当戒除。

(三)适量饮酒有益健康

酒既可做饮料、调料，又有活血、养气、暖胃、驱寒的作用。适量饮酒，有以下好处：

一是适量饮酒，可兴奋神经、扩张血管、降低血压、促进血液循环。还能提高人体对胰岛素的敏感性。

二是适量饮酒，可使消化液分泌增加，促进消化吸收。

三是适量饮酒，能升高体内高密度脂蛋白，减少血管内胆固醇的沉积，有助于防止血栓的形成，防止动脉血管老化，因而可有效防止中风和心血管疾病发作的可能。

四是适量饮酒，还可以改善性功能，益寿延年。适量饮用葡萄酒和啤酒的人要比饮酒过量的人长寿。甚至比不喝酒的人还长寿。这可能是因为葡萄酒中含有的抗老化剂酚黄酮发挥了重要的保护作用。

所谓适量饮酒，是指男性每天饮用酒的酒精量不超过25克，相当于高度白酒50毫升(酒量小的要更少)，每周饮酒不超过3次；葡萄酒250毫升；黄酒不超过300毫升；啤酒不超过750毫升。女性每天饮用酒的酒精量不超过15克，相当于啤酒450毫升，或葡萄酒150毫升，或低度白酒50毫升。心血管疾病患者可在适量的前提下，酌情喝少量、微量的酒。

北京电视台科教频道《健康大讲堂》提出了合理饮酒量计算法：

饮酒量(克)×酒的度数＝酒精度。男人一天不要超过40克酒精，女人一天不要超过20克酒精，为安全量。若超过此量，5年以上，可致酒精性肝病。

(四)喝酒应注意的问题

饮酒的作用是因人而异，以下人员不宜饮酒：一是孕妇不能饮酒，应完全禁酒，因为酒精会伤害胎儿；二是少年儿童不宜饮酒；三是消化道溃疡病人、泌尿系统结石病人不宜饮啤酒；四是肝病患者不宜饮酒。

摘自《养生保健的266条法则》

三、长期服药会影响健康

随着生活水平的提高和人们保健意识的增强，药品的使用越来越多，如处方药，非处方药，秘方药，偏方药，土方药，保健药等种类繁多，稍不注意，就会给人们的健康造成很大的危害。有些药，尽管是医生开的，但如果使用不当，同样会危及人的健康。过量使用镇静剂或兴奋剂使人在生理上和精神上都会出现问题。长期服用某种药物会对这种药物形成依赖性，并降低身体的免疫力。如很多人习惯于使用阿斯匹林和扑热息痛等止痛药。却不知道阿斯匹林会刺激胃肠，并增加肠壁的渗透性；还会刺激免疫系统，并引起普通食物的过敏反应，打乱身体对营养物质的吸收。长期使用会消弱免疫系统的能力，并引起发炎，甚至引起肠道出血。长期接触多种化学物质能诱发人体组织和器官发生癌变。

解热止痛药如长期大量滥用含有非那西丁成分的药物，可诱发肾盂病变和膀胱癌；含有氨基比林成分的药物，在胃酸条件下与食物发生作用，可形成致癌物亚硝胺；保泰松能抑制骨髓造血功能，有导致白血病的可能。抗癫痫药如苯巴比妥钠能诱发脑瘤或肝部病变；孕妇服用苯托英钠，可使新生儿发生严重畸形或患恶性淋巴瘤。降压药如长期服用利血平可能诱发乳腺癌，且比未服用者高三倍。抗生素如氯霉素除了抑制骨髓导致再生障碍性贫血外，还可引发白血病。

激素类如怀孕 3 个月内服用乙烯雌酚治病，可使女婴青春期易患阴道癌和子宫癌。绝经期妇女用雌激素治病，子宫内膜癌发生率较未用雌激素者要高 7.5～8 倍。长期使用甲基睾丸素、去氢钾睾酮和康复龙等，可诱发肝癌。服用黄体酮易酿成宫颈癌。

抗癌药如环磷醚胺，治疗多发性骨髓瘤，可发生白血病或膀胱癌；甲氨嘌呤治疗白血病及牛皮癣，易发生皮肤癌、鼻咽癌和宫颈癌；塞替派、马利兰、疏嘌呤和阿糖胞苷、甘露醇氨芥等，均可致癌，可能它们引起染色体畸变与细胞变异之故。中草药如肉豆蔻、大茴香、土荆芥、胡椒及樟脑油、巴豆油等，均有促发癌症作用。

“是药三分毒”。许多常见的药物都会对我们的营养状况有直接或间接的影响。所以，医家认为，药不可多吃，更不可乱吃，无病服药更要坚决反对。因此我们应该改变不良的用药习惯，做到：能食疗的不用药疗；用医生开的处方药，并遵医嘱；了解药性，谨慎用药；不滥用药、乱用药，以避免某些药物对身体造成危害。

摘自《养生保健的 266 条法则》)

四、常吃油炸、熏烤食品易致癌

食品的烹饪方法可以改变其中营养物质和抗营养物质之间的平衡。熏烤食品会产生致癌毒物——多环芳香烃化合物。脂肪、胆固醇等成分，在高温熏烤下，可产生强致癌物 3，4-苯并芘。偏嗜熏烤食品者难以避免致癌之害。如肉串烤不熟，还可能引起绦虫病、肝吸虫病、肺吸虫病、旋毛虫病，植物串烤不熟可能引起姜片虫病、蛔虫病等寄生虫病。油炸食品，都是含油的食品，多吃这种食品，脂肪摄入量就增加了，会引起一系列高血脂带来的疾病。食品在热油中炸，许多维生素遭到破坏，脂肪中必需脂肪酸因氧化而受损失，油和食品营养同时降低。高温下反复使用的油会产生杂环胺、自由基二聚体、三聚体等十几种有害甚至致癌物。食用后使肝、肾受损。另外，特别是常吃炸油条，还会破坏钙、磷吸收，引起骨质疏松，使消化功能减弱；常吃加明矾的油条，还会造成老年痴呆症。用油煎炸食品，会产生自由基，它是非常活泼的化学成分，可以破坏食物中的必需脂肪，还能破坏细胞，增加患癌症、心脏病和早衰的风险，并破坏那些可以保护我们免受这些疾病侵袭的营养物质，如维生素 A 和维生素 E。

熏烤、油炸食品是人们喜欢的食品之一，只要熏烤、煎炸的方法得当，那些有害物质也是可以避免的。如用传统的干燥植物熏烤的食品(如烤鸭)，经化验几乎不含有 3，4-苯并芘。煎炸的破坏作用取决于油、温度和时间的长短。用质量好的油，炸的时间短一些，破坏作用就会小一些。

摘自《健康指南》)

五、洋快餐是“垃圾食品”

我国传统膳食以谷物为主，副食是新鲜的天然食品，不作精细加工，糖的食用量较少，白开水和茶为大众化的饮料，烹调大多使用植物油。西方营养学家认为中国传统膳食结构是防止肥胖等富贵病发生的最佳膳食。

但是，随着改革开放和经济的发展，人们的

膳食结构发生了明显变化。最突出的特点就是食用高糖、高脂肪的食物增多,吃洋快餐、喝各种饮料日趋普遍。洋快餐有什么特点呢?概括起来讲就是"三高":高蛋白、高脂肪、高热量。2003年1月29日,伦敦一家报纸报道,美国科学家施瓦茨对汉堡包、炸鸡块、炸薯条等洋快餐的生物特性研究表明,洋快餐可以引起人体内激素的变化,导致进食量难以控制。这一有爆炸性的发现表明,吃洋快餐,不能简单地解释为仅会使身体发胖,洋快餐可能具有成瘾性。因为我们身体里有一种瘦素,如果你长期吃洋快餐,就会形成对自身瘦素的抵抗,大脑中就形成对肥胖的记忆。由于大量吃这种"三高"快餐,1999年14%的美国青少年体重超标,这个数字是70年代的3倍,比80年代翻了一番。2002年11月,美国纽约市一些因长期食用美式快餐而变成肥痴的儿童家长,在法院控告麦当劳引起儿童肥胖。所以美国国会议员一致认为,肥胖问题已成为公众的健康问题,要把快餐赶出校园。

据美国出版的一本关于快餐的书估算,若一日三餐全吃快餐,每天摄入的总热量可达3005千卡,远高于中年男女所需热量值(分别为2700千卡及2000千卡)。营养学中有个专门术语叫"脂肪热比",正常标准为20%~30%,脂肪热量过高或过低,都不利于健康。洋快餐食品的脂肪热量指数相当高:三明治为52%、奶油为90%、冰激淋为52.9%,所以营养学家为洋快餐取了个绰号——叫作"能量炸弹"。此外,每天的洋快餐食物中脂肪热量可达1140千卡,占总热量的48%,大大超过了30%的标准,钠4.9克,也超过了3.3克纳的标准。众所周知,高热量食物摄入过多易诱发肥胖,高钠则诱发高血压。由于快餐食品营养严重失衡,所以国际营养学界都众口一词地称洋快餐为"垃圾食品。"

摘自《健康指南》

六、充足的睡眠有利于保健

睡眠是一种使人们的精力、体力和疲劳恢复正常的最佳方式。睡眠是生命活动的一种生理现象,是中枢神经系统产生的一个主动性抑制过程,能对大脑皮质细胞起到很好的保护作用,使其免于破坏和衰弱,使人的精神和体力得到很好的恢复。健康的体魄不仅来自于运动和适当的营养,而且还与睡眠有密切的关系。一个人如果睡眠不足,他的机体免疫力就会下降,容易罹患各种疾病,包括癌症、心血管疾病以及各种难以治愈的传染病。

(一)睡眠的作用

人的一生,有三分之一的时间是在睡眠中度过的。睡眠与健康是"终生伴侣"。中国医学历来重视睡眠科学,认为"眠食二者为养生之要务"、"能眠者,能食,能长生"。美国学者研究认为,有七种原因可影响人的寿命,其中最重要的一项是睡眠。人七天不进食,只要饮水,尚可维持生命,但如果七天七夜不睡觉便有生命危险。俄罗斯专家认为,睡眠时人体内会产生一种被称为胞壁酸的睡眠因子,可促使白细胞增多,巨噬细胞活跃,肝脏解毒功能增强,从而将侵入的细菌或病毒消灭。因此,按质量睡好觉,可使你的免疫力"更上一层楼"。具体讲,睡眠的作用有以下几点:

1. 睡眠是生命的根基。有位生理学家曾用狗做实验:每天只给水而不给食物,它能活25天;连续5天不让它睡眠,结果体温下降4~5℃,再经过92~143小时剥夺睡眠,它就死亡了。所以,睡眠是生命中所有健康要素惟一不可取代的。如果睡眠不够,根本补不回来,因此它不可取代。没有适当的睡眠,就无法维持生命其他活动。要维持生命,就必须有充足的睡眠。

2. 睡眠是最好的恢复剂。消除疲劳最好的方法就是良好的睡眠。有人说,睡眠是大自然最了不起的恢复剂,这是符合实际的。经过睡眠,人会感到精神饱满,体力充沛。是因为睡眠时,人体精气神皆内守于五脏,五体安舒,气血和调,体温、心率、血压下降,呼吸及内分泌明显减少,从而使代谢率降低,体力得以恢复。

3. 睡眠可以增强抗病能力。美国糖尿病学会指出,长期睡眠不足的人,可能对胰岛素较不敏感,因此,随着时间的流逝,他们罹患肥胖症、高血压与糖尿病的机率就会大增。此外,患有失眠症或经常熬夜的人出现溃疡的机率较高。英国的研究人员发现了一种名为 TFF2 的蛋白质，这种蛋白质有助于胃壁的修复，但它是在夜间(就是我们睡觉时)工作。台湾医学界指出，过去心肌梗塞的患者大多是年纪较大的人，但近年发现有些患者却在 20 几岁到 40 岁左右。他们在此之前几乎都没有疾病史，他们的共同习惯是熬夜。再者，睡眠不足很伤人。特别是晚上 11 点到凌晨 3 点，这 4 个小时是骨髓造血的时间。只要你在这 4 个小时里好好休息，整个人就像充了电一样；如果你没有在这个黄金时间睡眠，而去熬夜的话，以后很可能百病齐发。莎士比亚曾说："睡眠是一切精力的源泉，是病患者的灵药。"因此，一定要重视睡眠，这样才能避免疾病的侵袭。

4. 睡眠有利于保护大脑。原苏联生理学家巴甫洛夫说："睡眠是神经系统的救星。"恰当的睡眠是对大脑神经保健的又一必不可少的方法。睡眠质量的好坏直接影响着脑神经功能。睡眠不足者，会出现烦躁、激动或精神萎靡、注意力分散、记忆减退等症状，长期缺眠还会导致幻觉。因此，睡眠有利于保护大脑。这是由于大脑在睡眠状态中耗氧量大大减少，利于脑细胞能量贮存，可以恢复精力，提高脑力效率。

5. 睡眠能提高机体免疫力。临床发现，人类短期的失眠或睡眠质量不高，轻者能造成人格的改变，工作、学习能力的降低；重者可能并发情绪精神方面的疾病，长期的睡眠不足更可能导致免疫功能下降，进而并发感染或癌症。相反，只要睡眠品质一改变，人的免疫功能就增强，病情好转的速度也就跟着加快。既然睡眠如此重要，我们怎样才能有一个充足的睡眠呢？(《中华养生秘诀》)

(二)要保证正常的睡眠时间

科学研究发现，一个人的睡眠不足或过多，对健康都是不利因素。有文献报告指出：每日睡眠不足 4 小时的成年人，其死亡率比每晚睡眠 7～8 小时的人高 180%以上；相反，如果睡眠时间过长，每日 10 小时以上，其死亡率亦要比每日睡眠 7～8 小时的人高出 80%以上。生理学家认为，人每天所需要的睡眠时间，一生中不是一成不变的，它会随着年龄、工作情况的不同而发生变化。一般地说，人类合理的睡眠时间，新生儿每天约需睡 20 小时，儿童为 12～14 小时，成年人为 7～9 小时，老年人为 6～8 小时。可见，睡眠的时间会随着人的年龄的增长而逐渐减少。一个人每天需睡多长时间，不可一概而论，应因人、因性别、因个人身体状况不同而有所差别。长寿老人大多睡眠很好，每天睡足 7～8 小时，这是长寿的重要条件。

最好养成定时睡眠的习惯。比较好的睡眠时间为：晚上 10 时，最晚 11 时入睡，早晨 6 时左右起床。《黄帝内经》指出，睡眠应："春三月……夜卧早起，广步于庭。夏三月……夜卧早起，无厌于日。秋三月……早卧早起，与鸡俱兴。冬三月……早卧晚起，必得日光。"(《养生保健大全》)

(三)要注意卧具的选择

对睡眠直接产生影响的是床具，因此选择什么样的床具，至关重要。

一是要选一张适合自己的床。床是安寝的卧具，有一张适合自己的床不仅躺着舒服，而且能使你很快进入梦乡。那么怎样才能选一张适合自己的床呢？首先床要宽大一些，根据自己卧室的大小，双人床应该在长 2 米、宽 1.8 米左右，单人床应是长 2 米、宽 1.2 米左右，宽大的床体可以使人肢体伸缩、转动自如，不仅有利于血液循环，而且有利于舒展筋骨和肢体发育。其次床的高低应适中，离地面应 50 厘米左右，床体过高不利于上床休息，特别是对老年人和肥胖者会增加其上下床的难度，而且易发生危险。床位过低不利于人体起卧，而且还会影响透气功能，特别是居住平房者，床体离地太近还会使身体饱受潮湿之气，影响健康。

二是要选用合适的枕头。要想睡个好觉，枕头也很重要。因为人的脊柱是一条自然的生理曲线，颈椎向前凸，骶椎向后弯曲。当人们仰卧或侧卧时，胸椎或肩部与床面相贴，头颈部则与床面形成一定空隙，因此，枕个枕头，就会使头部有个合适的支撑，有益身体健康。那么怎样选一个合适的枕头呢？枕头的选择要考虑其高度、软硬度及弹性。枕头过低会使人感到头沉、别扭，眼部胀痛，很不适应。枕头过高会使颈部肌肉酸痛,而且还会影响头部的血流量,使人第二天头晕头痛。一般而言,枕头过高或过低都会影响人的睡眠。

枕头的高低因人而异,一般以10厘米左右为宜。枕头的软硬度要适中,过软无法保持一定高度,过硬可使头与枕面接触面小,压力增大,影响头部血液循环,而且由于枕头过硬,头部的重力压迫头皮会使接触部位头皮产生疼痛。枕头稍有弹性即可,弹性过大会使枕头不稳,易损伤颈部肌肉。

枕心有木棉、荞麦壳、羽绒、鸭绒、米糠等制成。也有用菊花、茶叶等制成的药枕,应根据自己的情况选用。应用药枕要在医生的指导下选用,如菊花枕、草决明枕具有清肝明目功效,适用于高血压患者,绿豆枕可用于清热解毒等,其他还有“蚕砂枕”、“磁疗枕”等应根据医生指导酌情选用。(《健康生活一点通》)

(四)睡眠要采取正确的姿势

对于人体健康来说,除了保障足够的睡眠时间以外,睡觉的姿势也是不可忽视的一个重要问题,尤其是对于某些特殊人群,睡姿显得尤为重要,那么哪些睡姿是正确的呢?

唐代医学家孙思邈认为:“屈膝侧卧,益人气力,胜正卧。”中医认为,夜晚人体阴气转盛而阳气内敛。屈曲如弓的卧姿有利于阳气的收敛,使肌肉筋膜完全放松,易于消除疲困。现代医学研究发现,侧卧这种睡眠姿式对人体健康极为有利,侧卧时,全身肌肉松弛、呼吸舒畅,而且能使心肺和胃肠的生理活动降到最低限度。另外,脊柱压力减小,四肢舒展,且胸部受压最小,不容易造成鼾声及发生呛咳。侧卧位以左侧卧还是右侧卧为好呢?养生家认为,右侧卧位较合理,因为心脏位置较高,有利于其排血,压力最小,负担最轻;肝脏处于最低位,可获较多供血;胃向十二支肠和小肠通向大肠的开口都向右侧,所以右侧位有利于食物在胃肠内的运动。需要特别指出的是侧卧位并非是人们睡姿的唯一选择。身患各种疾病的人,其睡眠姿势因病而异。如脑血栓患者以仰卧姿势为妥。

对一般人而言,睡觉宜采取右侧卧位。这是由于晚餐后人体需要新陈代谢,大量的血液回到肝脏进行肠肝循环,而此时若采取右侧卧位睡姿,则有利于血液顺利流向肝脏,促进人体的代谢功能。而且,由于胃通向十二指肠,小肠通向大肠的开口都向右侧,右侧卧位有利于食物的排空。另外,由于心脏位于人体左胸侧,右侧卧位可以使回心血量减少,不仅减轻了心脏的负担,而且也减少了心脏受压的机会。

对于生长发育中的儿童宜采取仰卧姿势。专家们认为,婴幼儿采取仰卧的姿势睡觉有利于体型、容貌的定型及良好的发育,使其五官正常,身体发育良好。

对于孕妇宜采取左侧位卧姿。因为仰卧睡会影响子宫动脉的血流量,造成胎儿供血不足,影响胎儿发育。同时还可导致孕妇患“低血压综合征”。由于妊娠时子宫向右旋转,如果采取右侧卧姿,会加剧妊娠子宫的供血障碍。因此,孕妇宜采取左侧卧位,这样不仅改善了子宫血管右旋而发生的扭转,而且也改善了胎盘的血液供应,有利于胎儿的生长发育。

对于心脏病患者,宜采取倾斜位睡姿。一些冠心病患者及风湿性心脏病患者常常会因为夜间卧位睡眠而使回心血量增加而发生心绞痛及心力衰竭。若采取倾斜位睡姿,即上半身高下半身低的半倚靠位睡姿,不仅可以防止心绞痛及心力衰竭的发生,而且还可以减少因服药而带来的头痛、头晕等副作用。

此外,床位的摆放也是有学问的,应顺应地磁南北朝向摆放,有益于人体健康。居住平房者冬季床应置于避风处,不可太靠门,也不可离墙太近,以免受潮。夏季床应置于卧室中央,这样可以起到通风散热的效果。(《健康生活一点通》)

(五)要注意睡眠环境

除了养成良好的睡眠习惯外,还要有一个良好的睡眠环境。

一是卧室要经常通风。①由于卧室内的床具、衣柜等家具在制作过程中使用了各种化学涂料,不免会散发出一些有毒的气体如甲醛、苯等,这些气体对人体健康是有害的,经常通风会减少这些气体对人体的危害。②卧室内若装有空调,时间一长空调机内除积满许多灰尘外，还存有大量的螨虫，过滤网7天不清洗，空调内就会有上万只螨虫，被风吹到室内，会使人得螨虫病。③此外，科学家们还发现，卧室内若放有电视机，电视机开机时荧光屏会辐射出少量的能够致癌的电磁射线能，如果开窗通风，这种致癌的能量就会很快消失。④再有，我们人体自身也是一个很大的污染源。若每间卧室住两个人的话，每天呼吸、说话、咳嗽、打喷嚏、排气时就会有成千上万的细菌从人体排出，而污染着卧室的各个角落，人们呼吸到这些被污染的空气，特别是年老体弱者及儿童很容易得呼吸道疾病。因此，我们的卧室应该经常开窗通风，每天上、下午至少开窗一次，每次20分钟，在这样的环境里休息不仅能睡个好觉，而且有益健康。

二是卧室不宜放花木。因为，有些花木散发出的气味，对人体健康是有影响的。

三是卧室的亮度要合适。如果卧室的光线太强太亮，就会影响人的入睡和睡眠质量，微弱柔和的光有利于睡眠。

四是卧室的温度、湿度要适宜。睡眠时温度和湿度过高、过低都不好，以舒适为宜(22℃左右较好)。(《健康生活一点通》)

(六)午睡有益于健康

科学研究表明，短暂的午睡是符合人体生理节奏的。每天中午13点～15点钟，是人体处于生理清醒状态的低潮时期，因此，此刻如果有个舒适安静的环境会很快入睡。特别是那些睡眠不足或从事脑力劳动的人以及中小学生，短暂的午睡对于解除疲劳是有一定好处的。尤其夏季，昼长夜短，气温又高，人体的新陈代谢加快，消耗氧气及营养量加大，供给大脑的能量相对减少，常使人感到昏昏沉沉，因此，光靠夜间睡眠是不能满足人体生理需要的，有必要利用午睡来补充一下睡眠。即使是短暂的午睡，人们也会感到精力充沛，干劲倍增。

午睡不可在午餐后马上躺下，应最少休息30分钟～60分钟再睡，根据人体生物钟规律，午睡最好选在中午13点～15点为宜，午睡时间以30分钟到1小时为好，因为时间过短达不到休息的目的，时间太长会影响夜间睡眠。

午睡要睡在床铺上。睡在沙发上、椅子上或伏案就睡都是不可取的。夏季午睡不要睡在风口或露天处，以免受凉，要盖好被单或毛巾被。中老年人午睡醒来后，不可贸然起床，以免发生意外。

午睡虽然有益健康，但有些人是不宜午睡的，如65岁以上且身体超重的老年人，血压过低的人，心血管系统有严重疾病特别是脑血管狭窄的人，这些人午睡会增加患病及死亡的风险，因此，这些人最好不要午睡。(《健康生活一点通》)

(七)睡眠应注意的问题

1. 睡前不要吃甜食。睡前吃甜食或面点心，这对健康不利。因为，吃过甜食，睡觉时口腔里的糖分被细菌分解后，对牙齿不利；吃了点心就睡，不利于消化。

2. 晚餐不要吃得过饱。晚餐吃得过饱，大量的食物积存在胃肠道内，还会压迫一些消化腺，使一些消化酶和消化腺受阻，影响人体的消化功能；肚子太饱，容易做恶梦，睡不好觉；对心脏的正常工作也有影响。

3. 睡前不要喝浓茶。睡前喝茶易引起兴奋，会使人失眠。

4. 头发未干不要睡觉。晚上洗头后头发未干便睡觉，可因头发内的水气逐渐蒸发带走人体热量，造成肌体受凉；加之枕头浸湿夜间变凉使头部受寒，易引起头痛、鼻塞、低热等感冒症状，所以，亦将头发晾干或吹干后再入睡。

5. 露天睡觉不可取。夏天天气炎热，为了达到睡觉时凉爽的目的，有些人喜欢在外面露天地里睡觉，这是一种不好的习惯。露天睡觉对人体健康是非常有害的。首先，人在睡眠时，机体代谢能力相对低下，皮肤调节能力下降，夏夜气温变化很大，凌晨三四点钟时气温降至最低，此时正是人们睡意正浓之时，加之露水造成的湿度很大，容易使人受凉引起感冒、肺炎、关节炎等疾病。其次，人在睡眠时，胃肠防御功能下降，如果不注意胸腹部的保暖，会使胃部受凉，引起胃肠功能紊乱、胃炎等疾病的发生。再次，夏季是蚊虫活动猖獗的季节，露天睡觉很容易遭到蚊虫叮咬，不仅引起局部疼痒，还可传播疟疾、乙型脑炎等疾病，所以，夏天再热也应在屋里睡觉，并盖好腹部，才有益于健康。

6. 睡前温水洗脚有好处。临睡前，用温水泡脚15～20分钟，一方面可以清洗皮肤，起到预防皮肤感染的作用，防治下肢酸痛；另一方面双脚浸泡在温水里会使足部血管慢慢扩张，血流增加，从而减少供给的血流，使大脑皮质的兴奋性降低，便于抑制过程的扩散，起到催眠作用。同时温水洗脚还能使机体产生轻松舒适的感觉，可以帮助入睡。(《养生保健大全》)

摘自(《养生保健大全》、《健康生活一点通》、《中华养生秘诀》)

七、做梦与身体健康状况有关

做梦是睡眠中大脑出现的一种生理现象。对梦的本质认识各异，一般认为睡眠时，如大脑皮质层部位有一定的兴奋活动，外界和体内的弱刺激到达中枢与这些部位发生某些联系时，就可以产生梦。或认为梦是现实的反映、预见的来源、祛病的灵性感受，或认为梦也是一种觉醒状态，或把梦视为一种潜意识活动(所谓弗洛伊德梦)。最著名的释梦书可能是古希腊阿尔特米多卢斯的《评梦》。亚里士多德认为梦是从外界客观事物得来的感觉印象在体内的滞留和盘桓，但常因与障碍冲突而组合得支离破碎。弗洛伊德于1899年发表《释梦》，认为梦"梦是通向无意识的大道"，反映了醒时的体验，梦的内容来自尿对膀胱的压迫等刺激、白昼残留印象及有关的幼儿期记忆。特定的梦境可称为显示内容；因觉醒时的抑制需要消失，而梦中表达的受压抑愿望(尤其性和敌意)称为潜隐内容。醒时不能满足的冲动于梦中表现为感觉性表象及景象。他主张用自由联想的精神分析方法来释梦，找出梦者受压抑的心理需要，以治疗精神疾患。梦半数发生于梦者所熟悉的环境中。并明显地显示以自我为中心，梦者参加到梦中事件中去。梦中多有人物(常为熟人、亲属)出现。典型的梦是视觉意象，很少有受听觉体验支配的梦。带有情绪色彩的梦往往是令人不愉快的。梦的离奇性的原因可能是：梦境在时间和意图上不连贯，梦的情景聚然转变，醒后大部分不能清晰回忆。(《健康指南》)

但中医认为，做梦与人体健康状况有关。《黄帝内经·灵枢经·淫邪发梦》曰："阴气盛，则梦涉大水而恐惧；阳气盛，则梦大火而燔焫(燔，音：fàn 意：焚烧；焫，音：rui 意：点燃)；阴阳俱盛，则梦相杀。上盛则梦飞，下盛则梦堕，甚饥则梦取，甚饱则梦予。肝气盛则梦怒，肺气盛则梦恐惧、哭泣、飞扬，心气盛则梦善笑恐畏，脾气盛则梦歌乐、身体重不举，肾气盛则梦腰脊两解不属。凡此十二盛者，至而泻之立已。""厥气客于心，则梦见丘山烟火。客于肺，则梦见飞扬，见金铁之奇物。客于肝，则梦见山林树木。客于脾，则梦见丘陵大泽，坏屋风雨。客于肾，则梦临渊，没居水中。客于膀胱，则梦游行。客于胃，则梦饮食。客于大肠，则梦田野。客于小肠，则梦聚邑冲衢。客于胆，则梦斗讼自刳(刳：kū 意：从中间破开再挖空)。客于阴器，则梦接内。客于项，则梦斩首。客于胫，则梦行走而不能前，及居深地窌(liáo 针灸穴位名)苑中。客于股肱，则梦礼节拜起。客于胞直，则梦溲便。凡此十五不足者，至而补之立已也。"这说明梦境的发生与脏腑功能及其虚实盛衰有直接关系。《黄帝内经·素问·方盛衰论》曰："是以肺气虚则使人梦见白物，见人斩血籍籍，得其时则梦见兵战；肾气虚则使人梦见舟船溺人，得其时则梦伏水中，若有畏恐；肝气虚则梦见菌香生草，得其时则梦伏树下不敢起；心气虚则梦救火阳物，得其时则梦燔灼；脾气虚则梦饮食不足，得其时则梦筑垣盖屋。此皆五脏气虚，阳气有余，阴气不足。合之五诊，调之阴阳，以在经脉。"孙思邈在《千金翼方·养生禁忌》中指出："一体之盈虚消息，皆通于天地，应于物类。故阴气壮，则梦涉大水而恐惧；阳气壮，则梦涉大火而燔灼；阴阳俱壮，则梦生杀。甚饱则梦予，甚饥则梦取。是以浮虚为疾者，则梦扬；沉实为疾者，则梦溺。籍带而寝者，则梦蛇；飞鸟衔发者，则梦飞。心躁者梦火，将病者梦饮酒歌舞，将衰者梦哭。是以和之于始，治之于终，静神灭想，此养生之道备也。"以上几段论述，从人的身体状况，阴阳脏器的盛衰，来说明一些梦的形成，深刻地揭示了部分梦境产生的根源。人们若能正确地通过梦境检查自身的健康状况，及时采取必要措施，必将对保健起到重要作用。

明代张介宾在《类经·梦寐》中指出："《周礼》六梦：一曰正梦，谓无所感而自梦也；二曰噩梦，有所惊愕而梦也；三曰思梦，因于思忆而梦也；四曰寐梦，因觉时所为而梦也；五曰喜梦，因有所好而梦也；六曰惧梦，因于恐畏而梦也。关尹子曰：好仁者，多梦松柏桃李；好义者，多梦金刀兵铁；好礼者，多梦簠簋（簠：fu， 簋 gui，古代祭祀器具）笾豆；好智者，多梦江湖川泽；好信者，多梦山岳原野。役于五行，未有不然者。——是皆梦之因也。至其变化之多，则有宋昭公之梦为鸟，庄周之梦为蝶，光武之梦乘赤龙而登天。陶侃之梦生八翼飞入天门之类，又皆何所因也？夫五行之化本自无穷，而梦造于心，其原则一。盖心为君主之官，神之舍也，神动于心，则五脏之神皆应之。故心之所至，神也；神之所到，心也。第（第：但）心帅呼神而为梦者，因情有所着，心之障也。神帅呼心而为梦者，能先兆于无行，神之灵也。夫人心之灵，无所不至，故梦象之奇，亦无所不见，诚有不可言语形容者。惟圣人能衔物以心，摄心以性，则心同造化，五行安得役之？故至人无梦也。"以上论述，通过征引经史中大量关于梦的论述，说明了"梦造于心"这个重要道理，指出如能"衔物以心，摄心以性"，就可以心同造化，不受外物牵扰，从而达到无梦的境界。

还有报道指出，梦境是上天给予我们心智的启发，它将我们日常生活中的忧虑、困惑、感慨，用故事的形式重现出来，给我们放一遍电影，让我们能理解其中的意义，以得到解决问题的最佳途径。这里的"上天"，并不是有什么神仙的恩泽，而是我们自己心灵的感悟，这是最有智慧的。很多人不相信心灵的指引，却只相信书本，相信"权威"们的陈词滥调，用别人的信条来规划自己的生活。爱做梦的人以及做梦后能记忆清晰的人，真是上天的宠儿。因为梦是灵感的源泉，而灵感正是智慧的兄弟。

美国临床心理学博士帕特里夏·加菲尔德公布了一项有关人类梦境的研究成果：尽管全球有60亿人，但大家做的梦只有12种。（《健康指南》）

12种梦境让人欣慰让人怕。经过多年研究，加菲尔德博士得出了一个惊人结论：无论国籍、性别、贫富、贵贱、宗教信仰以及文化背景如何，全世界60多亿人每天晚上都在做着大同小异的12种梦，也可以说是12对梦。因为相对于每一种噩梦，一般都有一种对应的、令人陶醉的美梦。这12种梦是：

1.追击邻居或电影明星并与之拥抱（美梦）；被野兽或怪物等可怕的东西追击（噩梦）。

2.大病初愈重获新生或成功报仇（美梦）；受了伤却无法还击（噩梦）。

3.刹车失灵，无法停车（噩梦，无相应美梦）。

4.得到豪宅或汽车等贵重物品（美梦）；丢失贵重物品，或房子失火倒塌（噩梦）。

5.成功通过考试或演出圆满（美梦）；答不出考卷或唱不出声音（噩梦）。

6.飞翔（美梦）；从高空坠落，或从悬崖坠入海中（噩梦）。

7.穿上漂亮的服装（美梦）；在大庭广众下赤身裸体出丑（噩梦）。

8.及时赶上火车、飞机等交通工具（美梦）；赶到时火车或飞机刚起飞（噩梦）。

9.与去世的亲友交谈（美梦）；与故去的亲人电话交谈时，电话突然掉线（噩梦）。

10.游历仙境（美梦）；目击地震、火灾或飞机失事等灾难（噩梦）。

11.得到新东西（美梦）；在陌生的地方迷了路，找不到想找的东西或无法走路（噩梦）。

12.遇到已故亲人，梦醒后宁愿相信那个亲人是从另一个世界来看望自己的（无法定义是美梦还是噩梦）。

梦让人时刻准备应对危机。经过深入研究后发现，在这12种梦境中，人们最常梦到的是追击，然后依次是迷路、从高空坠落、当众出丑和受伤。加拿大和芬兰的科学家对人类梦境的特点给出了解释：梦境是对人体组织进行的紧张性锻炼，这种锻炼出现在人类形成的早期阶段，这是让人们从心理上做好面对各种危机的准备。来自芬兰图尔库大学的安蒂·列文索教授说："梦境是人类面临死亡威胁时表现出的应对行为，现代人做的这12种梦大多是对远古时期人类求生欲望的继承。”

梦境透露诊病信息。加菲尔德博士通过研究发现,分析梦境可以帮助诊断病情、制定治理疗方案:确认并解析梦中特殊场景,可知身体哪个部位出了问题。另外,尝试回想一些以前曾梦见过的不健康景象,并将它们转化成健康景象;写下或画出噩梦中的场景,也可以写日记记录梦境,有助消除噩梦带来的困扰。

1953年医学家发现人入睡后约一小时会突然出现快速眼动(REM),呼吸加快。同时脑电图(EEG)检测到觉醒时的脑电波。5～10分钟后又出现相对静止期。这种周期每晚3～4次。持续时间逐渐加长。如果在快速眼动时叫醒睡者,大多数人均诉说正在做生动的梦。REM～EEG联偶被称为D-状态,D-状态占睡眠时间的百分率因年龄而异,新生儿约50%,成人在18～30%,60岁后又降低。

睡眠有两种不同时相状态,即慢波睡眠和快波睡眠过程中两种时相是交替出现的,而做梦是快波睡眠的一种表现。慢波睡眠时人体对外界的感觉逐渐减退,意识逐渐消失,骨骼肌的紧张度降低,心率、呼吸及体温、血压尿量和代谢率都减低。进入快波睡眠时,人体各种感觉进一步减退,睡眠很深,难以叫醒,骨骼肌的紧张度及各种反射活动进一步减弱或完全松弛,但此时的血压却升高,心率加快,呼吸快而不规则,眼球出现快速运动,因此也称此期为“快动眼”,此时肌体的部分肌肉有时还会抽动,类似于清醒状态。由于机体出现上述这些自相矛盾现象,所以就会产生梦。如果将快波睡眠状态的人叫醒,他就会告诉你他正在做梦,而且能回忆梦中的情景。而唤醒慢波睡眠的人时,就不会有做梦的情景。因此,快波睡眠与做梦有密切的关系。

一般每夜快波睡眠要出现4～6次,约占整个睡眠过程的25%左右。做梦是一种正常的生理现象,是脑细胞代谢过程的一种表现,与主凶吉的迷信说法是毫无根据的,做梦时脑血流量增加,耗氧量增多,促进了脑细胞的代谢过程,因此,梦多是好事而不是坏事。

每个人每天晚上用于做梦的时间,一般为80～120分钟。科学家做了很多实验,即当做梦者一出现做梦的脑电波时,就立即被唤醒,如此反复进行。结果发现,对梦的剥夺,会导致人体一系列生理异常,如脉搏、血压、体温以及皮肤电反应均增加,植物神经系统机能有所减弱。同时还能引起心理一系列不良反应,如紧张、焦虑、易怒、记忆障碍、出现幻觉、定向障碍等。所以,正常的做梦活动,成为保证肌体正常生命活动的重要因素之一,梦多的人寿命长。(《养生保健的266条法则》)摘自(《黄帝内经》、《健康指南》、《养生保健的266条法则》)

八、沐浴可以健身

古称洗澡为“沐浴”,又说“头有疮则沐,身有疮则浴”。可见洗澡不仅是为了清洁、美观,而且也有利于治病健身。那么,可以用哪些方法沐浴健身呢?

一是兴奋浴。常用冷水喷头洗脸有助于清醒,这是冷水使神经兴奋的结果。如果清晨起来,睡眠惺忪,坚持用18度左右的冷水洗澡,把全身淋湿,然后用毛巾擦至皮肤通红,能使全身血液循环旺盛,精神振奋,情绪活跃,使人更好地胜任白天的工作和学习。

二是镇静浴。紧张的脑力劳动或一时性的高度兴奋,可能使人难以入眠。这时不妨洗个镇静浴,把全身2/3的血液调动到皮肤上来减轻大脑的负担,可起到镇静作用。只要用38～40度左右的温水,时间15分钟,悠然自得地在浴缸里泡一泡,让全身肌肉松弛,特别是放松颈部肌肉,这样就可以出现倦怠和欲睡的感觉。

三是镇痛浴。当你从运动场上下来,或者参加过繁重的劳动,感到周身肌肉硬梆梆的,腰酸腹痛时,可以洗个热水浴,水温在38～40度之间,泡上10多分钟。这样经络疏通,气血流畅,肌肉自然放松,酸痛也就消失了,若能配合适当的按摩,镇痛效果更好。如果痛楚是因头部充血引起,那就浸泡双足,因为足浴的反射区可影响头部而起止痛作用。

四是治疗浴。配合药物进行洗浴或浸浴,可辅助治疗多种疾病。比如用稻糠或麦麸,加水煮沸，过滤后取清水洗浴，适用于治疗慢性湿疹、牛皮癣、神经性皮炎、皮肤瘙痒等症。洗浴水中加适量硫磺，适用于治疗疥疮。加高锰酸钾可用于治疗疥肿、毛炎、疥疮。用中药荆芥、防风、苦参、威灵仙、赤芍等煎水浸浴，适于治疗关节炎、牛皮癣、皮肤瘙痒。用传统中药如：大叶按、乌柏皮、三丫苦、鸭脚木等煎水坐浴，对治疗妇女阴道滴虫或霉菌性外阴炎、外阴瘙痒，很有疗效。

五是强壮浴。常到海滨去洗海水浴，让海浪温柔地为你作机械性按摩，可起到强壮肌体器官功能的效果。海水所含的多种无机盐，也有消毒杀菌的作用，对治疗各种关节炎、多发性神经炎、皮肤病都有良好的效果。如果你不能到海滨浴场去，那么在普通盆浴中加入1～1.5％的食盐，进行温水浴也有好处。

摘自《养生保健的266条法则》

九、经常擦背可以防癌

日本一教授在“老化与癌变”的报告中曾说到：“用干毛巾擦背可预防癌症”。教授解释说：“人的皮肤下存在着一种组织细胞，平时处于休眠状态，当用干毛巾擦皮肤后，受刺激的组织细胞就活动起来，进入血液循环。进一步发展为网状细胞，这加强了机体的免疫能力，达到防癌效果。由于背部皮肤组织较为丰富，且神经不甚敏感，干擦较易进行，因此多用擦背的方法来防癌。”用干毛巾擦背，简便易行，若持之以恒，有防癌之功效。

摘自《养生保健的266条法则》

十、要慎用X线、CT等放射检查

放射诊断是把双刃剑，一方面能清晰地分辨出病因，是重要的诊断和治疗方法；另一方面，它对人体是有伤害的，可能诱发癌症。医院常规的X射线检查对人体影响不大，根据拍摄部位的不同，照射一次X线仅相当于人体从空气中接受3天到7个月的辐射量。尽管这样，射线照得过多还是会危害身体，增加致癌的危险。

(一)X线、CT检查可能致癌

据牛津大学和英国癌症研究中心统计，英国每年诊断出的癌症病例中有0.6％是由X线检查所致；德国1.5％的癌症患者是由照射X线导致；日本每年新增癌症病例中有3.2％是由这类检查造成的。国际辐射防护委员会估算，一座1000万左右人口的城市，每年大约有350人可能因照射X线诱发癌症、白血病或其他遗传性疾病。美国研究人员经过对美国一家大型医院的病人进行调查后发现，多达7％的病人在一生接受的CT扫描中所受的辐射会令他们患癌的几率略有升高。一次CT扫描的辐射量通常比常规的X光检查高出50-100倍，具体要视扫描部位和扫描仪的使用年头及品牌而定。对多数人来说，CT扫描的辐射远不足以致癌。但是对反复接受CT扫描的癌症病人来说，这可能会增加他们再长一个肿瘤的风险。

(二)儿童更易受到伤害

瑞典和美国曾联合对3000名在一岁半以前为消除头上胎记而接受了X线治疗的儿童进行过追踪调查，结果发现，他们的智力明显低于在婴幼儿时期没有照射过X线的儿童，升入高中的仅是未接受过X线治疗儿童的一半，其学习能力和思维逻辑能力普遍不及后者。从核医学上讲，患者接受X线照射剂量越大，受到的伤害越大，18个月以下的婴幼儿受到的伤害更大。但医生们经常遇到这样的事情：小孩摔了一跤，父母急忙把他带到急诊室。尽管医生检查后向他们保证一切正常，但家长还是坚持做一下CT扫描。儿童过度使用CT已成为医学上的一大担忧。

(三)危害缘于理念落后

几年前，北京一家医院曾因向澳大利亚发送未加防护拍得的X线片，受到澳大利亚检疫部门的警告。一位外籍孩子在我国医院拍X线片时，跳下床拒拍。因为他在自己国家拍片时，医生会给病人围上铅围裙，而在中国没有任何防护措施。

事实上，卫生部早在2002年就明确规定，医务人员应对接受放射检查者进行必要的防护。但目前我国的病人往往在无任何防护措施下进行检查，而且鲜有人意识到其中的危害。许多病人稍有问题即做CT检查，有人甚至在一个月内检查数次。

(四)科学利用放射检查

如何防止放射学检查中不必要的辐射损伤?专家指出,首先要严格控制X线检查的适应症。不论医护人员还是患者,都应该学习一点防辐射知识,能用非辐射方法(如超生)检查的,就不用辐射方法检查,能用拍片解决的就不用CT检查。尤其是育龄妇女、孕妇及婴幼儿更要尽量避免CT检查。需要做X线、CT、核磁等辐射检查时,根据拍摄需要,病人要穿上铅褂、铅围裙、铅帽、铅眼镜、甚至铅手套、铅袜子。总之,就是要最大限度地减少放射检查,以减少辐射对人体的伤害。尽管X线对人体损害不大,但一定要重视预防辐射。

摘自《健康指南》

十一、少生病的三个"招法"

著名中医孔令谦在《无病一身轻》一书中,提出了教您不生病的具体方法。

一是"三间"养生,健康一生。具体内容和方法是:

早间养生重在"练"。早晨一般在六点左右起床为宜。起来后的第一件事应该养成清晨大小便的良好习惯,然后打开窗户,将室内的污浊空气尽快放出去,换为室外的新鲜空气。做完这些后,再喝一大杯温开水,少吃点主食,即投入晨练。

午间养生重在"休"。午间不管多忙,都应休息一会儿,即使是打个盹儿也好。午睡有助于提高大脑效率,增强注意力,还可帮助人们消除疲劳、提高午后的工作效率。健康的午睡以15~30分钟最恰当,最好在饭后20分钟再休息。午睡后,用冷水洗个脸,唤醒身体。

晚间养生重在"松"。晚间是一天中最有余暇的时间。宜营造出一个轻松、愉快的氛围。晚餐不宜吃得过于丰盛,应尽量减少一些油腻的食物,来点粗粮更有益健康。餐桌上不要讲不愉快的话题,以免影响进餐情绪。之后,可以到外面散散步,或是到朋友家去做客,聊聊天,扯扯家常,或者从事一些自己喜爱的活动。睡得好是晚间保健的重点,对健康至关重要。入睡前,要用温水泡泡脚,这样可以改善下肢血液循环,还有催眠的作用,能提高睡眠质量。

二是身体有病没病可自测。健康专家们一致认为,看上去没有病并不代表健康。你可以经常做做下面的测试,来检查一下自己的健康状况。然而,这并不是一个绝对的标准,可以做为参考。

方法一:检查脉搏。脉搏可以说明一个人的健康状况、身体素质和心脏承受能力。你可以在早晨起床时,数一数自己的脉搏。对男人来说,脉搏跳动1分钟不到50次,这表明健康状况非常好;1分钟50~65次,这说明健康状况较好;1分钟65~75次,这说明健康状况一般;1分钟超过75次,则说明很差。女性的脉搏平均比男性快5次。

方法二:检测呼吸。平时通过呼吸也可以检测自己的健康状况。保持自然状态,吸气后,屏住呼吸40~90秒钟达到标准,喘一口气,再重新屏住呼吸,能达到40~60秒钟,这表明健康状况很好。否则表示差。

三是预防感冒三步走。

第一步:遇冷,做呼吸。人们遇冷后不要把身子往一块紧缩,因为越紧缩寒气越容易侵入,此时可采取体式呼吸。你可以将双手抬至腹前,做深呼吸,吸气时意想四肢吸气,并将两手臂略向外扩张,这样可以增强抗寒能力。

第二步:身冷,搓后颈。当冷气侵入肌体后,全身会感到发冷,可用手掌使劲搓颈后发际,每手搓100下,直到出汗为止,这样可以避免风寒感冒。

第三步:感冒,擦葱、姜、盐。如果感冒为风寒所致,如出现唾液黏、浑身不自在的症状,可在晚上临睡前,将葱白、生姜各20克,盐粉3克,一起捣烂,用纱布包好顺序擦前胸、后背、手心、肋窝、肘窝、脚心等六部位,然后盖好被睡觉,夜间出点汗次日早晨就会感觉好多了。但两天内要注意防寒,以免感冒反复。

四是适当吃醋不生病。适当的吃醋对身体健康有一定的好处,但是在空腹时不能喝醋,因为不论你的胃肠多强健,在空腹喝醋时,都会刺

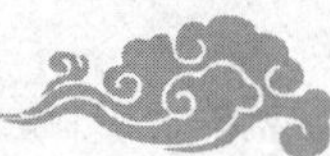

激胃分泌过多胃酸,伤害胃壁。所以最好在两餐之间,或饭后一小时再喝醋,比较不刺激胃肠,顺道帮助消化。而且量也不要过多,每天最多1～2杯稀释醋即可。如果大量喝醋,对胃肠多刺激太大。

大多水果醋或其他醋饮料里往往加入大量的糖,长期喝下去,且取代开水、茶等饮料,就会额外增加热量,肥胖机会大增,对控制体重更不利。另外,低血压、对醋过敏、消化道溃疡、肠胃功能欠佳者都不宜喝醋。

摘自《无病一身轻》

十二、生命中的五个重要时刻

一天之中的"重要时刻":当你清晨醒来,便进入了一天中的第一个"重要时间"段(早晨6时至9时),诸如心脏病、中风、支气管炎、肺气肿、哮喘乃至癌症等疾病,就在此时蠢蠢欲动。例如,心肌缺血的发作高峰为早晨7时至8时;心律失常的发生以早晨6时至9时最频繁。另外,世界卫生组织调查过4769例心肌梗死病人,其中28%的病人在早晨6时至10时发病。

一天中的另一个魔鬼时间段是在傍晚以后,此时心脏病发作几率再度升高。例如你在晚间7时左右饮酒,肝脏排除酒精所需要的时间比一天中其他任何时间都要长,故此时饮酒最易醉人,肝脏也最容易受损。

一天中,人最危险的时刻要数黎明。据研究表明,人在黎明时分,血压、体温变低,血液流动缓慢,血液较浓稠,肌肉松弛,容易发生缺血性脑中风。调查显示,凌晨死亡的人数占全天死亡人数的60%。

一周之中的"重要时刻":在一个星期中,星期一是心脑血管病人的危险时间,发病及死亡危险比其他几天高出40%,德国人将这种现象称为"黑色的星期一"。此外,芬兰的专家也证明,星期一中风的患者最多,星期天则下降至最低。防范措施:清晨起床后服一片阿斯匹林,不要出远门,老年人要有家人陪伴,以防不测。

一月之中的"重要时刻":一个月里对生命最有威胁的是农历月中,这与天文气象有关。众所周知,月亮具有吸引力,它能像引起海水潮汐一样,作用于人体的体液。每当月中明月高挂之时,人体内血液压力可变低,血管内外的压力差和压强差变大,这时容易引起心脑血管意外。

一年之中的"重要时刻":一年中,有四个重要时间段,即最热与最冷的几个月,一般说,当夏日气温升至35℃以上,即对人体构成威胁。至于冬春季节,寒潮是继酷暑之后的又一"杀手"。每一次寒潮降临,医院门诊及住院人数都会骤增,死亡率也会上升。

对生命而言,一年中最危险的月份要数12月。调查表明,该月份死亡人数居全年各月之首,占死亡总数的10.4%。据分析,与这个月气候寒冷、环境萧瑟,人到岁末年关,精神紧张,情绪波动,抵抗力、新陈代谢低有关。此时,一些慢性病常常会加重或病情变化大。

值得一提的是,史学家通过考证发现,明朝、清朝的二十几位皇帝90%死于最热的七、八两月与最冷的腊月、正月,这正是对以上规律的印证。

一生之中的"重要时刻":人的一生,中年是个危险的年龄阶段。人到中年,生理状况开始变化,会出现内分泌失调,免疫力降低,家庭、工作、经济、人际关系等压力增大,增大的种种负担导致中年人心力交瘁,疲惫不堪。

而另一个危险年龄段则是73岁与84岁。俗话说:"七十三、八十四,阎王不叫自己去。"这有什么道理吗?科学家们对这种现象进行了反复地研究,发现人的生命有一个周期性的规律,大致是7至8年为一个周期,循环往复。每个周期中存在着生命活动的高潮与低潮。一般周期的中间年龄为高潮,而周期的始末年龄为低潮。高潮称健康稳定年龄,人的免疫能力较强;低潮称健康减弱年龄,人的免疫能力较弱。7年的周期为7、14、21、28至84岁……;8年的周期为8、16、24、32至72岁……,而73和84这两个年龄都超过了古稀之年,人体的免疫能力减弱了,处于生命周期的低潮期。

注意特别保健日:除了注意生命中的五个重要时刻外,还要注意每年和每月的特别保健日。注意特别保健日是:一年中的冬至日和夏至日,还有每月的农历初一、十五(大月十六),这些都是日、地、月三大天体运动的特殊引力位置,对人体有重要影响。

在特殊保健日坚持养阳、保阳,不泄精。力争做到心情舒畅,睡眠充足,静心养神,忌行房事,食养补阳加大力度。为了利用好保健日,尽量安排不外出。

摘自《健康指南》

十三、人体的五大保健特区

(一)前胸保健区

医学研究发现,前胸的胸腺是主宰人体整个免疫系统中最重要的免疫器官之一,胸腺能分泌出免疫活性肽物质,当体内出现变异细胞时,它能毫不留情地将其消灭,有一定的抗癌作用。同时又有抗感染的功能和抗病能力,对延缓衰老也有一定的作用。只要每天坚持用手掌摩擦前胸(上至颈部下至心窝部)100至200次,就会激活胸腺,起到防病健身、祛病延年的作用。

(二)腋窝保健区

腋窝是血管、淋巴、神经最丰富的地方,它的健身奥妙之处,在于受刺激后会使人大笑。笑时使各器官都能得到运动,促进血液循环,并使各器官充分得到养分,和氧气的交换,使大脑、心脏以及肺部都受益匪浅,故医学专家们称之为"腋窝运动"。

(三)肚脐保健区

肚脐常被养生学家誉为保健"要塞"。肚脐为神阙穴,中医常用药物贴敷肚脐,治疗心绞痛、消化不良、晕车等病症。经常按摩肚脐有预防和治疗中风的作用,能起到祛病健身、益寿延年的功效。

(四)脊柱保健区

脊柱是养生学家极为关注的区域,它是人体两条最大的经脉行经之地。脊柱两侧的经络与五脏六腑的关系极为密切,经常按摩脊柱,可激发经络疏通、气血运行、血脉流畅,滋养全身器官而健身。

(五)脚底保健区

人的脚底有70多个穴位,还有6条经络起止于脚。医学研究认为,人的脚底有成千上万条末梢神经,与大脑和心脏及人体各器官联系密切,所以脚又被称作"第二心脏",可见脚的保健之重要。平时只要经常弯弯脚趾、经常步行或踩卵石路、温水泡脚等,都有促进脚部血液流畅,把远端血推向心脏和全身,调节阴阳平衡,防治疾病,健身益寿的效果。

摘自《健康指南》

十四、养生要重"四梢"

中医认为:指为筋之梢,舌为肉之梢,发为血之梢,齿为骨之梢。人体末梢强健,说明机体组织和脏器功能健全,筋经脉络畅通,营养状况及血液循环良好。中老年人应注重"四梢"的养生保健。

(一)筋之梢——指(趾)

人体的手和脚是使用最多的器官,也是全身经筋脉络的交汇处。注意手和脚的保健,可促进经筋强健、脉络畅通,有益于强身健体,延缓衰老。

保护好双脚是防老的关键。老年人应适当地加强脚部的锻炼,如散步、慢跑、原地踏步走等。睡前应坚持用温水泡脚,擦干后用双手轻轻按摩。老年人也应多活动手指,可常做伸掌握拳运动,常玩健身球。也可手握两个核桃进行转动,还可坚持太极推手运动,或用双手自上而下地拍打身躯,以及坚持搓手等。

(二)肉之梢——舌

中医认为:舌为脾之外候,脾主肌肉,故舌为肉之梢。舌功能正常,食欲旺盛,营养便得到全面补充,肌肉就强健有力。

随着年龄的增长,老年人舌面上的味蕾及味细胞随之减少,肌肉就显得软弱无力。因此,老年人要加强舌的保护,注意口腔清洁,坚持早晚刷牙和饭后漱口。口腔洁净,有益于提高味蕾的辨别能力和味细胞的兴奋性。

(三)血之梢——发

"白发悲花落,青云羡鸟飞"。人们常把鬓发苍白作为衰老的象征。中医则认为,发为血之余,血液旺盛,头发便乌黑亮泽。血少体衰,头发就会发白、稀少。

老年人洗头不要过勤,要经常用梳子梳头,

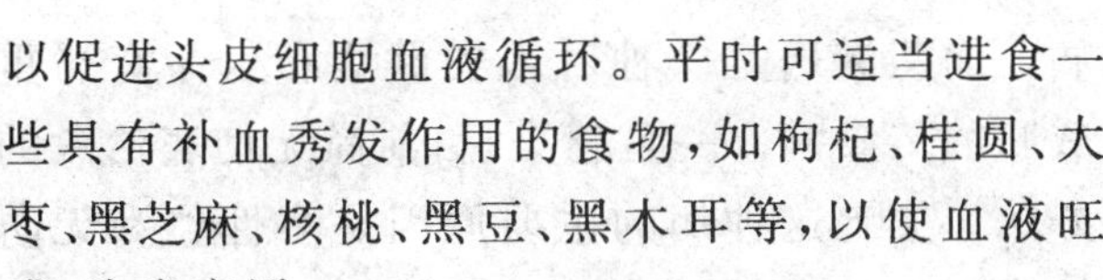

以促进头皮细胞血液循环。平时可适当进食一些具有补血秀发作用的食物，如枸杞、桂圆、大枣、黑芝麻、核桃、黑豆、黑木耳等，以使血液旺盛、头发亮泽。

(四)骨之梢——齿

中医认为：肾主骨，齿为骨之梢。老年人肾气虚衰而致骨衰齿落，补肾可以壮骨固齿。经常进行叩齿运动，既能增强牙齿的力度和韧性，又能固摄肾气和促进唾液的分泌，增强消化吸收功能。

老年人吃饭时细嚼慢咽，也有助于增强牙齿的力度和帮助食物的消化吸收。在膳食方面还可以适当补充一些富含钙的食物，如牛奶、鱼虾、骨头汤等。

摘自《健康指南》

十五、保健要忌"贪"

一要忌贪吃。一些人错误地认为，吃得越多，吃得越好，营养就获取得多，身体就越健康。殊不知"饮食自倍，肠胃乃伤"。饮食讲究营养全面，科学搭配。营养专家认为，过量饮食可致大脑早衰，每顿只吃七八成饱，才能保证大脑机能得到充分发挥，记忆能力、理解能力、思维能力、分析能力才能处于较为理想的状态之中。所以，民间有句俗话叫"傻吃会吃傻"，恐怕就是这个道理。

二要忌贪喝。过量饮水会中毒。大家知道，水在人体内约占体重的65%左右，且在体内维持相对稳定。人体细胞的细胞膜是半透膜，水可以自由渗透。如果一次饮入大量的水，血液和间质液就会被稀释，渗透压降低，水就会渗透到细胞内，使细胞肿胀而发生"水中毒"，尤以脑细胞反应最快。一旦细胞发生水肿，颅内的压力就会增高，从而导致头晕、脑胀、呕吐、乏力、视力模糊、嗜睡、呼吸减慢、心律减速，严重的还会产生昏迷、抽搐危及生命。水中毒时，血液中的水分太多，血液中的氯化钠浓度下降，出现稀释性低血钠，病人就会出现全身肌肉疼痛和痉挛。即使出汗多的炎热夏季，一次饮水不宜超过300毫升，否则对肠胃不利，应少饮多次为好。

三要忌贪睡。适时、适量的睡眠，能够消除疲劳，恢复体力、精力和脑力。但睡眠时间过多、过长，大脑皮层抑制过久，会使大脑功能发生障碍，记忆力和理解力减退。由于多睡还会增加体内脂肪，容易使人发胖。因此，睡眠并非越多越好。一般情况下，中小学生每天睡眠9～10小时，成人每天睡眠8小时，老年人每天睡眠7～8小时比较适宜。

四要忌贪玩。玩乐过度，会使人体内维生素A消耗过多，出现视力下降，神经疲劳，容易引起多种疾病。尤其是玩牌赌博，由于长时间过度紧张，久坐不动，甚至通宵达旦，而猝死在麻将桌上的报道并不鲜见。

五要忌贪杯。少量饮酒，可以舒筋活血，但是老年人切不可贪杯。由于对酒精的耐受性显著降低，加上老年人都患有不同程度的心、脑血管疾病，贪杯不仅会导致动脉硬化的加重和血脂的增高，而且也是中风的重要诱因。临床统计资料表明，有27～36%的肝硬化患者，可查到长期饮酒的历史。

六要忌贪看。这里指的是贪看电视。老年人和孩子若每天都不间断地、长时间地看电视，则对视力和身体都不利。有人专门做过测验：连续3个小时以上看电视，均可使血压有不同程度地增高。因为长时间地坐着不动，会妨碍下肢血液循环，易引起"电视腿综合征"。为此，专家们建议，看电视一次不宜超过两个小时，中途还得不断改变体位和站起来活动活动。这样，也可以让眼睛休息一会儿。

摘自《健康指南》

十六、中老年人养生要诀

中老年人如果能认真研究和坚持做到养生要诀，就有利于延年益寿。以下养生要诀二十法，供中老年朋友参考。

(一)测体重。要注意体重，过于肥胖会减少你的寿命。采用一种简单的计算方法，即用你的身高的平方除以体重，所得数如果超过25为超重。正常指数是20～25。

(二)不抽烟。抽烟会使你寿命平均减少10年。在40～50周岁死亡的人，30%是因为患有与抽烟有关的疾病而致命，但若在50岁以前戒烟，你仍可恢复健康。

(三)少喝酒。对某些人来说，酒有着特殊的危险。酒能增加患肝癌、口腔癌和喉头癌的可能性；酒可升高血压，从而导致心脏病和脑卒中。

(四)控脂肪。每天脂肪摄人量不得超过总热量的30%，也不可少于15%。高脂肪饮食可导致肥胖症、心脏病和高血脂症。

(五)多果菜。维生素A、维生素C和维生素E有保护身体健康的作用，每天至少应食用400克水果和蔬菜。

(六)多纤维。含丰富纤维素的食品是维生素和矿物质的一个重要来源。食物纤维有助于消化，保护你免得胃肠道疾病。

(七)多进钙。鱼、杏仁、绿色蔬菜和奶制品都含有丰富的钙，应多吃。中年人应注意补钙。

(八)重淀粉(碳水化合物)。淀粉能保护你不受病菌感染，能预防心脏病和癌症。

(九)常吃鱼。吃鱼能延年益寿。鱼脂肪少，而且多为多为人体所必需的脂肪。多吃鱼能增强人的免疫功能，提高防病抗病能力。

(十)少吃盐。每天食用比身体所需多一倍的盐，就有患高血压和心脏病的危险，对有慢性肾病、肝病的中老年人更是不利。

(十一)少咖啡。咖啡同心脏病的发病有着直接的联系。每天喝6杯咖啡的人，死于心力衰竭的风险可增加3倍。

(十二)少吃糖。糖，不仅会毁坏你的牙齿，而且会加大患肥胖症、糖尿病、高血压的危险。

(十三)多运动。45岁左右，常进行体育锻炼的男子，比不锻炼的人患心脏病的比例要小3倍。每天应锻炼30分钟。

(十四)不乱性。性生活不能乱。变换性伙伴会造成心理压力，并使生活失去节奏。尤其应该指出的是，性生活过乱容易感染艾滋病和性病。而艾滋病是一种对人类健康和生命有严重威胁的传染病。一旦感染，目前尚无彻底治愈的办法。染上这种病的主要原因是多性伴和无防护措施。所以，每个人都应该完全拒绝这种对生命和健康有高度威胁的不良行为，从而遏制艾滋病的流行与蔓延。

(十五)淡名利。不能不顾健康、不惜代价地去追求升迁发迹。过分紧张劳累和不安定的生活是影响寿命的一个重要因素。

(十六)择居处。医生们发现，生活在一个不适合你的环境里，会经常生病或烦恼，中年人应尽量改善居住条件。(十七)选职业。应从事你喜欢做又能胜任的工作，否则你的职业对你的寿命将会有不良的影响。

(十八)避车祸。车祸是人类的第四大杀手，车祸的死亡率，仅次于心脑血管病、癌症和呼吸道疾病。

(十九)勿自忧。消极的情绪会使人生病。不要老去想生活中那些悲哀和苦恼的事，尤其是死亡、事故和疾病等等。

(二十)应结婚。结婚有配偶的人，早死率比独身者、丧偶和离异者明显要低。

总之，养生的原则是，不伤不损。东晋养生家葛洪在《抱朴子内篇》一书里，列举出十多项伤损之事。其中包括：用脑过度、体力消耗过度、情绪调节失常、过喜过悲、生活没规律、饮食不节、性生活不和谐，等等。怎样才能避免伤损呢？葛洪又列举出许多饮食起居需注意的事项，其中包括：唾不及远；行不疾步；耳不及听；目不久视；坐不及久；卧不及疲；先寒而衣、先热而解；不极饥而食，食不过饱；不过劳过逸；不宜大汗淋漓；不宜多睡；不冒大寒大热、大风大雾；不偏食五味；不眠中露肩等。

摘自《健康指南》

第六篇 环境与保健

一、环境与健康息息相关

人生活在自然环境和社会环境之中，所以，人与自然环境、社会环境的关系十分密切。什么是“人”？《黄帝内经·宝命全形论》云：“夫人生于地，悬命于天，天地合气，命之曰人。”《黄帝内

经》认为：人是大宇宙中产生的小宇宙，所以，人与天有对应关系："天有阴阳，人有十二节；天有寒暑，人有虚实。"人听命于天，也就是人的健康取决于地理环境、气候环境和时间环境。

一方水土养一方人，所以，白人生于欧美，黑人生于非洲，黄种人生于亚洲。仅就中国人而言，北方人高大，南方人矮小；北方寒冷，多患皮肤皲裂、手足冻伤；南方湿热，则多癣疹。气候对人的影响也十分明显。《黄帝内经·素问·厥论》云："春夏则阳气多而阴气少，秋冬则阴气盛而阳气衰。"春夏秋冬的更替会有湿热寒凉的不同，直接影响人体的健康状况。太阳的运行，月亮的晦、朔、弦、望无不影响人体能量流的盈虚和各脏器的盛衰变化。具体表现在人体生物钟理论上，人有日钟、月钟、年钟、甲子钟，乃至人体穴位依时开阖。

(一)自然环境因素

人与自然息息相关，人所处的地理环境对养生有着极大的影响。人类与居住的地理环境是紧密联系的开放系统，二者之间存在着物质交流的交换传递，"人以天地之气生，四时之法成"。人类要想健康长寿，就必须和自然环境保持协调一致。每个人都处于一定的生活环境中，生活环境包括我们所处的自然环境和社会环境两个方面。自然环境是指我们周围的地理空间等物质状态。阳光、空气、水、土壤、山　　及动植物等是人类所生存的自然环境，都对人类的生理、心理健康产生直接或间接的影响。人的活动改造着环境，环境又无时无刻不在影响着人的活动。

专家指出，不论在工作场所、室内、学校或医院，都可观察到水、空气质量下降、土壤被污染、噪音、食品污染、化学性或放射性危险。法国癌症研究计划负责人贝尔波姆说："80%——90%的癌症都是由环境污染造成的。"并指出，近年来，年轻人罹患哮喘病的人数也大量增加。若要斩除病根，首先要从环境开始，减少污染。因此说，环境与健康息息相关。人类是环境进化到一定程度的必然产物。环境造就了人类，人类为了更好地适应环境也在不断地改造它。而环境又时时刻刻在影响着人类的健康与生活。

中医认为天人是相应的，要保持健康，就必须追求天人和谐，以维持阴阳的平衡。和之法只有顺应自然，不能逆天而动。如《黄帝内经．素问．四气调神大论》云："逆春气，则少阳不生，肝气内变；逆夏气，则太阳不长，心气内洞；逆秋气，则太阴不收，肺气焦满；逆冬气，则少阴不藏，肾气独沉。"逆则败，顺则成。法于阴阳的具体化就是诊病治病都得法于地、法于气、法于时、法于境(社会环境)。中医防治法则是三因制宜：一是因时制宜，即根据不同季节气候的特点用药。二是因地制宜，即根据不同地理条件用药。三是因人制宜，即根据病人年龄、性别、生活习惯、体质状态用药。还要加一条"因环境制宜"，即：一是适应环境，二是改变环境。中医的天人和谐说告诉我们，不能破坏赖以安身立命的生态环境。一旦失去和谐，便会遭受天之惩罚。因为天地是大宇宙，人体是小宇宙。人对大宇宙只能适应，求个天人和谐。

(二)社会环境因素

社会环境包括人类所处的政治、经济、文化、教育、卫生、法律、道德和人际关系等方面的环境条件。人随时随地、有形无形地都生活在其包围圈里，人的生理和心理活动必定受到一定的影响。若人们生活在良好的社会环境里，其物质和精神生活得到较大程度的满足，当然会享受人生，延年益寿。反之，若生活在一个生存条件不好的社会环境里，就难有健康长寿。

社会环境也是致病的重要原因。一个专制的社会缺乏民主，压抑、窒息、情志不舒，人多患精神病，如抑郁、精神分裂、精神失常等等；一个过分开放的社会，缺少道德约束，艾滋病、性病便广为传播。自然灾害年头，人多浮肿、干瘦；战乱频仍，多跌打损伤；富家营养过盛，常肥胖气喘，胃纳不佳；贫者缺吃少穿，常体虚乏力，精神萎顿。所以，营造健康的环境也少不了良好的社会生活氛围，因为它将直接影响人的心理状态，并进而影响人的健康。我们知道生活在富足、安逸、悠闲和睦的环境中，人的身心都会倍感愉悦，通常会处于良好的健康状态中；而在那种高度竞争压力或贫穷的生活环境中，人们的健康也会日复一日的被吞噬掉。众所周知,心脏病与经济状态、年龄、种族、心理压力、工作压力和缺乏社会关怀相关。良好的经济状况、人际氛围、社区支持是健康的保护伞,同时,其他的社会心理因素,如种族、文化、职业和社会压力也是影响健康的重要因素。要改善和增进人的健康,不仅要改善我们周围的自然物理环境,也要营造健康和谐的社会环境。但最主要的是适应,包括适应人际关系、工作环境、生活环境,这一切皆为了心态的平衡,平则为福,自然健康而无忧,进入至乐境界。

摘自《健康指南》

二、要重视居室空气质量

室内空气质量与人体健康密切相关。空气污染最严重的场所非居室莫属。由于建筑物封闭严、通风条件差,大量家具和家用电器都在室内占据各自的角落,这些角落或者成为灰尘和污染物积聚的地方,或者在使用过程中发出污染环境的气体和辐射。加拿大一个卫生组织对影响身体健康的一些问题进行调查,结果显示,有68%的病是由于室内空气污染引起的。美国环保专家发现有11种有毒化学物质室内浓度超出室外,其中六种是致癌物质。这些污染物有的来自人体,人肺可以排出25种有毒物质,成人每一小时呼出25升二氧化碳,人体的排汗、排气、不洁的衣物、食物也会造成室内的污染;有的来自现代化的室内装修,如人造板、胶合板、壁纸等等;有的是从燃气炉、煤炉、清洁剂、化学用品和各种装饰材料中释放出来的有害物质;有些家庭用于封闭门窗的材料也会发出挥发性的有害物质。在使用空调器的建筑物里生活和工作的人,大楼综合症的患病率明显高出其他人。

科学试验证明,室内空气比室外空气污浊9倍,而人的一生中70%以上的时间是在室内度过的,居住环境已成为人类最密切的生活环境。因此,居住环境空气质量的优劣对人体健康的影响就显得特别重要。

居住环境的特点是,室内环境中有毒有害污染物种类多,由于室内空间小,有毒有害污染物不宜扩散和稀释。室内温度、湿度变化幅度比外界环境小,有利于病源微生物生长繁殖。

居住环境污染包括生物性污染(如病菌、病毒等)、化学性污染(如一氧化碳、甲醛等)、物理性污染(如噪声、电磁辐射等)。因此,对健康的危害也是多方面的。如室内通风不良、空气污浊的居室,一旦家庭成员中有肺结核、麻疹、白喉、百日咳、猩红热、流行性感冒等呼吸系统的疾病发生,极易通过空气飞沫在家庭成员中传播。如居室空气污染严重,从事家务劳动为主的人群,容易患呼吸道疾病及相关的肿瘤。如家庭长期受到噪声、电辐射等物理性污染,就易引发神经及心脑血管等系统疾病。一些调查证明,近几年来导致儿童白血病人数激增的主要原因极可能是由于装修污染造成的。有的研究还表明,厨房油烟正在危害家庭主妇的健康。长期做饭的主妇们易衰老,肺癌发病率高,与经常受到烹调油烟污染有关。所以,改善居住环境,控制和减少有害物质,应特别重视居室通风换气。

(一)适时进行通风换气

要保持室内空气清新,必须不断补充新鲜空气,居室卫生要求每小时换气次数应达到3次以上。预防感冒等呼吸道传染病,最有效的措施是开窗通风,保持室内空气新鲜。采用自然通风进行通风换气是一种既有效又经济的方法。无风和微风天气,室内外温差在5℃～15℃时,开窗5～10分钟就能把居室内空气交换一遍。

(二)减少厨房烟气对居室的污染

厨房安装抽油烟机或排气扇,做饭时进行机械通风。开抽油烟机或排气扇时,要保证新空气的补充,开机时要打开厨房的门窗补入新鲜空气,否则排气效果差。为消除烹饪和燃料燃烧造成的污染,应在做饭结束3分钟～5分钟后关掉抽油烟机或排气扇。

(三)减少居室内可吸入颗粒物

居室内可吸入颗粒物来源广泛,成分复杂,危害也较严重。可吸入颗粒物中不仅含有铅、汞、砷等有毒物质,还能吸附病菌、病毒等病原微生物。控制和减少可吸入颗粒物,降低健康危害应采取以下措施:不在居室内吸烟;冬春季应增加室内空气湿度;改进清扫方式,减少室内扬尘;搞好个人卫生;选择不宜积尘和生尘的家具(如

木制沙发、椅子等)。

(四)消除居室尘螨

尘螨是一种类似蜘蛛的节肢小动物,肉眼很难看得清。喜欢栖息于室内灰尘中,以人体脱落的皮屑、霉菌、棉花为食,室内的床铺、枕头、地毯、沙发、棉絮、畜毛和羽绒毛的衣物等是尘螨生长繁殖最好的地方。尘螨被人体吸入后会引起人鼻子发痒、打喷嚏、咳嗽甚至哮喘,尘螨及其尸体、粪便、卵及其脱落皮壳均可使人过敏。预防尘螨对健康的危害,应采取以下措施:居室要经常通风换气,保持室内空气清洁干燥;衣被要定期晾晒;床垫及床下要经常打扫;要勤换内衣勤洗澡;枕心要定期洗晒和更换;采取湿式清扫,减少室内扬尘。

(五)降低居室中甲醛浓度

甲醛是致癌物,也是居室中的主要污染物。居室内甲醛主要来源于建筑装饰材料、家具、燃料燃烧、烹饪油烟、香烟烟气、化纤衣料、家用化学用品等。降低甲醛浓度的方法有:居室装修尽量选用木材等天然材料;购买符合国家标准的家具;油漆、涂料、粘合剂要用健康环保型的;不要边住边装修,居室装修后要加强通风,把装修材料释放出来的甲醛等污染物排出室外,装修完1~3个月后进住为宜;新买来的化纤衣物上残留甲醛较多,穿用前晾晒、漂洗可减少甲醛残留量。

摘自《健康生活一点通》

三、适当晒太阳有益健康

阳光是人类生存、生活的前提条件和重要光源。阳光不仅是光源,而且给人间带来温暖,所以也是热源。此外,阳光中的紫外线有促进人体内啡肽的作用,它是日光浴使人感到舒适愉快的原因。紫外线还可将皮肤所含脱氧胆固醇转化为维生素D,对儿童骨骼生长和维持正常人体骨质结构起着重要作用。

晒太阳是人体产生维生素D的主要方式,人体中90%的维生素D都是通过太阳照射皮肤产生的,而少量的维生素D则可以通过鱼、蛋、谷物食品等摄取。英国科学家的研究表明,维生素D有助于延缓DNA衰老过程,也就意味着延缓了人体衰老的过程。因为研究首次表明,维生素D水平高的人比其他人老得更慢。同时也解释了维生素D在心脏病及癌症等很多与衰老有关的疾病治疗中对人体的保护作用。所以,适当晒太阳,不但让人心情愉快,也有助于防癌。美国科学家发现,维生素D和大肠癌、乳癌、前列腺癌及卵巢癌等癌症都有关系,人体有足够的维生素D(每天1000国际单位),约可降低50%的患癌概率。

经常不晒太阳会使人觉得疲倦、胃口不振、心情沮丧、早晨起不来,甚至极欲逃避所有的社会接触。德国医学专家指出:许多疾病的致病过程都与阳光照射太少有关,充足的日照能使人免受高血脂症、高胆固醇症、动脉硬化、风湿病、痤疮以及牛皮癣等各类疾病的纠缠。

阳光具有自然的治疗效果,是一种天然的兴奋剂。因此医生常会叫住院病人出去晒太阳。因为光线透过瞳孔刺激视觉神经和下视丘,进而影响荷尔蒙的分泌。适量的光照可以振作精神、改善情绪。清晨日照最佳,在日光下活动半个小时,病情即可大大改善。

适当晒太阳有益健康,可使身体储存大量的维生素D,以备不时之需,有助于维护骨骼和牙齿的强健。科学研究证明,阳光能增进皮肤中一种化学物质的活动,使它转化成维生素D,而我们的身体要有定量的维生素D才能吸收钙。所以人经常晒晒太阳(每天半小时左右),尤其在冬季,大有好处。

美国科学家指出:身体照射紫外线后产生的维生素D是太阳送给人类最好的礼物。但由于臭氧层的破坏,有时不恰当的阳光照射也会造成皮肤的损伤,关键在于掌握好晒太阳的时间。有关资料显示,上午6~9时的阳光以温暖柔和的红外线为主,是一天中最重要的晒太阳的黄金时段。第二个时段是上午9~10时与下午4~6时,此时,阳光中紫外线增多,是体内储蓄"阳光荷尔蒙"——维生素D的大好时机。尤其是在秋冬季节,晒晒太阳,对身体是大有好处的。特别是老年人、孩子和病人,更应该多晒太阳,使体内维生素D的合成增加,对钙的吸收增加。

但是,阳光对人体也有不利的一面。特别是

上午10时到下午4时，对皮肤有害的紫外线强烈，要尽量避免阳光的暴晒。皮肤含有一种郎罕氏细胞，具有皮肤免疫功能，可是对紫外线比较敏感。如果皮肤接受超量紫外线，则可抑制该细胞免疫功能而损害皮肤细胞使之老化。过度的阳光暴晒，还可使有遗传素质的人患肾癌。另外，皮肤经较常期强烈阳光照射后，还可引发光感性皮炎，俗称日晒红斑。故进行日光浴时，应谨慎小心。就是在户外活动时，也不宜暴晒过度，可使用遮阳伞、长袖衫和防晒霜。

摘自《养生保健大全》

四、绿色植物有益于居住环境

实践证明，绿色植物具有多种保健功能，在住宅庭院、阳台、居室内选择一些适宜家庭种植的绿色植物，既可以美化居室环境，又可以欣赏其色、香、韵、姿，获得愉悦感、舒适感、宁静感，而且，这对人们心理、药用、生态、美学都会产生良好的效应。

在美国航天局工作的一位科学家威廉·沃维尔发现，绿色植物对居室的污染空气具有很好的净化作用。他用了几年的时间，测试了几十种不同颜色的植物对几十种化学复合物的吸收能力，并把重点移到可在任何苗圃都能买到的观赏植物上，结果发现，各种绿色植物都能有效地降低空气中的化学物质并将它们转化为自己的养料，其量之大令人吃惊。他公布的一份抗污染的绿色植物清单显示，在24小时照明的条件下，芦荟消灭了1立方米空气中所含的90%的醛，90%的苯在常青藤中消失，龙舌兰可吞食70%的苯、50%的甲醛和24%的三氯乙烯，垂吊兰能贪婪地吞食96%的一氧化碳、86%的甲醛。(《身体健康枕边书》)

(一)绿色植物有净化环境的功能

绿色植物的保健作用主要有：吸纳灰尘、吸收有毒有害气体、杀灭病菌病毒、降低室内噪声、调节室内湿度与温度等。

1. 吸收二氧化碳，放出氧气，净化空气。据测定，每一平方米的绿叶每小时能吸收1.5克纯二氧化碳。有害气体经过绿叶后可减少三分之一左右。

2. 吸滞灰尘。大气中飘尘和降尘颗粒物可附着于树木，滞尘能力强的树主要有榆树、刺槐、臭椿等。每平方米榆树叶可滞留粉尘3克。

3. 减弱噪声。阔叶植物能吸收穿过的噪音，使其减少三分之一左右。

4. 有些植物还具有杀菌、治污、治病的药用价值。据报道，桂花、紫薇花等300多种鲜花发出的香味具有不同程度的杀菌作用。芦荟、吊兰等可以消除室内的甲醛污染；长青藤、铁树、菊花等可以减少室内苯污染；雏菊、万年青等可以有效消除室内的三氟乙烯污染；月季则能较多地吸收硫化氢、苯、氟化氢、乙醚等有害气体。特别是一些叶片硕大的观叶植物，如虎尾兰、龟背竹、一叶兰等，能吸收建筑物内目前已知的多种有害气体的80%以上。花卉的绿叶能吸收阳光中对眼睛有害的紫外线，绿叶还能吸收二氧化碳。

5. 绿色植物对湿度、温度和风速都有良好的调节效果。树木叶面具有蒸腾水分的作用，使周围空气湿度增高。

6. 许多盆栽的花卉能发出浓郁的花香，使人心旷神怡，精神振奋。

(二)要正确选择家庭绿化的植物

但是，家庭绿化要讲究科学，如盲目养植，不仅达不到美化环境、增添情趣、有益健康的目的，反而会带来危害。因此，家庭养花不要贪多，特别是居室内养花要少而精。因为植物不是每时每刻都在吸收二氧化碳，释放氧气，白天没有阳光的时候或夜间植物进行呼吸时，就吸收氧气，释放二氧化碳，晚间室内花卉过多，会降低室内空气质量。

家庭绿化应坚持观赏价值与营造良好环境、净化空气、防病保健并举，可以根据主人的喜好、年龄特征、身体状况进行选择。适宜老年人防病保健的花卉有月季、茉莉、水仙、五味子等；有失眠症的人可选择具有安神、镇静作用的菊花、兰花、水仙等；有抑郁症的人可选择桂花、石榴、郁金香、月季等。

能杀死病菌的植物有：丁香、松树、桉树、吊兰、仙人掌、天门冬等。

吸纳灰尘的植物有：芦荟、长春藤、无花果、蓬莱蕉等。

排放负离子的植物有：松树、杉树等针叶树。

吸收二氧化碳的植物有：杜鹃、木槿、石榴树、月季、米兰等。

茉莉花能清热解毒，天竺葵的香味能镇静和消除疲劳，桂花香气有解除忧郁的功效，紫罗兰、玫瑰、柠檬的香气令人兴奋。

有毒害的植物有：万年青，含有毒的酶，对人体皮肤有强烈的刺激性，经口摄入可引起喉头水肿。一品红、夹竹桃、五色梅释放有毒害的气体，经常接触有害健康。可引起花粉过敏症的植物有：豚草属、蒿属、藜科植物等。（《健康生活一点通》）

有些花卉净化空气的作用很明显，如吊兰、芦荟、月季、石榴、仙人掌、紫茉莉等。有些花木散发出的气味，对人体健康是有影响的。如百合花、兰花的香气会使人过度兴奋而引起失眠；月季花的香气会使一些人产生胸闷、憋气或呼吸困难；夜来香会散发出大量刺激嗅觉的微粒，使一些高血压及心脏病患者加重病情；紫荆花的花粉能引起人体过敏，发生哮喘及荨麻疹等症。有些花则有毒，不宜在室内养植，如洋绣球会使人发生过敏反应，黄杜鹃花有毒碱，接触过多易使人脱发。水仙花含有的石蒜碱对人体有害，要十分警惕。五色梅、虎刺梅、报春花、万年青、一品红的花粉或浆液对人体均有害。夜来香的花粉可使高血压患者头晕目眩。风仙花、铁海棠可致癌。还有一些含有毒物质的花木如夹竹桃、杜鹃花等，人接触后对人体健康都有害，这些花卉家庭不宜养，更不能在居室放置。（《养生保健大全》）

因此，为了美化居住环境，可选择一些能调节空气的花木，在家庭养植。如吊兰、文竹、石榴花、金桔、茉莉、米兰等。特别是吊兰，它是净化空气的“能手”，实验证明吊兰可以在24小时内，将试验容器内带有多种杂质的有害气体吸收净化完。一位环保专家说：“吊兰以很快的速度将有害气体吸收净化掉，有可能是在枝叶生长时，需要从空气中吸收营养。”但不论那种花木都要少养少放，这样不仅美化了环境，而且也有利于人体健康。

另外，水生植物具有增湿保湿功能。在室内养些水生植物，其蒸发的水分可以增加局部环境湿度，形成一个天然“小氧吧”。由于空气干燥，湿度不够，人们就会经常出现口干舌燥、咽喉肿痛及鼻腔出血等症状。因为人体最适宜的湿度为45%左右，当室内湿度达到45%～65%时，人的身体、思维会处于最佳状态。因一般室内封闭性较强，致使室内空气与外界自然空气隔离开来，形成了特殊的小气候。这样的小气候常常湿度偏低，因此出现口干舌燥、咽喉肿痛及鼻腔出血等症状也就不足为奇了。所以，在室内养几盆绿萝、富贵竹等水生植物，既可以使湿度上升，又可以赏心悦目，有益健康。因此，因地制宜地在室内种一些绿色植物，既可以让人赏心悦目，又能美化居室环境，有益身心健康。

摘自(《健康生活一点通》、《养生保健大全》、《身体健康枕边书》)

五、常呼吸新鲜空气有利于健康

空气是人类生存的三大前提条件（另两大条件是阳光和水）之一。人类的生命活动，一时一刻也离不开空气。通过呼吸运动从空气中吸入必需的氧，呼出二氧化碳，借以维持人类正常的新陈代谢。通常一个成年人每天要进行2万多次呼吸，吸入空气有1万升左右。正常情况下，由于空气随时流动，其比较稳定。空气中含氮78.09%、氧 20.95%、氟 0.93%、二氧化碳0.02%。如今，由于工业和交通迅速发展，城市高楼林立，人口密集，工业生产排放的废气和机动车产生的尾气以及高楼室内燃气燃料和家庭的废气等往往集中存在，短时难以消散，因而形成二氧化硫、二氧化碳、二氧化氮、飘尘、粉尘、碳氢化合物、油烟等一次污染物以及由这些一次污染物因光、化学作用而产生的臭氧、乙醛、三氧化硫、光化学烟雾等二次污染物。这些污染源可分别引起呼吸道、循环和神经系统的急、慢性中毒事件和致癌作用。

在现代生活中，被污染的环境已成为人类的公害，环境危害健康的事情时有发生。汽车排放的尾气和二手烟会致癌；太阳光和紫外线直接照射时间长会引起皮肤癌和白内障；在被污染的环境中生活，会引起人体不适和生病。只要接触外部环境，农村也好，城市也好，都会在某种程度上受到环境的侵害。更让人吃惊的是，就算是回到家里，情况也并没有好转。最近的研究证明，最严重的环境污染实际是在家里。微生物、尘埃和螨虫会侵入住宅或楼房的通风或空调系统中，引起头痛、大叶性肺炎等各种各样的疾病。人们当然不能生活在防毒面具下或躲在消毒罩里，但绝不能消极等待，继续吸入有害气体，这些环境危害需要引起人们当注意并及早检查出来、消灭掉，才能保护自己的健康。

而空气中的负离子是十分有益于人体健康的。负离子是存在于空气中的一种带荷的气体离子。它是来自阳光中紫外线、宇宙线以及土壤中微量放射性物质等的辐射作用和空中的雷电作用，使空气不断产生电离而形成的负电荷离子。

当漫步在波涛汹涌的滨海区；置身于从天而降、水花飞泻的瀑布前；坐卧于枝叶翠绿、姹紫嫣红的公园里；或跋涉于茂密葱郁的森林中时，会使人感觉到心胸开阔、精神振奋，如与大自然融为一体样的忘我欢快，这就是负离子对人类的无私奉献。反之，若居住在人口稠密、烟囱林立、高楼密布的城市或厂区，以及处于通风不良、空间狭小的环境里，负离子虽然存在，但含量极微。城市室内每立方厘米空气中含有负离子 40～50 个；户外约有 180～200 个；公园里可达 400～600 个；郊区田野可增至 600～1500 个；海滨可达 15000～20000 个；瀑布区和山谷中为 20000 多个，而森林中的负离子每立方厘米含量可达 1～10 万个。当每立方厘米空气中负离子含量少于 25 个时，人们会感到疲倦无力，生理活动受限。若负离子浓度陡然下降，人们会出现头痛、头昏、胸骨痛及关节疼等症状。而负离子浓度增加到每立方厘米 1～10 万时，则人体各种生理功能皆将非常活跃，因为负离子经鼻腔吸入肺泡后，可随血液循环到达身体组织细胞，加快其新陈代谢功能和提高免疫力。尤其是负离子还有增加红血球和血红蛋白的作用，使血压稳定，血运良好。

所以说，常在空气新鲜的环境里活动，是非常有益于自我保健的一项重要措施。如果没有条件常到负离子多的环境中活动，据科学家检测，在一天 24 小时中，上午 10 点至下午 4 点空气最新鲜，可以在这一时段到户外活动。但由于这一时间段对皮肤有害的紫外线比较强烈，要注意避免阳光的暴晒。

摘自《养生保健大全》

六、颜色与健康密切相关

赤、橙、黄、绿、青、蓝、紫是太阳的本色。大自然为什么赐予人类绚丽七色的阳光？因为它们不仅是光和热的象征，也是人类七情六欲的反映。也有人把颜色的视觉效应升华为味觉和嗅觉感知结果。认为明亮的黄色是酸的。从粉红、橙黄等娇艳的色彩中能感受到四溢的芳香。更为奇妙的是有人在吃酱油时声称看到了蓝色。这种视觉、听觉、味觉和嗅觉等的奇妙结合和转换，不是凭空捏造的，可能是人们感觉神经末梢的共振连网，或大脑皮质细胞的联想活动。

比如花卉的五光十色，既可美化环境，又可令人赏心悦目，十分有利于人类的身心健康。如在发烧病人床头摆上一盆盛开的蓝色鲜花，则足以使病人镇静爽神。长期用眼用脑的劳动者，若经常面对一丛绿色的盆景，翠嫩欲滴，沁人心肺，顿时会消除身心疲劳。此外，白色花卉令人见之感到神圣纯洁，宁静消暑。而红、橙、黄诸色则使人精神亢奋热烈，心旷神怡。人们若有机会经常观赏山色、花园或庭院，其乐无穷，其益大焉。

总之，颜色对人体引发的生理和心理反应是客观存在的，而且对人体健康有明显的影响。所以人们往往把颜色与人类感情、情绪结合起来，分为暖色和冷色。暖色包括红、橙、黄、赤，而冷色则以蓝、白、绿、紫、黑为主。红色代表热情，见之令人激奋，因此在人们面临失败、颓丧境地时尽量为自己创造一个红色世界。反之，若在人们满腔怒火、心急如焚时，应尽量避开红色，以免火上浇油。故患有高血压和心脏血管疾病者，应尽量不留恋红色。黄色也属于暖色但较弱，一般在心烦意乱时，在精神病患者面前，不宜出现黄色。草绿色和绿色属于冷色，冷静、平和。当人们阅读、写作或打字时间过长，往往会感到眼睛疲劳，这时应稍微休息一下，多看看花草树木的绿叶颜色，就可使眼睛的疲劳减轻或消失。因为，各种颜色对光线对吸收和反射不同，青草和树木的青、绿色，能吸收强光中对眼睛有害的紫外线。对光的反射，青色反射百分之三十六，绿色反射百分之四十七，对人的神经系统、大脑皮质和眼睛的视网膜比较适宜。所以用眼较多的脑力劳动者，多看绿色对眼睛有益。人们置于绿色环境中，脉搏减缓，呼吸平稳，体温降低1～2℃，顿觉心胸开阔、情绪宁欣，极利于修身养性。所以人们把医院、疗养场所建于青山绿水之间，庭院布以花木草坪，室内四壁涂以淡绿，床前摆上盆景花卉。另外，居室颜色还可有效地治疗职业性疲劳。例如冶炼、司炉工人，每天接触高温烈火和奔腾的铁水，满目火辣的红光。因此，大脑皮层长期保留着强烈兴奋，极易发生疲劳。若在休息室或居室涂以冷色基调色彩，如白、浅黄、淡绿等，则可驱除兴奋，恢复心理情绪，消除疲劳。还有纺织工人、医护人员、科研人员等，整天沉浸在白色海洋里，不能不产生冷漠心理和疲劳状态。因此，他们的居室宜涂以暖色。反之，若整天接触五光十色的印染工、售货员，其家庭居室最好涂以冷色。(《养生保健大全》)

此外，食物的颜色与饮食和健康也密切相关。《黄帝内经》讲，赤色人心、青色入肝、黄色人脾、白色人肺、黑色入肾。

肝色是青色，表现为绿，所以青色食品多补肝。尤其在春天应多吃青笋、青豆、青菜、菠菜等青色食品。

心色是赤色，属夏天，所以红色的食品养心人血，还有活血化淤作用。尤其在夏天，养心更为重要，应当多吃山楂、西红柿、红苹果、红桃子、红辣椒、心里美萝卜等红色食品。

肺色是白色，属秋天，所以白色的食品有补肺作用。因此，秋天应适当多吃白果、白梨、白桃、白杏仁、百合、秋梨膏等白色食品。

肾色是黑色，属冬天，所以黑色的食品有益肾抗衰老作用。尤其在冬天，更应该养肾。因此，冬天应适当多吃黑桑椹、黑芝麻、黑米、黑豆、何首乌、熟地等黑色食品。

脾色是黄色，四时皆养，所以黄色食品多补脾。尤其在长夏和每个季节的最后18天，应该多吃山药、土豆、黄小米、玉米等黄色食品。

所以，可以针对病症，运用色彩进行治疗。

(一)暖色方。红色、橙色、黄色，有兴奋、驱寒、养血的功能，用于神情淡漠、少言寡语等抑郁型精神病，慢性虚寒症，气血不足等。

(二)冷色方。青色、蓝色、紫色、绿色，有清热、镇静、抑制的功能，用于虚热、实热诸症，如烦躁易怒、狂证痫症、惊恐失眠等。

(三)喜色方。红色、粉红色，有使人欢快喜悦及养血的作用，可用于悲恐忧虑、情绪低落及血虚症。

(四)悲色方。黑色，有克制过喜的作用，可用于过喜不休、狂症等。

(五)化瘀色方。绛红、枣红、紫红、黄色，有行气活血之功，用于瘀血阻络诸症。

(六)五脏补泻色彩方。利用五色配五脏，分别作用于相应脏腑，补时用色较浅淡，欲泻时用色较深浓。用于五脏虚实诸症。(《实用保健医学》)

摘自(《养生保健大全》、《实用保健医学》)

七、气味与健康密切相关

气味是动物赖以生存的重要信息之一。动物通过气味寻找食物，区分敌友，趋利避害，辨别道路，追求配偶，传递信息。人类靠鼻腔粘膜上大约500万个嗅觉细胞，能区分出2000至4000种气味。

气味物质必须具备足够的挥发性、有味性、水溶性和脂溶性这四个基本条件，才能感受到。对于人类来说，气味和色彩一样，只有基本的七种，即樟脑味、麝香味、花香味、薄荷味、刺激味、酸味和腐败味。这七种基本气味按不同比例混合，就变幻出世间千差万别的各种气味来。这些气味在人的生活中占有重要的地位。

气味对人的生理、心理有十分明显的影响，每个人都有这样的体验：有的气味使人精神振奋、心情舒畅，并能引起令人愉快的联想；有的气味却使人恶心、烦闷、抑郁和引起不愉快的联想。通常自然界令人愉快的气味有益于健康，而令人厌恶的气味则对健康有害。人们对气味的感受还与种族、性别、年龄、生活习惯、文化教养有关。例如女人的嗅觉比男人灵敏，对气味的感情反应也比男人敏感而强烈，她们比较喜欢玫瑰、薄荷等香味，而男人则对薰衣草、麝香、檀香等香味有所偏爱。

人在青壮年时期嗅觉最为灵敏，随着年龄的增长，嗅觉灵敏度逐渐降低。许多老年人抱怨食物味道不好，食欲不佳，这与他们嗅觉迟钝有关。如原始人、土著人比现代人、都市人嗅觉灵敏得多，这与现代人借助现代科学增加其他信息量，从而降低嗅觉重要性有很大关系。

甜、酸、苦、辣、咸是日常生活中不可缺少的五味。五味调配得当，可增进健康，过之则会带来弊端。故《抱朴子》讲："酸多伤脾，苦多伤肺，辛多伤肝，咸多伤心，甘多伤肾。"

甜食有补充气血、解除肌肉紧张和解毒等功能。但食糖过多会使人发胖，以致引起动脉硬化，诱发心血管疾病。

酸食可增进食欲、健脾开胃，且可增强肝脏功能，提高钙、磷的吸收率。但多吃酸食易引起消化功能紊乱。

苦味除湿、利尿，对调节肝、肾功能有益。但苦味过浓易引起消化不良等症。

辣食能刺激胃肠蠕动，增加消化液的分泌，促进血液循环和机体代谢，而过多食辛辣食物会引起口腔炎以及痔疮、肛裂、便秘等疾患。

咸食可调节细胞和血液之间的渗透压，平衡水盐代谢。但心脏病、肾脏病和高血压病患者不宜食盐过多。

《周礼·天官冢宰·疡医》讲："以酸养骨，以辛养筋，以咸养脉，以苦养气，以甘养肉，以滑养窍。"

酸味补肝，过于酸，反能伤肝，引起肝气偏盛，导致脾胃功能障碍。酸食可增进食欲、健脾开胃，且可增强肝脏功能，提高钙、磷的吸收率。但多食酸食易引起消化功能紊乱。

甜味补脾，过于甜，反能伤脾，引起胃胀不适，出现面黑。甜食有补充气血、解除肌肉紧张和解毒等功能。但食糖过多会使人体发胖，以致引起动脉硬化，诱发心血管疾病。

苦味补心，过于苦，反能伤心，导致心肺功能障碍。苦味除湿、利尿，对调节肝、肾功能有益。但苦味过浓易引起消化不良等症。

辣(辛)味补肺，过于辣，反能伤肺，出现筋脉弛缓不利，引起神伤而发生精神衰弱。辣食能刺激胃肠蠕动，增加消化液的分泌，促进血液循环和机体代谢，而过多食辛辣食物会引起口腔炎以及痔疮、肛裂、便秘等疾患。

咸味补肾，过于咸，反能伤肾，损坏骨头，肾气偏盛，就会引起心悸、气短。

因此，张仲景在《伤寒杂病论》中，提出了五脏病的饮食宜忌，如"肝病禁辛，心病禁咸，脾病禁酸，肺病禁苦，肾病禁甘"等。

所以《黄帝内经》强调要饮食有节，以免伤害五脏。同时味觉也能预示着五脏的状态，这也是中医的奥妙。酸：是肝气上溢的征兆，多显示肝虚；甜：提示脾热；苦：提示肝热或胆病；腥：肺热先兆；咸：提示肾虚，因肾虚，肾液上泛之故。因此，通过先兆，可以有针对性地进行预防和治疗。

摘自《养生保健大全》

八、声音与健康密切相关

声音是物体因振动发生的声波，经空气传播至耳，再经听神经传至大脑所产生的印象。声音分为两种，即乐音(如音乐)和噪音。乐音是指发音体的有规律的振动，听之轻柔悦耳的声音。噪音是指发音体的振动不规则，音强较大，听之不和谐甚至刺耳的声音。声音的强度叫音强，一般以"分贝"来表示。对人最适宜的音强为15～35分贝，乐音则属于这个范围。一般比较安静的住宅为50分贝。音强高到70分贝则令人烦躁不安，公共汽车或火车内(高速火车音强较低)音强多在80～90分贝之间，属于噪音范围。噪音是不利于身心健康的。噪音(声)是指那些音强在70分贝以上，听之令人烦躁不安，甚至会影响人体生理或心理健康的声音，多见的有工业和交通的噪音。短暂的噪音刺激，可使人心烦意乱，烦恼易怒。长期接受噪音，可直接造成听觉器官的损害，如内耳退行性改变或重听、耳聋。噪音会通过神经系统危害视觉功能，发生视野障碍，影响辨色力，损害眼球运动平衡。另外，噪音是一种恶性刺激，长期作用于中枢大脑皮质，可引起兴奋与抑制过程失衡，并可累及植物神经系统，产生头痛、眩晕、耳鸣、心悸、失眠、全身无力等症状，严重者还会引起精神障碍、血压升高、冠心病、溃疡病和动脉硬化等症。噪音还可影响人体新陈代谢，特别是增加水溶性维生素 B_1、B_2、B_6 和维生素 C 的消耗量。

因此，在噪音区，应采取必要措施，减少噪音污染。常在噪音环境中工作的人员，除应增配防护用具外，还应补给维生素 B、C 片剂以及吃些富含维生素的水果和蔬菜。

除了工业和交通噪音外，家庭噪音也不可忽视，特别是小孩和老人。当前，随着各种家用电器进入千家万户，它所带来的各种危害，包括噪音，绝不可等闲视之。电视机和收录机的噪音有的可达 60～80 分贝；洗衣机为 40～70 分贝；电冰箱为 30～50 分贝。居住区环境噪音白天应不超过 50 分贝，夜间应低于 45 分贝。不然会影响老人的听力和视力以及儿童的发育和身心健康，也会影响人们的睡眠。

所以，必须注意预防噪音的污染，加强防护措施，把噪音污染降低到最低程度，以保证人们的身心健康。

摘自《养生保健大全》

九、电磁辐射影响健康

随着现代经济和社会的不断发展，电磁污染对人们的影响日益严重。水污染和大气污染都是以可见的物质形式存在，而电磁污染则以能量的形式存在，其污染无色无味，看不见、摸不着、听不到，其实它穿透力很强，充斥整个空间，不同强度的电磁辐射对人们产生不同程度的影响。

在我们周围，手机、对讲机、微波炉、电磁炉、电视机、电脑等家电及户外的高压线、电焊机、各种高频作业设备和一些医疗设备，这些电器在工作时都会产生一定量的电磁辐射，尤其是随着广播电视、输电线路和通信业的不断发展，辐射源越来越多，电磁污染日益严重，长期处于电磁辐射环境下，对人体会产生伤害：对心血管系统表现为心悸、心动过缓、窦性心律不齐、免疫功能下降；对视觉系统表现为视力下降，引发白内障；孕妇易产生自然流产和胎儿畸形；血液淋巴液和细胞原生质易发生改变，影响人体的循环系统、免疫、生殖和代谢功能等。对此国内外都有过很多相关报道，并引起了人们的重视：

世界卫生组织最新公布：电磁辐射已成为 21 世纪人类健康最大危害之一；

联合国人类环境会议明确要求：各国政府必须加强电磁辐射污染防治工作；

1999 年 5 月 7 日，国家环保总局正式公告：电磁辐射危害人体健康！

2000 年 3 月 28 日，国家经贸委下发安全第 189 号文件：电磁辐射需加以防护！

2001 年 8 月 6 日，中国消费者协会发布第 9 号消费警示：日常生活需防电磁辐射！

电磁辐射能量通常以辐射源为中心，以传播距离为半径的球面形分布，辐射强度与距离平方值成反比。人们应该采取措施对电磁辐射进行防范，包括远离辐射源，减少与辐射源接触的时间，穿防护服、帽等。以尽量减少电磁辐射对人体的伤害，维护好自己的健康。

摘自《健康生活一点通》

第七篇 中医保健

一、要注重中医保健

中医保健，源远流长，内容丰富，经历代养生学家不断补充、完善，形成了独具特色的理论和方法。在人类进化过程中，人们为了保护生命，繁衍后代，逐渐认识了生命活动的一些规律，学会了自身保健的一些方法。在古代，我们祖先把这种保健的方法叫养生。养生就是保养生命的意思。

中医保健，就是在中医理论指导下，具有中医特色的，研究人类生命规律、阐述增强体质、预防疾病，以达到延年益寿的理论和方法。也就是在中医理论指导下，协调人体与自然的关系，利用各种手段，在每个年龄段上，根据体质特点，修养身心，以提高人的抗病力、抗衰力和康复力，达到增强体质、延年益寿的目的。

中医保健的理论基础是：阴阳五行学说、脏腑经络学说、病因病理学说、辩证论治学说、天人相应及整体动静观等。中医保健的基本原则有：

(一)形神共养。“形与神俱，乃尽终其天年”，只有形与神共存，人们才能活到应该活到的岁数。所以既要养形，更要养神。

(二)协调阴阳。“阴平阳秘，精神乃治；阴阳离绝，精气乃绝。”只有人体阴阳平衡、协调，人的生命活动才能正常；若阴阳失调，精气就会衰竭，生命活动也会终止。

(三)谨慎起居。人体有个生物钟，人们的日常生活，如睡眠、运动必须有规律，不能“以妄为常”。就是生活一定要有规律，不能想干啥就干啥，没有任何约束。

(四)和调脏腑。脏腑是人体的核心，保健的目的之一，就是使五脏六腑功能和调，以完成各自的任务，特别是要注意保养肾气和胃气，因为二者：一个是先天之本，一个是后天之本。

(五)动静适宜。生命在于运动，但又不能过度，必须劳逸结合，动静适度。

(六)养气保精。气是人体生命活动的原动力，精是生命活动的物质基础，二者缺一不可。

(七)气血通调。要保证气血在人体内能够周流不止，环体不休。因为“血气不和，百病乃变化而生”。

(八)养正祛邪。即保养正气，祛除邪气。因为“正气内存，邪不可干”，“邪之所凑，其气必虚”。保健的目的之一，就是不断培补和增强人体的正气，及时排除侵人人体的邪气。

(九)综合调理。就是要用多种多样的综合方法来养生保健。

(十)三因摄生。就是要因时、因地、因人而异地养生保健。

中医的最大特色，在于非常注重人体的自我修复能力。并且主要的治疗手段都在透过提升人体的能量，或排除人体维修系统无法正常运行的障碍，来提高人体的维修能力。

综上所述，中医保健，科学辩证，注重治本，它对于延缓人类的衰老、提高人的寿命，作出了卓越的贡献。所以说，中医保健是一门方兴未艾、富有前途、可以“普渡众生”的学问，是人人都需要学习的必修课。

摘自《中华养生秘诀》

二、中医对人体健康的认识有哲理

中医对人体健康的认识主要有以下观点：

(一)健康人有六大生理现象

健康人每天都应该有六大生理现象发生：一是正常的胃口。不会超量吃饭，也不会没胃口，饮食津津有味，有正常饱饿感。二是每天大便规律、顺畅。三是每天小便的量正常，颜色呈淡清黄色。夏天出汗多，小便少些；冬天出汗少，尿就多些。四是睡眠质量高。每天一觉到天亮，没有失眠等现象。五是一年四季无论在北方或是南方，常年都感到头面冷而手足温热。六是每天早起都有性反应。男人要阴茎勃起，女人要感觉双乳很敏感，这一点会随着年龄的增长有所不同。

无论是健康人，还是病后恢复或者正在同疾病作斗争的人，上述的每一个现象的出现，都是健康的表现或正向健康转化的预兆。健康人的这六大生理现象，是对自己身体状况的一个判断。医生对你的治疗产生了什么样的效果？医生对病人的治疗效果到底是好是坏？无论医生是用什么方法进行治疗，如果治疗后，患者出现这六大正常生理现象，就可以说治疗是有效的。以上六大生理现象看起来很简单，但却蕴藏了中医的哲理在内。

(二)人体健康的三个阶段

人体健康可分为三个阶段：一是健康阶段。中医认为，只有人体的五脏六腑的功能都正常，即：机体达到“四平一顺”(“四平”即阴阳平衡、入出平衡、动静平衡和心理平衡；“一顺”即五脏六腑功能顺通安和)的状态，机体才能称之为健康。这和世界卫生组织倡导的人类健康的：“四大基石”比较接近。二是未病阶段。中医健康的第二阶段就是未病阶段，也就是身体刚刚开始感觉不舒服，但是还没有发生组织细胞的结构损伤的数据变化，只是感觉上和功能上的异常阶段。这个阶段就是我们现在说的亚健康。如果这个阶段加以干预，使其向健康阶段转化，将会起到事半功倍的效果。一旦失去这个时机，就会病到临头了。三是已病阶段。即机体的组织细胞的机构、功能、组成都发生了改变，也就是西医说的疾病阶段。到了已病后，病人就只剩下积极配合医生治疗了。

《黄帝内经》曰："圣人不治已病治未病，不治已乱治未乱，此之谓也。夫病已成而后药之，乱已成而后治之，譬犹渴而穿井，斗而铸锥，不亦晚乎？"

在身体处于健康阶段进行保健，预防疾病的发生，保持身体的持续健康；在身体处于亚健康状态时，积极进行康复调控，促使"亚健康"向健康转化，而不是向疾病发展；在身体处于疾病阶段的早期，就早期发现，早期治疗，将疾病扼杀在摇篮中，而不使之恶化和转移，是我们要特别注意的三个问题。

摘自《养生金鉴》

三、中医保健的思想更科学

中医保健的主要思想是：天人合一、扶正固本、未病先治、已病防变。

（一）天人合一

中医认为：人在天地间，天有五行——木、火、土、金、水。有五化——生、长、化、收、藏。有五气——风、暑、湿、燥、寒。有五季——春、夏、长夏、秋、冬。有五方——东、南、中、西、北。人有五脏——肝、心、脾、肺、肾。人的五脏与天之五行、五化、五气、五季、五方相应。中医保健讲究使自己的五脏与自然相应，使自己与自然和谐相处。如：春与肝相应，主阳气生发。因此，春天应该养生、养阳、养肝。

中医还认为，人在社会中，不能不受社会环境、社会发展和家庭、亲情、友情、爱情的因素影响。七情致病，暴怒伤肝、过喜伤心、忧思伤脾、过悲伤肺、惊恐伤肾就是很好的证明。所以，中医讲究"天人合一"，顺应自然规律、社会规律，注重天地人一体综合调养。

（二）扶正固本

中医认为，人类经过几亿年的进化过程，形成了我们现在这样的身体结构。为了适应自然和社会的发展，人同其他动物一样，拥有很多的生命潜能。比如：小的伤口，不经过任何治疗也可自愈；人患了一般的感冒，经过 7～10 天也可不治而愈……人类的进化过程表明，人拥有很强的"四自"功能，即：自我修复、自我改造、自我建设、自我完善功能，也就是我们常说的"正气"。自然界的各种致病因素，并不因为我们的意愿而独立针对某一个人。同样的生存环境下，之所以有的人发病而有的人不发病，其决定因素就是我们人体的抵抗力不同，即"正气"不同。当人体的正气大于致病因素的作用时，人体就健康，反之，就不健康。因此，中医保健讲究"扶正固本"，讲究通过激发、调动我们人体生命的潜能（"四自"功能）来保持身体的健康。

（三）未病先治

中医虽然认为"正气内存，邪不可干"。但是，如果致病因素超过了我们人体的"正气"，人体就会患病。人体患病是一个渐进的过程，首先是人体自己有细微的不适感觉或表现，然后出现某一脏腑功能上的轻微改变，然后才是结构、组织、数据上的改变。到了人体脏腑组织结构和组成数据发生变化了，现代医学仪器检查出来了，也就到了疾病阶段了。这时为了保存生命，也只好去吃药、开刀了！因此，中医保健不仅要扶正固本，还要在致病因素还不够强大时，人体的正气还没有完全衰弱时，就开始行动，就开始发现病情，就开始培护正气，将敌人扼杀在摇篮中。

在机体刚刚有微小失衡的表现和功能变化的阶段，中医称之为"未病"或叫"潜证"，也就是我们现在所称的"亚健康"。中医对此研究已有两千多年的历史了，"圣人不治已病治未病"，这正是中医的优势和特长，也是中医区分"上医"、"中医"和"下医"的标准和分水岭。

（四）已病防变

《黄帝内经》云："见肝之病，知肝传脾，当先实脾。"说的就是要"已病防变"，防止疾病的转变，要先安未受邪之脏。这样才能将致病因素的影响降到最低。

中医认为，保健要“天人合一，扶正固本；未病先治，已病防变。”要真正做到科学保健，还是要从我们日常的运动、饮食、睡眠、情志、精神、起居保健做起。从养脏腑、养经络这个核心做起。根据自然界季节、节气、时辰与五脏六腑的对应关系进行调控；根据人体脏腑、表里、开窍的关系进行养生；在人体还处在“未病”阶段，也就是“亚健康”阶段就及时发现、及时治疗，促使其向健康转化；使人与自然和谐相处，人与社会和谐相处，使人的五脏六腑、经络、气血津液和谐相处，进而使人达到阴阳平衡、动静平衡、出入平衡、心理平衡，使人体的五脏六腑的功能顺通安和。人的脏腑功能旺盛了，人的正气就会旺盛，人的抵抗疾病的能力就会旺盛，正气内存，病安从来?!

摘自《养生金鉴》

四、中医对疾病的调控手段更有效

中医对疾病的调控手段有四：

(一)对疾病的诊断

中医认为：“有诸内，必形于外。”五脏六腑的功能变化，会通过其表里开窍反映于人的体表，这就是“脏象”。中医对疾病的诊断主要通过五脏六腑在外的表现——“证”的综合辩证分析来确定。即：通过望诊、问诊、闻诊、切诊、脏腑诊、经络诊、五行诊等评估手段，来确定是由于什么原因使脏腑的环境发生了什么改变(如：风、暑、湿、燥、寒、热)？是什么原因使机体的功能发生了什么变化(如：气、血、阴、阳、亏虚；气滞、血瘀等等)？是哪一个脏腑发生了什么变化(如：心血虚者，心悸、失眠、健忘、面色苍白、脉细；肾阴虚者，腰膝酸软、手足心热、夜间盗汗、脉弦细等)？因此，中医对疾病的诊断，具有独到的优势。

(二)对疾病的预防

中医对疾病的预防，主要体现在对脏腑经络的养护上。通过在不同的季节、节气、时辰，养护不同的脏腑和经络；通过饮食、运动、经络、方药、心理、情志、哲学等保健手段，保持人体的阴阳、气血、运动、出入、心理处在相对的平衡状态，人体的阴阳、动静、出入、心理达到了平衡的状态，人体的五脏六腑的功能就会旺盛，人体的五脏六腑的功能旺盛了，人体的自我修复、自我建设、自我改造、自我完善的功能就会旺盛。人体的抵抗力、免疫力就会增强。机体的免疫力强了，对疾病的预防能力就强，人体就会健康。这种预防的特点是：润物细无声，对疾病的预防非常广泛。

(三)对疾病的调控和康复原理

中医对疾病的调控和康复，主要是恢复五脏六腑的本始环境，纠正脏腑组织的各种失衡，使机体处于阴阳、动静、出入、心理平衡的状态，使五脏六腑的功能顺通安和，使人体的“四自”功能旺盛，人体的免疫力和修复力强了，人体就健康了。

(四)对疾病的调控和康复方法

中医对疾病的调控和康复的主要方法：一是利用自然界的食物或药物的性味恢复脏腑组织细胞的本始环境，去除造成脏腑功能减弱的原因，恢复脏腑的各项平衡。如：对于各种原因使机体处于寒冷环境的病人，利用热性的食物或药物；对于热性环境的病人用寒性的食物或药物。环境恢复了，功能也就正常了。二是利用自然界的食物或药物的性味和归经，保证脏腑组织细胞所需营养的旺盛。如：酸味的食物或药物入肝；苦味的食物和药物入心；甘味的食物或药物入脾；辛味的食物或药物入肺；咸味的食物或药物入肾。脏腑组织细胞的营养充足了，执行其生理功能才能够有动力。三是通过运动和经络的养护，保证经络的润顺和通畅，从而使血液中的营养和氧气能够顺利进入组织细胞当中；使组织细胞的各种代谢产物、废物、毒物，能够顺利进入到血液中，排出体外。经络通了，脏腑的营养和代谢才能有保证，脏腑的营养和代谢正常了，其功能才能恢复。四是按照季节、节气、时辰与脏腑的相应关系进行调控和康复。季节、节气的变化、交接点，同时也是人体经络气血津液运行的变化、交接点，只有使五脏六腑与自然界的变化相合相应，使人与自然和谐相处，人体才能健康。

综上所述，中医在对疾病的诊断和疾病的预防、早期发现、早期治疗以及健康的恢复上有明显优势。因此，在养生保健、预防疾病的发生和亚健康的检测与调控上，应侧重于中医。

摘自《养生金鉴》

五、中医保健注重人与天地的关系

人存天地间，天（自然界）是一个大宇宙，人是一个小宇宙。人虽为万物之灵，但在广袤无垠的宇宙中，只不过是一个小小的个体。尽管这一个体很小，却也无时无刻不在和浩瀚的宇宙同呼吸，共命运。所以人与大自然的关系十分密切，尤其是气候的变化对人体的健康和疾病的发生起着极为重要的作用。

节气是天地气候的变化调整和转变的关键时刻，也是人体脏腑经络气血运行的承接点。在气节交换时，老年人、重病患者的气血和体力较为虚弱，在节气交换时不易适应。重病患者往往在节气交换时因脏腑经络气血运行的承接不顺而导致死亡。因此，我们常常可以看到重病患者、老年人，在节气交替时疲惫、痛苦不堪，节气过后又恢复正常或病情转重，甚至死亡。

（一）气候变化对人体健康和疾病的影响

一是生物生存三要素对人体影响。地球上的生物生存有三要素——日光、空气和水，生命的生存和维持靠此三要素。三要素对地球上的生命产生变化，也对人体产生相应的变化。在生命的三要素中，在天为日、月、星；在地为火、水、风；在人为精、气、神；天、地、人三者是互相影响、互相沟通。太阳所发射的辐射对地球产生的变化，是夏热冬冷的主要原因。地球磁场的变动，人体心血也受影响，磁场安定，人心也安定。月亮绕地球运行，其圆缺影响海水的涨潮、退潮。人体约有百分之七十的水分，因此，人体也受月亮运行的变化而变化，尤其是对人体肾系统的影响更为突出（肾主水、主藏精）。《黄帝内经》云："帝曰：星辰八正何时？岐伯曰：星辰者，所以制日月之行也。岁有十二月，日有十二辰，子午为经，卯酉为纬，周天二十八宿，而一面七星一星期七天，四七二十八星，房昴为纬，虚张为经，是故房至毕为阳，昴至必为阴，盖日月经天，有南陆北陆之，在天为四大部州，在地为南北半球气候的变化。有朔望虚盈之度，故星辰者所以纪日、月之行，而人之荣卫，亦有阴阳虚实之应也。"人自出生之日起，就受自然界的影响。人在水、火、风中发育、生长，同样在水、火、风中衰老、死亡。人体生命的运动，主要为气的活动。三分钟没有呼吸即断气了。

二是人生"三宝"对健康的影响。人生"三宝"——精、气、神。气既是生命活动的主宰，也是人生命存在的基础，没有气即没有生命。神为气的表现，气为精所化。男性做爱泄了精，即觉没有力气，乃泄精后暂时无精可化气，所以顿觉体力消失，而年轻人精气恢复迅速，老年人恢复缓慢。人的精、气、神对人体的调整，随着饮食、气候、环境、情绪、时间不同而不同，具体的调整变化分为阴、阳二气的作用。阳：阳推万物而起，是为发育、生长、强壮的作用。早上的十二个小时六个时辰为阳，阳分为少阳、阳明、太阳三个阶段。阴：为阳发挥作用而储存能量，阴尽万物而止，是为趋向虚弱、衰老、或生长发育终止之气。下午十二个小时六个时辰为阴，阴分为少阴、太阴、厥阴三个阶段。在人体中，阴、阳之气随时辰之不同，而在不同的脏腑经络中起不同的作用。现代人所说的"生理时钟"，就是阴阳二气在人体脏腑经络中随时辰之移动升降运行所产生的变化。许多患者的病情会时好时坏，就是因为经络循环与天地、天干、地支相生、相克而呈病情的表现，尤其在节气相交时更为凸显。精、气、神在人体的阴阳作用，自出生的每个时辰、每日、每节气、每月、四季、每年、十年、六十年而做周期循环。

（二）自然界对人体健康的影响

《黄帝内经》曰："故智者之养生也，必顺四时而适寒暑，和喜怒而安居处，节阴阳而调刚柔。如是则僻邪不至，长生久视。"说的就是有修养的人，生活、工作要顺应四季变化，喜怒哀乐适合有度，如果这样，就会使疾病远离自已，延年益寿。

人体不仅本身是一个有机整体，而且人体与自然界也存在着对立统一的整体关系。人生活在自然界之中，自然环境和自然条件是人类所赖以生存的物质基础。同时，自然界的各种变化，又直接或间接地影响着人体，而机体则相应地产生反应。属于生理范围的，即是生理的适应性；

超越了这个范围，即是病理性反应。

一是季节、节气、时令对人体的影响。《黄帝内经》曰："夫阴阳者，天地之道也，万物之纲纪……所以圣人春夏养阳，秋冬养阴，一从其根，故与万物沉浮于生长之门。逆其根，则伐其本，坏其真矣。"就是说一年中春、夏、秋、冬的四季变化和寒、热、温、凉的气候变化，是由于一年中阴阳之气消长所形成的，故称"四时阴阳"。由于四时阴阳消长的变化，所以有春生、夏长、秋收、冬藏的生物生长、发展、变化规律。春夏养生长之气，为养阳；秋冬养收藏之气，为养阴。自然界的生长发育变化，必须顺从四时阴阳变化这个万物的根本。人如同自然界其他生物一样，在生命的道路上运动不息。逆四时阴阳变化这个根本，就会伤伐生命的本元，损坏人体的真气。

一年四季的气候变化各不相同。春温、夏热、秋凉、冬寒，这是气候变化的一般规律。人体在四季气候变化的规律影响下，也以不同的生理功能来适应。如春夏阳气升发在外，气血容易浮于体表，故皮肤松弛，腠理开泄，人体就以出汗散热来调节。秋冬阳气收敛内藏，气血闭于内，故皮肤致密，出汗减少，体内必须排出的水液就从小便排出。在病理上，人体也同样受自然界气候变化的影响。当气候变化过于剧烈，超过了机体调节功能的限度，或由于机体机能不够健全，不能与外在的变化相适应时，就会产生疾病。如春天多温病，夏天多热病，秋天多燥病，冬天多伤寒。某些疾病也往往在气候急剧变化之际，或节气交替时节，病情复发或加剧，这就是四季气候变化的影响所造成的。所以，"春夏养阳，秋冬养阴"是顺应四时养生的基本原则。

春夏养生气、养长气，以适应自然界阳气渐生而旺的规律（即所谓养阳），为阳气的生发打好物质基础。万不可宣泄太过或内寒太甚，而伤阳气。人体也是如此：春天万物复苏，衣着变薄，外出活动增加，人体释放的能量就相应地增加；夏天生机勃勃，天气炽热，白天时间长，人体与炎热抗衡，出汗多，人体能量的释放相应增加，这些都是阳的释放，要保证阴阳的平衡，就必须养阳。

秋冬养收气、养藏气，以适应自然界阴气渐生而旺的规律（即所谓养阴），从而为来年阳气生发打好基础，而不应耗精而伤阴气。人体也是如此：秋天是收获的季节，冬天是储藏的季节，秋冬季节，人的衣着增厚，户外活动减少，汗腺收缩，阳气自然释放就少，在这个时候主要是储存明年的能量，自然界很多动物的冬眠就是这个道理。

但若是阴阳偏盛偏衰之体，则应分别对待。如素体阳虚，则要"冬病夏养"，于春夏之时注意调养阳气，给予培补，不可食冷食凉。素体阴虚，则要"夏病冬养"，于秋冬之时滋补肝肾，则可减轻春夏发病的程度。但若属阳盛或阴虚体质，则春夏宜寒凉，或秋冬宜温热，即王冰所谓"春食凉，夏食寒，以养于阳；秋食温，冬食热以养于阴"，"全阴则阳气不极，全阳则阴气不穷"。总之，一年二十四个节气，每个节气对人体均产生不同的影响。

二是一天的不同时间对人体的影响。昼夜交替也是自然界阴阳变化的重要方面。《黄帝内经》曰："以一日分为四时，朝则为春，日中为夏，日入为秋，夜半为冬。"因此，人们也要根据这种规律，调节自己的起居作息。《黄帝内经》又云："平旦人气生，日中而阳气隆，日西阳气虚，气门乃闭。"这说明了人体内阳气的昼夜波动规律，这也与现代生理学研究所揭示的体温日波动曲线吻合，说明人体功能随着昼夜的寒温变化出现节律性的改变。昼夜晨昏的变化，同样对疾病也有一定影响。《黄帝内经》指出："夫日病者，多以旦慧，昼安，夕加，夜甚。"即一些疾病多在清晨、上午比较轻微，从下午起逐渐加重，特别是夜晚更甚。原因很简单，上午阳气释放，抵御力就强，下午阳气收藏，抵御力降低。这种现象就反映了昼夜阴阳之变化和人体正气消长的规律。顺应自然界阴阳消长规律而进行保健的目的，实际上也就是充盛人体真元之气，增强调节生命节律的能力，从而保持人体内外环境的统一。正如张景岳说："元气者，即化生精气之元神也，精气通天惟赖于此。"元气（人体生命的原动力）充盛，是祛病延年的重要保证。

三是不同方位地域对人体的影响。地区气候的差异，地理环境和生活习惯的不同，在一定程度上，也影响着人体的生理活动。总体上说东温、南热、西凉、北寒。如江南多湿热，人体腠理多疏松；北方多燥寒，人体腠理多致密。生活在这样的环境中，一旦易地而处，环境突然改变，初期人体多感不太适应，但经过一定时间，也就逐渐地能够适应和生活了。生活在不同的地理环境条件下的人，在病理上也有不同的变化，特别是某些地方性疾病，更是与地理环境有着密切的关系。如处于低洼潮湿之地的人，多发生关节疼痛或痿弱不能行走等病；居住在高山的人，多出现瘿病（大脖子病、甲状腺疾病）；湖区多见虫臌病等。许多地方病都与当地的地理环境及生活习俗密切相关。所谓的地方病，就是如此。恢复其本始的方位，也就是中医治病的根本原理。东方病要西方治，南方病要北方治，依次类推。哮喘是北方病，很多哮喘病人从北方搬家到南方，不药而愈就是这个道理。由于人与自然界存在着既对立又统一的关系，所以因时制宜、因地制宜、因人制宜，也就成为中医治疗学的重要原则。因此，在辩证论治的过程中，就必须注意和分析外在环境与内在整体的有机联系，从而进行有效的治疗。

四是饮食的属性对人体的影响。数千年来的饮食文化历史表明，中华民族的饮食习惯是在素食的基础上，力求荤素搭配，全面膳食。同时，也要注意饮食的属性，以适应节气变化，达到阴阳平衡。要想延年益寿，就应该了解食物的性能和饮食的作用。古代医家在长期的生活实践中把食物的性能归纳为三大类，即寒凉类、平性类、温热类。其中常见的三百多种食物统计数字看，平性食物居多，温热性次之，寒凉性更次之。

寒凉性食物多有滋阴、清热、泻火、凉血、解毒的作用。这类食物主要有：西瓜、甜瓜、香蕉、甘蔗、枇杷、苹果、梨、荸荠、菱角、桑葚、西红柿、黄瓜、苦瓜、冬瓜、白萝卜、丝瓜、莲藕、茭白、竹笋、慈姑、蕨菜、马齿苋、芹菜、淡豆豉、海藻、海带、螃蟹等等。

温热性食物多有温经、助阳、活血、通络、散寒等作用。其中辣椒、花椒、芥子、鳟鱼等为热性食物；樱桃、荔枝、龙眼、杏、石榴、栗子、大枣、胡桃仁、大蒜、番瓜、生葱、姜、韭菜、小茴香、鳝鱼、鲢鱼、淡菜、虾、海参、鸡肉、羊肉、鹿肉、火腿、鹅蛋等为温性食物。

平性食物主要有：猪肉、牛肉、甲鱼、鹅肉、鹌鹑、鸡蛋、鹌鹑蛋、鸽蛋、黄鱼、鲤鱼、牛奶、蜂蜜、海蜇、土豆、黑豆、赤豆、黄豆、扁豆、豇豆、圆白菜、洋葱、芋头、胡萝卜、白菜、香椿、青蒿、大头菜、葡萄、李子、无花果、黑芝麻、黑白木耳、黄花菜、榛子、花生、白果、莲子、百合等等。

我们在日常的饮食搭配上应根据食物的性质和作用合理搭配，做到因时、因地、因人、因病之不同而辩证用膳，这也是避免机体早衰，保证机体正气旺盛的重要条件之一，是机体强壮的根本所在。

自然界的阴阳消长运动，影响着人体阴阳之气的盛衰，人体必须适应大自然的阴阳消长变化，才能维持生命活动。四季是春生、夏长、秋收、冬藏。一天也是如此，日出为生，日中为长，日暮为收，夜半为藏。如果不能适应自然界这种变化，就会引起疾病的发生，甚至危及生命。正如《黄帝内经》所言："阴阳四时者，万物之终始也，死生之本也。逆之则灾害生，从之则苛疾不起。"因此，顺应自然界阴阳消长规律保健，是中医保健的基本原则。

摘自《养生金鉴》

六、中医保健强调天人相应

自然界存在着人类赖以生存的必要条件。人与自然界息息相关，人体的生理活动和病理变化直接或间接地受到自然界气候变化的影响。因此，能动地适应自然界法则和运用自然法则以促进人体健康，是中医保健治疗的基本原则。

根据《黄帝内经》提出的"春夏养阳，秋冬养阴"之说，对慢性病以阳虚为主，且多秋冬发病加重者，可借助春夏旺盛之阳以温养之，或于春夏季节用温药治之，以助其阳气；对慢性病以阴虚为主，且多春夏发病或加重者，可借助秋冬旺盛之阴以滋助之，或于秋冬季节用凉润之品，以滋阴液。预培阴阳，事半功倍，体现了顺应自然、利用自然的保健思想。不仅如此，针灸、按摩、药物治疗等各种保健方法，也始终贯穿着顺应自然，利用自然的思想。就针灸而言，所选穴位及灸刺方法，因季节气候不同而有所区别。《黄帝内经》指出：“四时之气，各有所在，灸刺之道，得气穴为定。”四时季节，气候变化不同，针刺选穴各异。一日之内，也顺应天地阴阳之气的变化，子午流注针法，就是按时取穴，循时开合的方法。因此，因时制宜实际上也是能动地顺应自然时序的法则。

人类是自然界的组成部分，自然界为人类生存提供了必要的条件，如阳光、空气、高山、海洋、河流、森林、花草、声音、颜色等，皆为人类生存所必需，它们每时每刻都与人类进行着物质、能量、信息的交换，影响着人的生命活动。合理利用自然，促进机体健康，即是基于人与自然统一的观点。中医保健始终坚持了这一观点，早在《黄帝内经》时代就提出了“春三月……夜卧早起，广步于庭。夏三月……夜卧早起，无厌于日。秋三月……早卧早起，与鸡俱兴。冬三月……早卧晚起，必得日光。”《黄帝内经》认识到了顺应自然以起居对保健治疗的辅助作用。《黄帝内经》更系统地阐述了自然界风、雨、声音、雷电、高山、深谷等与人的相应关系，激发了人们进一步去开发自然，利用自然。这些思想逐渐发展成为后世的自然保健方法和途径。

顺应自然，利用自然以保健，与目前国际上倡导的回到大自然中去的思想是一致的。它符合时代的需要，显示出了古老而新颖的特色。空气、日光、水这三项是人类赖以生存的要素，永远是保护人们健康的前提。

摘自《实用保健医学》

七、中医保健强调形神合一

根据中国医学“形神合一”的理论来进行保健，可以达到延年益寿的目的。“形神合一”就是形体与精神的结合，也可以说是形体和机能的统一。形是人体的一切组织器官，神是精神意识活动。形与神是密切结合着的，神不能脱离形体而存在，它和人与生俱来，亦与死俱灭。范缜的《神灭论》中说：“神即形也，形即神也，是以形存则神存，形谢则神灭也。”保健养生的目的，就是“调阴与阳，精气乃光，合神与气，使神内藏”（《黄帝内经》）。所以必须用调形养神的方法，使形神合一。维持形神合一的主要是心，心主神。《黄帝内经》曰：“心者，君主之官也，神明出焉。……主明则下安，以此养生则寿，没世不殆……主不明，则十二官危，使道闭塞而不通，形乃大伤，以此养生则殃。”人体要保持内环境脏腑之间阴阳平衡统一，形神要互相协调，不能有所偏盛和互相分离。《黄帝内经》曰：“阴平阳秘，精神乃治；阴阳离决，精气乃绝。”这种平衡是通过“心”的主导调节来实现的，所以说，神明则形安是养生的重要原则。

养神可以保形，保形就是摄神，因为“形为神”之宅，只有形体完备，才能有精神现象的产生。所以说，在养生上，除注意养神外，还要注意保形，形敝则神亦受伤，形神皆伤，安望其保命延年。《景岳全书》说：“伤形则神为之消”，“善养生者，不可不先养此形以为神明之宅。”说明养形也即所以养神，因为形体为神之所依附。

精、气、神是生命的源泉。要形具神合，主要是“保精”、“养气血”。关于“保精”《黄帝内经》云：“积精全神”、“精者，生之本也。”精是人体立命的根本，是神所产生的物质基础。精气足则人之生源充足，生源足，则体自康强，养精即是养形，形全则神全。《不居集血证全书》说：“精气者，万物之本，全其形则生，养其精气则全神，形全则神全而无病。”

关于“养气血”，《黄帝内经》说：“血气者，人之神，不可不谨养。”《景岳全书》亦说：“血为阴，阴主形也，血气若败则形神俱败，此营卫之毫厘当惜也。”血旺则神安，血虚则神衰。《黄帝内经》还说：“气血正平，长有天命。”所以，“养气血”是养生的重要一环。

人体形与神相互为用，相互制约，是一个统一体。形伤可引起神志失常，神志失常亦可损伤形体。因而在保健治疗过程中，必须正确处理形与神的辩证关系。

中医保健在形神一体观指导下，一般是“必先治神”，“无以形先”。因为神乃形之主，神散则形坏。而在某些情况下，又以复其形为当务之急，因为形乃神之宅，“伤形则神为之消”。

如对神志异常的病人，一般应把精神康复放在首位。这不仅因为神不守而体不康，而且神志失常，常可以导致形体损伤。如《黄帝内经》说："心者，君主之首，神明出焉……主明则下安，主不明则十二官危，使道闭塞而不通，形乃大伤。"《黄帝内经》还反复论述了这一点，说："心怵惕思虑则伤神，神伤则恐惧自失，破䐃脱肉，毛悴色夭。"

对形体病残者，一般应首重形体保健，最大限度地促进功能恢复。这是因为形体获得一定程度的康复，不但可减少由于职业、家庭以及外形等引起的精神伤害，并可促进其所伴随的精神损害的康复。但病残者适应社会的能力减退，当他们认为自已成为社会、家庭的负担时，其精神伤害比形体伤残更为严重。此时不但应积极矫治伤残，帮助伤残者进行职业训练，提高其适应社会的能力，更重要的是对他们进行有意识的精神锻炼，指导他们进行自我精神调摄，以免因精神伤害加重病残。临床实践证明，许多疾病常因情志波动而使病情加重、恶化，乃至陷于不治的状态。故有"十剂之功，败于一怒"之说。而情绪稳定、乐观待病者，其病情常出现奇迹般的好转。这充分说明了精神康复在保健治疗中的重要意义。

治病以保形，治形以养神，形神共复，首重保神，是中医保健治疗的重要原则。

摘自《实用保健医学》

八、中医保健强调阴阳平衡

人类疾病的发生是阴阳平衡失调后出现偏盛偏衰的结果。《黄帝内经》指出："谨察阴阳所在而调之，以平为期。"调整阴阳，补偏救弊，恢复阴阳的相对平衡，亦是保健治疗的根本法则之一。

阴阳失调，有的表现为阴或阳的偏盛，有的表现为阴或阳的偏衰。对于阴阳偏盛，即阴或阳的一方过剩有余的病症，可采用损其有余的方法，阳热盛者，"治热以寒"，泻其阳热；阴寒盛者，"治寒以热"，散其阴寒。对于阴阳偏衰，即阴或阳的一方虚损不足的病症，如阴虚、阳虚或阴阳两虚等，均采用补其不足的方法治之。如阴虚不能制阳，常表现为阴虚阳亢的虚热症，治应滋阴以制阳，所谓"壮水之主，以制阳光"；因阳虚不能制阴而阴寒偏盛者，治应补阳以制阴，所谓"益火之源，以消阴翳"。若阴阳两虚，则应阴阳双补。

阴阳是互根互用的，故阴阳偏衰亦可互损，因此在治疗时还应注意"阳中求阴"或"阴中求阳"，即在补阴时适当配伍补阳药，补阳时适当配伍补阴药。正如明代张景岳《景岳全书·新方八略》中所说："此又阴阳相济之妙用也。故善补阳者必于阴中求阳，则阳得阴助而生化无穷；善补阴者必于阳中求阴，则阴得阳升而泉源不竭。"阴阳平衡，健康得以保证。

摘自《实用保健医学》

九、中医保健强调扶正固本

扶正固本是中医保健治疗的又一原则。正，即正气，指人体的机能活动及其抗病能力、修复能力。扶正，就是扶助正气。本，在此指人体赖以维持生命活动的元气。固本，指培补元气。扶正固本，强调在康复治疗过程中，以扶助正气，恢复元气为首务。

中医保健治疗的对象主要是伤残者、慢性病和老年病，正气亏虚为其共同的病理特性，这时可采用药物、食物、阳光、空气、泉水等补其不足，促进机体康复。

（一）标本兼治。标和本用以说明疾病过程中某些矛盾的主次关系。如以病因与症状来说，病因为本，症状为标。在选择具体保健方法时，既要治其标，解除病人的痛苦症状，又要治其本，消除病因。如此标本兼治，相辅相成。但应注意，治标只是权宜之计，治本才是根本之图。应将治本作为主导思想，在治本上下功夫，以获痊愈。

（二）动静结合。神欲静而体欲动，对于神情异常的病人，在安神的同时，配以体育、气功、动形以达安神之目的。对形体病残者，用适宜的体育疗法以动其形，使气血流通，同时又要注意精神调摄，动静结合，以利早日康复。

（三）内治外疗。用食疗、口服药物以内治，用外用药物、针灸、按摩、体育锻炼、心理调养及自然疗法等外治，内外结合，收效更显。

摘自《实用保健医学》

十、中医治病注重调和阴阳

中医圣典《黄帝内经》指出："法于阴阳，和于术数。"并在《阴阳应象大论篇》进一步强调："阴阳者，天地之道也，万物之纲纪，变化之父母，生杀之本始，神明之府也，治病必求于本。"这充分表明，中医治病本呼阴阳。

《金匮真言论》写道："夫言人之阴阳，则外为阳，内为阴；言人身之阴阳，则背为阳，腹为阴；言人身之脏腑中阴阳，则脏者为阴，腑者为阳；肝、心、脾、肺、肾五脏皆为阴，胆、胃、大肠、小肠、膀胱、三焦六腑皆为阳。所以欲知阴中之阴、阳中之阳者何也？为冬病在阴，夏病在阳，春病在阴，秋病在阳，皆视其所在，为施针石也。故背为阳，阳中之阳，心也；背为阳，阳中之阴，肺也；腹为阴，阴中之阴，肾也；腹为阴，阴中之阳，肝也；腹为阴，阴中之阴，脾也。此皆阴阳、表里、内外、雌雄相输应也，故以应天之阴阳也。"阴阳共处于一个统一体中，既一分为二，又合而为一，所以脏腑及其功能活动既具相对属性，又相互依存、相互制约，协调平衡，共同去完成生命活动。阴阳之间还相互消长、相互转化。《黄帝内经·素问·阴阳应象大论篇》曰："治病必求于本。故积阳为天，积阴为地；阴静阳躁，阳生阴长，阳杀阴藏；阳化气，阴成形；寒极生热，热极生寒；寒气生浊，热气生清。……阴盛则阳病，阳盛则阴病；阳盛则热，阴盛则寒；重寒则热，重热则寒。"《黄帝内经》包括《素问》、《灵枢》，共 162 篇，篇篇不离阴阳。而且不仅限于说理，还见之于实践，具体运用于药物或针灸、气功等法为人治病。

疾病怎么产生的？其因仍不离阴阳，"阴阳反作，病之逆从也"。中医认为，病有三因：外感六淫（风、寒、暑、湿、燥、火）和疠气；内伤七情（喜、怒、忧、思、悲、恐、惊）；饮食失调、房劳失节、跌打损伤、虫兽所伤。因这些原因导致阴阳失调，也就是说人体内原来维持的相对动态平衡被破坏，正常的生命活动紊乱，机体内部的自行调节又不能使其恢复，于是便生病了。宋徽宗赵佶的《圣济经》对病因作如下解释："一阴一阳之谓道，偏阴偏阳之谓疾，不明呼道，未有能已人之疾者。阴阳相照、相盖、相治，四时相代、相生、相杀，五行更王、更废、更相。人生其间，由于阴阳，役于四时，制于五行；平则为福，有余则为祸，淫则为疾。"就是说阴阳平衡则和谐，则生生不息，若某一方面偏盛或偏衰，过之或不足，便会破坏人体的阴阳平衡，产生疾病。

所以中医认为治病的指导思想应是调整阴阳，恢复人体固有的平衡状态。《黄帝内经·素问·至真要大论》说："谨察阴阳所在而调之，以平为期，正者正治，反者反治。"中医引入阴阳学说，阐明人体脏腑器官、气血津液、经络运行等的生理功能和病理变化，使人类对自身有个明确的认识和整体的把握。这样，更有利于人们防病治病和保健。

摘自《健康指南》

十一、中医的诊病方法

中医诊病方法奇特，不用仪器，全凭目视、耳闻、口问、手摸。中医诊病是望、闻、问、切"四字决病"：

一是"望"。即望诊观形，望的项目很多，望神、望色、望皮发、望身形、望动作、望姿态、望排出物、望舌，最具中医特色的是望舌，辨舌色、舌态、舌苔、舌质，这是一门大学问，仅舌质的变化就有润、燥、糙、滑、厚、薄、腻、腐、剥落、有根、无根之分。中医气功的望诊侧重在捕捉神态和病灶信息，以确诊疾病。

二是"闻"。是听声嗅气，听语声强弱、虚实、清浊、听谵语、郑声、独语，听呼吸快慢、强弱、缓急、粗细，听咳嗽声、呕吐声、呃逆声、叹息、缓气，嗅口味、鼻气。

三是"问"。是察言问病，明代医家张景岳总结为《十问歌》："一问寒热二问汗，三问头身四问便，五问饮食六问胸，七聋八渴俱当辨，九问旧病十问因，再参服药审机变。"若诊女病人，还得问经、带、胎、产。是小儿，则问陪护者。

四是"切"。是按诊切脉。望、闻、问形成较早，切脉大约由春秋战国时代的苍生大医扁鹊奠基，司马迁说："至今天下言脉者，由扁鹊也。"古时摸脉是"遍诊法"，那里有动脉就摸那里，"三部九候"，至少要摸 12 处。中医很重脉学，有一套系统的理论和操作方法。如诊脉确定寸、关、尺部位的“中指定关”，指法有举、按、寻、单诊、总按等，脉象包括部位、至数、力度、宽度、长度、流利度、紧张度、均匀度等八种因素。切脉自西晋王叔和《脉经》问世后，方才成一门系统学科。他总结了 24 种脉象，有：浮、芤(kōu 音：口；意：古时葱的别名)、洪、滑、数、促、弦、紧、治、伏、革、实、微、涩、细、软、弱、虚、散、缓、迟、结、代、动。

中医论病是“四参合诊”，而且古医家认为：望而知之谓之神，闻而知之谓之圣，问而知之谓之工，切而知之谓之巧。神、圣、工、巧，四能必务，缺一不可，但“望”为首诊。

中医的辨证，是辨别证候、立方论治的方法。它的原理源于《黄帝内经》，主要奠基人是医圣张仲景。

八纲辩证是中医学最常用的辨证论治方法。医家认为：疾病表现虽复杂，但不外乎阴、阳两大类，以深浅权衡有表、里之别，以性质权衡有寒、热之别，以进退权衡有虚、实之别。所以，一切疾病皆可纳入表里、寒热、虚实、阴阳四对纲领性证候之内。医家通过“四论”掌握证候，找关键，得要领，确定疾病类型，然后立方。

中医强调“防重于治”，《黄帝内经》就提出：“圣人不治已病治未病，不治已乱治未乱，此之谓也。夫病已成而后药之，乱已成而后治之，譬犹渴而穿井，斗而铸锥，不亦晚乎。”总体说来，是未病先防、既病防变、治病求本、标本缓急，还要做到因时、因地、因人制宜，这叫“三因制宜”。中医诊病方法不仅仅是实用科学的法则，且已纳入“医道”的框架，赋予东方文化的特色。

摘自(《实用中医大全》)

十二、腹式呼吸有益于健康

医学研究证明，许多慢性疾病都可以用正确的呼吸运动来治疗。正确的呼吸方法主要的就是腹式呼吸。可以最大限度地利用肺泡进行气体交换，还可以使胃肠道蠕动增加，加速胃肠的排空功能和小肠的吸收功能。真是好处很多，胜似保健良药。试验证明，在平静状态下做腹式呼吸，一次约为 10～15 秒，吸入 1000 毫升空气。而正常的胸式呼吸一次仅约 5 秒钟，吸入的空气仅约 500 毫升。

(一)常用的呼吸方法

1. 腹式呼吸：吸气时腹部收缩，呼气时腹部隆起，吸气时可配合两臂外展上举，使胸廓扩张，然后收腹、放下两臂，将气体从口中排出。每次反复做 10 次以上，可改善缺氧症状，促进血液循环，增进新陈代谢。在公园散步，边走边练效果更好。

2. 气沉丹田：常练几式简单的太极动作，就可以体会到“气沉丹田”的健身奥妙。这种感觉是以内气引导外气进行的呼吸交换，可极大地增加呼吸活力，提高换气质量。

(二)呼吸运气治病六法

中医有“六气”治病的方法，十分神效。所谓用气治病，就是用口形发出“吹、呼、嘻、呵、嘘、嘶”等六种长音，以此调节体内气血运行。

1. 去除寒气：用“吹”气法。当身体感到寒冷时，可用“吹”气法驱除内寒。

2. 驱除体内燥热：用“呼”气法。

3. 消除疼痛：用“嘻”气法。腰酸背疼、筋骨疼痛等可用此法治疗。

4. 治疗胀气：用“呵”气法。肠胃及心胸胀气，可用“呵”气法将郁气呵出。

5. 调理血液黏稠：用“嘘”气法。多痰或血液黏稠，常用口“嘘”气，能获改善。

6. 消除疲劳：用“嘶”气法。身心疲劳，可用“嘶”气法来消除，并补足精力。

摘自(《健康指南》)

十三、人体的经络穴位能保健

经络，是人体气血运行的通道。包括经脉和络脉两部分，其中直行干线称为经脉，由经脉分出网络全身各个部分的分支称为络脉。《黄帝内经·灵枢经·经脉》曰：“经脉十二者，伏行分肉之间，深而不见……诸脉之浮而常见者，皆络脉也。”经络的主要内容有：十二经脉、奇经八脉、十二经别、十二经筋、十二皮部、十五络脉等。通过经络系统的联络，人体内外、脏腑、肢节联成一个有机的整体。

(一)经络系统

1. 经脉《黄帝内经·灵枢经·经脉》曰：

"……经脉者，内属于府藏，外络于肢节。"分为十二经脉和奇经八脉两大部分。

(1)十二经脉 人体与脏腑直接相连属的十二条经脉的合称，是经络系统的主干部分，故又称正经。出《黄帝内经·灵枢经·海论》。它包括：手太阴肺经、手阳明大肠经、足阳明胃经、足太阴脾经、手少阴心经、手太阳小肠经、足太阳膀胱经、足少阴肾经、手厥阴心包经、手少阳三焦经、足少阳胆经、足厥阴肝经十二条经脉。每一条经脉都和体内一定的脏腑直接连属，各经脉相互间有表里配合关系。

(2)奇经八脉 指十二经脉以外的任脉、督脉、冲脉、带脉、阴蹻脉、阳蹻脉、阴维脉、阳维脉等八条经脉。《黄帝八十一难经·第二十七难》曰："有阳维，有阴维，有阳蹻，有阴蹻，有冲，有督，有任，有带之脉。凡此八脉者，皆不拘于经，故曰奇经八脉也。"奇经八脉具有联系十二经脉、调节人体阴阳、气血、营卫等作用。并与肝、肾及女子胞、脑髓等脏腑关系密切。(奇经是十二经脉以外的经脉，因此，奇经没有互为表里的经络，所以称为"奇经"；由于奇经八脉中之任脉、督脉拥有专属的穴位，因此与十二经脉合称为"十四经")。

(3)十二经别：即从十二经脉四肢部别行分出，进入胸腹深处，再浅出体表、头项等部的经脉支脉，合称十二经别。出《黄帝内经·灵枢经·经别》。其循行方式，六阳经的经别则注入与其表里相合的阳经。其作用主要是加强表里两经在躯体深部的联系，并能到达某些正经未能循行的器官与形体部位。

(4)十二经筋：人体诸经亦如十二经脉分成十二部分，故名。出《黄帝内经·灵枢经·经筋》。或称十二筋经。筋会于节，故筋经所行之部，虽然多与经脉相同，但其结盛之处，则以四肢溪谷之间为最多。十二经筋具有联辍四肢关节，维络周身，主司关节运动的作用。它的病变，多表现为痹痛、拘挛等运动障碍等病症。

(5)十二皮部：即十二经脉及其络脉循行在体表的相应区域的分部。《黄帝内经·素问·皮部论》曰："皮有分部，脉有经纪……欲知皮部，以经脉为纪者，诸经皆然。"王冰注："循经脉以行止所主，则皮部可知。"经络学说认为，病邪由表及里的入侵和传变，会形成病症由内而外的反映，如疼痛的部位及其放射方向，皮肤的异常色泽、疹点和敏感点等，都与皮部有关。

2. 络脉：指经脉的分支。广义的络脉又包括十五络、络脉及孙络几部分，其中紧连十二正经及任脉、督脉的分支共十四条，加上"脾之大络"合称十五络；由十五络分出的网络全身的分支称络脉，即狭义的络脉；由络脉再分出的更细的分支称孙络。络脉以十五络为主体，也包括孙络、浮络等，有沟通经脉，运行气血的作用。《黄帝内经·灵枢经·脉度》曰："支而横者为络，络之别者为孙。"

(二)穴位

即腧穴。《黄帝内经·素问·气穴论篇》名俞(腧、输)、气穴，《针灸甲乙经》名孔穴，俗称穴道。俞有输注的含义，穴有空隙的意思，为人体脏腑经络气血输注出入处所。它通过经络与脏腑密切相关，可反应各相关脏腑生理或病理的变化，也可接受各种刺激(如针、灸、按摩、电针、药物注射等)以调整其脏腑功能，产生治疗及保健康复效果。穴位分经穴和经外穴两大类。此外，没有固定位置，随病痛处和压痛点而取穴者称为"阿是穴"。其中凡已归属于经脉通路上的称为"经穴"，十四经共有三百五十四个穴位；未列入十四经的概称"经外奇穴"；合计共三百六十五个穴位。《黄帝内经·素问·气穴论篇》曰："藏腧(shù 音：树；意：人体上的穴道)五十穴，腑腧七十二穴，热腧五十九穴，水腧五十七穴，头上五行行五，五五二十五穴，中膂(lǚ 音：吕；意：脊梁骨)两傍各五，凡十穴，大椎上两傍各一，凡二穴，目瞳子浮白二穴，两髀(bì 音：壁；意：大腿)厌分中二穴，犊鼻二穴，耳中多所闻二穴，眉本二穴，完骨二穴，项中央一穴，枕骨二穴，上关二穴，大迎二穴，下关二穴，天柱二穴，巨虚上下廉四穴，曲牙二穴，天突一穴，天府二穴，天牖(yǒu 音：又；意：窗户)二穴，扶突二穴，天窗二穴，肩解二穴，关元一穴，委阳二穴，肩贞二穴，喑(yīn 音：阴；意：哑)门一穴，脐一穴，胸腧十二穴，背腧二穴，膺(yīnag 音:英;意:胸)腧十二穴,分肉二穴,踝(huáI 音:怀;意:脚腕两旁凸起的部分)上横二穴,阴阳蹻四穴,水腧在诸分,热腧在气穴,寒热腧在两骸厌中二穴,大禁二十五,在天府下五寸,凡三百六十五穴,针之所由行也。”选择一定穴位实行针灸、推拿等法可防治疾病;通过诊察穴位部压痛等异常情况可协助诊断。

关于经络的作用,《黄帝内经》认为是“行气血而营阴阳”。人体的五脏六腑,四肢百骸,五官皮毛,筋肉血脉等都具有不同的生理功能,在日常生活中进行着有机的整体活动,这都是经络在其间密切联系,协调着机体各脏腑器官的功能。经络中的“营气”、“卫气”,在“元气”和“宗气”的参与推动下,周流不息地运行,并渗透到全身各脏腑器官中,它内溉脏腑,外濡腠理,从而使内在各脏腑之间、表里、上下保持着协调和平衡,使机体与外界环境之间保持统一,维持阴阳平衡。这就是经络的“行气血而营阴阳”的功能。

经络还具有防御病邪的功能。在经络中的孙络广泛分布全身,而“卫气”随孙络而散布全身,所以当病邪侵犯机体时,首先接触病邪的是孙络和卫气。穴位是孙络分布的所在,也是卫气停留之所。同时也是邪气侵犯的部位,所以穴位是正邪相争之所。一般说,外邪伤人,多从皮毛侵入,而后病邪凭借经络而逐步深入脏腑。不仅如此,脏腑气血的疾病,同样可以通过经络而反映到体表肢节的一定穴位上来。所以,针灸可以理解为通过针刺来激发经络本身的抗御病邪的能力,从而达到“扶正祛邪”的目的。

经络本身还具有调整虚实的功能。这也是以经络在正常情况下的协调阴阳为基础的。当气血失常时,就要产生疾病,如《黄帝内经》所说“气血不和,百病乃变化而生”,而气血又是循行于经络之中的。中国医学运用气功、穴位按摩、针灸、保健操等方法来“调气”、“治神”,通过一定的穴位和适量的刺激,激发经络本身的功能,来调整气血,通达营卫,疏利经络,达到扶正祛邪,恢复机体的正常状态和增强体质,预防疾病的目的。所以说,经络的调整作用是以针刺、穴位按摩、气功等方法防治疾病的基础。

概括地说,经络系统既是机体的调整系统,又是人体主要的防御系统,从防病角度看,它具有增强机体抗病能力的作用。

关于针灸的防病健身作用,我国古代就有许多记载。在《针灸大成》里提到灸足三里可以预防中风。《扁鹊全书》中说:“人于无病时,常灸关元、气海、命门、中脘,虽未得长生,亦可保百余岁矣。”《医说》中讲:“若要安,三里常不干。”可见针灸在防病健身中的作用,早已为前人所重视和应用。近代也有许多用针灸来防病健身的报道,如针灸足三里后,可增进食欲,睡眠安适,体力增强。也有报道指出针灸足三里、气海、关元,可以旺盛血液循环,使代谢功能得到调节,有增强抵抗力的作用。“眼保健操”、“预防感冒操”也都是以自我按摩一定穴位来达到调整有关脏腑功能作用的。

人体经络的每一个穴位都是灵丹妙药,就看我们会不会用它了,命要活得长,全靠经络养。敲经络适合任何人群,能让人的平均寿命至少再延长10年,它是人类走向百岁健康的通行证。

摘自《《中医健身术》》

十四、人的体质和健康密切相关

体质意味着人体更容易得某种疾病或对某种致病因子更敏感。中医专家指出,体质可分为平和质、气虚质、阳虚质、阴虚质、痰湿质、湿热质、瘀血质、气郁质和特禀质9种。除平和质被称为健康表现外,其余8种体质更容易发展为亚健康乃至疾病状态。若不辩体质乱用药治疗或进补,效果适得其反。

(一)九种体质的基本特征

1. 平和质

形体特征:体形匀称健壮;常见表现:肤色润泽,发密有光,目光有神,嗅觉通利,味觉正常,精力充沛,耐受寒热,睡眠安和,胃纳良好,二便正常;心理特征:性格随和开朗;发病倾向:平素患病较少;适应能力:对外适应能力较强。

2. 气虚质

形体特征:肌肉松软;常见表现:气短懒言,精神不振,疲劳易汗,目光少神,唇色少华,毛发不泽,头晕健忘,大便正常,小便或偏多;心理特征:性格内向不稳;发病倾向;易患感冒、内脏下垂;适应能力:不耐受寒邪、风邪、暑邪。

3. 阳虚质

形体特征:形体白胖,肌肉松软;常见表现:平素畏冷,喜热饮食,精神不振,睡眠偏多,口唇色淡,毛发易落,易出汗,大便溏薄,小便清长;心理特征:内向沉静;发病倾向:发病多为寒症,易患肿胀、泄泻、阳萎等;适应能力:耐夏不耐冬,易感湿邪。

4. 阴虚质

形体特征:体形瘦长;常见表现:手足心热,口燥咽干,大便干燥,两目干涩,唇红微干,皮肤偏干,易生皱纹,眩晕耳鸣,睡眠差,小便短;心理特征:性情急躁,外向好动;发病倾向:易患阴亏燥热病变;适应能力:耐冬不耐夏,不耐受燥邪。

5. 痰湿质

形体特征:体形肥胖,腹部肥满松软;常见表现:面部油多,多汗且黏,面黄胖暗,眼泡微浮,容易困倦,身重不爽,大便正常或不实,小便不多或微混;心理特征:性格温和,多善忍耐;发病倾向:易患消渴、中风、胸痹等病症;适应能力:不适应潮湿环境。

6. 湿热质

形体特征:形体偏胖;常见表现:面垢油光,易生痤疮,口苦口干,身重困倦,大便燥结,小便短赤,男易阴囊潮湿,女易带下量多;心理特征:急躁易怒;发病倾向:易患疮疖、黄疸、火热等病症;适应能力:对湿热交蒸气候难适应。

7. 瘀血质

形体特征:瘦人居多;常见表现:面色晦暗,易有瘀斑,易患疼痛,口唇暗淡或紫,眼眶暗黑,发易脱落,肌肤干,女性多见痛经、闭经等;心理特征:性格内郁,心情易烦;发病倾向:易患出血、中风、胸痹等病;适应能力:不耐受风邪、寒邪。

8. 气郁质

形体特征:形体偏瘦;常见表现:忧郁面貌,烦闷不乐,胸胁胀满,走窜疼痛,多伴太息,睡眠较差,健忘痰多,大便偏干,小便正常;心理特征:忧郁脆弱,敏感多疑;发病倾向:易患郁症、不寐、惊恐等病症;适应能力:不喜阴雨天,不耐精神刺激。

9. 特禀质

形体特征:无特殊或有生理缺陷;常见表现:有遗传疾病、先天疾病、胎传疾病等相关疾病特征;心理特征;情况各有不同;发病倾向;过敏体质、血友病、胎寒、胎热、胎惊等;适应能力;适应能力差。

(二)九种体质的调理方法

1. 平和质

体质形成原因:阴平阳秘,先天禀赋好,脏腑气血功能正常,后天调养得当;调体方法:注意保养,饮食有节,劳逸结合,生活规律,坚持锻炼。

2. 气虚质

体质形成原因:元气虚弱,先天不足、后天失养或病后气亏;调体方法:培补元气,补气健脾。代表方为四君子汤、补中益气汤等。

3. 阳虚质

体质形成原因:元阳不足,先天禀赋不足,如属父母老年得子或母体妊娠调养失当等;调体方法:补肾温阳。常用方为金匮肾气丸及右归丸、斑龙丸、还少丹等。

4. 阴虚质

体质形成原因:真阴不足,与先天本弱,后天久病、失血、积劳伤阴有关;调体方法:滋补肾阴,壮水制火。常用方为六味地黄丸、大补阴丸等。

5. 痰湿质

体质形成原因:脾虚失司,先天遗传或后天肥甘及病后水湿停聚;调体方法:健脾利湿,化痰泻浊。代表方为参苓白术散、三子养亲汤等。

6. 湿热质

体质形成原因:多湿热,蕴结不解,先天禀赋或久居湿地造成;调体方法:分消湿浊,清泄伏火。代表方为泻黄散、泻青丸、甘露消毒丹等。

7. 瘀血质

体质形成原因:血脉淤滞不畅,先天遗传、后天损伤、起居失度或久病血瘀;调体方法:活血祛瘀,疏利通络。代表方为桃红四物汤等。

8. 气郁质

体质形成原因:气机郁滞,与先天遗传及后天情志所伤有关;调体方法:疏肝行气,开其郁结。代表方为逍遥散、柴胡疏肝散、越鞠丸等。

9. 特禀质

体质形成原因：先天性或遗传因素造成；调体方法：过敏者应益气固表，养血消风。代表方为玉屏风散、消风散、过敏煎等。

因此，我们首先要对照一下，看自己属于哪种体质，然后根据自己的体质来寻求保健的方法。

摘自《健康指南》

十五、自我平衡能预防疾病

平衡就是健康，失衡就导致疾病。保持自身综合平衡，就能预防疾病。

（一）心理平衡：就是要心态平和、恬淡乐生、荣辱不惊、拒贪寡欲。如果遇事浮躁，贪欲无底，就会给健康带来危害。有一幅对联写得好："发上等愿，结中等缘，享下等福；择高处立，就平处坐，向宽处行"。所以，要避免情绪过度兴奋或抑郁，心胸开阔，心平气和，坦荡不忧，不卑不亢，不急不躁。怎样才能保持心理平衡呢？就是要做到"三个正确"：

正确对待自己。最难的就是正确对待自己。自己人生的坐标定位要准、要到位，千万不要越位，也不要错位，还不要不到位，不要自卑。既不要高估自己定错位，也不要过于自谦，定不到位。人的才能不一样，所以一定要给自己定位准确，做自己想做、能做的事，才会快乐、才会成功。

正确对待他人。就是要心中常有爱心，注意关爱他人。做人、处事要将心比心，要多记别人的好，宽容别人的过。做到："己所不欲，勿施于人。"

正确对待社会。就是既要奉献社会，又要享受生活。事业上要有进取心，生活中要有平常心。人要永远对社会有一颗感激之心，人不论本事多大，您给社会的永远不如社会给您的。因此，要感激社会，要爱祖国、爱社会、爱集体、爱家庭、爱亲人。

只要做到以上"三个正确对待"，心理就能平衡，做事就容易成功，身体也会减少疾病，保持健康。

（二）营养平衡：不过饮过食，不过饥过饱，不贪吃大鱼大肉，也不可过于清淡。就是要荤素搭配，粗细搭配，什么都吃，适可而止。

（三）动静平衡：动养身，静养心。因此，要动静结合，因人制宜，因时制宜，因地制宜；不过度、不过量、不极端。要动静有度，循序渐进，量力而行，坚持经常。

（四）作息平衡：就是要劳逸结合，合理休息，睡眠适当。要做到不过劳，不拼命，不懒惰，劳逸有度，作息规律。

（五）阴阳平衡：中医讲："正气存内，邪不可干，邪之所腠，其气必虚"。就说在正常的状态下，你如果处在阴平阳秘的状态，就是阴阳处在一个很平衡的状态，即使遇见了大风大雨异常的气候变化，你也不会得病。

摘自《最好的医生是自己》

十六、心跳慢的人寿命长

瑞士科学家迪茨尔认为：人一生的心脏跳动次数在25亿次～31亿次之间，心脏每跳动一次消耗的能量为一焦耳，当心率达到一定极限后，寿命便会自行终结。即心跳快慢与寿命长短有着密切的关系。人如果能保持心情平静，不斗不争，加上正确的静养和呼吸，心率就会减慢。因此，心跳较慢而搏动有力的人寿命就会延长。

摘自《健康指南》

第八篇　自我保健

一、自我保健是"第四医学"

自我保健，是为了自身的健康，通过自我发现、自我保护、自我处理或协同医生自我治疗，取得最佳的健康，使身体达到最佳状态的一种保健行为方式。自我保健已成为现代社会保健发展的趋势。在这里，人们从医疗服务机构的被动服务变成自身健康的自我服务者。它所起到的健康效果是现有卫生服务体系难以达到的。近年来,人类患心脑血管疾病、高血压、糖尿病、癌症等非传染性的慢性病明显增加,而目前医学上对这些疾病的治疗尚无良策。自己来保护自己的健康,这已成为我们人类保健发展的趋势。自我保健可以把健康把握在自己手中。把握生命指数,警惕生命变数,知晓生命参数,提升生命寿数,人活百岁不是梦!

身心健康,其实是指通过自我保健,取得最佳的健康,使身体达到最佳的状态。要获得健康不是有病乱求医,而是要在日常生活中,养成良好的生活习惯,不断往自己的健康帐户中储备必要的资金,以抵抗疾病的侵扰,提高自己的生命质量。如今,自我保健在医学界被称为新兴的"第四医学"。"第四医学"比较于第一医学(临床医学)、第二医学(预防医学)、第三医学(康复医学),其理论与实践方法的最大不同点是:它不再仅仅以病和病人为对象,而是更加强调自我防护,倡导科学的自我保健,包括自我保健医学方法的应用。

当前,国内外医学界正在进行"医学目的"的学术讨论。提出医学应以提高生命质量为目的,而不局限于以"消除疾病,挽救生命"为目的。

自我保健的内容是:利用自己所掌握的医学知识和养生保健手段,在不住院、不求医生、护士的情况下,依靠自己和家庭力量对身体进行自我观察、诊断、治疗、护理和预防等工作;逐步养成良好的生活习惯,建立起一套适合自己健康状况的养生方法,以达到健身祛病、推迟衰老和延年益寿的目的。自我保健意味着自己把握自己的健康和生命;在遇到小病,急性病和感染性疾病、慢性病和生活方式相关的疾病、外科手术或到医院就医时你就知道该做什么。另外,自我保健也意味着你懂得改善周围的环境;避免不良环境对身体的侵害,如避免间接吸烟、尽量不接触污染物。

自我保健的内容很广泛:可以服用有益身体的补充剂,如维生素、矿物质、抗氧化剂类食品或补品;可以利用意志力减压,学会放松身心;更要注意心理健康,加强自律,增强求知欲,激发自己的信念和耐力。学习必要的健康知识,努力改善自己的生存环境,不断提高自己预防和控制疾病的能力,是每个健康生命的必然选择。健康是自己选择的路,永远不要把健康交付在他人手中,而要紧紧地握在自己手中!

摘自(《养生保健的266条法则》)

二、要注意学习保健知识

在知识爆炸的时代,人类生活各个领域中的知识都空前丰富和完备起来,人类对世界的掌控能力也空前提高。然而当我们回归自身时,却发现在了解自己,改善自身方面常常束手无策。健康是人生最可宝贵的财富,然而,我们掌握的健康知识与其他任何生存技能方面的知识相比又是何等贫乏。生活中,我们常见无数饱学之士,专注于业务、职务、工作和学习,却连最起码的保健知识都没有,不懂得保护自己的身心健康,一旦病魔缠身,终身不能酬其壮志,只能让人空叹息。身体的损耗往往预示着事业的早衰早落。作为一个现代人,在我们的知识体系中,保健知识是必不可少的,这是现代文明生活的重要象征,也是人类寿命不断提高,社会不断进步的保障。

健康知识是指关于维护健康、预防和消除疾病的方方面面的知识,包括营养学的知识,健身养生的知识;医疗保健知识和对统筹监测健康手段的认识与了解;疾病、损伤的预防和简单处理;以及对身心健康知识的一定掌握。总之,健康知识是基于个人健康的所有必要的有益信息。它针对个人的健康状况,以个人的全面身心健康为最终目标,而不需要面面俱到,也不需要你成为保健专家和医学博士。

人不可不知医。掌握科学的保健知识,就有利于自我保健,否则可能适得其反,有害健康。譬如,有些人富裕了,误认为吃精米、白面、肉、蛋、奶、糖,就是营养丰富,改变了过去吃粗粮和多吃蔬菜的习惯,结果日子长了,不仅没有实现强健身体的愿望,反而被心脏病、高血压、糖尿病缠上身。所以,人人掌握科学保健知识是实现自我保健的根本保障。

因此,储备足够的健康知识,时刻关注自己

的健康动态，用掌握的健康知识来评估自己的健康，定期参加锻炼，饮食均衡，起居定时，劳逸结合；定期接受身体检查，排除健康隐患，你就可以拥有高质量的生命，高品质的生活。

摘自《《养生保健的266条法则》》

三、要注意提高自己的"健商"

什么是"健商"？"健商"，就是健康商数。是指一个人已具备和应具备的健康意识、健康知识和健康能力，它反映人的健康才智，是评估个人健康的全新方法。"健商"同智商、情商、财商一样，是人类自身基本素质的标志，但它又是最基础、最根本和最关键的，因人类的一切活动都要以高水平的"健商"作为保证。"健商"是一个以现代科学引证和健康知识为基础、全面综合的、验证严明的、内容广博的健康概念。它把健康定义为不光是身体没病，而且是身心健康。从"健商"的角度上阐述，健康状况良好是指人身体上、精神上、情感上、信仰上、生活环境和社会环境上的状况良好，它包含了人类所有生存因素上的健康，也指生命质量的状态良好。

要想有高"健商"，就要对自己的整体健康负起责任，进行"自我保健"。"健商"强调的身心健康，是指通过自我保健取得最佳的健康，使身体达到最佳的状态。所以说，只有注意提高自己的"健商"，才可能拥有身心健康。

摘自《《老年人健康长寿须知》》

四、选择科学的生活方式

生活方式是指人们在日常生活中所采取的行为方式。世界卫生组织认为：个人的生活方式包括饮食、烟草、酒精和药物的消费及运动，是决定个人健康的主要因素。1991年第十三届世界健康教育大会明确提出："现代社会60％的病因是由不健康的生活方式造成的，而70％～80％的人又死于这些生活方式病"。著名的医学家诺勒斯说："99％的人生下来就是健康的，但由于社会环境条件和个人不良习惯而生病，不良习惯给人带来极大的危害。"有人说，"人不在习惯中成长，就在习惯中衰亡。"美国心脏学会特别强调：改变生活方式与合理饮食同样重要。80％的心血管疾病可以通过健康的饮食和生活方式得以预防。尽管不可能一夜之间做到，但人们朝着这个方向不断努力并因此而获益。方法是养成健康的饮食习惯，维持正常体重、血脂、血压和血糖水平，并积极进行体育锻炼。

据同济医科大学的调查表明，死亡因素属于不良生活方式和行为的，在心脏病中占45.7％，在脑血管病中占43.26％，在恶性肿瘤中占43.64％。不良的生活方式和行为包括吸烟、酗酒、偏食、暴饮暴食、食用甘脂过多、喜吃咸菜、少吃蔬菜和水果、生活不规律、缺乏运动等。这些都能使机体受损，或使患病者症状恶化，甚至危及生命。世界卫生组织认为，最严重的不健康生活方式有六种：①吸烟；②酗酒；③膳食结构不合理；④缺少运动；⑤心理应激能力下降；⑥交通事故。根据我国医界的调查，认为在我国人群中应特别注意改变以下10种不健康的生活方式和行为：①改变吸烟酗酒的生活方式；②改变天天过年的生活方式；③改变养尊处优的生活方式；④改变不参加任何活动的生活方式；⑤改变不查体、不看病的生活方式；⑥改变依赖和滥用药物的生活方式；⑦改变工作、娱乐过度的生活方式；⑧改变寂寞孤独没有朋友的生活方式；⑨改变固执、忧郁、暴怒、攻击的行为；⑩改变斤斤计较、耿耿于怀的行为。以上10种表现不一定概括的很准确，但在防治现代生活方式病的战斗中，每个人都能找出几条不健康的生活方式和行为，并应切实加以改进，这是获得健康长寿的重要之道和根本之道。

关于选择健康的生活方式的重要性，世界卫生组织总干事马勒指出："花很多钱建一个心血管医院好呢，还是使群众懂得不吸烟避免心血管病好？是把吃的学问传授给千家万户好呢，还是任其吃甘咽肥，然后得心血管病、糖尿病好？健康的生活方式比任何复杂的医疗技术都重要。初级卫生保健组织的任务，就是要向群众宣传什么是有益健康的因素，什么是有害健康的因素，让群众自己来保护自己的健康。"马勒博士这种把预防心血管疾病的关键归结于宣传和建立良好的生活方式，归结于自我保健的认识，是在总结了不少国家的实践经验后得出的结论。正如世界卫生组织前总干事中岛宏博士所说:"世界上绝大多数影响健康和过早夭亡的问题,都是可以通过改变人们的行为来防止的。只要改变一下生活方式,死亡率可以减少50%。"(《中华养生秘诀》)

世界卫生组织根据全球卫生状况,向各国提出了"人人享有卫生保健"的战略目标,要求人们提高自我保健意识。我国前卫生部长陈敏章指出:"如果每个人都能主动地担负起保护自己健康的责任,建立科学的生活方式,养成良好的卫生习惯,整个中华民族的健康水平就能提高。"我国卫生部向全国人民提出了建立良好卫生习惯的八条要求:①心胸豁达、情绪乐观;②劳逸结合、坚持锻炼;③生活规律、善于休息;④营养适当、防止肥胖;⑤不吸烟、不酗酒;⑥家庭和谐、适应环境;⑦与人为善、自尊自重;⑧爱好清洁、注意安全。(《登上健康快车》)

科学研究证明,人衰老的速度25%取决于基因,75%取决于生活方式。专家针对从20岁到100岁的9个不同年龄阶段,分别提出了相应的抗衰老计划。

△20岁:远离香烟,保持年轻和活力。在20岁人好奇的眼里,世界充满了诱惑。于是他们中的一些人迷上了吸烟,最终,欲罢不能,透支青春。但吸烟是慢性"自杀",也是导致人体衰老的重要因素。

△30岁:体育锻炼,抗衰老的武器。30岁,步入而立之年,积极参加体育锻炼,预防疾病,是对抗衰老进展的有力武器。

△40岁:学会减压,让你越活越年轻。40岁是一生中的黄金年龄段,但也是人一生中压力最大的阶段。因此,学会应对生活中的压力烦忧,对于延缓衰老具有十分重要的意义。

△50岁:精心养生,科学膳食胜过滋补药。50岁,知天命。人到中年,正值事业有成之际,但生物钟的运转毕竟到了生命的"中点",人到中年或过中年要坚持合理营养、平衡膳食。

△60岁:发挥余热,延缓衰老的"良药"。60岁,进入老年。衰老进程明显加快,又是退休年龄。角色转换不适应的老年人,暮气沉沉,很快衰老,疾病缠身。发挥余热是角色转换后,老年人维持心理平衡的具体措施之一,它不仅能弥补失落感,还因为勤用脑可以防衰老。

△70岁:恩恩爱爱,夕阳下的"性福"生活。70岁,又称古稀老人。这个时期的老年人除了基本物质生活需求外,有些老年人对"性"仍有兴趣,并且也有一定的性能力。事实上,和谐的性生活,可以使双方均享受到性欢愉,进一步提高婚姻生活和性生活质量,从而使身心得到最大满足,延年益寿。

△80岁:延缓衰老,远离疾病的"侵袭"。80岁,是耄耋之年。80岁后牙齿缺失是常见病;妇女骨质疏松患病率可达到60%~80%;男性约有90%出现前列腺增生。对于这些疾病,要及早防治。以下5项自我保健措施也有益于80岁老年人:经常用脑、保持年轻心态、适时适量饮水、适当做有氧运动、睡眠充足。

△90岁:生活自理,从生活细微处"着手"。90岁,也称"九秩"(秩是十年)。90岁老人的生活质量比长寿更重要。对于他们而言,生活能自理就是成功。

△100岁:圆满谢幕,快快乐乐过一生。并不是每个人都可以活到100岁,这其中的原因很多,其中有一点已经证实,活到100岁的老年人大多性格开朗,豁达大度,情绪乐观,心理健康。

随着人们生活水平的提高,人们病因及死因的变化,自我保健问题日益引起人们的重视,它的内容也在不断地发展和丰富。但最主要的就是要选择健康的生活方式。人们要想健康长寿,不应仅仅依靠医疗卫生机构,更重要、更有普遍意义的是,改变自身有害的生活方式,选择科学、健康、文明的生活方式,开展自我保健活动。因此,健康的生活方式是最可宝贵的。健康靠的不是得病时求医问药,而取决于平时点点滴滴的生活方式,健康的生活方式将最终决定你的生命质量。所以说,选择科学健康的生活方式,是预防疾病维护健康的可靠保障。

摘自《中华养生秘诀》、《登上健康快车》

五、养成健康积极的生活态度

健康、积极的生活态度,就是用乐观、正面的角度来看待一切。积极的心态是一种内发的心灵力量，它能够给人以平和的心境来坦然面对来自身体和心灵的考验。

(一)健康生活的十种态度

有人总结了以下十种健康生活的态度：①生气是用别人的错误来惩罚自己；②等待常常是一种甜蜜；③凡事换一个角度去看，可能会找到不同的心情；④如果有一个人讨厌你，那没有什么；如果有两个人不喜欢你，那也没有什么大不了的；如果有三个人不愿意和你做朋友，那你就应该好好想想了；⑤无论有多忙，都要去室外散散步；⑥有时候别怨天尤人，错误可能在你自己；⑦如果失去了平等，就没有什么可谈的了；⑧许多本来可以避免的错误和缺憾往往是因为年轻气盛造成的；⑨金钱真的并不等于一切（年纪越大感触越深）；⑩有时候，即使只有一个人也不会感到寂寞。

(二)积极的生活习惯

在中国，一个非常有意思的现象就是，最热爱生命的是老年人，每天清晨，散步、跳舞、打拳、做功的老年人成了城市的一大景观。相比之下，许多年轻人的生活完全是杂乱无章的；早上不吃早饭，晚上大吃大喝，晚上不睡，早上不起，过度疲倦……

对于健康，人们常常不得不面对一个尴尬是，当一个人拥有健康的时候，他往往并没有意识到自己的“富有”，只有当一个人失去健康的时候，他才真正地感受到自己有多么“贫穷”。因此，有人说，人生的事业、金钱、地位、权力、快乐、家庭、爱情、房子……那些所有看起来灿烂的辉煌，其实都只能算做是一个又一个的“0”；而健康，才是前面的那个“1”，所有的“0”都只有在“1”存在的前提下才变得有意义。健康，是人生最大的财富，拥有健康就拥有了一切。没有健康，就没有一切，就等于失去了人生参赛权。如同高楼需要基础的支撑一样，人生的奋斗也需要有力而持久的支撑。没有健康的支撑，一切奋斗便是无源之水，无木之椽。

积极的生活习惯就是把健康当作一种储蓄，在平时就点点滴滴地留意，画好那个属于自己的“1”。

《生命时报》通过对北京、上海、广州、重庆、武汉1321位15～65岁市民的调查，发现国人健康有十大隐患：①经常熬夜（63.97%）；②抽烟（77.44%）；③不吃早餐（45.19%）；④喜欢吃油炸食品、西式快餐（44.13%）；⑤每天喝3杯以上白酒（39.89%）；⑥经常坐着不动（34.22%）；⑦经常在外就餐（33.01%）；⑧经常饥一顿饱一顿（33.01%）；⑨不体检（32.70%）；⑩盲目减肥（28.99%）。调查中，饮食不规律、失眠、缺乏运动等生活习惯问题比较普遍。专家认为，提高自身健康素质，只能靠健康的自我管理。如何进行健康自我管理呢？

一是要做到“五不熬”：

饮食不要熬顿。只有定时定量按时进食，才能使记忆力、理解力、思维分析等能力处于比较理想的状态。所以不能不吃早餐、饥不进食。

起居不要熬夜。如果长期熬夜，就会引起神经系统过度紧张而导致神经衰弱、溃疡病、高血压和冠心病等。长期睡眠不足，还会使大脑受损，导致脑力早衰。

玩乐不要熬神。玩乐过度，会使体内维生素A消耗过多，造成视力下降，神经疲劳。如长期听狂躁音乐，会使耳膜过度紧张，影响听力；整夜打牌、下棋、搓麻将，会过多消耗脑力和精力，伤身劳神、影响健康。故玩乐也应适度，更应注意文明雅趣和轻松舒畅。

运动不要熬劲。适当的体育锻炼可增强体质，有益身心健康。但过量的运动会使热能大量消耗，造成乳酸等代谢物质在血液中堆积，还会造成心律不齐，影响肝脏功能，导致筋骨和肌肉酸软，出现适得其反的效果。

疼痛不要熬拖。不少人感到身体不适时，仍然不在乎地拖熬，结果小病熬成大病，轻病拖成重病。所以有病要早治，不能拖。

二是要养成六个好习惯：

没有病也要定期查体。要增强保健意识，改变没有病不查体的习惯，主动定期体检，防患于未然。

不渴也要勤喝水。“活”字一边是个“水”字旁，一边是个舌头的“舌”字，说明人活着就离不开水。水是生命之源，它对维持人体的循环和新陈代谢，具有不可替代的重要作用。因此，不渴也要勤喝水、多喝水。每人每天应不少于 3 公斤。

没有喜事也要快乐。生活中总会有不如人意的事情发生，会影响人的情绪，关键是如何尽快摆脱不良情绪的控制。“境由心造”。只有每天都有乐观向上的心情，自得其乐，才能增强身体的免疫力。

不疲劳也要主动休息。只有累了才休息，会造成体力的“透支”，容易降低自身免疫力，给疾病以可乘之机。所以工作学习都要有规律性，该休息就休息，力求做到主动休息，而不要等累了再去休息。

即使生活不很富裕也要知足。幸福是人们对自身生活及现实生存的满意度，而不仅仅是对物质财富占有的多寡。钱多，不一定就拥有幸福。对于生活暂不富裕的人来说，也要做到心里平衡，知足常乐，要善于用家庭的和谐、生活内容的丰富、精神的富有来弥补物质生活的不足。

再忙也不要忽视锻炼。有人说，一个健康的乞丐胜过失去健康的国王。有钱可以买到一切商品，但却买不到健康。而保持健康的基本方法就是积极锻炼。因此，不管工作多忙，社交活动多紧，也要挤出时间锻炼。

积极的生活习惯是健康的最佳卫士。据世界卫生组织的调查，因缺乏科学的健康观念而导致的个人不良生活习惯是人们患病的主要原因。一个人是否健康，往往就决定于其自身的生活习惯。不良的生活习惯可能会引发高血压、血脂异常、动脉粥样硬化、冠心病、糖尿病，以及肥胖、痛风、骨质疏松症等多种威胁人们健康的严重疾病。甚至，一个人能不能长寿，关键的也是生活习惯。健康的钥匙就在每个人自己手中。

1992 年，世界卫生组织发表了著名的《维多利亚宣言》，要求世界各国为第二次世界卫生革命架起“科学和人民”之间的桥梁。《宣言》提出了健康的四大基石：合理膳食、适量运动、戒烟限酒、心理平衡。指出只要遵循科学的健康理念，让生命之树常青是一件很容易实现的事情。

俗话说：糊涂人透支健康，聪明人投资健康。积极的生活态度和方式，就是从年轻的时候就遵循“四大基石”的要求，科学规范自己的生活，做到合理膳食，积极运动，不吸烟，少饮酒，睡眠充足，心情舒畅，主动接受健康教育，定期进行体检，未病早防，远离那些“生活方式病”，就能确保自己的健康。

摘自《健康人手册》）

六、健康掌握在自己手中

“健康掌握在自己手中”，是根据古代思想家、医学家的论述，并结合现代科学思想和实践情况概括出来的。生、老、病、死，虽然是自然规律，也是人生的必然过程。但这一过程不能认为是天注定的。每个人身体状况的好坏，寿命的长短，在很大程度上掌握在自己的手中。古今中外大量事实证明，使人生病、早衰、死亡的首要因素在于自己。据统计，我国封建社会自秦汉以来共有 209 位皇帝，除其中 65 人死于非命外，大多数是短命皇帝，平均寿命只有 42 岁。皇帝是一国之君，九五之尊，有至高无上的权力，吃的是山珍海味，住的是宫阙楼阁，他们何以短寿呢？事实上正是由于多数皇帝荒淫无度的生活方式，违背了养生保健原则所致。与其相反，古代的养生学家、医学家，如彭祖、老子、孙思邈等，他们都活了 100 多岁。因此，健康不是“望天收”，不靠上帝不靠天，要靠我们自己。

决定健康与寿命的因素很多，诸如遗传因素、环境因素、生活方式等。诚然各种因素都很重要，但有的无法选择（如遗传因素）、有的难以改变（如环境因素）。因此，对于每个生命个体来说，对健康和寿命影响最大而且也是容易改变的是自己的生活方式。

面对宇宙，我们何其渺小；面对永恒，生命如此短暂。我们为何不搞好养生保健？心若改变，态度跟着改变；态度改变，习惯跟着改变；习惯改变，性格跟着改变，性格改变，人生跟着改变。

健康掌握在自己手中，从养生保健的角度来说，就是要掌握自己生命的主动权，学习养生知识，开拓养生智慧，树立科学的健康理念，养成健康的生活方式。人的生命，从胚胎期便与养生保健结下了不解之缘。在娘肚子里面靠的是胎养；婴幼儿时期靠的是父母的哺养；成人则靠自我保养。我们必须热爱生命，善待生命，对养生态度要有个高起点，高境界，才能真正获得健康长寿，人生才有价值，生命才得以圆满。

要想获得健康与长寿，主要靠自我保健来实现，或者说，要依靠运用“知”、“信”、“行”三个字来实现。知：就是要努力学习卫生科学知识和自我保健的知识。信：就是要相信科学，树立正确的保健理念。行：就是最终要做到改变不良的生活方式和行为，建立一个健康、科学、文明的生活方式和行为。

总之，健康不能只依靠大医院、名医生，健康的金钥匙就在自己手中，只要你从生活中的一点一滴做起，就可以六十没有病，八十不衰老，轻松一百岁，快乐百零八。

摘自《健康指南》

七、常咽津液有利于保健

津液，即口中之唾液，是津和液的合称，都是水谷精微所化。当水谷入胃经消化分为精微和糟粕两部分，其精微部分，由胃——脾——肺，通过肺的气化，输布五脏六腑、四肢皮毛，以营养全身，糟粕则由肠排出。这些精微部分，是一种液状的营养物质，故称津液。津随血气而散布，有濡润肌肉、充养皮肤的作用。液随精血而滋濡，有滑利关节、补益脑髓、灌濡孔窍等作用。汗液、尿液等多属津所转化。津和液在分布、性质、功能上又有所不同。液是体液中较浓稠的部分，津是较稀薄的部分。津属阳、主向外蒸润发泄；液属阴，主向内灌濡。但其生化及生理、病理变化无明显界限，故都津液并称。

津液在口腔中有润湿黏膜、稀释食物和分解淀粉的作用，还可以清除口腔中的食物残渣及异物，杀灭口腔中的细菌。津液进入胃内，其中的酸氢钠能够中和过多的胃酸，所含的黏蛋白又可以在胃酸的作用下发生沉淀，附着于胃黏膜表面，形成保护性屏障，增强胃黏膜对抗胃酸腐蚀的能力。

我国古代养生学家称津液为玉泉，为甘露，为华池之水，倡导咽下津液颐养五脏之法。现代医学也证明，津液中含有水分、激素、酵素、溶菌酶和抗体，咽下津液的确有抗衰老的作用。所以平素发觉口中存有津液时，应主动咽下，不能轻易唾之。主动咽津的目的，在于人为地刺激唾液腺，使之大量分泌，然后咽下，以此达到健身延年的目的。

相传三国时期魏国有位长寿老翁皇甫隆，年过百岁，体力不衰，耳聪目明，面色红润。这使得魏武帝曹操非常羡慕，派人请来皇甫隆，亲切地对他说：“能否谈一谈您的长寿秘诀？要是您觉得可以传授的话，不妨写好密封，让我一个人看看。”皇甫隆哪敢怠慢，就上疏介绍经验。他一开始先说了一通“惟人为贵”的大道理后，才讲出了一个修道秘诀：“臣常闻道人蒯京，已年一百七十八，而甚丁壮。言人当朝朝服食玉泉，琢齿，使人丁壮，有颜色，去三虫而坚齿。玉泉者，口中唾也。朝旦未起，早漱津令满口，乃吞之；琢齿二七遍。如此者，乃名曰炼精。”具体地说，其健康长寿的方法是：每天早上用含水漱口的动作使唾液满口，然后吞下去，随后又将上下牙叩齿14遍，这就叫“炼精”。所以，后世有“齿宜数叩，津宜常咽”之说。

现代医学研究表明，正常成年人每天分泌1～1.5升唾液，其中除99%是水分外，还含有钾、钠、钙、氯、激素等几十种物质。特别令人惊叹的是，从唾液中几乎可以找到血浆中的所有物质，如黏蛋白、氨基酸、核糖酸、转氨酶、血管钙缓素等等。

津液对人体的益处是很容易观察到的。假如一个人连续口沫四溅地讲演几个小时，他下一顿饭肯定吃不好。因为津液的缺乏使其胃得不到应有的滋养充润，这样必然影响其正常的受纳功能。中国医学的这种认识和现代医学的认识几乎有不谋而合之处；唾液不仅湿润口中的食物，使其便于咀嚼、下咽，而且还能将食物进行初步消化。例如，唾液中的淀粉酶是一种重要的生物催化剂，它能将口腔里的食物淀粉分解成麦芽糖。平时我们咀嚼馒头时产生甜味，就是这个道理。

津液中溶菌酶可阻止口腔内细菌的大量繁殖，对预防和控制咽喉炎、龋齿以及消化道内由细菌引起的炎症起一定的作用。

津液中的激素，对人体骨骼、牙齿的生长、发育，血中钙、磷的代谢及蛋白质的合成都有一定的效果。

津液进入胃内，还能中和部分胃液，增强胃粘膜对胃酸的抵抗力，有利于胃、十二指肠溃疡病的防治。

最近，科学家还发现，妇女津液中的葡萄糖和黄体酮含量在排卵前 5 天和排卵后 6 天有明显增加。因此，只要测定津液中的这些物质的多少，便可借以判别受孕期和安全期，为指导计划生育提供依据。

津液已被用于疾病的临床检测，通过对津液中某些成分的测定来帮助医生诊断疾病。如通过测定津液中尿毒的含量，可知道肾功能的状态。

由上可知，津液对人体的作用是很多的，我们应当珍惜它。但有的人不仅养成了爱吐唾沫的习惯，而且还使劲吐，这种人很容易“精气俱损，久成肺病，手足重，皮毛粗涩，脊痛咳嗽”。所以，凡浪费津液的事，都应该避免。像干起活来就往手心吐口水的习惯动作，数钞票、翻书时用手沾口水的动作，都应改正。

中国医学十分重视漱津和咽津液养生，在这方面提出了许多有效的养生法。如《保生要录》中讲：“常以舌抵上腭，聚清津而咽之，润五脏，悦肌肤，令人长寿不老。”《养性延命录》中说：“常以鼻纳气，含而漱满，舌抖唇齿咽之，一日一夜甚佳。”古代养生学家主张勤漱多咽。具体方法可采用“赤龙搅天地”。即每天叩齿之后，用舌头搅动口齿。一般是围绕牙齿等先左后右，先外后内，先上后下，依次轻轻搅动 30 次，用力要柔和自然，然后舌抵上腭部以聚津液，待唾液增多时再鼓腮含漱 10 余次，最后分 3 次徐徐咽下，并以意念送到丹田处为佳。

中医认为，“肾液为唾”。肾为先天之本，生命之根，被养生者广为重视，作为肾液的唾，当然弥足珍贵。《红炉点雪》中说：“津既咽下，在心化血，在肝明目，在脾养神，在肺助气，在肾生精。自然百骸调畅，诸病不生。”《延寿书》中讲：“盖口中津液是金浆玉醴，能终日不唾，常含而咽之，令人精气常留，面目有光。”可见咽津对人体五脏皆有益，能健身益寿。

综合国内外医学对津液的深入研究，可总结归纳出唾液对自我养生保健有以下几方面的功效。

（一）唾液是优秀的消化剂，具有调节肠胃功能、保护黏膜的作用。如果唾液减少或缺乏，则消化食物必需的多种消化酶，尤其是淀粉酶就减少，这不仅会严重影响食物的消化与吸收，还会导致胃肠疾病或胰腺炎。

（二）唾液中所含的激素，量虽极小，作用很大，能够促进细胞的分裂与生长，加速核糖核酸和蛋白质的合成，促进人体骨骼、牙齿的生长。

（三）唾液中含有两种神经因子，能刺激感觉神经和交感神经的正常调节，保持内环境的稳定。

（四）唾液中所含的免疫球蛋白和溶解酶，能使侵入身体的细菌、病毒变为非致病因素，实际上起到了一种抗菌、抗病毒的效果。

（五）唾液所含的几种微量激素，对于调节生理平衡、增强免疫功能，甚至激活细胞活力，抗早衰，都有独特的作用。

（六）唾液还有防癌的功能。日本科学家曾试验：人用嘴咀嚼时，在食物里加入亚硝基化合物、黄曲霉素、苯并芘等强致癌物质，30 秒钟内，结果发现这些致癌物质对细胞的变异性完全消失，证明唾液具有使致癌物质转为无害的能力。

（七）唾液中还含有一种特殊的化学物质——唾液生长因子，据研究，它能促进人体细胞的生长和分裂，延缓人体机能的衰老。科学研究还进一步发现，唾液量的多少与人体衰老也密切相关，人类随年龄的增长，口腔中腺体逐渐萎缩，唾液分泌减少。由此看来，中医说“肾藏精”，“在液为唾”，经常服用滋肾填精的六味地黄丸等益肾养阴的中药，对延缓腺体萎缩，促进唾液分泌，从而起到抗御衰老，的确是有科学道理的。

既然唾液有独特的养生保健、益寿延年的作

用，那么，怎样才能让唾液分泌得更多些呢？古今养生家们总结出了很多种吞咽唾液的方法，最常用的办法有二。

一是鼓漱法。轻轻闭口，牙齿微微咬合，用两腮一鼓一收的漱口动作，连续做36次左右，等唾液满口时，再分三次缓缓咽下。每日早晚各一次。

二是赤龙搅海法。轻轻闭口，用舌头在口腔内上下左右慢慢搅动36次，待口中唾液多时，然后分三次咽下。

北宋大文学家苏东坡和当时著名的科学家沈括，也十分重视医药养生术，曾合著一本《苏沈良方》传给后人。他俩推荐一种"服芡实咽唾法"，颇具特色："人之食芡也，必枚啮而细嚼之，未有多嘬而亟咽者也。舌颊唇齿，终日嗫嚅，而芡无五味，腴而不腻，是以致玉池之水。故食芡者，能使华液流通，转相挹注。"这一方法，一方面借助芡实"久服轻身不饥，耐老神仙"之效，更重要的是这其中也包含了咽唾养生之道。

实际上，无论哪种方法，其目的无非是使唾液分泌。但有三点值得注意，一是在进行咽唾的过程中，要思想集中，放松口齿，有益于口腔分泌腺分泌唾液增多。二是吞咽唾液时分为小口缓缓咽下，三次咽完，并意想下咽的津液慢慢流到小腹肚脐之下（即丹田处）。三是要做到持之以恒，一旦形成条件反射，就会提高咽唾养生的成效。

因此说，常咽津液是人人能做，不用花钱，简单有效的自我保健良方。只要持之以恒，常年坚持，就一定能收到祛病健身，健康长寿的明显效果。

摘自《健康指南》

八、定期体检有利于保健

定期体检是早检查、早发现、早预防、早治疗的一项重要措施。体检是生命防线的第一道关卡。体检是为了提前发现一些健康状态中的危机，使产生疾病的危险因素早早消除。如果一个人把一生中10%的医疗费用于投入未病先防，就可以节省下那90%的医疗费用。所以健康需要"前哨站"，就是要定期体检。因此，健康体检对每一个人来讲都必不可少。

有许多疾病，它们在发生发展的过程中都是"悄无声息"的，等到有症状时才被发现，但此时再治疗往往为时已晚。像肿瘤、高血压、血脂异常、糖尿病等，在早期并无症状，只有靠检查才能发现。所以，定期体检是一种良好的健康习惯，它可以帮助你把握好生命的每一步。因此，我们一定要养成定期体检的良好习惯。定期检查身体，才能及时发现身体病变，及时将疾病消灭在萌芽状态中，才能安全地走出亚健康，活出真健康。

特别是人过中年，全身各组织器官开始老化，内脏生理功能逐渐减弱，抵抗疾病的能力也逐渐降低，容易发生各种疾病，尤其是老年常见病如高血压、冠心病、心肌梗塞、脑血栓、脑供血不足、动脉硬化、癌症、以及前列腺肥大、糖尿病、肝胆疾病、胃肠疾病、白内障等。但这些疾病大多数都不是到了老年才发生的。据报道，老年人的高血压病有73.4%开始于成年时期；糖尿病有60.8%的初发年龄是65岁以前，至于癌症虽然多发于老年人，但发生在各年龄阶段的也不少。所以一定要定期检查身体，及时发现异常，果断采取措施，保持身体健康。

（一）何时开始体检比较合适？

一般性的体检要查血生化检验、胸部透视、心电图和B超等。当然不是每一个人每年都要做这样多的检查。究竟何时开始，间隔几年，应该做哪些检查，都要根据情况而定。

21岁就要定期测血压，30岁以上定期测血脂，40岁以上定期测血糖。但是，如果你的家人、特别是直系亲属有人患有这些病，那么你就应早开始检查以上项目，并且间隔1～2年复查1次。

女性在20～39岁应由专科医生每3年查一次乳房；40岁以上间隔短些，以每年检查1～2次为宜，以排除乳腺癌；中年以上的女性，特别是有过性生活和生育过孩子的女性，应每1～2年查一次子宫颈刮片，以排除宫颈癌。

男性50岁以上应每年检查一次前列腺，包括肛门指检、抽血查前列腺特异抗原（PSA），以排除男性多发的肿瘤——前列腺癌。

此外，体检中还应包括胸部X线透视以排除肺癌，以及抽血测甲胎蛋白及癌胚抗原等以排除肝癌等。必要时做B超检查肝、胆、胰、脾、肾及前列腺等部位。(《健康人手册》)

(二)如何选择体检医院?

体检机构的技术水平、专业素质、仪器设备等因素在很大程度上影响着体检结果的准确性，因此，慎重地选择一家放心的体检机构是我们在体检之前先要做的准备工作。那么，体检究竟应该去什么样的地方才好呢?

1. 选择专业的体检机构。体检机构有政府办的和民营办的两种，前者花费比较少。

2. 选择综合实力较强，综合技术水平较高，在当地信誉度较好的医院。目前许多大医院也都建立了体检中心。建议你最好去三等甲级医院或二等甲级医院以上的医疗机构体检。

3. 如果是针对职业病的体检，应到指定的职业病防治医院。

4. 出国人员，应到国际旅行卫生保健中心体检。

5. 婚前检查，应到当地政府有关部门指定的医院进行检查。

6. 就业体检，按有关公司的要求到指定医院进行相关项目的体检。

7. 入学体检，由各省、市、区招生办公室指定医院并按国家教育部规定的检查内容和体检标准进行。

8. 商业医疗保险体检，按保险公司的要求到指定医院进行投保前的健康检查。(《健康人手册》)

(三)体检项目和意义是什么?

△血压:收缩压(高压)90毫米汞柱～130毫米汞柱;舒张压(低压)60毫米汞柱～90毫米汞柱。若血压超过上限，为血压高;低于下限，为血压低。测量血压是早期发现高血压病的不可替代的方法。如果家族中有高血压病或中风的病人，更应该定期测量血压。一般可每月测一次血压，如果出现头昏、失眠、心慌气短等症状且家中有高血压病人，则应随时测量血压。

△脉搏:60次～80次/分。运动状态≤170-年龄/分。若脉搏超过上限，为心率过快;若低于下限，为心率过慢。当然，某些心脏病患者(特别是房颤)心率与脉搏不一致，应另当别论。

△体温:36.0℃～37.0℃(腋下温度)。一般情况下，37℃～38℃属于低烧，高于39℃属于高烧。

△体重:世界卫生组织提出的健康体重计算公式是:

体重指数(BMI)=体重(公斤)/身高×身高(平方米)。

一般情况下，体重指数在18.5～22.9之间为正常体重;超过23为超重;23～24.9之间为肥胖;25～29.9之间为肥胖Ⅰ;超过30为肥胖Ⅱ。例如，你的体重为75公斤，身高为1.78米，那么体重指数为23.66，属超重。许多研究发现，肥胖是引起高血压、糖尿病、心血管疾病、癌症和高死亡率的重要因素。根据1979年美国癌症学会的统计，体重超过理想体重20%的糖尿病患者，其死亡率是正常体重者的2.56倍(男性)和3.34倍(女性);而超重40%者其死亡率竟高达正常体重者的5.2倍(男性)和7.9倍(女性)。美国流行病学专家与人寿保险公司合作的研究列出了不同体重男、女成年人的死亡率。数据显示，比标准体重轻10%的男女，其死亡率最低，为正常体重的94%～97%。而超重10%的那组，死亡率却比正常组高出7%～11%;超重40%者其死亡率为正常体重者的2倍。因此，应该经常测量自己的体重，以及时发现不好的趋势，采取相应的措施，保持健康。

△身高:经常测量身高可以及时发现自己钙营养状况，及时发现患骨质疏松症的趋势。

身高是坚硬的组织、骨骼坚硬度和骨组织中钙的含量(骨密度)有密切的关系。骨密度随年龄不同而变化。青少年骨密度随年龄增大而增加，到35岁左右达到最高峰。女性在40岁后骨密度往往开始下降，绝经期以后钙流失更快，当骨密度减少到峰值的30%～50%时，骨骼已经很脆，容易发生骨折。男性在50岁后骨密度开始下降，速度较女性慢。骨钙的丢失导致骨骼的支撑力下降，人的身高便会降低。

因此，特别是中老年人，应该定期测量一下身高，以及时发现骨质疏松的苗头。采取相应措施，减缓骨质疏松的速度，维持正常健康。

△呼吸：平均16次～20次/分。呼吸与心跳之比＝1:4。若呼吸每分钟少于10次以及多于24次，为不正常。

△肛诊：直肠指检。主要用于筛查直肠、肛管肿瘤。

△视功能、眼底：查裸眼视力、矫正视力、色觉；了解眼底基本情况。看有无屈光不正（如近视、远视等）、色觉异常；用于筛查各种眼底疾病。

△鼻咽喉：了解鼻咽部情况，筛查喉部肿瘤、声带运动情况；主要用于筛查鼻咽部肿瘤。

△妇科：外阴、阴道、宫颈、子宫、盆腔、宫颈防癌细胞检测。通过内诊、宫颈刮片等检查方法，排除妇科常见的阴道炎、宫颈炎以及妇科肿瘤等常见疾病。

△红外线乳透：以红外线检测技术了解乳腺情况；辅助诊断双侧乳腺包块性质、筛查乳腺癌。

△尿常规：尿10项、尿沉渣镜检。查尿道有无感染、尿蛋白、尿糖。

尿液：1000毫升～2000毫升/24小时；酸碱反应呈弱酸性。若一昼夜尿量少于500毫升或多于2500毫升都算是异常。

△血糖：血糖的正常范围是空腹在3.9～6.1毫摩尔/升之间；餐后两小时小于7.8毫摩尔/升。人体在正常情况下可以调整其血糖水平，使其不超过上述范围。但在疾病情况下，血糖超出或低于正常范围，就会引起高血糖或低血糖。若高于最高限为高血糖，低于最低限为低血糖。

糖尿病本身并不可怕，可怕的是并发症，它不仅会加重患者的经济负担，还可使患者致残、早亡。据统计，糖尿病患者心脑血管患病率比无此病者高3倍。因此糖尿病的早发现、早控制是预防并发症的关键。

需要提醒患者注意的是：低血糖与高血糖一样对人体是有害的，血糖过低则可引起各种低血糖不适应反应，甚至昏迷，将危害生命。因此在糖尿病的治疗过程中，除了防止血糖升高的危害外，同时千万注意低血糖的危害性。

△血常规：检查全血细胞分析18项指标。了解有无感染、贫血、凝血功能障碍等血液病。

△肝功能：检查谷丙/谷草转氨酶、总/白蛋白、总/直接胆红素、碱性磷酸酶、谷氨酰转肽酶项目。该系列指标检查可以了解是否有肝功能损害、胆道梗阻等。

△肾功能：查尿素氮、尿酸、肌酐；检查肾脏的代谢、排泄功能情况是否正常。

△血脂：查甘油三酯、总胆固醇、高密度脂蛋白、低密度脂蛋白，用于血脂代谢紊乱评价、动脉粥样硬化性疾病危险性预测和营养学评价；

查甲胎蛋白（AFP），用于肝癌早期筛选检查；

查癌症抗原（CEA），用于消化道肿瘤早期筛选检查；

查前列腺特异性抗原（PSA），检查肿瘤标志物，筛检前列腺癌。

△防癌检查：查CA-125，肿瘤标志物，主要用于筛查卵巢癌；

查CA19-9，肿瘤标志物，主要用于筛查胰腺癌、胆管癌等；

查CA-153，肿瘤标志物，用于乳腺癌的辅助诊断及治疗监测。

△乙肝检查：查乙肝五项（两对半），了解是否有过乙肝病毒感染、评价目前状态。

△血流变：查全血/血浆黏度等12项指标，可以提示血液黏滞性是否正常，如果血液黏性增高，血栓形成的危险性增高。

△心电图：了解心肌的活动，诊断心律失常的最佳手段，对冠心病及其他心脏病也有提示诊断的作用。

△胸透、胸片：查心、肺、纵膈，了解双肺、纵膈情况、有无肿瘤、结核等。

△超声波检查：包括

腹部：查肝、胆、胰、脾、双肾，了解腹腔各脏器的大小、结构是否正常，有无结石、炎症、肿物等病变。

妇科：查子宫、附件（腔内），了解子宫、附件有无肿瘤、囊肿等疾病。

颈动脉:查颈部大血管情况(彩色),看有无颈动脉硬化、斑块形成、管腔狭窄、痉挛。

甲状腺:查甲状腺,诊断甲状腺肿物、结节、肿大、炎症。

乳腺:查双侧乳腺,诊断乳腺增生、肿物、结节、囊肿、腺癌。

前列腺:查前列腺(腔内),诊断前列腺增大、肿瘤、囊肿、腺癌。

超薄细胞检测:TCT,男:泌尿系统肿瘤筛查;女:宫颈癌筛查。

颈颅多普勒:查颅内基底动脉环九根血管,了解颅内基底动脉环九根血管情况。

骨密度检测:了解机体骨矿物质含量,诊断骨质减少、骨质疏松、预测骨折危险性。

细胞形态镜下检测:血液中多种细胞成分形态学分析,进行亚健康状态全面评估,面对面健康指导。

体质测试:体成分测定、心肺功能、肺活量等,了解身体体质状况。

心理测试:人格测试、情绪自评等,进行心理健康状况测查。

眼底检查:眼底数码摄影,早期眼底疾病筛检;丙型肝炎抗体(抗 HCV),了解丙肝病毒感染情况;血型,A、B、O、AB、血型鉴定;T3/T4/TSH,甲状腺功能检查;幽门螺杆菌抗体(HPAD),看胃内有无幽门螺杆菌感染。

△加选项目:

(1)梅毒血清特异性抗体(TPHA):筛查梅毒螺旋体感染情况。

(2)艾滋病毒抗体(HIV):初筛艾滋病毒感染情况。

(3)潜血试验(金标法):了解消化道有无隐性出血、筛查大肠癌等病变。

(4)女性激素(E2/FSH/LH):了解女性体内雌激素分泌量改变情况。

(5)彩超类:腹部、甲状腺、颈部血管等部分。

(6)纯音测听:了解有无听力损失。

(7)颈椎正侧位、双斜位片:了解有无骨质增生、排除颈椎病。

(8)腰椎正位/侧位片:了解有无骨质增生、脊柱侧变,椎间隙狭窄等异常。

(9)头部/胸部/腹部 CT 检查:主要辅助检查各种占位性病变(如癌变)。(《读懂你的化验单》)

(四)体检的重点和主要事项

1. 体检的重点:

一是体检重点,检查三大系统。体检并非只查查身高、体重、血压以及血、尿、便常规和肝功化验等,而应重点检查呼吸、消化、泌尿生殖三大系统,因为发生在这三大系统的肿瘤,已占到全部肿瘤的80%以上。“癌症1/3可以预防,1/3可以治愈,1/3可以缓解症状并减轻痛苦。”目前,中晚期癌症仍缺乏特效的治疗方法,而有针对性的癌症体检,无疑是控制癌症恶化的最佳途径。一般来说,X 线透视、B 超即可以查清呼吸、消化、泌尿生殖系统的癌前病变。另外,恶性肿瘤在其生长过程中,会有不同程度的征兆表现。如长期干咳或痰中带血,可能是呼吸系统出了问题,需作胸部 X 线透视,以尽早发现肺癌等呼吸系统癌症。长期消化不良、食欲减退、不明原因消瘦,胃肠癌的检查不可漏掉;患者需重点进行消化道钡剂透视、肛门指诊、肝胆胰彩超。女性阴道不规则出血,男性生殖器部位出现不明分泌物等,很可能是泌尿生殖系统癌变。男性需作双肾及肾上腺、膀胱、前列腺彩超;女性可作乳腺、双肾及肾上腺、膀胱、子宫和附件彩超,外加妇科内诊。此外,40岁以上人群的体检必须实行“年检”。许多人一次体检后,看到自己身体一切正常,就觉得万事大吉,认为几年内都不用跑医院了。实际上,人体是一个动态系统,每天都在不停地发生着细微变化。一次体检结果并不具有长期意义,甚至几个月内就会发生癌变,这些都是不可预知的。症状严重时再做检查,很可能已错过了最佳治疗时机。对于那些有癌症家族史或患有相关慢性疾病的人,检查频率应该增加。

二是健康中年人,应每年体检一次。拜耳医药在80个国家对40岁以上人群进行的一项调查显示,人们对降低心血管疾病风险的期望与其采取的预防措施之间存在明显的差距。在中国,40岁的人群中,62%已经不同程度地存在心血管病或危险因素,而他们中80%尚未充分了解如何保持心脏健康。对于家庭和社会的中坚力量中年人来说，身上承受着很大的生活和工作压力，很多人经常会出现各种疲乏不适症状，让人很难分清是劳累引起的，还是心血管出了问题，导致很多人延误治疗，甚至付出生命的代价。因此，除了保持健康的生活方式，定期检查身体是预防和早期发现心血管疾病的最有效的措施。对于健康中年人，心血管方面的检查应包括血压、血脂、血糖、心电图，有条件的可以做心脏负荷试验，以早期了解心脏是否存在缺血的情况，而有高血压的人，还要做超声心电图，而原本就有基础心脏疾病的人群则应半年进行一次检查。

三是年龄不同，体检重点各异。18 岁以上：查睾丸。男性至少每月自查一次，以早期发现睾丸癌。热水浴后，自查睾丸有没有肿块，是否有增厚或其他不寻常的表现，如有，应马上去医院细查。查宫颈。虽然女性通常应在 25 岁以后进行子宫颈涂片检查，但较早有性行为的女性，最好能提前进行，并保持三五年一次的频率，以期尽早发现宫颈癌。25～34 岁：测血压。从这时开始密切关注血压，一旦超过 140/90 毫米汞柱，就有导致心脏病和中风的可能。查血糖：血糖检测也很重要，它可以早期发现 2 型糖尿病。35～44 岁：查血脂。通常每 5 年进行一次。如果你有心血管疾病家族史，则更应该经常检查。肝功能检查：预防肝硬化、肝癌或黄疸的发生。建议每 5 年做一次，如果你经常大量饮酒，检查的频率应该更高。肺部检查：预防肺癌、哮喘及慢性阻塞性肺疾病。每 5 年进行一次，如果你是烟民，应该缩短检查间隔。45～59 岁：心脏检查，可预防心绞痛和心脏病。每 5 年进行一次，并做一个心血管风险评估，包括测血压和血脂。骨骼检测：检查骨密度情况，看有没有骨质疏松。这项检查目前没有统一的查体建议频率。但长期服用类固醇药物、吸烟、过度饮酒、有家族病史、体质指数低于 19，以及处在更年期的人都应密切关注此项。乳腺检查：每 3 年查一次，有乳腺癌家族史的人，则应在 40 岁以前就进行检查。如果发现乳房大小、形状有所改变或有包块等，应马上去医院确诊。前列腺检查：用以排查前列腺肥大或前列腺癌。虽然没有具体的时间建议，但超过 50 岁的男性，如出现尿频、尿急、夜尿多等情况，就应改去医院进行这方面的功能测试。60～80 岁：眼部检查。60 岁以上每年进行。耳部听力损伤测试：每两年一次。如出现耳垢或感染应马上去医院，因为它们会影响你的听力。肠息肉检查：至少每两年查一次。如果出现便血、便秘或腹泻，且持续超过一周，最好去医院。此外，64 岁以后没有必要做子宫颈涂片检查，而 70 岁之后也没有必要做乳房 X 线检查。但可能要增加肝脏、心脏和肾脏的功能测试，每 3 年一次。

2. 健康体检“八项注意”。健康体检要牢记“八项注意”，走出误区：

一是没有疾病不用查。有的人往往身体不错，能吃能睡，从来没有觉得不舒服，于是不主动查体，或者干脆就不去体检。这样做对自己是十分不负责任的。

二是身体不好不敢查。有的人身体比较虚弱，一到体检，往往担心会查出这样那样的疾病，从而对工作、对家庭造成不良影响。因此体检时躲躲闪闪，不愿检查。这样只会导致原有疾病加重。

三是害怕麻烦不想查。有些人工作忙，该体检了，自己还有许多事情做，想到身体也没有什么大病，干脆走走形式，有的甚至形式也不走，干脆找个理由一推了之。这种做法，很可能延误疾病的治疗。

四是抓大放小不全查。有人只做自己认为重要的检查，而对于眼、耳鼻喉、血压等检查，觉得无关紧要。这样会使身体健康信息遗漏，导致医生无法得到全面系统的信息。

五是发现问题不复查。体检时发现了问题，应该及时到医院进行复查。而有的人，体检发现了问题，有的拖得时间太久，有的甚至不去复查，对健康十分不利。

六是担心费用不细查。一部分人为了省钱，该检查的不检查，同样也会漏掉许多信息，影响医生正确判断。

七是隐瞒情况不实查。有的人平时就患有某种疾病，体检时不加说明，甚至当医生问到时，还隐瞒不报，这样，医生就很难判断是体检中查出的健康隐患，还是既往疾病。

八是不求甚解过度查。有的人过分担心自己的健康，体检时不论是否需要，全部都做，这样也是不可取的。(《健康指南》)

摘自《健康人手册》、《读懂你的化验单》、《健康指南》

九、健康指数可以测量

人们在日常生活和健身运动过程中，通过一定条件的健康指数自我测定，既可恰当的掌握运动量，又利于自身的安全。一般讲，较可行的简单测定标准有：

(一)体温：正常人体温为36℃～37℃，一天相差不超过1℃。情绪激动、饮食过程或运动后，体温相应增高。

(二)体重：符合健康体重指标，基本稳定，一个月内体重增减不超过4千克，超过者，为不正常。

(三)呼吸：卧位为14～16次/分，坐位为16～18次/份，站位为18～20次/分，休息时为15～18次/分。呼吸频率计算方法：以一呼一吸为一次。

(四)脉搏：正常情况下脉率等于心率。一般来讲，成年人安静时心率低于50次/分，为心动过缓；高于100次/分，为心动过速。正常值为每分钟60～80次。

(五)血压：成年人正常血压，男性为120/80毫米汞柱(16/10.7千帕)；女性比男性略低5～10毫米汞柱。40岁以上，年龄每增加10岁，收缩压增高10毫米汞柱。正常时，右臂比左臂略高。

(六)肺活量：男性平均为3470毫升，女性为2400毫升。肺活量随年龄的增加而下降。若以30岁时的肺活量为标准，年龄每增加1岁，肺活量平均下降25～30毫升。

(七)屏气：正常值为：吸气后，有呼气的耐久时间为40～60秒；呼气后，不吸气的耐久时间为20～35秒。

(八)心功能：仰卧床上，安静2分钟后，测出1分钟的脉搏次数，然后起立，站1分钟后再测1分钟脉搏次数。最后将两次所测数进行比较。如果站立后的脉搏次数比仰卧时快6～11次，说明心脏功能良好；如果快12～19次，则心脏功能一般；如果超过20次，心脏功能差。

(九)进食量：每日进食量保持在1～1.5千克，连续一周每日进食超过平时进食量的3倍或少于平时进食量的1/3为不正常。

(十)大便：基本定时，每日1～2次，若连续3天以上不大便或1天大便4次以上为不正常。

(十一)尿量：一昼夜的尿量在1500毫升左右，连续3天每天24小时内尿量多于2500毫升，或1天内尿量少于500毫升为不正常。

(十二)月经周期：成年女性月经周期在28天左右，超前或推后15天以上为不正常。

(十三)生育：正常成年男女结婚后，夫妻生活在一起而未避孕，3年内不育为不正常。

(十四)睡眠：每日能按时起居，睡眠6～8小时，若不足4小时或每日超过15小时为不正常。

我们要阶段性地测试自己的健康状况，这样便于了解自己的健康水平。如果测下来，你的健康不够理想，就应该注意保养和调整。

(以下各题可选择答案均为："是"、"否"两项)

1. 你经常吃蔬菜吗？
2. 你每天吃肉类吗？
3. 你吸烟吗？
4. 你每天吃少量的补品吗？
5. 你喜欢吃咸的菜肴吗？
6. 你爱吃甜食吗？
7. 你是否有爱吃烟熏食品的习惯？
8. 当你看到一顿丰盛的美餐后，是否感到食欲大增？
9. 当你登上高塔向下俯视时，是否感到心慌、腿软？
10. 白天学习或工作很疲劳，晚上能否在较短的时间内入睡？
11. 你每天小便次数是否特别多？小便时有无疼痛或憋不住的情况？
12. 你的指甲、眼结膜是否显得淡白，并时常感到头晕、耳鸣吗？
13. 你是否有明显的头颈变粗、容易出汗和情绪激烈的现象？

14.你是否经常咳嗽、痰多或胸部闷痛？

15.你身上的黑痣是否迅速增大或溃破出血？

16.你的身体是否不断消瘦？

17.你是否容易出牙血、鼻血以及“乌青块”？

18.你是否有先洗手、后饮食的习惯？

19.你是否有每天大便的习惯？

20.你每天运动吗？

21.你是否每天早晚都刷牙？

22.每次感冒时，你是否必须服药或看医生？

23.你是否按时接种疫苗？

24.你是否按时做胸部透视？

答案：1. 是；2. 否；3. 否；4. 否；5. 否；6. 否；7. 否；8. 是；9. 否；10. 是；11. 否；12. 否；13.否；14. 否；15. 否；16. 否；17. 否；18. 是；19. 是；20. 是；21. 是；22. 否；23. 是；24. 是。

请依照以上问题回答，与答案相符得1分。如果得分在20～24分之间表示身体优良；得分在15～19分之间表示身体良好；得分在10～14分之间表示身体一般；得分在5～9分之间表明你的身体状况很不理想，应该引起重视。

经常检测自己的身体情况，随时掌握自己的健康状况，及时进行调整和改善，确保自己的身体经常处于良好的健康状态，是自我保健的经常性任务。

摘自《养生保健的266条法则》

十、生活中做到“三个平”就健康

生活中的“三个平”就是：平常饭菜；平和心态；平均身材。

（一）平常饭菜：就是一荤一素一菇。最近联合国粮农组织提出一个新的口号：21世纪最合理的膳食结构就六个字：一荤一素一菇。就是说，每顿饭有一个荤菜，鸡、鸭、鱼、肉、蛋、虾都可以。一个素菜，青菜、萝卜都行。一个菇，就是香菇、蘑菇、树菇、金针菇、草菇等，还有黑木耳或者海带都可以。为什么要一荤一素一菇呢？首先，你一定要有个荤菜，因为人是杂食动物，人不能全吃素，荤菜一吃以后，动物蛋白就有了，高级营养蛋白也有了。其次，要有素菜，素菜一吃以后，纤维素、维生素、矿物质也有了。吃素菜很重要，能使大便通畅。第三，还得有菇。菇就是食用菌。现在越来越发现，食用菌在膳食中所含营养特别全面，有三大作用：一是会使血脂下降，胆固醇、甘油三酯下降，血粘稠度下降，动脉硬化延缓，心脑血管病减少。二是菇含有香菇多糖，能提高免疫力，减少癌症。所有吃菇的地方，癌症都少。三是菇类还有一种抗氧化作用，能使细胞凋亡减慢，延缓衰老，减少老年痴呆。如果我们经常吃菇，就能减少心脑血管病、癌症，减缓衰老的速度。除了蘑菇以外，一定要吃粗粮。燕麦是粗粮的代表。人类就是吃粗粮过来的。细粮是什么呀？就是淀粉。粗粮呢？维生素、纤维素、矿物质，什么成分都有。所以大家一定要记住，什么时候都要吃得有粗有细。

（二）平和心态：就是要有好心情，乐观是超级保健药。好心是爱心、善心、真心。科学研究表明，爱心多，内非肽释放就多，人体微循环得到改善，免疫力提高。爱心使人健康；善心使人美丽；真心使人快乐。好情是友情、亲情、爱情。友情使人宽容；亲情使人温馨；爱情使人幸福。有了这三个“心”，有了这三种“情”，你一定有好心情。应当记住，乐观积极心态所具有的力量超出我们的想象。

（三）平均身材：就是不胖不瘦不堵。不胖就是体重不超标。判断体重超不超标，客观指标有两条。第一个指标，你的体重小于身高减去100。比如身高1.7米，体重必须70公斤以下。如果能等于身高减去105，65公斤，这是理想标准了。第二个指标，裤腰带，腹围标准。英国有句谚语：腰带越长，寿命越短。心跳越快，死得越快。腰带越长，肚子越大，脂肪越多，动脉硬化、脂肪肝、心肌梗死越多。安静的时候，心跳越快，动脉硬化得越快，死得越快。那么，腰带应该多长呢？根据研究，中国人，男同志腰带最长90厘米，两尺七，理想的应该是两尺六。女同志应该两尺四。不瘦，就是也不能太瘦，如果低于正常体重20%以上，那就不正常，说明身体某些方面有病。那你的抵抗力、免疫力就不强，身体也不会健壮。不堵，就是血管要畅通不堵塞。如果血脂高、血管粥样硬化，血管就会造成部分堵塞，影响人体健康。

因此，只要在生活中做到了“三个平”，你就会拥有健康。

摘自《洪昭光健康新观念》

十一、人的寿命可以预测

人究竟能活多久？这是每个人都关心的问题。1999年，美国波士顿大学医学院，老年医学研究所的医生和研究员 Thomas Perris 博士研制发明了一个“寿命计算器”。这个“寿命计算器”共设计了40个问题，它把男性的预期寿命设定为86岁（中国男性可设为72岁，因中国男性平均寿命目前是72岁。），女性则为89岁（中国女性可设为75岁，因中国女性平均寿命目前是75岁），随着每个问题的回答，数字会相应加减，最后得到答案。如果你长寿，恭喜你，证明你拥有健康的生活习惯，否则，赶快改变不良生活习惯吧！这40个问题是：

（一）你已婚。（＋3岁）

点评：婚姻让男性的寿命延长3年，对女性则没有影响。

（二）你和家人之间联系密切，与朋友经常相聚。（＋0.25岁）

点评：和亲朋之间和谐的关系，可以让你健康又长寿。

（三）如何评估你目前的压力水平：低（＋0.75岁）；高（-3岁）

点评：压力过大会短命，善于处理压力可以让寿命增加。

（四）你善于减压，（＋1岁）；不善于，（-2岁）

点评：减压方法很多，女人唠叨，男人的眼泪都可以。

（五）每天睡3～5小时，（-1岁）；6小时以上，（＋1岁）

点评：公交车上小憩、工作间隙打个盹儿、午休时间小睡一会儿，每天让你的总睡眠时间达6～8小时就行。

（六）你接受过多少年的正规教育？16年以上（＋0.5岁）；低于8年（-0.5岁）

点评：良好的教育能让你获得更多的健康知识。

（七）你一周工作多少小时？低于40个小时（＋2岁）；40～60个小时（＋1岁）

点评：工作时间一长，就意味着压力增大，疲劳增加，增加工作效率可以缩短工作时间。

（八）你对人生逐渐走向衰老感到乐观。（＋2岁）；悲观（-1岁）

点评：乐观与长寿总是结伴而行的。

（九）你居住的地方空气质量很好。（＋0.5岁）

点评：城里人难以选择环境，但可以调节一下自己的生活小环境，比如家里多开窗通气，用绿色植物来调节室内空气。

（十）当你在私家车中，你总是会系好安全带。（＋0.75岁）

（十一）你每天喝多少杯含有咖啡因的咖啡？2杯以下（＋0.5岁）；3杯以上（-0.5岁）

点评：咖啡能让人提神，但会增加钙质排泄，如果又不注意补钙，就容易造成骨质疏松。

（十二）你每天喝2～3杯绿茶。（＋0.5岁）

点评：喝茶不宜过量、过浓，进餐前半小时不喝茶，孕期、哺乳期妇女、生长发育中的儿童及缺铁性贫血患者不宜饮茶。

（十三）你吸烟或暴露在二手烟的环境（-4岁）

点评：香烟害人害己，经常被动吸烟的人患肺癌的几率比正常人多出6倍。

（十四）你每天都吸烟。（-0.5岁）

点评：烟民要长寿，第一件事就是戒烟，没有任何借口。

（十五）你每天吸多少支烟？10支（-5岁）；20支（-10岁）；40支以上（-15岁）

（十六）你每天饮用啤酒超过3杯，或含酒精的饮品超过3杯，或4杯白酒。（-7岁）

（十七）你每天服用一片阿斯匹林。（＋2岁）

点评：如果在医生的建议下，你能每天服用81mg阿斯匹林，可以提高听力和大脑健康，有助于延缓或避免心脏病或中风的发生。

（十八）阳光下你会涂抹防晒油来保护皮肤

吗？很少(-1 岁)；会做好防护(＋0.5 岁)

点评：适量的紫外线能促进钙质地吸收，对预防骨质疏松、佝偻病有好处，但过量的紫外线会大大增加患皮肤癌的危险，还会增加皱纹。

(十九)你没有从事危险性行为，也不注射违法药物。(＋10 岁)

(二十)你每天都用牙线洁牙吗？是的(＋1 岁)；不是(-1 岁)

点评：如果能经常使用牙线，就可以减少牙周炎的发生，不刷牙则会减寿一年。

(二十一)你一周吃多少次快餐和熟食。从来不吃(＋4 岁)；5 次以上(-2 岁)

点评：快餐在营养学家眼中是高热、高脂、高蛋白的“垃圾食品”，会导致肥胖、糖尿病、癌症等各种慢性疾病。

(二十二)你很少吃烧烤的鱼、家禽或肉类。(＋1 岁)

(二十三)你每天会补充钙。(＋0.5 岁)

点评：每天摄取更多的钙或每天服用 1500mg 的钙片，可以让你寿命增加。

(二十四)如果在正餐之间吃零食，通常你会选择干果(＋0.5 岁)

点评：干果可以美肤、健脑、保护心脑血管健康、抗衰老。

(二十五)你常吃大量的甜食，如冰淇淋、蛋糕、糖果等。(-1 岁)

点评：吃甜食过多，会引起高脂血症、动脉硬化、肥胖症、高血压病、冠心病、糖尿病和骨质疏松等疾病，还会促发乳腺癌症，加速细胞的老化，使人体环境适应能力差等。

(二十六)你每天都吃得很多，肥胖。(-5 岁)

(二十七)你不会把铁作为营养素的一部分来补充。(＋2 岁)

点评：降低体内的铁元素含量很可能会减缓老化过程，并让人能够避免与老化有关的疾病，可以让寿命增加。

(二十八)你一周有多少天能达到至少锻炼 30 分钟？每周 7 天(＋5 岁)；每周 3 天(＋3 岁)：很少锻炼(-1 岁)

点评：养成运动习惯很重要，实在达不到每天 30 分钟，那就每天利用零星时间锻炼 3 分钟也会有点效果，可以做做腹式呼吸、转转脖子、扭扭腰等。

(二十九)你排便不规律。(-0.5 岁)

点评：每天清晨起来一杯凉白开，就能解决这个问题。

(三十)你的总胆固醇水平高于 180mg/did (5mmoI/L)(-2 岁)

(三十一)你心脏的收缩压是多少？低于 120(＋2 岁)；高于 230(-5 岁～15 岁)

(三十二)你心脏的舒张压低于 80(＋7 岁)

(三十三)你每年都做血糖检测。(＋0.5 岁).

点评：18 岁以上定期测血压，30 岁以上定期测血脂，40 岁以上男性每年都应该测血糖。

(三十四)你的心脏病两年前发作过，但后来也没有采取任何措施来预防它再次发作。(-2 岁)

(三十五)你的直系亲属中从来没有患有糖尿病者或心脏病者。(＋2 岁)

(三十六)直系亲属中有三位或更多的人患有癌症。(-1 岁)

(三十七)你母亲活到 90 岁以上。(＋2 岁)

(三十八)你父亲活到 90 岁以上。(＋2 岁)

(三十九)你祖父母或曾祖父母中有达到或超过 98 岁高龄的。(＋2 岁)

(四十)你没有借助任何人工生育手段生育最后一个孩子时是多少岁？35～43 岁(＋2 岁)

点评：40 岁或以后才怀孕的妇女，要比年轻时候怀孕的女性更长寿，因为晚育可能意味着更年期的推迟，对女性荷尔蒙的产生有积极作用。

寿命计算程序的最终目的在于：提示你注意良好的生活习惯。

寿命计算程序不是一个完美的工具，但它提供了一个蓝图，无论你的分数是 60 或 106，如果你从现在开始改变其中一个选择，就可以提高自己的分数。

摘自《健康指南》

十二、人体有个“大药铺”

德国健康杂志《生机》报道，人体自身有能力治愈60%～70%的不适和疾病。研究显示，当人们有不适或是生病时，身体可以自动从自身的"药铺"中找到30～40种"特效药"来对症治疗。这些"特效药"是由人体分泌的激素、免疫抗体等物质共同组成并发挥作用的。

美国癌症协会的一项研究也表明，大约有10%的癌症患者可以痊愈。原来人体内有一套完整的防卫机构——免疫系统，人体免疫系统的和谐是癌症自然消退的主要原因。

人体免疫力主要依靠白细胞。每天可能会产生两三个异常细胞。这两三个"不良分子"有可能发展为癌细胞。在正常情况下，免疫系统一旦发现癌细胞，就会立即动员"正规部队"将其歼灭。

对于怎样提高免疫力，专家们总结出了"六个一"：

(一)睡一个好觉。睡眠不良和免疫系统功能降低有关。体内的T细胞负责对付病毒和肿瘤，如果得不到充足的睡眠，T细胞的数目会减少，生病几率随之增加。不一定要睡足8小时，只要早上醒来觉得精神舒畅就可以。

(二)进行一番运动。每天运动30到45分钟，免疫细胞数目会增加，抵抗力也会相对增加。不过，运动如果太激烈或时间超过1小时，身体反而会制造一些激素，抑制免疫系统的活动。

(三)做一次按摩。按摩能够使身体放松，减少压力。每天接受45分钟的按摩，这样坚持1个月后，免疫功能会有明显改善。

(四)做一回白日梦。每天做5分钟的白日梦，一边深呼吸，一边做白日梦，让愉快的画面从脑中飘过，可以增加免疫细胞的数目和活动能力。

(五)参加一次艺术活动。笑能使干扰素明显增加，免疫细胞变得活跃。如果自认为缺乏幽默感，可以多看喜剧片、好笑的漫画或者听听相声。另外，音乐可以增加对抗感染及癌症的抗体，不管喜欢哪一种音乐，聆听时都能刺激健康的生理反应。

(六)与知己交流一次。朋友多的人，不但不容易感冒，免疫功能也比性格孤僻的人好。有研究显示，良好的社会关系有助于对抗压力，减少压力，影响免疫细胞功能。

只要每天坚持"六个一"，就可以减少七成疾病。

摘自《健康指南》

十三、"十三常"养生法

唐代名医孙思邈根据临床经验和医学理论，总结出了"十三常"养生法，又称耳聪目明法。

(一)发常梳。将手掌互搓36下，令掌心发热，然后由前额开始扫上去，经脑后，扫到颈部。早晚做10次。经常做，可明目祛风，防头痛、耳鸣、白发和脱发。

(二)目常动。①合眼，然后用力睁开眼，眼珠打圈，望向左、上、右、下四方。再合眼，然后用力睁开眼，眼珠打圈，望向右、上、左、下四方。重复3次。②搓手36下，用发热的掌心敷在眼部。

(三)齿常叩。口微微合上，上下排牙齿互叩。不要用力太大，但牙齿互叩时，须发出声响。坚持叩36下。这个动作可以通上下颚经络，帮助保持头脑清醒，加强胃肠吸收、防止蛀牙和牙骹(qiāo音：敲；意：泛指一切物体的较细部分。)骨退化。

(四)常咽津(即唾液)。①口微微合上，将舌头伸出牙齿外，由上面开始，向左慢慢转动，一共转12圈，然后将口水吞下去。之后再由上面开始反方向再做一下。②口微微合上，这次舌头不在牙齿外边，而在口腔里，围绕上下颚转动。左转12圈后吞口水，然后再反方向做一次。吞口水时，尽量想象将口水带到下丹田。经常做这个动作，可以强健肠胃，延年益寿。

(五)耳常鼓。①手掌掩双耳，用力向内压，然后放手，应该有"卟"的一声。重复做10下。②手掌掩双耳，将耳朵反折，用食指用力弹后脑风池穴10下。这个动作每天临睡前后做，可以增强记忆和听觉。

(六)面常洗(即干洗脸)。①搓手36下，暖手以后上下扫面36下。②暖手后双手同时向外画圈36次。这个动作经常做，可以令脸色红润有光泽，同时会减少皱纹。

(七)头常摇。双手叉腰，闭目，垂下头，缓慢向右扭动，直至恢复原位为一次，共做6次。反方向重复做一遍。经常做可令头脑灵活，防止颈椎增生。

(八)腰常摆。身体和双手有韵律地摆动。当身体扭向左时，右手在前，左手在后，在前的右手轻轻拍打小腹，在后的左手轻轻拍打身体。反方向重复做。最少做50下，做够100下更好。这个动作可以强化肠胃、固肾气，防止消化不良、胃痛、腰痛。

(九)腹常揉。搓手36下，手搓暖后，两手交叉，围绕肚脐顺时针方向揉。揉的范围由小到大，做36下。这个动作可以帮助消化、吸收、消除腹部鼓胀。

(十)肛常提(即搓谷道)。吸气时提肛，即将肛门的肌肉收紧。闭气，维持数秒，直至不能忍受，然后呼气放松。最好每天早晚各做20～30下。这个动作可以预防痔疮。

(十一)膝常扭。双脚并排，膝部紧贴，人微微下蹲，双手按膝，向左右扭动，各做20下。这个动作可以强化膝关节。

(十二)常散步。挺直胸膛，轻松地散步。最好心无杂念，尽情欣赏沿途景色。散步是有非常益于健康的一项活动。

(十三)常搓脚。①右手搓左脚，左手搓右脚。由脚跟向上至脚趾，再搓回脚跟为一下。共做36下。②两手大拇指轮流搓脚心涌泉穴，共做100下。常做这个动作，可以治失眠、降血压、消除头痛。脚底集中了全身器官的反射区。经常搓脚心可以强化各器官功能，有益于健康。

摘自《药王千金方》

十四、养成好习惯，健康永相伴

在日益注重健康的今天，医学专家提出：追求健康除了需要花钱之外，还可以通过八个好习惯终生受益。

(一)每天吃早餐

《中国健康月刊》报道，一天下来，吃早餐的人记忆力比没吃早餐的人高，而且更容易有好心情。

(二)多吃豆类食品

如果每天吃40克的大豆蛋白，就能够降低患心脏病的风险。

(三)多吃蔬菜和水果

特别是十字花科蔬菜，像花椰菜、包心菜、甘蓝菜等，具有抑制体内致癌物生成的功效。另外，芒果、香瓜等浅色水果，富含维生素C，对身体也特别有益。

(四)一周两份鱼肉

鱼肉可以降低血液中三酸甘油脂，有抗凝血效果；不仅可以减少血栓生成的机会，可以减少不规则心跳的次数，还可以预防心脏病、高血压等。

(五)静坐冥思

在清晨或黄昏找个幽静的地方坐下，什么烦心事也不想，持续10～20分钟，一天坐上一至两次。

(六)不要欠下睡眠债

睡不好并不在于睡的少，而是经常改变睡眠习惯，如睡眠忽多忽少或忽早忽晚。

(七)多吃素食

专家建议，多吃蔬菜和全谷类食物，每周可以挑一两天来吃素。

(八)每天运动30分钟

只要你养成这八个好习惯，健康就可以与你永相伴。

摘自《健康指南》

附(一)　古代名医

中国历史悠久，名医辈出，如岐伯、扁鹊、华佗、张仲景、皇甫谧、葛洪、孙思邈、李时珍等，对祖国医学贡献卓著，名垂千古。自有中医以来，这一领域人才济济，如璀灿明星光照华夏，矗立起一座座丰碑，并惠及全人类。他们的嘉言懿行足以垂范后世，让人们永远缅怀。

1. 神农氏

传说中上古帝王，与伏羲氏、燧人氏合称“三皇”。中国农业和医药的创始人。又称炎帝。据《淮南子》载：神农“教民播种五谷，尝百草之滋味，水泉之甘苦，令民知所避就。当此之时，一日而遇七十毒。”《通鉴外史》亦称：“民有疾病，未知药石，炎帝始味草木之滋，尝一日而遇七十毒，神而化之，遂作方书，以疗民疾，而医道立矣。”后世敬其创医之难，将中国第一部本草著作托名神农，称之为《神农本草经》。

2. 黄帝

传说中中国古代黄帝族的首领，也是汉族（华夏族）的祖先。原姓公孙，因长居姬水，改姓姬。居轩辕之丘，号轩辕氏、有熊氏。有土德之瑞，土色黄，故称黄帝。古代相传黄帝为中国文化之创始者，举凡兵器、舟车、弓箭、衣服等，皆为黄帝所作，其中也包括医药。据古籍记载，曾与其臣子岐伯、伯高等讨论医药，撰著医经，故《黄帝内经》、《黄帝八十一难经》、《黄帝针灸》等著作，均托名黄帝。后世又称中医学为"岐黄之术。"

3. 岐伯

上古时代著名医学家。又名岐天师，相传为黄帝的臣子和太医。今所传《黄帝内经》，是战国秦汉时医家托名岐伯与黄帝论医之语。《汉书·艺文志·方伎》云："太古有岐伯、俞跗，中世有扁鹊、秦和，盖论病以及国，原诊以知政。"这说明岐伯医人又医国，论医又论政，集臣子与太医与一身。他是传说中的中医始祖之一。

4. 扁鹊

战国时杰出医学家。约生于公元前5世纪。姓秦，名越人。渤海郡郑（今河北任丘）人。医术高明，精通诊术，尤以望诊和脉诊更为突出。擅长内科，兼通外、妇、儿、五官、针灸各科。《史记》有《扁鹊仓公列传》，《汉书·文艺志》载有《扁鹊内经》、《扁鹊外经》，均佚（yì 音：义；意：散失）。现存《难经》虽是托名之作，亦反映了扁鹊的学术思想。

5. 华佗（？～208）

汉末著名医学家。名敷，字元化。沛国谯（今安徽省亳县）人。被称为外科之祖。他通晓内、外、妇、儿、针灸等科，尤擅长于外科手术与针灸。对肠胃积聚类疾病，创用麻沸散进行全身麻醉后施行腹部手术。针灸方面，创用沿脊柱两旁夹脊穴进行施治，后世称其为"华佗夹脊穴。"华佗重视体育锻炼，仿虎、鹿、熊、猿、鸟的动作，编有"五禽戏"，是体育医疗保健术的创始人。著述已佚。《三国志·魏书·方伎》和《后汉书·华佗别传》对华佗的医案都有记载。

6. 张仲景（约150～219）

东汉杰出医学家。名机，字仲景。南阳郡（今河南省南阳市）人。生活于公元2世纪中叶到3世纪（约150～219）。他在"勤求古训，博采众方"思想指导下，深入研究《黄帝内经》等古典医籍，博采众多医家治病经验，结合个人实践，写成《伤寒杂病论》，首倡伤寒六经辨证和杂病八纲辩证原则，奠定了中医辨证论治基础，对中医学发展有重大影响。他创立的诊治原则和方法，至今仍行之有效，故被后人尊为"医圣"；其著作经后人整理成《伤寒论》和《金匮要略》两书，成为中医临床、教学与研究的经典。

7. 葛洪（284～364）

东晋著名医药学家，道家。字雅川，自号抱朴子。丹阳句容（今江苏句容）人。学炼丹术，晚年隐居在广东罗浮山。著有《抱朴子》等书，《抱朴子》内篇，言"神仙方药"、"养生延年"之事。其中之金丹、黄白、仙药诸篇，多述炼丹术。其炼丹术对化学和制药化学的发展有较大影响。医学著述有《肘后救卒方》3卷，采集单、验方较多，其中对于一些疾病的记述和治疗，是中国和世界医学史上最早的。另有《玉函方》100卷已佚，部分内容为《外台秘要》、《医心方》等书所收录。

8. 孙思邈（581～682）

唐代著名医学家。京兆华原（今陕西耀县）人。世称孙真人。少时因遭风疾，遂刻意学医，凡切脉抉诊，有一事长于己者，不远千里求教，博涉经史百家，兼通佛学经典。医德高尚，不论邻里远近，一心救治。唐太宗、高宗多次征召，固辞不就。鉴于当时诸家医方浩繁散乱，遂博采群经，勤求古今并附已验之方，编成《备急千金要方》（又称《千金方》）、《千金翼方》各30卷，系统地总结了中国唐以前各科医学的成就，尤其重视妇、儿等科证治经验的总结，在疾病分类、征候描述、诊断与治疗等方面理法方药俱备；集唐以前方书之大成，整理历代本草要籍，突出道地药材的采集，并对诸药的炮制、保管、栽培与运用进行系统的理论阐述；发展仲景学说，以六经辨证为方证同条，比类相附，倡导以脏腑虚实寒热为纲之辨证法；重定针灸明堂，创立"孔穴主对法"与

"阿是"穴法;重视养生,提倡养生动静功法锻炼,并与防治老年病相结合,专设"食治"篇,使养生学成为一门有理论、有经验的学科。其在医药理论与实践上的巨大成就远播海内外,后人尊称其为"药王"。

9. 李时珍(1518——1593)

明代杰出的医药学家。字东壁。号濒湖。蕲州(今湖北蕲春)人。父亲李严闻为当地名医。李氏继承家学,尤其重视本草,并勤于实践,重视吸取民间医药知识。曾参考历代有关医药典籍及相关文献800余种,结合自身经验和调查研究,历时27年编成《本草纲目》一书,收药1892种,是我国明以前药物学巨著。其中纠正前贤错误甚多,在动植物分类学等许多方面有突出贡献,并对生物学、化学、矿物学、地质学等其他学科亦多涉猎。在国内外有很高的评价,已有多种外文的译本或节译本。另著有《濒湖脉学》、《奇经八脉》等书。

10. 钱乙(约1023——1113)

北宋著名儿科医学家。字仲阳。郓州(今山东东平)人。专儿科,临床经验丰富,曾任太医丞等职。根据小儿生理病理特点,提出"脏腑柔弱,易虚易实,易寒易热"说,首先把五脏辨证的方法运用到儿科临床;在诊法上提出"面上证"和"目内争";治疗上强调以平和柔润补泻并施,并善于化裁古方和创制新方。其理论和临证经验、医案等,经闫孝忠整理编成《小儿药证直诀》,对中国儿科学的发展作出了重要贡献。

11. 淳于意(约公元前205——?)

西汉名医。齐临(今山东临淄县)人。因曾任齐太仓长,故又称仓公或太仓公。诊治疾病重视脉法,疗法多种多样,很有效验。《史记》载有"诊籍"25例,记录其诊治疾病的成败经验,是中国现存最早的病案著作。

12. 王叔和(公元3世纪)

西晋著名医学家。生活于公元3世纪。名熙。高平(今山西高平,一说山东兖州)人。曾任太医令,精研脉学。集前代有关论脉文献,结合其临证体会,编成《脉经》10卷,论述三部九候、寸口脉及二十四脉,使古代脉学系统化,是中国现存最早的脉学专著,影响远及国外。另将张仲景的《伤寒杂病论》加以整理,所传本即为今之《伤寒论》。

13. 皇甫谧(214——282)

魏晋时针灸学家。字士安,早年名静,号玄晏先生。安定朝那(今甘肃灵台)人。因患风痹而研究医学。根据《素问》、《针灸》、《明堂孔穴针灸治要》等古代医学文献,撰成《针灸甲乙经》。其书对阐述经络理论、统一古代针灸穴位的位置、名称、取穴法,总结晋代以前针灸学的成就等,作出了重大贡献。是中国现存最早的针灸专书,对针灸学的发展有相当影响。

14. 陶弘景(456——536)

南北朝梁代著名医药学家、道家。字通明,自号华阳隐居。谥贞白先生。丹阳(今江苏镇江附近)人。于天文、历算、地理、医药等方面均有造诣。在医药方面,把《神农本草经》与《名医别录》的730种药物予以进一步分类注释,合编成《本草经集注》是《神农本草经》之后中国古代本草学重要文献;增补了葛洪的《肘后备急方》,后世称为《补阙肘后百一方》。

15. 希波克拉底(约公元前460~前377)

古希腊医生,被誉为医学之父。关于其生平可信的材料甚少,同时代或近乎同时代的柏拉图及米诺的作品中有过一些描述。500年后希腊医生素拉努斯,根据传说及想象写过希波克拉底传。但仅知他出身于科斯的世医家庭,身材矮小,医术超群。曾广泛游历希腊及小细亚,行医授徒,长期在科斯的医科学校任教。现存有60篇著作署以希波克拉底之名,总称《希波克拉底文集》。但经研究,这些作品非一人一时之作,创作年代前后相差至少100年,且长短、风格、观点、读者对象各异;但均用爱奥尼亚方言(当时希腊学术界使用的语言)写成;内容涉及解剖、临床、妇儿疾病、预后、饮食、药物疗法、医学道德、哲学等。杰出的有《流行病学》、《圣病》(指癫痫)、《预后学》、《格言》等。《希波克拉底誓言》实非他的手笔,至今许多医学生毕业时仍要宣读。《希波克拉底文集》似原为科斯医科学校的藏书,后移至亚历山大利亚并编纂出版。

摘自《中国医道》、《简明不列颠百科全书》)

附(二) 医学名著

1.《黄帝内经》

包括《素问》和《灵枢》两大部分,共36卷,162篇。该书以黄帝、歧伯等君臣问答的形式写成。成书约在战国时期。简称《内经》。是中国现存最早的一部医学经典。书中广泛论述中医基础理论、辨证论治方法与规律,以及临床各科病症、针灸与方药等内容,奠定了中医学的理论基础,成为中医学的经典著作之一。

2.《黄帝八十一难经》

简称《难经》。3卷,或作5卷。原题秦越人撰。约成书于东汉以前(一说在秦汉之际)。本书以问难答疑方式编纂而成。其内容在《内经》基础上别有阐发,如首创诊脉"独取寸口"以及寸关尺分部、浮中沉候取脉象之三部九候切脉法;系统阐述了奇经八脉之循行、功能及病候特征,全面论述了五输穴、原穴、腧穴、募穴之作用,确立了"虚则补其母,实则泻其子"、"泻南方,补北方"等针刺治疗原则;构建了与《内经》不同的三焦、命门学说,并成为中医学理论体系之重要组成部分,故每以"内、难之学"并提而被称为中医学经典医著之一。

3.《神农本草经》

现存最早的中医学专著。简称《本草经》或《本经》。约成书于东汉。较系统和全面总结了战国至东汉时期的用药经验和药物学知识,奠定了本草学的发展基础。原书在初唐时已失传。现传本,系明、清以后学者根据《太平御览》等书整复、辑佚、刊印而成。书中,收载药物365种,分为上、中、下三品。其中上品、中品各120种,下品125种。在药物理论方面提出药有君臣佐使、七情合和、四气五味论。并著述药物的别名、性味、生长环境及主治功效等。

4.《伤寒论》

东汉·张机(仲景)撰。晋·王熙编次,宋·林亿等校正。共10卷,22篇。张氏总结先秦两汉时代的医学成就,在《素问·热论》六经分证的基础上,将六经作为辨证纲领,揭示了外感疾病发生、发展的一般规律,对其疾病过程中出现的合病、并病和坏病等变化也制定了相应治疗原则。全书载方113首。包括汤剂、散剂、丸剂、栓剂等剂型,以及汗、吐、下、和、温、清等治疗大法,其配伍严谨,切中病机,有很高的临床实用价值。他创立了辩证论治方法,历来被誉为医门之圣书。

5.《金匮要略》

东汉·张机(仲景)原著,晋·王熙撰次,宋·林亿校注。又称《金匮要略方论》,简称《金匮》,又名《金匮玉函要略方论》。东汉建安年间(196——220),张机著成《伤寒杂病论》16卷,10卷论伤寒,6卷论杂病。因兵变燹(xiǎn 音:显;意:火),书多散佚。至西晋,王叔和曾作搜集、编次,历唐至宋,卷帙(zhì 音:治;意:包书的布套子)和内容已非原貌。北宋仁宗嘉祐二年(1057),官府专设"校正医书局",召集林亿等校正古医籍,并于熙宁间(1068——1077)陆续刊行。因《伤寒论》已有王叔和编次本,故林亿等将《金匮玉函要略》之上卷删去,仅留中、下卷,又以下卷方剂分列诸证之下,遂编为上、中、下三卷。并采用他书所载的仲景方与后世效方,分类附载于每篇之末,以广其法,从而自成一书,改为现名。按病分篇,计25篇,共载608节条文,涉及病证60余种,方剂262首。全书以《内经》理论为指导,总结了东汉以前医家和作者的临床经验,理论联系实际,开创了内伤杂病辨证论治的体系,被公认为中医经典著作之一和"方书之祖"。

6.《中藏经》

又名《华氏中藏经》。旧题汉·华佗撰。3卷。上、中两卷载医论49篇,以论证论脉、论脏腑阴阳、寒热、虚实等证,生死逆顺之法。所述病证以内科杂病为主。下卷载诸病治疗方剂60余首。书中并附"内照法"6篇。本书虽为宋人托名之作,亦可从中略窥华佗医术之鳞爪。

7.《脉经》

西晋·王熙(叔和)撰著。10卷。约成书于黄初元年至甘露元年(20——256)。本书分三部九候,寸口脉,二十四脉,脉法、伤寒、热病、杂病、妇儿科病证等门类,阐明脉理,联系临床,确定了脉象的性状。它是中国现存最早的,集晋以前脉学之大成的脉学巨著。

8.《针灸甲乙经》

晋·皇甫谧撰集。12卷。约成书于魏甘露年间(256——259)。全书称《黄帝三部针灸甲乙经》,简称《甲乙经》。主要由《素问》、《针灸》(即《灵枢》)和《明堂孔穴》三部书的针灸穴内容分类编集而成,还包括引自《难经》关于奇经八脉的记载。本书是现存最早的、内容较为完整的针灸学专著。

9.《黄帝内经太素》

隋·杨上善编注。30卷。简称《太素》。本书系现存最早对《内经》全书进行分类合纂的注释本。全书将《素问》、《灵枢》原有卷篇,概据其学术内容重新编次,分摄生、阴阳、人合、脏腑、经脉、腧穴、营卫气、身度、诊候等19大类,各类之下则据所述内容细分若干子目,然后再逐条加以训释。不仅开创了两经合纂、以类相从的研究先例,且因此而使《内经》的学术理论体系较原书更加系统化。书中保存了《内经》原文的较早形态,并有注文考校字义、注释原文。书中还引录了一些古医著佚文,对后世研究和校勘《内经》具有重要的版本价值和学术影响。是第一部系统整理《黄帝内经》的著作,亦为医门重典。

10.《肘后备急方》

晋·葛洪撰著。8卷。约成书于公元三世纪末至四世纪初。简称《肘后方》。后经齐梁·陶弘景将其整理成79方,并增补22方,以佛教101病之说,集成101首,更名为《补阙肘后百一方》。金皇统四年(1144)杨用道参考《经史证类本草》附方,依类,附入书中,共增511方,名为《广肘后备急方》。现通行八卷本是经多次增补的刊本。书中葛洪和陶弘景撰写内容难以确辨,杨用道新增部分,则列为附方。全书内容涉及急救、传染病以及内、外、妇、五官、精神、伤骨各科,最早记载了结核病、天花、恙虫病等多种传染病及多种急症的症状和救治方法;载述了许多来自民间的常用单方、验方,具有药味简单、疗效明确的特点。

11.《备急千金方》

唐·孙思邈撰著。30卷。成书于唐永徽三年(652)。简称《千金要方》。自序以为“人命至重,有贵千金”。故名。全书计232门,载方,3360余首。记述了本草、制药、妇、儿、内、外各科病证以及解毒、备急、食治、养性、平脉、针灸孔穴主治和导引等多方面的内容,是一部博大精深的医学全书,较系统地总结和反映了唐代以前的医学成就。

12.《本草纲目》

明·李时珍撰。简称《纲目》。成书于万历六年(1578),万历二十一年由金陵(今南京)胡承龙刊行。总目原称载药物1892种,经实核,为1897种;附列药图1109幅,由李建中辑,李建元等绘制。各论以“部”为纲,以“类”为目,分为水、火、土、金石、草、谷、菜、果、木、服器、虫、鳞、介、禽、兽、人等16部,凡60类。每种药物标注首载文献出处,下设释名、集解、辨题,或正误、修治、气味、主治、发明、附方等栏目。本书全面系统地总结了明代以前的药物学知识和所取得的科学成就,不仅创建了当时世界上最先进的药物分类法,对中国的药物学发展起到重大影响,而且对植物学、动物学、化学、农学等方面也有很多科学的观察与记载,保存了中国16世纪以前大量珍贵的古代文献史料。刊行后有许多外国译本,被誉为“古代中国百科全书”。

13.《医宗金鉴》

清·吴谦等撰编。90卷。成书于乾隆七年(1742)。又称《御纂医宗金鉴》。本书系清政府组织编写的大型综合性医书,由清代著名医家采录历代各家学说,加以删订、整理而成。全书包括《订正仲景全书伤寒论注》、《金匮要略注》、《删补名医方论》、《四诊心法要诀》、《运气要诀》、《伤寒心法要诀》以及内、外、妇、儿、针灸、正骨各科心法要诀等15种,对各科疾病的辩证论证及方药叙述较系统扼要,切于实用,流传较广。

14.《希波克拉底文集》

古希腊医学名著。60篇。但经研究,这些作品非一人一时之作,创作年代前后相差至少100年,且长短、风格、观点、读者对象各异;但均用爱奥尼亚方言(当时希腊学术界使用的语言),托希波克拉底之名写成。内容涉及解剖、临床、妇儿疾病、预后、饮食、药物疗法、医学道德、哲学等。杰出的有《流行病学》、《圣病》(指癫痫)、《预后学》、《格言》等。《希波克拉底文集》对世界医学有重大影响。

摘自(《简明中医辞典》、《简明不列颠百科全书》)

附(三)医学别名

1. 岐黄

公元前 26～22 世纪时,黄帝是传说中中原各族的共同领袖,姓姬,号轩辕氏、有熊氏。岐伯,传说中的医家,黄帝的臣子。现存我国最早的医书是《内经》,此书以黄帝与岐伯讨论医学,并以问答的形式写成,又称《黄帝内经》。后世称医学为"岐黄"、"岐黄之术",即源于此。

2. 杏林

三国时的名医董奉,医术高明,医德高尚,为人治病,不受谢,不受礼,只要求治愈者在他房前栽种杏树作为纪念。重症愈者种 5 棵,轻者 1 棵。数年后,蔚然成林,红杏累累。他建一"粮仓",告诉人们,要杏果的,不用付钱,只要拿一斗谷子换一斗杏果。这样用杏果换来的谷子堆积满仓。他再用这些谷子救济贫民。当时的人们非常感谢他,送他匾额上写"杏林"、"医林"、"誉满杏林"、"杏林春暖"等。这些赞誉之词成为医德高尚、医术高明的雅称。

3. 悬壶

《后汉书·费长房传》载,市中有一老翁卖药,悬一壶于市头。用他的药给人治病,每每药到病除,十分有效,引起人们的注意。结果发现这个神奇的老头,每到落市关门后,他就跳入葫芦里。古代医药不分家,就把"悬壶"作为行医的代称。一些开业医生也将葫芦作为招牌,表示开业应诊之意。后人称医生的功绩为"悬壶济世"。

4. 青囊

指古代医生装医书的囊,后借指医术。《后汉书·华佗传》张冀《补注》:"吴押狱者每以酒食供奉,佗感其恩,"告曰:"我死非命,有青囊未传,二子不能继业,修书与汝,可往取之。"吴至金城,取又藏之。佗知不免,大饮如醉而殂(cú 意:死亡)。吴弃役回家,向妻索书,妻曰:纵学得神术,终使毙于狱中,故我以囊烧毁也。因华佗精医术,生前行医各地,声名显赫,所以,"青囊"也成了医术的代称。

5. 华佗再世

华佗在一次出诊的途中,碰到有人家出殡,他看见棺材缝里流出来的血,像活人的血,经过抢救,终于救活在棺材里假死的产妇,被人们誉为"神医"。后人用"华佗再世"来赞扬医生的医术高明。

6. 苍生大医

唐代药王孙思邈医德高尚,堪称医学界的典范。他在《千金要方》中写道:"若有疾厄(灾难)来求救者,不得问其贵贱贫富,怨亲善友,华夷智愚,普同一等,皆如至亲之想。不得瞻前顾后,自虑吉凶,护惜身命。深心凄怆,勿避昼夜、寒暑、饥渴、疲劳,一心赴救,无作功夫形迹之心,如此可成苍生大医。"后人对医德高尚的医生尊称为"苍生大医"。

摘自(《简明中医辞典》)

第二卷

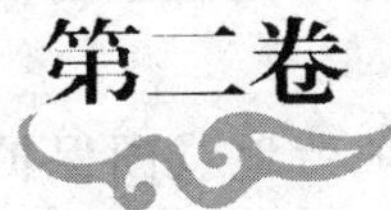

保健歌言

保健歌言，包括保健歌谣、谚语、箴言等，它是对养生保健的科学概括，是人类在长期实践中总结出来的智慧精华。人类精炼出来的保健歌言，数不胜数，内容丰富，涉及面广，实用性强，是一笔既实用又科学的宝贵财富。本书对广泛搜集的古今中外保健歌言，精心挑选，认真梳理，分类编排，力求做到科学实用，简明扼要。愿它给您的健康带来福音！保健歌言，寓意深刻，言简意赅，深入浅出，通俗易懂。望人们能学习歌言，理解歌言，实践歌言，健康百年。

第九篇　健康理念歌言

一、健康理念歌谣

(一)健康歌 郭松涛

人生第一条，健康最重要；
健康是责任，人人不可少；
健康是财富，有钱难买到；
健康是幸福，人生都需要；
健康是希望，时刻离不了；
健康贵千金，保健要记牢。

(二)保健歌

人生苦寿短，孜孜求永年；
秦皇觅妙药，汉武炼灵丹。
盘古开天地，谁见活神仙；
有生必有死，永生是枉然。
长生虽无方，养生寿可添；
要知养生道，先学辩证观。
内因和外因，内因是关键；
治疗和预防，预防应为先。
运动和静养，二者不可偏；
治标和治本，因果紧相连。
食疗和药疗，结合功效显；
生理和心理，都要重保健。
识医多高寿，适时常自安；
献此保健歌，愿与君共勉。

(《中华养生歌谣》)

(三)逍遥赋 贾巨善

生命在于动静兼，动健静慧好修炼。
行住坐卧养性命，动静相宜福寿添。
行路如在水行船，心湖波静船不颠。
措足坦途目平视，意念专注在涌泉。
气息深长有定数，左吸右呼任自然。
彳亍妙音养浩气，闲庭信步已忘言。
闲适住脚田野间，身似玉柱立青天。
一念不着心猿静，万缘释虑意马拴。
了无牵挂轻如云，凝神太虚半垂帘。
天阳地阴自交泰，霞光灿灿头顶旋。
闲坐忙坐端直身，席坐凳坐虚会阴。
坐劳坐修重养气，空清心神意要真。
养气忘言调呼吸，坐忘存想目观心。
精进修一水火济，老衰羸病又逢春。
人生视窍生物钟，天人合一甚灵通。

白日劳作精力疲，夜眠修炼能量充。
一阳来复子时动，亥时安卧学睡功。
先眠心神后眠眼，意抱脐珠到天明。

(四)养生六要诀

一辨体质分九种，因人制宜各不同。
二顺四时适寒暑，人与自然要相通。
三养心神调情志，精神爽朗沐春风。
四调饮食须均衡，少而清淡不肥壅。
五适运动贵有恒，流水不腐筋骨松。
六慎起居有规律，劳逸适度精力充。
把握养生六要诀，健康自然在手中。

(《健康指南》)

二、健康理念箴言

1. 人生的第一任务就是健康。健康是人生第一财富。保持健康是做人的责任。

2. 健康是一，其它都是零。健康不是一切，但没有健康就没有一切；有了健康可以创造一切。

3. 人命至重，贵于千金。天地之性，惟人为贵，人之所贵，莫贵于生。生不再来，逝不可追，何不抑情养性，以自保惜？

4. 不保卫自己生命健康的人，就不会有好的生活。

5. 有些东西，直到你失去它时，你才会感觉到它的珍贵，比如健康、友情。自古以来，莫不如此。

6. 有健康的身体才有健全的精神。健康和聪明是人生的两大幸福要素。良好的健康状况和由之而来的愉快情绪，是幸福的最好资金。

7. 六十岁以前，人们往往用健康换一切；六十岁以后，则用一切换健康。

8. 健康当然比金钱更为可贵，因为我们赖以获得金钱的，就是健康。

9. 无论如何，人类的一切智能和知识所要解决的问题都是：人类如何保养自己，如何最大程度地享受生活。

10. 伟大的事业基于高深的学问，坚强的意志在于强健的体魄。

11. 健康是我们得以享受的最大快乐，一种金钱买不到的幸福。健康是智能的条件，快乐的标志，也是开朗和高尚的天性。健康是至上的快乐，可以说，是一切快乐的根本。

12. 如果损害了健康，不辞烦劳地试图保护躯体也是徒劳的。疾病是对我们纵欲和忽视健康的惩罚。

13. 能够促使心情愉快的不是财富，而是健康。……所以，我们当尽力维护健康，唯有健康方能绽放愉悦的花朵。

14. 没有什么比健康更快乐的了，虽然我们生病之前并不曾觉得那是最大的快乐。

15. 健康是大自然所能给我们准备的最公平、最珍贵的礼物。

16. 人类所能犯的最大错误就是拿健康来换取其它身外之物。

17. 健康的价值贵重无比，惟有它才是人们的追求目标。

18. 长期的身体毛病使最光明的前途蒙上阴影，而强健的身体使不幸的境遇也能放出金光。

19. 健全的思想寓于健全的身体，此话虽短，却道出了世上何为幸福的真谛。

20. 对人生来说，健康并不是目的，但它是第一个条件。幸福的首要条件在于健康。

21. 我们要能工作，要有幸福，必须先有健康。人的一生中，应该放在第一位的是健康。

22. 不是任何生命都有生气，惟有健康的生命才充满了生气。

23. 没有健康，一切喜悦都无从谈起。健康使人快乐，快乐使人健康。

24. 有健康的身体，才有健全的精神。健康的感受只有得了病后才能体会。

25. 我们得到生命的时候带有一个不可少的条件：我们应当勇敢地保护它，直到最后一分钟。

26. 忽略健康的人，就等于在与自己的生命开玩笑。尽力保护自己的生命是每个人的天赋权利。

27. 有两种东西丧失以后，才会发现它的价值——青春和健康。

28. 在我们所有的缺点中最严重的就是轻视自己的生命。

29. 健康是我们的事业和我们的福利所必须的,没有健康,就不可能有什么福利,有什么幸福。

30. 健康人不知道健康的珍贵,只有病人才知道——这是医生的格言。

31. 健康不只是身体状况的问题,也是精神状况的问题。

32. 人的幸福,只有在身体健康和精神安宁的基础上,才能建立起来。

33. 最穷苦的人也不会为了金钱而放弃健康,但最富有的人为了健康甘愿放弃所有的金钱。

34. 希望是生命,生命也是希望。

35. 人的健康是一块基石,所有的幸福和力量都建于其上。

36. 健康是一种和谐,人与自然的和谐,人与人的和谐,人与自身的和谐。

37. 健康是指人体机能正常,没有缺陷和疾病。健康是人的身体和心灵的健康,两者缺一不可,否则,就不能称之为健康。

38. 健康是人生最宝贵的财富。健康是人的主脉。

39. 有规律的生活是健康与长寿的秘诀。身体要过着一种有规则的、有节制的生活,方能保持健康。

40. 幸福十分之九是建立在健康基础上的,健康重于一切。

41. 经得起各种诱惑和烦恼的考验,才算达到了最完善的心灵健康。身体健康在很大程度上取决于精神的健康。

42. 如果没有健康,智慧就不能表现出来,文化无从施展,力量不能战斗,财富变成废物,知识也无法利用。

43. 世界上没有任何一件衣服能比健康的皮肤和发达的肌肉更美丽。保持健康,这是对自己的义务,甚至也是对社会的义务。

44. 身体健康是指与自身的精神状态及周围的人和环境,都保持着和谐的状态,人一旦偏离这一和谐就会病倒。许多秘传学说都是把健康与节律的同步或和谐紧密结合在一起的。

45. 健康,来源于健全的精神状态。保持良好的精神状态则不会患病。病时思健康,健时宜锻炼。

46. 健康是成就人类幸福最重要的成分。只有愚昧的人才会为了其它的幸福而牺牲健康。不管其它幸福是功、名、利、禄、学识,还是过眼烟云似的感官享受,世间没有任何事比健康来得更重要了。能够促使人心情愉快的不是财富,而是健康。

47. 我们应该为自己的健康负责。不要依赖医生和药物。

48. 疾病是体内侵入了不和谐的因素,而健康则是不和谐因素得到了修复。

49. 要保持健康应遵循以下规则:警惕愤怒,避免伤心;让头脑和内心愉快;睡眠时要盖好身体;适当运动;行为检点,注意饮食,不要暴食;喝酒时要掺点水,一次喝一点,饭前和空腹时不要饮酒;吃简单的食物;吃饭要细嚼;按时去厕所!

50. 健康的饮食、有氧、力量训练以及灵活性训练是获得和保持健康的关键性因素。

51. 健康就是财富。财富买不到健康,而健康却能换到财富。因为人拥有一个健康的身体才能把事情做好。

52. 保持自身健康,你就会享受到生活的无限乐趣,领悟到生命的无上意义。健康才是真正的快乐。

53. 一个人如果没有健康的身体,便很难成功。

54. 爱情也有助于健康。爱情是双方思想感情上的和谐,是心理活动上的一种相互补充,两情的幸福欢乐使双方体内分泌出一种有益于健康的物质。

55. 健康是生理的,要有强壮的体魄;也是精神的,要有奋发向上的意志力量;同时还是社会的,要有健康和谐的人际关系。

56. 世界卫生组织对人的健康下的定义是:躯体健康、心理健康和社会适应良好。就是说,保持生理平衡、心理平衡和良好的应激能力才称得上真正的健康。

57. 健康的四大基石:合理膳食,适量运动,戒烟限酒,心理平衡。健康的标准:身体好,心情好,适应能力强。

58. 保持健康的要诀:有远大的目标,有宽广的心理容量,有敏捷的思维,人际关系和谐,个性不断完善,学习能力不间断。

59. 健康是一种责任,不仅属于你自己,还影响到家庭、单位、国家、民族和社会。

60. 健康不是老天的恩赐,也不能靠医疗的保护,最主要的是靠自己,健康就在您的手中。

61. 保健康最好的就是"养心八珍汤":

慈爱心一片;好心肠二寸;正气三分;宽容四钱;孝顺常在;老实适量;奉献不拘;回报不求。把这八味药放在"宽心锅"里炒,文火慢炒,不焦不躁,就是慢慢思考;放在"公平钵"里研,精磨细研,越细越好,三思为末,淡泊为引,梧桐子大小,和气汤送下;清风明月,早晚分服,可净化心灵,升华人格,物我两忘,荣辱不惊。"养心八珍汤"有六大功效:(1)诚实作人;(2)认真做事;(3)奉献社会;(4)享受生活;(5)延年益寿;(6)消灾去祸。

62. 健康的身体是事业的基础,家庭的依靠,幸福的源泉,快乐的保证。

63. 健康生快乐,快乐生健康。要想身体好,必须精神好。遇到不顺心的事,要想得开,胸怀宽阔,不要生闷气,心宽则寿。

64. 缺什么也不能缺健康。有了健康就有了希望,有了希望就有了一切。珍惜健康!享受健康!创造健康!保健康才能奔小康,没有健康就没有小康。

65. 健康不仅是免于疾病和衰弱,而且是保持体格方面、精神方面和社会方面的完美状态。

66. 人的健康尤其远远地压倒了一切外在的好处。甚至一个健康的乞丐也的确比一个染病的君王幸运。

67. 注重保持身体健康和发挥个人自身才能,比全力投入获得财富更为明智。

68. 健康对于一个人的幸福的确是头等重要的事情。我们应该把健康放在第一位。

69. 健康与成功息息相关。人的能力与才干的增加,以及工作效率的增加,都依赖于身体的健康。

70. 拥有知识的人,拥有力量,而拥有健康知识的人,拥有健康的力量。渴望健康的人,都应该努力学习各种健康知识。

71. 有什么成就能与健康相提并论呢?不管是整块的黄金还是数百万的财产,与健康相比又算得了什么呢?

72. 健康理念:经营健康,管理健康,投资健康。

73. 道德健康是统帅,生理健康是基础,心理健康是保证。

74. 健康的躯体是灵魂的客厅,而病体则是监狱。

75. 首先要注意自己的健康。时代在发展,它将对你的身体提出很多要求。所以你要锻炼它,而不要损害它。

76. 家有钱财万贯,不如身体康健。人拥有健康,如同生命拥有阳光。

77. 财富难买健康,健康胜于财富;财富难买幸福,健康才是幸福。

78. 人的幸福只有在身体健康和精神安宁的基础上才能建立起来。健康的身体和健康的心理,是人生的两条腿,越有力越走得远。

79. 体健,心健,神健,德健,才是真正的健康。

80. 人生要走万里路,迈好健康第一步。

81. 没有一个朋友能够比得上健康,没有一个敌人能够比得上疾病。

82. 学会自我管理,人人自主健康,实现自助健康。

83. 学习健康本领,增长健康智慧,实现健康行动,享受全新健康!

84. 把健康掌握在自己的手里,做自己的保健医。

85. 保健康必须要:把握生命指数,警惕生命变数,知晓生命参数,提升生命寿数!

86. 一个中心:以健康为中心。健康不得病，个人少受罪，家人少受累，节省医药费，造福全社会。两个基点：第一是糊涂一点，不要整天计较一些鸡毛蒜皮的小事；第二是潇洒一点，度量大一些，风格高一些，站得高，看得远。三大作风：春风得意时要助人为乐，比上不足时要知足常乐，身处逆境时要自得其乐，保持这三大作风就能永葆快乐。四个最好：最好的医生是自己，最好的药物是时间，最好的心情是宁静，最好的运动是步行。

87.健康的三大特点：健康知识人人需要，不论男女老少；健康面前人人平等，不论财富、地位；健康不能一蹴而就，唯有细心呵护。

88.违背自然规律，健康如逆水行舟。顺应自然规律，才能一生平安。

89.健康四大因素：一是内因，即父母的遗传因素，占15%。二是外界环境因素，占17%，其中社会环境占10%，自然环境占7%。内因与外因两者共占32%。三是医疗条件，占8%。四是个人生活方式的影响，占60%。

90.健康的四个层次：健康分躯体、心理、社会人际适应和精神道德四个层次。健康是这四个层次的良好和完满状态，并非没有疾病就是健康。

91.健康分四个阶段：第一是健康促进，第二是预防疾病，第三是疾病治疗，最后是功能康复。保健的目的是促进健康，预防疾病。

92.虽然我们不能选择基因，但却能够选择健康。健康的钥匙掌握在自己手里。有病看西医，养生找中医，若想寿而康，九成靠自己。

93.健康金字塔，塔下四种人：第一种是聪明人，投资健康，健康增值，一百二十；第二种是明白人，储蓄健康，健康保值，平安九十；第三种是普通人，漠视健康，健康贬值，带病活到七八十；第四种人是糊涂人，透支健康，提前死亡，生命浓缩，五十、六十。

94.三平是健康之宝：平常饭菜：一荤、一素、一菇，燕麦瓜果豆腐。平和心态：不争不恼不怒，爱心宽容大度。平均身材：不胖不瘦不堵，天天早晚走路。

95.强身健体“八个八”：日行八千步，夜眠八小时，三餐八分饱，一天八杯水，养心八珍汤，强体八段锦，无病八十八，有寿百零八。

96.生老病死如春夏秋冬一样是自然规律。一个人如果善待自己的生命，生命就如同春花秋月一样有美妙的韵律——自然发生，自然凋亡，无病无痛，无疾而终。

97.烦恼是想出来的，疾病是造出来的，肥胖是吃出来的，健康是走出来的。

98.健康需要自己教育自己，自己关爱自己，自己解放自己。

99.健康在我不在天，自己是生命的主人。只要战胜自己的无知和愚昧，健康就在你手中。健康不是一个单纯的医学问题，而是要让人们养成良好的思维习惯。

100.活着就要享受生活，生活就要讲究健康幸福。关爱生命的关键是适时、适度。

101.21世纪以人为本，人以健康为本，健康以预防为本，预防以教育为本。

102.健康是人生第一财富、社会第一资源、国民第一素质。

103.健康是“1”，金钱、事业、地位、家庭、幸福等都是“1”后面的“0”。如果没有“1”，后面的“0”再多也毫无意义。

104.健康好比空气，失去了才知宝贵；生命恰如江水，一去永不复回；拥有财富千千万，只有健康才是金。

105.健康知识光读一读是不够的，还要想一想，还要做一做。读了，只是有了知识，这是需要的；想了，就有了感悟，这是必要的；做了，就有了行动，有了效果，这是最主要的。

106.20世纪80年代，中国第一代富人比肚子；20世纪90年代，中国第二代富人比房子、比车子；到了21世纪，中国第三代富人比健康、比身体。

107.21世纪健康新理念：健康快乐一百岁，天天都有好心情。

108.保健“四要”：一要节饮食，二要慎风寒，三要惜精神，四要忌嗔怒。

109. 珍爱生命，注重保健，身心健康，快乐百年。

110. 科学饮食，心态良好，适量运动，及时治疗。

111. 能遵生者，虽富贵不以养伤身，虽贫贱不以利累形。

112. 外不劳于事，内无思想之患，以恬愉为务，以自得为功，形体不敝，精神不散，可寿百岁。

113. 人越是远离自然，便越是接近疾病。人只有与自然和社会协调，方可形成正常的生命活动，保持健康无病。

114. 我国最早的一部历史文献、被历代尊为五经之一的《尚书·洪范》说，人有五福六极。“五福：一曰寿，二曰富，三曰康宁，四曰攸好德，五曰考终命。六极：一曰凶短折，二曰疾，三曰忧，四曰贫，五曰恶，六曰弱。”明确提出了人生有五种幸福六种不幸的看法。五种幸福：一是长寿，二是富贵，三是健康安宁，四是修养美德，五是年老而得善终。六种不幸：一是横死而夭折，二是多病，三是多忧，四是贫穷，五是丑陋，六是懦弱。

115. 健康要道，端正在心，喜怒不萦于胸襟，荣辱不扰于方寸，纵遇不治之疾，自有回天之功。

116. 无忧无虑，即是长生圣药；常开笑口，便是却病良方。

117. 享清福不在为官，只要囊中有钱，腹中有诗，便是山中宰相；祈天年无须服药，但愿身无病心无忧，可为地上神仙。

118.《黄帝内经·上古天真论》云：“黄帝曰：余闻上古有真人者，提挈天地，把握阴阳，呼吸精气，独立守神，肌肉若一，故能寿敝天地，无有终时，此其道生。中古之时，有至人者，淳德全道，和于阴阳，调于四时，去世离俗，积精全神，游行天地之间，视听八达之外，此盖益其寿命而强者也，亦归于真人。其次有圣人者，处天地之和，从八风之理，适嗜欲于世俗之间，无恚嗔之心，行不欲离于世，举不欲观于俗，外不劳形于事，内无思想之患，以恬愉为务，以自得为功，形体不敝，精神不散，亦可以百数。其次有贤人者，法则天地，象似日月，辩列星辰，逆从阴阳，分别四时，将从上古，合同于道，亦可使益寿而有极时。

119. 古希腊医学之父希波克拉底说：“阳光、空气、水和运动，是生命和健康的源泉。”

120. 人的身体健康，是由三部分构成的，即以生理机能为特征的身体健康、以精神情感为特征的心理健康和以适应社会环境为特征的行为健康。这三者是相辅相成、相得益彰的。

121. 贾巨善《破迷偈》：感受天心知大爱，尤为自化便成龙；凡心退去识几微，牛卧地槽悟养生。

122. 医学是一门高深的学问，要精通自然不容易。但掌握一些医学知识，特别是常见病、多发病的防治知识，则是必要和可能的。要想不得病、少得病，或者得了病能够及时诊断和治疗，就需要学点医学知识，懂点养生之道。这样日积月累，知识增多，就能做到无病会保养，大病能预防，小病能自治，真正把健康的钥匙掌握在自己手中。

123. 人到60岁就应该特别注意身体和日常锻炼，不要平日不烧香，临时抱佛脚。身体不能搞“透支”，入不敷出就会形成亏损。储蓄健康，就是一种“投资”，“投资”就会有回报。我们一点一滴地储蓄好自己的健康，就是给生命增光添彩，就会使生命增值，就会带来健康长寿。

124. 养生对每个人来说都非常重要，特别是到中老年这个阶段，再不重视保养，很容易出问题。

125. 人体的差异性很大，每个人的先天素质、后天哺育条件、生长环境和所接受的教育等都是不一样的，不但长相、性格、体质不同，为人处事也千差万别。所以对每个人所生的病，所采取的治疗方法也不会一样。

126. 一个人身体是否健康，以及抵抗力的强弱是先天遗传、营养状况、生活方式、精神状态和社会环境、自然环境等诸多因素综合作用的结果。

127. 健康是一生事业大厦的金字基石。健康能镀亮人生的岁月，健康是人生的第一财富。

128. 影响一个人健康与寿命的因素是多种多样的，而把握自己的命运靠的是个人的智慧，这种智慧就是人自控能力的体现，就是获得与舍弃的选择。在如何获得健康这样的问题上，除了拥有正确的理念及方法外，主要靠的是你自己对身体的维护，以及抵御外界对身体可能造成伤害的各种诱惑。

129.挣再多的钱，得再多的利益，没有一个好的身体，又拿什么去享受呢！

130.拥有健康不等于拥有一切，但失去了健康就等于失去一切。只要你不在意，失去健康是件很容易的事；只要你愿意，牵手健康，也并非难事。健康就意味着幸福，健康就包含着快乐，健康就会有机遇的来临，每一个人都拥有健康的人生就会演绎出精彩的世界。

131.药不是万能的，最关键的是要从情志上、生活习惯上改变自己。健康长寿不靠别人，不靠药，完全靠自己。

132.医学是人类学中最高的学问之一，因为只有医学能让我们了解到人体与自然是否和谐。人体与自然的和谐程度越高，就越接近"至善"。

133.健康长寿是个积精累气的过程，靠的是自己吃好、睡好、消化吸收好，能控制自己的欲望，这样的人才能健康。

134.医道就是生活之道。一个人如果不能因循阴阳四时的规律好好地约束和规划自己的行为习惯，就容易生病。

135.中、西医的差异，在于二者思维方法不同。西医治人的病，西医讲的是病；中医治的是病了的人，讲的是"证"。西医治标，中医治本；西医重形，中医重神；西医更多的是重视器质性病变，中医是重功能上的病变。在手术方面，中医绝对比不过西医，但在积聚肿瘤等疾病尚未成型时，中医可以通过望、闻、问、切发现许多问题，这是中医的优势所在。

136.要想学会怎么生活，要想学会怎么治病、怎么看待我们的身体、怎么看待我们的疾病，其实一句话就可以说清楚，这就是《黄帝内经》里的一句话："知其要者，一言而终。"这句话的意思就是：如果知道中国医道的一个要点，一句话就可以说清楚，"不知其要，流散无穷"；要不知道要点的话，就会东学、西学、左学、右学，总是搞不清楚。这个要点就是——天人合一，就是人应该因循天的顺序、因循人的本性来生活。不仅要关注身体层面，也要关注我们精神灵魂的层面，这样我们才能建立起良好的、符合我们生命本性的生活习性，也将有助于我们建立和谐社会并拥有和谐、自然的人生。

137.养生的至简大道就三句话：第一叫补命门，实际上不耗散就是一种补。第二句叫健脾胃，就是不要让脾胃受寒，好好吃饭，好好睡觉，疾病就会远离你。第三句叫悦心情，人要有大情怀，情怀大了，人生的取舍就大了，然后身心就和谐了，家庭跟着和谐了，男女的和谐直接导致社会的和谐。

138.夫为医者，在读医书耳，读而不能为医者有矣，未有不读而能为医者也。为人子而不读医书，尤为不孝也。

139.中国著名保健专家洪昭光认为：人的健康最关键是取决于对健康的观念。因为健康最大的敌人是自己。有了正确的观念，就能懂得健康在我不在天，自己是生命的主人。只要战胜自己的无知和愚昧，健康就在你手中。

140.世界的规律是要和谐而不能走极端，因为物极必反。2400 多年前，古希腊哲学家欧里庇得斯说了一句至理名言："上帝首先要毁灭那些走极端的人。"这是不以人的意志为转移的客观规律。

141.中国著名保健专家洪昭光说："爱妻爱子爱家庭，不爱健康等于零。"

142.人生的事业、家庭、健康，犹如三足鼎立，都很重要，缺一不可。关键是把好度，把好平衡，这是生活的艺术。如果不能兼顾怎么办呢？那就应该学会正确地选择与舍弃，有舍才能有所得。事业固然很重要，但事业失败，可以再来；家庭更重要，婚姻失败就难以再来；而健康最重要，健康一去就永不再来。轻重缓急必须分清。如果过分执著于事业，过分聪明，什么都不肯放弃，那么就将如伯特芝·罗素所预言的："人类的过于聪明会成为毁灭自己的手段……"

143.现代"医学之父"希波克拉底指出，要保持健康，预防和治疗疾病，首先应该正确饮食，同时要适当运动。经常快走可以预防、改善肥胖；如果不充分锻炼肌肉，就容易生病、过早衰老。

144. 养生保健的方法越多，人越迷惑，不知从何入手。其实，真正对您管用的，往往不是一个什么方法，而是一个理念。

145. 如果，我们不曾达到人生的应有极限就衰老颓废，那样的人生尽管身家亿万，也将是终生遗憾，因为这一切皆是身外之物，与我们的身心无关。人生应当可以达到极为灿烂的境界，但这一切，不是追求外物所能获得的，而是要从内心找到光源。人生来各有使命，而发掘人本身的价值，正是每个人时时应该关注的。

146. 有些人生活只是为了寻求公平，这样的人肯定四处碰壁；有些人生活总是要符合道理，这样的人注定烦恼随身。因为世上本来就难有公平可言，少有道理可讲，所有的标准都是相对的。

147. 只有懂得放弃杂务的纠缠，人生才有真正的快乐；只有学会排出体内的毒素，人生才有真正的健康。

148. 不生病的智慧之一：少做勉为其难的事。只做自己想做的事情，跟自己的爱好有关，跟自己的才能有关，跟自己的感情有关。凡是与这些无关的事情，凡是别人认为应该做而对自己是勉为其难的，自己都做不好，也尽量不去做。您的才能会告诉您能做什么，您的爱好会告诉您该做什么，您的感情会告诉您想做什么。做自己能做的、该做的、想做的，就是发自真心的。

149. 每个人的体质不一样，一定要掌握适合自己的食品和饮食方法，不能因为大家都吃的东西，认为有营养就一哄而上。人家吃完这些变成营养吸收了，可您吃完成毒素堵那儿了，不一样。就像喝水，也要适度而行。

150. 影响一个人健康与寿命的因素是多种多样的，而把握自己的命运靠的是个人的智慧，这种智慧就是人自控能力的体现，就是获得与舍弃的选择。在如何获得健康的问题上，除了拥有正确的理念及方法外，主要靠的是你自己对身体的维护，以及抵御外界对身体可能造成伤害的各种诱惑。

151. 我们总是关注疾病，而不是关注健康，要知道，如果您的体质增长一分，疾病就减弱二分。我们无法驱散寒冷，那我们就去寻找阳光吧。疾病是要靠“内力”赶走的，而“内力”就是我们每个人所固有的，但要我们去寻找，去培养，去激发，因为它就是我们心中的“太阳”。

152. 人就是宇宙的细胞，包含着宇宙的全部信息。所以我们要顺天而行，借天之力来养生祛病，自然能得到上天的帮助。

153. 古人云：“不知十二经络，开口举手便错，不明五运六气，读尽方书无济。”

154. 人体其实就是一个很天然的药库，真正能正确地使用好这个药库，就可以少求医。

155. 学中医，一定要一点一点渗透进去。中医的精髓，是一种思想，是一种文化，是一种精神，是一种人性化的科学，需要灵感、需要领悟，需要身心交融，更需要宽大的胸怀。

156. 养生保健的关键，不是行医治病，而是掌握自愈健康的理念和养生方法，树立起对健康的信心。

157. 健康不单只是我们自己的事情，我们的健康直接影响到长辈和儿女的身体状况，责任重大，不可推卸，这些都不是仅靠金钱可以解决的。你自己都不懂健康，怎么孝敬老人？怎么养育儿女？用身体为代价去挣钱养家，无异于釜底抽薪。健康是人全面发展的基础，关系到千家万户的幸福。

158. 保健知识和理念，不是药，也许不能治好你的病，但是，它绝对会带给你信心和勇气。可怕的不是疾病，是畏惧疾病的心。

159. 中医比较高明的是治疗的思想，它是一门博大精深的学问，是一门教人如何好好活着的学问。

160. 养生保健知识多如牛毛，且常常观点不一，甚至针锋相对，究竟谁对谁错？这很难有统一的评判标准。我们学习保健知识，并非要照搬照套，而是要通过学习来开阔健康视野，增强健康意识，端正健康观念，活跃保健思路，并在实践中不断形成适合自己的养生保健方法，获得满意的健康效果。

161. 对所有人来说，没有健康的时候，健康成为第一需要。有了健康以后，健康便成为谋求更多生活需要的资本。

162.时下，社会的发展，物质的丰富，各种刺激和诱惑，造成了人们心理的失衡。人们常常在透支精力，挥霍健康。或为生活疲于奔命，或为名利工于心计，劳心乏形，或为种种挫折陷于苦痛烦恼，或于虚度混世中消磨人生。膨胀的欲望使我们既想有科学家的才智，又想有资本家的财富。人们追求"事业"的成功似乎是最重要的生活内容。为了成功要废寝忘食、夜以继日、东奔西走、付出健康。

163.世间困扰人们的权欲、物欲、情欲的过奢是健康的大敌，而最终能够抵御这些贪欲的则是人之平常心。健康之道，惟此为大。

164.静坐冥想能为生活带来许多好处，你只需要控制呼吸就能做得到。而且静坐冥想可以在任何时候、任何地方练习。

165.人在得病以后，对世界的态度也会发生变化。会感觉人生无常，对一切不免要多一些宽恕。如果一个人时时用病中的态度来打量世界，对待人生，我们生活的环境或许会有所不同，会更和谐，更流畅。

166.学习养生保健知识，不能"食洋不化"盲目照搬，而是要结合实际，学会辨别，学会取舍，吸取精华，化为我用，在实践中不断调整改进，形成适合自己的保健方法，进而让我们的疾病得到好转，让我们的身心得到健康，达到我们学习养生保健知识的最终目的。

167.《抱朴子》曰："人无少长，莫不有疾，但轻重言。而受气各有多少，多者其尽迟，少者其尽速。其知道者补而救之，必先复故，然后方求量之表益。"

168.《抱朴子》曰："非长生难也，闻道难也；非闻道难也，行之难也；非行之难也，终之难也。良匠能与人规矩，不能使人必巧也；明师能授人方书，不能使人必为也。"

第十篇　养生益寿歌言

一、养生益寿歌谣

(一)圣生歌 [宋]真西山

万物只有人是最珍贵，
百年光阴像旅馆寄宿。
自己不当心注意修养，
不免疾病痛苦为心累。
何必以霞作餐吃大药，
妄图想要延年如龟鹤。
只要在饮食嗜欲之间，
去掉那过度的就安乐。
进食后慢慢行走百步，
两手抚摩胁部和腹肚。
等一会转手抚摩肾堂，
把它称为运动水和土。
仰面还要呵上三四呵，
自然所进食毒气消磨。
醉眠饱卧都没有好处，
渴饮饥餐还要戒过多。
进食不要粗略和快速，
宁愿少吃多餐相连续。
如果饱餐一顿充饥肠，
损元气损脾胃不是福。
生吃粘腻连筋坚韧物，
自己死去禽兽不可食。
馒头闭塞气息不相和，
生冷往往招致脾胃疾。
鲊酱胎卵以及油和腻，
陈臭腌藏都是阴之类。
老年千万不可喜食之，
这与借蔻兵没有不同。
炙煿的食品要冷了吃，
不然损害牙齿伤血脉。
晚食通常应在申酉前，
面对夜晚要防滞胸膈。
饮酒千万不要饮大醉，
大醉伤神还要损心志。
酒后口渴饮水并吃茶，
腰脚从此变成为重坠。

常听说避风如同避箭，
坐卧一定要预先防患。
何况由于饮后毛孔开，
风刚一进入就成瘫痪。
不问四时都是暖上酒，
大热天又需要难向口。
五味偏多肯定不益人，
害怕随着肺腑成殃咎。
视听行藏不一定太久，
五劳七伤从此后即有。
四肢也要经常小动作，
好像户枢终究不会朽。
卧要团缩觉最好舒展，
饱就要入浴饥就要梳。
梳多浴少益心且益目，
默寝暗眠神晏然自如。
四时只有夏天难将摄，
伏阴在内里腹冷且滑。
补肾的汤药不可没有，
食肉稍微冷却勿哺啜。
心既旺肾又衰何所忌？
特别禁忌疏通泄精气。
卧处更应该仔细过问，
宴居静虑符合心和意。
沐浴和盥漱都用暖水，
卧冷枕凉都不要爱好。
瓜茄生菜不适宜进食，
难道光是秋天多痁痢？
伏阴在内足有三冬月，
切忌汗多而将阳气泄。
阴雾之天气不要远行，
暴雨震雷应该远避开。
道家更有养生之方法，
第一让人减少嗔和恚。
秋冬日出才开始求衣，
春夏鸡叫就应该早起。
夜后天亮前睡觉醒来，
闭上眼睛叩牙二七回。
吸新吐旧不要来松懈，
咽漱玉泉仍然养胎气。
摩热手心之后熨两眼，
还要揩擦额头和面孔。
中指一刻不停将鼻摩，
左右耳朵眼睛摩数遍。
最好还能干浴遍身间，
按鼻按须还要扭两肩。
即使还有风劳诸冷气，
何必担心腰背再拘挛！
嘘呵呼吸吹再外加呬，
行气的人要分六个字。
果真能够依用力其间，
绝对肯定百病都可治。
情欲虽然说只属少年，
稍加节养自然不会错。
固精不要妄然伤神气，
不要让苞羽火中燃烧。
有能力就操履长方正，
对名不要贪见利不竞。
即使对着邪魔路上走，
百遍行遍周身自无病。

（二）老年长寿歌

吃饭不可饱，走路不要跑；
饮食要清淡，肥肉少吃好。
胆固醇要低，血压别太高；
生活有规律，睡早也起早。
运动要经常，过量也不好；
劳逸要适度，房事要减少。
喝酒要限量，烟瘾要戒掉；
心情勿烦躁，遇事不要恼。
定期做体检，病情早知道；
保健盒常带，预防最重要。
发病不要挺，快把医生找；
遇事不埋怨，保持心态好。

（《康寿嘉言》）

（三）百字铭 [清]陆润庠

欲寡精神爽，思多血气衰。
少杯不乱性，忍气免伤财。
贵自勤中得，富从俭里来。
温柔终益己，强暴必招灾。

善处真君子，刁唆是祸胎。
暗中休放箭，乖里放些呆。
养性须修善，欺心枉吃斋。
赌场莫出入，待邻要和蔼。
安分身无辱，闲非口莫开。
世人依此语，灾退福自来。

（四）十叟长寿歌 徐徵

昔有行路人，海滨逢十叟；
年皆百余岁，精神加倍有。
诚心前拜求，何以得高寿？
一叟拈须曰：我弗嗜烟酒；
二叟笑莞尔：淡泊甘蔬糗；
三叟整衣袖：服劳自动手；
四叟拄木杖：安步当车走；
五叟摩巨鼻：清气通窗牖；
六叟抚赤颊：沐日令颜黝；
七叟稳回旋：太极朝朝走；
八叟理短鬓：早起亦早休；
九叟颔首频：未作私利求；
十叟轩双眉：坦坦无忧愁。
若能遵以行，定能登上寿。

（五）长寿诀

人活百岁不足为奇，健康长寿自有奥秘。
早睡早起贪睡无益，劳逸适当作息有律。
新鲜空气务必多吸，环境整洁阳光沐浴。
棋琴书画强心健体，饮食有节烟酒双忌。
少肉多莱温茶健脾，偏食暴饮日久成疾。
用药谨慎有病求医，乐观开朗遇事不急。
少停多动增添活力，武术气功焕发朝气。
跑步做操大有裨益，体力劳动防病去疾。

（《古今健康歌诀》）

（六）养生妙语

悲哀伤肺恐伤胆，忧伤脾胃怒伤肝；
科学膳食讲平衡，无虚而补疾病添；
有病早治要根除，无病早防赛神仙；
坚持锻炼胜服药，不良习惯勿留恋；
亲朋好友常来往，夫妻相伴意缠绵；
勤献爱心胸宽阔，多做好事心坦然；
没事常去人群坐，海阔天空乐聊天。

（《古今健康歌诀》）

（七）保健"十多十少"歌

少生闷气多豁达，少些忙碌多闲暇。
少呆室内多室外，少坐汽车多溜达。
少吃米面多吃菜，少嗜烟酒多喝茶。
少结宿怨多交友，少外吃饭多在家。
少些私欲多奉献，少犯忧愁多哈哈。

（《古今健康歌诀》）

（八）豁达长寿歌

善于找乐少生病，各种爱好乐趣生。
书法钓鱼养花草，交友锻炼与劳动。
心态平和又稳定，不骄不卑少波动。
生活遇到不愉快，自我安慰善调整。
学会忍让心自宽，吃亏是福少纷争。
忍让一步退三分，自然风平又浪静。
事情变化顺自然，更换角色快适应。
宽以待人严律己，小事不必记心中。
勤于交心解烦闷，知心朋友诉衷情。
善于理解他人意，隔阂误会少发生。
遇不顺利心转移，去做别事变环境。
不断修养身与心，光明磊落多为公。
身心俱健方有福，德高始能威望重。
乐观豁达学幽默，生活终日有笑声。

（《古今健康歌诀》）

（九）最好歌

最好的工作有情趣，最好的生活有规律。
最好的行为是奉献，最好的语言有哲理。
最好的饮食是清淡，最好的追求是学习。
最好的运动是步行，最好的心情是无虑.
最好的医生是自己，最好的药物是调剂。

（《古今健康歌诀》）

（十）老年养生歌

居室清雅御风寒，坐也安然，睡也安然。
衣着得体贵自然，布也可穿，丝也可穿。
粗茶淡饭日三餐，素也香甜，荤也香甜。
晨起锻炼身体健，走也三圈，跑也三圈。

读书看报莫间断，日也不闲，年也不闲。
运动场上常露面，球也练练，拳也练练。
三五知已聊聊天，古也谈谈，今也谈谈。
孙儿活泼绕膝前，乖也喜欢，闹也喜欢。
老夫老妻常相伴，走也相恋，坐也相恋。
有害嗜好切勿沾，烟也不沾，酒也不贪。
胸怀大度天地宽，名利不争，忍让为贤。
无忧无虑乐晚年，不是神仙，胜似神仙。

（《中华养生歌谣》）

（十一）养生歌

人生苦寿短，孜孜求永年。
秦皇觅妙药，汉武炼金丹。
盘古开天地，谁见活神仙。
有生必有死，永生是枉然。
长生虽无方，养生寿可添。
治疗和预防，预防应为先。
运动和静养，两者不可偏。
食疗和药疗，互补功效显。
生理和心理，都要重保健。
识医多高寿，养生常自安。

（《中华养生歌谣》）

（十二）增寿三字经

动为纲，步经常；日三餐，讲营养。
勿暴饮，宜定量；重食疗，口味香。
起居处，通阳光；须早起，睡硬床。
勤沐浴，体舒畅；会休息，才健康。
常梳发，擦面庞；舌舔腭，叩齿响。
背宜暖，咽津常；摩腹部，护胸膛。
不吸烟，酒少量；讲和睦，心宽畅。
恐与怒，肾肝伤；忧和郁，神不爽。
若悲戚，肺不强；莫愁虑，去妄想。
着衣服，按体量；行路时，防碰撞。
精气神，善调养；应知足，乐常享。
爱整洁，环境良；笑一笑，年少壮。
勤用脑，寿延长；民体健，国富强。

（《中华养生歌谣》）

（十三）“清”字长寿歌

清白的一生德性好；清爽的一身勤洗澡；
清醒的头脑睡得早；清新的空气常晨跑；
清淡的饮食求温饱；清洁的房间常打扫；
清香的烟酒不沾好；清静的环境无烦恼；
清心的生活贪欲少；清亮的眼睛人未老。

（《中华养生歌谣》）

（十四）孙真人卫生歌 ［唐］孙思邈

天地之间人为贵，头像天兮足像地。
父母遗体宜宝之，《洪范》五福寿为最。
卫生切要知三戒，大怒大欲并大醉。
三者若还有一焉，须防损失真元气。
欲求长生须戒性，火不出兮心自定。
木还去火不成灰，人能戒性还延命。
贪欲无穷忘却精，用心不已失元神。
劳形散尽中和气，更仗何因保此身？
心若太费费则劳，形若太劳劳则怯。
神若太伤伤则虚，气若太损损则绝。
世人欲识卫生道，喜乐有常嗔怒少。
心诚意正思虑除，顺理修身去烦恼。
春嘘明目夏呵心，秋呬冬吹肺肾宁。
四季常呼脾化食，三焦嘻出热难停。
发宜多梳气宜炼，齿宜数叩津宜咽。
子欲不死修昆仑，双手揩摩常在面。
春月少酸宜食甘，冬月宜苦不宜咸。
夏月增辛聊减苦，秋来辛减少加酸。
冬月大寒甘略戒，自然五脏保平安。
若能全减身康健，滋味能调少病缠。
春寒莫使绵衣薄，夏月汗多须换著。
秋令觉冷渐加添，莫待疾生才入药。
惟有夏月难调理，伏阴在内忌冰水。
瓜桃生冷宜少餐，免至秋来生疟痢。
心旺肾衰色宜避，养精固肾当节制。
常令肾实不空虚，日食须知忌油腻。
太饱伤神饥伤胃，太渴伤血多伤气。
饥餐渴饮莫太过，免至膨脝损心肺。
醉后强饮饱强食，去此二者不生疾。
人资饮食以养生，去其甚者自安逸。
食后徐行百步多，手摩脘腹食消磨。
夜半灵根灌清水，丹田浊气切须呵。
饮酒可以陶情性，剧饮过多防百病。
肺为华盖倘受伤，咳嗽劳神能伤命。

慎勿将盐去点茶，分明引贼入人家。
下焦虚冷令人瘦，伤肾伤脾防风加。
坐卧防风吹脑后，脑后受风人不寿。
更兼醉饱卧风中，风入五内成灾咎。
雁有序兮犬有义，黑鱼朝北知臣礼。
人无礼义反食之，天地鬼神俱不喜。
养体须当节五辛，五辛不节反伤身。
莫教引动虚阳发，精竭容枯百病侵。
不问在家并在外，若遇迅雷风雨大，
急宜端肃畏天威，静坐澄心须谨戒。
恩爱牵缠不自由，利名萦绊几时休？
放宽些子留余福，免致中年早白头！
顶天立地非容易，饱食暖衣宁不愧？
思量难报罔极恩，朝夕焚香拜天地。
身要寿永事如何？胸次平夷积善多。
惜命惜身更惜气，请君熟玩卫生歌。

（十五）养生三字诀

睡得早，起得早，穿得俏，常跑跑。
动体魄，静心窍，寡私欲，忌烦躁。
善食补，七成饱，素吃多，肉吃少。
讲卫生，勤用脑，常喝水，烟不着。
自找乐，疾病消，性平和，抗衰老。

（《康寿嘉言》）

（十六）洗脚保健歌

健身祛病方法多，奉劝诸君勤洗脚。
每晚热水洗洗脚，倒床睡到天大晓。
脚为全身柱基石，六经三脉起止此。
脚大趾通肝脾经，疏肝健脾利食欲。
胆经起于第四趾，能治肋痛与便秘。
小趾走行膀胱经，可医膀胱尿道疾。
肾经涌泉脚底心，常洗搓治肾亏损。
古云脚是心之泵，常洗勤揉益身心。
坚持每晚洗洗脚，丹田温热百病消。
水温最宜五十度，双手入水揉搓脚。
摩擦脚趾防老化，活血散瘀解疲劳。
洗后再泡一刻钟，睡前泡脚胜补药。
此法简便易做到，贵在常年坚持好。

摘自《健康指南》

（十七）“清”字长寿謠

清朗天气常慢跑，清洁房间勤打扫；
清香烟酒不沾好，清闲自娱乐逍遥。
清雅环境无烦恼，清心寡欲杂念消；
清白无私品自高，清字唱出寿星老。

（《康寿嘉言》）

（十八）快乐长寿歌

安度晚年宜乐观，遇事不烦心地宽；
荤素搭配日三餐，衣随气候适增减；
加强锻炼到公园，天天散步不间断；
诗词书画常学习，陶冶情操人乐观；
夫妻和睦家幸福，白头偕老乐百年；
有病早治康复快，延年益寿顺自然。

（《康寿嘉言》）

（十九）养生“心”字歌

人到老年要开心，晚年生活有信心。
修身养性要静心，锻炼身体有恒心。
运则不衰要专心，用则不退有强心。
生活规律要顺心，养生误区有戒心。
琴棋书画要随心，读书看报有信心。
闲话聊天要舒心，胸怀坦荡有善心。
老人相互要关心，对待子女有爱心。
邻里关系要诚心，待人忠厚有良心。
遇到事情要平心，不急不恼有耐心。
乐观豁达要明心，老有所为有热心。
轻轻松松要养心，健康长寿有决心。

（《康寿嘉言》）

（二十）长寿诀

健康长寿有奥秘，人生百岁不足奇。
精神愉悦不忧愁，敞开心胸人大气。
琴棋书画陶性情，歌舞拳剑强身体。
多菜少肉不偏食，戒烟限酒成良习。
生活起居有规律，适当劳动能祛疾。
有病应遵医生嘱，有为也须自量力。
以上诸条都做到，健康快乐寿期颐。

（《康寿嘉言》）

(二一)长寿歌

人体衰老本自然，老年身体宜保健；
心胸开阔无郁事，知足长乐去忧烦；
生活规律心眼好，晨起户外多锻炼；
饮食定量讲营养，茶酒适量须戒烟；
少荤多素勿偏食，烹调口味要清淡。
步行要稳防跌倒，衣着宽松又温暖；
看书读报勤学习，大脑常用不宜闲；
中华养生练书画，兴趣爱好当广泛；
心态平和自珍重，保心护肺又利肝；
意志不衰心不老，扫除老年迟暮感；
不独夕阳近黄昏，宁叫晚霞红满天。

(《康寿嘉言》)

(二二)妇女保健歌

女同志，半边天，四五十岁到更年。
脸爱红、心爱烦，没事还把脾气犯。
胸闷心堵喘大气，小腿抽筋总出汗。
身懒乏力浑身痛，无精打睬百事嫌。
进更年，讲养生，一日安排要想清。
每天早餐喝豆浆，中午晒晒太阳光。
室外活动跳跳绳，离开电脑多眺望。
少坐电梯多爬楼，喝点绿茶益健康。
回到家，吃水果，鲜菜生吃体质壮。
主食应少六分饱，荤素搭配粗细粮。
常吃鱼，远内脏，少炸多煮人不胖。
减肥千万别断顿，要想苗条先喝汤。
吃完饭，先别忙，歇半小时才妥当。
每天散步半小时，每周坚持走五趟。
走前最好先热身，出点小汗别着凉。
回来别忘喝杯奶，补钙强心体质强。
看电视，别太晚，适当活动腿别懒。
临睡烫脚促循环，晚上保证好睡眠。
夜间入厕先翻身，慢起慢坐最安全。
床头放杯保温水。随时饮用防血黏。
以上各条都做到，保持健康就不难。

(《健康指南》)

(二三)摄养诗 [明]龚廷贤

惜气存精更养神，少思寡欲勿劳心。
食惟半饱无兼味，酒止三分莫过频。
每把戏言多取笑，常含乐意莫生嗔。
炎凉变诈都休问，任我逍遥过百春。

(二四)养生十六宜 [唐]孙思邈

发宜常梳，面宜常擦，
目宜常运，耳宜常弹，
舌宜舔腭，齿宜数叩，
津宜数咽，浊宜常呵，
背宜常暖，胸宜常护，
腹宜常摩，肛宜常提，
肢宜常摇，足宜常洗，
肤宜常干，便宜勿言。

(二五)保健三字经

人到老，莫烦恼，忧虑多，催人老。
心不顺，赏花草，听音乐，气可消。
经常笑，变年少，心舒畅，睡眠好。
勤动笔，读书报，常用脑，记忆好。
调饮食，莫过饱，讲卫生，身体好。
常锻炼，抗衰老，心胸宽，寿自高。
欲长寿，养为先，贵知足，常乐观。
心态平，少病缠，名不争，利不贪。
甘淡泊，少想钱，养性情，人和善。
心宁静，是桃源，忘荣辱，无忧患。
阴阳和，多恬淡，强身心，靠锻炼。
不赌博，不吸烟，随时令，衣增减。
多保暖，莫受寒，身无恙，赛壮年。
夕阳红，霞满天，康乐寿，享天年。

(《康寿嘉言》)

(二六)色欲知戒歌 [明]高濂

阴阳好合，接御有度，可以延年。
入房有术，对景能忘，可以延年。
毋溺少艾，毋困倩童，可以延年。
妖艳莫贪，市妆莫近，可以延年。
惜精如金，惜身如宝，可以延年。
勤服药物，补益下元，可以延年。
外色莫贪，自心莫乱，可以延年。
勿作妄想，勿败梦交，可以延年。
少不贪欢，老能知戒，可以延年。
避色如仇，对欲知禁，可以延年。

(二七)身心知损歌［明］高濂

四时顺摄，晨昏护持，可以延年。
三光知敬，雷雨知畏，可以延年。
孝友无间，礼仪自闲，可以延年。
谦光辞让，损己利人，可以延年。
物来顺应，事过心宁，可以延年。
人我两忘，勿竞炎热，可以延年。
口勿妄言，意勿妄想，可以延年。
勿为无益，常慎有损，可以延年。
行住量力，勿为形劳，可以延年。
坐卧顺时，勿令身怠，可以延年。
悲哀喜乐，勿令过情，可以延年。
爱憎得失，揆之以义，可以延年。
寒温适体，勿侈华艳，可以延年。
动止有常，言谈有节，可以延年。
呼吸精和，安神闺房，可以延年。
静习莲宗，敬礼贝训，可以延年。
诗书悦心，山林逸兴，可以延年。
儿孙孝养，僮仆顺承，可以延年。
身心安逸，四大闲散，可以延年。
积有善功，常存阴德，可以延年。

(二八)去病延年六字诀［明］高濂

其法以口吐鼻吸

总　诀

此行六字功夫秘要诀也。

非此，六气行不到于本经，以此导之，若引经耳，不可不知。

肝若嘘时目睁精，肺知呬气手双擎。
心呵顶上连叉手，肾吹抱取膝头平。
脾病呼时须撮口，三焦客热卧嘻宁。

1. 吹肾气诀

肾为水病主生门，有疾尪羸气色昏。
眉蹙耳鸣兼黑瘦，吹之邪妄立逃奔。

2. 呵心气诀

心源烦躁急须呵，此法通神更莫过。
喉内口疮并热痛，依之目下便安和。

3. 嘘肝气诀

肝主龙涂位号心，病来还觉好酸辛。
眼中赤色兼多泪，嘘之立去病如神。

4. 呬肺气诀

呬呬数多作生涎，胸膈烦满上焦痰。
若有肺病急须呬，用之目下自安然。

5. 呼脾气诀

脾宫属土号太仓，痰病行之胜药方。
泻痢肠鸣并吐水，急调呼字免成殃。

6. 嘻三焦决

三焦有病急须嘻，古圣留言最上医。
若或通行去壅塞，不因此法又何知？

(二九)四季却病歌［明］高濂

春嘘明目木扶肝，夏至呵心火自闲。
秋呬定收金肺润，肾吹唯要坎中安。
三焦嘻却除烦热，四季长呼脾化餐。
切忌出声闻口耳，其功尤胜保神丹。

二、养生益寿箴言

1. 养生谣：天天三笑容颜俏，七八分饱人不老，相逢借问留春术，淡泊宁静比药好。

2. 养生五难：名利不去为一难；喜怒不除为二难；声色不去为三难；滋味不绝为四难；神虑精散为五难。

3. 六余之养：齿乃骨之余，频叩以益骨气。发乃血之余，常梳以活血气。耳乃肾之余，频揉以补肾气。爪乃筋之余，活动以全筋力。顶乃髓之余，善固以暖髓。语乃气之余，少语以养气。

4. 摄生格言：心神欲静，骨力欲动；胸怀欲开，筋骸欲硬；脊梁欲直，肠胃欲净；舌端欲卷，脚跟欲定；耳目欲清，精魂欲正。

5. 生活没有节制，往往缩短生命。痛饮则伤神耗血，损胃亡精，生痰动火。

6. 养生九益寿：一个目的：以健康长寿为目的。二个要点：烦恼愁闷时糊涂点；得意舒心时潇洒点。三乐益寿：知足长乐；助人为乐；自我找乐。四个忘记：忘记年龄、忘记疾病；忘记怨恨，忘记身份（职务）。五个常有：有贴心老伴即是福；有所好住宅即是仙；有点积蓄即是富；有知心老友即是寿；有难忘老物即是乐。六个日吃：每日一杯牛奶，两个苹果，三碗主食，四杯流质（开水、茶水、果汁、汤等），五两荤食（鱼肉蛋禽、水产品等），六种蔬菜（绿叶菜、豆制品等）。七心伴存：开心，一笑解千愁；童心，童趣忘年老；爱心，互爱胜良药；静心，与世无争；善心，助人行善；信心，精神有支柱；恒心，恒练强体魄。八个宜戒：戒贪、戒色、戒饱、戒累、戒怒、戒愁、戒烟、戒酒。九种吃法：吃菜香一点；质量好一点；数量少一点；蔬菜多一点；食物杂一点；口味淡一点；主食烂一点；水果吃一点；吃得慢一点。

7. 乾隆养生秘诀：吐纳肺腑，活动筋骨，十常四无，适时进补。“十常”为：齿常叩，津常咽，耳常弹，鼻常揉，睛常运，面常搓，足常摩，腹常捋，肢常伸，肛常提。“四无”为：食无言，卧无语，饮无醉，色无迷。

8. 养生百常经：人之本，重养生。养之道，铭心中。

常梳头，常搓面。常理发，常刮脸。常刷牙，常漱盥。常揉鼻，常转眼。常搅舌，常咽津。常叩齿，常弹耳。常摇头，常旋颈。常伸臂，常耸肩。常摩掌，常举拳。胸常扩，腹常敛。膝常揉，腿常弹。肛常提，腰常弯。

常骑车，常休闲。常散步，常晨练。常泡脚，常修剪。常首凉，常足暖。常浴肤，常换衫。衾常净，褥常翻。

常少荤，常素兼。常少食，常多餐。常蔬新，常果鲜。常粗茶，常淡饭。常细嚼，常慢咽。常低糖，常少盐。常禁冷，常远热。常避风，常不扇。常戒硬，常忌黏。常少酒，常绝烟。

常开窗，常换气。常清庭，常洁院。常养神，常远色。常暂坐，常短站。常哼曲，常观戏。常动脑，常看书。常笔耕，常撰文。常书画，常玩鸟。常弈棋，常远牌。常赏花，常凭栏。常观鱼，常攀援。

常聚友，常笑谈。常倾听，常侃山。常宽容，常恬淡。常舒畅，常心宽。常明理，常谦让。常豁达，常乐观。常不争，常避患。常调理，常神满。常不比，常不攀。常知足，常心安。常心平，常康健。百常经，很平凡。贵有恒，益延年。

9. 黄金律[①]与养生：黄金分割与养生，四分运动六分静。饭莫吃饱六七成，胃病几乎不发生。饮食搭配黄金律，六分粗粮四分精。室温二十二三度[②]，九时睡眠要保证[③]。

①0.618 被古希腊美学家柏拉图誉为“黄金分割律”，简称“黄金律”。②人体体温 37 度与 0.618 的乘积为 22.8 度，在这一环境温度中，机体的新陈代谢、生理节奏和生理功能均处于最佳状态，因此，室温 22～23 度时，人感觉最舒适。③指 9 小时睡眠，一天 24 小时，与 0.618 的乘积为 14.8 小时，人在一天当中应保证 9 小时睡眠（含午休），15 小时清醒。

10. 坐卧顺时，勿令身怠，可以延年。起居有节，能延年益寿。

11. 养生之道，以不欺己、善加忍耐为要谛。身体强健的主要标准在能忍耐劳苦。

12. 面色红润的健康之神在阳光里生活，在大海里游泳，在野外呼吸着清新的空气。

13. 懒惰像生锈一样，比操劳更能消耗身体。病来有方救，人懒无药医。水停百日生毒，人闲百日出病。

14. 人到了四十岁时，如果不是傻瓜，就当自知调摄。

15. 善养生者，慎起居，节饮食，导引关节，吐故纳新。规律的生活是健康长寿的秘诀。

16. 生活充实的人才能长寿。一个明智地追求快乐的人，除了培养生活赖以支撑的主要兴趣之外，总得设法培养其它许多闲情逸趣。适度的娱乐能放松人的情绪，陶冶人的情操。

17. 心要常操，身要常劳。心愈操愈精明，身愈劳愈强健，但自不可过耳。生活有度，人生添寿。

18. 自然是疾病的康复者。智者养生也，必须适时而调寒暑。以自然之道，养自然之身。

19. 两件事使人长寿：心平气和，妻贤子孝。

20. 口勿妄言，意勿妄想，可以延年。

21. 常以舌拄上腭，聚清津而咽之，润五脏，悦肌肤，令人长寿不老。

22. 常有小病则慎疾，常亲小劳则身健。

23. 能做到快乐、节制和静养，就可以把大夫拒之门外。

24. 怎样才能长寿，这并非完全决定于医学。人对生理卫生的知识，也是最好的一种保健药品。

25. 物质是养生的基础，精神是养生的支柱，科学是养生的法宝。

26. 戒嗔怒以养肝气；寡色欲以养肾气；顺时令以养元气；常咽津以养脏气；美饮食以养精气。

27. 长寿是人类的希望。心理平衡者长寿。人的精神面貌很重要，什么时候精神也不能垮，这是健康长寿的又一个重要条件。

28. 养老之要，耳无妄听，口无妄言，身无妄动，心无妄念，此皆有益老人也。

29. 只要精神不垮，即使年老体弱，仍然可有所贡献。只有这样，健康长寿才更有意义。

30. 经常保持心胸坦然，精神愉快，这是延年益寿的秘诀之一。人尤其应当克服嫉妒、暴躁以至焦虑、抑郁、怒气、苦闷、烦躁等情绪。

31. 人心中应当经常充满希望、信心、愉快，最好常常发笑，但不要欢乐过度。要多欣赏美好的景物，进行对身心有益学问的研究和思考，如阅读历史、格言，或观察自然。

32. 在吃饭、休息、运动的时候，心胸坦然，精神愉悦，是延年益寿的最好药方。

33. 长寿之道有四个方面：即慈祥、节俭、平和、清静。

34. 长寿十则：少肉多菜，少糖多果，少烦多眠，少衣多浴，少言多行，少盐多醋，少食多嚼，少怒多笑，少欲多施，少车多步。

35. 老年人的十宜：一宜精神乐观；二宜胸怀宽广；三宜夫妻和睦；四宜生活合理；五宜老有所为；六宜老当益壮；七宜适应形势；八宜环境安宁；九宜助人为乐；十宜诲人不倦。

36. 老年人的十戒：一戒无所事事。二戒过度劳累。三戒夜战通宵。四戒纵欲无度。五戒频频贪杯。六戒嗜烟如命。七戒愤怒不已。八戒焦虑不宁。九戒饮食不当。十戒夫妻不和。

37. 不生闲气者长寿。心之疲累大半是生闲气带来的。他人气我我不气，我本无气他来气。倘若生病中他计，气下病来无人替。

38. 欲寿，唯其乐；欲乐，莫过于善，长寿者多为敦厚为善之人。

39. 增强自信心有助于健身延寿。静心乃是长寿之要诀。

40. 端正生活态度，明确人生意义，是长寿第一要诀。要使生命延长，办法就是：为民一生，奉献一生，宽宏一生，愉快一生，安定一生，闪光一生。

41. 长寿“三字经”：读读书，看看报；常笑笑，莫烦恼；勤为福，恒常要；忙到老，寿乃考。

42. 长寿秘诀：生活规律，早睡早起；食欲不减，常喝蜂蜜；坚持锻炼，按时作息。

43. 理想美满的婚姻是长寿的添加剂。

44. 老年人要善于“忘记”，这对延年益寿大有好处。一要忘记年龄。“人不思老，老将不至”，心不老就会觉得永远年轻。二要忘记病痛。生老病死是自然规律，应坦然面对。三要忘记积怨。人生几十年，难免有过这样那样的不快，忘掉它更有益于身心健康。

45. 人既不能万寿无疆，也不能万事如意。生老病死是自然规律，谁也改变不了，只能顺其自然。

46. 基本吃素，坚持走路，劳逸适度，精神宽舒。养生在动，养心在静。

47. 登高使人心旷，临水使人意远。读书使人神清；歌唱使人豪迈。

48. 养性之道，莫久行、久立、久坐、久卧、久听。久视伤血，久卧伤气，久立伤骨，久坐伤肉，久行伤筋。

49. 少年人要心忙，忙则摄浮气；老年人要心闲，闲则乐余年。

50. 流水之声可以养耳，青禾绿草可以养目，观书绎理可以养心，弹琴练字可以养指，逍遥杖履可以养足，静坐调息可以养筋骸。

51. 琴医心，花医肝，香医脾，石医肾，剑医胆。

52. 养生五诀：一眠食有恒，一饭后散步，一惩忿，一节欲，一洗脚。

53. 一吸便提，气气归脐。一提便咽，水火相见。呼吸到脐，寿与天齐。

54. 恬淡虚无，真气从之，精神内守，病安从来。

55. 上古之人，其知道者，法于阴阳，和于术数，食饮有节，起居有常，不妄劳作，故能形与神俱，而尽终其天年，度百岁乃去。故阴阳四时者，万物之始终也，死生之本也，逆之则灾害生，从之则苛疾不起，是谓得道。

56. 清净养生，炼气存神。不学空门不学仙，端居胸次自超然。养生有妙理，省事与寡言。气住即存神，心安自保身。

57. 节欲养生。故知足不辱，知止不殆，可以长久。罪莫大于多欲，祸莫大于不知足，咎莫大于欲得。欲多则心散，心散则志衰，志衰则思不达也。故治国以敬天爱民为本，养心以清心寡欲为要。

58. 夫君子之行，静以修身，俭以养德。非淡泊无以明志，非宁静无以致远。

59. 其民故曰朴，是以嗜欲不能劳其目，淫邪不能惑其心，愚智贤不肖不惧于物，故合于道。所以能年皆度百岁而动作不衰者，以其德全不危也。

60. 五种养生术：一是寡欲少思，不慕荣利，远害全身；二是调合四时，修身养性，慎于起居；三是服食药物，作为滋补；四是服气炼形，屈伸导引；五是慎于房室，接阴采补。

61. 养寿勿伤，有所节制，合于度量。冬温夏凉，不失四时之和者，所以适身也；美色曼态，不至思欲之感者，所以通神也；车服威仪，知足不求者，所以益其志也；八音五色，不至耽溺者，所以导心也。凡此之物，本已养人，人之不能斟酌得中，反以为患。

62. 世上只有天地最长久。天地之所以能长久存在，是因为他们不为自己生存，所以反而能长久生存。

63. 节嗜欲以养精，节烦恼以养神，节愤怒以养肝，节辛劳以养力，节思虑以养心，节悲哀以养肺。节欲健体，淡泊增寿。

64. 百草荣悴则有时，人于养生当自知。爱精养神，服食草药，可以长生。

65. 养生贵在有度，饮食、劳逸、名利、喜怒、房事均须有度。语笑无度，思虑太深，皆损年寿。

66. 情绪乐观，意志坚定，生活有规，作息有序。快乐使身体无病，心灵无忧。心安病自除。忧伤和易怒乃是健康的一对杀手。精神快乐是人类最好的补品。

67. 仁人之所以多寿者，外无贪而内清净，心平和而不失中正，取天地之美以养其身。自静其心延寿命，无求于物长精神。

68. 德靠自行，神靠自养，乐靠自得，趣靠自寻，忧靠自排，怒靠自制，喜靠自节，恐靠自息。

69. 养生之道贵在养神，养神之道贵在养德。先要修长寿之心，才能做长寿之人。

70. 心地善良是快乐之源，胸襟开阔是长寿之本。

71. 有什么，不如有个好心情；干什么，都得有个好身体；缺什么，不要缺德；没什么，不要没良心。

72. 幸福美满的家庭，不仅给人带来

欢乐，也给人们带来健康。人生真正的幸福和欢乐浸透在亲密无间的家庭关系中。

73. 养心是养生的核心，养心要：心善、心怡、心诚、心宽、心静。平平淡淡才是真，理智宽容贵如金。

74. 发脾气，伤和气，损肝脾，害自己。宽松则心安，心安则体健，体健则延年。生气是拿别人的错误惩罚自己。宽容使人长寿，憎恨损害健康。

75. 笑可以治病，一个丑角进城，胜过一打医生。平稳的心境，乃是长寿的源泉。乐观与健康成对，忧郁与疾病相随。

76. 养生先养心，心理要平衡，调适是主导，乐观是根本。怒恼使人老，愉快使人少。

77. 怒伤肝，思伤脾，忧伤肺，恐伤肾。和谐、开朗、安详的心情，能起到防病治病、健体强身的作用。

78. 愁眉不展，离病不远；喜笑颜开，百病不来。

79. 保养之义，具理万计，其术有三：一养神，二惜气，三防疾。人不可以不知医，而药不可以不明性。

80. 人欲不可灭，但要节制。节欲要：一淡物欲。无钱难以生存，过度则心神难宁；二淡名欲。不求虚名，量力而行；三适性欲。性欲宜节不宜纵，贵在适度有节；四戒嗜欲。嗜欲为目、口、耳、鼻、身五官之欲，如目迷色、耳恋声、口喜食、鼻恋味、身好触。须戒掉嗜欲。五欲正常，有益健康，若成嗜欲，则有碍养生。

81. 最巧妙地把娱乐加入到生活中的人，是最会生活的人。

82. 长寿的八个法宝：一是朝暮叩齿三百六，七老八十牙全有。二是头为精明之府，日梳五百保平安。三是脚为第二心脏，常搓涌泉保健康。四是日咽唾液三百口，让你活到九十九。五是日搓谷道一百遍，治病消灾又延年。六是饭后揉腹一百遍，通和气血裨神元。七是人之肾气通于耳，扯拉搓揉健身体。八是消疲健美助血运。

83. 知足常乐，无求乃安。减少俗务，寻求安宁。

84. 科学养生是开启健康之门的最佳钥匙。自己的身体健康，靠自我的科学保健。

85. 要想筋骨壮又坚，请君常读养生篇。树立自我保健意识，掌握自己健康的主动权。

86. 惜命毋耗神，惜身毋劳形，惜气毋摇精。聚精会神乃养生大法。

87. 房事有度，养生益寿。节欲保精，乃可长生。

88. 养生十不过：食不过饱，衣不过暖，住不过奢，行不过懒，劳不过累，逸不过安，喜不过欢，怒不过火，名不过求，利不过贪。

89. 大喜，大怒，大忧，大恐，大哀，五者接神，则生害矣。

90. 养生有妙理，省事与寡言。于此能力守，众说皆其藩。养心无别法，只寡言少食息怒数般。息精息气养精神，精养丹心气养身.

91. 养身者以练气为宝，安国者以积贤为道。

92. 养生孰为本？元气不可亏。元气一点存，危疾亦不死。

93. 内安于心，外安于目，心目皆安，则身安矣。

94. 科学养生和保健，可以使高血压发病率减少 55%，脑卒中减少 75%，糖尿病减少 50%，肿瘤减少 33%，更能使健康寿命延长 10 岁，生活质量也大大提高。

95. 像心脏一样科学工作，像蜜蜂一样快乐生活。少做多活是多做，多做少活是少做。出力出汗不出血，拼脑拼劲不拼命。

96. 顺应四时，调摄情志，节制饮食，适当劳动，节欲保精，为养生保健之要点。

97. 酒色财气四道墙，人人都在里边藏，谁能跳到墙外去，不是神仙也寿长。

98. 善摄生者须“薄滋味，省思虑，节嗜欲，戒喜怒，惜元气，简言语，轻得失，破忧阻，除妄想，远好恶，收视听，视内周，不劳神，不劳形”。

99. 养生之道，常欲小劳，但莫大疲，及强所不能堪耳。

100. 人生最宝贵的是生命，生命之中最宝贵的是健康，健康之中最宝贵的是养生. 不懂得养生就没有健康，没有健康就换不来生命. 要想生命旺盛就要有健康的体魄，要想有健康的体魄就要善于养生。

101. 肾主精生髓，脑为髓海。若肾精满盈则髓海充实，故积精可以健脑。积精之法，在于节欲。善养生者，必保其精。精盈则气盛，气盛则神全，神全则身健，身健则病少，神气坚强，老当益壮，皆本乎精也。

102. 酒是穿肠毒药，色是刮骨钢刀，财是过眼烟云，气是惹祸根苗。

103. 不使大喜过望，不让盛怒冲冠。冬不欲极温，夏不欲穷凉。

104. 老人养寿之道，不令饱食便卧，及终日久坐久劳，皆损寿也。时令小劳，不致疲倦，不可强为不堪之事。食毕，少行百步，以手摩腹百过，消食畅气。食欲少而数，恐多则难化。先饥而食，先渴而饮，先寒而衣，先热而解，勿令汗多。不欲多睡，睡不令远。勿令卧熟扑扇，勿食生冷过多。勿多奔走，勿露卧空阶，而冒大寒、大热、大露。勿伤五味：酸多伤脾，苦多伤肺，辛多伤肝，咸多伤心，甘多伤肾。此数者，老人犹当加意。

105. 老人摄生，卧起有四时之早晚，兴居有至和之常制。调引筋骨有偃仰之方，杜疾闲邪有吞吐之术，流行荣卫有补泻之法，节宣劳逸有予夺之要。忍怒以全阴气，忍喜以全阳气。然后将草木药饵以救亏缺，后炼金丹以定无穷。他若自己修为，要当居贫须要安贫，居富切莫矜富。居贫富之中，恒须守道，勿以贫富改志易性。识达道理，似不能言，作大功德，勿自矜伐。年至五十以外，以至百年，美药勿离于手，善言勿离于口，乱想勿生于心。勿令心生不足，好恶常令欢喜。勿得求全于人，勿得怨天尤命。常当少思、少念、少欲、少事、少语、少笑、少愁、少乐、少喜、少怒、少好、少恶。此十二少者，养性之都契也。多思则神殆，多念则神散，多欲则智乱，多事则形劳，多语则气丧，多笑则脏伤，多愁则心悄，多乐则意溢，多喜则妄错昏乱，多怒则百脉不定，多好则专迷不理，多恶则憔悴无欢。此十二多不除，丧生之本也。惟无多无少，几于道矣。

106.一日之忌，暮无饱食；一月之忌，暮无大醉；终身之忌，暮常护气。久视伤血，久卧伤气，久立伤骨，久行伤筋，久坐伤肉。大饱伤肺，大饥伤气。勿当屋梁脊下睡卧，卧勿头向北。勿点灯烛照卧，六神不安。大汗勿脱衣，多得偏风，半身不遂。卧处勿令有空隙，风入伤人。

107.女子之数七，丈夫之数八。女子过七七四十九数，则任脉虚，冲脉衰，天癸竭，地道不通，以渐枯槁，华色失荣。丈夫过八八六十四数，则五脏皆衰，筋骨解驰，血脉短促，精气耗散，天道闭塞，日就憔悴，肌肉无华。故上寿之人，年过常数，皆由衣食充足，药饵扶护，孝子贤孙，承欢爱养，调其朝夕，适其寒温，上顺天心，下契人理，顺天之道，寿命无疆。

108.发宜多栉，齿宜多叩，液宜常咽，气宜清炼，手宜在面。此为修昆仑之法。五者为不死之道。

109.《吕氏春秋》曰："养有五道：修宫室，安床笫，节饮食，养体之道也；耳不极听，目不久视；坐不至久，卧不及疲；树五色，施五采，列文章，养目之道也；五六律，和五声，杂八音，养耳之道也；熟五谷，烹六畜，和煎调，养口之道也；和颜色，说言语，敬进退，养志之道也。此五者，代进而厚用之，可谓善养矣。"

110.东晋张湛《养生集叙》曰："养生大要，一曰啬神，二曰爱气，三曰养形，四曰导引，五曰言语，六曰饮食，七曰房室，八曰反俗，九曰医药，十曰禁忌。"

111.晋葛洪《抱朴子内篇·极言》曰："是以养生之方，唾不及远，行不极步；而先寒而衣，先热而解；不欲极饥而食，食不过饱；不欲极渴而饮，饮不过多。凡食过则结积聚，故酸多伤脾，甘多则伤心，苦多伤肺，辛多伤肝，咸多伤肾。饮过则成痰癖。此五行自然之理也。"不欲甚劳甚逸，不欲起早起晚，不欲汗流，不欲多睡，不欲奔车走马，不欲极目远望，不欲多啖生冷，不欲饮酒当风，不欲数数沐浴，不欲广志远愿，不欲规造异巧，冬不欲极温，夏不欲极凉，不露卧星下，不眠中见肩。大寒、大热、大风、大雾，皆不欲冒之。五味入口不偏多。

112.陶弘景《养性延命录》曰："罪莫大于淫，祸莫大于贪，咎莫大于馋。此三者，祸之车，小则危身，大则危家。若欲延勿卒呼，惊魂魄；勿久泣，神悲戚；勿恚怒，年少病者，诚勿施精，命夭残；勿大温，消骨髓；勿大寒，伤肌肉；勿咳唾，失肥液；神不乐；勿念内，志恍惚。能行此道，可以长生。"

113.贾巨善：《穴位养生歌》：乌龙搅海心清健，晨起叩齿脾胃安；揉按太溪肾病除，点揉太冲能养肝；推摩任脉排浊气，水火既济摩涌泉；揉压三里抗衰羸，搓暖命门可延年。

114.乐观情绪能充分调节机体神经和内分泌，改善心血管系统的功能。心胸豁达还有助于战胜疾病，提高疾病的治愈率。

115.东晋医学界家葛洪说："明吐纳之道者，则为行气，足以延寿矣；知屈伸之法者，则为导引，可以难老矣。"

116.《黄帝内经·灵枢经·本神》曰："故智者之养生也，必顺四时而适寒暑，和喜怒而安居处，节阴阳而调刚柔，如是，则僻邪不至，长生久视。"

117.《黄帝内经·灵枢经·口问》曰："夫百病之始生也，皆生于风雨寒暑，阴阳喜怒，饮食居处，大惊卒恐。则血气分离，阴阳破败，经络厥绝，脉道不通，阴阳相逆，卫气稽留，经脉虚空，血气不次，乃失其常。"

118.《黄帝内经·素问·宣明五气篇》曰：

"五味所入：酸入肝，辛入肺，苦入心，咸入肾，甘入脾。五气所病：心为噫；肺为欬；肝为语；脾为吞；肾为欠、为嚏；胃为气逆，为哕、为恐；大肠、小肠为泄；下焦溢为水；膀胱不利为癃，不约为遗溺；胆为怒。是谓五病。五精所并：精气并于心，则喜；并于肺，则悲；并于肝，则忧；并于脾，则畏；并于肾，则恐。是谓五并，虚而相并者也。五藏所恶：心恶热，肺恶寒，肝恶风，脾恶湿，肾恶燥。是谓五恶。五藏化液：心为汗，肺为涕，肝为泪，脾为涎，肾为唾。是谓五液。五味所禁：辛走气，气病无多食辛；咸走血，血病无多食咸；苦走骨，骨病无多食苦；甘走肉，肉病无多食甘；酸走筋，筋病无多食酸。是谓五禁，无令多食。五病所发：阴病发于骨，阳病发于血，阴病发于肉，阳病发于冬，阴病发于夏。是谓五发。五邪所乱：邪入于阳则狂，邪入于阴则痹，搏阳则为巅疾，搏阴则为喑，阳入之阴则静，阴出之阳则怒。是谓五乱。五邪所见：春得秋脉，夏得冬脉，长夏得春脉，秋得夏脉，冬得长夏脉，名曰阴出之阳，病善怒不治，是谓五邪。皆同命，死不治。五藏所藏：心藏神，肺藏魄，肝藏魂，脾藏意，肾藏志，是谓五藏所藏。五藏所主：心主脉，肺主皮，肝主筋，脾主肉，肾主骨。是谓五主。五劳所伤：久视伤血，久卧伤气，久坐伤肉，久立伤骨，久行伤筋。是谓五劳所伤五脉应象：肝脉弦，心脉钩，脾脉代，肺脉毛，肾脉石。是谓五藏之脉。"

119.《黄帝内经·灵枢经·天年》曰："人生十岁，五藏始定，血气已通，其气在下，故好走；二十岁，血气始盛，肌肉方长，故好趋；三十岁，五藏大定，肌肉坚固，血脉盛满，故好步；四十岁，五藏六腑十二经脉，皆大盛以平定，腠理始疏，荣华颓落，发颇斑白，平盛不摇，故好坐；五十岁，肝气始衰，肝叶始薄，胆汁始灭，目始不明；六十岁，心气始衰，苦忧悲，血气懈惰，故好卧；七十岁，脾气虚，皮肤枯；八十岁，肺气衰，魄离，故言善误；九十岁，肾气焦，四藏经脉空虚；百岁，五藏皆虚，神气皆去，形骸独居而终矣。"

120.人以应天地。《黄帝内经·灵枢经·邪客》曰："天圆地方，人头圆足方以应之；天有日月，人有两目；地有九州，人有九窍；天有风雨，人有喜怒；天有雷电，人有声音；天有四时，人有四肢；天有五音，人有五藏；天有六律，人有六腑；天有冬夏，人有寒热；天有十日，人有手十指；辰有十二，人有足十指、茎、垂以应之；女子不足二节，以抱人形；天有阴阳，人有夫妻；岁有三百六十日，人有三百六十节；地有高山，人有肩膝；地有深谷，人有肩腋腘；地有十二经水，人有十二经脉；地有泉脉，人有卫气；地有草蓂，人有毫毛；天有昼夜，人有卧起；天有列星，人有牙齿；地有小山，人有小节；地有山石，人有高骨；地有林木，人有募筋；地有聚邑，人有䐃肉；岁有十二月，人有十二节；地有四时不生草，人有无子。此人与天地相应者也。"

121.华佗：《中藏经·人法于天地论》曰："人者，上禀天，下委地；阳以辅之，阴以佐之；天地顺则人气泰，天地逆则人气否。……人之危厄死生，禀于天地。……人之动止，本乎天地。知人者有验于天，知天者必有验于人。天合于人，人法于天。见天地逆从，则知人衰盛。人有百病，病有百候，候有百变，皆天地阴阳逆从而生。苟能穷究乎此，如其神耳！"

122.华佗：《中藏经·寒热论》曰："阳不足则先寒后热，阴不足则先热后寒。又，上盛则发热，下盛则发寒。皮寒而燥者，阳不足；皮热而燥者，阴不足。皮寒而寒者，阴盛也；皮热而热者，阳盛也。……寒用热取，热以寒攻，逆顺之法，从乎天地，本乎阴阳也。天地者，人之父母也；阴阳者，人之根本也。未有不从天地阴阳者也。"

123.华佗：《中藏经·生成论》曰："天地有阴阳五行，人有血脉五脏。五行者，金、木、水、火、土也；五脏者，肺、肝、心、肾、脾也。金生水，水生木，木生火，火生土，土生金，则生成之道，循环无穷；肺生肾，肾生肝，肝生心，心生脾，脾生肺，上下荣养，无有休息。……心生血，血为肉之母；脾生肉，肉为血之舍；肺属气，气为骨之基；肾应骨，骨为筋之本；肝系筋，筋为血之源。五脏五行，相成相生，昼夜流转，无有始终。从之则吉，逆之则凶。天地阴阳，五行之道，中含于人。人得者，可以出阴阳之数，夺天地之机，悦五行之要，无终无始，神仙不死矣。"

124. 华佗:《中藏经·脉要论》曰:"脉者,乃气血之先也。气血盛则脉盛,气血衰则脉衰,气血热则脉数,气血寒则脉迟,气血微则脉弱,气血平则脉缓。又,长人脉长,短人脉短,性急则脉急,性缓则脉缓,反此者逆,顺此者从之也。"

125. 毛泽东说:"擦澡好处多,除去清洁之外,还可按摩,促进循环,有健身作用,锻炼皮肤适应温度变化,可预防感冒。……每天用毛巾沾热水擦身,先热后冷,又冷又热,锻炼皮肤毛细血管又收缩又扩张,每擦一次可经半小时,多至1小时,擦完全身发热。每天一次至两次,擦一二年可收大效,似可试试。"

126. 药王孙思邈指出:"不知食者,不足以存生。……医者当须先晓病源,知其所犯,以食治之,食疗不愈,然后命药。……食能排邪而安脏腑。悦神爽志,以资气血,若能用食平疴,释情遣疾者,可谓良工。"

127. 大德必寿。孔子曰:"己所不欲,勿施于人。……己欲立而立人,己欲达而达人。……智士仁人,将身有节,动静以义,喜怒以时,无害其性,虽得寿焉,不亦乐乎。"

128. 羸女则养血,宜及时而嫁。弱男则节色,宜待壮而婚。

129. 男子破阳太早,则伤其精气。女破阴太早,则伤其血脉。

130. 书云:精未通而御女以通其精,则五体有不满之处,异日有难状之疾。

131. 书云:男子以精为主,女子以血为主。故精盛则思室,血盛则怀胎。若孤阳绝阴,独阴无阳,欲心炽而不遂,则阴阳交争,乍寒乍热,久而成劳。

132. 彭祖曰:美色妖丽,娇姿盈房,以致虚损之祸。知此可以长生。《阴符经》曰:淫声美色,破骨之斧锯也。世人若不能秉灵烛以照迷津,仗慧剑以割爱欲,则流浪生死之海,害生于思也。书云:年高之人,血气既弱,觉阳事辄盛,必慎而抑之,不可纵心恣意,一度一泄,一度火灭,一度增油,若不制而纵欲,火将灭,更去其油。春秋秦医和,视晋候之疾,曰:是谓近女室,非鬼非食,惑于丧志。公曰:女不可近乎?曰:节之。

133. 元气者,肾间动气也。右肾为命门,精神之所合,爱惜保重,荣卫周流,神气不竭,与天地同寿。

134. 书曰:恣意极精不知惜,虚损生也。譬枯朽之木,遇风则折。将溃之岸,值水先颓。苟能爱惜节情,亦得长寿也。

135. 抱朴子曰:才不逮强思之,力不胜强举之,伤也甚矣。强之一字,真戕生戕寿之本。夫饮食可以养生也,然使醉而强酒,饱而强食,未有不疾而丧身。况欲乎?欲而强,元精去。元精离,元气散,戒之。

136. 书云:饱食过房,劳损血气,流溢渗入大肠,时便清血,腹痛,病名肠癖。

137. 大醉入房,气竭肝伤,丈夫则精液衰少,阴痿不举。女子则月事衰微,恶血淹留,生恶疮。

138. 书云:愤怒中尽力房事,精虚气竭,发为痈疽。恐惧中入房,阴阳偏虚,自汗盗汗,积而成劳。远行疲乏入房,为五劳。月事未绝而交接生驳。又,冷气入内,身面痿黄,不产。

139. 一金疮未瘥而交会,动于血气,令疮败坏。忍小便入房者,得淋疾。茎中疼,面失血色,致胞转,脐下急痛,死。书云:时疾未复犯房者,舌出数寸长而死。

140. 摄养要旨:薄滋味,省思虑,节嗜欲,戒喜怒,惜元气,简言语,轻得失,破忧沮,除妄想,远好恶,收视听。

141. 惜气存精更养神,少思寡欲勿劳心。食唯半饱无兼味,酒止三分莫过频。

142. 每把戏言多取笑,常含乐意莫生瞋。炎凉变诈都休问,任我逍遥过百春。

143. 调理疾病,尤当谨于初愈之时。盖客火初退,不可犯触,当以惩忿为要。元气初还,不可有挠,当以寡欲为要。以此自持,日复一日,则客火益消,元气尽复,自壮盛矣。此真调摄之术也。……平气宁神,倍加静养,勿以思虑劳心,勿以动作劳形,节慎起居,多进粥食,以保卫天和。

144. 摄氏良箴:养生之术,凡百有节。人之寿夭,在乎调摄,一有所偏,百病俱发。五劳七伤,损伤气血,酿成阴虚,痰嗽喘热,脉来涩数,病成虚怯。犹树根枯,治当补接。斡旋元气,滋阳枯竭，神医妙手，庶免夭折。病者心坚，咬钉嚼铁，调摄经年，药饵千帖。妄想要息，房劳要绝。恼怒要除，饮食要节。若犯丝毫，噬脐莫及。洗心涤虑，谨遵成法。云林格言，非为浪说，却病延年，千金秘诀。

145.大多数人忧虑和恐惧的原因是因为心里没有一个支撑的力量。这个时候有两个方案可以选择：一种是自己能解决的问题，那一定要努力自己解决；另一种是自己根本无力解决的问题，那也别去忧虑恐惧它。因为忧虑恐惧什么作用也没有，只能白白搭上我们的气血，让我们更加虚弱，更加六神无主。有时身体的疾病对我们只是一点点的损害，而心理上的压力对我们的摧残不知要严重多少倍。

146.《金刚经》里有一句话："应无所住而生其心。"就是告诉你：物来则应，物去不留。佛教中有句禅语："风来疏竹，风过而竹不留声；雁渡寒潭，雁去而潭不留影。"就是从来不把事情留在心里。理解了这个道理，忧虑和恐惧也就随之而去了。

147.有的人虽然没有医学基础，但久病成医，各种原因使他们关注健康方面的书籍和理念，他们的经验大都来源于自己的探索和对生活的感悟。

148.《黄帝内经》的主旨就是天人合一，古人对生命本身的探索更多是源于对自然的感悟。

149.世间万物皆有情，只要你的心智打开，学会接受，就会受益无穷。

150.有一种疾病必然对应一种心理，正如一种水养一种鱼，如何说心理是水，疾病就是鱼。

151.疾病并不是最主要的问题，最主要的是如果改变一个人的心境问题。心境改变了，才能从根源上解决问题。

152.有时会疾病本身并不是最可怕的，可怕的是希望的毁灭。人的意志力可以让一切重生。

153.俗话说："秀才学医，如笼抓鸡"，因为秀才对中国传统文化较熟悉，而中医正是中国传统文化的一个瑰宝。只有精于中国的传统文化，才能真正领会中医的精髓，所以"秀才"学起医来，就像到笼子里抓鸡一样，伸手可得。

154.养生保健的关键是：修心，修身，饮食，良好的生活习惯。其中以修心最为重要。也可以这么说，凡所有病皆为心病。心病中以"贪"最为突出。"少则得，多则惑，"切记，切记。

第十一篇　心理平衡歌言

一、心理平衡歌谣

(一)知福歌

人生尽享福，何苦不知足？
思量愚昧苦，聪明就是福。
思量饥寒苦，饱暖就是福。
思量负累苦，逍遥就是福。
思量离别苦，团圆就是福。
思量刀兵苦，太平就是福。
思量牢狱苦，自由就是福。
思量疾病苦，健康就是福。
思量死去苦，活着就是福。
苦境一思量，就有许多福。
可惜世间人，几个会享福？
有福要能知，不要不知福。
知福做好事，贪痴空碌碌。
奉劝世间人，不要不知福。

(《康寿嘉言》)

(二)养生歌谣

少烟多茶，少烦多眠。
少酒多水，少衣多浴。
少食多嚼，少说多做。
少肉多菜，少欲多施。
少盐多醋，少车多步。
少糖多果，少停多动。
少怒多笑，少药多练。
少欲多施，少取多予。

(《康寿嘉言》)

(三)养气歌谣

戒嗔怒以养肝气，疏经络以养肾气。
少言语以养内气，戒色欲以养精气。
明事理以养胆气，少忧虑以养心气。
强体魄以养豪气，均饮食以养胃气。
惟谨慎以养神气，顺时令以养元气。
须慷慨以养浩气，胸豁达以养朝气。
傲冰霜以养骨气，当忍让以养和气。
应谦恭以养锐气，莫懈怠以养志气。
薄滋味以养血气，咽津液以养脏气。

(《康寿嘉言》)

(四)养性八法

喜静坐常思己过，虽闲谈莫论人非。
能受苦乃为志士，肯吃亏不是痴人。
敬君子方显有德，怕小人不算无能。
退一步天高地阔，让三分心平气和。

(《康寿嘉言》)

(五)不知足歌

终日奔波只为饥，才方一饱便思衣。
衣食两般皆具足，又想娇容美貌妻。
娶得美妻生下子，恨无田地少根基。
买到田园多广阔，出入无车少马骑。
槽头拴了骡和马，叹无官职被人欺。
县丞主簿还嫌小，又要朝中挂紫衣。
作了皇帝求仙术，更想登天跨鹤飞。
若要世人心满足，除非南柯一梦西。

(《古今健康歌诀》)

(六)三思歌

不忍一时有祸，三思百岁无妨。
宽怀自解良方，愤怒伤心染恙。
凡事从容修省，何须急躁猖狂。
有涵有养寿长，稳纳一生福量。

(《中华养生歌诀》)

(七)不生气歌

他人气我我不气，气人不成自生气。
倘若生气中他计，气出病来无人替。
请来大夫将病医，反说气病难治愈。
气之危害太可惧，诚恐因病将命弃。
我今尝够气中气，不气不气就不气。

(《古今健康歌诀》)

(八)"八忘"宜健康

忘掉年龄，保持旺盛活力。
忘掉怨恨，宽容对事对人。
忘掉悲痛，从伤心中解脱。
忘掉气愤，想得开看得远。
忘掉忧愁，减少病痛缠身。
忘掉悔恨，过去的已过去。
忘掉疾病，减轻精神压力。
忘掉名利，活得潇洒无欲。

(《康寿嘉言》)

(九)"福"字歌 [清]金缨

有工夫读书，谓之福。
有力量济人，谓之福。
有著述行世，谓之福。
有真知灼见，谓之福。
无是非到耳，谓之福。
无疾病缠身，谓之福。
无尘俗扰心，谓之福。
无兵乱灾荒，谓之福。

(十)笑之歌

笑一笑，心开窍，夕阳景色更美妙。
笑一笑，年转少，心静舒畅迟衰老。
笑一笑，疾病少，精神乐观赛仙草。
笑一笑，老来俏，夫妻白头伴到老。
笑一笑，儿孙绕，天伦之乐多热闹。
笑一笑，四邻好，和和睦睦相关照。
笑一笑，喜鹊报，人生第二春天到。
嘻嘻笑，哈哈笑，快活还比神仙好。

(《康寿嘉言》)

(十一)乐观歌 赵朴初

日出东海落西山，愁也一天，喜也一天；
遇事不钻牛角尖，人也舒坦，心也舒坦；
每月领取养老钱，多也喜欢，少也喜欢；
少荤多素日三餐，粗也香甜，细也香甜；

新旧衣服不挑拣，好也御寒，赖也御寒；
常与知己聊聊天，古也谈谈，今也谈谈；
内孙外孙同样看，儿也心欢，女也心欢；
全家老少互慰勉，贫也相安，富也相安；
早晚操劳勤锻炼，忙也乐观，闲也乐观；
心宽体健养天年，不是神仙，胜似神仙。

（十二）莫恼歌

莫要恼，莫要恼，烦恼之人容易老。
世间万事怎能全，可叹痴人忘不了。
任你富贵与王侯，年年处处埋荒草。
放着快活不会享，何苦自己找烦恼。
莫要恼，莫要恼，明月阴晴尚难保。
双亲膝下俱承欢，一家大小都和好。
粗布衣，饭菜饱，这个快活哪里讨？
富贵荣华眼前花，何苦自己讨烦恼。

（《中华养生歌谣》）

二、心理平衡箴言

1. 千保健，万保健，心态平衡是关键。心态是身体的天然保护神。

2. 在所有的健康处方中，心态平衡为第一要务。其作用超过了一切保健措施和保健品，有了心态平衡，才有生理平衡；有了生理平衡，神经系统、内分泌系统、免疫功能、器官代偿功能才会处于最佳状态，疾病才能减少，谁掌握了心态平衡，谁就掌握了健康的金钥匙，谁就掌握了生命的主动权。

3. 积极的心态，是心灵健康的营养。这样的心态，能吸引财富、快乐和身体的健康。

4. 笑，就是阳光，它能消除人们脸上的冬色。物质滋养肉体，精神滋养灵魂！

5. 人的情绪低落，疾病就会控制他的躯体。疾病不只在身体的故障，更在内心的故障。

6. 长寿之道在于有快乐的性格。乐易者常寿长，忧险者常夭折。笑是开心药，心情欢愉病自退。

7. 精神畅快，心气和平。正是精神使得身体强健。精神是身体天然的保护神。

8. 统计数据显示：人们的种种担心和忧虑，只有5%是合乎情理的。

9. 身安不如心安，屋宽不如心宽。

10. 百病生于气。怒则气上，喜则气馁，悲则气消，恐则气下。忧伤足以毙命。

11. 人乐观，天地宽；人无忧，故增寿。

12. 心胸常开阔，能活一百多。心情愉快是肉体和精神的最佳卫生法。

13. 精神不运则愚，血脉不运则病。心大则百病皆通，心小则百物皆病。

14. 饭养人，歌养心。纵声欢唱的人，会把灾祸和不幸吓走。

15. 尽管疾病是身体的障碍，但只要不介意，就不会成为意志的障碍。

16. 心胸坦然，在饮食、睡眠、运动时保持精神愉快，这是延年益寿的最佳箴言。

17. 心安病自除。身体的健康在很大程度上取决于精神的健康。

18. 悠闲的生活始终需要一个怡静的内心，乐天旷达的观念和尽情欣赏大自然的胸怀。

19. 微笑是人类最美的表情，也是不学就会的世界通用语。心情愉快是健康的增进剂。

20. 嫉妒和愤怒缩短寿命，忧虑使人过早衰老。

21. 快乐如药方，具有治疗疾病的功效。

22. 所谓养生之道，其本质当为平衡之道。从生理到心理失去平衡的人便呈病态，一旦恢复平衡，就可大胆地向前迈进了。

23. 健康不只是身体的问题，也是精神的问题。一切病生于心，心神安定，病从何来？

24. 不能很好处理情感的人，经常会代之以身体上的疾病。一个常常心怀不平的人，不能得到健康的身体。

25. 一种美好的心情比十副良药更能解除生理上的疲惫和痛楚。

26. 如果人是乐观的，一切都有抵抗，一切都能抵抗，一切都会增强抵抗力。

27. 欢乐就是坚强的发条，使永恒的自然循环不息。在世界的大钟里面，欢乐是推动齿轮的动力。愉快的笑声，是精神健康的可靠标志。

28. 快乐的微笑是保持生命健康的惟一药方，它的价值是千百万，但却不要花费一分钱。

29. 经常保持心胸坦然，精神愉快，这是延年益寿的秘诀之一。

30. 心灵开朗的人，面孔也是开朗的。

31. 心理平衡要靠“四不”：对己不苛求，对人不期望，对己不偏执，对人不挑剔。悲观厌世正是垂暮之年最为恐惧的事情。

32. 金钱无需车载斗量，够用就好；人生何必惊天动地，快乐就行。

33. 乐观是一种充满阳光的心态。乐观，既是一种心态，一种情绪，更是一种素质，一种智慧。

34. 乐观是养生的惟一秘诀，优思和愤怒，足以使健康的身体变成衰弱而有余。

35. 乐观与希望，有助于我们生命的滋长，它能鞭策我们的奋斗意志，生出无比的力量。

36. 要保持健康，就要思想开朗，精神乐观。心里常常保持乐观，这样就能防止有病，延长寿命。乐观是最好的补品。

37. 忧愁、顾虑和悲观，可以使人得病；积极、愉快和乐观，可以战胜疾病，使人强壮和长寿。忧愁致百病，乐观怡天年。

38. 乐观会驱除悲观，愉快会赶走悲愁，乐观的人永生不老。

39. 消极的情绪引起身体消极的化学反应，积极的情绪引起积极的化学反应。人无泰然之习惯，必无健康之身体。

40. 天地不可一日无和气，人心不可一日无喜神。心静自然凉，乐观无穷愁

41. 山泉去凡心，书画消俗气。

42. 知天者不怨天，知己者不怨人。

43. 悲观是瘟疫，乐观是甘霖；悲观是一种毁灭，乐观是一种拯救。

44. 千金难买好心情。心情好，一切都好。只要心中洒满阳光，生命就会坚定乐观。良好的心情是最好的化妆品。

45. 高职不如高薪，高薪不如高寿，高寿不如高兴。黄金未为贵，乐观值钱多。乐观者长寿，悲观者短寿。

46. 快乐是平常心、调整度。一件事乐不乐，不在事情本身，而在于人的心。

47. 快乐是力量、是阳光，快乐能增添新力量。快乐心情能唤起沉睡的健康遗传基因。

48. 乐观的人，笑对生活，笑对人生，笑对苦难，笑对一切。常常想一下生活中美好的东西，这会成为你生活的动力。

49. 快乐是一种思想。思想快乐，你就是一个快乐的人。思想不快乐，你就快乐不起来。

50. 快乐是一种情绪。懂得了控制情绪的方法，你就已经站在了快乐的一方。快乐也是一种个性。人一豁达，快乐就跟着来了。

51. 世界上任何事都可以找出好的一面，也可以找出坏的一面。面对半杯水，乐观者说：“这是半满的。”而悲观者却说：“这是半空的。”

52. 一个人快乐与否，决不依据获得了什么或是丧失了什么，而只在于自身感觉怎样。

53. 开心不开心，在人不在天，在己不在物。开心不要刻意去寻找，开心靠自己去感受。

54. 用微笑面对人生，这不仅是一种乐观的态度，更是一种可贵的精神和气量。永远的乐观主义，是一个力量的加倍器。

55. 人虽然是哭着来到世间，但应该笑着面对人生。

56. 决定一个人是否快乐的是一种心态。如果一个人不认为自己是快乐的，他就不可能有快乐的心态。

57. 快乐是一种心理习惯，是一种心理态度，不培养这个态度，就永远体会不到。自己快乐，给人快乐，这是人生最重要的学问。

58. 心态是生命的指挥棒，健康的晴雨表。积极向上的心态是成功者的基本素质。用积极的心态，指挥你的思想，控制你的状态，掌握你的命运！

59. 积极是人类最大的法宝，消极是人类致命的弱点。用积极的态度去对待生活、对待人生，我们就能成为强者，勇敢者，胜利者，成功者。

60. 把一切都往好的发展趋势去想，以积极的态度去思考，这种积极的思维方式具有惊人的效果。一个人通过改变自己的思维方式，能够改变自己的人生。

61. 积极的意念比知识更为重要。因为一个人的知识必有一定限度，而一个人的意念可以

有许多，是无限的。

62. 积极的心态象太阳，照到哪里哪里亮；消极的心态像月亮，初一十五不一样。

63. 有了积极的心态和控制自我的能力，便有了战胜一切取得成功的信心。积极心态的两大报酬就是心理健康和生理健康。

64. 一个人活着，不在于有多少金钱，不在于有多少权力，不在于有多少声望，而在于拥有一个好的心态。拥有好的心态，就拥有了快乐，拥有了创造人生辉煌的金钥匙！

65. 人要学会调整自己的心态。你也许不能左右厄运，但你可以改变心情；你也许不能重写过去，但你可以创新今天；你也许不能得到赏识，但你可以充实自己；你也许不能改变环境，但你可以塑造自我；你也许不能延长生命，但你可以提升质量；你也许不能处处顺心，但你可以事事尽心……只要换个视角多想美好的一面，快乐就会接踵而来；只要有积极的心态，就能走出困难的沼泽，前面就会展现美好的未来。

66. 使你生活快乐或不快乐的，不是你有什么，而是你对它的想法。世态变化无限，万事必须达观。坏事可以变成好事，危机可以变成机遇，逆境可以变成顺境。一切事物的终极境界都是顺应自然发展的结果。

67. 宠辱不惊，闲看庭前花开花落；去留无意，漫随天外云卷云舒。生死成败，一任自然。知成之必败，则求成之心不必太坚；知生之必死，则保生之道不必过劳。

68. 平常心是尘世中的微笑，是物欲中的淡泊，是风浪中的平静，是困厄中的坦然，是平常事物中的朴素哲学。

69. 万事随缘，随遇而安。平常心是一种气量，一种感情，一种境界，是积极的人生，它是伴随我们一生的良药。

70. 一件事，想通了就是天堂，想不通就是地狱。不如意事常八九，可与人言无二三。既然活着，就要活好。

71. 不要枉费了你的生命，要少追求物质，多追求心态。因为只有心态才赋予人生以意义，只有心态才使生活具有永恒的价值。

72. 身心健康八点：小事糊涂点，笑口常开点；名利淡泊点，生活知足点。性格合群点，待人和睦点；手脚勤动点，脑子多用点。

73. 健康不是老天的恩赐，也不能靠医疗的保护，最主要的是靠自己，健康就在您的手中。健康要做到：基本吃素，坚持散步，精神乐观，劳逸适度。

74. 长寿口诀：一贯知足，二目远眺，三餐有节，四季不懒，五谷皆食，六欲不张，七分忍让，八方交往，九(酒)薄烟戒，十分坦荡。

75. 恕伤肝，喜伤心，悲忧惊恐伤命根。心胸宽大能撑船，健康长寿过百年。要想健康快活，学会自己找乐。

76. 人有童心，一世年轻。一天三笑，人生难老。笑口常开，青春常在。

77. 药补食补，不如心补。性格开朗，疾病躲藏。有泪尽情流，疾病自然愈。

78. 要活好，心别小；善制怒，寿无数。

79. 百病生于气，喜则气缓，悲则气消，寒则气收，热则气泄，恐则气下，忧则气乱，劳则气耗，思则气结，怒则气逆。忍得一日之气，解得百日之忧。

80. 一个人要健康，要善于忘形、忘劳、忘怀、忘情、忘年。

81. "至乐莫如读书。"通过读书来获得决乐，这是古今中外很有效的好方法。读书是一种特殊的心灵交流，是在跟圣人交谈。只要能够细心品尝，就一定能回味无穷。

82. 心理学家和医学认为，爱情是双方思想感情上的和谐，是心理活动上的一种相互补充，两情相悦的幸福欢乐使这种心理转为生理上的反应，从而使双方体内分泌出一些有益于健康的物质。爱情使人美丽，爱情使人健康。正如一位专家所说："多年来，医学界忽视了爱情是防治疾病、健康与健美的一个重要因素，这是令人非常遗憾的"。现代医学研究证实，真正的爱不但能促进人的健康，还能创造出许多美丽的人间奇迹。许多研究证明，人在爱和被爱时，体内免疫功能最重要的T细胞处于最佳、最兴奋、最健康活泼的状态，以致病毒无法人侵。

83.我们不能左右天气，但可以改变心情；我们不能改变容貌，但可以展现笑容；我们不能控制他人，但可以控制自己；我们不能预知明天，但可以利用今天。

84.所有成功者都有一个共同点——健康的心态。一个人能否成功，关键在于他能否有一个健康的心态。

85.养生没有什么灵丹妙药，重要的是保持乐观的情绪和好的修养。保持健康的身体，不在于吃补药和营养品，重要的是保持心理平衡和乐观的情绪。

86.药物中最好的就是愉快和欢笑。愉快的笑声——这是精神健康的可靠标记。心灵上的疾病比肌体上的疾病更危险更经常。身体的健康很大程度上取决于精神的健康。

87.笑是治病的良方，是健康的朋友，是生命中最美的乐章。笑口常开，祛病消灾。

88.心理健康人长寿，宽宏大量可延年。精神乐观，生活合理，经常锻炼，百病不起。

89.康而乐，健康令人快乐，乐观有益健康；康而寿，健康才能长寿，长寿还需健康。劳逸结合，延年益寿；动静结合，健康长寿；练养结合，康乐寿！

90.人生三道关，关键在中年。男人四十，四面埋伏；谁来领路，女人和书。女人四十，如花如梦；谁来护花，男人和家。

91.中年健康四句话：三十努力，四十注意，五十轻松，六十成功。

92.中年健康三个关节点：一是态度第一，因为态度决定一切。二是给健康以时间，给健康以空间。三是好妻子、好孩子、好身子。

93.说起话聊真奇妙，防病治病都有效；一聊双方误解消，二聊大家心情好，三聊能治血压高，肿瘤糖尿都见好；话聊疏解郁闷气，话聊提高抵抗力。天天话聊三四起，家家快乐甜如蜜。

94.修德养性为根本，心平如水为血脉，爱心无价为动力，忘能解忧为器具，轻松乐观为常态。

95.人生活在世界上，无时无刻都有“七情”、“六欲”的诱惑。“七情”，即喜、怒、忧、思、悲、恐、惊。“六欲”，即色欲、声欲、香欲、味欲、触欲、法欲。“七情”、“六欲”是产生贪痴的烦恼根源。如果一个人不能抗拒“物欲”的诱惑，就不能做到“六根”清静。“六根”即眼、耳、鼻、舌、身、意。“六根”不清静，就放不下“物欲”，“物欲”不“格杀”，清静光明觉性则不能显现。

96.苏东坡养生诀窍：“三戒”、“四警”、“四当”。“三戒”，即一戒急躁。二戒阴郁。三戒贪欲。“四警”，即“出舆入辇，蹶痿之机；洞房清宫，寒热之媒；皓齿娥眉，伐性之斧；甘脆肥浓，腐肠之药。”“四当”，即一、无事以当贵；二、早寝以当富；三、安步以当车；四、少食以当肉。

97.彭祖认为，美色淑姿，幽闲娱乐，不致思欲之惑，所以通神也。车服威仪，知足无求，所以一致也。八音五色，以悦视听，所以导心也。凡此皆以养寿，尔不能斟酌之者，反以速患。五音使人耳聋，五味使人口爽，苟能节宣其宜适，抑扬其通塞者，不以减年，得其益也。凡此之类，譬犹水火，用之过当，反为害也。

98.曾国藩曰：“养生之道，以君逸臣劳四字为要。省思虑，除烦恼，君逸之谓也；行步常勤，筋骨常动，臣劳之谓也。”

99.曾国藩曰：“养生之道，莫大于‘惩忿窒欲，少食多勤’八字。‘惩忿’，即所谓‘少恼怒’也；‘窒欲’，即‘知节啬’也。……养生以少恼怒为本。”

100.勤则寿，逸则亡。曾国藩曰：“古之圣君贤相，盖无时不以勤劳自励。为一身计，则必操习技艺，磨练筋骨，困知勉行，操心危虑，而后可增智慧而长才干……勤则寿，逸则亡。”

101.曾国藩曰：“养生之道，当于‘食、眠’二字悉心体验。食即平日饭菜，但食之甘美，即胜于珍药也。眠亦不在多寝，但实得神凝梦甜，即片刻亦足摄生矣。……眠所以养阴也，食所以养阳也。养眠贵有一定时刻，而戒其多思；养食亦贵有一定时刻，而戒其过饱。”

102.曾国藩养生六事：一曰饭后千步，一曰将睡洗脚，一曰胸无恼怒，一曰静坐有常时，一曰习射有常时，一曰黎明吃白饭一碗，不沾点菜。此皆闻诸老人，累试毫无流弊者。

103.喜好诗书益身心。曾国藩曰：“每日临一百字，将浮躁处大加收敛。心以收敛而细，气以收敛而静。于字有宜，于身、于家也有宜。”

104.宋美龄认为，工作会使人年轻。她在日记中写道：“工作，是半个生命，越忙越有精神。人要年轻，要健康，就要积极参加工作。反之，懒散是生命之敌，一懒生百病。要使生命之树常绿，只有在不断工作中防止智力衰退，保持身心健康。”

105.宋美龄说：“我抗衰老的办法就是少吃多运动，少懒多寻乐。”

106.爱读书是张学良养生的一个重要组成部分，有五言绝句为证：“十载无多病，故人亦未疏。余生烽火后，唯一愿读书。”

107.花是大自然的精华，在阳台，庭院栽植花卉，美化环境，可使人感到精神爽快，生意盎然，赏心悦目。养兰是一种享受，譬如浇水、施肥……兰花是花中君子，其香也淡，其姿也雅。

108.著名的思想家、教育家梁漱溟被誉为“超标准的健康老人”。他说：“一个人遇事动不动就气盛，发怒，势必肝火攻心；如气盛不得平和不外露，则又积郁于内腑，两者都伤肝劳神，有损健康。所以说气平情淡，自长自消，算得上是人生身心锻炼的一项功夫。”

109.梁漱溟说：“情贵淡，气贵和，惟淡惟和，乃得其养；苟得其养，无物不长。”

110.幽默风趣益健康。幽默和风趣是智慧的闪现。幽默和风趣是生活的调味品，它能为生活增添一份欢乐，一份潇洒，一份活力。幽默和风趣是生活的良师益友，是健康的促进剂。俗话说：“发怒郁闷催人老，经常笑笑变年少。”

111.宽怀只有数行字，绘画也致寿百龄。练书法犹如练气功，能起到气功所起不到的作用。因为在书写过程中要集中思想，去掉杂念，呼吸均匀，姿势正确，身体放松，神态安详，目不旁观，耳不杂听，就能起到安神镇静的作用。毛泽东说：“练习书法也是很好的休息，是积极的消遣娱乐，也是养神健脑的健身之法。”

112.练习书法，必须意力并用，心平气和，绝虑凝神，身安意闭，聚精会神，从而使中枢神经系统的兴奋和抑制达到充分平衡，改善内脏器官功能。写字包括两种含意：一是写字，二是练字。写字主要是写文字，练字指对写出来的文字的结构、字形、笔画、笔锋、神韵等要求更进一步完美。

113.千百年来，书画艺术久盛不衰，其原因就在于对身心健康有益。一是能使人宁心静气，杂念消失，有养心助心之功能；二是使人产生一种“万事销身外，生涯贯字中”之感，养神健脑益心；三是能消除人的精神紧张，中老年人在繁忙紧张的工作之余，静心作书，会使人产生舒适愉快心理；四是可磨练意志，修炼气质，启发智慧，以达宽心之效，强身之益。“画家多长寿，寿从笔中来。”通过书画，可以养神健脑，益寿延年。

114.快乐最直接的表现就是笑。俗话说：“笑一笑，少一少。”人的身体是一个天然药库，当人们欢笑的时候，就能分泌出一种快乐的物质，这种物质叫做“快乐荷尔蒙”。正是这种快乐荷尔蒙，起到了祛病强身、延年益寿的作用。

115.养生奥旨莫贪生，生死夷然意自平。千古伟人尽黄土，死生小事不须惊。万物有生必有死，这是自然规律，不用贪恋也无可逃避。短暂人生，能为社会做些好事，也就足矣。

116.对待生死的态度，即对待人生的态度，白居易《浩歌行》云：“既无长绳系白日，又无大药驻朱颜。”因此，人不必刻意追求健康长寿，重要的是珍惜生命的价值和意义。从容、淡定、坦然地面对生活，品味人生，乐天知命，以审美的眼光打量这色彩缤纷的世界，诗意地活在真实的生命感受之中，健康长寿就会不期而至。

第十二篇　修身养性歌言

一、修身养性歌谣

(一)乐生歌

人生欢乐有几多？青春韶光莫错过。
愚拙经受讥讽辱，英才遭嫉陷坎坷。
五味人生皆体验，一帆风顺有几个？
笑看世间不平事，排忧解难寻欢乐。
大智若愚谦受益，骄横逞强终招祸。

愚翁愁苦度一生，欢乐逍遥属智者。

（《古今健康歌诀》）

（二）心理减压歌

心理减压开怀笑，高谈阔论忘烦恼。
轻松音乐伴你行，读书看报玩电脑。
宽恕自己不悔恨，要求别人勿太高。
僻静之处泄悲愤，放声大哭或喊叫。
劳逸结合会放松，工作安排要巧妙。
不怕承认能力小，某些重担不可挑。
放慢生活之节奏，举重若轻可逍遥。
超然面对人生事，知足常乐品位高。
是非之事可回避，细小问题不计较。
头脑清醒细分析，遇事冷静要沉着。
千头万绪压力大，逐一解决不急躁。
脚踏实地尽力为，超人欲望不可要。
无力改变现状时，接受事实再想招。
车到山前必有路，何愁明日无柴烧。
该让步时且让步，吃亏常在忍为高。
助人为乐做好事，自身烦恼也可消。

（《古今健康歌诀》）

（三）“十心”歌

雄心志趣高尚，决心产生力量，
恒心预示成功，信心孕育希望，
粗心酿造错误，灰心前途无望，
欺心害人害己，贪心必遭祸殃，
好心终有好报，轻心有害健康。

（《古今健康歌诀》）

（四）老年夫妻“八要”歌

风风雨雨几十年，磕磕绊绊苦也甜，
双双步入老年期，相敬如宾乐陶然。
一要事事常知足，生活莫要过高攀，
吃苦享乐在一起，心情愉快常乐观。
二要相互多谅解，家和气顺少病患，
不如意事谁没有，千万别钻牛角尖。
三要学会控情绪，气急做事易激偏，
暗生闷气谁知晓，况且伤神又伤肝。
四要家事共商议，和睦忍让谦为先，
生活琐事不计较，恶语牢骚当避免。
五要未语先微笑，柔情蜜意仍缠绵，
相互赞美添恩爱，良好心境保康健。
六要夫妻常监护，身体状况细察看，
发现疾病早诊治，无病无灾赛神仙。
七要病时倍体贴，精心护理不厌烦，
床前嘘寒又问暖，无怨无悔暖心田。
八要说些悄悄话，老夫老妻也浪漫，
朝霞夕阳皆红火，老树新枝花更艳。

（《古今健康歌诀》）

（五）“六笑”歌

一笑烦恼跑，二笑怒气消，
三笑无憾事，四笑病魔逃，
五笑人不老，六笑乐逍遥。
时常笑开口，寿比南山高。

（《古今健康歌诀》）

（六）“十不”保健歌

人生在世不生气，心平气和病不欺；
暗气闷气发脾气，气出病来无人替。
正视现实不攀比，知足常乐要铭记；
富贵名利莫妄求，怡然自得少病疾。
胸怀坦荡不小气，小心眼儿要抛弃；
生活琐事由它去，有了矛盾冷处理。
创造条件不孤寂，广交益友寻乐趣；
寂寞孤单年寿低，爱好广泛身受益。
心情愉悦不疑病，杯弓蛇影不可取；
心理扭曲早就医，病魔定会绕道去。
乐观向上不消极，信心十足有毅力；
拥有积极好心态，顽疾恶魔何所惧。
人到老年不自卑，应把花甲当花季；
人老定要心不老，童心常在神采奕。
出言行事不挑剔，顺其自然心如意；
严以律己宽待人，搬弄是非更当忌。
去掉私心不妒忌，妒忌损人又害己；
遵纪守法不惹事，强暴蛮横遭人议。
嫉贤妒能是小人，作恶多端人唾弃；
温柔行善康而寿，正直君子豪爽气。

（《古今健康歌诀》）

（七）老年“八爱”歌

爱运动——能延长人的寿命，
爱书法——能改善人的体能；
爱钓鱼——能降低人的血压，
爱音乐——能增加人的雅兴；
爱养花——能陶冶人的情操，
爱写作——能丰富人的想像；
爱下棋——能调节人的情绪，
爱读书——能拓宽人的心胸。

（《古今健康歌诀》）

（八）少说多说歌

少说批评的话，批评伤人自尊；
多说鼓励的话，鼓励激人奋进。
少说抱怨的话，抱怨于事无朴；
多说宽容的话，宽容方显胸襟。
少说讽刺的话，讽刺轻视对方；
多说尊重的话，尊重敬人三分。
少说自夸的话，自夸有失风度；
多说赞人的话，赞人须用真心。
少说拒绝的话，拒绝形成对立；
多说关怀的话，关怀可见情真。
少说命令的话，命令关系僵化；
多说商量的话，商量平易近人。
少说虚假的话，虚假骗人骗己；
多说坦诚的话，坦诚有利身心。
少说气恼的话，气恼伤害感情；
多说安慰的话，安慰暖人心田。

（《古今健康歌诀》）

（九）修身养性三字经

人寿数，天壤悬。逾期颐，记箴言；
三字经，常思念。晨即起，夜早眠；
苦求乐，忙偷闲；休与作，序井然。
谙音律，抚琴弦；对弈乐，钓鱼闲；
赏花月，促膝谈。觅仙境，乐悠然。
健身术，靠锻炼；习按摩，学拳剑；
球可打，步常散；日光浴，莫间断。
笔勤动，书常看。诗书画，均可秉。
陶情操，身心健。适劳逸，莫懒散。
粮色配，粗细兼；五味俱，不可偏。
果须新，菜应鲜。酒宜少，茶应淡。
少厚味，戒毒烟。勿暴饮，忌饱餐；
益脾胃，保后天。寒暑易，时令换；
视冷热，衣增减。七情过，百疫添；
避惊怒，忌忧烦。节情欲，少缠绵；
柳勿问，花莫沾；养肾精，固真元。
患微疾，莫轻看；早诊治，防转变。
为人忠，从政廉。尽忠孝，人伦全。
下对地，上对天；无愧事，高枕眠。
离退休，理自然；勿失落，莫伤感。
遇冷视，若等闲；善有报，天理还。
穿布衣，吃淡饭；唯知足，才乐观。
不谋私，多行善。遇分岐，别争端；
和为贵，忍当先。仁道至，可延年。
窗外事，淡如烟；耳不闻，心不烦。
名不求，利不贪；弱不欺，贵不攀；
宁玉碎，勿瓦全。心若正，身必安。
养心性，享天年。天下事，古难全，
生老死，顺自然。

（《中华养生歌诀》）

（十）静养心性歌 ［清］田绵淮

养我心，静我性，静养心性常安定。
养心寡欲是良方，孟子之言真足训。
莫将嗜欲累心思，富贵功名皆幻境。
知幻境，即知命，行止快乐无偏病。

（十一）百忍歌 ［唐］张公

百忍歌，歌百忍，
忍是大人之气量，忍是君子之根本。
能忍夏不热，能忍冬不冷。
能忍贫亦乐，能忍寿亦永。
贵不忍则倾，富不忍则损。
不忍小事变大事，不忍善事终成恨。
父子不忍失慈孝，兄弟不忍失爱敬。
朋友不忍失义气，夫妇不忍多争竞。
刘伶败了名，只为酒不忍。
夫差灭了国，只为色不忍。
石崇破了家，只为财不忍。
周瑜送了命，只为气不忍。
如今犯罪人，都是不知忍。

古来创业人，谁个不是忍？
百忍歌，歌百忍，
仁者忍人所难忍，智者忍人所不忍。
思前想后忍之方，装聋做哑忍之准。
忍字可以走天下，忍字可以结邻近。
忍得淡泊可养神，忍得饥寒可立品。
忍得勤奋有余积，忍得荒淫无疾病。
忍得骨肉存人伦，忍得口腹全物命。
忍得言语免是非，忍得争斗消仇恨。
忍得人骂不回口，他的恶口自安靖。
忍得人打不回手，他的毒手自没劲。
须知忍让真君子，莫说忍让是愚蠢。
忍时人只笑痴呆，忍过人知自修省。
就是人笑也要忍，莫听人言便不忍。
世间愚人笑你忍，上天神明重你忍。
我若不是固要忍，人家不是更要忍。
事来之时最要忍，事过之后又要忍。
人生不怕百个忍，人生只怕一不忍。
不忍百福皆雪消，一忍万祸皆灰烬。

(十二)活到九十九歌

若要活到九十九，早睡早起散步走。
若要活到九十九，走路挺胸摆双手。
若要活到九十九，发挥爱好莫忧愁。
若要活到九十九，不抽烟来少喝酒。
若要活到九十九，嫖赌邪念不能有。
若要活到九十九，勤劳节约不能丢。
若要活到九十九，环境卫生要讲究。
若要活到九十九，夫妻恩爱要长久。
若要活到九十九，家庭和睦乐悠悠。
若要活到九十九，法纪道德要遵守。

(《健康指南》)

(十三)十乐谣

淡泊自娱怡然快乐；随遇而安知足快乐；
不畏艰苦苦中求乐；与人为善忍让得乐；
赤诚待人助人为乐；平易近人广交快乐；
家庭和睦天伦之乐；夫妻恩爱相依谐乐；
坚持锻炼健康快乐；余热生辉奉献最乐。

(《康寿嘉言》)

(十四)情操铭

与人为善，不图其名；
厚以待人，只求心宁。
身居陋室，道德为重。
金钱何足惜，助人乐无穷；
家庭重和睦，邻里似亲朋。
闲来读书报，重在益养生。
无名利欲望，保持好心境。

(《康寿嘉言》)

(十五)修行歌 [宋]温革

怒盛偏伤气，思多太伤神。
神疲心易役，气弱病相侵。
勿使悲欢极，当令饮食均。
再三防夜醉，第一戒晨嗔。
夜静鸣天鼓，晨起嗽玉津。
妖邪难犯已，精气自全身。
若要无百病，常须节五辛。
安神当悦乐，惜气保和纯。
寿夭休论命，修行在个人。
若能遵此理，平地可朝真。

(十六)八心辞 [清]金缨

多静思以收心，寡酒色以清心。
气平和以养心，习古训以警心。
读诗书以充心，悟至理以明心。
有作为以调心，游玩乐以舒心。

(十七)他箴 [宋]司马光

读书知礼之人，不可慢他。
高年有德之人，不可轻他。
有恩有义之人，不可忘他。
无父无君之人，不可饶他。
忠言逆耳之人，不可恼他。
反面无情之人，不可交他。
平生耿直之人，不可疑他。
过后反复之人，不可托他。
福贵暴发之人，不可羡他。
时运未来之人，不可欺他。
不识高低之人，不可睬他。
不达时务之人，不可依他。

花言巧语之人，不可听他。
轻诺寡信之人，不可准他。
好讦阴私之人，不可近他。
恃刁撒泼之人，不可惹他。
饮酒不正之人，不可请他。
来历不明之人，不可留他。
贫穷性急之人，须要慰他。
颠危落难之人，须要扶他。

（十八）夫妻“八互”歌 周恩来

家和睦，需有方；有“八互”记心上。
一互敬，多协商；二互爱，情意长；
三互信，莫乱想；四互勉，共向上；
五互助，热心肠；六互让，不逞强；
七互慰，暖心房；八互歌，心欢畅。
夫妻之间应和睦，爱心相伴共携手；
互谅互让勿别扭，恩恩爱爱到白头。
病魔缠身莫低头，信心十足斗敌寇；
人生观念不淡漠，精神支柱渡关口。
譬如户枢终不朽，何必苦把仙方求。
人老不为老所忧，童心常在眉无皱；
修饰打扮老来俏，神采弈弈春常留。
人到暮年志不休，壮心不已精神抖；
春花虽落秋菊艳，何须暮年叹白头。

（十九）“十心”高寿歌

强身健体贵在动，恒心持之寿能久；
淡泊寡欲杂念除，静心神安得高寿；
不如意事常八九，宽心大度泯恩仇；
富贵名利莫贪求，事事知足乐悠悠。
乐观常笑无烦忧，病魔定会绕道走。
欲求快乐康而寿，开心愉快解千愁；
出言行事须仁厚，善心长存德当修；
堂堂正正做好人，心理平衡无愧疚。
忧愁烦恼谁没有，交心定能心情舒；
常找知己聊聊天，自寻乐趣广交友。

摘自《康寿嘉言》

（二十）养生心言 贯巨善

人生浩茫天地间，精神富贵是美满。
有为事业寸阴竞，从容生活乐延年。
牢骚满腹不可有，小心眼儿要弃丢。
珍爱两件幸福宝，健康自由如金山。
春华秋月自在看，寿命由我不由天。
大千宏观我微观，我星发光照宇天。
天地父母养育我，我气深化法自然。
心海澄静山川秀，气和空明海天蓝。
豁达熏风春光融，善举共襄眼界宽。
宇宙信息一身应，天机灵光两眉间。
涤除杂念锁意马，凝神气穴培真元。
绵绵呼吸固根抵，存无守有是真传。
清静湛然活子时，修个精满神气全。

（二一）百病百药歌

《大藏经》曰：“救灾解难，
不如防之为易；疗疾治病，
不如避之为吉。今人见左，
不务防之而务救之，
不务避之而务药之。
譬之有君者不思励治以求安，
有身者不能保养而全寿。
是以圣人求福于未兆，绝祸于未萌。
盖灾生于稍稍，病起于微微。
人以小善为无益而不为，
以小恶为无损而不改。
孰积，大德不成；小恶不止，大祸立至。
故太上特指心病要目百行，以为病者之鉴。
人能静坐持照，察病有无，
心病心医，治以心药，
奚俟卢扁，以瘳厥疾？无使病积中，
倾溃莫遏，萧墙祸起，恐非金石草攻。
所为长年，因无病故。智者勉焉。
喜怒偏执是一病，亡义取利是一病，
好色坏德是一病，专心系爱是一病，
憎欲无理是一病，纵贪蔽过是一病，
毁人自誉是一病，擅变自可是一病，
轻口喜言是一病，快意遂非是一病，
以智轻人是一病，乘权纵横是一病，
非人自是是一病，侮易孤寡是一病，
以力胜人是一病，威势自协是一病，
语欲胜人是一病，贷不念偿是一病，

曲人自直是一病，以直伤人是一病，
与恶人交是一病，喜怒自伐是一病，
愚人自贤是一病，以功自矜是一病，
诽议名贤是一病，以劳自怨是一病，
以虚为实是一病，喜说人过是一病，
以富骄人是一病，以贱讪贵是一病，
谗人求媚是一病，以德自显是一病，
以贵轻人是一病，以贫妒富是一病，
败人成功是一病，以私乱公是一病，
好自掩饰是一病，危人自安是一病，
阴阳嫉妒是一病，激厉旁悖是一病，
多憎少爱是一病，坚执争斗是一病，
推负著人是一病，文拒鉤锡是一病，
持人长短是一病，假人自信是一病，
施人望报是一病，无施责人是一病，
与人追悔是一病，好自怨憎是一病，
好杀虫畜是一病，蛊道厌人是一病，
毁訾高才是一病，憎人胜己是一病，
毒药鸩饮是一病，心不平等是一病，
以贤唝嗃是一病，追念旧恶是一病，
不受谏谕是一病，内疏外亲是一病，
投书败人是一病，笑愚痴人是一病，
烦苛轻躁是一病，擿捶无理是一病，
好自作正是一病，多疑少信是一病，
笑颠狂人是一病，蹲踞无礼是一病，
丑言恶语是一病，轻慢老少是一病，
恶态丑对是一病，了戾自用是一病，
好喜嗜笑是一病，当权任性是一病，
诡谲谀谄是一病，嗜得怀诈是一病，
两舌无信是一病，乘酒凶横是一病，
骂詈风雨是一病，恶言好杀是一病，
教人堕胎是一病，干预人事是一病，
钻穴窥人是一病，不借怀怨是一病，
负债逃走是一病，背向异词是一病，
喜抵捍戾是一病，调戏必固是一病，
故迷误人是一病，探巢破卵是一病，
惊胎损形是一病，水火败伤是一病，
笑盲聋哑是一病，乱人嫁娶是一病，
教人捶擿是一病，教人作恶是一病，
含祸离爱是一病，唱祸道非是一病，
见货欲得是一病，强夺人物是一病。

此为百病也。人能一念，除此百病，逐日点检，使一病不作，决无灾害、痛苦、烦恼、凶危，不惟自己保命延年，子孙百世亦永受其福矣。”《大藏经》曰：“古之圣人，其为善也，无小而不崇；其于恶也，无微而不改。改恶崇善，是药饵也，录所谓百药以治之。

思无邪僻是一药，行宽心和是一药，
动静有礼是一药，起居有度是一药，
近德远色是一药，清心寡欲是一药，
推分引义是一药，不取非分是一药，
虽憎犹爱是一药，心无嫉妒是一药，
教化愚顽是一药，谏正邪乱是一药，
戒敕恶仆是一药，开导迷误是一药，
扶接老幼是一药，心无狡诈是一药，
拔祸济难是一药，常行方便是一药，
怜孤恤寡是一药，矜贫救厄是一药，
位高下士是一药，语言谦虚是一药，
不负宿债是一药，愍慰笃信是一药，
敬爱卑微是一药，语言端悫是一药，
推直引曲是一药，不争是非是一药，
逢侵不鄙是一药，受辱能忍是一药，
扬善隐恶是一药，推好取丑是一药，
与多取少是一药，称叹贤良是一药，
见贤内省是一药，不自夸彰是一药，
推功引善是一药，不自伐善是一药，
不掩人功是一药，劳苦不恨是一药，
怀诚抱信是一药，覆蔽阴恶是一药，
崇尚胜己是一药，安贫自乐是一药，
不自尊大是一药，好成人功是一药，
不好阴谋是一药，得失不形是一药，
积德树恩是一药，生不骂詈是一药，
不评论人是一药，甜言美语是一药，
灾病自咎是一药，恶不归人是一药，
施不望报是一药，不杀生命是一药，
心平气和是一药，不忌人美是一药，
心静意定是一药，不念旧恶是一药，
匡邪弼恶是一药，听教伏善是一药，
忿怒能制是一药，不干求人是一药，
无思无虑是一药，尊奉高年是一药，

对人恭肃是一药，内修孝悌是一药，
恬静守分是一药，和悦妻孥是一药，
以食饮人是一药，助修善事是一药，
乐知天命是一药，远嫌避疑是一药，
宽舒大度是一药，敬信经典是一药，
息心抱道是一药，为善不倦是一药，
济度贫穷是一药，舍药救疾是一药，
信礼信佛是一药，知机知足是一药，
清闲无欲是一药，仁慈谦让是一药，
好生恶杀是一药，不宝厚藏是一药，
不犯禁忌是一药，节俭守中是一药，
谦己下人是一药，随事不慢是一药，
喜谈人德是一药，不造妄语是一药，
贵能援人是一药，富能救人是一药，
不尚争斗是一药，不淫妓青是一药，
不生奸盗是一药，不怀咒厌是一药，
不乐诉讼是一药，扶老挈幼是一药，

此为百药也。人有疾病，皆因过恶阴掩不见，故应以疾病，因缘饮食、风寒、恶气而起。由人犯违圣教，以致魂迷魄丧，不在形中，肌体空虚，神气不守，故风寒恶气得以中之。是以有德者，虽处幽暗，不敢为非；虽居荣禄，不敢为恶。量体而衣，随分而食，虽富且贵，不敢恣欲；虽贫且贱，不敢为非。是以外无残暴，内无疾病也。吾人可不以百病为究，以百药自治，养吾天和，一吾心志，作耆年颐寿之地也哉！”

［唐］灵澈（《大藏治疗学》）

（二二）养静箴言［清］王之春

《椒生随笔·卷8·箴言》曰：“人生不外‘动、静’二字。静无不动，一定之理也；动而能静，则存乎一定之心矣。每于此下功夫而未逮，因摘箴言与‘静’字符合者，常留座右，亦颛孙书绅之意也，敬录于后。

天地间真滋味，惟静者能尝得出；
天地间真机括，惟静者能看得透。
洒脱，是养心第一法；
谦退，是保身第一法；
安静，是处事第一法；
涵容，是待人第一法。
自处超然，处人霭然，
无事澄然，有事斩然，
得意淡然，失意泰然。
有才而性慢，定属大才；
有勇而气和，斯为大勇。
有作用者，气宇定是不凡；
有受用者，才情怏然不露。
意粗性躁，一事无成；
心气平和，千祥骈集。
以正气接物，则妖氛清；
以浩气临事，则疑畏释；
以静气养身，则梦寐恬。
观操守，在利害时；
观度量，在喜怒时；
观存养，在纷华时；
观镇定，在震惊时。
寡欲故静，有主则虚。
大事难事，看担当；
逆境顺境，看襟度；
临喜临怒，看涵养；
群行群止，看识见。”

（二三）警公门人［明］罗洪先[①]

身在公门好积功，莫施巧计害贫穷。
炉中有火休添炭，雪里生寒莫助风。
船到江心牢把舵，箭安弦上慢开弓。
当权若不行方便，念尽弥陀总是空。

①［明］罗洪先《念庵罗先生集》

（二四）心丹歌［明］胡文焕[①]

内丹成就能有几，外丹我心亦不喜。
惟晓人生天地间，顺受其正而已矣。
父母遗体宜保全，更须为圣与为贤。
圣贤万世不泯灭，要知能此即神仙。
神仙有个捷径法，便泄天机且谈却。
真丹原来即此心，心本良兮休作恶。
任他众独不拘时，一味应教静养之。
君既静兮则日休，四体诸臣自得宜。
修行第一戒妄想，妄想能令真元丧。
真元既丧病来侵，未免魂升与魄降。

这粒真丹忒煞灵，好将性命认分明。
若还苦被尘嚣累，何异风前去点灯。
更闻心是枢机比，不运之时心要死。
去拙存仁念莫差，视听言动一以礼。
外役纷纷不可劳，精神有限易年高。
行立坐卧皆须慎，无益之人莫妄交。
虽然莫劳亦莫逸，陶侃终朝曾运甓。
若逢有事力不胜，此是先时未能习。
作事莫待筋力衰，少年去了不复来。
天生我才必有用，肯教虚负天生才？
我负才兮因嗜酒，极能溃胃休沾口。
我今止酒觉气清，寡欲由来寿能久。
寿能久，色莫贪，贪色何能种女男？
采补之说亦邪道，阴阳道理合自然。
合自然，须听命，财若妄求命亦尽。
至于大怒更伤肝，不见乌江空自硬。
人之脏腑要调和，大勇还须令不磨。
七情俱要得其正，心自无疚乐自多。
寒和暑，慎衣服，饥与饱，节口腹。
衣服慎兮虚亦安，口腹节兮穷亦足。
为人不可不知医，知医不被别人欺。
无病休教常服药，药多不效反伤脾。
一身全是脾为主，脾若一伤无计处。
六般呼吸甚分明，升得水时火不举。
火不举，在静中，莫听人言学坐功。
坐功运气气不接，往日功夫一旦空。
劝君更莫将摩按，按摩血脉终分散。
只要搓揉自己行，自己行时更方便。
或对天时欠爽神，也须珍重小天身。
小天能与大天合，那羡大天千万春。
千万春兮如瞬息，此心更要存阴德。
阴德从来用不穷，子子孙孙受其益。
受其益，莫蹉跎，也须牢护此黄婆。
若要形名长住世，请君试玩心丹歌。
我作此歌皆正道，歌向君前君莫笑。
世人苟能依此修，内丹外丹俱不要。
舍却心丹若外求，何异挟山超海俦。
不信但看黄河水，昼夜滔滔只顺流。

①[明] 胡文焕:《新刻类修要诀后言》

(二五)吃亏歌

当干部就要能吃亏，能吃亏才能少是非；
当干部就要肯吃亏，肯吃亏才能有权威；
当干部就要常吃亏，常吃亏才能有作为；
当干部就要多吃亏，多吃亏才有人跟随。

豫剧《村官李天成》

二、修身养性箴言

1. 修养，不是束缚，而是解放。修养也是哲学。通过修养，使人严肃而不孤傲，活泼而不放浪，稳重而不呆板，热情而不轻狂，沉着而不寡言，和气而不盲从。修养可使人成为完善的人。

2. 修养是人的第二个太阳。没有伟大的品格，就没有伟大的人。

3. 修养，是使人成为人才的通途，它的目的是使个体的人具有人类先进人物所共有的精、气、神。

4. 养性之道，敬畏为本。经曰：人不畏威，天威至矣。忧畏者，死生之门，存亡之由，祸福本之，吉凶之源。故士无忧畏，则仁义不立；农无忧畏，则稼穑不滋；工无忧畏，则规矩不设；商无忧畏，则货殖不盈；子无忧畏，则孝敬不笃；父无忧畏，则慈爱不著；臣无忧畏，则勋庸不建；君无忧畏，则社稷不安。故养性者，失其忧畏，则心乱而不理，行躁而不宁，神散而气越，志荡而意昏。应生者死，应成者败，应吉者凶。夫忧畏者，其犹水火不可暂忘也。人无忧畏，子弟为劲敌，妻妾为寇仇。是故，太上畏道，其次畏天，其次畏物，其次畏人，其次畏身。忧于身者不惧于人；畏于己者不制于彼；慎于小者，不惧于大；戒于近者，不惧于远。能知此者，水行则蛟龙不能害，陆行虎兕不能伤，五兵不能及，疫厉不能染，谗贼不能谤，毒螫不加害。知此，则人事毕矣。

5. 戒逞强：血气方刚各逞强，让人一步又何妨。只因一时争闲气，惹得终身遭祸殃。

6. 服药千朝，不如独宿一宵；饮酒一斛，不如饱食一粥。

7.《大补清心丸》：①阴阳——全体；②好感——足量；③慎言——足味；④诚实——一片；⑤正直——三钱；⑥责任——酌量；⑦正义——多多益善；⑧好心肠——一个；⑨小心——一点；

⑩投机——清洗干净；⑪安宁——一块；⑫快乐——大量；⑬信仰——精心调配；⑭宽容——完整；⑮耐心——万分；⑯敬畏天地——随需定量；⑰清心——随需定量；⑱日时——随需定量。

以上共18味，抟自成丸，名为智慧之方，可以清热解毒。一次108丸，温汤服下，益已益人。

禁忌：讽刺挖苦、中伤诬陷、流言蜚语。

本处方来自灵山革心殿，专治世间所有男女一切疾病，如没有信仰、不孝顺、没有爱心、缺乏正义感等，服用此丸者，无不药到病除。

8."六气"不宜：忧愁则气结，愤怒则气逆。恐惧则气陷，压抑则气闷。急躁则气耗，懒散则气弱。

9. 观操守，在利害时；观度量，在喜怒时；观修养，在纷华时；观镇定，在震惊时。寡欲故静，有主则虚。

10. 大事难事看担当；逆境顺境看襟度；临喜临怒看涵养；群行群止看识见。

11. 戒暴怒以养其性，少思虑以养其神，减言语以养其气，绝私念以养其心。

12. 大其心，容天下之物；虚其心，受天下之善；平其心，论天下之事；潜其心，观天下之理；定其心，应天下之变。

13. 大怒不怒，大喜不喜，可以养心。静以养身，俭以养性。

14. 口中言少，心头事少，肚中食少，自然睡少，依此四少，神仙可了。

15. 遇事不发愁，健康又长寿。能做到快乐、节制和静养，就可把大夫拒之门外。

16. 人不可有的是病，人不可无的是勤。

17. 不要忽略你的身体健康；饮食，动作，均须有节。

18. 内安于心，外安于目，心目皆安，则身安矣。教养决定一切。

19."二不"：一不跟自己较真，二不跟别人较劲。"三无"：无病即是福，无求即是贵，无忧即是仙。

20. 养生之道，以不损为要，延命之术，以有补为先。

21. 君子有三戒：少之时，血气未定，戒之在色；及其壮也，血气方刚，戒之在斗；及其老也，血气既衰，戒之在得。

22. 多言则背道，多欲则伤生。不以欲伤生，不以利累形。

23. 寿命的缩短与思想的虚耗成正比。使老年人充满活力的是永葆思想上的青春。

24. 恼一恼，老一老；笑一笑，少一少。旷达的人长寿。

25. 心里最好常常保持快乐，这样就能防止有病，延长寿命。

26. 一个人只要他有纯洁的心灵，无愁无恨，他的青春时期定可因此而延长。

27. 生活规律万里遥，一朝一夕坚持好；大喜大悲船下浪，心静如水浪中桥。

28. 经得起各种诱惑和烦恼的考验，才算达到了最完善的心灵的健康。

29. 健康法则：快乐要加，悲伤要减，健康要乘，疾病要除。

30. 爱自己，我们拥有健康的身体；爱他人，我们拥有健康的心灵。

31. 爱吃素，能减少疾病；爱擦脸，能预防感冒；爱作画，能开阔思维；爱写作，能丰富想像。

32. 修养的本质如同人的性格，最终还是归结到道德情操这个问题上。要使人成为真正有教养的人，必须具备三个条件：渊博的知识、思维的习惯和高尚的情操。

33. 修养之于心地，犹如食物之于身体。凡有良好教养的人都有一禁戒：勿发脾气。减少生气的次数便是修养的结果。

34. 有教养的人或受过理想教育的人，不一定是个博学的人，而是个知道何所爱何所恶的人。有学问，未必有涵养。

35. 齐家先修身，读书在明理。以我们一般人而言，最简便的修养方法就是读书。

36. 有良好教养的人与其说表现在不与人争，不如说表现在热心助人。与别人交流有助于自己的思想修养。

37. 有教养的人的遗产，比那些无知的人的财富更有价值。

38. 在受过高等教育甚至获得学位的人中，也有愚昧无知、没有修养的人，相反，在普通工人和群众中，也有道德修养很高的人。

39. 良心是由人的知识和全部生活方式来决定的。

40. 己所不欲勿施于人。己欲立而立人，己欲达而达人。尊敬他人，是每个有修养的人的共同特点。

41. 看一个人道德修养如何，只要让他面对同志的欢乐和不幸即可。

42. 一个人应具有的修养之德是：(1)节制。食不过饱，饮酒不醉。(2)寡言。言必于己于人有益，避免空谈。(3)生活有秩序。从而方便地进入状态。(4)决心。决心即勇气。(5)俭朴。用钱适当，切戒浪费。(6)勤勉。不浪费时间，该做就做。(7)诚恳。不欺骗人，思想严明。(8)公正。永不忘记自己的责任和义务。(9)适度。避免极端与不及。(10)清洁。让自己与环境同步美化起来。(11)镇静。勿因任何事而惊慌失措。(12)贞节。为了夫妻的健康和孩子的幸福，控制自己的性欲，房事宜节。(13)谦虚。要时刻想到自己的缺点和不足。

43. 人不一定能使自己伟大，但一定可以使自己崇高。

44. 欲无后悔须修己，各有前因莫怨人。待人要平和，讲话勿刻薄。

45. 只有时时自警、自律，才能不断纯化自身。

46. 修养自己，成就一个美好的人生。人生就是一个通过不断“修道”而达到自我完善的过程。

47. 惟克己修身的人，可以控制私欲。

48. 事能知足心常惬，人到无求品自高。

49. 福生于清俭，德生于卑退；道生于安静，命生于和畅；患生于多欲，祸生于多贪；过生于轻慢，罪生于不仁。

50. 戒眼莫视他非，戒口莫谈他短，戒念莫人贪淫，戒身莫随恶伴。无益之言莫妄谈，不干己事莫妄言。

51. 外力是助，内力是正。天力、地力、佛力、法力，不如自心之力。内力正，能逢凶化吉。一涉祸害，皆自心所造。

52. 警世歌：二八佳人体似酥，腰间仗剑斩凡夫。虽然不见人头落，暗里教君骨髓枯！爱金不如爱身，爱身不如爱神，爱神不如闲真。

53. 先补气，后补血，补得丹田温温热，便是长生不老诀。

54. 一毫之善，与人方便。一毫之恶，劝君莫作。

55. 要将一切看得开，不要烦恼，不要发怒，才能逐渐减少生病。

56. 聪明人总是在适应社会，愚蠢人总是在抱怨社会。一个发怒的人总是疏于自卫。

57. 酒无不成礼仪，色无路静人稀；财无不成世界，气无反被人欺。

58. 春有百花秋有月，夏有凉风冬有雪；若无闲事在心头，便是人间好时节。

59. 万事莫如施善乐，百花争比读书香。养生莫善寡欲，至乐无如读书。

60. 人有浩然之气，百邪不敢侵，百病不近身。精爽气壮，健康硬朗，可寿逾百年。养浩然之气，方法有七：一是少言语养内气；二是戒色欲养精气；三是薄滋味养血气；四是咽津液养脏气；五是莫嗔怒养肝气；六是美饮食养胃气；七是少思虑养心气。

61. 老有所养，养之得法。老有所乐，乐之得心。老有所为，为之得效。老有所医，医之得当。老有所学，学之得益。

62. 体弱者不一定夭寿，体健者不一定高年。因其弱，注意自保，反而得宜；因其强，忽视祸患，反而易遭灾殃。

63. 盈缩之期，不但在天；养怡之福，可以永年。

64. 体欲常劳，食欲常少，劳无过度。

65. 知道者不惑，知命者不忧；修身以待天命，治心以安祸福。

66. 房中之事，能生人，能杀人，譬如水火。能用之者，可以养生；不能用之者，立可杀人。

67. 家勤则兴，人勤则健。能勤能俭，永不贫贱。

68. 生情超脱，善制怒。书法棋艺，调气血。酷爱运动，养体魄。

69. 人生难免遇到不顺心的事，要善于化解忧愁，要有泰然处之的风度，保持精神愉快对身体健康是大有好处的。

70. 修性以保神，安心以全身。

71. 君子量大，小人气大；君子不争，小人不让；君子和气，小人斗气；君子助人，小人伤人。

72. 消欲去愁身长健，寡欲无欺心自安。财多累身，欲多伤神。

73. 不恼不愁，活到白头。忧愁烦恼，使人易老。寡欢多愁，易得癌瘤。遇事不恼，常生不老。一日三笑，不用吃药。笑口常开，青春常在。

74. 在清静中勃发生机，在无为中创造有为，在闲逸中孕育情趣。

75. 平易恬淡，则忧患不能人，邪气不能袭，故其德全而神不亏。

76. 祸莫大于不知足，故欲利甚于忧。忧则疾生，疾生而智慧衰，智慧衰则失度量，失度量则妄举动，妄举动则祸害至，祸害至而疾婴内，疾婴内则痛祸薄外，痛祸薄外则苦痛杂于肠胃之间，苦痛杂于肠胃之间则伤人也憯，憯则退而自咎，退而自咎也生于欲利。故曰：咎莫憯于欲利。

77. 智欲圆而行欲方，心欲小而胆欲大。

78. 勤动脑筋多思考，增强智力缓衰老。

79. 好看不过素打扮，好吃不过家常饭。

80. 口目乱心，圣人所以闭之；名利败身，圣人所以去之。

81. 智者乐水，仁者乐山；智者动，仁者静；智者乐，仁者寿。

82. 爱人利人者，天必福之；恶人贼人者，天必祸之。大德必得其寿。

83. 人生本来就有酸甜苦辣，没有人万事如意，只要有好心态，工作就能成为享受，苦难可以变成快乐。契诃夫说得好："要是火柴在你的衣袋里烧起来，那你应当高兴，而且感谢上帝：多亏你的衣袋不是火药库。要是你有穷亲戚来找，你应当高兴，幸亏来的不是警察。要是你有一颗牙痛，那你应该高兴，幸亏不是满口牙痛。朋友，照我的劝告去想吧，你的生活就会欢乐无穷了。"因此，凡事要对比，不要攀比。对比是理性的，取长补短，见贤思齐，使人进步；攀比是盲目的，激起怨气怒气，非但无益，而且首先伤害的是自己。凡属于你的，不要着急，慢半拍，早晚都是你的；凡不属于你的，一定不要去争，就算争来了，也还会失去。常怀慈爱心、感恩心，有这样的心态，成功一定会属于你的。

84. 乐者寿，仁者寿，顺其自然更长寿。善待自己乃长寿之本。

85. 自卑是衰老的催化剂，自信是保健的益寿丸。

86. 写写画画，长寿之法。懂得欣赏可长寿。

87. 活到老，学到老，身体好。好学不倦人长寿。

88. 长寿两大秘诀：一是心胸开阔，性格随和，心地善良，脾气好。二是勤劳，爱劳动，爱运动。

89. 心理平衡三个"正确对待"：正确对待自己，正确对待他人，正确对待社会。

90. 心情宁静比药好：天天三笑容颜俏，七八分饱人不老，相逢莫问留春术，淡泊宁静比药好。

91. 药补不如食补，食补不如心补，最关键的是心补。多到户外活动，多晒太阳，有了阳光的心态，就有阳光的表情、阳光的世界和阳光的未来。一个好的心态就是大自然恩赐的最好的健康的法宝。

92. 适者有寿，仁者无敌；智者不惑，智"惠"百年。

93. 教育好一个男人只是教育好了一个人，教育好一个女人就是教育好了一个家庭。

94. 男人健康的四个问题：男人有泪不轻弹，男人有话不爱说，男人有病不去看，男人有家不爱回。

95. 劝君莫拉小秘手，一拉心儿就颤抖。劝君莫拉情人手，双方血压往上走。纤纤玉手虽然好，温柔乡中代价高。与其时时心惊跳，不如家中乐逍遥。

96. 家是沙漠里的绿洲，风浪中的港湾；家是人生的驿站,生活的爱窝;家还是夫妻间悄悄话的心理诊所。漫漫人生路,没有比家更温馨的地方了。

97.世上只有家最好,男女老少离不了。男人没家死得早,女人没家容颜老。有家看似平淡淡,没家倾刻凄惨惨。外面世界千般好,不如家里乐逍遥。

98.牵手是个无价宝,牵手夫妻感情好。早上出门牵牵手,身心愉快向前走。晚上回家牵牵手,一天劳累无忧愁;灯下夫妻牵牵手,心心相印共白头。

99.男士要想身体好,下班回家半小跑,一杯清茶一张报,闲来多往厨房跑。女士想要容颜俏,天天三笑最重要,晚餐就吃八分饱,夫妻灯前把话聊。

100.幸福家庭"金三角":底边是真情,左边是责任,右边是宽容。

101.家是一座花园,男人是土壤,女人是雨露。家需要慈母般的爱心、园丁般的精心和织女般的细心,精心呵护才会茂盛鲜艳。

102.爱情要把好三关。第一关硬件:身高、体重、风度、仪表。第二关配件:学历、能力、职称、职位。最重要的是第三关软件:人格、品格、责任心、包容心,有内在美的人才能托付终身。

103.婚姻要培育三情:激情、爱情、亲情。激情就像鲜切花,爱情就像盆栽花,亲情就像松柏树。有了亲情,家庭日益稳固,感情日久弥坚。

104.人性的知、信、行落差公式:100个人闻道,其中能悟道者仅50人,而能行道者则不到10人。

105.何谓智者,"知"下加"日"。有了知识,还要日日潜思精炼,天天悟道行道。

106.故善摄生者,常少思,少念,少欲,少事,少语,少笑,少愁,少乐,少喜,少怒,少好,少恶。此十二少者,养生之都契(要诀)也。多思则神殆,多念则志散,多欲则志昏,多事则形劳,多语则气乏,多笑则脏伤,多愁则心慑,多乐则意溢,多喜则忘错昏乱,多怒则百脉不定,多好则专迷不理,多恶则憔悴无权。此十二多不除,则营卫失度,血气妄行,丧生之本也。惟无多无少者,几于道矣。

107.养身在动,养心在静。饮食有节,起居有时,物熟始食,水沸始饮。多食果菜,少食肉类。头部宜冷,足部宜热。知足常乐,无求常安。

108.仁人之所以多寿者,外无贪而内清静,心平和而不失中正。仁者多做好事,就会心底坦然,心安理得;德者乐善好施,必然无愧疚之心,无忧惧之情,结果是保持了良好的心态,寿命自然会延长。

109.没心没肺能活百岁,问心无愧,活得不累。

110.一个人在内心怎样看待自己,在外界就能感受到怎样的眼光。一个从容的人,感受到的多是平和的眼光;一个自卑的人,感受到的多是歧视的眼光;一个和善的人,感受到的多是友好的眼光;一个叛逆的人,感受到的多是挑衅的眼光……有什么样的内心世界,就有什么样的外界眼光。

111.人若不以理制心,其失无涯。故一念之刻即非仁,一念之贪即非义,一念之慢即非礼,一念之诈即非智。此君子不可一念起差,至大之恶,由一念之不善,而遂至滔天。

112.修德行义,守道养真,当不言而躬行,不露而潜修,外此以听于天。若计较成仙作祖,邀名延誉,则日夕忧思,况未必遂,徒自劳扰,是为不知天命。

113.积德积善,不知其善,有时而得用;弃礼背义,不知其恶,有时而蒙害。故庄敬日强,轻肆日偷。

114.世间陷阱,在在有之,要人醒醒耳。眼一少昧,足一少偏,心一少惑,则堕落阱中,安能出哉?身在阱中,心悔前日之非,晚矣!此君了贵乎知微。

115.敬者德之聚也。敬则众善毕集,不敬则怠惰放僻随至,而德败矣。持敬而无间断,则诚矣。未能诚者,由敬而入,敬以存心,其体湛然,自无杂虑。况庄敬亦是保养身心元气的工夫。

116.必有容,德乃大;必有忍,乃济。君子立心,未有不成于容忍,而败于不容忍也。容则能恕人,忍则能耐事。一毫之拂,即勃然而怒,一事之违，即愤然而发，是无涵养之力，薄福之人也。是故大丈夫当容人，不可为人容；当制欲，不可为欲制。

117.善养生者，清虚静泰，少思寡欲。知名位之伤德，故忽而不营，非欲而强禁也。识厚味之害性，故弃而不顾，非贪而抑也。外物以累心不存，神气以守白独著。旷然无忧患，宁然无思虑。又守之以一，养之以和，和理自济，同乎大顺。然后蒸以灵芝，润以醴泉，晞以朝阳，和以五弦，无为自得，体妙心玄。亡欢而后乐足，遗生而后身存。若此以往，庶可与羡门比寿，王乔争年。

118.故摄生者，先除六害：一曰薄名利，二曰禁声色，三曰廉货财，四曰损滋味，五曰屏虚妄，六曰除嫉妒。六者若存，真经空念，不能挽其衰朽矣。

119.冬则朝勿饥，夏则夜勿饱。早起不在鸡鸣前，晚起不在日出后。心内澄则真人守其位，气内定则邪秽去其身。行欺诈则神悲，好争竞则神沮。轻侮于人则减算，杀害于物必伤年。行一善则神鬼欢，作一恶则心气乱。人能宽泰自居，恬淡自守，则神形安静，灾病不生，仙录注名，鬼薄落籍。寿福安宁，由此兆始。

120.《老子》曰："五色令人目盲，五音令人耳聋，五味令人口爽，驰骋田猎，令人心狂，难得之货，令人行妨。是以圣人为腹不为目，故去彼取此。"

121.《彭祖摄生论》曰："目不视不正之色，耳不听不正之声，口不尝不正之味，心不起不正之念。四者忘魂丧精，减折寿算者也。"

122.养生有五难："名利不去为一难；喜怒不除为二难；声色不去为三难；滋味不薄为四难；神荡精散为五难。五者不去，心虽希寿，口诵至言，咀嚼英华，呼吸太阳，不能挽其夭且病也。五者能绝，则信顺日济，道德日全，不祈生而有神，不求寿而延年矣。"

123.人能愈收敛则愈充拓，愈细密则愈广大，愈深厚则愈光明。万事不责于人，则无寒冰烈火之扰吾心。

124.神静而心和，心和而形全；神躁则心荡，心荡则形伤。欲全其形，先在理神。故恬和养神以安于内，清虚栖心不诱于外也。

125.知足常足，终身不辱；知止当止，终身不耻。

126.自知者不怨人，知命者不怨天。怨人者穷，怨天者凶。荣辱之大分，安危利害之常体也。先义而后利者荣，先利而后义者辱。荣者常通，辱者常穷。通者常制人，穷者常制于人。

127.无心于事，则无事于心。故心静生慧，心动生昏。心静即神悦，神悦即福生。

128.清静二字，清谓清其心源，静谓静其气海。心源清，则外物不能挠，性定而神明；气海静，则邪欲不能作，精全而腹实。

129.福生于清俭，德生于卑退，道生于安静，命生于和畅；患生于多欲，祸生于多贪，过生于轻慢，罪生于不仁。

130.会做快活人，凡事莫生事；会做快活人，省事莫惹事；会做快活人，大事化小事；会做快活人，小事化无事。

131.忍是心之宝，不忍身之殃。舌柔常在口，齿折只因刚。思量一忍字，真是快活方。片时不能忍，烦恼人月长。

132.镜以照面，智以照心。镜明则尘垢不染，智明则邪恶不生。

133.木有所养，则根本固而枝叶茂，梁栋之材成。水有所养，则泉源壮而流派长，灌溉之利溥。人有所养，则心神安而识见达，修道之事成。

134.［明］徐春甫《古今医统大全·总论养生》曰："知名利之败身，故割情而去欲；知酒色之伤命，故量事而撙节；知喜怒之损性，故豁情以宽心；知思虑之销神，故损情而自守；知语烦之侵气，故闭口而忘言；知哀乐之损寿，故抑之而不有；知情欲之窃命，故忍而不为。若加以寒温适时，起居有节，滋味无爽，调息有方，精气补于泥丸，魂魄守于脏腑，和神保气，吐故纳新，嗜欲无以干其心，邪淫不能惑其性，此则持身之上品，安有不延年者哉！"

135.养生之道，安身养气，不欲喜怒也。人无忧，故自寿也。

136.天地不语而长存，神灵不语而长仙，皆以内明而外暗，故为万道之端。

137.静漠恬淡以养性，和愉虚无以养德。《淮南子·俶真训》曰："静漠恬淡，所以养性也。和愉虚无，所以养德也。……养生以经世，抱德以终年，可谓能体道矣。"

138.名利杀人，甚于戈矛。《无字真经·养真篇》曰："名为造物之深忌，利是人情之所必争。故名利杀人，甚于戈矛。何也？戈矛杀人，人知避之；名利杀人，死而不悔。"

139.《无字真经·养真篇》曰："自古人心国法，多为利所害。天下有大害，藏于大利之中，而人不知；非不知也，为利所昏也。"

140.[明]吕坤《呻吟语·卷1·存心》曰："把意念沉潜得下，何理不可得！把志气奋发得起，何事不可做！今之学者，将个浮躁心观理，将个萎靡心临事，只模糊过了一生。"

141.做人座右铭。毋道人之短，毋说己之长。施人慎勿念，受施慎勿忘。世誉不足慕，惟仁为纪纲。毋使名过实，守愚圣所藏。慎言节饮食，知足胜不祥。行之苟有恒，久久自芬芳。

142.无事常如有事时提防，有事常如无事时镇静。事未至，先一着；事既至，后一着。

143.莫作心上过不去之事，莫萌事上行不去之心。

144.尊君王，孝父母，礼贤能，奉有德，别贤与，恕无识。物顺来而勿拒，物既去而不追，身未遇而勿望，事已过而勿思。聪明多暗昧，算计失便宜，损人终有失，倚势祸相随。戒之在心，守之在志。为不节而亡家，因不廉而失位。劝君自警于生平，可叹可警而可畏。

145.默，默，默，无限神仙从此得；饶，饶，饶，千灾万祸一齐消；忍，忍，忍，债主冤家从此隐；休，休，休，盖世功名不自由。

146.心欲小，志欲大。《文子·微明》曰："凡人之道：心欲小，志欲大；智欲圆，行欲方；能欲多，事欲少。所谓心小者，虑患未生，戒祸慎微，不敢纵其欲也。志欲大者，兼包万国，一齐殊俗，是非福辏中为之毂也。智圆者，终始无端，方流四远，渊泉而不竭也。行方者，立直而不挠，素白而不污，穷不易操，达不肆意也。能多者，文武兼备，动静中仪，举措废置，曲得其宜也。事少者，秉要以偶众，执约以治广，处静以持躁也。故小心者，禁于微也；志大者，无不怀也；智圆者，无不知也；行方者，有不为也；能多者，无不治也；事少者，约所持也。"

147.论乐观。巴甫洛夫说："愉快可以使你对生命的每一跳动，对于生活的每一印象易于感受，不管躯体和精神上的愉快都是如此，可以使身体发展，身体强健。"又说："一切顽固沉重的忧悒和焦虑，足以给各种疾病大开方便之门。"事实证明，乐观的情绪，开朗的性格，与健康长寿有着极大的关系。世界上的长寿者大多数都是性格豁达的乐观者。

148.乐观的人有一些共同的主观心理因素。心理学家把这些重要因素归纳为三个原则：一是接受，包括自我接受和被人接受。后者要付出一些努力，证明自己所做的事是对的，然后才会被人接受。而前者，则是人必须喜欢自己，必须善于经常不断地发现并欣赏自己的长处，不要纠缠乃至完全忘却那些非人力所能克服的缺憾。只有喜欢自己的人，才会是乐观的人。当然，人们也需要不断地充实、上进，不断地增进品格修养和才能。人愈进步，就愈会喜欢自己、接受自己，从而也使别人喜欢自己、接受自己。二是亲爱，包括爱他人与被人爱。有爱的人生才美丽。因此，人们追寻的就是爱他人与被人爱。三是成就，人不一定要做大人物。社会上不同阶层不同职业的人，各有一定的社会功能。自觉有所成就，是乐观不可缺少的因素。

149.在人们生活的广阔天地中，到处都有激发乐观情绪的事物。善于发现它们，从中获得丰富的美感，无穷的乐趣，时时与它们同在，也是构成美好人生的极端重要的内容。人是大自然的精灵。我们每一个人能够以主体的意识亲切感受到"我"在这个无始无终、无边无际的宇宙中的存在，本身就是一种奇迹，就是一件非常值得庆幸的事情。人没有理由不高度评价自我的存在，没有理由不珍重自我，没有理由不乐观！

150.[明]唐寅叹世：万事由天莫强求，何须苦苦用机谋？饱三餐饭常知足，得一帆风便可收。生事事生何日了？害人人害几时休？冤家宜解不宜结，各自回头看后头。

151.[宋]陆游：遇事方知闻道晚，抱疴方悔养生疏。

152.三在四少。《关尹子》曰："困天下之智者，不在智，而在愚；穷天下之辩者，不在辩，而在讷；服天下之勇者，不在勇，而在怯。少言者，不为人所忌；少行者，不为人所短；少智者，不为人所劳；少能者，不为人所役。"

153.《维摩经》云："欲得净土，当净其心，随其心净，即佛土净。"

154.经云："圣人求心不求佛，愚人求佛不求心；智人调心不调身，愚人调身不调心。"

155.古人曰，七情之病也，看花解闷，听曲消愁，有胜于服药者也。

156.音声动耳，诗语感心。《汉书·卷22·礼乐志》曰："威仪足以阅目，音声足以动耳，诗语足以感心。故闻其音而德和，审其诗而志正，论其数而法立。"

157.《闲居杂录》曰："流水之声，可以养耳；青禾绿草，可以养目；观书绎理，可以养心；弹琴学字，可以养指；逍遥杖履，可以养足；静坐洞息，可以养筋骸。"

158.书卷乃养心第一妙物。[清]张英《文瑞集·卷45·聪训斋语》曰："人心至灵至动，不可过劳，亦不可过逸，惟读书可以养之。……书卷乃养心第一妙物。闲适无事之人，镇日不观书，则起居出入，身心无所栖泊，耳目无所安顿，势必心意颠倒，妄想生嗔，处逆境不乐，处顺境亦不乐。每见人栖栖皇皇，觉举动无不碍者，此必不读书之人也。"

159.《卫生格言》曰："书籍为养心之资，故学者宜多求书籍以养其心。否则以此心寄托于声色货利之中，吾见以此丧生者多矣。"

160.读书养气。[明]张君实《张三丰先生全集·闲谈》曰："世人谓读书十年，养气十年。他把读书养气分为两节事件，便不是圣贤学问。夫读书所以研理，养气所以炼性，性理功夫，就在读书、养气并行不悖之中。"

161.读书可变化气质，陶冶性情。[清]曾国藩《曾国藩全集·家书》曰："人之气质，由于天生，本难改变，惟读书则可变化气质。古之精相法者，并言读书可以变换骨相。欲求变之法，总须先立坚卓之志。"

162.读书乃非常福事。[清]孙宝瑄《忘山庐日记》曰："读书非能广人之智也，且能使人得非常之幸福焉。"

163.读道经，行道事，遍体甜美。[南朝]陶弘景《真诰·卷6》曰："人之为道，读道经、行道事者，譬若食蜜，遍口皆甜，六腑皆美，而有余味。能行如此者，得道矣。"

164.读世间种种书，皆可有益于养生。只是由于人们学习的目的、方法不同，遂使结果迥异。

165.君子之学。《荀子·劝学》曰："君子之学也，入乎耳，著乎心，布乎四体，形乎动静；端而言，蠕而动，一可以为法则。"荀子说：有修养的人学习，是听在耳里，悟在心里，贯注到全身，体现在一切动静之间。这样，他们的哪怕是极其细小的一言一行，就都可以成为人们效法的典范。

166.小人之学。《荀子·劝学》曰："小人之学也，入乎耳，出乎口。口耳之间则四寸耳，曷足以美七尺之躯哉？"荀子说：没有修养的人学习，是从耳朵听进去，便从嘴里说出来向人们炫耀。口与耳之间不过四寸的距离，这样对自己的整个身心又怎能有所好处呢？

167.《荀子·劝学》曰："古之学者为己，今之学者为人。"荀子说：古人的学习是着眼于自身，现今人的学习是为了给人看。

168.《荀子·劝学》曰："君子之学，以美其身；小人之学，以为禽犊。"荀子说：有修养的人学习，首先在于不断地优化自己的身心；没有修养的人学习，大多是为了用学问取悦于人。

169.论读书。[唐]孙思邈《千金要方·卷1·论大医习业》曰："又须涉猎群书。何者？若不读五经，不知有仁义之道；不读三史，不知有古今之事；不读诸子百家，则不能默而识之；不读内径，则不知有慈悲喜舍之德；不读庄老，不能任真体运，则吉凶拘忌，触涂而生。"

170.声音最能动人心，移人情。[清]孙宝瑄《忘山庐日记》曰："声音之道，最足动人之心，移人之情。"

171.音乐可以动荡血脉，通畅精神而和正心。[汉]司马迁《史记·乐书》曰："音乐者，所以动荡血脉，通畅精神而和正心也。故宫①动脾而和正圣，商动肺而和正义，角动肝而和正仁，徵动心而和正礼，羽动肾而和正智。……故闻宫音，使人温舒尔广大；闻商音，使人方正而好义；闻角音，使人恻隐而爱人；闻徵音，使人乐善而好施；闻羽音，使人整齐而好礼。夫礼由外入，乐自内出，……故乐音者，君子之所养义也。"

①宫：中国五声音阶分为宫、商、角、徵、羽五个音级。宫为第一音级。

172.音乐使天地之和，阴阳之调。《吕氏春秋·大乐》曰："凡乐，天地之和、阴阳之调也。"

173.论自我保养。[清]李庆远《自述》曰："凡细小之事，人最易急，皆足以致伤。喜怒哀乐，过度则伤。谈笑食息，失时则伤。寒暖不慎，步行过疾，酒色淫乐，皆伤也。损伤之极，即可亡身。此古人所以行不疾行，目不极视，耳不极听，坐不过久，卧不及疲。先寒而衣，先热而解。不及饥极而食，不及渴极而饮。无喜怒哀乐之系其心，无富贵荣辱之动其念也。昔人曰：饥寒痛痒，此我独觉，虽父母不能代也。衰老病死，此我独当，虽妻子不能代也。自爱自全之道，不自留心，将谁赖哉？此语警惕，足为养生者圭臬，谓非得个中三味者，而能语此乎？"

174.音乐可以和性情，柔风俗。[清]孙宝瑄《忘山庐日记》曰："苟欲和其性情，柔其风俗，则舍乐之外，无他法也。"

175.论致寿之道。[清]李庆远《自述》曰："昔人有论致寿之道者，谓不外'慈、俭、和、静'四字而已。盖人心能慈，即不害物，即不损人。慈祥之气，养其天和也。老子以俭为宝。所谓俭者，非止财用。俭于饮食则养脾胃，俭于嗜欲则聚精神，俭于言语则养气息，俭于交游则洁身寡过，俭于酒色则清心寡欲，俭于思虑则蠲除烦恼。凡事省得一分，即受一分之益。和者致祥之道，君臣和则国家兴盛，父子和则家宅安乐，兄弟和则手足提携，夫妇和则闺房静好，朋友和则互相维护。故《易》曰：和气致祥，乖气致戾。所谓静者，身不可过劳，心不可轻动也。苏老泉所谓'泰山崩于前而色不变，麋鹿兴于右而目不瞬，'此静之所致也。《道德经》五千言，要旨亦不外乎此。此善养生者，所以必以慈、俭、和、静四字为根本也。"

176.论眠食之道。[清]李庆远《自述》曰："食不得过饱，过饱则肠胃必伤；眠不得过久，过久则精气耗散。"

177.天力地力，佛力法力，不如自心之力。[明]真可《紫柏老人集·卷24·与赵乾所》曰："天力、地力、佛力、法力、僧力，皆外力也。惟自心之力，乃内力。外力是助，内力是正。如正力不猛，助力虽多，终不能化凶为吉。故曰：'先天而天不违。'又曰：'自心之力，可以颠倒天地。'设信此不过，别寻外助，断无是处。野朽凡遇祸害，更无他术，但直信自心之外，安有祸害？一涉祸害，皆自心所造，还须自心受毒。"

178.吃亏是福。[清]郑燮(板桥)云："满者损之机，亏者盈之渐。亏于己则益于彼，外得人情之平，内得我心之安。既平且安，福即在是矣。"

179.知足常足。《老子·46章》曰："罪莫大于可欲，祸莫大于不知足，咎莫大于欲得。故知足之足，常足矣。"

180.适足则止。[唐]王玄览《玄珠录》曰："上善若水，水性谦柔，不与物争。行者之用，处物无违，于中万施，详之以遇，遇皆善也。智莫过实，财莫过足，行莫过力，则能互相优养，各得其全。若过则费而且伤，大者伤命，小者成灾，良为违天背道，法所不容。适足则已，用天之德。"

181.人须适欲。[宋]林逋《省心录》曰："功名、官爵、货财、声色，皆谓之欲，俱可以杀身。或问之曰：'欲可去乎？'曰：'不可。饥者欲食，寒者欲衣，无后者欲子孙。反是，甘于自杀也。然知足而不贪，知节而不淫，无沽名之心，而不求功，亦属几乎欲可窒也。'"

182.福莫大于无祸，利莫大于不失。《文子·符言》曰："道者，守其所有，不求其所未得。求其所未得，即所有者亡；循其所已有，即所欲者至。治未固于不乱，而事为治者必危；行未免于无非，而急求名者必锉。故福莫大于无祸，利莫大于不丧。"

183.人文素养是健康长寿的根本要素。人文素养是指人的情怀、心态、品性、人格、尊严、价值观等等。高水平的人文素养，必将带来良好的心理状态，是健康的根本要素。而人的人文素养和良好的心态，则是由文化的熏陶“内化于心”形成的。所以人们养生保健，就是要让修养形成心灵的底蕴，潜移默化自己的言行。

184.诸葛亮曰：“夫君子之行，静以修身，俭以养德。非淡泊无以明志，非宁静无以致远。……治身之道，务在养神，……人能清静，天下贵之。人神将静，而心扰之，人神将静，而欲牵之。常能遣其欲而心自静，澄其心而神自清，与会其道……是为得道。”

185.《正气歌》：他人气我我不气，我的心中有主意。君子量大同天地，好坏事物包自理；小人量小不容人，常常气人气自己。世间事物般般有，岂能尽如我的意？弥勒菩萨笑哈哈，大着肚子装天地。他人若骂我，当作小儿戏。高骂上了天，低骂入了地。我若真该骂，给我好教益；我若无那事，他是骂自己。吃亏天赐福，让人懂道理。若不学忍让，气上又加气。因气得上病，罪苦无人替。多少英雄汉，因气亡了命。想到死亡时，其事过得去。他人来气我，我偏不生气。一句阿弥陀，万病皆化去。

186.一个人的品格，可以决定很多事。品质决定命运，品质决定成败，品质决定健康。

187.朋友多的人，免疫功能通常比内向的人要好。良好的社交关系有助于对抗压力，但是太多的人际往来，也可能变成一种负担，所以三五个知心好友比一堆泛泛之交的朋友重要得多。

188.著名国学大师季羡林说：人生的意义在于工作，而工作则必须有健康的体魄，健康的体魄则需要体育锻炼。所以进行一定时间的锻炼是必要的，但倘若将大量时间用于锻炼而耽误了工作，便失去了意义。

189.人的一切要合乎科学规律、顺其自然，不大喜大悲，不多忧虑，最重要的是多做点有益的事。

190.著名经济学家茅于轼说：任何一种物质享受都很容易达到饱和，但精神享受却没有极限，而处于精神享受的最高端就是“对真理的发现”。人生价值的标准是快乐。凡是使社会快乐总量增加的，都是符合历史发展的。

191.著名生物物理学家贝时璋，享年107岁。总结自己的长寿经验时，贝时璋认为主要得益于四个方面：淡泊名利，宽厚待人，适当运动，注意营养。老人的养生之道看似简单，可其中蕴含的道理却值得人们深思。确实，如果一个人在名利上面太计较，单纯为了名利、为了荣誉、为了金钱，这样免不了要伤脑筋，无疑是给自己制造思想负担，必然会影响自己的身心健康。而对人厚道也是非常重要的，一个人一生从不做对不起别人的事情，自然能问心无愧，心宽体健。

192.中国全国归国华侨联合会原主席庄炎林总结的养生保健“六六赠言”是：

世事六然：凡事由其自然，遇事处之泰然，得意之时淡然，失意之时坦然，艰辛曲折必然，历经沧桑悟然。

人生六是：权力是一时的，财产是后人的，健康是自己的，知识是有用的，情意是珍贵的，声誉是长远的。

身心六炼：认识修炼意义，进行修炼实践，养成修炼习惯，坚持锻炼身体，不断磨炼意志，获得修炼成果。

人品六为：大公无私为圣人，公而忘私为贤人，先公后私为善人，先人后己为良人，公私兼顾为常人，损公肥私为罪人。

行为六利：有利国家，有利民族，有利人民，有利社会，有利集体，有利个人。

为人六乐：进取有乐，知足常乐，先苦后乐，自得其乐，助人为乐，与众同乐。

193.精神乃是老人所依赖的伟大神医，桥牌则是老人一种很好的娱乐方式，而且和各种棋类一样，能起到增进人际交往、活跃大脑功能、陶冶人的性格、培养健康情趣的作用。

194.一个人活着既可能运交华盖，也总会碰到倒霉的事，但不论怎样厄运临头，都要坦然面对，绝不能灰心丧气。

195.健康长寿老人浑身上下散发出迷人的祥和之气，是强大的精神力量沉淀内聚之后，所散发出来的智慧的慈光。

196.一个人将来能否健康、能否做点事，主要看青年时代是否注意锻炼，是否受到学识、品德和素质上的教育。

197.坚定的信念、明确的选择、执著的追求、高尚的情操可以让一个人精神永驻，可以让一个人有足够的力量打败任何挫折，并获得健康。

198.发上等愿，结中等缘，享下等福；择高处立，就平处坐，向宽处行。

199.累了就闭目静坐，修身养心，养心就是养生。

200.在现实生活中，常常听到或看到，当遭遇困难和挫折时，一些人走上了岐路，一些人一筹莫展，怨天尤人。其实，苦难是一块绊脚石，勇敢地越过它，你就会收获平安；苦难是一炉烈火，让坚强者闪光，让弱者退缩。一个人，若不在困难面前倒下，就会轻松从容地面对生命中的一切。这种以苦为乐的精神，是健康人生的基础。

201.理直则气壮，心正则力足。在现实中，很多人疲于人情世故，心存各种各样的私心杂念，在没有原则、无正气的情况下做人做事，不仅会令人走弯路，也会影响心理的健康。放弃原则，让人同时丢掉心理的坦然；丢掉正气，让人同时损失从容。

202.退休了，离开了工作岗位，对于一个人来说，是再正常不过的一件事。然而，不少人在走进这一人生阶段的时候，却像是迈进一道高高的门槛，大多会有很长一段时间的心理“不适应”，影响了老年生活的质量。对于老年人来说，能与时俱进地调整好自己的心态，平静地面对新生活，也是养生保健很重要的一件事。

203.老年人要想健康长寿，生活愉快，光靠舒适的环境和丰富的营养是不够的，还要靠走路，更重要的是通过走路可以陶冶自己的情操，磨砺自己的意志，培养自己克服困难、勇往直前的精神。坚持走路，不仅能防病，而且能治病。

204.孙毅将军说：“人生在世，不可能没有不顺心的事。遇到不顺心的事胸怀要宽广，不要生闷气。精神愉快靠心胸宽广。”

205.孙毅将军说：“一个人，把名利地位看得越低越好。当彻底破除了名利地位观念，在思想上、精神上就会获得真正的解放，就会精神旺盛，身体健康。”

206.写字也是一种锻炼。写字时要全神贯注，形神合一，把全身的气力运到笔端。这时会把一切烦恼是非都忘到脑后，这就不仅达到了练习书法的目的，而且也促进了身心健康。

207.著名话剧表演艺术家杜澎总结的老年养生经验是：“老了怎么办？三个字：‘悠着点’。早晨早点儿起，晚上早点儿睡；心往宽处想，人往静处退；饮食不过饱，荤素巧搭配；粗细都是粮，经常换口味；衣着要宽松，腰带别紧勒；穿鞋要跟脚儿，布底儿价不贵；走路慢抬腿，坐下别驼背；子夜、中午的子午觉儿，千万不能偷漏睡（税）。多参加散步、遛弯儿、打太极，少参加遗体告别、追悼会。钱！够花就得，多了反倒累赘，儿孙一大堆，你给谁不给谁？名利何须求，得失无所谓；待人要宽容，诚恳更可贵；知己要深交，淡下来也不得罪；保持平常心，一生无后悔；乐子自个儿找，腰痛自个儿捶；送您四句话，免费来优惠：‘不愁不脑，能吃能睡，有张有弛，没心没肺。’四四一十六字，是草药十六味，保证能清心败火、降压安神、强筋壮骨、消炎健脾又开胃。”

208.腰包无钱，睡觉香甜。钱留得越多，越是祸害。

209.健康生快乐，快乐生健康。二者辩证统一，互相影响，缺一不可。要想身体好，必须精神好。对疾病不要怕，既来之，则安之，相信能战胜它，保持愉快的心情，思想上不解除武装。

210.杨成武上将把他的老年生活概括为六个字：有养、有乐、有为。有养即要养好身体；有乐即要有愉快的生活；有为即要暮年献余热，为社会多些力所能及的工作。

211.老子说：“罪莫大于可欲，祸莫大于不知足，咎莫大于欲得。故知足之足，常足矣。”就是说，罪过莫大于欲望膨胀，祸害莫大于不知道满足，凶险莫大于欲望得以放纵。所以，知道满足的富足平衡心理，是永远的富足。

212.陶弘景在《养性延命录》里说：“常人不得无欲，又复不得无事，但当和心少念，静身损虑，先去乱神犯性，此则啬神之一术也。”就是说，人是血肉之躯，是有情有欲的，要断绝它做不到，也不必要，但需要节制它，这是守神的一种方法。

213. 积极、正确的欲望对养生同样是必不可少的。特别是为人类事业发展而生的欲望，乃为欲望之大者，为浩然正气，对养生具有莫大的好处。因此，把握好欲望的大小关系，舍小欲、私欲而怀苍生之念；做好“求”与“放”的平衡，人世却宠辱不惊，正是养心正道之所在。

214. 中医养生学认为，立志养德是精神养生中的调神养生法之一，即树立理想，坚定信念，充满信心，保持健康的心理状态，是养生保健的重要一环。道德高尚，光明磊落，豁达大度，有利于神志安定，气血调和，精神饱满，形体健壮，能够达到养生的效果。现代生理学研究证明，坚定意志和信念，能够影响内分泌的变化，改善生理功能，增强抵抗力，有益于健康长寿。

215. 中医认为，要想节制私欲，达到养心之目的，必须戒除以下几种不良心理：

(1)自私心理。私心太重，斤斤计较，以自我为中心，世上的好处自己捞完才心甘，否则就怨天怨地。有这种心理，整天劳心伤神，寝食不安，必然危害身心健康。

(2)嫉妒心理。“人比人，气死人”，任何方面都不容别人比自己优越，这种心理所产生的行为，不但容易在同行、同事、邻里和家庭之间产生摩擦，也易使自己整天处于焦虑烦躁之中，伤心劳神，危害健康。

(3)贪婪心理。重财重利，贪欲无度，劳心伤脾，则百病丛生。

(4)阴险心理。心胸狭小，心机阴险，以整治他人为乐。这种品性阴险的人，不但生活不能潇洒轻松，而且最容易走上犯罪道路。

(5)忧郁心理。郁郁寡欢，思绪重重，叹老悲老。殊不知，“怕老老得快，叹病病自来”。此心不除，疾病更容易缠身。

(6)怀疑心理。对亲朋好友和同事，缺乏起码的信任和尊重。须知疑心过重是导致家庭失和、人际关系紧张的重要原因。

(7)回归心理。总沉湎于往事的回忆中，倚老卖老，看不惯新生事物。此心不除，就会落伍，形劳精亏，积虑成疾。

216. 世人欲知卫生道，喜乐有常嗔怒少，心诚意正思虑除，顺理修身去烦恼。

217. 保持开朗积极的态度，不要抱怨，保持一颗感恩的心。加拿大压力研究专家、内分泌学家谢利耶博士说：“现代人要想从压力中解脱出来，可以学习一下东方人的思维方式，他们对自己周围的环境和人际关系等抱有感激之心。这是在压力中保持身心健康的最好方法。”如果你发现自己现在做的事情，与带给自己爱和恩惠的人相遇都是老天恩赐的话，你的身心就会健康起来。

218. 一位道人说得好：“人情世态倏忽万端，不必认得太真，爱恨恩仇总相伴，随它缘聚缘散。”

219. 有句话讲得很好：见高不低，见低不高。见智不愚，见愚不智。见富不穷，见穷不富。见老不青，见青不老。

220. 每个人都有自己的命运，自己的机缘，自己的宝藏，各自去寻找吧，路就在脚下。相信自己，我们每个人都是上天降下的独特个体，我们各怀绝技，无可替代。

221. 说出心里想说的话，不管是批判或赞美，怨怒或偏爱，困扰或感悟，只要您的话发自本心，那就是金玉良言。

222. 对我们的批评，无论是善意或是恶意，对我们的成长都很有帮助，让我们能了解不同的理念，站在反对者的角度来体验感觉，及时纠正自己的偏颇之处。

223. 对我们的赞扬，无论是真诚或是奉承，都让我们体会到了不同层次的共鸣。同一首歌，不同的人演唱，感觉差别很大。但只要您唱时，觉得有趣，觉得好听，能够自得其乐，就是对我们的最好褒奖。

224.《抱朴子》曰：“故治身养性，务谨其细，不可以小益为不平而不修，不可以小损为无伤而不防。凡聚小所以就大，积一所以至亿也。若能爱之于微，成之于著，则几乎知道矣。”

225. 仙经曰：“养生以不伤为本。”此要言也。

神农曰："百病不愈，安得长生！"信哉斯言也。

226.《抱朴子》曰："养生之方，唾不及远，行不疾步，耳不极听，目不久视，坐不至久，卧不及疲，先寒而衣，先热而解，不欲极饥而食，食不过饱；不欲极渴而饮，饮不过多。凡食过则积聚，饮过则成痰癖。不欲甚劳甚逸，不欲起晚，不欲汗流，不欲多睡，不欲奔车走马，不欲极目远望，不欲多啖生冷，不欲饮酒当风，不欲数数沐浴，不欲广志远愿，不欲规造异巧。冬不欲极温，夏不欲穷凉，不露卧星下，不眠中见肩，大寒大热，大风大雾，皆不欲冒之。五味入口，不欲偏多，故酸多伤脾，苦多伤肺，辛多伤肝，咸多则伤心，甘多则伤肾，此五行自然之理也。凡言伤者，亦不便觉也，谓久则寿损耳。"

227.《抱朴子》曰："善摄生者，卧起有四时之早晚，兴居有至和之常制；调利筋骨，有偃仰之方；杜疾闲邪，有吞吐之术；流行荣卫，有补泻之法；节宣劳逸，有与夺之要。忍怒以全阴气，抑喜以养阳气。"

第十三篇 运动健身歌言

一、运动健身歌谣

(一)运动常宜歌

发宜多梳，面宜多擦，
目宜常运，耳宜常弹，
齿宜常叩，津宜常咽，
背宜常暖，胸宜常扩，
腹宜常摩，臂宜常伸，
体宜常浴，腿宜常蹲，
心宜常静，身宜常动，
形宜常松，便宜常通，
脑宜常用，精宜常蓄，
气宜常畅，食宜常少，
足宜常按，体宜常练，
人宜常笑，寿宜常保。

(《康寿嘉言》)

(二)有氧代谢运动歌

有氧代谢快步走，慢跑骑车与爬楼；
游泳跳舞扭秧歌，持续低度有节奏。
持之以恒不间断，循序渐进不强求；
适量运动岁心跳，相加一百七十够。

(《古今健康歌诀》)

(三)健身运动项目歌

气功太极拳，步行最简单；
台球乒乓球，健身球操练。
舞蹈扭秧歌，旅游与登山；
骑车与游泳，跑步不受限。
跳绳举哑铃，平衡操方便；
爬楼练下蹲，高歌向蓝天。

(《古今健康歌诀》)

(四)散步歌

散步活动，适于妪翁；
快慢结合，全身放松。
动中求静，养身健形。
吐胸腹浊气，纳天地精灵。
鸡鸣日出即起，足踏户外草青。
空气清新惬意，尘雾雨雪即停。
早踏晨星落，暮走夕阳红。
若能常坚持，健康自然成。

(《古今健康歌诀》)

二、运动健身箴言

1. 最好的运动是步行，步行健身有要领；大步快速时间长，适度有恒少得病。

2. 运动是一切生命的源泉。运动让生命之泉涓涓不息。

3. 生命即是运动，运动即是生命。运动是生命的本质。

4. 生命在于运动。一个人如果不经常从事运动，身体不可能健壮。运动，包括三方面：动身、动脑、动精神。

5. 运动的作用可以代替药物,但所有的药物都不能代替运动。

6. 人的健康,不但靠饮食,也要靠运动。

7. 经常性的适度锻炼对于身体和大脑十分有益。有氧锻炼能增强循环系统的机能,改善血液循环,从而改善你的身体和大脑的供氧。

8. 健康要诀:体动加心静。即身体要活动,心境要安静。

9. 要想成为一个健康的人,要想保证生活上有更多的乐趣,那就应该多运动。

10. 活力来自运动。一个人长久不做体力活动,不但身体逐步衰弱,思想也会呆滞。

11. 如果能坚持不懈地进行适当的运动,可把人的运动能力的减退平均推迟8至9年,这一点是毫无疑问的。

12. 没有适度的日常运动,便不可能永远健康。生命过程便是依赖体内的各种器官的不停运动,运动的结果不仅影响到有关身体各部分也影响了全身。

13. 运动和规律可以产生奇迹。最好的药就是一天三次两公里的有氧步行运动。它不仅最好而且方便廉价,人们乐于服用。它适合各种年龄、各种体质的人。这副药从没有失效过。

14. 竹从叶上枯,人从脚先老,每天百步走,药铺不用找。

15. 运动是一剂良药。没有运动,生活就是昏睡。

16. 生命在于运动,锻炼能抗百病。锻炼要科学,运动要适量。

17. 人老了才知道身体的重要。人病了才明白运动的价值。要想少患病,就得多运动。

18. 健康在脚。健康是走出来的。走路是世界上最好的运动。

19. 常散步,益处多。散步能增强心脏功能。步行能缓解脑血管的痉挛,减轻头痛。散步是调整心态的一剂良药。

20. 运动是世界上最好的"安定剂",轻快的步行如同其它形式的运动一样,是治疗情绪紧张的一服理想的"解毒剂",并能改善人们的一般健康。

21. 运动一小时,延寿一小时。天天多行走,能活九十九。运动能提高生命的质量,能使人健康长寿。锻炼要趁小,别等老时恼。

22. 要想长生,坚持运动。经常的体育锻炼,不仅能发展身体的美和动作的和谐,而且能形成人的性格,锻炼意志力。

23. 人不锻炼,筋骨疲软,轻则萎缩,重则瘫痪。坚持锻炼,益处无边,持之以恒,益寿延年。人们如果不花点时间锻炼身体,那他就必得花点时间治疗疾病。

24. 两条腿等于两位医生;身不动筋骨痛,脑不动人无用;流水不腐,户枢不蠹,动也。

25. 运动好比灵芝草,何必苦把药方找。运动是良好的补脑剂。积极锻炼身体是保证人们身心健康的首要途径。

26. 动则不衰。一人动则一身强,一家动则一家强,一国动则一国强,世界动则世界强。

27. 如果你想强壮,跑步吧!如果你想健美,跑步吧!如果你想聪明,跑步吧!

28. 健康来源于运动,运动带来健康。运动能够锤炼强健的体魄,能够促进新陈代谢。铁不炼不成钢,人不运动不健康。

29. 请人吃饭,不如请人流汗。日光不照临,医生便上门。

30. 刀闲易生锈,人闲易生病。懒惰催人老,勤劳能延年。

31. 饭后百步走,活到九十九。饭后必散步,欲动摇其身以消食也。

32. 要想腿不老,常踢毽子好。要想腿不废,走路往后退。

33. 出汗不迎风,跑步莫凹胸。汗水没干,冷水莫沾。

34. 心灵手巧,动指健脑。多练多乖,不练就呆。

35. 养生在动,动过则损。没太阳不锻炼。早上锻炼不如晚上锻炼好。

36. 常把舞来跳,痴呆不会到。要得身体好,常把秧歌跳。常打太极拳,益寿又延年。

37. 从锻炼角度看,躺着不如坐着,坐着不如站着,站着不如走着。

38. 当有病时，就要努力恢复健康，当健康时，则应当经常从事锻炼。

39. 一个人如果不断地锻炼自己的身体，就会变得健康、坚韧和敏捷。

40. 运动的好处除强身之外，更是使一个人精神保持清新的最佳途径。

41. 要让身体健，必须天天练；手舞足蹈，九十不老。

42. 健康是幸福的主要因素，锻炼是健康的重要保证。

43. 劳心可以使身体得到休息，劳力可以使精神得到休息。从锻炼成健康的身体中来锻炼出健康的精神。人欲劳于形，百病不能成。常亲小劳则身健。

44. 腾不出时间锻炼的人，早晚会被迫腾出时间生病。

45. 健康在于锻炼，锻炼在于自觉。要想长生，动骨动筋；要想体健，天天锻炼。

46. 要想成为一个健康的人，要想保证生活上有更多的乐趣，那你就应该从事体育活动。体育使整个有机体得到自然和谐的发展。

47. 走路能使你童颜常在。运动能使你青春永驻。天天动，血脉通，脸发红，腰腿硬。

48. 器官得不到锻炼，同器官过度紧张一样，都是极有害的。动也，形气亦动；不动，精滞气郁。

49. 散步者，散而不拘之谓，且行且立，且立且行，须得一种闲暇自如之态。

50. 生命在于矛盾，在于运动，一旦矛盾消除，运动停止，生命也就结束了。

51. 对人类说来，最可宝贵的就是生存，而生存恰恰在于运动和行为。

52. 西方医学之父希波克拉底说：有时医学就是按摩的艺术。

53. 日月以日行故其明，水以日流故不竭，人之四肢以日动故无疾。

54. 一个埋头脑力劳动的人，如不经常活动四肢，那是一件极其痛苦的事情。

55. 旅行是使精神返老还童的秘方。

56. 身体的健康因静止不动而破坏，因运动练习而长期保存。

57. 最易于使人衰竭，最易于损害一个人的，莫过于长期不从事体力活动。

58. 在清新凉爽的空气里长久漫游，对我们的胃所起的作用比任何开胃药都好。

59. 人体欲得劳动，但不当使其极耳。动摇则谷气得消，血脉流通，病不得生，譬犹户枢不朽是也。

60. 久行伤筋，久立伤骨，久坐伤肉，久卧伤气。

61. 有氧运动“十个大”：浑身大出汗，血管大冲刷，心情大愉快，呼吸大吐纳，骨骼大参与，肌肉大减压，体重大减轻，身体大挺拔，身心大平衡，生活大变化。

62. 早起做早操，一天精神好。一日动则一日安，一生动则一生壮。早练早见效，晚练还有效，常年修炼长收效。

63. 最好的医生是自己，最好的运动是步行。

64. 拍打足三里，胜吃老母鸡。呼吸到脐，寿与天齐。

65. 阳光、空气、水和运动，是生命和健康的源泉。

66. 青壮不知健身早，老病方悔锻炼迟。从小锻炼，益处无边。

67. 停止运动常常给人带来萎靡，随着萎靡而至的是衰老。

68. 健康无价宝，金钱买不到，要想获得它，锻炼是正道。

69. 运动是生命的马达，运动是生命的发条。运动是一切生命的源泉。

70. 失败是成功之母，锻炼是健康之父。

71. 青年人以练为主，中年人练养兼顾，老年人养练适度。

72. 越忙越要抽空练，锻炼修养身心健。

73. 运动要因地制宜，因人制宜，循序渐进，贵在坚持。

74. 要想有健康的身体，必须做到坚持体育锻炼。

75. 书法也是一种运动，而且是处于“宁静于审美”的氛围中，专心致志，有如练气功。

76. 手舞足蹈，强似吃药。劳动长命，懒人多病。动脑动手，活得长久。

77. 养生之道，常欲小劳，但莫大疲，及强所不能堪耳。

78. 运动是良药，锻炼要科学；运动要适量，不能太勉强。

79. 坚持三个“半小时”，让你天天有活力：早晨运动半小时，中午午睡半小时，晚上步行半小时。

80. 运动“三五七”：提倡每次步行或慢跑锻炼时，里程应掌握在 3 公里左右；每周锻炼不少于 5 次，运动量应达到每分钟心跳次数加自己年龄等于 170。

81. 朝暮叩齿三百六，七老八十不落牙；头为精明之府，日梳五百保平安；脚为第二心脏，常搓涌泉保健康；日咽唾液三百口，使你活到九十九；日搓谷道一百遍，治病消疾又延年；随手揉腹一百遍，通和气血裨神元；人之肾气通于耳，扯拉搓揉健身体；消疲健美助血运，勤伸懒腰最为高。

82. 出门多走路，不用去药铺。经常耸耸肩，颈椎保平安。

83. 步行是最适宜于中老年人的一个锻炼项目，对年老体弱者尤其适合。步行时，人体 2/3 的肌群参与活动，对增强下肢肌肉和韧带的力量，保持关节的灵活性，促进四肢和内脏器官的血液循环，改善身体有氧能力，调节精神心理状态，均有良好的作用。

84. 生命在于运动，运动需要适度。运动的强度和形式要适合自己的身心状态。

85. 打网球活动四肢，保持血脉畅通；打桥牌活动头脑，预防老年痴呆。

86. 游泳一定要游蛙泳。蛙泳在头入水时的一吐一纳，正好锻炼了心肺的功能，经常游蛙泳，能预防心肺方面的疾病。

87. 乒乓球运动是全身的锻炼，可快可慢，可长可短，很文明，并且多在室内进行，很适合中老年人活动。乒乓球运动有乐趣，不枯燥。乒乓球运动有益于老年人身心健康，具体有“五益”：

一是有益于“养神”。打乒乓球是种乐趣，可调节情绪，使心情豁然开朗，有什么烦心事，一打球就忘了，还可以以球会友，谈心聊天，心情舒畅，睡觉也香。

二是有益于“明目”。打乒乓球，要手疾眼快，但首先要眼快，要通过眼睛获得信息，眼神不好，没法打。所以，打打乒乓球对视力是很好的恢复和保养，尤其是经常伏案写作的文化人，更适合打打乒乓球。

三是有益于“练脑”。打乒乓球不仅讲技术，还讲战术，要动脑想问题，所以，打乒乓球可防老年痴呆，增强脑子的反应能力。

四是有益于“助消”。即促进消化、增加食欲、减肥、补钙。有的人吃得多怕胖，其实，吃得多，运动起来就不会胖，吃了不动，再节食也会胖，别忘了“年老饭当家”这句名言。

五是有益于“肢勤”。俗话说，人老在腿，如果老年人腿脚不好使了，就会引起全身机能的衰退，打乒乓球四肢活动明显，如果经常打打乒乓球，就不会犯“四肢不勤”的毛病。

88. 梳头可以补脑，促进血液循环，有利于头发生长，把有限的营养首先供应大脑，帮助大脑恢复疲劳。

89. 按摩使身体放松，血脉运行加快，能够提高人体的免疫功能。只要每天坚持对头部、耳部、腹部按摩，不论时间长短，都会有一定效果。

90. 登山大有好处，既可锻炼腰腿，强身健体，又可清除杂念，陶冶性情，这叫做：“俯仰山林之下，可以养生怡性。”登山观海，心胸开阔。

91. 苏东坡有一种达到心静的功法：每天黎明即起，面向东或南，盘腿而坐，先叩齿数十次，随后吐故纳新，待气满腹，徐徐吐出，然后，用手顺序摩擦脚心、脐下、腰脊间和眼面耳项，直至发热。最后按捏鼻数次，梳发百余次。“此法甚效，初不甚觉，但经累百余日，功用不可量，比之服药，其效百倍。”

92. 导引是通过身体的运动来调畅气机，其主旨是“以形领气”。东晋医药学家葛洪曾说：“明吐纳之道者，则为行气，足以延寿矣；知屈伸之法者，则为导引，可以难老矣。”

93.无病时以劳动养阳，有病时以安静养阳；动能生阳，亦能散阳；静能伤阳，亦能敛阳。

94.动可延年，乐则长寿。

第十四篇　饮食起居歌言

一、饮食起居歌谣

（一）饮食歌 范靖国

清淡素食最为佳，粗制杂面并不差；
一日三餐七分饱，饥饿可配菜豆渣。
日用脂肪选素油，多用调拌少用炸；
甘肥咸食均不宜，贪杯痛饮更可怕。
体弱消瘦口发馋，可食瘦肉鸡鱼鸭；
青菜桃仁治头晕，芹菜降糖也降压；
消瘦多食骨头汤，肥胖病人食南瓜。
菜豆薏米小麦粥，清热利湿效堪夸；
适量水果桃为美，想吃甜食配南瓜。
莲子芡实治尿频，二目昏花杞菊茶；
蔬菜瓜果豆制品，家常菜肴营养佳.
控制饮食加药疗，出现症状早检查；
适当运动做气功，老年绽开长寿花。

（二）饮食起居养生歌 潘望众

不怕五更起，切记子时眠。
乏时搓双耳，十指梳头兼。
午时歇一盹，忙里要偷闲。
饮食尤为重，蔬鱼豆腐鲜。
夜间临窗坐，须防风与寒。
睡前泡双脚，搓足助安眠。
日日坚持做，长寿又康健。
饮食起居好，保您过百年。
节制大荤，素食为宜；
食不偏爱，搭配合理。
饭后散步，坚持有利；
襟怀坦荡，长寿无疑。

（三）调养铭 任源

酒多血气皆乱，味薄神魂自安。
夜漱却胜朝漱，暮食不若晨餐。
耳鸣宜须补肾，目暗必须治肝。
少思心定神闲，节食自然体健。
汗出莫当风立，肠空莫用茶穿。
调养注重经常，自然益寿延年。

（四）长寿起居谣

早睡早起，锻炼身体；
季节变换，及时更衣。
酒应适量，烟当禁忌；
选用补品，因人而异。
节制大劳，素食为宜；
食不偏爱，搭配合理。
饭后散步，坚持有利；
襟怀坦荡，长寿无疑。

（《中华养生歌谣》）

（五）饮食红黄绿白黑

每天一个西红柿，红葡萄酒常喝之。
黄色蔬菜胡萝卜，柑橘南瓜玉米吃。
绿色蔬菜及绿茶，白色燕麦降血脂。
黑色特指黑木耳，降血黏度君可试。

摘自《古今健康歌诀》

（六）健身食谱歌

每天至少一水果，两盘蔬菜五百克；
炒菜素油三汤匙，四两米饭基本可；
每日五份高蛋白，豆腐一块蛋一个；
瘦肉五十鱼三十，牛奶一杯水多喝。

注：瘦肉、鱼的量是克。

摘自《古今健康歌诀》

（七）糖尿病饮食歌

多吃菜，少吃粮，一天不要超六两。
吃杂粮，食多样，不易消化不升糖。
玉米饼，南瓜汤，控制血糖是良方。

吃烙饼，炒蒜苗，比吃米饭馒头强。
鲜鲫鱼，炖莱汤，既能进补又降糖。
水果可吃有选择，含糖高者不要尝。

摘自《古今健康歌诀》

（八）饮食防癌“十要”歌

少吃脂肪少吃肉，保持体型不胖瘦。
不吃霉变花生米，油脂玉米及黄豆。
多吃水果及鲜蘑，绿色蔬菜要吃够。
多吃蛋奶胡萝卜，富含 A B 食物优。
莴苣白菜与芹菜，纤维有助毒物排。
少吃盐腌之制品，熏制食物与泡菜。
酒精饮料宜少喝，热量过多不应该。
合理进食滋补品，人参王浆可防癌。
肉桂茴香与花椒，辛辣调味多有害。

摘自《古今健康歌诀》

（九）乐之源歌

劳动创造，奉献最乐。
戒贪少欲，知足常乐。
与人为善，以善求乐。
理解谅解，宽容寓乐。
扶贫济困，助人为乐。
广交挚友，联谊同乐。
全家和睦，天伦之乐。
夫妻恩爱，相依谐乐。
琴棋歌舞，自娱自乐。
体育锻炼，健康长乐。
随遇而安，无愁得乐。
多思欢愉，引发真乐。
品德高尚，时时有乐。
热爱生活，处处有乐。

摘自《康寿嘉言》

（十）饮茶歌 ［清］罗国纲

姜茶能治痢，糖茶能和胃；
菊花茶明日，烫茶伤五内；
饭后茶消食，酒后茶解醉；
午茶长精神，晚茶难入睡；
饭后茶漱口，洁齿除垢秽；
空腹饮茶心里慌，隔夜剩茶伤脾胃；
过量饮茶人黄瘦；淡茶温饱保年岁。

（十一）食养歌

常吃一点蒜，消毒又保健。
多食一点醋，不用上药铺。
多吃一点姜，益寿保安康。
乱吃一顿伤，会吃千顿香。
干净一身轻，不净百病生。
饭前一碗汤，等于好药方。
每天一只果，老汉赛小伙。
饭后一支烟，伤胃又伤肝。
多练一身功，老来少一病。
练出一身汗，小病不用看。
晨起一杯水，到老不后悔。
一药一个性，乱服会丧命。
无病一身福，健康万事足。
心胸常开阔，能活一百多。

《康寿嘉言》

（十二）食疗歌

谷物蔬菜养生宝，食物多样合理调。
木耳抗癌素中荤，黄瓜减肥有成效。
紫茄祛风通脉络，莲藕除烦解酒妙。
海带含碘消淤积，香菇存酶肿瘤消。
大蒜杀菌可止痢，菜花常吃防癌好。
葱白姜汤治感冒，山药益肾消糖尿。
盐醋防毒能消炎，甘薯益气补中好。
花生降醇亦健胃，瓜豆消肿又利尿。
柑橘消食化痰液，抑制癌菌猕猴桃。
香蕉含钾解胃火，禽蛋益智营养好。
萝卜化痰消胀气，芹菜能降血压高。
生津安神数乌梅，润肺乌发食核桃。
番茄补血美容颜，健胃补脾吃红枣。
茭白治疗酒糟鼻，荸荠消食能化瘀。
香椿散寒疗痔疝，防癌解毒吃香菱。
补肾养肝食芝麻，润肺益气百合好。
白菜利尿排毒素，蘑菇抑制癌细胞。
蜂蜜润嗓又益寿，葡萄悦色令年少。
胡椒驱寒又除湿，动物肝脏明目好。
鱼虾能把乳汁补，米糠健脾纤维高。
五谷杂粮保健康，劝君合理用食疗。

《康寿嘉言》

（十三）老年饮食歌

数量少点，质量好点；
菜要淡点，盐糖少点。
食要杂点，蔬菜多点；
饭要稀点，吃要慢点。
脂肪少点，水果多点；
早餐好点，晚餐早点。

（《康寿嘉言》）

二、饮食起居箴言

1. 膳食平衡：一把蔬菜一把豆，一个鸡蛋加点肉，一杯牛奶适量油，五谷杂粮要吃够。

2. 多饮多食之弊：多饮茶则气降，多饮酒则气逆；多食肉谷气滞，多食甘甜气积。多食酸则气结，多食苦则气抑；多食咸则气短，多食辛则气散。

3. 四季调神：春三月，夜卧早起，广步于庭。夏三月，夜卧早起，无厌于日。秋三月，早卧早起，与鸡俱兴。冬三月，早卧晚起，必待日光。

4. 淡食为宜，杂食为优；素食为主，狂食为禁；慢食为佳，粗食为好；鲜色为妙，暴食为忌；淡茶为友，温茶为适。合理饮食可以使人类平均寿命延长20年。

5. 毒药攻邪，五谷为养，五果为助，五畜为益，五菜为充，气味合而服之，以养精益气。

6. 节饮食而后得健康。有节制的饮食能延长生命，放纵食欲就缩短生命。只有节制食欲才能高寿。节食则无疾，择言则无祸。

7. 饮食有节，寒暖当心。起居以时，劳逸均匀。有规律的生活是健康与长寿的秘诀。

8. 怒后不可便食，食后不可发怒。

9. 一味追求食物精美是生活奢侈的标志，不愿再吃家常便饭是精神病症的预兆。

10. 粗食与新鲜的空气是健康的源泉。

11. 酒是烧身硝焰，气是无烟火药。酩酊是暂时自杀。

12. 平平静静地吃粗茶淡饭，胜于提心吊胆地吃大鱼大肉。

13. 保健食品用不多，重在锻炼血脉和。平时吃点葱姜蒜，激发食欲胃气和。

14. 天天把胃囊塞得过饱是一种慢性自杀。饮食节制常常使人头脑清醒、思维敏捷。

15. 食慎勿使多，多则生病；饱慎勿便卧，卧则心荡。

16. 生活有规律，饮食有节制，健身能持久，这就是长寿经验。

17. 多食积食为百病之源。饮食有节，则身利而寿命益；饮食不节，则形累而寿命损。

18. 饮食习惯的改良比其它任何改良，其优点显然要大得多。过度的饱食有伤胃口，毫无节制的放纵，会使人患病。

19. 不极饥而食，食不过饱；不极渴而饮，饮不过多。

20. 美味的食品并不都对身体有益。养人还是家常饭。要拣清淡的食品吃，因为这样对降低血液的粘性有好处。

21. 人的饮食要从五谷杂粮中吸收多方面的营养，也要从各种蔬菜中吸收营养，不能偏食。

22. 美酒不过量，好菜不过食。口腹之欲，何穷之有？每加节俭，惜福延寿。

23. 节饮食，戒偏嗜，保脾胃，是养生延年一大关键。

24. 所食愈少，心愈益；所食愈多，心愈寒，年愈损焉。

25. 宁可吃个半饱，不可吃得过饱。纵口固快一时，积久必为灾害。饮食必须有度。

26. 饮食决定人。大脑功能很大程度上取决于你每天吃什么。人应当善于鉴别哪些物品食用有益，哪些物品食用有害。这种智慧，是一种最好的保健药。

27. 饮食营养指南：食物多样化，宜杂不宜偏；三餐讲平衡，精细搭配合；每顿八成饱，收支正相抵；脂肪勿过量，少糖莫贪甜；常吃绿叶菜，适当少用盐，可饮低度酒，喝茶不吸烟。

28. 饮食宁可一日无肉，不可一日无豆；食，不可无绿。

29. 饮食有节制，少食多餐，以素为主，定时定量。多吃粗粮，多吃素食，多吃鱼类。饮食有绳，利于长生。

30. 饮食指南：人对各类食物需要量的多少顺序为：谷、果、菜、蛋、肉、奶、油。原则是食物多

样，谷类为主，多吃菜果奶，少吃肉蛋油。

31. 有六种保健品，应经常饮用：一是绿茶；二是红葡萄酒；三是豆浆；四是酸奶；五是骨头汤；六是蘑菇汤。

32. 大豆是营养之花，豆中之王。一两大豆的蛋白等于二两瘦肉，等于三两鸡蛋，等于四两大米。豆浆里含有寡糖，它100%吸收。而且豆浆里还含有钾、钙、镁等，钙比牛奶含量多。豆浆里有5种抗癌物质。所以说，营养最好的是豆浆。

33. 蘑菇能提高免疫功能，所以是保健品。骨头汤里含有琬胶，琬胶是延年益寿的。酸奶是维持细菌平衡的，它使有益的细菌生长，有害的细菌消灭，所以喝酸奶可以少得病。

34. 食要多吃谷类，第一是玉米。它是"黄金作物"，玉米里含有大量的卵磷脂、亚油酸，谷物醇、VE，可以防止高血压和动脉硬化。第二是荞麦。荞麦可降血压、降血脂，降血糖。荞麦里有18种纤维素，吃荞麦可防胃肠道癌症。第三是白薯、山药、土豆。吸收毒素，润滑肠道，可防肠癌。它们可以吸收水分，吸收脂肪、糖类，不得肠胃病。第四是燕麦。它能降血脂、降血压、降甘油三脂，使你的血脂降下来。最后是小米。小米能除湿、健脾、镇静、安眠。

35. 健康要从饮食开始。少吃多滋味，多吃坏脾胃。少吃香，多吃伤。每餐八成饱，保持身体好。要活九十九，每餐留一口。家庭吃饭最好分餐。

36. 任何饱食过度的现象都是不应该的，有害的，尤其是狂食暴饮更是一种罪愆。有许多医学证明，要想延长寿命最好的办法，就是减少食物的摄取量。

37. 素食已愈来愈被认为是人类保健长寿的食品之一。肉类食品大减，心血管疾病发病率可下降70%，素食是健康所需要的，而且素食是英雄和圣人的食物。素菜是一切生物取之不尽的营养品。

38. 人类所吃的食物，总的分为酸性食物和碱性食物。肉类都属酸性食物；蔬菜、水果等则是碱性食物。实验证明，人体的血液在保持弱碱性时才能发挥正常作用。因此，素食被喻为血液的净化器。

39. 吃肉不吃蒜，营养减一半。鱼生热，肉生痰，青菜豆腐保平安。

40. 冬吃萝卜夏吃姜，不劳医生开药方。多吃番茄营养好，貌美年轻疾病少。

41. 一日吃三枣，一生不显老；热天吃西瓜，不用把药抓；一日一苹果，医生远离我。

42. 荤素搭配，长命百岁；素食为主，狂食为禁，淡食为宜，杂食为优；慢食为佳，粗食为好。吃米带点糠，一家都健康。吸收水分，吸收脂肪、糖类，不得糖尿病。

43. 早饭吃好，午饭吃饱，晚饭吃少。晚上少吃一口，肚里舒服一宿。人不得夜食，夜勿过醉饱。要想老来安，夜间少加餐。

44. 为了能够保持良好的健康，饮食不仅分量要有节制，而且口味也要清淡。若要身体安，三分饥和寒。

45. 青菜豆腐富营养，山珍海味坏肚肠。人老吃粥，多寿多福。开水多喝，强似吃药。

46. 当少饮食，饮食多则气逆，百脉闭；百脉闭，则气不行；气不行，则生病。养生所甚恶，旨酒及大肉。

47. 饮食定时定量，讲究营养平衡，饮食自倍，肠胃乃伤。不吃过饱，身体保好。

48. 人久御肥甘，不独令肠胃受伤，亦令人心气昏烛。每三日一斋素，可以养生，可以养心。

49. 食宜淡些，不可厚味；食宜温暖，不可寒凉；食宜软烂，不可坚硬。

50. 若要身体好，吃饭不过饱。要活九十九，每餐留一口。吃饭八成饱，到老肠胃好。若要身体壮，饭菜爵成浆。

51. 食物缺了钙，骨牙就要坏。食物缺了铁，就会得贫血。

52. 粥香可爱贫方觉，睡味无穷老始知。睡美精神足，心空念欲轻。清宵一觉睡，可以销百疾。

53. 粥疗歌：若要不失眠，煮粥添白莲；心虚气不足，桂圆煨米粥；血压高头晕，胡萝卜粥灵；要保肝功好，枸杞煮粥很相宜；夏令防中暑，荷叶同粥煮;若要双目明,粥中加旱芹。要得皮肤好,米粥煮红枣;气短体虚弱,山药煮粥妙;口渴心烦躁,粥加猕猴桃;防治脚气病,米糠煮粥饮;肠胃缓泻症,胡桃米粥炖;头昏多汗症,煮粥加薏仁;便秘补中气,藕粥加山药。

54. 食粥养生。食粥能滋生津液,培养胃气,帮助消化,且营养俱存,实为养生之宝。

55. 养生须养性,养性须养心,养心须行善。美药勿离手,善言勿离口,乱想勿经心。

56. 热食伤骨,冷食伤肺。热无灼唇,冷无冰齿。

57. 常在花间走,活到九十九;苍蝇嗡嗡叫,疾病快来到;蟑螂满屋爬,药罐手中拿。

58. 合理膳食,有益健康。会吃千顿香,不会吃一顿伤。通过改变饮食结构可以提高身体素质。

59. 一个人最关心的事情可能就是"吃"了,一辈子吃下的食物数以吨计,因此,吃有学问,吃有方法,吃有讲究,否则难免吃出毛病。

60. 暴饮暴食会生病,定时定量可安宁。

61. 吃得慌,咽得忙,伤了胃口害了肠。

62. 若要百病不生,常带饥饿三分。宁可锅中存放,不让肚子饱胀。少吃多餐,益寿延年。

63. 吃米带点糠,营养又健康。三天不吃青,两眼冒金星。常吃素,好养肚。

64. 宁可食无肉,不可饭无汤。饭前喝汤,苗条健康,饭后喝汤,越喝越胖。吃面多喝汤,免得开药方。早喝盐汤如参汤,晚喝盐汤如砒霜。夏天一碗绿豆汤,解毒去暑赛仙方。

65. 晨吃三片姜,如喝人参汤。女子三日不断藕,男子三日不断姜。天天吃生姜,身体能健康。冬日吃姜,不畏风霜。冬吃萝卜夏吃姜,不劳医生开药方。

66. 萝卜出了地,郎中没生意。胡萝卜,小人参;经常吃,长精神。

67. 吃了十月茄,饿死郎中爷。多吃芹菜不用问,降低血压喊得应。

68. 黄瓜鲜脆甜,常吃美容颜。辣椒尖又辣,增食助消化。

69. 春吃荠菜好,夏吃菱和藕。常吃鱼类,能活百岁。尝遍百果能成仙。

70. 吃四条腿的(猪、牛、羊等),不如吃两条腿的(鸡、鸭、鹅等);吃两条腿的,不如吃没有腿的(鱼类)。

71. 少吃红肉,吃点白肉,多吃鱼肉。红肉不如白肉,白肉不如鱼肉。

72. 吃鱼的姑娘漂亮,吃鱼的小伙健壮,吃鱼的孩子聪明,吃鱼的老人寿长。每天吃30克鱼,心脏病的发病率可降低50%,尤其是吃深海鱼,可以预防心脏病。

73. 饭养身,乐养心。牛奶补钙又强身,每天都喝人精神。

74. 大葱蘸酱,越吃越胖。大蒜是个宝,常吃身体好。核桃山中宝,补肾又健脑。

75. 五谷杂粮壮身体,青菜萝卜保平安;要长寿,多吃豆腐少吃肉。

76. 主身者神,养气者精,资气者食。食者,生民之天,活人之本也。故饮食进则谷气充,谷气充则气血盛,气血盛则筋力强。脾胃者,五脏之宗,余四脏之气皆生于脾胃,故四时人生皆以胃气为本。

77. 饮茶嗜好习为常,冬饮红茶不寒凉,夏多清茶宜龙井,春秋花茶醒脾香。

78. 绿茶里含茶坨酚,它是抗癌的;绿茶里含有氟,用它漱口,可坚固牙齿;绿茶本身含茶甘宁,可提高血管韧性,使血管不易破裂。因此要常喝绿茶。

79. 茶水喝足,百病可除;吃点萝卜喝点茶,寒冬养生好方法。

80. 适当饮酒,可以活血化瘀,通筋舒络,驱寒暖身,健胃提神。过量饮酒,会引起血液加快,造成感情失控,麻醉不醒,语不择言,动不择行,血压升高。酒能乱性,酒伤肝,伤身、误事,甚至坏大计,送性命。要常饮红葡萄酒。红葡萄的皮上有种东西,叫"逆转醇",它是抗衰老的,它还是抗氧化剂,常喝红葡萄酒的人不得心脏病。葡萄酒每天不超过50—100毫升,白酒每天不超过5—10毫升,啤酒每天不超过300毫升。如果你超过这个量是错误的,不超过这个量是好的。

81. 适量饮用低度酒,可以解除紧张情绪,增加良性胆固醇，促进血液循环，帮助消化。美国哈佛大学享尼克教授发现，如果每天饮两杯（0.6升）啤酒或（0.3升）葡萄酒，患心脏衰竭的风险即可减少一半。

82. 每一杯过量的酒都是魔鬼酿成的毒汁。醉酒是埋葬人们理智的坟墓。

83. 美酒是可以饮用的艺术品。它是大地赐给我们的液体精华。少量饮酒，是健康的朋友；过度饮酒，是罪魁祸首。

84. 睡眠是一种灵丹妙药。它不仅能恢复人的体力，而且在一定程度上，也能恢复人的心灵，使它返朴归真。

85. 睡眠是一种美。在睡眠中，每个人都在与自己的上帝做最本质的对话。一切有生之作，都少不了睡眠的调剂。

86. 睡眠的作用胜过药物。午睡时间是午饭后半小时，而且最好睡一个小时，睡的太长对身体没有好处。晚上10点到10点半睡觉，一小时到一个半小时进入睡眠是最科学的。再就是12点到3点，这3小时雷打不动，什么也别干。这3小时是深睡眠，如果这3小时睡好了，第二天起来一定精神焕发。

87. 睡得香，人健康。睡眠既是对人体的定期修复，也是对人体的不断"充电"。

88. 睡眠最理想的时间是晚上10时至凌晨5时，这段时间，可以睡得最沉。人的睡眠受体内生物钟的控制，一天中有两个睡眠峰期，第一个峰期为主要峰期，位于凌晨2时左右，第二个峰期为次要峰期，位于下午2时左右。困倦抛书午睡长，不觅仙方觅睡方。

89. 睡前洗脚，胜吃补药；前三十年睡不醒，后三十年睡不着；枕头没选对，越睡会越累。

90. 早睡早起能使人健康、富有、聪明。起居时，饮食节，寒暑适，则身利而寿命益。

91. 睡眠是一剂最好的药物。睡眠是一切精力的源泉，是病患者的灵药。午睡是个宝，常睡身体好。

92. 讲求睡眠，调寝养生。睡眠的朝向：凡人卧，春夏向东，秋冬向西，头勿北卧，及墙北亦勿安床。睡眠的禁忌：睡眠要避光；睡眠不宜蒙头；睡眠时不要受风；睡眠时不要烤头；睡眠时不宜说话；睡眠时脚部不宜高悬；睡眠应取侧卧之姿，应面向右侧卧，因心脏在左边，不宜过多受压；睡觉时应摒除思虑；睡觉时应常翻身。人的一生，几乎近三分之一的时间在睡眠中度过，睡眠质量的确与养生有密切关系。

93. 上士别床，中士异被；服药百裹，不如独卧。

94. 色使目盲，声使耳聋，味使口爽。苟能节宣其宜适，抑扬其通塞者，可以增寿。

95. 一日之忌者，暮无饱食；一月之忌者，暮无大醉；一岁之忌者，暮须远内；终身之忌者，暮常护气。夜饱损一日之寿，夜醉损一月之寿；一接损一岁之寿，慎之。

96. 节日保健要点：过节别过累，放松不放纵。缺什么，别缺觉；多什么，别多吃。入席少饮酒，闲来多品茶。

97. 五谷宜为养，失豆则不良；五畜适为益，过则害匪浅；五菜常为充，新鲜绿黄红；五果当为助，力求少而数；气味合则服，尤当忌偏独；饮食贵有节，切切勿使过。

98. 人知饮食所以养生，不知饮食失调亦以害生。饮食之味，有与病相宜，有与病相害，若得宜则宜体，害则成疾。所以，善食者养生，不善食者伤身。

99. 食能排邪而安脏腑，药能恬神养性以资血气，故为人子者不可不知此二事。

100. 药补不如食补。天然的食物是最好的药物。但是，对于体弱多病者养生来说，食补不能代替药补，食养也不能代替药养。

101.《博物志》云："所食愈少，心愈开，能愈益；所食愈多，心愈塞，年愈损。"

102. 安生之本，必资于食，不知食宜者，不足以存生。

103. 一个民族的命运要看她吃的是什么和怎么吃。

104. 杨泉《物理论》曰："谷气胜元气，其人肥而不寿；元气胜谷气，其人瘦而寿。养性之术，常使谷气少则病不生矣。"

105. 养身在动，养心在静；饮食有节，起居有时。物熟始食，水沸始饮，多食果菜，少食肉类；头部宜冷，足部宜热。知足常乐，无求乃安。

106. 长寿不是要吃得贵，而是要吃得对。

107. 精神豁达，知足不贪，食居慎节，爱好广泛。

108. 淡泊名利地位，动静相济，劳逸适度。凡事看得穿，忍得住，想得透，放得下。

109. 安分以养福，宽胃以养气，省费以养财，已饥方食，未饱先止。

110. 吐纳肺腑，活动筋骨，适时进补。

111. 戒烟，戒酒，戒狂喜，戒悲愤，戒空思，戒懒惰，戒虚度。

112. 饮食清淡，定时定量；户外活动，不怕风雨；常读书报，明了世情；既往不咎，多做善事。

113. 贝时璋从来不吃补药和营养品，只是每天坚持吃四片复合维生素B、六片维生素C。之所以每天坚持吃复合维生素B和维生素C，贝时璋认为根据自己的细胞重建理论，维持好细胞解体和细胞重建的平衡，是对抗肿瘤和心血管疾病以及维持和提高脑功能的重要环节；而细胞解体和细胞重建的平衡，是靠机体氧化、还原系统作用的平衡来维持。吃一定量的复合维生素B和维生素C，就可以维持氧化、还原系统作用的平衡，从而可以对抗肿瘤和心血管疾病以及维持和提高脑功能，保持健康。

114. 每晚用热水泡脚（15～30分钟），可以说是最好的养生保健法，不仅给一天劳累的各个脏器送去最实在的关怀，而且有助于睡眠，能提高人体免疫力。

115. 彭祖曰："养寿之道，但莫伤之而已。夫冬暖夏凉，不失四时之和，所以适身也。"

116. 著名爱国华侨领袖庄希泉总结的养生保健经验是：重视锻炼，身心健康，修身养性，豁达开朗；身体健康，意志坚强，不畏艰险，经得风浪。

117. 毛泽东说："基本吃素，坚持走路，心情舒畅，劳逸适度。……动为纲，抑喜怒，少量酒，多吃素。"

118. 毛泽东的饮食原则是："荤素搭配，以素带荤，粗细搭配，海陆搭配，杂食不偏，口味清淡，餐次适当，内容简朴，热量适中。"

119. 毛泽东说："我看中国有两样东西对世界是有贡献的，一是中医中药，二是中国饭菜。饮食也是文化。全国有多少省和地方，菜饭有多少种。"

120. 药王孙思邈曰："养摄生者，起居有四时之早晚，兴居有至和之常制，调节筋骨有俯仰之方，祛病避邪有吐纳之术。"

121. 爱美是女人的天性，爱酒是男人的本性。人类学家维特·巴诺教授通过对美洲印第安部落人群心理行为的研究发现，酒的消耗量是一些民族焦虑程度的指标，越是焦虑的人群，酒的消耗量越大，并认为这个观点适用于所有饮酒民族。

122. 客观地说，酒是一种多情物，又是一把双刃剑，少量的酒是健康所需，多量酒则是罪魁祸首。每日不超过15～30克酒精，有助于升高血中高密度脂蛋白胆固醇，也即"好的胆固醇"，可以延缓动脉硬化。一项研究发现，适量饮酒使冠心病死亡率下降20%。但是，世界卫生组织不仅不提倡以少量饮酒来预防冠心病，更是把对酒的口号改为："酒，越少越好"。

123.《管子》云："起居不时……则形累而寿命损。"

124. 减食以助药，增睡以节耗，舒以养体，缓以却劳。

125. 一个人每天站5个小时燃烧掉的脂肪是坐着的3倍。

第十五篇 生活方式歌言

一、生活方式歌谣

（一）生活方式三字经

常运动，勤思考，既强身，又健脑。
可书画，种花草，多动手，精神好。
乐棋艺，养鱼鸟，广交友，减烦恼。
讲卫生，常洗澡，室通风，勤打扫。
不偏食，不过饱，蔬菜多，盐糖少。

高蛋白，辛辣少，血压平，肠胃保。
不讳病，诊治早，多预防，病痛少。
保健操，不可少，坚持久，能防老。

(《中华养生歌谣》)

(二)益寿三字经

鬓发白，年古稀，体渐弱，不为奇。
勿熬夜，按时起，神智清，再下地。
一日事，有条理，慢节奏，大有益。
常锻炼，壮身体。幽静处，深呼吸。
头常梳，足常洗。气候变，增减衣。
防感冒，莫大意。看电视，要间歇。
躲噪音，保听力。劳动活，须量力。
防骨折，别伤躯。食疗法，当牢记。
不偏食，善调剂；多清淡，少油腻。
酒少饮，烟禁忌；不过饱，勿受饥。
细咀嚼，防便秘。讲卫生，常查体。
活在世，应进取。重修养，淡名利。
遇烦恼，不生气。年龄增，不自弃。
习诗文，别求急。写日记，大有益。
闻墨香，涂几笔。学电脑，勤练习。
学外语，助记忆。听音乐，调情趣。
人乐观，益身体。心态好，寿期颐。

(《中华养生歌谣》)

(三)八多八少歌

多一点学习，少一点空虚；
多一点情趣，少一点孤寂；
多一点爱好，少一点暮气；
多一点欢笑，少一点忧虑；
多一点运动，少一点病疾；
多一点谅解，少一点斗气；
多一点知足，少一点攀比；
多一点乐观，少一点生气。

(《康寿嘉言》)

(四)良好习惯歌

心胸豁达，情绪乐观。
劳逸结合，坚持锻炼。
生活规律，善于休闲。
营养适当，肥胖当减。
少量喝酒，不要吸烟。
适应环境，家庭和欢。
自尊自重，与人为善。
爱好清洁，注意安全。

(《古今健康歌诀》)

(五)生活方式养生歌

欲求健康乐逍遥，起居养生有诀窍。
黎明即起庭院扫，散步漫跑做早操。
踢腿甩臂太极拳，何必苦把仙方找。
定时大便莫憋尿，二便通畅疾病少。
一日三餐要定时，饮食有节勿过饱。
素食为主少荤肉，平衡膳食寿自高。
少量饮酒不抽烟，防病防毒防感冒。
远眺眨眼做眼操，不要躺着看书报。
增减衣服随气候，被褥常晒勤洗澡。
春暖不要忙减衣，秋凉勿早增衣帽。
作息有序莫大劳，疲劳过度精气耗。
安闲好逸气血滞，体弱多病易早夭。
居室洁净勤通风，空气新鲜病不扰。

(《古今健康歌诀》)

(六)八养歌 [清]金缨

少思虑，以养心气；
寡色欲，以养肾气。
勿妄动，以养骨气；
戒嗔怒，以养肝气。
薄滋味，以养胃气；
省言语，以养神气。
多读书，以养胆气；
顺时令，以养元气。

(七)适量饮酒歌

适量饮酒益健康，每日一杯两杯量。
行气活血助消化，减少血栓血流畅。
防止部分心脏病，心肌梗死中风防。
不要贪酒切莫忘，适量饮酒记心上。

(《古今健康歌诀》)

(八)饮酒“三适”歌

第一饮酒要适时，清晨空腹不宜之；
第二饮酒要适情，情绪不好酒宜停；
第三饮酒要适量，每餐三钱较适当；
恣意饮酒害处多，少量有益身健康。

(《古今健康歌诀》)

(九)烟草“五毒”歌

烟碱又名尼古丁，使人成瘾血压升，
伤支气管抑呼吸，心律加快负担重。
烟焦油称烟油子，致癌物质含其中，
粘附咽部管表面，慢支肺癌肺气肿。
一氧化碳称煤气，破坏血液输氧能，
组织缺氧脉硬化，心血管病可发生。
放射性物钋铅镭，损害肝肾致癌症。
3,4-苯并芘名镉，直接间接诱癌生。

(《古今健康歌诀》)

(十)吸烟“四害”歌

吸烟首先害自己，致多种病寿命低；
心血管病与慢支，增加肺癌发生率。
其次吸烟害他人，多数烟雾散发去；
污染环境空气浊，致使他人被动吸。
第三吸烟害后代，殃及妇女怀孕期；
引起妊娠高血压，流产早产胎儿畸。
第四吸烟害国家，医疗费用耗国力；
引发火灾损失大，烟草种植浪费地。

(《古今健康歌诀》)

(十一)夫妻牵手歌 洪昭光

夫妻之间牵牵手，息息相通感情有；
早上出门牵牵手，神清气爽往前走；
晚上回来牵牵手，消退劳累无忧愁；
花前月下牵牵手，心心相印乐悠悠。

二、生活方式箴言

1. 世界卫生组织指出：一个人要健康，生活方式因素占60%，医疗条件因素占8%，父母遗传因素占15%，还有其他因素。

2. 健康的生活方式，就是世界卫生组织倡导的维多利亚宣言：合理膳食，适量运动，戒烟限酒，心里平衡。

3. 养生保健十四忌：一忌不吃早餐，二忌食之过饱，三忌饮食过咸，四忌油炸食品，五忌贪杯狂饮，六忌多糖高脂，七忌过热食品，八忌空腹锻炼，九忌过勤冷浴，十忌久坐猛起，十一忌少动懒惰，十二忌情绪急躁，十三忌忧愁悲观，十四忌睡眠不足。

4. 改变不良生活方式和行为，是确保身心健康的重要环节。个人的生活方式是决定个人健康的主要因素。

5. 健康源于过着有规律的生活！生活富有规律的人，也就是拥有健康的人。

6. 娱乐作为其它方式上的生活，由于使我们平生不用的器官和能力活动起来，因而娱乐又可能成为教养。

7. 起居有节，身体健康，能延年益寿。生活没节制，往往缩短生命。

8. 养成简单朴素的生活习惯，是增进健康的一大因素。

9. 少吃多动；情贵淡，气贵和；思考到老。

10. 勤劳是治疗经常使人烦恼的一切疾病和悲惨的最好方法。

11. 健康无法凭空获得，它必须靠有恒的有氧运动和均衡的饮食。只要经常运动，饮食有度，就能常保康宁。

12. 延年益寿六要素：一是每日定时用餐；二是每日坚持用早餐；三是每周三次适度的体育活动；四是每夜坚持七八小时睡眠；五是避免增加体重；六是少喝酒，不抽烟。

13. 若识透天年之有限节度，则事事循理自然，不贪不躁不妄，可以却未病而尽天年。

14. 人在身强力壮的青少年时代所养成的不良嗜欲，到了晚年是要一并结算总帐的。

15. 最好的药物是你的食物，最好的医生是你自已，最好的医院是你的免疫功能。

16. 有规律的生活是健康与长寿的秘诀。神气坚强，老而益壮。

17. 绝对的安息和过分的激动都是不需要的。身体要过着一种有规则的、有节制的生活，方才能保持健康。

18. 人需要娱乐和变换兴趣，以防止变得迟钝、呆滞和智力闭塞。适度的娱乐能放松人的情绪，陶冶人的情操。懂得如何娱乐是一种幸福的才能。

19. 我们的心智需要松弛，倘若不进行一些娱乐活动，精神就会垮掉。娱乐存在于生活之中，并创造了生活的风貌。

20. 正当的游玩，是辛苦的慰安，是工作的预备。终日埋头工作而不去娱乐，聪明的人也会变傻。腾不出时间娱乐的人，早晚会腾出时间生病。

21. 为了得到真正的快乐，避免烦恼和脑力的过度紧张，我们都应该有一些嗜好。玩棋牌，善忘我，增智慧，得其乐。

22. 游玩在一种意义上是增益生活的准备。在玩乐中，我们能表现出我们是怎样一个人。各种娱乐的高下优劣，最能显示那个人的高下优劣。

23. 娱乐至少与工作有同等的价值，或者说是工作之一部分。

24. 娱乐于身，无忧于心。放松与娱乐，是生活中不可缺少的要素。但不应该追求一切种类的快乐，应该只追求高尚的快乐。

25. 太缺少娱乐，绝不能使人生润泽，事业进步。适当地娱乐，有利于增益生活。

26. 旅游是获得愉悦感和浪漫的最好媒介。旅游不是为到某个地方，而是为了行走。旅游的意义就在于动。旅游是使精神返老还童的秘方。

27. 旅游有好多益处：新鲜满怀；见闻大开；观赏新都市的欢悦；与陌生朋友相遇；能学到各种高雅的举止。

28. 旅游是恢复青春活力的源泉。对于年轻人，旅游是一种教育的方式，而对于老年人，旅游则构成一种经验。旅游教给人们宽容之美德。旅游使我们体味人生。

29. 旅游还是一种颇为有益的锻炼，旅游能培养人的耐力。旅游是真正知识最伟大的发源地。旅游是解脱，是经验，是教育。旅游是进行探索新的未知事物的活动。

30. 世界是一本书，从不旅游的人等于只看了这本书的一页而已。从不出门的人，必定是满腹偏见。

31. 旅游是一种学习的方式。旅游是知识之路。

32. 旅游看大好河山，更加热爱生活；既开阔眼界，愉悦精神，又锻炼身体，有益健康。

33. 地方的改变能带来思想的改变和见解与感情的改变。最惬意的事情之一便是出游。

34. 人生就是旅行。旅行是人生的缩影。旅行使人们体味人生。

35. 游历祖国名山大川，本身就是爱国主义教育，就是对人的熏陶。读万卷书，行万里路，见识广了，知识丰富了，精神境界也就高了。

36. 智者乐水，仁者乐山。智者动，仁者静。智者乐，仁者寿。

37. 要健康，除了劳动，生活宜于有节奏。有张有弛，有劳有逸。劳动可以使精神得到休息，安逸可以使身体得到休息。劳逸平衡，益于健康。

38. 没有间歇，便不能持久。安逸是辛劳的报酬。劳动后的休息，是一种纯粹的喜悦。

39. 延寿之道何在？恐怕妙诀还在于：人的各个方面的自我调节。

40. 善养身者，使之能逸而能劳，劳逸适度，相互协调。

41. 休息和工作同等重要，妨碍休息和睡眠是直接自杀。休息是滋养疲乏的精神保姆。

42. 睡眠和休息丧失了时间，却取得了明天工作的精力。

43. 会休息的人才会工作。人的精力是一笔有限的财富，恶性透支的结果可想而知，英年早逝的也不鲜见。劳逸结合，本身就是在保持精力，提高精力。

44. 物理学知识告诉我们，人和其它动物一样，如果不从事一定的体力劳动，会引起很多疾病，甚至会威胁生命。

45. 休息的时候，就尽情玩耍；工作的时候，就要专心致志。劳作有益，过劳成疾。

46. 在你感到疲劳之前先休息，你每天清醒的时间可以增加一小时。

47. 对待精神上的疲劳，惟一解决办法就是放松，放松，再放松。紧张是一种习惯，放松也是一种习惯，而前者是坏习惯，后者是好习惯。坏习惯应该去除，好习惯应该培养。

48. 人体所有这些器官，最重要的自然还是眼睛。因为眼睛消耗了全身散发出来能量的四分之一。如果你能放松你的眼部肌肉，你就可以忘记所有的烦恼了。

49. 一个疲倦而需要休息的人决不能做出良好的工作。身不可过劳，心不可过累。

50. 良好的休息是继续奋斗的最佳保证。不会休息的人就不会工作。

51. 适量运动及休息，是心情愉悦的必要因素。休息的艺术可以说是工作艺术的一部分。

52. 当你无暇休息的时候，正是你该休息的时候。要是把弓弦绷得太紧，就会断裂。

53. 养成良好的习惯，改良不足的习惯，轻松获得长久健康。

54. 吃得巧，睡得好。吃好睡好，长生不老。中午睡觉好，犹如捡个宝。

55. 吃人参不如睡五更。经常失眠，少活十年。一夜不睡，十夜不醒。睡多容易病，少睡亦伤身。冬睡不蒙头，夏睡不露肚。

56. 坐有坐相，睡有睡相，睡觉要像弯月亮。

57. 寒从脚上起，病从口中入。热水洗脚，如吃补药。

58. 春捂秋冻，不生杂病。指甲常剪，疾病不染。

59. 冷水洗脸，美容保健。温水刷牙，牙齿喜欢。

60. 饭前便后要洗手，一切小病绕道走。

61. 饮了空腹茶，疾病身上爬。喝茶不洗杯，阎王把命催。

62. 尽量少喝酒，病魔绕道走。戒烟限酒，健康长久。饭后一支烟，害处大无边。

63. 多吃咸盐，少活十年。甜言夺志，甜食坏齿。吃药不忌嘴，跑断医生腿。

64. 多喝凉白开，健康自然来。白水沏茶喝，能活一百多。

65. 多吃五谷杂粮，寿命自然延长。

66. 关注健康，首先应考虑克服各类生活习惯病。世界六成人死于各类生活习惯病。在生活习惯病导致的死亡中，有六成是起因于吸烟、肥胖、运动不足。

67. 不吸烟、多吃蔬菜水果、经常锻炼以及适度饮酒，可以让生命多14年。

68. 每天做到“八步走”：第一步吃好三顿饭，第二步解好大小便，第三步睡好八小时，第四步每天锻炼半小时，第五步每天笑30分钟，第六步每天给家人讲三句最好听的话，第七步每天学习两小时，第八步不吸烟不酗酒。养成好习惯，形成好心态，有了好人缘，就会拥有健康。

69. 养成八个好习惯，健康永远伴随你。

(1)每天吃早餐，容易有好心情。

(2)多吃豆类食品，能降低患心脏病的风险。

(3)多吃蔬菜、水果，能补充维生素，对身体有益。

(4)一周两份鱼肉，有抗凝血效果。

(5)静坐冥思。每天早晚各一次，每次20分钟。

(6)保证睡眠。按时睡觉，不忽多忽少。

(7)多吃素菜和谷类食物。每周可一两天全吃素。

(8)每天运动30分钟以上。

70. 太阳是个宝，常晒身体好。晒太阳的健身效果，比喝蜂王浆还管用。阳光中80%的红外线和远红外线，有活化组织细胞、改善微循环、活化水分子的作用。

71. 通往健康大门的五把金钥匙：积极锻炼身体是保证身体健康的首要途径；加强脑力训练是防止智力衰老的有力克星；身心健康的物质基础是合理营养、膳食平衡；乐观的情绪、开朗的性格有助健康利于防病；良好的生活方式和行为是身心健康的重要保证。

72. 像蜜蜂一样快乐生活，像心脏一样有序工作。

73. 现代生活方式而引发的疾病将成为世界头号杀手！健康来自于好的生活习惯。

74. 健康的生活方式不可能保证每一个人都健康长寿，但目前是保证大多数人健康长寿的最可靠途径。

75. 旅游是愉快的休息，领略大好河山是对人心情的一种陶冶。而保健旅游更是目前许多老年人向往的一种追求欣赏大自然之美的享受，是一种心理上的满足和精神需要。

76. 著名漫画家方成总结的养生之道是：“心情舒畅，适度工作，不寻烦恼，骑车锻炼，遵从医嘱，饮食保健。”

77. 老年人养生原则：过去的不要想，未来的不必去想，主要注意现在，好好地保重身体。

78. 对于中年女性来说，想要变得年轻，护肤品只能做表面文章，只有坚持锻炼才能让身体由里到外保持青春。据英国《每日电讯报》报道，《应用生理学》期刊最新研究指出，更年期女性如果能在31个月内，每天抽出1小时锻炼，身体就能恢复到16年前的状态。

79. 不要等病了才关爱身体，而是要通过关爱让身体不生病，少生病。所以，科学养生，积极防病，比治病更加重要。

80. 百岁寿星的长寿秘诀：手脑并用是长寿的“总开关”；散步、晒太阳，是衰老的“减速器”；幸福感是长寿的“加油站”。

81. 衰老的过程更多情况下反映了日常生活习惯及每天所作所为的积累，而这些在很大程度上是我们可以控制的。只要遵循简单的“加减乘除健康新法则”，就可以活得更好，活得更久，活得更健康。

加——增强保健意识，加强健康维护。积极的生活方式首先来自积极的保健意识。有规律的体检和运动是必要的健康维护。

减——减少健康威胁因素，改变不良生活习惯。饮食起居的不良习惯是健康的最大威胁。最简单的方法是每个人建立一份自我健康管理计划，用计划来要求和约束自己，日益减少不良生活习惯。

乘——树立抗衰老信心，创造生命奇迹。每个中老年人都可以树立信心，在自己力所能及的范围内创造健康奇迹。

除——消除陈旧的保健观念，矫正错误的健康认知。陈旧保健观念影响最深的有以下三种：误区一：只有疾病才是健康的杀手。事实上，生活方式和人生信念在某种程度上比疾病对健康的影响更大。误区二：性生活是消耗健康的行为。确切地讲，纵欲确实损害健康，但适度享受性生活却会促进中老年人身心健康。误区三：亚健康不是病，不需要就医。亚健康是中老年人的普遍状况，在寻求保健的过程中，要学会寻求医生的帮助，使自己摆脱亚健康，消除“有病才求医”的传统观念。

82. 快乐就是免疫力。积极的情绪和快乐能让你的免疫系统更好地工作，或者帮助你抵抗疾病入侵，让你长寿。快乐并不是一种模糊的、无法形容的感觉，快乐是人类大脑的一种自然状态，你可以随心所欲地为自己制造快乐。

83. 让良好生活习惯保障健康。世界卫生组织指出：几十年后什么最可怕？艾滋病？核武器？瘟疫？癌症？都不是，而是不良的生活方式养成的不良生活习惯。

84. 生活习惯人各有之，包括了饮食起居、情绪变化、运动代谢等习惯，开始人们是在不自觉地按照自己的爱好、性格和脾气安排的，慢慢地这种安排就发展成为一种作风，一种模式，就成了生活习惯。

85. 良好的生活习惯，比如每天生活有节奏有规律，减少夜生活，每天睡7～8小时；营养均衡，每天吃早餐，一日三餐，不吃零食；保持乐观，经常说话和唱歌；有规律的体力锻炼，保持标准体重；不饮酒或少饮酒，不吸烟；讲究心理卫生等。好的生活习惯会帮助我们健康成长，取得事业成功。好的生活习惯是健康的宝藏，可受益终身。俄国教育家乌申斯基说：“良好的习惯乃是人在其神经系统中存放的道德资本，这个资本在不断增值，而在人整个一生中就享受着它的利息。”

86. 科学健康的作息节律很重要，应该成为日常养生保健的基础工作。合理恰当地安排好每天的工作、学习、活动和休息，可以使我们保持旺盛的精力，维护身心的和谐与健康。

87. 每个人都有自己的养生方法，但不论采用哪种养生方法，关键在于坚持，只有持之以恒，才能收到成效。有的人得病住院了，才想起保养身体，甚至不惜花钱买人参、虫草等高级营养品来突击进补，这样做不可能立竿见影，操之过急还会事与愿违。关键还是要把平时的养生功课做好，日积月累，身体的抵抗力就会提高，有一个好的身体基础，就可能少生病，即使生了病，也能够较快康复。

88.防治血管病的四句话：管好嘴，迈开腿，少用药，多喝水。

89.顺其自然，动静结合，以素为主，适可而止。

第十六篇 防病治病歌言

一、防病治病歌谣

(一)防病治病歌Ⅰ

人生价值最珍贵，善待自已终无悔。
养生防病多珍重，不可凡事无所谓。
无病自已不受罪，儿女亲人不受累，
还可节省医药费，家庭社会少累赘。
尽享幸福平安岁，多作贡献为人类。

(《古今健康歌诀》)

(二)防病治病歌Ⅱ

无病不疑病，有病不怕病。
劝君心豁达，百病不易生。
但人吃五谷，无病不可能。
既然已生病，害怕没有用。
客观认识病，誓与病抗争。
游医不可信，偏方多不灵。
要相信科学，有病找医生。
性格要开朗，意志要坚定。
自我调剂好，病魔可战胜。
心态最重要，防病又治病。

(《古今健康歌诀》)

(三)防病治病歌Ⅲ

人生历经风雨，谁能不生疾病?
生病切莫气馁，心态保持平衡。
治疗定要正规，偏方游医不灵。
营养搭配合理，适当文体活动。
居室保持清洁，通风美化环境。
衣被经常晾晒，饮食清淡洁净。
生活要有规律，营造幸福家庭。
处世与人为善，知足常乐宁静。
病友之间互助，交流经验沟通。
烦躁生气不宜，心胸开阔宽容。
学习防治知识，主动与病抗争。
树立坚定信念，定有奇迹发生。

(《古今健康歌诀》)

(四)止咳操歌

久咳不愈真烦躁，请君试做止咳操。
俯卧在床两脚直，两手伸直过头高。
慢慢吸气至下腹，尽量抬头向上瞧。
腹部贴床成弓形，两腿尽量往上翘。
身体伸展停呼吸，憋不住气再放脚。
全身放松落床上，早晚各做三五遭。
一旦咳嗽马上做，立竿见影有奇效。

(《古今健康歌诀》)

(五)防癌歌

癌虽如虎狼，警惕亦可防。
首应戒烟酒，饮食勿太烫。
更应心胸宽，切忌暗悲伤。
还要讲卫生，不吃发霉粮。
致癌黄曲霉，易染杂粮上。
玉米和花生，变霉性最强。
粮米勤晾晒，少病益健康。
硝酸致癌物，多在腌菜缸。
馒头蒸锅水，也是致癌汤。
煤烟车废气，癌毒内中藏。
健身靠运动，锻炼切莫忘。
防癌心态好，每天喜洋洋。

(《康寿嘉言》)

(六)预防疾病歌

春不忙减衣，秋不忙加冠；

春捂与秋冻，历来好经验。
寒从足下起，火从头上生；
天热防中暑，天寒御伤风。
恼怒促人老，愉快使人少；
平时多欢笑，胜过吃补药。
冻晒体格壮，捂盖脸皮黄；
适当晒太阳，可保身健康。
冷饭不入口，吃饭减三口；
饭后百步走，活到九十九。

（《古今健康歌诀》）

（七）防病保健歌

吃药不忌嘴，不如喝凉水。
有病不瞒医，瞒医害自己，
人勤病就懒，人懒多病患。
有病求医忙，不如无病防。
东西要吃暖，衣服要穿宽。
心态常乐观，啥病都不沾。

（《古今健康歌诀》）

（八）老年人用药“八忌”歌

一忌任意滥用药，明确诊断后治疗。
二忌服药种类多，反应增加易搞错。
三忌用药量过大，老人体弱耐受差。
四忌服药时太长，及时停药或减量。
五忌生搬与硬套，盲目效仿不可靠。
六忌乱用偏秘方，病乱投医常上当。
七忌滥用补益药，不虚而补是劣招。
八忌久用一种药，抗药成瘾降疗效。

（《古今健康歌诀》）

（九）话聊保健歌　洪昭光

说起话聊真奇妙，防病治病都有效。
一聊双方误解消，二聊大家心情好，
三聊能治血压高，四聊能把肿瘤消。
话聊疏解郁闷气，话聊提高抵抗力。
天天话聊三四起，家家安乐甜如蜜。

（十）病戒　［宋］陆游

忧身如忧国，畏病如畏乱。
此身虽幸健，敢作无事看？
祸福在呼吸，恐惧兼寝饭。
人所忽不省，我思尝熟烂。
夜卧不安席，晨起宁待旦。
虽云亲药石，得失每参半。
人情喜一快，往往触剽悍。
收功宁使迟，覆败不可玩！

（十一）病家十要　［明］万全

一择明医，于病有裨，不可不慎，生死相随。
二肯服药，诸病可却，有等愚人，自家耽搁。
三宜早治，始则容易，履霜不谨，坚冰即至。
四绝空房，自然无疾，倘若犯之，神医无术。
五戒恼怒，必须醒悟，怒则火起，难以救获。
六息妄想，须当静养，念虑一除，精神自爽。
七节饮食，调理有则，过则伤神，太饱难克。
八慎起居，交际当祛，稍若劳役，元气愈虚。
九莫信邪，信之则差，异端诳诱，惑乱人家。
十勿惜费，惜之何谓，请问君家，命财孰贵？

二、防病治病箴言

1. 安身之本，必资于食。救疾之道，惟在于药。不知食宜者，不足于全生；不明药性者，不能以除病。故食能排邪而安脏腑，药能恬神养性以资四气。故为人子者，不可不知此二事。

2. 善战者不战而退敌人之师，故一分预防胜于十个医生。对疾病最有效的预防是道德上的预防——节制。节制和劳动是人类的两个真正的医生。

3. 预防疾病的主要方法，是节饮食、慎风寒、惜精神、戒嗔怒。

4. 吃饭莫饱，烟酒莫扰，活动莫少，遇事莫恼。

5. 健康的开始在于知道自己的疾病，在于愿意服医生开给他的处方。

6. 不要以为自己健康就忽视卫生与养性，必须安不忘危，常常注意预防诸病。最强壮的人，闹起病来是最危险的。

7. 无病早防，有病早治。花在预防上一元钱，可节省医疗费十至一百元钱。

8. 和疾病作斗争，首先要有坚强的意志和信心。保持乐观的心态也是战胜疾病的良方。

9. 最伟大的药物就是大自然。自然界里蕴藏着治疗一切疾病的秘诀。

10. 世界卫生组织指出:三分之一之癌症,可以预防不发生。三分之一之癌症,可以早期发现切除净。另外三分之一之癌症,确属不治之疾病,但经积极之治疗,可以减轻痛苦延长生命。

11. 劳动促进人的食欲,而节制可以防止贪食过度。

12. 八种抗癌食物:十字花科绿蔬菜,葱蒜大豆可抗癌,柑橘麦麸西红柿,维生素钙低脂奶。抗癌蔬菜:番茄芦笋与萝卜,大蒜黄豆胡萝卜,海带扁豆大白菜,红薯蘑菇芹菜菠。

13. 烫脚歌:十粒花椒一块姜,适量盐醋小茴香,加水煮开晚烫脚,温经通络益健康。

14. 安神歌:神经衰弱睡不好,请用大葱配红枣,每天两次泡茶饮,养心安神有功效。

15. 人世间最好的医生是:节制饮食、心平气和以及心情愉快。什么事情也不做,有时是很好的治疗方法。

16. 大夫不能治病,只能帮助有理性的人避免得病而已。人们倘若正规地生活、正当的饮食,就不会有病。

17. 与其久受病痛折磨,不如断其一切病源。

18. 音乐是治愈伤心的妙药。疾病是郁闷交纳的税金。

19. 心肝之病终究以自养自医为主,不是药物能起作用的。

20. 一种美好的心情,比十服良药更能解除生理上的疲劳和痛楚。肝脾两病全靠用心来治疗。你的心就是你的神医。

21. 治愈疾病的特效药是:不论如何痛苦都坚持抱有"一定治愈"的信念。如果丧失这一信念,那么自然治愈能力降低,结果必然被疾病打败。

22. 一旦患病,如何引导出人本身具有的自然治愈力,这是关键。关键在于只要相信:"我一定会恢复健康"。因为拥有战胜疾病的勇气,荷尔蒙的代谢随之变得活跃,并强化抗病能力。

23. 一旦生病,亲人的精心护理和发自肺腑的恩爱之言,有时竟会胜过仙丹妙药。心理学家说,爱,对我们无论是在心理方面还是生理方面,都能够产生良好的影响。

24. 时间是治愈创伤的高手。神医治病妙在一针;时间治病,妙在一忍,小忍小益,大忍大益,暂忍暂益,久忍久益。

25. 最好的医生是自己,最好的药物是时间,最好的运动是步行,最好的心情是宁静。

26. 乐观可以治病。快乐能使患者尽早痊愈,快乐能使你精力充沛,快乐引领我们探索未来知识世界。

27. 忧愁悲伤能损坏身体,从而为各种疾病打开方便之门,可是愉快能使你肉体和精神上的每一现象敏感活跃,能使你体质增强。药物中最好的就是愉快和欢笑。

28. 书是医心的最好良药。常读好诗文,多病也身轻。

29. 学会宽恕很重要,你会发现体谅别人会起到奇妙的治疗效果。医学治好身体的毛病,哲学解除灵魂的烦恼。

30. 笑,是一种很好的运动方式,具有奇妙的医疗价值。"笑是百药之长"。

31. 没有一个医生能够像愉悦的思想一样驱除身体的病痛;没有一个安抚者,能够像良好的祝愿和真实的幸福一样赶走悲哀与伤心的阴影。世界上最好的药品是愉快的心情。

32. 必须牢记:你内心的顽强力量是自己的保护层,这种天生的力量有自我保护作用,可以战胜各种生理和心理疾病。

33. 世上最好的医师是节制医师、安静医师和快乐医师。

34. 疾病是由于缺乏健康的生活方式造成的。心理和情感因素往往是致病的首要原因。身体长期有病,使最光明的前途蒙上阴影,而强健的身体使不幸的境遇也能放出金光。

35. 疾病不仅在于身体的故障,还往往在于心理的故障。患者本人的心情或者想法,大大地影响到疾病的治愈。

36. 对病人来讲,一位能干的医生要比最忠实的朋友更为有用。

37. 疾病是加在人身上的赋税，有的人纳税多一些，有的人纳税少一些，但每个人都要纳税。吃五谷，生百病，人人难免。

38. 疾病一发现我们露出弱点，立刻乘虚而入。病来如山倒，病去如抽丝。

39. 脑袋有了病痛，身体各部都有病痛。心灵上的疾病比肌体上的疾病更危险。病人比正常人更接近自己的灵魂。

40. 积极思维是健康之本。疾病因身体以及围绕身体周围的环境而产生。因此，如果想避免疾病，保持良好的精神状态非常必要，明朗的心境使人身体健康，阴郁的心境使人形容枯槁。说出口的话是药，闷在心里的事是病。

41. 疾病源于激动的情绪和精神的创伤。……野心产生高烧和疯癫；羡慕产生黄旦和失眠；嗜睡、麻痹和忧郁来源于懒惰；愤怒引发气闷、充血和肺炎；恐惧引起心跳过速和昏厥；虚荣心使人疯狂；吝啬引起头癣和疥疮；忧虑易得坏血病；暴戾造成结石；诽谤诬蔑和虚假的告密传播麻疹、天花和紫癜；而忌妒则易染坏疽、鼠疫和狂犬病。突如其来的灾祸造成中风；打官司容易引起偏头痛和脑充血；欠债容易引起消瘦性高烧；婚姻的烦恼引起四肢热，而对情人厌倦又不敢分离则是头晕的病源。

42. 快乐由精神来决定。精神的炼金术能使肉体痛苦变成快乐的资料。

43. 疾病是“教人学会休息的女教师”。病是灵魂的洗涤。因病得闲殊不恶，安心是药更无方。

44. 医学早已证明，报复心理是铸成疾病的元凶之一。高血压，心脏病，胃溃疡等大都与长期积怨、高度紧张有关。

45. 病从口入。一定要讲究卫生。疾病来自于不好的生活习惯。许多人不是死于疾病，而是死于无知。

46. 一切顽固沉重的忧郁和焦虑，足以给各种疾病大开方便之门。疾病可怕，对疾病的恐惧更可怕。那些生活在对疾病恐惧中的人是心理上有疾病的人。

47. 积极的心态会给人体健康带来好处，消极心态可能引发疾病。气为百病之首。乐观者长寿，百病生于郁。怒伤肝，喜伤心，思伤脾，忧伤肺，恐伤肾。

48. 情绪上的积怨和不满，多年以后会在生理上造成病痛。一切对人不利的影响当中，最使人短命夭亡的，是不好的情绪和恶劣的心境。压抑情绪容易得癌。

49. 病来了谁都没有办法，善于自我营救的人会化劣势为优势，在疾病中崛起。当疾病真的找上了你，你就应与之奋斗。

50. 春日洗脚，升阳固脱；夏日洗脚，暑湿不惹；秋日洗脚，肺调肠和；冬日洗脚，丹田温灼。

51. 眠食二者为养生之要务。四百四种病，宿食为根本。饮食起居的合理调摄，对于祛病延年是重要的。

52. 饮水与健康：水质轻的地方，多半秃发或长粗脖子；水质重的地方，多半患脚肿病不便行走；水质甘甜的地方，人则多半健康俊美；水质辛辣的地方，多半好生长恶疮；水质苦的地方，多半突胸或驼背。

53. 爽口物多终作疾，快心事过必为殃。与其病后能求药，不若病前能自防。

54. 食能以时，身必无灾。凡食之道，无饥无饱，是之谓五脏之葆。

55. 要得安，不受寒。冷水浴，身常健。笑长命，愁生病。

56. 草头方，治大病。睡板床，硬脊梁。汤泡饭，爵不烂。

57. 卫生好，病人少。锅碗净，不生病。常开窗，透阳光。通空气，保健康。空气流通，疾病失踪。

58. 针灸拔罐，病去一半。受寒伤风，多在秋冬。有病早治，免得误事。

59. 经常运动，疾病难碰。春捂秋冻，少灾少病。地绿天蓝，宜寿延年。

60. 有病早治，无病早防。预防为主，保障健康。食治为先，药治为后。

61. 常洗衣裳常洗澡，常晒被褥疾病少。要得身体好，常把澡儿泡。

62. 酒极则乱，乐极生悲。食多伤身，气大伤神。

63. 生姜拌蜜，咳嗽可医。久服蜂蜜，强身健体。大葱大蒜，防病一半。

64. 心宽体胖，勤劳身壮。贪凉失盖，不病才怪。慢病在养，急病在治。

65. 预防冠心病，必须常运动。早跑晚散步，胜过良药补。体强人欺病，体弱病欺人。病中乐盈盈，绝症能逢生。

66. 快走多跌，快咽多噎。言多伤气，食多伤脾。忧多伤神，气大伤身。

67. 预防肠胃病，饮食要干净。出门先梳头，吃饭先洗手。卫生搞得好，疾病不缠绕。

68. 有病早求医，迷信是自欺。有病请医生，不信鬼神灵。医早不医迟，预防重于治。

69. 不怕天寒地冻，就怕手脚不动。老怕冬冷，少怕秋凉。身怕不动，脑怕不用。

70. 早睡早起，没病惹你。月凭日亮，人凭血强。

71. 讲究卫生，百病不生。随地吐痰，百病之源。饭后漱口，饭渣清走。经常洗澡，健身之宝。无事勤扫屋，强如上药铺。手巾要干净，不会生眼病。

72. 冷水洗脸好，四季感冒少。常饮菊花茶，老来眼不花。足是人之底，一夜一次洗。

73. 宁叫嘴受穷，不叫病缠身。若要身体壮，饭菜嚼成浆。青菜当肉香，豆腐顶猪羊。

74. 三餐莫过饱，无病活到老。宁食粗茶饭，不尝无价药。

75. 水停百日生虫，人闲百日生病。练出一身汗，小病不用看。活动身体好，不把医生找。

76. 预防伤风和感冒，增强体质最重要。

77. 少时不听惜身理，老了抱病恨少时。衰年方悔读书迟，久病始知求医晚。

78. 面部三角区，疖子不能挤。

79. 心常安，风常避，不生疾病不生气。

80. 以身为宝财如草，财散病除财还到。

81. 手懒没有好生活，嘴馋没有好体魄。

82. 只忙治病不忙防，没有忙到点子上。与其得病求医忙，不如平时多预防。

83. 冬天常喝羊肉汤，不找医生开药方。三伏不离绿豆汤，头顶火盆身无恙。十冬腊月喝辣汤，预防感冒和着凉。两片生姜一根葱，能治感冒与伤风。

84. 锻炼要学长流水，防病莫作一阵风。

85. 物质是养生的基础，精神是养生的支柱，科学是养生的法宝。

86. 三分医治，七分调养。防治并举，标本兼治，四疗(心疗、体疗、食疗、药疗)同步，辨证施治。药补不如饭补，迷信药物吃苦。

87. 站如松，坐如钟，卧如弓，行如风。

88. 讲究卫生，百病不生。睡前烫烫脚，胜服安眠药。

89. 人身之有血气，不能无疾病也。故医者不能使人无疾病，疗之而已。

90. 人生难免患疾病，而疾病能促进人认识养生。病对人不只有害，也有反作用。病觉死生真大事，人可因病悟浮生。

91. 疾之所起，生自五劳。五劳者，一曰志劳，二曰思劳，三曰心劳，四曰忧劳，五曰疲劳。

92. 五劳生六极：一曰气极，气极令人内虚，五脏不足，外受邪气，多寒湿痺，烦懑吐逆，惊恐头痛；二曰血极，血极令人无色泽，恍惚喜忘，善惊少气，舌强喉干，寒热，不嗜食，苦睡，眩冒喜瞋；三曰筋极，筋极令人不能久立，喜倦拘挛，腹胀，四肢筋骨疼痛；四曰骨极，骨极令人酸削，齿不坚牢，不能动作，厥逆，黄疸消渴，痈肿疽发，膝重疼痛，浮肿如水状；五曰精极，精极令人无发，发肤枯落，悲伤喜忘，意气不行；六曰肉极，肉极令人发疰，如得击不复得言，甚者致死复生。

93. 七伤者，一曰阴寒，二曰阴痿，三曰里急，四曰精连连而不断，五曰精少，囊下湿，六曰精清，七曰小便苦数，临事不卒，名曰七伤。

94. 七气：寒气为病，则吐逆心满；热气为病，则恍惚闷乱，长如眩冒，又复失精；喜气为病，则不能疾行，不能久立；怒气为病，则上气不可当，热痛上冲心，短气欲死，不能喘息；忧气为病，则不能苦作，卧步安席；恚气为病，则聚在心下，不能饮食；愁气为病，则平居而忘，置无还取不记处所，四肢浮肿，不能举止。五劳六极，力乏气蓄,变成寒热气疰,发作有时。受邪为病。

95. 无病不知有病的痛苦,有病方知无病的幸福。病后求医不如病前预防。

96. 吃得马齿苋,一年无病害。葱蒜不离口,百病绕道走。

97. 多吃芹菜不用问,降低血压治便秘。韭根韭叶,散瘀活血。

98. 人老腿先老,每天活动脚。人老须三防:防激动、防跌倒、防便秘。

99. 疾病是最好的哲学老师,疼痛是人类健康的朋友。

100. 怒是长寿的天敌,也是过失的先导。

101. 笑是百药之长。笑是一种很好的运动形式,具有奇妙的医疗价值。笑一笑,少一少;常笑笑,百病消。

102. 战胜疾病的勇气,能强化自身的抗病能力。

103. 人于中年左右,当大修理一番,则再振根基,尚余强半。

104. 预防是上游,治病是下游,治病不如防病。健康需要知识,不要死于无知。只要采取预防措施就能减少一半的死亡。

105. 生如春花烂漫,走如秋叶静美。自然凋亡是无病无痛,无疾而终,平安百岁。

106. 对付心脑血管疾病,关键是把好三关:第一关,别得病;第二关,有了病别发病;第三关,发了病别耽误治疗。这三关把住了就安全了。

107. 心肌梗死的发生有一定规律性。一年当中,以冬春寒冷季节发病率最高;一周当中,以周日、周一发病率最高;一天当中,则以上午 6 点到 11 点之间发病率最高。

108. 要谨防清晨发病高峰。研究发现,清晨这个时间段,心脑血管发病率最高,比其他时间要高出 50%,专家们把清晨叫做“魔鬼时间”。

109. 心肌梗死发作时,要注意三件事:第一就是不要动,就地卧倒,不紧张。第二件事,如果身边备有硝酸甘油,就含在舌头下面;如果有阿司匹林,嚼碎了,服 100～300 毫克。第三件事,让别人去找医生来救你。

110. 时间就是心肌,时间就是生命。心肌梗死后,立即到医院,3 小时之内打上溶栓药,效果就有百分之七八十;拖到 6 小时,就只有百分之五六十了;到 6 小时以上,只有 1/3 有效了;到 12 小时以后就无效了。

111. 高血压是只纸老虎。研究表明,可使高血压发病率减少 55% 的有效方法是:盐要少吃,体重要控制,运动要增加,烟酒要戒掉,心理要平衡。

112. 打败高血压这只纸老虎的最有效武器——早期发现,早期治疗。

113. 与其救疗于有疾之后,不若摄生于无疾之先。盖疾成而后药者,徒劳而已。

114.《老子》曰:“为之于未有,治之于未乱。合抱之木,生于毫末;九层之台,起于累土;千里之行,始于足下。……民之从事,常于几成而败之。慎终如始,则无败事。”

115. 世上之人,率多嗜欲,损生伐命,今古共然。不早备防,悔将何及?故贤哲上士惜未危之命,惧未祸之祸,治未病之病,遂拂衣尘寰,摄心归道。道者,气也。身之主者精,精者命之根。爱精重气,然可庶几长生矣。

116. 生身以养寿为先,养身以却病为急。故人之所生,神依于形,形依于气,气存则荣,气败则灭,形气相依,全在摄养。

117. [明]《张三丰先生全集・养生篇》曰:“人之所欲,莫甚于生。欲得其生,须重其生。欲重其生,切莫轻生。……然则养生者药食为后,保护为先,学天道可也。”

118. [晋]葛洪《抱朴子内篇・极言》曰:“夫损易知而速焉,益难知而迟焉。人尚不悟其易,安能识其难哉?夫损之者,如灯火之消脂,莫之见也,而忽尽矣。益之者,如禾苗之播殖,莫之觉也,而忽茂矣。故治身养性,务谨其细。不可以小益为不平而不修,不可以小损为无伤而不防。凡聚小所以就大,积一所以至亿也。若能爱之于微,成之于著,则几乎知道矣。”

119.《洞神真经》曰:养生以不损为延命之术,不损以有补为卫生之经。居安虑危,防未萌也。不以小恶为无害而不去,不以小善为无益而不为。

120.《医学入门·保养说》曰，避风寒以保其皮肤六腑，节劳逸以保其筋骨五脏，戒色欲以养精，正思虑以养神，薄滋味以养血，寡言语以养气，……要之，血由气生，气由神全。神乎，心乎，养心莫善于寡欲。

121.[元]朱震亨《丹溪心法》曰："与其救疗于有疾之后，不若摄养于无疾之先。盖疾成而后药者，徒劳而已。是故已病而不治，所以为医家之法，未病而治，所以明摄生之理。夫如是则思患而预防之者，何患之有哉？此圣人'不治已病治未病'之意也。"

122.《十药神书》曰："夫人之生也，禀天地氤氲之气，在乎保养真元，固其根本，则万病不生，四体康健。若不养真元，不固根本，疾病由是生焉。"

123.太乙真人曰："一者，少言语，养内气；二者，戒色欲，养精气；三者，薄滋味，养血气；四者，咽精液，养脏气；五者，莫嗔怒，养肝气；六者，每饮食，养胃气；七者，少思虑，养心气。人由气生，气由神住，养气全神，可得真道。凡在万形之中，所保者莫先于元气。摄养之道，莫若守中实内以陶和。捋护之方，须在闲日安不忘危。"

124.健康是人们的共同心愿。每一个人都希望永远不生疾患。但由于种种原因，人们有时又难免发生一点疾病。因此怎样正确对待疾患，也是人们普遍面临的问题。

125.慎疾慎医。[明]徐春甫《古今医统》曰："殊不知医药人人所必用，虽圣人有所不免，顾在平昔讲求，稔知某为名医，偶有微疾，则速求之以药，治如反掌。譬能曲突徒薪，岂有焦头烂额之诮？"

126.凡病皆自取。[清]高世拭《医学真传》曰："人身本无病也，凡有所病，皆自取之。或耗其精，或劳其神，或夺其气。种种皆致病之由。惟五脏充足，六腑调和，经脉强盛，虽有所伤，亦不为病。若脏腑经脉原有不足，又不知持重调摄，而放纵无常，焉得无病？脏气不足，病在脏；腑气不足，病在腑；经脉不足，病在经脉。阴血虚而不为阳气之守，则阳病；阳气虚而不为阴血之使，则阴病。且正气内虚，而淫邪猖獗，则六淫为病。是病皆从内生，岂有外至？"

127.治病须坚心定志。《名医杂著》曰："必须病人爱命，坚心定志，绝房室，息妄想，戒恼怒，节饮食，以自培其根。否则虽服良药，亦无他用。"

128.方药须因人取宜。[清]曹廷栋《老老恒言·卷2·慎药》曰："方药之书，多可充栋，大抵各有所偏，无不自以为是。窃考方书最古者，莫如《内经》。其中所载方药本属无多，如不寐用半夏秫米汤，鼓胀用鸡矢醴，试之竟无效，他书可知。总之，同一药，而地之所产各殊；同一病，而人之禀气又异；更有同一人、同一病、同一药，而前后施治有效、有不效，乃欲于揣摹仿佛中求其必当，良非易事。方药之所以难于轻信也。"

129.养病以宽心定性为主。[民国]步翼鹏《养寿诗歌·卷2·慎疾病》曰："先哲云：今人一有患病，即怨人不扶持，恨人不求医，嗔人不知药，责人不问候，任性，烦恼，嗔怒，不知生死是定数，岂急躁所能免乎？况心是身之主宰，心若不宁，脏腑气血皆乱，轻病必重，重病必死。故养病以宽心定心为主。近世俗发明之哲学疗病法，即此意也。"

130.如果一个人能像爱护自己的坐骑一样爱护自己的身体，那么他就能免除许多严重疾病。

131.张锡纯：《重订医学衷中参西录》曰："学医工夫，须先明人身之生理。全身之肢体、脏腑、经络皆生理攸关也。……生理既明，而养生之理寓其中矣；养生之理既明，而治病之理寓其中矣。"

132.中医原出道家，初皆注重于修养。功候既深，能明了自身之脏腑，便能得生人气血循环。

133.张锡纯：《重订医学衷中参西录》曰："用药如用兵，善用兵者必深知将士之能力，而后可用之以制敌；善用药者必深知药性之能力，而后能用之以治病。"

134.张锡纯：《重订医学衷中参西录》曰："究之平情而论，中医尚理想不尚实验，故精于人身之气化，而略于人身之组织；西医尚实验不尚理想，故精于人身之组织，而略于人身之气也。

……当今之世，欲求医学登峰造极，诚非沟通中西不可也。”

135. 人之记性，皆在于脑中。小儿善忘者，脑未满也；老人健忘者，脑渐空也。凡人外见一物，必留一形影于脑中。

136. 张锡纯：《重订医学衷中参西录》曰：“元气，先天之气也。乃有其气本于先天，而实成于后天。其于全身至切之关系，有与元气同其紧要者，胸中大气是也。夫元气藏于脐下，为先天生命之根柢，道家所谓祖气也。”

137. 诗云：“既明且哲，以保其身。”张锡纯：《重订医学衷中参西录》曰：“此身不陷于罪戾为保身，此身不困于疾病亦为保身。观诗之所云云，是其人必先有名哲之天资及明哲学问，而后能保其身也。”

138. 张锡纯：《重订医学衷中参西录》曰：“夫《内经》既为黄帝讲明医学之书，而必以哲学开其端者，诚以哲学者保身之学也。人必先能自保其身，而后能代人保其身。保己之身用哲学，所以哲理即己身之气化也；保人之身用医学，亦因先洞悉己身之气化，自能代人人燮理其身中之气化也。由斯知哲学实为医学之本源，医学即为哲学之究竟，此所以《内经》为讲明医学之书，而开端必先言哲学也。”

139. 扁鹊说：“安身之本必资于食，救疾之速必凭与药。”草药是借助于其偏性以攻邪，而食物则注重其气与味的平和来补益精气。

140. 酸走筋，辛走气，苦走血，咸走骨，甘走肉。病在筋，无食酸；病在气，无食辛；病在骨，无食咸；病在血，无食苦；病在肉，无食甘。

141. 多食咸，则脉凝泣而变色；多食苦，则皮槁而毛拔；多食辛，则筋急而爪枯；多食酸，则肉胝皱而唇揭；多食甘，则骨痛而发落，此五味之所伤也。

142.《黄帝内经·素问·举痛论》曰：“百病生于气也，怒则气上，喜则气缓，悲则气消，恐则气下，寒则气收，炅则气泄，惊则气乱，劳则气耗，思则气结

143. 病有百药不痊者，当静室问心，知因达果，可以无惑。

144. 补气血重在补脾，滋阴阳重在益肾。

145. 用药得当，可以通神。和为扶正，解为散邪。

146. 未来医学必将把养生放在最重要的地位，未来医院将向保健院的模式发展。

147. 中医是国宝，有很多长处，但不能包打天下；西医毒副作用很大，但离不开它。最佳的选择是两者结合。

148. 气血畅通，百病不生；气血不畅，百病滋长。

149. 德国某医科大学的伊塞卢斯教授有句名言：“发烧和食欲不振是世界上的两大名医。”他说：“发烧是燃烧体内废物的现象，食欲不振是血液污染的最大因素——食欲过量的表现。两者都是欲将身体恢复到健康状态的自然反应，因此不但不必刻意压制，还应该抱以感激之心。”

150. 日本医学博士石原结实在《体温决定生老病死》中说：“所有的疾病都是要让身体更健康、将体内清理干净的自然反应。我们应该采取积极的态度——得病是重新审视自己身体的时候，努力从根本上改善体质。”

151. 美国医学家、营养学家帕博·艾罗拉博士及日本自然医学界的最高权威森下敬一博士都主张“癌是血液净化装置”，“癌细胞有处理血液废物，为我们净化血液的作用”。手术切除癌肿反而加速其转移，起到相反效果的事例屡见不鲜。

152. 日本医学博士石原结实在《体温决定生老病死》中指出：月经可以起到排出污血、净化血液的作用。大多数女性从 15～50 岁约 35 年间都会有月经。假设 28 天为一周期，每年就是 13 次，每次按 6 天计算，6×13＝78，一年大概就是 80 天左右。80 天×35 年＝2800 天，约 7.67 年。也就是说，女性一生中有大约 7 年的时间在不断地放血。日本男性平均寿命为 78 岁，女性为 85 岁，差 7 岁。这个数字与女性一生中的月经时间正好相等。这就是女性“每月免费接受放血治疗”的好处。

153. 打喷嚏、流鼻涕、流眼泪都是要排出体内多余水分的自然生理现象。过敏只不过是借助花粉、房中的灰尘等过敏源的力量排出水分、

提高体温的反应而已。

154.疾病并不可怕，它的到来，不过是提醒您，有些情志过度了，如果您能重新平衡一下，症状也就消除了。可通常大家把身体对我们善意的提醒当成了敌人，不去首先消除病因，却忙于破坏预警系统。

155.《黄帝内经·灵枢经》曰："夫百病之所生者，必起于燥湿、寒暑、风雨、阴阳、喜怒、饮食、居处，气合而有形，得脏而有名。""气合而有形"是指正气和邪气相会合后发生斗争，便会出现各种症状，也就是中医所讲的"百病从气生"。

156.心慌气短食不下，可服柏子养心丸。口燥盗汗大便干，快用天王补心丹。夜晚难眠心烦热，牛黄清心神自安。常服人参生脉饮，气阴同补功效全。

157.《黄帝内经·灵枢·口问》曰："夫百病之始生也，皆生于风雨寒暑，阴阳喜怒，饮食居处，大惊卒恐。"

158.《黄帝内经·素问·阴阳应象大论》曰："重寒则热，重热则寒；寒伤形，热伤气；气伤痛，形伤肿；故先痛而后肿者，气伤形也，先肿而后痛者，形伤气也；风胜则动，热胜则肿，燥胜则干，寒胜则浮，湿胜则泻。"

159.《黄帝内经·素问·阴阳应象大论》云："天有四时五行，以生长收藏，以生寒暑燥热风；人有五脏，化五气，以生喜怒悲忧恐。故喜怒伤气，寒暑伤形，暴怒伤阴，暴喜伤阳，厥气上行，满脉去形；喜怒不节，寒暑过度，生乃不固。"

160.打嗝，放屁，打喷嚏，这是老天赐给我们排除毒素的宝贝。一旦能听懂自己身体发出的声音，那么每个人都将是解救自己的观音。

161.很多人都是心病，自己吓唬自己，其实人最大的病就是"恐惧"。人生就是要驱除两个东西，一个是忧虑，一个是恐惧，把忧虑和恐惧去掉了，心灵也就通畅了。

162.压抑时能够自动哭出来，是最妙的解肝毒之法，对肝脏有很好的保护作用。解情志之毒，眼泪最为迅速。

163.治病不如防病，关注疾病不如关注健康。急病上医院，未病自己防。

164.十病八寒，女人要少穿凉鞋、短裙，特别是长期在空调环境里上班的女人，经期更要注意防寒。

165.病不是一天得的，而是你以前不良习惯积累的结果，所以也不可能说好就好，需要慢慢来。先搞清楚病的起因，多注意调整，有一个好的心态最重要。

166.老年人要非常重视防病治病，尤其是伤风感冒这种人们不在意的小病，感冒不好，就可能变成肺炎。小病早求医，大病少着急。

第十七篇　保养脏腑歌言

一、保养脏腑歌谣

(一)养五脏法言 [明]息斋居士

饮食有节，脾土不泄。
调息寡言，肺金自全。
动静以敬，心火自定。
宠辱不惊，肝木以宁。
恬然无欲，肾水自足。

二、保养脏腑箴言

1.《灵兰秘典论》云：心者，君主之官也，神明出焉。肺者，相傅之官，治节出焉。肝者，将军之官，谋虑出焉。胆者，中正之官，决断出焉。膻中者，臣使之官，喜乐出焉。脾者，谏议之官，知周出焉。胃者，仓廪之官，五味出焉。大肠者，传道之官，变化出焉。小肠者，受盛之官，化物出焉。肾者，作强之官，伎巧出焉。三焦者，决渎之官，水道出焉。膀胱者，州都之官，津液藏焉，气化则能出矣。

2.心，火脏，身之主，神明之舍也。心主血脉，血脉日新，新新不停，则为平人，否则病矣。其合脉也，其荣色也，开窍于舌。

3.肝，木脏，魂所藏也。肝者，干也，以其体状有枝干也。又位于东方，而主生气。其合筋也，其荣爪也，开窍于目。

4.脾为土脏，藏意与智，居心肺之下，故从卑。又脾者，裨也，裨助胃气以化谷也。其合肉也，其荣唇也，开窍于口。

5.肺，金脏，魄所藏也。肺者，沛也，中有二十四孔，分布清浊之气，以行于诸脏，使沛然莫御也。肺恶寒。形寒饮冷则伤肺。其合皮也，其荣毛也，开窍于鼻。

6.肾，水脏，藏精与志，化元谓性命之根也。又肾者，任也，主骨，而任周身之事，故强弱系之。肾者，引也，能引气通于骨髓。其合骨也，其荣发也，开窍于二阴。

7.胃，属土，脾之腑也，为仓廪之官，五谷之腑，故从田。田乃五谷所出，以为五谷之市也。又胃者、卫也，水谷入胃，游溢精气，上出于肺，畅达四肢，布护周身，足以卫外而为固也。

8.胆，属木，肝之腑也。为中正之官，中清之府，十一经皆取决于胆。人之勇怯邪正，于此詹之，故字从詹。又，胆者，担也，有胆量方足以担天下之事。肝主仁，仁者不忍，故以胆断；胆附于肝之短叶间，仁者必有勇也。

9.大肠，传道之官，变化出焉，属金，为肺之腑。小肠，受盛之官，化物出焉，属火，为心之腑。人纳水谷，脾气化而上升，肠则化而下降。盖以肠者，畅也，所以畅达胃中之气也，肠通畅则为平人，否则病矣。

10.三焦者，上、中、下三焦之气也。焦者，热也，满腔中热气布护，能通调水道也。为包络之腑，属火。上焦不治，则水泛高源。中焦不治，则水流中脘。下焦不治，则水乱二便。三焦气治，则脉络通而水道利，故曰决渎之官。

11.心乃五脏六腑之主，其包络为君主之外卫，相火代君主而行事也，所以亦有主名。何以系之以手？盖以手厥阴之脉，出属心包；手三阳之脉，散络心包；是手与心主合，故心包络称手心主。五脏加此一脏，实六脏也。

12.膀胱，属水，为肾之腑。经云：膀胱者，州都之官，津液藏焉，气化则能出矣。言其能得气化，而津液外出，滋润与皮毛也。若水道之专司，则在三焦之腑。故经云：三焦者，决渎之官，水道出焉。言其热气布护，使水道下出而为溺也。又膀者，旁也；胱者，光也。言气海之元气足，则津液旁达而不穷，而肌腠皮毛皆因以光滑也。

13.五脏安和则七窍通利。《黄帝内经·灵枢·脉度》曰："五脏常内阅于上七窍也，故肺气通于鼻，肺和则鼻能知臭香矣；心气通于舌，心和则舌能知五味矣；肝气通于目，肝和则目能辨五色矣；脾气通于口，脾和则口能知五谷矣；肾气通于耳，肾和则耳能闻五音矣。五脏不和，则七窍不通；六腑不和，则留为痈。"

14.心正则身无病。［唐］柳祥《潇湘录》曰："但凡欲身无病，必先正其心，不使气索，不使狂想，不使嗜欲，不使迷惑，则心先无病。心无病，则余脏腑虽有病，不难疗也；外之九窍，亦无由受病也。"

15.［明］王文禄《竹下寐言·天中篇》曰："世之治乱，皆由人心生。盖欢欣则通，通则泰，泰即治；怨愤则塞，塞则否，否即乱。此古圣人以多立法，以平其心。尤惧其未也，诗以咏道之，乐以宣畅之，无非求其长治而无乱。"

16.心须平淡泰和。［明］黄宗羲《明儒学案·卷19》曰："能心忘则心谦，胜心忘则心平，侈心忘则心淡，躁心忘则心泰，嫉心忘则心和。谦以受益，平以称施，淡以发智，泰以明威，和以通知，成性存存，九德咸事。"

17.人心能静，虽万变纷纭，亦澄然无事。不静，则燕居闲暇，亦冲然靡宁。静在心，不在境。闲行尘世路，无异在山林。心能执静，道将自定。

18.肺之表相。［明］章潢《图书编》曰："肺者，脏之长，气之本也。是以诸气属焉。久卧则伤气。涕者，肺之液，肾邪入肺则为涕。肺在形为皮毛，故肺合于皮，其荣毛也。皮缓而毛落者，肺气先死也。肺合于大肠，大肠为肺之腑。上主鼻，鼻为肺之窍，故人肺伤风则鼻塞。人之容色枯者，肺干也；人之鼻痒者，肺有虫也；人之多汗者，肺魄离于外也；人之体黧者，肺气衰也；人之多声音，肺之盛也；人之不耐寒者，肺衰也；人之好食辛味者，肺气不足也；人之肠鸣者，肺壅也；人之颜色鲜白者，肺无病也。肺病食酸以收之，辛以补之，苦以泻之，禁勿寒肺恶寒也。”

19.养肺要语。[明]杨继洲《针灸大成·手太阴肺经穴歌》曰：“肺为五脏之华盖，声音之所从出，皮肤赖之而润泽者也。人惟内伤七情，外感六淫，而呼吸出入不定，肺金于是乎不清矣。然欲清金，必先调息，息调则动患不生，而心火自静，一者下着安心，二者宽中体，三者想气遍毛孔出入，通用无障，而细其心，令息微微，此为真息也。盖息从心起，心静气调，息息归根，金丹之母。……行住坐卧常噤口，呼吸调息定音声，甘津玉液频频咽，无非润肺，使邪火下降，而清肺金也。”

20.脾之表相。[明]章潢《图书编·脾脏说》曰：“口为脾之官，脾气通，则口知五味。脾病在口干不能食，不知五味。脾会于肉，则荣肉也。肌肉消瘦而不能肥，脾先死也。脾之于胃如转磨也，化其生而为熟也。食不消，脾不转也。……人之食不下者，脾寒也。人之无颜色者，脾伤也。人之好食甘味者，脾不足也。人之明润鲜白，脾无病也。”

21.补脾。[宋]吴彦夔《传信适用方》曰：“补肾不如补脾。脾胃气壮，则能饮食；饮食既进，能主荣卫，荣卫既旺，滋养骨髓，保精益血。是以《素问》云：‘精不足，补之以味；形不足，补之以气。’”

22.养脾要语。[明]杨继洲《针灸大成·足太阴脾经穴歌》曰：“脾居五脏之中，寄旺四时之内，五味藏之而滋长，五神因之而彰著，四肢百骸，赖之而运动也。人惟饮食不节，劳倦过甚，则脾气受伤矣。脾胃一伤，则饮食不化，口不知味，四肢困倦，心腹痞满，为吐泄，为肠澼，此见之《内经》诸书，盖班班具载，可考而知者。然不饥而强食则脾劳，不渴而强饮则胃胀，食若过饱，则气脉不通，令心塞闭；食若过少，则身羸心悬，意虑不固。食秽浊之物，则心识昏迷，坐念不安；食不宜之物，则四大违反，而动宿疾，皆非卫生之道也。举要言之，食必以时，饮必以节，不饱不饥是也。人年饮食如是，不惟脾胃清纯，而五脏六腑，亦调和矣。盖人之饮食入口，由胃脘入于胃中，其滋味渗入五脏，其质入于小肠乃化之。至小肠下口，始分清浊，浊者为渣滓，入于大肠，清者为津液，入于膀胱，乃津液之府也。至膀胱又分为清浊，浊者入于溺中，清者入于胆，胆引入脾，散于五脏，为涎，为唾，为涕，为泪，为汗，其滋味渗入五脏，乃成五汗，同归于脾，脾和乃化血，复归于脏腑也。经曰：脾土旺能生万物，衰生百病。昔东坡调脾土，饮食不过一爵一肉也。有召饮者，预以此告：一曰安分以养福，二曰宽胃以养气，三曰省费以养财。善卫生者养内，不善卫生者养外；养内者安恬肺腑，调顺血脉，养外者极滋味之美，穷饮食之乐，虽肌体充腴，而酷烈之气，内蚀脏腑矣。”

23.养脾以养气。[明]王文禄《医先》云：“褚澄曰：脾以养气，肺以通气，肾以泄气，心以役气，肝则气常生。心虚，气入为荡；肺虚，气入为喘；肝虚，气入目昏；肾虚，气入腰疼；脾独不与，受食不化，气将日微，安能有余以入虚！沂阳生曰：脾之系于生人大矣。思则伤脾，多食则胃塞而脾不能运，亦受伤。是以养脾者，养气也。养气者，养生之要也。”

24.胃养五脏气。《黄帝内经素问·五脏别论》曰：“胃者，水谷之海，六腑之大源也。五味入口，藏于胃，以养五脏气。”

25.胃是五脏六腑之海。《黄帝内经灵枢·五味》曰：“胃者，五脏六腑之海也。水谷皆入于胃，五脏六腑皆禀气于胃。五味各走其所喜：谷味酸，先走肝；谷味苦，先走心；谷味甘，先走脾；谷味辛，先走肺；谷味咸，先走肾。谷气津液已行，荣卫大通，乃化糟粕，以次传下。”

26.胃是水谷之海。[汉]华佗《中藏经·论胃腑实寒热生死逆顺脉证之法》曰：“胃者，腑也。又名水谷之海，与脾为表里。胃者，人之根本，胃气壮，五脏六腑皆壮也。”

27.养胃要语。[金]李杲《脾胃论卷下·天地阴阳生杀之理在升降沉浮之间论》曰：“胃为水谷之海，饮食入胃，而精气先输脾归肺，上行春夏之令，以滋养周身，乃清气为天者也。升已而下输膀胱，行秋冬之令，为传化糟粕，转味而出，乃浊阴为地者也。若夫顺四时之气，起居有时，以避寒暑，饮食有节，及不暴喜怒，以颐神志，常欲四时均平，而无偏胜，则安。不然，损伤脾胃，真气下溜，或下泄而久不能升，是有秋冬而无春夏，乃生长之用，陷于殒杀之气，而百病皆起。或久升而不降，亦病焉。”

28. 论脾胃。[明]张介宾《景岳全书》曰：“脾胃为水谷之海，得后天之气也。何也？盖人之始生，本乎精血之源；人之既生，由乎水谷之养。非精血无以立形体之基，非水谷无以成形体之壮。精血之司在命门，水谷之司在脾胃，故命门得先天之气，脾胃得后天之气也。是以水谷之海，本赖先天为之主，而精血之海，又必赖后天为之资。故人之自生至老，凡先天之有不足者，但得后天培养之力，则补天之功，亦可居其强半；此脾胃之气所关于人生者不小。且先天如朝廷，后天如司道，执政在先天，布政在后天。故人自有生以后，无非后天为之用，而形色动定，一无胃气则不可。故经曰：平人之常气禀于胃。胃者，平人之常气也。人无胃气曰逆，逆者死。又曰：人以水谷为本，人绝水谷则死，脉无胃气亦死。正以人之胃气即土气也，万物无土皆不可，故土居五行之中，而王于四季，即此义也。由此推之，则凡胃气关于人者，无所不至。……是可知土气为万物之源，胃气为养生之主。胃强则强，胃弱则衰，有胃则生，无胃则死。是以养生家必当以脾胃为先。而凡脾胃受伤之处，所不可不察也。盖脾胃之伤于外者，惟劳倦最能伤脾，脾伤则表里相通，而受其困者为甚。脾胃伤于内者，惟思忧忿怒最为伤心，心伤则母子相关，而化源隔绝者为甚。此脾胃之伤于劳倦情志者，较之饮食寒暑为更多也。……故昔有柳公度者善于摄生，或问其致寿之术，则曰：‘我无他也，但不以气海熟生物暖冷物，亦不以元气佐喜怒耳。此得养脾胃之道，所以便能致寿。’”

29. [清]喻昌《医门法律·论脾胃》曰：“人之脏腑，以脾胃为主。盖人之饮食，皆入于胃而运于脾，犹地之土地。然脾胃能化物与否，实由于水火二气，非脾胃所能也。火盛则脾胃燥，水盛则脾胃湿，皆不能化物，乃生诸病。”

30. 论肝脏。《黄帝内经·素问》曰：“肝者，将军之官，谋虑出焉。……肝者，罢极之本，魂之居也。其华在爪，其充在筋，以生血气。”

31. 养肝要语。[明]杨继洲《针灸大成·卷7·足厥阴肝经穴歌》曰：“肝以眼为穴，人眠则血归肝，眼受之而能视也。夫眠乃无名惑复之火，不可纵之使眠，亦不可不眠。若胆虚寒不眠，则精神困倦，志虑不安；肝实热眠过多，则慧镜生尘，善根埋灭，皆非调肝胆，伏睡魔之道也。举其要而言，勿嗔怒，勿昼寝，睡其形而不眠其神是也。盖睡之精，乃身之灵，人能少睡，则主翁惺惺，智识明净，不惟神气清爽，梦寐亦安也。若贪眠则心中血潮，元神离舍，不惟云掩性天，神亦随境昏迷。”

32. 养肝法言。[明]章潢《图书编》曰：“肝属木，藏血，魂所居焉。人之七情，惟怒为甚，故血枯而魂散。善养肝脏者，莫切于戒暴怒。”

33. 养肝戒忿为摄生之切要。[明]俞弁《续医说》曰：“肝者，乃春阳发动之始，万物生长之源。故戒怒养阳，使先天之气相生于无穷。所以肝主色，气和则体泽，气伤则枯槁。故养肝戒忿，是摄生之切要也。”

34. 论胆腑。[清]沈金鳌《沈氏尊生书·卷10》曰：“胆为中正之官，决断出焉。又为中清之府，主藏而不主泻，则其所主，异于他脏腑矣，其府之气，直得先天甲气，而起于少阴，发于厥阴，乃二阴之真精所生，以为宜阳之妙运也。经曰：少阳连肾，肾上连肺。夫少阳起于夜半之子，为肾之天根。其气上升，以应肺之治节。为肾天根，则通乎下；应肺治节，则通乎上。其所以能通乎上下者，以其为中和之极也。惟通乎上下，故游行三焦，且即三焦之所治，以致用阳明，故十一经者皆籍胆气以为和。”

35. 论肾脏。[汉]华佗《中藏经·论肾脏虚实寒热生死逆顺脉证之法》曰：“肾者，精神之舍，性命之根，外通于耳。男以闭精，女以包血，与膀胱为表里，足少阴、太阳是其经也。”

36. 肾为胎育之脏。[宋]沈括《梦溪笔谈·卷7·象数一》曰：“肾亦二：左为太阳水，右为少阳相火。火降而息水，水腾而为雨露，以滋五脏，上下相交，此坎离之交，以为否泰者也。故肾为寿命之脏，左阴右阳，左右相交，此乾坤之交，以生六子者也。故肾为胎育之脏。”

37.肾为先天之本，脾为后天之本。[明]李中梓《医宗必读·肾为先天本脾为后天本论》曰：“经曰：治病必求于本。本为言根也、源也。世无有无源之流，无根之木，澄其源而流自清，灌其根而枝乃茂，自然之经也。故善为医者，必责根本。而本有先天后天之辩。先天之本在肾，肾应北方之水，水为天一之源；后天之本在脾，脾中宫之土，土为万物之母。

肾何以为先天之本？盖婴儿未成，先结胞胎，其象中空，一茎透起，形如莲蕊，一茎即脐带，莲蕊即两肾也，而命寓焉。水生木而后肝成，木生火而后心成，火生土而后脾成，土生金而后肺成。五脏既成，六腑随之，四肢乃具，百骸乃全。仙经曰：借问如何是玄牝，婴儿初生先两肾。未有此身，先有两肾。故肾为脏腑之本，十二脉之根，呼吸之本，三焦之源，而人资以为始者也。故曰，先天之本在肾。

脾何以为后天之本？盖婴儿既生，一日不再食则饥，七日不食则肠胃涸绝而死。经曰：安谷则茂，绝谷则亡，犹兵家之饷道也，饷道一绝，万众立散，胃气一败，百药难施。一有此身，必资谷气，谷入于胃，洒陈于六腑而气至，和调于五脏而血生，而人资之以为生者也。故曰：后天之本在脾。”

38.养肾法言。[明]章潢《图书编》曰：“肾于诸脏为最下，属水，藏精。盖天一生水，乃人生身之本位，立命之根也。天地间凡有血气者，莫不有牝牡之欲。故火与水违行，欲情一切，精即离原，而生身者亦所以戕身者也。君子学《易》，玩《损》之大象而窒欲，如防水之源，塞水之漏，损之又损，以致于无焉。是欲固寿命之原，莫先于色欲之戒也。”

39.保身以安心养肾为主。古人云：“百病生于心”。又曰：“百病皆生于肾。”心劳生百病，人皆知之；肾虚亦生百病，人或未知也。盖天一生水，地二生火，肾水不上升，则心火不下降，兹病所由生也。人不可不养心，不可不爱护肾也。

40.擦肾俞穴护肾。[元]邹铉《寿亲养老新书》曰：“临卧时，坐于床，垂足，解衣，闭气，舌柱上腭，目视顶，乃提缩谷道，以手摩擦两肾俞穴，各一百二十次，以多为妙。毕，叩齿，卧。专治肾元虚冷，小便滑数。”

41.论命门。[战国]秦越人《难经·三十六难》曰：“肾两者，非皆肾也，其左者为肾，右者为命门。命门者，诸精神之所舍，原气之所系也。故男子以藏精，女子以系胞。”

42.立命之门，一身之主。[明]赵献可《医贯·内经十二官论》曰：“命门即在两肾各一寸五分之间，当一身之中。《易》所谓一阳陷于二阴之中，《内经》‘七节之旁，中有小心’是也：名曰‘命门’，是为真君真主。乃一身之太极，无形可见，两肾之中，是其安宅也。……可见命门为十二经之主。”

43.命门为精血之海，脾胃为水谷之海，均为五脏六腑之本。然命门为元气之根，为水火之宅，五脏之阴气，非此不能滋，五脏之阳气，非此不能发。

44.论丹田。[晋]葛洪《抱朴子内篇·地真》曰：“余闻之师云：‘人能知一万事毕’。知一者，无一不知也。不知一者，无一之能知也。道起于一，其贵无偶，各居一处，以象天地人，故曰‘三一’也。天得一以清，地得一以宁，人得一以生，神得一以灵。金沉以浮，山峙川流，视之不见，听之不闻，存之则在，忽之则亡，向之则吉，背之则凶，保之则遐祚罔极，失之则命彫气穷。……故《仙经》曰：‘子欲长生，守一当明；思一至饥，一与之粮；思一至渴，一与之浆。’一……或在脐下二寸四分下丹田中；或在心下绛宫金阙，中丹田也；或在人两眉间，却行一寸为明堂，二寸为洞房，三寸为上丹田也。此乃是道家所重，世世歃血口传其姓名耳。”

45.丹田为精气神之舍。[元]李治《敬斋古今注·卷6》曰：“道家三一说，上一、中一、下一，是谓三丹田。达道者能使三复为一，一复为三。盖三丹田，精、气、神之所舍也。曰下丹田关元，精之舍；中丹田绛宫，神之舍；则上丹田泥丸，为气之舍也。而上丹田果非气之舍也，曰下丹田为气海，可为气之舍，则精之舍安在哉？以精舍诸中丹田固一不可，若以舍诸上丹田，尤不可也。乃知下丹田虽名为气海，实精舍也。况下丹田不专在气海，盖在脾脐与两肾之间。以脐肾为人受命之始，则下丹田为精之舍可无疑也。又气海有二，旧说气海在脐下，《素问》则谓：‘膻中，气海也，直两乳间。’准《素问》所言，则中丹田为气之舍可无疑也。精舍诸下丹田矣，气舍诸中丹田矣，神不舍诸上丹田，将安所寓乎？此三一之处也。道家虽以三丹田为精、气、神之舍，而不著所处，故为别白之。”即三丹田分别为精、气、神之舍，此为前人定说。李冶则进一步辨明了：上丹田泥丸为神之舍，中丹田绛宫为气之舍，下丹田关元为精之舍。

46. 丹田为性根命蒂。［明］高濂《遵生八笺・卷10・延年却病笺下・心书九章》曰：“上丹田为性根，下丹田为命蒂。白玉蟾真人曰：人生在母腹中，其脐蒂与母脐蒂相连，母呼亦呼，母吸亦吸。及乎降诞，剪去脐蒂，然后各自呼吸，而受父母一点凡气，则栖于下丹田中，而寄体于肾。下丹田者，又名玄关，前对脐，后对肾，居脐肾中间，其连如环，广一寸三分。周围有八窍，前后二窍，以应乾坤，上通泥丸，下彻涌泉；旁六窍以应坎、离、震、巽、兑、艮六卦，以通六腑。一身之气，皆萃于此，如水之朝东，辐之辏毂也。故下丹田为命之基，其性即泥丸，而寄体于心。泥丸者，在人之首明堂之间，六合之内，是谓顶门。故世称顶门为囟门也。囟即性也。囟开皆知夙世姻缘等事，合则忘之矣。故泥丸为之性根。能知性根命蒂，始可言修炼也。”

47. 逍遥子云：“丹田完固气归根，气聚神凝道合真。久视定须从此始，莫教虚度好光阴。”

48. 肝应于春，心应于夏，脾应于长夏，肺应于秋，肾应于冬。春养肝，夏养心，秋养肺，冬养肾。风通于肝，火通于心，湿通于脾，燥通于肺，寒通于肾。

49. 人之元神在心(元神藏于脑而出于心)，人之元气在肾。

50. 怒伤肝，喜伤心，思伤脾，忧伤肺，恐伤肾。喜胜悲；悲胜怒；恐胜喜；怒胜思；思胜恐。

51. 太饱伤脾，大怒气逆伤肝，房劳过度、久坐湿地伤肾，过食冷饮伤肺，忧愁思虑伤心，风雨寒暑伤形，恐惧不节伤志。

52. 华佗：《中藏经・劳伤论》曰：“劳者，劳于神气；伤者，伤愈形容。饥饱过度则伤脾，思虑过度则伤心，色欲过度则伤肾，起居过度则伤肝，喜怒过度则伤肺。”

53. 华佗：《中藏经・论五脏六腑寒热虚实死生逆顺之法》曰：“夫人有五脏六腑，虚实寒热，死生逆顺，皆见于形证、脉气，若非诊察，无由识也。虚则补之，实则泻之，寒则温之，热则凉之，不虚不实，以经调之，此乃良医之大法也。”

54. 华佗：《中藏经・痈疮论》曰：“夫痈疽疮肿之作者，皆五脏六腑畜毒不流则皆有矣，非独因荣卫壅塞而发者也。其行也有处，其主也有归。假令发于喉舌者，心之毒；发于皮毛者，肺之毒；发于肌肉者，脾之毒；发于骨髓者，肾之毒；发于下者，阴之毒；发于上者，阳之毒；发于外者，六腑之毒；发于内者，五脏之毒。……发于上者得之速，发于下者得之缓，感于六腑则易治，感于五脏则难疗也。”

55. 华佗：《中藏经・论水肿脉证生死疾》曰：“人中百病难疗者，莫出于水也。水者，肾之制也。肾者，人之本也。肾气壮则水还于肾，肾虚则水散于皮。”

56. 以默养气，以瞑养血，以睡养精，以静养神。

57. 名过伤肺，色过伤肾，财过伤肝，食过伤脾，睡过伤心。

58. 肺病者宜逃名，肾病者宜戒色，肝病者宜散财，脾病者宜节食，心病者宜减睡。

59. 中医讲：“心主神明，魂魄意志，皆为其统”。一个人心脏跳动的缓急强弱，也就是心脏自身的节奏韵律，完全可以控制人的心理变化。改变了心脏跳动的节律，也就改变了人的心理状态。美国医学家阿拉特拉斯博士也曾说：“心脏实际上是一种具有思维能力的智慧脏器。”

60.《黄帝内经・灵枢・口问》曰：“心者，五脏六腑之主也……故悲哀忧愁则心动，心动则五脏六腑皆摇。”《黄帝内经》云：“主明则下安，以此养生则寿，主不明则十二官危，使道闭塞而不通，形乃大伤。”这就告诉我们，养生必须养心，如果心神昏乱，却想身体健康，根本是不可能的。

第三卷

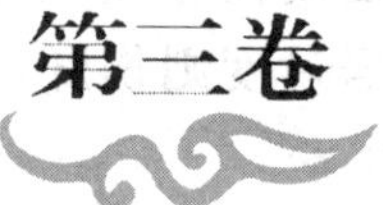

食疗保健

食疗，又称食治，即利用食物来影响机体各方面的机能，使其获得健康或愈疾防病的一种方法。中医很早就认识到，食物不仅为人体提供生长发育和健康生存所需的各种营养，还可以疗疾祛病。(《大国医》)

中华中医药学会秘书长李俊德说："所谓食疗，是指在中医理论的指导下，根据疾病的病理生理特点，给患者制定饮食配方，达到辅助治疗的目的。"就是说，食疗是个体化、辅助性的，不能代替治疗。

食疗是养生保健的基础。宋代陈直在《寿亲养老新书·饮食调治》指出："主身者神，养气者精，益精者气，资气者食。食者，生民之天，活人之本也。故饮食进则谷气充，谷气充则气血盛，气血盛则筋力强。故脾胃者，五脏之宗也。四脏之气，皆禀于脾。故四时皆以胃气为本。"

民以食为天。饮食对于人来说，同空气和阳光一样重要。饮食是人类赖以生存的基本条件之一，与人体健康息息相关。中医古籍《太平圣惠方》中说："夫食能排邪，而安脏腑，清神爽志，以资气血。若能用食平疴，适情遣病者，可谓上工矣。"就是说，食物能预防和治疗疾病，使脏腑安和，使神志清爽，气血旺盛。古人云："饮食者，人之命脉也。"饮食是生命之根，健康之本。

饮食养生历来为人们所重视。唐代名医孙思邈指出："安生之本，必资于食，不知食宜者，不足以存生。"元代养生家贾铭在《饮食须知》中讲："饮食籍以养生，而不知物性有相宜相忌，杂然丛进，轻则五内不和，重则立兴祸患。"因此，饮食养生至关重要，正如东汉医圣张仲景所说："饮食之味，有与病相宜，有与病相害，若得宜则益体，害则成疾。"所以，明代大药学家李时珍总结说："善食者养生，不善食者伤身。"所以，中医认为"药食同源"，亦药亦食的食物，能防治疾病，保健强身，延年益寿。

吃是人与生俱来的本能，尽管人人天天都在吃，但是如何吃，吃什么，怎样才能吃得科学，吃出健康，吃出长寿，这个问题对于多数人来说，并不十分清楚。吃得科学可以吃出健康和长寿，吃得愚昧则会吃出疾病和死亡。世界卫生组织指出：21 世纪的人们应当学会吃！是否会吃，吃的效果如何，小到关乎个人的健康、家庭的幸福，大到关乎民族的振兴、国家的前途。因此，科学饮食，讲究营养，是保证身体健康、防止疾病发生、提高生活质量的重要内容。要做到这一点，必须学习健康营养知识，了解各种食物的营养特征和养生食疗的基本常识，指导自己的科学饮食。同时，根据自身具体情况合理搭配，均衡饮食，平衡营养，预防和配合治疗疾病，有效提高自身的健康水平。(《吃出健康来》)

食疗保健是指将具有药理作用的日常食物直接或间接用于养生保健和治疗。食疗，是指采用食物治疗某些疾病的方法。就是根据病人的需要，合理调配食物中所含的营养素，并经过科学的烹调，使其在治疗过程中起到辅助作用。俗话说的"三分治七分养"，就是说，治愈疾病，三分在治疗，七分在养生，养生就包括食疗在内。中医认为，药食同源，很多食物具有药用功效。两千多年前，古希腊医学之父希波克拉底说："天然的食物是最好的良药"。食疗的最终目的是确保所有器官正常工作，允许能量或者说“气”在体内稳定循环，促进身体康健，达到益寿延年。

人知饮食所以养生，不知饮食失调亦以害生。故能使适其宜，是为贤哲防于未病，凡以饮食，无论四时，常令温暖。……不欲极饥而食，食不过饱。不欲极渴而饮，饮不过多。食过多则结积，饮过多则成痰澼。故曰：大渴不大饮，大饥不大食。……善养生者养内，不善养生者养外。养内者，以恬脏腑，调顺血脉，使一身之流行冲和，百病不作。养外者，恣口腹之欲，极滋味之美，穷饮食之乐，虽肌体充腴，容色悦泽，而酷烈之气内蚀脏腑，形神虚矣，安能保太和，以臻遐龄。庄子曰：人之可畏者，衽席饮食之间，而不知为之戒过也。（《寿世保元》）

所有的慢性病，包括传染病都是由于不会吃、不懂吃而引起的。所以，只要懂得最基本的食疗知识，根据自己的体质选择合适的食物，就能做到少生病或不生病，不但能防病还能治病，这是关系到能否健康长寿的大问题。

任何食物都有它特定的营养价值，都有它适合的人群。也就是说，食物都是好的，只要我们能根据自己身体的需要，根据所处的环境、季节来挑选食物，并不需要花很多的钱就能保证身体最基本的营养需求。那些最普通的物美价廉的食物，像米、面、肉、鱼、蛋、菜、茶、果等，就是适合我们身体的食物。

孙中山曾经说：“我中国近代文明事事皆落人之后，唯饮食之道进步，至今尚为文明各国所不及。”中医的食疗理论对于指导我们科学、合理、均衡的膳食具有极为重要和实用的意义。

食疗是中国传统医药知识与烹调经验结合的产物，其既有食物作为膳食，又针对一定的病情；既有医疗保健的的食用性，又有祛病强身的科学性。俗话说，“药补不如食补。”食疗无毒副作用，疗法自然，容易接受，没有痛苦，是一种最高境界的自然保健疗法。

第十八篇　饮食与健康

一、中国居民膳食指南

早在两千多年前，《黄帝内经·素问》提出的“五谷为养，五果为助，五畜为益，五菜为充”的饮食方式，是人类最早的膳食指南，为人类的繁衍生息、繁荣兴旺作出了不可磨灭的贡献。为适应现代社会需要，平衡膳食，合理营养，促进健康，针对我国居民膳食结构的特点，改善膳食结构的不合理状态，国家卫生部于 2007 年 1 月发布了中国居民膳食指南。膳食指南是食物合理选择与搭配的陈述性建议，它是根据有关营养学制订的饮食指导原则。膳食指南共十条：

（一）食物多样，谷类为主，粗细搭配。这样可均衡地摄入各类营养素，并以谷类为主，因谷类食物含碳水化合物比例较高，又强调了碳水化合物在饮食结构的比例应占到 60%～70%。平衡膳食必须由多种食物组成，才能满足人体各种营养需要，达到合理营养，促进健康的目的。建议每天最好能吃 50 克以上的粗粮。

（二）多吃蔬菜、水果和薯类。蔬菜、水果中主要含有丰富的维生素、矿物质和膳食纤维。有营养学家提出每日人均摄入蔬菜、水果量需达到 500 克，以满足人体各类维生素、矿物质、膳食纤维的需要及满足人体酸碱平衡的需要。薯类含有丰富的淀粉、膳食纤维，以及多种维生素和矿物质。含有丰富营养的蔬菜、水果和薯类膳食，对保持心血管健康、增强抗病能力、减少儿童发生干眼病的危险及预防某些癌症等方面，起着十分重要的作用。

（三）每天吃奶类、大豆或其制品。奶类、大豆及其制品主要含量为优质蛋白质、矿物质，且蛋白质质量好，含钙量高，是天然钙质的极好来源。每日摄入一定量的奶类、豆类以满足人体蛋白质的需要量，以维持人体的代谢和组织更新。

（四）常吃适量鱼、禽、蛋、瘦肉。经常吃鱼、禽、蛋、瘦肉等动物性食物，是为了摄入各种蛋白质、各类矿物质以达到各种蛋白质之间的互补。

（五）减少烹调油用量，吃清淡少盐膳食。吃清淡膳食有利于健康,即不要太油腻,不要太咸,不要过多的动物性食物和油炸、烟熏食物。过量摄入食盐可能是高血压和中风多发的原因之一,我国居民食盐摄入量过多,平均值是世界卫生组织建议值的两倍以上。世界卫生组织建议每人每日食盐用量不超过 6 克为宜。每日摄入食盐控制在 8 克以下,高血压及心血管病就可明显减少。少吃肥肉和荤油,是指对饱和脂肪酸的摄入量需加以限制,每天每人食用油不要超过 25 克。多食则可导致脂肪摄入过多,而致肥胖、脂肪肝、高血压等疾病的发生。

(六)食不过量,天天运动,保持健康体重。膳食的摄入不但要注意各类营养素间的比例适当均衡,且要注意总摄入量(总热能)与总消耗能量之间的均衡。其中个体的体重是衡量是否均衡的标准。超重 20%以上的被称为"肥胖"。肥胖时除控制摄入量,还可通过体育锻炼以达到多消耗人体能量。应改变久坐少动的生活方式,养成天天运动的习惯,坚持每天多做一些消耗体力的活动。建议成年人每天进行累计相当于步行 6000 步以上的身体活动,如果身体条件允许,最好进行 30 分钟中等强度的运动。

(七)三餐分配要合理,零食要适当。三餐的原则是:早餐吃好,午餐吃饱,晚餐吃少。三餐食物的摄入比例为:早餐 30%,午餐 40%,晚餐 30%。但一定要坚持吃早餐。晚餐以清淡为宜。零食不宜多吃,若吃零食,应在两餐之间适当吃一些水果或干果为宜。

(八)每天足量饮水,合理选择饮料。水是膳食的重要组成部分,是一切生命必需的物质,其需要量主要受年龄、环境温度、身体活动等因素影响。在温和气候条件下生活的轻体力活动成年人每日至少饮水 1200 毫升(约 6 杯);在高温或强体力劳动条件下应适当增加。饮水不足或过多都会对人体带来危害。饮水应少量多饮,要主动,不应感到口渴时再喝水。最好的饮料就是白开水,其次是茶水和自制的水果汁、蔬菜汁。

(九)如饮酒,应限量。中医传统理论认为适量饮酒可舒筋活血。而饮酒过量,不仅可损害肝脏,且影响心脏功能,可加重心血管疾病。建议成年男性一天饮用酒的酒精量不超过 25 克,成年女性一天饮用酒的酒精量不超过 15 克。

(十)吃新鲜卫生的食物。在选购食物时应选择外观好,没有变质、变味并符合卫生标准的食物,严把病从口入关。进餐要注意卫生条件,包括进餐环境、餐具和供餐者的健康卫生状况。集体用餐要提倡分餐制,减少疾病传染的机会。做到此条可预防各类肠道及消化道系统感染性疾病的发生。

摘自《中国居民膳食指南》

二、合理膳食的基本原则

(一)食物要多样。人体需要的基本营养素有 42 种,没有任何一种食物包含人体需要的全部营养,所以我们不能偏食。保证食物多样性,才能达到平衡互补的作用。营养专家主张人每天最好吃 20 种以上食物,大体分五大类:①谷类及薯类:谷类包括米、面、杂粮,薯类包括马铃薯、甘薯、木薯等,主要提供糖类、蛋白质、膳食纤维及 B 族维生素;②动物性食物:包括肉、禽、鱼、奶、蛋等,主要提供蛋白质、脂肪、矿物质、维生素 A 和 B 族维生素;③豆类及其制品:包括大豆及其他干豆类,主要提供蛋白质、脂肪、膳食纤维、矿物质和 B 族维生素;④蔬菜水果类:包括鲜豆、根茎、叶菜、茄果等,主要提供膳食纤维、矿物质、维生素 C 和胡萝卜素;⑤纯热能食物:包括动植物油、淀粉、食用糖和酒类,主要提供热能。植物油还可提供维生素 E 和必需脂肪酸。此外,还有饮水等食物。要尽可能选择不同食物品种,以达到食物多样化的营养素供给平衡的目的。

(二)饥饱要适当。各国膳食指南都把维持正常体重放在重要位置。我国传统养生经验主张"食不过饱",就是要饮食适度,饥饱适当,提倡吃八成饱,反对大吃大喝、暴饮暴食,避免身体超重,以利身体健康。

(三)三餐要合理。早、午、晚三餐热能分配按 30%、40%、30%的比例搭配较为合适。三餐时间固定后,不宜经常变动,使吃饭的生物钟有规律性。提倡少吃零食。

(四)粗细要搭配。五谷杂粮、豆类及豆制品,富含植物蛋白质、各种维生素和微量元素,它主宰着人体重要生理机能，对人体的生长、发育、免疫力、抗衰老、防癌等有密切关系。因此，日常饮食一定要注意粗细粮搭配，确保营养均衡合理。

(五)甜食不宜多。吃糖多易患龋齿，体内摄入糖过多将转化为脂肪，容易引起肥胖；吃糖多是患高血脂、糖尿病的诱因之一；老年人或活动少的人每天吃糖控制在20克以内，肥胖者最好不吃精制糖。

(六)油脂要适量。目前经济发达地区和大中城市，一些人脂肪摄入过多，其所提供的热能已超过膳食总热能的30%，应当减少脂肪，尤其是动物性脂肪的摄入量，预防冠心病的发生。膳食中脂肪提供的热能，以占总热能的20%～25%为宜，30%为限。

(七)饮酒要节制。高浓度酒热量很高，且无其它营养素。无节制地饮高浓度白酒，会使食欲下降，食物摄取量减少，以致发生营养缺乏，严重的还会产生酒精性肝硬化。因此，严禁酗酒，如欲饮酒，可饮少量低度白酒、啤酒或果酒。

(八)食盐要限量。食盐含钠和氯，这两者都是人体必需的营养素，成人日生理需要食盐5克～6克。摄取过多钠盐是高血压重要危险的因素之一，如果高血压患者严格限制盐的摄入量，有利于血压下降。

摘自《老年人健康长寿须知》

三、人体需要的七大类营养素

人体需要的营养素有七大类，即蛋白质、脂肪、糖类、矿物质、维生素、膳食纤维以及水。它们各有其独特的生理功能与特性，通过新陈代谢为身体提供所需能量，促进生长发育，维持身体功能，修补细胞组织，共同维持和调节生命活动。

(一)蛋白质。蛋白质是一切生命的物质基础，在人体各个器官、组织和体液内，蛋白质都是必不可少的成分。除了水，机体对蛋白质的需要量最大，它占人体重的16.3%，是保证人体生长、发育、繁殖、遗传不可缺少的物质。恩格斯指出，生命是蛋白质的运动形式。缺乏蛋白质，细胞代谢和生长发育便无法进行，机体抵抗力下降，诱发各种疾病，重者可能导致死亡。

膳食中蛋白质的来源有植物性食物和动物性食物两种。动物性食物蛋白质含量高，质量好，如鱼、蛋类、乳制品、肉类等。植物性食物主要是谷类和豆类。豆制品含有丰富的优质蛋白质，谷类蛋白质含量居中，蔬菜水果中蛋白质含量较低。从营养学的角度来讲，动物蛋白优于植物蛋白。成人每天需要蛋白质为70～80克。

当人体缺乏蛋白质时，成年人会出现消瘦、机体免疫力下降、贫血，严重者将产生水肿。未成年人表现为生长发育停滞、贫血、智力发育差，视力差等。而蛋白质摄入过量时，蛋白质在体内不能储存，机体无法吸收，将会因代谢障碍产生蛋白质中毒甚至死亡。

(二)脂类。脂类是指生物体内不溶于水而溶于有机溶剂的一大类化合物，来自脂肪酸与醇生成的酯或类酯。营养学上重要的酯类有脂肪、磷脂和固醇类。食物中的酯类95%是脂肪，5%是其他酯类。人体储存的酯类中，脂肪高达99%。

脂类的生理功能是：供给能量；构成重要生理物质；提供必需脂肪酸；促进脂溶性维生素的吸收；维持体温和保护内脏；增加饱腹感；增进食欲；利于各种营养素的消化吸收。

脂类的食物来源有植物性脂肪和动物性脂肪两种。植物性脂肪主要来源于植物油脂和各种植物本身所含的油脂。植物油有花生油、豆油、香油等。各类坚果如核桃仁、杏仁、花生仁、葵花子仁等都含有丰富的脂肪。各种豆类如黄豆、黑豆等也含有脂肪。动物性脂肪主要来源于动物的肉、内脏等。脂肪摄入量应占总热能的20%～25%，不宜超过30%，供给量成人每天为50克左右。

脂类是重要的营养物质，是食物的一个基本构成部分。摄入过多的饱和脂肪酸容易诱发心脑血管病，会导致肥胖症，还能诱发高血压、糖尿病等。

(三)糖类。糖类由碳、氢、氧三种元素组成。由于它所含氢氧的比例为2:1，和水一样，故又称为糖类。根据分子结构可分为单糖、双糖和多糖。

糖类的主要生理功能是:构成机体的重要物质;提供热能;保肝解毒;调节脂肪代谢和抗酮;节约蛋白质;改善食物感官品质。

糖类的食物来源主要是谷类、薯类等,其次还有各类食糖等,蔬菜水果中含有少量单糖和多糖。糖类每天供给量占总能量的60%～70%。

膳食中缺乏糖类将导致全身无力、疲乏、血糖含量降低,产生头晕、心悸、脑功能障碍等。严重者会导致低血糖昏迷。当膳食中糖类过多时,就会转化成脂肪储存于体内,使人过于肥胖而导致各类疾病如高血脂、糖尿病等。

(四)维生素。维生素是人体代谢过程中必不可少的有机化合物。人体就像一座极为复杂的化工厂,不断的进行着各种生物化学反应,其反应与酶的催化作用有密切关系,酶要产生活性,必须有辅酶参加,许多维生素就是辅酶的组成部分。因此,维生素是维护人体健康、促进生长发育和调节生理功能的重要物质。

维生素有水溶性维生素和脂溶性维生素两种,水溶性维生素包括维生素C、维生素B族等。脂溶性维生素包括维生素A、维生素D、维生素E、维生素K等。

维生素的共同特点是:①都以其本体的形式或可被机体利用的前体形式存在于天然食物中。②大多数维生素不能在体内合成或合成甚微,也不能大量储存于组织中,所以食物中必须供给足量的各种维生素。即使有些维生素能由肠道细菌合成一部分,但也不能替代从食物中获得这些维生素的主要途径。③大多数维生素不参加组织构成,也不供给热能,但缺乏其中一种或几种,都将影响整个机体代谢,甚至出现维生素缺乏症状。④虽然每日生理需要量很少,然而在调节物质代谢过程中却起着十分重要的作用。

(五)矿物质。矿物质,又称无机盐,约占成人体重的4%,它包括除碳、氢、氧、氮以外的体内各种元素。人体内约有50多种矿物质,它们是生物体的重要组成部分。

根据它们在体内含量的多少,大致可分为常量元素和微量元素两大类。①常量元素。体内含量大于体重的0.01%的称为常量元素,包括钙、镁、钾、磷、氯、硫等。②微量元素。所谓微量元素,是指占人体总重量万分之一以下的元素。微量元素在人体内含量甚微,总量不足体重的万分之五。目前人们认为必须的微量元素有14种,它们是锌、铜、铁、铬、钴、锰、钼、锡、钒、碘、硒、氟、镍、硅等。微量元素在体内含量虽小,却有很重要的生理功能。诸元素在体内不能产生与合成,需由食物来提供。

(六)水。水是人体维持生命活动最重要的营养素。人不吃食物仅喝水仍可存活数周,但如果不喝水,数日便会死亡。水在人体中含量最高,约占体重的60%左右,机体的一切代谢活动均需以水为介质来完成,可以说,没有水就没有生命。李时珍在《本草纲目》中把水列为各篇之首。水的生理功能是:构成人体组织;运送代谢和营养物质;调节体温;溶解营养素和代谢物;维持消化吸收功能。

水的摄取主要来源为饮用水、饮料等,一般每天可以从中获取水1000～1500ml,从主食与蔬菜水果中每天可获取水700～1000ml,体内代谢氧化生水200～400ml。水的需要量因季节、气候、劳动强度和饮食情况而不同,成年人每天正常需水量为2000～2500ml。

水是我们生活中最不可缺少的物质,它贯穿于我们机体的一切生理活动,参与代谢,帮助消化和吸收,通过排泄把毒素排出体外,调节体温,保持机体生理平衡。正常人每天饮水量应达到1500～3000ml,我们如果能及时合理科学的饮水,对健康长寿十分有益。

(七)膳食纤维。膳食纤维如同蛋白质、脂肪一样,是人体的重要营养元素,具有不可替代的平衡膳食、改善消化吸收和排泄等重要功能。膳食纤维是由植物的细胞壁构成的,它的主要化学成分是由多种糖类组成的多糖物质,主要包括纤维素、半纤维素、果胶及亲水胶体等物质。膳食纤维的生理功能是:①刺激胃肠蠕动、吸收水分、增大粪便的体积和重量、软化粪便、促进排便,缩短有害物质在肠道停留的时间,可以有效地预防胃肠功能紊乱、便秘、肠癌等各种消化道疾病。②能与胆酸盐、胆固醇、三酰甘油结合,再随粪便排出体外，因而能有效地防治高血脂、动脉粥样硬化、胆石症等疾病。③能降低 2 型糖尿病病人的空腹与餐后血糖水平。④能减少肠壁对葡萄糖和脂肪的吸收，防治肥胖。

膳食纤维的食物来源是：谷物中的全麦粉、粗粮、嫩玉米、毛豆、薯类等；蔬菜中的芹菜、韭菜、番茄、卷心菜、大白菜等；水果中的香蕉、苹果、橘子和葡萄等富含膳食纤维。成人每日需膳食纤维 30～50 克，高血脂、动脉硬化、糖尿病、肥胖者每日需 80～150 克。

膳食中缺乏膳食纤维，则可引起肠道结构损害和功能障碍及便秘和大肠癌等疾病。

摘自《吃出健康来》

四、人体必需的十一种矿物质维生素

人体需要的营养素有蛋白质、脂肪、糖类、矿物质、维生素、膳食纤维和水共七大类。在 31 种矿物质和维生素中，有 11 种是人体必需的营养素，它们各有其独特的生理功能与特性，必须及时补充，确保生命活动的正常进行。

(一)钙。钙是人体内最重要的、含量最多的矿物元素，约占体重的 2%，广泛分布于全身各组织器官中，对体内的生理和生化反应起重要的调节作用。钙的主要生理功能是：构成骨骼和牙齿等硬组织；调节心脏和神经的正常活动，降低血压，预防心脏病；保证神经、肌肉的正常兴奋性，参与凝血过程。

含钙较多的食物有：牛奶、鸡蛋、豆制品、海带、紫菜、虾米、芝麻、蔬菜等，特别是牛奶。成人需要量为 800mg/d，孕妇、乳母为 1000～1500mg/d。

钙的缺乏表现为婴幼儿的佝偻病和成年人的骨质软化症及骨质疏松症。老年人身体各器官的功能都有不同程度的减退，必须进食易消化吸收的含钙食物。

(二)铁。铁的主要生理功能是：铁与蛋白质结合构成血红蛋白和肌红蛋白，维持肌体的正常生长发育；参与氧的运输和组织呼吸；构成某些呼吸酶的重要成分；促进生物氧化还原反应。

含铁最多的食物有：海带、黑木耳、紫菜、香菇和芝麻酱；动物的肝脏、血和瘦肉；绿叶菜、桃、红枣、葡萄干、龙眼、松子仁、南瓜子等。需要量：成年男性为 12mg/d，成年女性为 18mg/d，孕妇、乳母为 28mg/d。

铁的缺乏可引起缺铁性贫血，使人体质虚弱、对寒冷过敏、甲状腺功能减退。摄入过量的铁会产生慢性或急性铁中毒。

(三)锌。锌的主要生理功能是：参与蛋白质、碳水化物、脂类、核酸的代谢；促进身体发育和组织再生；促进智力发育和食欲；促进性器官和性功能正常发育；参与免疫过程。

锌缺乏的特征是食欲减退，生长发育迟缓、皮肤粗糙、味觉失灵、毛发色素变淡、指甲上有白斑、创伤愈合较慢等；孕妇缺锌甚至可能出现胎儿畸形。

锌在很多食物中都有，如不挑食，不偏食，保证适当的饮食，尤其有足够的蛋白质，一般不会缺锌。当缺锌时，尽量先从饮食中来补锌，缺锌症状明显的，可以吃一些含锌的药。

(四)碘。碘惟一的作用是构成调节人体物质代谢重要激素——甲状腺。碘的缺乏，就会出现甲状腺肿大，严重者会形成身材矮小、生长迟缓、智力低下或痴呆，个别还会出现聋哑等症。

含碘丰富的食物有：海带、紫菜等“海”味类。目前，我国政府推行的加碘盐对碘缺乏已经起到了极大的补充作用。

(五)硒。硒的主要生理功能是：硒是一个抗癌因素；能促进肌体免疫力、抗衰老；是强抗氧化剂；可预防心血管疾病；是天然的解毒剂。

补硒可多食用芝麻、鱼粉、龙虾、啤酒、螃蟹、小麦、糙米、玉米、蘑菇、南瓜、动物肝肾等。硒的缺乏是引起克山病的一个重要原因。缺硒会诱发肝坏死和心血管疾病。

(六)维生素 A。维生素 A 能保持正常视力，并能促进生长发育，增强皮肤粘膜的抗病能力。维生素 A 的缺乏，可以引起夜盲症。还会导致皮肤粗糙、脱屑、眼结膜干躁、发炎，从而导致各种眼疾。

富含维生素 A 的食物有：动物肝脏、蛋黄、鱼甘油、鱼子、全奶、胡萝卜、南瓜、菠菜等。由于维生素 A 是脂溶性的，因此，植物性食品最好油炒食用,便于身体吸收。

(七)维生素 B_1。 维生素 B_1 的生理功能是:促进体内糖和脂肪的代谢;调节神经生理活动;预防和治疗脚气病;维持食欲和肠道正常蠕动。维生素 B_1 的缺乏,可导致糖代谢失调,引起厌食、体力下降、疲劳、忧郁、急躁、生长迟缓,脚麻木和心电图反常等。

维生素 B_1 的食物来源是:谷类、豆类、坚果、蛋类、动物肝脏、大米、玉米、麦麸等。

(八)维生素 B_2。 维生素 B_2 又叫核黄素。主要由饮食提供。其生理功能是:参与蛋白质、脂类和糖类的代谢,促进生长发育;参与细胞的生长代谢,是肌体组织代谢和修复的必须营养素;强化肝功能、调节肾上腺素的分泌;保护皮肤毛囊粘膜及皮脂腺。

维生素 B_2 的食物来源:动物内脏、禽蛋类、奶类、豆类、新鲜蔬菜、菌藻类、螃蟹、鳝鱼等。

轻微缺乏维生素 B_2 不会引起人体任何严重疾病,但严重缺乏维生素 B_2 会引起口角炎、舌炎、鼻和脸部的脂溢性皮炎,眼角膜发红、充血等。

(九)维生素 C。 维生素 C 的生理功能是:维持人体细胞间联络组织的正常功能,对骨骼、牙齿、血管、肌肉等的正常功能都极为重要;促进类固醇激素、肾上腺激素等的合成,促进人体生长;促进伤口愈合及铁的吸收,提高免疫功能,促进各种有机药物和毒物的转化。缺乏维生素 C,会引起血管脆弱、伤口愈合缓慢、食欲不振、发育不良、严重时会出现牙龈疼痛出血、牙齿松动或脱落等。

维生素 C 的食物来源:猕猴桃、樱桃、柑橘类水果、葡萄、草莓、山楂、番茄、辣椒、菠菜、芥菜等。

(十)维生素 D。 维生素 D 是骨骼生成及发育中不可缺少的重要元素。它的主要作用是帮助钙和磷的代谢吸收,促进骨骼、牙齿的生长。维生素 D 有促进钙的骨化作用,防治佝偻病。缺乏维生素 D,容易患佝偻病、软骨病。

维生素 D 的食物来源:海鱼、鱼甘油、蛋黄、奶油、动物肝脏、蘑菇、白萝卜等。另外,日光中紫外线照射皮肤后,皮下可产生有效的维生素 D 物质,这是最方便而有效的来源。

(十一)维生素 E。 维生素 E 的生理功能是:具有很强的抗氧化作用,保护细胞膜及多元不饱和脂肪酸不被氧化,保持红细胞的完整性,参与 DNA、辅助酶 Q 的合成,有延缓衰老、增加免疫力等功能。缺乏维生素 E,会造成红细胞破坏、肌肉病变、贫血症、生殖功能障碍。

维生素 E 的食物来源:植物油、奶类、蛋类、谷物的胚芽、坚果类、绿叶蔬菜等。

摘自《老年人健康长寿须知》

五、每天最佳食谱

营养专家建议,每天最佳食谱是:①一天一杯牛奶或豆浆。②一天一个鸡蛋。③一天一斤青菜。④一天一斤水果。⑤一天一斤左右粮食。⑥一天 100 克精肉(鱼、禽)。⑦一餐一碗汤水。

营养是一个如何平衡的概念,营养的获取和膳食结构一定要平衡。所以,每天的饮食比例很重要。《中国居民营养膳食指南》指出,人们每天摄入植物性食物与动物性食物之比应该是 7:1。这个 7:1 对于人类来说是一个标准的膳食结构。这是人类在上百万年的自然生活中所形成的膳食比例。因此,人们在饮食方面不仅要追求口感的鲜美,更要讲究营养与健康。只有注意饮食的搭配比例,才能达到平衡互补,营养全面,促进健康之目的。

摘自《健康指南》

六、世界公认的十大健康水果

世界卫生组织专家评出了 10 种对健康最有利的水果。它们是:

第一:苹果。 富含纤维物质,可补充人体足够的纤维,降低心脏病的发病率,还可减肥。

第二:杏子。 含有丰富的胡萝卜素,能很好地帮助人体摄取维生素 A。

第三:香蕉。 钾元素含量很高,对人的心脏和肌肉功能很有好处。

第四:黑莓。 同等重量的黑莓中纤维含量是其他水果的 3 倍多,对心脏健康有帮助。

第五:蓝莓。 蓝莓是一种特别的水果,多吃蓝莓可减少尿路感染的几率。

第六：甜瓜。维生素A和C的含量都很高，是补充维生素的理想食品。

第七：樱桃。能帮助人体保护心脏健康。

第八：越橘。能帮助减少尿路感染的概率。

第九：葡萄柚。维生素C的含量很高。

第十：紫葡萄。其类黄酮等物质能为心脏提供三重保护。

摘自《健康指南》

七、最佳饮食原则

营养专家建议，最佳饮食原则是，在饮食结构及方式上做到“三高、五低、七分饱”。

“三高”：即食物要求高新鲜度，高纤维素，高蛋白质。

“五低”：即食物要低糖分，低盐分，低脂肪，低胆固醇，低刺激性。

“七分饱”：即不饱食、不过食、不暴饮暴食。

摘自《老年人健康长寿须知》

八、健康饮食的原则

营养专家建议，健康饮食应坚持以下原则：

（一）吃淡。是指饮食要清淡，包括调味剂也不要太多、太浓。调味料中有三大害，过多食用会对身体造成很大的伤害。一是油脂之害。油摄取过量，不仅造成肥胖，更容易使心脏、血管发生疾病及细胞癌化。脂肪的过量摄取，会造成癌症体质。二是精盐之害。吃盐多了最伤肾。一般来说，每日食盐的标准为6克。三是精糖之害。现在肥胖人和糖尿病人越来越多，原因就是现代人爱吃喝甜食，如饮料、点心、糕饼等，那里面都含有大量的糖。美国的研究人员发现，妇女吃甜食过多，会导致胆结石，还可促发乳腺癌。长期摄入高糖食物，还会加速细胞的老化。更严重地是，糖吃多了会过多消耗体内的钙，造成骨质脱钙，导致骨质疏松症。因此，饮食要注意去“三害”。

（二）吃粗。指平时要吃一些粗粮，或加工粗的食品，切菜不宜切得太碎，能撕掰尽量不切。

（三）吃苦。苦的食物中，含有大量人体所需的氨基酸，如苦瓜、苦菜、苦茶等。

（四）吃生。一般能生吃的蔬菜尽量不去炒、煮，以保持其维生素、矿物质和纤维素不被破坏，如黄瓜、西红柿、洋葱、萝卜、辣椒、苦瓜、圆白菜、生菜、大蒜等都可以生吃。

（五）吃黑。黑色食物大多是食疗、食养的佳品，含有丰富的蛋白质、维生素、矿物质，如黑木耳、黑芝麻、黑豆、黑米、乌鸡、黑枣、紫葡萄、紫菜、海带等。

（六）吃野。指吃野菜、野果、野味食品，如野百合、野山楂、野葱、野蒜、马齿苋、苦菜、荠菜、苏叶、薄荷、食香、野菊花、槐叶、槐花、柳叶、榆钱等。

（七）吃鲜。是指力求吃最新鲜的蔬菜、水果以及其他食品，因为储存时间长的蔬菜，其所含的硝酸盐还原成可致癌的亚硝酸盐。

（八）吃杂。吃杂，是指要吃五谷杂粮，因为人体最需要的营养素在五谷杂粮中很齐全。所以，饮食要有粗有细、有荤有素、有干有稀。目的是为了能从多种食物中获得多种营养素。

（九）吃蔬菜。蔬菜是我们日常生活中不可或缺的食物，蔬菜中含有丰富的胡萝卜素、叶酸、维生素C、E及膳食纤维。如果膳食中没有蔬菜，我们便缺乏这些维生素及膳食纤维。它们能帮助我们的身体免受感染及抵抗疾病。每天吃足够的蔬菜能帮助我们摄取足够的营养素，有助于降低身体患病的机会，保持健康。

（十）吃有核的果子。人的生命在血里面，而果子的生命在种子里面。因此，我们在选择食物时，一定要选择有籽、有核的果子。新鲜的水果富含维生素和矿物质，尤其是维生素A、C，还有纤维素、天然糖分和水。新鲜的水果是维生素和矿物质的丰富来源，不但味道鲜美，营养丰富，而且极其容易消化、吸收。尤其打成果汁饮用，半小时就能完全被身体所消化吸收。要注意，打成果汁后要立即饮用，否则会氧化，影响功效；一定要连渣一起饮用。

（十一）吃当地的食物。当地，是指在同一纬度带或同一个气候地带的意思。一方水土，养一方人。在什么地方生活，或者去那一个地方，要吃当地的食物，这样才适合身体，有益健康。

(十二)吃当季的食物。农作物的生长是有一定规律的,随着一年四季的变化,会有不同的食物。照着农产品的自然节奏与定律摄取,才能达到最好的效用。吃当季的食物,不仅盛产、新鲜、便宜,而且有益于补益五脏六腑。

(十三)吃成熟的食物。食物如果未长成熟,人吃了容易生病。早熟或提早上市的水果大多是经一些含荷尔蒙(生长激素)的药物催熟的,而食用此类水果有可能导致身体出现异常。因此,一定要吃自然成熟的食物。

(十四)尽量完整食用。食物中最有营养的常常是外皮。所以要完整食用蔬菜及水果,也就是能带皮食用的要连皮食用。

(十五)吃熟食以水煮为主。吃熟食最好的方法就是以水煮,以蒸、炖的方式烹调食物。对身体伤害最大的莫过于油炸食品,但最好吃的往往也是油炸食品。所以,要想健康,熟食以煮、蒸、炖为主,切忌油炸。

(十六)适当禁食。吃得少,活得久。适当禁食确有许多其他治疗方法无法达到的功效。健康禁食可让负荷过重的肾脏、肠道与肝脏有休息的时间,但又不致超时到损害器官功能。禁食可以帮助我们把体内的毒素排掉,消除便秘,尤其是连续3～7天的禁食,效果明显,但必须要有正确的专业指导。禁食分半禁食(吃蔬菜、水果)与全禁食(只喝水)。禁食疗法可将体内贮存过多的废物排出体外,增加白细胞的数量,加强其效能,并能促进肾上腺皮质荷尔蒙的分泌,把衰老、有害的细胞消除掉。禁食的好处,是帮身体排毒。专家建议,一年可以有三个月的晚餐禁食。一个星期中有一天进行不是十分严格的禁食,比如只吃水果。禁食最好从一天开始练起,等适应了,再增加到3天甚至更久,以免出现不适应症状。在专业人士的指导下,禁食期间最好不吃任何东西,只喝干净的水即可,再配合呼吸调整、轻松劳动和灌肠,这样适当禁食精神会更好,身体也会更健康。

摘自《老年人健康长寿须知》

九、吃出健康的八项原则

世界卫生组织发现,健康和寿命的决定因素不是医疗条件,而是生活方式。人要想吃出健康与长寿,应遵循以下八项营养原则:

第一喝什么:多喝水、喝汤,少喝烈酒、浓咖啡和含糖包装饮料。

第二吃多少:适当节食,早餐必吃,每次吃七成饱。

第三怎么吃:能生吃,不熟吃;能蒸煮,不煎炒;能煎炒,不炸烤。

第四多吃什么:经常吃鱼类、海鲜、海藻、肉类、蛋类、天然油脂、坚果、种子、豆类、蔬菜、水果和菌类等天然绿色食品,尤其是深海鱼。

第五少吃什么:严格控制精制糖、淀粉和盐。

第六不吃什么:避免坏脂肪,包括氢化油、高温油等,限制色拉油、调和油。

第七避免什么:尽量避免有害物质,包括抽烟、污染、腌制食品、激素、药品和食品添加剂。

第八补什么:补充多种营养素和抗氧化剂,包括维生素、硒、锌等以及天然植物如大豆、大蒜、西兰花、西红柿、生菜、菠菜、南瓜子等。

坚持这八项原则,配合适度的有氧运动(如每天块走45分钟以上),寿命不仅可以延长,而且人也会年轻。

摘自《健康指南》

十、食品食用日期的"金标准"

美国农业部和美国《商业周刊》合作,给出了一个实用、权威的食品食用日期指南,这是许多美国人吃东西的"金标准"。

(一)牛奶、奶酪:这类食物比较容易坏,食品包装上用的一般是"销售截止日期"或保质期,从生产到销售,最长不超过1.5个月。超过销售截止日期后仍可以食用,如高温消毒后的牛奶在冰箱里储存,1周内仍然安全;软奶酪打开包装后可以存放4天,硬奶酪可以在冰柜中存放6个月。

(二)肉类:在冷冻状态下,冻肉馅可以储存3个月,猪肉可以储存6个月,牛羊肉可以储存8～12个月。鲜肉要在两天内食用。

(三)干货类:主要指的是一些面粉、干面条、饼干等,在室温干燥环境下可以保存6个月。铁罐装的时间较长,塑料包装时间较短。

(四)罐头类食品:美国很多罐头食品只标明生产日期,没有保质期,因为美国人很少吃保存1年以上的罐头。美国农业部的建议是,番茄、葡萄柚、菠萝等含酸量比较高的罐头可以保存12～18个月,肉类、蔬菜类罐头可以存放1～3年,但所有储存环境必须干燥、清洁。

(五)熟食:主要包括肉肠、午餐肉等,因为这类食品最容易滋生沙门氏菌,因此保质期十分严格,一般在1～7天,超过保质期必须扔掉。

(六)鸡蛋:美国农业部要求鸡蛋必须标明包装日期,从包装到上架销售截止日期不能超过45天。买回家的鸡蛋,放在冰箱内可以存放3～5周。

(七)啤酒:啤酒瓶上标的是最佳口味期,一般是1～4个月,超过半年最好不要饮用。

(八)糖果:春季和冬季生产的可以存放3个月,夏秋季生产的为2个月,夹心巧克力为3个月,纯巧克力为6个月。

摘自《健康文摘报》

十一、需要警惕的十大垃圾食品

科学饮食是保持健康的前提,但需要提醒的是,有些食品虽然口味好,但也不宜常吃、多吃。以下是世界卫生组织评出的"十大垃圾食品",供人们参考。

(一)油炸食品。此类食品热量高,含有较高的油脂和氧化物质,经常食用易导致肥胖、高血脂症和冠心病。此类食品还含有大量的致癌物质。

(二)罐头食品。罐头中的营养素都遭到破坏,特别是各类维生素几乎被破坏殆尽。罐头制品中的蛋白质常常出现变性,使其消化吸收率大为降低。很多水果罐头含有较高的糖分,在进食后的短时间内可导致血糖大幅攀升,使胰腺负荷加重。

(三)腌制食品。此类食物钠盐含量超标,易造成食用腌制食品者肾脏负担加重,发生高血压的风险增高。食品在腌制过程中可产生大量的致癌物质亚硝酸胺,易导致鼻咽癌等恶性肿瘤的发生。常食用腌制食品者,胃肠炎症和溃疡的发病率也较高。

(四)加工的肉类食品(香肠等)。这类食物含有一定量的亚硝酸盐,有导致癌症的潜在风险。此外,由于添加防腐剂、增色剂和保色剂等,造成人体肝脏负担加重,造成血压波动及肾功能损害。

(五)肥肉和动物内脏类食物。这类食物含有大量的饱和脂肪酸和胆固醇,已经被确定为是导致心脏病最重要的两类膳食因素。长期大量进食此类食物可增加患心血管疾病和恶性肿瘤的风险。

(六)奶油制品。常吃奶油类制品可导致体重增加,甚至出现血糖和血脂升高。高脂肪和高血糖成分常常影响胃肠排空,甚至导致胃食管反流。

(七)方便面。属于高盐、高脂、低维生素、低矿物质类食物。含有防腐剂和香精,可能对肝脏等有潜在的不利影响。

(八)烧烤类食品。含有强致癌物质三苯四丙吡。

(九)冷冻甜点。含有较高的奶油,易导致肥胖。因高糖,可降低食欲。

(十)果脯、话梅和蜜饯类食物。含有亚硝酸盐,在人体内可结合胺形成潜在的致癌物质亚硝酸胺。含有香精等添加剂可能损害肝脏等脏器。

摘自《健康人手册》

十二、讲究健康饮食

在中医理论中,许多食物本身就是药物,它们之间并没有绝对的分界线,即我们常说的"药食同源"。因此,许多中医大师不仅妙手回春、用药如神,还是营养专家。他们对于一些食物性能的了解,比一般的美食家要高明得多。

国医大师张学文教授明确指出,吃得好不一定就身体好,只有吃得科学、吃得得法,才能以饮食调理身心,助于养生。关于健康饮食,张教授提出了以下几点:

(一)大鱼大肉虽好,但不能天天吃,比如羊肉性温,冬天吃对身体有好处,夏天吃就不适合。羊肉是一种常见的食物,它既能御风寒,又可补身体,对一般风寒咳嗽、肾亏阳痿、腹部冷痛、体虚怕冷,病后或产后身体虚亏等一切虚证均有治疗和补益效果，但由于它味甘性热，主要适宜于冬季食用，夏天吃会容易上火，尤其是发热的病人一定要禁食。另外，水肿、骨蒸、疟疾、外感、牙痛及一切热性病患者也应禁食。同时还要注意，红酒和羊肉一起食用会产生化学反应，要忌食。

（二）黑木耳、萝卜、白菜、山药、黄瓜这些东西虽然看起来普通，但不管什么时候都是非常好的养生食品。

1. 木耳味甘、性平，归胃、大肠经；具有益气、润肺、补脑、轻身、凉血、止血、涩肠、活血、强志、养颜等功效；主治气虚或血热所致腹泻、崩漏、尿血、齿龈头痛、脱肛、便血等病症。

2. 萝卜含有能诱导人体自身产生干扰素的多种微量元素，可增强机体免疫力。常吃萝卜可降低血脂、软化血管、稳定血压，预防冠心病、动脉硬化、胆石症等疾病。

3. 白菜性味甘平，有清热除烦、解渴利尿、通利肠胃的功效，经常吃白菜可防止维生素C缺乏症（坏血病）。

4. 山药中含有大量的蛋白质、各种维生素和有益的微量元素、糖类，它可以调节人体免疫系统，增强人体免疫力。

5. 黄瓜味甘、性凉，苦、无毒，入脾、胃、大肠经；具有除热、利水、解毒、清热利尿的功效；主治烦渴、咽喉肿痛、火眼、烫伤。

（三）少吃刺激性、含糖多的食物，尤其是冰冻过的食物要少吃。对于冰冻食物，不少人认为可以放心食用，理由是细菌会被冻死。其实不然，大多数细菌虽然在低温状态下代谢减慢，但并不会死亡，只要遇到合适的温度，就能恢复生长繁殖。还有的细菌喜好低温环境，在低温下会大量繁殖，很容易造成食品变质。特别是冷饮和雪糕等夏天常见的冰冻食物，饮食安全更应注意。因为冷饮和雪糕是由大量的蛋、奶制成的，而蛋类和奶类制品，是细菌繁殖的温床，一旦生产过程中控制不严，未能充分杀菌或受到污染，细菌会迅速繁殖。人若吃了含有这些细菌污染的食物，就会出现腹泻、头晕等反应，甚至引发肠胃炎和痢疾。

（四）一些属于易发散的食物，有些人也不适合吃，比如香椿芽易助火，生疮和脾气急的人要少吃。易发散的食物，实际上就是我们通常所说的"发物"，专指特别容易诱发某些疾病或加重已发疾病的食物。在通常情况下，发物也是食物，适量食用对大多数人不会产生副作用或引起不适，只是对某些特殊体质者以及与患者相关疾病的人才会诱使发病。如鸡、蛋类、猪头肉等对人体而言为异体蛋白，可构成过敏源而导致人体发病；鱼、虾、蟹类含组织胺，可使血管通透性增高、微血管扩张、充血、血浆渗出、水肿、腺体分泌亢进及嗜酸性粒细胞增高等，从而导致机体变态反应，诱发皮肤病。

养成良好的饮食习惯也是饮食养生的一个重要方面。比如吃饭时细嚼慢咽，以利于消化吸收；吃饭时要有愉快的情绪，才能促进胃液的分泌，有助于食物的消化；如果情绪过于激动，兴奋、愤怒等，勉强进食，会引起胃部的账满，甚至疼痛；饭后不要躺卧和剧烈运动。

摘自《《大国医》》

十三、要学会选择食物

中医的理论基础是阴阳，又将所有的东西也用阴阳区分开来，温热为阳，寒凉为阴。人们所吃的食物也有阴阳之分，有温、热、寒、凉、平之分。温热的食物有健脾、开胃、补肾、补益的作用；寒凉的食物有清热、去火、解毒的作用；而平则是介于温热于寒凉两种属性之间，作用比较缓和。

温热寒凉平不但体现在食物分类上，也体现在我们每个人的身体素质上，还体现在四季变化的温度以及南、北不同区域所造成的温热寒凉的差别上。只有将食物的温热寒凉因人、因时、因地灵活运用，才能使人体在任何时候都能做到阴阳平衡，不温不凉，身体才会健康，才会少生病。

（一）根据个人体质选择食物

体内寒气较重的人，血液亏虚的人，要选择温热性质的食物来吃，如牛羊肉、洋葱、韭菜、生姜等。温热性质的食物吃后身体会发热，使机能兴奋、活力增加、血脉畅通，能改善衰弱的身体状况及萎缩的机能。现在的人大多饮食贪凉，又使用空调等降温设备，所以现在的人大部分都属寒凉的体质。

(二)根据气候变化选择食物

气候的变化就是温度的变化,夏季温度就高,冬季温度就低。所以,在温度高时多吃寒凉食物以清热、解暑,温度低时多吃温热食物以保暖、祛寒。如果天热吃了狗肉,那马上就会热出病来,鼻冒火,咽喉疼痛,大便干燥,胸闷心烦;如果天冷了吃西瓜,轻者胃痛、腹胀,重者腹泻、腰痛。

夏天外面温度高,但室内有空调,炎热天气带给人们的燥热大大减少,可人们却喜欢吃冰镇降温的食物,打破身体的阴阳平衡,而使体内的寒湿加重。

冬天气候寒冷,应该多吃温热的食物保暖,可室内有暖气,空气燥热,人们开着暖气吃冷饮,这都违背了大自然的规律,使得人们在寒冷的季节没有及时补充热量,却在不断地给身体降温。

(三)根据地域环境选择食物

每个地区因气候、环境的不同生长着不同的食物。最明显的就是热带地区盛产寒冷性质的水果,如香蕉、甘蔗等;而寒冷地区多盛产葱、姜、蒜这些温性食物以及土豆、大豆等平性的温和食物。大自然已经给生长在当地的人们准备好了适合他们身体需要的食物,这就是一方水土养一方人的道理。

而现在交通发达,市场上供应的食物已没了季节、地域之分,尤其是城市,一年四季都可以买到各种食物。但人们的身体仍然要经历一年四季的气温变化,要经历从入秋到第二年春天这长达半年的寒凉天气。如果不学点饮食保健知识,不熟悉各类食物的温热寒凉平属性,在天冷的时候吃寒凉的水果、蔬菜和饮料,就会给身体各脏器降温,使人的身体素质下降,导致疾病频发,衰老提前。

因此,要学点保健常识,选择食物一定要因人、因时、因地,坚持从实际出发,做到阴阳平衡,确保身体健康。

摘自《健康指南》

十四、食物的相宜与相忌

生活中食物的相互搭配有不少宜忌,搭配得好,可以增加营养,搭配得不好,会损失营养,甚至产生不适。因此,要了解一些食物宜忌的知识。

(一)相宜的食物

1.玉米粉与大豆粉。如将玉米粉与大豆粉以3∶1的比例配制成混合食品,可将原来的营养价值60%～64%提高到76%。

2.红薯与米面。红薯与米面搭配食用,可减少食用后的不适感,又能使蛋白质互补。

3.猪肉与海带。酸(猪肉)、碱(海带)性食物搭配,是最佳的“长寿食品”。

4.鸭肉与山药。鸭肉补阴,清热止咳,山药补阴作用更强,两者搭配,既可除油腻,又可增加补阴效果。

5.豆腐与萝卜。豆腐富含蛋白质,萝卜助消化功能强,使营养吸收更好。

6.蒸馒头加大豆粉。蒸馒头、发糕、包子之类的食品时,最好在面粉里加入10%～20%的大豆粉。大豆和面粉的蛋白质会发生互补,还会增加很多维生素和矿物质。且加入大豆粉的发面食品松软有弹性,外观更洁白,香气更浓郁。

7.用牛奶、鸡蛋和面。做面食时直接用牛奶和鸡蛋和面,做出来的面团富有弹性,不易粘连,也不会断条或破皮,口感特别滑爽和松软。从营养上来说,增加了大量的蛋白质和钙,还有B族维生素,发酵的效果也特别好。

8.鸡蛋、面粉加蔬菜。制作菜饼时,在鸡蛋面糊中加入大量的圆白菜或白菜末、黄瓜末、番茄末、西葫芦丝、胡萝卜丝、洋葱丝等多种颜色的蔬菜,蔬菜的体积与面糊相当。然后放在平底锅里加油煎熟。这些蔬菜可以按照颜色和味道随意搭配,让菜饼变得色彩丰富、风味多样。

9.羊肉配生姜。羊肉可补气血和温肾阳,生姜有止痛祛风湿等作用,同时生姜既能去腥膻,又能助羊肉温阳祛寒之力。二者搭配,可治腰背冷痛、四肢风湿疼痛等。

10.鸡肉配栗子。鸡肉补脾造血,栗子健脾,脾健则更利于营养的吸收,造血机能也会随之增强,用老母鸡汤煨栗子,营养味美,老少皆宜。

11.鱼肉配豆腐。鱼和豆腐都是高蛋白食物,但所含蛋白质和氨基酸组成都不够合理。如豆腐蛋白质缺乏蛋氨酸和赖氨酸,鱼肉蛋白质则缺乏苯丙氨酸,营养学家称之为不完全蛋白质,若将这两种食物合吃，就可以互相取长补短，使蛋白质的组成趋于合理。两种食物的蛋白质都变成了完全蛋白质，营养价值提高。

12. 猪肝配菠菜。猪肝富含叶酸、维生素 B_{12} 以及铁等造血原料，菠菜叶含有较多的叶酸和铁。同食这两种食物，一荤一素，相辅相成，是防治老年贫血的食疗良方。

13. 韭菜配鸡蛋。韭菜含有多种矿物质和维生素 C、胡萝卜素和纤维素，有补肝益肾，壮阳开胃，散瘀解毒等功效。鸡蛋含有丰富的优质蛋白质和多种矿物质，能补血滋阴，润肺清热，健脑益智。将韭菜与鸡蛋一起炒食，可阴阳双补，有益健康。春天食之最佳。

(二)相忌的食物

1. 小葱拌豆腐。豆腐中的硫酸钙、氯化镁与葱中的草酸，容易结合成草酸钙和草酸镁，它们不能被人体吸收，不仅影响人体吸收钙质，还容易诱发结石症。

2. 豆浆冲鸡蛋。鸡蛋中的黏液蛋白能与豆浆中的胰蛋白酶结合，从而失去原有的营养价值。

3. 茶叶煮鸡蛋。茶叶中的生物碱、酸性物质与鸡蛋中的铁元素结合，对胃有刺激作用，且不利于胃肠消化吸收。

4. 红白萝卜混吃。白萝卜中的维生素 C 含量极高，但红萝卜却含有一种破坏血酸的分解酵素，会破坏白萝卜中的维生素 C。

5. 黄瓜西红柿混吃。黄瓜含有一种维生素 C 分解酶，西红柿富含维生素 C，二者混吃则西红柿中的维生素 C 会被破坏。

6. 萝卜水果混吃。萝卜经代谢会产生一种抗甲状腺的物质——硫氰酸。橘子、梨、苹果、葡萄等水果中的植物色素在肠道被细菌分解后，会强化硫氰酸抑制甲状腺的作用，诱发甲状腺肿。

7. 萝卜与人参。因为萝卜顺气功能很强，人参补气，萝卜泻气，故不可同食。

8. 海鲜与水果。海鲜与含有鞣酸的水果同吃，既会降低其营养价值，又易使海鲜中的钙质与鞣酸结合不易消化，使人出现腹痛、呕吐、恶心等症状。

9. 维生素 C 与虾。由于环境污染，在河虾或海虾等软甲壳类动物中，含有较高的五价砷化合物。五价砷虽然无毒，但若与维生素 C，尤其是大量的维生素 C 同时食用时，由于维生素 C 具有还原作用，可将虾体内的五价砷还原为三价砷，三价砷毒性剧烈，人们常说的砒霜就是三价砷。

10. 螃蟹与柿子、螃蟹与茶水。因为柿子、茶水中的鞣酸等成分会使蟹肉蛋白凝固，凝固物质长时间滞留在肠道内还会发酵腐败，引起呕吐腹泻等。

11. 白酒与汽水。白酒与汽水同饮后，会使酒精很快在全身挥发，从而产生大量二氧化碳，对胃、肠、肝、肾、心血管等器官造成不同程度的损害。

12. 蛋白质与糖同煮。牛奶中的赖氨酸与糖在高温下会产生反应，使氨基酸遭到破坏。鸡蛋与糖不宜同煮也是这个道理。

13. 鞣酸与蛋白质同吃。若在吃海鲜的同时吃葡萄、山楂、石榴、柿子等含鞣酸成分的水果，容易出现呕吐、腹胀、腹泻等症状。因为在这些水果中含有鞣酸，鞣酸遇到海鲜中的蛋白质会凝固沉淀，形成不容易消化的物质。因此，在吃海鲜后，应相隔 4 小时以上再吃这类水果；此外，吃完肉不要马上喝茶也是这个道理。

14. 胡萝卜与醋同炒。炒胡萝卜时不要放醋，因为醋酸会破坏胡萝卜素。同样，富含胡萝卜素的雪里蕻、菠菜、油菜等也不要用醋炒。

15. 纤维素、草酸与铁同吃。动物肝脏、蛋黄、大豆中均含有丰富的铁质，都不能与含有纤维素多的芹菜、萝卜、甘薯同吃，也不宜与含草酸多的苋菜、菠菜同吃。因为纤维素与草酸均会影响人体对上述食物中铁的吸收。

摘自《吃出健康来》

第十九篇　最佳营养食品

一、最佳营养学概念

最佳营养学就是为你提供最好的营养物质，使你的身体尽可能地保持健康，并尽可能地进行工作。这并不是一套固定的规则。例如，尽管确实有人需要只吃素食、服用增补剂或禁食某些食品，但是你并不一定也需要如此。你的需要是完全与众不同的，它取决于许多因素，包括从先天的优势和不足到你现在所处环境对你的影响。就像我们看待每个人的才能和人格那样，你只有用这种方法看待众多不同的情况才能认识到，我们的营养需要是不可能完全相同的。尽管有一些对我们普遍适用的指导方法，但是没有一种饮食方案是能够适合所有人的需要的。你的最佳营养学方案包括摄入下列营养物质，它们：①能够促进你最佳的脑力工作状况和情绪稳定；②能够促进你最佳的体力工作状况；③能够带来最低的发病率；④能够带来最长的健康寿命。

到目前为止，已知的健康必需的营养物质已有50种。通过每天摄入最佳数量的各种营养物质，你就可以促进并保持最佳的健康状态。通过最佳营养学方案，你可以：①使头脑更清晰、精神更集中；②提高智商；③改善体力工作状况；④增进睡眠质量；⑤提高对传染病的抵抗能力；⑥保护自身免受疾病侵袭；⑦延长健康寿命。

以上这些都以通过适当的科学研究得以证实。一位英国医生说："我相信在可以预见的将来，营养学将成为医学一个非常重要的组成部分。我已看到饮食和增补剂的效果要好于药物的效果。"都柏林的一位全科医师说："证明营养疗法有效性的证据十分有力，如果现在的医生不能成为营养学家，那么营养学家将成为未来的医生。

摘自《营养圣经》

二、最佳膳食结构

营养学上讲："没有不好的食物，只有不合理的膳食。"任何食物都不是越多越好，也没有任何一种食物是绝对吃不得的。任何事物在自然界中存在，就一定有它存在的意义，问题是我们怎样把它们合理地搭配食用，充分发挥它的优势，规避它不利的一面，这样就合理了。

中国营养学会对全国进行过四次营养调查(1959年、1982年、1992年和2002年)，根据全国营养调查的情况，制定了《中国营养膳食指南》，确定了中国人食物结构比例的"膳食宝塔"。

膳食宝塔共分五层，它包含了我们每天应吃的主要食物种类。宝塔各层的位置和面积不同，在一定程度上反映出各类食物在膳食中的地位和应占的比重不同：

(1)谷类食物位居底层；

(2)蔬菜水果位居第二层；

(3)鱼禽肉蛋等位于第三层；

(4)奶类和豆类食物占第四层；

(5)第五层塔尖是油脂类。

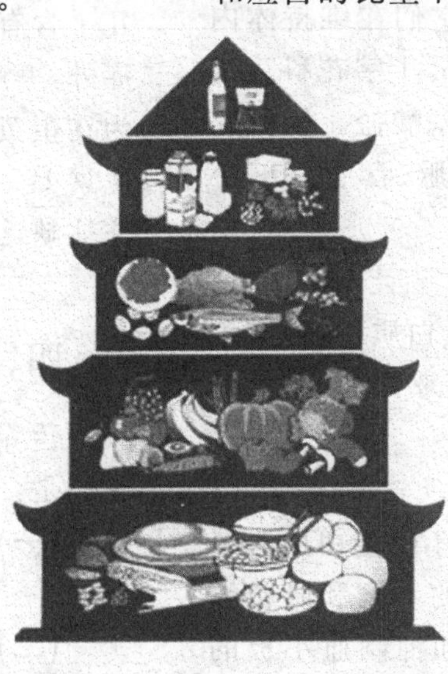

油脂类25克

奶类及奶制品100克
豆类及豆制品50克

畜禽肉类50~100克
鱼虾类50克
蛋类25-50克

蔬菜类400-500克
水果类100-200克

谷类300-500克

这样制定是有科学依据的。其科学的依据主要来自两个方面：一是人体对营养素的需要，现有的营养学知识，已知每人每天需要多少各种营养素就可以满足身体的需要，譬如说蛋白质需要70克、维生素C需要100毫克等；二是哪些食物能提供这些营养素。例如要多少米、面、菜、肉等食物才能提供这些营养素。除了这两方面的依据外，还要考虑到我们国家是否有条件、有能力生产这些食品，建议每天吃这些食物是否符合人们的饮食习惯，群众能否接受。

摘自《健康人手册》

三、九大健康食品

权威营养专家评出了现代人的九大健康食品，它们是：

(一)大豆(豆浆、豆奶等)

大豆含有丰富的蛋白质、不饱和脂肪酸、钙及B族维生素，被誉为“植物肉”。豆制品中含有的植物固醇能阻止肠道吸收食物中的胆固醇，含有的卵磷脂能使胆固醇不致沉积在血管壁形成动脉硬化斑块，含有的大豆蛋白又能显著降低血清中胆固醇、低密度脂蛋白和三酰甘油的水平。此外，大豆富含钾，对心血管健康有益；大豆还含有丰富的异黄酮，防治骨质疏松、阻断与抑制癌症的发生有良好的作用。

(二)十字花科蔬菜

花椰菜、卷心菜、白菜等十字花科蔬菜含有较多的维生素C和胡萝卜素，并富含钙、钾、钠、铁等碱性元素，属于碱性食物，它们在维持体内酸碱平衡中起着重要作用。此外，十字花科蔬菜还含有大量的膳食纤维和异硫氰酸盐。经研究证实，异硫氰酸盐可阻止肺、乳腺、食管、肝、小肠、结肠、膀胱等部位癌症的发生。

(二)牛奶和酸奶

牛奶和酸奶含丰富的优质蛋白质、多种维生素和矿物质，是天然钙质的最好来源，且吸收消化率较高。

(四)海鱼

海鱼具有极高的营养价值，不仅蛋白质含量高，易于消化吸收，而且脂肪中的不饱和脂肪酸占80%以上，能降低血胆固醇和抑制血小板的聚集，防止动脉硬化。

(五)西红柿

西红柿除了具有一般蔬菜的营养特点外，还富含番茄红素。番茄红素属于类胡萝卜素，是较强的抗氧化剂，具有抑制脂质过氧化的作用，它还能改善老年性黄斑变性。调查表明，人体血液中番茄红素的含量越高，各种癌症及冠心病的发病率越低。

(六)黑木耳

黑木耳等菌菇类食物味道鲜美，深受人们喜爱。它除了含有氨基酸、5-尿苷酸、谷氨酸钠等营养成分外，还含有较多的矿物质和维生素。黑木耳有抗血小板聚集、降低血液凝固等作用，可以防止血栓形成，它还具有抑菌抗炎、保肝、降血脂、降血糖、抑制癌细胞等作用。

(七)绿茶

绿茶中的茶多酚具有重要的保健作用。茶多酚有很强的清除活性氧和自由基、抑制氧化酶等作用，可保护和促进维生素K、维生素C、谷胱甘肽等抗氧化剂再生，协同增强抗氧化作用。

(八)荞麦(燕麦)

荞麦(燕麦)是粮谷类食物，含有丰富的亚油酸、枸橼酸，还有较多的膳食纤维，可抑制小肠对胆固醇的吸收和代谢，降低血胆固醇水平。据测定，血液中胆固醇含量高的人每天吃100克燕麦片，数周后血胆固醇可降低5%。

(九)禽蛋

鸡蛋、鸭蛋等禽蛋中除了不含维生素C外，几乎含有人体所需的所有营养素。除有高血脂症外，一般健康人食用禽蛋时，不必只吃蛋清，因为在蛋黄中，有较多的维生素K、维生素B_1、维生素B_2、维生素D等，这些营养素在日常膳食中往往缺乏。

摘自《吃出健康来》

四、新世纪十大最佳食物

营养权威部门评出了新世纪十大最佳食物，它们是：

(一)花菜。其抗癌酶含量远远超过其他蔬菜。

(二)草莓。具有改善肌肤，减轻腹泻，预防肝脏及泌尿系统癌症之功用。

(三)大豆。富含蛋白质和植物雌激素,具有抗癌、减轻女性绝经期症状等功效。

(四)酸奶。富含蛋白质、钙质、维生素,有利于人体微生态,能提高机体免疫功能。

(五)香菜。富含铁、钙、锌、钾、维生素A、C等,可平衡血糖、防癌、利尿等。

(六)红薯。富含纤维素、钾、铁、维生素,具有抗癌、抗衰老和防止动脉硬化等功效。

(七)麦芽。可预防结肠癌、直肠癌。

(八)木瓜。富含维生素C,具有提高机体免疫力等作用。

(九)洋葱。可降低胆固醇和血压,预防胃癌、结肠癌等。

(十)大蒜。可降低胆固醇和血压、抗菌消炎。

摘自《吃出健康来》

五、现代人十五种健康超级食物

美国《纽约邮报》和《时代》杂志推荐15种健康超级食物。它们是:

(一)西红柿。西红柿富含番茄红素,可大幅度减少前列腺癌的发生。

(二)菠菜。菠菜热能低,富含铁质和B族维生素,可有效预防血管疾病和夜盲症。

(三)红酒。其中的白藜芦醇具有抗肿瘤、抗氧化、抗微生物和抗动脉粥样硬化等作用。

(四)干果。核桃、花生、杏仁等坚果,有提高"好胆固醇",预防心血管疾病的功能。

(五)花椰菜。含有叶酸、纤维、胡萝卜素、维生素等,有预防乳腺癌、胃癌、直肠癌等功效。

(六)燕麦。营养价值极高,是名副其实的保健佳品。可降低血压及胆固醇。

(七)鲑鱼。可强身健体,其中鲑鱼含有CO-3成分,可预防脑老化及罹患老年痴呆症。

(八)大蒜。含有烯丙基硫醚的物质。在清除胆固醇、防止心脏病上有明显功效。

(九)绿茶。含有儿茶酚的多酚物质。有防癌、软化血管等功能,抗氧化效果显著。

(十)蓝莓。所含营养物质:纤维、叶酸、维生素、矿物质等。可预防心脏病和癌症。

(十一)南瓜。含有胡萝卜素、维生素和矿物质。可防治癌症、便秘等,是"减肥良药"。

(十二)酸奶。营养丰富,乳酸钙容易被消化吸收。能改善微生态,提高机体免疫功能。

(十三)大豆。含有优质蛋白质、脂肪、维生素和矿物质。可以抗癌和预防心脏病。

(十四)柑橘。含有类黄酮、橘皮甙等物质。可保肝、止咳、抗癌、降压、防动脉硬化。

(十五)火鸡。含有丰富的蛋白质、脂肪和矿物质。可补血益气,防止老化。

摘自《吃出健康来》

六、最佳养生保健食品

根据水果、蔬菜、肉食、油类所含蛋白质、脂肪、糖类、维生素、矿物质、纤维素等指标,综合测评结果:

(一)最佳蔬菜

红薯、芦笋、卷心菜、花菜、茄子、甜菜、胡萝卜、荠菜、苤蓝、金针菇、雪里蕻、大白菜。由于红薯既含丰富的维生素,又是抗癌能手,所以被选为所有蔬菜之首。

(二)最佳水果

排名依次为:番木瓜、草莓、橘子、柑子、猕猴桃、芒果、杏、柿子、西瓜、苹果。

(三)最佳肉食

鱼肉、鹅肉、鸡肉、兔肉、鸭肉、、羊肉、牛肉等。鹅鸭肉化学结构接近于橄榄油,有益于心脏。鸡肉则被称为"蛋白质的最佳来源"。

(四)最佳食油

橄榄油、玉米油、米糠油、芝麻油。植物油若与动物油按1:0.5的比例调配食用更好。

(五)最佳汤食

鸡汤、骨头汤、蘑菇汤。鸡汤最优,特别是母鸡汤还有防治感冒、支气管炎的作用,尤其适宜于冬春季饮用。

摘自《老年人健康长寿须知》

七、主要保健食品

(一)保健食品的定义

我国《保健食品注册管理办法(试行)》(2005年7月1日实施)对保健食品进行了严格的定

义:保健食品是指声称具有特定保健功能或者以补充维生素、矿物质为目的的食品,即适宜于特定人群食用,具有调节机体功能,不以治疗疾病为目的,并且对人体不产生任何急性或慢性危害的食品。

(二)保健食品的主要保健功能

国家卫生部批准的保健品包含有22种保健功能:(1)免疫调节;(2)调节血脂;(3)调节血糖;(4)调节血压;(5)改善睡眠;(6)延缓衰老;(7)改善记忆;(8)改善视力;(9)促进排铅;(10)促进泌乳;(11)清咽润喉;(12)抗突变;(13)抗疲劳;(14)耐缺氧;(15)抗辐射;(16)减肥;(17)促进生长发育;(18)改善骨质疏松;(19)改善营养性贫血;(20)对化学性肝损伤有辅助保护作用;(21)美容;(22)改善肠道功能。

(三)10种主要保健食品

1. 螺旋藻

螺旋藻生长在热带和亚热带的碱性盐湖,因其呈螺旋形而得名。螺旋藻是一种绿色天然食品,因其具备最全面、最均衡和最充分的营养,而且极易被人体吸收,所以被联合国粮农组织(FAO)和世界卫生组织(WHO)誉为"人类21世纪的最佳营养食品"。

(1)营养成分。①蛋白质含量:螺旋藻蛋白质含量高达60%~70%,在所有天然食品中最高,其功效比、利用率、消化率都高于乳清蛋白和大豆蛋白。螺旋藻富含易被人体吸收的优质植物蛋白,其中包含了人体所需的全部种类的氨基酸,尤其是人体必需而自身又无法合成的氨基酸的含量,与联合国粮农组织设计的理想标准几乎完全一致,能够更好的促进蛋白的合成,为人体增加活力来源。②矿物质:螺旋藻富含多种碱性矿物质,如钙、铁、锌、磷、镁、铜、碘、铬、锰、锗、硒等13种元素。能够有效纠正人体不健康的酸性体液,增强人体的抗疲劳能力。③其他营养成分:螺旋藻富含多种维生素、肌醇、藻蓝素、叶绿素、胡萝卜素、亚麻酸等。1克螺旋藻等于1000克各类蔬菜。

(2)保健功能。①增强人体免疫力,抑制肿瘤的发生,增强机体抵御各种有害辐射的能力。②帮助脂肪代谢,防止血栓形成,有效预防心血管疾病。③促进造血功能,有助于提高血液中的氧含量。④螺旋藻是碱性食品,可以有效中和胃酸,改善胃炎、胃溃疡等症状。⑤螺旋藻中60%以上的优质蛋白质、多种维生素和矿物质可以辅助抑制肝病的发展。

2. 牛初乳

牛初乳是指乳牛产犊后1~3天内所分泌的乳汁,牛初乳是大自然赐予哺乳动物保护幼仔的特殊营养物质,其分泌量极其有限,极其珍贵。

(1)营养成分。牛初乳的主要营养成分有:免疫球蛋白、乳铁蛋白、乳过氧化物酶、溶菌酶、生长因子等,免疫球蛋白的作用最重要。牛初乳的特殊作用主要是通过免疫球蛋白来发挥的。

(2)保健功能。能够促进免疫细胞对病原体的吞噬;促进免疫细胞对肿瘤细胞或受感染细胞的杀伤和破坏;可与病原体发生凝集反应;是惟一能够通过胎盘传递给胎儿的免疫球蛋白,可增强胎儿和新生儿的免疫力。由于牛初乳中免疫球蛋白的结构与人体中的相应物质极为相似,所以自然成为人类改善免疫功能的最佳选择。

3. 蛋白质粉

蛋白质是人体生长发育所必需的营养物质,目前各种各样的蛋白质粉很多,常见的蛋白质粉主要有乳清蛋白质粉、大豆蛋白质粉和混合蛋白质粉等,其中最为常见的是大豆蛋白质粉和乳清蛋白质粉。

(1)蛋白质粉的种类。①乳清蛋白质粉:提供的氨基酸种类和比例接近人体所需要的模式,消化吸收利用率较高。乳清蛋白分子量较小,经胃酸处理后在胃内形成的凝块细腻,因而乳清蛋白能在体内完全吸收,几乎无须经肾脏排泄,对肾脏不产生任何负担,因此非常适合消化系统娇嫩的幼儿和肾脏功能不全的病人食用。②大豆蛋白质粉:大豆蛋白的优点是富含大豆异黄酮,该物质是植物性雌激素,对成年女性有抗骨质疏松、防止衰老等功用,可抑制绝经后加剧的骨质流失、增加骨形成、增加骨密度;可以缓解绝经期综合征;对心血管系统有一定的保护作用;对男性可降低罹患前列腺癌的危险,另外还具有防癌抗癌、降低血压和血脂等功效。大豆蛋白虽然也是优质植物蛋白，但缺点是其中的8种人体必需氨基酸中的蛋氨酸含量不足；另外大豆蛋白不含免疫球蛋白和乳铁蛋白。

(2)哪些人需要食用蛋白质粉。据《中国居民膳食营养素参考摄入量》推荐，成人每天蛋白质的摄入量是65～90克。生长发育期的儿童和青少年、怀孕期和哺乳期的妇女、创伤和作大手术的病人、营养不良者、低蛋白血症等，蛋白质的需要量一般要高一些。对于健康人，只要坚持正常合理的膳食，一般不需要补充蛋白质。

(3)哪些人慎用蛋白质粉。①肾脏病人：要严格限制蛋白质的摄入量，并且以含8种必需氨基酸的蛋白质为主，蛋白质的量要限制在20～40克/天。②肝脏病人：对于肝昏迷、肝硬化晚期患者，供给过多蛋白质会增加肝脏负担，加剧病情，因此应限制蛋白质的摄入量。③痛风病人：要避免食用以大豆蛋白为主要成分的蛋白质粉，因为大豆中的嘌呤，可以造成体内尿酸增高而加重病情。

4.卵磷脂

卵磷脂又称蛋黄素，140年前为法国化学家高布利所发现。

(1)营养成分。卵磷脂由胆碱、不饱和脂肪酸、甘油糖、磷酸等构成。

(2)保健功能。①提高记忆力。胆碱在神经传导中起非常重要的作用。人类大脑中有100亿个细胞，各个神经细胞之间靠乙酰胆碱来传递信息，而乙酰胆碱是由胆碱和醋酸反应而成，适当补充卵磷脂，由于胆碱的增加，乙酰胆碱的合成也增加，大脑神经细胞之间的信息传递速度加快，可起到提高记忆力和大脑活力的功效。②血管清道夫。可以清除附着在血管壁上的胆固醇等，疏通血管，预防动脉粥样硬化。③预防老年性痴呆症，恢复和改善大脑功能。④促进排便。能使肠细胞活性化，解除大便。⑤保护肾脏，预防糖尿病。⑥预防脂肪肝、胆结石。⑦作为良好的心理调节剂，可改善因神经紧张而引起的焦躁、易怒、失眠等症。

5.蜂王浆

蜂王浆是由工蜂取食蜂蜜和花粉混合而成的物质。

(1)营养成分。蜂王浆的化学成分极为复杂，其中2/3为白蛋白(清蛋白)，30%为球蛋白，与人体血液中的清、球蛋白比值大致相似。蜂王浆中至少含有18种氨基酸，含有人体所需的8种必需氨基酸。含有铁、铜、钾、钠、镁、锰、磷、硅、铝、铬、镍等元素。此外还含有大量水溶性维生素，以及维生素B_1、B_2、B_6、B_{12}、等B族含量最高。

(2)保健功能。①增强机体免疫功能。②促进组织再生能力。③预防癌症及抗肿瘤。④降低血脂，对冠心病有一定预防作用。⑤抗衰老作用。⑥增加食欲、增强体质，消除疲劳。

(3)食用禁忌。以下几种人不宜食用蜂王浆：①过敏体质者。蜂王浆中的一些物质可使过敏者发生变态反应，引起皮肤瘙痒、气喘、呼吸困难、打喷嚏、咳嗽等。②腹泻及肠道功能紊乱者。蜂王浆可引起肠道强烈收缩，对原有腹泻或肠道功能紊乱者，可使症状加重。③糖尿病患者。蜂王浆中含有葡萄糖，服后可很快被吸收，进入血液中使血糖迅速升高。④低血压者。蜂王浆中含有类似乙酰胆碱样物质，服后可引起血压下降。

6.蜂胶

蜂胶是蜜蜂采集树胶，并经过自身咀嚼加工后涂抹在蜂房里面，或蜂箱空隙的一种黏性的褐色物质。蜂胶是动、植物双性物质。

(1)营养成分。蜂胶的成分非常复杂，富含30多种黄酮类化合物，20多种氨基酸、萜烯类、维生素、酶类等天然成分。

(2)保健功能。①是一种天然抗生素，能增强机体免疫力，有效预防感冒。②营养肌肤，延缓衰老。③预防心血管疾病。④预防糖尿病。⑤抑制肿瘤，减轻放化疗的副作用。⑥抗过敏。

7.花粉

近年来，花粉作为一种新型营养保健品风靡全球，被称为完全营养食品，深受人们的欢迎。

(1)营养成分。花粉含蛋白质高达25%～35%，其中氨基酸达10多种，还含有40%的糖和大量的脂肪,含有各种维生素和铁、锌、钙、镁、钾等10多种矿物质、30多种微量元素和18种酶类。花粉食品已被证实是一种功效卓著的免疫增强剂。

(2)食用方法。花粉不能直接食用,一方面因为有些花粉是有毒的,有的虽然无毒,但是花粉上常会黏附各种细菌和微生物,直接食用花粉,难免会发生中毒或使人感染疾病;另一方面是因为花粉细胞壁比较坚韧,如果不打碎它,花粉的营养便无法吸收。因此,只有经过专门加工处理后的花粉产品,才能食用。

(3)保健功能。①抗疲劳和增强体力,提高免疫力。②促进胃肠蠕动,增加食欲,促进吸收,促进排便。③改善皮肤品质,养颜美容。④抑制腺体增生,对慢性前列腺增生有抑制作用。⑤增强血管壁的弹性,改善大脑和心脏的微循环,预防心血管疾病的发生。

8.芦荟

芦荟是百合科多年生肉质草本植物,品种高达300多种,几乎无虫害。

(1)营养成分。芦荟的活性成分有70多种,主要为恩醌类化合物,如芦荟素、芦荟泻素、芦荟霉素、芦荟熊果苷、活性多糖、各种矿物质、多种氨基酸、21种有机酸、多种维生素、多种活性酶等。

(2)保健功能。①提高机体免疫力。②排毒、养颜美容。③健胃清肠、清脂减肥。④降脂降糖、抑癌抗癌等。

9.灵芝

灵芝是一种药用及食用菌,古代称为长生不老的“神草”。中医认为灵芝具有“补中、益气、增智慧、好颜色”、“久食长生、扶正固本”等功效。

(1)营养成分。现代医学认为:灵芝及灵芝孢子粉的有效成分为灵芝多糖、灵芝酸、腺苷、锗元素、赤芝孢子内脂、孢子酸、灵芝总碱、灵芝纤维素等。

(2)保健功能。①增强人体免疫力与耐缺氧能力,清除自由基。②抑制肿瘤、抗辐射。③护肝、降酶,抗炎、解毒。④降低胆固醇和血液黏度。

10.大豆异黄酮

大豆异黄酮是由大豆提炼出来的一种植物激素,其分子结构与人体的雌激素雌二醇非常相似,对人体可起到与雌激素相似的作用,但没有药物雌二醇的副作用。

临床试验证明:大豆异黄酮具有双向调节作用,对低雌激素水平者,表现为弱的雌激素样作用,可防治一些和雌激素水平下降有关的疾病,如更年期综合征、骨质疏松、血脂增高等;对于高雌激素水平者,表现为抗雌激素活性,可以防治乳腺癌、子宫内膜炎等。

摘自《吃出健康来》

第二十篇 个人营养方案

一、确定个人最佳营养

你希望自己有多健康?如果你希望释放自己脑力和体力的全部潜能,了解你个人的最佳营养需要是至关重要的。但是,如果你的需要又是独一无二的,如何才能知道这种需要呢?英国营养健康专家帕特里克·霍尔福德在《营养圣经》中提出了一套用于分析人体营养物质需求的精确体系。这套体系已被全球获得资格认证的营养学家广泛采用。

这套体系已经使两千万人受益匪浅,因此我们对可能的结果有所预期。这些结果包括:头脑更加灵敏;记忆力得到改善;体力更加充沛;能够更好地控制体重;患变性疾病的风险降低。

尽管许多被诊断出患有疾病的人采用个人健康方案后,病情得到了好转,但是这些方案本身的设计目的并不是治疗疾病,而是预防疾病。如果你患有某钟疾病,应确保你的健康方案与正在接受的治疗方案能够相容。

影响个人营养需要的因素至少有八项。年龄、性别和运动量就是其中的一些。但是,污染的影响、面对的压力、健康状态历史、基因遗传以及饮食中所含的营养物质的含量却不是很容易便能得知的。但是关于这些因素的细节必须被考虑在内。有以下四种方法可以获知这些细节：饮食分析；生化分析；症状分析；生活方式分析。

饮食分析。这种分析属于完整分析的起点：了解身体摄入了哪些物质应该就能够推断出身体还缺乏哪些物质。饮食分析的作用是评估对人体营养需求产生影响的食物，如糖分、盐、茶、酒精、食物添加剂以及防腐剂。其他诸如脂肪、碳水化合物、蛋白质和卡路里的摄入等因素也可通过分析饮食而得到确定。

生化分析。诸如毛发矿物质分析或维生素血液一类的测试可给出身体生化状态的信息，可帮助营养咨询师了解人体的实际营养状况。为达到一定的精确程度，任何维生素或矿物质测试必须反映营养物质在人体中起作用的能力。例如，铁是红细胞的重要组成元素，能够在人体中传输氧气。通过衡量细胞中铁元素的状况，有可能得到身体对铁元素的需求指标。

症状分析。这种方法是基于二百种以上增强维生素或矿物质微量缺乏症的病例中显现出来的标志和症状进行的。例如，口腔溃疡与维生素A缺乏有关，而肌肉痉挛与镁缺乏症有关。对于许多这类症状，作用机制已被理解。诸如此类的症状可以被视为营养缺乏的警告标志，从而告诉我们身体运转不正常。

生活方式分析。前三种方法应该能够说明为了达到最佳的营养状态，你还需要些什么样的营养物质。但是，最好能核实一下，你特定的生活方式所需要的营养是否已经被足量包含在内。例如，如果你经常吸烟饮酒，你对营养物质需要量就会更高。如果你是孕妇，如果你从事的职业需要面对很多压力，如果你患有疾病，这些因素都会改变人体对营养物质的理想需要数量。生活方式分析法是帮助营养师了解人体需要什么营养物质，任何对你的饮食、营养缺乏的症状以及生活方式进行分析，从而制定出你个人的健康方案。

摘自《营养圣经》

二、个人的最佳饮食

在食物给人体带来活力之前，会发生数百种的化学反应，并涉及28种维生素以及矿物质。这些微量营养物质是释放食物能量的真正关键所在。

人体的活力取决于至少50种营养物质的适当均衡。这些营养物质包括来自于碳水化合物、脂肪或蛋白质的能量或卡路里，13种已知的维生素，15种矿物质，24种氨基酸，以及两种必需脂肪酸。尽管人体对某些矿物质（如硒）的需要数量不足于蛋白质需要数量的百万分之一，这些矿物质的重要性却一点都不亚于蛋白质。事实上，人体有三分之一的化学反应依赖于微量矿物质，而依赖于维生素的化学反应则更多。如果没有这些元素的其中任何一种，生命力、精力以及理想的体重都是不可能实现的。

所幸的是，蛋白质、脂肪或碳水化合物的缺乏症是很罕见的。不幸的是，尽管大家都知道可能造成的后果，但是维生素、矿物质和必须脂肪的缺乏症确是非常常见的现象。许多营养学家认为，至少有90%的人饮食中缺乏最佳健康状态所需的维生素、矿物质和必需脂肪。

在平均的卡路里摄入量中有三分之二是由脂肪、糖分以及精制面粉提供的。糖分中的卡路里被称为“空白”热量，因为它们不能提供任何营养物质，且经常隐含在加工的食物及快餐之中。如果我们饮食主要靠“垃圾”食品的话，获得所有重要营养物质的可能性就没有多少了。因为，将小麦加工成精制面粉的过程中会损失其中四分之一的营养物质，而其中只有四种元素（铁、和维生素 B_1、B_2、B_3）得到保留。平均计算，重要矿物质锌、铬、锰的87%会被破坏。

蔬菜、水果、坚果、植物种子豆类以及谷物由于主要是天然食物而充满活性。许多种子类食物必然含有植物生长所需的一切营养物质，其中也包括锌。椰菜、胡萝卜、豌豆以及甘薯富含抗氧化剂。辣椒、椰菜和水果则富含维生素C以及其他植物性营养物质。植物种子和坚果则富含必需脂肪。豆类和谷物能够提供蛋白质和碳水化物。这些食物至少应该占日常食物的一半。

健康长寿的秘诀在于多吃富含维生素以及矿物质的活性食物。健康食物还应该是脂肪、盐分、快速释放型糖分含量很低、富含纤维,并呈碱性。植物性的蛋白质来源也是可以的。但你无需作精确计算,因为身体会变得更为有效,而无需更多的食物。

健康饮食的黄金法则是:①避免食用糖类;②避免食用精制的碳水化合物:精制白面包、饼干、蛋糕以及精制食物等;③多食用牛奶、奶制品、豆制品、新鲜蔬菜、全麦面粉、坚果、植物种子、糙米、蚕豆、小扁豆以及粗粮;④每天食用三个新鲜水果;⑤避免接触咖啡以及香烟;⑥限制饮酒。

摘自《营养圣经》

三、制定个人的营养增补方案

不管怎样,人们不可能每天补充 30 种不同的营养物质。个人的需要可简化为 4 至 5 种增补剂,每种增补剂都要含有上述的营养物质。最普通的组合是多种维生素(含维生素 A、B、C、D、E)和多种矿物质。维生素 C 一般单独补充,因为 1000 毫克的基本最佳补充量使营养片无法再加入其他任何营养物质。

每个营养学家对怎样才算是维生素及矿物质的最佳组合都有不同的看法。从日益增多的不同方法中可以看出这一点。最理想的配方必须基于个人的需求,但以下是一些在制定个人健康方案时可以参考的基本原则:

(一)多种维生素

好的补维生素方案应至少包含 7500 国际单位的维生素 A,400 国际单位的维生素 D,100 国际单位的维生素 E,250 毫克的维生素 C,维生素 B_1、维生素 B_2、维生素 B_3、维生素 B_5 和维生素 B_6 各 50 毫克,10 微克的维生素 B_{12},以及叶酸和维生素 H 各 50 微克。

(二)多种矿物质

理想的增补剂应至少包含 150 毫克钙、75 毫克镁、10 毫克铁、10 毫克锌、2.5 毫克锰、20 微克铬以及 2 微克硒,还要包含少量的钼。

(三)多种维生素及矿物质

不能简单地将上述所有维生素和矿物质合在一片增补剂中。因此,好的配方建议每天服用两至三片增补剂,以满足各种水平的需要。需要量最大的营养物质是维生素 C、钙以及镁。这些成分往往是配方所不能足量提供的,因此需要作单独补充。

(四)维生素 C

维生素 C 应该作单独补充,因为人体需要的量不能通过增补方案得到满足。补充的量应该达到 1000 毫克维生素 C,其中至少有 25 毫克生物类黄酮或其他增效剂。

(五)维生素 B 合成物

如果你在最佳营养学问卷中的精力或压力一项得分较高,你可能需要更多的 B 族维生素。最简单的方法是在增补方案中加入维生素 B 合成物的增补剂,直至症状减轻。

(六)抗氧化合成物

如果你的运动、免疫力或污染等项得分较高,或仅希望延长预期寿命,你可以在增补方案中加入抗氧化合成物。它应该包含以下几项:维生素 A、维生素 C 和维生素 E、胡萝卜素、锌以及硒,可能还需要铁、铜、镁以及氨基酸谷胱甘肽和半胱氨酸,再加上植物营养物质抗氧化剂。

(七)必需脂肪

有两种方法可以满足人体对必需脂肪的需求:一种方法是服用两至三汤匙冷榨有机混合植物油;另一种方法是补充服用浓缩油。

(八)骨骼矿物质合成物

如果上述配方仍不足以提供足量的钙和镁,或你正处在妊娠期、哺乳期、更年期或老龄期,你可以在增补方案中加入矿物质合成物来满足需要,包括钙、镁、维生素 D、硼及少量锌、维生素 C 或硅。这将有助于生成健康的骨骼。

(九)个别营养成分

有时候,即使是上述配方仍不能足量提供某些营养物质。通常会发生缺乏的营养物质包括维生素 B_3、B_5、B_6、锌和铬。如果你需要维生素 B_3 以及铬,请补充聚烟酸钙。如果需要额外的维生素 B_3,要食用烟酰胺或“不会引起潮红反应的烟酸”。如果需要维生素 B_6 和锌，你通常可以找到同时含有这两种营养物质的增补剂。

服用增补剂的时间：在进餐前或进餐后15分钟或进餐的时候服用维生素或矿物质增补剂。坚持对营养物质的增补。无规律性的补充不起任何作用。有两种增补方式适合大多数人。在清晨作主要的增补，晚间稍事补充即可。

维生素和矿物质不是药物，因此不应期望健康状况会在一夜之间就得到改善。大多数人的健康状况在三个月后会有明显改善，而三个月也是你试验增补方案的最短期限。最早的标志是精力增加，头脑变得敏锐，情绪稳定，以及皮肤状况得到改善。只要坚持正确的方案，健康状况会继续得到提高。

摘自《营养圣经》

四、维生素与矿物质的安全剂量

任何一种营养物质的最佳摄入量对每个人都不同，视年龄、性别、健康状况及许多其他因素而定。因此，可以设想引发中毒现象的水平也因人而异。在患病时，身体对某种维生素的需要量会急剧上升。在抵御感染的时候，维生素C是很好的例子。请注意，如果过量服用，每种东西都是有毒的。

（一）维生素的安全问题

1. 维生素A：英国剑桥哥顿学院的医学主任约翰·马克医生的说，“3万国际单位以下的摄入量极少产生中毒反应……若每天有控制，成人摄入5万国际单位也属安全。”这种说法也与人类祖先在热带环境中摄入4万国际单位维生素A的估测量相一致。

2. 维生素B：维生素B可溶于水，过量摄入会随尿液从身体中排泄出去，因此毒性一般很低。英国剑桥哥顿学院的医学主任约翰·马克医生的说，“在医生的控制下，每天200毫克至10克的剂量在医学上被用于降低血内胆固醇的水平，时间最长可达10年或以上。虽然曾出现某些反应，但这些反应在停止用药后会逐渐消失，甚至会在用药继续的情况下自行消失。”

3. 维生素C：维生素C可溶于水，因此过量的摄入会从身体中排泄出去。日推荐摄入量因人而异。根据最新研究结果得出的一致意见是每天100毫克为健康的基本摄入量；最佳摄入量可能为每天1000～3000毫克。有许多试验已经使用每天1万毫克的剂量来调查维生素C对某些特定疾病的效果。大剂量服用维生素C的惟一坏处是会产生轻泻剂的作用。一般而言，补充5000毫克维生素C被认为属于安全水平。

4. 维生素D：在所有维生素中，维生素D是最有可能导致中毒反应的。维生素D可以加强对钙质的吸收，因此过量补充可能会导致软组织的钙化。但是，会产生这种反应的补充水平肯定要超过1万国际单位，甚至超过5万国际单位。成人每天摄入不超过2000国际单位，儿童每天摄入不超过1000国际单位的维生素D被认为是在安全的范围之内。

5. 维生素E：对维生素E的中毒反应已有很多的研究。高于2000国际单位的摄入量常会产生不良的反应，特别是对于儿童，原因可能是对维生素E的来源产生过敏。维生素E似乎会增加华法令阻凝剂的抗凝固作用，因此不建议服用华法令阻凝剂的病人摄入过多的维生素E。患风湿热的病人也须尽量避免摄入太多的维生素E。患乳腺癌的妇女不应该补充维生素E的说法是错误的。正好相反，她们补充维生素E的好处是显而易见的。每天最多补充1500国际单位的维生素E属于安全范围之内。

（二）矿物质的安全问题

矿物质的安全取决于三个因素：数量、形态、以及与饮食中其他矿物质的均衡状况。

1. 钙

钙，最容易被吸收的形态包括抗坏血酸钙、氨基酸螯合钙、葡萄糖酸钙以及碳酸钙。一般而言，健康的人不会出现中毒的现象，因为身体会排泄出体内过多的钙质。治疗缺钙性紊乱使用每天3.6克的剂量。钙与镁、磷能互相作用，因此补钙应保证服用者体内含有足够量的镁和磷，或正在同时增补镁和磷。磷缺乏症并不常见，而镁缺乏症却是常见的现象。理想的钙磷比例大约是1∶1。最好不低于1∶2。理想的钙、镁比例大约是3∶2。

2. 镁

镁，最容易被吸收的形态包括天门冬氨酸镁、抗坏血酸镁、氨基酸螯合镁、葡萄糖酸镁以及碳酸镁。中毒现象包括肤色泛红、口渴、低血压、反应能力降低以及呼吸困难。只有肾脏有问题并增补镁的人才会出现中毒的现象。在正常情况下，健康的成年人每天摄入 1000 毫克属于安全的水平。镁与钙能互相作用，因此补充镁元素应保证服用者体内含有足量的钙，或正在同时补充钙元素。理想的镁钙比例大约是 2:3，若镁缺乏则为 1:1。

3. 铁

铁是人体最容易缺乏的元素。铁有很多种形态，最容易被吸收的形态包括天门冬氨酸亚铁、氨基酸螯合铁、丁二酸铁、乳酸铁以及葡萄糖酸铁。铁会在体内积聚，因此长期过量摄入会造成中毒，产生血铁质沉着病或血色素沉着，而这是一种能导致肝硬化、皮肤的棕色沉着、关节炎以及心脏不正常的遗传病。因饮食而造成上述两种疾病的几率很低。每天补充 50 毫克一般被认为属于安全的水平。铁与许多其他微量元素之间会发生拮抗作用，包括锌元素，而妊娠期和哺乳期妇女特别容易出现锌缺乏的现象。因此，补铁应保证服用者体内含有足量的锌，或正在同时补充锌。身体对锌和铁的正常需要量基本相等。

4. 锌

锌也是最容易出现缺乏症的一种矿物质。锌最容易被身体吸收的形态包括吡啶甲酸锌、氨基酸螯合锌、宁檬酸锌以及葡萄糖酸锌。相对来说，补充锌元素是不会无毒的。在服用的剂量达到 2000 微克时，可能产生恶心、呕吐、发烧以及严重贫血的症状。少量的锌元素，特别是硫酸锌，在空腹服用时会对消化道造成刺激。还有一些证据表明，每日的服用剂量如果达到 300 毫克，可能不仅不会增强免疫系统，反而会对其造成损伤。通常认为每日最多增补 50 毫克是属于安全的范围。锌是铁、锰以及铜的拮抗体，因此如果长期大量服用锌增补剂，最好同时补充适量的上述三种矿物质。

5. 铜

铜缺乏症非常罕见。铜最容易吸收的形态包括氨基酸螯合铜以及葡萄糖酸铜。人体对铜的需要量很低，只有每日 2 毫克，即使是治疗铜缺乏症也只需要 5 毫克。中毒现象确实会发生，这主要是因为从由铜制的水管运送的水中摄入了过量的铜．铜还是锌的强拮抗体，出于这个原因，铜的增补剂量最好不要超过 2 毫克或锌摄入量的 1/10。铜还会消耗体内的锰元素。

6. 锰

饮食中只有不超过 2%～5%的锰可以被人体吸收，因此通过饮食增加锰的摄入量以提高体内锰的含量，收效甚微。锰比较容易吸收的形态包括氨基酸螯合锰、葡萄糖酸锰以及氨基咪唑甲酰胺乳清酸锰。有一些证据表明维生素 C 可能有助于锰的吸收。在动物体内，锰是微量元素中毒性最小的一种。人类尚未产生过锰中毒的现象。每日最多摄入 50 毫克锰被认为是安全的。过量摄入锌或铜会妨碍锰的吸收。

7. 硒

这种微量元素的需要量非常低，只有每日 25～200 微克。硒的存在形态有两种：有机形态，如蛋氨酸硒或半胱氨酸硒，有时候还以硒酵母的形态存在；无机形态，如亚硒酸钠。无机形态的硒毒性更强一些，服用剂量达到或超过 1000 微克会出现中毒的现象。两种形态的服用剂量在 750 微克，都尚未出现过中毒现象。通常认为成人的摄入量不超过 500 微克是安全的。

摘自《营养圣经》

第二十一篇 食疗保健的特点

一、药食同源种类齐全

所谓药食同源，大致有两层含义：一是食品本身可以属于药物的一部分；二是食品可以在中医理论的指导下临床应用。食品和中药一样，也有“四气”、“五味”的不同，可以按照寒热温凉的不同，辩证食用。因此，在运用食疗时，也要知道一些中医理论。药食同源，也源于这个中医理论。

自古以来，我国就有药食同源的说法，许多食物都既是药物，又是食物。国家卫生部颁布了药食两用食物的种类：

第一批：牡蛎、栀子、甘草、代代花、罗汉果、肉桂、决明子、莱菔子、陈皮、砂仁、乌梅、肉豆蔻、白芷、菊花、藿香、沙棘、郁李仁、青果、白果、薤白、丁香、高良姜、香橼、麻仁、橘红、茯苓、香薷、红花、紫苏、八角、刀豆、姜、枣、山药、山楂、小茴香、木瓜、白扁豆、百合、花椒、芡实、赤小豆、佛手、杏仁、昆布、桃仁、莲子、桑葚、榧子、淡豆豉、黑芝麻、黑胡椒、蜂蜜、莴苣、薏苡仁、枸杞子、乌梢蛇、酸枣仁。

第二批：黄芥子、鲜白菜根、荷叶、桑叶、鸡内金、马齿苋、鲜芦根。

第三批：蒲公英、益智仁、淡竹叶、胖大海、金银花、葛根、鱼腥草。

按照李时珍《本草纲目》的记载，绝大多数的食物也同时都是药物，都有药用价值。所以，能用于食疗的食物种类非常齐全。

摘自《吃出健康来》

二、注重食物的性味调和

中医学认为中药的性质可分为温、热、寒、凉四性。食物也可以分性，但具体实施只需分温热、寒凉以及介于两者之间的平性。其温热食物对寒症、阳虚者适合；寒凉的食物对燥热以及热症阴虚火旺者适合；食物中属平性的较多，故大多可久服长服而不致体质的偏颇，如长期服寒凉食物可致脾胃虚寒，损及脾阳；长期服温热食物可致内热内火炽盛而致燥热，阴虚久而生痰。《饮膳正要》中说：“虽饮食百味，要其精粹，审其有补益助养之宜，新陈之异，温凉寒热之性，五味偏走之病，若滋味偏嗜，新陈不择，制造失度，俱皆致病。”因此，根据各人的体质，病情症候不同，选择不同性质的食物进行施膳，是中医食疗的重要内容和主要特点。《养老奉亲书》中说：“人若能知其食性，调而用之，则倍胜于药。”就是要明白了解食物性质在疾病的预防和治疗中的重要性。临床可见属脾胃虚寒体质者，过多食用西瓜、蟹类食物而致腹泻、胃脘疼痛。燥热内盛、阴虚火旺体质者，过食温热性食物如辣椒、狗肉、羊肉等而致口舌生疮、大便秘结，甚至痔疮肿大、出血。这些情况的出现，实属对自己体质与食物的性质不了解所致。我国民间也十分重视食物的寒热平衡，吃寒性食物需要配些热性食物：如螃蟹属寒性，生姜属热性，吃螃蟹时佐以姜末等。破坏食物四性寒热平衡，自然有损于健康。

中医食疗学认为食物中也有中药中的辛、甘、酸、苦、咸五味。但食物的五味是指抽象的，仅是某些食物的性能作用的代表符号而已，是中医用以归纳释解食物的药用机制、营养作用，以及指导食疗的依据之一，并非指食物的滋味的定性。如中医食疗中认为鸡是甘味，甘味具缓急、补益作用，可治疗虚症。并非说鸡的食用口感是甜的。食物中五味的作用如下：

辛味：具行气、行血、发散作用。通常可用来治疗气血阻滞、外邪属表证。如辣椒、胡椒、葱、姜、薄荷等。此类食物多含有辣椒碱，可引起粘膜皮肤的烧灼感，从而反射性地提高体温与血压。

甘味：具和中、缓急、补益作用。通常可用以治疗虚症、拘急疼痛、脾胃虚寒等。如蜂蜜、饴糖、甘草等。此类食物对金属类毒物有一定的解毒作用。

酸味：具收敛、固涩、开胃作用。通常可用以治疗汗症、泄泻、遗精。如乌梅、山楂、石榴等。此类食物可以增加胃液酸度，抑制病原体的繁殖，有利于促进食欲、消化食物和防止消化道感染。

苦味：具宣泄、清热燥湿作用。通常可用以治疗热证、心烦、湿证、咳喘等。如杏、苦瓜、莴苣、马兰等。此类食物具有消炎、抗菌作用，其中钙镁含量较高。

咸味：具散结、软坚作用。通常可用以治疗瘰疬、痰核、瘿瘤等。如海带、海蜇、海藻等。此类食物中的钾、钠氧化物、溴化物及碘化物含量较高。

《黄帝内经·素问·阴阳应象大论》云：“气

味辛甘发散为阳，酸苦涌泄为阴。"食物中辛甘属阳可行气血、发散解表、和中补益；酸苦属阴可收敛、宣泄、清热燥湿。饮食气味调和，则阴阳、气血运行；反之则阴阳失调，气血失常。中医历来都反对五味偏嗜。《黄帝内经·素问·五脏生成论》曰："是故多食咸，则脉凝泣而变色；多食苦则皮槁而毛拔；多食辛，则筋急而爪枯；多食酸，则肉胝胕而唇揭；多食甘，则骨痛而发落。此五味之所伤也。"中医强调食疗中注意五味调和，不可偏嗜的观点，从目前医学、营养学的角度来看是符合科学道理的。五味调配得当，可增进食欲，有益健康，反之则会带来弊端。如甘甜之食有补气血、解除肌肉紧张和解毒功能，但多食则易影响食欲；酸味可增加食欲、健脾开胃，且可增加肝脏功能，提高钙磷的吸收率，但过食酸味可损伤胃粘膜而致溃疡发生，影响牙齿的坚固，使消化功能紊乱；苦味可除湿、利尿，且对肝、肾功能有益，但苦味过浓可抑制味觉神经，导致呕吐恶心；辛辣能刺激胃肠蠕动，增加消化液分泌，促进血液循环和机体代谢，但过食辛辣对眼疾、口腔炎及痔疮不利；咸可调味，增加食欲，促进水盐代谢，但食咸过量可使水盐代谢紊乱、血容量增加而血压升高。现代医学证明，患心脑血管的疾病者应少食盐分，而减少此类疾病发展。认为喜食盐或口重的人，患食管癌的可能性比正常人高2.3倍。因此，五味调和，相得益彰，一味偏嗜，有损健康。

摘自《中医食养食疗学》

三、注重调护脾胃之气

脾胃之气为人之后天之本，食疗学家认为，随时注意护养胃气是食疗养生的主要手段。即"有胃气则生，无胃气则死。"明代养生学家高濂在《遵生八笺》中提出了"美饮食，养胃气"的食疗原则。关于"美饮食"，高濂又在书中作了解释："所谓美者，要在乎生冷勿食，粗硬勿食，勿强食，勿强饮。凡此数端，皆损胃气，非惟致疾，亦乃伤生。"强调了饮食过程中的注意事项。饮食应做到寒温有节，避免过粗过硬。现代医学认为过寒冷、过热烫、过粗糙、过坚硬食物可损伤胃粘膜，影响胃的消化功能。在调治疾病、食疗养生中，汉代医圣张仲景在《伤寒杂病论》中就非常注重保养脾胃之气。如服桂枝汤后"啜热稀粥"，取其调和营卫，培补汗源之功；白虎汤中用粳米，保养胃气；十枣汤中用大枣，取其甘温养胃补中之功。《医说》曰："食不欲急，急则损脾，法当熟嚼令细。"现代医学认为充分咀嚼是帮助消化的重要环节。进食时缓嚼慢咽，能使唾液大量分泌。唾液中淀粉酶可帮助消化，溶菌酶和一些分泌性抗体可帮助杀菌解毒。最新研究发现，唾液有一种新的功能——解毒防癌。唾液中含有一定量的过氧化物酶，过氧化物酶和维生素C，其解毒功能最强，是天然防癌剂。由于唾液具有帮助消化、抗菌、延缓衰老、消炎、增强免疫等多种功能。为此，营养食疗学家建议进餐时应细嚼慢咽。从中医理论上讲，认为其有保护胃气的作用。除了进食方法上注意保护脾胃之气，在饮食性味上也注意佐以甘味调和胃气。特别是疾病后期中医多采取甘温补胃气、甘凉养胃阴的方法。

摘自《中医食养食疗学》

四、疗法自然优点很多

食疗保健源远流长，是中国饮食文化的瑰宝。食疗保健是一种天然的保健疗法，它疗法自然，易于接受。治病的最高境界是自然疗法，食疗是自然疗法的最好体现，人们最容易接受。而且安全可靠，无毒副作用。概括起来食疗保健具有以下六大优点：

(一)全面调整，整体调节。由于病者多是元气亏损，气血不足，脏腑功能衰退，气机郁滞，阴阳失调，而施用食疗，可以扶正补虚，协调阴阳的偏盛或偏衰，以恢复阴阳的平衡。正如《养老奉亲书》中说："一身中之阴阳运行，五行相生莫不由于饮食也。"比如羊肉味甘性温热，有补虚温中、益肾壮阳之效，故能治疗脏腑虚寒一类病症，以调整脏腑功能，恢复阴阳平衡。再如老年人脾胃功能亏虚，消化吸收率下降，往往容易造成营养物质缺乏而导致疾病发生。运用食疗，既调整了脾胃功能，又补充了营养物质，达到了治病健身的目的。

(二)辩证施治，食到病除。病者食疗，可因人、因时、因病而异。如热病宜食凉性食物；寒病则宜食热性食物。老人因肝肾阴虚所致头昏目眩者，宜多食贝类海产食品。肠燥便秘，宜多食含油脂的植物种子或多纤维素的食物。肺热咳嗽宜食用雪梨、百合、白果等润肺止咳。食疗的原则就是根据患者体质的特点、药物的属性以及症候的不同，按“热者寒之”、“寒者热之”等辩证观点，来选用患者适合的饮食，从而达到预期的效果。由此可见，食疗治病主要不是着眼于“病”的异同，而是着眼于病机的区别。相同的病机，可用基本相同的食物来治；不同的病机，则必须采用不同的食物，所谓“证同，治亦同；证异，治亦异。”

（三）以脏补脏，有效无痛。我国第一部药物学专著《神农本草经》中就记载了白马茎、狗阴茎、鲤鱼胆、牛髓、熊脂、羚羊角等数十种动物脏器的药物，当然它们也是人们常吃的食物。中医常以动物内脏作为治疗或调整相应脏器功能的食物，比如用牛胰治疗糖尿病，猪肺用于治疗肺痨，猪肝治疗夜盲症，羊靥（羊的甲状腺）治疗甲状腺肿以及用猪心治疗心悸、不寐等等。动物的脏器取材方便，烹饪简单，使用有效，由于其与人类脏器无论是组织、形态还是功能、结构都十分相似，实为食疗佳品。另外，食疗不仅有效而且没有痛苦，无论是手术还是吃药打针，都会给人带来痛苦，而食疗就像正常吃饭一样，没有任何痛苦。

（四）经济实用，取材方便。蔬菜、谷物、鲜干果类和肉食类食物，既能防治疾病，又能增加营养，可谓一举两得，并且普通食物花钱不多，经济实用。药物一般都比较贵，动则几十元、几百元，多则几千元、上万元。不少人因药费太贵而不敢看病。而食疗用的都是一般的日常食物，价格比药物便宜得多，一般人都能接受。另外，这些食物一般在市场上都能买到，有的在野外也能找到，取材非常方便。

（五）替代容易，比较安全。古人用燕窝汤治疗咳嗽病，现在也可以用白萝卜、核桃、李、柿饼来治疗此病，疗效相同。是药三分毒，运用药物治疗，在祛病的同时，身体也难免遭到药物的毒害，如他汀类或贝特类药物是治疗高血脂的高效药物，但它们都有一定的肝毒性，部分病人服用该类药物后，血脂是降下来了，但转氨酶却又升高了。食疗则无此虞，它循序渐进，安全可靠，用食物作药，无副作用，有益无损，即使食后疗效不太明显，也不会引起其它不良反应，比较安全。

（六）防治兼顾，灵活多样。食疗既有治疗效果，也预防某些疾病的发生。比如可用番茄汁医治口疮和牙龈出血，而如果未生病先饮番茄汁，则可预防发生口疮和牙龈出血；另外，可灵活地采用食疗法，这样效果会更佳。比如胃酸多的人可吃一些碱性食品，此谓“性味相胜”；肝功能不良者可吃些动物内脏，此谓“以类补类”；同时，还可根据病人经济能力、生活习惯、体质强弱、年龄大小、男女性别、地理环境、天时气候等条件来考虑食疗方法，这样，效果会更好。

摘自《中国自然疗法大全》

第二十二篇　食疗保健的原则

一、坚持预防为主的思想

食疗学研究的对象是人们赖以生存的饮食。在中医理论的指导下中华民族在很早就形成了一套独特的膳食结构理论，中医学也非常注重“营养”，清楚认识到摄取食物中营养的重要性。将食物中的营养称之谓“精微”物质，“后天之本”、“水谷之精”。并专门论述了饮食的消化吸收过程以及膳食结构的合理配用。《黄帝内经·素问·藏气法时论》曰：“五谷为养，五果为助，五畜为益，五菜为充，气味合而服之，以补精气。”指出了以五谷杂粮为主食，主副比例适当的饮食结构。食疗的营养与滋养作用，尤其体现了中医预防为主的思想。明代养生学家高濂在《遵生八笺》中说：“饮食活人之本，……饮食以资气，生气以益精，生精以养气，气足以生神，神足以全身。”强调了饮食是人体精充气足神旺之本。精、气、神乃生命之本，精充气足神旺则无病而至。在中医理论的指导下，中华民族积累了正确选择食物、合理配用膳食、用食物进行养生防病的丰富经验。其中“以食代药”、“药补不如食补”都是中医食疗学中的重要观点。

食物除了具养生防病作用外，还体现在疾病中配合药物，或病后的辅助治疗作用。《本草求真》中说：“食物入口，等于药之治病同为一理。”说明食物与药物同样具有疗病作用。特别是对于老年人而言，由于年老各脏器日衰，不胜药力，而食物性平，各脏腑均衡平和而调治，尤其适宜老年人。《养老奉亲书》说：“缘老人之性，皆厌于药而喜于食，以食治疾，胜于用药。”可见，食物的治疗早在古代已被认识，唐代医家孙思邈在《千金要方·食治》中说：“安身之本必资于食，食能排邪而安脏腑，悦神爽志以资气血，若能用食平疴，释情遣疾者，可谓良工。”说明食物在养生防病的基础上还具有疗病作用。但食疗范围多属疾病的初期病情较轻者，或疾病后期调理，仍属预防疾病辅助治疗的范围。

养生保健品的诞生与发展，是在中医养生理论和现代营养科学的双重基础上发展起来的，丰富的食物品种是保健品主要开发来源。各种保健品都是起养生保健辅助治疗作用，均属预防医学范畴。

摘自《《中医食养食疗学》》

二、注重辩证食疗的方法

辩证论治是中医基础理论重要组成部分，也是中医学的特点，中医学的精髓。中医食疗作为中医学的一部分也充分体现了这一特点。食疗适应证多为疾病的前期，或疾病后期，这些阶段病症表现已不十分明显，但有体质偏颇的倾向，可以为中医食疗以辨个人的体质偏颇来施食用膳。所以，近来也有医家认为，中医的辩证论治包涵了辨体质偏差、辨证候表里两方面内容。食疗是以辨体质偏差为主要内容的。其中施食用膳的原则仍遵循《黄帝内经》提出的“虚者补之”，出现偏虚的体质用具补益作用的食物；“实者泻之”，出现类似实证的体质用具泻下作用的食物；“寒者热之”，出现类似寒证的体质用具温热作用的食物；“热者寒之”，出现类似热证的体质用具寒凉作用的食物。

辩证食疗，就是在食疗时要增强针对性，减少盲目性，就是要针对病情和体质的具体情况，进行有针对性的对症食疗，增强食疗的效果。

辩证食疗，是食疗的重要特点。依据中医理论学说，对每一种病都应做到：“组药有方，方必依法，定法有理，理必有据。”不仅用药如此，在食物的选择上也是如此，必须运用辩证的方法和论治原则，在正确辩证的基础上，采取相应的食疗方法，选食配膳，才能取得食疗的预期效果。

摘自《《中医食养食疗学》》

三、以调配合理为原则

在食疗过程中，十分强调其合理性，从保健食疗的角度来说，就是要求食用可口，易于被人接受，且多吃不至于导致身体的不适。

食物的调配必须遵循中医药的理论原则，违反其调配原则不但无益，反而有害。食物都有营养的作用，但是必须结合自身的情况进行补养。例如，羊肉含有很高的营养价值，对于气虚羸瘦、疲乏无力的补益作用很好，但由于羊肉热性助阳，夏季吃很不合适，宜冬季食用。在配膳方面，羊肉宜与性温热的食物同用，而不宜与性寒凉的食物同用。这就是为什么唐代医学家孙思邈说“六月食羊肉，伤人神气”的原因所在。

滋补的食物对人体都是有益的，但是并非对人体有益的物质就可以随便食用。例如，人参是很好的滋补强壮药，能大补元气，补益肺脾，安神益志，生津止渴，凡以气虚为主的身体虚弱者均可食用，但却不宜与茶叶同用，因为茶叶含有鞣质，能抑制人参中的营养成分——人参皂甙，从而降低了人参的补益作用。因此，食疗时必须根据食物的性质，合理调配，确保食疗的最佳效果。

摘自《《中医食养食疗学》》

四、要因人因时因地食疗

中医食疗学在注重辩证食疗的同时，认为食疗也需要根据人的年龄、体质情况、疾病情况、季节气候、地方区域、自然环境等因素而选择。

(一)因人而宜

人有老幼、男女、强弱之分。食疗应根据不

同年龄、不同体质需要配备。早在元代，宫廷御医忽思慧在其食疗专著《饮膳正要》提出了各种不同人群具有不同的养生方法，特殊人群应各有饮食禁忌，专列妊娠食忌，乳母食忌。《养老奉亲书》认为老年人饮食有其特殊性。其中说："老人之食，大抵宜温热熟软，忌粘硬生冷。"又说："缘衰老人肠胃虚薄，不能消纳，故成疾患。"现代营养学认为婴幼儿、青少年、孕妇、产后、中老年在各年龄阶段都有其特殊的营养要求，应因人制宜制定各自的食疗方法及食谱。例如，寒凉的食品，适宜于温热的体质；而温热的食品，适宜于寒凉的体质。因此，应针对不同的体质实施食疗。不仅如此，年龄不同食疗也应有差异。例如，小儿体质娇嫩，选择食品不宜太寒太热；老年人多肝肾不足，食疗不宜温燥；孕妇恐动胎气，不宜用活血滑利之品。这些都是在选用食疗时应该注意的。

(二)因时而宜

中医学认为，人与日月相应，人的脏腑气血的运行和自然界的气候变化密切相关。因此中医学"用寒远寒，用热远热"的用药基本原则，也同样适用于食疗。因为，食物的时节性非常强，如同一谷类，由于播种，收获季节不同，其性质也可不同。各种食物，在一年四季中的营养成分亦可有变化。如河蟹在夏季瘦空，而在9、10月份最肥最壮，营养最好。食疗理论认为，饮食因时而宜也需遵循"用热远适热"、"用寒远适寒"的原则，就是说：在夏天需避免食用温热的食品，在冬季需避免食用寒凉的食品。明代医家徐春甫在《古今医统大全》中说："凡人饮食，无论四时，常欲温暖。夏月伏阴在内，暖食尤宜。"认为寒凉饮食可损及脾阳，即使夏季也由于伏阴，仍需暖食为宜。

(三)因地而宜

食疗学家认为，食物的产地不同，则食物的性质亦有变化。清代医家章穆和在《调疾饮食辩》中说："五谷虽曰中和，而稻、粱、黍、麦不一其种；南方、北方、水生、陆生不一其地，则其性又安能划一也。"这与现代营养学观点一致，认为同一食物，由于水质、土壤的不同，其营养成分也略有差异。同一食物，产地不同，甚至形状、颜色亦可不同。且各地人群饮食习惯有差异，但只要服食得当，均可滋生气血。《调疾饮食辩》中又说："南人食米，北人食面，均可滋生气血，长育子孙。"不同地区，气候条件、生活习惯有一定差异，人体生理活动和病理变化也有所不同。有的地处潮湿，饮食多温燥辛辣；有的地处寒冷，饮食多热而滋腻。因此在食疗选料时也是同样的道理。

摘自(《中医食养食疗学》)

五、以祛病强身为目的

安身之本，必资于食。食疗不愈，然后命药。食用一般膳食的主要目的是为了消除饥饿，维持生存和获得一种物质享受，服用一般药物的目的是为了治疗疾病。而食疗的目的，除了上述两个目的兼而有之外，其最主要的目的还在与使体弱者得以增进健康，健康者得以更加强壮。

中医传统理论认为，食疗最宜扶正固本，因为它所选用的食物多系补品，如山药、大枣、桂圆、莲子、薏米、鸡、鸭、牛肉、羊肉等，这些都能起到滋身体、补气血、壮阴阳的作用。食疗还具有扶正固本，抗老延衰的作用，其选用的食物大多滋补作用好、吸收快，如羊肉、鸡、鸭、海参等。

食疗的主要目的是补虚祛病，强身延年。比如，补益食疗，就是用甘温或甘凉的食物进行食疗，它具有滋补强壮作用，适用于虚弱症和平时健身防病。保健益寿食疗，就是根据用膳者的生理、病理特点而特制的一种性味平和、起增进健康和抗衰老作用的膳食。通过提高机体免疫功能和协调功能，达到促进健康、调理气血或抗老延年的目的。中医认为，人体五脏虚损，特别是肾气虚，免疫功能低，是导致衰老的主要原因。针对这一情况，年老体弱人群食用补五脏扶肾气、提高免疫功能的食疗，便可达到抗衰老延年益寿之目的。

摘自(《中医食养食疗学》)

六、注意饮食的禁忌

食物与药物一样，有寒热温凉四性，辛甘酸苦咸五味。根据中医理论五味可入五脏，即"酸入肝，苦入心，甘入脾，辛入肺，咸入肾"。五脏各病均可根据各自性味相应的食物进行食疗。食物与药物不同点是其性质偏平较多，故可长期服用而不出现体质的偏差。但食物中也有一部分属寒热温凉性质的，且特点明显。如羊肉、狗肉、桂皮、茴香、生姜等偏热性；冷饮、苦瓜、甲鱼等偏寒性。此类食物的适应证需遵循"寒者热之"、"热者寒之"，即寒性体质和病症用热性食物，热性体质与病症用寒性食物。此类食物的禁忌证也明显，即寒性体质与病症禁用寒性食物，热性体质与病症禁用热性食物。中医认为，根据季节不同，疾病种类不同，食物与食物之间也各有禁忌。

(一)食物与季节的禁忌

中医有"春生、夏长、秋收、冬藏"、"天人合一"的学说。人是自然界的产物，也必须符合这一规律，顺应自然。春夏为阳气升发之季，不可服食辛辣之物，以致助发，而致内热、内火产生；夏季不可过食油腻，不可贪食生冷，而致脾胃功能失调、内湿中生；秋季燥热过甚，可致口干咽燥、干咳，仍不可过食甘温、辛温之品，而致温热伤阴，使燥热更甚；冬季为封藏之季，过食寒冷则克伐阳气，可致封藏不固、温养失司。因此，冬季禁食过寒食物。温补之法多在冬季进行，一则可御寒，二则可养精，多用血肉有情之品。

(二)食物与疾病的禁忌

患者在疾病过程中，或疾病的恢复期，有些食物可加重疾病，或影响疾病的恢复，应注意这些食物对疾病的禁忌。中医食疗将这类由于饮食而引起疾病复发称为"食复"。《黄帝内经·素问·热论》曰："热病少愈，食热则复，多食则遗。"了解食物对疾病的禁忌，有助于疾病的治疗。具体讲，食物与疾病有以下禁忌：

1.过敏性疾病者忌虾蟹等海产品。中医食疗中将虾蟹等海产品称之为"发物"，认为食用后可加重疾病或引起其他不良反应。现代医学认为，一些过敏性疾病患者(如过敏性哮喘、荨麻疹等)往往体质过敏，而一些海产品，体内往往含有很多组胺，过敏体质者食用后可引起过敏反应。轻者引发潮红、头晕、荨麻疹，重者致使持续哮喘，休克。因此，过敏性疾病患者，应忌此类发物。

2.高血压、水肿患者忌盐。摄入过多的钠盐可引起钠离子和水在体内潴留，使细胞间液和血容量增加，可致组织间水肿，加重血压升高。因此，高血压以及各种原因导致水肿均宜控制盐的摄入。如各类心脏病而致的心源性水肿，肝硬化而致腹水肿都是提倡低盐或无盐饮食。

3.代谢性疾病患者忌过剩物质。代谢性疾病主要包括：高脂血症、肥胖症、痛风、糖尿病等。这些疾病往往是由于体内某一些物质过剩而致代谢紊乱，如高血脂症是由于体内三酰甘油或胆固醇过高而致，痛风是由于体内嘌呤过高而致，糖尿病是由于体内糖含量过高而致。在治疗中除了针对其引起原因进行相应的治疗外，减少这些物质的摄入也是治疗的重要环节。高血脂症需减少脂肪和碳水化物的摄入，痛风需禁忌嘌呤含量高的食物，糖尿病需控制碳水化物的摄入。

4.肾衰、肝昏迷患者忌蛋白质。肾功能衰竭时，肾小球滤过作用遭破坏，蛋白质的代谢产物氮质在体内潴留；肝昏迷时肝脏对蛋白质分解能力下降，可致氨的潴留，刺激脑神经而致肝性脑病。因此，在肝、肾功能衰竭时应忌蛋白质的摄入，以免加重疾病。

5.其他禁忌。在临床发现不合理的饮食，或饮食方法不当亦可致疾病加重。如肝病应忌酒与脂肪，酒是在肝脏代谢，肝病时肝功能受损，食入过量的酒对肝脏有损，摄入过多的脂肪类食物可引起脂肪肝；胰腺炎需禁食，胰腺炎时胰腺中大量消化酶遭到破坏，食入以后可加重胰腺负担，急性时需禁食；妇女经期忌冷食，月经期服食冷饮后可致经行不畅而出现痛经；月经过多，出血时忌热性食物，热性食物往往加速血流，可加重出血；咳嗽时忌过甜、咸、冷、辣食物，过甜可致痰液多，咸、冷、辣可刺激气管使咳嗽加剧；胃脘痛忌酸辣、生冷、硬食物。酸辣、生冷、硬食物刺激可致疼痛加重；泄泻时忌瓜果、油腻干硬食物，生冷瓜果、油腻可加速肠蠕动使泄泻更甚；其他如感冒发烧忌油腻、粘滞食物，妊娠时忌饮酒等都是在饮食中需加注意的。

(三)食物与食物相配的禁忌

中医食疗认为，食物的搭配合理可有协同增

效作用，若搭配不当，轻则食疗作用被抵消，重则对机体可产生有害作用。古籍中有以下具体记载：大葱忌蜂蜜，柿子忌茶，白果忌鸡蛋，鲫鱼忌鹿肉，鸭蛋忌鳖甲、李子、桑椹，牛奶忌酸果等。还有：猪肉菱角同食会伤肝，鸡肉芹菜相忌伤元气；牛肉栗子食后会呕吐，羊肉西瓜相加互相侵；兔肉芹菜同食伤头发，鹅肉鸡蛋同食损脾胃；狗肉如遇绿豆会伤身，黄鳝皮蛋不可同道行；鲤鱼甘草相加将有害，蟹与柿子结伴会中毒；甲鱼黄鳝与蟹孕妇忌，鸡蛋如遇消炎片相冲；柿子红薯搭配结石生，豆浆营养不宜冲鸡蛋；洋葱蜂蜜相遇伤眼睛，萝卜木耳同吃生皮炎；豆腐蜂蜜相伴耳失聪，菠菜不宜配豆腐；胡萝卜白萝卜相互冲，番茄黄瓜不能一起食；黄瓜进食之后忌花生，萝卜水果不利甲状腺；香蕉芋艿入胃酸胀痛，土豆加香蕉面部起斑。等等。这些记载有的用现代营养学、中医食疗学理论可作解释，有些理论上还不能解释，有待于进一步证实其正确性。如牛奶与酸性食物同食可致牛奶结块，而致牛奶中蛋白质变性；鸭蛋与鳖肉同属寒冷，共同食用可增进寒性，影响脾胃运化功能。这些禁忌都是有理论根据的。

（四）食物与药物相配的禁忌

药食的不良配伍可影响药物的疗效。沈李龙在《食物本草会纂·日用家钞》中说："凡服药，不可杂食肥猪犬肉，油腻羹烩腥臊，陈臭诸物；并不可多食生蒜胡荽生姜诸果，诸滑泄之物。"中医传统的药食禁忌有以下记载：人参忌萝卜，铁剂忌浓茶，白术忌桃、李、大蒜，蜂蜜忌土茯苓，半夏、菖蒲忌羊肉，商陆、杏仁忌狗肉，牛膝忌牛肉等。上述内容是否合理有待于理论证实。但人参忌萝卜，中医理论认为萝卜为破气伤气之物，可使人参补气失效，尚属有据可论。中医理论还注意了食物的性味与药物性味的匹配，如服用发汗解表药，需忌酸性食物，因酸性食物有收敛作用，影响发散作用。近年来，学者对浓茶、酒对药物效用的影响作了较深入的探讨。认为浓茶含有过多茶单宁、咖啡因，可抑制胃液分泌，而强烈刺激胃粘膜，可引起胃功能失常，而致消化不良；咖啡因刺激可致神经衰弱、升高血压，引起心绞痛；茶叶中成分可影响铁质的吸收，导致缺铁性贫血。另认为酒可影响诸多药物的作用。酒可降低胰岛素的效果；酒后服镇静药、抗过敏药会使血压下降，出现脑缺氧和呼吸障碍；酒后服阿司匹林易致胃出血；酒后服抗高血压和忧郁症的抑制药物，反使血压升高，甚至脑溢血；酒后服利尿药可导致失水和血压降低等，这些都表明酒对药物剧相忌作用。

摘自《中医食养食疗学》

第二十三篇　食物的营养与功效(209 种)

一、粮谷类

（一）大米

[性味归经]性甘，味辛，无毒。入脾、胃经。

[营养成分]蛋白质，脂肪，食物纤维，碳水化物，钙，磷，铁，锌，核黄素，尼克酸等。

[食疗功效]健脾和胃，补中益气，除烦渴，止泻痢，长肌肉，壮筋骨。

（二）黑米

[性味归经]性冷，味甘，无毒。入脾、胃经。

[营养成分]蛋白质，脂肪，食物纤维，碳水化物，钙，磷，核黄素，尼克酸等。

[食疗功效]止渴，解烦渴，调肠胃。适用于心脏病及水肿。

（三）糯米

[性味归经]性温，味甘，入脾、胃经。

[营养成分]蛋白质，脂肪，碳水化物，粗纤维，钙，铁，硫胺素，核黄素，尼克酸等。

[食疗功效]补中益气。治消渴溲多、自汗、便泻。

（四）小米

[性味归经]性凉，味甘、咸。入脾、胃、肾经。

[营养成分]蛋白质，脂肪，碳水化物，粗纤维，钙，磷，铁，胡萝卜素，硫胺素，核黄素，尼克酸

等。

[食疗功效]和中，益肾，除热解毒。治脾胃虚热、反胃呕吐、消渴、泻泄。

(五)小麦

[性味归经]性凉，味甘。入心、脾、肾经。

[营养成分]蛋白质，脂肪，碳水化物，粗纤维，钙，磷，铁，硫胺素，核黄素，尼克酸等。

[食疗功效]养心，益肾，除热止渴。治脏躁、烦热、消渴、泄痢、痈肿、外伤出血、烫伤。

(六)玉米

[性味归经]性平，味甘。归胃、肠经。

[营养成分]蛋白质，脂肪，碳水化物，食物纤维，钙，磷，铁，锌，钾，钠，硫胺素，核黄素，尼克酸等。

[食疗功效]调中开胃，益肺宁心，清利湿热，利尿利胆。治高血压、糖尿病、咯血、鼻衄、肝炎等。

(七)高粱

[性味归经]性温，味甘、涩。归肺、脾、胃、大肠经。

[营养成分]蛋白质，脂肪，碳水化物，粗纤维，钙，磷，铁，硫胺素，核黄素，尼克酸等。

[食疗功效]温中，利气，止泄，涩肠胃，止霍乱。适用于下痢及小便湿热不利。

(八)大麦

[性味归经]性温，味甘。归胃、肠经。

[营养成分]淀粉，蛋白质，脂肪，矿物质，维生素E和多种微量元素。

[食疗功效]健脾益气，和胃润中，疏肝理气，断奶回乳，消暑热，消食、消水肿。治胃炎及十二指肠球部溃疡等病。

(九)荞麦

[性味归经]性凉，味甘，无毒。归脾、胃经。

[营养成分]蛋白质，脂肪，碳水化物，食物纤维，硫胺素，核黄素，尼克酸，钙，磷，铁，钾，钠等。

[食疗功效]开胃宽肠，下气消积。适用于胃肠积滞、慢性泄泻、痢疾、糖尿病、瘰疬等症。

(十)燕麦

[性味归经]性平，味甘，无毒。归脾、胃、肠经。

[营养成分]淀粉，蛋白质，脂肪，氨基酸，维生素 B_1，维生素 B_2，维生素E，钙，磷，铁，核黄素及谷类中独有的皂甙。

[食疗功效]健脾益气，补虚止汗，养胃润肠。适用于动脉硬化、糖尿病、冠心病、脂肪肝、便秘、浮肿等。

(十一)薏米

[性味归经]性凉，味甘淡。入脾、胃经。

[营养成分]薏苡仁油，薏苡仁酯，固醇，多种氨基酸，碳水化物，维生素 B_1 等。

[食疗功效]利水渗湿，健脾止泻，除痹、排脓，解热，镇静，镇痛，抑制骨骼肌收缩，美容健肤，抗癌。治疗泄泻、湿痹、水肿、肠痈、肺痈、淋浊、白带、扁平疣等。

(十二)黄米

[性味归经]性温，味甘，有黏性。入脾、胃经。

[营养成分]富含蛋白质，粗脂肪，赖氨酸。

[食疗功效]益脾和胃，安神止泻，乌发。

(十三)红薯

[性味归经]性平，味甘。入胃、肠经。

[营养成分]碳水化物，蛋白质，粗纤维，钙，磷，铁，胡萝卜素等。

[食疗功效]健脾胃，补肝肾，降低癌症、心脏病、中风的发病率。防止动脉硬化，治夜盲、便秘。

二、豆类及制品

(一)黄豆

[性味归经]性平，味甘。归脾、胃、大肠经。

[营养成分]蛋白质，脂肪，食物纤维，碳水化物，胡萝卜素，硫胺素，核黄素，尼克酸，钙，磷，铁，锌等。

[食疗功效]健脾宽中，润燥消水，清热解毒，滋养强壮。治感冒、急性传染性肝炎、贫血。

(二)绿豆

[性味归经]性寒，味甘。归心、胃经。

[营养成分]蛋白质，脂肪，碳水化物，钙，磷，铁，胡萝卜素，硫胺素，核黄素，尼克酸，磷脂等。

[食疗功效]清热解毒，清暑利水。适用于暑

热烦渴、水肿丹毒、痈肿、解食物中毒。

（三）黑豆

［性味归经］性平，味甘。归脾、肾经。

［营养成分］蛋白质，脂肪，碳水化物，粗纤维，钙，磷，铁，硫胺素，核黄素，尼克酸。

［食疗功效］活血，利水，祛风，解毒。用于水肿胀满、风毒脚气、黄疸浮肿、风痹筋挛、产后风疼、口禁、痈毒疮毒和解药毒。

（四）豌豆

［性味归经］性平，味甘。归脾、胃经。

［营养成分］蛋白质，脂肪，食物纤维，碳水化物，硫胺素，核黄素，尼克酸，钙，铁，锌，钾，钠。

［食疗功效］和中下气，利小便，解疮毒。适用于霍乱转筋、脚气、痈肿等症。

（五）扁豆

［性味归经］性平，味甘，无毒。归脾、胃经。

［营养成分］蛋白质，脂肪，食物纤维，碳水化物，硫胺素，核黄素，尼克酸，钙，磷，铁，钾，钠。

［食疗功效］健脾和中，消暑化湿。适用于暑湿吐泻、脾虚、呕逆、食少久泻、水停消渴、赤白带下、小儿疳积等症。

（六）豇豆

［性味归经］性平，味甘。归脾、肾经。

［营养成分］蛋白质，脂肪，食物纤维，碳水化物，硫胺素，核黄素，尼克酸，钙，磷，铁，钾，钠。

［食疗功效］健脾，补肾。适用于脾胃虚弱、泻痢、吐逆、消渴、遗精、白带、白浊、小便频数等症。

（七）赤小豆

［性味归经］性平，味甘、酸。归心、小肠经。

［营养成分］蛋白质，脂肪，碳水化物，粗纤维，钙，磷，铁，硫胺素，核黄素，尼克酸。

［食疗功效］利水消肿，解毒排脓。适用于水肿胀满、脚气水肿、黄疸尿赤、风湿热痹、痈肿疮毒、肠痈腹痛等症。

（八）蚕豆

［性味归经］性平，味甘。归脾、肾经。

［营养成分］蛋白质，脂肪，粗纤维，硫胺素，核黄素，尼克酸，钙，磷，铁，锌，钾，钠。

［食疗功效］补中益气，健脾利湿，涩精实肠，暖胃和腑。适用于隔食、水肿、并有止血降压作用。

（九）豆腐

［性味归经］性凉，味甘。入脾、胃、大肠经。

［营养成分］蛋白质，脂肪，碳水化物，粗纤维，钙，磷，铁，硫胺素，核黄素，尼克酸。

［食疗功效］宽中益气，和脾胃，消胀满，清热散血，抗氧化，增加免疫力，健脑，防癌，预防心血管疾病等。

（十）豆浆

［性味归经］性凉，味甘。入脾、胃、大肠经。

［营养成分］蛋白质，不饱和脂肪酸，皂甙，异黄酮，卵磷脂，各种维生素，钙，磷，铁等矿物质及多种微量元素。

［食疗功效］强身健体，抗衰老，防治高血压、心脏病、癌症，预防脑中风、糖尿病。

（十一）绿豆芽

［性味归经］性寒，味甘。归心、胃经。

［营养成分］蛋白质，脂肪，碳水化物，食物纤维，钙，磷，胡萝卜素，硫胺素，核黄素，尼克酸，抗坏血酸等。

［食疗功效］清热解毒。适用于酒毒、热毒、利三焦。

（十二）黄豆芽

［性味归经］性凉，味甘。入脾、胃、大肠经。

［营养成分］蛋白质，脂肪，碳水化物，粗纤维，胡萝卜素，氰钴素，多种维生素，钙，磷，铁，硫胺素，核黄素，尼克酸等。

［食疗功效］滋润清热，利尿解毒，消除疲劳，抗病毒，抗癌肿，抗癫痫和减少癫痫发作。

三、蔬菜类

（一）白菜

［性味归经］性平，味甘。归胃、肠经。

［营养成分］水分，蛋白质，碳水化合物，粗纤维，钙，磷，铁，胡萝卜素，硫胺素，核黄素，尼克酸，抗坏血酸。

［食疗功效］解热除烦，通利肠胃。适用于肺热咳嗽、便秘、丹毒、痈疮等。

（二）芹菜

［性味归经］性凉，味甘、苦。归肺、胃、肝经。

[营养成分]水分，蛋白质，脂肪，食物纤维，碳水化合物，硫胺素，核黄素，尼克酸，钙，磷，铁，锌，钾，钠，芹菜甙，佛手柑内酯，挥发油，有机酸。

[食疗功效]平肝清热，祛风利湿。适用于高血压、眩晕头痛、面红耳赤、血淋、痈肿等症。

(三)韭菜

[性味归经]性温，味辛。入肝、胃、肾经。

[营养成分]水分，蛋白质，脂肪，食物纤维，碳水化合物，钙，磷，铁，硫化物、甙类、和苦味质。

[食疗功效]温阳，行气，散血，解毒。适用于胸痹、噎嗝、反胃、吐血、衄血、尿血、痢疾、消渴、痔漏、脱肛、跌打损伤、虫蝎蜇伤。

(四)菠菜

[性味归经]性凉，味甘。入胃、大肠、小肠经。

[营养成分]蛋白质，脂肪，碳水化合物，粗纤维，钙，磷，铁，胡萝卜素，硫胺素，核黄素，尼克酸，抗坏血酸。

[食疗功效]滋阴润燥，养血止血。用于衄血、便血、坏血病、消渴引饮、大便涩滞。

(五)油菜

[性味归经]性凉，味辛。归脾、胃经。

[营养成分]水分，蛋白质，脂肪，碳水化合物，钙，磷，铁，胡萝卜素，硫胺素，核黄素，尼克酸，抗坏血酸，槲皮甙和维生素K。

[食疗功效]散血消肿。适用于劳伤吐血、血痢、丹毒、热毒疮、乳痈、产后血瘀等症。

(六)苋菜

[性味归经]性凉，味甘。归大、小肠经。

[营养成分]水分，蛋白质，脂肪，食物纤维，硫胺素，核黄素，尼克酸，抗坏血酸，钙，磷，铁，锌，钾，钠。

[食疗功效]清热利窍。适用于赤白痢疾、大便不通等症。

(七)卷心菜

[性味归经]性温，味甘。归胃、肠经。

[营养成分]水分，蛋白质，脂肪，碳水化合物，柠檬酸，钙，钾，胡萝卜素，维生素C等。

[食疗功效]开胃健脾，补肾壮阳，软化血管，利胆通便，适用于消化性溃疡、慢性胃炎、性欲低下、阳痿等症。对动脉硬化、胆结石、便秘等有防治功效。

(八)空心菜

[性味归经]性微寒，味甘鲜，微香。入胃、肠经。

[营养成分]水分，蛋白质，钙，食物纤维，果胶，木质素，胰岛素，胡萝卜素，维生素。

[食疗功效]润肠通便，清热凉血，降低胆固醇、降血压，适用于便秘、糖尿病、咳血、高血脂等症。

(九)芥菜

[性味归经]性温，味辛。入肺、胃经。

[营养成分]水分，糖类，钙，铁，磷，胡萝卜素，维生素C，硫胺素，核黄素，烟酸。

[食疗功效]通肺开胃，利气化痰，对坏血病、胃病、腹痛等症有特殊功效。

(十)菜花

[性味归经]性平，味甘。归脾、胃经。

[营养成分]水分，蛋白质，脂肪，碳水化合物，食物纤维，维生素A、B、C、E、p、U和钙，磷，铁等矿物质。

[食疗功效]有助消化，增强食欲，生津止渴，防癌抗癌，预防心脏病和中风，散血消肿，解毒。治吐血、血痢热毒等症。能提高机体免疫力，预防感冒和坏血病的发生。

(十一)茭白

[性味归经]性寒，味甘。归胃、肠经。

[营养成分]水分，碳水化合物，蛋白质，脂肪，钙，铁，磷，胡萝卜素，烟酸，维生素C。

[食疗功效]解热毒，除烦渴，通利二便。治疗黄疸、痢疾、目赤、消渴、催乳。

(十二)茼蒿

[性味归经]性平，味甘。入胃、肠经。

[营养成分]水分，胡萝卜素，粗纤维，矿物质，维生素B，胆碱。

[食疗功效]润肺消炎，开胃化痰，降压补血，通利肠道。对治疗脾胃虚弱、消化不良、咳痰、便秘、高胆固醇等有益。

(十三)莼菜

[性味归经]性寒，味甘。归胃、肠经。

[营养成分]水分，蛋白质，脂肪，碳水化合物，钙，铁，磷，钾，钠，锌，硒，维生素 A、C、E，维生素 B_{12}。

[食疗功效]清热解毒，益智健体，防治小儿多动症、恶性贫血及肝病，增强机体免疫功能。

(十四)芦笋

[性味归经]性微温，味苦甘。归胃、肠经。

[营养成分]水分，蛋白质，维生素 A、B_1、B_2、C、p，烟酸，甘露聚糖，胆碱，精氨酸，核酸，天冬酰胺，芦丁，叶酸等。

[食疗功效]清凉降火，消暑止渴。适用于治疗心血管病及肾病、补充叶酸、减肥，防止癌细胞扩散。

(十五)马齿苋

[性味归经]性寒，味酸。归大肠、肝、脾经。

[营养成分]水分，去甲肾上腺素，和多量钾盐，多种有机酸，氨基酸，脂肪，糖，钙，磷，铁，维生素 A、B_1、B_2、C 以及生物碱，香豆精类，黄酮类，强心甙和蒽醌甙等。

[食疗功效]清热解毒。散血消肿。适用于热痢脓血、热淋、血淋、带下、痈肿、恶疮、丹毒、瘰疬等症。

(十六)荠菜

[性味归经]性平，味甘。归心、肺、肝经。

[营养成分]水分，蛋白质，脂肪，食物纤维，碳水化合物，硫胺素，核黄素，尼克酸，抗坏血酸，钙，磷，铁，锌，钾，钠。

[食疗功效]和脾，利水，止血，明目。适用于痢疾、水肿、淋病、乳糜尿、吐血、便血、血崩、月经过多、目赤疼痛等症。

(十七)香椿

[性味归经]性凉，味苦、甘。归胃、肠经。

[营养成分]水分，蛋白质，钙，多种维生素，胡萝卜素，铁，磷等。

[食疗功效]清热解毒，刺激食欲，杀菌消炎等。对痢疾、泌尿道感染等有很好的防治作用。

(十八)白萝卜

[性味归经]性凉，味甘、辛。归肺、胃经。

[营养成分]水分，蛋白质，食物纤维，碳水化合物，钙，磷，铁，锌，钾，钠和多种氨基酸等。

[食疗功效]消积滞，化痰热，下气、宽中，解毒。适用于食积胀满、痰咳失音、吐血、衄血、消渴、痢疾、偏正头痛。

(十九)胡萝卜

[性味归经]性平，味甘。入肺、脾经。

[营养成分]水分，蛋白质，脂肪，碳水化合物，胡萝卜素，多种维生素，糖类，果胶，无机盐，粗纤维，钙，磷，铁，硫胺素，核黄素，尼克酸，抗坏血酸，挥发油等。

[食疗功效]明目，健脾，化滞，降压降糖，顺气，增强免疫力。治疗高血压、糖尿病、便秘、体弱、角膜干燥、夜盲症等功效明显。还可防癌抗癌。

(二十)莴笋

[性味归经]性凉，味苦、甘。归心、肠、胃经。

[营养成分]水分，蛋白质，脂肪，碳水化合物，钙，磷，铁，胡萝卜素，硫胺素，核黄素，尼克酸，抗坏血酸。

[食疗功效]利五脏，补筋骨，开膈热，通经脉，去口气，白牙齿，明眼目。适用于小便不利、尿血、乳汁不通、冷积虫积、痰火凝结、热毒、疮肿、口渴等。

(二一)莲藕

[性味归经]性寒，味甘。归心、脾、胃经。

[营养成分]水分，蛋白质，脂肪，碳水化合物，食物纤维，钙，磷，铁，胡萝卜素，硫胺素，核黄素，尼克酸，抗坏血酸。

[食疗功效]生用：清血，凉血，散瘀。适用于热病烦渴、吐血、衄血、热淋。熟用：健脾、开胃、益血、生肌、止泻。

(二二)洋葱

[性味归经]性温，味辛。归脾、胃、肺经。

[营养成分]水分，蛋白质，碳水化合物，挥发油，苹果酸，钙，磷，铁，维生素 A、B_1、B_2、烟酸，维生素 C 等。

[食疗功效]降低胆固醇，降低血压，防癌，杀菌，促进钠盐排泄，预防中风及心脏病等。

(二三)竹笋

[性味归经]性寒，味甘。归胃、肠经。

[营养成分]水分，蛋白质，脂肪，碳水化合物

物，食物纤维，胡萝卜素，钙，磷，铁，镁，氨基酸。

[食疗功效]通利肠胃，化痰利尿，益气补血，防癌抗癌。对治疗小儿痰热、便秘、消化不良、糖尿病、高血压、肥胖、贫血、妊娠眩晕等功效甚好。

(二四)马铃薯

[性味归经]性平，味甘。归胃、脾、肠经。

[营养成分]淀粉，蛋白质，维生素 C，脂肪，粗纤维，果胶，钾，钙等。

[食疗功效]和胃调中，益气健脾，消炎利尿，活血消肿。对胃病、便秘、心脑血管疾病、糖尿病、皮肤湿疹、腮腺炎等甚有疗效，还可作用减肥食品。

(二五)芋头

[性味归经]性平，味辛。归胃、肠经。

[营养成分]淀粉，蛋白质，脂肪，水分，维生素 B_1、B_2，糖类，钙，磷，铁及黏液皂素。

[食疗功效]消肿解毒，健脾和胃，补益气血。对肿块、便秘、痰多等有很好的防治作用。另外它对消退淋巴腺结核有特殊功效，外用、内服作用明显。

(二六)山药

[性味归经]性平，味辛。入肺、脾经。

[营养成分]蛋白质，黏液质，胆碱，淀粉酶，氨基酸，胡萝卜素，维生素 B_1、B_2，烟酸，维生素 C 等。

[食疗功效]健脾补肺，益精固肾，止渴止泻，降脂降糖，安神健脑。可治疗体虚神疲、食欲不振、消化不良、慢性腹泻、虚劳咳嗽、遗精盗汗、妇女白带、糖尿病、肾虚等。

(二七)荸荠

[性味归经]性寒，味甘。归胃、肠经。

[营养成分]蛋白质，糖类，脂肪，以及多种维生素和钙，磷，铁等矿物质。

[食疗功效]清热解毒，凉血生津，利尿通便，化湿去痰，消食除胀。可用于治疗黄疸、痢疾、小儿麻痹、便秘等疾病。

(二八)黄瓜

[性味归经]性凉，味甘。归脾、胃、大肠经。

[营养成分]水分，蛋白质，脂肪，食物纤维，碳水化合物，胡萝卜素，硫胺素，核黄素，尼克酸，抗坏血酸，钙，磷，铁，锌，钾，钠，多糖类，甙类，咖啡酸，绿豆酸，氨基酸，葫芦素 A、B、C、D 等。

[食疗功效]清热解毒，利水消肿。适用于烦渴、咽喉肿痛、美容、减肥、烫火伤等。

(二九)冬瓜

[性味归经]性凉，味甘、淡。归肺、大小肠、膀胱经。

[营养成分]水分，蛋白质，食物纤维，碳水化合物，硫胺素，核黄素，尼克酸，抗坏血酸，钙，磷，铁，锌，钾，钠。

[食疗功效]利水消痰，清热解毒。适用于水肿、胀满脚气、淋病、痰喘、喘咳、暑热烦闷、消渴、泻痢、痈肿、痔漏、并解鱼、酒毒等。

(三十)南瓜

[性味归经]性温，味甘。归脾、胃经。

[营养成分]水分，蛋白质，食物纤维，碳水化合物，胡萝卜素，硫胺素，核黄素，尼克酸，钠，瓜氨酸，天门冬素，葡萄糖及甘露醇等。

[食疗功效]补中益气，消炎止痛，解毒杀虫。治气虚乏力、肋间神经痛、疟疾，解鸦片毒，驱蛔虫。

(三一)苦瓜

[性味归经]性寒，味苦。归心、肝、脾、肺经。

[营养成分]水分，蛋白质，脂肪，食物纤维，碳水化合物，硫胺素，核黄素，尼克酸，钙，磷，铁，锌，钾，钠，苦瓜甙，5-羟基色胺和多种氨基酸，半乳糖醛酸，果胶等。

[食疗功效]清暑除热，明目解毒。适用于热病烦渴引饮、中暑、痢疾、赤眼疼痛、痈肿丹毒、恶疮等。

(三二)丝瓜

[性味归经]性凉，味甘。归心、肝、胃经。

[营养成分]水分，蛋白质，脂肪，食物纤维，碳水化合物，硫胺素，核黄素，尼克酸，抗坏血酸，钙，磷，铁，锌，钾，钠，皂甙，丝瓜苦味质，多量粘液，瓜氨酸，木聚糖。

[食疗功效]清热化痰，凉血解毒。适用于热病身热烦渴、痰喘咳嗽、肠风痔漏、崩漏、带下、血淋、丁疮、乳汁不通、痈肿等症。

(三三)茄子

[性味归经]性凉，味甘。归脾、胃、大肠经。

[营养成分]水分，蛋白质，脂肪，食物纤维，碳水化合物，硫胺素，核黄素，尼克酸，抗坏血酸，钙，磷，锌，钾，钠，葫芦巴碱，水苏碱，胆碱，龙葵碱，色素茄色甙，紫苏甙等。

[食疗功效]清热和血，止血消肿。适用于肠风下血、热毒疮痈、皮肤溃疡等。

(三四)西红柿

[性味归经]性微寒，味甘、酸。归肝、脾、胃经。

[营养成分]水分，蛋白质，脂肪，食物纤维，碳水化合物，硫胺素，核黄素，尼克酸，抗坏血酸，钙，磷，铁，锌，钾，钠，苹果酸，柠檬酸，腺嘌呤，葫芦巴碱，胆碱和少量番茄碱。

[食疗功效]生津止渴，健胃消食。适用于口渴、食欲不振等症。

(三五)西葫芦

[性味归经]性平，味甘淡。入肺、胃经。

[营养成分]水分，蛋白质，脂肪，胡萝卜素，维生素B族，维生素C，葡萄糖，矿物质及多种微量元素。

[食疗功效]除烦止渴，润肺止咳，清热利尿，消肿散结。

(三六)辣椒

[性味归经]性大热，味辛。入胃肠经。

[营养成分]水分，蛋白质，糖类，钙，磷，铁，胡萝卜素，维生素 B_1、B_2，烟酸，维生素C，辣椒素，辛辣素等。

[食疗功效]温中除湿祛寒，开胃消食。治疗寒滞腹痛、呕吐、泻痢、疥癣。

(三七)豇豆

[性味归经]性平，味甘。归胃、脾经。

[营养成分]水分，淀粉，蛋白质，脂肪，粗纤维，维生素 B_1、B_2，烟酸，维生素C，钙，磷，铁，钾，钠，镁。

[食疗功效]健脾益气，补肾生精，消肿解毒。治疗脾虚食积腹胀、消渴、带下、痈肿。

(三八)扁豆

[性味归经]性平，味甘。归脾、胃、肠经。

[营养成分]水分，蛋白质，脂肪，粗纤维，维生素A、B、C等。

[食疗功效]健脾和胃，消暑化湿。对食积、腹泻、风湿性关节炎、妇科病、糖尿病有辅助治疗作用。

四、水果类

(一)苹果

[性味归经]性凉，味甘。归心、肺、胃经。

[营养成分]水分，蛋白质，脂肪，食物纤维，碳水化合物，胡萝卜素，硫胺素，抗坏血酸，钙，磷，铁，锌，钾，苹果酸，奎宁酸，柠檬酸等。

[食疗功效]补心益气，润肺除烦，生津止渴，解暑醒酒，开胃通便。适用于消化不良、气壅不通者。挤汁服之，可消食顺气。

(二)葡萄

[性味归经]性平，味甘、酸。入肺、脾、肾经。

[营养成分]水分，蛋白质，脂肪，碳水化合物，粗纤维，钙，磷，铁，胡萝卜素，硫胺素，核黄素，尼克酸。

[食疗功效]补气血，强筋骨，利小便。用于气血虚弱、肺虚咳嗽、心悸盗汗、风湿痹痛、淋病、浮肿等症。

(三)香蕉

[性味归经]性寒，味甘。归肺、大肠经。

[营养成分]水分，蛋白质，脂肪，食物纤维，碳水化合物，硫胺素，核黄素，尼克酸。抗坏血酸，钙，磷，铁，锌，钾等。

[食疗功效]滋阴润肠，清热解毒。适用于热病烦渴、便秘、痔血。

(四)梨

[性味归经]性凉，味甘、微酸。入肺、胃经。

[营养成分]水分，蛋白质，脂肪，糖类，粗纤维，硫胺素，核黄素，尼克酸。抗坏血酸。

[食疗功效]生津，润燥，清热化痰。用于热病津伤口渴、消渴、热痰咳嗽、惊狂、噎膈、便秘等症。

(五)桃子

[性味归经]性温，味甘、酸。归肠、胃经。

[营养成分]水分，蛋白质，脂肪，食物纤维，碳水化合物，胡萝卜素，硫胺素，核黄素，尼克酸，抗坏血酸，钙，磷，铁，锌，钾，钠，挥发油，有机酸

等。

[食疗功效]生津，润肠，活血，消积。用于伤津口渴、肠燥便秘、瘀血作痛、积滞内停等。

(六)杏子

[性味归经]性温，味甘、酸。归肺、肠经。

[营养成分]水分，蛋白质，脂肪，粗纤维，糖类，胡萝卜素，苹果酸，柠檬酸，维生素等。

[食疗功效]生津止渴，镇咳化痰，润肠通便，保护视力，补充营养，抗癌。

(七)李子

[性味归经]性凉，味甘、酸。入肝、肾经。

[营养成分]水分，维生素 B_1、B_2，蛋白质，脂肪，碳水化合物，胡萝卜素，尼克酸，果酸，钙，磷，铁等。

[食疗功效]清热止渴，补益肝肾，活血化瘀，利水消肿，美颜乌发。对肝腹水、风湿、虚劳骨蒸有防治作用。

(八)草莓

[性味归经]性凉，味甘、微酸。入肺、胃、肝经。

[营养成分]水分，蛋白质，脂肪，食物纤维，碳水化合物，钙，磷，铁，胡萝卜素，硫胺素，核黄素，尼克酸，柠檬酸，苹果酸及多种氨基酸等。

[食疗功效]生津润肺，开胃健脾，凉血补气，明目养肝。对食欲不振、咳嗽、肺热、体虚、贫血等有很好的防治作用，还可醒酒、防癌抗癌等。

(九)橘子

[性味归经]性凉，味甘、微酸。归胃、肺经。

[营养成分]水分，葡萄糖，枸橼酸，维生素C，蛋白质，胡萝卜素，钙，磷等矿物质，硫胺素，核黄素，尼克酸，柠檬酸，苹果酸，抗坏血酸等。

[食疗功效]理气开胃，生津止渴，润肺止咳。适用于消化不良、呕逆少食、或胃阴不足、口中干渴，以及肺热咳嗽等症。

(十)金橘

[性味归经]性温，味辛、甘。归脾、胃经。

[营养成分]水分，蛋白质，脂肪，食物纤维，碳水化合物，胡萝卜素，硫胺素，核黄素，尼克酸，抗坏血酸，钙，磷，铁，辛，钾，钠。

[食疗功效]理气，解郁，化痰，醒酒。适用于胸闷郁结、伤酒口渴、食滞胃呆等症。

(十一)橙子

[性味归经]性温，味辛、微苦。归胃、肾经。

[营养成分]水分，糖类，蛋白质，胡萝卜素，多种维生素，钙，磷，铁，柠檬酸，苹果酸，烟酸，挥发油等。

[食疗功效]开胃消食，生津止咳，理气解毒，对腹胀、咳嗽、痰多、酒毒等疗效明显，可防治心血管病，还可催乳、消肿等。

(十二)柑子

[性味归经]性凉，味甘、酸。归胃、肠经。

[营养成分]水分，蛋白质，多种矿物质，柠檬酸，苹果酸，枸橼酸，挥发油，橙皮酊等。

[食疗功效]生津止渴，利尿醒酒，和胃润燥，对口干、酒毒烦热、胸热、高血压、肥胖等尤为有益。

(十三)樱桃

[性味归经]性温，味甘。归肝、胃、肾经。

[营养成分]水分，蛋白质，脂肪，食物纤维，碳水化合物，核黄素，尼克酸，抗坏血酸，钙，磷，铁，辛，钾，钠，柠檬酸，酒石酸等。

[食疗功效]益气，美颜，祛风湿。用于瘫痪、风湿腰腿酸痛、冻疮、面色不华等。

(十四)柿子

[性味归经]性寒，味甘、涩。归心、肺、大肠经。

[营养成分]水分，蛋白质，脂肪，食物纤维，碳水化合物，硫胺素，核黄素，尼克酸，抗坏血酸，钙，磷，铁，辛，钾，钠，碘，鞣质和瓜氨酸。

[食疗功效]清热润肺，止渴涩肠。适用于热渴、咳嗽、吐血、口疮、高血压等症。

(十五)桑椹

[性味归经]性寒，味甘。归肝、肾经。

[营养成分]水分，蛋白质，脂肪，食物纤维，碳水化合物，硫胺素，核黄素，尼克酸，抗坏血酸，钙，磷，铁，辛，钾，钠。

[食疗功效]滋阴补血，润肠通便。适用于肝肾阴亏之眩晕、耳鸣、须发早白、消渴、便秘、瘰疬、关节不利等症。

(十六)甘蔗

[性味归经]性寒，味甘。归肺、胃经。

[营养成分]水分，蛋白质，脂肪，食物纤维，碳水化合物，硫胺素，核黄素，尼克酸，抗坏血酸，钙，磷，铁，辛，钾，钠。

[食疗功效]清热生津，润燥，下气。适用于热病伤津、心烦口渴、反胃呕吐、肺燥咳嗽、大便燥结，并可解酒毒。

(十七)杨梅

[性味归经]性温，味酸。归胃、肠经。

[营养成分]水分，维生素C，以及其他维生素，还含有葡萄糖及有机酸等物质。

[食疗功效]生津止渴，和胃消食，抗癌。适用于胃阴不足、津伤口渴、或饮食不消、食后饱胀、饮酒过度等症，对肿瘤细胞有抑制作用。

(十八)菠萝

[性味归经]性平，味甘、微酸。归胃、肠经。

[营养成分]水分，碳水化合物，有机酸，维生素C，酵素等成分。

[食疗功效]生津止渴，开胃消食，去暑热，壮精神。适用于胃阴不足、口干烦渴及消化不良、少食纳呆等症。

(十九)荔枝

[性味归经]性温，味甘、酸。入脾、肝经。

[营养成分]水分，蛋白质，脂肪，碳水化合物，粗纤维，钙，磷，铁，硫胺素，核黄素，尼克酸，抗坏血酸。

[食疗功效]生津，养血，理气止痛。用于烦渴、呃逆、胃痛、瘰疬、疔肿、外伤出血。

(二十)猕猴桃

[性味归经]性寒，味甘、酸。归肾、胃经。

[营养成分]水分，脂肪，碳水化合物，抗坏血酸，硫胺素，钙，铁，钾，镁，钠。还含有猕猴碱等。

[食疗功效]健胃调中，活血理血，生津润燥，清热解毒，消炎催乳，镇咳祛痰，祛风利湿，防癌抗癌。具有降低胆固醇和甘油三酯和降低血压作用对心血管疾病有较好疗效。

(二一)大枣

[性味归经]性平，味甘。入脾、胃经。

[营养成分]水分，蛋白质，脂肪，碳水化合物，粗纤维，钙，磷，铁，硫胺素，核黄素，尼克酸，抗坏血酸。

[食疗功效]补益脾胃，滋阴养血，缓解药性。用于脾气虚所致的食少、泄泻，阴血虚所致的妇女脏躁症。

(二二)桂圆

[性味归经]性平，味甘。入脾、心经。

[营养成分]水分，葡萄糖，蔗糖，维生素A、B，酒石酸，蛋白质，脂肪等。

[食疗功效]补益脾胃，补血安神。用于食欲不振、浮肿、心悸、失眠、健忘等症。

(二三)石榴

[性味归经]性温，味酸、甘、涩。归肾、大肠经。

[营养成分]水分，蛋白质，脂肪，食物纤维，碳水化合物，硫胺素，核黄素，抗坏血酸，钙，磷，铁，锌，钾，钠，石榴酸，甘露醇，生物碱等。

[食疗功效]抑制伤寒杆菌，涩肠止泻，驱虫止血，对肝病、动脉硬化、高血压患者尤为有益。适用于滑泄、久痢、崩漏、带下。

(二四)山楂

[性味归经]性微温，味酸、甘。归脾、胃、肝经。

[营养成分]水分，蛋白质，脂肪，食物纤维，碳水化合物，胡萝卜素，硫胺素，核黄素，钙，磷，铁，锌，钾，钠，山楂酸，酒石酸，黄酮类，甙类、烟酸、鞣质等。

[食疗功效]消食健胃，行气散瘀。适用于肉食积滞、胃脘胀痛、泻痢腹痛、瘀血闭经、产后瘀阻、疝气疼痛、高血脂等症。

(二五)柚子

[性味归经]性寒，味甘、酸。归胃、肺经。

[营养成分]水分，蛋白质，脂肪，食物纤维，碳水化合物，核黄素，抗坏血酸，钙，磷，铁，锌，钾，钠。

[食疗功效]消食化痰，芳香健胃，行气解酒，降低血糖。适用于消化不良、食欲减少、脘腹胀满、咳嗽痰多、饮酒中毒等症。

(二六)芒果

[性味归经]性凉，味甘、酸。归肝、脾经。

[营养成分]水分，蛋白质，脂肪，食物纤维，碳水化合物，硫胺素，核黄素，尼克酸，抗坏血酸，

铁，锌，钾，钠，芒果酮酸等多种有机酸，多酚类化合物等。

[食疗功效]生津止渴，去痰止咳，益胃，利尿。常食可润泽皮肤，预防眼病。

(二七)甜瓜

[性味归经]性寒，味甘，无毒。归胃、膀胱经。

[营养成分]水分，蛋白质，脂肪，碳水化合物，食物纤维，钙，磷，胡萝卜素，硫胺素，核黄素，尼克酸，抗坏血酸。

[食疗功效]清暑热，解烦渴，利小便。适用于口鼻疮、风湿麻木、四肢疼痛等症。

(二八)西瓜

[性味归经]性寒，味甘。归心、胃、膀胱经。

[营养成分]水分，蛋白质，碳水化合物，食物纤维，钙，铁，胡萝卜素，硫胺素，核黄素，尼克酸，抗坏血酸，瓜氨酸和精氨酸。

[食疗功效]清热解暑，止渴除烦，利小便。适用于暑热烦渴、热盛伤津、小便不利、喉痹、口疮等症。

(二九)哈密瓜

[性味归经]性凉，味甘。归胃、膀胱经。

[营养成分]水分，蛋白质，糖类，钙，磷，铁，胡萝卜素，维生素 B_1、B_2，烟酸，维生素 C 等。

[食疗功效]清热解暑，生津止渴，除烦利尿。可用于暑热烦闷、食少口渴及热结膀胱、小便不利等病症。

(三十)木瓜

[性味归经]性凉，味甘。归胃、肾、肝经。

[营养成分]水分，维生素 C，蛋白质，胡萝卜素，葡萄糖，果糖，蔗糖，柠檬酸，苹果酸，酒石酸和多种氨基酸。微量元素等。

[食疗功效]安神消食，杀菌驱虫，对胃病、痢疾、肾炎、肝病有很好的防治作用。

(三一)柠檬

[性味归经]性平，味酸。入胃、肝经。

[营养成分]水分，维生素 C，蛋白质，多种矿物质以及柠檬酸，果酸，糖，钙，磷，铁等。

[食疗功效]美容提神，健胃消食，生津止咳，解毒疏肝。防治坏血病、预防感冒、促进新陈代谢，对减肥、治疗心脑血管疾病效果较好。

(三二)椰子

[性味归经]性平，味甘。归胃、膀胱经。

[营养成分]水分，蛋白质，糖类，维生素，脂肪，以及帖，钙，磷等多种矿物质。

[食疗功效]益气补脾，和胃利尿，驱虫杀菌。对筋骨酸痛、心绞痛有益，椰子油可治疗冻疮、体癣等皮肤病。

(三三)枇杷

[性味归经]性凉，味甘、酸。归肺、胃经。

[营养成分]水分，维生素 B、C，糖，脂肪，蛋白质，果胶，鞣酸，胡萝卜素以及铁、磷、钾、钠等矿物质。

[食疗功效]润肺益气，清热除燥。可治疗肺热咳嗽、久咳不愈、咽干口渴、胃气不足等症。

(三四)无花果

[性味归经]性平，味甘。归肺、脾、肠经。

[营养成分]水分，蛋白质，脂肪，碳水化合物，食物纤维，硫胺素，核黄素，尼克酸，抗坏血酸，钙，磷，铁，锌，钾，钠，柠檬酸等多种有机酸及植物生长激素。

[食疗功效]健胃清肠，解毒消肿。适用于肠炎、痢疾、便秘、痔疮、喉痛、痈疮疔癣等症。

(三五)橄榄

[性味归经]性平，味甘、酸。归肺、胃经。

[营养成分]水分，蛋白质，脂肪，食物纤维，碳水化合物，硫胺素，核黄素，尼克酸，抗坏血酸，钙，磷，铁，锌，钾。

[食疗功效]生津，润肺，利咽，解毒。适用于咽喉肿痛、烦渴、咳嗽吐血、菌痢、癫痫、解河豚中毒及酒毒。

五、干果类

(一)花生

[性味归经]性平，味甘。入脾、肺经。

[营养成分]蛋白质，脂肪，碳水化合物，粗纤维，钙，磷，铁，硫胺素，核黄素，尼克酸。

[食疗功效]养血补脾，润肺化痰，止血增乳，润肠通便。用于燥咳、反胃、脚气、妇乳少。

(二)板栗

[性味归经]性温，味甘。入脾、胃、肾经。

[营养成分]蛋白质，脂肪，碳水化合物，粗纤维，钙，磷，铁，硫胺素，核黄素，尼克酸，抗坏血酸。

[食疗功效]补肾气，强筋骨，健脾胃，活血止血。用于反胃，泄泻，腰脚软弱，吐，衄、便血，疔疮，折伤肿痛，瘰疬。

(三)核桃

[性味归经]性温，味甘。入肾、肺、大肠经。

[营养成分]蛋白质，脂肪，碳水化合物，维生素A、E，钙，磷，铁，硫胺素，核黄素，抗坏血酸，钙，磷，铁，镁，锰。

[食疗功效]补肾纳气，滋阴润燥，化石通淋，补血益髓。治疗肾阳不足的咳嗽、气喘；阴液不足的便秘和肌肤干燥、须发早白、头晕、目花、腰膝酸软等症。

(四)莲子

[性味归经]性平，味甘、涩。入心、脾、肾经。

[营养成分]蛋白质，脂肪，碳水化合物，粗纤维，钙，磷，铁，硫胺素，核黄素，尼克酸，抗坏血酸。

[食疗功效]补虚损，养心安神，健脾止泻，补肾止遗。用于心虚或心肾不交所致的失眠、心悸、脾虚泄泻、遗精、尿频、白浊、带下等症。

(五)芝麻

[性味归经]性平，味香。入肝、肾、肺、脾经。

[营养成分]蛋白质，脂肪，碳水化合物，粗纤维，钙，磷，铁。

[食疗功效]补肝肾，润五脏。用于肝肾精血不足的眩晕、须发早白、腰膝酸软、步履艰难、肠燥便秘等症。

(六)榛子

[性味归经]性平，味甘。入脾、肺经。

[营养成分]蛋白质，脂肪，碳水化合物，粗纤维，硫胺素，核黄素，尼克酸。

[食疗功效]调中，开胃，明目。用于饮食减少、体倦乏力、易疲劳、眼花、肌体消瘦等症。

(七)松子

[性味归经]性微温，味甘。入肝、肺、大肠经。

[营养成分]蛋白质，脂肪，碳水化合物，粗纤维，钙，磷，铁；并含挥发油等。

[食疗功效]滋阴，熄风，润肺，滑肠。用于风痹、头眩、燥咳、吐血、便秘等症。

(八)南瓜子

[性味归经]性平，味甘。归脾、胃经。

[营养成分]水分，蛋白质，脂肪，食物纤维，碳水化合物，硫胺素，核黄素，尼克酸，钙，铁，锌，钾，钠。

[食疗功效]驱虫。适用于绦虫、蛔虫、产后手足浮肿、百日咳、痔疮、糖尿病。

(九)西瓜子

[性味归经]性平，味甘。归肺、胃经。

[营养成分]水分，蛋白质，脂肪，食物纤维，碳水化合物，硫胺素，核黄素，尼克酸，钙，铁，锌，钾，钠。

[食疗功效]清肺润肠，和中止渴。适用于吐血、久嗽等症。

(十)葵花子

[性味归经]性平，味淡。归肺、大肠经。

[营养成分]水分，蛋白质，脂肪，食物纤维，碳水化合物，硫胺素，核黄素，尼克酸，钙，磷，铁，锌，钾，钠。

[食疗功效]滋阴，止痢，透疹。适用于食欲不振、虚弱头风、血痢、麻疹不透及抗衰老。

(十一)杏仁

[性味归经]性温，味苦，有小毒。归肺、大肠经。

[营养成分]水分，蛋白质，脂肪，食物纤维，碳水化合物，硫胺素，核黄素，钙，磷，铁，锌，钾，钠。尚含有苦杏仁甙和各种游离氨基酸。

[食疗功效]降气，止咳，平喘，润肠通便。用适于咳嗽气喘、胸满痰多、血虚津枯、肠燥便秘等症。

(十二)腰果

[性味归经]性平，味香。入胃、肾、肠经。

[营养成分]水分，蛋白质，脂肪，淀粉，糖，钙，镁，钾，铁和维生素A、B_1、B_2、B_6，亚麻油酸等。

[食疗功效]润肤美容，消除疲劳，抑癌催乳，保护心脑血管。

(十三)白果

[性味归经]性平,味甘、涩、苦。入肺、肾经。

[营养成分]水分,蛋白质,脂肪,碳水化合物,钙,磷,铁,胡萝卜素,核黄素,多种氨基酸,银杏酸,氢化白果酸,氢化白果亚酸和银杏醇。

[食疗功效]敛肺定喘,燥湿止带,益肾固精,镇咳解毒。可治疗肺结核、气管炎、哮喘、多痰、骨蒸热、口渴、白带、白浊、癣疮、乳痛、遗精等。

(十四)开心果

[性味归经]性平,味甘。入胃、肠经。

[营养成分]水分,蛋白质,脂肪,糖,维生素E、B,磷,镁,锰,钾,铁,钙。

[食疗功效]通便排毒,增强体质,补益脑力,控制血压,减少心脏病,预防老年痴呆。

六、肉、蛋、奶类

(一)猪肉

[性味归经]性平,味甘、咸。归脾、胃、肾经。

[营养成分]蛋白质,脂肪,碳水化合物,钙,磷,铁,硫胺素,核黄素,尼克酸。

[食疗功效]滋阴润燥,用于热病伤津、消渴羸瘦、燥咳、便秘。

(二)牛肉

[性味归经]性平,味甘。入肝经。

[营养成分]蛋白质,脂肪,碳水化合物,钙,磷,铁,硫胺素,核黄素,尼克酸,抗坏血酸,维生素A。

[食疗功效]补肝明目,养血,治血虚萎黄、虚劳羸瘦、青盲、雀目等。

(三)羊肉

[性味归经]性热,味甘。入脾、肾经。

[营养成分]蛋白质,脂肪,碳水化合物,钙,磷,铁,硫胺素,核黄素,尼克酸。

[食疗功效]暖胃补阳,治疗糖尿病。治虚劳内伤、筋骨痹弱、腰膝酸软、阳痿、带下、不孕等。

(四)狗肉

[性味归经]性温,味咸、酸。入脾、胃、肾经。

[营养成分]蛋白质,脂肪,嘌呤类,肌肽,肌酸,钾,钠,氯等。

[食疗功效]补中益气,温肾助阳。用于脾肾气虚、胸腹胀满、鼓胀、腰膝软弱、寒疟、败疮不敛等。

(五)驴肉

[性味归经]性温,味咸。入肝、肾经。

[营养成分]蛋白质,脂肪,钙,磷,铁,多种维生素和矿物质。

[食疗功效]益气,补血,壮筋力,滋肾养肝,止血。治积年劳损、气血两虚、短气乏力、倦怠羸瘦、食欲不振等。

(六)兔肉

[性味归经]性凉,味甘。入肝、大肠经。

[营养成分]蛋白质,脂肪,碳水化合物,钙,磷,铁。

[食疗功效]补中益气,凉血解毒。治消渴羸瘦、胃热呕吐、便血等。

(七)鹿肉

[性味归经]性温,味甘。入脾、胃、肾经。

[营养成分]粗蛋白,粗脂肪等。

[食疗功效]补五脏,调血脉。治虚劳羸瘦、产后无乳等。

(八)蛇肉

[性味归经]性凉,味甘。入肝、肾经。

[营养成分]蛋白质,脂肪,亚油酸、亚麻酸、脂肪酸等多种氨基酸。

[食疗功效]补气血,强筋骨,通经络,祛风除疾,美容美颜,滋养肌肤。用于风湿、肢体麻木、过敏性皮肤病、脊柱炎、骨结核、关节结核、淋巴结核及末梢神经麻痹等患者。

(九)鸡肉

[性味归经]性温,味甘。入脾、胃经。

[营养成分]蛋白质,脂肪,钙,磷,铁,硫胺素,核黄素,尼克酸;并含钾,钠,氯,硫。

[食疗功效]温中,益气,补精,添髓。用于虚劳羸瘦、食少、泄泻、下痢、消渴、水肿、小便频数、崩漏带下、产后乳少、病后虚弱等症。

(十)乌鸡

[性味归经]性平,味甘。入肝、肾经。

[营养成分]蛋白质,脂肪,碳水化合物,硫胺素,核黄素,尼克酸,钙,磷,铁,锌,钾,钠,不饱和脂肪酸,赖氨酸,蛋氨酸,组氨酸和黑色素。

［食疗功效］滋阴养肝，养血益精，健脾固冲。用于虚劳骨蒸、羸瘦、消渴、脾虚滑泄、遗精滑精、久泻久痢、赤白带下、阴虚发热等症。

（十一）鸭肉

［性味归经］性凉，味甘、咸。入脾、胃、肺、肾经。

［营养成分］蛋白质，脂肪，碳水化合物，硫胺素，核黄素，尼克酸。

［食疗功效］滋阴养胃，利水消肿。用于劳热骨蒸、咳嗽、水肿等症。

（十二）鹅肉

［性味归经］性平，味甘。入脾、胃、肺经。

［营养成分］水分，蛋白质，脂肪，硫胺素，核黄素，尼克酸，钙，磷，铁，锌，钾，钠。

［食疗功效］止渴，益气，解毒。适用于消渴、脏腑内热、虚羸等症。

（十三）鸽肉

［性味归经］性平，味甘、咸。归肝、肾、肺经。

［营养成分］水分，蛋白质，脂肪，碳水化合物，硫胺素，核黄素，尼克酸，钙，磷，铁，锌，钾，钠。

［食疗功效］滋肾益气，祛风解毒。用于虚羸、消渴、久疟、妇女血虚闭经、恶疮疥癣等症。

（十四）鹌鹑肉

［性味归经］性平，味甘、咸。归脾、胃、大肠经。

［营养成分］水分，蛋白质，脂肪，碳水化合物，硫胺素，核黄素，尼克酸，钙，磷，铁，锌，钾，钠。

［食疗功效］补五脏，益气，健骨，止咳，止痢，清利湿热。适用于虚弱、泻痢、疳积、湿痹、百日咳等症。

（十五）麻雀肉

［性味归经］性温，味甘、咸。入肾、脾经。

［营养成分］水分，蛋白质，脂肪，碳水化合物，无机盐及维生素 B_1、B_2 等。

［食疗功效］壮阳益精，暖腰膝。用于阳虚羸瘦、阳痿、腰膝酸痛、崩漏、带下、小便频数、眩晕等症。

（十六）熊掌

［性味归经］性温，味甘、咸。入脾、胃经。

［营养成分］水分，脂肪，粗蛋白；蛋白质中含多种氨基酸。

［食疗功效］补气养血，祛风除湿，健脾胃，续筋骨。治脾胃虚弱、风寒湿痹及诸般虚损等。

（十七）鸡蛋

［性味归经］性平，味甘。入心、脾、肺、胃、肾经。

［营养成分］水分，蛋白质，脂肪，碳水化合物，钙，磷，铁，硫胺素，核黄素，尼克酸。

［食疗功效］养心安神，补血，滋阴润燥。用于心烦不眠、燥咳声哑、目赤咽痛、胎动不安、产后口渴、下痢、烫伤等。

（十八）鸭蛋

［性味归经］性凉，味甘、咸。入肺、脾经。

［营养成分］水分，蛋白质，脂肪，碳水化合物，钙，磷，铁，硫胺素，核黄素，尼克酸。

［食疗功效］清肺滋阴。用于膈热、咳嗽、喉痛、齿痛、泄疾。

（十九）鸽蛋

［性味归经］性平，味甘、咸。归肝、肾、肺经。

［营养成分］水分，蛋白质，脂肪，碳水化合物，钙，磷，铁。

［食疗功效］补肾益气，解疮毒，痘毒，疹毒。

（二十）鹌鹑蛋

［性味归经］性平，味甘。归脾、胃经。

［营养成分］水分，蛋白质，脂肪，碳水化合物，硫胺素，核黄素，尼克酸，钙，磷，铁，锌，钾，钠。

［食疗功效］补五脏，实筋骨，补虚损。

（二一）松花蛋

［性味归经］性凉，味甘、咸。入肺、脾经。

［营养成分］脂肪，碳水化合物，钙，磷，铁，硫胺素，核黄素，尼克酸，多种氨基酸。

［食疗功效］预防贫血，促进骨骼发育，刺激消化，增进食欲，中和胃酸，降低血压等。

（二二）牛奶

［性味归经］性平，味甘。归胃、肠经。

［营养成分］蛋白质，脂肪，碳水化合物，钙，磷，锌，维生素，尼克酸，磷脂，胆固醇等。

［食疗功效］补钙，益气补虚，解毒润肠，去热

润肤等

(二三)羊奶

[性味归经]性温,味甘。入胃、心、肾经。

[营养成分]水分,蛋白质,脂肪,碳水化合物,钙,磷,铁,硫胺素,核黄素,尼克酸。

[食疗功效]温润补虚。用于虚劳羸弱、反胃、哕逆、口疮、膝疮等症。

(二四)酸奶

[性味归经]性平,味甘。归胃、肠经。

[营养成分]水分,蛋白质,脂肪,碳水化合物,钙,磷,锌,多种维生素,尼克酸,磷脂,胆固醇,乳酸钙,酪氨酸等。

[食疗功效]补钙,提高注意力,缓解口臭,保护皮肤。骨质疏松、肿瘤、动脉硬化和高血压患者、幼儿、老人等宜食。

(二五)奶酪

[性味归经]性平,味甘。归胃、肠经。

[营养成分]水分,蛋白质,脂肪,碳水化合物,钙,磷,锌,多种维生素,尼克酸,磷脂。

[食疗功效]补钙,防治便秘和腹泻,保护牙齿,保护心血管,美容。

七、水产品类

(一)鲤鱼

[性味归经]性平,味甘。入脾、胃经。

[营养成分]水分,蛋白质,脂肪,核黄素,尼克酸,钙,磷,铁以及多种氨基酸。

[食疗功效]健脾祛湿,利水消肿,下气,通乳,安胎。适用于水肿胀满、脚气、黄疸、咳嗽气逆、乳汁不通。

(二)鲫鱼

[性味归经]性平,味甘。入脾、胃、大肠经。

[营养成分]水分,蛋白质,脂肪,碳水化合物,钙,磷,铁,硫胺素,核黄素,尼克酸。

[食疗功效]健脾利湿。治脾胃虚弱、纳少无力、痢疾、便血、水肿、淋病、痈肿、溃疡。

(三)鲢鱼

[性味归经]性温,味甘。入脾、胃经。

[营养成分]水分,蛋白质,脂肪,碳水化合物,钙,磷,铁,硫胺素,核黄素,尼克酸。

[食疗功效]温中益气,润泽皮肤。用于体虚、皮肤粗燥无光泽。

(四)草鱼

[性味归经]性温,味甘。入胃、肝经。

[营养成分]水分,蛋白质,脂肪,无机盐,钙,磷,铁,维生素 B_1、B_2,烟酸等。

[食疗功效]暖胃和中,平肝,祛风,治痹,截疟,补气血。用于胃寒冷痛、食少、体虚气弱、疟疾、头痛等症。

(五)青鱼

[性味归经]性平,味甘。入脾、胃经。

[营养成分]水分,蛋白质,脂肪,钙,磷,铁,锌,硒,维生素 B_1、B_2,烟酸,核酸等。

[食疗功效]补气养胃,化湿利水,祛风除烦,滋养细胞,增强体质,延缓衰老,防癌、抗癌。用于气虚乏力、脚气湿痹、头晕无力、未老先衰、烦闷、疟疾、水肿、血淋等症。

(六)鳝鱼

[性味归经]性温,味甘。入肝、脾、肾经。

[营养成分]水分,蛋白质,脂肪,氨基酸,钙,磷,铁,维生素 A。

[食疗功效]补脑健身,增进视力,补益强身,治疗糖尿病,补中益血。适宜身体虚弱、营养不良、风湿痹痛、四肢酸痛、高血脂、冠心病、动脉硬化者食用。

(七)鳗鱼

[性味归经]性温,味甘。入肺、肾经。

[营养成分]水分,蛋白质,脂肪,肉豆蔻酸,磷,铁,钙,烟酸,维生素 A,维生素 B_1、B_2,维生素 C 等成分。

[食疗功效]对慢性消耗性疾病,如肺结核、淋巴结核、慢性溃疡等病的康复有很好的辅助治疗作用,可作为此类疾病患者的保健食品。

(八)鲶鱼

[性味归经]性温,味甘。入胃、肾经。

[营养成分]蛋白质,脂肪,硫胺素,核黄素,尼克酸,维生素 E,钙,磷,锌和氨基酸等。

[食疗功效]开胃补肾,催乳滋阴,对浮肿、产妇缺乳、小便不利、身体虚弱者有益。

(九)甲鱼

[性味归经]性平,味甘。入胃、肾经。

［营养成分］水分，蛋白质，脂肪，碳水化合物，灰分，维生素A、D，硫胺素，核黄素，尼克酸，钙，铁，锌，碘，角质等。

［食疗功效］滋阴补肾，清热凉血，益气健胃等。对骨蒸劳热、子宫下垂、疟疾、脱肛等有很好的防治作用。

（十）武昌鱼

［性味归经］性平，味甘。入胃、肾经。

［营养成分］水分，蛋白质，脂肪，碳水化合物，灰分，钙，磷，铁，核黄素，尼克酸等。

［食疗功效］调胃气，利五脏，补中气，利小便，催乳，消炎。可以预防贫血症、低血糖、高血压和动脉血管硬化等疾病。

（十一）桂鱼

［性味归经］性平，味甘。入肺、肠经。

［营养成分］水分，蛋白质，脂肪，钙，磷，铁，维生素B_1、B_2，烟酸等。

［食疗功效］补气血，疗虚劳之食疗要品，肺结核病人宜多食之，可补虚劳羸瘦、肠风下血。

（十二）鲈鱼

［性味归经］性温，味甘。入胃、肝、肾经。

［营养成分］水分，蛋白质，脂肪，钙，磷，铁，维生素A、B、E以及尼克酸等。

［食疗功效］健脾和胃，补益肝肾。可防治脾虚泄泻、小儿疳积、食滞消瘦和小儿百日咳等。

（十三）银鱼

［性味归经］性平，味甘。入胃、肺、脾经。

［营养成分］水分，蛋白质，脂肪，碳水化合物，钙，磷，铁，多种维生素和多种氨基酸。

［食疗功效］补虚，止咳，消积，健胃，益肺，利水。可用于脾胃虚弱、食欲不振、小儿疳积、营养不良、腹胀水肿等症。

（十四）黑鱼

［性味归经］性寒，味甘。入胃、肾经。

［营养成分］水分，蛋白质，脂肪，维生素A，硫胺素，核黄素，尼克酸，磷，钙，碘，多种氨基酸，多种矿物质和微量元素等。

［食疗功效］养血补虚，补肾养心，消胀祛风。对月经不调、崩漏带下、水肿、身体虚弱等功效明显。可防治脚气、痔疮、疥癣等。

（十五）泥鳅

［性味归经］性寒，味甘。入肝、肾经。

［营养成分］水分，蛋白质，脂肪，钙，磷，铁，维生素A、B、C等。

［食疗功效］调中益气，祛湿解毒，滋养清热，通络益肾，消肿保肝。对皮肤瘙痒、糖尿病、阳痿、痔疮、癣疥、盗汗、水肿、心血管疾病均有疗效。预防小儿软骨病、老年性骨折、骨质疏松、跌打损伤及妇女产后淋沥、气血不调等病也大有裨益。

（十六）带鱼

［性味归经］性平、温，味甘、咸。入胃、肝经。

［营养成分］蛋白质，脂肪，碳水化合物，钙，磷，铁，锌，维生素A、B、E及尼克酸等。

［食疗功效］补血养肝，开胃祛风，对肝炎、消化不良、体虚、外伤出血、皮肤干燥等有很好的防治作用，还可通乳杀虫、健脑、抗衰老、美容养颜等。

（十七）黄花鱼

［性味归经］性平，味甘。入胃、肠经。

［营养成分］蛋白质，脂肪，糖类，维生素B_1、B_2，烟酸，钙，磷，铁，氨基酸、酶类等。

［食疗功效］开胃消食，治暴痢腹胀、阳痿遗精，抗癌、止血，延缓衰老。

（十八）平鱼

［性味归经］性平，味甘。入脾、肾经。

［营养成分］水分，蛋白质，脂肪，钙，磷，铁，尼克酸，维生素A、B1、B2、E等。

［食疗功效］益气健脾，养血添精，强筋利骨，对脾虚泄泻、贫血等有很好的防治作用。

（十九）墨鱼

［性味归经］性平，味甘、咸。入肝、肾经。

［营养成分］水分，蛋白质，脂肪，碳水化合物，钙，磷，铁，维生素B_2、E，尼克酸等。

［食疗功效］补益肝肾，滋阴补血，对于精血亏损引起的头晕、耳鸣、早泄、闭经、血虚、白带多等有很好的防治作用。

（二十）鱿鱼

［性味归经］性平，味甘、咸。入胃、肾经。

［营养成分］水分，蛋白质，脂肪，钙，磷，铁，

维生素 B_1、B_2、E，尼克酸等。

[食疗功效]双补气血，健胃强身，抗肿瘤，对腰腿酸软、病后体虚的人尤为适宜。

(二一)鲍鱼

[性味归经]性温，味咸。入胃、肝、肠经。

[营养成分]蛋白质，脂肪，碳水化合物，钙，磷，铁，维生素 A、B_1、B_2、E，尼克酸等。

[食疗功效]补血养肝，行经通络，对月经不调、胃炎、胃溃疡、便秘等有很好的防治作用。

(二二)海参

[性味归经]性平，味咸。入肝、肾经。

[营养成分]水分，蛋白质，脂肪，碳水化合物，钙，磷，铁，维生素 A、B_1、B_2、尼克酸。

[食疗功效]养血润燥，补肾益精。对高血压、血管硬化、冠心病、肝炎、便秘以及身体虚弱、精血亏损、阳痿、小便频数等有很好的防治作用。对年老体弱、病后宜补的人尤为适宜。

(二三)龙虾

[性味归经]性温，味甘。入胃、肾经。

[营养成分]水分，蛋白质，脂肪，碳水化合物，钙，磷，铁，维生素 A、B_1、B_2、尼克酸。

[食疗功效]滋阴补肾，益气养心，可防治阳痿、神经衰弱、筋骨疼痛、手足抽搐等。

(二四)虾

[性味归经]性温，味甘、咸。入脾、肾经。

[营养成分]水分，蛋白质，脂肪，碳水化合物，钙，磷，铁，维生素 A、B_1、B_2、尼克酸。

[食疗功效]滋阴壮阳，补肾健脾，益气通乳，对气血虚弱、产后缺乳、阳痿、筋骨疼痛、全身瘙痒、手足抽搐等有防治作用。

(二五)蚌

[性味归经]性寒，味甘。入胃、肺、肝经。

[营养成分]水分，蛋白质，脂肪，碳水化合物，钙，铁，维生素 A、B1、B2 等。

[食疗功效]滋阴明目，清热解毒。主治妇女血崩、痔漏、糖尿病、支气管炎、和烫伤等。

(二六)蛤蜊

[性味归经]性寒，味甘、咸。入胃、肝经。

[营养成分]水分，蛋白质，脂肪，钙，磷，铁，维生素 A、B1、B2、E，尼克酸等。

[食疗功效]滋阴去热，凉肝养心，消炎明目，对支气管炎、水肿、淋巴结核肿大、甲状腺瘤等有很好的防治作用。

(二七)牡蛎

[性味归经]性微寒，味甘。入胃、脾经。

[营养成分]水分，蛋白质，脂肪，钾，钠，钙，镁，铁，铜，磷及多种维生素和牛磺酸。

[食疗功效]益胃生津，缓解疲劳，健脑益智，有利于补钙，具有造血功能。

(二八)螃蟹

[性味归经]性寒，味咸。入胃、肾经。

[营养成分]水分，蛋白质，脂肪，碳水化合物，钙，磷，铁，维生素和尼克酸。

[食疗功效]清热，散血，续绝伤，治筋骨损伤，疥癣，膝疮，烫伤。对骨折、损伤、腰腿酸痛、风湿性关节炎等疾病也有一定的治疗作用。

八、菌藻类

(一)海带

[性味归经]性寒，味咸。入胃、脾、肾经。

[营养成分]水分，蛋白质，脂肪，碳水化合物，食物纤维，胡萝卜素，硫氨酸，核黄素，尼克酸，碘，钙，磷，铁，锌，钾，钠，大叶藻素，鞣质等。

[食疗功效]软坚化痰，利水泄热。适用于瘿瘤结核、疝瘕、水肿、脚气。

(二)海蜇

[性味归经]性寒，味咸。入胃、肠经。

[营养成分]水分，蛋白质，脂肪，碳水化合物，钙，磷，钠，碘及维生素 B_1、B_2、A、烟酸等。

[食疗功效]清热化痰，消积润肠，扩张血管，降低血压，防治动脉硬化。用于咳嗽痰多、痰黄黏稠、哮喘、腹胀、便秘等症。

(三)紫菜

[性味归经]性寒，味甘、咸。归肺经。

[营养成分]水分，蛋白质，脂肪，碳水化合物，食物纤维，硫氨酸，核黄素，尼克酸，抗坏血酸，碘，钙，磷，铁，锌，钾，钠，生物素，胆碱，磷脂，有机酸等。

[食疗功效]软坚化痰，清热利尿。适用于瘿瘤、脚气、水肿、淋病等症。

(四)香菇

[性味归经]性平,味甘。归脾、胃、肺经。

[营养成分]水分,蛋白质,脂肪,碳水化合物,粗纤维,灰分,钙,磷,铁,硫氨酸,核黄素,尼克酸,谷氨酸,甘露醇,海藻糖,葡萄糖,糖原等。

[食疗功效]补气益胃,和血化痰。适用于脾胃气虚所致的纳少便溏、不耐劳累、易感冒、气血两虚所致的少气乏力、头晕目花、夜寐欠佳等症,以及胃癌、冠心病、肝硬化等症。

(五)蘑菇

[性味归经]性凉,味甘。归脾、胃、肺经。

[营养成分]水分,蛋白质,脂肪,碳水化合物,粗纤维,灰分,钙,磷,铁,硫氨酸,核黄素,尼克酸,维生素C等。

[食疗功效]补益胃肠,化痰理气,透发麻疹,解毒。适用于脾胃虚弱所致的食欲不振、身体倦怠、肝硬变、糖尿病等。

(六)金针菇

[性味归经]性温,味甘。归胃、肠经。

[营养成分]水分,蛋白质,碳水化合物,粗纤维,锌,氨基酸,赖氨酸等。

[食疗功效]健脑,抗衰老,抗疲劳,抗炎,抗肿瘤,防高血脂,降胆固醇,促进新陈代谢。

(七)猴头蘑

[性味归经]性平,味甘、淡。归脾、胃经。

[营养成分]水分,蛋白质,脂肪,纤维素,糖类,氨基酸,维生素和多种无机盐。

[食疗功效]利五脏,助消化。适用于胃及十二指肠溃疡、神经衰弱、对胃癌、食道癌等消化系统的恶性肿瘤有一定疗效。

(八)黑木耳

[性味归经]性平,味甘。归胃、大肠经。

[营养成分]水分,蛋白质,脂肪,碳水化合物,食物纤维,胡萝卜素,硫氨酸,核黄素,尼克酸,钙,磷,铁,钾,钠,卵磷脂,脑磷脂,甾醇等。

[食疗功效]凉血,止血,补血。适用于肠风、血痢、血淋、崩漏、痔疮等症。

(九)白木耳

[性味归经]性平,味甘。入肺、胃经。

[营养成分]水分,蛋白质,脂肪,碳水化合物,粗纤维,钙,硫氨酸,核黄素,尼克酸。

[食疗功效]滋阴润燥。用于肺胃阴虚所致的口干渴、便秘、咽喉干燥、干咳、咯血、阴虚液亏虚等症。

(十)黄花菜

[性味归经]性凉,味甘。入胃、肠经。

[营养成分]水分,蛋白质,脂肪,碳水化合物,粗纤维,铁,钙,钾,胡萝卜素等。

[食疗功效]利尿除热,健脑安神,补血消炎,和胃润肠,对神经衰弱、失眠、尿路结石、痔疮、小便不利、肝炎等治疗作用明显。对产后缺乳、风湿性关节炎、红眼病、鼻出血等也有较好的防治作用。

九、油脂、调味类

(一)花生油

[性味归经]性平,味甘。入脾、肺经。

[营养成分]不饱和脂肪酸,软脂酸,硬脂酸,甾醇,麦胚酚,磷脂,维生素E,胆碱等。

[食疗功效]降低胆固醇含量,预防动脉硬化和冠心病,补锌,延缓脑功能衰退。

(二)豆油

[性味归经]性平,味甘。归脾、胃、大肠经。

[营养成分]棕榈酸,硬脂酸,花生酸,油酸,亚油酸,亚麻油酸,脂肪酸,维生素A、B_1、B_{12}、胡萝卜素,维生素E,钙,磷,铁,卵磷脂,胆固醇等。

[食疗功效]预防癌症,治疗肠梗阻、便秘,减少心血管病发病率,保护机体,促进大脑发育。

(三)芝麻油

[性味归经]性凉,味甘、香。入肝、肾、肺、脾经。

[营养成分]脂肪酸,亚油酸,花生酸,卵磷脂,维生素E,钙,磷,铁等。

[食疗功效]软化和保持血管弹性,润肤、祛斑、护发,保护肝脏,防治慢性气管炎,减轻烟酒的刺激等。

(四)菜籽油

[性味归经]性平,味有青气。归脾、胃、胆经。

[营养成分]花生酸,油酸,亚油酸,芥酸,亚

麻酸,磷脂,维他命 E 等。

[食疗功效]调节血脂、血糖、血压,免疫、抗疲劳,延缓衰老,软化血管,美容养颜。

(五)色拉油

[性味归经]性平,味甘。入肝、肾、肺、脾经。

[营养成分]由色拉油级的多种植物油如花生油、芝麻油、黄豆油等调制而成的食用植物油,香味浓郁,营养均衡,较少生油烟,富含维生素 E 及高度不饱和脂肪酸。

[食疗功效]抑制癌细胞增殖,提高免疫力,抗炎护肤,保护机体,预防心血管疾病。

(六)玉米油

[性味归经]性平,味甘。入肝、肾、肺经。

[营养成分]脂肪酸,油酸,亚油酸,亚麻油酸,维生素 E、A、D,不含胆固醇,无黄曲霉素等有害物质。维生素 E 的含量约为 72%,享有“健康油”、“长寿油”等美誉。

[食疗功效]抗氧化、防衰老,增强心血管机能,降低胆固醇,促进儿童骨骼发育。

(七)葵花籽油

[性味归经]性平,味香。入肝、肾、肺经。

[营养成分]亚油酸,油酸,脂肪酸,a 生育酚,胡萝卜素,维生素 E、B_3,蛋白质及钾,磷,铁,镁等。

[食疗功效]预防心血管病、精神疾病,强壮身体,延年益寿,提供高热量,有助于人体发育和生理调节。

(八)橄榄油

[性味归经]性平,味甘、香。入胃、肠、肾经。

[营养成分]油酸,亚油酸,亚麻油酸,维生素 E、K、A、D 及多酚类抗氧化物质。

[食疗功效]促进血液循环,防止动脉硬化,改善消化系统功能,产后和哺乳期滋补品,预防癌症和降低血压,抗衰老,消除皱纹,保护皮肤,预防和控制糖尿病,促进骨骼生长,预防骨质疏松,防辐射。被公认为绿色保健食品,素有“液体黄金”的美誉。

(九)猪油

[性味归经]性平,味甘。归脾、胃、肾经。

[营养成分]脂肪酸,油酸,亚油酸,亚麻油酸,维生素和钾、钠、镁、铁、锰、锌、铜等微量元素。

[食疗功效]美容养颜,增进食欲,提供高热量。

(十)大蒜

[性味归经]性温,味辛。归脾、胃、肺经。

[营养成分]水分,蛋白质,脂肪,碳水化合物,硫胺素,尼克酸,抗坏血酸,钙,磷,铁,锌,钾,钠等。

[食疗功效]行气,温胃,消积,解毒,杀虫。适用于饮食积滞、脘腹冷痛、腹泻、痢疾、疟疾、百日咳、痈疽肿毒等症。并能防治感冒。

(十一)大葱

[性味归经]性温,味辛。归肺、胃经。

[营养成分]水分,蛋白质,脂肪,碳水化合物,钙,磷,铁,锌,钾,钠,硫胺素,核黄素,尼克酸,抗坏血酸,挥发油,脂肪油,粘液汁等。

[食疗功效]发汗,升阳,解毒,调味。适用于风寒感冒、头痛鼻塞、虚寒腹痛、虫积、二便不通、痢疾、痈肿等症。

(十二)生姜

[性味归经]性温,味辛。归肺、胃、脾经。

[营养成分]水分,蛋白质,脂肪,碳水化合物,钙,磷,铁,锌,钾,钠,硫胺素,核黄素,尼克酸,抗坏血酸,挥发油,姜辣素,氨基酸等。

[食疗功效]发汗解表,温肺止咳,温中止呕,调味。适用于感冒风寒,呕吐、痰饮、咳嗽、食滞、腹泻等症。

(十三)香菜

[性味归经]性微温,味辛,气香。归胃、膀胱经。

[营养成分]水分,蛋白质,脂肪,碳水化合物,维生素 C、A,胡萝卜素,钙,磷,铁等。

[食疗功效]利尿,降血糖,发汗透疹,消食下气。适用于感冒、小儿麻疹、风疹透发不畅、饮食积滞、消化不良等。

(十四)食盐

[性味归经]性寒,味咸。归胃、肠、肾经。

[营养成分]氯化钠,硫酸镁,氯化镁,氯化钾。咸味的载体,是人们生活中用得最多的调味

品，人体对盐分须臾不可离，必须保持一定的水平才能生存。“五味之中，唯此不可缺。”有“百味之祖”的美称。

［食疗功效］清火解毒，凉血滋肾，润燥通便，食盐渗透力强，具有很好的调味功效，可解腻，除膻去腥，杀菌、保鲜、防腐，防治皮肤疾病。

（十五）食醋

［性味归经］性微温，味酸。归胃、肠经。

［营养成分］水分，氨基酸，糖类，有机酸，维生素 B_1、B_2、C，钾，钠，钙，铁，锌，铜，磷等无机盐。

［食疗功效］杀菌，消毒，解腥，促进消化，预防痢疾、感冒、癌症，防治肠道感染。

（十六）酱油

［性味归经］性温，味甘、咸。归胃、肠经。

［营养成分］水分，钠，蛋白质，碳水化物及丰富的微量元素。

［食疗功效］抗氧化，减少自由基的损害，增进食欲，降低胆固醇，解热除烦，解毒。可用于暑热烦闷、疔疮初起、妊娠尿血等病症。还能解一切鱼肉、蔬菜、药物、虫兽之毒，可治疗食物、药物中毒及汤火灼伤、虫兽咬伤。有抗癌作用。

（十七）料酒

［性味归经］性温，味甘、辛。归胃、肠经。

［营养成分］水分，黄酒，食用酒精，饴糖，食盐，增味剂，焦糖色，香辛料。

［食疗功效］暖胃温肠，杀菌消毒，解除鱼肉腥味，消灭食物中的细菌。

（十八）味精

［性味归经］性温，味甘。归胃、肠经。

［营养成分］水分，谷氨酸钠等。

［食疗功效］增鲜、调味，增加食欲，促进儿童发育，促进新陈代谢，对因血氨增加而引起的肝昏迷、慢性肝炎和神经衰弱有一定疗效。

（十九）花椒

［性味归经］性热，味辛。归脾、胃、肾经。

［营养成分］蛋白质，脂肪，碳水化合物，钙，磷，铁等。

［食疗功效］增加食欲，杀虫解毒。散寒除湿，解郁结，消宿食，通三焦，温脾胃，补右肾命门，杀蛔虫，止泄泻。

（二十）胡椒

［性味归经］性热，味辛、辣。归胃、肠经。

［营养成分］胡椒辣碱，胡椒辣脂碱，挥发油，脂肪等。

［食疗功效］温中下气，燥湿消痰，解毒，和胃。可用于治疗脘腹冷痛、反胃呕吐、宿食停积、寒湿泄泻、寒疝腹痛以及痄腮、睾痛、食物中毒、疮肿、毒蛇咬伤、犬咬伤等病证。

（二一）茴香

［性味归经］性温，味辛。归胃、肠经。

［营养成分］蛋白质，脂肪，食物纤维，茴香脑，小茴香酮，茴香醛等。

［食疗功效］温中疏气，促进消化，辛香发散，甘中和胃，善主一切诸气，如心腹冷气、暴痛心气、胃气呕逆、腰肾虚气、寒湿脚气、小腹弦气、膀胱水气等。

（二二）八角

［性味归经］性温，味甘、香。归胃、脾、肾经。

［营养成分］水分，茴香醛，脂肪等。

［食疗功效］温阳散寒，理气止痛，温中健脾。可用于治疗胃脘寒痛、恶心呕吐、腹中冷痛、寒疝腹痛、腹胀如鼓以及肾阳虚衰、腰痛、阳痿、便秘等病症。

（二三）桂皮

［性味归经］性温，味辛。归胃、脾、肠经。

［营养成分］水分，茴香醛，挥发油等。

［食疗功效］温脾和胃，祛风散寒，活血利脉，增强胰岛素，预防糖尿病。可用于胃痛、妇女经前腹胀痛等症。

（二四）陈皮

［性味归经］性温，味苦。归胃、肠经。

［营养成分］挥发油，橙皮甙，维生素 B、维生素 C 等。

［食疗功效］增进食欲，补泻升降。可促进消化液的分泌，排除肠管内积气，理气燥湿等。

（二五）芥末

［性味归经］性温热，味微苦、辛辣。归胃、肠经。

[营养成分]黑芥子甙,芥子油,烯丙基异氰酸化合物等。

[食疗功效]温中利气,抑菌,开胃,增进食欲,预防蛀牙。

(二六)孜然

[性味归经]性热,味甘、香。归胃、肠、肾经。

[营养成分]水分,脂肪等。

[食疗功效]去腥解腻,理气开胃,祛风止痛,醒脑通脉,降火平肝,防腐杀菌。对消化不良、胃寒痛疼、便频、肾虚均有疗效。

(二七)咖喱

[性味归经]性温,味辛、香、辣。归胃、肠经。

[营养成分]蛋白质,脂肪等。是由姜黄,辣椒,桂皮,八角,花椒等多种香辛料配制而成的复合调味料。

[食疗功效]促进唾液和胃液的分泌,增加肠蠕动,增进食欲;降低餐后胰岛素反应,促进能量代谢,预防肥胖;防癌抗癌。

(二八)豆豉

[性味归经]性寒,味苦。入脾、肾经。

[营养成分]蛋白质,脂肪,碳水化合物,粗纤维,钙,磷,铁,硫胺素,核黄素,尼克酸。

[食疗功效]解毒除烦。消积食,治伤风感冒。

(二九)黄酱

[性味归经]性寒,味咸,无毒。归脾、胃经。

[营养成分]水分,蛋白质,脂肪,碳水化合物,灰分,胡萝卜素,硫胺素,核黄素,尼克酸,钙,锌,钾,钠等。

[食疗功效]清热解毒。适用于蜂蜇、虫伤、烫火伤等。

(三十)番茄酱

[性味归经]性微寒,味甘酸。归胃、肝、膀胱经。

[营养成分]水分,茄红素,维生素B群,蛋白质,食物纤维,矿物质,天然果胶等。

[食疗功效]提供丰富营养,预防癌症,保护心血管,延缓衰老,美容养颜。

(三一)红糖

[性味归经]性温,味甘。归脾、胃、肝经。

[营养成分]水分,蛋白质,碳水化合物,尼克酸,钙,磷,铁,锌,硒,钾,钠等。

[食疗功效]补气,缓中,温胃,活血,调味。适用于脘腹冷痛、感寒痛经、行径不畅、产后腹痛等症。有增加甜味,提高鲜味,降低咸味,上色,增进食欲等作用。

(三二)白糖

[性味归经]性平,味甘。归脾、胃、肝经。

[营养成分]水分,葡萄糖,果糖,多种氨基酸,钙,磷,铁和维生素 B_2 等。

[食疗功效]润肺生津,补中益气,清热燥湿,化痰止咳,解毒醒酒,降浊怡神,抑菌防腐。可治疗肺燥咳嗽、口干舌燥、中虚脘痛、脾虚泄泻、以及盐卤中毒、脚气、疥疮、阴囊湿疹等病证。

(三三)冰糖

[性味归经]性平,味甘。归脾、胃、肝经。

[营养成分]水分,糖类,多种氨基酸,钙,磷,铁和维生素等。是冰块状的蔗糖结晶体。

[食疗功效]补中益气,和胃润肺,止咳化痰,清热降浊,养阴生津,止汗解毒。可用于治疗中气不足、肺热咳嗽、阴虚久咳、口燥咽干、咽喉肿痛、小儿盗汗、克疳、风火牙痛等病证。

(三四)蜂蜜

[性味归经]性平,味甘。归脾、肺、大肠经。

[营养成分]果糖,葡萄糖,蔗糖,蛋白质,有机酸,挥发油,酶,维生素和微量元素。

[食疗功效]润肠通便,润肺止咳,补益脾胃,清热解毒,止痛.适用于大便秘结、肺燥干咳无痰、脾胃虚弱、以及肺结核、心衰、高血压、胃溃疡、痢疾、神经衰弱、冻伤、皮炎、雀斑、烫伤、解乌头毒等。

摘自《中医食养食疗学》、《食物使用手册》

第二十四篇　最佳补益食物

一、最佳补血食物

什么是补血食物？简单地说，只要吃到肚子里的食物能消化吸收，就能补血。因此，补血的前提是胃、肠道能消化吸收，就是粗茶淡饭，只要充分吸收就能补血。而吃了高级补品，胃、肠道不能消化吸收，就起不到补血的作用。

相对来说，肉、蛋、鱼、虾这些高质量的动物蛋白，能明显地提高血液的质量，更容易使人抵抗力强，精力充沛。在消化吸收能力差的情况下，将各种营养食物尽量烧得烂、软，或加工成糊状，可以起到便于消化、吸收，并减轻胃肠负担的作用。

牛肉、羊肉、鳝鱼、阿胶、红枣、桂圆、花生、红豆、红糖、白果、枸杞子等都是人们常吃的补血、补肾食品，将它们互相搭配，就成了补血食疗妙方。

牛肉补血功效强，有补中益气、滋养脾胃、强健筋骨的功效。羊肉具有补血祛寒的作用。鳝鱼补血效果快。红枣是补血最常用的食物，熟吃补血效果最好。红枣、花生、桂圆，再加上红糖，加水在锅里慢慢地炖，炖得烂烂的，经常吃，补血的效果很好。白果6个、红枣6个，加水煮熟冬天吃，能补肾、固肾、补血、止咳、止喘。红枣10个切开，枸杞子10粒，煮水喝，能补血、补肾，专治腰膝酸软，常吃有养颜祛斑作用。红枣10个切开，生姜3片，煮水喝，是暖胃肠、祛寒湿的良方。

食物可以配着当归吃。如当归生姜羊肉汤能补血、活血、祛寒；当归黄芪乌鸡汤能补血、补虚、补肾。适合产后的妇女食用，也适合冬季的进补。

家常补血食物有以下几种：

(一)猪血：猪血具有“液体肉”之称，每100克猪血中含蛋白质19克，比猪肉高一倍，也高于鸡肉中的蛋白质含量。猪血中血浆蛋白含氨基酸达18种，特别是含精氨酸、组氨酸、角氨酸和色氨酸。猪血含有人体不可缺少的无机盐和钠、钾、钙、磷、铁、锰、铜等，比一般肉类高十几倍。其中的铁是能为人体吸收的血红素型铁，具有良好的补血功能。

(二)驴肉：驴肉的营养极为丰富，每100克驴肉含蛋白质27克，其蛋白质含量比牛肉、猪肉都高，而且脂肪的含量很低，是典型的高蛋白、低脂肪食物。驴肉还含有碳水化物，钙、磷、铁及人体所需的多种氨基酸。功效非凡的阿胶制品，就是用驴皮熬制而成的，具有很好的补血补气功效，对女性养颜护肤更有特效。

(三)龙眼肉：龙眼肉就是桂圆肉。它除了含铁质丰富是很好的补血食物外，还含有维生素A、B，葡萄糖等，补血的同时还能治疗健忘、心悸、神经衰弱和失眠症。

(四)大枣：大枣维生素C含量在果品中是指数较高的，可以达到苹果的75倍，被称为“活维生素丸”，对贫血、体虚等均有裨益。

(五)黑豆：黑豆可以生血、乌发，是很好的补血食物。黑豆的吃法随各人喜好，如果是在产后，建议用黑豆煮乌骨鸡。

(六)胡萝卜：胡萝卜含有维生素A、B、C，且含有一种特别的营养素——胡萝卜素。用胡萝卜煮汤或炒食，是很好的补血食品。胡萝卜中含有的胡萝卜素是极好的补血营养素，可以用胡萝卜煮汤，也可以把胡萝卜榨汁，加入蜂蜜当饮料喝。

(七)菠菜：菠菜是有名的补血食物，含铁质的胡萝卜素相当丰富，可以算是补血蔬菜中的重要食物。菠菜内含有丰富的铁质、胡萝卜素，所以菠菜可以算是补血蔬菜中的重要食物。

(八)咸萝卜干：萝卜干含B族维生素极为丰富，铁质含量也很高，是高级养生补血食物。

(九)金针菜：金针菜含铁量最大，比菠菜高20倍，还含有维生素A、B_1、C及蛋白质、脂肪及秋水仙碱等营养素。

(十)发菜。发菜内所含的铁质较高，用发菜煮汤做菜，可以补血。

(十一)面筋。面筋的铁质含量相当丰富，补血必须先补铁。

(十二)黑米等：黑米、玉米、血糯米、大米，加上红枣、花生、莲子、桂圆、枸杞子做成的粥，是很好的补血食品。喝一些烧得很烂的牛肉汤、羊肉汤、猪肝汤、鸡汤、骨髓汤、蹄筋汤等，多吃各种直接消化吸收的糊，对补血养生及疾病治疗特别好。相对来说，肉类、蛋类、鱼类这些高质量的动物蛋白，能明显地提高血液的质量，更容易使人抵抗力强，精力充沛。

需要注意的是，贫血者最好不要喝茶，因为茶中含有鞣酸，饮后易形成不溶性鞣酸铁，从而阻碍铁的吸收。另外，牛奶及一些中和胃酸的药物也会阻碍铁质的吸收，尽量不要和含铁的食物一起食用。

(十三)红枣补血饭(《健康文摘报》)

【用料】 大米200克，红枣20枚，黑芝麻25克。

【制法】 大米淘净，拌入洗净拍碎的红枣，加适量水焖煮成饭，开锅时搅入文火炒香并碾碎的黑芝麻。分2次食用。

【功效】 健脾养胃补血。

(十四)健脾补肾生血方《求医不如求己》

山药薏米粥是最为平和的药，本身也是最好的粮食，什么时候吃都无妨。乳母少奶是由于脾不生血，山药薏米粥最是健脾生血，可常吃。若肾虚腰痛，还可以买来芡实打粉熬粥，补肾健脾的功效也非常好。

摘自《老年人健康长寿须知》

二、最佳补气食物

食物中确实存在着补气的食物，如人参、黄芪、山药等。这些补气的食物有向上升发的作用，吃后能令人明显的有精神，有劲。但身体虚弱的人多数都是虚不受补的，不宜多吃补气的食物。用补肾的食物代替补气的食物，效果同样好，还不会出现身体不适。

在补气的食物中，山药的作用较为平缓，能补中益气、长肌肉、止泄泻、益肺固精、强壮身体，对身体虚弱、精神倦怠、食欲不振、消化不良、慢性腹泻、虚痨咳嗽、遗精盗汗、妇女白带过多等都有治疗作用。

山药可以烧汤、炒菜或煮粥吃，还可以将山药在粉碎机里打碎后做成糊吃，更便于消化吸收。

体内寒湿重的人吃山药后出现胸闷、腹胀时，就要少吃了。

大枣味甘，性温。归脾、胃经。本品为补中益气、养血安神之药，常用于脾胃虚弱、食少便溏，或气血亏损、体倦无力、面黄肌瘦，以及妇女血虚脏躁、精神恍惚、睡眠不安之证。本品又有缓和药性作用，与峻烈药同用，可使药力缓和，且不伤脾胃。中医中药理论认为，大枣具有补虚益气、养血安神、健脾和胃等作用，是脾胃虚弱、气血不足、倦怠无力、失眠多梦等患者良好的保健品。

现代科学证明，大枣富含蛋白质、脂肪、糖类、胡萝卜素、B族维生素、维生素C、维生素p以及钙、磷、铁和环磷酸腺苷等营养成分。其中维生素C的含量在果品中名列前茅，有“维生素王”之美称。据国外的一项临床研究显示：连续吃大枣的病人，健康恢复得比单纯吃维生素药剂快3倍以上。另外，大枣所含的环磷酸腺苷，是人体细胞能量代谢的必需成分，能够增强肌力、消除疲劳、扩张血管、增加心肌收缩力、改善心肌营养，对防治心血管系统疾病有良好的作用。

大枣的食用方法多种多样，单独服用时既可以生食，又可以劈开煎汤，或者去核捣烂为丸。另外，它还可以与其他药物搭配，如与党参、白术、茯苓、炙甘草、陈皮、生姜等药同用，可治脾胃虚弱、中气不足、食少便溏；与熟地、当归、白芍等药同用，可治血虚失养、面黄肌瘦、头晕眼花；与甘草、小麦同用，可治妇女血虚脏躁、精神恍惚、睡眠不安。

大枣虽然营养丰富，是很好的保健品，但食用过程中也应注意，否则不仅没有效果，还会带来危害。在大枣的食用上，应注意以下几点：

(1)枣皮中含有丰富的营养成分，炖汤时应连皮一起烹调。

(2)生吃时,枣皮容易滞留在肠道中不易排出,因此在吃枣时应细细咀嚼。

(3)大枣虽然可以经常食用,但一次最好别超过20枚,吃得过量会损伤消化功能,导致便秘。

(4)腐烂的大枣在微生物的作用下会产生果酸和甲醇,人吃过之后会出现头晕、视力障碍等中毒反应,重者可危及生命,所以要特别注意。

(5)红枣具有补血的效果,一般适合女性食用,但有时并非如此,比如月经期间有眼肿或脚肿、腹胀现象的女性不适合吃红枣,否则水肿的情况会更严重;体质燥热的妇女不适合在月经期吃红枣,否则会造成月经量过多。

摘自《健康指南》

三、五脏与食疗

中医认为,天地间有阴阳五行,自然界有五味、五谷、五果、五畜、五菜,而人体有五脏,其实它们之间都有内在的对应关系。食疗保健就是要顺应这种对应的规律,用食物来调理我们的五脏,使人体健康长寿。

(一)心脏的食疗

心属南方,主生长、主血脉。人过分高兴会伤心。

心病的食疗吃什么呢?

中医认为要吃麦子,麦子可大补心气。此外,五畜中的羊肉为温热之性,可多吃点羊肉。还有就是五果中的杏,杏味偏苦,主降,心病为心火上炎,所以可吃杏,以杏来降心火、降气。

(二)肝脏的食疗

肝属东方,主生发、调达。怒则伤肝。中医讲"肝"为将军之官,肝气很容易上逆,一旦生气,第一个损伤的脏器就是肝脏,接着就会伤脾胃,因为木克土。所以临床很多有不良情绪的人会得消化系统的毛病。

有肝病的人如何通过食疗进行调理呢?

可吃些李子。李为"木",肝的五行配属之象就是木,所以中医特别强调有肝病的话可以适量地多吃李子。

(三)脾脏的食疗

得脾病多为两种:一是思伤脾,症状是人特瘦;二是脾湿过重,症状是虚胖。因为脾主运化水湿,所以脾湿重的人运化力差,就容易虚胖。

那么如何通过食疗来补脾呢?

对于脾虚的人,可以多吃五谷中的薏米,薏米可去湿热。此外可以吃一些五畜中的牛肉,牛肉可入脾,对脾有补益。在水果类中,吃枣可补脾。枣虽能补脾,但要注意吃法。补脾是利用枣果肉的濡润之性,而枣皮有包敛的作用,所以要先劈开或掰开再食用。

大量吃枣也有坏处,会损坏牙齿。因为从五行与五脏的配比来说,脾为土,肾为水,土克水,而牙齿是肾的外现,所以大量吃枣就容易损牙。中国传统文化里有个成语叫囫囵吞枣。想补脾、又不损牙的方法就是把枣吞下去。正确的方法是把枣切成很小很小的块儿,这样不用牙嚼也可以直接吞下去了。中国文化从来都讲究一个度,任何事都有个法度,不要过,过犹不及,要学会适量。

(四)肺脏的食疗

肺属西方主收敛。忧伤、忧愁会伤肺。肺气不宣的话会出现恶寒发热之症,肺气若不降的话则会出现喘逆咳嗽的症状。

《黄帝内经》中对于肺的食疗方案是:吃五谷中的小米;五畜中的鸡肉,鸡肉有宣发之性,可把肺里的郁滞宣散出来;还有五果里的桃。

五菜中吃葱对肺很有好处,尤其是葱白。如果孕妇得感冒的话,不能乱服药,可以喝一些葱白汤,这样既对身体没有损害,又能够把肺寒宣出去。因为白色入肺,喝葱白汤来宣肺寒特别有效。

肺属西方,对应的是秋季,秋天的病主要应在肺上。秋天我们在煮汤时一定要多放一些葱白,这样能祛肺寒,是养肺之法。

(五)肾脏的食疗

肾对应北方,主收藏,肾主藏精。如果人肾虚,精气就不能收纳,人就会变得虚弱。

有肾病的人在五谷上要以吃大豆为主,大豆可补肾。此外,豆令人重,就是多食黑豆很补精髓,对肾也有补益。

冬季对应肾,冬季的很多病反应在肾上。腊八节气时天气最冷,我们要喝腊八粥,腊八粥中有各种豆类，这样就可补足精髓，强肾健体。

此外，咸能入肾，吃些咸味的食物也可补肾，但不宜过咸。五畜中的猪肉属咸味，可以多吃一些猪肉。五果中可吃栗子补肾，古代管栗子就叫做“肾果”。一到冬天就会看到很多卖糖炒栗子的，这种习俗是老祖宗一代一代传下来的，今人已经不知道缘由了，其实是种养生之道。

我们现在很多人的病都是吃出来的，如何吃好、喝好是我们现实生活中一个非常重要的问题。人们滥用药物的情况比较多，对人体而言，是药三分毒。最好的方法是食疗，通过合理的膳食搭配和良好的生活习惯，把我们的生活打理得井井有条，使我们的身体阴阳平衡，百病不侵。

所谓饮食养生，其实莫过于两点：一是跟着天地自然的规律去吃，要吃应季的食物，不要逆天行事，比如夏天吃西瓜是利用西瓜的寒性来中和暑热，而有的人偏要在冬天吃西瓜就是大错特错，只能寒上加寒，不得病才怪；二是要有节制地去吃，《黄帝内经 · 素问 · 五常政大论》中说“谷肉果菜，食养尽之，无使过之，伤其正也”，意思是通过饮食调理固然重要，但也不能太过，否则会造成五脏失衡，反而引发疾病。

所以饮食养生其实就是让身体的本能去顺应生命的节拍，做好了，就叫和谐，就叫天人合一，我们就可以更好地享受人生，活到天年。

摘自《从字到人》

四、壮阳益肾食物

肾虚就是肾的供血不足造成肾的功能下降，肾的阳气不足。补血食物都能补肾，此外还有一些食物补肾效果比较明显。肾脏只能补不能泻，补肾的食物应该是性平、性温的食物。

(一)虾。 虾，性温，能补肾、强身、通乳。适用于肾虚阳痿、腰膝酸软、倦怠无力等症。虾又分为海虾、河虾、龙虾等。海虾的补肾效果强。虾最好是白灼或炒虾仁吃。

(二)海参。 海参，性平，味咸。为肾阴肾阳双补之品。有补肾益精、壮阳、滋阴、补血润燥、调经等功效。颜色发黑的辽参补肾效果最好，食用后能明显缓解阴虚火旺的各种症状，如口干、舌上有裂纹、唇干裂等。海参与海虾搭配食用功效最好。海参补肾阴，海虾补肾阳，海参能缓解食用海虾后的燥及内热大。

(三)淡菜。 淡菜，性温，有补肝肾、益精血、调经血的功效。其脂肪、蛋白质、矿物质、碳水化合物及维生素的含量等大大超过了海虾、蟹、干贝、黄鱼等，有“海中鸡蛋”的美称。所以常吃淡菜可以治疗腰膝酸软、关节疼痛，以及妇女由肾虚、肾寒造成的白带过多、瘙痒等症状。淡菜可以烧汤，炒韭菜，或者与猪肉、牛肉一起炖着吃，还可以将淡菜泡软，切碎后与鸡蛋一起蒸着吃。

(四)海马。 海马，性温，补肾壮阳，强腰、暖肾。因海马能通任脉，又有活血的功效。海马暖小腹的作用很明显，并有明显的收缩子宫的功效，可用治疗各种妇科病及男性前列腺炎。但孕妇忌食，以防堕胎。海马的补肾作用强，很容易造成上火及血压升高，所以最好在入冬后食用，或选择小一些的海马，功效较为缓和。海马可以泡酒，也可以打碎成粉来服用。但量要控制，不能多吃，吃海马粉一次只能吃一啤酒盖二分之一的量，多吃很容易上火，血压高的人不能吃。

(五)枸杞子。 枸杞子，性平。滋补肝肾、明目、抗衰老，可以治疗腰膝酸软、头晕目眩。枸杞子已是人们常用的滋补肝肾食物。它还能降火清肝，对各种眼病有良好的治疗作用。但脾胃功能差的人不宜多食，否则会大便稀溏。枸杞子可以泡水喝，也可以放入羊肉、牛肉及鳝鱼里炖食，补肾又补血；量不宜多，一次十几粒即可。

(六)核桃仁。 性温，味甘。入肺、肾经。主要作用补肺肾，定喘嗽，强筋骨，润肠通便。

(七)板栗。 性温，味甘。入脾、胃、肾经。补肾气，强筋骨，健脾胃，活血止血。

(八)芝麻。 性平，味甘。入肝、肾经。补肝肾，润五脏。治肾虚、腰酸腿软、头昏耳鸣、发枯发落、早年白发、大便燥结等症。

(九)莲子。 性平，味甘。入肝、肾经。补肾固精，固涩，令发黑不老。治滑泄、遗精、便溏，极有良效。

(十)山药。 性平，味甘。入脾、胃、肾经。主要作用为健脾胃、养肺、益肾、补虚，滋精，治诸虚损，疗五劳七伤。

(十一)大枣。性微温,味甘。入脾、胃经。主要作用为补中益气,补血安神,缓和药性。

(十二)粟米。性平,味甘。入胃、肾经。补益肾气。《本草纲目》曰:"粟,肾之谷也,肾病宜食之,煮粥食益丹田,补虚损。"

(十三)豇豆。性平,味甘。入胃、肾经。补肾健脾,理中益气,生精髓。肾虚消渴、遗精、白浊、小便频数、妇女白带,食之最佳。

(十四)扁豆。性微温,味甘。入脾、胃经。主要作用为健脾、化湿、补气。

(十五)饴糖。性微温,味甘。入脾、胃、肺经。主要作用为补脾、润肺止咳,缓急止痛。

(十六)桑葚。性平,味甘。入肝、肾经。补肝,益肾,滋阴,固精。久服黑发明目,健步履。

(十七)芡实。性平,味甘、涩。入脾、肾经。益肾固涩,补脾止泻。治肾虚、遗精等症。

(十八)鲈鱼。性平,味甘。入肝、肾经。补肝肾,益筋骨。凡肝肾阴虚者皆宜。

(十九)干贝。性平,味甘、咸。入肾经。补肾滋阴。故肾阴虚者可常食之。

(二十)甲鱼。性平,味甘。入肝、肾经。滋肝肾之阴,清虚劳之热,宜蒸煮食之,为清补佳品。凡年老肾亏,肾阴不足,阴虚内热者,食之尤妙。

(二一)羊肉。性热,味甘。入脾、肾经。暖胃补阳。

(二二)狗肉。性温,味咸、酸。入脾、胃、肾经。补中益气,温肾助阳。

(二三)麻雀肉。性温,味甘、咸。入肾、脾经。壮阳益精,暖腰膝,治阳痿。

(二四)泥鳅。性寒,味甘。入肝、肾经。调中益气,壮阳祛湿,滋养清热,治阳痿等。

(二五)蛤蚧。性平,味咸,有小毒。入肺、肾经。补肺肾,定喘嗽,补肾助阳。

(二六)猪肾。性平,味咸。入肾经。主要作用为治肾虚腰痛等。

(二七)羊肾。性温,味甘。入肾经。主要作用为补肾气,益精髓。

(二八)狗肾。性平,味咸。入肾经。主要作用为温肾助阳,补益精髓。

(二九)鹿肾。性温,味甘、咸。入肝、肾、膀胱经。主要作用为补肾,壮阳,益精。

(三十)鹿鞭。性温,味甘、咸。入肾经。主要作用为温肾助阳,补益精髓。

(三一)狗鞭。性温,味咸。入肾经。主要作用为温肾助阳,补益精髓。

(三二)驴鞭。性温,味甘、咸。入肾经。主要作用为益肾强筋,治阳痿、气血虚亏等。

(三三)驴肉。驴肉的营养极为丰富,每100克驴肉含蛋白质27克,其蛋白质含量比牛肉、猪肉都高,而且脂肪的含量很低,是典型的高蛋白、低脂肪食物。驴肉还含有碳水化物,钙、磷、铁及人体所需的多种氨基酸。据《本草纲目》记载,驴肉性温,具有补气养血作用。

(三四)紫河车。性温,味甘、咸。入肺、肝、肾经。主要作用为大补气血,双补阴阳,养血安神,益气补精。紫河车就是健康产妇生产后的胞衣,俗称胎盘,雅名"混元旦"。中医认为,胎盘性温,能补气,养血,益精。主要作用是:大补气血,双补阴阳,养血安神,益气补精,延缓衰老。

(三五)白果。性平,主要是具有收敛、固涩的作用。能止咳定喘;能固精,治疗遗精、早泄;能缩尿,治疗遗尿、小便频数;还能涩带,治疗妇女低白带过多等症。因白果有微毒,一定不能多吃,成人一天不要超过10粒,小儿一天只能吃3~5粒。

白果可以在铁锅里炒熟吃,或者将白果敲裂,放在微波炉里小火加热2分钟就可以吃了。还可以在烧乌骨鸡汤时放上白果,能补血补肾,适合冬天进补。

(三六)韭菜。又名壮阳草,《本草纲目》说,韭菜补肝及命门,治小便频数、遗尿等。韭菜性温,有温中、行气、散淤、活血、解毒以及补虚益阳、调和脏腑等作用,可以治疗反胃、阳痿、遗精、多尿等症。

韭菜炒虾仁是一道非常好的补肾壮阳的菜肴,怕冷、手脚不温的人可以常吃。

韭菜烧淡菜,也是非常好的一道补肾菜肴,常吃能治疗妇女的小腹冷痛,白带多以及妇科的各种慢性炎症,也能治疗腰酸、腰痛。

(三七)韭菜子补肾壮阳似人参。(《大国医》颜正华)韭菜子,即我们日常食用的韭菜种子。韭菜子味辛、甘,性温。归肝、肾经。本品功能补益肝肾,壮阳固精。适用于肝肾不足、肾阳虚衰、肾气不固引起的阳痿遗精、腰膝冷痛、小便频数、遗尿、白带过多等症。据《本草纲目》记载,韭菜子的功效为补肝肾、暖腰膝、助阳、固精,主要用于阳痿、早泄、遗精、遗尿、小便频数、腰膝酸软、冷痛、白带过多等症的治疗。韭菜籽碾成粉,每天早晚各吃小半勺(5 克左右),能固肾、壮阳,治疗腰痛。据现代医学分析,韭菜子具有如下保健功效:

1. 补肾温阳。韭菜子性温,味辛,具有补肾温阳作用,故可用于治疗阳痿、遗精、早泄等症。

2. 益肝健胃。韭菜子含有挥发性精油及硫化物等特殊成分,散发出一种独特的辛香气味,有助于疏调肝气,增进食欲,增强消化功能。

3. 行气理血。韭菜子的辛辣气味有散淤活血、行气导滞作用,适用于跌打损伤、反胃、肠炎、吐血、胸痛等症。

4. 润肠通便。韭菜子含有大量维生素和粗纤维,能增进胃肠蠕动,治疗便秘,预防肠癌。韭菜子可以单独服用,也可以研末蜜丸服,每次 5～10 克为宜。但要注意,阴虚火旺者忌服。

不仅韭菜子能够补益肝肾,韭菜本身也具有同等功效,因而被现代人称为蔬菜中的“伟哥”,肾虚阳痿的患者可用适当多吃。这里总结了几条食用韭菜的建议,供参考。

(1)韭菜可以炒、拌,做配料、做馅等。

(2)隔夜的熟韭菜不宜再吃。

(3)春天食用韭菜有益于肝。初春时节的韭菜品质最佳,晚秋的次之,夏季的最差,有“春食则香,夏食则臭”之说。

(4)便秘者建议多吃,因为韭菜含有大量膳食纤维,能改善肠道,润肠通便。

(5)韭菜与虾仁配菜,能提供优质蛋白质,同时韭菜中的粗纤维可促进胃肠蠕动,保持大便通畅。

(三八)韭菜粥(《大国医》颜正华)

【材料】 韭菜子 10 克,粳米 50 克,盐少许。

【做法】 将韭菜子用文火烧熟,与粳米、细盐少许,同放沙锅内加水 500 毫升,米开粥熟即可。

【用法】 每日温服 2 次。

【功效】 此方有补肾壮阳、固精止遗、健脾暖胃的功效。

(三九)芝麻核桃酪(《健康文摘报》)

【用料】 黑芝麻 100 克,核桃仁 200 克,糯米 50 克,冰糖适量。

【制法】 3 种食品分别用文火炒香,碾压粉碎,研成细末末后拌匀。每日 2 次,各取三四勺,加适量水煮成糊状,冰糖调味。

【功效】 补肾润燥,健脑和中,能黑发悦容颜。但大便溏薄者忌食。

(四十)鲤鱼药膳Ⅰ(《大国医》)

【材料】 活鲤鱼 1 尾(约重 400 克,去头、鳞、内脏),白胡椒 5 克,红茶叶 15 克,紫皮蒜(去皮)2 头,砂仁 15 克,厚朴 10 克,真沉香 10 克,醋柴胡 10 克,泽泻 20 克,白商陆 10 克。

【做法】 将鲤鱼放入药内,加入适量水,先用武火烧开,再用文火炖 30 分钟,然后将鱼取出,去掉药渣及药汤,单吃鲤鱼,1 天 3 次,饭前吃,1～2 周为一个疗程。

对于久患肾病的人来说,尤其是慢性肾风或急性肾风发展迅速者,其病机转归多呈现肾劳,引起肾的内外大经小络、衡络、缠络、孙络、毛脉腠理、玄府开阖等失用,不能约束肾精的闭藏,精血不藏,反而外溢,渗透于外,形成水肿。对此症的治疗,必须以补精为主,佐以泻浊渗湿之品。因此,可用以下药膳方:

(四一)鲤鱼药膳Ⅱ(《大国医》)

【材料】 活鲤鱼 1 尾(约重 400 克,去头、鳞、内脏),白胡椒 5 克,绿茶叶 15 克,紫皮蒜(去皮)2 头,大腹皮 15 克,地肤子 20 克,赤小豆 25 克,猪苓 15 克,紫豆蔻 10 克,威灵仙 15 克。

【做法】 将鲤鱼放入药内,加入适量水,先用武火烧开,再用文火炖 30 分钟,取出鱼,去掉药渣及药汤,吃鱼,1 天 3 次,饭前吃,用药 3～4 天,水肿不见消退者,加白商陆 10～15 克。

摘自《教你活到 100 岁》、《大国医》

五、滋阴润肺食物

(一)龟板:性平,味咸、甘。入肾、心、肝经。滋补肾阴,益肾健骨,补血止血。

(二)鳖甲:性平,味咸。入肝、脾、肾经。主要作用为滋补肾阴等。

(三)百合:性微寒,味甘。入心、肺经。主要作用为养阴润肺,宁心安神。

(四)花生:性平,味甘。入脾、肺经。养血补脾,润肺化痰,止血增乳,润肠通便。

(五)梨、秋梨膏:性凉,味甘、微酸。入肺、胃经。主要作用为生津,润燥,清热化痰。

(六)橘子:性凉,味甘、微酸。归胃、肺经。主要作用为理气开胃,生津止渴,润肺止咳。

(七)香蕉:性寒,味甘。归肺、大肠经。主要作用为滋阴润肠,清热解毒。

(八)甘蔗:性寒,味甘。归肺、胃经。主要作用为清热生津,润燥,下气。

(九)橄榄:性平,味甘、酸。归肺、胃经。主要作用为生津,润肺,利咽,解毒。

摘自《健康指南》

六、养心护心食物

(一)大豆:大豆蛋白质能降低胆固醇含量,保持心脏血管畅通。

(二)维生素B族:维生素 B_6、B_{12} 和叶酸,都会不时攻击一种叫作"高半胱氨酸"的物质。高半胱氨酸是一种血流中的氨基酸,当高半胱氨酸的数值太高时,就可能引起血管阻塞。

(三)矿物质:钙、钾、镁等矿物质对于心脏健康也很重要。钙是某种有助于稳定血压的蛋白质成分之一;钾有助于调节血压,保持心跳规律;镁是健全心脏的重要营养素,能保护心脏,同时有助于控制血压。

(四)大蒜:大蒜能降低胆固醇,同时具有类似阿司匹林的作用,能阻止血块凝结、附着在血管壁上。大蒜能阻止心脏病发作,若要预防心血管疾病,最好每天都吃大蒜。

(五)燕麦片:燕麦片含有食物纤维,具有缓和血糖上升与降低胆固醇的效果。

(六)鱼类:多吃鱼是保护心脏的好方法,因为鱼肉比大多数肉类所含的脂肪都低。

(七)苹果:苹果皮有丰富的纤维,每天连皮吃一个苹果,可降低胆固醇,缓和血糖的上升。

(八)含维生素E的食物:维生素E是一种抗氧化剂,它像清道夫一样,清除掉令体内脂肪变质的氧化物。维生素E能防止因血液结块而引起的动脉阻塞。小麦胚芽、芒果、芦笋以及全谷类食品都是含维生素E的食物。

(九)紫甘蓝等:紫甘蓝菜芽、茄子、竹笋含有的纤维属于非水溶性,能促进肠道蠕动,增加肠道胆酸与胆固醇的排出。

(十)西兰花:西兰花除了具有抗癌作用外,也因含有丰富的胶氨基硫与维生素C,从而能够保护心脏。胶氨基硫有降低胆固醇、降低血压、保护免疫系统的作用,也可降低罹患糖尿病的机率;维生素C能保持动脉弹性,防止血块凝结。

(十一)红豆:每100克的红豆含有1000毫克的钾,大约是牛奶的10倍。食物中的钾有助于把钠离子交换出细胞外,以降低血液中的钠浓度。

摘自《健康指南》

七、补肝养肝食物

(一)猪肝:性温,味甘、苦。归肝经。主要作用为补肝明目,养血。治夜盲、目赤等。

(二)牛肝:性平,味甘。归肝经。主要作用为补肝明目,养血。治青盲、雀目等。

(三)羊肝:性凉,味甘、苦。归肝经。主要作用为益血、补肝,明目,养血。治肝虚目暗昏花、雀目、青盲、障翳等症。

(四)墨鱼:性平,味甘、咸。入肝、肾经。主要作用为补益肝肾,滋阴补血。

(五)乌鸡:性平,味甘。入肝、肾经。主要作用为滋阴养肝,养血益精,健脾固肾。

(六)带鱼:性平、温,味甘、咸。入胃、肝经。主要作用为补血养肝,治疗肝炎等。

(七)芹菜:性凉,味甘、苦。归肺、胃、肝经。主要作用为平肝清热,祛风利湿。

(八)荠菜:性平,味甘。归心、肺、肝经。作用为和脾,利水,止血,明目,治目赤疼痛。

(九)苦瓜:性寒,味苦。归心、肝、脾、肺经。主要作用为清暑除热,明目解毒。

摘自《教你活到100岁》

八、有益健脾食物

(一)粳米:性平,味甘。归脾、胃经。健脾胃、止渴、止泻。治消化不良、脾虚腹泻。

(二)红薯:性平,味甘。归脾、胃经。健脾胃、通乳。治腹泻、便秘、乳痈。

(三)蚕豆:性平,味甘。归脾、胃经。健脾利湿。治水肿、慢性肾炎。

(四)扁豆:性平,味甘。归脾、胃经。健脾和胃,除湿止泻。治脾胃虚热、暑湿、白带。

(五)豇豆:性平,味甘。归脾、肾经。健脾益肾。治消渴、食积腹胀。

(六)赤豆:性平,味甘。归脾、肝、肾经。健脾利水消肿。治肝炎、肾炎水肿。

(七)荠菜:性凉,味甘。归脾、肠经。健脾利水,清热止血。治痢疾、肠炎、便血等症。

(八)胡萝卜:性平,味甘。归脾、肝经。健脾化滞,清热明目。治消化不良、咳嗽、夜盲症。

(九)莲藕:性寒,味甘。归脾、胃经。健脾养血。治热病烦渴、吐血、衄血等症。

(十)土豆:性平,味甘。归脾、胃经。健脾和胃,益气和中。治胃痛、便秘。

(十一)黄鱼:性温,味甘。归脾、胃经。健脾益气。治头晕失眠、贫血、胃痛。

(十二)黑鱼:性寒,味甘。归脾、胃经。健脾利水,补血强壮。治病后体虚、水肿。

(十三)鲤鱼:性平,味甘。归脾、胃经。健脾利水,通乳消肿。治水肿、产后缺乳。

(十四)荔枝:性温,味甘、酸。归脾、肝经。补脾益肝,益智养神。治虚弱贫血、疝气等。

(十五)花生:性平,味甘。归脾、胃经。补脾养胃,补中益气,润肺,开胃醒脾。

(十六)栗子:性温,味甘、酸。归脾、胃经。养胃健脾,补中益气。

(十七)山药:性平,味甘。归脾、胃经。健脾益气,补肾。

摘自《健康指南》

九、养胃开胃食物

(一)糯米:性温,味甘。归脾、胃经。暖脾胃,益气,助运。治气虚、血虚、脾虚、腹泻。

(二)大麦:性微寒,味甘。归胃、肠经。和胃调中,清热生津。治食积不化、饱闷腹泻等。

(三)谷芽:性平,味甘。归胃、肠经。和胃消食。治消化不良、伤食腹胀。

(四)麦芽:性平,味甘。归胃、肠经。和胃消食。治消化不良、伤食腹胀。

(五)卷心菜:性平,味甘。归胃、肠经。养胃止痛。治胃及十二指肠溃疡。

(六)大蒜:性温,味辛。归脾胃、肠经。杀菌解毒,和胃止泻。治风寒感冒、肠胃炎、痢疾、肺结核、霉菌感染等症。

(七)带鱼:性平,味甘。归胃、肠经。和中养胃,补气。治血虚头晕、食欲不振、胃痛等。

(八)牛奶:性平,味甘。归胃、肠经。补虚损,益脾胃。治虚弱劳损、营养不良、贫血等。

(九)羊肚:性温,味甘。归脾、胃经。补虚,健脾胃。治虚劳羸弱、消渴、盗汗等症。

(十)葡萄:性平,味甘、酸。归胃、肠经。健胃生津,利小便。治头晕、小便短少等症。

(十一)柠檬:性平,味甘、酸。归胃、肠经。和胃消食,生津止渴。治消化不良、胃呆等。

(十二)醋:性温,味酸。归胃、肠经。消食健胃,消肿益血。治胃炎、关节炎、高血压。

摘自《健康指南》

十、最佳补脑食物

(一)菠菜:菠菜富含蛋白质、矿物质、维生素A、B_1、B_2,是脑细胞代谢的优良营养品。其中所含的大量叶绿素也具有健脑益智作用。

(二)牛奶:牛奶含优等蛋白质,大脑所需的氨基酸牛奶中几乎都有。钙在其他食物中不易被吸收,牛奶含钙丰富而且非常容易吸收。牛奶还含有磷,而磷几乎参与所有的代谢过程。牛奶含的维生素B对神经细胞也十分有益。

(三)杏仁:杏仁为一种天然食品,对脑很有益处。空腹时吃几粒杏仁可以帮助入眠或提高用脑学习效率。杏仁中,蛋白质、脂类、纤维、无机盐和多种维生素的含量非常均衡。钙和铁的含量也较为丰富，且还是一种含碱量相当高的碱性食物。

(四)蛋黄：科学家发现，食物中有一种胆碱成分被人体吸收后就直接进入大脑，与脑中的醋酸结合生成乙酰胆碱。而乙酰胆碱是大脑在活动时所必不可少的，胆碱的大量缺乏就能干扰大脑的工作。胆碱是一种脂类物质，其中含量最丰富的食物要数蛋黄。蛋黄中含有卵磷脂，当卵磷脂在大肠内被消化液中的酶溶化掉以后，就释放出胆碱，流入血液，进入大脑。

(五)蘑菇：蘑菇是许多活菌和酵素的集合体，它能巧妙地用于生命体的复杂结构，有加强机体活性的能力。据最新研究证明，蘑菇对高血压、动脉硬化有明显的疗效。在蘑菇和猴头蘑中含有一种叫云芝多醣的物质，这种物质对癌病毒有免疫作用。另外，蘑菇还有消除疲劳、提神、稳定精神、防止贫血等功效。蘑菇对提高全身机能，使人恢复活力，维护人脑健康有一定作用。

(六)鱼肉：鱼肉中15～20%为蛋白质，其中各种必需氨基酸的比例与人脑需要量相接近。鱼的肌肉纤维较短，肌球蛋白和肌浆蛋白之间联系疏松，含水量多，易于消化吸收。鱼肉含有的脂肪多为不饱和脂肪酸，在海鱼中含量较高，食用后有利于神经系统的发育。海鱼肝富含维生素A，海鱼含碘也比淡水鱼多。碘缺乏可影响智力发育。鱼类中，沙丁鱼是最好的健脑食品。

(七)大豆：大豆中主要含大豆球蛋白，其氨基酸组成接近于人体需要，而且还富含其他粮食中缺乏的赖氨酸。赖氨酸对小儿的生长发育及智力发育都有重要作用。煮大豆消化吸收率较差，豆腐、豆浆等豆制品的消化吸收较好。所以，大豆及其制品，也是小儿脑发育的营养食物。

(八)禽肉：禽肉通常指鸡、鸭、鹅肉，含有20%的蛋白质，能供给多种必要氨基酸。鸡汤中含有溶解的色氨酸、酪氨酸、谷氨酸等氨基酸，有助于脑的工作。禽肉中必需脂肪酸也较多，有利于脑的发育。

(九)动物脑：中医有“吃脑补脑”的食补理论，认为脑有补脑髓、益虚劳之功。现代医学分析表明，动物脑与人脑的成分有许多相似之处，主要物质是长碳链的不饱和脂肪酸，包括卵磷脂、糖脂、神经磷脂等。人脑的卵磷脂、肌醇卵磷脂的代谢活跃，多吃动物脑，可为人脑的代谢提供较多的卵磷脂成分，促进脑细胞的更新发育，有利于智力的发展。

(十)果实仁：各种果实的籽仁如葵花籽仁、西瓜籽仁、南瓜籽仁、核桃仁、松子仁、芝麻等都含有油脂酸、亚油脂酸、赖氨酸等。对促进脑发育及大脑思维均有较好的作用。比如，如果缺少赖氨酸，神经的机能就会迟钝，非常容易忘事。为了提高记忆力，最好是摄取含大量赖氨酸的蛋白质，并适当摄入磷和酪氨酸等氯化物，而葵花籽、芝麻中含此类物质最多，堪称良好的健脑食品。再比如，核桃肉具有显著的补脑益智作用，核桃仁含有丰富的维生素E、卵磷脂、不饱和脂肪酸，以及锌、镁等微量元素，这对促进脑细胞分裂，延缓脑的衰老有明显的效果。

(十一)胡萝卜：胡萝卜含有大量以维生素A为主的多种维生素、无机盐和钙质等，营养丰富，为健脑佳品，有“小人参”之誉。

(十二)桂圆：桂圆的主要作用为补益心脾，益血安神。凡因心脾两虚所致的健忘、失眠、心悸、智力衰退的病症，都可通过服食桂圆来调整。桂圆煎汤代茶饮，用于年老病弱者，不仅可以补益身体，还可健脑益智，防止大脑机能的衰退。

摘自《吃出健康来》

十一、壮骨强骨食物

(一)芝麻：芝麻含有丰富的钙、磷、钾、铁和食物纤维，是很好的补钙强骨食品。

(二)乳酪：一般的乳制品都含有丰富的钙质。乳酪的钙质含量更高。

(三)牛奶：钙质会随着血液在骨骼中进出频繁；如果流出的钙质比积存的多，就会得骨质疏松症。牛奶是最佳的钙质来源，而且牛奶中的维生素D也能帮助钙的吸收。

(四)豆浆：大豆中的异黄酮对骨骼有益处，尤其对停经后的妇女，帮助更大。豆浆是大豆制品，含有丰富的植物蛋白质，不过钙的含量远不如牛奶。

(五)柠檬:柠檬是维生素 C 的丰富来源,也含有丰富的钙和钾,而且柠檬也有助于其他食物中钙的溶出。

(六)沙丁鱼:沙丁鱼含有丰富的维生素 D,鱼骨是钙质的很好来源,同时含有丰富的脂肪酸。

(七)牡蛎:牡蛎被称为"海中牛奶",是最好的补钙食品,它含有丰富的磷元素,由于钙被人体吸收时需要磷的帮助,所以,有利于钙的吸收。

(八)河虾:河虾含有丰富的钙,适宜中老年人因缺钙所致的小腿抽筋者食用。

(九)螃蟹:螃蟹含有丰富的钙和维生素 A,治筋骨损伤。对骨折患者有很好的治疗作用。

摘自《吃出健康来》

十二、增强免疫力的食物

(一)杂粮:对增强机体免疫力有益的粮食作物有燕麦、黑米、薏仁、豆类、糙米、粟米、小麦、大麦、荞麦等。燕麦在人类粮食作物中是最有价值的健康食品。燕麦可降低胆固醇和血糖,还有镇静剂的作用。薏仁抗病毒,强免疫,效果非凡,还有抗癌效果。黑米可增强免疫功能,是理想的健康滋补米。豆类有降低结肠和直肠癌发生或减轻的效果,是天然的免疫功能促进剂。

(二)蔬菜水果:蔬菜中的西红柿、芦笋、胡萝卜、白萝卜、苦瓜等,都具有增强人体免疫功能的作用。水果中的橙子、橘子、猕猴桃、葡萄、柠檬、樱桃、木瓜、香蕉、苹果等,能促进免疫细胞数量的增加和促进其活性。

(三)动物肝脏:营养学家认为,动物肝脏富含多种有助于促进免疫功能的物质,如微量元素硒、锌、铜、镁、铁及叶酸、维生素 B_6、B_{12} 等。

(四)海产品:富含锌的海产品如牡蛎、扇贝、海鱼、海带等,能促进 T 细胞和抗体的产生。有助于恢复正在被损害的免疫系统功能。

(五)酸奶:酸奶能刺激机体产生 V—干扰素,提高自然杀伤细胞的活性,促进抗体的产生。

(六)菌类:蘑菇、香菇、平菇、猴头菇等含有抗病毒、抗癌物质,有助于增强机体免疫力。

(七)大蒜:大蒜能刺激 T 淋巴细胞和巨噬细胞活性,提升机体的免疫力。

(八)绿茶:绿茶能增强机体的抗病能力。因茶所含的 L—查氨酸经肝脏分解为乙胺,能增强免疫系统中 T 细胞的活性。

摘自《吃出健康来》

十三、有益于调脂的食物

(一)大豆:大豆及制品含有丰富的不饱和脂肪酸、维生素 E 和卵磷脂,三者均可降低血液中的总胆固醇、低密度脂蛋白及三酰甘油的水平,而不影响高密度脂蛋白胆固醇水平,尤其重要的是,大豆及其制品中还含有大量的皂苷,这种物质不仅能有效的降低血脂,还具有减轻和预防动脉硬化的作用。

(二)大蒜:大蒜被称为"天然药物之王",营养学家艾尔敏德尔博士在《维他命圣典》中称:蒜制品将在未来百年成为全世界优选的长寿保健品,蒜制品对所有的"现代疾病"几乎都具有确切的保健和治疗效果。大蒜的主要作用为调低血脂,溶解血栓,抑制肿瘤,抗击病菌,平衡血糖,调节血压,增强免疫。

(三)洋葱:洋葱的降脂效能与其所含的烯丙基二硫化合物及少量硫氨基酸有关。这些物质除可以降血脂外,还可以预防动脉粥样硬化,对动脉血管有保护作用。中老年人多吃些洋葱,可以防止高血脂症动脉硬化、脑血栓、冠心病的发生和发展。

(四)海带:海带含有大量的不饱和脂肪酸,能清除附着在人体血管壁上过多的胆固醇;海带中的食物纤维褐藻酸能调理肠胃,促进胆固醇的排泄,控制胆固醇的吸收;海带中的钙含量极为丰富,钙可降低人体对胆固醇的吸收,降低血压。这三种物质协同作用,对预防高血压、高血脂症和动脉硬化很有益处。

(五)山楂:山楂含有大量的维生素 C 和微量元素,具有活血化瘀、消食健胃、降压、降脂及扩张冠状动脉的作用。

(六)玉米:玉米含有丰富的钙、镁、硒等矿物质以及卵磷脂、亚油酸、维生素 E 等,具有降低血清总胆固醇的作用。

(七)黑木耳:黑木耳有抗血小板聚集,降低血脂和阻止胆固醇沉积的作用,同时黑木耳还有抗脂质过氧化作用。经常食用黑木耳，可以预防高血脂症、动脉硬化和冠心病。

（八）苹果：苹果含有极为丰富的果胶，能降低血液中胆固醇的浓度，还具有防止脂肪聚集的作用。苹果中的果胶还能与其他降胆固醇的物质，如维生素C、果糖、镁等结合成新的化合物，从而增强降血脂效能。每天吃1～2个苹果的人，其血液中胆固醇的含量可降低10%。

（九）牛奶：牛奶含有羟基、甲基戊二醇，能抑制人体胆固醇合成酶的活性，从而抑制胆固醇的合成，降低血液中胆固醇的含量。牛奶中还含有较多的钙，也可降低人体对胆固醇的吸收。

（十）鱼类：鱼类含有人体必需的多种不饱和脂肪酸，其降脂功效是植物油的2～5倍，对中老年人的血管有良好的保健作用。

（十一）香菇：香菇中含有丰富的食物纤维，经常食用能降低血液中的胆固醇，防止动脉粥样硬化，对防治脑出血、心脏病、肥胖症和糖尿病都很有效。

（十二）菊花：菊花不仅能有效地降低血脂，而且还可以预防动脉粥样硬化及降低血压，作用持久而平稳。

摘自《吃出健康来》

十四、有益解毒排毒的食物

安全可靠，具有很好解毒功效的食物主要有以下几种：

（一）绿豆：中医认为：绿豆性寒，味甘。可以解砒霜毒、有机磷农药毒、铅毒、丹石毒、鼠药毒、食物中毒、药物中毒等诸毒。绿豆解毒主要是通过加速有毒物质在体内的代谢转化而解毒。绿豆汤是最好的天然解毒剂。

（二）动物血：现代医学证实：动物血中的血浆蛋白被人体的胃液分解后，能产生一种有清肠作用和解毒作用的物质，这种物质能与进入体内的有害物质发生生化反应，然后从消化道排出体外。常见的动物血有猪血、鸡血、鸭血、鹅血等，鹅血的解毒效果最好。

（三）菌类食物：如黑木耳、银耳、蘑菇、香菇等，这些菌类含有丰富的硒，经常服用可以降血压、降低胆固醇、防止血管硬化、提高机体免疫功能，增加体内免疫球蛋白的含量，兴奋骨髓造血功能及滑肠、洁血、解毒等。

（四）海带：海带中的褐藻胶有治疗动脉硬化、阻止人体吸收铅、镉等重金属和排除人体内的放射性元素的作用。褐藻胶因含水率高，在肠内能形成凝胶状物质，故有助于排除毒性物质，并可防止便秘和肠癌的发生。

（五）鲜果汁和菜汁：鲜果汁和菜汁进入人体后，可使血液呈碱性，从而将积聚在细胞内的毒素溶解，然后排出体外。

（六）含胡萝卜素较多的食物：如胡萝卜、甜瓜、柑橘、红薯、南瓜、柿子、木瓜、橙子、甜椒、韭菜、肝、牛奶、蛋黄、鱼类等，这类食物都有很好的解毒功能。

摘自《吃出健康来》

十五、抗癌防癌的主要食物

科学家指出：癌症的病因错综复杂，但在常见的20多种癌症中，绝大部分是与环境因素，特别是与饮食和生活习惯有关。运用饮食抗癌，有可能使癌症的发病率下降30%～60%，充分利用天然食物、合理的膳食结构进行饮食防癌，是最理想的防癌措施。我们日常生活中防癌抗癌的主要食品有以下几种：

（一）红薯：红薯中的抑癌提取物，对癌症、白血病等有抑制作用。红薯尤其是熟红薯的抗癌作用，已被世界所公认，排在抗癌食物之首。

（二）芦笋：美国学者发现芦笋具有防止癌细胞扩散的功能，对淋巴肉芽肿瘤、膀胱癌、肺癌、皮肤癌等均有特殊疗效。生物学家认为：芦笋之所以能治癌，是由于它富含组织蛋白，这是一种能“使细胞生长正常化”的物质。

（三）十字花科蔬菜：美国医学科研人员发现，吲哚可能是抗癌的利器之一，吲哚是十字花科蔬菜里所含的一种植物化学成分。他们还发现，十字花科蔬菜里含有某种可能更具抗癌效果的物质：萝卜硫素。萝卜硫素有能增强身体抵抗肿瘤增长的作用。有一位研究人员说，萝卜硫素可能是截至目前为止所发现的最有效的抗癌物之一。

（四）圆白菜：每百克圆白菜维生素C的含量

为60mg,是黄瓜的10倍,是西红柿的5倍。圆白菜含有丰富的微量元素钼,钼有抑制致癌物亚硝胺合成的作用,因而具有一定的抗癌作用。目前,作为一种抗癌物质,它与菜花、甘蓝等,已被世界科学家列入抗癌食谱中。

(五)菜花:菜花中含有一定量的硒和维生素,这些物质能起到阻止癌前病变细胞形成和遏制癌肿生长的作用。菜花中所含有的大量纤维能将消化道内的致癌物质驱走,保护结肠壁不被致癌物侵袭。常吃菜花不但具有抗癌的效果,还具有增强肝脏解毒能力、促进生长发育、提高人体免疫功能等作用。

(六)苦瓜:苦瓜中含有抗癌成分的蛋白质。这种蛋白质能激发体内免疫系统防御功能,增强免疫细胞的活性。经动物试验发现,苦瓜蛋白质能有效抑制癌细胞的增殖和对癌细胞的杀伤。

(七)茄子:茄子中蛋白质及钙的含量比西红柿高3倍,特别是茄子富含维生素P,每千克紫茄子维生素P含量高达7200mg以上,这种物质能增强人体细胞间的黏着力,增强毛细血管的弹性,降低毛细血管的脆性,防止微血管破裂出血,使血管保持正常的功能,并有预防维生素C缺乏及促进伤口愈合的功能。医学专家指出,在茄属植物中,还含有一种名为"龙葵碱"的物质,此种物质具有抗癌功效,龙葵碱能抑制消化系统肿瘤的增殖,对食管癌、结肠癌等有一定的防治作用;茄子还能增强机体免疫细胞中肿瘤坏死因子的合成,增强肿瘤坏死因子对肿瘤的杀伤作用。

(八)荞麦:荞麦具有消肿解毒、防癌抗癌等功效,荞麦中的维生素B_{17}有强大的杀伤癌细胞的能力。

(九)玉米:玉米具有防癌抗癌作用。粗磨的玉米中含有大量的赖氨酸,不但能抑制抗癌药物对身体产生的毒性作用,还能抑制肿瘤的生长。玉米中含有硒和镁,硒能加速过氧化物的分解,使恶性肿瘤得不到养分的供应,从而被抑制;镁也有抑制肿瘤生长的作用。玉米含有较多的纤维素,它能促进胃肠蠕动,缩短食物残渣在肠内的停留时间,并可把有害物质排出体外,从而对防治直肠癌有重要作用。

(十)大蒜:近年来,大蒜的防癌作用已被广泛认识。大蒜中含有微量元素硒等多种抗癌物质,所以常食大蒜可预防胃癌、食管癌等癌症的发生。

(十一)白菜:医学家发现,纤维素可预防结肠癌。白菜含纤维素较多,有利于防癌。白菜中还含有微量元素硒、钼,这两种重要物质也具有防癌和抗癌作用。

(十二)香菇:香菇营养丰富,素有"植物皇后"美誉。香菇具有利肝益胃,防癌抗癌等作用。香菇中含有一种抗癌物质,有明显的加强机体抗癌的作用。

(十三)胡萝卜:胡萝卜具有突出的防癌抗癌作用。研究发现,缺乏维生素A的人,癌症发病率比正常人高2倍多。每天如能吃一定量的胡萝卜,对预防癌症大有益处,因为胡萝卜中所富含的胡萝卜素能转变成大量的维生素A,因此可以有效的预防癌症的发生,甚至对已转化的癌细胞也有阻止其进展或使其逆转的作用。胡萝卜中含有较丰富的叶酸,也具有抗癌作用;胡萝卜中的木质素,也有提高机体抗癌的免疫力和间接杀灭癌细胞的功能。

(十四)猕猴桃:猕猴桃含有丰富的钙、磷、铁等元素和多种维生素等。最引人注目的是每百克猕猴桃中含维生素C高达100~420mg,比柑橘类高51倍,是蜜桃的70倍、鸭梨的100倍、苹果的200倍。猕猴桃的维生素C含量堪称百果之冠。药理研究表明,猕猴桃不但能补充人体营养,而且可以防止致癌物质亚硝胺在人体内的生成,还可降低血清胆固醇和三酰甘油水平,对消化道癌症、高血压、心血管疾病具有显著的预防和辅助治疗作用。

(十五)葡萄:葡萄具有补益气血,防癌抗癌等作用。研究发现,葡萄中含有的白藜芦醇可以防止健康细胞癌变,并能抑制已癌变细胞的扩散。所有的葡萄酒中都含有一定的白藜芦醇,但红葡萄酒中这种物质的含量最高,美国《科学》杂志发表的一项研究报告指出,葡萄具有抗癌功效,而红葡萄和红葡萄酒的抗癌功效尤其显著。另外,葡萄皮中的白藜芦醇含量也很高,因此,专家建议人们要多吃葡萄，最好不吐葡萄皮。

（十六）百合：百合对各种癌症都有较好的疗效，在肿瘤的预防和治疗方面，百合多用于治疗肺癌、鼻炎癌、皮肤癌等。用百合与粳米一起煮粥，再加入适量的冰糖或蜂蜜食用，对增强体质、抑制癌细胞生长、缓解放疗的反应，具有较好的效果。因此说，百合既是美味佳蔬，又是抗癌良药。

（十七）西红柿：西红柿营养丰富，是营养学家们一致公认的。西红柿中的番茄红素是重要的抗癌物质；此外，西红柿中的维生素 C，也是提高机体抗癌能力的决定因素，癌症病人对维生素 C 的需要显著增加。

摘自《吃出健康来》

十六、最有营养的蔬果汁

（一）西红柿汁：补充维生素。有保护血管、防治高血压的作用，并能改善心脏的工作。

（二）芹菜汁：补充体力，舒缓焦虑、压力。可作为利尿、泻剂以及降压良药。

（三）胡萝卜汁：改善机体状况，提高对感染的抵抗力。有缓解结膜炎及保护视觉系统的作用。

（四）黄瓜汁：利尿、减肥，强健心脏和血管，调节血压，预防心悸过渡紧张和动脉粥样硬化。

（五）圆白菜汁：促进造血机能的恢复，抗血管硬化和阻止糖类转变成脂肪、防止胆固醇沉积。

（六）苹果汁：调理肠胃，增强肾机能，预防高血压。

（七）芒果汁：帮助消化，防止晕船呕吐，喉咙疼。

（八）菠萝汁：消肿祛湿，帮助消化，舒缓喉痛。

（九）香蕉汁：提高精力，强健肌肉，滋润胃肠，畅通血脉。

（十）葡萄汁：调节心跳，补血安神，加强肾、肝功能，帮助消化。

（十一）柠檬汁：含丰富维他命 C。止咳化痰，有助排除体内毒素。

（十二）草莓汁：利尿止泻，强健神经，补充血液。

（十三）梨汁：祛痰润肺，能维持心脏、血管正常运作。

（十四）椰子汁：预防心脏病、关节炎和癌症，强健肌肤，滋润止咳。

摘自《健康指南》

十七、适合牙齿的食物有利健康

［日］石原结实《体温决定生老病死》指出：我们人类共有 32 颗牙齿，其中 20 颗（62.5%）为臼齿，用于咀嚼谷物；8 颗（25%）为门齿，食用水果蔬菜；4 颗（12.5%）为犬齿，食用鱼、肉。也就是说，人类的饮食以谷物为主，再多吃一些水果和蔬菜，肉只吃一成左右即可。打破这一平衡，身体会失去健康，患上各种疾病。所以我们应该顺应臼齿的数量，调整饮食结构，多吃谷类物质。

具体地说，就是多吃水果、蔬菜、谷物、鸡肉、鱼、脱脂奶粉、植物油等，控制牛奶、肉类、鸡蛋、黄油、糖、盐、含脂肪较多的食物的摄入量。

20 世纪后期，美国的心肌梗死、癌症、脑梗塞和肥胖症患者多得惊人。1975 年美国参议院设置了营养问题特别委员会，让美国学者调查全世界的营养状态和疾病的发生情况。两年后（1977 年），一份长达 5000 页的调查报告出炉，制定出美国人的“营养目标”：

1. 增加碳水化合物的摄入，使其占每日摄入能量的 55%～60%。

2. 减少脂肪的摄入至每日摄入能量的 30% 以下。

3. 饱和脂肪酸（动物脂肪）和不饱和脂肪酸（鱼类和植物油）摄入的比例相当。

4. 胆固醇的摄入量控制在每天 300 毫克以下。

5. 糖的摄入量减少 40%。

6. 盐的摄入量控制在每天 6 克以下。

美国参议院营养问题特别委员会提出：“一般的饮食应以大米、面包、荞麦面等碳水化合物为主，蔬菜、海藻、水果作为补充，再加上少量的肉类、鸡蛋、鱼等。”这样的搭配对于增进健康、预防和改善疾病非常重要。

摘自（［日］石原结实《体温决定生老病死》）

第二十五篇 保健食疗要方

一、补益健体的“固元膏”

中医认为，一个人健康的标准就是气血充足。当人体的总血量不够时，就容易疲劳、无力，使抵抗力下降，出现“亚健康”状态。时间一长，各脏器由于供血不足，各种疾病都会惹上身来。所以，血的重要性是食疗的核心内容，只要食物营养丰富、搭配合理就能保证人体内血的质量和浓度；保证了胃肠的消化吸收能力就能让人血量充足。食疗的重要性是贯穿人一生的，也是要落实在每一天的每一顿饭上面的。

中医认为，气是由先天之精华、水谷之精气和吸入自然界的清气所组成。气具有很强的活力，不停地运动着，中医学以气的运动来解释生命活动。气的主要功能是：推动、温煦、防御、固摄和气化，即具有推动血液、津液的生成与运行，推动脏腑组织的各种生理活动的作用。人体的气，又分为元气、宗气、营气、卫气以及脏腑之气。“元气”，又称“原气”，是由先天之精华所化生，并受后天水谷精气的补充，是人体生命活动的原动力。宗气以自然界吸入的清气和水谷精气结合而成，贯注于心肺之脉，与呼吸及循环密切相关。营气是血液的重要组成部分，由水谷精气所化生，运行于脉中。卫气，有保卫的意思，由水谷精气所化生，活力特别强，流动迅速，运行于皮肤、肌肉、全身内外上下，能护卫肌表，温养脏腑，并调节汗孔开合和汗液的排泄，维持体温恒定。

中医认为，补足气血万病灭。那么，最好的补血食品是什么？相对来说，肉类、蛋类、鱼类这些高质量的动物蛋白，能明显地提高血液的质量，更容易使人抵抗力强，精力充沛。在日常生活中，有很多的补血方法：(1)红枣、桂圆、花生、红豆、红糖、白果、枸杞子都是人们常吃的补血食品，将它们互相搭配，就成了很好的补血食疗方。(2)红枣是补血最常用的食物，生吃和泡酒喝的效果最好。(3)红枣、桂圆、花生，再加上红糖，加水在锅里慢慢地炖，炖得烂烂的，经常吃，补血的效果很好。(4)红枣10粒切开，白果10粒去外壳(孩子只能各吃5粒)，加水煮15～20分钟，每晚临睡前吃，可以补血固肾、止咳喘、治尿频，效果很好，从白果上市的秋天，一直吃到第二年的春天，是给老人、孩子补肾、止咳喘的特效方。

“健康教母”马悦凌在《不生病的智慧》中介绍了一种家庭自制保健补品——固元膏，也是很好的补血保健食疗方。固元膏的具体的做法是：

(一)原料

取阿胶半斤(冬天用1斤)，黑芝麻1斤，核桃仁1斤，红枣1斤，冰糖半斤。

(二)加工要求

将阿胶连着包装用锤子敲成小块，再倒进食品加工机里打成粉状；把黑芝麻洗净、晾干、炒熟、粉碎；将核桃仁粉碎；红枣洗净、去核、粉碎；冰糖粉碎。

(三)蒸制方法

将这五种食品按上述要求处理后，放入一个大盆子里搅拌均匀，再倒入黄酒2斤(给小孩吃时可改为酒味较淡的料酒)，搅拌均匀后，放入盆子里，盖好盖子，然后再放入大锅内，隔水蒸。先用大火蒸15分钟，然后再用小火蒸一个半小时，完全蒸熟就可以了。等放凉后，放入洁净、干燥的瓶子里。如果做的量多可以分瓶装，正在吃的那一瓶放在外面，其余的放在冰箱里。因为是用酒搅拌均匀蒸熟的，所以冷藏起来，一年都不会坏。取用时，勺子上不能有水，补品遇水后容易发霉，如果遇到发霉的，就将上面的霉去掉，再倒入盆里，加上盖，上火蒸半小时就可以继续食用。

(四)固元膏的功效

固元膏中的阿胶、红枣可以补血，黑芝麻、核桃仁能补肾，冰糖能润燥，又有酒在里面增加功效，而且做法又非常精细，特别容易吸收，所以一般在连吃1～2个月后，血色素都会明显增加，特别适合妇女长年服用，而且也适合老年人补血、补肾，治疗咳喘效果也很好。男士们服用固元膏也有非常好的效果，特别是治疗痛风，可以说是特效药。女士们长年服用固元膏有非常好的美容效果，头发乌黑，有光泽，有弹性，面部无斑，皱纹少，而且补血效果好，可以减缓衰老。孩子们服用固元膏效果不错，因为补血效果好，利于孩子的生长发育，还能促进脑发育，让孩子更聪明。此外，治小儿哮喘也有特效。

(五)固元膏的服用方法

服用固元膏的量要因人而异，一般病后体弱的人可以一日2次，一次一勺；作为治疗妇科病的，一日2次，一次一勺；男士们降血压、降血脂，治痛风的，也可以一日一次或2次，一次一勺；只作为保健的，每天早上一勺就可以了；失眠的人在晚上泡脚后吃一勺，利于睡眠；小孩子要在晚上临睡前吃，一次小半勺就可以了。

(六)固元膏的配方调整

在固元膏的配方中，红枣、黑芝麻、核桃仁、冰糖是常规的配方。如遇到糖尿病人可以去掉冰糖，加入1～2两的枸杞子；如果便秘严重，可以加入2～3两的松子仁；如果气虚严重，特别怕冷，可以加入2～3两的桂圆；如果失眠严重，还可以加入1～2两的酸枣仁，这样治疗各种疾病的效果就会更好了。

摘自《不生病的智慧》

二、五色保健汤

国家卫生部首席健康教育专家，中国老年保健协会副会长，首都医科大学附属北京安贞医院研究员洪昭光教授，在中央电视台《健康之路》节目中介绍过一种“五色保健汤”。具体做法是：

(一)原料：①红——西红柿、红柿子椒；②黄——半个鸡蛋、胡萝卜、嫩玉米；③绿——各种绿色蔬菜，颜色深的蔬菜更好；④白——南豆腐；⑤黑——黑木耳或蘑菇。

(二)制作方法：将上述五种原料各适量，也可加入少许肉末、肉片、调味品，做成羹汤。根据个人爱好，随意做成各种花样都行。

(三)食用方法：①每顿饭前喝一碗五色保健汤；②每天晚上喝一次五色保健汤；③两天喝一次五色保健汤；④每周喝两次五色保健汤。

(四)食用效果：饮食是一种文化，科学的饮食不但让你吃出营养，吃出美味，而且还能吃出健康。饭前喝汤，苗条健康。一个苗条的体态，就是一个更健康美好的形态。常喝五色蔬菜汤，保您苗条又健康。

摘自《最好的医生是自己》

三、抗病开胃牛肉(鲤鱼)汤

什么叫免疫力？免疫力就是抵抗疾病的能力。中医叫“正气内存，邪不可干”。那么抗病能力从何而来呢？首先是升提胃气，因为升提胃气能够提高吞噬细胞的活性。但是没有足够的营养，吞噬细胞的数量是很少的。什么样的食物是最有营养的呢？世界自然医学组织肿瘤咨询委员会主任委员，香港刘家药行董事局总监，北京长城瘤科技术研究院院长刘弘章研究员和联合国医学博士刘浡付研究员在《太医养生宝典》中，介绍了一种最有营养的食疗处方，叫做抗病开胃牛肉(鲤鱼)汤。具体做法是：

(一)原料：一斤牛肉或鲤鱼，两升水。

(二)制作方法：①把牛肉(鲤鱼开膛，去除内脏)洗净，剁成小块；②把牛肉在凉水锅里煮开；③在砂锅或电压里锅内放入两升水，把煮开再洗净的牛肉(鲤鱼)放入锅内；④大火烧开再用小火熬12个小时。

(三)食用要求：①用于患病康复的，每天喝一次，连续喝一个月；②用于保健养生的，每周喝一两次即可；③鲤鱼汤适用于急性病，牛肉汤适用于慢性病。

(四)食用效果：体力恢复最快，抗病开胃、养生保健效果明显。

(五)注意事项：喝抗病开胃牛肉(鲤鱼)汤的同时，要喝果汁。因为肉煮熟了就破坏了维生素。最好的维生素是蔬菜水果，要把蔬菜水果榨成汁喝，吸收快，效果好。适合榨汁的蔬菜水果有西红柿、胡萝卜、白萝卜、青萝卜、红萝卜、芹菜、白菜、黄瓜、荸荠、百合、梨、苹果、橘子、橙子、柑子、柚子、桃子、猕猴桃、柠檬、樱桃、荔枝、菠萝、草莓等。但是很多人把蔬菜煮得很烂，或者吃水果很少，这就造成了维生素缺乏。因此，要用喝蔬菜汁和果汁的方法，补充维生素。

摘自《太医养生宝典》

四、升提胃气开胃汤

中医认为，胃气就是人体的元气。明代太医刘纯说："胃气者，知饥也。"胃气就是知饥感，一个人有了知饥感，吃饭才能被消化吸收。病人想吃饭，是病人痊愈的先决条件。在《短命条辨》一书中，刘纯指出，人体的最大弱点，就是消化吸收能力差，这也是人体最容易被伤害的功能，因此保持旺盛的饥饿感是生存的先决条件。怎么升提胃气？最好的办法就是喝开胃汤。世界自然医学组织肿瘤咨询委员会主任委员，香港刘家药行董事局总监，北京长城瘤科技术研究院院长刘弘章研究员和联合国医学博士刘浡付研究员在《太医养生宝典》中，介绍了一种升提胃气的食疗处方，叫做北山楂、广木香开胃汤。具体做法是：

（一）原料。北山楂四两（一两等于现在的31.25克）或120克，广木香二两或60克。

（二）制作方法：①把药物放在干净的玻璃锅中（不能用铜锅、铁锅和砂锅）。②放1升凉水，泡半个小时，把药浸透，把干药变成湿药，再把泡药水倒掉。注意，干药不能直接煮，因为干药吸水会糊锅，也熬不透。③然后放入1升凉水，盖上盖儿；大火熬开，再用小火熬半小时，把药汁倒出来。④再放入1升凉水熬一遍。⑤把煎熬两次的药汤兑在一起，放在保温壶里保温，渴了就喝，不限次数。注意！不能喝冰冷的药汤。

（三）食用要求：①药汤大约有1500毫升；每次喝100毫升左右；要一小口一小口地慢慢喝。这样才能让胃舒服，一点点增强胃气。②药汤千万不要加糖，加糖会降低饥饿感。也不要加蜂蜜。③熬药的水量可以自己调节，能喝多少熬多少。但是要在当天喝完，不要喝隔夜的药汤。④注意！年龄小于14岁或者大于70岁，以及体重不足50公斤者，开胃汤的剂量要减半，熬药的水量也要减半。

（四）食用效果：①服用北山楂、广木香开胃汤可以增强胃肠的消化吸收功能。②可以增强气化功能。

（五）注意事项：①要注意中药的质量。要到同仁堂或当地正规的中药店去买。②如果嫌有药味，可以在熬药的时候加入10个小红枣调味。把红枣切开和药材一起泡煮。③开胃汤要自己动手熬，不要在药店代煎。④开胃汤熬好后，要先尝一尝，应当是酸的，略有苦味。如果很苦，就是买了发霉的药材，应当倒掉，重新购买重新熬，确保药汤的质量。

摘自《太医养生宝典》

五、黄芪牛肉汤

（一）原料：牛肉250克，黄芪10克，防风10克，白术10克，红枣10枚。

（二）制作方法：①将牛肉洗净，切成小块放入水煮沸，把上面的血沫撇掉，3分钟后端下来，将牛肉捞出，在凉水里过一下。②在锅里放适量的水，将洗净的黄芪、白术、防风、红枣放进锅里，搅拌均匀，用大火煎煮半小时。③接下来把准备好的牛肉块，放入已经煮了半个小时的药汤锅里，改用小火再炖两小时，等到牛肉熟透，将黄芪、白术、防风捞出，然后加入适量盐、葱、姜，再继续用大火煮8分钟，最后放少许味精，这样这道黄芪牛肉汤就可以食用了。

（三）食用效果：黄芪牛肉汤能够益气补肺，养心安神，强身健体，平时容易感冒、体质虚弱、怕冷的人，每天喝一碗，可以防病健身。

摘自《健康指南》

六、熟地当归羊肉汤

（一）原料：羊肉700克，熟地黄30克，当归15克，黄芪30克，大枣数枚，生姜3片。

（二）制作方法：①将羊肉洗净，切成小块放入水煮沸，把上面的血沫撇掉，3分钟后端下来，将羊肉捞出，在凉水里过一下。②在锅里放适量的水，然后放入羊肉块、生姜、熟地黄、当归、黄芪，用大火烧开，改用文火煲三个小时。③再放入大枣和适量的糖、盐、味精等，再用文火煮15分钟即可食用。

（三）食用效果：熟地当归羊肉汤，不仅可以润燥，更可以升发阳气。尤其适合秋冬季老年人食用，非常有益健康。

摘自《健康指南》

七、神奇五行蔬菜汤

日本细胞学博士立石和先生经过多年研究，最后研制出了一种能抑制癌症，并增强免疫力的神奇五行蔬菜汤。具体做法是：

(一)原料：①白萝卜2两(鲜)，或10克(干)；②白萝卜叶3两(鲜)，或10克(干)；③胡萝卜2两(鲜)，或7克(干)；④香菇1枚(要晒太阳以转生维生素C)；⑤牛蒡3两(鲜)，或20克(干)。

(二)制作方法：①蔬菜洗净，连皮切成片或段，不要事先烫，若是干蔬菜，洗净即可；②煮蔬菜的锅用耐热玻璃锅或砂锅；③把五种蔬菜放入锅内，加水1200毫升，浸泡1小时；④大火烧开后，改用小火炖煮2小时；⑤把煮好的菜汤代茶水喝，煮过的菜也可以吃。

(三)食用效果：可以化痰顺气，清热止渴，降糖明目，消肿解毒，预防动脉硬化、高胆固醇、癌症等，增强免疫力。

(四)药理作用：五种蔬菜：青为萝卜叶，红为胡萝卜，黄为牛蒡，白为白萝卜，黑为香菇，分别代表金、木、水、火、土五行。中医认为，五色五行分别滋养五脏(肝、心、脾、肺、肾)，五腑(胃、胆、小肠、大肠、膀胱)。五色分开，养分不重叠，达到均衡营养之目的，更因五行合一，在人体内引起生物化学作用，产生多种抗生物质，会产生三十多种的生物化学作用，能把体内的所有酸毒排出。使已老化的细胞年轻，酸化的细胞正常，更能使病变的细胞恢复健康，增生新的细胞，使得自身免疫能力增强。

1. 白萝卜：含有丰富的维生素和矿物质，萝卜所含的杀菌素对某些细菌病毒有较强的杀灭和抑制作用，萝卜所含的淀粉酶，有助于消化机能改善，其抗氧化及抑制细胞老化的效果显著，能防止骨质疏松，有很强的解毒功能。其叶酸有抗癌作用。

2. 胡萝卜：有降压、降脂、降血糖的功能，因此应多吃胡萝卜。胡萝卜含有的蛋白质、钙和植物纤维有助于消除体内垃圾，被誉为“大自然最佳清血剂”。

3. 牛蒡：含有丰富的木质素，具有很强的抗菌作用；牛蒡含有一种有效的抗癌物质——牛蒡酚，可以抗癌；牛蒡还含有一种非常特殊的养分——菊糖，可以促进性别荷尔蒙分泌的精氨酸，有助于人体筋骨发达，增强体力。

4. 白萝卜叶：其营养价值更为惊人，其维生素A的含量是同量绿菜花的三倍以上；钙的含量是菠菜的四倍；维生素C的含量是柠檬的十倍以上。

5. 香菇：含有丰富的维生素和矿物质(其中鳞、钾、镁、铜、锌、硒的含量在五色蔬菜中具首位)；香菇中的核糖酸能增强人体抗病抗肿瘤的能力；香菇中含有的香菇多糖是调节人体免疫细胞的促进剂；香菇中的双二硫化合物能抗多种真菌，香菇含有四十多种酶，可矫正人体酶缺乏症。

(五)注意事项：①务必按照基本的配合分量煮食，以免失去平衡的效益。②不要混合其他的药物或植物，以免产生有毒的物质。③不能用搪瓷锅、不粘锅、铁锅、铝锅或不锈钢锅煮制。④不能添加油、盐或其他佐料。⑤每次服用一个月左右即可。

摘自(日本细胞学搏士立石和)

八、治病抗癌糙米茶

糙米茶有治疗糖尿病的效果，其利尿作用尤佳，患肝腹水、癌症等疾病的人，把糙米茶与五行蔬菜汤并用，治疗效果会更好。糙米茶的具体做法是：

(一)原料：①糙米4两；②水3斤。

(二)制作方法：①用没沾过油的锅，把糙米翻炒而不要爆裂，炒到黄褐色为止盛起；②在锅内放入3斤水，煮开后，放入炒过的糙米，马上停火，原封不动放5分钟；③然后将糙米过滤后当茶喝。

(三)糙米茶的功效：①促进血液畅通。糙米茶有清血作用及分解胆固醇，能让血液流通更顺畅，可预防高血压与脑中风。②促进小便通畅。糙米茶是天然的利尿剂，能促进新陈代谢，排出体内过剩的养分及毒素。③能帮助胰脏分泌胰岛素，降低血糖，是糖尿病患者的最佳食疗饮料。④促进大便通畅。糙米茶含有丰富的天然纤维，有助于排出肠内宿便，预防大肠、直肠及结肠癌。

（四）疾病改善所需时间：①控制癌细胞活动，恢复机能，需三个月以上。②胃溃疡、胃癌，机能恢复需一个月。③一般慢性病需三至六个月。④脑血栓恢复需六个月至一年。⑤脑血管硬化、脑肿瘤恢复需三个月。⑥心脏病患心律不齐恢复需二十天。

（五）注意事项：①糙米茶与含蛋白质的食物不要一起喝，如牛奶。②五行蔬菜汤不能与糙米茶一起喝，因效果会减半。时间要间隔半小时，与中药间隔1小时，与西药间隔2小时。

摘自《健康指南》

九、素食佳品"四物汤"

孙中山最喜欢喝的汤，名叫"四物汤"，由四种原料配伍：黄花菜、木耳、豆腐、豆芽。"四物汤"集四种素食原料之精华而成，是孙中山的饮食营养研究成果之一。至今，"四物汤"仍被营养学家称为素食中的佳品。

黄花菜也叫金针菜、安神菜、忘忧草。味道鲜美，营养丰富，是碱性食品，有很高的药用价值，如去湿利水、凉血除热、止咳消烦、开胸宽膈。

木耳有"蘑菇皇后"的美誉，被公认为"素中之荤、菜中之肉"。木耳含有丰富的胶质，对消化系统有良好的润滑作用，适合各类人群，是采矿、纺织、理发等特殊行业理想的保健食品。据测定，木耳还是"含铁食品之冠"。

豆腐有"植物肉"的美誉。明代李时珍的《本草纲目》曰："豆腐之法，始于前汉淮南王刘安。"豆腐是我国人民发明的，举世公认。古往今来，豆腐受到我国各族人民的喜欢，"既好吃，又滋补"。

豆芽被形容为"白龙之须"、"春蚕之蛰"。豆子在发芽过程中会分解出氨基酸和维生素，其营养成分更容易被人体吸收。豆芽入馔，在东汉的《神农本草经》、宋代的《山家清供》、明代的《本草纲目》等古籍中都有记载。

"四物汤"虽然"少气少味少性"，但用来做汤时，只要汤汁渗透其中，味道就会鲜美可人，非常有益健康。

摘自《健康指南》

十、健身补益饮

（一）乌麻黑发汤（《家庭药膳全书》）

【原料】 黑芝麻10克，何首乌15克，梧桐子10克，熟地15克。

【制作】 将以上4味药水煎，去渣，取汁。

【服用】 每日1剂，分3次服。

【功效】 滋阴养血，乌须黑发。适用于白发。

（二）黑豆生发饮（《家庭药膳全书》）

【原料】 黑豆、黑芝麻各30克，枸杞子12克，白糖20克。

【制作】 将以上3味药加适量水，煎煮30分钟后入白糖。

【服用】 每日1剂，连服2个月，连汤带药食之。

【功效】 滋阴养血，乌发生发。适用于脱发及头发枯黄无光泽。

（三）牛奶强身饮（《家庭药膳全书》）

【原料】 牛奶150克，苹果100克，胡萝卜1个，蜂蜜15克。

【制作】 将苹果、胡萝卜洗净，切片，搅汁，而后同牛奶合匀，调入蜂蜜饮服。

【服用】 每日1剂，可长期饮服。

【功效】 强身健体，润肌肤，美容颜，抗疲劳。

（四）美容葡萄饮（《家庭药膳全书》）

【原料】 葡萄100克，胡萝卜150克，苹果250克，蜂蜜20克。

【制作】 将苹果、葡萄、胡萝卜洗净，（苹果去皮、核）切片，加适量凉开水搅汁。

【服用】 每日饮2次，夏季尤佳。

【功效】 补血强身，容颜壮体。

（五）菊花延龄膏（《家庭药膳全书》）

【原料】 新鲜杭菊花瓣500克（干品100克），白蜜250克。

【制作】 菊花用水煎3次，去渣，将3次煎液合并，用文火熬成浓汁，加蜜收膏。

【服用】　每次服 10～15 克，日服 2 次，温开水冲服。

【功效】　清肝明目。适用于老年目赤、头晕等症。常服能抗衰老、延年益寿。

(六)桑椹蜜膏(《家庭药膳全书》)

【原料】　鲜桑椹 1000 克(干品 500 克)，蜂蜜 300 克。

【制作】　①桑椹洗净加适量水煎煮，每 30 分钟取煎液 1 次，加水再煎，共取煎液 2 次。②合并煎液，再以文火煎熬浓缩至粘稠时，加蜂蜜至沸停火，待冷装瓶。

【服用】　每次一汤匙，以开水冲化饮用，每日 2 次。

【功效】　滋补肝肾，聪耳明目，润肠通便。适用于血虚津枯的便秘及须发早白，特别对老年体虚，气血虚亏者久服有良效。

十一、自制保健饮食

(一)胡萝卜苹果汁(《体温决定生老病死》)

制作方法：胡萝卜 2 根(约 400 克，洗净，切片或丝)，苹果 1 个(约 300 克，洗净，切块)；用榨汁机榨出约 480 毫升(2.5 杯)果汁。早餐时慢慢饮用。

饮用胡萝卜汁的好处：胡萝卜富含胡萝卜素。胡萝卜素能去除被称为“万病之源”的自由基，增强免疫力，预防感染性疾病和癌症。有研究报告说，常吃胡萝卜的人肺癌发病率为不常吃胡萝卜者的 1/2。

胡萝卜中还含有硫、磷、钙等强效净化肠胃和肝脏的矿物质，以及降血压、排除体内有害汞的琥珀酸钾盐。

胡萝卜汁富含“生命精华”——维生素、矿物质和酶，不但能保持健康，对减肥和防治疾病也很有效。

美国自然疗法学家、百岁医生 N.W. 沃克博士 50 年前曾讲过，“胡萝卜是治愈溃疡癌症的神奇食物。”1982 年，美国科学学会将胡萝卜列为“预防癌症的代表食品”，从科学上证明了胡萝卜的神奇功效。

(二)生姜红茶[日]石原结实《体温决定生老病死》

准备好热红茶，倒入杯中，放入切碎的生姜，再加入红糖或者蜂蜜即可。早餐时慢慢饮用。

(三)紫苏叶姜汁(《体温决定生老病死》)

取 4～5 片紫苏叶，切碎放在锅中，加入 2 杯水，煮至剩一半为止。在汤汁中加入适量姜末饮用。

紫苏叶中的芳香成分——紫苏醛可消除恶心。此外，紫苏叶和姜的保温作用能温暖胃部，促进胃部蠕动，将水分和有害物质输送到肠道中，胃部会感觉轻松。

紫苏叶姜汁能促进胃黏膜的血液循环，促进胃炎和十二指肠溃疡的治愈。此外，紫苏叶具有行气宽中，消除压力的功效。所以，压力大患上胃炎的读者，不妨一试。

(四)葛根生姜红茶(《体温决定生老病死》)

姜中的辛辣成分有发汗、解热、镇咳的作用，葛根也具有极强的发汗解热作用。此外，红茶中的茶多酚有杀菌的功效。除了每天喝 3～4 杯葛根生姜红茶可以防治感冒外，经常用红茶漱口，效果会更好。

(五)红糖煮黑豆(《体温决定生老病死》)

黑豆和红糖都是温暖身体的阳性食物。红糖中含有大量的钙、钾、镁等碱性成分，能中和胃酸。

(六)洋葱裙带菜沙拉(《体温决定生老病死》)

将洋葱和裙带菜洗净切好，以便于食用，再加入酱油等调味料。

洋葱和裙带菜中富含“压力救星”维生素 B_1，但维生素 B_1 遇热作用会减弱，所以建议生吃。

洋葱还是治疗失眠症的特效药。将洋葱块放在枕边，睡觉时，洋葱中的香气成分(硫化丙烯基)通过鼻黏膜和肺传递至血液，并被运送到脑细胞，从而达到镇静、安眠的效果。

第二十六篇 常见疾病的食疗方法

一、防治感冒的食疗方

(一)疾病特征:感冒是身体受到病毒感染所致。通常会出现发热、咳嗽、头痛、喉咙痛、鼻塞、流鼻涕、发冷、无力等症状。主要有风寒感冒、风热感冒、流行性感冒等。

(二)保健要点:患有感冒的人应补充维生素C、蛋白质、白开水等营养素。适宜感冒患者的果菜有柑橘类、凤梨、草莓、青椒、芹菜、萝卜、生姜、苹果等。

(三)日常禁忌:感冒患者要忌食使身体发冷的食品,如茄子、冬瓜、西瓜、黄瓜、菠菜、白菜等都要少吃。(《吃出健康好体魄》)

(四)食疗方法

1. 治感冒特效方(《生活中来》)

[原料]大葱100克,食醋等量。

[食法]空腹食大葱兩根(約100克),用同等重量的食醋送服。一般感冒一劑就好,它还对退燒止咳有特效。

2. 蒸白糖豆腐治感冒(《生活中来》)

[原料]豆腐200克,白糖适量。

[食法]豆腐上撒白糖,用鍋蒸熱吃下,第二天即好。

3. 葱姜汤治感冒(《生活中来》)

[原料]生姜10克,带须葱白100克,红糖20克。

[食法]将生姜、葱白洗净,切成丝,把生姜、葱白、红糖放入锅中,加适量的水煮熟即可饮用。最好临睡前喝。

4. 食醋可治傷風流鼻涕(《生活中来》)

[原料]白醋,棉花簽。

[食法]用棉花簽蘸白醋,然後將棉花簽向鼻孔裹擦抹,最好使鼻孔各處都抹到。治傷風流鼻涕有效。

5. 梨荸荠汁治感冒(《吃出健康好体魄》)

[原料]梨1个,荸荠250克,萝卜250克。

[食法]将梨、荸荠、萝卜洗净,荸荠和萝卜去皮,然后将梨、荸荠、萝卜切碎放入果汁机中榨汁饮用。

6. 萝卜香菜汤治感冒(《吃出健康好体魄》)

[原料]萝卜250克,香菜、葱白各适量。

[食法]把萝卜、香菜、葱白洗净,然后将萝卜切成片,香菜、葱白切成小段,把萝卜、香菜、葱白放入锅中,加适量的水煮熟即可饮用。

7. 生大蒜治感冒(《实用保健医学》)

[原料]生大蒜一瓣。

[食法]将蒜瓣含于口中,生津则咽下,直至大蒜无味时吐掉,连用数次即可。

8. 白菜根治感冒(《实用保健医学》)

[原料]白菜根一个,红糖50克,生姜3片。

[食法]将白菜根洗净切片,然后将白菜根片、生姜、红糖放入锅中加适量的水煎服,日服三次见效。

9. 芦根萝卜防感冒(《实用保健医学》)

[原料]芦根50克,鲜萝卜200克,葱白7根,橄榄7个。

[食法]将芦根、萝卜、葱白、橄榄洗净,切成片(段),然后将其放入锅中加适量的水煮汤代茶饮,可预防和治疗流行性感冒。

10. 鸡蛋葡萄酒治疗感冒(《吃出健康来》)

[原料]新鲜鸡蛋1个,红葡萄酒适量。

[食法]先把鸡蛋打入碗中调匀,然后把红葡萄酒放入锅中烧开,再把调匀的鸡蛋倒入酒中,待鸡蛋煮熟后稍冷片刻服下,效果很好。

11. 醋泡大蒜预防感冒(《生活中来》)

[原料]大蒜适量,食醋适量。

[食法]将大蒜去皮,洗净,放入清水中浸泡一夜,滤干后放入干净的容器里,倒入食醋(醋要高出大蒜)盖严,浸泡50天后即可食用。每天吃2～3瓣醋泡大蒜,并饮用经稀释3倍的醋浸汁。此方可解热散寒,预防感冒,有强身健体之效。鼻炎患者可用一小口瓶子装入醋泡大蒜的醋汁,每晚用鼻子闻之,半月后效果明显。

12. 治打喷嚏流鼻涕验方(《温度决定生老病

死》）

打喷嚏、流鼻涕是体内的虚寒造成，不是过敏，更不是冷空气所致。只要及时补足血液，去掉寒湿，这些让西医头痛的“过敏”症状都会消失。除了注意多吃补血、补肾的食物及忌掉寒冷的东西以外，忌泻气的食物也很重要，比如萝卜、山楂等，少做足底按摩。晚上用温水泡完脚后，搓耳朵5分钟，梳头100下，将血往上引，再将鼻子搓热，第二天起床后你就会觉得喷嚏少了，鼻涕也不流了。长期坚持补血，忌寒凉，忌泻气的食物，讨厌的过敏性鼻炎就会有消失的可能。

二、防治支气管炎、咳嗽的食疗方

（一）疾病特征：支气管炎是由于人体吸入了无机粉尘、有机粉尘以及有害气体，受病毒细菌感染，再加上过敏、寒冷等因素的刺激，造成气管黏膜及其周围组织发生炎症。病人常出现咳嗽、呼吸不畅、精神不振、体质虚弱。严重者出现阻塞性肺气肿、肺源性心脏病等。

（二）保健要点：支气管炎病人宜多吃优质蛋白质、维生素及无机盐丰富的食物，以中性食物为好，以提高机体、细胞免疫力。平时多饮水，多吃可排痰、润肺的食物。适宜支气管炎患者的果菜有木耳、丝瓜、萝卜、梨、海带、番茄、竹笋、花生等。

（三）日常禁忌：支气管炎病人要控制糖的摄入，少吃刺激性食物，如辣椒、大蒜、酒、烟等，寒性的食物也要少吃。（《吃出健康好体魄》）

（四）食疗方法

1.萝卜藕梨汁治支气管炎（《吃出健康好体魄》）

［原料］生萝卜150克，鲜藕150克，梨1个。

［食法］将萝卜、藕、梨洗净，梨去皮，都切成小块，然后将三样一起放入果汁机中榨汁，最后在汁中加入适量蜂蜜拌均即可饮用。

2.芹橘糖汁治支气管炎（《吃出健康好体魄》）

［原料］芹菜根200克，橘皮、饴糖各适量。

［食法］将芹菜根、橘皮洗净，锅烧热后放入饴糖将其溶化，然后放入芹菜根、橘皮合炒，待橘皮微焦时，加适量的水煎制，待汤汁浓即可饮用。

3.南瓜红枣汁治疗支气管炎（《吃出健康好体魄》）

［原料］鲜南瓜400克，红枣20个，红糖适量。

［食法］红枣去核洗净，南瓜去皮洗净后切成片，然后将红枣和南瓜片放入锅中，加入适量的水和红糖一起煮，待汤开南瓜软熟即可食用。

4.凤梨汁治疗支气管炎（《吃出健康好体魄》）

［原料］凤梨150克，蜂蜜40克。

［食法］凤梨去皮切块，然后将凤梨和蜂蜜放入锅中，加适量的水煎制，待汁液烧开即可食用。

5.炒蘇籽治疗支气管炎（《中国秘方全书》）

［原料］炒蘇籽7錢、炒葶力籽8錢。

［食法］将炒蘇籽、炒葶力籽用紗布包好，並15粒大枣一起煎熬。早晚各飲一次，可根治氣管炎。

6.猪心苦杏仁治疗支气管炎（《中国秘方全书》）

［原料］猪心7個，苦杏仁1000克，盐、大料、桂皮適量。

［食法］將猪心切成一厘米見方小塊，洗淨；將苦杏仁浸泡3天，剝去外边軟皮；然後與盐、大料、桂皮、猪心放入鍋内燒熱即成。將烧好的猪心、苦杏仁分成7份，每日服用一份。

7.芝麻生姜治疗咳嗽无痰（《实用保健医学》）

［原料］芝麻50克，生姜50克。

［食法］将芝麻、生姜洗净，然后放入果汁机中粉碎，一起煮汁服用。

8.萝卜葱白治疗咳嗽痰多（《实用保健医学》）

［原料］萝卜1个，葱白6根，生姜15克。

［食法］将萝卜、葱白、生姜洗净，切碎，先将萝卜煮熟，再将葱白和生姜一起放入，一次服完。

9.猪肺萝卜治疗久咳不止（《实用保健医学》）

［原料］萝卜1个，猪肺1个，杏仁15个。

［食法］将萝卜、猪肺洗净，切片，然后把萝卜、猪肺和杏仁一起放入锅中加水煮1小时，饮食。

10.白梨蜂蜜治疗咳嗽（《吃出健康来》）

［原料］白梨1个，蜂蜜50克。

［食法］将梨洗净去皮、核，将蜂蜜放入梨心，放在碗里蒸熟食用，适用于秋燥所致的干咳少痰。

11.川贝冰糖治疗咳嗽（《吃出健康来》）

［原料］川贝粉5克，白梨1个，冰糖适量。

[食法]将梨洗净，去皮、核，切片，与川贝、冰糖一起放入碗中，蒸熟食用，适用于咳嗽且痰稠色黄者。

12. 莲子银耳治疗咳嗽(《吃出健康来》)

[原料]莲子 20 克，银耳 10 克，雪梨 1 个，冰糖适量。

[食法]将莲子、银耳洗净，将雪梨洗净去皮、核，切片，然后将莲子、银耳、梨片、冰糖一起放入锅中，加清水适量，煮至莲子熟透，汤浓时食用，适用于干咳少痰者。

13. 川贝冰糖炖鸡蛋羹治疗咳嗽(《生活中来》)

[原料]川贝 3 钱，冰糖 1 两，鸡蛋 1 个。

[食法]将川贝洗净放入碗中，将冰糖打成小块放入碗中，将鸡蛋打入碗中，加适量的水，隔水炖成鸡蛋羹食用。每天一次，连吃七天。可治疗咳嗽。

14. 秋梨汤治疗咳嗽(《生活中来》)

[原料]秋梨 1 个，川贝母 6 克，冰糖 30 克。

[食法]将梨洗净，剖开去核，将川贝母粉碎装入梨内，然后用线扎住，放入锅中加入冰糖和适量的水，煮熟即可。饮水吃梨;每天一次，连服 5 天。此方治疗久咳不愈，痰热伤肺，老少皆宜。

15. 生姜核桃杏仁汤治疗咳嗽(《生活中来》)

[原料]核桃仁 15 克，杏仁 10 克，冰糖 15 克，生姜 15 克。

[食法]将生姜洗净切碎，与核桃仁、杏仁、冰糖一起放入榨汁机中绞碎。每晚临睡前服用 10 克，温开水冲服。此方治疗老年性咳嗽和慢性支气管炎。

16. 醋泡冰糖治疗咳嗽(《生活中来》)

[原料]冰糖 100 克，食醋 500 克。

[食法]将冰糖捣碎和食醋一起放入干净的容器中，浸泡 2 天即可服用。每天早饭前、晚饭后服用 10～20 毫升。此方适用于咳嗽多痰者，有良好疗效。

17. 大葱鸡蛋治疗咳嗽(《生活中来》)

[原料]鸡蛋 1 个，大葱 3 颗，冰糖适量。

[食法]将大葱洗净切段，然后将鸡蛋打入锅中，加入冰糖和适量清水，煮 15 分钟即可。每天餐后吃蛋喝汤。一般咳嗽吃 3～5 次即可好转。

18. 白糖蒸鸡蛋治疗咳嗽(《生活中来》)

[原料]鸡蛋 1 个，白糖一匙，植物油一匙。

[食法]将鸡蛋打开倒入小碗里，不要搅碎鸡蛋。加入白糖和植物油，放在锅中隔水蒸熟。每天晚上临睡前趁热一次吃完。连吃 3～5 次，即可治愈咳嗽。

19. 花椒梨治疗咳嗽(《生活中来》)

[原料]生梨 1 个，花椒 5 粒。

[食法]将梨洗净，在梨上扎 5 个小孔，每孔内塞入花椒 1 粒，将梨放在碗里，然后放入锅中隔水炖熟，待冷却后去掉花椒，食梨饮汁。可止咳，消痰定喘。

20. 白梨冰糖治疗干咳(《生活中来》)

[原料]白梨 1 个，冰糖适量。

[食法]将白梨洗净切片，和冰糖一起放入锅中加适量的水煮 10 分钟即可。吃梨饮汁。此为一次的量。每天早晚各一次，天天坚持喝，可有效治疗干咳。

21. 喝豆浆治疗咳嗽气喘(《生活中来》)

[原料]大豆适量。

[食法]将大豆洗净，浸泡 9 小时，然后把大豆放入豆浆机中榨成豆浆，煮熟即可饮用。每天早晨喝，平时当茶饮。常年坚持，可有效治疗咳嗽气喘。

22. 治咳嗽验方《温度决定生老病死》

咳嗽厉害的人每天吃 2～3 次当归粉，一次一小勺，有明显的止咳作用。多吃补肾的海虾，肾是肺的根，肾气足了，肺气就足，咳嗽自然减轻，痰也自然会消失。起床后多搓搓手臂上的肺经，强壮肺经自然就能治疗咳嗽。

23. 鲜姜炒蛋治咳嗽(《生活中来》)

[原料]生姜 50 克，洗净切碎，鸡蛋一个，植物油 30 克，红糖少量。

[食法]将油放入锅中烧热，将鸡蛋打碎与姜末搅拌后倒入锅内，再放入红糖，不放盐，炒熟趁热吃。此方治风寒感冒效果灵验。

24. 糖萝卜水治咳嗽(《生活中来》)

[原料]白萝卜、白糖各适量。

[食法]将白萝卜洗净、切丝，用适量白砂糖搅拌腌制出水服用。此方可清喉止咳。

25. 香蕉冰糖治咳嗽(《长寿解读》)

[原料]香蕉 2～3 根,冰糖 20 克。

[食法]加适量水炖服,每天 2～3 次,连服数日,可治久咳。

26. 冰糖陈醋治咳嗽(《生活中来》)

[原料]冰糖 500 克,食醋 500 克。

[食法]将冰糖和醋同置砂锅中,用文火煎至冰糖完全熔化,冷却后装瓶备用。每日早晚空腹各服一次,每次 10 毫升,此方对久咳效果显著。

27. 白萝卜蜂蜜治咳嗽(《生活中来》)

[原料]白萝卜、蜂蜜各适量。

[食法]将白萝卜洗净搅碎取汁,每次 60 毫升,加入适量蜂蜜调匀饮用。每日 3 次,连服3～5 日,疗效明显。

28. 大蒜冰糖治咳嗽(《生活中来》)

[原料]大蒜、冰糖各适量。

[食法]取大蒜十几瓣,捣成泥状放入杯中,加冰糖适量,用开水冲泡,温服当茶饮,每日一次,咳嗽严重者,每日 2 次。此方有快速止咳化痰的特效,胃病患者忌用。

29. 核桃芝麻治咳嗽(《生活中来》)

[原料]核桃仁 5 个,生芝麻 25 克,生姜 25 克,红糖适量。

[食法]将核桃和芝麻粉碎,生姜去皮后粉碎。将以上几样放入碗中,加红糖搅拌均匀备用。每次取 30 克用开水冲服,每天早晚各服一次。此方可治疗久治不愈的咳嗽。

30. 饮药茶治咳嗽(《生活中来》)

[原料]茶叶、生芫荽、浙贝母各 5 克,生梨皮 20 克,冬瓜仁 10 克。

[食法]将上述配料混合并粉碎,用沸水冲服即可。每日 1～2 次,代茶饮。

31. 萝卜麦芽糖治咳嗽(《生活中来》)

[原料]萝卜适量,麦芽糖 150g。

[食法]将萝卜带皮洗净切碎,加入 150 克麦芽糖,放置 12 小时,制成糖水萝卜,多次饮用能治急、慢性支气管炎引起的咳嗽,并能化痰。

三、防治哮喘的食疗方

(一)疾病特征:哮喘是由支气管黏膜肿胀或支气管痉挛而引起。发病时通常表现为呼吸急促、困难、带有喘息声。哮喘分为外源性哮喘和内源性哮喘两种。

(二)保健要点:哮喘病人在饮食上要注意多吃素食,以清谈、无刺激性食物为主,洋葱、辣椒、大蒜这类对哮喘有益的蔬菜也可常食。适宜哮喘病患者的果蔬有:菠菜、芹菜、甜菜、菜花、胡萝卜、生姜等。

(三)日常禁忌:忌食含有食品添加剂的食物,少喝茶、咖啡等,少吃巧克力,不抽烟。水果、蔬菜的摄入不易过多,另外要注意保持生活环境中的空气清新,并且避免接触过敏源。(《吃出健康好体魄》)

(四)食疗方法

1. 丝瓜藤治疗哮喘(《吃出健康好体魄》)

[原料]丝瓜藤 150 克。

[食法]将丝瓜藤洗净,放入锅内加适量水煎煮,待水煎至 1/3 时,汤汁变浓即可服用。

2. 大蒜红糖膏治疗哮喘(《吃出健康好体魄》)

[原料]紫皮大蒜 100 克,红糖 120 克。

[食法]将大蒜去皮并捣烂成泥,然后在大蒜泥中放入红糖调匀,再加适量的水一起煮,待煮成膏后即可盛出服用。

3. 山药白果治疗哮喘(《吃出健康好体魄》)

[原料]鲜山药 200 克,白果 30 粒,大米 100 克。

[食法]将山药洗净,大米淘净,白果去壳,然后将三样一起放入锅中加适量的水煮粥,粥熟即可食用。

4. 菠菜胡萝卜治疗哮喘(《吃出健康好体魄》)

[原料]菠菜 250 克,胡萝卜 300 克。

[食法]将菠菜、胡萝卜洗净,然后切碎一起放入粉碎机中榨汁即可服用。

5. 仙人掌治哮喘治疗哮喘(《生活中来》)

[原料]仙人掌適量。

[食法]将仙人掌去刺及皮後,上鍋蒸熟,加白糖適量服用,效甚佳。

6. 香油蜂蜜治疗哮喘(《生活中来》)

[原料]蜂蜜、香油各 125 克。

[食法]用鐵鍋先把香油煮三個開(即開鍋後把鍋取下,稍放一下再煮)。然後倒入蜂蜜再煮

三個開，待涼後倒入容器內備用。每天喝三次，每次一湯匙，飯前飯後均可。輕者一劑可愈，重者可加服兩次。

7. 硼砂紅肖梨治過敏性哮喘(《生活中来》)

[原料]紅肖梨，硼砂适量。

[食法]将紅肖梨洗淨，用小刀將肉最厚的一面挖下一個長方形小塊待用。將一小勺硼砂(4克)倒入梨内，用挖下的那塊梨按原方位蓋好。放鍋内蒸熟，熱吃涼吃均可，一天吃三次，一次吃一個，吃到不喘為止，可去根。

8. 黄瓜籽蜂蜜治疗哮喘(《生活中来》)

[原料]蜂蜜200克，黄瓜籽200克，猪板油200克，冰糖200克。

[食法]將黄瓜籽用瓦盆焙乾研成細末去皮，與蜂蜜、冰糖、猪板油放在一起用鍋蒸一小時。撈出豬板油肉筋，裝在瓶中。在數九第一天開始，每天早晚各服一勺，溫水沖服。服一冬，可痊癒。

9. 南瓜黑糖治疗哮喘(《生活中来》)

[原料]老南瓜1个，黑糖100克。

[食法]将南瓜切下1斤洗净，放入锅中蒸熟后取出，加入黑糖搅拌均匀，一次吃完。每天一次，连续吃几天。效果颇佳。

10. 核桃仁鸡蛋治疗哮喘(《生活中来》)

[原料]核桃仁适量，鸡蛋1个，冰糖适量。

[食法]将三个核桃去皮取仁，放入锅中加适量的水煎熬5分钟后，打入鸡蛋，加入适量的冰糖，等鸡蛋煮熟后即可。喝汤吃鸡蛋与核桃仁，每天早晨空腹服用。连续7天，可有效治疗支气管炎哮喘。

11. 蜂蜜泡大蒜治疗哮喘(《生活中来》)

[原料]新鲜嫩蒜60～90头，蜂蜜1500克。

[食法]每年春天把新蒜洗净、晾干，放入干净的容器里，倒入蜂蜜，把口封严，浸泡6个月。等到秋冬时打开食用，每天吃一头蒜，连续服用2～3个月，即可治愈哮喘。

四、防治咽喉炎的食疗方

(一)疾病特征：咽喉炎是咽喉遭到细菌、病毒侵袭或者刺激物的刺激引起的咽喉发炎、肿痛。

(二)保健要点：咽喉炎在用抗菌药物杀菌的同时，还应注意饮食卫生。饮食上多吃酸乳、汁液以及具有抗菌、消炎作用的大蒜、姜、凤梨汁等，尽量选择天然食品，采取有效方法保护口腔、咽喉，增强免疫力。适宜咽喉炎患者的果蔬有圆白菜、番茄、菜花、胡萝卜等。

(三)日常禁忌：咽喉炎患者应减少摄入含单糖类多的食物、过热的食品、刺激性大的食物，某些过敏的食物也要禁食。(《吃出健康好体魄》)

(四)食疗方法

1. 白萝卜青果治疗咽喉炎(《吃出健康好体魄》)

[原料]白萝卜400克，青果10个。

[食法]将白萝卜、青果洗净，再将白萝卜切片，然后与青果一起放入锅中加水煎煮，萝卜软熟即可饮食。

2. 凤梨苹果治疗咽喉炎(《吃出健康好体魄》)

[原料]凤梨250克，苹果半个，生姜适量。

[食法]将凤梨、苹果洗净去皮，切成小块，生姜洗净切片，然后将三样一起放入果汁机中榨汁即可饮用。

3. 煮核桃仁治疗咽喉炎(《吃出健康好体魄》)

[原料]核桃仁150克，黄酒、白糖各适量。

[食法]将核桃仁捣烂放入砂锅中，然后加入白糖、黄酒一起煮，水开煎10分钟即可饮食。

4. 生姜陈皮治疗咽喉炎(《吃出健康好体魄》)

[原料]生姜、陈皮各10克，砂糖少许。

[食法]生姜、陈皮洗净，然后一起放入锅中，加入适量的砂糖和水一起煎汁，待汁液烧开变浓即可饮用。

5. 生吃黄瓜治疗咽喉肿痛(《生活中来》)

[原料]生黄瓜。

[食法]生黄瓜洗净，帶皮吃，咽喉腫疼可消失。

6. 醬油漱口治疗咽喉疼(《生活中来》)

[原料]醬油。

[食法]咽喉疼時，用一小勺醬油漱口一分鐘左右，連續三四下即可。

7. 香油白糖沖鸡蛋治疗嘶哑(《生活中来》)

[原料]新鲜生鸡蛋1个，香油、白糖适量。

[食法]将生鸡蛋磕開入碗，放适量香油及白糖，一起拌匀，用滚開水冲熟喝下。每天早晚各一次，两天即好。

8. 蜂蜜茶治疗咽喉炎(《生活中来》)

[原料]茶叶，蜂蜜适量。

[食法]将茶葉用紗布袋裝好，用沸水泡茶（稍濃為好），涼後加适量蜂蜜拌勻，每半小時用此液漱喉並咽下。當日見效，兩天即愈。再含漱3日更佳。

9. 蛋清白糖治疗咽喉炎(《生活中来》)

[原料]鸡蛋两个，白糖一两。

[食法]將雞蛋清取出放在碗內，再把白糖放入，待白糖化開後便可服用。每天服兩小勺，每日早午晚服，服完再做，一周可愈。

10. 醋茶治咽炎(《生活中来》)

[原料]醋，白糖各适量。

[食法]用醋配白糖開水沖服，兩天即好。

五、防治胃及十二指肠溃疡的食疗方

(一)疾病特征　胃溃疡患者大部分病情发作都是因人的心理压力、生气、焦虑情况所致，胃酸、蛋白酶的消化作用与胃溃疡发病有直接关系。其症状主要表现为慢性、周期性及节律性胃痛、恶心、反酸、嗳气、呕吐等。

(二)保健要点：胃溃疡患者最好少量多餐，吃些质软、易于消化的营养食物。如蔬菜、稀饭等。适宜胃溃疡患者的果菜有菠菜、卷心菜、南瓜、马铃薯、胡萝卜等。

(三)日常禁忌：胃溃疡患者忌心情恶劣，饮食上忌体积大、坚硬、粗纤维多、刺激些大的食物。浓茶、咖啡、酒、生姜、大蒜、洋葱以及胡椒、芥末、花椒、味精和强烈的香料调味品等要忌食或少食。另外碱性胃药也不宜常吃。(《吃出健康好体魄》)

(四)食疗方法

1. 卷心菜汁治疗胃溃疡(《吃出健康好体魄》)

[原料]卷心菜200克。

[食法]将卷心菜洗净切碎，然后放入果汁机中榨汁即可饮用。

2. 焖四季豆治疗胃溃疡(《吃出健康好体魄》)

[原料]四季豆300克，猪肉150克，姜片、葱段各少许，酱油、盐、糖各适量。

[食法]猪肉洗净切片，四季豆洗净去筋，折为小段。炒锅开火，防油加热，然后将姜片、葱段放入锅内稍煸一会儿，随即放猪肉片、四季豆，加盐、糖煸炒，盖上锅盖焖煮，待肉片和四季豆软熟，再加酱油翻炒一会儿起锅即可食用。

3. 莲子红枣桂花汤治疗胃溃疡(《吃出健康好体魄》)

[原料]莲子100克，红枣15个，桂花6克，白糖适量。

[食法]先把莲子心、红枣核去掉，然后把莲子和红枣一起放入锅中，加适量水用文火炖，待莲子和红枣软熟时，放桂花、白糖搅匀后炖一会儿即可食用。

4. 马铃薯汁治疗胃溃疡(《吃出健康好体魄》)

[原料]马铃薯250克。

[食法]将马铃薯洗净切碎，放入果汁机中加适量水榨汁即可饮用。

5. 土豆焦末治疗胃溃疡(《实用保健医学》)

[原料]土豆2000克。

[食法]将土豆洗净、切碎，放入果汁机中榨汁，然后将土豆汁装人布袋，加1000毫升清水反复揉搓，便生出白色粉质即淀粉。将此浆水倒入铁锅用武火熬至水干后，改用文火烘焦，再将这些黑膜状物取出研末食之，疗效奇佳。

六、防治痢疾腹泻的食疗方

(一)疾病特征：痢疾是常见疾病，症状为突然发热、腹痛、呕吐、腹泻，日泻几次至几十次。

(二)保健要点：痢疾腹泻患者宜多吃清淡、营养丰富、易消化、含脂肪少的流食。在急性发作期，可进食浓米汤、稀面汤、藕粉、豆腐脑、果汁等。病情好转后，可以进食细软、易消化的少渣少油的半流质饮食，如粥饭、面条、烧豆腐等，多喝水补充水分。待身体恢复后，为了保护肠道，应继续食用一段时间渣少的软饭，如炒鸡蛋、炒肉丝、红烧鱼、碎菜等，避免加重肠道负担。

(三)日常禁忌：痢疾腹泻患者禁食油腻及粗纤维食物。(《实用保健医学》)

(四)食疗方法

1. 炒小米治疗痢疾腹泻(《吃出健康来》)

[原料]小米1碗，红糖适量。

[食法]将小米放入锅内用文火炒至微黄，放在果汁机里粉碎成面，取适量炒米面(约20克)加开水调成糊状，再加入适量红糖调味，每日食用2～3次。

2. 煮苹果治疗痢疾腹泻(《吃出健康来》)

[原料]苹果1个。

[食法]将苹果洗净，连皮带核切成小块，放温水中煮3～5分钟，即可食用。每日2～3次。

3. 胡萝卜粥治疗痢疾腹泻(《吃出健康来》)

[原料]胡萝卜1个。

[食法]将胡萝卜洗净，切碎，放在果汁机里榨成汁，再加适量清水煮成粥饮用。适用于小儿腹泻。

4. 酸石榴治疗痢疾腹泻(《吃出健康来》)

[原料]酸石榴1个，茶叶、生姜适量。

[食法]将酸石榴洗净，放在果汁机里榨成汁，加茶叶、生姜同煎，当茶饮用，一日数次。治虚寒久痢。

5. 鲜桃大蒜治腹瀉(《生活中来》)

[原料]鲜桃1个，大蒜1～2瓣。

[食法]腹瀉時，速吃鲜桃，每顿飯前吃鲜桃一個，飯中食大蒜1-2瓣，腹瀉即止。

6. 吃熟苹果治腹瀉(《生活中来》)

[原料]苹果1个。

[食法]好苹果一個，洗淨去皮、去核，切成六塊，放碗里上鍋蒸熟，趁熱食用，早晚各食一個，兩三天即能治癒。

7. 山西老陳醋治腹瀉(《生活中来》)

[原料]山西老陳醋。

[食法]每逢腹瀉，喝兩口山西老陳醋，可止瀉。其他醋效果较慢。

8. 清水煮大蒜治腹瀉(《生活中来》)

[原料]大蒜适量。

[食法]将大蒜洗淨煮熟，吃兩小碗可見效。

9. 蒜泥米醋治疗腹泻(《生活中来》)

[原料]大蒜5瓣，优质米醋100毫升。

[食法]将蒜瓣洗净捣烂如泥，兑入米醋调匀，徐徐咽下。每天2～4次，隔日症状即可减轻。

10. 芦荟治疗慢性肠炎(《生活中来》)

[原料]鲜芦荟叶适量，白酒适量。

[食法]将生长一年半以上的芦荟鲜叶取下(库拉索芦荟)、洗净，用小刀将芦荟叶削成薄小条，放入广口瓶中(注意芦荟叶、容器、刀具都不要带生水)，然后倒入50度以上的白酒，芦荟与白酒的比例为1:1。将瓶口封严，浸泡一个月即可，但浸泡时间越长，效果越好。每天中午、晚上饮用，每次30毫升，连续饮用一年，即可治愈慢性胃炎，而且还能治便秘，并增强身体免疫力。

11. 醋蛋治腹泻(《生活中来》)

[原料]鸡蛋2个，食醋100克。

[食法]把鸡蛋和醋放在锅中煮熟，食蛋饮醋。每天一次，吃两次即可见效。

七、防治肺炎的食疗方

(一)疾病特征：肺炎是肺泡发炎，分泌凝固性的渗出物，充塞于肺泡内及细胞气管内的一种严重疾病，是细菌或过滤性病毒所引起的。肺炎主要以胸部X线改变分为大叶性肺炎、小叶性肺炎和间质性肺炎。此病初起，有轻微之感冒迹象，数小时后发高热、咳嗽、呼吸急促、面红、胸痛，或咯出脓状铁锈般浓痰，小儿有时发生痉挛。早期症状，患者会感头痛昏迷、倦怠无力、下痢、蛋白尿等。肺炎为常见病，在人的一生中，很可能会患一种或多种肺炎。(《中国秘方全书》)

肺炎的诱因主要有：①上呼吸道感染；②突然受寒、饥饿、疲劳、酗酒等，使全身抵抗力下降，使细胞吞噬作用减退，免疫功能减弱，导致发病；③昏迷、麻醉、镇静剂过量，易发生异物吸入，引起细菌感染；④患有一些基础疾病，如免疫缺陷、糖尿病、肾功能衰竭等，也是易感因素。

典型的大叶性肺炎病前常有淋雨、疲劳、酗酒、病毒感染史。起病急骤，表现为寒战、高热。体温通常在数小时内即可升到39～40℃。患者感到全身肌肉酸痛，患侧胸部疼痛，可放射到肩部或腹部。痰量不多，可带血或呈铁锈色。(《中老年保健精粹》)

肺炎，它来如闪电，去得也快，但容易并发肋膜炎、心囊炎、肺坏疽等，导致生命危险，所以千万不可忽视它的存在。

(二)保健要点:肺炎病人要注意合理饮食,增强自身免疫力,防止上呼吸道感染、受寒、疲劳、酗酒或病毒感染等诱发因素的发生。

(三)日常禁忌:肺炎病人要不酗酒,忌受寒,忌疲劳,少吃寒性食物。

(四)食疗方法

1. 白果麻油治疗肺炎(《中国秘方全书》)

[原料]白果100克,麻油200毫升。

[食法]将白果去壳,将麻油烧开,放入白果仁后,立即关火,将麻油、白果一起倒入罐中,封严,埋入地下50厘米处,1个月后取出。第一天嚼服1粒,以后每天增加1粒,增加至30粒不再增加,治愈为止。

2. 蒜糖醋治疗肺炎(《你可能不知道的健康常识》)

[原料]紫皮大蒜20克,白糖10克,陈醋10毫升。

[食法]将大蒜去皮洗净切碎,与白糖、陈醋一起共捣如泥,加开水适量,1次冲服,每日服2～4次。

3. 鳗鱼治疗肺炎(《中国秘方全书》)

[原料]活大鳗鱼数尾。

[食法]将鳗鱼开膛去内脏,洗净,锅中煮沸清水,将鳗鱼投入,加盖煮2～3小时,鳗油浮于水面,取油加食盐少许,每次吃半匙,一天两次,饭后服用。

4. 菠菜治疗肺炎(《中国秘方全书》)

[原料]新鲜菠菜500克。

[食法]将菠菜洗净,放入锅中加适量的水煮,开锅即可食用。每天一次,不间断地吃,不出数周,便可全愈。

5. 桑叶参须治疗肺炎(《中国秘方全书》)

[原料]新鲜桑叶四两,人参须四钱,红枣一两。

[食法]将桑叶、参须、红枣洗净,放入砂锅中加三碗水煎熬,熬至一碗水的浓度时即可服用。服用后,宜多休息,多饮开水。

6. 百合粥治疗肺炎(《生活中来》)

[原料]百合60克,粳米100克,冰糖适量。

[食法]将百合洗净,粳米淘净,与适量的冰糖一起放入锅中,然后加入适量的水煮粥,早晚服用。

八、防治肺结核的食疗方

(一)疾病特征:肺结核是一种结核杆菌引起的周身性慢性传染病,主要症状为咳嗽、咳痰、咯血、胸痛、气急等。

(二)保健要点:肺结核患者在使用抗结核药物的同时,必须增加机体抵抗力。加强营养可以补给患者充足的热能和营养素,满足结核病灶修复的需要,增强机体抗病能力。结核病是慢性消耗性疾病,热能需要超过正常人,一般要求达到每公斤体重供给30千卡,每日总摄入量为2000千卡左右。因结核病患者蛋白质消耗多,每日蛋白质摄入量应为每公斤体重1.2～1.5克,每天蛋白质摄入量为80～100克,其中优质蛋白质如肉、禽、水产品、蛋、乳及大豆应占总蛋白摄入量的50%以上。此外还应补充维生素A、B、C、D。

(三)日常禁忌:一旦结核病确诊,应立即进行药物治疗,及早控制病情。结核病人餐具要专用;最好住院治疗,或实行隔离,避免密切接触传染。(《实用保健医学》)

(四)食疗方法

1. 猪肝白芨粉治疗肺结核(《实用保健医学》)

[原料]猪肝500克,白芨粉100克。

[食法]将猪肝洗净、切片,晒干,研成细粉,每次取15克猪肝粉与等量白芨粉一起调成浆。每日三次,开水送下。有敛肺止血之功,治肺结核。

2. 糯米薏米治疗肺结核(《实用保健医学》)

[原料]糙糯米100克,薏米仁50克,红枣8个。

[食法]将糯米、薏米淘净,将枣洗净,然后将这三样食品一起放入锅中,加入适量的清水煮成粥。早晚各服一次,可清热、利湿、排脓。

3. 鳖血黄酒治疗肺结核(《实用保健医学》)

[原料]鳖一只,黄酒适量。

[食法]将鳖洗净,宰杀取血,以热黄酒冲服,当日服完。持续饮用,可滋养退热,治疗肺结核伴低热。

4. 鸭梨生姜治疗肺结核(《实用保健医学》)

[原料]鸭梨1个,白萝卜、生姜适量。

[食法]将鸭梨洗净去皮去核,切碎,将白萝卜、生姜洗净切碎,一起放入果汁机中榨汁,然后放入锅中煮热服用,可清热润肺。

5.蚕蛹治疗肺结核(《生活中来》)

[原料]蚕蛹500克。

[食法]将蚕蛹焙干研成细粉。温开水冲服,每次3～5克,一日两次。有健脾益肺的功用,可促进肺结核的病灶钙化。

6.醋泡大葱治疗肺结核(《生活中来》)

[原料]大葱3枚,醋适量。

[食法]将大葱洗净切碎,泡于醋中7天,日服两次,每日服用3枚大葱,有杀菌活血之功。

九、防治头痛、头晕的食疗方

(一)疾病特征:头痛是指人体头部的一切疼痛感觉的统称。一般是指:前额部、双颞部、头顶部以及后枕部范围内的疼痛。在一般人当中,约百分之九十五以上的人可能都有过头痛的经验,痛的程度也大有不同。有的患者痛时会感觉到头要裂开似的,但有的人则很轻微,这是因为导致头痛的原因不同的关系。例如精神紧张、睡眠不足、烟酒过度、感冒、近视等等都会引起头痛,甚至牙、鼻、妇科一些疾病或高血压、糖尿病患者都会引起头痛。头痛主要有顽固性头痛、慢性头痛、偏头痛、精神头痛、一般性头痛、感冒引起的头痛等。

(二)保健要点:我们要知道,头痛是一种症状,而不是疾病,要治好它,就要对症防治。首先要合理饮食,适量运动,强身健体,预防疾病。其次是要弄清引起头痛的原因,进行对症治疗。

(三)日常禁忌:经常头痛的人平时要忌紧张,不要熬夜,注意预防感冒,尽可能地消除引起头痛的一些因素。(《中国秘方全书》)

(四)食疗方法

1.牛脑蒸吃治疗头痛(《中国秘方全书》)

[原料]牛脑1个。

[食法]将牛脑用开水烫一下,使其略变硬,挑净其中的筋血,加川芎、白芷各二钱,用100毫升的水放入锅中蒸,约一小时后,除去药渣,吃脑喝汤,服用一次,立见其效。此方可治疗顽固性头痛。

2.柠檬苏打治疗头痛(《中国秘方全书》)

[原料]柠檬1个,苏打半匙。

[食法]将柠檬洗净、榨汁,用冷水一杯,加柠檬汁少许、苏打半匙,饮服即可。喝了就好,颇有神效。此方可治疗慢性头痛。

3.杨梅薄荷治疗头痛(《中国秘方全书》)

[原料]杨梅几个,薄荷一钱,龙井茶适量。

[食法]将杨梅、薄荷、龙井茶一起放入锅中,加适量的水文火煮之,当作饮料服用。症状轻微者,服用后马上见效。

4.葱白老姜治疗头痛(《中国秘方全书》)

[原料]葱白15克,老姜15克,茶叶9克。

[食法]将葱白、老姜分别洗净切碎,然后将葱白、老姜、茶叶一起放入锅中,加一杯半的水煎煮。煮好后沥去残渣,将汤汁倒入杯中,趁热服用,并注意不要受到风的吹袭。此方对治疗感冒引起的头痛很有效用。

5.生姜豆豉治疗头痛(《中国秘方全书》)

[原料]生姜六七片,淡豆豉四钱。

[食法]将姜片、豆豉一起放入锅中,加适量的水煎煮,煮汤一碗,趁热饮用,饮后覆被小睡。此方可治疗感冒引起的头痛。

6.大蒜葱白治疗头痛(《中国秘方全书》)

[原料]大蒜三头,葱白十根。

[食法]将大蒜去皮洗净,将葱白洗净切碎,然后将大蒜和葱白加入煮熟的粥中,再熬一次,趁热吃完,多穿衣服或盖上棉被,保持身体的温暖。此方对治疗感冒引起的头痛特别有效。

7.黑芝麻核桃仁治疗头晕(《中国秘方全书》)

[原料]黑芝麻、核桃仁、蜂蜜各适量。

[食法]将黑芝麻、核桃仁炒熟后磨成粉,加入蜂蜜,用开水调食,每次一小勺(15克左右),每天吃一次即可。此方对治疗一般性头晕有效。

8.桂圆肉鸡蛋治疗头晕(《中国秘方全书》)

[原料]桂圆肉7粒,鸡蛋1个。

[食法]将鸡蛋打入桂圆肉中,隔水蒸熟。早晨服食,连吃一周,也有效用。此方可治疗一般性头晕。

9. 鸡肉当归治疗头晕(《中国秘方全书》)

[原料]鸡肉250克,当归30克,川芎15克。

[食法]将鸡肉洗净切碎,与当归、川芎一起放入锅中蒸熟,趁热服用。此方可治疗低血压引起的头晕。

10. 鲜茼蒿治疗头晕(《中国秘方全书》)

[原料]鲜茼蒿250克。

[食法]将鲜茼蒿洗净、切碎、捣烂取汁。每次饮一杯,温开水送服,每日两次,非常有效。此方可治疗高血压引起的头昏脑胀。

11. 桂圆肉黑芝麻治疗头晕(《中国秘方全书》)

[原料]桂园肉、黑芝麻、红糖各适量。

[食法]将桂圆肉切碎,和黑芝麻一起研为细末,加少许红糖,放入锅中加适量的水煮成芝麻糊状即可。每日服用两次,每次一盅,半月即可见效。此方可治疗头晕眼黑、腰脚无力。

12. 煮喜蛋治疗头晕(《中国秘方全书》)

[原料]喜蛋(孵化胚胎)、食盐各适量。

[食法]将喜蛋洗净、煮熟,以少许食盐蘸食。每天早、晚饭前各吃1个,效果甚佳。此方可治疗头晕眼黑、腰脚无力,连吃7天,即可痊愈。

13. 白果仁红枣汤治疗头晕(《中国秘方全书》)

[原料]白果、红枣各适量。

[食法]将白果去皮炒干研成细末,每次服用一至二钱,以红枣煮汤调服有效。每天两次。此方可治疗头风眩晕、眼黑目眩。

十、防治胃病、胃痛的食疗方

(一)疾病特征:胃病是胃部疾病的统称,胃痛是胃部多种疾病引起的胃部疼痛。胃病主要有胃痛、胃炎、胃酸、胃溃疡、胃下垂等。胃痛主要有普通胃痛、胃寒痛、肝胃气痛和消化不良引起的胃痛等。

(二)保健要点:胃病患者要注意合理饮食和胃部保暖。宜食用富含营养而易消化的食品。

(三)日常禁忌:胃病患者忌食过热、过冷、过硬和刺激性强的食物,忌暴饮暴食,胃勿受寒。(《中国秘方全书》)

(四)食疗方法

1. 佛手根桂花根治疗胃下垂(《中国秘方全书》)

[原料]佛手根二两,桂花根、橄榄根、梅树根各半两。

[食法]将以上四种树根研为细粉,分三次服下。此方可治胃下垂,对胃出血患者也有功效。

2. 花生米治疗风寒胃痛(《生活中来》)

[原料]花生米100克。

[食法]将花生米煮熟或生吃均可。食用后胃痛即可见轻消失。此方可治疗风寒引起的胃痛。

3. 猪心白胡椒治疗胃炎(《生活中来》)

[原料]猪心1个,白胡椒10克。

[食法]把猪心洗净切成薄片,将白胡椒研成细末,均匀地撒在猪心片上,然后放入锅中加适量水蒸熟。每天早晨空腹食用,一天一次,连吃7天即可治愈。

4. 嚼服芝麻治疗胃酸(《生活中来》)

[原料]芝麻适量。

[食法]胃酸时嚼几口芝麻,连续嚼服两个月,可治愈胃酸,不复发。

5. 葡萄酒泡香菜治疗胃病(《生活中来》)

[原料]葡萄酒数瓶,香菜等量。

[食法]将葡萄酒打开,倒入较大的广口瓶里,在放入洗净的香菜,比例为1:1,然后将瓶口密封泡6天即可。每天早、中、晚各饮一小杯,连服3个月。泡过的香菜同时吃下去,效果更好。此方可治顽固性胃病。

6. 蜂蜜水治疗浅表性胃炎(《生活中来》)

[原料]蜂蜜适量。

[食法]每天早晨起床后,用温开水冲兑一杯蜂蜜水(蜂蜜和水的比例可根据自己的饮水习惯掌握)空腹饮下,活动一个小时后再吃早饭。每天一次,长期坚持。此方不仅可治愈浅表性胃炎,还可以治好便秘。

7. 苹果治疗胃酸(《生活中来》)

[原料]苹果1个。

[食法]每当胃酸时,可吃一个苹果,立竿见影。每次吃大苹果半个或小苹果1个即可。此方效果甚好。

8. "三白"治疗慢性胃炎(《生活中来》)

[原料]绵白糖50克,白酒40克,鸡蛋2个。

[食法]将鸡蛋打开,取鸡蛋清放入碗中,再

将白糖、白酒加入搅匀；然后倒入铁锅中用文火焙至水分蒸发完，呈杏黄色（不可糊了），研为细末。中午饭前一小时服下，每天一次，连服5天即可治愈。

9. 核桃红糖治疗胃病（《生活中来》）

[原料]核桃7个，红糖60克。

[食法]将核桃去壳、切碎，用铁锅炒至淡黄色时，放入红糖再炒几下即可。趁热慢慢吃下。每天早晨空腹吃，过半小时后再吃饭、喝水。连续吃12天，不要中断。此方可治疗慢性胃炎、胃痛，效果灵验。

10. 萝卜水治疗胃炎（《生活中来》）

[原料]心里美萝卜200克，红糖适量。

[食法]将心里美萝卜洗净、切碎，放入锅中加适量的水煮熟，加适量红糖趁热喝。每天一次，连续喝10天。此方可治疗胃炎，防治呕吐，效果明显。

11. 红枣泡水治疗胃病（《生活中来》）

[原料]红枣、红糖各适量。

[食法]将红枣洗净放入锅中炒至外皮微黑，以不焦糊为准；把炒好大枣掰开放入杯子中，用开水冲泡，一次放枣三四个，加适量红糖饮用。每日当茶饮用。此方可治疗慢性胃炎，效果很好。

12. 香油生姜治疗胃病（《生活中来》）

[原料]生姜、香油、绵白糖各适量。

[食法]将生姜洗净切成薄片，放在绵白糖里滚一下；将适量香油放入锅中烧至六七成热时，用筷子夹住姜片放入香油锅里炸，待姜片颜色变深，轻翻一下，再稍炸即可。每次两片，饭前趁热吃，一天两次，10天见效，15天除根。此方可治疗微寒疼痛。

13. 猪肚生姜治疗胃病（《生活中来》）

[原料]猪肚1个，生姜250克，精盐适量。

[食法]将猪肚洗净，将生姜洗净切丝；然后将生姜丝装进猪肚里，扎紧口，放入冷水中炖熟。食用时可放少许精盐，每天吃一个，连吃10天。此方可治疗胃寒怕冷、吐酸水。效果明显。

14. 桔皮生姜治疗胃病（《中国秘方全书》）

[原料]桔皮、生姜、川椒各二钱。

[食法]将桔皮、生姜、川椒分别洗净，放入锅中加适量的水煎煮30分钟即可。取煎煮的汁饮用，每天一次，连服10天。可治疗胃寒引起的疼痛和呕吐。

15. 小茴香山楂治疗胃痛（《中国秘方全书》）

[原料]小茴香、橘子核、山楂干各适量。

[食法]将小茴香、橘子核、山楂干等分，各炒熟研为细末，混合搅匀。每次服二钱，一日二次，以温黄酒送下。此方治疗胃寒引起的小腹疼痛。

16. 刀豆壳红糖治疗胃病（《中国秘方全书》）

[原料]刀豆壳一两，红糖适量。

[食法]取刀豆壳洗净放入锅中，加适量的水煎煮30分钟后即可饮用。此方可治疗胃寒引起的疼痛和呕吐。

17. 羊心白胡椒治疗胃痛（《中国秘方全书》）

[原料]羊心1个，白胡椒20粒，麻油适量。

[食法]将羊心洗净后挖个小洞，放入羊心里面20粒白胡椒，用麻油煎熟即可。最好用平底锅烧小火，不停的翻动煎，煎到里外熟透为止。每天临睡前，将羊心和白胡椒一起吃，连续吃几个，见效神速。此方可治疗普通胃痛。

18. 佛手泡茶治疗胃痛（《中国秘方全书》）

[原料]鲜佛手五钱（干的二钱）。

[食法]将佛手洗净开水冲泡代茶饮服。此方可有效治疗肝胃气痛，也可治疗胃神经痛。

19. 柠檬治疗胃痛（《中国秘方全书》）

[原料]鲜柠檬1个。

[食法]将柠檬洗净，连皮切成薄片，放入锅中加适量的水煎汤30分钟即可饮用。每天二次，连服10天。能疏通肝气，开胃消食。此方可有效治疗肝胃气痛。

20. 吃大枣治疗胃痛（《生活中来》）

[原料]红枣适量。

[食法]将红枣洗净，放入锅中加适量的水蒸熟。每天吃10个左右，连续吃1个月，可治疗胃炎、胃痛。

21. 猪肉冰糖治疗胃酸（《生活中来》）

[原料]新鲜瘦猪肉150克，冰糖100克。

[食法]先将猪肉洗净切成片，加水300毫升，一起放入锅中煮，煮沸后加入冰糖再煮10分

钟即可。在晚上临睡前食用。一周服食一次，连续服食2～3次，胃酸症状即可消失。胃酸重者可再多食一两次。

22. 姜枣汤治疗胃痛(《生活中来》)

[原料]生姜50克，大枣10个，红糖25克。

[食法]将生姜洗净切片，将大枣洗净，与姜片一起放入锅中，加水600毫升煮沸，待汤剩200毫升时加入红糖。每日一次，分早晚2次服，可治疗胃寒胃痛。

23. 生吃萝卜治疗慢性浅表性胃炎(《生活中来》)

[原料]重500克的生萝卜1个(青、白萝卜都行)。

[食法]将萝卜洗净切片，每天饭前或饭后半小时到一小时内吃，一天分三次或四次吃完。连续吃三个月，可治愈慢性浅表性胃炎。

24. 鸡蛋黄红糖治疗胃痛(《生活中来》)

[原料]鸡蛋2个，红糖1小匙。

[食法]将鸡蛋煮熟取出蛋黄，然后将蛋黄放入锅中微火干炒至焦出油时，加入小半杯开水和1小匙红糖，溶化搅匀后连渣一起喝净。每天一次，一般服2次即愈。此方可治疗因饮食不当引起的消化不良、胃痛、胃胀等。

25. 生姜大枣治疗慢性胃炎(《生活中来》)

[原料]生姜5克，大枣2个。

[食法]将生姜、大枣分别洗净，姜连皮切片，而后将生姜、大枣一起放在嘴里嚼烂咽下，一天三次。连续吃两个月，即可治愈胃痛、胃胀等慢性胃炎症状。

十一、防治腹痛食疗方

(一)治腹痛验方(《温度决定生老病死》)

腹痛多是脾胃虚寒造成的。饮食上一定要忌一切寒凉的食物，水果最好不要吃。然后每天早晨起床后用生姜红枣红糖水冲鸡蛋喝。具体做法是：将一个鸡蛋打开搅匀后放在一边，用4～6片生姜，半勺红糖，6粒红枣(切片)，加大半碗水同煮，直到水煮至小半碗，再倒入盛鸡蛋的碗中搅匀。这种温热的鸡蛋茸能去掉胃肠的寒气，滋养受损的消化道黏膜，可以治疗胃肠的慢性炎症、慢性溃疡以及腹痛、腹泻，效果非常好。

十二、防治腹泻食疗方

(一)石榴皮煮水止腹泻(《健康文摘报》)

将成熟石榴除去种子及隔瓤，切瓣晒干，或微火烘干。干燥的果皮厚2～3毫米，以皮厚实、色红褐者为佳。

石榴皮所含根皮碱，对伤寒杆菌、痢疾杆菌均有抑制作用。石榴皮还能使肠黏膜收敛，分泌物减少，所以能有效地治疗腹泻、痢疾等症。

具体方法是：取15克石榴皮煎水，每次饮用10～20毫升，日服3～4次，7～10天为一疗程；慢性菌痢可以连服2周。

(二)鲜桃治腹泻(《大国医》)

发现便溏或腹泻初发，速吃鲜桃(饭前吃鲜桃一个，饭中食大蒜1～2瓣)，腹泻立止或大为减轻。

(三)大蒜治肠炎腹泻(《大国医》)

大蒜剥皮洗净，用刀削去蒜瓣的头尾和蒜的膜皮。拉肚子时，大便后先温水坐浴，再将削好的蒜送入直肠里，越深越好。一般情况下，放入蒜后泻肚即止，五六个小时后排便即成条形。每次放一两瓣，连放两三天，大便即可正常。采用此法应注意手的消毒。

(四)吃熟苹果可治腹泻(《大国医》)

把洗净的苹果放入碗中隔水蒸软，吃时去掉外皮，一日3～5次。腹泻初起效果最佳。

(五)茶叶炒焦治腹痛泻肚(《大国医》)

将茶叶(不论何种茶叶)用铁锅在火上炒焦后，沏成浓茶，稍温时服下，腹痛泻肚即能缓解。

十三、防治腹胀食疗方

(一)陈皮姜枣汤治腹胀(《健康文摘报》)

秋冬季节，气候寒凉，老年人及胃肠功能不好的人容易腹胀。一般表现为脘腹胀满、隐痛不适，重则不思饮食、辗转难安。此时喝点陈皮姜枣汤有明显治疗效果。

具体方法是：陈皮10克，生姜50克剁成碎末，大枣数枚。加水500毫升煮沸后改文火，煎3～5分钟即可。趁热饮用效果最好。如嫌汤苦辣，可以加点红糖调味。

方中陈皮理气降逆，大枣补脾益胃，姜暖胃驱寒。此法无毒副作用，但阴虚火旺者不可多饮。

十四、防治失眠食疗方

(一)猪心枣仁汤(《大国医》)

【材料】 猪心1个，酸枣仁、茯苓各15克，远志5克。

【做法】 把猪心切成两半，洗净，放入净锅内，然后把洗净的酸枣仁、茯苓、远志一块放入，加入适量水置于火上，用大火烧开后撇去浮沫，改小火炖至猪心熟透后即成。

【用法】 每日1剂，吃猪心喝汤。

【功效】 此汤有补血、养心、益肝宁神之功用。可治肝血虚引起的心悸不宁、失眠多梦、记忆力减退等症。

(二)天麻什锦饭(《大国医》)

【材料】 天麻5克，粳米100克，鸡肉25克，竹笋、胡萝卜各50克，香菇、芋头个1个，酱油、料酒、白糖各适量。

【做法】 将天麻浸泡1小时左右，使其柔软，然后把鸡肉切成碎末，竹笋既洗干净的胡萝卜切成小片；芋头去皮，同水发香菇洗净，切成细丝。粳米洗净入锅中，放入上述食料及白糖等调味品，用小火煮成稠饭。

【用法】 每日1次，作为午饭或晚饭食用。

【功效】 此饭有健脑强身、镇静安眠的功效，可治头晕眼花、失眠多梦、神志健忘等症。

十五、防治脱发食疗方

(一)胡桃猪脑汤(《大国医》)

【材料】 胡桃仁、何首乌各30克，猪脑适量。

【做法】 先将何首乌加适量清水煎煮，去渣取汁，然后把胡桃仁同猪脑一同倒入药汁中，加少量食盐调味即可。

【用法】 饮汤吃物，每日1剂或隔日1剂，至生出新发。

【功效】 本方有补益肝肾之功，其中何首乌历来是养发生发的良药。

(二)菊花茶(《大国医》)

【材料】 白菊花(最好是杭白菊)30克，旱莲草18克，生地30克。

【做法】 以水煎汤。

【用法】 去渣饮汁，每日1剂，分2次代茶饮。

【功效】 主要通过调补肝肾以达到生发的目的。

(三)生发果菜汁(《大国医》)

【材料】 莴苣250克，胡萝卜、苹果各100克，拧檬适量。

【做法】 以榨汁机将四物榨成果汁。

【用法】 坚持每日或隔日饮用1份。

【功效】 此混合果汁营养丰富，可促进头发的再生。

(四)姜片擦头方(《大国医》)

【材料】 毛姜适量，酒适量。

【做法】 将毛姜入酒浸泡2～3天后，取出切成片。

【用法】 以姜片切面摩擦患处，连用一周或见效为止。如果找不到毛姜，可取生姜切片浸泡于高粱酒中，2～3天后涂擦患处，每天4～5次，连续使用。

【功效】 姜片擦头，主要靠其辛辣之性刺激头皮的血液循环，从而达到生发的目的。

十六、防治贫血的食疗方

(一)疾病特征：贫血是由于红细胞减少或血红蛋白降低等原因所致。贫血病人通常表现为疲倦、苍白、没有耐力、呼吸短促、食欲减退等。维生素、叶酸和铁等营养成分的缺乏会引起贫血，其中缺铁性贫血尤为常见。

(二)保健要点：贫血病患者应注意补充营养，保证身体所需，注意补充高蛋白、含维生素丰富的食物。如动物的肝脏、肾以及酵母、麦胚芽、奶、蛋、豆制品都是很好的补血食品。适宜贫血病患者的食品有猪血、猪肝、驴肉、鳝鱼、牡蛎、大枣、桂圆、花生、黑豆、莲藕、海带、紫菜、芝麻、香菇、番茄、红萝卜、胡萝卜、芹菜、菠菜等。

(三)日常禁忌：贫血病人要少吃那些经过多

次加工的食物或者是太精致的食物，更不要偏食，若是缺铁性贫血的病人则要少饮茶，浓茶更要忌饮。(《吃出健康好体魄》)

(四)食疗方法

1.桂圆大枣治疗贫血(《吃出健康好体魄》)

[原料]桂园肉50克，大枣12个。

[食法]将桂圆肉、大枣分别洗净，然后一起放入锅中加适量的水煎煮，汤浓即可饮食。

2.木耳鸡肝治疗贫血(《吃出健康好体魄》)

[原料]黑木耳40克，鸡肝120克。

[食法]将黑木耳、鸡肝分别洗净，然后一起放入锅中，加入适量的水煮，煮熟即可食用。

3.紫苏芹菜治疗贫血(《吃出健康好体魄》)

[原料]青紫苏叶100克，芹菜100克，凤梨1个，柠檬半个，蜂蜜适量。

[食法]将凤梨、芹菜、青紫苏叶分别洗净，凤梨去皮后切成小块，芹菜、青紫苏叶切成段，然后一起放入果汁机中榨汁，最后放入柠檬汁、蜂蜜搅匀即可饮用。

4.菠菜鸡蛋治疗贫血(《吃出健康好体魄》)

[原料]菠菜100克，鸡蛋2个，姜丝、盐各适量。

[食法]将菠菜洗净后切成段。锅上火加水煮，待水煮沸后，倒入菠菜，汤开后加入姜丝和盐，最后把鸡蛋打入锅中煮一会儿即可。

5.木耳大枣治疗贫血(《实用保健医学》)

[原料]黑木耳15克，大枣15个，冰糖10克。

[食法]将大枣和黑木耳用温水泡发洗净，放入小碗中，加水和冰糖，放入锅中蒸1小时。吃枣和木耳，饮汤，可治疗贫血。

6.花生红枣治疗贫血(《你可能不知道的健康常识》)

[原料]连衣花生仁200克，红枣50克。

[食法]将花生仁、红枣分别洗净，一起放入锅中加适量的水煮至花生烂熟即可。吃花生、红枣，喝汤，可治贫血。

7.猪腰鸡蛋治疗贫血(《你可能不知道的健康常识》)

[原料]鸡蛋1个，猪腰1个，糯米60克。

[食法]猪腰洗净，去筋膜切片，鸡蛋打碎加入调料拌匀，糯米煮粥，將成时加入鸡蛋、猪腰稍煮即可服食。能补肾健脾治贫血。

8.芡实牛肉汤治疗贫血(《吃出健康来》)

[原料]芡实50克，牛肉100克。

[食法]将芡实洗净，放入锅中加适量的水先煲，牛肉洗净切成薄片，芡实快熟时加入薄片牛肉，待牛肉熟时，调好口味即可食用。芡实具有补肝肾、益脾胃之功效。牛肉含丰富的谷胱甘肽，是合成血红蛋白的重要原料；牛肉还含有较多的维生素 B_{12}，维生素 B_{12} 对恶性贫血有很好的治疗作用。

9.乳鸽炖阿胶治疗贫血(《吃出健康来》)

[原料]乳鸽1只，阿胶10克。

[食法]将乳鸽开膛、腿毛、去内脏、洗净，放入锅中加适量的水煲熟。将阿胶放入锅中烊化。然后将烊化的阿胶放入煲熟的乳鸽汤中，调味后食用。乳鸽含有丰富的核蛋白，对治疗恶性贫血和再生障碍性贫血均有效果。阿胶是补血药，含有丰富的胶原蛋白，可促进血红蛋白的合成和增加血小板的数量。

10.鸭血豆腐汤治疗贫血(《吃出健康来》)

[原料]鸭血200克，豆腐100克，韭菜适量。

[食法]将鸭血、豆腐、韭菜分别洗净，切碎。然后把鸭血和豆腐放入锅中加适量的水炖煮，待鸭血、豆腐炖熟时再放入韭菜，调好口味即可食用。鸭血含有丰富的蛋白质和鳞、铁、钙等，鸭血含有多种人体自身不能合成的氨基酸，是造血过程中不可缺少的物质；豆腐含有丰富的植物蛋白；韭菜除用作调味外，含有丰富的维生素C，可促进人体对铁的吸收。

11.黑木耳鲫鱼汤治疗贫血(《吃出健康来》)

[原料]黑木耳20克，鲫鱼200克。

[食法]将鲫鱼开膛、去鳞和内脏，洗净，将木耳发开后与鲫鱼一起放入锅中，加入适量的水炖煮成汤，调好口味食用。黑木耳是含铁最丰富的食品；鲫鱼含有丰富的铁、锌、钴等人体必需的矿物质和黏液蛋白。

12.黑木耳大枣冰糖治疗贫血(《生活中来》)

[原料]黑木耳15克，大枣15枚，冰糖10可。

[食法]将大枣和黑木耳用温水泡发洗净，放入小碗中，加适量的水，放入冰糖，然后放入锅中蒸1小时。吃枣和木耳，饮汤，可治疗贫血。

13. 腔骨大枣治疗贫血(《生活中来》)

[原料]腔骨500克，大枣50克，香菇100克，盐及调料适量。

[食法]将腔骨洗净加入适量清水煮熟，然后加入大枣、香菇再煮半小时，加入盐及少量的调料，喝汤吃肉。每天一次，连续吃一个月，可明显见效。

14. 猪心黑木耳治疗贫血(《生活中来》)

[原料]猪心或羊心两具，黑木耳100克，胡萝卜100克，调料适量。

[食法]将猪心或羊心、胡萝卜分别洗净切块，先将猪心或羊心煮熟，加入木耳、胡萝卜，调料适量，炖熟即可食用。每天一次，连续吃一个月，即可见效。

15. 猪血豆腐汤治疗贫血(《生活中来》)

[原料]猪血100克，豆腐100克，韭菜适量。

[食法]将猪血、豆腐、韭菜分别洗净，猪血、豆腐切块，韭菜切段，然后一起放入锅中加适量的水煮熟，调味后服用。每周两次，连续吃一个月，即可见效。

16. 黑木耳红糖羹治疗贫血(《生活中来》)

[原料]黑木耳15克，红糖50克。

[食法]将黑木耳泡好洗净，加红糖放入锅中蒸一小时后服用。每天一次，连续一个月，即可见效。

十七、防治胆囊炎的食疗方

(一)疾病特征:胆道内细菌感染、胆汁滞留或胰液向胆道反流是引起胆囊炎的主要原因。胆囊炎有急性和慢性之分，通常患者会出现右上腹痛、口臭、恶心、呕吐、厌油等。急性病人一般疼痛为绞痛，慢性病人通常为隐痛。

(二)保健要点:胆囊炎患者注意吃些蛋黄、鱼、瘦肉、奶类、豆制品等优质蛋白的食物，多选用含丰富维生素、膳食纤维的新鲜果菜，要间歇地吃些植物油，多饮水，做到少吃多餐。适宜胆囊炎患者的果菜有芹菜、萝卜、黄瓜、冬瓜等。

(三)日常禁忌:胆囊炎患者应忌食过冷、过热和刺激性强的食物，如辣椒、咖啡、浓茶、酒等。对高脂肪、高胆固醇的食物要严加控制，如动物肝、肾、脑等。急性胆囊炎出现绞痛时要禁食。(《吃出健康好体魄》)

(四)食疗方法

1. 冬瓜木耳治疗胆囊炎(《吃出健康好体魄》)

[原料]冬瓜100克，黑木耳25克。

[食法]将冬瓜洗净去皮，黑木耳去杂质洗净，然后一起放入锅中加入适量的水煮，待冬瓜煮熟即可食用。

2. 猪肝葱白治疗胆囊炎(《吃出健康好体魄》)

[原料]猪肝25克，葱白100克，酱油、水、面粉、油、各适量，胡椒粉、醋、白糖、高汤各适量。

[食法]将猪肝洗净切成薄片，放入碗中，加入酱油、水、面粉搅匀。葱白洗净切碎。炒锅开火，放油加热，倒入猪肝翻炒，适时取出，然后倒入葱末煸炒，随即放入醋、白糖、胡椒粉、酒、高汤，待汤汁开时，倒入猪肝合炒，最后加酱油炒匀即可食用。

3. 芹菜红枣治疗胆囊炎(《吃出健康好体魄》)

[原料]鲜芹菜250克，红枣40克。

[食法]将芹菜洗净切成段，红枣洗净后与芹菜一起放入锅中，加入适量的水煮汤，汤好即可食用。

4. 冬瓜韭菜治疗胆囊炎(《吃出健康好体魄》)

[原料]冬瓜150克，韭菜根15克，杏仁20克。

[食法]将冬瓜洗净去皮切成块，韭菜根洗净切成段，然后将冬瓜、韭菜根与杏仁一起放入锅中，加入适量的水煎煮，待冬瓜熟汤浓即可食用。

十八、防治肝炎的食疗方

(一)疾病特征:肝炎有甲型、乙型、丙型等，均由肝炎病毒而引起。患肝炎的人常伴有腹部不适、恶心、呕吐、胃肠胀气、全身乏力、腹泻以及组织积水、血糖降低等。严重者可致肝硬化、脂肪肝、肝癌，肝炎对人体产生极大的危害。

(二)保健要点:肝炎病人的饮食营养作用相当重要，应注意多食含碳水化合物、植物性蛋白质、B族维生素的食物，特别是那些不受污染、不含添加剂的新鲜食品，适当饮果汁、米汤以补充水分等，以保证每天热量的供给。

(三)日常禁忌：肝炎病人要少食高糖、高脂肪的食物，另外油炸品、酒及刺激性食品应少吃。

(四)食疗方法

1. 果菜汁治疗肝炎(《吃出健康好体魄》)

[原料]芹菜60克，荷兰芹40克，番茄、苹果各1个，柠檬半个，芦荟、蜂蜜各少许。

[食法]将芹菜、荷兰芹、芦荟、苹果、番茄分别洗净，再将它们切碎放入果汁机中榨汁，最后在汁液中加柠檬汁(柠檬洗净切碎单榨汁)、蜂蜜搅匀即可饮用。

2. 白萝卜绿豆汤治疗肝炎(《吃出健康好体魄》)

[原料]白萝卜400克，绿豆30克。

[食法]将白萝卜洗净切片，绿豆放入水中浸泡半小时，然后将白萝卜与绿豆一起放入锅中加适量的水煮，待绿豆、萝卜煮熟汤浓即可食用。

3. 番茄海带汁治疗肝炎(《吃出健康好体魄》)

[原料]番茄1个，海带50克，芹菜、洋葱个少许，柠檬半个。

[食法]将海带洗净，放入水中浸泡一晚，芹菜、洋葱洗净去杂切碎，番茄洗净用开水烫一下去皮，然后将海带、番茄、芹菜、洋葱、柠檬一起放入果汁机中榨汁即可饮用。

4. 冬瓜黑鱼治疗肝炎(《吃出健康好体魄》)

[原料]冬瓜600克，黑鱼600克，茭白120克，大蒜少许。

[食法]先将黑鱼开膛去鳞、鳃及内脏，然后将其洗净，冬瓜、茭白洗净切碎，大蒜拍扁，将它们一起放入锅中加适量的水，用大火煮半小时即可食用。

5. 金针芦笋治疗肝炎(《生活中来》)

[原料]金针菜(黄花菜)30克，芦笋30克。

[食法]将金针菜、芦笋洗净放入锅中加适量的水煮，待煮熟时，可加少许盐和味精，吃菜喝汤。有活血通络，改善肝内循环，帮助炎症消退的作用。

6. 鸡骨红枣汤治疗肝炎(《生活中来》)

[原料]鸡骨草30克，红枣30克。

[食法]将鸡骨草、红枣洗净，一起放入锅中加适量的水煮汤(一小时)。每日一次，连服7～10天，有去黄清热的功效。

7. 糖醋蒸鱼治疗肝炎(《你可能不知道的健康常识》)

[原料]青鱼500克，米醋50克，生姜、糖、油、淀粉各适量。

[食法]将青鱼去鳞及内脏洗净，花切其肉，肉上撒上姜丝，置于盘中，上笼屉蒸10～15分钟取出，用油加佐料炝锅，兑入糖醋，用细淀粉勾芡，浇于鱼体上即成。可补气化湿、散瘀解毒。

8. 山楂甲鱼汤治疗肝炎(《你可能不知道的健康常识》)

[原料]甲鱼1只(约500克)，生山楂30克。

[食法]将甲鱼去头及内脏洗净，与山楂一起放入砂锅内，加清水适量煮至甲鱼烂熟，即可食用。食肉饮汤，每周一次，能理气活血。

9. 黄雌鸡汤治疗肝炎(《你可能不知道的健康常识》)

[原料]黄雌鸡11只，赤小豆30克，草果6克。

[食法]将黄雌鸡退毛开膛去内脏洗净，与赤小豆、草果一起放入锅中加适量的水同煮，煮至鸡肉烂熟即可。食肉饮汤，佐餐食用，每周1次，可温阳利水。

10. 狗肉米粥治疗肝炎(《你可能不知道的健康常识》)

[原料]狗肉500克，粳米适量。

[食法]狗肉洗净切碎，和淘净的粳米同煮成粥。空腹随意食之，能起到温阳散寒的作用。

11. 艾叶鹌鹑蛋治疗肝炎(《你可能不知道的健康常识》)

[原料]艾叶10克，鹌鹑蛋2个。

[食法]艾叶与鹌鹑蛋同放锅内，加水400毫升煮至蛋熟。去汤吃蛋，每日一次，5～7日为一疗程，可温阳散寒、益气补虚。

十九、防治皮肤病的食疗方

(一)疾病特征：皮肤病有很多种，如斑、癣、湿疹、青春痘等。引起皮肤病的原因有很多，有细菌感染、内分泌失调等。

(二)保健要点：影响皮肤健康的重要因素之

一是要均衡营养，要多吃含有丰富维生素、蛋白质、钙等营养的食物。适宜皮肤病患者的果菜有香蕉、紫菜、西瓜、蕃茄、红萝卜、芹菜、柠檬等。

(三)日常禁忌：皮肤病患者要忌吃温热的食物，特别是刺激性强的食物如咖啡、酒、辣椒及油炸、油脂多的食品都要少吃。(《吃出健康好体魄》)

(四)食疗方法

1. 芹菜豆腐汤治疗皮肤病(《吃出健康好体魄》)

[原料]芹菜25克，豆腐40克，盐适量。

[食法]将芹菜洗净切碎，豆腐洗净切片，然后将豆腐、芹菜一起放入锅中加适量的水煮，待芹菜、豆腐熟后放入盐调匀即可食用。

2. 莴苣叶治疗皮肤病(《吃出健康好体魄》)

[原料]莴苣叶150克。

[食法]将莴苣叶洗净切成段，放入锅中加适量的水煎，待汤煎浓即可食用。对荨麻疹有防治作用。

3. 杏仁鸡蛋治疗皮肤病(《吃出健康好体魄》)

[原料]杏仁20克，鸡蛋1个，温酒适量。

[食法]将杏仁捣烂，鸡蛋打入碗中，取蛋清并与杏仁搅匀，夜间涂敷在患处，早晨用温酒清洗干净。对痤疮适宜。

4. 萝卜汁治疗皮肤病(《吃出健康好体魄》)

[原料]萝卜1个，盐适量。

[食法]将萝卜洗净切碎后榨汁，然后把盐放入萝卜汁中调匀，用汁液外洗，用渣敷患处。对接触性皮炎有效。

5. 冬瓜花生治疗无名肿痛(《中国秘方全书》)

[原料]冬瓜、花生、黑豆、红枣、黑糖各适量。

[食法]冬瓜洗净切片，花生、黑豆、红枣洗净，然后将冬瓜、花生、黑豆、红枣、黑糖一起放入锅中，适量的水用文火慢慢的煮，煮好后当饭吃，一天三次，连吃一周，可治愈脸、脚无名肿痛。

6. 绿豆橘子皮治疗过敏性皮肤炎(《中国秘方全书》)

[原料]绿豆适量，橘子皮半个。

[食法]将绿豆磨成粉，和橘子皮一起冲开水喝，连喝三个月，可治愈顽固的皮肤炎瘙痒症，且可使皮肤变得细嫩。

7. 绿豆薄荷治疗过敏性皮肤炎(《中国秘方全书》)

[原料]绿豆适量，薄荷一钱，橘皮半个。

[食法]将绿豆磨成粉，取二至三匙绿豆粉和薄荷、橘皮一起放入较大的茶缸中，用开水冲泡，以代茶饮(勿再喝其它水)，这是一天的分量，饮完后再冲泡，连喝一个月，可治皮肤炎症，且使皮肤细白。

8. 梅干可治疗荨麻疹(《中国秘方全书》)

[原料]梅干适量。

[食法]每天吃两三个梅干，可预防荨麻疹的发生，即使长出来也不会太严重。

9. 薏仁治疗皮肤疣子(《中国秘方全书》)

[原料]薏仁15克。

[食法]将带壳的薏仁敲碎，加水一杯放入锅中，煎至剩半量为止，饮用汁液，每天一次，成人服用十天即可治愈；儿童三天即可治愈；老年人需要三周。

二十、防治过敏症的食疗方

(一)疾病特征：由于人的体质差异，一些体质较差或特殊体质的人，在接触到植物毒素、花粉、虫类、化妆品、灰尘等物质，或是营养不良、睡眠不足、情绪恶劣、使用药物、消化不良、传染病、肝功能异常以及压力大、过冷过热时，都可能出现过敏现象，表现皮肤红肿、湿疹、头痛、流鼻涕、气喘、发热等症状。

(二)保健要点：有过敏体质的人要避免接触过敏源；饮食上要均衡营养，以改善体质，增强抵抗力；保持良好的心理状态，精神上保持愉快。适宜过敏症患者的果菜有柿子、芹菜、马铃薯等。

(三)日常禁忌：过敏症患者要禁食虾、蛋、牛奶等食品。(《吃出健康好体魄》)

(四)食疗方法

1. 芝麻蜂蜜治疗过敏症(《吃出健康好体魄》)

[原料]白芝麻30克，黑芝麻30克，豆乳、蜂蜜各适量。

[食法]将白芝麻、黑芝麻一同放入锅中炒熟，然后将其粉碎。将豆乳、蜂蜜放入芝麻末中搅拌均匀即可食用。每天一次，每次一匙，开水冲服。可补充营养，增强抵抗力。

2. 酒韭菜治疗过敏症(《吃出健康好体魄》)

[原料]韭菜150克，酒50克。

[食法]将韭菜洗净切段，放入锅中加酒和适量的水一起煎煮，待汁液浓即可饮用。对荨麻疹有防治作用。

3.莴苣叶治疗过敏症(《吃出健康好体魄》)

[原料]莴苣叶150克。

[食法]将莴苣叶洗净放入锅中，加适量的水煎汁即可饮用。对荨麻疹有防治作用。

4.茶柿子治疗过敏症(《吃出健康好体魄》)

[原料]熟柿子1个，茶叶5克。

[食法]将茶叶研成细末，柿子去皮与茶叶末一起捣成膏状，将膏物取出涂患处即可。对湿疹有防治作用。

二一、防治眼病的食疗方

(一)疾病特征眼病是现代人的常见疾病，主要有近视、青光眼、白内障、结膜炎、眼内外肌肉麻痹、斜视、视线重叠、眼球突出等。这通常是由心理压力、精神困扰、营养不良等因素所致。

(二)保健要点:眼睛非常敏感和脆弱，若不注意卫生和保健就很容易患上疾病。一旦患上这些眼病，就会给人们的生活带来很大的影响，因此，保护好眼睛十分重要。对眼睛的保健，平时除注意减少心理压力、精神困扰外，还应从饮食入手，加强营养的供给。因大部分眼病都与营养的缺乏有关。如眼睛疲劳、视线模糊，可增加维生素A的摄入。眼睛怕光、流泪等则应补充维生素B_2。眼内外肌肉麻痹，则可增加维生素B_1的摄入。斜视、视线重叠的人，可多吃维生素E、肝、酵母等。眼球突出的人，可增加维生素E等的摄入。视网膜炎的人多吃高蛋白的食物有益。患上近视的人，特别是发育期的学龄儿童，则更要改善营养。适宜眼病患者的果菜有荸荠、冬瓜、梨、苦瓜、黄瓜、枸杞、芒果、番茄等。

(三)日常禁忌:喝咖啡对青光眼患者不宜。(《吃出健康好体魄》)

(四)食疗方法

1.胡萝卜芹菜汁治疗眼病(《吃出健康好体魄》)

[原料]胡萝卜100克，芹菜100克，苹果1个。

[食法]先将胡萝卜、芹菜、苹果分别洗净，并将胡萝卜切块、芹菜切段、苹果去皮、核切块。然后一起放入果汁机中榨汁，出汁即可饮用。此方适宜于用眼过度的人。

2.什锦果菜汁治疗眼病(《吃出健康好体魄》)

[原料]芹菜50克，胡萝卜30克，青椒20克，柠檬1/4个，油菜50克，哈密瓜1/2个，红花油少许。

[食法]先将芹菜、胡萝卜、哈密瓜洗净，哈密瓜去皮，然后都切碎一起放入果汁机中榨汁，汁出时滴入柠檬汁和红花油搅匀即可饮用。富含维生素A。

3.牛奶蜂蜜治疗眼病(《吃出健康好体魄》)

[原料]牛奶1杯，脱脂乳25克，纯酸乳酪25克，黄豆粉25克，蜂蜜、酵素各适量。

[食法]将牛奶、脱脂乳、纯酸乳酪、黄豆粉、蜂蜜、酵素全部放入果汁机中搅打，待搅至均匀即可饮用。此方对假性近视的人适宜。

4.木耳茶鸡蛋治疗眼病(《吃出健康好体魄》)

[原料]黑木耳30克，绿茶叶15克，鸡蛋2个。

[食法]将木耳放入水中泡透、洗净，然后将木耳和绿茶叶一起放入锅中，加适量的水并打入鸡蛋一起煮，待至水剩一半即可食用。此方对急、慢性结膜炎患者适宜。

5.杏苹果皮治疗眼病(《吃出健康好体魄》)

[原料]杏4个，苹果皮25克，苍术25克。

[食法]将杏、苹果皮、苍术洗净，然后将它们一起放入锅中加适量的水煎煮，待汤汁浓即可食用。对白内障有益。

6.煮菠菜治疗白内障(《中国秘方全书》)

[原料]鲜菠菜500克。

[食法]将菠菜洗净，放入锅中煮熟即可食用，不放盐。每天一次，连吃1个月。亦可煎水熏洗，浮翳自退。

7.枸杞子黄酒治疗眼见风流泪(《中国秘方全书》)

[原料]枸杞子250克，黄酒250克。

[食法]将枸杞子浸入黄酒中，密封一至两个月即可。每天饭后适量饮服，每日两次。

二二、防治牙周病的食疗方

(一)疾病特征:牙周病是指牙周围组织发生炎症的慢性破坏性疾病。通常多是由于营养不良、不注意卫生,致使细菌感染而引起。发病时出现牙龈红肿、牙周脓肿等。

(二)保健要点:牙周病患者要增加纤维、维生素C、生物类黄酮、叶酸等营养成分的摄入,注意饮食卫生和口腔卫生。也可沾盐按摩牙龈,以杀菌消炎。要保证充足的睡眠,因为人过度疲劳抵抗力会减弱,也可导致牙龈发炎。定期对牙齿做检查和适度的运动对减少牙周围组织的感染有十分重要的作用。适宜牙周病患者的果菜有洋白菜、番茄、菠菜、芹菜、甜菜、海带、大蒜、姜等。

(三)日常禁忌:糖、酒精、药物、烟等食用过多均对牙齿不利,患有牙周病的人更要慎食。(《吃出健康好体魄》)

(四)食疗方法

1. 丝瓜菊花甘草汤治疗牙周病(《吃出健康好体魄》)

[原料]丝瓜100克,野菊花40克,甘草15克。

[食法]将丝瓜、野菊花、甘草分别洗净,丝瓜切碎,然后一起放入锅中加适量的水煮,汁浓即可食用。此方对牙龈肿痛适宜。

2. 菠菜鸡骨汤治疗牙周病(《吃出健康好体魄》)

[原料]菠菜100克,鸡骨100克。

[食法]将菠菜洗净切成段,鸡骨洗净。然后将菠菜、鸡骨一起放入锅中加水煎煮,汤汁浓即可食用。此方对牙齿松动有防治作用。

3. 胡萝卜苹果汁治疗牙周病(《吃出健康好体魄》)

[原料]胡萝卜150克,苹果1个,生姜少许。

[食法]将胡萝卜、苹果、生姜分别洗净切成块,一起放入果汁机中榨汁即可食用。此方可补充维生素,适宜牙周病患者。

4. 柿子治疗牙周病(《吃出健康好体魄》)

[原料]生柿子1个。

[食法]将柿子洗净,切成薄片,直接用柿子片涂抹患处即可。此方对口腔溃疡有防治作用。

5. 木耳鸽蛋汤治疗牙周病(《吃出健康好体魄》)

[原料]黑木耳30克,鸽蛋3个。

[食法]将木耳泡透洗净,然后放入锅中加适量的水,并打入鸽蛋一起煮,煮熟即可食用。此方对防治牙齿松动有益。

二三、防治口臭的食疗方

(一)疾病特征:口臭,是指张口时出气腐臭难闻,大多数人是由于进食过度,消化不良,宿食腐化所致,亦有一部分人是因患有胃肠疾患(如胃炎、十二指肠溃疡等),因消化功能不良而引起的口臭,再加各种肝病、胰胆疾患、尿毒症等都可引起口臭。此外,不注意口腔卫生,齿缝积垢,或口腔患有疾病,如牙龈肿烂等也会引起口臭。

(二)保健要点:消除口臭,除积极治疗某些引起口臭的疾病外,平时应注意口腔卫生,勤刷牙、漱口,饮食宜清淡,并可适当采用清热化湿、辟秽除臭之品。(《中国药膳大全》)

(三)食疗方法(《中国药膳大全》)

1. 生芦根粥:鲜芦根30克,粳米50克。加水1500毫升,煎芦根,取汁1000毫升,将米放入汁中,煮粥食之。

2. 西瓜:①取西瓜瓤挤汁饮用。②取西瓜嫩皮煎水饮用。

3. 藿香芦根饮:鲜藿香10克,鲜芦根30厘米,煎水饮。

4. 冬瓜子饮:冬瓜子30克,加红糖适量,捣烂,开水冲服。

5. 黄瓜皮饮:黄瓜皮水煎服,一日三次。

6. 苏子水:苏子煮水漱口。

7. 茴香汤:茴香作汤饮用,或生嚼。

8. 乌梅脯:将乌梅脯含口内。

9. 桔饼:嚼食桔饼。

10. 甜瓜子末:甜瓜子为末,口内食之。

如果因食大蒜、韭菜、洋葱等引起的口臭,可嚼食茶叶或黑枣,则可减轻或消除口臭。

二四、防治低血压的食疗方

(一)疾病特征:当血压低到收缩压90mmHg、舒张压60mmHg以下时,即为低血压。人体处在低血压时，因为流到脑部的血液不足，就会头晕眼花、全身无力。血压长期低于正常值的人比较容易疲劳、做事没精神。有的还会出现消瘦、倦怠、头晕、心悸、走路喘、耐力差等症状。

(二)保健要点：①预防失血和脱水。血管中血流量充沛时，压力会比较大，例如我们说吃盐多会让血压上升，是因为盐里的钠会让水分滞留在血管中，让血管里的总液体量增加，所以血压就上升了。相反，如果大量出血，或是严重脱水，那血管中的血液量骤减，血压就会急速下降。②加强营养，补充气血。从中医角度来看，营养不够，气血不足的人通常血压也比较低。(《健康指南》)

(三)食疗方法

1. 吃鸡蛋能治低疗血压(《生活中来》)

每天吃两个鸡蛋，炒、摊、蒸、煮、煎都行。连续吃三天后，即可见效。

2. 开水焐鸡蛋治低疗血压(《生活中来》)

每天早晨将一个鸡蛋磕入茶杯中，用沸开水避开鸡蛋黄缓缓倒入，盖上杯盖焐 15 分钟，待蛋黄外硬内软时取出，用淡茶水冲服，每天一个，连服 30 天，重者可适当延长。

3. 鸡肉当归治疗低血压(《生活中来》)

[原料]鸡肉 250 克，当归 30 克，川芎 15 克。

[食法]将鸡肉、当归、川芎一起放入锅中蒸熟后趁热吃，每日一次，连吃 3 天。可使血压恢复正常。

4. 人参莲子治疗低血压(《生活中来》)

[原料]人参 10 克，莲子 10 克，冰糖 30 克。

[食法]将人参、莲子、冰糖水煎后服用，吃莲子、人参，饮汤。每日一次，连吃 3 日。可使血压恢复正常。

5. 治疗低血压方(《生活中来》)

煮冰糖、莲子、银耳、大枣粥，空腹吃，连续一周会有改善。

二五、防治肥胖症的食疗方

(一)疾病特征：肥胖是由于人体内的脂肪过多积聚，不能充分利用而致。肥胖的人常会引起高血压、心脏病、糖尿病等，引起肥胖的主要原因是吃得多，运动少。

(二)保健要点：肥胖者要多吃含丰富无机盐、维生素的食物，饮食要以天然食品为主。可采取少吃多餐的方式。适宜肥胖者的果菜有胡萝卜、空心菜、芹菜、青椒、鱼、海产品等。

(三)日常禁忌：肥胖者必须控制含脂肪、糖、热量高的食物的摄入，忌高盐、高胆固醇的食物，可乐、咖啡、汽水、零食等更要少喝或少吃。(《吃出健康好体魄》)

(四)食疗方法

1. 糖醋小黄瓜治疗肥胖症(《吃出健康好体魄》)

[原料]小黄瓜 200 克，红辣椒、葱段、姜片各少许，醋、糖、盐各适量。

[食法]将小黄瓜洗净切成小段，红辣椒洗净切碎。炒锅开火放油烧热，先放入葱段、姜片微煸，再放入辣椒一起煸出香味，随即倒入黄瓜翻炒，加盐、糖、醋炒匀，熟后起锅即可。

2. 萝卜冬瓜汤治疗肥胖症(《吃出健康好体魄》)

[原料]萝卜 200 克，冬瓜 200 克。

[食法]将冬瓜去皮洗净，萝卜洗净，然后将冬瓜、萝卜切成小块，一起放入锅中加适量的水煮，待冬瓜、萝卜软熟即可。

3. 虾米炒菠菜治疗肥胖症(《吃出健康好体魄》)

[原料]菠菜 250 克，虾米 150 克，盐、麻油、味精各适量。

[食法]虾米洗净后放入温水中浸泡，菠菜洗净后切成段。炒锅开火，放油烧热，先倒入虾米爆炒，然后加入适量的盐调味，适时放入菠菜翻炒，最后加少量味精炒匀，淋上麻油即可。

4. 莲子桂圆粥治疗肥胖症(《吃出健康好体魄》)

[原料]莲子 100 克，桂圆肉 60 克，冰糖适量。

[食法]把莲子皮去掉，将莲子心磨成粉，然后用适量的水将莲子调成糊。开火，锅中加水烧开，放入莲子糊、桂圆肉、冰糖一起煮，待粥成即可。每日食用一次，可以减肥。

5. 燕麦片粥治疗肥胖症(《吃出健康来》)

[原料]燕麦片 50 克，牛奶 250 克。

[食法]将燕麦片放入锅中加适量的水煮沸，待燕麦片煮至熟软时，将牛奶加入锅中同煮，开锅即可。每日一次，早餐食用。可以降脂、减肥。

6. 赤小豆粥治疗肥胖症(《吃出健康来》)

[原料]赤小豆30克,粳米50克。

[食法]将赤小豆洗净,粳米淘净,一起放入锅中加适量的水煮粥喝。每日2次,早晚餐食用,久食可减肥。

7. 牛奶白糖治疗肥胖症(《你可能不知道的健康常识》)

[原料]牛奶、白糖、茶叶各适量。

[食法]牛奶加适量白糖煮开,按1勺牛奶、2勺茶叶的比例,用沸水冲饮。此方可消脂减肥、提神明目、健脾胃、助消化。

8. 荷叶山楂治疗肥胖症(《你可能不知道的健康常识》)

[原料]荷叶10克,山楂15克。

[食法]将荷叶洗净、切成丝,与山楂一起放入锅中加适量的水煎煮,代茶饮。此方适用于血脂高、心悸的肥胖者。

9. 晚餐蔬菜汤治疗肥胖(《健康指南》)

[原料]金针菇、白菜、菠菜、萝卜、冬瓜等适量。

[食法]将以上几种蔬菜洗净切碎,放入锅中加入适量的水煮熟即可。把此蔬菜汤作为晚餐食用,每天一次,连续10天即可明显见效。

二六、防治高血压的食疗方

(一)疾病特征:高血压是由于人体血管壁上积存了脂肪,使血管直径减小,增加了心脏的负担,导致血压升高,致使收缩压、舒张压超过了人体血压的正常值。高血压是中老年人常见的疾病之一,通常情绪波动、缺氧等都会引发高血压,其症状主要表现为头痛、头晕、耳鸣、失眠、健忘等,严重时可导致冠心病、脑出血甚至瘫痪、死亡。

(二)保健要点:患有高血压的人要多吃含有丰富维生素C、完全蛋白、纤维素、钙、钾的食物,这些食物对降低血压有着特殊的功效。芹菜、番茄、菠菜、大蒜、洋葱都是高血压患者的首选,另外海带、紫菜等海类产品对高血压患者也十分有益。除此之外高血压患者要适当进行运动,控制体重。适宜高血压患者的蔬菜还有莴苣、胡萝卜等。

(三)日常禁忌:高血压患者忌肥胖,肥胖会加重病情。要控制辣椒、浓茶、咖啡、烟、酒等刺激性较强的食物的摄入,特别是每日摄入的盐量都要严加控制。另外情绪的好坏会影响血压起伏,所以高血压患者如心情不好则要发泄出来,以免出现危险。(《吃出健康好体魄》)

(四)食疗方法

1. 苹果柿子菜汁治疗高血压(《吃出健康好体魄》)

[原料]苹果1个,柿子叶、荷兰芹叶各适量,柠檬半个。

[食法]将苹果、柿子叶、荷兰芹叶分别洗净。苹果去皮与籽后切成小块,然后与柿子叶、荷兰芹叶一起放入果汁机中榨汁,最后加柠檬汁搅匀即可饮用。

2. 西瓜皮玉米须治疗高血压(《吃出健康好体魄》)

[原料]西瓜皮100克,玉米须100克,冰糖适量。

[食法]将西瓜皮、玉米须洗净,然后放入锅中加适量的水煎煮,待水至一半时,再放入冰糖搅匀即可。

3. 龙须果菜汁治疗高血压(《吃出健康好体魄》)

[原料]绿龙须菜100克,苹果、柠檬各半个,草莓、莴苣适量。

[食法]将绿龙须菜、苹果、草莓分别洗净。苹果去皮和籽后切块,草莓去蒂。将绿龙须菜、苹果、草莓莴苣一起放入果汁机中榨汁,最后滴入柠檬汁搅匀即可饮用。可以强化血管。

4. 胡萝卜海带汤治疗高血压(《吃出健康好体魄》)

[原料]胡萝卜100克,海带50克。

[食法]将胡萝卜、海带分别洗净,一起放入锅中加适量的水煎煮,待汤浓即可食用。

5. 鲜芹菜汁治疗高血压(《吃出健康来》)

[原料]鲜芹菜250克。

[食法]将芹菜洗净,用沸水烫2分钟,切碎放入果汁机中绞汁。每次饮250毫升,每日两次。可平肝镇静,降压利尿。

6. 海带决明子治疗高血压(《吃出健康来》)

[原料]海带20克,决明子15克。

[食法]将海带先浸泡24小时,洗净切碎,将

决明子洗净。把海带、决明子一起放入锅中加适量的水煎煮，待海带熟时即可。此方有降压降脂作用。

7. 荷叶粥治疗高血压(《吃出健康来》)

[原料]鲜荷叶1张，粳米100克，白糖适量。

[食法]先将荷叶洗净切碎煎汤，将荷叶汤与粳米同煮成粥，加入白糖即可食用。每日一次。此方可降压降脂。

8. 荠菜粥治疗高血压(《吃出健康来》)

[原料]荠菜250克，粳米100克。

[食法]将荠菜洗净切碎，将粳米淘净，然后将荠菜和粳米一起放入锅中，加适量的水煮粥。每日一次，有降压利水作用。

9. 猪毛菜蒸鸡蛋治疗高血压(《吃出健康来》)

[原料]鲜猪毛菜100克，鸡蛋1个。

[食法]将鲜猪毛菜洗净切碎，将鸡蛋打碎去壳，与猪毛菜拌在一起蒸熟即可食用。一日一次，连服1个月，降压效果确切。

10. 旱芹治疗高血压(《中国秘方全书》)

[原料]旱芹250克，砂糖适量。

[食法]将旱芹洗净、切碎，搅成汁后，加入适量砂糖饮用。每日一次。具有降压作用，且能镇定肝风。

11. 玉米须决明子治疗高血压(《中国秘方全书》)

[原料]玉米须60克，决明子3钱，甘菊花2钱。

[食法]将玉米须、决明子、甘菊花分别洗净，一起放入锅中加适量的水煎煮40分钟即可。将残渣除去，汁液分两次喝完。此方对肾脏发炎、浮肿等有显著的治疗效果，尤其对肾性高血压，功效尤佳。

12. 糖醋大蒜治疗高血压(《生活中来》)

[原料]糖醋大蒜适量。

[食法]每天早晨空腹吃糖醋大蒜1～2头，并连带喝些糖醋汁，连吃10～15天。能使血压比较持久地下降，这个方法对于哮喘和慢性气管炎的顽固咳喘也很有效。

13. 芹菜洋葱治疗高血压(《生活中来》)

[原料]芹菜二两，洋葱5片(天然瓣片)，大蒜5瓣，荸荠5个，番茄1个。

[食法]将芹菜、洋葱、大蒜、荸荠、番茄分别洗净，切成片或段。然后将它们一起放入锅中，加入4碗水煎煮，煮至1碗水时即可。每天睡前一次吃完。其效立竿见影。

14. 醋泡黄豆治疗高血压(《生活中来》)

[原料]黄豆适量，食醋适量。

[食法]将黄豆炒熟放入瓷瓶中，倒入食醋浸泡。黄豆与食醋的比例为1:2，严密封口后置于阴凉通风干燥处，7天后食用。每次15～20粒，每日3次，空腹嚼服。有防治高血压、降血脂、降胆固醇作用，预防动脉硬化。

15. 醋泡玉米治疗高血压(《生活中来》)

[原料]玉米500克，食醋1000克。

[食法]将玉米洗净、煮熟、滤干，加入食醋浸泡24小时，再取出玉米晾干。每天早晚各嚼服30粒，可明显降低血压。

16. 山楂枣茶治疗高血压(《生活中来》)

[原料]大枣6枚，山楂10克。

[食法]将大枣火上烤焦(烤出糊香味)，山楂片洗净，把大枣与山楂一起放入壶中，开水冲泡当茶饮，每日一剂。久饮可预防高血压并治疗轻度高血压。

17. 黑巧克力治疗高血压(《健康指南》)

[原料]黑巧克力适量。

[食法]每天早晨和晚餐前，吃一小块黑巧克力(约6克)，或者买独立小块包装的黑巧克力，每天吃1～2块即可。此方不仅能取得降血压效果，而且不会增加体重或出现其它副作用，特别适合有长期高血压的老年人服用。

18. 醋泡葡萄干治疗高血压(《健康指南》)

[原料]葡萄干、黑醋各适量。

[食法]将葡萄干(50粒左右)洗净，和一勺黑醋(50克)一起放入容器里，浸泡10分钟即可食用。每天一次。此方葡萄干糖分含量高，有高血压又有糖尿病的人不宜食用。

19. 芹菜红枣鱼尾汤治疗高血压(《健康指南》)

[原料]芹菜200克，红枣10枚，草鱼尾一条。

[食法]将芹菜洗净切成小段，将红枣去核，鱼尾洗净。然后将芹菜、红枣和鱼尾一起放入锅

中，少放盐调味。加适量的水煮成汤，空腹时服用。每天一次，可降血压、降胆固醇。

20. 芹菜蜂蜜汁治疗高血压（《健康指南》）

[原料]芹菜 500 克，蜂蜜 500 克。

[食法]将芹菜洗净切碎榨成汁，加入等量蜂蜜搅匀即可。服用时加热，每天早晚各服 30 毫升，可降血压、降胆固醇。

21. 花生和醋治疗高血压（《中国药膳大全》）

[原料]花生米适量，食醋 500 克。

[食法]将花生米洗净晾干，和食醋一起放入干净的容器里，浸泡 7 天后取出，每日早晚各吃 10 粒，可降血压。

22. 吃海带羹治疗高血压（《健康指南》）

[原料]干海带 7 克（选叶大、肉厚的）。

[食法]将海带洗净后用清水浸泡 1 小时，然后用开水烫透消毒。而后把海带切丝放入搅拌机中，加入适量开水，搅拌 1 分钟即可饮用。不加任何调料，每天早晨空腹饮用，连续 6 个月，可奇迹般地降低血压。而且还能治疗便秘、淡化老年斑、改善睡眠、预防癌症。

23. 常吃海带降血压（《健康指南》）

[原料]海带 50 克（湿重），蒜泥、醋、酱油、香油各适量。

[食法]将泡好的海带洗净切丝，用蒜泥、醋、酱油、香油做调料，不加食盐凉拌吃。每天早、午餐时食用，连续吃一年，可使血压维持在正常水平。

二七、防治高脂血症的食疗方

(一)疾病特征：血清胆固醇值在百分之二百三十毫克以上及血清甘油三脂值在百分之一百五十毫克以上时，可诊断为高脂血症。

(二)保健要点：选择合理饮食，主要是避免动物性脂肪饮食和减少糖分摄入，并要适当节制饮食，避免每日摄入过多的热量。以下八种食物是最有助于化解油腻的食物：①燕麦；②洋葱；③玉米；④山药；⑤海藻；⑥银耳；⑦芹菜；⑧山楂。营养学家认为，经常吃些降脂清肠的食物，不仅能排除油腻，更能保护心血管，防止"三高"。

(三)日常禁忌：少吃高脂、高糖食物，多吃蔬菜水果。（《健康指南》）

(四)食疗方法。

1. 何首乌芹菜粥降血脂（《健康指南》）

[原料]何首乌、瘦肉末各 25 克，芹菜 250 克，粳米 50 克。

[食法]将上述材料洗净，芹菜带叶，切碎；何首乌加水熬取清汁，去渣，加水与粳米共煮成粥后，加入瘦肉末、芹菜，熬至黏稠，加盐适量，即可饮食。每天吃 1～2 次，可降血脂、降血压、益肾养肝。

2. 陈皮枸杞粟米粥降血脂（《健康指南》）

[原料]陈皮 15 克，枸杞子 15 克，粟米 100 克。

[食法]将陈皮洗净，晒干，研成细末；将粟米、枸杞子分别淘洗干净，放入锅中加适量水，大火煮沸后再用文火熬至粥熟，而后加入陈皮细末，搅拌均匀，再用小火煮沸即可食用。每日一服，分早晚两次服，可长期服用。此方可滋补肝肾，化痰降脂，适用于高血脂症。

3. 苦瓜降血脂（《健康指南》）

[原料]苦瓜 100 克，素油、豆豉、葱蒜及调料适量。

[食法]将苦瓜洗净切好，用开水焯一下，再加入素油、豆豉等调味品一拌即可。同牛奶一起吃，天天坚持。此方可清暑除热，明目解毒，降脂降压，开胃进食，益气壮阳。

4. 生山楂粉降血脂（《健康指南》）

[原料]生山楂干适量。

[食法]将适量生山楂干搅成细末，温开水冲服。每日 3 次，每次 15 克。一个月为一疗程。此方可健胃消食，降压降脂。

5. 降脂抗栓汤（《健康指南》）

[原料]黑木耳 10 克，兔肉 50 克，大枣 5 枚，生姜 8 克。

[食法]把木耳用冷水泡好洗净；把兔肉洗净切碎；大枣洗净焯水；生姜洗净去皮切片。降上述原料同放锅中，加 5 杯水，大火烧开后改用小火慢煎，当水煎至五分之三时即可。可加少量食盐调味，连汤食用。每天一服，15 天为一疗程，连服两三个疗程。此方具有降血脂、降胆固醇、

降血黏度、防治动脉硬化、预防动脉血管栓塞形成等功效。身体康复后可经常服用以防复发。

6. 木耳山楂粥降血脂(《健康指南》)

[原料]木耳10克,山楂30克,粳米100克。

[食法]将木耳浸泡发透洗净,与山楂、粳米同放锅中,加水适量,煮粥,代早餐空腹食用。此粥是防治高血脂症和动脉硬化的优质药粥。

7. 香菇首乌粥降血脂(《健康指南》)

[原料]香菇25克,制首乌15克,粳米100克。

[食法]将香菇洗净掰碎,何首乌研为细末,与粳米同入锅,加水适量,用文火煮成稀粥,代早餐食用。此粥降脂效佳,主治高血脂和动脉硬化。

8. 泽泻荷叶粥降血脂(《健康指南》)

[原料]泽泻20克,鲜荷叶1张,白糖适量,粳米100克。

[食法]先将荷叶洗净,煎去蒂及边缘;泽泻研成细粉。将泽泻粉和粳米同入锅,加水适量,将荷叶盖于水面上。先用大火烧开,再用文火慢熬成粥,揭去荷叶,放入适量白糖调味,代早餐食用。此粥有降血压、降血糖、清热、消脂之功,对防治动脉硬化和冠心病有显著效果。

9. 灵芝炖猪蹄降血脂(《健康指南》)

[原料]灵芝15克,猪蹄1只,葱姜、料酒等调料各适量。

[食法]将猪蹄去毛洗净,灵芝切片。锅内放油烧热,放入葱、姜煸香,再放入猪蹄、水、料酒、精盐、味精、灵芝。用武火烧沸,再改用文火炖至猪蹄烂熟。吃猪蹄喝汤,每日一次。常食灵芝炖猪蹄,对心血管疾病如冠心病、高血压、高血脂症有良效。

10. 山楂冬瓜汤降血脂(《健康指南》)

[原料]鲜山楂50克,冬瓜150克。

[食法]将山楂、冬瓜连皮切片,加适量水煎煮,沸后15分钟,取出汁液,加少量白糖饮服,每日一剂。此汤有显著降血脂效果。

二八、防治冠心病的食疗方

(一)疾病特征:冠心病大多是因体内脂肪代谢紊乱所造成,冠状动脉粥样硬化而引起。患者血管壁上积存了过多脂肪,产生粥样斑块,管壁变窄,血液循环减少,心肌供血明显不足。可出现心肌缺血缺氧、心绞痛、心律失常,甚至心肌梗死、心肌坏死等。高血压、高胆固醇血症、肥胖、糖尿病及精神神经因素等多是引发冠心病的因素,冠心病还受到遗传、性别、年龄等因素的影响。

(二)保健要点:冠心病患者应注意多方面的防治。一方面要控制脂肪、糖类的摄入,多食膳食纤维、维生素C、维生素E、无机盐、微量元素和碘含量丰富的食物。适宜冠心病患者的果菜有菠菜、芹菜、胡萝卜、紫菜、大蒜、姜、辣椒、黄豆及豆制品等。

(三)日常禁忌:冠心病人注意不要暴饮暴食,最好少吃多餐,晚餐不宜吃太多,注意保持休息,控制热量摄入,另外还要定期检查血液中脂肪、胆固醇含量,及时了解病情,达到防治的目的。(《吃出健康好体魄》)

(四)食疗方法

1. 龙须芹菜汁治疗冠心病(《吃出健康好体魄》)

[原料]芹菜100克,绿龙须菜200克,苹果、柠檬各半个。

[食法]将芹菜、绿龙须菜、苹果分别洗净,然后将苹果去皮和籽并切成小块。将芹菜、绿龙须菜切成小段,与苹果一起放入果汁机中榨汁,最后滴入柠檬汁即可饮用。

2. 黄豆花生栗子粥治疗冠心病(《吃出健康好体魄》)

[原料]黄豆、花生各40克,栗子80克,糯米120克,白糖适量。

[食法]将黄豆放入水中浸泡24～48小时,栗子去壳,花生洗净,糯米淘净,然后将四样一起放入锅中加适量的水煮粥,待粥煮稠加白糖搅匀即可食用。

3. 大枣蘑菇汤治疗冠心病(《吃出健康好体魄》)

[原料]干蘑菇25克,大枣50克。

[食法]将干蘑菇放入开水中泡透,捞出后与大枣一同放入锅中加适量的水煮汤,待汤汁浓稠即可饮用。

4. 葱姜水泡黄瓜治疗冠心病(《吃出健康好体

魄》)

[原料]黄瓜150克,生姜、葱白各少许。

[食法]将黄瓜洗净切小块放入碗中,生姜、葱放入锅中加适量的水煎汤汁,待15分钟后,取汁液冲泡在黄瓜中即可食用。

5.黑醋洋葱治疗冠心病(《你可能不知道的健康常识》)

[原料]洋葱1个,黑醋200毫升。

[食法]将洋葱剥去薄皮、洗净,切片。然后将洋葱放入大口玻璃瓶中,再倒入黑醋,浸泡4~5日后,每天食用1/3,分3次吃。一般食用一两个月后产生效果。此方可降低胆固醇,防治冠心病、脑梗塞、心肌梗死、动脉硬化、高血压、更年期综合征及肥胖等。

6.豆浆粥治疗冠心病(《你可能不知道的健康常识》)

[原料]豆浆500克,粳米50克,砂糖或细盐适量。

[食法]将豆浆、粳米一起放入砂锅中,煮至粥稠,以表面有粥油为度,加入砂糖或细盐即可食用。每日早晚食用,可补虚润燥。此方适用于动脉硬化、高血压、高血脂、冠心病患者。

7.鸡蛋清炒蚯蚓治疗冠心病(《你可能不知道的健康常识》)

[原料]蚯蚓3~5克,鸡蛋3~4个。

[食法]将活蚯蚓先放入盆内2~3天,使其排出体内泥垢,剖开洗净、切段,将鸡蛋打开取蛋清与蚯蚓同炒,盐调味。佐餐食用,3~5日为1个疗程。可涤痰化瘀,活血通络。此方适用于痰瘀闭阻型胸闷痛。

8.冬瓜炒虾皮治疗冠心病(《你可能不知道的健康常识》)

[原料]冬瓜250克,虾皮5克,油、盐、味精适量。

[食法]将冬瓜去皮、洗净、切片,待油烧热后将冬瓜入锅煸炒,然后加入虾皮,最后放盐、味精调味即可。佐餐食之,此方适用于冠心病。

9.冻豆腐治疗冠心病(《健康指南》)

[原料]冻豆腐4块,牛奶200克,鸡蛋1个。

[食法]将冻豆腐、鸡蛋分别煮熟。每天吃冻豆腐、熟鸡蛋、喝牛奶,连续吃40天,这期间,禁止吃动物性食物。可明显降低胆固醇。

10.醋泡香菇预防冠心病(《健康指南》)

[原料]香菇适量,食醋适量。

[食法]将香菇洗净放入干净的容器内,倒入食醋浸泡,放入冰箱冷藏一个月后即可食用。每天吃一个醋泡香菇。此方能降低人体内胆固醇的含量,改善高血压和动脉硬化患者的症状。

二九、防治糖尿病的食疗方

(一)疾病特征:糖尿病主要是血糖持久增高,因日常饮食生活习惯偏差所造成。早期患者其症状不明显,之后症状表现为"三多一少",即多饮、多尿、多食,体重减少,同时伴有乏力、消瘦等。多数患有肝脏膨胀、胃部扩大、触觉迟钝等症状,严重时可能出现血管内脂肪积存、肾脏出血、腿部坏死、昏迷或失明。糖尿病还容易引起中风、心脏病等,一般肥胖的人特别容易患糖尿病。

(二)保健要点:糖尿病患者的治疗基础是饮食控制。在蛋白质摄入方面应选含胆固醇低的优质蛋白。平时要注意吃清淡食物,要严格控制碳水化合物、单糖、双糖的摄入,增加维生素B、C以及膳食纤维的摄入,并加强体质锻炼,保持好的心情。适宜糖尿病患者的果菜有菠菜、芹菜、苦瓜、南瓜、山药、胡萝卜、大蒜、洋葱、姜、辣椒、谷物、薯类、蛋乳类、鱼、瘦肉类等。

(三)日常禁忌:糖尿病患者要少吃高胆固醇、高糖、高蛋白、高脂肪的食物。动物内脏、鲜枣、甘蔗、山楂、柿饼、鲜黄花菜、糖果、甜食、油炸品等更要少吃。(《吃出健康好体魄》)

(四)食疗方法

1.海带排骨番茄汤治疗糖尿病(《吃出健康好体魄》)

[原料]海带50克,大骨250克,番茄2个,姜、盐、酒各适量。

[食法]先将海带用开水泡透,洗净切片。番茄用沸水烫一下,去皮切块。大骨洗净放入锅中,然后加入适量的水,放入姜、酒煮汤。汤烧开后不久,将海带、番茄倒入锅中,用文火煨煮1个小时,放盐搅匀即可食用。

2.红烧苦瓜治疗糖尿病(《吃出健康好体魄》)

[原料]苦瓜300克,油、盐、酱油各适量。

[食法]将苦瓜洗净后剥去瓤和籽,然后放入开水中浸泡,几分钟后取出切块。把切好的苦瓜放入锅中加水煮,待水开后加入适量油、盐、酱油煮约半小时即可食用。

3.凉拌菠菜豆腐干治疗糖尿病(《吃出健康好体魄》)

[原料]菠菜200克,豆腐干3块,酱油、麻油、醋、盐各适量。

[食法]先在锅中加适量的水,然后把洗净的菠菜放入锅中煮,水开后捞起菠菜沥水,待凉后切成段。洗净豆腐干并切丝,将菠菜段、豆腐丝放入盘中,加入调味料酱油、麻油、醋、盐搅拌均匀即可食用。

4.冬瓜荷叶山药汤治疗糖尿病(《吃出健康好体魄》)

[原料]冬瓜150克,荷叶100克,山药50克。

[食法]将冬瓜、荷叶、山药分别洗净,一起放入锅中加适量的水煎煮,待汤浓时即可食用。

5.淮山药白芍治疗糖尿病(《中国秘方全书》)

[原料]白芍、淮山药、甘草各适量。

[食法]将白芍、淮山药、甘草各等分,粉碎成细末,每次用一钱,开水送服,每天早、午、晚饭前各吃一次,连服七日即可治愈口渴而饮水不止的上消型糖尿病。

6.番石榴治疗糖尿病(《中国秘方全书》)

[原料]番石榴适量。

[食法]每天吃番石榴一两个,连续吃10～15天。可治疗糖尿病口渴、尿多症状,使血糖回复正常。

7.猪肚炒山药治疗糖尿病(《中国秘方全书》)

[原料]猪肚1个,山药200克,大葱、生姜适量。

[食法]将猪肚洗净、切丝,将山药去皮、洗净、切片,然后将猪肚、山药一起炒,加入大葱、生姜丝,炒熟即可。每天吃一次,连吃10天。不但可治疗糖尿病,尤其对夜尿频多者效果更佳。

8.柿子叶治疗糖尿病(《中国秘方全书》)

[原料]柿子叶二两(干品或鲜品均可)。

[食法]将柿子叶洗净,放入锅中加适量的水煎煮40分钟即可。以煮柿子叶水代茶饮,连续饮用1个月即可痊愈。

9.南瓜治疗糖尿病(《中国秘方全书》)

[原料]南瓜适量。

[食法]将南瓜洗净、切成小块蒸熟代米饭吃。连吃一个月,尿中糖分一定减少。据专家的报告,南瓜含有使胰脏机能转好的功能。

10.红豆杉的根治疗糖尿病(《中国秘方全书》)

[原料]红豆杉的根(云南和台湾宜兰山产)半斤,排骨适量。

[食法]先将红豆杉的根洗净切片,放入锅中加四碗水(800毫升)煎煮,待煮至一碗水时,再以此汤炖排骨,连汤和排骨一起吃下。一天一剂,连服三天。此方治疗糖尿病效果明显。

11.鲫鱼茶可降低血糖(《健康指南》)

[原料]鲫鱼3条(450～600克),茶叶适量。

[食法]将鲫鱼破肚去鳃、去内脏,不刮鳞,洗净,然后在鱼肚中放入茶叶,不加任何佐料,放入冷水锅中大火烧开后加盖,再用中火烧15分钟即可取汤当茶饮,食鱼肉当菜肴。连续饮用,具有降血糖功效。

12.吃胡萝卜预防糖尿病(《健康指南》)

[原料]新鲜胡萝卜两个,蜂蜜两汤匙,芥菜两小棵。

[食法]将胡萝卜、芥菜分别洗净,把胡萝卜在沸水中煮5分钟,而后将胡萝卜、芥菜切碎和蜂蜜一起放入搅拌机中打成浆即可饮用。每天一次,连续食用7天以上,可抗氧化、预防糖尿病。

三十、防治肾脏病的食疗方

(一)疾病特征:肾脏病是指肾脏的排除体内废物、过滤血液、保持血液中盐的成分、制造尿液、防止脱水、维持体内酸碱平衡的功能出现障碍而导致的肾脏出血、肾炎、尿素中毒、肾结石等病症。患肾脏病的人可能出现血压升高、尿素异常、浮肿等。

(二)保健要点:肾脏病人要注意静养与食疗相结合。在饮食上要摄入海带、水果等碱性食品,另外要多摄入含丰富的维生素A、维生素B

及维生素C、蛋白质等营养成分的食物。适宜肾脏病患者的果菜有菠菜、油菜、胡萝卜、番茄、莲藕等。

(三)日常禁忌:肾脏病患者的饮食应注意限制盐分和高蛋白、高脂肪食物的摄入,因为这些营养物质都会增加肾脏负担。(《吃出健康好体魄》)

(四)食疗方法

1. 冬瓜红豆汤治疗肾脏病(《吃出健康好体魄》)

[原料]冬瓜600克,红豆40克。

[食法]将冬瓜去皮洗净切片,红豆用水浸泡2小时左右,取出后与冬瓜片一起放入锅中加适量的水煮,待豆熟汤浓即可。

2. 西瓜黄瓜汁治疗肾脏病(《吃出健康好体魄》)

[原料]西瓜250克,小黄瓜1条。

[食法]将西瓜、小黄瓜分别洗净去皮,然后一起捣烂取汁即可饮用。

3. 芹菜花生皮汤治疗肾脏病(《吃出健康好体魄》)

[原料]芹菜150克,花生皮40克。

[食法]将芹菜洗净切为小段,然后与花生皮一放入锅中,加适量的水煎煮,待汤浓即可饮用。

4. 肉末煮豆腐治疗肾脏病(《吃出健康好体魄》)

[原料]猪肉200克,嫩豆腐2块,葱、姜各少许,盐、糖、麻油、酒各适量。

[食法]将猪肉、姜、葱分别洗净切碎,然后加盐、糖、麻油、酒拌匀,将嫩豆腐用开水烫后放到大碗中,将肉末均匀铺在豆腐上,然后隔水蒸约5分钟即可食用。

5. 赤小豆冬瓜治疗肾脏病(《中国秘方全书》)

[原料]赤小豆三两,冬瓜一斤。

[食法]将冬瓜洗净切片,和赤小豆一起放入锅中,加适量的水煮汤,待豆熟烂即可饮食。此方治肾炎、水肿很有疗效。

6. 陈蚕豆红糖治疗肾脏病(《中国秘方全书》)

[原料]陈蚕豆(陈数年者最好)四两,红糖三两。

[食法]将陈蚕豆、红糖一起放入砂锅中,加清水五杯,文火熬成一杯的量,即可服下。一天一次。

7. 糯米生黄蓍治疗肾脏病(《中国秘方全书》)

[原料]糯米二两,生黄蓍五钱。

[食法]将糯米淘净,生黄蓍洗净,一起放入锅中加两碗半的水煎煮,待米熟即可食用。连服一周即可治愈肾脏炎,如重症患者加倍,多服数日即可根治。

8. 鲤鱼大蒜治疗肾脏病(《中国秘方全书》)

[原料]大鲤鱼一条(约重一斤),大蒜瓣适量。

[食法]将鲤鱼开膛去肠杂,洗净,不去鳞;把大蒜瓣填入鱼腹,用纸包好,用线缚定,外面用黄泥封裹,放于灰火中煨熟。除去纸泥淡食,一日吃完。此方可治疗慢性肾炎。

9. 黑鱼大蒜治疗肾脏病(《中国秘方全书》)

[原料]大黑鱼一条(约重一斤),大蒜瓣、赤小豆适量。

[食法]将黑鱼去肠杂、洗净、留鳞;把大蒜瓣和赤小豆填满鱼腹,再用厚粗纸包好,用线缚定,先在清水中浸到里外湿透,然后放入灰火中煨熟,取出淡食或蘸糖醋少许食之。一日分数次吃完,连吃数天,即可见效。此方可治疗慢性肾炎。

10. 鲫鱼冬瓜治疗肾脏病(《中国秘方全书》)

[原料]活鲫鱼一条,小冬瓜一个,葱、姜、黄酒各适量,赤豆一两。

[食法]将鲫鱼去肠杂、不去鳞,洗净;将冬瓜切开一头,去内瓤,将鲫鱼放入冬瓜内,再放入适量葱、姜、黄酒和一两赤豆;然后用切开的另一头冬瓜盖好,以牙签钉牢,放入锅中,加入适量的水炖煮三至五小时即可。喝汤,吃鱼及瓜。最好淡吃,可略加糖醋,每天一次,连吃或两日吃一剂均可,以七剂为一疗程。此方可治疗慢性肾炎。

11. 西瓜皮汁治疗肾脏病(《中国秘方全书》)

[原料]西瓜汁或西瓜皮适量。

[食法]将西瓜汁或西瓜皮洗净切碎,加入适量的水煎服。或将西瓜洗净,连皮切碎,加入适量的水煮浓缩成西瓜膏,以开水化服,每次一至二匙,一日二次。此方对治疗急、慢性肾炎都有效。

12. 玉米须蝉衣治疗肾脏病(《中国秘方全书》)

[原料]玉米须二钱,玉米二十粒,蝉衣三个,蛇蜕一条。

[食法]将这四样洗净一起放入锅中,加适量

的水煎煮四十分钟即可。每天饮用一次，以一个月为一疗程。此方不仅对肾盂肾炎有效，也可治疗急、慢性肾炎。

13. 猪腰刀豆治疗肾脏病（《中国秘方全书》）

[原料]猪腰一个，带壳刀豆一两。

[食法]将猪腰洗净切片，和刀豆一起放入锅中，加适量的水煮熟即可。每天吃一剂，连吃十天。此方可治疗肾虚腰痛，对妊娠期腰痛也有疗效。

14. 荠菜鸡蛋治疗肾脏病（《中国秘方全书》）

[原料]鲜荠菜八两（或干品一两），鸡蛋一个。

[食法]将荠菜洗净，放入砂锅中加水三碗煎煮，煮至剩一碗水时，打入一个鸡蛋，待鸡蛋煮熟，再加少许盐即可。将菜、蛋全部吃下。一天一次，连服一月为一疗程，至症状消失后仍可再服一至二个疗程。

三一、防治癌症的食疗方

(一)疾病特征：癌症是目前医学上最难攻克的疾病之一。诱发癌症的因素很多，如饮食、生活习惯、药物、辐射、空气污染、农药、化学物质等。患有肝病、肺病、胃病、甲状腺肿等疾病久治不愈，病情恶化也有可能转化为癌症。

(二)保健要点：既然癌症在医学上尚未有很好的方法来治疗，那么注意日常生活的饮食习惯对防癌抗癌就显得尤为重要。饮食上要多吃天然食物，注意补充身体所需的B族维生素、维生素C、维生素E、碘、铜等营养成分。这些营养成分有抑制癌症扩散的功效，对防癌抗癌大有益处。

(三)日常禁忌：烧焦的油类和脂肪、烧肉、反复烧烤的食物以及含有硝酸盐、防腐剂、食品添加剂的食物，高度加工的食物对癌症患者都不宜。身体健康的人平时也要控制这类食物的摄入，常吃会提高癌症发病率。（《吃出健康好体魄》）

(四)食疗方法

1. 黄金果菜汁治疗癌症（《吃出健康好体魄》）

[原料]番茄100克，荷兰芹25克，芹菜50克，苹果100克，柠檬1个，沙拉生菜15克，黄豆粉、蜂蜜、脱脂乳各适量。

[食法]先将各种水果蔬菜洗净，然后将番茄、苹果、柠檬去皮切碎，芹菜、荷兰芹切成段。最后将以上果菜一起放入果汁机中榨汁，汁成时加入黄豆粉、蜂蜜、脱脂乳、小麦胚芽，搅拌均匀即可。此方可增强体力，有防癌功效。

2. 苦瓜炒猪肝治疗癌症（《吃出健康好体魄》）

[原料]猪肝300克，苦瓜150克，大蒜适量，盐、油、麻油、料酒各适量，味精少量。

[食法]将猪肝洗净切成片，加盐、酒拌匀腌渍一刻钟，再用开水冲洗后沥水。苦瓜洗净去瓤切片，将蒜捣碎成泥备用。炒锅放油烧热，先放蒜泥煸香，然后倒入苦瓜、猪肝翻炒，加入料理米酒、少量的盐、水炒熟，起锅时淋少许麻油即可。此方可促进恶性细胞转化为正常。

3. 甜杏仁茶治疗癌症（《吃出健康好体魄》）

[原料]甜杏仁12克，绿茶4克，蜂蜜40克。

[食法]将甜杏仁放入锅中，加入适量的水煎煮，水开一刻钟后，再放绿茶、蜂蜜一起煎，数分钟后即可。此方对肺癌有防治作用。

4. 鲜橙米酒汁治疗癌症（《吃出健康好体魄》）

[原料]鲜橙子10个，米酒25克。

[食法]将橙子洗净去皮，分成数瓣放入果汁机中榨汁，将橙子汁液和米酒一起调匀即可。此方对防治乳腺癌有益。

5. 薏仁红枣粥治疗癌症（《健康指南》）

[原料]薏仁50克，红枣5枚，粳米100克。

[食法]将薏仁、红枣洗净，将粳米淘净，先将薏仁放入锅中加适量的水煮，后将粳米加入锅内，最后加入红枣，用文火慢慢熬煮成粥。每天食用一次。适用于胃癌、食管癌等消化道肿瘤等病证的辅助治疗。

6. 洋参山药炖乳鸽治疗癌症（《健康指南》）

[原料]西洋参片15克，淮山药30克，红枣4个，生姜1片。

[食法]将西洋参洗净，淮山药洗净去皮，红枣洗净去核，生姜洗净；乳鸽去毛、去内脏、洗净切块，把全部原料一起放入炖盅内，锅中加适量的水，文火隔开水炖2小时。适用于肺癌病人。

7. 韭菜牛奶治疗癌症（《中国秘方全书》）

[原料]韭菜或韭菜根适量，牛奶半杯（约

100克)。

[食法]将韭菜或韭菜根洗净、切碎,绞成汁。每次取一匙韭菜汁,和入牛奶半杯,煮沸,待温热慢慢饮下,一日数次。此方可治疗食道癌,也可用来治疗胃癌患者。

8.大蒜白酒治疗癌症(《中国秘方全书》)

[原料]生大蒜头250克,白干酒或高粱酒1250克。

[食法]将大蒜去皮、洗净、晾干,浸入白干酒或高粱酒中,酒必须高出大蒜三分之一,浸约一年,愈陈愈佳。每天早晚空腹饮一小杯。此方不但可以治疗胃癌,也可治疗及预防一切癌症。

9.鲜牛蒡根治疗癌症(《中国秘方全书》)

[原料]鲜牛蒡根150克。

[食法]将鲜牛蒡根洗净、切片,放入砂锅中加适量的水煎煮,文火煮两小时即可。吃牛蒡根,喝汤,一天一次。此方对治疗胃癌和宫颈癌都有一定的作用。

10.常吃大蒜可防癌(《健康指南》)

[原料]大蒜适量。

[食法]每天吃饭时吃一些大蒜,有助于降低癌症的发生率。得胃癌的可能性会降低50%,而得结肠癌的可能性则会降低2/3。

11.凉水香菇茶可防癌(《健康指南》)

[原料]香菇适量,白开水适量。

[食法]先将香菇洗净,再将适量的开水倒入干净的容器中冷却,而后将香菇放入冷却后的开水中,浸泡1～2天即可当茶饮用。饮用时,只需饮茶水,不要食用浸泡的香菇。常饮香菇茶,可提高免疫力,其防癌效果明显。

12.黄芪猪肝汤治肝癌(《健康指南》)

[原料]生黄芪100克,猪肝200克。

[食法]将生黄芪放入锅中,加水适量,煎煮30分钟后,去黄芪取药汁300毫升。将猪肝洗净切片,倒入药汁中,煮熟,加盐、味精调味,饮汤或佐膳。此方适于肝癌气血虚弱、面色萎黄、神疲乏力者食用。

13.夏枯草海带瘦肉汤治肝癌(《健康指南》)

[原料]夏枯草20克,陈皮10克,海带50克,猪瘦肉200克。

[食法]将夏枯草洗净,加水适量,煎煮两次,每次30分钟,去渣取两次药汁。将海带洗净切丝,猪瘦肉洗净切成薄片。将海带丝和肉片纳入药汁中同煮至熟,加入陈皮及调料,再煮一分钟即可。饮汤或佐膳。此方适于各期肝癌患者食用。

14.煲汤帮助肿瘤康复(《健康指南》)

[原料]西洋参5克,浙贝5克,生薏米30克,枸杞子、百合各10克,大枣3枚,冰糖少许。

[食法]将上述药物、食物一同放入锅中,加适量水,用文火煲汤饮食。此方可帮助各期肿瘤患者尽快康复。

三二、化疗病人的食疗方

化疗药物属于"霸道"式的,在消灭癌细胞的同时,同样会使正常细胞受到伤害,对于骨髓的造血机能亦发生不良影响,因白细胞的减少,会导致不同程度的感染;因血小板的减少,影响血液凝固,会造成皮下出血、牙龈出血。

化疗药物可抑制食欲,改变味觉,引起呕吐,发生口角炎、口腔黏膜溃疡及脱发等现象,使原来的营养不良,即恶液质更加严重,形成恶性循环。因此,化疗期间的营养治疗对于病人保持身体营养状态,耐受化疗过程将起到十分重要的作用。

这时病人应该选择新鲜、高维素、清淡无异味的各种蔬菜、水果,以五谷为养,五果为助,五畜为益,五菜为充的饮食原则调剂适合自己口味的饮食。

可选用小米粉、玉米粉、豆粉混合面窝头,炝芹菜、土豆、波菜、黄瓜、苦瓜、木耳、胡萝卜、山药、菜花、圆白菜,拌银耳,也可以做成不同口味的水果沙拉。

不能进食的,可采用清热降逆饮食。如芹根甘草蛋花汤:取芹菜根10克,甘草15克,水煎冲鸡蛋;猕猴桃生姜饮:取猕猴桃100克,生姜10克,鸡蛋2个,煎汁冲成蛋花汤,以调整机体对化疗药物适应能力。为了满足病人能量与蛋白质的需要,当然肠内或肠外营养仍不可缺少,再配

合上述饮食调理，病人将适应化疗的全过程，而达到治疗目的。(《健康指南》)

1. **大枣粥**(《大国医》贺普仁)

【材料】 粳米60克，大枣10枚。

【做法】 将大枣加入粳米中，煮至粥烂枣熟即可。

【功效】 大枣中含有丰富的维生素E，常吃大枣粥，可使人面色红润、神采焕发。

2. **龙莲鸡蛋汤**(《大国医》贺普仁)

【材料】 龙眼肉15克，莲子肉50克，鸡蛋2个，生姜2片，枣4枚，盐少许。

【做法】 将鸡蛋隔水蒸熟，去壳，用清水冲洗干净；龙眼肉、莲子肉、生姜、枣分别用清水洗干净；莲子肉去心，保留红棕色莲子衣；生姜去皮，切两片；枣去核。瓦煲内放入适量清水，先用猛火煲至水滚，然后放入以上材料，改用中火煲两小时左右，加少许盐即可食用。

【功效】 宁心安神，养血润肤。

3. **美容粥**(《大国医》贺普仁)

【材料】 白米100克，鸡汤1200毫升，川芎3克，当归10克，黄芪5克，红花2克。

【做法】 将米淘洗干净，用清水浸泡；当归、川芎、黄芪切成薄片，与红花一起装入小布袋中；将米及装药小布袋一起放入锅内，加鸡汤、适量水大火煮开，小火煮稠，捞出布袋即成。一日1～2次，趁温热时服用。

【功效】 改善机体的功能，增加女性面部皮肤滋润、细嫩，以及对预防和治疗影响容貌的疾病都有好处。

三三、常见食物疗疾方

下列常见食物均可治疗疾病：(《健康指南》)

(一)酒：味甘苦辛，性温有毒，有通脉御寒，行药势之功效。可治风寒痹痛、筋脉拘急、心腹冷痛、胸痹等症。黄酒，味甘辛性温，有益气生津、活血止痛之功效，可治痘疮不起、头风症。

(二)紫菜：味甘咸性寒，有化痰软坚、清热利尿功效。可治瘿瘤、水肿、小便不利症。

(三)酱油：味咸性寒，有清热除烦之功效。可治烫火伤、手指肿痛、毒虫毒蜂蜇伤，并可解药物、鱼、野菜、毒蕈等毒。

(四)蜂蜜：味甘性平，有补中润燥，解毒止痛之功效。可治咳嗽、便秘、胃痛、口疮、鼻渊及烫伤，并可解乌头毒。

(五)醋：味酸苦性温，有散淤、止血、解毒、杀虫之功效。可治心腹疼痛、黄疸、泻痢虫积腹痛、吐衄便血、食物中毒等症，并有健胃消食功效。

(六)花椒：味甘性温，有温中散寒、杀虫除湿、解鱼腥毒之功效。可治疗心腹冷痛、齿痛、疝痛、蛔虫病、蛲虫病、阴痒、疮疥等症。花椒子，味苦性寒，有下气行水之功效。可治水肿胀满、小便不利、诸喘不止等症。

(七)味精：有中和血氨，促进组织新生，抗癫痫之功效。可治肝昏迷、胃溃疡、癫痫小发作、神经衰弱、改善智力、提高记忆力等。

(八)胡椒：味辛性热，有温中下气，消痰解毒之功效。可治湿及寒痰、脘腹冷痛、反胃呕吐清水、泻痢、食物中毒、吐泻腹痛等症。

(九)食盐：味咸性寒，有清火、涌吐、凉血、解毒之功效。可治停食、宿食欲吐、胸中痰壅、心腹胀痛、喉痛、牙痛、牙出血等症。

三四、宫廷食疗方

1. **宫廷核桃鸭**(《大国医》)

【材料】 老鸭1只，核桃仁4两，荸荠3两，鸡肉泥2两，蛋清、玉米粉、料酒、盐、食油、葱、生姜、油菜末各适量。

【做法】 (1)将老鸭宰杀后用开水汆一遍，装入盆内，加入葱、生姜、食盐、料酒少许，上笼蒸熟透取出晾凉，去骨，把肉切成两块。

(2)把鸡肉泥、蛋清、玉米粉、料酒、盐调成糊。

(3)把核桃仁、荸荠剁碎，放入糊内，淋在鸭子内膛肉上。将鸭子放入锅内，用温油炸酥，沥去余油，用刀切成长条块，放在盘内，四周撒些油菜末即可。

【功效】 补肾固精，温肺定喘，润肠。适用于肾虚咳嗽、腰痛、阳痿、大便燥结等症。

2. **元宫四和汤**(《大国医》)

【材料】 白面、芝麻各1斤，茴香2两，盐1

两。

【做法】 将白面炒熟。芝麻、小茴香微炒后研细末，与炒过的白面混合，并依个人口味放入适量精盐，调匀。

【功效】 补中健脾，散寒止痛。可用于脾胃虚弱、脘腹冷痛、食欲不振、须发早白等症。

3. **宫廷桑叶粥**（《大国医》）

【材料】 鲜桑叶2两，新鲜荷叶1张，粳米2两，砂糖适量。

【做法】 先将鲜桑叶、新鲜荷叶洗净煎汤，取汁去渣，加入粳米（洗净）同煮成粥，加入砂糖调匀即可。

【功效】 味甘性寒，归肺、肝经。甘以益血，能治盗汗、祛头痛、除脚气水肿、利大小肠、清肺润喉、清肝明目、凉血、长发、消热、止咳、化痰。

三五、食疗八法

（一）红萝卜治痛风（《吃出健康来》）东北一种特殊的红萝卜对人体酸碱平衡的调节具有很好的效果。

（二）红茶防治流感（《吃出健康来》）在流感高发季节，人们常饮红茶或坚持用红茶漱口可以预防流感。

（三）牛奶防治支气管炎（《吃出健康来》）牛奶中所含的大量维生素A可保护支气管和支气管壁，使之减少发炎的危险。

（四）蜂王浆防治关节炎（《吃出健康来》）每天服用一次蜂王浆的关节炎患者，其疼痛减轻程度高达50%，关节灵活程度也改善了17%。

（五）橘汁防治尿道感染（《吃出健康来》）易患尿道感染的人，每天喝300毫升的橘汁，效果比单纯饮水要好。

（六）南瓜子防治前列腺病（《吃出健康来》）南瓜子中的活性成分可消除前列腺初期的肿胀，同时还有预防前列腺癌的作用。

（七）淀粉类食物防治肠癌（《吃出健康来》）香蕉、土豆、豌豆等富含淀粉类食物中的丁酸盐能抑制大肠细菌繁殖，是癌细胞生长的强效抑制物质。

（八）菠菜防治视网膜退化（《吃出健康来》）菠菜中的胡萝卜素可以防止太阳光对视网膜的损害。

三六、单品杂治方

1. **食盐治验**（《寿世保元》）

一凡觉胸中酒食停积，或被人劝饮过多，一切诸物，心下胀满，只用盐花擦牙齿，温水漱下，不过三次，如汤泼雪，即时舒畅通畅也。

一用盐楷擦牙齿，少时吐水放掌中洗眼，夜见小字，此擦牙牙固，洗眼眼明。

一小便卒不通，炒盐纳脐中即下。

一齿龈宣露，每旦捻盐纳口中，以热水含漱百遍，不过五日即坚密。

一眼生浮翳粟翳，雾膜遮睛，取雪白盐，生研少许，以大灯草蘸盐，轻手指定浮翳就点，凡三次，不疼痛，勿惊恐，屡效。

一面上酒刺并酒渣鼻，切忌手搔手挤，只用无灰好盐炒过，如痒即将盐擦之，如出血出水，即将盐按在伤处止之，久即除根。

一妇人阴户极痒难忍，以盐涂之即已。

2. **香油治验**（《寿世保元》）

一中风不语，或痰厥、气厥，忽然倒仆，不省人事，急用香油三四两，入麝香末二、三分，搅匀，将病人之口斡开灌下，通其关窍，即便苏醒。如无麝香，用生姜自然汁半盏同服，亦可。

一中信石毒，或因气恼自服，急用香油灌之一碗余，或吐或行下即愈。若以酒调服者，难救其毒，发散于周身也。

一痈疽疖毒，并天泡，杨梅等疮，用香油一斤，入水半钟煎炼，油耗白烟起住火，以磁瓶收贮，每早晚以熟油一钟，兑好无灰酒一钟，温服，七日除根。

一诸虫入耳，香油灌之即出。

一中菌毒，用香油一盏，入甘草不拘多少，煎一沸，勿令黑，冷服即解。

3. **生姜治验**（《寿世保元》）

（1）咳嗽，连嗽四五十声者，用连皮生姜自然汁一合，加白蜜二茶匙，同放茶钟内，炖滚，温服，三四次即愈。

（2）感冒风寒，发热，头痛，腹痛，用连皮生姜

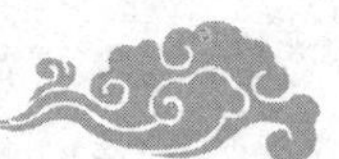

一大块，连根葱白七根，连壳核桃三枚，打碎，细茶一撮，水三碗，煎热服，盖被出汗。

(3)痔疮突出疼痛，坐立不便，先用韭菜洗净，以沸汤煎，于瓦木器内薰之，通手沃洗即愈。如未消，用生姜切薄片，放在痔上痛甚处，以熟艾作炷，于上灸三壮，黄水即出自消。若肛门上有三两个痔，三五日后如前法逐一灸之，屡效。

(4)老人咳嗽喘急，烦热，不下食，食即吐逆，腹胀满，生姜汁十五合，白砂糖四两，二味相和，微火温之，一二十漱即止，每度含半匙，渐渐下汁。

(5)伤寒胸膈不宽，一切寒结、热结、水结、食结、痞结、血结、痰结、大小便结、痞气结者，俱用生姜捣烂如泥，去汁取渣，炒热绢包，渐渐揉熨心胸胁下，其满痛豁然自愈，如姜渣冷，再炒再熨。热结不用炒。

(6)口腔溃疡、牙周炎、口臭、喉咙发痒的，口含生姜片或煮生姜水喝就能治愈，以后只要不吃寒凉的食物，就不会复发。

(7)孕期呕吐的，经常口含一片生姜就能治疗和预防。

(8)小儿吐奶的，用1～2片生姜煮水喝能止吐。

(9)血压高或头痛时，用生姜水泡脚能祛寒、降压、止头痛，还能除脚臭、脚汗。

(10)晕车、晕船时，可以口含生姜，也可以将生姜一片贴在肚脐上，再外用伤湿止痛膏固定，能起到缓解作用。

(11)长痱子时，用生姜切片外擦，痱子能很快退去。大人和儿童均可用。

(12)头屑多、掉头发的，经常用温姜水洗头，可有效的止头屑、防掉发。

(13)有狐臭的，每天用生姜片多擦几次，能明显减少臭味。

(6)～(13)《温度决定生老病死》)

4. 葱的治验(《寿世保元》)

(1)虚怯人肢体患肿块，或作痛或不痛，或风袭于经络，肢体疼痛，或四肢筋挛，骨痛流注，并跌扑伤损肿痛，用葱头细切捣烂，炒热敷患处，冷则易之，再熨肿处即已。此为补阳气而运散壅滞之法也。

(2)刀斧伤破，血流不止，痛苦难禁，急将葱白捣烂，炒热敷伤处，痛与血随止，葱冷再三易，遂不复痛。

(3)小便不通，小腹胀满，不急治杀人，急用连根葱白一斤捣烂炒热，以帛裹分两处，更替熨脐下即通，加些麝香在内。

(4)妇人胎漏，时时下血，用葱白一把浓煎汁饮之。

(5)疔肿疮无名肿毒，以葱白共蜜捣如泥，贴患处立愈。

(6)风寒感冒时，用几根葱连叶带根一起加水煮成一碗浓浓的葱水，趁热喝下去，盖被发汗，再加几片生姜，效果更好。

(7)小儿感冒时，可以在煮的稀饭里放上两段葱，喂饭时将葱挑出只吃粥，能治疗孩子的风寒感冒。

(8)小儿感冒鼻子不通时，可取葱白一段，放入鼻中，一会儿孩子鼻子就通了。或用几根葱放水中煮几分钟，趁热熏口鼻，也能治疗鼻塞及流清水鼻涕。

(9)急性胃肠炎，伴有上吐下泻，可用红枣20粒，切开，加4根大葱，加水同煮10分钟后，趁热服下，能暖胃肠、止吐止泻。

(10)关节痛或患有痈、疮、肿毒时，可将葱捣成烂糊，再加醋搅拌，然后外敷痛处，加纱布固定。连敷几天，能散淤、消肿、除风湿、通经络、止疼痛。

(11)受风头痛时，也可以用葱两根、姜两片煮水喝，能治头痛。

(12)痛经时，可取葱两根、姜三片、当归10克煮水喝，能缓解痛经，或用几颗葱加一大勺红糖煮水喝，也能治疗痛经。

(13)每天烧饭时，在锅里放上一颗葱，等饭烧熟后，将葱空腹吃下，每天吃一次，坚持一段时间，可以辅助治疗各种胃病，包括胃炎、胃溃疡、十二指肠溃疡、萎缩性胃炎等，效果不错。

(14)患中耳炎时，可以用葱汁滴耳，能消炎、止痛，同时再配合用艾叶水泡脚，一般耳朵的疼痛2～3天就可以痊愈了。

（15）大葱有通乳、下奶的功效，当乳汁淤堵下奶不畅、乳房胀痛时，可以用葱煮水喝，效果不错。也可以将葱捣烂后敷在肿痛的部位，能消肿、止痛、散淤，但因葱的通乳作用较强，当乳汁通畅的时候就要少吃葱，以防漏奶。

（6）～（15）（《温度决定生老病死》）

5. 萝卜治验（《寿世保元》）

（1）吐血并衄血，用萝卜捣汁一钟，入盐少许，服之即止。或以萝卜汁、藕汁同饮，及滴入鼻中亦妙。

（2）牙宣出血，用白萝卜一碗，加盐一钱，不时漱口即止。

（3）疥疮瘙痒不止，用萝卜一个，内取一孔，纳硫磺不拘多少，仍塞口，灰火中烧成汁，取出捣烂，再加脂油同捣，外加硫磺、银朱各少许搽疥，效。

（4）声音不出，用萝卜三个，切片，入皂角二挺，去皮、子，水一碗，煎至半碗以下，服之，不过三碗，能语声出。

6. 大蒜治验（《寿世保元》）

（1）蜈蚣咬伤，痛不止，用独头蒜擦螫处，痛立止。

（2）切无名肿毒恶毒，发背痈疽，用蒜掐断擦患处，立消。

（3）小儿白秃疮，凡头上团团然白色，以蒜揩白处，早朝使之。

（4）治关格胀满，大小便不通，用独头大蒜烧熟去皮，绵裹纳下部，气立通。又，治腹满不能服药，以此导之，冷则易之，效。

（5）生大蒜和熟大蒜的功效不同。生大蒜有强烈的杀菌作用，是植物中效力最大的抗生素，对葡萄球菌、痢疾杆菌、霍乱弧菌、大肠杆菌、伤寒杆菌、霉菌等都有杀灭的效果，将大蒜放在嘴里含嚼3～5分钟后，口腔中的细菌会大部分被消灭。生大蒜可以治疗腹泻、痢疾、疟疾、脘腹冷痛、饮食后积滞不消化等。生吃大蒜还可以预防流行性感冒，预防流行性脑脊髓膜炎。

（6）熟大蒜是入肺经的，能治疗肺结核、气管炎、哮喘、咳嗽。

（7）当受凉咳嗽，或舌苔发白时，用一头大蒜，拍碎后加开水，盖上盖子蒸15分钟后喝蒜水，能暖肺、止咳。

（8）小儿腹泻时，用生大蒜一头连皮小火烧烤，待皮焦黑，内软熟无辣味时，趁热去皮，吃蒜肉，能止腹泻。

（9）总是打嗝，也就是呃逆时，将大蒜去皮后放在口中嚼烂，轻者不必咽下，即可见效，重者咽下蒜汁，呃逆也可以止住。

（10）有便秘的人可以每天坚持吃几瓣生大蒜，几天后大便即可变软，易于排出。

（11）患鼻炎、鼻塞时，可以将大蒜剁碎后放入一个小瓶内，经常将小瓶口对着鼻子，蒜味刺激后能缓解鼻塞。坚持每天嗅几次，能治疗鼻炎。

（12）当鼻子出血时，用大蒜泥敷脚心，并用塑料薄膜固定，30～60分钟后取下，能止鼻出血。用大蒜泥敷脚心能很快止血，此方法作为临时治疗，不能经常使用。

（13）若发生尿潴留时，可将大蒜捣成泥状，敷在肚脐上，慢慢就可以缓解症状。

（14）遇到毒虫咬伤时，及时将大蒜剁碎成泥敷于伤口处，可以减轻毒性反应。

（6）～（14）——马悦凌《温度决定生老病死》

7. 土豆治验（《温度决定生老病死》）

（1）生土豆消肿、止痛的效果可以用在各种皮肤外伤、烫伤、疖肿上。

（2）摔伤、扭伤、碰伤、挫伤、烫伤，都可以用生土豆片敷，半个小时换一次，几个小时即可消肿止痛，功效神奇。

（3）脸上被划破时，用生土豆片连敷两天，可消除划痕，不留痕迹。

（4）脸上出痘痘时，就用生土豆片敷，多敷几次，就能消除，而且没有色素沉着。

（5）牙痛时，就用生土豆片敷在外面，同时用艾叶水泡脚，很快牙就不痛了。

（6）口角发炎时，就用土豆敷，或用生土豆片在红肿处来回擦，两天即可消炎。

（7）扁桃体发炎时，就用生土豆片敷在颈子上，半小时后疼痛即可减轻。

(8)发生带状疱疹时，就用生土豆片敷，同时多喝温开水，搓脚心几百下，这样能尽快将病毒排出体外。

(9)甲状腺囊肿时，用生土豆片敷在患处，经常更换，每天坚持敷上一小时或更长一些时间，可以起到消炎、消肿的作用。

(10)中医认为，土豆具有和胃调中、益气健脾、强身益肾、消炎、活血、消肿等功效，可用辅助治疗消化不良、习惯性便秘、神疲乏力、慢性胃痛、皮肤湿疹等症。生土豆有消炎、消肿、止痛的功效。而土豆煮熟了功效就发生了变化，可以和胃、健脾、益气、强身健肾。

三七、食疗解酒方

酒本身是一种保健饮料，适量饮用能促进血液循环，通经活络。但是过量饮酒就会伤及五脏六腑，严重者可引发酒精中毒，导致死亡。因此，饮酒必须适度。一旦醉酒，可采取以下方法解酒：

(一)蜂蜜解酒(《健康指南》)将蜂蜜用水稀释，徐徐服下。蜂蜜水浓度要高一些。

(二)食醋解酒(《健康指南》)用食醋烧一碗酸汤，服下。食醋与白糖浸渍过的萝卜丝(一大碗)，吃下。食醋浸渍过的松花蛋两枚，吃服。

(三)豆腐解酒(《健康指南》)饮酒时宜多以豆腐类菜肴为下酒菜。因为豆腐中的半胱氨酸是一种主要的氨基酸，能解乙醛毒，食后能使之迅速排出。

(四)糖茶水解酒(《健康指南》)糖茶水可冲淡血液中的酒精浓度，并加速排泄。

(五)芹菜解酒(《健康指南》)芹菜挤汁服下，可解醉后头痛、脑胀、颜面潮红。

(六)绿豆解酒(《健康指南》)绿豆适量，用温开水洗净，捣烂，开水冲服或煮汤服。

(七)食盐解酒(《健康指南》)饮酒过量，胸膜难受。可在开水中加少许食盐，可解酒。

(八)柑橘皮解酒(《健康指南》)将柑橘皮焙干、研末。加食盐1.5克，煮汤服。

对酩酊大醉者，如果用了上述方法仍不能使其解酒转醒，可用干净鸡毛一支轻轻摩擦其喉咙或用手捏其喉咙，使其呕吐残留在胃中的酒液，可使醉状缓解。若仍无效果，则应就医诊治。

三八、茶疗养生方

中医对茶叶的药用记载多、评价高。概括起来，古代医家认为茶叶有治痢、明目、降火、解毒、益思、清热、消暑、消食、利尿、强心等功效，这些都为现代医学实践所证明。饮茶对老年人摄生保健、祛病延年极有帮助。老年人体质多偏于虚热，当注意养阴清热。而茶叶正是清热之品，常喝自然有帮助。

需要注意的是，不同的茶叶，功效各有差异。其中雨前茶(如龙井)对老年人最为适宜，因为它甘寒无毒，香味鲜醇，“得先春之气，寒而不烈，消而不峻”。故若有规律地适量饮之，不少虚热症就能在品茗谈笑中消失，对祛病延年会起到一定的作用。以下是古人常用的几种茶疗养生方，不同的人可以根据自己的需要进行选择。(《大国医》何任)

(一)醋茶(《大国医》)茶叶5克，开水冲泡5分钟，滴入陈醋1毫升。可和胃止痢、活血化淤，治牙痛、伤痛及胆道蛔虫症。

(二)糖茶(《大国医》)茶叶2克，红糖10克，开水冲泡5分钟，饭后饮。有补中益气、和胃消食之功效，也治大便不通、小腹冷痛、痛经等。

(三)盐茶(《大国医》)茶叶3克，食盐1克，开水冲泡7分钟后饮。有明目消炎、化痰降火、利咽功效，可治伤风微咳、咽喉肿痛、牙龈发炎、双目红肿等。

(四)蜜茶(《大国医》)茶叶3克，开水冲泡5分钟，微温时冲蜂蜜5毫升，饭后饮。具有止渴养血、润肺益肾之功效，也可治虚弱、精神差、脾胃功能差及便秘等。

(五)奶茶(《大国医》)在煮沸的牛奶中加入少许白糖，按1勺牛奶、2勺茶汁比例饮用。能健脾和胃、明目提神，适宜体弱、消化不良、大病、久病者食用。

(六)菊茶(《大国医》)茶叶、杭菊各2克，以沸水冲泡。具有清肝明目、清热解毒之功效，久服聪耳明目、抗衰老，能治干咳、咽痛。

(七)枣茶(《大国医》)茶叶5克，沸水冲泡7分钟后，加入10枚红枣捣烂的枣泥。有健脾补虚的作用，尤其适用于小儿夜尿、不思饮食。

(八)银茶(《大国医》)茶叶2克，金银花1克，沸水冲泡后饮。可清热解毒、防暑止渴，对暑天发热、疖肿、肠炎有效。

(九)橘红茶(《大国医》)橘红3～6克，绿茶5克，用开水冲泡再放锅内隔水蒸20分钟后服用，每日1剂，随时饮用。有润肺消痰、理气止咳之功，适用于秋季咳嗽痰多、黏而咳痰不爽之症。

三九、30种自制食疗酒方

(一)止咳喘的核桃酒(《中国自然疗法大全》)

1. 原料：核桃500克，黄酒500克，冰糖150克。

2. 制法：取500克新鲜大核桃，去除外壳，将核桃仁置于锅内用文火加热、焙烘，边焙边炒，待核桃仁变黄并散发出香味后取出磨碎，放入瓷器内，尔后把黄酒、冰糖混合，倒入盛核桃仁的容器中，然后将其放入高压锅内蒸煮15分钟，至酒香四溢时，即可制得香醇甜美的核桃酒。

3. 饮用要求：每天饮一两次，每次饮30～50克。

4. 医疗作用：核桃酒具有补气血、温肺肾、止咳喘、润肌肤、益肠胃等作用。

(二)治甲状腺病的海带酒(《中国自然疗法大全》)

1. 原料：干躁海带15克，清酒1800毫升。

2. 制法：取5克海带洗净、沥干，切成长方形薄片后，置于锅中用文火加热，炒至表面呈茶色后起锅装盘。再取10克干燥海带和5克炒过的海带，混合后装入布袋，放入1800毫升的清酒中，然后封闭坛口，浸泡50天左右，即可制得香醇溢人的海带酒。

3. 饮用要求，每天饮一两次，每次饮30～50克。

4. 医疗作用：可以治疗缺碘性甲状腺瘤和甲状腺机能亢进，还具有降低体内的胆固醇含量，治疗高血压和抑制癌细胞形成功能。

(三)降压降脂的香菇酒(《中国自然疗法大全》)

1. 原料：干香菇50克(或鲜的400克)，蜂蜜200克，柠檬3个，白酒1000克。

2. 制法：先把香菇洗净，柠檬洗净切片(带外皮)，尔后将香菇、柠檬和蜂蜜一起放入白酒中密封泡发酵。如果是干香菇，15天即可饮用；若是鲜香菇，则10天即可。所用的白酒为30～40度，柠檬片应在7天时取出，以保持香菇的风味。

3. 饮用要求：每天饮一两次，每次饮30～50克。

4. 医疗作用：经常饮用，具有降压、降胆固醇和开胃健脾的功能。

(四)消炎杀菌的大蒜酒(《中国自然疗法大全》)

1. 原料：大蒜200克，白酒60毫升，白糖200克。

2. 制法：将大蒜去除外皮、洗净，放入高压锅内蒸20分钟，然后浸泡于白酒中，加入白糖，密闭浸泡1个月即成。

3. 饮用要求：取大蒜酒5毫升，加果汁30毫升、凉开水200毫升搅匀饮用，每天1～2次。

4. 医疗作用：大蒜酒有四大功效：一是对中枢神经过度兴奋具有镇静作用；二是大蒜能强化人体维生素B_1的吸收，强筋壮体，消除疲劳；三是大蒜含有大量精油，是很好的抗菌、除虫剂，夏令饮用，具有清洁肠道，清热利尿，帮助体内排除废物；四是能刺激人的食欲，改善夏天睡眠不好的状况，消除失眠的烦恼。

(五)保养咽喉的草莓酒(《中国自然疗法大全》)

1. 原料：草莓1000克，白糖200克，米酒2000克。

2. 制法：将草莓洗净，置于瓷瓶中，加入白糖、米酒，密闭浸泡，放在阴凉处，7天后即可饮用，1个月后味成。

3. 饮用要求：每天饮一两次，每次饮30～50克。

4. 医疗作用：此酒味酸甘美，芳香沁脾，有润肺利咽，健脾生津的功效。适用于咽喉肿痛，声音嘶哑，干咳无痰，营养不良或病后体弱、消瘦等调理饮用。

(六)抗菌涩肠的青梅酒(《中国自然疗法大全》)

1. 原料：青梅1000克，杏仁50克，米酒2000克。

2. 制法：取新鲜青梅洗净，与杏仁一起放入

米酒中，倒入瓷罐内，盖好，密闭。浸泡1个月后，即可饮用，3个月后浸出杏仁香，其味更佳。

3. 饮用要求：每天饮一两次，每次饮30～50克。

4. 医疗作用：此酒生津止渴，敛肺涩肠。有抗菌、抗过敏作用，可治疗细菌性痢疾和肠炎腹泻。对胆囊有收缩作用，能促进胆汁排泄，治疗慢性消化不良和胆道蛔虫症。

（七）温补肾腰的羊肉酒（《中国自然疗法大全》）

1. 原料：羊肉2500克，梨7个，米酒适量。

2. 制法：将羊肉洗净，切成小块，煮极烂，用米酒浸一宿；将梨洗净去皮切碎捣取汁，和曲末适量一起加入羊肉中酿酒。

3. 饮用要求：每天饮用一两次，每次饮50克。

4. 医疗作用：本品大补元气，健脾胃，益腰肾。羊肉是冬令温补劳损之佳品，性味甘热，能补血之虚，治虚劳瘦弱，腰膝酸软，腹痛寒疝，中虚反胃，产后虚冷等。

（八）促进消化的山楂酒（《中国自然疗法大全》）

1. 原料：山楂、桂圆肉各250克，红枣、红糖各30克，米酒1000克。

2. 制法：将山楂、桂圆肉、红枣洗净，去核，磨碎，然后加入红糖和米酒，放入容器中，密闭，浸10天后即可服用。

3. 饮用要求：每次一小杯，每日两次。

4. 医疗作用：此酒可消食散瘀。山楂酸甘微温，能助脾胃，促进消化，为消肉食积滞之要药。同时善入血分，可开郁化瘀行结。有缓慢而持久的降血压作用，能降低血清胆固醇，舒张冠状动脉。适用于肉食积滞，脘腹痞胀，产妇恶露不尽，小腹疼痛等症。

（九）化痰散瘀的桂花酒（《中国自然疗法大全》）

1. 原料：桂花60克，米酒500克。

2. 制法：将桂花洗净，晾干，和米酒一起到入干净的容器中，密封，浸泡15天即可饮用。

3. 饮用要求：每次服用30毫升，每日两次。

4. 医疗作用：此酒可化痰散瘀。适用于肝胃气痛、上腹饱胀、嗳气不舒、闭经腹痛等症。

（十）理气健脾的橘皮酒（《中国自然疗法大全》）

1. 原料：干橘皮60克，米酒500克。

2. 制法：将橘皮磨碎，和米酒一起倒入干净的容器里，密闭，浸泡10天即可饮用。

3. 饮用要求：每次服用30毫升，每日两次。

4. 医疗作用：此酒可理气健脾，燥湿化痰。治疗胃气不和而致的呕吐恶心、腹胀食少等症。

（十一）养肝明目的菊花酒（《中国自然疗法大全》）

1. 原料：干白菊花60克，米酒500克。

2. 制法：将白菊花洗净，切碎，和米酒一起放入干净的容器中，密闭，浸泡7天即可饮用。

3. 饮用要求：每次服用30毫升，每日两次。

4. 医疗作用：此酒可明目柔肝，益血润容。白菊花甘寒，养肝明目，治疗头晕头痛，目赤眼花等。《神农本草经》云："菊服之轻身耐老"。少量久服，可却疾延年。

（十二）专治跌打的河蟹酒（《中国自然疗法大全》）

1. 原料：活河蟹雌雄各1只（愈大愈好），陈米酒1000克。

2. 制法：将河蟹洗净，和米酒一起放入锅中，蒸煮半小时即可服用。

3. 饮用要求：取酒待温，分3次服用，服后宜盖被睡2小时。

4. 医疗作用：此酒专治跌打疼痛。

（十三）防脑溢血的金桔酒（《中国自然疗法大全》）

1. 原料：鲜金桔800克，蜂蜜150克，白酒2000克。

2. 制法：将金桔洗净，分瓣（带皮），和蜂蜜、白酒一起放入干净的容器中，密闭，浸泡1个月后即可饮用。金橘酒香味浓郁，是极好的佐餐开胃酒。

3. 饮用要求：每次服用30毫升，每日两次。

4. 医疗作用：金桔皮含大量的"桔皮苷"，能强化毛细血管，防止脑溢血。此外，金桔酒还能治疗感冒和胃功能紊乱，特别对于神经性胃痛有效，并具有促进食欲、止咳、祛痰的功效。

（十四）防治冻疮的花椒酒（《中国自然疗法大全》）

1. 原料：干花椒15克，白酒30毫升，生姜汁3毫升，甘油6毫升。

2. 制法：先将花椒洗净，晾干，浸入酒中，1周后取出花椒，加入姜汁、甘油，摇匀即可。

3. 使用要求：每次取少量花椒酒，均匀涂抹患处。

4. 医疗作用：专治冻疮。

(十五)补血益心的桂圆酒(《中国自然疗法大全》)

1. 原料：桂圆肉250克，白酒1000克。

2. 制法：将桂圆肉放入白酒中，装在干净的容器里，密闭，浸泡百日即可饮用。

3. 饮用要求：每次服用30毫升，每日两次。

④医疗作用：此酒补血益心，益脾长智，可治疗因思虑过度引起的失眠、心悸等症。

(十六)长寿保健的红颜酒(《中国自然疗法大全》)

1. 原料：核桃仁、小红枣、白蜜各60克，干杏仁、酥油各30克，烧酒1500克。

2. 制法：先将白蜜、酥油溶化，再加入烧酒调匀；然后将核桃仁、小红枣(去核)、干杏仁磨碎，一起加入酒中，装进干净的容器里，密封，浸泡21天即可饮用。

3. 饮用要求：每次服用15毫升，每日两次。

4. 医疗作用：此酒可治疗腰痛，久服壮肾益体，令人面色红润，是一个长寿酒方。

(十七)补肾壮腰的猪肾酒(《中国自然疗法大全》)

1. 原料：猪肾1副，童尿两盏，米酒500克。

2. 制法：将猪肾洗净，切碎，和童尿、米酒一起放入锅中，每天晚上用文火煮熟，至五更初。

3. 饮用要求：饮酒食腰子，每天一次，连吃10天。

4. 医疗作用：本品补肾壮腰，可治疗因肾虚引起的腰痛、阳痿等病症。

(十八)清热去火的竹叶酒(《中国自然疗法大全》)

1. 原料：鲜竹叶500克，糯米500克，酒曲适量。

2. 制法：先将淡竹叶洗净，加适量的水煎煮3次，再将煎煮3次的竹叶水合并煎煮，浓缩。糯米煮熟成饭，加竹叶汁和酒曲拌匀，置于干净的容器内，加盖，密闭，保持一定温度，6天即可。

3. 饮用要求：每次服用50毫升，每日两次。

4. 医疗作用：本品清心畅意，可治疗心热烦闷、小便不利、口舌生疮，或热病后余热未清，体虚乏力等病症。

(十九)补肝明目的桑椹酒(《中国自然疗法大全》)

1. 原料：鲜桑椹5000克，糯米、酒曲各适量。

2. 制法：将桑椹洗净，榨取汁。糯米蒸煮成饭，加桑椹并和酒曲拌匀，置于瓷坛，密封，保温，约6天即可饮用。

3. 饮用要求：每次服用50毫升，每日两次。

4. 医疗作用：本品补肝益肾，养血明目，可治疗因血虚肝亏所致的头晕目眩、失眠健忘、大便秘结等病证。

(二十)祛风湿的胡蜂酒(《中国自然疗法大全》)

1. 原料：鲜胡蜂100克，白酒1000克。

2. 制法：将胡蜂和白酒一起放入干净的容器中，密封，浸泡15天即可服用。

3. 饮用要求：每次服用10～20毫升，每日两次。

4. 医疗作用：此酒可治疗急性风湿病、风湿性关节炎等疾病。

(二一)祛风补虚的乌鸡酒(《中国自然疗法大全》)

1. 原料：雌乌鸡1只，江米酒4000克。

2. 制法：将乌鸡去毛、嘴、脚，开膛去内脏，和江米酒一起放入锅中煮之，煮取酒1000克。

3. 饮用要求：分3次服用，早、午、晚各1次。

4. 医疗作用：此方有祛风、补虚之功。适用于体虚中风、背强口噤、舌硬不得语、目睛不转、烦热口渴，或遍身瘙痒等。

(二二)消除黄疸的丝瓜酒(《中国自然疗法大全》)

1. 原料：丝瓜5根，黄酒适量。

2. 制法：将丝瓜洗净，切碎，榨汁，放入锅中加水1碗，煎煮8分钟，去渣候温。

3. 饮用要求：取煎好的丝瓜汁，用黄酒冲服，每天一次。

4. 医疗作用：此方有清热利湿之功，适用于黄疸，症见眼睛、周身黄如金色者。

(二三)巧治水肿的桃皮酒(《中国自然疗法大全》)

1. 原料：桃皮500克，秫米适量。

2. 制法：将桃皮洗净，煎汁，同秫米适量酿酒，酒成去糟渣，贮瓶备用。

3. 饮用要求：每餐前温服2～3杯。

4. 医疗作用：此方有利水之功，适用于水肿、小便不利。

(二四)解痉祛风的必效酒(《中国自然疗法大全》)

1. 原料：大蒜250克，清酒500克。

2. 制法：将蒜洗净，拍碎，放入清酒中，将蒜煮熟烂，装瓶备用。

3. 饮用要求：每次服 30 毫升，和渣一起服，得汗则愈。

4. 医疗作用：此方有解痉祛风之功，适用于疮疡受风引起的痉挛。

(二五)祛风止痒的浮萍酒(《中国自然疗法大全》)

1. 原料：鲜浮萍 60 克，醇酒 250 克。

2. 制法：将浮萍洗净，捣烂，和醇酒一起装入干净的容器中，浸泡 5 日，去渣备用。

3. 使用要求：取酒适量涂抹患处即可。

4. 医疗作用：此方有祛风止痒之功，适用于风热性瘾疹、皮肤瘙痒。

(二六)消散瘿瘤的海棠酒(《中国自然疗法大全》)

1. 原料：鲜海棠 500 克，黄酒 1500 克。

2. 制法：将海棠洗净，和黄酒一起置于容器中密封，浸泡 1 宿后开封。

3. 饮用要求：每次饭后饮 30 毫升。酒尽将海棠曝干，捣为末，酒调 3 克服，1 日 3 次。

4. 医疗作用：此方有消痰结、散瘿瘤之功，适于甲状腺肿大、甲状腺瘤、睾丸结核等。

(二七)防癌抗癌的蝎虎酒(《中国自然疗法大全》)

1. 原料：活蝎虎 1 只，白酒适量。

2. 制法：将活蝎虎投入 1 茶杯酒内醉死，浸泡 7 日后，将酒煮沸，去蝎虎备用。

3. 饮用要求：不拘时，每次徐徐饮 10～15 毫升。

4. 医疗作用：此方适用于食道癌。

(二八)活血生发的芝麻酒(《中国自然疗法大全》)

1. 原料：芝麻花、鸡冠花各 60 克，樟脑 1.5 克，白酒 500 克。

2. 制法：将芝麻花、鸡冠花分别洗净，撕碎，然后和白酒一起放入干净的容器里密封，15 天后把酒过滤出来，再将樟脑放入酒中，使之溶化，备用。

3. 使用要求：以药棉蘸药酒，涂搽脱发区，每日搽 3～4 次。

4. 医疗作用：此方有活血、生发、止痒之功，适用于神经性脱发、斑秃等。

(二九)祛风解毒的蝮蛇酒(《中国自然疗法大全》)

1. 原料：蝮蛇 1 条，白酒 1000 克。

2. 制法：将蝮蛇置于干净容器中，用酒醉死，一起浸泡 7 日后备用。

3. 饮用要求：不拘时间频饮，随量。

4. 医疗作用：此方有祛风解毒之功，适用于牛皮癣。

(三十)疏风润肺的蜜酒(《中国自然疗法大全》)

1. 原料：蜂蜜 120 克，糯米 120 克，干曲 150 克，熟水 1500 克。

2. 制法：上述几种一同放入干净的瓶内，封口 7 日即成，去渣备用。

3. 饮用要求：每日 3 次，每次饭前温服 1 杯。

4. 医疗作用：本方有和血脉、疏风润肺之功，适用于风疹、风癣等病症。

第四卷

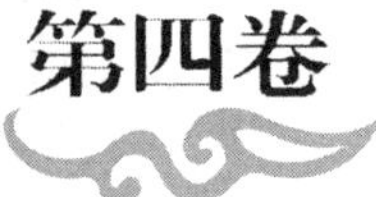

药疗保健

夫药者，天地间之万物也。故本草药品虽多，然其味不过五，乃甘、辛、咸、苦、酸也。而其性不过六，温、凉、补、泻、升、降者也。且甘辛温补升者，阳也；苦咸凉泻降者，阴也。淡渗泄而属阳，酸性阳而味阴。故药有纯阳者，有纯阴者，有阴中之阳，有阳中之阴。（《寿世保元》）

药疗保健是根本。用药得当，可以通神。药疗保健，就是通过服用对症的药物来防病治病，达到养生保健之目的。唐代名医孙思邈在《千金翼方·卷十四退居·服药第三》曰："人非金石，况犯寒热雾露，既不调理，必生疾疠。常宜服药，辟外气和脏腑也。"运用药物养生保健，在中国已有四五千年的历史。药物是防治疾病的重要物质，在疾病的治疗中，绝大部分疗效是通过药物治疗而获得的，可见药物在防治疾病中占有的重要地位。

《黄帝内经》曰："治病必求其本"、"药以祛之、食以随之"。《神农本草经》载有药物 365 种。汉代名医张仲景的《伤寒杂病论》、《金匮要略》开创了用药方剂治疗疾病的历史。东汉神医华佗首创了药疗养生之先河。华佗研制的"漆叶青黏散"可以"利五脏，轻身体，使人头不白"，其弟子樊阿依师所言，坚持服药饵，活了 100 多岁。

唐代药王孙思邈在《备急千金要方·食治》中曰："安身之本，必资于食，救疾之速，必凭于药。"因此，主张要："药食两攻，则病无逃矣"。认为人"中年之后，美药当不离身。四十岁以上，须服补药，五十岁以上，四时勿缺补药。如此，乃可延年得养生之术耳。"对于那些不相信药物养生者，他在《千金翼方·服食法》中说："俗人见浅，但知钩吻之杀人，不信黄精之益寿；但知五谷之疗饥，不知百药之济命；但解施泻以生育，不能秘固以颐养。故有服饵方，……凡服药物为益迟缓，则无充饥之立验，然积年不已，方能骨髓填实。"他曾介绍：春服小续命汤，夏服肾沥汤，秋服黄芪等丸，冬服药酒，"此法终身常尔，则百病不生矣"。

俗话说：药补不如食补，但对体弱多病者来说，食补也不能完全代替药补。服用补益之药饵，不仅能补充体内气血阴阳的不足，而且可增强机体的抗病能力，促进脏腑功能，调节并改善人体新陈代谢和免疫机制，达到增进体质、健康长寿的目的。

但是，药物具有两重性，有其治疗疾病的一面，同时也有产生不良反应的一面。是药三分毒！如果不合理地使用药物，不但不能解除病人的痛苦，达不到防治疾病的目的，反而会给病人带来危害。药是用来纠正人体不平衡状态的，但如果吃了药反而让你的身体不平衡了，就是中"毒"了。因此，我们在治疗疾病时，不仅要掌握药物的作用、用法、适应症，也要熟悉药物的不良反应和禁忌证，以防止和减少不良反应。据世界卫生组织统计，全世界约有 1/3 的患者的死亡与用药不当有关。大量的药物不良反应的教训告诫人们，必须高度重视合理用药。无论中药还是西药，都有副作用，用在需要人的身上就是药，用在不需要人的身上就是毒。医圣张仲景曰：人体平和，惟须将养，勿妄服药。药势偏有所助，令人脏气不平，易受外患。不明药忌者，不能以除病也。因此，用药不可不慎，更不能滥吃。

第二十七篇　脏腑机能与其病因

脏腑：五脏六腑。五脏：心、肝、脾、肺、肾；六腑：胆、胃、大肠、小肠、膀胱、三焦。

一、心脏的机能与其病因

心的位置在胸腔内，横膈上面，两肺之间而偏于左侧，形状像倒挂的莲蕊，外面有心包护卫。心的生理功能是主神志、主血脉。心与形体诸窍的关系是：心在形体合脉，开窍于舌，其华在面，其志为喜，其液为汗。

（一）心脏的主要生理功能

1. 主血脉：心主血脉包括主血和主脉两方面。人体全身的血液，都在脉中运行，要依靠心脏的搏动而在脉内流行，输送到全身。脉，就是血脉，又称经脉，是血之府。脉与心脏相联，形成环行于全身的网络，是血液运行的通道。血液能在血脉中正常运行，周流不息，主要是依靠心脏有节律的搏动而推行的。中医脏象学说认为，心脏的搏动，主要是依靠心气的推动作用。心气充沛才能使人有正常的心力、心率和心律，才能使血液在脉中正常的运行于全身，才能充分发挥血液的营养作用。所以，心气在心主血脉的生理功能中起十分关键的作用。但由于心脏、血脉和血液在体内构成一个相对独立的循环体系，所以，血液的正常运行，不仅需要有心气的推动，而且还要有充盈的血液量和通行无阻的脉道。如果因心气不足而心脏搏动乏力、乱率或乱律，则血液不能正常运行而凝滞；如果血液衰少，则血脉空虚；如果脉道不利，则血液通行不流畅而血瘀；如果脉道不能约束血液，则血液就会溢出脉外而出血。所以，心主血脉的生理功能，实际上是指心脏、血脉和血液之间三者构成相对独立的循环系统的生理功能。这中间如果有一个环节出现异常，就会导致心主血脉的生理功能出现障碍。

2. 主神志：心主神志，即心主神明，或称心藏神。心主神明是指人的精神意识思维活动是由心所主持，是心的生理功能的重要组成部分。神的概念有广义和狭义之分。狭义的神是指心所主的精神意识思维活动。脏象学说以五脏为中心，把现代医学属于大脑生理功能的精神意识思维活动归属于五脏，而在五脏中，又以心为精神意识思维活动的主宰。心主神明的功能正常，则人体精神振奋、神志清晰、思维敏捷、反应灵敏；相反，如果心主神明的功能异常，则可出现精神意识思维活动的异常，且可出现失眠、多梦、神志不宁、谵狂，或有反应迟钝、健忘、精神萎顿、昏迷等症状。

（二）心与志、液、体、窍的联系

1. 在志为喜：志是指情志。情志与五脏生理活动密切相关。脏象学说把情志分为喜、怒、思、悲、恐五志，分属于心、肝、脾、肺、肾五脏。心的志是喜。喜是指欢乐。一般来讲，喜对于机体是一种良性刺激，喜能使人心情舒畅，气血调和，有益健康。但是喜乐过度，或突然暴喜，则会使人心气涣散，耗伤心神，使得心神受伤。所以，喜虽有益，亦不能过度，人们常说“喜伤心”，生活中亦有类似“范进中举”暴喜失神的例子。

2. 在液为汗：汗为津液所化，津液与血液同出一源，心主血液，所以有“汗为心之液”之说。所以大失血者不能发汗，大汗者亦不能放血，汗与血亦同源。

3. 在体合脉、其华在面：脉是指血脉。心合脉是指全身的血脉均属于心。华是指光彩、光华。其华在面是指心的生理功能正常与否，可以从面部的光华色泽的变化中反映出来。

4. 在窍为舌：窍就是开窍。心开窍于舌，是说通过对舌的观察可了解掌握心主血脉和主神明的生理状态，即舌是心的外候。

附：心包经的机能与其疾病的原因

心包经，简称心包，或称“膻中”，是包在心脏外面的包膜，其生理功能是保护心脏，使心脏不受外邪的侵袭。中医认为心就象是一国的君主，不能受外邪的侵犯，如有外邪来犯，则心包经代替心先受病。心包经虽然不是五脏六腑，但它能代替心脏的机能，一般人所说的心病，就是指心包经的疾病，心病较难治愈。

摘自《实用中医大全》

二、肝脏的机能与其病因

肝位于腹部，右肋之内，横膈之下，胆附于肝下，肝与胆相为表里，足厥阴肝经属肝络胆，足少阳胆经属胆络肝。

（一）肝的主要生理功能

1. 主疏泄：疏泄，疏有疏通、疏导之意；泄有发泄、升发之意。肝主疏泄，是指肝有疏通发泄全身的气血津液等，促进它们的畅达、宣发的作用。肝主藏血，体阴而用阳，所以肝的性质为“刚脏”，像一名“将军”一样，主动、主升，是喜条达而恶抑郁。肝以主升主动的生理特性来体现其疏泄功能。肝主疏泄功能可以从以下三个方面体现出来。

（1）调畅气机：气机就是气的升降出入运动。人体各脏腑经络器官的功能活动，都依赖于气的升降出入运动。气的升降出入正常，则脏腑功能亦正常；反之，脏腑功能若正常，亦使气的升降出入运动正常，二者相辅相成。所以肝的疏泄功能正常，则使人体气机调畅，气血和调，经络通利，脏腑器官的生理活动亦正常协调。一旦肝的疏泄功能失常，则会出现两种情况：一是肝的疏泄功能减退，即疏泄不足，亦称肝失疏泄。这时气的升发不足，使气失于疏通和调达，形成气机不畅或气机郁结的病理变化。肝气失于疏泄也可称为“肝气郁结”，这时会出现胸胁、两乳或小腹等部位的局部胀痛不适等病理现象。二是肝的疏泄功能太过，也就是肝主动主升太过，使气升发显得过亢而下降不及，形成“肝气上逆”或“肝火上炎”等病理变化，常见到头目胀痛、面红目赤、胸胁胀满、烦躁易怒等病理现象。如气升太过，或火气上逆甚者，则血随气逆，而导致吐血、咳血等血从上溢的病理变化，再严重则可导致病人卒然昏倒、不省人事，中医称为“气厥”。

体内血液的运行和津液的输布代谢，也要依靠气的升降出入运动。所以，如果气机郁滞，会导致血液运行和津液代谢的障碍。在血液运行上则出现血瘀、或成为癥积、肿块，在妇女可导致经行不畅、痛经、闭经等。在津液代谢方面则产生痰、水等病理产物，或由瘀阻经络而成为痰核，或因水停而成为肿胀等。

（2）促进脾胃的运化功能：肝的疏泄功能可以促进脾胃的运化功能。脾胃能够正常运化，是依赖于脾的升清和胃的降浊之间的平衡协调，而肝的疏泄功能与脾胃的升降功能关系密切。肝的疏泄正常是脾胃正常升清降浊的重要条件。如果肝的疏泄失常，影响脾的升清功能，中医称为“肝气犯脾”，表现出上部症状为眩晕，下部症状为飧泄；肝疏泄失常影响到胃的降浊功能，中医称为“肝气犯胃”，表现出上部症状为呕逆嗳气，中部症状为脘腹胀满疼痛，下部症状为便秘。肝的疏泄有助于脾胃的运化功能，还表现在胆汁的分泌与排泄。肝与胆脏腑表里相连，胆汁是肝的余气所化，积聚而成。胆汁的分泌排泄，实际上是肝主疏泄功能的一个方面，肝的疏泄正常，则胆汁的分泌与排泄亦正常，此有助于脾胃的运化功能。如果肝气郁结，则影响胆汁的分泌与排泄，可出现胁下胀满、疼痛、口苦、纳谷不化，严重则出现黄疸等症。

（3）调畅情志：人的情志活动，是属于心主神明的生理范围，但与肝的疏泄功能密切相关。因为正常的情志活动，主要是依赖于气血的正常运行；而情志活动异常主要干扰的亦是气血的运行。肝的疏泄功能具有调畅情志的作用，实际上是调畅人体的气机功能所派生的。肝的疏泄正常，则人的气机调畅，气血和调，情志开朗；肝失疏泄，则肝气郁结，心情则易紧张抑郁，稍受刺激，则抑郁难释；肝的升泄太过，阳气升腾而上，则人的心情易于急躁，稍受刺激则易发怒，这些均是肝的疏泄功能变化对于情志活动的影响。此外，肝的疏泄功能还与人的生殖功能有关，如女子的排卵和月经来潮，男子的排精，都与肝的疏泄功能密切相关。

2. 主藏血：肝主藏血是指肝有贮藏血液和调节血量的功能。肝主藏血，其一是体现于肝内必须贮藏一定的血量，以此制约肝内阳气升腾，以防过亢，由此维护肝的疏泄功能，使肝中和调达；其二是有防止出血的重要作用。因为肝不藏血，不仅会出现肝血不足、阳气升泄太过，还会导致

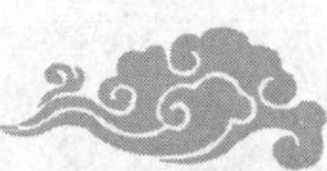

出血；其三是能起调节人体各部位血量的功能，特别是调节外周血量的作用。正常情况下，人体各部位的血量是相对恒定的，但随着人体活动的多少，情绪波动，外界气候寒暑等不同，人体各部位的血量亦随之变化。当人体剧烈运动或情绪激动时，肝脏释放贮存血液，提供机体外周需要；当人体安静休息或情绪平静时，因外周血需要减少而部分血液归藏于肝。所以肝有病，藏血功能失常，不仅会引起出血或血虚，而且也会导致机体许多因血液濡养不足的病变。如肝血不足不能濡养眼睛，双目干涩昏花或夜盲；血不濡养筋脉，则筋脉拘急、肢体麻木、屈伸不利等。肝的藏血和调节血量的功能，还体现于女子月经来潮，肝血不足或肝不藏血既可引起月经量少或闭经，又可引起月经量多或崩漏等症。因此，肝病会有血虚、血滞的现象，同样的，血虚、血滞也会引起肝病的发作。

肝调节血量，是以肝藏血为前提的，只有贮血充沛，才能有效调节血量。肝的调血作用实际上是肝主疏泄功能在血液运行方面的体现。所以，肝的调节血量，必须有肝藏血和肝主疏泄，相协调平衡方能完成。肝藏血不足或肝疏泄太过，可导致各种出血；如疏泄不及则肝气郁结，可导致血瘀。

3. 主藏魂：魂和神一样，都以血为主要物质基础。中医认为：心主血，故藏神；肝藏血，故藏魂。魂乃神之变，属神的一部分。肝的藏血功能正常，则魂有所居舍，如肝血不足，心血亏损，则魂不守舍，可见到惊骇多梦，卧寐不安，梦游、梦呓，或出现幻觉等症状。

(二)肝与志、液、体、窍的关系

1. 在志为怒：肝的志为怒，一般讲，怒对人体是一种不良刺激，与人无益处，它可使人气血上逆，阳气升泄。因肝主疏泄，阳气以升发为用，故怒为肝志。人大怒会引起肝的阳气升发太过；肝之阴血不足，也会引起肝的阳气升泄太过，使人略受刺激即易发怒。中医常以平肝来治怒，可见肝与情志中怒的关系密切。

2. 在液为泪：肝开窍于目，泪从目出，所以讲泪为肝之液。眼泪有濡润和保护、清洁眼睛的作用。如肝血不足，双目干涩，实为目之眼泪减少，不能濡润保护眼睛；肝火上炎，或肝经湿热，则会目眵增多，目赤肿痛，迎风流泪等。

3. 在体合筋、其华在爪：筋指筋膜，它附着于骨而会聚于关节，是联结关节肌肉的一种组织。筋与肌肉的收缩和弛张，形成肢体关节运动的屈伸或转侧。筋膜依赖于血的濡养。肝血充沛，才能营养筋膜，筋得血养方能转动灵活、运动有力。肝之血气衰少，则筋膜失养，表现为筋力不足，运动不利，甚则出现手足振颤，肢体麻木，屈伸不利等。

爪即爪甲，指指甲和趾甲。中医认为爪是筋的延续，故称“爪为筋之余。”肝血的盛衰可影响爪甲的枯荣。肝血充足，爪甲坚韧明亮，红润光泽；肝血不足，爪甲软薄、枯而色夭，或变形变脆。

4. 在窍为目：目即眼睛，又称“精明”，是视觉器官。肝之经络联于目系，而视力依赖于肝气的疏泄和肝血的濡养。肝之功能正常与否，常可从目上反映出来。如肝血不足，则双目干涩，视物不清或夜盲；肝经风热，则目赤痒痛；肝火上炎，则目赤生翳；肝阳上亢，则头目眩晕；肝风内动，则目斜上视等。

摘自《实用中医大全》

三、脾脏的机能与其病因

脾位于中焦，在横膈之下，形状如镰刀，与胃相为表里，同处于中焦。足太阴脾经和足阳明胃经相互络属于脾胃。脾与胃都属于消化系统的主要脏腑，人体的消化功能主要依赖于脾和胃的生理功能。气血津液的生化和生命运动的持续，有赖于脾胃运化吸收的水谷精微来维持。所以脾胃被赋予“气血生化之源”和“后天之本”的美称。

(一)脾的主要生理功能

1. 主运化：脾主运化，运是转运输送；化是消化吸收。脾具有把水谷饮食经过消化成为水谷精微加以吸收，再把精微转运输送到全身的生理功能。脾的运化功能可以从两方面来体现：一是运化水谷，即对饮食物的消化吸收。饮食物进入胃，经过胃的腐熟初步消化后，下输小肠进一步消化，在小肠“分清别浊”的作用下，清者部分被脾吸收转化为各种营养物质，再经脾的转输和布散作用，上输于肺和灌溉四旁，以滋养各个脏腑和全身。可见脾有运化水谷的功能。脾主运化，是依赖于脾气，脾气健旺，则脾的运化水谷精微功能旺盛，人体的消化吸收功能也健全，那么水谷精微被大量地化生为精气血津液，才能使人体脏腑经络、四肢百骸、筋肉皮毛等得到充分的营养，从而使人体能进行正常的生理活动。反之，如果脾气虚弱，运化功能低下，则称为“脾失健运”，食人的饮食物不能正常地消化吸收，不能形成水谷精微，使全身组织得不到营养物质，这样病人会出现腹胀、大便溏薄、食欲不振，甚至倦怠、消瘦等症状。此外，由于得不到足够的营养物质，使得气血津液等化生不足而致气虚血少、津液不足，进而发展到全身营养状况的下降。所以人们把脾胃视作后天之本、气血生化之源。二是运化水液，又叫“运化水湿”。中医把体内对水液的吸收、转输和布散的作用，视为脾主运化的一部分。脾的运化水液，是人体水液代谢的一个重要环节。实际上，脾主运化水谷和运化水液是同一功能的两个方面，两者同时进行。饮和食都是经胃的受纳及初步消化，经脾的消化、吸收、转输、布散，其中津液部分由脾上输肺，经肺的宣发肃降，内而灌溉五脏六腑，外而滋润肌肤腠理皮毛，在完成滋润作用后一部分化为汗液排出，一部分经肾化为尿液下输膀胱而排出。所以，脾的运化水湿功能健旺，则人体水液代谢正常，水液不会无故停聚。反之，如果脾的运化水液功能衰弱，就会导致水液在体内停滞不化。水液停聚于局部形成痰、饮、湿，水液广泛停聚，则形成水肿。这些就是脾虚生湿、脾为生痰之源及脾虚水肿形成的机理。

脾胃被称为后天之本，说明脾的运化功能在整个人体生命活动中的重要性。人的生命所系，主要依赖于气血，而气血的生成，主要依赖于脾胃运化吸收水谷精微。平时要注意饮食卫生和饮食营养，要善于保养脾胃功能，不能暴饮暴食，不能时而饥饿、时而过饱，要饮食有节，以防损伤脾胃。

2. 主升清：脾主运化，以升清为主。升是脾气的运动特点，以上升为主，所以有“脾气主升”的说法。清是是指水谷精微等营养物质。脾主升清，是说脾气运化能把水谷精微吸收和上输于心肺、头目，经心肺作用而化成气血，营养全身，所以说“脾以升为健”。脾气的升清与胃气的降浊形成一对矛盾运动。脏腑气机就是以升降出入、升清降浊，相辅相成，协调平衡，以维持人体内脏腑功能的相对恒定。因此，脾气的升清功能必须正常，才能使水谷精微等营养物质得以正常吸收和布散，人体生命之源才能生生不息。且脾气的升发，以保持人体内脏不致下垂。如果脾气不能升清，则水谷不能运化，气血化生无源，就可出现神疲乏力，头晕目眩，腹胀，泄泻等症状。如果脾气下陷，则可见久泻脱肛、胃下垂、内脏下垂，或妇女子宫下垂等症。同时，脾气不升，必然会导致胃气不降，使得脾胃中焦气机失常而出现一系列相关症状。

3. 主统血：脾主统血，是指脾具有固摄、控制血液在经脉内运行、防止血液溢出脉外的功能。脾统血的主要机理实际上是指气的固摄作用。脾能统血，是因为脾为气血生化之源，脾气健旺，则气血充盈，因而气的固摄作用也较强，血液也不会溢出脉外。反之，脾失健旺，气血生化无源、气虚血少，气的固摄作用减退，不能有效的控制血液，因而导致出血。中医把脾气虚弱引起的出血，如便血，尿血、崩漏等习惯上称为脾不统血。

（二）脾与志、液、体、窍的关系

1. 在志为思：脾的精神活动为思。思是指思考、思虑。这是人体精神意识思维活动的一种状态。思虑为脾志，但亦与心有关，所以有“思出于心而脾应之”之说。正常的思考问题，对人体生理活动无不良影响，但思虑过度或思虑而不能遂心，就会影响正常生理活动，特别是会影响气的升降出入运动，从而导致气机郁滞或气结。气机郁滞首先影响脾的运化。气结于中，则脾不能升清。所以，思虑过度，常使人不思饮食，脘腹胀闷，头目眩晕。

2. 在液为涎：唾液中较清稀者称为涎。它具有保护口腔粘膜、润泽口腔的作用，同时在进食时，有助于食物的吞咽和消化。中医认为涎是脾

之液，正常情况下涎上行于口而不流出口外，如果脾胃不和，则使涎液大量分泌，自动从口中溢出，此为病变。

3.在体合肌肉、主四肢：脾主肌肉四肢，是与脾的运化功能有关。人体肌肉丰满，四肢运动自如有力，要靠脾运化水谷精微来营养。脾得健运，气血充盈，肌肉营养丰富，则肌肉发达丰满，肢体强壮，运动自如。若脾胃功能降低，则气血生化不足，肌肉营养不够，常导致人体肌肉消瘦，肢体软弱无力，甚至痿废不用。人体四肢相对躯干而言是末端，故四肢又称"四末"。四肢同样需要脾胃运化水谷精微来营养，以维持四肢的正常活动。所以，脾气健运，则四肢营养充足，运动有力而灵活。如果脾失健运，则清阳不升，布散乏力，四肢得不到营养补充，则肢体运动乏力，甚则痿弱不用。故四肢运动正常与否，与脾的运化功能和升清功能密切相关。

4.在窍为口、其华在唇：口腔为消化道上端。脾开窍于口，指人体食欲口味与脾的运化功能有密切关系。食欲的好坏、口味的正常与否，同脾的运化功能有关。脾气健旺，则食欲旺盛，口味正常。脾失健运、则食欲不振、口淡乏味；脾有湿热，则觉口甘口腻；脾有伏火，则生口疮或口腔糜烂。口唇的色泽能反映人体气血的盛衰情况，尤其是脾的气血盛衰。脾主肌肉，主运化，为气血生化之源。脾气健运，则气血充盈，口唇红润光泽；脾失健运，则气血衰少，口唇显得淡白不泽。所以口唇能反映脾胃的运化功能。

摘自《实用中医大全》

四、肺脏的机能与其病因

肺位于胸腔内，在心的两侧，左右各一。肺在脏腑中的位置最高，体积最大，象伞一样盖在脏腑之上。故称肺为"华盖"。

(一)肺的主要生理功能

1.主气、司呼吸：肺的主要生理功能是主气而司呼吸，或者说是主一身之气和呼吸之气。空气经肺的呼吸作用进入体内，供给所需要的氧气。肺主一身之气，一是体现在气的生成方面。特别是宗气的生成，主要是依赖于肺吸入的清气和脾胃运化的水谷精气结合而成。所以肺的呼吸功能是否健全，会直接影响到一身之气、特别是宗气的生成，而气的充足与否对人体的重要性是不言而喻的。此外，肺主一身之气，还体现在对全身的气机有调节作用。肺的呼吸运动，就是气的升降出入运动，肺有节律的一呼一吸，是维持和调节全身气机正常升降出入的重要方面。所以，肺的呼吸异常必然会导致气机升降出入异常而影响全身功能。反之，体内其他脏腑气机失调，亦会影响肺的呼吸功能，而使肺气的升降出入异常。肺部异常有气喘、咳嗽等呼吸器官的疾病。

2.主宣发和肃降：肺主宣发和肃降，实际上是指肺气的运动，具有向上向外的宣散敷布和向下向内清肃下降的双向作用。肺的宣发，体现在三方面：一是通过肺的气化，使体内浊气得以排出体外；二是把脾胃吸收的津液和水谷精气布散到全身，外达于皮毛；三是宣发卫气，温肌肉，充养肌肤，调节腠理开合，把津液的代谢物化为汗液排出体外。如果肺气失于宣散，就可出现呼吸不畅、胸闷、咳嗽、气急、鼻塞、无汗等病变。肺的肃降亦体现在三方面：一是能吸入自然界的清气；二是由于肺的位置最高，因此能把吸入的清气和脾胃转输到肺的津液、水谷精气向下布散到人体下部；三是清肃和清洁肺内和呼吸道内的异物，保持呼吸道的清净通畅。如果肺气失于肃降，就会出现吸气短促、浅表、憋气、咳喘等肺气上逆的症状。

肺的宣发作用和肃降作用是形成肺生理活动不可分割的两个方面，它们在生理上相辅相成，病理上相互影响。如果没有正常的宣发，就没有很好的肃降；反之，没有正常的肃降，也不会有很好的宣发。宣发肃降功能正常，使得呼吸均匀和调，气道通畅，气机调达，体内外气体交换正常，从而促进人体气血津液正常运行。如果肺的宣发肃降功能失常，就会出现"肺气失宣"、"肺失肃降"等病理变化。

3.通调水道：通调水道就是疏通调节水液运行和排泄的道路。肺通调水道功能，是指肺的宣发和肃降对体内水液的输布、运行和排泄起着疏通和调节的作用。由于肺的宣发作用，把津液和水谷精气布散于全身，输送于皮毛，且通过卫气的宣发，司腠理汗孔的开合，调节汗液的排泄；由于肺的肃降作用，把津液不断向下输送，经过肾和膀胱的气化作用，代谢形成尿液而排出体外。由此可见，肺的通调水道功能，就是在肺的宣发和肃降作用下，体内津液代谢、运行排泄的过程。或者说，肺在人体水液代谢和运行输布中起通调水道的作用。如果肺的通调水道功能失常，或者说，肺气失宣失肃而影响到水液代谢运行、水道运行不畅而发生水液停聚则为病变，如水液停聚而生痰、成饮，严重则水泛为肿等症状。

4. 朝百脉、主治节：肺朝百脉，朝有朝会、聚会的意思。指全身的血液都通过经脉而聚会于肺，经过肺的呼吸，进行气体交换，然后再输送到全身。全身的血和脉，都统属于心，血液运行的基本动力是心脏的搏动。但是血液的运行又有赖于气的推动，是随着气的升降运动而至全身。肺司呼吸，主一身之气，调节全身的气机，所以全身血液的运行要依赖肺气的敷布和调节。

治节就是治理调节。肺有辅佐心脏治理调节全身气血运行的作用。肺能起调节治理作用，与肺主气的功能有关。心主血，肺主气，气与血两者相辅相成。气是血的来源和运行的动力，所以肺能起“治节”作用。肺主治节体现于四个方面：一是肺主呼吸，使人的呼吸运动能有节律的一呼一吸；二是随着呼吸运动治理和调节全身的气机，调节气的升降出入运动；三是随着升降出入而辅佐心脏，以推动和调节血液的正常运行；四是主宣发和肃降，以治理调节津液的输布、运行和排泄。所以，肺主治节，实际上是对肺主气、司呼吸、主宣发肃降、主通调水道等生理功能的概括。

(二)肺与志、液、体、窍的关系

1. 在志为忧：肺的志为忧。忧，忧愁；悲，悲伤。忧与悲略有不同，但因其对人体生理活动的影响大体相同，故忧和悲同属肺志。一般讲，悲自外来，忧从内发。忧愁悲伤均属不良刺激引起的情绪反应。悲忧动于心而使肺响应。悲忧易耗损元气，且肺主气，悲忧伤肺，亦会影响到气。反之，气虚不足时，人体对不良刺激的耐受力下降，也容易产生悲忧的情绪。

2. 在液为涕：涕是鼻涕，为鼻粘膜分泌的粘液，有润泽鼻窍的作用。正常情况下起润泽鼻腔而量有节制不外流。肺受外邪，则鼻涕的分泌量和性状会有改变。如肺受风寒之邪，则鼻流清涕；受风热之邪，则流浊涕黄涕；感受燥热之邪，则鼻涕减少而鼻干。

3. 在体合皮、其华在毛：肺主皮毛，包括皮肤、汗腺、毫毛等。皮毛为一身之表。肺主气属卫，肺有宣发卫气、输精于皮毛等生理功能，而作为一身之表的皮毛就是依赖于卫气机津液的温养润泽，方能成为抵御外邪入侵的第一道屏障。人体皮肤腠理致密，毫毛光泽，抵御外邪的能力较强。反之，如果肺气虚弱，则宣发卫气及输精皮毛功能减弱，表卫不固，防御外邪能力下降，使人易于感冒、虚汗多汗、或皮毛憔悴枯槁。同样，当外邪侵犯皮毛时，由于肺合皮毛，邪气导致腠理闭塞、卫气郁滞的同时，也影响到肺，导致肺气不宣。中医把汗孔称为“玄府”或“气门”，说明它不仅能排泄汗液，而且在肺气的宣发肃降作用下进行气体交换。

4. 在窍为鼻：肺主呼吸，肺通过鼻与外界相通，所以称“鼻为肺之窍”。鼻既是呼吸的通道与门户，又具有司嗅觉的功能。鼻的功能有赖于肺气的宣发。肺的功能正常，则呼吸畅达，嗅觉灵敏。鼻既与外界相通，那么，外邪也有可能通过鼻而进犯肺。肺受邪而使肺气失于宣肃，则常会使鼻塞，嗅觉失灵或异常。如遇寒犯肺常见鼻塞流涕、嗅觉不灵；邪热壅肺而使肺失宣肃，除见咳喘气逆外，常可见到鼻翼煽动；肺胃燥热，则鼻干，甚至出血等。喉也是肺的门户，既是呼吸之气的必经之路，又是发音的器官，肺的经脉分支通于喉咙。喉咙的通气与发音受肺气的影响，肺气充足，则喉咙通利，声音宏亮。肺有疾病，常会伴有声音嘶哑、失音，或喉部疾患。如风热犯肺，则肺气失宣，常有声音嘶哑或失音、喉痒、喉痛；肺气虚，则声音低弱；肺阴不足则声嘶、失音，喉干涩或干痛等。

摘自《实用中医大全》

五、肾脏的机能与其病因

肾位于腰腹部内的脊柱两旁，左右各一。中医称腰是肾的府宅。肾藏有先天之精，是脏腑阴阳的根本，为生命之源泉，所以称肾为“先天之本”。肾与膀胱相为表里，足少阴肾经和足太阳膀胱经相互络属于肾与膀胱。

(一)肾的主要生理功能

1. 藏精、主生长发育和生殖：肾的藏精是其主要生理功能，它包括了肾主闭藏和肾主生长发育、生殖两个方面。

肾主闭藏，藏的是精气，是对精气有摄纳、贮存、封藏的作用。精气是构成人体的基本物质之一，也是人体生长发育及各种生理活动的物质基础。肾藏精气包括先天之精和后天之精。先天之精禀受于父母，与生俱来，为构成胚胎发育的原始物质。后天之精是指脾胃运化吸收的水谷精气。先天之精需要后天之精不断地培养和补充，后天之精也在肾内不断转化为先天之精，二者相互依存，相互为用，相互结合而形成肾中所藏的精气。肾主闭藏精气，使其在人体生长发育过程中不断充盈，而不无故流失，为肾气在体内充分发挥生理作用创造必要的条件。

肾中精气的主要生理功能是促进人体的生长发育，且在发育过程中逐渐成熟生殖功能。人从出生后，由于后天之精不断培育先天之精，使肾中精气不断充盈，人体幼年时有齿更发长、乳牙换恒牙、头发等方面的变化，等发育到一定年龄，肾中精气达到一定水平时，生殖机能开始成熟，标志着人体的成熟，即中医称“天癸至”的阶段，男子开始溢精、梦泄等，女子月经来潮、按时排卵。男女能结婚生育，繁衍后代。到中年后，肾中精气开始由旺盛逐渐转向衰退，人的生殖能力也逐渐减弱；人亦从中年进入到老年。所以，我们认识肾中精气对人体生长发育、生殖及生长壮老的全过程的作用，对治疗某些先天性疾病，生长发育不良或发育迟缓，生殖机能低下，以及延年益寿等，均有非常重要的意义。

肾中所藏精气，对人体各方面的生理活动起着极其重要的作用，是人体的根本。中医把肾中精气在生理活动中表现出的功能分为肾阴和肾阳两方面：能对机体脏腑器官组织起滋养、濡润作用的称为肾阴；能对机体脏腑器官组织起推动、温煦作用的称为肾阳。肾阴肾阳，又称为元阴元阳，或真阴真阳，是人体脏腑阴阳的根本。肾阴与肾阳之间相互依存，相互制约，相互为用，维持各器官脏腑阴阳的相对平衡。一旦这种平衡由各种因素而致失调且不能自行恢复，就造成肾阴虚或肾阳虚。肾阴虚常见内热、眩晕、耳鸣、腰膝酸软、遗精、舌质红而少津等症状；肾阳虚常见疲惫乏力、形寒肢冷，腰膝冷痛或痿弱，小便清长或不利，或遗尿失禁，舌质淡，性功能减退，水肿等症状。

肾的阴阳为各脏腑阴阳之本，所以肾之阴阳失调，会影响到其他脏腑阴阳的失调，如肾阴不能滋养肝，称为“水不涵木”，导致肝阳上亢，甚则肝风内动；肾阴不能上承于心，可导致心火上炎，或心肾阴虚；肾阴不能滋养肺，可致咽燥、干咳、潮热、升火等肺肾阴虚症状；脾失肾阳之温煦，常见五更泄泻，下利清谷等脾肾阳虚症状；心失肾阳之温煦，则常见心悸、脉迟、汗出、肢冷、气短等心肾阳虚的症状。同样，各脏腑病变导致阴阳失调后，久病亦会累及到肾，耗竭肾中精气，导致肾的阴阳失调，此为“久病及肾”的理论依据。

肾中精气是肾阴肾阳的物质基础，肾阴虚或肾阳虚均是肾中精气不足的表现形式。因此，肾阴虚到一定程度时会累及肾阳，导致阴阳两虚，此为“阴损及阳”；肾阳虚到一定程度时亦会累及肾阴，导致阴阳两虚，此为“阳损及阴”。另外，当肾中精气亏损而阴阳失调又不明显，中医依据症状类型分为肾精不足和肾气虚两种。

2. 主水：肾主水液，是指肾中精气的气化功能，对津液的输布和排泄，对津液代谢的平衡起着重要的调节作用。《黄帝内经》曰：“肾者水脏，主津液”。津液代谢，通常是由胃的受纳、脾的运化与转输，肺的宣散与肃降，肾的气化蒸腾，以三焦为通道而输布道全身，经代谢后化为汗液、尿液和水气排出体外。肾中精气的气化蒸腾是津液代谢的主宰，脾胃两脏对津液的气化，亦依赖于肾中精气的气化蒸腾。体液尿液的生成和排泄是维持津液代谢平衡的关键，而肾中精气的气化蒸腾，直接影响到尿液的生成后排泄。如果肾中精气的气化蒸腾失常，导致排泄不畅，则表现为尿少、水肿等；导致固摄不力，则表现为小便清长，尿量增大等，所以说肾主水液。

3.主纳气：肾主纳气是说肾有受纳固摄肺所吸入之清气、防止呼吸过于表浅、保证体内外气体交换的作用。人之呼吸虽是肺的功能，却又必须依赖肾的纳气作用。肾的纳气功能就是肾的闭藏作用在呼吸运动中的具体体现。中医认为，肺吸入的清气，必须下达到肾，这样的呼吸才有“根”；即呼吸要有一定的深度，就须有肾的纳气作用。所以，肾的纳气功能正常，肺的呼吸才能均匀和调；如肾的纳气功能减弱，则摄纳无权，表现为呼吸表浅，动辄气喘，呼多吸少等中医称为“肾不纳气”的症状。

(二)肾与志、液、体、窍的关系

1.肾在志为恐(惊)：肾的志为惊为恐。惊恐都为惧怕的精神状态，但两者略有区别。受外界突然刺激而害怕为惊，由自己内心产生的惧怕为恐，即人们常说的胆怯。惊恐为肾之志，但与心主神明有关。心主藏神，神伤则心怯而恐。惊恐导致上焦气机闭塞，气迫下焦，而致下焦胀满，甚则遗尿；扰乱心神，则心神不定，手足无措。

2.在液为唾：口液中较粘稠者为唾。唾由肾精所化，应咽而不吐，有滋养肾中精气的作用。如习惯于多唾或久唾，则易耗损肾中精气。所以古人有咽唾以养肾精的养生方法。

3.在体合骨、主骨生髓、其华在发：肾中精气是人体生长发育的主要动力。肾中精气充足，才能充养骨髓；骨髓充盈，骨骼才能生长发育良好。所以《黄帝内经》曰：“肾主骨髓”、“其充在骨”、“肾主身之骨髓”。小儿囟门迟闭，骨软无力，老人骨质脆弱、易于骨折等，均与肾中精气不足、骨髓空虚有关。

髓分骨髓、脊髓、脑髓三种，均属肾中精气所化生。所以，肾中精气的盛衰，不仅影响骨的生长发育，还会影响到脊髓和脑髓的充盈与发育。脊髓通于脑，髓聚而成脑，故脑被称为“髓海”。肾中精气充足，则能充养髓海，使脑发育健全，能充分发挥“精明之府”的思维功能；相反，肾中精气不足，髓海失养，而致髓海不足，则会出现脑转耳鸣，胫酸眩冒，目无所见，倦怠喜卧等症状。

齿与骨同出一源，故称“齿为骨之余”。牙齿亦由肾中精气所充养，牙齿的生长、更换与脱落均与肾中精气的盛衰密切相关。肾中精气充沛，则牙齿坚固而不易脱落；反之则牙齿易松动，甚至提早脱落。

头发的生长，与精和血有关。头发的生长与脱落、润泽与枯槁，既依赖于肾中精气的充养，又依赖于血液的濡养，所以有“肾藏精、其华在发”和“发为血之余”之说。一般青壮年精血充足，头发乌黑光泽且长，而老年人常精血虚衰，毛发则变白而脱落。

4.在窍为耳和二阴：耳是听觉器官，听觉的灵敏程度与肾中精气的盛衰有关。精气充盈，髓海得养，则听觉灵敏，分辨清晰；精气虚衰，髓海失养，则听觉差，或耳鸣，甚至耳聋。老年人常因肾中精气衰退而致听力下降，所以说，肾开窍于耳。

二阴是指前阴(外生殖器)和后阴(肛门)。前者是排尿和生殖的器官，后者是排泄粪便的通道。人的生殖能力与肾有关，人的尿液排泄，亦依赖于肾的生化。所以，尿频、遗尿、失禁、尿少、尿闭等病理变化，均与肾的气化失常有关。粪便的排泄，本是大肠的传化糟粕功能，但亦与肾的气化有关。肾阴不足，可导致肠液枯涸而便秘；肾阳虚而致气化无权，可导致阳虚便秘和阳虚泄泻。所以中医认为“肾开窍于二阴”。

摘自《实用中医大全》

六、胆的机能与其病因

胆为六腑之首，又属奇恒之腑。胆与肝相连，附着在肝的短叶间，胆与肝有经脉相互络属而成表里关系，胆的主要生理功能是贮存和排泄胆汁，以助饮食物的消化。脏象学说认为胆在精神思维活动中有“主决断”的作用。这里的决断并非指精神上的果断能力而言，而是给予诸器官动作的决定，如胃、肠等器官何时进行消化工作，何时停止，这些都由胆来决定。最明显的例子就

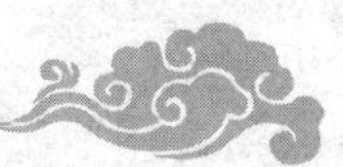

是睡眠，使所有的器官进入休息状态，需要相当的“决心”，所以胆虚的人常会失眠。

胆汁是肝的精气所化生而聚集贮存在胆内，在消化饮食过程中向小肠内排放，以助脾胃的运化吸收。胆汁的排放，有赖于肝的疏泄功能所控制和调节，所以肝的疏泄功能正常，有助于胆汁的生成和排放，也有助于脾胃运化功能的健旺。反之，肝失疏泄，肝气郁结，可影响胆汁的分泌和排泄，出现胸胁胀满疼痛，影响到脾胃功能，可见食欲不振，厌食油腻，腹胀便溏等症状；如肝的疏泄太过，肝气上逆或肝火上炎，则可引起胆汁上逆，这时除有胸胁胀满疼痛外，还可见口苦、呕吐黄绿苦水（因为胆汁味苦，色黄绿），如胆汁外泄肌肤，则可见黄疸。同样，如果胆汁排泄因故而受阻，亦会影响肝的疏泄功能。

胆汁虽直接参加饮食物的消化，但胆本身不参与饮食物的消化，而且胆汁为肝之精气所化生，与肠胃消化饮食有所不同，所以胆又属奇恒之腑。

摘自《实用中医大全》

七、胃的机能与其病因

胃位于膈下，上接食道，下通小肠，胃的上口为贲门，下口为幽门。胃又称胃脘，分上中下三部，胃的上部称上脘，包括贲门；胃的中部称中脘，指胃体；胃的下部称下脘，包括幽门。胃与脾构成表里关系。胃的主要生理功能是受纳与腐熟水谷，胃气以降为和。

（一）胃主受纳和腐熟水谷

受纳即接受和容纳的意思。腐熟水谷是指胃有把饮食物进行初步消化，形成食糜的作用。人体进食后是胃接受和进行初步消化的，胃就像仓库一样，所以称胃为“太仓”、“水谷之海”。胃接受消化饮食物、提供营养供给机体生理活动的需要和化生气血津液的原料。所以胃又被称为是“气血之海”。人体食入水谷后，经过胃的腐熟消化，下传到小肠，其吸收的精微经脾运化后输布全身起营养作用。所以，胃虽能受纳和腐熟水谷，但必须与脾的运化功能相结合，方能共同完成把水谷化为精微的吸收过程，以此化生气血津液，营养全身。胃的盛衰有无，关系到人体的生理和生命运动的正常与否。所以中医治病非常重视胃气，把“保胃气”作为重要的治疗原则，认为脾胃之气正常，则能不断化生、滋养元气。如果胃气受伤或胃气虚弱，进食再多，也不能及时腐熟水谷、转化输布，反而加重脾胃功能的负担，使之更虚弱，由此会产生多种疾病。食欲不振、消化不良、恶心呕吐都是胃病的症状。

（二）胃主通降，胃气以降为和

胃是人体的大仓库，是水谷之海。饮食物经过胃的腐熟、初步消化后，必须下行送入小肠，由小肠作进一步的吸收。所以胃向下输送食物，是主通降的，以降为和。脏象学说中，常用脾升胃降来形容和概括人体整个消化系统的生理功能。所以胃的通降，还包括小肠输送饮食物残渣于大肠的功能和大肠转化糟粕的功能。胃的通降是降浊，能降能通，为继续受纳创造条件。如果胃失和降，则影响食欲；胃失和降使浊气向上而产生口臭、脘腹胀闷或疼痛，或大便秘结等症状。如果引起胃气上逆，则可出现嗳气酸腐，恶心，呕吐、呃逆等症状。

摘自《实用中医大全》

八、小肠的机能与其病因

小肠位于腹中，是一个很长的空腔管状器官。小肠上接胃，下接大肠。小肠与心相为表里。小肠的生理功能是受盛消化食物和泌别清浊。

（一）小肠主受盛和化物

小肠有受盛和消化及化生饮食物的功能。小肠接受由胃初步消化的饮食，在很长的小肠内作较长的停留，有利于小肠作进一步的消化和吸收。饮食物经过胃的消化，再经过小肠的消化，形成很细小的精微物质，以利于其进行分清别浊。小肠在摄取食物的养分时，便将它们分为水、气、血三种，然后输入各需要器官。

（二）泌别清浊

小肠有分泌区别饮食微粒清浊的功能。它主要表现在三个方面：一是饮食物经小肠的消化后，区别为水谷精微和食物残渣两部分；二是把水谷精微吸收后将食物残渣输送入大肠；三是小肠在吸收水谷精微的同时，亦吸收了大量的水液，所以又称“小肠主液”。

这样，小肠的分清别浊功能和小肠主液的功能，就与尿液的量有关。小肠分清别浊功能正常，则大小便正常；如果小肠不能泌别清浊，造成吸收水谷精微和吸收水液障碍，清浊及水液都被送往大肠，则可导致大便稀薄，而小便量少。所以，脾胃升清降浊的消化吸收功能，实际上还包括了小肠受盛消化食物和泌别清浊的功能在内，小肠在把水谷化为精微的过程中起很重要的作用。小肠功能失调，既可引起浊气在上而致的腹胀腹痛，呕吐，便秘等症，又可引起清气在下而致的便溏、泄泻等症。消化不良、下痢、便秘都是小肠方面的疾病。

摘自《实用中医大全》

九、大肠的机能与其病因

大肠的位置也在腹中，它上接小肠，下通肛门。它的主要生理功能就是转化糟粕。大肠与肺相为表里。

食物经过小肠泌别清浊后，剩下的食物残渣被送到大肠，大肠再吸收其中多余的水液，就形成了粪便，经肛门排出体外。大肠的转化作用是胃的降浊功能的延伸，并且与肺的肃降功能有关，也与肾的气化功能有关，所以有“肾主二便”之说。大肠承受各器官吸收后的残渣，然后排出体外。便秘、下痢是大肠方面的疾病。大肠发炎会使肛门红肿，甚至造成痔疮，导致肛门出血。

摘自《实用中医大全》

十、膀胱的机能与其病因

膀胱位于小腹中央，是贮尿和排尿的器官。膀胱和肾相通，又有经脉相互络属形成表里关系。

膀胱贮藏的尿液，是从津液化生而来。津液在肾的气化作用下形成尿液，下输并贮存于膀胱，达到一定量时，则及时主动地排出体外。膀胱贮尿和排尿的功能，是依靠肾的气化功能所推动。膀胱气化，实际上是肾的气化蒸腾作用所使。膀胱病变，其症状主要有尿频、尿急、尿痛；或小便不利，尿有余沥，严重则尿闭；或表现为遗尿，严重则小便失禁。膀胱病变，其原因主要是肾的气化功能异常所致。

摘自《实用中医大全》

十一、三焦的机能与其病因

三焦分为上焦、中焦、下焦，是六腑之一。它与心包络有经脉络属，形成表里。

（一）三焦主诸气，总司全身的气机和气化

三焦是气升降出入的通道，又是气化的场所，所以三焦主持诸气，有总司全身气机和气化的功能。人体的根本之气是元气，元气根于肾而通过三焦以达于全身。

（二）三焦为水液运行之道路

三焦有疏通水道、运行水液的作用，是水液升降出入的通路。人体的水液代谢，是由肺、脾、胃、大小肠、肾、膀胱等多个脏腑参与活动，以三焦为通道，才能完成水液的正常升降出入。如果三焦功能失常，水道不够通利，那么肺、脾、肾三脏输布调节水液的功能也无法完成应有的生理效能，所以中医把肺脾肾在水液代谢中起的协调平衡作用称为“三焦气化”。

（三）上中下三焦的部位划分和各自的生理功能特点

1. 上焦一般指横膈以上的胸部，包括心肺两脏及头面部，有时也把上肢归属于上焦。上焦的生理功能是主气的升发和宣散，但并不是有升无降，而是气升极而降，《黄帝内经》形容为“上焦如雾”。

2. 中焦的部位指横膈以下而脐以上的腹部，包括脾胃两脏。中焦的生理功能主要是脾胃的整个运化功能，所以讲中焦是“泌糟粕、蒸津液”，为气机升降之枢，气血生化之源，《黄帝内经》形容为“中焦如沤”。按解剖位置来看，脏腑中脾胃肝胆均属中焦。

3. 下焦的部位，是指胃以下的部位和脏器，如小肠、大肠、肾、膀胱等均列入下焦。下焦的生理功能是排泄糟粕和尿液，《黄帝内经》形容为“下焦如渎”。后世医家发展了脏象学说的内容，把肝肾精血、命门元气都归于下焦，扩大了下焦的生理功能，对指导临床有实际意义。三焦能促进气、血及津液的循环，使各器官充分发挥它们的功能，因此三焦患病，会连带影响各器

官的健康。

摘自《实用中医大全》

附:奇恒之腑

奇恒之腑在形态上均为中空器官,故与腑相似;在生理功能上均为贮藏精气,与脏相似。而且除了胆为六腑之一外,其余五者均没有表里的配合,也不按五行配属。由于这些特点,它们既不属于脏,又不属于腑,所以称为奇恒之腑。

(一)脑。脑位于头颅内,是由髓汇集而成的。脑是集髓而成,脑与髓之间有一定关系,人体的视觉、听觉及精神状态的病理变化与脑有联系。中医认为,脑、耳、目均在头部,脑为髓海,脑之"髓海"不满,就会导致耳鸣、目眩及精神萎顿。后世医家进一步论述了脑的生理功能。明代李时珍认为脑与精神活动有关,称"脑为元神之府"。清代的汪昂讲"人之记性,皆在于脑。"清代王清任更详述了脑的功能,他在《医林改错》中说:"灵机记性在脑者,因饮食生气血,长肌肉,精汁之清者,化而为髓,由脊髓上行入脑,名曰脑髓。两耳通脑,所听之声归脑;两目系如线长于脑,所见之物归脑;鼻通于脑,所闻香臭归于脑;小儿周岁脑渐生,舌能言一二字。"他把人的记忆、视、听、嗅言等感官功能都归于脑,这对脑的认识是一大进步。

脏象学说把脑的生理功能和病理分属于五脏,尤其是精神意识思维活动分归五脏而心为主宰。所以五脏生理功能正常,则脑的生理功能方能正常发挥。但就脑本身来说与肾的关系密切。肾主藏精,主骨生髓,脑为髓海。若脑髓不足或发生病变,都归于肾中精气不足,脑髓空虚,常用"补肾益精"、"填精补髓"等来治疗。

(二)女子胞。女子胞就是子宫,又称胞宫。位置在小腹部,膀胱的后面,呈倒梨形。女子胞是发生月经和孕育胎儿的器官。女子的月经来潮和孕育胎儿,是个复杂的生理过程,它与肝肾两脏和冲任二脉有密切的关系,分析起来有三方面的生理因素。

1."天癸"与肾的作用。"天癸"是指肾中精气充盈至一定阶段所产生的与促进和维持男女生殖功能直接有关的一种物质,具有促进性机能发育成熟和维持生殖能力的作用。《黄帝内经·上古天真论》曰:"女子七岁,肾气盛,齿更发长;二七而天癸至,任脉通,太冲脉盛,月事以时下,故有子;……丈夫八岁,肾气实,发长齿更;二八肾气盛,天癸至,精气溢泻,阴阳和,故能有子。"天癸,指元阴,见《类经》;指月经,见《妇人良方》。由于"天癸"的促发,男子生殖机能成熟而开始排精,女子生殖器官发育成熟而月经来潮,为孕育胎儿准备条件。人到老年,因肾中精气衰少,"天癸"也相应衰少,以至衰竭,女子进入绝经期,不再具有生殖能力。因此,"天癸"的至与竭,是月经来潮与否的先决条件,同时又引起冲、任二脉产生相应的生理反应。

2.冲、任二脉的作用。冲任二脉都起于胞中,冲脉与肾经并行,与阳明脉相通,能调节十二经脉的气血,所以有"冲为血海"之称。任脉主胞胎,在小腹部与足三里相会,能够调节全身的阴经,所以有"阴脉之海"之称。十二经脉气血充盈,才能溢入冲任二脉,由冲任二脉的调节,注入胞宫而发生月经。冲任二脉的盛衰又受"天癸"的控制,人在幼年时,因肾中精气未盛,"天癸"未至,所以冲脉未盛,任脉未通,故没有月经,亦不能孕育胎儿。人到老年,"天癸"衰竭,冲任二脉的血气随之衰少,人亦随之绝经。由于某些原因引起冲任二脉失调时,可出现月经不调,严重者不能孕育。

3.心、肝、脾三脏的作用。心肝脾三脏与胞宫的关系密切。月经的形成,胎儿的孕育,都要靠血液的充养;而心主血,肝藏血,脾统血且为气血生化之源,所以心肝脾三脏的生理功能正常与否,都会影响到胞宫的生理功能,从而引起月经或胎孕方面的变化。如心脾两虚,气血生化不足,可致月经量少,经期延迟,甚则闭经;肝不藏血,脾不统血,则血液妄行,月经量多,甚则崩漏;肝气郁结,疏泄失职,则引起月经失调等症状。

所以,女子胞的生理功能虽是产生月经和孕育胎儿,但它的正常与否却与全身情况及精神因素有关,而其中尤与心、肝、脾、肾和冲任二脉等脏腑经络的关系密切。

摘自《实用中医大全》

第二十八篇 常见疾病的症状及原因

人食五谷生百病，没有人能够不生病。人体得病是有原因的，导致人体产生疾病的原因成为病因。致病因素导致人体原来维持的相对动态平衡被破坏，不能保持正常的生理活动，而机体内部又不能自行调节恢复正常。这样，人体就发生疾病。

致病因素即病因，是多种多样的，如气候的异常、疫疠（即传染病或流行病）的传染、精神刺激、饮食失常、房劳失节、持重努伤、跌打损伤、虫兽所伤等，都能导致疾病的发生。另外，在某些疾病中产生的病理产物，如痰饮或瘀血等，又会成为另外一些疾病的致病因素。各种各样的致病因素在一定条件下都可能使人发生疾病。中医把能使人体产生疾病的各种原因分为三大类：一是外感六淫和疠气，把自然界因气候变化而产生的风、寒、暑、湿、燥、火六气和疠气的传染，即把外界感受的致病因素，称为外因；而把喜、怒、忧、思、悲、恐、惊七情所伤，称为内因；三是把饮食失调、房劳失节、持重努伤、跌打损伤、虫兽所伤等，称为不内外因。不同的人，在不同的时期、患不同的疾病，都会有不同的表现。具体到某一种疾病的症状及原因又各有不同。

一、感冒的症状及原因

感冒，是最常见的多发外感疾病，一年四季均可发生，冬、春两季尤为常见。主要症状为头痛、鼻塞、流涕、恶风、怕冷、发热、咳嗽、打喷嚏等。由于季节气候的变化，或体质的差异，感冒的征候表现有两种类型：①风寒感冒。主要症状：鼻塞多嚏，流清涕，喉痒，头痛，恶风；继则咳嗽严重，痰吐清稀，恶寒，发热，无汗，四肢疼痛，舌苔薄白等。②风热感冒。主要症状：身热，微恶风或不恶风，汗泄不畅，头痛且胀，咳嗽，痰黄，咽痛或红肿，口干，舌苔薄微黄等。

西医中的上呼吸道感染多属感冒的范围，流行性感冒也属于感冒的范围。西医又把感冒分为病毒感染和细菌感染，绝大部分的感冒属病毒感染，上呼吸道感染多属细菌感染的范围。一般情况下，病毒感染体温多不升高，四肢酸痛，发困、全身发紧、无力为其主要症状。

发病原因：中医认为，感冒的病因，主要是气候突然改变，冷暖失常，触染六淫之邪或流行疫毒所致。也有因起居不慎，冷热不调，雨林，疲劳等，使人体腠理疏懈，卫气不固，外邪乘虚侵袭而引起者。

西医认为：感冒是因一时天气变化，忽冷忽热，身体一时不能适应，免疫力下降，病毒或细菌侵入人体所致。

摘自《请个中医到家来》

二、咳嗽的症状及原因

咳嗽是中医学病名，属于现代医学的支气管炎，其中外感咳嗽属急性支气管炎，内伤咳嗽属慢性支气管炎。

中医将咳嗽分为外感、内伤两类。①外感咳嗽。主要症状：咳嗽有痰，鼻塞，流涕，或有恶寒，发热，舌苔薄白等。外感咳嗽是由于风寒、风热、燥热等外邪侵袭于肺，使肺气不宣、清肃失常所致。②内伤咳嗽。一是痰湿咳嗽，主要症状：咳嗽，痰多易出，色白质黏或稠厚成块，兼有胸闷、腹胀满、食少、恶心、便溏、口渴、四肢倦怠，舌苔白腻而较滑润等。二是阴虚咳嗽，主要症状：咳嗽气喘，咽喉燥痛，痰中带血，舌红少苔，喑哑，手足心热，疲倦乏力，腰膝酸软等。三是肾虚咳嗽，主要症状：咳嗽气短，劳累后加重，痰带咸味，腰背酸痛，头昏目眩，神疲乏力，懒言怕动，怕冷，手足冷，面白微肿，甚至肢体浮肿，舌质淡，舌苔白等。内伤咳嗽多因饮食不洁、七情失调，导致脏腑亏虚，累及肺脏，影响肺气清肃下降功能，气机被阻，发为咳嗽。或是由于其他脏腑有病，传至肺脏而为咳嗽。内伤咳嗽分在脾在肾。昔贤云：新咳在肺，久咳在肾，痰咳在脾。

摘自《请个中医到家来》

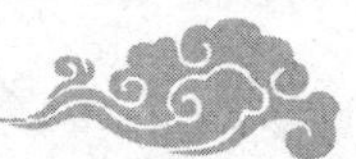

三、支气管哮喘的症状及原因

支气管哮喘是一种气道的慢性炎症性疾病。属于中医的“喘证”、“哮证”、“痰饮”的范畴。呼吸急促，甚至张口抬肩，称为“喘”；喘气出入，喉间有声，称为“哮”。哮多兼喘，而喘则不一定兼哮。两者兼有称为“哮喘”。

哮喘病，其发作期主要表现在肺，主要症状：起病急骤，咳喘痰鸣，呼吸困难，声高气粗，以呼出为快，脉数而有力。缓解期主要表现在脾、肾，主要症状：反复发作日久，年老体弱，平时常有轻度持续性喘息，心慌气短，呼多吸少，活动后更甚，咳嗽痰多，畏风易汗，食少形瘦，倦怠乏力，舌质淡，脉虚。

中医认为，哮喘的主要病理因素为“痰”，内伏之痰在肺，常因外感风寒、饮食、情志或劳累过度而诱发，其中与气候变化最为密切。发作时痰随气升，痰气交阻，气道不利，肺升降失常，而致呼吸困难，喉中发出吼鸣声。若反复发作，久久不愈，寒痰伤阳，热痰伤阴，可导致肺、脾、肾三脏皆虚，出现本虚标实的征候。

摘自《请个中医到家来》

四、胃及十二指肠溃疡的症状及原因

胃、十二指肠溃疡，又称消化性溃疡。属中医“胃病”、“胃脘痛”等范畴。

胃、十二指肠溃疡，分为脾胃虚寒、肝胃不和比较多见，胃阴不足亦常见。

(一)脾胃虚寒。主要症状：胃痛隐隐，喜温喜按，空腹痛甚，得食则减，食多又胀，口不渴，或口淡，时泛清水，纳少，神疲乏力，手足欠温，便溏，舌淡，脉细弱。

(二)肝胃不和。主要症状：胃脘胀痛，攻窜不定，连及胁肋背后，食后痛甚，胸闷，嗳气，泛酸，口苦，苔薄白，脉细弦。

中医认为，形成溃疡病的病因多为长期饮食不节、生活不规律或精神刺激，导致肝胃不和，胃气郁滞，脾胃损伤而发生疼痛。并可进一步郁化而伤阴，气滞寒凝而伤阳，或由气及血。

摘自《请个中医到家来》

五、急性胃肠炎的症状及原因

急性胃肠炎，属于中医“伤食”、“吐泻”或“霍乱”等范畴。如以呕吐、胃脘部疼痛为主者，称为急性胃炎；以腹泻、脐周围疼痛为主者，称为急性肠炎；吐泻均明显者，称为急性胃肠炎。

急性胃肠炎分寒湿、湿热、中寒三类。①寒湿。主要症状：胸闷，恶心，呕吐清水食物，泻下稀薄淡黄粪便，腹部隐隐胀痛且喜按，渴喜热饮，或有恶寒、发热、头痛、身痛、口不渴，舌苔白腻，脉浮或濡。②湿热。主要症状：呕吐酸腐食物和黏液，泻下深黄稀便，多泡沫，有热臭气，或带黏液血液；肛门灼热，脘闷，腹痛，急迫拒按，口渴，心烦，小便黄，伴有发热，苔黄腻，脉滑数。③中寒。主要症状：呕吐、腹泻均较严重，1日常在10次以上，腹痛且喜欢按压，面色苍白，四肢较冷，多汗，口不渴，舌质红，舌苔白，脉细沉。

中医认为，急性胃肠炎多因饮食不洁、暴饮暴食，或兼感暑湿或因热贪凉、寒湿内蕴，以致胃肠运化功能失调，水谷精浊不分，发生吐泻、腹痛。另外，脾胃一向虚寒的患者，由于脾胃抗病能力低下，外在寒邪可直接侵犯脾胃而发病。

摘自《请个中医到家来》

六、慢性性胃炎的症状及原因

慢性胃炎是常见病和多发病，是指不同病因引起的胃黏膜的慢性炎症或萎缩性病变。慢性胃炎一般分为两个类型：慢性浅表性胃炎和慢性萎缩性胃炎。炎症病变比较浅表，局限在胃黏膜表面一层（不超过1/3）者，称作慢性浅表性胃炎；而炎症病变波及胃黏膜的全层，并伴有胃腺体萎缩者，则为慢性萎缩性胃炎。

慢性胃炎的主要症状：胃部疼痛和饱胀感，疼痛无规律性，可有嗳气、泛酸。尤其在饭后症状加重，而空腹时比较舒适，舌苔黄白厚腻，上腹有压痛。

发病原因，胃黏膜病变时引发慢性胃炎的直接因素，而导致胃黏膜病变通常有三种情况：一是患急性胃炎后没有很好调治，胃黏膜病变持续不愈演变而来；二是长期服用对胃黏膜有刺激的药物，如阿司匹林等，或烟酒茶过度而引起的胃黏膜受损;三是口、鼻、咽等局部的细菌、病毒侵吞入胃,长期刺激胃黏膜而致。此外,老年人体内胃酸分泌不足使细菌易繁殖,或体内长期缺乏蛋白质、维生素 B 等引起营养不良,也会引发慢性胃炎。

摘自《请个中医到家来》

七、痢疾的症状及原因

痢疾是以腹痛、里急后重、便下脓血为主症的夏秋季节常见的肠道传染病。分为细菌性痢疾和阿米巴痢疾两类。前者由感染痢疾杆菌引起,后者由感染阿米巴原虫引起。中医统称"痢疾"。有急性与慢性之分。

(一)急性痢疾。最常见的是湿热痢和寒湿痢。①湿热痢(赤痢)。主要症状:便下脓血黏冻,赤白相间,腹痛,里急后重,一日七八次,甚至数十次,病程较短,小便短赤,或有恶寒、发热等表证,苔黄微腻,脉濡数或滑数。②寒湿痢(白痢)。主要症状:初起夹有粪便,后来便下白色黏冻、白沫,或白色稀脓如稠水,病程较短,兼有脘腹痞胀、饮食少思、腹中绵痛,苔白腻,脉濡缓。

(二)慢性痢疾。最常见的是虚寒痢和休息痢。①虚寒痢。主要症状:便下白色稀脓如鱼脑,反复不愈,病程较长,甚则滑脱不禁,兼见小腹隐痛、喜温喜按、食少神疲、四肢不温、腰酸畏冷,舌淡,苔薄白,脉沉细。本症多因饮食不慎或受凉而诱发。②休息痢。主要症状:大便脓血,痢久不愈,时发时止,痢则腹痛,里急后重,大便夹有黏液或少量脓血,体倦思卧。舌淡苔腻,脉濡或虚大。

中医认为,痢疾病因是外受湿热疫毒、饮食不洁、贪食生冷肥腻而致脾胃不调,大肠传导失常。如病人正气不足,加以治疗不当,病情迁延不愈,可成慢性"久痢"或"休息痢"。本病初起多由湿热、积滞、气血失调所引起,实证居多;日久则多属虚证。

摘自《请个中医到家来》

八、头痛的症状及原因

头痛是指人体头部的一切疼痛感觉的统称。一般是指:前额部、双颞部、头顶部以及后枕部范围内的疼痛。头痛主要有以下三种类型:

(一)紧张性头痛

主要症状:整个头部疼痛,很少发生在一侧;后颈、枕部持续胀痛、牵拉不适;一天里任何时间都可发作,持续时间可长至数周、甚至数月,其间可能短暂消失,然后复发(精神紧张可诱发);通常不伴呕吐,但可伴有其它神经官能症状;头部有重压、紧箍感;头部有压痛点,通常在颈枕部。

紧张性头痛是由于长期颈枕部肌肉牵拉疲劳,继发血管扩张引起头痛。

(二)偏头痛

主要症状:典型偏头痛发作前数分钟至数小时内有先兆,如疲倦、没有精神等;只发生在头部一侧,几乎所有患者每次头痛都发生在同一侧;脉动式疼痛,或叫跳痛、搏动痛,且疼痛剧烈;可伴有恶心、呕吐症状;通常持续数小时,也许每隔几天、几周发作一次,要不然就是几个月都不发作;发作时间与疲劳、情绪、月经等因素有关;通常睡觉可以缓解偏头痛;可有多年这样的头痛史;女性明显多于男性。

(三)丛集性头痛

主要症状:没有先兆,发作突然,5～10 分钟达到疼痛高峰,持续一小时左右,如此持续数周、十余周后自行消失;睡觉不会缓解,它经常把你从熟睡中痛醒;酒精会诱发此症;通常在后眼窝处发作,以此为中心扩散,可伴有流涕、流泪、眼球充血;疼痛性质多为跳痛,站立可缓解;男性明显多于女性。

现代医学认为,引起头痛的原因是多种多样的,可因头部本身的疾病如颅内病变、五官疾病、急性感染、心血管系统疾病、神经系统疾病等所引起。可出现于多种急性、慢性疾病中。如睡眠不足、用眼过度、烟酒过度、感冒都可引发头痛。有的头痛只是情绪不好、睡眠不足的反映,而有的头痛却是颅内严重病变的信号。所以,对突然发生的、没有明显原因的、逐渐加剧的、原来从未发生过的头痛,应引起高度重视。

疼痛是难受的,但当你感到疼痛时,千万别马上就用止痛剂。因为盲目止痛至少有两个坏处：①掩盖病情；②产生对止痛药的依赖性。觉痛是身体赋予人们对伤病的最有用的预警机制。许多疾病都会被我们的觉痛感受系统最先探测到，并以不同的疼痛信号向我们报警。当疼痛发生时，我们应该做的第一件事就是理解疼痛所报告的警讯之含义。

摘自《了解症状》

九、腹痛的症状及原因

腹痛是指腹部内发生的疼痛。腹腔内有肝、胆、胃、脾、肾、膀胱、肠、胰，妇女还有子宫、卵巢等主要器官。这些器官非常娇嫩，它们出毛病时也通常以疼痛为信号。

为了更确切地了解引起腹痛的原因，我们以肚脐为中心，画两条线，一条经过肚脐的水平线，一条经过肚脐的垂直线，这样把腹部分为四个部分：右上腹、左上腹、右下腹、左下腹。这四个部分包含的器官和组织如下：

右上腹包含的器官和组织是：肝脏、胆囊、胰腺头、一部分肠、十二指肠、右半横膈。

左上腹包含的器官和组织是：脾脏、胃、胰腺体及其尾部、一部分肠、左半横膈。

右下腹包含的器官和组织是：阑尾、（女）右侧输卵管及右侧卵巢、右侧输尿管、一部分肠。

左下腹包含的器官和组织是：（女）左侧输卵管及左侧卵巢、左侧输尿管、一部分肠。

下腹中央包含的器官和组织是：（女）子宫、膀胱。

右上腹疼痛的可能原因：病毒性肝炎；药物、化学物质对肝脏的损害；肝硬化；寄生虫病引起的肝损伤；肝脓肿；肝脏肿瘤；急性胆囊炎；慢性胆囊炎；胆结石；胆绞痛；胆道蛔虫；急性胰腺炎；慢性胰腺炎；憩室炎；十二指肠溃疡；肝曲综合征。

左上腹疼痛的可能原因：脾肿大；脾破裂；脾机能亢进；急性胃炎；慢性胃炎；胃下垂；胃溃疡；溃疡伴大出血；溃疡伴穿孔；肝曲综合征；胃癌。

右下腹疼痛的可能原因：阑尾炎；异位妊娠；子宫、卵巢和输卵管疾病；性病；带状疱疹；肾和输尿管结石；肾绞痛；伤寒；小肠的病变。

左下腹疼痛的可能原因：溃疡性结肠炎；克隆氏病；小肠的疾病（炎症、扭转、套叠、梗阻、坏死、穿孔、肿瘤）。

摘自《了解症状》

十、胸痛的症状及原因

胸痛是指胸部区域的疼痛。有许多原因可能引起胸痛，因为胸腔里还有肺、膈、食道、胸壁等器官和组织。而且胸腔以外的疾病也会引起胸痛。

（一）由心脏疾病引起的胸痛。心脏位于胸腔正中偏左的位置，它是由肌肉组成的一个泵，负责将血液输送到全身，供应全身每个细胞代谢所需养分，并将代谢废物运走。为心脏供应血液的血管，就是那包围着心脏，形状像一顶帽子的血管网，名叫冠状动脉。如果冠状动脉发生阻塞时，发生心绞痛；完全阻塞时，发生心肌梗塞。

1.心绞痛。心绞痛是由于冠状动脉部分阻塞，导致供血不足，心肌发生暂时性缺血和缺氧，导致心肌内代谢废物聚集过多或产生不正常代谢产物，刺激心脏内的感觉纤维，而产生疼痛。心绞痛的症状比较典型，出现下列信号，提示心绞痛：

(1)胸骨后或心前区疼痛，少数可发生在剑突下（“心窝”）。

(2)疼痛常放射至左肩及左臂内侧、喉颈部，少数也可放射至双侧。呈发作性绞痛、压迫感。

(3)疼痛的程度不一。可由轻度的压迫感至剧烈的绞痛，多数伴有压迫感和窒息感。

(4)多数发作时间持续1～5分钟。

(5)体力活动、情绪激动、饱餐后及寒冷刺激可诱发疼痛。

(6)休息后、情绪平静或舌下含硝酸甘油片后，疼痛迅速缓解。

2.心肌梗塞。冠状动脉完全阻塞，相应的心肌严重而持久地急性缺血，导致心肌缺血性坏死。一旦出现心肌梗塞，是很危险的，尤其是大面积的心肌梗塞。但是，多数的病人在心肌梗塞发生前都有先兆。如果在先兆期及时处理，可使部分病人避免发生心肌梗塞。发生心肌梗塞的先兆信号有以下几点：

(1)常伴有严重心律失常、血压大幅度波动等症状。

(2)心绞痛发作比以前频繁、剧烈、持久,硝酸甘油疗效变差。

(3)无明显诱因时,也发生心绞痛。

(4)心绞痛发生时伴有恶心、呕吐、全身出大汗和心动过缓等症状。

另外,风湿热、病毒性心肌炎、心包炎,还有很多比较严重的病因,包括从心脏病到扩散到心包的癌细胞等许多情况,都会导致胸痛。

(二)由肺部疾病引起的胸痛。胸膜炎、肺梗塞、气胸、肺结核、肺炎、肺癌等肺部疾病都可以引起胸痛。

(三)由食道或其它脏器疾病引起的胸痛。食道炎和食道溃疡、食道癌、贲门失迟缓症、食道裂孔疝、胆囊疾病等都可以引发胸痛。

(四)由胸壁原因引起的胸痛。胸壁挫伤、肋骨骨折、乳腺炎、乳腺癌、有些血液疾病也会引起胸痛。

摘自《了解症状》

十一、咽喉痛的症状及原因

(一)急性咽炎

一般人的咽喉疼痛多半是由病毒、细菌感染引起的。急性咽炎是由病毒或细菌感染引起的咽粘膜下组织和淋巴组织的急性炎症,常为上呼吸道感染的一部分。它的症状是:

1. 开始时,咽部干燥灼热、微痛,并逐渐加剧,进而吞咽困难。疼痛可能放射至耳部。

2. 刺激性咳嗽,炎症侵及喉部时,咳嗽更重,伴有声音嘶哑。

3. 全身乏力、头痛、发热。

4. 并发鼻炎时,可有鼻塞、流涕等症状。

5. 咽部检查可见:咽部发红,但无任何覆膜或斑点。

(二)慢性咽炎

慢性咽炎可由急性咽炎反复发作转为慢性而来,也可因为鼻腔的炎症引起鼻阻塞后,由于长期张口呼吸及鼻腔脓液的刺激而导致慢性咽炎,长期接触粉尘、有害气体也可引起慢性咽炎。

慢性咽炎患者的咽部可有多种不适的症状,如异物感、发痒、灼热、干燥、疼痛等。分泌物可多可少,但都很粘稠,不易咳出,可引起刺激性的咳嗽,早晨起床清除分泌物时,甚至可导致呕吐。

另外,链球菌感染、急性化脓性扁条体炎、白喉、传染性单核细胞增生症、急性喉炎等都可以引发咽喉痛。

摘自《了解症状》

十二、颈腰背痛的症状及原因

颈腰背痛是一种常见疾病。腰背部的组织,由外向里依次是皮肤、皮下组织、肌肉、韧带、脊椎、肋骨、脊髓膜、脊髓等。这些组织中任何一种组织发生病变都会引起腰背痛,不过,多数腰背的疼痛是由脊椎以及靠近脊椎的内脏器官、软组织疾患引起的。颈部的组织除了没有附近的内脏和肋骨外,与腰背部组织相似,这里还与头颅为邻,所以,除了颈椎病变会引起颈部疼痛外,有些颅内疾病也引起颈痛,与颈部病变互为因果。

大多数颈腰背痛是疲劳所致,通过适当的休息可以恢复。不过,我们需要从疼痛信号中分辨出患严重疾病的信息。那么,除疲劳外通常还有哪些原因可引起颈腰背痛?它们的信号特点怎样?一般来说,可有以下原因引起颈腰背痛:

(一)脊椎疾病以及机体免疫、代谢异常(类风湿、痛风、骨质疏松、软化)、感染增殖性病变、劳损性病变、肿瘤等。

(二)脊椎旁软组织疾病(腰肌劳损、纤维织炎)。

(三)神经受刺激(带状疱疹、脊髓受压等)。

(四)内脏疾病(肾、胰腺、胃、女性内生殖器等)。

(五)颅内疾病引起颈部疼痛。

另外,落枕、颈椎病、急性腰扭伤、腰肌劳损、肌纤维织炎等都可以引起颈腰背痛。

劳损除引起软组织病变,导致颈腰背痛外,还导致腰椎间盘脱出,导致腰和腿的疼痛。可能有明显的外伤记忆,也可能完全没有此记忆。发作时可能单独发生腰痛,但常伴发坐骨神经痛。如果疼痛信号有以下特点时,多半是腰椎间盘脱出:①腰部可剧烈如撕裂样疼痛,运动牵扯腰部时疼痛加剧。卧床时缓解。②腰部曲线因椎间盘原因而略变形(如侧弯、平腰、后凸)。③腰部

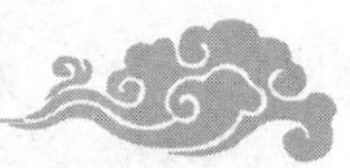

脊椎有压痛点。④相当多的病例因椎间盘脱出也会引起坐骨神经痛。⑤有些情况下，可只有坐骨神经痛，很久后才感到腰痛。⑥平卧直腿抬高时，引发腰痛和坐骨神经痛。

此外，骨、关节的感染、感冒、骨质疏松症、肾脏的疾病、胆囊的疾病、女性内生殖器的疾病、胸膜炎等也会引起颈腰背痛。

摘自《了解症状》

十三、肺炎的症状及原因

肺炎就是肺脏实质遭受各种原因损伤以后的防御性反应。

肺炎的症状：咳嗽、咳痰和发热，通常数天内出现，有时伴有胸膜炎，可以出现胸痛、呼吸困难等症状。重症肺炎可并发呼吸衰竭和多器官衰竭。

病原体进入人体内，不一定引起发病，这是因为人体有一整套防御机制，如鼻咽过滤、会厌反射、咳嗽反射、呼吸道上皮毛清除功能、体液免疫及细胞免疫。当机体的抵抗力受到损害，足够数量的病原菌达到下呼吸道，破坏防御机制或有强毒力的致病菌侵袭可导致发病。导致发病的诱因有：

(一)上呼吸道病毒感染：病毒感染能破坏支气管粘膜的完整性，影响粘液一纤毛活动，从而导致细菌的感染。

(二)突然受寒、饥饿、疲劳、酗酒等，使全身抵抗力下降，使细胞吞噬作用减退，免疫功能减弱，导致发病。

(三)昏迷、麻醉、镇静剂过量，易发生异物吸入，引起细菌感染。

(四)患有一些基础疾病，如免疫缺陷、糖尿病、肾功能衰竭等，也是易感因素。

引起肺炎的病原体很多，病因以细菌感染最为常见，如细菌、病毒、真菌、寄生虫等，其他如放射线、化学、药物、免疫损伤、过敏因素等亦可以引起肺炎。

摘自《中老年保健精粹》

十四、肺结核的症状及原因

结核病是由结核杆菌引起的、累及全身各个脏器的慢性传染性疾病。肺脏是最容易受侵犯的部位，因此肺结核是最常见的结核病。

肺结核病起病较缓慢，可以无明显的症状，感染结核病后患者可以仅感不舒服或出现咳嗽。但多数病人可以有长期咳嗽、咳痰，有时咯血，最常见的症状之一是病人晚上醒时全身冷汗浸透，甚至不得不更换睡衣及床单，病人也常有低热，一般为午后发热；消瘦等全身中毒症状，有少数病人起病急，高热、胸痛、咯血，体重明显下降等。

肺结核病的发病原因，结核菌主要通过呼吸道传播，排菌的肺结核病人（尤其痰涂片阳性，未经治疗者）是重要的传染源。结核菌进入人体后是否患病，取决于入侵结核菌的数量、毒力与人体免疫力、变态反应的状态，两者之间的主次变化，决定了感染结核菌后结核病的发生、发展和转归。

摘自《中老年保健精粹》

十五、口腔溃疡的症状及原因

口腔溃疡为常见病，属中医的"口疮"、"口糜"范畴。病情较轻，范围较局限的称为口疮；口中糜烂如腐，范围较大的称为口糜。

口腔溃疡起病通常较突然，往往一早醒来就发现口中有几个地方充血、红肿，不到一天，就出现表面溃破，引起剧烈的烧灼样疼痛，病灶底部柔软，表面有拭不干净的糜样物。

中医认为，口腔溃疡发生的主要原因有三：素嗜酒醇厚味，湿浊不化，蕴而为热，心脾火动；素体阴虚，加以劳伤过度、忧思太过、睡眠不足，阴液亏耗，虚火上炎；脾阳素弱，复加劳倦过度，损伤元气，浮火上乘。

(一)心脾积热。主要症状：口内或舌上、齿龈等部位多处发生溃疡，溃疡面周围呈鲜红色或有红肿突起，溃疡面大小不等，数量较多，一般为七八个至十余个，疼痛剧烈，进食、说话时尤甚，口渴饮冷，尿黄便秘。

(二)阴虚火旺。主要症状：口内或舌上溃疡面呈黄白色，周围颜色淡红，疼痛较轻，此起彼伏，绵绵不愈，每因思虑过度或劳累而诱发。伴有心烦失眠等。

(三)脾阳衰弱。主要症状：口腔溃疡面色白，周围无红肿，数量少，时发时愈。伴有四肢不温，大便稀溏，食欲不振等。

多数学者认为，口腔溃疡是一种可能由精神紧张、内分泌紊乱、病原体感染导致的自身免疫性疾病。长期服用抗生素，造成口腔菌群失调，也是可能的诱因。长期生活不规律，饮食单调而缺少足够的锌、B族维生素，又过多食用油炸食品，就容易引起口腔黏膜病变，导致口腔溃疡。

摘自《请个中医到家来》

十六、大便带血的症状及原因

大便带血是指粪便异常，带有血色。任何进入胃肠道的血，都可能是大便带血的原因。当然，最主要的还是胃肠道的出血。由于出血部位和出血量的不同，便血可能有不同的表现。上消化道出血不仅可出现呕血，也可以出现便血，主要表现为黑大便或柏油样大便，这是由于血红蛋白的铁经肠道内的硫化物作用而生成硫化铁所致；下消化道出血，主要表现为大便带血，可为鲜红色或红褐色；如果消化道出血量较少，不会出现黑大便和肉眼可见的血液，仅仅是大便检查时发现大便隐血阳性。引起大便带血的原因主要有以下几个：

（一）直肠、肛门的疾病。如果大便里有鲜红的血丝，那肯定是来自肛门附近的。痔疮是第一个要被怀疑的常见疾病。它是肛门附近的静脉曲张、进而破裂引起的疾病。肛门内的叫内痔，外面的叫外痔。一般情况下，如果不便秘，可能没有感觉。但如果稍有便秘，就会见到大便带的血丝。

如果见到红色的带血大便，而肛门不痛，可别麻痹。来自直肠的血也是红色的，但可能没有痔疮带来的血鲜。直肠出血，大便习惯改变（腹泻、便秘交替、大便形状变细等）不是好兆，请考虑直肠癌的可能性，应到医院作直肠镜检查。直肠出血可能是炎症、息肉引起的。不过直肠炎症通常会有下腹疼痛、腹泻、大便带粘液等症状同时存在。

（二）结肠的疾病。来自结肠的血引起的便血，颜色可能还是鲜红的。通常是伴有粘液或呈脓血样的。这很可能是结肠炎或者是结肠息肉导致的。

（三）小肠的疾病。来自小肠的血通常是红褐色，混合在大便里。但这里可能只是少量出血，而且混合在粪便里，无法察觉，即大便隐血阳性。由于可能长期大便隐血阳性而不知道，可能伴发贫血。如果知道自己正患溃疡型局限性肠炎、肠憩室发炎，或小肠血管瘤，可稍微松口气，否则，必须警惕发生在小肠的肿瘤。

（四）食道、胃和十二指肠疾病。食道、胃和十二指肠的出血，会出现黑色的大便。当然，如果流血过多，肠蠕动很快，也会是褐色的甚至是红色的，不过，流血过多时，可能会呕血。这里的溃疡或癌肿轻微溃破导致的出血有时也以隐血给出诡秘的信号。

摘自《了解症状》

十七、血尿的症状及原因

血尿是指尿液中带有血色。从血尿的颜色就可以判断出血的位置。尿，在肾脏中产生，经过输尿管，到达膀胱，存储到一定量以后就发出信号，于是人们就会去小便。如果全程尿都是血水似的，应该怀疑肾脏问题；如果刚开始排尿时，有鲜红色尿液冲出，应该怀疑尿道问题；如果尿快排完时呈鲜红色，几乎可以肯定问题出在膀胱；结石引起的输尿管出血会带来剧烈的疼痛，血混在尿里。

并非所有的血尿都肉眼可见，也并非所有变为红色、酱色的尿都是血尿。有时，服用某些药物甚至吃了某些食物都可能使尿色变红，比如泻药、甜菜等，但这并非是血尿。引起血尿的原因主要有以下几个：

（一）肾结石：由肾结石引起的问题不光是血尿，而且还带来腰痛、结石排出时的下腹、腰骶、腹股沟痛。

（二）肾小球肾病：肾小球肾病引起的尿血，血量极小、蛋白含量高，但身体其它部位的反应更明显，比如水肿。

（三）肾小球肾炎：急性肾小球肾炎，具有少尿、血尿、蛋白尿，并且有水肿、高血压等症状。起病时少尿，但容易被忽略，所有病人都有血尿，但由于相当多的病人没有肉眼可见的血尿，而以

水肿就医时，经检查才发现血尿。

(四)肾结核：肾结核可出现血尿和脓尿。这些人几乎都有肺结核史。血尿、尿频是其常见的首发症状。以后尿频、尿痛会逐渐加重。而且血尿的来源主要是膀胱，由是于脓液或结核杆菌刺激膀胱所致。肾结核的这些症状呈进行性加重，发热、畏寒不明显，使用抗生素无效。

(五)急性肾盂肾炎：急性肾盂肾炎可出现尿频、尿急、尿痛和血尿这些症状，但伴有发热、畏寒症状，膀胱刺激感时轻时重，使用抗生素治疗后症状很快缓解。

(六)肾癌：肾癌也以血尿为首发症状，无痛的全程血尿，可能有停止血尿的假的恢复期，故呈现间歇性。半数以上病人有尿不钝痛的症状，如果血块通过输尿管，可能出现短暂的绞痛。通常，血尿的出现已是晚期。

(七)膀胱的疾病：膀胱里的常见问题主要有炎症、肿瘤、结石。炎症通常还会引起发热、下腹疼痛，膀胱结石会引起尿频、尿急、尿快排尽时的疼痛等症状，而癌肿却极隐秘，而且如果出现血尿，则已是癌肿溃破了，还会表现为全程血尿，末尾加重。病程中可能自行停止血尿，让人认为治愈了。

(八)尿道感染和外伤：尿道出血则主要是因为感染或外伤。尿道外伤有明显的外伤史，而且疼痛明显，容易引起重视。尿道感染会出现尿频、尿急、尿痛，可出现肉眼血尿或镜下血尿。

凡是出现血尿都应该就医。

摘自《了解症状》

十八、低血压的症状及原因

医学上理想的血压是收缩压 120mmHg、舒张压 80mmHg 以下，而比这个标准稍低一点的话，一般不会出现明显不舒服的症状。当血压低到收缩压 90mmHg、舒张压 60mmHg 以下时，即为低血压。

(一)主要症状：当人体处在低血压时，因为流到脑部的血液不足，就会头晕眼花、全身无力。血压长期低于正常值的人比较容易疲劳、做事没精神。有的还会出现消瘦、倦怠、头晕、心悸、走路喘、耐力差等症状。

(二)发病原因：①遗传因素。低血压和高血压一样有家族性，所以，如果你家里有人低血压，那你的血压也有可能偏低。②失血和脱水。血管中血流量充沛时，压力会比较大，例如我们说吃盐多会让血压上升，是因为盐里的钠会让水分滞留在血管中，让血管里的总液体量增加，所以，血压就上升了。相反，如果大量出血，或是严重脱水，那血管中的血液量骤减，血压就会急速下降。少数在经期失血量大的女性，血压会比较低，也有贫血现象。③营养不足，气血两虚。从中医角度来看，营养不够，气血不足的人通常血压也比较低。④服药因素。长期吃降压药、镇静剂等有降血压作用的药，血压也会比较低。⑤性别年龄因素。年轻女性的血压一般也比同龄男性低，特别是纤瘦的女性，大多数血压都低于正常值。

摘自《中医养生 100 讲》

十九、痛风的症状及原因

(一)主要症状：痛风，是痹症的一种。又称白虎历节。有认为即风痹。疼痛来去匆匆，这就是痛风。现代医学认为，它属于一种代谢性疾病，是由于嘌呤代谢失调致使代谢产物——尿酸在人体血液内浓度增高所致的疾病。其主要症状是关节肿痛，游走不定，痛势剧烈，屈伸不利，昼轻夜重。邪郁化热，则关节红肿热痛。痛风性关节炎是痛风最主要的临床表现。专家指出，痛风更严重的影响则是肾损伤，血尿酸沉积在肾，会引起肾功能减退，临床中痛风引起的尿毒症也不少见。

(二)发病原因：痛风多由风寒湿邪侵入经脉，流注关节所致。专家指出，诱发痛风的“元凶”是不健康的饮食。据统计，男女发病比例是20:1。痛风偏爱男性的原因是男性喜欢饮酒，喜食富含嘌呤、蛋白质的食物，致使体内尿酸增加，排出减少。而筵席不断者，占发病人群的 30%。需要强调的是：一瓶啤酒可使血酸升高一倍，高血压病人患痛风可能性增加十倍。

摘自《干部健康手册》

二十、高血脂症的症状及原因

高血脂症，是指血液中血脂浓度超过了正常范围的最高限度的一种病症。在临床上，血脂主要是指甘油三酯和胆固醇。目前，我国的诊断标准为：空腹血清胆固醇＞5.72毫摩尔/升，称为“高胆固醇血症”；甘油三酯＞1.70毫摩尔/升，称为“高甘油三酯血症”；两者均高于正常值，称为“高胆固醇高甘油三酯血症”。或高密度脂蛋白＜0.9毫摩尔/升和低密度脂蛋白＞64毫摩尔/升者，可诊断为高血脂症。

血脂是在血液中的中性脂肪（包括甘油三酯、胆固醇）和类脂（主要有磷脂、糖脂、固醇、类固醇及少量非脂化脂肪酸）的总称，广泛存在于人体中。它们是生命细胞存活的必需物质。其中甘油三酯主要给机体供应能量，类似于“国家的储备粮”。胆固醇则主要用于合成细胞膜、类固醇激素和胆汁酸，其相当于“基本的建筑材料”。由于甘油三酯及胆固醇不溶于水，若要经过血液运输到机体需要的地方去，必须和血液中的一些特殊蛋白质（即载脂蛋白）或其他类脂（如磷脂等）结合，组成水溶性的复合物后才能被运输，并进入组织细胞，这些蛋白质复合物称为脂蛋白，其好比“油轮”，每天不断的把石油从产油国运到需要石油的国家。

高血脂症的主要危害是导致动脉粥样硬化，进而导致众多的相关疾病，其中最常见的一种致命性疾病就是冠心病。高血脂症对身体的损害是隐匿、逐渐、进行性和全身性的。大量国内外临床研究显示，作为心脑血管疾病的独立危险因素，高血脂症导致心肌梗死的发生率为9%，而高血压为1.4%，糖尿病为1.5%。

（一）主要症状

正常情况下，成人血甘油三酯含量为0.22～1.2毫摩尔/升，胆固醇含量为3.12～5.20毫摩尔/升。在血脂增高的初期一般无明显症状，患者可以正常进食和生活，但长期的高血脂症可以造成一些系统和脏器的病变，产生相应的表现：①肥胖：约有2/3的高血脂症患者体重超标。②动脉粥样硬化：由于脂质代谢异常影响到血管内皮细胞的营养摄取，造成血管内膜损害，脂肪组织很容易沉积在血管内膜下层。天长日久，血管内膜发生溃烂、硬化、形成血栓，这是心脑血管病的病理基础。③脂肪肝：当血脂过高时，超出了肝脏代偿能力，就会使大量脂肪沉积在肝内，形成脂肪肝，进一步发展还会损害肝细胞，造成肝硬变。④血粘度增高：由于高血脂会造成血中乳糜颗粒增多，导致血粘度增加，血流速减慢，很容易堵塞小血管，是血栓形成的高危因素。

（二）发病原因

1.饮食不科学：根据临床的统计，大多数高血脂症患者长期饮食不科学。具体表现为喜甜食，暴饮暴食，进食无规律，偏食，进食过多含脂肪和胆固醇的肉、蛋类食品等，使热量摄取多于消耗。

2.生活无规律：许多患者的生活无规律，喜欢晚睡晚起，进食无节制，容易造成消化吸收能力亢进。此外，体力活动减少也可以造成营养过剩导致高血脂症发生。

3.患有某些代谢疾病：如肥胖症、糖尿病、遗传疾病等。由于身体缺乏某些代谢酶或因为某些激素水平过高，引发血脂增高。

摘自《干部健康手册》

二一、高血压的症状及原因

若人体的血压高出正常范围，即可称为高血压。世界卫生组织和国际高血压学会最新公布的高血压标准为：收缩压大于140毫米汞柱或18.6千帕，和舒张压大于90毫米汞柱或12.0千帕时诊断为高血压。但是偶然一两次血压超出正常范围者不能诊断为高血压，只有血压经常或持续超过正常标准，或者至少有3次非同一日的偶测血压超过正常范围才可以诊断为高血压。

但高血压不是一个独立的疾病，它是一个症状，也称症状性或继发性高血压。而高血压病是一个独立的疾病，有自己的发生发展规律和临床表现，故又称为原发性高血压，95%的高血压患者是原发性高血压，只有5%的高血压是症状性高血压。

高血压病是对人类健康危害最大的一种疾病，是引发心脑血管疾病的罪魁祸首。高血压损伤的主要靶器官是心、脑、肾。它可导致心、脑、肾等重要脏器的严重病变，发生中风、心肌梗死、肾功能衰竭等致死、致残事故。血压增高促使脂质在动脉壁沉积，使血管弹性降低，血管阻塞。脑血管阻塞、破裂可导致中风；心脏冠状动脉阻塞可导致心绞痛、心肌梗死；过高的血压还促使心脏负担加重，造成心肌肥厚，久而久之使心脏扩大、心力衰竭。

(一)主要症状

早期高血压的症状并不突出，仅有一些头晕、头痛、眼花、耳鸣、全身乏力、记忆力减退、失眠、烦躁易怒等症状。但高血压病的早期，多数人就出现症状。

1. 头部的症状：头痛。疼痛的部位可在后枕部、前额部、太阳穴，呈搏动性胀痛。很多病人的头痛在早晨醒后出现较明显，早餐后减轻，运动或疲劳等因素可加重；也可仅有头沉、压迫感、脑中翁翁响、耳鸣等。高枕卧位时头痛可以减轻。头晕、失眠、耳鸣等症状在血压显著升高时明显。

2. 肢体的症状：手脚麻木感。有的像有蚂蚁在手脚上爬行一样，医学上称为蚁走感。部分患者可出现背部肌肉痛，两腿对寒冷很敏感，多在走路时腿痛。

3. 鼻子和眼睛的症状：鼻出血、眼结膜出血。但是，有一部分人可多年无症状，只是在查体或因其他疾病就诊测量血压时才发现有高血压病。而另一部分很少数的人，起病急、进展快、血压很高，并发症很多，较为复杂，预后也较差。所以应全面地看待高血压病的临床症状。

(二)发病原因

高血压的发生是由很多因素共同决定的，而不是由单一原因所致。所有这些可能引起高血压的因素称为高血压病的危险因素，包括有：性别、年龄、遗传因素、肥胖、饮食因素、职业、高脂血症、吸烟、饮酒、精神心理因素等。具体如下：

1. 性别与年龄：35 岁以前，高血压病患病率男性高于女性，35 岁之后女性高血压病患病率及血压升高幅度可超过男性。

2. 遗传：高血压病有明显的家族史，双亲血压都正常的子女，患高血压的几率只有 3%；双亲若一方有高血压，则其子女的高血压患病率要比双亲均无高血压的高出 1.5 倍；双亲均有高血压者，其子女高血压患病率要高 2～3 倍。

3. 肥胖：肥胖的人发生高血压的机会比体重正常的人高 2～4 倍，并且肥胖的高血压病人比体重正常的高血压病人更容易患冠心病。

4. 饮食因素：钠盐摄入过多，饮食中缺少钙，摄入饱和脂肪酸过多，饮酒过量等均可促使血压升高。而高钙和高钾饮食可降低高血压的发病率。

5. 性格因素：高血压与性格及心理状态密切相关。急躁、易怒、爱激动可使人体的肾上腺素、去甲状腺素、多巴胺和胰岛素分泌明显高于正常人。这些物质能引起神经系统兴奋，心跳加快，血管收缩，血压升高，时间久了就容易患高血压病。

6. 精神因素：如一个人长期处于精神紧张或遭受不良的精神刺激等，都容易引起高血压。

7. 高脂血症：血液中过量的胆固醇和脂肪会引起动脉粥样硬化，广泛的动脉粥样硬化又会导致高血压。

8. 吸烟：烟草中尼古丁可使人体血管活性物质增多，诱发血管痉挛，导致高血压。

9. 职业因素：长期从事脑力劳动，紧张工作以及长期接触噪声人群易患高血压病。

摘自《中老年保健精粹》

二二、冠心病的症状及原因

冠心病，是一种缺血性心脏病，世界卫生组织的定义是：由于冠状动脉功能性改变或器质性病变引起的冠脉血流和心肌需求之间不平衡而导致的心肌损害。冠心病的全称是冠状动脉粥样硬化导致心肌缺血、缺氧的心脏病。供应心脏血液的血管称为冠状动脉。随着年龄增长，在诸多有害因素如高血压、高脂血症、糖尿病等的作用下，血液中的脂质逐渐在内膜下沉积，使内膜隆起，管腔变狭，如同泥沙逐渐在渠底沉积一样。这些隆起的斑块外形成黄色粥样，切开后还会流出黄色的像小米粥样的脂类物质，称之为“粥样斑块”。随着这些斑块的增大，管腔越来越狭，血流量越来越少。当血流量不能满足心肌的正常需要时，心肌就会发生缺血缺氧，称之为冠心病。

临床上通常把冠心病分为六种类型：①无症状型冠心病，也称隐性冠心病；②猝死型冠心病；③心绞痛型冠心病；④心力衰竭型冠心病；⑤心肌梗塞型冠心病；⑥心律失常型冠心病。世界卫生组织分类不包括隐性冠心病，而加上心肌硬化型。

(一)主要症状

1. 心绞痛。心绞痛是冠心病的最常见症状。典型的心绞痛，表现为突发性的胸骨后剧痛，性质如刀割、压榨或闷痛，每次持续3～5分钟，患者有濒死的感觉，可自行缓解，发作多与剧烈活动或情绪激动有关。

2. 心律失常。常见的有房性或室性早搏，窦性心动过缓，心房纤颤等。患者此时常有心跳停顿、心跳加快、脉搏时有时无的感觉。

3. 心肌梗死。心肌梗死为冠心病的严重并发症。原因是冠状动脉斑块脱落、血栓形成，堵塞血管管腔所致，患者此时感到长时剧烈胸痛，还发生血压下降和伴随严重的心律失常。

4. 心力衰竭。由于长期心肌缺血、缺氧，可引起心肌损害，最终发生心力衰竭。患者表现呼吸困难、休克、不能平躺、咳血粘痰等。

(二)发病原因

冠心病是多种因素基本，为多种因素作用于不同环节所致。这些因素即为易患因素，或称危险因素，主要包括：

1. 年龄：多见于40岁以上，49岁后进展较快，心肌梗死与冠心病猝死的发病率与年龄成正比。

2. 性别：男性冠心病死亡率明显高于女性。在我国，男女比例越为2:1。60岁以后，女性发病率大于男性。

3. 职业：脑力劳动者大于体力劳动者，经常有紧迫感的工作较易患病。

4. 饮食：常摄入含有较高热量、较多的动物脂肪和胆固醇饮食者易患病。

5. 血脂：脂肪摄入过多，或脂代谢紊乱而致血脂异常。如总胆固醇、甘油三酯、低密度脂蛋白、及低密度脂蛋白增高，而高密度脂蛋白下降，易患病。

6. 血压：血压升高是冠心病发病的独立危险因素。冠状动脉粥样硬化病人60%～70%有高血压，高血压病人患本病者是血压正常者的4倍。

7. 吸烟：吸烟是冠心病的主要危险因素。吸烟者与不吸烟者比较，发病率和死亡率增高2～6倍，且与每日吸烟的支数成正比。

8. 肥胖；肥胖者易患本病，体重迅速增加者尤其如此。

9. 糖尿病：有资料表明，糖尿病病人患冠心病的发病率是非糖尿病者的2倍。

10. 遗传：年轻冠心病患者其近亲的患病机会可5倍于无这种情况的家族。

以上十大因素中，血压过高、体重超标、胆固醇过高是导致冠心病、脑卒中的最危险因素。

摘自《干部健康手册》

二三、脑血管病的症状及原因

脑血管病是中老年人的常见病、多发病，和心血管疾病一起并称为“目前和未来人类致死、致残的头号杀手”。当人体脑血管老化或因其他疾病而使脑部血液供应受干扰，就会发生脑血管疾病造成脑部受损。脑血管疾病可分为急性和慢性两大类，急性发作的有脑梗塞和脑出血。慢性脑血管病主要指脑动脉硬化，是老年痴呆症的病因之一。

(一)主要症状

1. 头晕、目眩、耳鸣、视物不清、眼前发黑，伴有恶心呕吐。

2. 失眠、健忘、嗜睡。

3. 间断或持续性头痛、偏头痛以及剧烈头痛。

4. 肢体麻木，面麻、舌麻，尤其是手指麻。

5. 吐字不清、流口水、原因不明鼻出血、跌大跤。

6. 思维缓慢、全身无力、出虚汗、心慌、反应迟钝、行为幼稚、强哭强笑、语无伦次。

7. 神经衰弱、注意力不集中、记忆力减退、思维缓慢，工作能力下降。

(二)发病原因

脑血管病患者中不少有家族遗传病史。如果父母曾经患有中风,那么子女患病的危险就会大为增加。女性在进入更年期以后,更容易患动脉硬化,中风的危险系数大为增高。专家指出,饮食失衡、营养过剩、缺乏体育锻炼是患病原因。

急性脑血管疾病俗称中风,病因复杂,但都与血脂增高、血液粘稠度增高等因素有关系。概括起来有以下几点:

1. 动脉粥样硬化是中风最主要的原因。70%的中风患者患有动脉硬化,高脂血症是引起动脉硬化的主要原因之一。

2. 高血压是中风最常见的病因。脑出血患者93%有高血压病史。

3. 脑血管先天性异常是蛛网膜下腔出血和脑出血的常见原因。

4. 心脏病。如心内膜炎,有可能产生附壁血栓。心动过缓则可能引起脑供血不足。

5. 代谢病当中糖尿病与中风关系最密切,有30%～40%中风患者患有糖尿病。

中风的发病呈急性、突发性,但病理过程则多是缓慢的。在病理变化过程中,中风的诱发因素促使变化过程突然升级,而发生中风。中风的诱因有以下几点。一是情绪不佳(生气、激动);二是饮食不节(暴饮暴食、饮酒不当);三是过度劳累、用力过猛、超量运动、突然体位改变(如站立、坐起、起床等);四是气候变化、妊娠、大便干结、看电视过久、用脑不当等;五是各种疾病因素,如糖尿病、高血压、高血脂、血友病、心脏病、血粘度高、心动过缓、血管硬化等;六是服药不当,如降压药使用不当。

摘自《干部健康手册》

二四、中风的症状及原因

中风是中医对因动脉硬化而引起的急性脑血管疾病的总称。中风一般分为两类:一类是脑血管拴塞等引起的缺血型中风,另一类是脑溢血所致的出血型中风,这两类中风都与高血压有关。缺血型中风与脑动脉硬化直接有关。脑动脉因硬化,管腔会变得十分狭窄,阻滞血流而形成脑血栓,在高血压情况下,脑动脉硬化程度越发厉害,脑动脉痉挛也十分明显,发生脑血栓机会显著增多。出血型中风更与血压猛然升高有关,因为在长期高血压的情况下,脑部硬化的小动脉受到高压血流冲击,会出现许多微小的动脉瘤,该处血管壁薄弱,如遇上突然血压升高,容易破裂出血,加上硬化的动脉失去弹性,闭合止血的本领也很差,于是发生脑溢血。在上述两类脑血管意外中,因高血压引起的脑溢血类出血型中风更为多见。

缺血型中风,它既可以发生于高血压病人,也可以发生于血压不高的人。这类中风的发生主要是脑动脉硬化的结果。由于脑动脉硬化,血管内壁上会沉积许多胆固醇,等脂类物质,也会使血管狭窄和管腔阻塞,这样势必会阻碍血流,缓慢的血流粘稠度会增加,甚至形成血栓,于是因脑血管供应受阻,脑组织就会发生缺血,也就发生了缺血型中风,病人会出现失语、偏瘫等症状。当然,有高血压时,上述病理变化会格外严重。没有高血压时也会发生这种情况,这就是有些血压不高的人也会发生中风的道理。另外,有些心血管疾病,例如心肌梗塞、心律紊乱等会造成脑血管供血量不足,脑血流量减少和缓慢,即使血压不高也会诱发缺血型中风。

中风是一种来势凶猛的病症,但一般在发病之前几小时或一两天内病人往往会出现如下一些预兆:突然嘴歪、流口水、说话困难、吐字不清、失语或语不达意、一侧肢体活动无力或不灵活、走路不稳、肢体抽筋等运动方面障碍;持续存在程度不同的头痛、头晕等脑血管痉挛现象;面部与舌头麻木、肢体麻木、耳鸣、听力改变等脑与神经感觉机能变化;孤僻寡言、表情淡漠、多语急躁、意识模糊等精神状态改变,以及偶尔可见的全身乏力、出虚汗、低热、胸闷、心悸、突然打呃、呕吐等植物神经功能异常等表现。总之,高血压中风预兆症状各式各样,凡是出现上述一些预兆或者其他异乎寻常的症状,都要想到有高血压中风的可能,应及时就医加以提防,切勿掉以轻心。

摘自《中老年保健精粹》

二五、糖尿病的症状及原因

糖尿病是由于糖代谢功能障碍,导致血糖升

高而引发的疾病。糖尿病是一种内分泌代谢病，其基本的病理生理改变是绝对或相对胰岛素分泌不足，或是由于某些拮抗胰岛素作用的因素影响其生理作用，使得胰岛素不能发挥正常的功能，导致糖、蛋白质、脂肪以及水、电解质代谢失常，临床上以高血糖为突出表现，合并症可以累及全身各个脏器，以心血管、肾脏、眼、神经系统最多见。(《中老年保健精粹》)

糖尿病主要分为Ⅰ型和Ⅱ型。Ⅰ型糖尿病多在幼年起病，系体内缺乏胰岛素所致，属于胰岛素分泌绝对不足。成年或老年多发Ⅱ型糖尿病，此类患者体内有一定胰岛素分泌，但不能正常发挥作用，属于胰岛素相对不足。(《老年疾病健康读本》)

中医把糖尿病称为消渴病。其意思是烦渴多饮，概括了糖尿病的主要症状。隋代的甄立言在《古今录验方》中曾经给糖尿病下了这样的定义："渴而饮水多，小便数……甜者，皆是消渴病也。"1672 年，英国医生托马斯·威廉首次发现糖尿病人的尿"甜如蜜"，将此病命名为"糖尿病"，一直沿用至今；1815 年法国化学家谢费勒尔用化学的方法，第一次从尿中检验出含量相当多的葡萄糖，找到了尿味发甜的原因；1820 年巴查达又发现尿中排出糖的量与摄入饮食中碳水化物的多少有关，至 1859 年才指出高血糖是糖尿病的主要原因；1889 年德国医生梅林和明科夫斯基观察到狗切除胰腺后即发生糖尿病，胰腺是分泌对抗糖尿病激素的基地，这种激素就是被医学界共认的胰岛素。(《中老年保精粹》)

(一)主要症状

糖尿病的典型表现为多饮、多尿、多食、体重减轻(或以乏力为主)等"三多一少"症状。部分病人(特别是Ⅰ型病人)可能以酮症酸中毒或昏迷的形式出现；另一部分病人(特别是Ⅱ型病人)，无任何明显的不适感觉，而当健康体检时方发现血糖增高。糖尿病得不到及时控制，可引起严重并发症，如心脑血管病、糖尿病性肾病、眼底病、白内障或肢体坏死、周围神经病、性功能障碍等。(《干部健康手册》)

1.无症状期：患者大多数属中年以上，食欲良好，体态多为肥胖，精神体力一如常人，往往在体检时或其他疾病检查时，偶然发现血糖或尿糖高。不少患者可先发现常见的并发症，如高血压、动脉硬化、皮肤感染、周围末梢神经炎等病症，而后检测才确诊为糖尿病。

2.症状期：(1)多尿：烦渴多饮、尿意频频，不仅每次尿多，而且尿量常增多，多有夜起数次，由于多尿失水，患者常烦渴多饮，而且饮水量大；(2)多饮多食：多数患者食欲倍增，食量超常，饥饿感突出；(3)皮乏、消瘦：易感疲乏、虚弱无力，为常见症状。中年以上轻型患者因为食多而多肥胖，而幼年型及重症患者则消瘦，体重严重下降，以至面容憔悴；(4)皮肤瘙痒、四肢疼痛、麻木、便秘、性欲减退、阳痿、月经失调、视力障碍等。

3. 糖尿病诊断标准：血糖增高是诊断糖尿病的惟一指标。1999 年世界卫生组织新的诊断标准为：①空腹血糖≥7.0 毫摩尔/升，至少测定 2 次；②餐后 2 小时血糖≥11.1 毫摩尔/升，即使病人无症状，亦可诊断为糖尿病。

2009 年 8 月，美国糖尿病协会(ADA)年会上，确定将糖尿病的诊断标准改为糖化血红蛋白，而不再是血糖浓度。糖化血红蛋白高于 6.5%就可以确诊为糖尿病了。

(二)发病原因

糖尿病病因及发病机制十分复杂，目前尚未完全阐明，传统医学认为与以下因素有关：

1. 遗传因素。糖尿病是遗传性疾病，糖尿病发病率在血统亲属与非血统亲属中有明显差异，前者较后者高出 5 倍。在糖尿病Ⅰ型的病因中遗传因素占 50%，在糖尿病Ⅱ型中其因素占 90%以上。

2. 精神因素。伴随着精神紧张、情绪激动及各种应激状态，会引起升高血糖激素的大量分泌，如生长激素、去甲状腺素、胰升糖素及肾上腺皮质激素等。

3. 肥胖因素。肥胖是糖尿病的一个重要诱因，约有 60%～80%的成年糖尿病患者在发病前均为肥胖者，肥胖的程度与糖尿病的发病率呈正比。

4. 长期摄食过多。饮食过多而不节制，营

养过剩,使原已潜在功能低下的胰岛素细胞负担过重,而诱发糖尿病。

5. 感染。幼年型糖尿病与病毒感染有明显关系,感染本身不会诱发糖尿病,仅可以使隐形糖尿病得以外显。

6. 妊娠。专家发现妊娠次数与糖尿病的发病有关,多次妊娠易使遗传因素转弱诱发糖尿病。

7. 基因因素。目前科学认为糖尿病是由几种基因受损造成的:Ⅰ型糖尿病——人类第6对染色体短臂上的 HlA-D 基因损伤;Ⅱ型糖尿病——胰岛素基因、胰岛素受体基因、葡萄糖溶酶基因和线粒体基因损伤。总之,不管哪种类型的糖尿病,也不论是因为遗传易感而发病,还是环境因素、病毒感染发病,归根结底都是基因受损所致。(《干部健康手册》)

中医认为,糖尿病主要由于素体阴虚,饮食不节,情感失调,劳欲过度等所致;饮食不节、积热伤津所致。《黄帝内经·素问·奇病论》曰:"此人必数食甘美而肥也,肥者令人内热,甘者令人中满,故其气上溢,转为消渴"。《外台秘要·消渴方》曰:"饮啖无度,咀嚼鲊酱,不择酸咸,积年长夜、酣兴不懈,遂使三焦猛热,五脏干燥,木石犹且干枯,在人何能不渴"。这说明糖尿病与饮食不节有密切的关系。

情感失调,郁火伤阴,是中医对糖尿病发病机理的又一观点。《儒门事亲·河间三消论》说:"消渴者……耗乱精神、过违其度,……之所成也。"《临证指南医案·三消》说:"心境愁郁,内火自燃,乃消症大病。"这些都说明情感失调,五志过极,郁热伤津都容易发生此病。

劳欲过度,肾虚精亏是中医认为的糖尿病又一发病原因。房事不节、劳欲过度,损耗阴精,肾阴亏虚、虚火内生,则"火因水竭而益烈,水因火烈而益干",终因阴虚火旺,上蒸肺胃,逐致肾虚为肺燥,胃热俱现,发为消渴。唐代名医孙思邈在《备急千金要方·消渴》篇说:"消渴由于盛壮之时,不自慎惜,快情纵欲,极意房中,稍至年长,肾气虚竭……此皆由房室不节之所致也"。《外台秘要·消渴消中》篇说:"房室过度,致令肾气虚耗故也,下焦生热,热则肾燥,肾燥则渴。"这说明肾精亏损与本病发生有非常重要的关系。

西医认为糖尿病的发病机理是内分泌紊乱,胰岛素分泌绝对或相对不足所致。所以,在糖尿病的分型上,也以对胰岛素的依赖关系而定:先天型糖尿病即胰岛素依赖型或叫原发性糖尿病,继发型糖尿病即称胰岛素非依赖型糖尿病。

近年来,一些国家对糖尿病的研究又有新的进展。1992年4月20日《参考消息》报道:科学博士鲍里斯·库德里亚绍夫教授说:"我们发现,在糖尿病患者的血液中含有一种有毒物质——所谓的病基因因子,正是这一物质使广泛利用的胰岛素不能治愈糖尿病。"在成功地查明糖尿病基因因子后,专家们的任务是中和它。结果发现,可以借助使用小剂量的肝磷脂制剂来解决这一问题——肝磷脂论。还有医学家研究证实,糖尿病是因为一氧化碳能破坏胰岛素,使之不能再生所造成,对糖尿病患者补充足够的氧气,能够很好地起到治愈糖尿病患者的作用——大脑缺氧论。

摘自《干部健康手册》、《中老年保健精粹》、《老年疾病健康读本》)

二六、癌症的症状及原因

癌症,即恶性肿瘤,是一种严重危害人类健康和生命的常见病和多发病。如不及时诊治,就会危及生命。我国常见的癌症大约有20多种。临床最常见的有10种:即①鼻咽癌;②食管癌;③胃癌;④肠癌;⑤肝癌;⑥肺癌;⑦乳腺癌;⑧宫颈癌;⑨白血病;⑩脑瘤。随着医学科学的不断发展,癌症并非是不治之证的代名词,它的治疗手段越来越多,治愈率有了很大的提高。

现代医学一般认为,癌症的发生是由于人体自身细胞的基因突变而发生的。一个正常的细胞含有约10万个基因,它们存在于细胞核的DNA上面。这些基因中大约有100个基因和癌症有关。通常情况下这些和癌症相关的基因并不使人发生癌症,而在有些情况下,如一些病毒感染、慢性炎症,及其他化学物质,即平常所说的致癌因素的作用下,使某些细胞DNA受损,导致基因突变。当某些不良因素长期刺激这些基

因突变细胞，就会导致癌症的发生。(《中医养生100讲》)

(一)主要症状

对癌症要争取早发现，早治疗。在早期，除了局部有肿块的症状外，其他症状都不明显。随着癌细胞的转移，则会出现转移到内脏如肝、肺、脑、骨等的特有症状。晚期癌症的症状，多是局部疼痛、溃烂、流血、功能障碍等。还有些癌症如食道癌、胃癌等，当进食困难、出血或受感染时，会表现出消瘦、体衰、贫血等恶性症状。

对癌症的早期发现，世界卫生组织提出了八大危险信号：

1. 可能触及的硬结或硬变，即出现肿块；

2. 疣(赘瘤)或黑痣有明显的变化，如迅速长大、汗毛脱落或发痒等；

3. 持续性消化不良，如腹部长期疼痛等；

4. 持续性声音嘶哑，干咳，吞咽困难；

5. 月经不正常，大出血，经期外出血；

6. 鼻、耳、膀胱或肠道原因不明出血；

7. 伤口长期不愈，肿胀长期不消；

8. 原因不明的体重减轻。上述症状不一定就是患了癌症，但确实又是某些癌症的早期征兆，绝不可掉以轻心。

(二)发病原因

癌症又可称为基因病。癌基因突变或活化导致的细胞异常增值，是癌症发生的最重要和最常见的分子事件。不是说体内存在一个癌基因，就会得癌症。唯有机体损害严重，修复能力降低，细胞内基因变异累积到一定程度，癌症才能发生。一般而言，癌症发生是一个长期的、渐进的过程，从正常细胞到形成肿瘤，通常需要10～20年。体外模拟癌症发生的动物实验这一经典研究表明，至少需要3个基因改变所形成的多个事件与步骤，才有可能使得一个完全正常的人的细胞演变成具有恶性瘤细胞。在人类基因组中，迄今发现的癌基因超过100个，抑癌基因约有20多个。癌症是多种因素作用下的结果，通常癌症发生的主要危险因素有：吸烟、感染、不健康饮食、体力活动少、职业危害及环境污染等。

通过世界各国科学家的努力，对癌症形成已有比较统一的六种理论认识。

1. 刺激理论。癌前期病变和癌肿的发生，是由于各种因素对食管、胃、宫颈及其它器官粘膜长期刺激作用的结果。这些因素包括局部炎症、溃疡、热和烫、刺激性食物和药物，以及息肉、结核、囊肿等。

2. 化学理论。具有致癌特性的各种化学物质，对机体内外的侵害作用，可以引起癌肿。如放射性物质、黄曲霉素、硝酸基盐类等。

3. 胚胎转化理论。恶性肿瘤细胞，早就或多或少地存在于胚胎之中。人出生以后，某一组织内虽有这种细胞但不发病，而是在某一时期内肿瘤细胞却迅速生长而变成癌肿。

4. 病毒理论。支持这一理论的专家们认为，自然界确实存在着癌肿病毒，而且，这种病毒在特定条件下可以传染给他人。美国学者曾通过家兔试验，证实癌肿病毒的存在。

5. 生化理论。癌肿的发生是蛋白质代谢紊乱的结果。人体赖以生存的蛋白质，在体内代谢过程中出现超量或不足，都会导致癌前期病变或癌肿。有专家还认为，人体蛋白质代谢紊乱后，其代谢衍生物的累积或缺乏是致癌因素。

6. 激素理论。近年来科学家较为重视激素改变的致癌作用。心理创伤和精神刺激等不良因素，都会使体内的激素分泌发生异常。雌激素和性激素的分泌失衡，更会引起乳腺癌和生殖系统癌前期病变。长期处于精神压抑状态，肾上腺分泌失衡者比正常心理状态者的癌症发病率要高8.5倍以上。

在生活中切实注意与这些因素相关的事和物，对预防癌肿是有积极意义的。(《长寿解读》)

摘自(《长寿解读》、《中医养生100讲》)

二七、常见癌症的早期症状

癌症的发生发展是渐进的过程，总会有危险信号，只要早发现，早诊断，早治疗，就可以将癌症扼杀在萌芽状态。医学界权威人士根据癌症病人的情况总结了癌症的七大警报信号：大小便习惯的改变；久治不愈的溃疡；异常的出血或分泌物；乳房或其他部位组织增厚，或出现肿块；消化不良或吞咽困难；疣或痣发生明显的改变；持续性咳嗽或声音嘶哑。

综合而言，对于早期发现癌症的方法，医学界提出了考察癌症的13种早期信号比较有代表性：

(一)癌症早期症状

身体出现不明原因的肿块，尤其锁骨下淋巴结肿大，硬而不疼，或身上黑痣增大，生长迅速而有异常出血的，或各部分及器官的不明原因出血。应警惕癌症的可能性。

(二)肺癌早期症状

刺激性咳嗽，且久咳不愈或痰中带血。尤其是长期吸烟者，应警惕肺癌的可能性。

(三)胃癌早期症状

胃部不适或疼痛，服止痛药物不能缓解，持续消化不好。逐渐消瘦，或溃疡病改变了原有规律，应警惕胃癌的发生。

(四)食管癌早期症状

吞咽食物有哽噎感、疼痛、食管内有异物感或上腹部疼痛。应该警惕食管癌的发生。

(五)肝癌早期症状

据流行病学调查，大约90%的肝癌与乙型或丙型肝炎病毒感染有关。肝肿大，右肋下痛。尤其长期饮酒者，或患慢性肝炎者，病状已平息又转明显，应该警惕肝癌。

(六)直肠癌早期症状

大便习惯突然改变，有便秘、腹泻交替出现，沿结肠部位呈现局限性性、间歇性隐痛，有下坠感伴有大便带血。应该警惕直肠癌。

(七)胰腺癌、胆管癌早期症状

突然出现黄疸，上腹部略有不适，食欲减退，应该警惕胰腺癌、胆管癌。

(八)膀胱癌早期症状

尿中带血，间歇反复发作，有时自然停止，无疼痛，尤其是男性，应该警惕肾癌与膀胱癌。

(九)血癌早期症状

进行性贫血，容易出血和感染，有时胸骨部位疼痛，应该警惕血癌。

(十)子宫癌、卵巢癌早期症状

妇女月经周期不正常，阴道异常出血，白带多，有恶臭，应该警惕子宫癌；绝经后阴道出血，应该警惕卵巢癌。

(十一)乳腺癌早期症状

乳房出现无疼痛肿块，且年龄在40岁以上的女性，或其表面皮肤变粗糙，尤其有良性乳腺病史者，应该警惕乳腺癌。

(十二)颅内肿瘤早期症状

头痛、呕吐。头痛多发生在早晨或晚上，常以前额、后枕部及两侧明显。呕吐与进食无关，往往随头痛的加剧而出现。

(十三)造血系统恶心肿瘤早期症状

长期不明原因的发热。造血系统的癌症，如恶性淋巴瘤、白血病等，常有发热现象。恶性淋巴瘤临床表现为无痛性淋巴结肿大，在淋巴肿大的同时，病人可出现发热、消瘦、贫血等症状。

摘自《干部健康手册》

第二十九篇　常见疾病的自我判断

一、身体出现疾病会有哪些征兆

(一)不是由于节食而体重突然下降，可能与癌症、糖尿病、肝炎、甲状腺功能亢进或精神抑郁症有关。

(二)尿中带血，可能是肾脏或膀胱肿瘤的早期征兆。

(三)视物出现双重影像的原因有多种，包括白内障、偏头痛、脑血管变窄、眼部肌肉衰弱及其他眼病。重影的突然出现，可能是脑卒中的前奏。

(四)咳嗽只是出现于早晨，是支气管方面的疾病引起的。但入睡或晨起均咳嗽不止，可能是心力衰竭的象征。如果在体力劳动之后咳嗽，那可能是心脏或肺部有病。

(五)持续头痛，可能患高血压。如躺下时痛感加剧，可能是脑肿瘤。肠胃不适也会导致头痛。

(六)胸部郁闷疼痛，可能是心脏有病，是猝发性心力衰竭的先兆。

(七)一般的眩晕，可能是疲劳、闷热、细菌感染所致。但严重的眩晕，可能与癫痫或动脉血管变窄有关。

（八）便秘超过3周，可能是由于甲状腺分泌不足及直肠肿瘤引起的。如果严重腹泻超过2天不止而原因不明时，可能对某些食物过敏。

（九）皮肤出现疹块，如疹块的形态及色泽出现改变，长时间不消退，有灼痛的感觉，可能是皮肤癌的先兆。

（十）身体任何部位出现硬块，此种硬块可能是良性的，亦可能是恶性肿瘤。女性乳房出现质软的包快时，可能是乳房囊肿，并非乳腺癌。

摘自《就医体检与自我判病指南》

二、十种重要疾病报警症状是什么

（一）指甲断裂、退色或出现沟槽

指甲断裂预示着甲状腺遭到破坏或身体缺乏无机盐。指甲逐渐发黄、增厚，可能是长牛皮癣的先兆。指甲上出现纵的沟槽，可能要得胰腺炎、关节炎或小肠炎，横的沟槽表明有肠道感染。

（二）头痛，特别是饭后头痛

如果头痛时还伴有呕吐，那可能患了偏头痛。偏头痛可能是通过某种食物引起的。

（三）舌头发热

尽管身体健康，但是，舌头却热得滚烫。舌头发热是传染病的伴随症状。一旦病情有所缓解，舌头就不发烫了。如果不是这种情况，那可能是缺乏维生素、贫血或者造血功能受到破坏。

（四）小腿抽筋

基本上发生在夜间，原因既可能是肌肉过度紧张，又可能是缺锌。最严重时，可能会是静脉疾病。如果这种病得不到治疗，那就有得血管拴塞的危险。

（五）龋齿

尽管精心保护牙齿，但还是得了龋齿。龋齿可能是由于某些药物造成的。治疗抑郁症的药物最容易造成龋齿。

（六）腰部疼痛

经常有腰部疼痛的妇女，应该去骨科就诊，腰部疼痛的原因多是骨质疏松。

（七）体重增加和水肿

尽管一直是吃同样的饭菜，但近期体重一直往上长。应立即去看医生，如果突然增加体重，并且身体水肿，那多是心肌梗死的危险征兆。

（八）脱发

如果头发大把大把地脱落，或是头上已经有秃的地方，那可能是内分泌发生严重障碍的缘故。此外，贫血、缺铁、长时间紧张劳累和情绪不佳，都可能造成突然脱发。

（九）腿和脚踝肿胀，而且体重有所增长

可能是甲状腺功能衰退。

（十）头晕

如果血压正常（120/80毫米汞柱），还犯头晕，那可能是血糖紊乱。如果再加上耳鸣，那很可能是平衡器官血液供给发生障碍。引起头痛的原因很多，最好做一次全面体检。

摘自《就医体检与自我判病指南》

三、不可掉以轻心的症状有哪些

据有关资料表明，下面七种症状是不可麻痹的：

（一）持续低热

低热可预示许多疾病，如细菌性心内膜炎、霍奇金病等。因此，对这种征兆，要尽快查清真相。

（二）暂时丧失视力和说话能力

该症状可短到30秒钟，也可持续24小时，它可预示颈动脉血管严重堵塞，有1/3的人会导致脑卒中。这可能是短暂性脑缺血的表现。患者除短暂视力障碍外，并伴有头晕、麻木、四肢无力、言语表达不清等。患短暂性脑缺血发作症的人，以后患脑卒中者多达75.6%。

（三）黑痣的变化

如经常发痒、出现边缘不规则、不对称、颜色不均匀，或直径变大等，均预示恶性病变。

（四）周期性咳嗽

咳嗽持续2周以上，又没有感冒及其他的明显病因，既往无慢性支气管炎病史，则有可能是肺癌的先兆。

（五）持续瘙痒

持续瘙痒又没有明显的皮疹，抗过敏治疗无效者，往往是霍奇金病等恶性肿瘤的表现。

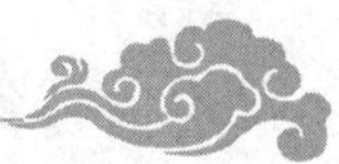

(六)不明原因的紫癜

表明血液凝固机制有问题,可能是白血病、潜伏性肝病、突发性血小板减少性紫癜病等的征兆。

(七)视物模糊

这是青光眼的早期征兆,如不及时治疗,则有可能发展为失明。视力突然减退还可能系颅内肿瘤压迫视神经所致。

摘自《就医体检与自我判病指南》

四、怎样通过观察器官判断疾病

每个人都应当学会通过观察自己的器官为自己诊病。下面就来说说具体怎么判断。

(一)眼睛

眼冒金星——可能是过于疲劳和紧张。如果长时间有这样的现象,那是视网膜脱落的先兆,必须立即找眼科大夫。

眼睑浮肿——可能是过敏或者肾脏有病。

眼白发黄——可能是肝炎或者胆结石,必须马上去医院。

有眼袋——肾障碍的信号,但是更可能是饮食不当引起的。应调整饮食,不要只吃干食,要多吃蔬菜,特别是绿叶蔬菜,少食盐。

眼圈发黑——可能是肠胃系统有溃疡。也可能是缺少睡眠。

(二)耳朵

嗡嗡作响或临时丧失听觉——可能是血液循环障碍、病毒感染或过分紧张,要求助于耳鼻喉科医生。

疼痛——是中耳炎或者血管有病,应当立即求助于大夫。

(三)口腔

口腔有异味——先找牙科医生,如果牙齿没有病,可能是胃溃疡和或者糖尿病引起的。

(四)皮肤

刺痒——是因为长期或短期精神紧张所致。要多散步、服有镇静作用的草药。过敏、糖尿病、真菌感染等都可能引起刺痒。

变色——发黄说明有肝病或胆结石。胡萝卜汁或者维生素A服用过多,也会引起皮肤变色。

妇女脸部皮肤出皱纹和变干——突然出现这样的变化说明体内雌激素不足。应找内科或妇科医生,也许需要补充雌激素。

(五)头发

易断——经常烫头发、用电吹风机或者护发用品质量差造成。应到正规的理发店,请有经验的理发师想办法。其次要选用带有维生素和矿物质的护发用品。如果仍不奏效,就该求助于内分泌医生。如果还有其他症状,可能得了甲状腺病。

脱发——如果成撮掉头发,一定要看医生。医生会通过化验作出诊断。这可能是激素障碍或者缺少矿物质以及其他原因。

(六)指甲

变脆——看平时保养做得好不好,若保养没有问题,要请医生检查甲状腺或者进行其他检查。

发白——要检查肝肾功能,这往往是肝肾障碍引起的。

不平——往往是肠胃不调所致。治疗经常性便秘、真菌病以及肠胃病后,指甲可以平整如初。

发暗褐色——这是十分危险的信号,很可能得了癌症,必须立即看医生。

(七)胸部

胸腔作痛——有这样现象千万不要掉以轻心。如果负重时常出现这样的现象,必须找大夫检查心电图。这很可能是心肌梗塞的先兆。

妇女胸部疼痛——月经周期中段出现这样的现象,是月经不调引起的,也可能是服用口服避孕药所致。如果是乳房疼,可能是乳腺病,要立即看医生。

(八)腹部

疼痛——如果是右腹部剧痛并且伴有呕吐,可能是盲肠炎,要立即急救。也可能是肠炎、肾炎或者妇女盆腔炎。

饭后腹胀或灼痛——进食过多过于油腻所致,或者是胃溃疡引起的。

(九)腿脚

疲劳——如果经过休息就好,那就没关系。

如果休息得很好，却依然觉得疲劳，应当化验血液。很可能有慢性炎症、风湿性关节炎或其他重症。

浮肿——如果伴有疼痛，可能是肾病、心脏功能障碍或者静脉炎。

腿部肌肉痉挛——体内缺钙、钾和镁。应按医嘱服用带有这些元素的多种维生素。

（十）淋巴结

经常检查颈部的淋巴，发现肿大，说明体内有炎症。如果肿大长期不消，加上有其他症状，应立即上医院检查。

摘自《身体健康枕边书》

五、颈部肿块可能是哪些疾病引起的

颈部肿块可能由以下疾病引起：

（一）甲状腺瘤

多发于40岁以下妇女，表现为颈前区（甲状软骨下方、气管两旁）有圆形或椭圆形肿块，质硬，表面光滑，边界清楚，无压痛，肿块可随吞咽上下活动，腺瘤生长缓慢，多无自觉症状，治疗宜早期手术摘除。

（二）甲状腺囊肿

多继发于甲状腺瘤，当腺瘤血液供应发生障碍时可出现中心坏死，表现为颈前区有质地较韧、边界清楚、无压痛、囊性感的圆形或椭圆肿块，治疗宜手术摘除。

（三）甲状腺舌骨囊肿

多见于15岁以下儿童，颈前区中线、舌骨下方有直径1厘米～2厘米的圆形肿块，边界清楚，表面光滑，有囊性感，无压痛，肿块可随吞咽或伸缩舌而上下活动，治疗宜手术摘除。

（四）颈部淋巴结结核

多见于儿童和青年人，早期表现为颈部一侧或双侧有单个或多个大小不等的肿大淋巴结，多位于颌下和胸锁乳突肌的前缘，肿大的淋巴结质硬，无压痛，可推动，晚期肿大的淋巴结常融合成团，并发于干酪样变，液化后形成脓肿，治疗用抗结核药物，较大的淋巴结，可手术摘除。

（五）慢性淋巴结炎

多继发于头面颈部的炎症病灶，如口腔炎、牙周炎、扁套体炎等，临床表现为肿大的淋巴结散见于颈前区和颌下颏区，多如绿豆至黄豆大小，扁平，硬度适中等，表面光滑，能推动，轻度压痛或无压痛。一般不须特殊治疗，重点是治疗原发病灶。

（六）甲状腺炎

常继发于呼吸道感染，临床表现为甲状腺肿块，质地较硬，压痛。疼痛可涉及患侧耳、颞、枕部，患者体温升高，血沉加快。

（七）甲状腺癌

为常见的颈部恶性肿瘤。早期表现为甲状腺肿块，质硬，固定，边界不清，表面高低不平。晚期肿块可因压迫喉返神经和食管而产生声音嘶哑、呼吸和吞咽困难。另外，对存在多年的甲状腺肿块突然增大，亦应怀疑为甲状腺癌。儿童时期出现的甲状腺结节，50%为恶性，故应引起高度重视。该症一经确诊，应及时手术治疗。

（八）恶性淋巴瘤

多发于男性中青年，早期表现为一侧或双侧区散在、质硬、无压痛、尚能活动的肿大淋巴结，以后互相粘连成团。肿块生长迅速，腹股沟、腋窝淋巴结和肝脾均有不同程度的肿大。患者常有不规则高热，该症诊断往往取决于淋巴结的病理检查，治疗宜早期手术。

综上所述，颈部肿块的表现是多种多样，如经常进行自我检查，就可做到早期发现、及时治疗。

摘自《就医体检与自我判病指南》

六、尿频可能是哪些疾病引起的

（一）排尿量和排尿次数均较以前增多，并经常口渴，饭量较以前增加，有饥饿感和疲劳感，可能是患了糖尿病。

（二）排尿量和次数均比以前增多，伴有尿急、尿痛及膀胱区不舒服的感觉，可能患了膀胱炎。

（三）男性病人有过不洁性交史，同时伴有尿急、尿频，排尿时有脓性分泌物流出，可能是淋病的表现。

（四）50岁以上男性出现尿频，伴有排尿迟缓、困难，尿线细而无力，遇有天气变化、饮酒、劳累等情况，则会出现尿潴留。可能患了前列腺炎。

(五)在天气寒冷、焦急或兴奋时出现尿频，是人体的生理反应，不必过分担心。

(六)喝了比平时更多的茶水、咖啡或是酒后出现尿频，那是酒精、咖啡及过量的水使尿量增加的缘故，也不是病理表现。

(七)在妊娠开始后的3个月和分娩前的3个月，由于子宫对膀胱的压迫，常有尿频现象，这也是正常的，不必担心。

(八)服用某些治疗心脏病或高血压病的药物，这些药物中含有利尿剂，使你的排尿次数增加。

对于其他不明原因出现的尿频及其他伴随症状，应去医院检查确诊。

摘自《就医体检与自我判病指南》

七、腰痛可能是哪些疾病引起的

腰痛多发生于妇女和老年人，但青壮年人也会经常发生。腰痛除了腰部肌肉、韧带、筋膜、椎间关节的损伤而造成外，不少内脏疾病也是引起腰痛的重要原因。常引起腰痛的内脏疾病有：

(一)伴有腹痛的腰痛

这类腰痛可能与胃、胆囊、胰脏、大肠等消化系统的疾病有关，其特征是疼痛可由脊背波及腰部。

(二)伴有排便异常的腰痛

此类腰痛应怀疑是直肠和乙状结肠等消化系统有炎症。

(三)伴有血尿异常的腰痛

往往与肾脏、尿道疾病有牵连。男性还可能是前列腺疾病引起的。

(四)伴有阴道不正常出血的腰痛

可能是因子宫肌瘤、子宫内膜炎或卵巢有异常现象的妇科疾病所引起。

(五)伴有头痛的腰痛

可能是神经系统的疾病和脑脊髓膜炎所造成；重感冒也会引起伴有头痛的腰痛。

(六)伴有头晕眼花、心跳快、倦怠的腰痛

这可能是抑郁症、神经症或神经失调而引起的。

(七)伴有头晕的腰痛

这可能是内耳平衡感觉错乱等疾病引起的。

(八)伴有行走困难的腰痛

这可能是因血栓性疾病造成大动脉血流不畅而引起的。

摘自《就医体检与自我判病指南》

八、震颤可能是哪些疾病引起的

震颤是身体的一部分或全部表现出不随意的、有节奏或无节奏的颤动。震颤可见于以下情况：

(一)生理性震颤

正常人过渡疲劳、激动时，眼睑、面肌、躯干或下肢等，可出现小而有节奏的快速的颤动。

(二)帕金森病

一般从拇指及食指开始，以后波及其余的手指，并蔓延到同侧下肢，然后对侧上肢和下肢、颜面、口唇和舌亦可有震颤。原发性帕金森病是因脑内黑质纹状体系统变性所致，除震颤外，还伴有运动减少、僵直等症状。由其他疾病或中毒引起的类似表现，称帕金森综合征，如多发性脑梗死、脑炎、一氧化碳中毒、抗精神病药物等，均可引起类似症状。

(三)老年性震颤

发生于老年人，为细微而快速的震颤。初期仅在情绪紧张时出现，安静时消失，其后安静时亦可出现，以头、下颌部、口唇多见，一般不合并肌张力增高的改变。这种震颤与老年人脑动脉硬化有关。

(四)小脑疾病引起的震颤

主要表现在上肢远端，为意向性震颤，静止时不出现，运动时震颤速度不快，但振幅大，不规则，越接近目的物，震颤越明显。

(五)代谢性疾病引起的震颤

表现为手、腿甚至全身肌肉震颤。肝硬化患者由于氨类物质对脑的毒性作用，出现姿势性震颤。当患者两上肢向前平举时，可见其手指分开出现明显震颤，拇指急速出现内转、外转运动。这种震颤以不规则、无节奏、振幅经常有变化为特征。

(六)中毒性震颤

酒精中毒的震颤,表现为静止时不出现,当上肢前伸、手指分开时震颤明显。震颤可发生于手指,时而波及舌、面肌,在笑和说话时可出现细小的震颤。尼古丁中毒时的震颤为细微性震颤。当患者发现自己有震颤症状后,应及时到医院进行详细检查,针对病因加以治疗。

摘自《就医体检与自我判病指南》

九、心悸可能是哪些疾病引起的

所谓心悸,是指自觉心跳节律不规则,比平时加快而且剧烈。能引起心悸的疾病主要有:

(一)在精神紧张、劳累或情绪激动时出现心悸,伴有头痛、头晕、眼花、耳鸣、失眠,严重者出现呕吐、抽搐或昏迷,可能是患了高血压病。

(二)如果感觉工作、学习压力较大,在长期的忧虑、紧张、思维紊乱后出现心悸,可能是长期焦虑引起的心悸。

(三)如果在心悸时伴有怕热多汗、情绪激动、多言易怒、思想不集中、食欲亢进,但体重明显减轻,疲乏无力,这可能是患了甲状腺功能亢进病。

(四)如果在心悸发作前饮用了大量茶水、咖啡或是吸烟量较以前增多,这可能是茶叶、咖啡和烟草中某些能使心律暂时受到干扰的物质引起的心悸,不必担心。

(五)不管什么原因的发热,体温超过 38℃时出现心悸,就可能是由于发热而引起的。

摘自《就医体检与自我判病指南》

十、寒战可能是感染了哪些疾病

有些疾病在体温上升之前,先由全身高度发冷和颤抖的症状,即打寒战,随之而来就是高热,体温上升。寒战为前期症状,大多数为急性感染性疾病。那么,哪些感染性疾病会先出现寒战呢?

(一)寒战伴有咳嗽、咳痰,如大叶性肺炎,表现为突然寒战,随之出现高热,2～3 天后会出现咳嗽,咳铁锈色样痰,并有胸痛。

(二)寒战伴有腹痛、腹泻,在夏季常见于急性食物中毒、中毒性痢疾等。细菌性痢疾有里急后重、脓血便等;食物中毒有频繁的恶心呕吐。

(三)寒战伴有腰痛、尿频、尿痛等尿路刺激症状,常见于急性肾盂肾炎、肾盂积脓等。

(四)寒战伴有头痛、喷射性呕吐、颈部强直等症状,常见于流行性脑脊髓膜炎等。反复出现的寒战、高热,多见于败血症、胆管系统化脓性感染等。

(五)部分出疹性疾病,如猩红热、斑疹伤寒等,除了有明显的寒战外,身体可出现不同形状的皮疹。

摘自《就医体检与自我判病指南》

十一、梦境可预见哪些疾病

疾病可以成为异常生理性致梦刺激,这种致梦刺激能反映出人体生理功能的病理性变异,预示出潜在的病理信息。许多专家研究发现,在睡眠中,来自病变部位的微弱信息,会不断送入大脑的有关部位,引起联想,并寄于梦境之中。因此,梦的内容往往成为患病前的一种客观征兆。

原苏联神经心理学家萨特金博士积累了 1410 人的 23700 个梦的资料后,得出一个结论,睡眠中,人的大脑能够预知正在酝酿的某种病变,而那种疾病,往往在几天、几周、几个月甚至几年以后露出端倪,显出外部征象。因此,一个人反复做某个大致相同的梦,可能是某种疾病的先兆,有可能据此推断出将要发生的疾病的部位、性质和轻重程度。

(一)常梦见口臭、吃腐烂食物:可能预示着患胃肠道疾病,醒后嘴里往往还感觉有异味。

(二)常梦见被追赶,心中恐惧,呼喊不出:可能预示着患心肌梗死、心绞痛、冠心病,醒后还会感觉胸部隐隐作痛,或心跳加快。

(三)常梦见从高处落下,落不到地面就惊醒:或者常梦见身体被扭曲,或正上绞刑架而惊醒可能预示着患心脏病,醒后也会感觉胸部隐痛、心跳加剧。

(四)常梦见胸部受压,透不过气来,或者负重远行、登山:可能预示着患胸膜炎、肺炎、肺结核,醒后常多汗。

(五)常梦见与人争吵,梦呓中常骂人:可能预示着寄生虫病,醒后往往感到口内干涩。

(六)常梦见饮水、喝汤:可能预示着患黄疸病,醒后感觉口燥腹饥。

(七)常梦见腾空飞行,与怪兽搏斗,撕破东西:可能预示着将发高热,醒后感觉出冷汗,或者体温升高。

(八)常梦见头破血流,或梦见帽子小:可能将引发头痛的种种疾病,醒后会感觉隐隐作痛。

摘自《就医体检与自我判病指南》

十二、出现哪些症状说明血粘稠度增高

(一)晨起头晕,晚上清醒

血粘稠度高的人,晨起会感到头脑晕晕乎乎,大脑不清醒,思维紊乱,吃过早饭后,大脑逐渐清醒。到了晚饭后,精神状态最好。如果早晨头脑清醒,思维流畅,一般血粘度都是正常的。

(二)午饭后犯困

血粘度高的人,午饭后马上就犯困,需要睡一会儿,否则,全身不适,整个下午都无精打采。如果睡上一会儿,精神状态明显好转,这是血粘度高的人午饭后大脑血液供应不足的典型症状。正常健康的成年人,午饭后也会有困倦感觉,但可以忍耐。

(三)蹲着干活时气短

血粘度高的人,肥胖者较多,不能蹲着干活,或者是蹲着干活时气短。这是因为,下蹲时,回流到心脏的血液减少,加之血液粘稠,使肺、脑等重要器官缺血,导致呼吸困难、憋气。

(四)阵发性视力模糊

经常暂时性视力模糊,如心情不好、阴雨天时,或扭动颈部时,会感到视物不清。这是血粘度高的人血液不能充分营养视神经,或视神经和视网膜暂时性缺血、缺氧所致。人的血粘度不是一成不变的,采取科学的生活方式,平衡膳食,是预防血粘度增高的重要手段。

摘自《就医体检与自我判病指南》

十三、怎样自测动脉是否硬化

自测动脉是否硬化的简易方法是:

(一)A 单元

1. 健康检查时发现有高血压。
2. 健康检查时发现胆固醇高。
3. 健康检查时发现中性脂肪值高。
4. 患糖尿病。
5. 吸烟量大。
6. 攻击型的个性,争强好胜心强。
7. 直系血亲中有人脑卒中或心脏病。

(二)B 单元

1. 肥胖。
2. 常焦虑不安。
3. 运动不足。
4. 喜欢喝酒。
5. 常吃含脂肪较多的肉类食物。
6. 曾被医生诊断为心律失常。
7. 曾被医生诊断为心脏肥大。
8. 曾被医生诊断为痛风病。
9. 曾被医生诊断为甲状腺功能低。

(三)分析:

1. A 单元中只要有一道题回答“是”,即表示有逐渐患动脉硬化的危险;若有两道题答“是”,就得特别注意了。

2. B 单元中有三道题答:“是”,同时在 A 单元中又有一道答“是”的话,有患动脉硬化的危险。

摘自《就医体检与自我判病指南》

十四、颈椎病有哪些报警信号

颈椎病的早期征兆主要有:

(一)胸部疼痛

表现为起病缓慢的顽固性单侧胸大肌和乳房疼痛。

(二)血压升高或下降

颈椎病会引起血压升高,即“颈性高血压”,但也可能引起血压降低。

(三)视力障碍

表现视力下降、怕光、眼胀痛、流泪、视野缩小等。

(四)肢体麻木

有的表现为上肢麻木,有的表现为下肢麻木,有的还伴有排尿、排便困难。

(五)猝倒

常在站立或走路时因突然扭头而出现身体失去支持力而猝倒，并伴有头昏、头痛、恶心、呕吐等。

(六)其他

中年人经常头昏，并伴有恶心、耳鸣、视物模糊。40岁左右的女性如果颈部不适，经常头痛、头晕、多汗、面部发红、皮肤灼热，就可能是患颈椎病的征兆。

摘自《就医体检与自我判病指南》

十五、头痛可能是由哪些病引起的

头痛是十分常见的症状。由于头痛的具体部位不同，可能引起的病因也不同。

(一)偏头痛

是由自主神经功能紊乱而引起脑部血管收缩、舒张功能失调所致。还与遗传有关。可能由于患者的血管收缩和舒张功能极不稳定，每当过于疲劳或情绪紧张，或气候骤变，或暴饮暴食等，均可引起血管过于收缩或舒张，从而产生头痛。偏头痛还可能与下列因素有关：五官炎症、颈内动脉血管壁水肿、溃疡病、心脏病等。

(二)前额痛

患急性额窦炎、上颌窦炎、筛窦炎等，都可能引起前额头痛。

(三)颜面痛

最常见于五官科疾病，疼痛多在病灶的相应部位。还可表现为一侧面部阵发性闪电样剧烈疼痛，并伴有面肌抽搐、流泪等，称为三叉神经痛。

(四)枕后痛

多见于高血压病患者，疼痛多呈搏动性。如果枕部疼痛长期持续存在，并进行性加重，可能是由于颅后窝肿瘤引起的。此外，颅脑外伤也是后枕部疼痛的原因之一。

(五)全头痛

可见于颅内或全身性的急性感染。颅内感染有流行性脑脊髓膜炎、脑膜炎、脑膜脑炎、脑炎、脑脓肿，蛛网膜下腔出血等。其头痛较为剧烈，与发热同时出现，头痛随感染的好转而缓解。全身性感染性疾病，如流感、伤寒、疟疾、败血症等，也会出现全头疼痛。精神紧张、情绪压抑、过度劳累或失眠及神经官能症，也会造成全头痛。

摘自《就医体检与自我判病指南》

十六、出现哪些症状说明患了高血压

高血压病是一种常见病和多发病，如不能早期发现和治疗，有可能引起脑溢血、心肌梗死、肾功能衰竭等，导致生命危险。高血压的临床征象可分为三期：

第一期：头痛、头昏、失眠、眼花、耳鸣、记忆力下降，注意力不集中，烦闷，乏力，心悸等。

第二期：血压达到确诊高血压的水平，出现心、脑、肾并发症的表现，但其功能无大的变化。

第三期：可因心、脑、肾的损害，使相关器官的功能失去代偿，出现相应症状。严重的可并发脑卒中和心力衰竭。

高血压病一般以40～50岁的人发病率较高，50～60岁为发病高峰。但值得注意的是，有一些儿童也患高血压，而且儿童患高血压者30%～50%没有症状。患高血压的婴幼儿可有头痛、头晕、抽风、眼花、呕吐、呼吸费力等，但由于不会用语言表达，常可表现为烦躁、易怒、过度兴奋、夜间大声尖叫，或用力捶击自己的头部等。有的患儿因此体重不增，发育停滞。家长注意及时发现，及时治疗。学者们的研究证明，许多成年人的高血压，其根是在小时候。因此，从儿童时期就要注意及时发现和治疗高血压病。

摘自《就医体检与自我判病指南》

十七、出现哪些症状说明患了心脏病

如果身体出现以下一些症状，说明可能患了早期心脏病：

(一)胸痛

胸口有受挤压感或疼痛感，持续2分钟以上，疼痛部位一般在胸骨后，可蔓延至左臂或左颈，手臂或肩膀有疼痛感。极少数人只有左臂受影响，抬起左手感到不舒服，可能有问题。

(二)胸闷

胸闷，呼吸困难，这是心脏病的明显信号。

(三)肩和手臂疼痛

左肩、左手出现阵发性酸痛,有时蔓延至背部,感到手臂沉重无力,有时会蔓延至颌部两侧。

(四)耳鸣

心脏病患者,尤其是有高血压的心脏病患者,会出现不同程度的耳鸣现象。

(五)打鼾

专家认为,睡眠打鼾,是心脏仍处于工作状态的表示,是心脏病的警报信号。如果一个人长期睡眠时打鼾,应注意是否患了心脏病。

(六)气喘

气喘吁吁常是被忽视的心脏病的信号,特别是老年人,一旦心脏有病,常会出现气喘,而往往被认为是缺氧所致,其实是心脏出了问题。

(七)疲倦

全身不明原因的疲倦,也是心脏病的典型信号。疲倦症状表现在全身,而不是某一部位,这就很可能是患了心脏病。

(八)两侧颌下或颈部疼痛

两侧颌下同时出现疼痛感,或者有时主要是颈部有疼痛感。这也是患心脏病的早期信号。

(九)手掌和手指上常出现的信号

手掌微红显示心脏出现某种问题;指尖麻木,这是患心脏病后血液循环无法达到指尖所致;有的手掌上出现斑点,吸烟者手掌呈现浅黑色,这也是患了心脏病的信号。

摘自《就医体检与自我判病指南》

十八、出现哪些症状说明患了糖尿病

当出现下列情况时,要想到患了糖尿病:

(一)时常口渴

这是糖尿病最先出现的症状。过去不大饮水的人,突然变得常感口渴,并且在夜里发生口渴,有时渴得无法忍受。同时,喝水量比平时明显增多,喝下去还觉得喉咙发干,总想喝水。

(二)排尿次数增多

开始是夜间排尿次数增多,由1次变为2～3次,逐步变为白天排尿次数也明显增多,尿量随之增加,一日能排3升～4升。

(三)出汗异常

多汗(多见于上肢或躯干)或少汗(多见于下肢或躯干),甚至有的隐性糖尿病患者大汗淋漓。

(四)饥饿感

总觉得饿,饮食量增加,并且喜欢吃甜食。

(五)身体懒倦,耐力减退

血液中的葡萄糖虽然增多,但不能供给组织细胞的需要,致使疲乏、耐力差。

(六)体重下降

未发现其他疾病,饮食未减,甚至增加,但却变得消瘦,体重下降,这是糖尿病的特异表现。

(七)皮肤瘙痒或化脓性皮肤感染

大约7%的糖尿病患者可发生全身或局部皮肤干燥、脱屑,剧烈瘙痒。女性患者以阴道瘙痒更为多见。

(八)出现肌肉痉挛

如小腿腓肠肌抽搐。

(九)视力无原因下降

视物逐渐模糊。

(十)男子出现阳萎

据统计,男性糖尿病患者并发阳萎者高达50%。特别是中年肥胖的人有阳萎者,更应高度警惕糖尿病的发生。

(十一)女性上体肥胖,分娩巨大胎儿

女性上体肥胖,不论其体重多少,葡萄糖耐量试验异常者高达60%,而下体肥胖者无一例异常,故女性上体肥胖现象可作为诊断糖尿病的一项指标。另外,糖尿病孕妇15%～25%分娩巨大胎儿(体重超过4000克)。

(十二)齿槽溢脓

这是糖尿病患者常见的现象,也是糖尿病的一个重要信号。

(十三)菱形舌炎

舌出现中央性乳头萎缩,表现为舌面一块没有舌苔覆盖的菱形缺损区,其糖尿病发生率高达61.7%。

(十四)颈部毛囊炎

后枕部出现脓头痱子样的炎症,有触痛,如不及时治疗,可以发展为疖子或峰窝织炎。脓液排出后可自愈,但常此起彼伏。

(十五)周围神经炎

表现为手足麻木,伴有热感、虫爬感,行走时似踩在棉垫上，有的人有强烈的疼痛。据统计，有这种症状者占糖尿病患者40%左右。

(十六)皮肤感染或红斑

糖尿病患者的白细胞对细菌的吞噬杀灭作用减弱，易反复出现毛囊炎、疖痈、癣症等感染；还有的糖尿病患者皮肤出现酷似烧伤的水疱，壁薄，内涵透明浆液，疱周无红晕，多出现于指(趾)、手足的背部或底部边缘，单个或多个出现，数周自愈，但可反复出现。

(十七)足部坏疽

患者足部痛，温觉消失，干燥易裂，易发生溃疡、坏死，难愈合，甚至发生足底穿孔症。

(十八)黄色瘤

四肢屈侧、臀、颈、膝等处皮肤常常可以见到成群的突发的橙黄色小结节或小丘疹，周围绕以红晕，有瘙痒的感觉。

(十九)反复发作的低血糖

早期糖尿病患者虽也能分泌一定量的胰岛素，但分泌过程缓慢，当血糖高峰已过去后，胰岛素分泌才达到高峰，作用在血糖浓度降低的时候，就出现低血糖。所以，反复发生低血糖，也许是患了糖尿病的早期信号之一。

(二十)发展迅速的白内障

糖尿病可引起眼晶状体混浊，而且发展很快，故发展迅速的白内障，也很可能是糖尿病的早期信号。

摘自《就医体检与自我判病指南》

十九、出现哪些症状说明患了肝炎

急性肝炎的早期症状主要有以下几个：

(一)常有低热，体温一般在38℃以下，一般上午不发热，下午4～6时体温较高。

(二)畏寒、头痛、乏力、消瘦、食欲下降，不愿吃油腻食物，甚至出现恶心、呕吐、上腹胀满、右上腹疼痛。早上症状轻，下午和夜间症状重。

(三)大便次数增多，尿呈茶水色。

(四)肝肿大，有叩头痛，血中转氨酶升高，这一段时间叫黄疸前期。

(五)继之，出现周身皮肤发黄，特别是巩膜更为明显，小便呈深黄色，大便如白陶土色，皮肤瘙痒。

但也有的肝炎病人始终不出现黄疸，病程长达6～9个月，这种肝炎叫无黄疸型肝炎。

(六)肝炎患者还常有眼花、视力模糊、复视、黑影、眼球胀痛等症状。

慢性肝炎的主要表现是：身体状况差，消瘦，虚弱，食欲不振，常出现消化不良症状。另外，慢性肝炎病人大多有视网膜静脉扩张和生理盲点扩大等表现。

摘自《就医体检与自我判病指南》

二十、怎样自我诊断患了肺心病

肺心病亦称为慢性肺源性心脏病，是由于慢性呼吸系统疾病、胸廓畸形、肺血管疾病引起的肺动脉高压导致的心脏病。其病程可长达几年甚至十几年，治疗较为困难。自我判断肺心病的主要症状和依据是：

(一)长期反复咳嗽、咳痰。

(二)每到寒冷季节病情加重，咳嗽加剧，痰量增多，痰变浓或呈黄色。

(三)上楼梯或快步走路时，感觉气短，甚至在休息时也可出现心悸气短。

(四)指端、口唇、口周呈青紫色。

(五)心率加快，心律失常。

(六)严重时出现呼吸困难、心力衰竭等。

摘自《就医体检与自我判病指南》

二一、肺结核有哪些早期表现

怀疑患肺结核的人，可有以下征候可供自我判断：

(一)周身无力，疲倦，发懒，不愿活动。

(二)手足发热，不思饮食，白天有低热，下午面颊潮红，夜间有盗汗。

(三)体力下降，双肩酸痛，女性月经失调或闭经。

(四)经常咳嗽，但痰却不多，有时痰中带有血丝。

(五)大量咳血，胸背疼痛。

(六)高热。

凡有(一)～(四)项能对上号的，可能是患上了早期肺结核，抓紧治疗可很快好转；凡有(五)～(六)项对上号的，病情已较重，应抓紧诊治;有发热、咳嗽者,应与慢性支气管炎加以区别;有发热、咳嗽者,应与肺炎加以区别。

摘自《就医体检与自我判病指南》

二二、哪些症状说明患了慢性胃炎

如果出现如下一些早期症状,说明可能患了慢性胃炎:

(一)上腹疼痛:疼痛无规律,不剧烈,隐隐作痛,尤其在饭后疼痛明显。

(二)消化不良:对较粗糙的食物耐受力低,食用后会出现不同程度的腹胀、腹痛,少量进食便觉腹部饱胀,并常有嗳气、厌食、恶心的感觉。有时因消化不良而出现腹泻。

(三)面色异常:患者常因饮食不调,导致贫血,所以面色苍白,口唇发绀。

(四)指甲异常:指甲发暗或呈黄色和浅黑色,说明消化系统有了毛病。

摘自《就医体检与自我判病指南》

二三、哪些症状说明患了十二指肠溃疡

(一)上腹部慢性疼痛,并向附近部位放射,有的人表现为腰腿,此症状时轻时重,病程较长。

(二)表现为有规律的疼痛,以饥饿时腹痛为主。

(三)中上腹或偏右部位常有局限性压痛。

(四)常出现泛酸现象。

(五)因饮食失调、天气变化、精神紧张、情绪波动,以及使用某些药物均可诱发胃痛。

如出现上述症状,应考虑到是否患了十二指肠溃疡,除及时做检查外,应在平时注意饮食调养。

摘自《就医体检与自我判病指南》

二四、哪些症状说明患了肾结核

如果出现以下症状,说明可能患了肾结核:

(一)尿频:这是最先出现的症状。排尿次数可以从正常的每日4～5次增至10余次,而且夜间次数增多更明显。随着尿频,还会出现尿痛和尿急的症状。

(二)血尿:先期往往不太严重,偶尔肉眼可见尿色带红。

(三)脓尿:表现为尿液混浊。

(四)其他:全身疲乏、衰弱,食欲减退,体重下降,低热,盗汗,心悸,心烦,失眠等。

摘自《就医体检与自我判病指南》

二五、怎样自我测试是否肾虚

究竟自己是否肾虚,可以从以下各项中进行自我测试:

(一)将少许尿液倒入一杯清水中,如果水仍很清净,表示身体健康;如果发现变得混浊,或有油质浮于水面,绝大多数是肾虚。

(二)在正常饮水情况下,夜尿在3次以上。

(三)小便无力,淋漓不尽。

(四)早晨起床眼睑水肿。

(五)手不提重物,爬三层楼就两腿无力。

(六)坐在椅子上看电视,超过2小时就感到腰酸。

(七)在厨房做饭,站立1小时,就感到两腿发软。

(八)总想闭目养神,不想思考问题,注意力不集中。

(九)洗头时,头发大量脱落。

(十)在电风扇下或开着空调的房间里睡觉,起床时,感到腰痛,全身疲乏无力。

(十一)经常做梦,在梦中感到很累,早晨起来有疲惫感。

(十二)提笔忘字,写字经常出错或丢字。

(十三)体质下降,一熬夜就感到吃不消。

(十四)总感到有困意,却睡不着;睡着了,又睡睡醒醒,有半夜听广播或看书的习惯。

(十五)视力下降得很快,看电视或书报一会儿就会觉得眼睛发胀。

(十六)想说的话已到嘴边,就是想不起来,丢三忘四。

(十七)对房事不感兴趣,性生活质量下降。

若同时出现上述情况中的两项或两项以上者,就可能是肾虚,应到医院诊治。

摘自《就医体检与自我判病指南》

二六、哪些症状说明患了老年痴呆

(一)性格改变:早期老年痴呆患者的性格可

能发生剧烈的、不合情理的改变，动辄怒气冲冲，横生猜疑或无缘无故地担心受怕。做事缺少主动性和热情，兴趣范围缩小。常不讲卫生，不讲礼貌，不修边幅，固执己见，自私多疑，不关心他人等。

(二)情绪改变：无原因地对人冷漠，或焦虑不安，喜怒无常，无故动怒，易于冲动。随着病情加重，会出现呆滞、淡漠，举止幼稚可笑，睡眠增多。

(三)记忆减退：最先是近事记不清，随着病情加重，远事记忆也受影响，可出现定向障碍，计算力、理解力、判断力等智能活动能力全面下降，以至于最后找不到回家的路线。忘记熟悉的人的名字，甚至连自己的名字也会忘记。

(四)生活、工作能力下降：有时随处乱放物品，有时忘记熟悉的东西放在什么地方。生活、工作经常出错，甚至连自己熟悉的工作都难以完成。做家务的能力明显降低，常会将饭菜做糊烧焦，在饭菜中反复放盐。

(五)脾气和行为变化无常：在短短的几分钟内，会从平静状态变得泪流满面，怒不可遏。有时，像个小孩。

(六)时间和地点概念混乱：往往会从家里走出去，而不知怎么走回来。

(七)行为和精神出现异常：失去积极主动性，变得消极被动，不愿参加任何活动。有时出现攻击性的语言和行为，有时又会出现妄想，常怀疑家人要遗弃他。

(八)语言表达出现障碍：常常忘记一些简单的字词或不会使用适当的字词，很难表达出自己的想法，说话不流畅。

(九)其他：病情加重时表现为低级意向增强，有时当众裸体，性欲亢进，甚至出现违法行为。

老年人如果出现上述症状，应引起高度警惕，可能是患了老年痴呆症，应及时找专家检查治疗。

摘自《就医体检与自我判病指南》

二七、通过面部颜色判断患什么疾病

(一)面色发红：病态的红脸多见于热症，尤其是高热；高血压病也可以表现为红光满面；早期煤气中毒时，面部可泛出樱桃红色；结核病低热的面红，表现为两颧部绯红；风湿性心瓣膜病、肝脏疾病可使两颊暗红；糖尿病患者绝大多数有不同程度的红面孔；猩红热患儿可见面部充血潮红，全身密布鲜红色斑点或斑疹；有些人平时脸色一直较红，甚至还可见到一丝丝毛细血管，这可能是先天性毛细血管扩张症，或是长期搽用含激素的外用药所致；还有一种“接吻性红斑”，以女性为多见，轻者只出现口形红斑，重者可形成发绀或血疱，其原因可能与男士接吻时用力过猛，时间过长有关。

(二)面色发黄：最常见的是黄疸，如肝炎、肝癌、胆石症等；钩虫病患者由于长期慢性失血，会导致面色枯黄，俗称“黄胖病”。此外，疟疾、药物中毒等，也会引起面色发黄。过食胡萝卜、橘子后，鼻旁会呈橙黄色，停食后几天内即可消失，这不属于病态。

(三)面色发绀：可能是呼吸功能有问题，也可能是循环功能出了故障。凡是严重肺、支气管疾病，如哮喘、肺炎、肺癌、肺气肿、气胸、支气管扩张等，或严重心脏病，如左房室瓣(二尖瓣)狭窄、先天性心脏病等，都可能造成身体缺氧，二氧化碳在体内大量积聚，面色便会发青，嘴唇发绀；有些人面色青晦而无心肺疾患，可能是正忍受着某种剧痛。此外，小儿高热，鼻柱与两眉间出现发绀，多为惊风的先兆。

(四)面色苍白：面色长期苍白无华，可能有贫血或出血性疾病，如经常痔疮出血、妇女月经过多等；如果面色突然苍白，神志不清，摔倒，大多数为脑缺血；如果面色苍白伴有出冷汗，手脚发凉，脉搏弱而快，可能是心肌梗死或胃出血等严重疾病所引起的休克。此外，患甲状腺功能减退症、慢性肾炎者，面色也较正常人苍白。

(五)面色发黑：面色发黑多为慢性疾病的征象，如肝脏疾病，尤其是肝硬化时，脸色会显得黝黑；慢性肾功能不全，慢性心肺功能不全患者，面色也会变黑；阿狄森综合症(肾上腺皮质功能减退)患者，可见脸部皮肤有黑色素沉着，而且躯体皮肤也呈黑色，牙龈也见色黑；长期使用某些药物，如砷剂、抗癌药等，亦可引起不同程度的面色发黑，但停药后即可恢复常色。

摘自《就医体检与自我判病指南》

二八、通过指甲颜色判断患什么疾病

(一)白指甲：指甲甲床的表层出现一处或多处点状或线状变白的现象，一般为指甲外伤，或因指甲本身含有气泡，指甲角化不全所致。如果整个指甲呈毛玻璃样，颜色淡白，多见于低血红蛋白性贫血。肝炎、肝硬化病人亦可发现全指甲色白。

(二)黄指甲：除了甲癣可以致黄外，全身性疾病，如黄疸、甲状腺功能减退、肾病综合症等，也可以引起黄指甲。黄甲综合征指甲发黄肥厚。长期吸烟者也会发黑发黄，但不属于病态指甲。

(三)紫指甲：指甲呈青紫色，常因缺氧所致。紫指甲的出现大多因局部血液循环障碍，如先天性心脏病、慢性肺部疾病、心力衰竭等疾病引起动脉血缺氧所致。若紫色与苍白色交替出现，可见于肢端动脉痉挛者。此外，服用抗疟疾药伯氨喹也会出现紫指甲，但这种情况很少见。

(四)蓝指甲：肝豆状核变性时，由于铜的代谢紊乱，有时会出现蓝指甲。指甲根部呈蓝天色半月状，可能意味着病人患有血液循环障碍、心脏病或雷诺综合征，也可能与风湿性关节炎或自身免疫性疾病红斑狼疮有关。吃不新鲜的蔬菜引起的肠源性青紫症及亚硝酸盐类中毒，造成组织缺氧，也可发生蓝指甲。

(五)黑指甲：指甲变黑，多由于外伤引起。某些色素沉着病，如肾上腺皮质功能减退、黑色素斑-胃肠息肉综合征，可以见到黑指甲。特别值得注意的是，发现指甲及其周围组织也呈褐色或黑色改变时，提示可能患有一种恶性肿瘤——黑素瘤。

(六)灰指甲：指甲颜色变灰，质地粗糙，肥厚而无光泽，称为灰指甲，这是由于真菌感染所致。患灰指甲的人多有手足癣存在，故根治手足癣是防治灰指甲的有效措施。

摘自《就医体检与自我判病指南》

二九、通过皮肤颜色判断患什么疾病

(一)如果全身皮肤苍白，尤其是面色苍白，那可能是患了贫血。

(二)如果皮肤出现玫瑰色的斑疹，则是伤寒的象征。

(三)如果皮肤表面呈现密集、融合的米粒、针尖大小红疹，可能是患了猩红热。

(四)如果皮肤如果皮肤呈现青紫色斑块，可能是紫癜。

(五)如果皮肤如果全身皮肤发黄，则可能是黄疸型肝炎或胆结石的表现。

(六)如果皮肤上出现有红色风疹块，大多是荨麻疹。

(七)如果颜面和手足多有泛发性的淡红色斑，那可能是患了糖尿病。

(八)如果皮肤上有出血点、淤点、淤斑，则可能是患了血液病。

(九)如果皮肤上出现青块，或者稍一碰触马上出现有青块，那可能是患了过敏性紫癜、血小板减少性紫癜、坏血病、单纯性紫癜等症。

(十)如果皮肤青紫，医学上称为发绀，那可能是患了呼吸系统或循环系统的疾病，如呼吸系统中的支气管哮喘、支气管炎、肺结核、气管异物、痰液阻塞等；或者是患了循环系统的先天性心血管病、心力衰竭和休克所致。此外，真性红细胞增多症，某些有机物中毒及亚硝酸盐中毒等，也会产生法绀。

摘自《就医体检与自我判病指南》

三十、通过口味判断患什么疾病

口腔是全身疾病的气象台，因为口腔为人体消化道的第一关，全身性疾病也常会在口腔发生一些症状，这主要是因为口腔及牙周组织对全身健康改变的反应特别敏感，当身体健康及营养发生障碍时，口腔、牙龈和牙周支持组织的结构就立刻发生改变，加上抵抗力减弱，口腔、牙周组织病变就特别明显。常见的口腔异味与疾病的对应关系有以下几种：

(一)口甜——是由于消化系统功能紊乱，导致各种酶的分泌异常，唾液的淀粉酶含量过多，舌部味蕾受到刺激而产生甜味。此症多见于糖尿病患者，肝病也有这种现象。

(二)口苦——多属肝胆热证、肠胃病及各种炎症急性发作。口苦与胆汁排泄失常有关。有些癌症患者的舌头感受甜味出现障碍，所以有口苦之感。

(三)口酸——主要是肝热，肝热则口酸，多见于脾胃气虚。这些病人唾液中磷酸酶、乳酶、碳酸酶含量偏高，故感口酸。

(四)口咸——主要为肾阴不足、虚火上浮的表现。多见于慢性咽炎、口腔溃疡患者。有时也为慢性肾炎、肾功能损伤所致。

(五)口臭——多见于牙周炎、龋齿、口腔溃疡等疾病。使人感觉到口腔有一种难闻的臭味。此外，鼻腔炎症、鼻咽癌以及消化功能失调，也会出现口臭。

(六)口辣——多为肝火旺盛、肾虚痰热，使患者感到口腔有麻辣味。

(七)口淡——多见于脾胃虚寒，久病不愈的人，外感风寒也会出现口感无味道现象。

摘自《就医体检与自我判病指南》

三一、据哪些表现判断可能患肝癌

肝癌虽然早期症状不明显，不易发现，但根据临床观察，肝癌早期也会有一些表现的：①逐渐加重的上腹部不适感，原因不明的肝区隐痛或胀痛。②食欲减退、纳差、进行性消瘦。③进行性肝肿大，部分病人在右肋缘或剑突下可触到坚硬包块。④全身倦怠无力，即使休息也无法消除疲劳。⑤属于肝癌的高危人群，主要包括曾患有乙型病毒性肝炎者(资料显示，此类病人发生肝癌的几率是正常人的3倍)，有家族遗传史者(肝癌患者的子女发生肝癌的几率是正常人的4倍)，有血吸虫感染病史者，丙型肝炎患者，慢性酒精中毒者，经常进食霉变花生、玉米、大米等污染有黄曲霉毒素食物者。这些人应特别警惕，定期体检。肝癌早期还往往有下列一些肝外表现：

(一)腹泻：是肝癌病程中较常见的首发症状，往往每日大便数次，呈糊状或水状；无明显腹痛，对症治疗效果差，容易复发。

(二)发热：多为低热或中度发热，少数高热可达39℃以上，抗菌治疗无效。

(三)低血糖：初期有饥饿、心慌、无力等感觉。进食后症状消失，严重时发生头昏、出虚汗、甚至昏迷。

(四)红细胞增多：每立方毫米血液中红细胞数在550万以上。肝硬化患者血红细胞明显增多，可视为恶变为肝癌的症状，须高度重视。

(五)血栓性静脉炎：多发生在四肢表浅静脉，呈条索状，有疼痛感。

(六)出现其他部位转移症状：肝癌极易通过血液发生转移，如骨痛、咳嗽、咯血、胸痛等。

要早期发现肝癌，不但要了解肝癌的早期表现，而且要定期进行健康检查，对原因不明的肝区疼痛、纳差、消瘦、进行性肝肿大者，特别是考虑自己属于肝癌的高发人群，要高度怀疑患了原发性肝癌，赶快去医院做甲蛋白及B超检查，必要时，要做CT、磁共振成像及腹腔动脉造影检查等。

摘自《就医体检与自我判病指南》

三二、据哪些表现判断可能患肺癌

肺癌发病隐匿，它的早期症状不多，有的人甚至毫无察觉，只是在体检时偶然发现。一旦有明显症状后，往往以接近中晚期，此时治疗已非常棘手，而且病死率较高。以下症状与体征是肺癌的早期表现，如能及时发现，对早期诊断肺癌有一定帮助：

(一)突然干咳、呛咳2周以上，且抗炎治疗无效，或原有慢性咳嗽突然发生性质改变者。

(二)突然痰中带血，并有难忍的胸痛，而无明显的原因可以解释者。

(三)肺部听诊，有局限性哮鸣音、笛音、鼾音，不因咳嗽而改变者。

(四)反复在肺部某个部位出现炎症改变。

(五)无原因的四肢关节疼痛。

(六)不能用一般气管炎解释的局限性肺纹理增粗或局限性气肿。

(七)长期吸烟者，咳嗽发生改变，且痰中带血。

特别值得注意的是，对隐性肺癌(痰内发现

癌细胞，而胸部X光片却无异常发现）发现的时间越早，肺癌的治愈率越高。因此，如何早期发现隐性肺癌是十分重要的。

要早期发现隐性肺癌，以下几点是值得十分注意的：

1. 重视隐性肺癌的症状。发生在较大气管内，常有咳嗽与血痰，而病变在肺外围可以毫无症状。癌发生在肺上部（尖部）者，则又以肩臂胸痛为首发症状。

2. 对有咳嗽、血痰、发热及胸痛者，特别是45岁以上的男性，应做放射学检查，如胸片无异常（含侧位），可连续数次查找痰中的癌细胞。如有癌细胞，则进一步做纤维支气管镜检查，确定病变部位。如仍未发现癌细胞，则进行抗感染及对症治疗，并在1～3个月后再复查胸片。

3. 对虽没有呼吸道症状，但年龄在45岁以上的男性长期吸烟者，或因其他疾病看病时，也应做胸部透视或拍胸部X光片，有可能发现15%无症状的肺癌。

4. 对有重度吸烟（每日1包以上）史的人，如有条件，可每隔4个月摄X光胸片和查痰一次，以发现隐性或早期肺癌。用X光胸片的方法发现的外周型肺癌约70%属早期，病灶直径常不到1厘米，而痰细胞学检查，则主要用于发现生长在较大支气管内的中心型肺癌。

摘自《就医体检与自我判病指南》

三三、据哪些表现判断可能患胃癌

患胃癌的人，70%左右在早期无特殊感觉，也无明显体征，因此常不被人注意，一旦确诊时，大多已是中晚期，失去了及时治疗的良机。但是，胃癌的发生，也是有一些早期警告性症状的：

（一）反复出现上腹部饱胀不适，隐痛或疼痛规律发生改变、食欲减退，按胃病治疗无效并且有进行性加重、消瘦、贫血等。

（二）泛酸、嗳气、食欲减退、恶心、上腹部灼热和腹泻，并出现黑便。

（三）50岁以上，过去无胃痛、胃病史，近期出现胃部症状者。

（四）多年前因胃患良性疾病，做过胃大部分切除术后恢复良好，近期又发生消化不良、上腹疼痛、恶心、呕吐、黑便、健康状况明显减弱者。

（五）原有溃疡病史及胃炎病史，但症状反复发作，治疗无效，并且日益加重，有时吐出前一天的食物或有呕血及黑便倾向。

（六）若有吞咽困难、吞咽食物时胸骨后有疼痛、有食物磨擦感、停滞感，应怀疑胃的入口处长有肿瘤。

（七）若有饭后上腹胀满不适、朝食暮吐、暮食朝吐、出现梗阻症状，应怀疑胃的出口处长了肿瘤。

另外，对于有以下情况者，应予以高度重视，及早就诊检查：

1. 年龄在40岁以上出现中上腹不适或疼痛，伴有明显食欲不振和消瘦者。

2. 胃溃疡患者经严格内科治疗而症状仍无好转者。

3. 慢性萎缩性胃炎伴有肠上皮化生及不典型性增生患者，经内科治疗无效者。

4. 中年以上患者，出现不明原因贫血、消瘦和粪便隐血试验持续阳性者。

5. 有胃癌家族史者。

有上述情况之一者，应及时到医院进行纤维胃镜和活组织病理检查、脱离细胞检查，以及胃肠X光钡、气双重对比摄影检查等，以明确诊断。

摘自《就医体检与自我判病指南》

三四、据哪些表现判断可能患胰腺癌

胰腺由于体积较小，又藏于体内深处，胰腺癌发病初期很难被发现。一旦发现胰腺癌变，大多已进入中晚期。胰腺癌的诊断虽然比较困难，但在其早期并不是没有蛛丝马迹可寻的。胰腺癌早期的主要症状有：

（一）40岁以上的人出现无明显原因的上腹部疼痛，疼痛在食后、夜间仰卧时加重，并向腰背部放射，疼痛性质为持续性钝痛，阵发性加重，服止痛药效果很差。

（二）40岁以上既不肥胖又无糖尿病家族史的人，突然发生糖尿病。

（三）胃口差，恶心，呕吐，腹胀，腹部包块，大便习惯的改变（顽固性便秘或脂肪泻，或不明原因的柏油样便），进行性加重的黄疸（黄疸的特点为一天天很快加深，尿液呈浓茶色，粪便呈陶土色，皮肤瘙痒）。

（四）皮下脂肪坏死、皮下结节和压痛、多发性关节疼痛、游走性血栓性静脉炎和游走性坏死性红斑等病症，亦可成为胰腺癌的体表表现。

（五）很快消瘦。胰腺癌患者消瘦得快，除了癌症消耗外，还有以下原因：进食少；胰腺分泌不足，影响了食物的消化吸收；胰岛素分泌不足而发生了继发性糖尿病。

（六）下列一些人是胰腺癌高危人群，应特别警惕胰腺癌的发生：患有慢性胰腺炎、慢性胆囊炎、胆囊结石、内分泌代谢紊乱；家族直系亲属中曾有人患有胰腺癌者；长期接触某些化学致癌物质和石棉等物质者；长期吸烟、饮酒、喜欢进食高脂肪、高蛋白（动物蛋白）饮食及饮咖啡者。

根据以上表现，人们只要提高警惕，胰腺癌还是可以早期发现的。一个人，特别是40岁以上的中老年人，如果忽然出现了“无痛性黄疸”，或出现了“不像是胃病的腹痛”，加上体重迅速减轻，就应想到是胰腺癌的可能，应立即到医院进行仔细检查。

摘自《就医体检与自我判病指南》

三五、据哪些表现判断可能患大肠癌

大肠癌是我国十大常见恶性肿瘤之一，仅次于胃癌、肺癌、肝癌，占第四位。该病好发于直肠，约占三分之二；其次为乙状结肠、盲肠、升结肠、降结肠、横结肠。大肠癌大多为单发，也有同时或先后在不同部位发生多个原发癌者。

大肠癌的早期症状不太显著，往往与肠功能紊乱、消化不良、肠炎、痢疾等疾病相混淆。大肠癌的早期症状主要有以下几点：

（一）持续2周以上的原因不明的下腹疼痛、下坠感。

（二）突然发生排便困难，排便习惯改变或粪便性状、粗细的改变，腹泻和便秘交替发生。

（三）便血或粪便带鲜血，不能以痔疮来解释时；粪便检查多次出现隐血者。

（四）持续或反复发作的脓血便，按炎症治疗效果不好的。

（五）腹部隆起，或可扪及肿块者。

（六）原因不明的贫血和体重减轻。

（七）右侧腹部不适及疼痛、恶心、打嗝，腹泻、便秘交替出现，一般止泻药常无效，可能是患了右侧大肠癌。

（八）肠鸣、不同程度的肠梗阻、腹胀腹痛、食欲不振、便秘、排便困难，可能是左侧大肠癌的早期症状。

（九）下列一些人属于大肠癌的高危人群，尤应加以警惕：长期喜食高脂肪、高蛋白食物者；有家族性结肠息肉、溃疡性结肠炎或家族中有多人患肠肿瘤者；曾经患过结肠癌或残存的结肠有腺瘤存在者；有血吸虫病病史者；长期便秘者。

摘自《就医体检与自我判病指南》

三六、据哪些表现判断可能患结肠癌

结肠癌是大肠癌的一部分，是胃肠中最常见的恶性肿瘤之一，最好的治疗对策就是早期发现，早期治疗，以提高生存率。据有关统计资料，如果在肿瘤未穿透肠壁前即手术治疗，5年生存率可达80%；而淋巴结局部转移后再手术，手术后的5年生存率就会下降到26%。由此可见，早期发现结肠癌有多么重要。早期识别结肠癌可以从以下一些症状着手：

（一）便血或粪便带血，而且是鲜血，不能以痔疮来解释时。

（二）持续反复发作的脓血便，按炎症治疗效果不好时。

（三）突然发生排便困难或有排便习惯改变者。

（四）有贫血而持续出现隐血者。

（五）体重减轻，食欲不佳，原因不明的下腹疼痛。

（六）有结肠息肉、慢性溃疡性结肠炎或家族中有多人患胃肠肿瘤。

（七）40岁以上者，应经常到医院做有关检查，以便及时发现没有任何症状的结肠癌。

摘自《就医体检与自我判病指南》

三七、据哪些表现判断可能患直肠癌

直肠癌也是大肠癌的一部分，是指结肠以下、肛门以上的那段肠癌。直肠癌的发病率相当

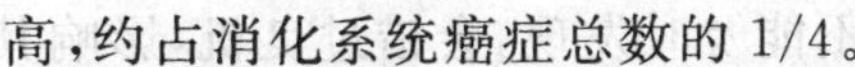

高，约占消化系统癌症总数的1/4。

直肠癌比较容易进行早期诊断，一个人如果能在可疑症状出现时，及时去医院做肛门指诊，只要几分钟时间，就可以发现80%以上的早期直肠癌患者。那么，直肠癌早期有哪些可疑症状呢？

(一)大便习惯改变，经常出现慢性腹泻和不易改变的便秘。

(二)排便不畅，有欲排而未尽之感，粪便中带有粘液、脓血。

(三)有持续性腹胀感、腹痛和腹部不适感。

(四)下腹部可触及到固定性的块状肿块。

(五)原因不明的贫血和体重下降。

直肠癌的早期病变如侵及粘膜层，可不出现症状；以后随病灶加深，逐渐出现便意频繁、排便不尽和便血等症状，此时极易误诊为痔疮；当肿瘤溃破并继发感染时，病人又有里急后重之感，同时在粪便中可发现粘液、脓血等，此时又很容易与痢疾和肠炎相混，常有不少病人因此而延误了治疗时机。

摘自《就医体检与自我判病指南》

三八、据哪些表现判断可能患食管癌

食管癌是我国最常见的恶性肿瘤之一，男性患食管癌的几率比女性高4倍，而且在中老年人中发病较多。发生食管癌的部位，大部分在食管中段。食管癌的早期表现比较明显，其症状是：

(一)吞咽食物时有哽噎感：在此病的早期阶段，由于病变常表现为局部小范围食管粘膜充血、肿胀、糜烂、表浅溃疡和小斑块癌变，当食物通过时，就会出现吞咽不适或吞咽不顺的感觉。如病情进一步发展，当吞咽类似干饼、干馍或其他不易彻底嚼碎的食物时，往往会出现哽噎感。

(二)食管内有异物感：病人自觉有类似于米粒或蔬菜碎片贴附在食管上，吞咽不下，既无疼痛也与进食无关，即使不作吞咽动作，也仍有异物存在的感觉，异物感的部位多与食管癌的位置相吻合。

(三)食物通过缓慢并有停留感：常有食管变窄，食物下咽困难的自我感觉。这些症状只出现在下咽食物时，进食之后即行消失。

(四)咽喉部有干燥感和紧迫感：常感到下咽食物不顺利，并有轻微疼痛，有干燥、发紧的感觉。特别是在吞咽干燥或粗糙食物时，这种干燥、发紧的感觉更为明显。另外，此种早期症状的发生，与情绪波动有关，当情绪不佳时，往往感觉更为明显和严重。

(五)胸骨后有闷胀不适感：患者能隐约感到胸部不适，但既不能指出不适的部位，也难以叙述不舒服的具体情况。

(六)胸骨后疼痛：这种表现在早期食管癌病人中比较多见，常在咽下食物时胸骨后有轻微疼痛，并能感觉到疼痛的部位。疼痛的性质可为烧灼痛、针刺痛、牵拉磨擦痛。疼痛的轻重与食物的性质有关，吞咽粗糙的食物或热食或有刺激性的食物时，疼痛比较重；吞服流质、温热的食物时，疼痛比较轻。这种症状大多可用药物治疗，使症状暂时缓解，但数日或数月后又会复发，并且反复出现。

(七)剑突(心口)下疼痛：自感剑突下有烧灼样刺痛，轻重不等，多出现在下咽食物时，食后疼痛减轻或消失；也有的有持续性隐痛，与进食关系不大。

以上这些症状可单独出现，也可能同时出现。有的症状持续时间长，有的则间断发生。在早期食管癌患者中，完全没有症状表现的只是极少数。只要警惕上述表现并及时检查，及时治疗，就可以大大延长患者的存活期。

摘自《就医体检与自我判病指南》

三九、据哪些表现判断可能患乳腺癌

乳腺癌是女性最常见的恶性肿瘤，发病率高，仅次于宫颈癌，占女性肿瘤的第二位。据统计，目前我国每10万妇女中，至少有23人患有乳腺癌。尽管乳腺癌发病率这么高，但并不可怕，如能及早发现，及早治疗，大都能取得满意的疗效，甚至可以根治。我国乳腺癌根治切除术后5年生存率已达50%，10年生存率也超过30%。

科学研究发现，从1个癌细胞发展到10亿个癌细胞(肿块约有2厘米大小)，时间已超过3年，但此时乳腺癌还可能是“早期”，没有发生转移。

早期发现乳腺癌,最重要的是自查。有关资料显示,临床医生治疗的乳腺癌病例,90%以上是由患者自己发现的。乳腺癌自检自查的方法是:

(一)在月经后4～5天,检查乳房是否有充血、肿胀和异常坚实的现象。如有,应去医院做进一步的检查,包括乳房钼靶摄片、CT、MRI、超声、乳房导管造影及近红外线扫描等,各种检查各有优点,但首选钼靶X光摄片,其诊断准确率高达90%。

(二)每月检查一次乳腺中是否有1厘米左右的肿块。检查的时间以两次月经的中间为宜。检查的方法是:①自查者坦露上半身,端坐于镜前,观察乳房双侧的外形、大小是否对称,有无局部充血、肿胀、隆起、萎缩或皮肤皱褶,两侧乳头是否对称,有无上抬、凹陷、回缩等,注意双侧乳头是否有分泌物溢出。②平卧于床上,右肩下垫高,右手臂上举过头,使胸部前挺。然后将左手指并拢,平坦地用手指在右乳房表面轻柔地触摸,由外上方开始,按顺时针方向依次检查一周,再逐渐向中央触摸。检查完一侧后,再用同样方法检查另一侧。如发现有硬块,即应尽快去医院做进一步的检查。

(三)经常注意贴近乳头的内衣或乳罩上有无渍迹,尤其是经常要注意有无血渍。如有,应马上去医院做进一步检查。

(四)资料显示,48%的乳腺癌有不同程度的隐痛、刺痛,有的呈持续性或渐进性加重,并可放射到肩、背部。乳腺癌以乳房疼痛为初期症状者占13%,其中6%的乳房疼痛是惟一的早期表现。如发现乳房疼痛,切不可掉以轻心,不可错过早期诊断机会。

(五)下列一些女性为乳腺癌易感人群,更应特别加以注意:母系家族中有此病的妇女;曾患过一侧乳腺癌的妇女;患有乳腺囊性增生病的妇女;月经初潮小于12周岁、闭经大于55周岁的妇女;40岁以上未婚、未育的妇女;35周岁以上才生育的妇女;肥胖或患过糖尿病和子宫体癌的妇女等。

有一些特殊类型的乳腺癌,大多数人认识往往不足,往往不能及时发现,会错过良机,影响其生存率。这些特殊类型的乳腺癌如下:

1. 男性乳腺癌:男性乳房较小,腺体组织不发达,但乳房毕竟有腺体组织,一旦发生癌变,就会很快波及到胸壁,转移也较快,治疗比女性更困难。

2. 副乳腺癌:副乳腺很小,多生长在腋窝里,位置较隐蔽,平时不大容易发现,故易疏忽。此处淋巴结较其他部位密集,一旦发生乳腺癌,极易转移。有些女性有副乳,随月经周期而肿胀疼痛,应及早重视和诊断治疗。

3. 湿疹性乳腺癌:乳头和乳晕皮肤有鳞屑状皱皮和黄色结痂鳞片,这是因为局部潮红、糜烂后渗出分泌物所致。乳头和乳晕皮肤质地硬,与乳房皮肤有明显的界限和区分,有的蔓延到乳房组织内,形成肿块,有时因为奇痒,总以为是湿疹作怪,极易使人麻痹,延误治疗。所以,一旦发现有单侧湿疹样变化,久治不愈者,应去医院做或组织检查,经病理确认后,应作手术治疗。

4. 炎性乳腺癌:乳腺局部皮肤潮红、温度升高,伴乳房肿大,常被认为是“急性乳腺炎”而延误治疗。这种乳腺癌起病快,病程短,病死率高。

5. 隐匿性乳腺癌:隐匿性乳腺癌的特点为在乳房上摸不到明显的肿块,主要症状是见乳头有分泌物,多为血性和黄色粘稠性液体,乳头内陷或凹陷,腋窝淋巴随细胞转移而肿大。其诊断主要依靠X光摄片和B超、红外线等检查。

另外,还有妊娠期乳腺癌和哺乳期乳腺癌,这时的乳腺都增大,给乳腺癌的诊断带来一定的困难。因此,这时患乳腺癌也最容易漏诊和误诊,一旦发现应立即中止妊娠和停止哺乳。

摘自《就医体检与自我判病指南》

四十、据哪些表现判断可能患宫颈癌

子宫颈是子宫暴露在阴道顶端的部分,子宫颈癌是我国妇女恶性肿瘤中发病率最高的一种癌症,常见于35岁以上的妇女,50～54岁达到发病最高峰。据统计,在绝经期后阴道出血者中最后被确诊为恶性肿瘤者多达10%～25%。宫颈癌的早期症状主要有:

(一)阴道分泌物增多:主要是白带增多,约占患者的82.3%。当然,白带增多并非宫颈癌所特有的症状,已婚妇女白带增多者有90%以上不是子宫颈癌。子宫颈癌患者的白带中,可见到混浊、淘米水样或脓性带血的浆液,具有特殊的臭味,甚至是恶臭。有的患者可由此继发外阴炎。

(二)阴道不规则流血:阴道流血者占子宫颈癌患者的81.4%,这种流血开始常在性交或大便后发生。有时可在体力活动或妇科检查后出血,月经也不规则。初期出血量较少,并可自行停止,晚期可发生大量出血。因此,绝经多年后出现阴道出血的妇女,要提高警惕。

(三)转移症状:子宫颈癌的转移,一般是在病变晚期,但早期病变者有不少人开始转移。子宫颈癌的转移,除淋巴系统外,较多的是肺转移。出现转移时可有贫血、消瘦、发热或发生尿毒症。

摘自《就医体检与自我判病指南》

四一、据哪些表现判断可能患卵巢癌

卵巢癌是女性多发的癌症之一。卵巢癌一般不易早期发现,在初诊的卵巢癌患者中,有60%～70%已属晚期,因此病病死率较高,是导致妇女死亡的主要原因之一。卵巢癌的早期报警症状主要有:

(一)性发育前出现早熟及阴道出血。

(二)生育年龄妇女性亢奋或月经失调。

(三)非绝经期妇女月经量减少或闭经。

(四)老年妇女绝经后阴道又出血。

(五)久治不愈的附件炎。

(六)非消化不良引起的腹胀不适。

(七)下腹部一侧可扪及肿块,容易滑动,有弹性,肿块增大时固定不移。

(八)下腹部有不明原因的不适,时有隐痛、坠胀感,伴纳差、恶心、胃部不适等消化道症状。

(九)腹水,下肢及外阴水肿,小便不畅或排尿困难。

(十)肛门坠胀,大便习惯改变,可出现肠梗阻。

(十一)进行性消瘦,并可出现慢性贫血。

下列人群为卵巢癌的高发人群,应特别警惕:

1.患有不孕症的妇女,排卵时间越长,患卵巢癌的危险性越大。

2.55岁未绝经妇女被认为是卵巢癌的高危人群。

3.家族中有人曾患卵巢癌者(母亲、姐妹、女儿、姨母、姑母、祖母)。

4.长期接触石棉或接触滑石粉的妇女。

5.盆腔接受X光及绝经后使用激素的妇女。

6.在月经初潮前后曾患流行性腮腺炎者。

7.12～18岁期间患过风湿性疾病的妇女。

8.喜欢食用油煎食物与熏猪肉的妇女。引发卵巢癌的六大危险因素:

(1)初潮早,绝经晚:有报道表明,妇女一生中的排卵周期越多,发生卵巢癌的危险就越大。因此,初潮早、绝经晚是卵巢癌发生的危险因素之一。

(2)未婚、未育、不哺乳:研究表明,未婚、未育(不孕)是发生卵巢癌的高危因素,不孕年限越长,其危险性就越大,不孕年限达15年以上者,发生卵巢癌的危险性明显增高。妊娠可降低卵巢癌发生的危险性,孕产次及累积妊娠月越多,发生卵巢癌的危险性就越小。第一次足月妊娠的保护作用最强,流产、死胎及宫外孕亦可降低卵巢癌的发生危险性。哺乳可降低卵巢癌的危险性,尤其是产后半年内,其保护作用最强。

(3)高脂肪饮食:高动物脂肪摄入使卵巢癌的危险性增高,如每日饮用全脂牛奶,亦可增加发生卵巢癌的危险性,饮用越多,危险性越大;而饮用脱脂奶,则危险性降低。

(4)癌家族史:卵巢癌具有家族聚集倾向,卵巢癌家族史也是高危因素。另外,乳腺癌、子宫内膜癌及直肠癌家族史,也是卵巢癌发生的危险因素。

(5)接触滑石粉和石棉:试验研究表明,滑石粉和石棉可经阴道移行于腹腔,造成卵巢上皮的不典型性增生,从而增加卵巢癌发生的危险性。国外研究发现,石棉工人的卵巢癌发生率较一般人群高。

(6)接触苯类化学物质:多环芳香羟二甲苯

并蒽、苯并芘等化学物质，对卵泡可能有直接毒性作用，可增加卵巢癌发生的危险性，从事油漆职业的妇女，发生卵巢癌的危险性比一般人群高。

摘自《就医体检与自我判病指南》

四二、据哪些表现判断可能患前列腺癌

前列腺癌是男性最常见的恶性肿瘤之一，发病率仅次于肺癌。我国前列腺癌的发病率和病死率虽然较低，但是随着人们生活水平的提高，执法摄入量的增加，前列腺癌在我国也日趋增多，呈明显上升趋势。前列腺癌多发生在60岁以后。

前列腺与尿道的解剖关系十分特殊，前列腺犹如一座山，尿道像穿山而过的一道小河，因此前列腺癌早期主要症状是尿频、排尿困难、尿线变细、尿程延长、尿痛以及尿潴留等。另外，还可能出现无痛性的血尿、射精疼痛。前列腺癌发展缓慢，如果癌变进入晚期，在治疗上就比较困难，同时患者会出现消瘦、乏力、贫血甚至危及生命。因此，对前列腺癌早期发现、早期治疗具有十分重要的意义。

早期发现前列腺癌的关键，在于经常注意观察自己的健康状况，并定期进行健康检查。50岁以上的男子，有条件者每半年至一年应做一次健康检查。特别是当感到排尿异样时，更应及时到医院进行检查。发现前列腺癌的方法主要有以下三种：一是手指直肠检查，用手指从肛门伸入直肠，触摸前列腺是否肿大、有无硬化的迹象。二是验血检查前列腺特定抗原的标度，可以证实肿瘤是否为恶性。三是对前列腺按压排出液做癌细胞检查，如有必要，还可以做进一步前列腺穿刺，取出组织做病理活检。

值得注意的是，前列腺癌与前列腺炎、前列腺增生症状相似，应认真加以区分。前列腺癌和前列腺炎患者，都可以在前列腺处摸到硬的结节。要明确区分，必须做组织病理检查，其准确率可达96%。前列腺癌与前列腺增生的区别，主要在于发病部位的不同：前列腺增生发生在围绕尿道的移行带，前列腺癌则发生在前列腺的外周带。

摘自《就医体检与自我判病指南》

四三、据哪些表现判断可能患膀胱癌

膀胱癌约占全部恶性肿瘤的3%，是我国较常见的癌症之一。膀胱癌的早期表现主要是：

（一）膀胱癌患者中有75%～85%出现血尿，而且血尿多呈无痛性或间歇性，有时会自行停止。血尿有些是可以用肉眼看见的，但多数却是用肉眼不能够发现的，须经尿常规检查才能发现它。

（二）也有不少膀胱癌患者在癌变初期，有尿频、尿急、尿痛等膀胱刺激症状。若肿瘤破溃，合并感染，膀胱肌痉挛时，膀胱刺激症状会更加明显，并可伴随寒战、发热。若肿瘤侵犯广泛且较深时，可出现疼痛，且膀胱收缩或排尿时加剧。若肿瘤位于膀胱颈，可引起尿道梗阻，甚至会出现尿潴留。若肿瘤侵犯尿道口，可发生肾盂积水和上行性感染，严重者可引起败血症和尿毒症。

美国全国癌症研究所的研究人员发明了一种检查膀胱癌的新方法，用这种方法，医生可在膀胱癌尚处在早期和能够治愈的阶段发现。这种检查方法主要是对患者的尿样进行AMF蛋白质化验。AMF蛋白质这种物质在使肿瘤周围部位的癌细胞向人体其他部位移动和扩散方面起着关键性的作用。这种检查方法不但能发现癌症，而且还能测出癌症的侵袭力。这种方法除了用于诊断外，还可帮助医生跟踪膀胱癌患者术后是否仍有癌细胞存在。

摘自《就医体检与自我判病指南》

四四、据哪些表现判断可能患白血病

白血病是造血系统的恶性肿瘤，被称为血癌，其特点为白细胞异常增生并浸润全身组织，血液中有幼稚白细胞出现。按病程的缓急分为两种：一是急性白血病，多见于儿童、青年人，起病急，病程短（数周或数月），如治疗不及时，可很快死亡；二是慢性白血病，起病缓慢，病程较长（平均2～5年），患者通常面色苍白，感到全身乏力、低热、盗汗、消瘦，脾区不适和胸骨疼痛，并伴有鼻、牙龈、皮肤出血等症状。

慢性白血病患者的抵抗力很差，稍不注意，

就容易并发感染、发热。同时，大量的异常白细胞还会浸润到许多组织器官中，而引起相应的症状。白血病的先兆症状主要有：

（一）不明原因的发热、贫血、出血、肝脾和淋巴结肿大，肌肉、关节疼痛或胸骨压痛。牙龈肿胀糜烂久治不愈，皮肤出现紫癜瘀斑，鼻出血。特别是脾脏的进行性肿大，是慢性白血病的一个重要特征，因而在日常生活中，不明原因的脾肿大，特别是进行性肿大，必须早做血象检查。

（二）原因不明的白细胞增多，单核细胞比例增高。

（三）小儿再生障碍性贫血，用糖皮质激素治疗效果特别显著。

（四）曾因服用氯霉素而贫血，白细胞或全血细胞均减少，且一般疗法无效者。

凡上述四项中有一项出现的，应考虑有白血病前期的可能，及早就医，做全面检查，不可大意。

另外，患白血病的重点人群是放射线工作人员，与二苯蒽、苯、甲基苯等化学物质长期密切接触的人员，长期接受放射线治疗且保护不严的病人，较长期应用氯霉素、保泰松、马利兰、氯喹、环磷酰胺等药物的患者，有白血病家族史的青少年。这些人应特别提高警惕。

摘自《就医体检与自我判病指南》

四五、哪些疾病容易发生癌变

不少疾病刚开始时常常是良性的，但是如果不能及时将其治愈，天长日久，就可能发生癌变，这就是医学上所称的“癌前病变”。那么，比较常见的容易发生癌变的疾病有哪些呢？

（一）胃溃疡：这是最常见的消化性溃疡之一，表现为慢性反复性上腹疼痛，多在餐后2～3小时发生，有胃酸过多现象，癌变发生率约为5%。

（二）萎缩性胃炎：这是慢性胃炎之一，主要症状同胃溃疡，上腹部反复疼痛。病程在10年以上者，癌变发生率达5%～10%。

（三）胃肠道息肉：不管息肉发生在胃内还是肠中，都可能发生癌变。特别是直肠多发性息肉更易癌变。

（四）宫颈糜烂：此病如长期不愈，极有可能转变成宫颈癌。

（五）皮肤慢性溃疡：不论什么原因引起的皮肤溃疡，如长期不愈，由于炎性刺激，都可使皮肤鳞状上皮细胞过度增生而发生癌变。

（六）粘膜白斑：发生在唇部、口腔粘膜及外阴等部位的白斑，有少数会变成癌。

（七）乳房囊性增生病：此病多见于30～50岁的妇女，主要表现为乳房胀痛、月经前更甚。乳房内可扪及多个大小不同、圆形而较硬的结节。此病癌变发生率约为3%。

（八）特殊部位的黑痣：处于阴茎、足底、腰等部位的黑痣，由于经常受到磨擦，也有可能发生癌变。

（九）慢性肝炎和肝硬化：也有少数会发生癌变。

（十）阴茎的包皮过长特别是包茎：由于长期受到包皮垢刺激，容易导致阴茎癌的发生。

近年来医学研究还发现，某些胶原性疾病患者也容易发生恶性肿瘤，这是因为某些胶原性疾病可与恶性肿瘤同时存在。这些疾病主要有：

1. 口眼干燥关节炎综合征：这种病与恶性淋巴瘤关系密切，专家们在136例该病例中发现有7例合并有非霍奇金淋巴瘤，合并率为一般人的44倍。

2. 慢性风湿性关节炎：合并恶性淋巴瘤也较多，为一般人的2.7～15倍。如服用免疫抑制剂，则发生恶性淋巴瘤的危险可进一步增高。

3. 全身性红斑狼疮：合并恶性肿瘤的机会也较多。

4. 多发性肌炎：与恶性肿瘤的合并率达15%左右，为一般人的5～7倍。

5. 硬皮症：与恶性肿瘤的合并率为一般人的1.8倍，与肺癌的合并率比一般人高16.5倍。

此外，生长在鼻腔、声带、宫颈、直肠、小肠等处的息肉，也有一定癌变的可能性，特别是对于那些短期内生长迅速、直径大于2厘米的息肉，应及早摘除为好。

摘自《就医体检与自我判病指南》

四六、哪些人易得癌症

(一)易得鼻咽癌的人群:30～50岁的中青年男性,工作、生活于南方地区者。

(二)易得肝癌的人群:生活、工作于东南地区的40～50岁的中青年男性,且有饮酒嗜好,饮食不洁,患有慢性肝病者。

(三)易得直肠癌的人群:40岁以上的中老年人,有高脂肪饮食习惯,并患有慢性肠病的人。

(四)易得胃癌的人群:40～60岁的中年男性,有吸烟嗜好,饮食不洁,有慢性胃病者。

(五)易得乳腺癌的人群:40～60岁的中年女性,或绝经期前后的妇女,有肿瘤家族史者。

(六)易得子宫颈癌的人群:45～55岁的中年女性,生活于山区或农村,并有肿瘤家族史者。

(七)易得肺癌的人群:40岁以上,特别是50～70岁的中老年人,并有吸烟史者。

(八)易得食管癌的人群:60～70岁的老年男性,在北方或农村生活,并有吸烟史,饮食习惯不良,有肿瘤家族史者。

(九)易得皮肤癌的人群:50～60岁的中年男性,工作、生活于内地山区或沿海地区,特别是从事露天作业者。

(十)易得白血病的人群:40岁以上,特别是长期接触放射线者,可能是慢性白血病的高危人群;而有白血病家族史的青少年,则是急性白血病的高危人群。

(十一)易得口腔癌的人群:40岁以上,有酗酒及长期吸烟习惯,口腔卫生不良,或长期患龋齿及义齿假牙咬合对位不佳者。

(十二)易得膀胱癌的人群:50～60岁长期接触苯胺、联苯胺、合成橡胶的男性。

(十三)易得阴茎癌的人群:40岁以上的中老年人,个人卫生条件较差,包皮过长者。

(十四)易得子宫体癌的人群:50岁以上,未婚、未分娩或产次极少者。

(十五)易得喉癌的人群:50～70岁的中老年男性,长期嗜烟、酗酒者,长期接触化学气体者。

摘自《就医体检与自我判病指南》

四七、癌症的先兆症状有哪些

(一)原因不明的消瘦、无力。

(二)原因不明的长期发热、贫血。

(三)上腹无规则的疼痛,食欲不佳,特别厌食肉类食品。

(四)身体如何部位(如乳腺、颈部、腹部等)出现逐渐增大的肿块。

(五)顽固性头痛,立时轻,卧时重,咳嗽、喷嚏均加重;逐渐加剧的头痛,伴突然出现的短暂视力障碍和呕吐(应警惕脑肿瘤)。

(六)早晨起床后第一口痰带血,或一侧头痛、耳鸣,颈部出现肿物(应警惕鼻咽癌)。

(七)舌边经常糜烂或出现硬结,久治不愈(应警惕舌癌)。

(八)声嘶2周以上,逐渐失语,治疗无效(应当心喉癌)。

(九)进食吞咽时,胸骨后有异物梗阻感或有隐隐胸痛、刺痛感,或自觉食物通过缓慢(应当心食管癌)。

(十)干咳,呛水样咳嗽,伴血痰,胸痛,低热,久治不愈(应警惕肺癌)。

(十一)原有胃病史,近来改变疼痛规律,出现胃胀、消瘦及臭蛋气味(应警惕胃癌)。

(十二)不伴腹痛的逐渐加深的黄疸和上腹包块,原有肝炎史或嗜酒史,近来肝区不适,右上腹可扪及硬肿块,而且肿块增大速度较快(应警惕肝癌)。

(十三)上腹部顽固性疼痛,仰卧疼痛加重,坐起后向前屈或屈下肢可使疼痛减轻(应警惕胰腺癌)。

(十四)体表无炎症,但出现淋巴结肿大,不红肿(应警惕淋巴肉瘤或转移癌)。

(十五)不明原因的进行性面色苍白(应警惕白血病或多发性骨髓癌)。

(十六)非怀孕和非哺乳妇女有乳头流水或能挤出液汁,乳房内肿物逐渐增大、疼痛或乳头内陷、糜烂或呈桔皮样改变(应警惕乳腺癌)。

(十七)不明原因的无热、无痛、间歇性血尿(应警惕肾癌或膀胱癌)。

（十八）女性外阴痒，男性阴茎龟头上出现白斑，局部表面变厚、粗糙、脱屑，由糜烂发展为溃疡或出现结节性肿物（应警惕外阴癌或阴茎癌）。

（十九）性交后阴道出血或绝经 1～2 年后，又出现阴道出血（应警惕宫颈癌）。

（二十）大便习惯改变，次数增多，或腹泻和便秘经常交替出现，或大便常带脓血，或大便变细变扁，治疗不愈（应警惕直肠癌）。

（二一）老年人排尿困难，尿流变细，尿频，夜尿多（应警惕前列腺癌）。

（二二）皮肤溃烂，长久不能愈合（应警惕皮肤癌）。

（二三）黑痣突然增大，并伴有灼痒、破溃、出血、疼痛或痣上的毛发脱落（应警惕痣癌变）。

出现以上症状，就有患癌症的可能，应立即到医院进行详细检查，认真鉴别，不可麻痹大意。

摘自《就医体检与自我判病指南》

第三十篇　求医用药常识

一、哪些病症适合看中医

（一）慢性病症、疑难病症、西医久治不愈的病人。

（二）西医药尚无特效疗法或虽有特效疗法但副作用强烈，中医治疗效果较好的病症患者。

（三）自觉不适，西医检查不出病因的病人。

（四）西医确定应该采用手术疗法，但本人不愿手术坚持要服用中药保守治疗的病人。

（五）生理功能低下，但已证明是非器质性改变的病人。

（六）疼痛剧烈，西医药不能阻止疼痛或肿瘤放射后副作用反应强烈的病人。

（七）一切经医生推荐或确诊应该采用中医疗法治疗的其它病变患者。

摘自《常见病家庭诊治大全》

二、看中医时应注意什么问题

求治中医时应相信大夫的治疗及处方，不要因中医大夫的年龄及其它因素而对大夫产生不信任的态度，更不应指名让大夫开贵重的中医补药，不要未经医生的允许去药店或药房购买贵重中药。就诊前不要吃过于冷热的食物，或能染色的食物，更不要以匙刀刮去舌苔，这样会影响中医大夫对舌象的判断。就诊前也不宜激烈运动，以免影响对脉象的判断。就诊时要细致地回答大夫提出的问题，对于某些疾病中所涉及的较隐晦的问题也要详细回答，如男子的遗精、女子的梦交、月经的正常与否、白带量的多少、颜色、性生活的频度以及阳痿、早泄等细节都要提供回答。大夫开出处方后如果药房缺药一定要问明大夫，是否需要外购或替换他药。若需外购，可请大夫在处方上注明“外购”字样，并在其下签名以供报销。若字迹较为潦草，应问明大夫药名的正确写法。药物取回时一定要看清取回的药袋上的名字是否与自己的姓名相符，取的包数是否正是自己所需要的，以免拿错药物。有的药袋内有时附有小包药注明“先煎”、“另包”、“后下”、“捣碎”等字样均需按要求煎服。另包的药中有时是四五包药剂中配方的剂量，需要患者自己将药分成若干份，配入药剂中。服中药的同时，除非大夫嘱咐，一般不要同时服用西药，以免相互发生反应。每剂药可煎两次，上午服一次，下午服一次。若治疗皮肤病的中药，服完后的药渣也可再煎出药汁后，冲洗皮肤，以避免浪费。

除以上要求外，病人还须注意如下几点：一是不要在大街上购买地摊上的中药；二是除非在医生的指导或同意下，患者不要服用他人转告的验方；三是不要擅自改动医生处方的药物或剂量。

摘自《常见病家庭诊治大全》

三、怎样运用中医的验方、偏方

中医学是一个伟大的宝库，它是由几千年来经千百万医家探索总结出来的，具有丰富的内容，验方、偏方就是其中的一部分，浩如烟海。这些验方、偏方是无数医家运用总结出来的，在治疗疾病方面具有其独特的地方。

那么怎样才能正确运用这些偏方、验方呢？

（一）首先要对"症"。通过查找，找到治疗某一个病症的验方，如头痛，需首先找到治头痛的验方、偏方。

（二）要对"证"。中医治疗疾病，辩证施治是一个重大的特点，对于一个症，可能由多种原因引起，如头痛可能由气虚、血虚、肝阳上亢、阴虚火旺等原因，那么就需要根据其它症状辨别证。根据病症进一步缩小验方、偏方的范围。

（三）根据偏方、验方购买药物，将其偏方、验方所需药物全部购齐。

（四）根据偏方、验方中中药的炮制要求进行炮制，然后服用。

摘自《常见病家庭诊治大全》

四、怎样才能煎好中药

（一）煎中药应注意以下事项：

1. 煎汤药的器具不能用铁器，也不能用钢精（铝）锅，最好是用沙锅、搪瓷锅。另外，药锅上还要有盖子。

2. 煎药最好用天落水、地面水，也可用地下水、自来水，用自来水需要注意多放一些时间，可以消毒。

3. 在用火方面，现在的煤炉、天然气、电炉，比过去的柴火要好，因为它可以控制温度、控制时间。

4. 一般来说，清热药、泻下药、解表药煎的时间宜短，其他药煎的时间可以长点，特别是滋补药，要更长些。

5. 煎药前，药一定要多浸多泡，一般先用水泡一个小时左右，如茯苓、鸡血藤时间要长一些，泡透了以后再煎。

6. 煎煮时开始用大火，煮开以后要用小火。煎煳了必须倒掉，不要再加水熬，否则会腹部绞痛。

7. 一般情况药煎两次，有的药剂特别大，药含的汁特别多，如补益剂中党参、黄芪、当归、熟地、枸杞子、天冬、麦冬等，可以煎3次。

8. 有些药需要先煎，用机器粉碎的可以先煎10分钟，人工打碎的至少要煎1个小时。先煎的药应该等凉了再加其他药进去，等它泡透了再煎。

9. 还有一些药需要后下，如砂仁、蔻仁等药煎好以后，放进去，用筷子一搅，盖好闷着就好了，不用再煎，否则就没有香味了。

10. 有些药需要包煎，一是防止毛样东西刺激咽喉，如旋覆花；二是防止黏的东西容易煳锅，如菟丝子、车前子等。

11. 小儿吃药比较困难，可以减少药量，熬的时候先用开水泡，但是要密封，冷却以后放在火上熬一次就可以了，这样煎一次作两次服，药水的量减少了一半。

12. 煎煮中药前，不要用水洗。有些人觉得中药很脏，习惯用水洗洗。其实，用水洗药会降低药效，原因如下：使药材的水溶性成分丢失；使粉末类药材丢失；使部分药材辅料丢失。因此，煎煮中药之前，不要用水洗药材。

（二）煎中药把握以下原则：

1. 把握好煎药的温度：煎药的温度是煎药时使中草药有效成分析出的重要因素。煎药时一般以小火（文火）产生的温度为宜，因为一开始就用大火煎熬，常可使植物性中草药所含蛋白质很快凝固而影响有效成分的析出。故最好在煎药前，先用凉水将中药浸泡三十分钟，这样就可使植物性中药的细胞经过浸泡而胀大，再用小火煎药，可使蛋白质慢慢析出，这样药性可不被破坏，水分也不会很快被煎干。

2. 掌握好煎药的时间：煎煮头一煎药时，加冷水超过药面1～2横指，浸泡半小时左右（忌用热水泡药，热水泡药易使药物变性）。用火煮沸后，再用小火（文火）煎煮20分钟，滤渣；煎第二煎时水量要少些，沸后再煎15分钟。药品质地坚实者，要多煎5～10分钟；发汗药、挥发性药，应少煎5～10分钟；强壮药、补益药，要多煎煮一些时间。

3. 注意煎药的一些特殊要求：一剂汤药，往往是由许多味中药配伍组成的，每种药各有其性能，根据一些药物的特殊性能，有其特殊的煎煮要求。煎剂内凡注明"先煎"者，要先煎15分钟，然后再下其它药物。凡注明“后下”者，要在其它药物将要煎好前5～10分钟再放入。凡注明“布包煎”(包煎)者，要用布袋包好再放入锅内同煎。凡注明“溶化”者，则倒入煎好的汤液溶解内服。凡注明“冲服”的药物，是用煎好的汤药送服。

摘自《常见病家庭诊治大全》

五、饮服中药的方法

(一)饮服中药的方法如下：

1.中药汤剂的习惯用量，一般是一剂药煎两次，为一天量。有时病比较重，可以适当加量。

2.药一般要温服，不要留在药罐子里热，煎好后应该倒出来，服药时隔水加温就可以了，这样可以避免冷服对胃的刺激。

3.服药应注意与吃饭隔开，即空腹服药，一般离吃饭1～2个小时就是空腹了，不一定早晨吃才是空腹。

4.有些药要注意时效，特别是打碎以后，如砂仁、桃仁、牛蒡子，凡加热炒过或存放时间长了会走油，吃了容易吐。

5.在病人昏迷时，或者高热的病人，可以用羊角，把角尖锯掉，放在嘴里慢慢灌。

6.补养药，或治疗内科杂病的一些汤药，不是由于外邪引起的，服药的时间可以不拘。

7.祛邪的药，如发汗药、清热药、泻下药，煎的时间不宜过长，服头煎跟二煎通常间隔三四个小时。

8.有外邪的病，例如解表的药，服药的最好时间是在半夜。

9.慢性病、内科杂病往往需要在相当长一段时间内用药，不影响工作，可照常上班，早上空腹服就行了。

10.泻下药除了外感病、热积，以空腹服为好。

11.疟疾用中药治疗，一定要在发病前1～2个小时服，迟了，吃药反而会导致症状加重。另外，疟疾定时发作，提前说明病容易好，推后说明病加重了，计算时间必须把这个时间算在内。

12.寒病用热药治，可等药汁凉一凉，防止服用以后病气太盛，容易吐。吐时可在舌头上用鲜生姜稍微擦一擦，严重的可以加生姜汁三五滴，不能多。

(二)饮服中药的时间应注意以下几点：

1.饮服中药时，头煎和二煎药的量，以共计一茶杯左右为宜，混合后分两次温服。

2.服药时间除有特殊要求外，一般以早晚各服一次为宜。服药后可喝少量白开水或漱口，除去口中药味。

3.清热退烧药多四小时服一次，直到烧退为止，再改为早晚各一剂。

4.健胃药、止胃痛药、补益药多饭前一刻钟左右服用。

5.刺激性药、助消化药，如神曲、麦芽、鸡内金多饭后一刻钟服。

6.驱虫药多半空腹服，在两餐间，或早餐、睡前服。

7.宁心安神药、安眠药、缓泻药多睡前服。

摘自《常见病家庭诊治大全》

六、怎样换算中医古籍中的服药时辰

中医古籍中的常用服药时辰和现代时间换算方法如下：

古代计时法		现代时间
夜半	子时	相当于23点至1点
鸡鸣	丑时	相当于1点至3点
平旦	寅时	相当于3点至5点
日出	卯时	相当于5点至7点
食时	辰时	相当于7点至9点
偶中	巳时	相当于9点至11点
日中	午时	相当于11点至13点
日头	未时	相当于13点至15点
哺时	申时	相当于15点至17点
日入	酉时	相当于17点至19点
黄昏	戌时	相当于19点至21点
人定	亥时	相当于21点至23点

摘自《常见病家庭诊治大全》

七、怎样正确选择中药代用品

在中医临床用药中，常常因某种原因发生缺药现象，少则一味，多则几味，在这种情况下，只有使用中药代用品。代用药的选择方式主要有以下三个方面：

(一)同功相代:同功相代,以中医中药理论为依据,按照药物相同或相似的性味、功效和主治进行相互代替的一种方式。它是临床最常用的方法。如山茱萸与五味子、大蓟叶与侧柏叶、三棱与莪术、昆布与海藻、菟丝子与沙菀蒺藜、南沙参与北沙参、天冬与麦冬、汉防己与木防己、金银花与连翘、龟板与鳖甲等功效大致相同,可以相互代用。在临床用药中,有时取某种主要功能相近的药物进行代用,称"相须代"。如桃仁与红花、荆芥与防风、火麻仁与郁李仁、柏子仁与酸枣仁、怀牛膝与杜仲等。但使用这类药物时务必注意药物还有其它作用。若用于大便燥结,红花则不能代替桃仁;用于关节痹痛,桃仁则不能代替红花;若治产后血崩,宜用荆芥炭,防风则不能代替;若患者有自汗、盗汗症,宜用酸枣仁,柏子仁则不能代替。

(二)同科相代:在动植物界中,有许多药物来源于同科同属,因而功效基本相同,如此相代称为同科相代。如唇形科荆芥与薄荷、十字花科板蓝根与大青叶、橄榄科乳香与没药、毛茛科赤芍与丹皮、伞形科羌活与白芷、菊科大蓟与小蓟、百合科川贝与浙贝母、海龙科海龙与海马等,可以互相代用。有些药物也来源于同一动、植物,功用相同,但用量宜加重,如杜仲叶代杜仲、枸杞叶代枸杞子、海金沙藤代海金沙、忍冬藤代金银花、鹿角代鹿茸、参须代人参等。而有些药物虽来源于同一动、植物,但功用不相同,不能代用。如麻黄与麻黄根、桑皮与桑叶或桑椹、枸杞与地骨皮、虎骨与虎鞭等。还有些药物因前后炮制产生不同功效,一般不可代用,如生地与熟地、生石膏与熟石膏、干姜与炮姜、蒲黄与蒲黄炭、荆芥与荆芥炭等。总之,同科相代,必须有理论依据和实践经验,不能估计加大概,盲目代替,应以中药药理作用为依据。

(三)以廉代贵:临床用药应视患者病情而对症下药,而不应以药物的价格来论优劣。实践证明,只要用药对路,"廉药"同样能治好病。俗话说:"黄金有价药无价"就是这个道理,如补益脾肺,扶正祛邪,一般用党参而不用人参;活血化瘀,一般用淮红花而不用藏红花;平肝潜阳,一般用珍珠母儿不用石决明,用珠贝层而不用珍珠;补肾阳、强筋骨,能用鹿角则不用鹿胶、鹿茸;滋阴补肾,能用龟板则不用龟胶;祛瘀止痛,能用玄胡则不用三七,可用三七时则不用麝香等。这样对保护国家药材资源,节约公费医疗费和个人经济都有现实意义。

摘自《常见病家庭诊治大全》

八、如何折算老幼用药剂量标准

药物的使用,系根据病人年龄、体质、病情及药物性质诸多方面的因素斟酌决定的。但其中最重要的一点则为年龄问题。兹将老幼用药剂量折算标准列于下面:

年　龄	剂　量
出生至1个月	成人剂量的1/18～1/4
1个月以上至6个月	成人剂量的1/14～1/7
6个月以上至1岁	成人剂量的1/7～1/5
1岁至2岁	成人剂量的1/5～1/4
2岁至4岁	成人剂量的1/4～1/3
4岁至6岁	成人剂量的1/3～2/5
6岁至9岁	成人剂量的2/5～1/2
9岁至14岁	成人剂量的1/2～2/3
14岁至18岁	成人剂量的2/3～全量
18岁至60岁	全量～成人剂量的3/4
60岁以上	成人剂量的～3/4

摘自《常见病家庭诊治大全》

九、服中药与忌口有什么关系

忌口,是指患病服药期间对某些食物必须少服或禁服。通过忌口可以达到避害就利,调摄饮食,顾护脾胃,充分发挥药物治病的作用。中医的忌口主要包括以下两个方面:

(一)饮食禁忌:饮食与疾病有密切关系,因为人体患病有寒热虚实之分,而食物也有寒热温辛之性。如寒症疾病,应忌瓜果等生冷,凉性食物,宜食温性、热性食物;患热性疾病,应忌辛辣、烟酒等热性食物,宜食凉性食物。这样忌口方可达到"以药攻邪,五谷为养,五果为助,五畜为益,五菜为充",以食佐药治病的目的,各类食物的宜忌范围大致如下:

1. 油腻类：家禽家畜肉类，油脂厚味及油炸食品等为油腻类。因其味厚腻，易损脾胃，助湿生痰，故外感发热、肝炎黄疸、冠心病、高血压、腹泻等病不宜服用。

2. 生冷类：瓜果及生冷蔬菜为生冷类。这些食品性质多寒，易影响胃肠功能，故肠炎、胃病及一切虚寒病症宜禁忌。

3. 海腥类：鱼、虾、蟹、蛤蛎等水产品，性味多咸寒而腥，多食则伤脾、肾，并可发生过敏，诱发疾病，故患脾肾虚寒、荨麻疹、过敏性哮喘、过敏性紫癜等病症的病人均应慎用或忌食。

4. 辛辣类：葱、大蒜、姜、辣椒、酒、韭菜等，性味多属辛热，多食能生痰助火，散气耗血，损害目力，因此对阴虚阳亢体质及一切出血性疾病、咳嗽、高血压、目疾、痔疮、外科疮疖等均需禁忌。

5. 发物类：除包括海腥类外，尚有蘑菇、毛笋、南瓜、雪里蕻、香蕈、公鸡、猪头肉、羊肉等，它们都为生痰动风、助火之品，极易诱发旧病，凡脾胃病、肝肾病、皮肤病、痈疽疮疖及过敏性疾病等，都不宜食用。

(二)服药禁忌：

1. 在服用某些中药时，必须禁服与这些药物有减低、抵消药效或产生副作用的食品。如服用人参、党参，忌萝卜；

2. 服用珍珠母、枣仁、贝母、半夏忌茶叶；

3. 服用厚朴忌炒豆类；

4. 服用苍术、白术忌桃子、李子；服用荆芥忌虾、蟹、海鲜；服用甘草、苍耳、乌梅、桔梗、黄连、吴茱萸忌猪肉；

5. 服土茯苓、使君子忌浓茶；

6. 服用茯苓、丹参忌醋；服用地黄、首乌忌葱、大蒜。

中医忌口的理论是经过长期临床实践逐步充实和丰富的，对疾病治疗起着积极的作用，具有很大的科学性，病人切不可等闲视之。

摘自《常见病家庭诊治大全》

十、用药应做到五先五后

为确保用药安全，最大限度地减少毒副作用，日常用药应注意做到“五先五后”，即：

(一)先食疗，后药疗。俗话说：“是药三分毒”，所以，能用食疗的先用食疗，此乃一举双得。如喝姜丝红糖水可以治疗风寒性感冒。食疗后仍不见效的可考虑用理疗、按摩、针灸等方法，最后选择用药物治疗。

(二)先中药，后西药。中药多属于天然药物，其毒性及副作用一般比西药要小，除非使用西药确有特效。老年人多患慢性病或有老病根，一般情况下，最好是先服用中药进行调理。

(三)先外用，后内服。为减少药物对机体的毒害，能用外用药治疗的疾病，比如皮肤病、牙龈炎、扭伤等，可先用外敷药解毒消肿，最好不用内服消炎药。

(四)先吃药，后打针。有些人一有病就想注射针剂，认为打针输液病好得快，其实不然。药物通过血液流向全身，最后进入心脏，直接危及血管壁和心脏。因此，能用内服药使疾病缓解的，就不要用注射剂。

(五)先用成药，后用新药。现在，新药、特效药不断涌现，一般地说它们在某一方面有独特疗效，但由于应用时间较短，其缺点和毒副作用尤其是远期副作用还没被人们全部认识，经不起时间考验而最终被淘汰的新药屡见不鲜。因此，人们患病时最好先用中西成药，确实需要使用特效药时，也要慎重，特别是对进口药物尤其要慎重。

摘自《健康指南》

十一、中药进补的原则

(一)补气先重脾胃

气虚之证，有脾胃气虚与心肺气虚等类型。补气的药物有健脾胃的，有养心肺的，应随宜选择。中医认为：“脾胃为气血生化之源。”也就是说，补药效用的产生，首先要依靠脾胃的消化吸收，施布全身。因此，补气先重脾胃，有它的重要意义。应用补血、养阴、助阳各类药物时，也要考虑这一点。

(二)补血必须补气

中医认为：气与血两者之间，关系非常密切。“有形之血，不能自生，生于无形之气”，从而提出“气能生血”的论点。因此，补血必须补气。加之补血药物效用的产生，也要靠脾胃的功能健旺。故当归补血汤用当归补血，配上黄芪补气以生血，就是这个道理。

（三）养阴宜用清补

阴虚证的表现，多见热象，如舌红、口干、口渴等。养阴的药物，大多属于凉性，既可滋养阴津，又有清热的作用。所以说，养阴宜用清补。如果误用温热性的补药，不但会助长热象，而且会进一步加重阴虚。

（四）助阳宜用温补

阳虚证的表现，多见寒象，如舌淡、苔白、怕冷等。助阳的药物，大多属于温性，既可以振奋阳气，又有祛除寒象的作用。所以说，助阳宜用温补。如果误用寒凉性的补药，会使阳气更虚，寒象愈加显著。

（五）四季五补

春宜升补，夏宜清补，秋宜平补，冬宜温补，一般宜通补。

摘自《健康指南》

十二、怎样服用人参

当你根据自己的情况需要，选购好人参后，还有各种不同的服法。

（一）人参汤：人参切片后，每日取3～9克，用冷水500毫升左右浸泡几小时后，隔水蒸煮2～3小时（宜用文火），然后分少量多次饮服。如心悸怔忡、失眠健忘者，加桂园、枣仁、当归各9克；如因热伤津液、口渴汗多者，加麦冬12克，五味子、石斛各9克；肺虚咳喘者，加五味子9克，黄芪12克；脾虚食少者，加白术、茯苓各9克；因大出血引起的阴阳两虚者，加生、熟地各12克，黄芪9克，阿胶9克烊冲。这种服法，应用于重、急病患者。

（二）含化法：人参切片后，每次取1克左右（每日2～3次）放在口内含化，1～2小时后将已发胖的参片细嚼咽下，这可谓是“捷径”，既简便易行，又可随时饮服，减少不少麻烦，不但节约时间，且避免药物浪费。此法适用于要进补强身，祛病延年的患者。

（三）人参茶：人参切片后，每日取3～5克，开水冲后加盖浸泡（开始时水量不宜太多），2小时左右后，随时少量多次饮服，以晨起空腹及晚上临睡时服更好。适用于慢性病或体弱多病者。

（四）人参酒：将整枝人参，浸泡在白酒（50～60度高粱酒）500毫升内盖紧密闭2～3周后，即可饮服，每晚15～20毫升。此法适用于慢性筋骨酸痛、四肢麻木、经脉痹阻的患者。

（五）人参粉：将人参打碎磨粉后开水吞服，每次1～3克，每日2～3次。如肺虚喘咳者，加蛤蚧（研粉）等量同服；畏寒肢冷，气血两亏加紫河车（胎盘）等量同服。

（六）人参鸡：人参切片后，取3～9克，和童子鸡同入砂锅加水适量，先用武火烧开，继用文火煮熟酥后，连汤带鸡饮服。服用量的多少，主要根据胃口的大小而定，最好不要一次服完。此法适用于大手术后或大出血后药膳调补。

摘自《常见病家庭诊治大全》

十三、怎样服用鹿茸

鹿茸是一味比较名贵的补益药，但人们对它的了解，远远不如人参。鹿茸在祖国医学中属于很理想的壮阳药，药性偏温，对人体的肝、肾有很好的滋补作用，不仅老年人和体质虚弱的人可以用以进补，中青年也能服用。一些沿海的渔民，包括我国台湾省渔民在内，都非常喜欢服用鹿茸。他们认为鹿茸可以强壮身体，增强对寒冷和疾病的抵抗能力。

鹿茸指的是梅花鹿和马鹿的雄鹿头上未骨化而带着毛的幼角。如果幼角中有少量的血液，切成的薄片，叫血茸片，则更为名贵。中医认为鹿茸是“血肉有情之品”，有益精补肾、助阳壮阳的作用，所谓“阳”实际上指的是生殖、生长、能量代谢等一些最基本的生理功能和活动。服用鹿茸后，有增强心肌收缩能力、增强胃肠道蠕动和分泌、调整中枢神经功能、解除疲劳、促进溃疡及伤口愈合、利尿和增强性功能等作用，对造血系统也有促使红细胞、血红蛋白、网织红细胞数量增加的作用，因此可用以治疗血小板减少症、白细胞减少症、再生障碍性贫血等。临床还用以治疗阳痿、遗精、不孕症、小儿生长发育不良等。由于鹿茸能壮阳，因此有较强的雄性激素作用，能促进蛋白质合成，提高工作效率，改善睡眠和食欲，增强肾脏利尿的机能。

鹿茸常用薄片和粉剂两种，均可用开水吞

服，成人每次 0.3～0.6 克，一日三次。鹿茸片也可含化，它切得比纸还薄，放在舌上，倾刻就溶化了。市场上还有鹿茸精出售，一日三次，每次 30～40 滴口服。但高血压和经常低热、口渴、便秘、出鼻血的人，不宜服用。由于鹿茸药性较温，小儿也不能作为常用补品。

摘自《常见病家庭诊治大全》

十四、怎样服用蜂王浆

蜂王浆又称蜂乳，是由工蜂“酿制”（分泌）专供幼蜂皇吃的特殊食物，犹如传统中的“琼浆玉液”。幼蜂皇吃了，就能发育成一代新皇，其寿命可以大大超过一般工蜂，更重要的是蜂皇具有工蜂所没有的生育能力，从而保证了蜜蜂家族的繁衍昌盛。据现代医学分析：皇浆中含有丰富的维生素、较高的蛋白质和糖分，能增强机体的抵抗力，降低自然死亡率。皇浆还可促进新生细胞代替衰老细胞，能强烈抑制癌细胞的生长。人参也有类似的作用。

那么怎样服用蜂皇浆比较好呢？一般多把人参和蜂皇浆合用，不仅适用于慢性病，体质虚弱者，还特别适用于癌症晚期或癌症手术后的调理和预防。实验还证明，人参与蜂皇浆合用，能减少小鼠在不良条件下（如寒冷、低气压兼缺氧、禁食禁水）的死亡率。

每日可服用人参蜂皇浆早晚各一支。

摘自《常见病家庭诊治大全》

十五、哪些中药可以抗衰老

衰老是一种生理现象，是人体成年以后随年龄增长而出现的体质、形态、生理功能等方面的退行性变化。现代医学认为人在 45 岁以后便进入初老期，65 岁以后才算老年期。如果在 45 岁以前出现老年性变化，医学上便叫做早衰。

祖国医学认为，人的生长、发育、衰老与“肾”的功能密切相关。《黄帝内经》指出：人体衰老的主要原因是“天癸竭，精少，肾气衰”，所以“形体竭极”。这说明“肾”是决定人体变老迟早的关键，故抗衰老药物多是以补肾益精，调整人体阴阳，补五脏之不足为前提的，为了保护中、老年人的身体健康，防止早衰，延缓衰老。

现在简介几类具有抗衰老作用的中药，供读者防患于未然：

（一）抗衰老的中药：枸杞、何首乌、刺五加、花椒、肉苁蓉、菊花、松子、核桃、茯苓、玉竹、槐实、黑芝麻、蜂乳、白木耳、麦冬、白术、灵芝、黄精、补骨脂、熟地、五味子、山萸肉、紫河车等，可补气养血，益肾填精。久服可使脏腑功能健全，神气精血充足，经络血脉通畅，达到抗衰老的目的。

（二）抗衰老的中成药：八仙长寿丸、金匮肾气丸、杨氏还少丹、刺五加养生素、十全大补丸、右归丸、左归丸、回春胶囊、七宝美发人参蜂王浆、青春宝、龟龄集、河东大造丸、双宝素等，这些药物可“补虚”，“悦泽”，延缓衰老的到来。

（三）抗衰老的方剂：琼玉糕、六味地黄汤、人参汤等，名医施今墨老先生研制出抗衰老的综合方：黄芪、枸杞、桑椹、茯苓、芡实各 15 克，党参、黄精、首乌、黑豆、五味子、玉竹、紫河车、葡萄干、白术、生地、菟丝子各 10 克，大熟地、麦冬、莲子、山萸肉、炙甘草、怀山药、柏子仁、龙眼肉、丹参各 16 克。该方药性平和，能通经络，如脏腑，长期服用，不会有副作用。

摘自《常见病家庭诊治大全》

十六、怎样调养治疗低血压

医学上认为，当收缩压低于 90mmHg、舒张压低于 60mmHg（毫米/水银柱）以下时，就是低血压。低血压会引起倦怠、头晕、心悸等症状，也会让人不舒服及伤害健康。中医认为，低血压与先天遗传、后天失养、失血脱水、服药因素等有关。

（一）调养回升血压的食疗方法是：平时多吃山药、薏苡仁、桂园、荔枝、枸杞子、栗子、核桃、红枣、瘦肉和鸡、鸽子等食品，有助于促使血压回升；还应多吃富含维生素、微量元素的水果蔬菜，以及黄豆、红豆、黑豆等豆类制品，使各种营养摄入充分。

医生们多数认为“慢性低血压”（血压一直维持比正常值低）只要没有出现危险，或特别明显的症状（如意识不清，昏倒），就不用治疗。但如果血压突然异常，降得比平时的血压低很多时，就需要就医找出血压突然下降的原因。

(二)日常生活中有一些方法有助于把血压升高一些,血压偏低的人可以试试。

1. 吃胖一点。体重和血压关系密切,通常体重增加时,血压也随之升高,所以体重超重的人容易患高血压。相反,血压低而且太瘦的人可以加强营养,吃胖一点,达到理想体重来升高血压。

2. 喝点生脉饮。适当服用一些阿胶或喝点生脉饮,能够改善低血压的症状。

3. 吃咸一点。不是每个人都要限盐,血压低的人可以吃稍微咸一点。另外像运动、大量流汗之后,低血压的人可以喝运动饮料补充流失的钠。

4. 喝充足的水。尤其流汗容易散失水分,加上天气热,血管扩张,血压本来就会低一些,如果体内的水分再不够,血压会降得更低,所以平时要摄取充足的水,避免脱水。

5. 适量摄取咖啡因。咖啡因能让血压突然升高,所以医生会提醒高血压病人必须限制咖啡因的摄取量。相反,低血压的人却能借由喝茶、咖啡把血压提高一点。

6. 多做下肢运动。活动下肢时,肌肉收缩能协助静脉的血液回流,而增加心脏输出的血液量,使血压上升,所以低血压的人应该规律运动,特别要活动下肢,如健走、坐着或站立时抬腿,促进血液循环,而不要久站不动。

摘自《健康指南》

十七、如何稳定血糖和胰岛素指标

美国《读者文摘》报道,美国科学家根据多个国家的最新研究成果提出:无论你是否患有糖尿病或体重超标,只要想永葆健康,就应该有规律地生活,并提出了稳定血糖和胰岛素指标的10项日常生活建议。

(一)每天喝一杯脱脂牛奶,吃250克无脂肪的酸乳酪。奶制品的一些物质可以有效减缓食物糖转变为血糖,常食用奶制品的人患糖尿病的几率比其他人低70%。

(二)晚餐吃一份菠菜。菠菜富含的金属镁能有效防止2型糖尿病的发展。饮食中摄入较多的镁,可以使患糖尿病的风险降低10%左右,尤其对于肥胖者,风险可以降低近20%。

(三)坚持每天步行1500米。这样做,可将死于糖尿病的风险降低1/3以上。这些运动将使细胞更容易接受胰岛素,从而更好地控制血糖水平。

(四)晚餐之后看一场轻喜剧。一位日本科学家研究发现,无论是不是糖尿病患者,饭后看一场喜剧笑一笑,能明显降低血糖水平。

(五)少吃多餐。把一日三餐分几次吃,可以防止一次吸收大量的葡萄糖,从而避免血糖急剧上升和胰岛素大量释放。

(六)不要错过一顿饭。人饥饿时,血糖会急剧下降。但是饥饿过后再进食,体内突然摄入大量葡萄糖,迫使胰腺释放更多的胰岛素,造成恶性循环。

(七)养成早睡早起的好习惯。每天晚上10点入睡,并保证8个小时的充足睡眠。大量研究表明:睡眠不足,将会使血糖和胰岛素水平发生超乎想象的变化。

(八)每天花10分钟做一套肌肉松弛操。它能明显改善血糖水平。先绷紧肌肉然后放松(比如先握紧拳头,然后再松开),使身体内的每一块肌肉,从脚趾到眼睛都得到锻炼。

(九)每天吃半杯大豆。研究发现:一天半杯大豆,能帮助稳定血糖和胰岛素水平。这些高纤维的食品需要长时间消化,能更缓慢地释放葡萄糖。

(十)适当食用高纤维食物。如芝麻、杏仁、玉米面、海带、燕麦片、高粱米、芹菜、韭菜、豆芽等,它们含纤维量较多,适当食用,可以降低餐后血糖,改善葡萄糖耐量,减少胰岛素的用量以及降低血脂,并能减缓糖尿病人的饥饿感。

摘自《健康指南》

十八、当归为何被称为"妇科圣药"

当归是一味既能补血又可活血的常用中药,素称"妇科圣药",言其治疗妇科疾病有神效。当归性温,味甘,入心肝脾三经。功能有补血活血,调经种子,祛瘀止痛,润肠通便。临床将当归分为归身(当归的主根)、归尾(支根)、归头(根头),

合起来总称“圣当归”。中医有“归头止血，归尾活血，归身补血，全当归补血活血”之说。临床选用治疗月经不调，痛经、闭经、崩漏、慢性盆腔炎、子宫脱垂、血虚眩晕、贫血等症，常配以熟地、白芍、川芎、阿胶、黄芪等补气血药，加强当归的补血作用。如著名的“血家圣方”四物汤（当归、芍药、地黄、川芎）和气血双补八珍汤（当归、熟地、白芍、川芎、党参、茯苓、白术、炙甘草）及当归补血汤、当归羊肉汤等，均以当归为主药。

治疗跌打损伤、血瘀疼痛、疮疡痈疽等症，则配以红花、蒲黄、丹参、大黄等活血药，可增强当归的活血功效，如当归蒲黄散、活血效灵丹等。治老年肾虚或血虚肠燥便秘，则多配麻仁、桃仁等润肠药，如润肠丸等。

据现代药理研究证明，当归含成分复杂的挥发油、维生素 E、维生素 B_{12} 等，特别对子宫有抑制和兴奋的双向作用，对于妇女生育过程中的疾病，配合应用得当，往往奏效神速。如婚后不育，助孕种子（有促进子宫发育的作用），四物汤主之；怀孕时，保胎安胎（有抗维生素 E 缺乏症的作用），四物汤主之；分娩毕，产后调理（有加强子宫收缩和排出淤血的作用），生化汤主之，故此当归实为妇科必备之良药。

近年来已研制出多种当归成药，诸如当归注射液、当归流浸膏片、当归丸等，现在已广泛用于慢性支气管炎、冠心病、高血脂症、带状疱疹、鼻炎、肋间神经痛等多种疾病，取得一定疗效。

摘自《常见病家庭诊治大全》

十九、癌症患者宜服用哪些食品

癌症患者的饮食，既要注意保证病人体质所需营养，还要有辅助药物进行治疗的作用。不要被社会上流传的缺乏医学理论依据的“忌口”所迷惑。但应按照中医的要求，针对患者个体寒热虚实之不同，选择适当的食品，起到养心除邪的目的。

下面将癌症病人宜服的食品简介如下，以供选择。

（一）菌类：冬菇、口蘑、草菇、平菇等，营养丰富，味美可口，含有一种多糖成分，有较强烈的抗肿瘤活性，能增加化疗效果，是癌症患者的理想食品。

（二）动物血类：猪血咸平无毒，近年来试治白血病，效果甚佳。鹅血，历代有以治食道癌的记载，近来研究发现，鹅血中含有某种抗癌因子，能增强人体免疫力，上海目前有用鹅血制成片剂，治疗胃癌、淋巴癌、肺癌、鼻咽癌等恶性肿瘤的病例。

（三）海鲜类：海蜇、淡菜、海带、紫菜、蛤蜊、海参、鲍鱼、乌鱼等，都能“消症瘕”、“去瘰疬”，对于恢复期癌症病人，或晚期癌症以及正在进行放射治疗和化疗的病人，都可以起到辅助治疗的作用。

（四）水果类：新鲜的水果，含有丰富的维生素。维生素 C 可以阻断某些物质在人体内的致癌作用；维生素 A 可以增强人体的免疫功能；西瓜能清暑解热，对癌肿发热患者有益；杨梅对腹痛腹泻患者有好处；番茄对胃肠道癌肿者最相宜；生梨汁也是癌肿患者很好的饮料；甘蔗汁也有止呕作用。

（五）蔬菜类：蔬菜中不仅维生素丰富，还含有无机盐类、微量元素，还有大量的纤维素，营养好又保持食欲。蔬菜中的荠菜、芋艿，有软坚作用，荠菜与海蜇一起煮食，软坚化结作用更好；萝卜可以开胃消食还止咳。

另外，据报道生蔬菜中营养远大于熟食，可以增强免疫，积极抗癌，但应注意少吃或不吃葱、姜、蒜、辣椒等刺激性强的食物。

（六）动物瘦肉：鸡、猪、牛肉等，含有丰富蛋白质及多种微量元素，对提高体质很有帮助，但要注意食量适当，不可贪吃太多，致使消化不良。同时，有发热及腹胀腹泻的病人，应禁食或少食。

总之，饮食对于病人的治疗至关重要，总的原则是：食品、药物与病症之性质应相应，病性属寒，药和食物就要温热性，不食寒性食品，反之亦照此原则办理。

摘自《常见病家庭诊治大全》

二十、药枕有哪些功效

我国人民很早就重视枕头的作用。自宋代时出现了以中药为枕芯的枕头，并一直沿用至今，称为“药枕”。药枕有两大类：一是单味药枕，即枕芯是由单味中药制成的，制作方法较为方便，往往对某一症状具有治疗及预防作用。如经常失眠者，可用宁心安神的灯芯作枕；头痛目赤者，可用具有疏风清热的山菊花作枕；夏天气候炎热，可用清暑祛热的决明子作枕；高血压患者可用散火降压的绿豆作枕；风湿痹痛者，可用祛风除湿的蚕砂作枕等等。另一类是复方药枕，必须以中药对各种症候进行辩证分析，按寒热虚实的不同性质，分别以温阳、清热、补虚、祛实等原则进行配方，组成药物枕芯。临床证明对头痛、眩晕、颈椎病、落枕、面瘫、三叉神经痛、中耳炎、慢性结膜炎、鼻炎等均有一定效果。这种效果是通过药枕对人脑后头部、颈部神经血管的按摩，以及药枕中药性对穴位的逐渐渗透而获得的。

下面是一副老少皆宜的防病养生药枕方，配药有：半夏50克，山药50克，甘草30克，芜荑50克，菊花60克，荆芥50克，猪牙皂50克，北细辛30克，肉苁蓉60克，白芷50克，辛荑50克，附子50克，白芍60克，藁本50克，川椒30克，桔梗50克，楮实子50克，肉桂50克，吴茱萸50克，柏子仁50克，川芎30克，益智仁50克，当归60克，五加皮50克，羌活50克，杜仲50克，枳实50克，川乌30克，防风50克，白蒺藜50克，薄荷30克，姜黄50克，千年健50克，白术90克。将上述34种中药用筛子过滤，除去灰尘，然后和匀，装入纱布袋中作为枕芯，再套上枕套即成药枕。枕头的高度一般在10～15厘米，儿童减半。

摘自《常见病家庭诊治大全》

二一、为什么说"是药三分毒"

"是药三分毒"。就是说，凡是药物，对人体都有一定的毒副作用。若用药物养生或治病，就要注意药物的寒热温凉之性，酸咸苦辛之味，而人的体质又有阴虚阳虚之异，病情又有热证寒证之分，四时又有炎夏寒冬之别。所以，要能正确地应用药物养生、治病，就应当做到全方位的考虑，做到辨证选药，有的放矢。如阴虚火旺体质者，就该选用滋阴生津之药；阳虚怕冷体质者，则要选用温补阳气之物；春夏温热，选用清补之味；秋冬寒凉，常用温补之品。如此合理用药，必能收到预期效果。

药之所以为"毒"，只是由于药不对症而已，药症相符，也就不为其"毒"了。正所谓"药不对症，人参亦为毒药；药能对症，大黄亦为补品"。就以人参与大黄而言，人参为补气之品，只适用于气虚怕冷之人。如果误用于阴虚火旺之体，或热症实症病人，势必火上浇油，导致口鼻出血，面红耳赤，烦躁不安，心情兴奋，易怒焦虑，失眠多梦等。高血压，性欲增强的"人参中毒综合征"，甚至因多用久服人参而致人命者也屡见不鲜，这是滥用误用人参以杀人。真可谓"滥用人参，毒如砒鸩"。大黄为泻下通便之药，其性味大苦大寒，但这对于身体壮实，内热实证者，尤其是现代很多患有心脑血管疾病和肥胖者来说，借以清泻邪热，通便排毒，正所谓"以通为补"，应属一味难得的益寿良药。由此可见，药之为"毒"，关键在于善不善用，对不对症而已。

作为养生之用的中药，虽然绝大部分皆属于中医补益药物的范畴，但有平补与峻补之分，清补与温补之殊，这就要求补而对症，补而适中适时。作为平补之药，如山药、茯苓之类，正如最早药典《神农本草经》所言："上药养命以应天，无毒，多服久服不伤人。"也如同清代名医陈念祖在《神农本草经读》中所说："凡上品之药，法宜久服，多则终身，少则数年。与五谷之养人相佐，以臻寿考。"作为峻补之药，如人参为补气峻药，鹿茸为壮阳峻药，应用之时，既强调要对症选用，也要做到适可而止，切勿矫枉过正，否则非但无助于养生、治病，反受毒害，致人于暴亡夭折。清代养生学家丁其誉在《寿世秘典·调摄》中说："如恃服食药饵，虽至和平之味，久服必偏。"这也正是古人所说"是药三分毒"的道理。正因如此，对于不懂中医、不明药性的人，最好能请教有经验的老中医，最为稳妥。

摘自《教你活到100岁》

二二、什么是中药的"三品"

什么是中药的"三品"？唐代名医孙思邈在《备急千金要方·序例·处方第五》中说："雷公云：药有三品，病有三阶。药有甘苦，轻重不同。病有新久，寒温亦异。"何为中药的三品？孙思邈在《备急千金要方·序例·用药第六》中指出：

“上药(上品药)一百二十种,为君,主养命,以应天。无毒,多服、久服不伤人。欲轻身益气、不老延年者,本上经。中药(中品药)一百二十种,为臣,主养性,以应人。有毒无毒,斟酌其宜。欲遏病、补虚羸者,本中经。下药(下品药)一百二十五种,为佐使,主治病,以应地。有毒,不可久服。欲除寒热邪气、破积聚、愈疾者,本下经。三品合三百六十五种,法三百六十五度,每一度应一日,以成一岁。倍其数,合七百三十名也。

凡药有君臣佐使,以相宜摄。合和者,宜用一君、二臣、三佐、五使,又可一君、三臣、九佐使也。又有阴阳配合,子母兄弟,根茎花实,草石骨肉。有单行者,有相须者,有相使者,有相畏者,有相恶者,有相反者,有相杀者。凡此七情,合和之时,用意视之,当用相须、相使者良,勿用相恶、相反者。若有毒宜制,可用相畏、相杀者,不尔勿合用也。又有酸、咸、甘、苦、辛五味,又有寒、热、温、凉四气,及有毒、无毒、阴干、曝干、采造时月、生熟、土地所出、真伪陈新,并各有法。”就是说,中药分上品、中品、下品三类,其药性不同,功效各异,服用时要严遵医嘱,慎重选择,不可乱用。

摘自《药王千金方》

二三、重症自救的方法

遇到急重病症,当急救车不能及时赶到时,我们应当如何帮助自己和身边的亲人呢?

(一)心肌梗塞

【症状】 胸腔剧烈、窒息性疼痛,并且影响到左肾、左颌,胸闷气短,嘴唇发青。

【应对方法】 将2～3片硝酸甘油片含在舌底;咀嚼吡托非农和阿司匹林;让病人躺卧,并将头部放低,脚稍抬高;不要自己做心脏按摩——如果心律不齐,这么做是非常有害的。

(二)中风

【症状】 剧烈头痛头晕,身体失去控制,视物重影或眼前有移动黑影,乏力或面部、手脚失去知觉,单眼或双眼视力下降。

【应对方法】 忌服盐酸屈他维林或其他舒张血管药剂。可服一片六巯甲丙脯酸,甘氨酸或吡乙酰胺。开窗使室内空气流通,让病人平躺,头侧向一边。

(三)高血压

【症状】 血压高于160/90,晕眩,乏力,伴有恶心和头痛,眼前有移动黑影。

【应对方法】 迅速采取降压措施,服用降压片。用芥末膏贴于脑后或腿部,最好将头垫高躺卧。

(四)肾绞痛

【症状】 剧烈腰痛,有时是一侧腰痛,尿痛,体温上升。

【应对方法】 用暖水袋敷在腰部或洗热水盆浴(温度为40摄氏度),一杯热麻黄冲剂也能起到舒解疼痛的作用。

(五)高烧

【症状】 体温高于38.5摄氏度,可能是由于感冒,也可能是脑膜炎引起的。后者的症状还包括,颈部肌肉僵硬(病人无法低头),头部和眼睛疼痛。

【应对方法】 尽量不要使用阿司匹林对付高烧。最好用醋或加入安乃近的白酒为病人擦身。在额头上放快冷湿毛巾。

摘自《健康指南》

二四、发生癌症的原因及预防

世界卫生组织指出,在未来100年里,癌症将继续位居人类“夺命杀手锏”首位。癌症发生的原因是什么,我们怎样才能进行预防呢?

(一)癌细胞由何而来

癌细胞是怎么来的呢?中国工程院院士、中国医学科学院肿瘤医院内科教授孙燕打了个比方:人体其实是由一个个细胞组成的社区。每个细胞知道何时该生长分裂,也知道怎样和别的细胞结合,形成组织和器官。而构建不同组织的“图纸”,就是基因。很多人说,人人体内都有癌细胞,只不过没有发展起来。从医学上讲,如果能查出癌细胞,就可以诊断这个人患癌症了。所以医学家现在认为:人体内都有原癌基因,而不是人人体内都有癌细胞。

解放军305医院抗衰老医学中心首席专家顾问、北京抗衰老生命科学研究所所长黄又彭博士,在“关注健康,倡导科学保健理念高层专家论坛”上提出:“从理论上讲,每个人体内都会产生前癌细胞，在衰老到一定程度时，这些前癌细胞就会发展成为癌症。”

人体细胞时时刻刻都在更新换代，细胞不断地进行分裂，因此DNA(包括基因部分)同时在不断地复制。不断的分裂、不断的DNA复制，不断的细胞凋亡，组织细胞在这样一个动态的平衡中才保证了身体的健康。

在这个过程中，如果出现一些DNA复制错误，导致基因突变，变异的细胞中一部分将变成前癌细胞。基因突变的积极意义是使物种得到进化，适应不断变化的地球环境——这也是人类能够生存发展下去的原因。但在这个复制过程中，由于复制错误，导致细胞癌变就不可避免地出现了。这也就是为什么在理论上讲“每个人体内都会产生前癌细胞，而且在一定条件下，这些前癌细胞有可能发展成为癌症”的原因。

人体系统的精妙之处在于，当基因复制错误时，人体自身的修复功能，会促使大部分复制错误的DNA修复至正常，而修复失败的细胞大部分自然死亡，个别活下来的细胞变成了前癌细胞，一般也会被人体的免疫系统再次消灭掉。由于我们体内免疫系统(抗癌平衡系统)的存在，可以产生强大的抗癌效果，所以，尽管每个人体内部都有前癌细胞产生，但发展成恶性肿瘤的人是极少数。

(二)人体最容易得癌的器官及原因

中华医学会肿瘤学分会主任委员郝希山院士指出：“癌细胞是人体内非常活跃的捣蛋分子，除了指甲和头发，它可以在人体的任何部位生根发芽、四处蔓延。”据他介绍，在我国，癌细胞最频繁“光顾”的人体组织包括：肺、胃、肝、食管、大肠、膀胱、胰腺、脑、淋巴、肾、乳腺、卵巢、宫颈。如果把这些癌症高发的器官在人体图中标出来，那就是一张典型的“人体癌症地图”。

专家们分析，除了细胞变异这个“通用”原因外，每个器官遭受癌细胞侵扰的原因各不相同。

1. 肺—诱发肺癌的原因，第一是吸烟，第二是环境污染。

2. 胃—除了吃盐、盐腌制食物、红辣椒、加工肉类、烟熏食物、烧烤动物食物、等原因外，胃黏膜的改变以及萎缩性胃炎也可以导致胃癌的发生，“共餐”会增加胃癌直接诱因——幽门螺旋杆菌的传播机会。

3. 肝—乙肝病毒、食用被黄曲霉毒素污染的谷类和豆类、长期饮酒都是导致肝癌的直接原因。

4. 食管—喜欢吃烫的食物，吸烟、肥胖、食用加工肉类等是直接诱因，胃酸反流也是增加食管癌的危险因素。

5. 大肠—吃红肉、大量饮酒、吃高温油炸的食物、常忍便意等，都可能导致大肠癌，炎症性肠病可增加结肠癌的危险。

6. 膀胱—饮水中的砷是膀胱癌发生的原因之一；此外，常憋小便也能增加膀胱癌发生的风险。

7. 胰腺—肥胖和糖尿病都会导致胰腺癌的发生。

8. 淋巴—环境污染、病毒感染以及肥胖是导致淋巴癌发生的原因。

9. 肾—身体肥胖、饮水中的砷含量以及吸烟这三个因素可导致肾癌的发生。

10. 乳腺—吃高脂肪高热量的食物、精神压力过大、晚婚晚育是乳腺癌高发原因。

11. 宫颈和卵巢—引发癌症的原因是多方面的，如熬夜导致内分泌紊乱、过早开始性生活等。

(三)怎样预防癌症

癌症是可防可治的。世界卫生组织的数据表明：1/3的癌症可以预防；1/3的癌症可以早诊而治愈；1/3的癌症患者可改善症状，延长生命。肿瘤发生发展是一个慢性过程，癌细胞不会直接杀死人命，只会慢性地消耗人体，只有在肿瘤晚期发生合并症如压迫重要器官，广泛转移破坏正常组织时才会置人死地，所以不要恐惧癌症，只有科学地对待癌症，才能最终战胜癌症。

癌症是慢性病，癌细胞肿块的形成大概需要8～10年时间。在这么长的时间内，给我们提供了足够的时间和机会采取一些干预措施，从癌症发生的源头上扼制住癌症的生长，或者去除它，如去除导致基因突变的外界不良因素，养成健康、科学的生活方式，加强人体免疫力等措施，就可能有效地预防恶性肿瘤的产生，或是最大程度地推迟恶性肿瘤发生的时间。人们已经采取了行之有效的措施，包括大力控制烟草、鼓励癌症筛查、早期检测癌症和有效的癌症治疗等。譬如结直肠癌的定期筛查有利于早期发现和诊断。癌前息肉切除可以将癌症"扼杀在萌芽状态"，改变饮食习惯（多吃蔬菜水果、多摄入膳食纤维，避免高脂饮食）、避免暴露于其他可致癌的危险因素（例如香烟烟雾）等，都是合理的预防措施。

控烟是我国癌症预防措施的重中之重。吸烟与80%以上的肺癌和30%的其它癌症死亡有关（包括口腔癌、喉癌、食管癌及胃癌等）。吸烟的恶果需经一代人的时间才表现出来，这是吸烟者对吸烟之害存在麻痹思想和侥幸心理的重要根源。此外，我国1/3的癌症发生与感染因素有关，如乙肝丙肝病毒与肝癌、人乳头瘤病毒感染与宫颈癌、幽门螺杆菌感染与胃癌等。

从世界范围看，不健康饮食和体力活动少是仅次于吸烟的第二个重要的、可避免的癌症发生危险因素。人类癌症中约有1/3与此有关，如超重和肥胖与结直肠癌、乳腺癌、子宫内膜癌及肾癌有关。摄入充足的蔬菜和水果对多种癌症可能有预防作用，而过量的红肉及腌制肉与结直肠癌的发生有关。健康的生活方式对防癌具有重要影响。在防癌实践中已经积累了许多经验可供借鉴。

1. 防癌记住十项忠告

世界癌症研究基金会和美国癌症研究所的专家，共同撰写了一份题为《饮食、营养、体育与癌症预防》的报告。专家在报告中提出了预防癌症的十项忠告：

(1)在正常体重范围内尽可能瘦。

(2)每天进行30分钟到60分钟适当强度的身体活动。

(3)避免喝含糖饮料，限制摄入高热量食物。

(4)母亲对婴儿至少进行6个月的母乳喂养。

(5)每周食用红肉不得超过0.5公斤，尽量少吃加工的熟肉制品。

(6)男性每天饮酒的酒精含量别超过30克，女性别超过15克。

(7)多吃各种蔬菜和水果。

(8)每天摄入的盐不超过6克，少吃腌制食品。

(9)避免食用不必要的营养品，但怀孕期间可服用叶酸。

(10)癌症患者在治疗后要严格遵循专家提出的营养建议，多进行体育锻炼，并保持适当的体重。

2. 防癌从细节入手

如尽早采取防控措施，1/3的癌症可以预防。为此，科学家在美国《读者文摘》上撰文指出，注意生活细节能有效降低罹患癌症的危险。

(1)把西红柿切成小方块，用橄榄油和蒜泥凉拌着吃。西红柿里的番茄红素能预防前列腺癌和膀胱癌，橄榄油可帮助番茄红素的吸收。

(2)早餐进食谷物时，吃些蓝莓酱。因为蓝莓酱中的抗氧化剂能使损坏细胞的不稳定化合物——自由基无效。

(3)每天至少喝水1200毫升。如喝足够多的水，可使男性患膀胱癌的危险降低45%。

(4)每天晒太阳15分钟，补充维生素D和钙。研究人员发现，缺乏维生素D可增加乳腺癌、结肠癌、前列腺癌、卵巢癌、胃癌等多种癌症患病风险。

(5)穿不需要干洗的衣服。因为干洗剂能引起肾脏和肝脏的损害。如果衣服必须干洗，穿之前应从塑料袋中取出，在外面放置一段时间。

(6)吃不经微波炉处理的西兰花，因微波照射可使西兰花含有的抗癌物质黄酮类化合物损失97%。

(7)多吃核桃、花生、杏仁、栗子等坚果类食品，这类食物含有微量元素硒，可诱使癌细胞自杀，还可帮助细胞修复受损的DNA。如果每天摄取200微克硒（相当于两个核桃），罹患前列腺癌、结肠癌、肺癌的几率分别降低63%、58%、46%。

(8)经常吃深海鱼。每周吃4次以上深海鱼的加拿大人，白血病、骨髓瘤和非霍奇金淋巴腺癌患病率低67%。如果女性经常吃深海鱼，可降低患子宫内膜癌的风险。

(9)多吃低脂肪食物,用家禽和鱼代替牛肉、猪肉,用橄榄油代替黄油。因为高脂饮食的女性,患非霍奇金淋巴腺癌的危险增加70%。

(10)吃洋葱可使前列腺癌的危险降低50%,喝新鲜的柠檬汁可使喉癌和胃癌危险降低50%。

(11)晚饭后步行30分钟能降低患乳腺癌的危险。如果每周进行3个小时的中等强度运动,3个月后整体雌激素水平会明显降低;一年后,体重减少2%以上的女性,雌激素水平更低。另有研究发现,每周散步4个小时可使胰腺癌危险降低一半。

3. 十五条"军规"告别癌症

癌症并不会无缘无故地降临,它是几十年发展变化的结果,因此,只需对日常生活中的小事做点简单改变,就能显著降低患癌的风险。

(1)吃饭时加点泡菜。芬兰一项研究表明,泡菜在发酵过程中,会产生一些抗癌化合物。

(2)多吃菜花。菜花是一种超级抗癌食品,多多益善。

(3)吃什么都不妨加点大蒜。大蒜内含有硫磺类化合物,会刺激人体免疫系统,预防癌症,并且还有限制肿瘤生长的潜力。

(4)每周吃个哈密瓜。切开并储存在容器重放好,每天早上起来吃几块。哈密瓜富含类胡萝卜素,能大大降低患肺癌的风险。

(5)常吃猕猴桃。猕猴桃是一种抗癌、抗氧化水果,富含维生素C、维生素E和叶黄素。

(6)吃葡萄但不要喝葡萄酒。葡萄中富含白藜芦醇,但是请吃葡萄,而不要喝葡萄酒,因为葡萄酒可能增加患乳腺癌的风险。

(7)少吃高脂动物蛋白。研究发现,进食大量动物蛋白的妇女患非霍奇金淋巴瘤的风险要高出70%,而那些以脂肪饮食为主的妇女患此病的概率要高出90%。所以,还是改吃低脂或无脂奶制品吧。

(8)补充维生素。许多研究表明,理想的维生素和矿物质水平能促进人体免疫系统,有助于预防各种各样的癌症。

(9)晚上喝杯啤酒。可以保护胃免受幽门螺旋杆菌的侵害,以防止胃溃疡甚至胃癌。但不能过量,否则不但起不到预防胃癌的作用,还会增加患口腔癌、喉癌、食道癌、肝癌和乳腺癌的风险。

(10)喝些柠檬或酸橙汽水。据澳大利亚研究人员称,常吃柑橘类食品可能将口腔癌、喉癌和胃癌的发病率减半。

(11)有机会就喝杯水。《新英格兰医学杂志》中一项研究表明,成年男子每天喝6杯(每杯240克)水,患膀胱癌的几率会减半。另一项研究则将妇女的饮水量与结肠癌联系起来,妇女多喝水,可以降低45%患结肠癌的风险。

(12)每天晒15分钟太阳。这样可以通过自然的途径吸收足够体内所需的维生素D,预防各种癌症。

(13)穿不需要干洗的衣服。许多干洗店仍然在使用一种叫做全氯乙烯的化学品,这种化学品会对肾功能或肝功能造成损害甚至癌变。如果必须干洗,请在穿前将它们从塑料袋里拿出来在宽敞的地方晒一晒。

(14)性生活时使用安全套。否则女人感染乳头状瘤病毒的可能性很大,这种病毒会引起宫颈癌。如果丈夫对待感情不够忠诚的话,也会增加妻子患病的几率。

(15)每天晚餐后散步30分钟。适度的运动可以降低雌激素的水平,从而降低患乳腺癌的风险。另有研究指出,每周4小时的散步或者徒步旅行能使患胰腺癌的风险减半。

摘自《健康指南》

二五、如何缓解癌症化疗的不适

美国癌症协会在其网站上刊文指出,建议癌症患者使用黄芪、绿茶、银杏叶和人参,来减缓治疗过程出现的不良反应。对此,北京中医医院肿瘤科主任杨国旺解释说,黄芪、绿茶、银杏叶、人参以及它们有效成分的提取物早已运用于临床。它们在癌症预防、治疗和康复方面有着不可忽视的作用。

(一)黄芪泡水空腹用

黄芪含人体必需的多种微量元素,如硒、锌、铁、铜、锰等，其中硒的含量最高，而硒是一种强氧化剂，能有效清除自由基，防止过氧化氢对细胞的损害。它能有选择性地抑制癌细胞生长，而不损害正常细胞。

作为中药补气代表的药物，黄芪还可减轻放化疗引起的骨髓抑制、乏力、纳差等毒副作用。

黄芪能预防食管癌、胃癌、肝癌、肺癌、前列腺癌、膀胱癌、结肠癌等。食用方法是：①用黄芪、党参、当归炖鸡食用。②单独饮用黄芪水。每天把30克黄芪加入适量水中煮1小时左右，在饭前空腹饮用，分3～4次喝完。

(二)绿茶每天3～6克

绿茶可有效预防胃癌等消化道肿瘤，它的防癌作用来自于抗氧化分子——茶多酚。有研究发现，茶多酚可促进癌细胞凋亡，多酚浓度越高越会促使细胞凋亡。可按日常用量饮用，一般是每天3～6克绿茶，泡水饮用。每天坚持，即可达到预防癌症效果。

(三)人参配中药煎熬

人参有效成分是人参皂苷，可增强人体的免疫力，有利于癌症患者的康复。近年研究发现，人参皂苷中的Rg3能有效抑制肿瘤血管的生成。临床研究则发现，服用人参时如果配合增强免疫力的中药，其效果更好。建议用量是每天3～6克，用水煮1小时即可饮用。需要指出的是红参性偏热，阴虚体质且有内热的癌症患者不适合使用。

(四)银杏叶泡水喝

目前关于银杏抗癌的研究比较少，但是银杏叶含有的黄酮甙是一种自由基清除剂，可修复细胞内DNA的损伤，减少癌症的发生。大家可把银杏果实放在肉里炖煮服用。相对来说，银杏有效成分多在叶子里面，一般需提炼加工，可饮用银杏加工的饮料，或用银杏叶泡水代茶饮。

摘自《健康指南》

二六、怎样用阿司匹林预防疾病

1899年，德国拜尔药厂的化学家费尼克斯·霍夫曼发明了乙酰水杨酸，这就是阿司匹林。阿司匹林就是根据德文乙酰水杨酸的缩写而命名的。100多年来阿司匹林成为经久不衰的好药和廉价药，其主要功能是消炎解痛和抗血栓。时至今天，对阿司匹林的研究更为深入，不断拓宽其适应证和用途。

(一)阿司匹林的功能

1.阿司匹林是预防心脑血管疾病的基石。世界卫生组织指出，预防心血管病简单有效的方法，包括联合应用阿司匹林，可以控制50%的致死或致残率。阿司匹林具有解热、镇痛、抗血栓等药理作用，其作用主要是由用药剂量来决定的。大剂量服用可以消炎；中剂量服用可以镇痛；小剂量服用可以防止血小板聚集引发血管堵塞。阿司匹林在心脑血管疾病的一级和二级预防中均显示出卓越的抗血栓作用。它可以降低心肌梗死、卒中的发病以及死亡的风险。在发生急性心肌梗塞的情况下，服用阿司匹林是一种速效救命的治疗方式。它能够使堵塞的血管重新畅通，有效地保护心脏和血管。因此，心脑血管病专家指出，阿司匹林是预防心脑血管疾病的基石。

2.阿司匹林具有抗癌作用。近年来国内外有大量的研究发现，长期服用小剂量阿司匹林具有抗癌作用，可降低多种癌症的发病率。

(1)预防胰腺癌作用。2002年美国《全国癌症研究所杂志》报告，在1992年～1999年间对2.8万名绝经后的美国妇女进行了跟踪调查，调查结果显示，服用阿司匹林可以使胰腺癌发病率降低43%以上。

(2)预防卵巢癌作用。科学家们对780名妇女进行的药物应用与癌症关系的研究显示，连续5年每周服用阿司匹林4次的妇女，与未服用阿司匹林的妇女相比较，发生卵巢上皮细胞癌的风险降低50%。

(3)预防前列腺癌作用。美国一项研究显示，60岁以上男性按常规剂量坚持服用阿司匹林，可以使前列腺癌的患病率降低50%。2002年《美国医学杂志》报道，年龄越大阿司匹林的保护作用越强，提示中老年人长期服用小剂量阿司匹林，对预防前列腺癌具有积极作用。

(4)预防肠癌作用。临床医生观察了635例治愈后的肠癌病人，发现每天服用325毫克阿司匹林的病人，坚持治疗2.5年，复发率为17%，而对照组复发率为27%。研究者还发现，至少隔日服用阿司匹林的肠癌病人其病死率可降低40%以上。

(5)预防其他癌症作用。意大利的研究人员发现，规律性服用阿司匹林5年的患者，与不服用阿司匹林的患者相比，患口腔癌、喉癌、食管癌的可能性要少67%。更多的研究发现，阿司匹林还可以预防肺癌、膀胱癌、乳腺癌等多种癌症。

3.阿司匹林可以治疗疼痛和发烧。阿司匹林主要还是用来治疗疼痛和发烧的。在轻度偏头痛和紧张性头痛的情况下，都可以选择这种药物。由于止痛和治疗风湿病的药对胃都有副作用，同其他一些药物相比，阿司匹林却很少对胃造成伤害。

4.阿司匹林可以预防老年痴呆症。研究发现，大脑内发生的炎症，对于老年痴呆症的不断恶化起到了推波助澜的作用。而按时服用抗炎药物(如阿司匹林)治疗或预防其他疾病(如关节炎、心脏病)的患者，一般不会患老年痴呆症。

5.预防抗生素所致的听力障碍。氨基糖甙类抗生素进入人体后，与体内的铁元素结合形成自由基，自由基分子性质极不稳定。

能损伤内耳中成千上万个细胞．毛细胞一旦受损，内耳就会丧失探测声音的功能，从而造成永久性的听力丧失．对动物的初步研究显示：阿司匹林被分解后，变成了水杨酸盐，它能阻止自由基的形成，从而预防抗生素所致的耳聋发生。

(二)阿司匹林的服用方法

科学服用阿司匹林方法如下：

1.剂量：目前认为，75～150毫克/天的阿司匹林是高危患者长期服用以预防严重心脑血管疾病的最佳剂量，大剂量服用，可能引起胃痛、恶心、呕吐、便秘等不适；而剂量过小(＜75毫克)时，疗效不理想。目前常用量是每天100毫克。

2.服药时间、服药间隔和剂型：为减少阿司匹林对胃黏膜的损伤，应选用肠溶剂型，而且空腹服用有利于药物吸收，提高生物利用度。有些患者出现胃部不适，改为饭后服用时不适感会有所减轻。阿司匹林普通水溶片应该在饭后温水化开服用以降低消化道反应。对于急性心肌梗塞等某些急诊病例，应使用水溶性阿司匹林或将肠溶阿司匹林片含化或嚼服。应该每天服用一次，终身服药。为提高耐受性，心脑血管疾病低危患者也可隔日服用一次。

(三)服用阿司匹林应注意的问题

1.服用阿司匹林最好在医生指导下服用，才比较安全。

2.阿司匹林的主要不良反应有胃部疼痛、恶心、呕吐、胃肠黏膜溃疡和出血，即使是小剂量肠溶片叶无法完全避免。

3.哮喘病人要慎用阿司匹林，患有慢性鼻炎、鼻息肉、鼻窦炎的病人也应避免使用阿司匹林。此外，消化道溃疡者(包括胃及十二指肠溃疡)，应警惕阿司匹林引起的出血；有出血倾向及血小板减少者应慎用或禁用。

摘自《健康指南》

二七、怎样用常见食物治疗疾病

下列常见食物均可治疗疾病：

(一)酒：味甘苦辛，性温有毒，有通脉御寒，行药势之功效。可治风寒痹痛、筋脉拘急、心腹冷痛、胸痹等症。黄酒，味甘辛性温，有益气生津、活血止痛之功效，可治痘疮不起、头风等症。

(二)紫菜：味甘咸性寒，有化痰软坚、清热利尿功效。可治瘿瘤、水肿、小便不利等症。

(三)酱油：味咸性寒，有清热除烦之功效。可治烫火伤、手指肿痛、毒虫毒蜂蜇伤，并可解药物、鱼、野菜、毒蕈等毒。

(四)蜂蜜：味甘性平，有补中润燥，解毒止痛之功效。可治咳嗽、便秘、胃痛、口疮、鼻渊及烫伤，并可解乌头毒。

(五)醋：味酸苦性温，有散淤、止血、解毒、杀虫之功效。可治心腹疼痛、黄疸、泻痢虫积腹痛、吐衄便血、食物中毒等症，并有健胃消食功效。

(六)花椒：味甘性温，有温中散寒、杀虫除湿、解鱼腥毒之功效。可治疗心腹冷痛、齿痛、疝痛、蛔虫病、蛲虫病、阴痒、疮疥等症。花椒子，味苦性寒，有下气行水之功效。可治水肿胀满、小便不利、诸喘不止等症。

(七)味精:有中和血氨,促进组织新生,抗癫痫之功效。可治肝昏迷、胃溃疡、癫痫小发作、神经衰弱、改善智力、提高记忆力等。

(八)胡椒:味辛性热,有温中下气,消痰解毒之功效。可治食后寒痰、脘腹冷痛、反胃呕吐清水、泻痢、食物中毒、吐泻腹痛等症。

(九)食盐:味咸性寒,有清火、涌吐、凉血、解毒之功效。可治停食、宿食欲吐、胸中痰壅、心腹胀痛、喉痛、牙痛、牙出血等症。

摘自《常见病家庭诊治大全》

第三十一篇 药疗的原则

通过服用药物,能促使人体气血旺盛、阴阳协调、脏腑功能健全,确实能起到增强体质,焕发生机,在一定程度上可以达到防治疾病,延缓衰老的目的。但是,在具体药疗时,一定要使用得当,不能乱用,必须遵循以下原则:

一、未病先防,不无故进补

未病先防,是指采取正确的养生保健方法和有效的预防措施,防止疾病的发生和蔓延。《黄帝内经·素问·四气调神大论》就指出:"圣人不治已病治未病,不治已乱治未乱,此之谓也。夫病已成而后药之,乱已成而后治之,譬犹渴而穿井,斗而铸锥,不亦晚乎。"所谓"治未病",就是未病先防。《黄帝内经·素问·刺法论》曰:"小金丹……服十粒,无疫干也。"可见当时就已有用药物预防疾病的实践。在16世纪,我国已发明用人痘接种法来预防天花。至于用中草药预防疾病就更多了,如用青蒿等驱虫,用板蓝根、大青叶预防感冒,用茵陈、山栀预防肝炎等。这类药物预防,现在仍在不断发掘和研制。一些中老年人喜欢用一些补药预防疾病,但是,补药并非人人都可以吃,无病体键之人一般不需服用。倘若一见补药,以为对人体皆有好处,贸然进补,很容易导致机体的气血阴阳平衡失调,不仅无益,反而有害。所以,既要注重未病先防,又不要无故进补,需要进补时,应在医生指导下进行,不可贸然进补。

摘自《实用中医大全》

二、既病防变,注意虚不受补

疾病的发展过程,基本上是邪正斗争的消长过程。邪长正消则病进,正盛邪衰则病退。因此,及时治疗,既可控制病变蔓延,又免正气的过度损耗而病邪由表传里,逐步深入,最后侵犯内脏。在防治疾病的过程中,一定要掌握疾病发生、发展的规律,及其传变途径,做到早期诊断,有效地治疗,才能防其转变。

(一)早期诊断和治疗

《黄帝内经·素问·阴阳应象大论》曰:"故邪风之至,疾如风雨。故善治者,治其皮毛,其次治肌肤,其次治筋脉,其次治六腑,其次治五脏。治五脏者,半死半生也。"又曰:"形不足者,温之以气;精不足者,补之以味。其高者,因而越之;其下者,引而竭之;中满者,泻之于内;其有邪者,渍形以为汗;其在皮者,汗而发之;其剽悍者,按而收之;其实者,散而泻之。审其阴阳,以别柔刚,阳病治阴,阴病治阳。定其血气,各守其乡,血实宜决之,气虚宜掣引之。"说明病邪由表及里,如不及时治疗,就会坐失良机,疾病日趋深重,恢复也就不易。高明的医生,常能见微知著,辩证施治,防患于未然。

(二)务在先安未受邪之地

《难经·七十七难》指出:"上工治未病,中工治已病者,何也?然:所谓治未病者,见肝之病,则知肝当传之于脾,故先实其脾气,无令得受肝之邪,故曰治未病焉。中工者,见肝之病,不晓相传,但一心治肝,故曰治已病也。"临床根据这一传变与防治规律,常在治肝病的同时,配合以健脾和胃的药物,就是既病防变法则的具体应用。自既病防变的思想产生以来,一直为历代医家所沿用。如清代叶天士,根据温热病伤及胃阴之后,病势常进一步发展,往往耗及肾阴,故主张在甘寒养胃的方药中,加入一些咸寒滋肾的药物,并提出了"务在先安未受邪之地"的防治原则,也是既病防变这一治疗原则在临床上具体运用的规范。

(三)应注意虚不受补

人在既病之后,体质虚弱,治病多应进补。但脾胃虚弱之人,在受补时,当先键运脾胃。因脾胃不健,可致气机壅滞,加重脾胃之虚,致使药力难行,体虚俞甚。故此时用补,当以健脾为先,即使补脾,亦当用进补不滞之品,应注意虚不受补。

摘自《实用中医大全》

三、治病求本,注重扶正祛邪

药疗原则,是治疗疾病时必须遵循的基本原则。它是从长期临床实践中,在认识疾病发生发展的普遍规律的基础上,逐步总结出来的治疗规律。对临床的具体治法、处方、用药具有普遍的指导意义。药疗原则的确立是建立在整体观念和辩证的基础上的,即从通过四诊收集的客观资料为依据,对疾病进行全面的分析、综合和判断,从而针对不同的病情,确定各种相应的治疗原则。

人体是一个有机联系的整体,在局部与整体之间,以及人体与外界环境之间,都存在着对立统一的关系。各脏腑组织之间,通过经络沟通内、外、上、下,联系成一个完整的机体,进行着正常的生理活动。当发病时,各脏腑组织器官也相互影响。所以任何一个病症或一个局部症状,都和整体密切相关。因此,在任何情况下都不能孤立地、片面地观察病症和某个局部症状,必须全面观察分析,然后根据不同的症候,进行理法、处方、用药。这就是整体观念在诊断、治疗上的具体运用。因此,在治疗疾病过程中,既不能只看到病情的局部而不看整体,孤立地头痛医头,脚痛医脚,也不能只见整体而不见局部,只进行一般的全身治疗,而忽视对局部症状或体征特殊性的认识和处理。

药疗原则和具体的治疗方法不同,药疗原则是用以指导治疗方法的总则,而任何具体的治疗方法,总是由药疗原则所规定,并从属于一定的药疗原则。中医有关药疗原则的内容非常丰富,一言一概之:治病求本。其基本原则包括调整阴阳、标本缓急、扶正祛邪、三因制宜、布阵用药等。

在治病求本中,最主要的就是注重扶正与祛邪的关系。正,即正气,指人体对疾病的防御、抵抗和再生的能力。邪,是邪气,主要是指各种致病因素及其病理损害。正与邪是对立统一的两个方面,疾病的发生、发展,在一定意义上,可以说是由正邪双方力量的消长而决定的。邪胜则病进,正胜则病退。因此,治病的根本目的是扶正祛邪,使邪去正复,向有利于疾病痊愈的方向转化。

扶正,就是使用扶助正气的药物或采用其他疗法,并配合恰当的营养及功能锻炼,增强体质,祛病除邪,恢复健康。即所谓“正气内存邪不可干”。临床可根据病人的具体情况,分别运用益气、养血、滋阴、助阳等补法。

祛邪,就是使用攻逐邪气的药物,或运用针灸、手术等其它疗法,祛除病邪,以达到邪去正复的目的。祛邪,适用于邪气盛、正气未衰,以邪实为主要矛盾的病症。临床可根据邪实的不同情况,分别运用发汗、攻下、消导、化瘀、涌吐、祛湿、祛风等治法。即所谓“邪去正自安”。

扶正与祛邪并用,临床多见。单纯攻邪伤正气,单纯扶正,又恐留邪,攻补兼施,或先扶正后祛邪或先祛邪后扶正。如久病脾虚食滞,如果是食滞为重,则攻邪为主;脾虚为重,则扶正为主。

摘自《实用中医大全》

四、三因制宜,加强针对性

在药疗中,要坚持“三因制宜”的原则,即:因人制宜、因地制宜、因时制宜,以加强药疗的针对性。

(一)因人制宜

因人制宜,就是根据病人的年龄、性别、生活习惯、素体强弱、体质因素以及精神状态等不同特点,来考虑治疗用药的原则。在同一季节或同一环境内,虽感受同一致病因素,但其发病情况,往往因人而异。治疗就应根据病人的具体情况制定不同的方法。如小儿生机旺盛,脏腑较嫩,易虚易实,易寒易热,治小儿忌投峻剂,尤当慎用补剂,以免病情变化,复生他病,影响发育。老年人气血衰少,常正虚邪实,生机减退,正虚之体感受邪气，多成正虚邪实之证。治疗时，虚证宜补，实邪宜攻。

（二）因地制宜

因地制宜，就是根据不同地区的地理环境特点，来考虑治疗用药的原则。不同地区，由于气候条件、地理环境、生活习惯的不同，人体的生理活动和病变特点也不相同，如西北地区，地势高而寒冷，人体腠理致密；南方地区，地势低平而湿热，人体腠理多疏松而开泄，所以历来治疗外感风寒，西北常用麻黄、桂枝、羌、独活等辛燥温散之品，南方善用荆芥、防风、苏叶等轻淡宣泄之品。当年张仲景生于中原地带河南，感觉人们生病多伤于寒；而叶天士生于江南，感觉人们生病多于暑湿，就是典型的因地制宜。

（三）因时制宜

因时制宜，就是要根据不同季节气候的特点，来考虑治疗用药的原则。四季气候的变化，对人体的生理功能、病理变化均产生一定的影响。如春夏季节，气候由温渐热，阳气生发，人体腠理开泄。这时若患外感，温热辛散之药不宜过用，如麻黄、桂枝、附子之类，以免开泄太过，耗气伤津。秋冬时气温渐寒，阴衰阳消，阳气固密，人体腠理致密，阳气敛藏于内。此时若感外邪，就要重用辛温解表药，而对寒凉的药则慎用，如石膏、黄芩、黄连，以免损伤阳气。《黄帝内经·素问·六元正纪大论》曰：“用寒远寒，用凉远凉，用温远温，用热远热，食宜同法。有假者反常，反是者病，所谓时也。”就是说，用寒凉药，应避秋凉、冬寒之气当令，勿以寒犯寒。用温热药，应避春温、夏热之气当令，勿以热犯热。

因人、因地、因时制宜，三个环节是密切相关而不可分割的。只有坚持三因制宜的原则，才能加强治疗的针对性，增强治疗的效果。

摘自《实用中医大全》

五、中医保健六要歌

中医保健六要歌

一辩体质分九种，因人制宜各不同。
二顺四时适寒温，人与自然自相通。
三养心神调情志，精神爽朗沐春风。
四调饮食须均衡，少而清淡不肥壅。
五适运动持以恒，流水不腐筋骨松。
六慎起居讲规律，劳逸适度精力充。
把握保健六要诀，健康自在我手中。

摘自《健康指南》

第三十二篇　常见疾病的药疗方法

一、防治头痛的药疗方

夫头者，诸阳所聚之处也。诸阴至颈而还，惟足厥阴有络上头至巅顶。其脉浮紧弦长洪大者，属风热痰火而致也。其脉微弱虚濡者，属气血两虚，必丹田竭而髓海空，为难治也。甚有真头痛者，脉无神而脑中劈劈痛，其心神烦乱，为真头痛也。旦发夕死，夕发旦死。盖头痛暴者，如鼻塞发热恶寒，乃感冒所致也。其曰头痛者，有虚有火有痰厥。头痛者，有偏有正。盖左边宜小柴胡汤加川芎、当归、防风、羌活。其偏于右边头痛者，补中益气汤加白芷、独活、蔓荆子、酒芩。其眉棱处痛者，二陈汤加久炒片芩、羌活、薄荷。其脑顶痛者，宜人参败毒散加川芎、藁本、酒炒黄柏、木瓜、红花，酒炒大黄。《寿世保元》

（一）清上蠲痛汤《寿世保元》

【处方】　当归（酒洗）一钱，小川芎一钱，白芷一钱，细辛三分，羌活一钱，独活一钱，防风一钱，菊花五分，蔓荆子五分，苍术（米泔浸）一钱，片芩（酒炒）一钱五分，麦门冬一钱，甘草（生）三分。

【用法】　上锉一剂，生姜煎服。

【主治】　一切头痛主方，不论左右偏正新久，皆效。

（二）加味四物汤《寿世保元》

【处方】　当归、川芎、生地黄、黄柏（酒炒）、知母（酒炒）、蔓荆子、黄芩（酒炒）、黄连（酒炒）、栀子（炒）、黄芪各等分。

【用法】 上锉一剂，水煎温服。

【主治】 头痛偏左者，属血虚火盛也。

(三)黄芪益气汤(《寿世保元》)

【处方】 黄芪(蜜炒)一钱，人参、白术(去芦)、陈皮、半夏(姜汁炒)、当归(酒洗)、川芎、藁本、甘草(炙)各五分，升麻、黄柏(酒炒)、细辛各三分。

【用法】 上锉一剂，姜枣煎服。

【主治】 头痛偏右者，属痰与气虚也。

(四)调中益气汤(《寿世保元》)

【处方】 黄芪(蜜炒)、人参、甘草(炙)、苍术(米泔浸，炒)、川芎各六分，升麻、柴胡、陈皮、黄柏(酒炒)、蔓荆子各三分，当归六分，细辛二分。

【用法】 上锉，水煎温服。

【主治】 头左右俱痛者，气血两虚也。

(五)都梁丸(《寿世保元》)

【处方】 香白芷切碎晒干为末，炼蜜为丸，如弹子大，每服一丸，荆芥点蜡茶细嚼下。

【主治】 偏正头风，一切头痛，诸风眩晕，头目昏重。

(六)祛痛膏(《寿世保元》)

【处方】 防风、羌活、藁本、细辛、菊花各五分，南星、草乌、白芷各一钱。

【用法】 上为末，用连须葱一把洗净，同前药捣成膏，铜锅炖热，量痛大小，用油纸摊药贴痛处，周围以生面糊封之，再用干帕包定，其痛即止。一方加菊花、独活各一钱五分、草乌一钱、麝香一分。

【主治】 半边头痛。

(七)治头痛的好方法(《温度决定生老病死》)

有一个治头痛的最好方法。只要头痛发作，就在盆子里倒上热水(一定要手放下去能明显感觉到烫)，把手放入水中，然后赶快抽回来，这样做几次之后，当手指明显感到发麻了，头痛马上就能缓解，立竿见影。不管是早上起床后的头痛，用脑过度的头痛，头受凉、风吹后的头痛，还是在电脑前工作太久的头痛，都可以用这种方法来快速治疗。这是因为手指上的经络全都通往头部，受热刺激后就打通了经络，“通则不痛”。

(八)顽固性头痛(《中国秘方全书》)

【验方一】 用萝卜汁，向鼻孔吹入，左边的头痛就吹入左孔；右边的头痛就吹入右孔；若左右两边都痛，则二孔都吹，马上见效。

【验方二】 川芎一钱，茶叶二钱，用水煎服，连服十日，即可痊愈。

【验方三】 若是气血皆虚所引起，则用黄芪一钱(蜜炒)，人参、苍术、炙甘草各七分，陈皮、当归身、川芎各五分，木香、蔓荆子、细辛、柴胡、升麻各三分，用水煎，连续服用，就可见效。

【验方四】 赤芍 15 克，炒川芎 30 克，炒桃仁 12 克，红花 12 克，老葱 15 克，生姜 3 克，大枣 3 枚，黄酒引，水煎服，每日一剂。适应症：久治不愈的瘀血头痛。

(九)慢性头痛(《中国秘方全书》)

【验方一】 用冷水一杯，加柠檬汁少许、苏打半匙，喝了就好，颇有神效。

【验方二】 水牛角、钩藤、桑叶各 20 克，菊花、川贝母各 12 克，生地、白芍、竹芯、茯神各 15 克，甘草 6 克。水煎服，每日一剂。适应症：肝阳头痛。

【验方三】 熟地 20 克，山茱萸、山药各 15 克，泽泻、茯苓、枸杞子、菊花各 12 克，丹皮 10 克。水煎服，每日一剂。适应症：阴虚头痛。

【验方四】 炮附子 6 克，人参 10 克，茯苓、白术、白芍各 12 克。水煎服，每日一剂。适应症：阳虚头痛。

(十)偏头痛(《中国秘方全书》)

【验方一】 属火症者，用大黄末三分，黄芩末一钱，加白酒一碗，炖热调匀，服之即愈。

【验方二】 用萝卜(辣者佳)捣汁，加冰片少许，令患者仰卧，慢慢注入鼻孔，左边痛注左孔，右边痛注右孔。

【验方三】 如果痛起来，眉尾发际间太阳穴特别疼痛，时好时发时，用川芎、白芷、石膏、黄芩各一钱半，煎两小时后服用，连服两天即愈。儿童用此剂要减半。此方孕妇忌服，因川芎会惊动胎儿，极易导致流产。

【验方四】 当归、白芍、川芎、熟地各 12 克，细辛 3 克，元胡 15 克，夏枯草、钩藤、草决明、珍珠母、鸡血藤各 30 克。水煎，每日一剂，分 2 次服。

【验方五】 阿司匹林，每日3次，饭后服用；头一次一片半(大片的)，体重大的吃两片，以后每次吃一片，一般吃2～3天即好。此方治偏头痛效果良好。

【验方六】 热水泡手治偏头痛。偏头痛时，可以把双手浸入热水中，水量以浸过手腕为宜，并不断地加热水，以保持水温。半小时后，痛感即可减轻，甚至完全消失。

(十一)精神头痛(《中国秘方全书》)

此症患者痛点在额角，主要痛在印堂，次痛在脑，大多是受刺激引起，如果遇鸡毛蒜皮的事，两眉一皱，就印堂发痛，那就是严重的了，易成精神病；患者面色带青，皮肤干燥，头发粗硬，而且喜乐不定，易造成犯罪行为。

治疗时以白芷、远志各五钱，香附、甘草粉、菖蒲各二分，藕七分同时研末，加茶叶泡了服用，连服十天见效。在服药期间，忌吃墨鱼。

(十二)一般性头痛(《中国秘方全书》)

【验方一】 川白芷二钱半，川芎一钱，甘草一钱，川乌一钱，正川天麻一钱半，荆芥一钱半，防风一钱，薄荷五分。用二碗水，煎至八分，趁温饮服，或加入细辛、羌活各一钱半。

【验方二】 正川芎一两，川乌一两，草乌一两，南星一两，半夏一两，白芷一两半，细辛五分，石膏一两，全蝎五分，研为粉。葱白五分。将韭菜半斤挤汁，注入前药粉末阴干，再炼蜜为丸，如梧桐子大小，每服十粒，日服二次。此方又名“七生丸”，治各种头痛都有效果。

【验方三】 蝉衣、白芷各9克，葛根、川芎、白芍各15克，细辛3克，甘草6克。水煎服，每日一剂。适应症：血管神经性头痛。

【验方四】 远志3两，分成10份，每天煎一份，每份加大枣7个，水煎，每日一剂，分早晚2次服。晚上服药时把7个大枣吃掉。此方治神经性头痛。

(十三)感冒引起的头痛(《中国秘方全书》)

【验方一】 用荆芥、香附子、石膏、白芷以上四种药草等量，研成细末，每次服四克，一日三次，饭前服用。

【验方二】 葱白15克切碎，老姜15克切片，加茶叶9克，放一杯半的水同入锅，煮好沥去残渣，将汤汁倒入杯中，趁热服用，并注意不要受到风的吹袭。

【验方三】 生姜六七片和淡豆豉四钱，煮汤一碗，趁热饮之，饮后覆被小睡。

二、防治头晕的药疗方

眩者言其黑，晕者言其转，冒言其昏。眩晕之与冒眩，其义一也。其状：目闭眼眩，身转耳聋，如立舟车之上，起则欲倒。盖虚极乘寒得之，亦不可一途而取执也。风则有汗，寒则掣痛，暑则热闷，湿则重滞，此四气乘虚而眩晕也。喜怒哀乐，悲恐忧思，郁而生痰，随气上厥，七情致虚而眩晕也。淫欲过度，肾家不能纳气归原，使诸气逆奔而上，此眩晕之出于气虚也明矣。吐衄漏崩，肝家不能收摄荣气，使诸血失道妄行，此眩晕之生于血虚也，又明矣。以致新产之后，血海虚损，或瘀不行，皆能眩晕，是不可推寻致病之因乎？治法随机应敌，其间以升降镇坠行焉，最不可妄施汗下。然而，眩晕欲解，自汗则有之，若诸逆发汗剧者，言乱目眩，与夫少阴病下利止而头眩，时时自汗者，此虚极而脱也，识者将有采薪之忧(注：采薪之忧指生病)。(《寿世保元》)

(一)清晕化痰汤(《寿世保元》)

【处方】 陈皮(去白)、半夏(姜汁炒)、白茯苓(去皮)各一钱半，枳实(麸炒)一钱，川芎、黄芩(酒炒)各八分，白芷、细辛、南星(姜汁炒)、防风、羌活各七分，甘草三分。

【用法】 上锉一剂，生姜三片，水煎服，以此作丸亦可。气虚加人参七分，白术去芦一钱。血虚加当归，倍川芎。有热加黄连姜炒七分。

【主治】 主方治眩晕之总司也。

(二)参附汤(《寿世保元》)

【处方】 人参五钱，大附子(炮)三钱。

【用法】 上锉一剂，生姜十片，水煎热服。

【主治】 真阳不足，上气喘急，气短自汗，虚极欲倒，如坐舟车眩晕，手足冷，脉沉细也。

(三)清阳除眩汤(《寿世保元》)

【处方】 人参六分，白术(去芦)一钱，白茯苓一钱，陈皮一钱，半夏（汤泡）一钱，天麻八分，旋覆花八分，槟榔八分，甘草四分。

【用法】 上锉一剂，生姜三片，水煎服。

【主治】 眩晕之症，因气虚痰火炎上故也。

(四)姜附汤《寿世保元》

【处方】 干姜一两，大附子（去皮脐）一枚。

【用法】 上锉，每五钱，水煎温服。

【主治】 体虚之人，一时为寒所中，口不能言，眩晕欲倒，手足厥冷。

(五)芎归汤《寿世保元》

【处方】 川芎、当归各等分。

【用法】 上锉，水煎温服，虚甚加制过大附子。

【主治】 一切失血过多，眩晕不醒者。

【验方一】 天麻蒸蛋《生活中来》：

鸡蛋1～2个，去壳、打碎，蒸蛋羹，待半熟时加入天麻粉5～10克，略搅匀，继续蒸熟后可调味服。连服15天。此方治眩晕。

【验方二】 龙牙鲜贝《生活中来》

龙牙草60克，鲜贝150克。水煎服，每日一剂，分两次服，10天一个疗程；服一疗程，停2天，再服，一般3～5疗程即愈。此方治眩晕。

【验方三】 猪脑天麻《中国秘方全书》

猪脑或牛脑一个，加天麻15克，蒸熟，即可食用。此方治肾虚引起的头晕。

【验方四】 茶子末《中国秘方全书》

以茶子为末，吹入鼻中，即可生效。此方治气虚外感引起的头晕。

【验方五】 归芎鸡《中国秘方全书》

鸡肉250可，当归30克，川芎15克，一起放入锅中蒸熟，趁热食用。此方治低血压引起的头晕。常用此方，对体质改善也有很大的帮助。

【验方六】 茼蒿汁《中国秘方全书》

鲜茼蒿菜一握，洗、切、捣烂取汁，每次服一杯，温开水送服，一日两次，非常有效。此方治高血压引起的头晕。

【验方七】 龙眼芝麻糊《中国秘方全书》

龙眼肉切成小粒，和黑芝麻研为细末，加少许糖，煮成芝麻糊，每日二盅，15天即可见效。此方治头晕眼黑、腰脚无力。

【验方八】 煮喜蛋《中国秘方全书》

喜蛋（孵化胚胎）煮熟，以少许食盐蘸食，饭前吃一个，每天2～3次。此方治头晕眼黑、腰脚无力，效果甚佳，持续几天，即可痊愈。

【验方九】 白果红枣汤《中国秘方全书》

白果仁适量，炒燥研成细末，每次服1～2钱，以红枣汤调服有效。此方治头晕眼黑、腰脚无力。

【验方十】 淡菜陈皮丸《中国秘方全书》

淡菜（干品）10两，焙干研成细末，陈皮5两，与淡菜末一同研碎，炼蜜成丸，如小豆般大，每次服1～2钱，一日服食2次。此方治老年头晕、阴虚阳亢。

三、防治感冒的药疗方

【验方一】 加味香苏散《大国医》王绵之

【组成】 紫苏5克，陈皮、香附各4克，炙甘草2.5克，荆芥、秦艽、防风、蔓荆子各3克，川芎1.5克，生姜3片。

【用法】 水煎，温服。

【功效】 发汗解表。

【主治】 四时感冒。头痛项强、鼻塞流涕、身体疼痛、发热恶寒或恶风、无汗、舌苔薄白、脉浮等症。

【验方二】 陈皮汤《中国秘方全书》

用陈皮20克，以200毫升的水煎至剩三分之二的量时，趁热服下。此方治感冒引起的关节疼痛，具有解除体内疲劳的功效。

【验方三】 紫苏山楂汤《中国秘方全书》

紫苏叶二钱，山楂三钱，冰糖三两，共煮五六碗汤，尽量多饮，饮后入睡，隔天即愈。此方治感冒引起的关节疼痛，屡试屡验。

【验方四】 桔茯草胡汤《中国秘方全书》

桔梗一钱半，白茯苓一钱二分，甘草八分，柴胡一钱半，前胡一钱二分，枳壳一钱半，羌活一钱，川芎一钱，独活一钱，薄荷八分，生姜三片，元参一钱，紫苏八分，石桂参一钱。水煎服。此方治感冒发热头痛、骨节酸痛、流鼻水、咳嗽等。

【验方五】 鬼箭槟榔汤《中国秘方全书》

鬼箭羽五钱，花槟榔三钱，白鸽屎四钱，鸭脚

皮五钱，地骨皮四钱，布渣叶五钱，淡豆豉三钱，尖尾蜂芋三钱，旧毫鼓三钱，瓜蒌叶四钱，苦瓜干五钱。以上各药用清水煎六小时，一大碗药汤，待温热时服下，盖被，卧床休息，待出汗即愈。此方专治精神疲惫、周身骨痛、发冷发热，心闷呕吐、头痛眼花之流行性感冒。

【验方六】 山揽紫苏汤（《中国秘方全书》）

山揽15～20粒，刀背拍扁；红萝卜四枚，刀切成片，加紫苏叶二钱，以水熬成汤，趁热进食，一天约饮三四次，口苦即可解除。此方治感冒引起的口苦。

【验方七】 芥菜橄榄汤（《中国秘方全书》）

芥菜500克切成适当长度，豆腐半块切为三四块，老姜9克，切片，咸橄榄四个与一杯半的水，共放入锅内煮，煮好后，残渣沥出，趁热喝下，盖上棉被休息，出汗即愈。此方治日久不愈的感冒。

【验方八】 槟榔黄芩汤（《中国秘方全书》）

槟榔、黄芩各三钱，水煎服。此方对流行性感冒病毒有较强的抑制作用。

【验方九】 葛根石膏汤（《常见病家庭诊治大全》）

葛根9克，生石膏12克，生姜3片。水煎，每日2次温服。此方主治风热感冒，发烧头痛，出汗口渴。

【验方十】 羌活板蓝汤（《常见病家庭诊治大全》）

羌活4～10克，板蓝根15～30克，大青叶15～30克。水煎服，每日1剂，分3～4次服。此方主治鼻痒、鼻塞、喷嚏、流涕、咽喉部干痒或疼痛、声音嘶哑、干咳的流感。

【验方十一】 大青叶板蓝汤（《常见病家庭诊治大全》）

大青叶、板蓝根各15克，水煎服。此方主治鼻痒、鼻塞、喷嚏、流涕、咽喉部干痒或疼痛、声音嘶哑、干咳的流感。

【验方十二】 甘草五味子汤（《生活中来》）

甘草二钱，五味子二钱，水煎服。每日一剂，分二次服，三剂即可痊愈。此方主治风寒感冒，效果甚灵。

【验方十三】 伤湿止痛膏（《生活中来》）

伤湿止痛膏上倒入一些速效感冒胶囊的药粉，贴在前脚心的涌泉穴上。此方治感冒，效果甚灵。

【验方十四】 棉球白醋（《生活中来》）

感冒初起，或流清涕时，可用卫生棉球浸白醋塞鼻孔，一日两三次，当天或第二天即可治好感冒。

【验方十五】 羚羊角粉治感冒（《生活中来》）

羚羊角粉0.3～0.5克，紫苏6克，生姜5片，葱白一段。煎汤后服用，每天一剂，治风寒感冒。

【验方十六】 鸡蛋冰糖治感冒（《生活中来》）

一个鸡蛋，30克冰糖。冰糖捣碎，打入鸡蛋混合搅匀，临睡前用开水冲服。此方可养阴润燥，清肺止咳，对治疗因感冒引起的鼻流清涕、咳嗽、发冷等症状有特效。

【验方十七】 萝卜葱白治感冒（《生活中来》）

1个萝卜，6根葱白，15克生姜，用3碗水先将萝卜煮熟，再放葱白和姜，煮到只剩一碗水的量，连汤带渣一起服用。每天临睡前一次，能宣肺解表，化痰止咳，治风寒咳嗽、痰多、畏寒、身体酸痛等，效果明显。

【验方十八】 生姜水泡脚治感冒（《生活中来》）

生姜适量，洗净、切片，加水2000克，盐、醋各适量。同置锅中煮沸，待不烫时泡脚20分钟。此法对风寒感冒、头痛效果较好。

【验方十九】 生绿豆汁治热感冒（《生活中来》）

生绿豆100克，粉碎，开水冲服，每天一次。此方可治疗夏季热感冒。

四、防治流行性感冒的药疗方

流行性感冒，在古代医学上称为伤寒，是一种由病毒引起的疾病，传染性极强。本病一年四季都可能流行，但春天和冬天两个季节发病率相对高，正如古人所说“春有余寒，热疫易行；冬有烈风，寒疫易行”。一般说来，患者都能在2～7天内自行痊愈，但对体质较弱者来说，不用药物治疗很难痊愈。

流行性感冒是风寒之邪由表及里侵入体内，

因此应该以辛温解表为主。但是,由于病毒侵犯的部位不同,会产生不同的症状,所以在治法上,既不能单纯解表,也不能单纯清里,应根据不同的症状进行辩证诊治:发病初期应以表里通解为法;一旦邪气内陷,则须以清热解毒透里为主,使邪气外出,以缩短其病程,促使机体恢复阴阳平衡。(《大国医》任继学)

(一)毒邪膜理型流感的治疗(《大国医》任继学)

【症状】 壮热不退,胸胁苦满,口苦咽干,耳聋,目赤,呕吐,口渴,大便燥结,胸胁汗出,舌红赤,苔薄。

【治法】 辛凉和解通腑。

【方药】 增损大柴胡汤。

【组成】 柴胡12克,黄芩6克,枳实3克,薄荷6克,陈皮3克,黄连3克,黄檗3克,栀子3克,白芍3克,大黄6克,广姜黄2克,白僵蚕(酒炒)9克,金蝉蜕10个。

【用法】 水煎去渣入冷黄酒30克、蜜15克,和匀冷服。

(二)热陷心包型流感的治疗(《大国医》任继学)

【症状】 持续性高热,剧烈头痛,神昏谵语,烦躁不安,惊厥抽搐,小便赤涩,舌红赤,苔黄厚而干,脉洪数。

【治法】 开窍通络,解毒泻火。

【方药】 玳瑁郁金汤

【组成】 生玳瑁(研碎)3克,生山栀9克,细木通3克,淡竹沥(冲)20毫升,广郁金(生打)6克,青连翘(带心)6克,粉丹皮6克,生姜汁(冲)2滴,鲜石菖蒲(冲)10毫升,紫金片(开水烊冲)1克。

【用法】 先用野茄根60克、鲜卷心竹叶40克、灯芯草2克,用水1.2升,煎成800毫升,取清汤,分两次煎药服。

(三)热犯膜原型流感的治疗(《大国医》任继学)

【症状】 发热或微恶风寒,恶心呕吐,腹痛腹泻,尿少色黄,舌淡红,苔白腻,脉浮滑而数。

【治法】 清热和胃,行气解毒。

【方药】 还原饮

【组成】 槟榔6克,厚朴3克,草果仁15克,知母3克,芍药3克,黄芩3克,甘草1.5克。

【用法】 水煎服,每日1剂。

五、预防甲型HINI流感的药疗方

国家中医药管理局结合对目前国内外流感人群的认识,总结古今文献,根据甲型HINI流感疫情的特点制定了《甲型HINI流感中医药预防方案》,对于甲型HINI流感的预防很有效。现节录于此,供参考:(《大国医》郭子光)

(一)生活起居预防(《大国医》)

1. 及时增添衣物。
2. 饮食要有规律。
3. 作息要有规律。
4. 对流感不要恐惧,保持一颗平常心。

(二)饮食预防(《大国医》)

饮食宜清淡,少食膏粱厚味之品,可以吃一些简单、美味的小药膳。

1. 二白汤(《大国医》)

葱白15克,白萝卜30克,香菜3克。加水适量,煮沸热饮。

2. 姜枣苏叶饮(《大国医》)

苏叶3克,生姜3克,大枣3枚。生姜切丝,大枣切开去核,与苏叶共装入茶杯内,冲入沸水200～300毫升,加盖浸泡5～10分钟趁热饮用。

3. 桑叶菊花水(《大国医》)

桑叶3克,菊花3克,芦根10克。沸水浸泡代茶频频饮服。

4. 薄荷梨粥(《大国医》)

薄荷3克,带皮鸭梨一个(削皮),大枣6枚(切开去核),加水适量,煎汤过滤。用小米或大米50克煮粥,粥熟后加入薄荷梨汤,再煮沸即可食用。平时容易上火的人可以吃。

5. 食疗方(《大国医》)

荸荠、百合、梨等具有清热生津的作用,可以适当食用。

6. 食疗方(《大国医》)

鲜鱼腥草30～60克,蒜汁加醋凉拌吃。

7. 食疗方(《大国医》)

鲜败酱草30～60克,蒜汁加醋凉拌或蘸酱吃。

8. 食疗方(《大国医》)

鲜马齿苋30～60克，蒜汁加醋凉拌或蘸酱吃。

9. 食疗方(《大国医》)

赤小豆、绿豆适量熬汤服用。

10. 外治方(《大国医》)

若口鼻干燥较重，可以棉签蘸香油外涂，具有润燥的功用。

(三)药物预防

1. 成人

【验方一】　清热宣肺方(《大国医》)

【组成】　桑叶10克，白茅根15克，金银花12克。

【功效】　清热宣肺。

【主治】　面色偏红，口咽、鼻时有干燥，喜凉，大便略干，小便黄。

【用法】　每日1服，清水煎。早晚各一次，3～5服为宜。

【验方二】　健脾化湿方(《大国医》)

【组成】　苏叶10克，佩兰10克，陈皮10克。

【功效】　健脾化湿。

【主治】　面晦无光，常有腹胀，大便偏溏。

【用法】　每日1服，清水煎。早晚各一次，3～5服为宜。

【验方三】　清热解毒方(《大国医》)

【组成】　大青叶5克，紫草5克，生甘草5克。

【功效】　清热解毒。

【主治】　面色偏红，口咽、鼻时有干燥，喜凉，大便略干，小便黄。

【用法】　每日1服，清水煎。早晚各一次，3～5服为宜。

建议不同人群在执业医师的指导下连续服用3剂，在感冒流行期间可再服用3～5剂，在流感流行期间可广泛服用。

2. 儿童

【验方一】　清热消滞方(《大国医》)

【组成】　藿香6克，苏叶6克，银花10克，生山楂10克。

【功效】　清热消滞。

【主治】　儿童易夹食夹滞者。此类儿童容易上火，口气酸腐，大便臭秽或干燥。

【用法】　每日1服，清水煎。早晚各一次，3～5服为宜。

(四)服用中药预防感冒需要注意的事项

1. 老人、儿童应在医师的指导下适当减量服用。

2. 慢性疾病患者及妇女经期、产后慎用，孕妇禁用。

3. 预防感冒的中药不宜长期服用，一般服3～5天。

4. 服用期间或服用后感觉不适者，应立即停止服药并及时咨询医师。

5. 对上述药物有过敏史者禁用，过敏体质慎用。

6. 不要轻信所谓的秘方、偏方和验方。

7. 根据中医和民间传统，多用具有芳香化浊类中药，制成香囊或香薰，具有除瘴避秽的作用，如苍术、艾叶、藿香、山奈等。(《大国医》)

六、防治咳嗽的药疗方

【验方一】　二母清顺汤(《寿世保元》)

【处方】　天门冬(去心)一钱，麦门冬(去心)一钱，知母(蜜汤浸)二钱，贝母(甘草汤洗)二钱，人参五分，当归身一钱，枯芩一钱，山栀子(炒)一钱，玄参一钱，桔梗一钱，天花粉一钱，薄荷七分，生甘草三分。

【用法】　上锉，水煎服。

【主治】　上气喘逆，咽喉不利，痰滞咳嗽，口舌干渴。

【验方二】　银杏膏(《寿世保元》)

【处方】　陈细茶四两(略焙，为细末)，白果肉四两(一半去白膜，一半去红膜，擂烂)，核桃肉四两(擂)，家蜜半斤。

【用法】　上药入锅内，炼成膏，不拘时服。

【主治】　久年咳嗽吐痰。

【验方三】　治咳嗽秘方(《寿世保元》)

【处方】　款冬花三钱，石膏三钱，硼砂七厘，甘草三钱。

【用法】　上为末，吹入喉内，用细茶漱下即好。

【主治】 治咳嗽。

【验方四】 剪一块麝香止痛膏贴在天突穴(胸骨上端凹陷处)及神阙穴(肚脐眼处)。每次贴24小时,一般贴两次即可见效。此方治感冒后咳嗽不止有效。(《生活中来》)

【验方五】 剪一块1厘米见方的伤湿止痛膏,贴在喉头下,10分钟即可止咳。此方治感冒引起的咳嗽有奇效。(《生活中来》)

【验方六】 尖尾风、大风草、六角草、蜜枇杷、香藤、薄荷各一钱,苏叶一钱半,地骨皮三钱。用水二碗煎成八分,再放适量的冰糖于碗内,将煮好的汤药冲入,温服,每天早晚饭前各服一次,两三天即可痊愈。此方治无痰的咳嗽有奇效。(《中国秘方全书》)

【验方七】 桃仁、甜杏仁、蜂蜜各15克,放进蒸锅中蒸煮,食用前加入少量老姜绞汁,即能对咳嗽的治疗发挥很大的效用。此方治多痰的咳嗽。(《中国秘方全书》)

【验方八】 蜂蜜一大匙,麻油一大匙,以瓷锅煮开,温时服下,立刻止咳。此方治多痰的咳嗽。(《中国秘方全书》)

【验方九】 萝卜子9克,桃仁30克,冰糖适量,一同放入锅中,用水煮,饮用煮好的汁液,桃仁也可食用。此方治病况严重的咳嗽。(《中国秘方全书》)

【验方十】 冬花四钱,白菊花七朵,薏苡仁五钱,西洋参、甘草各二钱。水煎服。每日一剂,分三次服,三剂即可见效。此方治咳嗽带血。(《中国秘方全书》)

【验方十一】 猪肺一个,桔梗、紫苑各二钱,同炖熟食用,可治多年老咳嗽。(《中国秘方全书》)

【验方十二】 松子仁和胡桃肉各一两,研烂后加蜂蜜半两,和匀,用沸水冲服,可润肺止咳。(《中国秘方全书》)

【验方十三】 金线莲、百合、二地黄、沉香、川贝、朱砂、杏仁、当归、芒硝、桃仁、桑白皮、枳壳、款冬花、枇杷叶各等量,共研为末,以开水送服,功效如神。此方治慢性咳嗽。(《中国秘方全书》)

【验方十四】 白芨一钱五分,研成细末,临睡前用糯米汤送服,对肺萎患者咯血或有红痰者非常有效。(《中国秘方全书》)

【验方十五】 杏仁、桔梗、川贝母、枇杷叶、郁金、牛蒡子、苏子、前胡、芥子、紫苑、制半夏、陈皮、百合、瓜蒌仁、白术各二钱,怀山药五钱。水煎服,一剂煎三次,分早、中、晚各煎一次温服,轻者二剂可好,重者四剂即愈。此方治慢性咳嗽。(《中国秘方全书》)

【验方十六】 紫苏、陈皮各9克,白萝卜12克,用水一碗煎成半碗,加红糖一汤匙,趁热温服。此方治风寒咳嗽。(《常用病家庭诊治大全》)

【验方十七】 通宣理肺丸治寒咳(《健康指南》)

因受寒引起的咳嗽,多为吐稀白痰、流清涕、打喷嚏,伴有头痛、发热怕冷等。可用通宣理肺丸驱寒止咳。

【验方十八】 银翘解毒丸治热咳(《健康指南》)

热咳多因感受外热或肺内有热引起。吐黄稠痰,口干、咽喉部干燥疼痛、身热出汗、鼻热如火。可服用银翘解毒丸清热化痰止咳。

【验方十九】 川贝枇杷露治燥咳(《健康指南》)

燥咳多发于秋季气候干燥的时候,干咳无痰,或者痰少而粘稠,不易咳出,鼻内干燥,咽喉发干。可服用川贝枇杷露治疗。

【验方二十】 桔红丸治痰咳(《健康指南》)

咳嗽气粗、痰多黏稠、喉中呼噜作响、胸中发闷。可用桔红丸治疗。

【验方二一】 牛蒡汁治堵痰(《生活中来》)

鲜牛蒡适量。把牛蒡洗净,连皮一起搅碎。用纱布包好挤压出牛蒡汁,不必煮沸,可直接饮用。当痰堵在喉咙里咳不出来时,可以喝一小杯牛蒡汁,如果觉得牛蒡汁难以下咽,可以适当加入点蜂蜜饮用。此方可以治堵痰,效果明显。

【验方二二】 艾叶水泡脚治咳嗽(《生活中来》)

艾叶30～50克,放入1800毫升的水中,煎煮15分钟,捞去艾叶,将煎出的药液倒入小盆内,双脚在里面浸泡。每晚临睡前浸泡一次,每次15～20分钟,连续3～5次即可治愈咳嗽。

七、防治支气管炎的药疗方

慢性支气管炎是极为普遍的呼吸系统疾病，它的主要症状为：咳、痰、喘，而一旦其演变成“肺心病”，就会伴有浮肿、心悸等症状。慢性支气管炎的基本病机是“外邪引动伏邪”。饮为阴邪，性质属寒；外邪入里易化热，故本病表现为外邪与伏邪胶结，寒饮与痰热混杂。病变迁延，久咳肺气渐虚，故又有虚实相夹的情况。国医大师裘沛然教授认为，其病机的中心环节是“痰”和“气”。“痰滞气道则咳、则喘，痰饮泛滥则肿、则悸；肺主气，肺气壅满、上逆，也可致咳、致喘，肺气虚弱亦能出现虚喘，气虚津化为痰，则痰益甚，两者可互为因果。”

积累多年临床经验，再加上对中医文献的研究，对于慢性支气管炎的防治，裘沛然教授提出了用小青龙汤变法治疗的主张。(《大国医》裘沛然)

【验方一】 小青龙汤加减方(《大国医》裘沛然)

【组成】 麻黄 12～15 克，桂枝 10～20 克，细辛 6～12 克，干姜 9～15 克，龙胆草 9～15 克，黄芩 12～30 克，甘草 9～15 克，五味子 9～12 克，桃、杏仁各 12 克，制半夏 15 克，紫菀 15 克，前胡 12 克，枳壳 15 克。

【用法】 每日水煎 1 剂。

【功效】 温肺化饮，清化痰浊。

【主治】 各种急慢性气管炎及哮喘。

【方解】 方中麻黄、桂枝可以疏解表邪；细辛，既可以表散风寒，又能够内化寒饮，还有止嗽之功；干姜，为温化寒饮之良药；龙胆草、黄芩苦寒，降肺气，清痰热，其与细辛、干姜相伍，寒温并用，相激相成，对慢支极为有效；甘草，是一味极良好的止咳药，即使胸满痰涌之证，但用无妨；枳壳(枳实)利气宽胸；余药为化痰止咳之品。

裘老认为，小青龙汤加减方清肺与温化合用，辛散与酸收并投，化痰与顺气兼顾，与慢性支气管炎的病机颇为切合，故有较好疗效。在应用时，如气喘较剧，加葶苈子、马兜铃、苏子；痰多加竹沥、南星；肢体浮肿加猪苓、茯苓、车前子；气虚加参、芪，肾虚加补骨脂、巴戟天等。

【验方二】 霜柿叶 60 克，蒲公英 30 克，非那根 25 毫克。以上处方，为成人一日剂量，儿童酌减。日服 2～3 次，连服 10 天为一疗程。适应证：慢性支气管炎急性发作期。(《常见病家庭诊治大全》)

【验方三】 无漏子五至七个，桔梗二钱，水煎服，每日一剂，分两次服。此方治气管炎咳嗽，咽喉干痛，咯痰不松。(《中国秘方全书》)

【验方四】 枇杷叶七八片，刷去毛洗净，放锅中加适量的水煎汁，待温热时服，每日一次，三天即可见效。此方治肺疾、气管炎及咳嗽病。(《中国秘方全书》)

【验方五】 红豆蔻一钱，莱菔子、苏子各二钱，水煎，每日一剂，分二次服。此方治咯痰不爽的慢性气管炎，功效尤著。(《中国秘方全书》)

【验方六】 生桑叶四两，参须四钱，大红枣一两，水两碗，煎成一碗，待温热服。每天一剂，三五天即可治愈气管炎。(《中国秘方全书》)

【验方七】 冬花一两，杏仁三钱，百合五钱，桑白皮三钱，加一碗半水，煎剩六分，煎后放冷，加入蜂蜜及一些生姜汁。每天服用一次，连续服用三五次，可治好咳嗽气管炎。(《中国秘方全书》)

【验方八】 蔊菜五钱，苏子、萝卜子各三钱，甘草二钱。水煎服，每天一剂。此方可治咳嗽、气喘、痰多的气管炎患者，不论急性或慢性都有效。(《中国秘方全书》)

【验方九】 北沙参、车前子各三钱，生甘草一钱半，水煎服。每天一剂，分二至三次服，此方可治愈咳嗽的急性支气管炎患者。(《中国秘方全书》)

【验方十】 莱菔子、紫苏子各二两，白芥子一两，共研细末，炼蜜为丸，温水送下，每服一至二钱，一日二次。此即古方“三子养亲汤”，此方可治慢性支气管炎，效果颇佳。(《中国秘方全书》)

【验方十一】 将丝瓜叶榨汁，即成丝瓜水，每次服一酒杯，约六十毫升，每天二至三次。此方对吐脓痰、咳喘、咯血的支气管炎有奇效，也可治疗肺痈。(《中国秘方全书》)

【验方十二】 用伤湿止痛膏贴于气管炎发痒处，三天即可痊愈。如果不知道哪里痒，可用手触摸气管，触到就咳即是患处。可在晚上睡前贴上，白天揭下，晚上再换新的贴上。效果灵验。

(《生活中来》)

八、防治哮喘的药疗方

根据发作周期的不同,可以将哮喘分为冷哮与热哮两大类,辩证施治须区别对待:

(一)冷哮

一般是由寒痰留状,肺失宣肃所致。主要症状为:初起恶寒发热,无汗,头痛,鼻痒,时流清涕,咳嗽气急,继而胸膈烦闷,喘促加剧,喉中哮鸣有声,咳吐;稀痰,不能平卧,俯伏方舒,面色苍白或青灰,背冷。在治疗上,用小青龙汤加减。(《大国医》张镜人)

【验方一】 小青龙汤(《大国医》张镜人)

【组成】 麻黄5克,桂枝5克,细辛3克,苏子9克,杏仁(去皮尖)9克,紫菀9克,半夏9克,甘草3克。

【用法】 水煎二汁,分上下午温服。

【加减】 痰多稀薄色白者,加干姜3克;咳喘有汗者,加五味子3克;喉间痰鸣如水鸡声音者,加射干5克。

(二)热哮

一般是由热痰交阻,肺失宣肃所致。主要症状为:发热有汗,头痛,呼吸急促,喉间带哮鸣音,胸高气粗,张口抬肩,不能平卧,咳嗽阵作,痰黏色黄,不易咯出,面赤烦闷,口渴喜饮,舌质红。在治疗上,用定喘汤加减。(《大国医》张镜人)

【验方二】 定喘汤(《大国医》张镜人)

【组成】 麻黄5克,杏仁(去皮尖)9克,苏子9克,桑皮15克,款冬9克,半夏9克,黄芩9克,甘草3克。

【用法】 水煎二汁,分上下午温服。

【加减】 喘剧加大地龙9克,葶苈子(包)9克;咳甚加象贝9克,前胡9克;痰多加鱼腥草30克,冬瓜子30克,如痰热壅盛阻塞气道,喘息急促者,另用猴枣散,一日二次,每次0.3克,温开水送服。

【验方三】 三子汤(《寿世保元》)

【处方】 苏子八分,白芥子八分,萝卜子八分。

【用法】 水煎服,立已。

【主治】 治气喘。

【验方四】 三子养亲汤(《寿世保元》)

【处方】 白芥子(研)八分,萝卜子(研)八分,苏子(研)八分,南星(水泡)八分,半夏(水泡)八分,陈皮(去白)六分,枳实(炒)六分,片芩(去朽)八分,赤茯苓(去皮)八分,甘草二分。

【用法】 上锉一剂,生姜三片,水煎温服。

【主治】 老人痰嗽气喘。

【验方五】 千金定喘汤(《寿世保元》)

【处方】 麻黄三钱,桑白皮(蜜炙)三钱,杏仁一钱五分,苏子二钱,白果(炒)二十一个,款冬花三钱,黄芩一钱五分,半夏(甘草水泡)一钱,甘草一钱。

【用法】 上锉,白水煎,食远服。

【主治】 治哮吼如神。

【验方六】 清上补下丸(《寿世保元》)

【处方】 怀生地黄(沙锅内酒拌,蒸黑)四两,石枣(酒蒸,去核)二两,怀山药二两,白茯苓(去皮)一两五钱,牡丹皮一两五钱,泽泻一两五钱,辽五味子一两五钱,天门冬(去心)一两五钱,麦门冬(去心)一两五钱,枳实(麸炒)一两五钱,贝母一两五钱,桔梗(去芦)一两五钱,黄连(姜炒)一两五钱,杏仁(去皮)一两五钱,半夏(姜炒)一两五钱,瓜蒌仁(去油)一两五钱,枯芩(酒炒)一两五钱,甘草五钱。

【用法】 上为细末,炼蜜为丸,如梧桐子大,每服三钱,空心淡姜汤下。

【主治】 自幼患哮吼之症,每遇寒即发,发则上气喘急咳嗽,痰涎上壅,年久不瘥,已成痼疾。百药罔效,予制此方,一料痊愈。

【验方七】 紫苏叶、陈皮、桑白皮(炒)、人参各五钱,白茯苓、木香各三钱,生姜五钱。用清水四杯煎至一杯,分三次服饮。每天一剂,一剂见效,两剂痊愈。此方治气喘。(《中国秘方全书》)

【验方八】 麻黄二钱,细辛五分,紫苑三钱,半夏、生姜各三片,五味子五钱,大枣三钱。共煎汤汁服下。每天一剂,此方对气喘症有效。(《中国秘方全书》)

【验方九】 鲜梨两个,榨汁,再与麻黄一钱半同煮,熟后去麻黄,饮汁。此方治痰喘,对小儿患者最易收效。(《中国秘方全书》)

【验方十】 马蹄香三钱,焙研细末,每服三

钱，痰喘正发时，用淡醋调下，片刻之后，即可吐出痰涎。此方治痰喘。(《中国秘方全书》)

【验方十一】　人参五钱，牛膝三钱，熟地、山萸肉各一两，枸杞子八钱，大麦冬、白芥子、五味子、胡桃各一两，蛤蚧二对。以上十味药，混合研末，以纯蜜调制成丸，早晚空腹吞服。此方治肾虚哮喘，专补肺肾，驱痰咳，肺肾不亏，痰咳既止，哮喘自然痊愈。(《中国秘方全书》)

【验方十二】　向日葵鲜花盘一至二两，水煎服。每天一次。此方治慢性哮喘。(《中国秘方全书》)

【验方十三】　麦芽糖一两，穿在铁丝上，在火上烤至带体焦性再食，同时取橘子一个，置火中烧至皮焦为止，去皮吃橘肉，每天吃一次，最多十几天就可治好，永不再发。此方专治哮喘，有神效。(《中国秘方全书》)

【验方十四】　白丁香木劈碎像火柴棍样，与干枣一把，水煎三次，每日分三次服。此方治哮喘有奇效。(《生活中来》)

【验方十五】　鲜麦苗适量，加水适量，文火煎20分钟。从数九第一天起，每天早晚各服一次见麦苗水，直至九九最后一天。此方治哮喘有极好效果。(《生活中来》)

【验方十六】　取白胡椒粉0.5克，放在伤湿止痛膏上，敷贴在大椎穴(第一胸椎的上陷中)，三天换一次。此方对遇寒冷哮喘的病人有效。对哮喘较久的病人，可加服白芥子、莱菔子、苏子各15克，水煎服。每日一次，睡前服。(《生活中来》)

【验方十七】　蛇床子20克，菟丝子10克，杏仁、白果、红参、炒白术、山药各8克，炙僵蚕、防风、麻黄各6克，五味子、罂粟壳、沉香、蛤蚧各5克，水煎服，每日一剂。此方可治哮喘。(《健康指南》)

【验方十八】　中药泡脚治哮喘(《健康指南》)

(1)玫瑰花15克，辛夷花10克，当归20克，红花15克，苏木10克。用热水将上述药浸泡，温水洗脚。此方可治哮喘。

(2)伸筋草15克，透骨草15克，五加皮12克，三棱12克，莪术12克，秦艽12克，海桐皮12克。用热水将上述药浸泡，温水洗脚。此方可治哮喘。

(3)桃仁20克，红花15克，杏仁20克，细辛20克，薄荷10克。用沸水浸泡上述药，待水温合适后，泡脚。此方可治哮喘。

九、防治肺炎的药疗方

【验方一】　生白果(银杏)去壳，置于罐中，麻油煎沸冲之，封罐，埋于地下二尺深处。一个月后，取白果食用，第一天吃一粒，第二天吃两粒，渐增加到三十粒，温水送服，至愈为止。此方治慢性肺炎。(《中国秘方全书》)

【验方二】　元参、生地各八钱，麦冬四钱，贝母、花粉、银花、黄芩各三钱，菊花、甘草各二钱，石斛五钱，薄荷一钱。水煎服，每天一剂，可治肺炎。如果咳出红痰，则须加黄连二钱，效果较好。(《中国秘方全书》)

【验方三】　治一切肺部损坏，每天多吃菠菜，不间断地吃，不出数月，便可全好。有红痰时，可取白芨数两，研末，每次服三钱，和糯米送下，数日可见功效。此方治有咳嗽、红痰之肺炎。(《中国秘方全书》)

【验方四】　新鲜桑叶四两，参须四钱，红枣一两，以三碗水熬成一碗的浓度，服用后，宜多休息，多饮开水。此方可治疗较轻微的肺炎。(《中国秘方全书》)

【验方五】　大力子三两，甘草一钱，黑枣二枚，蜜麻黄一钱半，薄荷七分，生桑白皮二两，生桔梗八分，枇杷叶五钱，莲藕节二两，百部一两，浮海石五钱，栀子五钱，地骨皮五钱，龙胆草一两，石膏五钱，羚羊角二钱，天花粉一两，条芩五钱，天门冬三两，杏仁三钱，若便秘时加大黄三钱，黄连三钱。以清水十二碗煎成一碗，服用后屡试屡验。每天服用一次。此方可治疗较严重的肺炎。服用几天即可痊愈，甚有奇效。(《中国秘方全书》)

【验方六】　人参、麦冬、五味子、茯苓各6克，紫菀、款冬花各10克。自汗、乏力者加黄芪6克；痰稀色白者加橘红6克。将上述药加1000毫升水，用文火煮15分钟，取药汁当茶饮。用药时间最长8天，最短4天即可见效。此方用于肺炎康复，效果明显。(《健康指南》)

十、防治肝炎的药疗方

【验方一】 食醋。每日 3 次,每次 10 毫升。每次饮用食醋时,同时配合口服复合维生素 B_2 片。此方适应气滞血淤型慢性肝炎。(《常见病家庭诊治大全》)

【验方二】 黄薔、茯苓、白术、白芍、白扁豆(炒)、甘草、红枣各二钱,生姜五片。用两碗水煎至一碗,饭前服,每天两次或三次均可。服此方时,忌大荤、熬夜、房事,至病愈为止。如时常服之,可使此病断根。治黄疸、肝中更是灵验。此方可治疗急性肝炎。(《中国秘方全书》)

【验方三】 茯苓、白芷、黄薔、白扁豆(炒)、甘草、白芍各二钱,红枣三枚,生姜五片。以清水三碗,文火煎至一碗即可,头汁每晚睡前服,二汁晨起服。此方对急、慢性肝炎有根治的效果。(《中国秘方全书》)

【验方四】 白芨粒四两至半斤,选择皮色较青色者,先泡三天。泡时先放三粒入清水中,第二天换水一次,第三天换水时取出一粒应用,再随手放一粒入内,保持经常有三粒在水中泡浸。取泡涨的白芨一粒,羊肝一至二两半洗净切碎,共研成粉末和烂的程度,再加开水半碗冲饮。每天一次,持续三个月至半年,即可治愈。此方可治疗慢性肝炎。(《中国秘方全书》)

【验方五】 龙胆草一钱五分,车前子三钱,泽泻、木通、生地、山栀子、茯苓各二钱,茵陈蒿一钱五分,当归、甘草各一钱。清水煎服。轻者三五剂,重者十剂可愈。此方治疗慢性肝炎。(《中国秘方全书》)

【验方六】 野苜蓿、茵陈各五钱,水煎,一日三次分服。此方治疗黄疸型肝炎。(《中国秘方全书》)

【验方七】 玉米须二两,茵陈一两,山栀子五钱,广郁金五钱,水煎去渣,一日二至三次分服。此方治疗黄疸型肝炎。此方还可降低血脂、胆固醇和血糖含量,对脂肪肝、糖尿病、胆结石都有良好疗效。(《中国秘方全书》)

【验方八】 苦丁香焙黄研细末,备用,每十天用药一次,每次以苦丁香末 1 克,分三次吸入鼻内,每次间隔四十分钟,三次吸完后,服西瓜子五两。

此方治疗急性黄疸型肝炎。经治一至二个疗程,其治愈率达百分之百。其它方面,如肝硬化,也能达到百分之九十的效果。(《中国秘方全书》)

【验方九】 佛手约三至九钱,败酱草按年龄计算,每岁一克,十岁以上每两岁增加一克,水煎,每日分三次服,服时可加白糖或葡萄糖,十天为一疗程。四至六天,症状即可消失,其效果达百分之百。此方治传染性肝炎。(《中国秘方全书》)

【验方十】 甜瓜蒂置于烘箱内烘干,研成细末,取 0.1 克,将之分成六份,先以二份从两个鼻孔深深吸入,约四十分钟后,清洁鼻腔再吸二份,再隔四十分钟又吸二份,前后共吸三次,将 0.1 克吸完。七天后,再以同样的方法吸 0.1 克,吸完 0.4 克为一疗程,普通一般慢性肝炎,两个疗程即可,肝硬化则需三至五个疗程。此方治传染性肝炎。

吸药以后,鼻腔流出大量黄水,每次可达一百多毫升,吸药时,患者头须向前俯,使黄水滴入碗内,切勿吞咽,以免引起腹泻。有时会出现头痛、畏寒发热,类似感冒的症状,或肝脾疼痛增加,约一天左右即可自然消失。对于重症肝硬化体虚患者,也可予以相应治疗。此法治疗过的患者,不论黄疸或无黄疸型传染性肝炎及肝硬化,反映都很好。(《中国秘方全书》)

十一、防治贫血的药疗方

【验方一】 五加皮、五味子各二钱,加白糖,开水冲泡,代茶饮用。每日一剂。此方治贫血引起的神经衰弱特别有效。(《中国秘方全书》)

【验方二】 水牛角一至二两,削成薄片,加水煎两小时,一日分服二至三次,约两周至一个月即可收效。此方治原发性血小板减少症。(《中国秘方全书》)

【验方三】 光党参一钱,黑枣一两(红枣亦可),仙鹤草三钱,白芍二钱,九层塔二两,乌骨鸡一只。加适量水和炖为六碗,早晚各服一碗,一剂三日服完,但饮其汤,不食鸡肉。约经半月,检查一次,随后每周检查,即知有显著的进步。服药之初,三日一剂,此时可一次递减为一周一剂,

最后半月一剂，至痊愈为止。此方治疗再生不良性贫血有奇效。(《中国秘方全书》)

【验方四】 密花豆藤三两，红枣十个，以水煎服，持续喝之，亦有奇效。治疗再生不良性贫血。(《中国秘方全书》)

【验方五】 中药研究出一副四物汤，可根治贫血，供参考。男人与女人用法一样，但药物不同。

男用：人参五分，当归二钱，生地三钱，川芎一钱半。

女用：仙灵脾二钱，当归三钱，生地三钱，白芍二钱，川芎一钱半。(孕妇忌服)

服用方法有两种，一种是加黄芪、党参各四钱炖鸡；另一种是以甜酒煮鸡蛋。分别说明于下：

1. 加黄芪、党参服用法：将前列药量加一倍，每周买一只将下蛋的母鸡同药清炖，吃用一次，连药汁与鸡肉吃下，可分三餐食用。轻者炖三只鸡以上，重者炖七只以上可望根治。

2. 甜酒煮鸡蛋法：一副药可煎三次，每次需三十分钟以上，再把煎出之药汁倒出与甜酒鸡蛋一起煮食，鸡蛋熟了即可，将药汁、鸡蛋、甜酒一齐服食。鸡蛋以土鸡蛋最好，每次吃一个，每天食用一至三次，轻患者，食用一周或两周，重者，连服用两个月后，贫血症可根除。甜酒要适量。(《中国秘方全书》)

【验方六】 在烧肉、烧鸡、烧鸭时，放入黄芪、当归各10克，也可补气养血。(《健康指南》)

十二、防治肠炎的药疗方

【验方一】 山楂炭三钱，白芍四钱，大腹皮三钱，麦芽八钱，连翘四钱，忍冬四钱，枳壳二钱，绵茵陈四钱。水煎服，每日一剂，分二次服用。病人如有发热现象，并且口苦，则另加葱根三钱，黄连二钱入内。此方治食积泄泻。(《中国秘方全书》)

【验方二】 委陵菜一两，铁苋菜一两，以水煎，加红糖少许服用。此方适用于慢性肠炎。(《中国秘方全书》)

【验方三】 猪苓三钱，滑石八钱，白芍四钱，泽泻三钱，木通三钱，枳壳二钱，茯苓四钱，黄连一钱。如果发热，另加葛根三钱。水煎服，每日一剂。此方治湿热泄泻。(《中国秘方全书》)

【验方四】 莱菔樱(鲜)捣汁服用，或莱菔樱(干)三至四两，煎浓汤饮服。每天一剂。此方治湿热泄泻。(《中国秘方全书》)

【验方五】 茶叶二两研末，干姜一两研末，二味研和，每次服一钱，每天二至三次，以开水送下。此方治湿热泄泻。(《中国秘方全书》)

十三、防治痢疾的药疗方

痢者，古之滞下是也。多由感受风寒暑湿之气，及饮食不节，有伤脾胃，宿积郁结而成也。其症大便窘迫，里急后重，数至圊而不能便，腹中疼痛，所下或白，或赤，或赤白相杂，或下鲜血，或如豆汁，或如鱼脑，脓血相杂，或如屋漏水。此为感之有轻重，积之有浅深也。其湿热积滞，干于血分则赤，干于气分则白，赤白兼下，气血俱受邪也。虽有赤白二色，终无寒热之分，通作湿热治之。但分新久，更量元气用药。凡痢初患，元气未虚，必须下之。后未愈，随症调之。痢稍久者，不可下，胃虚故也。痢多属热，亦有虚与寒者。虚者宜补，寒者宜温，年老及虚弱人不宜下。大便了而不了者，血虚也。数至圊而不便者，气虚也。丹溪曰：痢赤属血，自小肠来；白属气，自大肠来。(《寿世保元》)

【验方一】 香莲化滞汤(《寿世保元》)

【处方】 当归尾一钱，白芍一钱(生用)，黄连一钱(去毛)，黄芩一钱(去朽)，黄柏一钱(去皮)，枳壳(去穰，麸炒)一钱五分，槟榔一钱，大黄三钱(虚人减半)，滑石二钱，甘草二分，木香一钱。

【用法】 上锉，水煎，空心热服。

【主治】 赤白痢疾，初起积滞不行，里急后重，频登圊而去少，腹痛等症，宜先用此下之。

【验方二】 白术和中汤(《寿世保元》)

【处方】 当归(酒洗，上)，白芍(炒，上)，白术(去芦，炒，上)，白茯苓(去皮，中)，陈皮(中)，黄芩(炒，中)，黄连(炒，有红者多加)，甘草，木香少许。

【用法】 上锉，水煎，食前服。

【主治】 下痢白多，不拘新久，或用前药下后未愈者，用此和之。

【验方三】 当归调血汤(《寿世保元》)

【处方】 当归一钱五分，川芎一钱，白芍三钱，黄连一钱，黄芩一钱，桃仁(去皮，另研)一钱，升麻五分。

【用法】 上锉一剂，水煎，空心服。如白痢加吴茱萸一钱，芩、连用酒炒。赤白痢加白术，茯苓、陈皮、香附各一钱。

【主治】 下红痢多，不拘新久，或用前药下后未愈者，用此调之。

【验方四】 逐瘀汤(《寿世保元》)

【处方】 阿胶(炒)、枳壳(麸炒)、茯苓，茯神、白芷、川芎、赤芍、生地黄、莪术、木通、五灵脂(炒尽烟)、生甘草各一钱，桃仁(去皮尖)、大黄各一钱五分。

【用法】 上锉一剂，水一种半，入蜜三匙，再煎温服。

【主治】 赤痢、白痢，痛不可忍，又治血痔，其效如神。病虽重殆，一服即愈。

十四、防治胃痛的药疗方

【验方一】 没药、元胡各等分，研末装入胶囊，每次服2～4丸(每丸0.5克)，痛时服。此方适用于胃脘痛者。(《常见病家庭诊治大全》)

【验方二】 毕澄茄1克，刺猬皮9克，研末分2次开水冲服。此方适用于胃脘痛者。(《常见病家庭诊治大全》)

【验方三】 蒲公英30克，水煎2次分服。此方适用于胃脘灼热痛疼者。(《常见病家庭诊治大全》)

【验方四】 桔皮、生姜、川椒各二钱，水煎服。此方可治胃寒痛引起的呕吐。(《中国秘方全书》)

【验方五】 吴茱萸、生姜、半夏、神曲、党参、砂仁各一钱，枣二粒，苍术二钱。水煎服。此方可治胃寒痛。(《中国秘方全书》)

【验方六】 干姜四钱，生白术三钱，茯苓二钱，炙甘草、半夏、陈皮各一钱半，香附、砂仁、怀山药各二钱，生姜五片，大枣五枚。水煎服，具有神效。此方可治胃寒痛。(《中国秘方全书》)

【验方七】 小茴香、橘子核、山楂肉等分，各炒研为细末，混合，每次服二钱，一日二至三次，以温黄酒送下。此方可治小腹痛疼。(《中国秘方全书》)

【验方八】 刀豆壳一两，用水煎后加红糖，每日二次分服。此方对胃痛呕吐有效。(《中国秘方全书》)

【验方九】 羊心一个，洗净挖个小洞，里面放20个整粒的白胡椒，用麻油煎熟。睡前，白胡椒、羊心一同吃，连续吃几个，就可见其效神速。此方可治疗普通胃痛。(《中国秘方全书》)

【验方十】 白胡椒10粒，研为细末，与酒混合后饮用，每天饮用一次。此方可治疗消化不良引起的胃痛，有百分之九十以上的治愈率。(《中国秘方全书》)

【验方十一】 代代花、橘皮各二钱，甘草一钱。用开水冲，每天三次服用，效果更佳。此方可治疗肝胃气痛。(《中国秘方全书》)

【验方十二】 食茱萸根一两或干果实二钱，水煎服，也很有效。此方治疗肝胃气痛。(《中国秘方全书》)

【验方十三】 胡椒姜汤治胃痛。生姜15克，胡椒1克，花椒15粒。将上述药同放入锅中，加水适量，煮沸15分钟，取药汤少许，频频饮用。每日一剂，轻者服一剂即可止痛，重者连续服用2～4天，可收到良好止痛效果。此方治疗胃寒痛。(《健康指南》)

【验方十四】 鸡蛋壳治胃痛。鸡蛋壳一个，洗净，打碎，放入铁锅中用文火炒黄，不要炒焦，然后搅成细粉，越细越好，分2～3次在饭后用温水连服。每天服一个鸡蛋壳的量，此方对治疗胃病有非常好的效果。(《健康指南》)

十五、防治胃及十二指肠溃疡的药疗方

【验方一】 乌贼骨三两，洗净，用火焙干，研成细末；杏仁一两，焙干，研成细粉，与乌贼骨粉一起拌匀，在疼痛时，先作适当治疗，第二天再进服此种粉末，最好是在早餐前，用二茶匙的粉末，用开水调成糊状，吞咽下去，隔十分钟后，再进早餐。此方治疗溃疡，效果很好。(《中国秘方全书》)

【验方二】 甘草粉六两半，乌贼骨粉三两

半，两味和匀，每天早晨用两茶匙，以开水调成糊状，空腹时服用。吃完后，再制十两，继续服用，对深度胃溃疡和十二指肠溃疡患者，能促进生肌，并防胃病发作，非常有效。(《中国秘方全书》)

【验方三】 鸡蛋壳一个，焙干研成细末，每次一钱，饭前以温水送服，一天服二至三次。此方治疗胃及十二指肠溃疡，效果很好。(《中国秘方全书》)

【验方四】 藕根、野菱、薏苡仁各适量，文火久煮，饮其浓稠之汁，应小量而持久服用。此方治疗胃及十二指肠溃疡，还兼有防治胃癌之功。(《中国秘方全书》)

【验方五】 五加皮三钱，甘草、陈皮各二钱，以水煎，每天分二次服。此方治疗胃及十二指肠溃疡，治慢性胃炎也很有效。(《中国秘方全书》)

【验方六】 田三七三两，研成细末，每包一钱，每次用一包。先将精瘦猪肉三两，洗净切碎，放入瓷罐或瓷茶杯中，再将药末撒在肉上，加清水一杯，不可放盐，置于锅中，隔水炖熟，汤、肉全数服下。服完三两后，保证胃及十二指肠溃疡断根。(《中国秘方全书》)

【验方七】 白芨、枳实各一两，痢特灵 60 片。三药合一研成粉末，分成 20 等份，每天服两包，早晨空腹和晚上睡前各服一包，服用 10 天，如能将药粉装入胶囊用温水服下最佳。此方治疗胃及十二指肠溃疡，效果极佳。(《健康指南》)

【验方八】 海螵蛸、甘草各 50 克，加工成细末，每日服用两次，早晚饭后各服一茶匙，效果很好。此方治疗胃及十二指肠溃疡，很有效果。(《健康指南》)

十六、防治慢性胃痛的药疗方

【验方一】 姜汁绵(棉)兜(《大国医》徐景藩)

夏日用鲜生姜 500 克，洗净去皮，切片，加水少许，打取自然汁，或加水煎煮取其浓汁，均匀滴洒在平铺的丝绵(或棉花)上，烈日下晒干。用薄布包好，缝成约 25 厘米×20 厘米的兜肚，在三个角上缝细绳，上角挂于项部，左右两个角围在后腰上，下端悬垂。一般在秋后即可应用，适用于各种慢性胃痛，尤以受寒后胃痛易发者。

【验方二】 皮硝(或芒硝)外治(《大国医》徐景藩)

用皮硝(或芒硝)30 克，以薄纸包成方形，外加一层纱布，敷于胃痛部，再用布带围裹固定，晚上睡觉时加盖衣被，第二天早晨取下，清洁皮肤，如法再敷。如属卧床患者，不分昼夜均可外敷，凡得温而使皮硝(或芒硝)潮解者效果尤佳。潮解后取下，再如法外敷，直至疼痛控制后再用药 1～2 次。适用于胃病消化不良，因食滞内停而诱发疼痛者，或胃中郁热，脘痛有灼热感的患者。

十七、防治脾胃病的药疗方

【验方一】 残胃饮(《大国医》徐景藩)

【组成】 炒白术、炒枳壳、制香附、柿蒂各 10 克，五灵脂 6～10 克，炒白芍、刀豆壳各 15 克，石见穿 15～30 克。

【用法】 每日一剂，加水煎至 100～150 毫升，2 次煎服。

【主治】 适于胃全切除术后残胃炎，可酌情加减。

【验方二】 养胃汤(《大国医》徐景藩)

【组成】 北沙参、石斛、炒当归、绿萼梅、炒山药各 10 克，麦门冬、川百合、杭白芍各 15 克，木蝴蝶 6 克，甘草 5 克。

【用法】 水煎服，每日一剂。

【主治】 适于慢性胃病属胃阴亏虚证。

【验方三】 舒肝和胃汤(《大国医》徐景藩)

【组成】 苏梗、制香附、炒枳壳、佛手片各 10 克，炒白术、石见穿各 15 克，鸡内金、炒陈皮各 6 克，炙甘草 5 克。

【用法】 水煎 2 次，分早、晚 2 次温服。

【主治】 适于慢性胃炎、消化性溃疡、胃下垂、胃黏膜脱垂等肝胃气滞证。

【验方四】 久泻方(《大国医》徐景藩)

【组成】 焦白术、焦楂曲、补骨脂各 10～15 克，炒山药、仙鹤草各 15～30 克，焦白芍、茯苓各 15 克，炒防风 10 克，黄连 2～3 克，炙甘草 5 克；若大便脓血加地榆 15 克，苦参、煨木香各 5～10 克。

【用法】 水煎服，每日一剂。

【主治】 适于久泻脾肾两虚兼肝郁之证。

【验方五】 补中益气汤(《大国医》张镜人)

【组成】 黄芪1.5克(病重者可加至3克),炙甘草1.5克,人参(去芦)0.9克,当归身(酒焙干或晒干)0.3克,橘皮0.6～0.9克,升麻(不去白)0.6～0.9克,柴胡0.6～0.9克,白术0.9克。

【用法】 上药切碎,用水300毫升,煎至150毫升,去渣,空腹时温服。

【功用】 补中益气,升阳举陷。

【主治】 脾胃气虚,少气懒言,四肢无力,困倦少食,饮食乏味,不耐劳累,动则气短;或气虚发热,气高而喘,身热而烦,渴喜热饮,其脉洪大,按之无力,皮肤不任风寒,而生寒热头痛;或气虚下陷,久泻脱肛。

【方解】 方中黄芪补中益气、升阳固表为君;人参、白术、甘草甘温益气,补益脾胃为臣;陈皮调理气机,当归补血和营为佐;升麻、柴胡协同参、芪升举清阳为使。综合全方,一则补气健脾,使后天生化有源,脾胃气虚诸症自可痊愈;一则升提中气,恢复中焦升降之功能,使下脱、下垂自复其位。

【验方六】 清暑益气汤(《大国医》张镜人)

【组成】 黄芪3克(汗少减1.5克),苍术(泔浸去皮)3克,升麻3克,人参(去芦)1.5克,泽泻1.5克,神曲(炒黄)1.5克,橘皮1.5克,白术1.5克,麦门冬(去心)0.9克,当归身0.9克,炙甘草0.9克,青皮(去白)0.7克,黄檗(酒洗去皮)0.6～0.9克,葛根0.6克,五味子9枚。

【用法】 上药切碎,水煎服,去渣,空腹时热服。

【主治】 长夏感受湿热,四肢困倦,精神短少,懒于动作,胸满气促,肢节沉疼;或气高而喘,身热而烦,小便黄而数,大便溏而频,或痢出黄糜,或如泔色;或渴或不渴,不思饮食,自汗体重,或汗少者。

【验方七】 补阴益气汤(《大国医》张镜人)

【组成】 人参3～9克,当归6～9克,山药(酒炒)6～9克,熟地9～15克或30～60克,陈皮3克,炙甘草3克,升麻0.9～1.5克,柴胡3～6克。

【用法】 用水400毫升,加生姜3～7片,煎至320毫升,空腹时温服。

【主治】 劳倦伤阴,精不化气,或阴虚内乏,以致外感不解,寒热痰疟,阴虚便结不通等。

十八、防治浅表性胃炎的药疗方

萎缩性胃炎是由浅表性胃炎未治或治而未愈转化而来。而浅表性胃炎是慢性胃炎之初期,如果治疗得当,可很快得以治愈。本病临床见症,可分为二型,即虚寒型、虚寒化热型。

(一)虚寒型

主要症状是口吐清水,胃脐胀满明显,有时难以忍受,同时还有欲呕感,大便不调顺等状况。对此,可用温胃理脾法的温脾汤治疗。

【验方一】 温脾汤(《大国医》李玉奇)

【组成】 党参15克,白术10克,良姜10克,黄连5克,草叩15克,砂仁15克,檀香10克,当归25克,芍药25克,川楝子15克,香附子15克,白芥子10克,甘草10克。

【用法】 水煎服,一日一剂。

【加减】 若便秘加大黄10克,郁李仁5克,黑白丑10克。按此症用调气温中加泄法,可加速消除症状。若泄泻可加芡实15克,莲肉15克,山药15克。若女子更年期可酌加合欢40克,女贞子15克,麦芽20克,大枣10枚,甘草20克。

(二)虚寒化热型

主要症状是胃脘时有烧灼感,吞酸欲吐不得,胃脘痈放射到背部,食欲时好时差,体重开始下降,经常倦息,临睡时出现胃脘特别不适感,大便秘结居多。对此,可用清燥化热兼以理脾的二连汤治疗。

【验方二】 二连汤(《大国医》李玉奇)

【组成】 胡黄连10克,黄连10克,连胡20克,败酱草20克,豆腥草20克,草果仁15克,陈皮15克,姜黄10克,苏子15克,苏木花15克,薏仁米20克,知母40克。

【用法】 水煎服,一日一剂。

【加减】 若胃酸过多,可加乌贼骨20克,煅瓦楞子20克,葛根15克。若胃酸减少甚而无酸,喜食酸,可加五倍子15克,马齿苋40克,焦山楂20克，乌梅15克，枸杞子20克。若便秘过甚，可加桑葚子40克，二丑15克，郁李仁10～15克，当归20克，枳壳10克。

十九、防治胃溃疡的药疗方

【验方一】 土豆蜂蜜膏(《大国医》李玉奇)

【材料】 土豆1000克，蜂蜜适量。

【做法】 将土豆洗净，用搅肉机搅烂，用洁净纱布包之挤汁；放入锅内先以大火煮沸，再以文火熬；当熬至黏稠状时，加入一倍量的蜂蜜一同搅拌，再以文火煎成膏状，冷却后待用。

【用法】 空腹时服用，每日2次，每次1汤匙，20天为1个疗程。

【功效】 适用于胃和十二指肠溃疡等症。食用过程中忌食辣椒、葱、蒜、酒等刺激性食物。

二十、防治萎缩性胃炎的药疗方

【验方一】 胃醒饮(《大国医》李玉奇)

【组成】 黄芪20克，白术15克，茯苓20克，薏仁米20克，白敛15克，文蛤15克，羊角屑15克，蚕沙15克，丹参20克，三棱15克，莪术15克，党参40克。

【用法】 水煎服，每日1剂。

【主治】 萎缩性胃炎。

【方解】 胃醒饮针对的症状是：形体消瘦，面色灰垢无华，唇干齿燥，脉来弦实有力。舌质绛全无苔，舌面稍有津液覆被。精神萎靡不振，倦怠无力，食少纳呆，胃脘隐隐作痛，时有胀闷感，轻微欲呕，口干咽干，口干欲饮但不欲咽下，大便偏秘结，体重剧减。此方可扶正固本，理脾益胃，救阴和血，去腐生新。

二一、防治阴虚胃痛的药疗方

【验方一】 滋胃饮(《大国医》周仲瑛)

【组成】 乌梅肉6克，炒白芍10克，炙甘草3克，北沙参10克，大麦冬10克，金钗石斛10克，丹参10克，炙鸡内金5克，生麦芽10克，玫瑰花3克。

【用法】 将上药放入容器内，加冷水浸过药面，15分钟后即行煎煮，煮沸后改用微火，再煎20分钟。滤取药液约300毫升服之。

【功效】 滋养胃阴，舒肝柔肝。

【加减】 口渴较著，阴虚甚者加大生地10克；伴有郁火，脘中烧灼热辣疼痛，痛势急迫，口苦而躁，渴而多饮，加黑山栀6克，黄连3克；舌苔厚腻而黄，呕恶频作，湿热留滞在胃者加黄连3克，厚朴花3克，佛手3克；津虚不能化气或气虚不能生津，津气两虚，兼见神疲、气短头昏、肢软、大便不畅或便溏者，加太子参10克，山药10克。

滋胃饮主要用于慢性萎缩性胃炎或溃疡病并发慢性胃炎久而不愈、胃酸缺乏者，一般表现为胃脘隐隐作痛，烦渴思饮，口燥咽干，食少，便秘，舌红少苔。

二二、防治翻胃的药疗方

夫翻胃之症，其来也，未有不由膈噎而始者。膈噎者，喜怒不常，忧思劳役，惊恐无时，七情伤于脾胃，郁而生痰，痰与气搏，升而不降，饮食不下，血气留于咽嗌，五噎结于胸膈者，常为五膈，法当顺气化痰，温脾养胃。……夫翻胃，即噎膈，噎膈乃翻胃之渐。大法有四：血虚、气虚、有痰、有热。……膈噎翻胃之疾，得之六淫七情，遂有火热炎上之作，多升少降。又有外为阴火上炎翻胃者，作阴火治之，大便必结。用童便、竹沥、韭汁、牛羊乳，分气而用。(《寿世保元》)

【验方一】 当归活血润肠汤(《寿世保元》)

【处方】 当归(酒洗)一钱五分，桃仁(去皮尖)一钱，广陈皮(青色者)八分，厚朴(姜炒)一钱，黄连、吴茱萸(煎汤炒)一钱，大腹皮(甘草汤洗)一钱，红花七分，片白术(盐水炒)七分，炙甘草三分，善酒者加葛根七分。

【用法】 上锉一剂，水煎温服。

【主治】 膈有十般之病，其实同出一源。皆因动性不能发泄，则郁于肝，人之膈膜属肝木，否则木乘土位，木曰曲直作酸，然酸能收塞，胃脘因之而收小窒碍，乃作膈症，宜用此汤。

【验方二】 人参利膈丸(《寿世保元》)

【处方三】 人参三钱，当归二钱，藿香一钱五分，厚朴(姜汁炒)二两，枳实(麸炒)一两，大黄

(酒蒸)一两，木香一钱五分，槟榔一钱五分，甘草(炙)三钱。

【用法】 上为末，滴水为丸，如梧桐子大，每服五十丸，温水下。

【主治】 膈噎胸中不利，大便结燥，痰嗽喘满，脾胃壅滞。此能推陈致新，治膈气之圣药也。

【验方四】 太仓丸(《寿世保元》)

【处方】 丁香，砂仁，白豆蔻(去壳)，陈仓米(黄土炒，米熟，去土不用)。

【用法】 上为细末，生姜自然汁为丸，如梧桐子大，每服百丸，食后用淡姜汤送下。有怒气加香附子姜汁炒。

【主治】 翻胃不食，脾胃虚弱，不进饮食。

【验方五】 保和丸(《寿世保元》)

【处方】 陈皮、半夏(姜汁炒)、白茯苓(去皮)、连翘、神曲(炒)、山楂肉、萝卜子(炒)各三钱，黄连(姜炒)五钱。

【用法】 上为末，稀米糊为丸，胭脂为衣，粟米大。每服六七十丸，人参煎汤，入竹沥同下。

【主治】 治湿热翻胃。

二三、防治嗳气的药疗方

夫嗳气者，胃虚火郁之所成也。因胃中有火，治疗之法，虚则补之，热则清之，气则顺之，气顺则痰消也。(《寿世保元》)

【验方一】 星半汤(《寿世保元》)

【处方】 南星(姜制)、半夏(姜制)、石膏、香附、炒栀子各等分。

【用法】 上锉一剂，生姜煎服，或以姜汁糊作丸亦可。盖胃中有郁火，膈上有稠痰故也。

【主治】 嗳气者，胃中有火有痰。

【验方二】 导痰汤(《寿世保元》)

【处方】 陈皮，半夏(姜制)，白茯苓(去皮)，白术(去芦)，香附，青皮(去穰)，黄芩(炒)，黄连(姜炒)，瓜蒌仁，砂仁，甘草。

【用法】 上锉，生姜三片，水煎服。

【主治】 嗳气，声闻于外，因气胸膈闷有痰，舌黑，乃痰之症也。宜服。

【验方三】 破郁丹(《寿世保元》)

【处方】 香附(醋煮)四两，栀子仁(炒)四两，黄连(姜汁炒)二两，枳实(麸炒)一两，槟榔一两，莪术(煨)一两，青皮(去穰)一两，瓜蒌仁一两，苏子一两。

【用法】 上共为末，水丸如梧桐子大，每服三十丸，食后滚水送下，或以分心气饮服之，立效。

【主治】 妇人嗳气胸紧，连嗳十余声不尽，嗳出气，心头略宽，步嗳即紧。

二四、防治吞酸的药疗方

夫酸者，肝木之味也，由火盛制金，不能平木，则肝木自甚，故为酸也，如饮食热，则易于酸矣。或言吐酸为寒者，误也。乃湿热在胃口上，饮食入胃，被湿热郁遏，食不得化，故作吞酸。如谷肉覆盖在器，湿则为酸也。必用吴茱萸顺其性折之，乃在活法。(《寿世保元》)

【验方一】 清郁二陈汤(《寿世保元》)

【处方】 陈皮、半夏(姜炒)、茯苓、香附、黄连(姜炒)、栀子(炒)各一钱，苍术(米泔浸)、川芎、枳实(炒)各八分，神曲(炒)五钱，白芍(炒)七分，甘草三分。

【用法】 上锉一剂，生姜煎服。

【主治】 吞酸嘈杂，酸水刺心者，乃痰火郁气也。

【验方二】 茱连丸(《寿世保元》)

【处方】 苍术(米泔浸)一两，陈皮一两，半夏(姜炒)一两，白茯苓(去皮)一两，黄连一两半(姜炒，夏月倍用)，吴茱萸一两(炒，冬月倍用)。

【用法】 上为细末，蒸饼为丸，如绿豆大，每服三五十丸，食后白滚汤送下。

【主治】 郁积吐酸者。

【验方三】 吴茱萸丸(《寿世保元》)

【处方】 大麦芽(炒)五钱，肉桂五钱，吴茱萸(盐汤洗)一两，苍术(米泔水浸)一两，陈皮(去白)五钱，神曲(炒)五钱。

【用法】 上为细末，水煮稀面为丸，如梧桐子大，每服五七十丸；米饮送下。

【主治】 妇人心酸，乃痰饮积在脾胃间，时时酸心，或吐水。

二五、防治呕吐的药疗方

呕吐者，饮食入胃而复逆出也。有声无物谓之哕，有物无声谓之吐，呕吐谓有声有物，胃气有所伤也。中气不足所致，有外感寒邪者，有内伤饮食者，有气逆者，三者俱以藿香正气散加减治之。有胃热者，清胃保中汤；有胃寒者，附子理中汤；有呕哕痰涎者，加碱二陈汤；有水寒停胃者，茯苓半夏汤；有久病胃虚者，比和饮。医者宜审而治之也。（《寿世保元》）

【验方一】　清胃保中汤（《寿世保元》）

【处方】　藿香一钱，白术（土炒）一钱，陈皮八分，半夏（姜炒）八分，白茯苓（去皮）八分，砂仁三分，黄连（土炒）一钱，黄芩（土炒）二钱，栀子（姜炒）二钱，甘草二分，加枇杷叶（去毛）一钱。

【用法】　上锉一剂，生姜三片，长流水和黄泥搅，澄清，二种入药，煎至一种，稍冷服。吐逆甚加伏龙肝一块。因气加香附（炒）一钱、枳实（麸炒）八分、白术。心烦不寐加竹茹。酒伤脾胃加干葛、天花粉、白豆蔻。

【主治】　胃虚有热作呕吐者。

【验方二】　加减二陈汤（《寿世保元》）

【处方】　陈皮，半夏（姜炒），白茯苓（去皮），甘草，人参，白术，竹茹，砂仁，山栀（炒），麦门冬（去心）各等分。

【用法】　上锉一剂，生姜三片，枣一枚，水煎，徐徐温服。

【主治】　呕哕痰涎者。

【验方三】　茯苓半夏汤（《寿世保元》）

【处方】　茯苓（去皮）、半夏（姜炒）、陈皮、苍术（米泔浸）、厚朴（姜炒）各一钱，砂仁五分，藿香八分，干姜（炒）三分，乌梅一个，甘草三分。

【用法】　上锉一剂，生姜三片，水煎，徐徐服。

【主治】　水寒停胃，作呕吐者。

【验方四】　比和饮（《寿世保元》）

【处方】　人参一钱，白术一钱，白茯苓（去皮）一钱，藿香五分，陈皮五分，砂仁五分，神曲（炒）一钱，甘草三分（炙）。

【用法】　上锉一剂，用陈仓米一合，顺流水二种煎沸，泡伏龙肝，研细搅浑，澄清取一种，生姜三片，枣二枚，同煎七分，稍冷服。别以陈仓米煎汤，时啜之，日进二三服即止，神效。

【主治】　久病胃虚，呕吐月余，不纳水谷，闻食即呕，闻药亦呕者。

【验方五】　竹茹汤（《寿世保元》）

【处方】　半夏（姜汁浸），干葛，青竹茹，生甘草。

【用法】　上锉，姜、枣煎服，或加前胡。

【主治】　治胃热呕吐，欲知胃热，手足心皆热者是。

二六、防治腹泻的药疗方

夫泄泻属湿，属气虚，有火、有痰、有食积、有寒，有脾泄，有肾泄。凡泻水腹不痛者，湿也；饮食入胃不住，完谷不化者，气虚也；腹痛泻水如热汤，痛一阵，泻一阵者，火也；或泻或不泻，或多或少者，痰也；腹痛甚而泄泻，泻后痛减者食积也；肚腹痛，四肢冷者，寒也；常常泄泻者，脾泄也；五更泄者，肾泄也。宜分别而治也，大概泄泻因湿伤其脾者居多，以胃苓汤加减主之。（《寿世保元》）

【验方一】　胃苓汤（《寿世保元》）

【处方】　苍术（米泔浸）、厚朴（姜汁炒）、陈皮、猪苓、泽泻各一钱，白术（去芦，炒）二钱，白茯苓一钱五分，白芍（炒）一钱五分，肉桂、甘草（炙）各三分。

【用法】　上锉一剂，生姜三片，枣二枚，水煎温服。泄泻稍久加升麻、防风，有热者加酒炒黄连，有寒者加炒干姜，暴泄水泻加滑石，食积加山楂、神曲，有痰加半夏、乌梅，气虚加人参、白术，气恼加木香，久泻加干姜、肉蔻。暴痢，赤白相杂，腹痛里急后重，去桂加槟榔、木香、黄连，水煎服。

【主治】　中暑伤湿，停饮夹食，脾胃不和，腹痛泄泻作渴，小便不利，水谷不化，阴阳不分者，湿也。

【验方二】　益气健脾汤（《寿世保元》）

【处方】　人参，白术（去芦，土炒），白茯苓（去皮），陈皮，白芍（炒），苍术（米泔浸），干姜（炒黑），柯子（煨），肉蔻（面煨），升麻（酒洗），甘草

（炙）。

【用法】 上锉，姜枣煎服，腹痛加桂，忌油腻。

【主治】 泄泻，饮食入胃不住，完谷不化者，气虚也。

【验方三】 加味四苓散（《寿世保元》）

【处方】 白术（去芦），白茯苓（去皮），猪苓，泽泻，木通，栀子，黄芩，白芍，甘草。

【用法】 上锉，灯芯十茎，水煎，空心服。

【主治】 泄泻腹痛，泻水如热汤，痛一阵泻一阵者，火也。

【验方四】 附子理中汤（《寿世保元》）

【处方】 白术（去芦，土炒），干姜（炒），人参，白茯苓（去皮），砂仁，厚朴（姜汁炒），苍术（米泔浸），熟附子，甘草（炙）。

【用法】 上锉，生姜水煎服。

【主治】 泄泻，肚腹疼痛，四肢厥冷者，寒也。宜。

【验方五】 扶脾散（《寿世保元》）

【处方】 莲肉（去心，不去皮）一两半，陈皮一两，白茯苓一两，白术（陈壁土炒）二两，麦芽（炒）五钱。

【用法】 上为细末，每服二钱，白砂糖二钱，滚白水送下。补脾助元气，令人能食止泻。

【主治】 泄，气弱易饱，常常稀溏者，此脾泄也。

【验方六】 二神丸（《寿世保元》）

【处方】 破故纸四两（炒），肉豆蔻二两（生用）。

【用法】 上为末，用红枣四十九个，生姜四两切碎，同枣用水煮熟，去姜取枣肉和为丸，如梧桐子大。每服五十丸，空心盐汤下，加吴茱萸泡，炒，一两，五味子二两名四神丸，治经年久泻不止者，神效。

【主治】 泄泻，脾胃虚弱，清晨五更作泻，或全不思食，或食而不化，大便不实者，此肾泄也。凡饭后随即大便者，盖脾肾交济，所以有水谷之分，脾气虽强，而肾气不足，故饮食下咽，而大腑为之餐泄也治法用二神丸主之。

【验方七】 治泄泻秘方（《寿世保元》）

用鸡子一个，将小头破开，入胡椒七粒，纸糊顶，煨熟，好酒送下，烧酒更妙，将胡椒完吞下。

一泄泻二三日，或腹疼痛，生姜、豆豉、胡椒煎汤，熟服立止。

一治暴泄不止，小便不通，车前子炒为末，每服二钱，米饮调下。其根叶亦可捣汁服，此药利水道而不动元气。

【验方八】 三白散（《寿世保元》）

【处方】 白术（去芦，炒）一钱半，白芍（炒）一钱五分，白茯苓（去皮）二钱，泽泻一钱，厚朴（姜炒）、黄连（炒）各一钱，干姜（炒）五分，乌梅肉（煎用二钱，丸用三钱）。如兼伤食加神曲、麦芽炒各一钱。

【用法】 上锉，生姜三片水煎，食前服。为末，神曲为丸服，尤效。

【主治】 治一切泄泻如神。

【验方九】 白胡椒粉或云南白药粉适量，敷于肚脐上，上面用消毒棉纱盖住，最外面用麝香止痛膏或伤湿止痛膏封住，几小时后从脐内有水分排出，腹痛腹泻即可痊愈。（《生活中来》）

【验方十】 金樱花、金樱子、罂粟壳各一钱，以醋炒后，共研为末，炼蜜丸，约梧桐子般大，每次服用一钱，一日三次，也有奇效。（《中国秘方全书》）

【验方十一】 无花果鲜叶二两切碎，加入红糖适量，同炒研末，以开水送服，一次喝下，能治经年不愈的腹泻。（《中国秘方全书》）

【验方十二】 荞麦适量，炒熟后研成末，用水泛为丸状，每次服二钱的量，一天吃两次。此方治腹泻，效果很好。（《中国秘方全书》）

【验方十三】 冻石榴皮适量，湿者焙干，研细末，每次服三钱，米汤送服。服用后马上止泻。此方可治多年顽固性腹泻。（《中国秘方全书》）

【验方十四】 （《大国医》徐景藩）

葱白一把，捣烂，加生姜汁适量，外敷脐部（或脐下 5 厘米处），盖以塑料膜，加覆纱布固定。每日 1～2 次。适用于急性泄泻患者。

【验方十五】 （《大国医》徐景藩）

车前草 100 克，苏叶 15 克，煎水，每日 1～2 次，浸洗双足，保持一定的水温。适用于慢性寒湿泄泻。

【验方十六】 (《大国医》徐景藩)

皮硝(或芒硝)敷脐,用量每次30克,用法同前。适用于因食滞而引起的泄泻。如食滞兼寒者,加肉桂粉2克,拌匀后外敷。

二七、防治慢性肾炎的药疗方

中医认为,肾是先天之本,也就是一个人生命的本钱,人体肾中精气是构成人体的基本物质,与人体生命过程有着密切的关系。因此,如果肾脏出现了问题,往往会对整个身体机能造成重大损伤,严重的还会致命。

国医大师裘沛然教授有着多年的肾病临床经验,他认为,慢性肾病的基本病机为脾肾气血亏虚与风邪、水湿、热毒、淤血相夹杂,多有表里夹杂、寒热错综、虚实并存等情况。裘老认为,"邪之所蕴,其气更虚","虚之所在,受邪之地"。也就是说,如果正气不能驱邪,反过来就会被邪侵蚀,出现正气越来越虚而邪气越来越盛的情况。

对于慢性肾炎治疗,裘教授开出了一剂验方,称为"补泄理肾汤",疗效非常显著。现节录如下:(《大国医》)

【验方一】 补泄理肾汤(《大国医》裘沛然)

【组成】 黄芪30～50克,巴戟肉15克,黄檗15克,黑大豆15～30克,大枣5～10枚,牡蛎30～50克,土茯苓20～30克,泽泻15～20克。

【用法】 每日煎服1剂。

【功效】 益气补肾,行水泄浊。

【主治】 满肾炎,肾病综合征,或伴有肾功能不全,肾阴阳两虚,浊邪留滞者。

【方解】 方中的黄芪是补气圣药,大剂量的黄芪作用超过人参。另外,巴戟肉与黄檗相伍,一阳一阴,都是补肾的重要药物。前者温而不热,益元阳、补肾气;后者苦寒,滋益肾阴。牡蛎为水生动物,性寒属阴,有利水的功效。黑大豆入脾、肾二经,对消除蛋白尿及纠正低蛋白血症有一定功效;土茯苓清泄湿毒、善利水湿,大枣健脾和营。全方标本兼顾,补泻合治,有补气健脾益肾、利水泄浊解毒之功。

二八、防治肾病综合征的药疗方

肾病综合征是由多种原因引起的一种临床征候群,属于中医的"水肿"、"虚劳"、"腰痛"等范畴,主要表现为大量蛋白尿,低蛋白血症、高血脂症和不同程度的水肿等四大症状,其特点是病程长、易反复、难治疗,有时还会伴有感染、静脉血栓形成和动脉硬化等并发症。对于本病,应运用整体观念进行防治。

中医认为,该病"其本在肾,其末在肺",故在临床上患者表现为头面部、四肢水肿明显,怕冷、四肢不温等肾阳虚衰之表征。水肿其实是全身气化功能障碍的一种表现,涉及多个脏腑,因此治疗时应采取多种手段,扶助患者的正气,增强其"正祛邪"的能力,使患者的内环境达到新的较低水平的平衡,使气化功能慢慢恢复正常,以达到恢复健康的目的。(《大国医》)

【验方一】 瓜石汤(《大国医》陆广莘)

【组成】 瓜蒌15克,石斛12克,玄参9克,麦冬9克,生地12克,瞿麦12克,车前子9克,益母草12克,马尾连6克,牛膝12克。

【用法】 水煎服,每日1剂。

【功效】 滋阴清热,宽胸和胃,活血通经。

【验方二】 玉屏风散(《大国医》陆广莘)

【组成】 防风30克,黄芪(蜜炙)60克,白术60克。

【用法】 上药研末,每日2次,每次6～9克,大枣煎汤送服;也可作汤剂,水煎服,用量按原方比例酌减。

【禁忌】 若属外感自汗或阴虚盗汗,不宜使用。

【验方三】 甘麦大枣汤(《大国医》陆广莘)

【组成】 炙甘草12克,小麦18克,大枣9枚。

【用法】 上三味加水适量,小火煎煮,取前煎液2次,混匀。早晚温服。

【功效】 养心安神,补脾和中。

【验方四】 花椒水泡脚治肾病综合征(《大国医》陆广莘)

脚上有大量的穴位,也是神经会合的地方,用热花椒水泡脚后,患者全身往往会微微出汗,不但促进了患者的血液循环，提高了免疫功能，而且加强了患者的皮肤排泄能力，可以清除邪毒。

【验方五】 每天用热水擦澡治肾病综合征（《大国医》陆广莘）

患者每天洗澡时用热毛巾搓背，擦胸骨，以汗出、局部和全身发热为度。因为背部为督脉所在，前胸为任脉所经之处，督脉“总督诸阳”，任脉为“诸阴之海”，冲、任、督三脉一源而三支，与肝肾等脏关系密切，通过擦澡刺激任、督脉而提高患者的免疫力。

二九、防治肾小球肾炎的药疗方

泌尿系统有一个重要的器官，叫做肾小球，它是一种血液过滤器。在正常情况下，血液里的绝大部分蛋白质都不能滤过而保留于血液中，只有小分子物质如尿素、葡萄糖、电解质及某些小分子蛋白能滤过，通过尿液被排出体外。一旦肾小球出现病变，它的过滤性能就会降低，使一些血液中的大分子营养也被排出体外，造成对人体的伤害。这种病变，称为肾小球肾炎。

由于肾病隐匿性较强，肾小球肾炎早期症状并不明显，同时易被人忽视。肾小球肾炎患者往往失去最佳对治疗时机，而导致肾脏纤维化逐步进展，最终发展到肾衰竭、尿毒症，从而导致死亡。因此，了解肾小球的症状，早确诊早治疗，对于本病的治愈非常关键。一般来说，肾小球肾炎主要症状有蛋白尿、血尿、水肿和高血压四点，患者临床表现为周身乏力、腰酸腰痛、头晕心悸、手足心热、口干咽干、舌尖红等。（《大国医》）

【验方一】 清心莲子饮（《大国医》张琪）

【组成】 黄芪50克，党参20克，地骨皮20克，麦门冬20克，茯苓15克，柴胡15克，黄芩15克，车前子20克，石莲子15克，白花蛇舌草30克，益母草30克，甘草15克。

【用法】 水煎服，每日服2次。

【主治】 肾小球肾炎。

【方解】 本方是清补兼施之剂。方中党参、黄芪、甘草补气健脾，助气化以治气虚不摄之蛋白尿；但气虚夹热，故用地骨皮退肝肾之虚热；黄芩、麦门冬、石莲子清心肺之热；茯苓、车前子利湿；益母草活血利水，因慢性肾小球肾炎多兼血淤之证；白花蛇舌草清热解毒。诸药合用具有益气固摄、清热利湿解毒的功效。

本方虽然治疗气阴两虚，在方中黄芪、党参用量较重（20～50克），在辩证时适合以气虚为主的患者。本方服用一段时间后，有的患者出现咽干口干、纳食减少、舌尖红，显露伤阴之象，此时可加滋阴清热之品，减少参芪用量，否则坚持原方不变，就会出现阴虚症状加重，尿蛋白再次增加的状况。伴有血尿者，可加入二蓟、藕节、蒲黄等。

三十、防治遗精的药疗方

遗精是指不因性交而精液自行泄出的现象，有生理性与病理性的不同，其中有梦而遗者名为“梦遗”，无梦而遗，甚至清醒时精液自行滑出者为“滑精”。一般病理性的遗精多由肾虚精关不固，或心肾不交、湿热下注所致。夫梦泄者，其候有三：年少壮盛，鳏圹逾弱，强制情欲，不自知觉，此泄如瓶之满而溢也，是以无病，不药可也。或心气虚不能主事，此泄如瓶之侧而出也，人多有之，其病犹轻，则以和平之剂治之。真元久虚，心不摄念，肾不摄精，此泄如虚瓶而漏者也，其病最重，须作大补汤丸治之，不可缓也。（《寿世保元》）

【验方一】 黄连清心汤（《寿世保元》）

【处方】 黄连，生地黄，当归，人参，远志（去心），白茯神（去皮木），酸枣仁（炒），石莲肉，甘草。

【用法】 上锉，水煎服。加麦门冬去心尤妙。

【主治】 心所慕而作梦遗，此君火既动而相火随之，治在心。

【验方二】 鲁藩泰兴王验方（《寿世保元》）

【处方】 人参，石莲肉，莲须，芡实，麦门冬（去心），白茯神，远志（去心），甘草。

【用法】 上锉水煎，温服。一方加石枣、柏子仁、石菖蒲、黄柏酒炒。

【主治】 治遗精。

【验方三】 宁神固精丸（《寿世保元》）

【处方】 黄柏（酒炒）、知母（酒炒）各一两，牡蛎(煅)、龙骨(煅)、芡实、莲蕊、白茯苓(去皮)、远志(去心)、山茱萸肉各三两。

【用法】　上为细末,煮山药糊为丸,如梧桐子大,朱砂为衣。每服五十丸,米汤下。

【主治】　心神不安,肾虚,每自泄精等症。

【验方四】　滋补汤(《寿世保元》)

【处方】　人参、白术(去芦,炒)、白茯苓(去皮)、当归(酒洗)、川芎、白芍(酒炒)、熟地黄(酒蒸)、甘枸杞子、杜仲(酒炒)、牛膝(去芦,酒洗)、天门冬(去心)、破故纸(酒炒)、远志(甘草水泡,去心)、牡蛎(煅)、龙骨(煅)、金樱子(去毛)、莲蕊、甘草(炙)各等分。

【用法】　上为细末,山药末打糊为丸,如梧桐子大。每服百丸,空心酒下。

【主治】　夜梦遗精,或滑精,虚损之极,久不能止者。

【验方五】　玉堂丸(《寿世保元》)

【处方】　莲须(色黄者佳)一斤,石莲肉(净肉)一斤,芡实(净肉)十二两,麦门冬(水润,去心)四两。

【用法】　上用公猪肚一个,入莲肉带皮心一斤,入砂锅内水煮烂,去肚,将莲肉晒干,同前药为细末,炼蜜为丸,如梧桐子大。每服百丸,空心,莲须煎汤送下,其效如神。

【主治】　治遗精。

【验方六】　五倍茯苓散治遗精(《大国医》张灿玾)

【组成】　五倍子 30 克,茯苓 60 克。

【做法】　上药共研细末为丸或为散。

【用法】　每日空腹服 6 克,早晚各 1 次,温水送服。

【功效】　宁心补肾,利水固涩。

【主治】　遗精。

【方解】　本方用茯苓之开泄,且入心宁神,加五倍子之固涩闭阖,且入肾经敛浮火,正可以应肾脏动静开阖之机、心肾交通之制。此方妙在茯苓之用,不但取其宁神之效,且有补肾之功。补肾不独地黄、鹿茸之类,茯苓利水渗湿,有助肾司水液之功,亦为补也。

服用此药时应忌辛辣之物,相火旺者,可加知母、黄蘖,虚甚者,再酌加补品。

三一、防治胆结石的药疗方

【验方一】　四川大叶金钱草 200 克。水煎服。每天一剂,早晚分二次服。此方可治疗胆石症。(《常见病家庭诊治大全》)

【验方二】　龙胆草、左金丸各 9 克。以龙胆草煎汤送服左金丸,每次 3 克,日服 3 次。此方可治疗胆石症。(《常见病家庭诊治大全》)

【验方三】　硝石 15 克,矾石、郁金、丹参各 50 克。用法:研细,水丸,每服 9 克,1 日 3 次,用茵陈 15 克煎汤送下。此方可治疗胆石症。(《常见病家庭诊治大全》)

【验方四】　金钱草 30 克,茵陈 20 克,郁金 12 克,生大黄 9 克,木香 9 克,枳壳 12 克。水煎服,每日一剂,分两次服。此方叫胆道排石汤,可排出胆结石。(《常见病家庭诊治大全》)

【验方五】　明矾 500 克,玄明粉 500 克,将两味药研成极细粉末,均匀拌和,装入空心胶囊,一粒约 0.5 克,置干燥阴凉处保存。

用法:每次服 4 粒,每日 3 次,饭后温开水送服,连服 1～2 年。服后,绝大多数患者能改善症状,不发或少发,有的还能消除胆结石。(《常见病家庭诊治大全》)

【验方六】　玉米须(中药店有售)一两,以五大碗水煮沸 20 分钟,当茶饮用。每天一剂,连续服用,三个月结石可减去大半,一年可痊愈。(《中国秘方全书》)

【验方七】　方叶化石草三钱,圆叶化石草三钱,石苇二钱,加红糖一两半,水煎服。每天一剂,早晚分两次服。此方是化解各种内结石症的特效草剂,且能消炎、利尿,对治疗肾炎也是一剂良药。(《中国秘方全书》)

【验方八】　黄花鱼头石(打碎)一两,土茵陈五钱,炒芍药三钱,鸡骨草六钱,陈皮(后下)一钱,冬葵子五钱。以四碗水煎至八分。每星期服用三次,两个月后,改为每星期服用二次,三个月后即愈。(《中国秘方全书》)

【验方九】　茶叶末适量,龙井、绿茶等多种茶叶均可(红茶除外),先晒干,再磨成面粉一样细,越细越好,用沸透的开水冲茶叶末,趁热连同茶叶末一起服下。每天早晨空腹时服一次,睡前服一次，其它时间随时可服，初服时每次用二茶匙，每天服用六次，约二年后，改为每次一茶匙，每日四次。此方可治愈胆结石，效果卓著。(《中国秘方全书》)

三二、防治肾结石的药疗方

肾结石，属于泌尿系结石的一种，多数位于肾盂肾盏内，小结石可随体位而移动，较大结石其形态与所在腔道形态一致，可表现为典型的鹿角形或珊瑚形，肾实质结石少见。中医认为，本病属于"淋症"范畴，常以小便排出沙石为主证，故称之为"石淋"。

对于肾结石的治疗，虽然西医方法不少，如体外碎石、微创手术等，但都是以对人体的损害为代价的，而中医药治疗不仅可以避免手术对肾实质的损伤，而且可以有效地促进肾积水的吸收、感染的消退，以及肾功能的恢复。因而，中药治疗肾结石，有着独特的优势。

中医认为，"凡结石停留必使气血阻遏，而结石之排出又必赖气血之宣通以推动之。"国医大师张琪教授总结精炼出验方——消坚排石汤，临床疗效非常显著。(《大国医》)

【验方一】 消坚排石汤(《大国医》张琪)

【组成】 金钱草 50 克，三棱 15 克，莪术 15 克，鸡内金 15 克，丹参 20 克，赤芍 15 克，红花 15 克，丹皮 15 克，瞿麦 20 克，扁蓄 20 克，滑石 20 克，车前子 15 克，桃仁 15 克。

【用法】 水煎，每日 1 剂，早晚温服。

【主治】 肾结石。

【方解】 金钱草清热解毒、利尿排石，同时能活血化淤，为治疗尿路结石首选；三棱、莪术、鸡内金破积软坚行气；赤芍、丹皮、丹参、桃仁、红花活血化淤、散痛消肿，再配以扁蓄、瞿麦、滑石、车前子利湿清热；诸药相伍，共奏溶石排石之效。

另外，患病时间长了，会导致正气亏虚，所以应扶正与驱邪兼顾，肾虚者可用加入熟地、枸杞子、山药、菟丝子等；肾阳不足者，加入肉桂、附子、茴香等；兼有气虚者，可用适当加入党参、黄芪。

【验方二】 化石草鲜品一束(干品五钱)，加冰糖一两(干品则加红糖一两)，水煎服。每天一剂，约服五六次即愈。(《中国秘方全书》)

【验方三】 化石草二两，茯苓五钱，白术三钱，水煎服。每天一剂，效果较佳。石小者可化掉，石大者可化小，随尿排出体外。(《中国秘方全书》)

【验方四】 每日服食三次苏打片，每次三四片，酌加胃药，治疗肾结石也有效果。(《中国秘方全书》)

【验方五】 荠菜花、车前子各六钱，以水煎服，治疗泌尿系统的结石颇有功效，此外也可治好血尿和肾结核症。(《中国秘方全书》)

【验方六】 采新鲜之遍地锦一握，水煎服。每日一剂，连服多次，一直到小便浓白如浆，结石自然化为乌有。(《中国秘方全书》)

【验方七】 猪腰子一个，切开寸许，去白心，洗净后，用芒硝二钱，研末填入其中，再放于碗中，置锅中，隔水蒸熟服用。服用数次即可治愈。(《中国秘方全书》)

【验方八】 荸荠、玉米须、化石草各适量，水煎服，代茶饮，可治疗各种结石，均有奇效。(《中国秘方全书》)

三三、防治泌尿结石的药疗方

泌尿系结石又称尿石症，是泌尿系统的常见病，根据发病部位可分为肾结石、输尿管结石、尿道结石和膀胱结石，其中以肾结石和膀胱结石最为常见。一般直径在 0.4 厘米以下的光滑形结石，可以自动排出，肉眼可见。如结石大于 0.6 厘米，或呈方形、多角形、表面粗糙者，很少能自行排出。在结石排出过程中，容易擦伤肾盂和输尿管黏膜，引起出血、感染，从而引发小便淋漓涩痛等症状，中医称之为"石淋"。

结石之在肾者，在脏属阴，是阴寒凝聚，冰结而成；结石之在输尿管、膀胱者，在腑属阳，为热灼津液煎熬而成，因湿多下流，常与热结，故此热多为湿热。

在泌尿系结石的治疗上，国医大师郭子光多以四金汤为基本方，然后根据结石所处部位及客观情况不同，辩证加减。(《大国医》)

【验方一】 结石在脏，以温阳为主，兼以活血、利湿、通淋为辅。(《大国医》郭子光)

处方为：制附片（先煎 1 小时）25 克，肉桂（后下）10 克，巴戟天 20 克，仙茅 20 克，石燕 20 克，虎珀 20 克，鸡内金 20 克，海金沙（布包）20 克，冬葵子 15 克，郁金 15 克，桃仁 15 克，王不留行 15 克，牛膝 15 克，乌药 15 克，金钱草 30 克。配合饮水、拍打等辅助治疗。

【验方二】 结石在腑，下焦湿热，以通利清化为主。（《大国医》郭子光）

处方为四金汤加味：金钱草 30 克，海金沙（布包）20 克，鸡内金、郁金、冬葵子、石韦、枳壳、乌药、瞿麦各 15 克，牛膝、桃仁各 12 克，茵陈 25 克。每日 1 剂，煎水 3 次分服。

【验方三】 结石不动，为气滞血淤所致，用清热利湿，行气化淤法。（《大国医》郭子光）

处方为四金汤、芍药甘草汤加味：

(1)金钱草 30 克，海金沙（布包）20 克，鸡内金 15 克，郁金 15 克，冬葵子 15 克，石韦 15 克，瞿麦 15 克，枳壳 15 克，乌药 15 克，牛膝 15 克，桃仁 15 克，茵陈 20 克。水煎，每日 1 剂。

(2)白芍 30 克，甘草 10 克，延胡索 15 克，罂粟壳 12 克。绞痛时急煎顿服，以免痛甚伤气，并配合饮水、跳跃运动等辅助治疗。

(一)饮食中预防泌尿系结石的方法

1. 多饮白开水。多饮水使尿液得到稀释，钙离子和草酸根的浓度就会降低，形成不了草酸结石。

2. 限量摄人糖类。美国科学家一项研究结果表明，高糖食品的摄入，可以使患肾结石的机会增加，因此，要注意少吃甜食。

3. 少吃草酸盐含量高的食物。含草酸盐高的食物有番茄、菠菜、草莓、甜菜、巧克力等，过高的草酸盐摄入也是导致肾结石的主要原因之一。

4. 少吃豆制品。大豆制品含草酸盐和磷酸盐较高，能同肾脏中的钙融合，形成结石。

5. 睡前不要喝牛奶。在睡眠后，尿量减少、浓缩，尿中各种有形物质增加。而饮牛奶后 2～3 小时，正是钙通过肾脏排泄的高峰，钙通过肾脏在短时间内骤然增多，容易形成结石。

6. 勿过量服用鱼肝油。鱼肝油富含维生素 D，有促进肠膜对钙磷吸收的功能，骤然增加尿液中钙磷的排泄，势必产生沉淀，容易形成结石。

7. 多食黑木耳。黑木耳中富含多种矿物质和微量元素，能对各种结石产生强烈的化学反应，使结石剥脱、分化、溶解，排出体外。（《大国医》）

三四、防治急性阑尾炎的药疗方

阑尾炎是腹部的常见病、多发病，可发生在任何年龄，但以青壮年为多见，20～30 岁为发病高峰。典型的阑尾炎有这样一些症状：右下腹疼痛，恶心、呕吐，便秘或腹泻，低烧，食欲不振和腹胀等。阑尾炎的腹痛开始的部位多在上腹部、剑突（心口）下或肚脐周围，约经 6～8 小时后，腹痛部位逐渐下移，最后固定于右下腹部。咳嗽、打喷嚏或按压时，右下腹都会疼痛。有上述症状，应该立即看医生，不要掉以轻心。

急性阑尾炎的基本病机是气血郁滞，郁久化热，热腐成脓，故其治则基本是活血化淤、清热解毒、通里攻下、排脓消肿。（《大国医》）

【验方一】 复方红藤郁李仁煎剂（《大国医》吴咸中）

【组成】 红藤 30 克，金银花 30 克，冬瓜仁 30 克，薏苡仁 30 克，紫花地丁 15 克，败酱草 15 克，郁李仁 12 克，桃仁 9 克，牡丹皮 9 克，皂角刺 6 克，菖蒲 6 克。

【用法】 水煎服，轻症每日 1 剂，重症每日 2 剂，每剂 2 煎。

【功效】 清热解毒，排脓消肿，化淤散结。

【主治】 适用于急性阑尾炎的郁滞期、蕴热期、毒热期，不包括急性阑尾炎穿孔并发弥漫性腹膜炎者。

【方解】 本方以清热解毒、排脓消肿为重点，但散结与一般方剂不同，用郁李仁而不用大黄。方中以红藤、金银花、紫花地丁、牡丹皮来清热解毒凉血。重用冬瓜仁、薏苡仁、败酱草、皂角刺排脓消肿。佐桃仁活血化淤，并以菖蒲的辛温开郁止痛。

【验方二】 大黄牡丹皮汤（《大国医》吴咸中）

【组成】 大黄 10～20 克，牡丹皮 6～10 克，桃仁 10～15 克，冬瓜仁 15～30 克，芒硝 10 克（冲服）。

【用法】 水煎服，每日1剂，每剂2煎。

【功效】 通里攻下，清热凉血，活血化淤。

【主治】 急性单纯性或化脓性阑尾炎。

【方解】 阑尾炎为肠中气血郁滞，淤血不散，壅结化热。本方中大黄善攻下散结，清肠胃积热。牡丹皮清热、凉血散淤。芒硝软坚，助大黄泻下。桃仁助牡丹皮活血破淤，冬瓜仁排脓。

以上两剂药方可以作为治疗急性阑尾炎的基本方，在临床上可根据不同的症状及病情作适当调整，如果出现不适反应，须立即停止使用。

三五、防治疟疾的药疗方

疟疾皆因先伤于暑，次感于风，客于荣卫之间，腠理不密，复遇风寒，闭而不出，舍于肠胃之外，与荣卫并行，昼行于阳，夜行于阴。并则病作，离则病止。并于阳则热，并于阴则寒。浅则日作，深则间日。在气则早，在血则晏。按本经曰：疟脉自弦。弦数者多热，弦迟者多寒，弦短者伤食，弦滑者多痰，弦而紧者宜下，浮大者宜吐，弦迟者宜温，此治疟之大法。其病热多寒少，心烦少睡者，属心，名曰瘟疟，用柴苓汤；但寒少热，腰疼足冷者，属肾，名曰寒疟，用桂附二陈汤；先寒而后大热咳嗽者，属肺，名曰瘅疟，用参苏饮；热长寒短，筋脉揪缩者，属肝，名曰风疟，用小柴胡汤加乌药、香附；寒热相停，呕吐痰沫者，属脾，名曰食疟，用清脾饮。疟愈之后，阴阳两虚，梦遗咳嗽，不善保养，逐成劳瘵，若能清心养体，节食避风，如此调理，无不愈矣。(《寿世保元》)

【验方一】 散邪汤(《寿世保元》)

【处方】 川芎，白芷，麻黄，防风，荆芥，紫苏，羌活，甘草。

【用法】 上锉，生姜三片，葱白三根，水煎，露一宿，次早温服。有痰加陈皮，有湿加苍术，夹食加香附。

【主治】 疟疾无汗，要有汗散邪为主，大凡疟疾初起，宜服此发散，出汗立愈。

【验方二】 清脾饮(《寿世保元》)

【处方】 青皮(去穰)，厚朴(姜炒)，白术(去芦)，半夏(姜炒)，柴胡，黄芩，茯苓，草果，甘草。

【用法】 上锉，生姜五片，水煎温服。

【主治】 疟疾，不论先寒后热，先热后寒，诸疟通用。

【验方三】 分利顺元散(《寿世保元》)

【处方】 川乌一两(去皮，半生半熟)，附子一两(去皮，半生半熟)，南星二两(半生半熟)，木香五钱(不见火)。

【用法】 上锉，每服四钱，生姜十片，枣七枚，水一盏，煎七分。当发早晨，速进二三服，半生半熟能分解阴阳也。

【主治】 体虚之人患疟，寒多久不愈者，不可用截药，宜用。

【验方四】 常山饮子(《寿世保元》)

【处方】 常山二钱，草果(不去皮)二钱，良姜一钱五分，乌梅一钱五分，甘草(炙)一钱。

【用法】 上锉，一钱一剂，枣五枚，未发时前，连进二服。

【主治】 诸疟，不问先寒后热，或先热后寒，或寒热独作，或连日并发，或间日一发，头痛恶心，烦渴引饮，气息喘急，口苦舌干，诸药不效者，宜服此截之。

【验方五】 治疟疾秘方(《寿世保元》)

【处方】 番木鳖(即马钱子，去壳，麸炒至黑色)一两，雄黄一钱，朱砂一钱，甘草一钱。

【用法】 上共为细末，每服四分。其疟将发，预先吃饭一碗，将药水酒调服，被盖卧睡，即愈。

【主治】 治疟疾，不问新久、虚实、寒热，诸般鬼疟、邪疟、瘟疟、瘴疟，一服立愈，其效如神。(一海外高僧传于周少峰)。

【验方六】 治久疟秘方(《寿世保元》)

【处方】 雄黄，甜瓜蒂，赤小豆各等分。

【用法】 上为末，每服五分，温水调下，以吐为度。

【主治】 久疟不能食，胸中郁郁欲吐而不吐，以此吐之。

三六、防治水肿的药疗方

水肿之症，有阴有阳，察脉观色，问症须详。阴脉沉迟，其色青白，不渴而泻，小便清涩。脉或沉数，色赤而黄，燥粪赤溺，兼渴为阳。水肿气急而小便涩，血肿气满而四肢寒。

蛊症大要有二：曰单腹胀，曰双腹胀。喘急气满，肿而不安，四肢微肿，此单腹胀，因内伤七情所致，取效微迟；四肢浮肿，肚大身重，此双腹胀，因外感风湿所致，取效甚速。又有水肿、气肿之分，以指肿处，有陷随起。随起者气肿，先须理气。陷指起迟者，水肿也，只须导水立愈。凡人年四十以上，气血壮盛者，得效之后，善自调摄，终身不发。五十以后，气血稍衰，调摄不谨，时或再复，此药尚能治之。但屡复屡治而元气耗，则难为矣。脉浮洪易治，沉细难治。浮洪者只用金不换木香丸，沉细者兼用沉香快脾丸，先服木香流气饮。(《寿世保元》)

【验方一】 木香流气饮(《寿世保元》)

【处方】 木香七钱五分，丁皮七钱五分，藿香七钱五分，半夏(汤泡)二钱五分，人参五钱，白术(去芦)五钱，赤茯苓五钱，厚朴(姜炒)二两，青皮(去穰)二两，陈皮四两，草果七钱五分，槟榔七钱五分，大腹皮七钱五分，香附二两，紫苏二两，木瓜五钱，白芷五钱，麦门冬(去心)五钱，莪术(煨)七钱五分，肉桂七钱五分，木通一两，石菖蒲五钱，甘草二两。

【用法】 上锉八钱，生姜三片，枣一枚，水一碗半，煎至七分，去渣热服。本方加沉香、枳壳、大黄，去藿香、石菖蒲，名二十四味流气饮。蛊肿加白豆蔻；肿满加黑牵牛；头面肿加葱白；肚腹肿加枳实、倍青、陈皮；脐至脚肿，加桑白皮。

【主治】 诸气痞滞不通，胸膈膨胀，口苦咽干，呕吐不食，或肩背腹胁走注刺痛，及喘急痰嗽，面目虚浮，四肢肿满，大小便闭涩。又治忧思太过，怔忡郁积，脚气风湿，聚结肿痛，喘满胀急。此药调顺荣卫，流通血脉，快利三焦，安和五脏，凡治蛊胀，当先用此。

【验方二】 金不换木香丸(《寿世保元》)

【处方】 大戟五钱，芫花(炒)五钱，甘遂五钱，黑丑(头末)二钱，巴豆(去壳，半生半熟)五钱，大黄(生)五钱，青皮(去穰)五钱，南木香五钱，青木香五钱，胡椒一钱(病冷倍用)，川椒(去目)五钱，益智仁五钱，槟榔五钱，大腹皮五钱，苦葶苈(炒)五钱，射干三钱，桑白皮五钱，木通(去皮)五钱，泽泻五钱，连翘五钱，砂仁五钱。

【用法】 上二十二味为末，醋煮，面糊为丸，如梧桐子大。每服五十丸，壮盛人加七八十丸。第一消头面肿，五更初用葱白酒送下。第二消中膈胸腹肿，五更初用陈皮汤送下。第三消脐以下脚肿，五更初，桑白皮汤送下。

【主治】 治蛊肿之神药也。先服木香流气饮三五剂，通加白豆蔻。次用金不换木香丸收功，后用沉香快脾丸调理。……其肿自消，其泻自止。忌一切生冷毒物、油盐酱醋、鱼虾鸭鹅、房事等件一百日，无有不效者。

【验方三】 沉香快脾丸(《寿世保元》)

【处方】 青皮四钱，陈皮四钱，三棱(煨)四钱，莪术(煨)四钱，苍术(米泔浸，炒)四钱，白术(去芦)四钱，白茯苓四钱，砂仁四钱，草果仁四钱，木香四钱，沉香二钱，丁香三钱，藿香四钱，良姜三钱，肉桂三钱，连翘四钱，商陆(白的)四钱，黑丑(头末)四钱，大腹皮二钱，僵蚕三钱，神曲四钱，麦芽四钱，益智仁四钱，雄附子五钱(看病虚实，实者不用)。

【用法】 上二十四味为末，面糊为丸，如梧桐子大。每服三四十丸，照前用之。第一，五更葱白汤下；第二，五更陈皮汤下；第三，五更紫苏汤下；第四，五更桑白皮汤下。

【主治】 治诸水肿。

三七、防治黄疸的药疗方

夫黄疸为病，肌肉必虚肿而色黄。盖温热郁积于脾胃之中，久而不散，故其土色形于面与肌肤也。盖脾主肌肉，肺主皮毛，母能令子虚，母病亦病。是故有诸中者，必形诸外。……

温在上宜发汗，温在下宜利小便。二法宜用，使上下分消其湿，则病无不安者也。(《寿世保元》)

【验方一】 茵陈五苓散(《寿世保元》)

【处方】 茵陈三钱，白术一钱五分，赤茯苓一钱五分，猪苓一钱，泽泻一钱，苍术一钱二分，山栀一钱二分，滑石一钱二分，官桂二分，甘草二分。

【用法】 上锉，灯芯水煎服。

【主治】 黄疸专属湿热，盒曲相似。

【验方二】 加味解毒汤(《寿世保元》)

【处方】 黄芩,黄连,黄柏,栀子,柴胡,茵陈,龙胆草,木通,滑石,升麻,甘草。

【用法】 上锉,灯芯水煎服。大便实加大黄目精黄部龙胆草。

【主治】 治发黄症,身口俱发如金色,小便如浓煮柏汁,诸药不效。

【验方三】 绿矾丸(《寿世保元》)

【处方】 五倍子半斤(炒黑),绿矾四两(姜汁炒白),针砂四两(醋炒红),神曲半斤(炒黄)。

【用法】 上为细末,生姜汁煮红枣肉为丸,如梧子大。每服六七十丸,温酒下。不能饮酒米汤下,终身忌食荞面。

【主治】 治黄肿病最捷。

【验方四】 露珠饮(《寿世保元》)

露珠即土豆,形如姜,捣烂取汁半碗,温服立效。

治黄疸,安陵马进斋传,极效。

【验方五】 治黄疸秘方(《寿世保元》)

大虾蟆一个,黑矾三钱,猪肚一个,上二味装入肚内煮烂,虾蟆去骨,用煮汤,洗令肚净,吃之即愈。

一治黄疸病,医不愈,耳目悉黄,食饮不消,胃中胀热,生黄衣,盖胃中有干粪使病。用煎猪脂一小升,温热顿服之,日三次,燥粪下去乃愈。

三八、防治发热的药疗方

夫发热者,非止一端。杂病中俱有发热,医宜照各门治法治之。盖病有虚实寒热之不同。岂可一例而治耶。(《寿世保元》)

【验方一】 升阳散火汤(《寿世保元》)

【处方】 升麻、葛根、白芍、羌活、独活、人参各五分,柴胡八分,防风、生甘草、炙甘草各三分。

【用法】 上锉一剂,生姜煎服,忌寒凉生冷之物。

【主治】 男妇四肢发热,肌表热如火烙,扪之烙手。此病多因血虚而得之,或胃虚过食冷物,郁遏阳气于脾土之中,即火郁则发之。

【验方二】 清骨散(《寿世保元》)

【处方】 人参一钱,赤茯苓五钱,柴胡二钱,秦艽五分,生地黄二钱,熟地黄一钱,防风一钱,薄荷七分,胡黄连五分。

【用法】 上锉,水煎服。

【主治】 男妇五心烦热,骨蒸劳热。

【验方三】 当归补血汤(《寿世保元》)

【处方】 嫩黄芪(蜜水炒)一两,当归(酒洗)二钱。

【用法】 上锉一剂,水煎温服。

【主治】 男妇肌热燥热,目赤而红,烦渴引饮,昼夜不息,其脉洪大而虚,重按全无。《内经》曰:脉虚血虚,脉实血实。又名血虚发热,证象白虎,惟脉不正实为辨也。若误服白虎必死,此病得之于饥,因劳役起。宜服当归补血汤。

三九、防治吐血的药疗方

夫人身之血名曰荣,夫荣者,谓荣润于身之物也。血生精,故血充则力强体健。颜色青为血虚,色赤为血热,白色气血两虚。血属阴,阴乃阳之守也。阴有质者,则阳气得以倚附焉。其阴精一虚,则众火炎炎,众液沸腾妄行矣。盖人之五内,心主血,脾生血,肝藏血。尤水也,中和则循经调畅,寒则凝滞,热则涌射。……补益滋阴降火为良策也。(《寿世保元》)

【验方一】 凉血地黄汤(《寿世保元》)

【处方】 犀角(乳汁磨,临服入药内,或锉末煎用),生地黄(酒洗)二钱,牡丹皮二钱,赤芍七分,黄连(酒炒)一钱,黄芩(酒炒)一钱,黄柏(酒炒)五分,知母一钱,天门冬(去心)一钱,扁柏叶三钱,茅根二钱,玄参一钱。

【用法】 上锉水煎,入后十汁饮同服。吐血成块者,加大黄一钱,桃仁十个去皮尖,研如泥。衄血加栀子、玄参、沙参。溺血加木瓜、牛膝、条芩、荆穗、地榆、倍知柏。便血加黄连、槐花、地榆、荆穗、乌梅。善酒者加干葛、天花粉。

【主治】 吐血,皆因虚火妄动,血得热而妄行,此方主之。

【验方二】 治吐血秘方(《寿世保元》)

【处方】 家园生地黄半斤(洗净捣烂,扭汁),生大黄末(一方匕)。

【用法】 上煎地黄汁三沸,下大黄末调匀,空心服，温饮一小盏，一日三服，血即止。

【主治】　治吐血不止神方。

【验方三】　滋阴清火汤（《寿世保元》）

【处方】　当归一钱，川芎五分，赤芍七分，生地黄一钱五分，黄柏（乳汁炒）一钱，知母（生）一钱，麦门冬（去心）一钱，牡丹皮一钱，玄参一钱，犀角一钱，山栀仁（炒黑）一钱，阿胶（炒）五分，甘草三分。

【用法】　上锉一剂，水煎，入十汁饮同服，如不思饮食，加白术去芦一钱。

【主治】　吐血衄血。

【验方四】　清肺汤（《寿世保元》）

【处方】　白茯苓（去皮）、陈皮、当归、生地黄、芍药、天门冬（去心）、麦门冬（去心）、黄芩、山栀、紫苑、阿胶（炒）、桑白皮各等分，甘草减半，乌梅一个。

【用法】　上锉一剂，枣一枚，水煎服。喘急加苏子，去麦门冬。

【主治】　先吐痰而后见血者，是积热也。

【验方五】　治吐血方（《寿世保元》）

【处方】　归尾、赤芍、生地黄、百合、贝母、栀子（炒）、麦门冬（去心）各一钱，蒲黄（炒黑）、牡丹皮各七分，川芎、熟地黄、阿胶（炒）、桃仁（去皮尖）各五分。

【用法】　上锉一剂，生姜一片，水煎服。

【主治】　治吐血，一服立止。

【验方六】　治吐血妙方（《寿世保元》）

【处方】　当归身二钱，川芎一钱五分，官桂三钱。

【用法】　上锉，水煎服，立效。

【主治】　吐血不止，发热面红，胸膈胀满，手足厥冷，烦躁不宁。

四十、防治便血的药疗方

下血者，大便出血也。乃脏腑蕴积湿热之毒而成，或因气郁、酒色过度，及多食炙爝热毒之物。或七情六淫所伤，使血气逆乱，荣卫失度，皆能令人下血。（《寿世保元》）

【验方一】　解毒四物汤（《寿世保元》）

【处方】　当归（酒洗）八分，川芎五分，白芍（炒）六分，生地黄一钱，黄连（炒）一钱，黄芩（炒）八分，黄柏（炒）七分，栀子（炒黑）七分，地榆八分，槐花（炒）五分，阿胶（炒）六分，侧柏叶六分。

【用法】　上锉一剂，水煎温服。腹胀加陈皮六分，气虚加人参三分，白术三分，木香三分。肠风下血加荆芥五分。气虚下陷加升麻五分。心血不足加白茯苓六分。虚寒加炒黑干姜五分。一方去阿胶，加苦参七分。

【主治】　此方治大便出血，不问粪前、粪后，并肠风下血，皆治。

【验方二】　滋阴脏连丸（《寿世保元》）

【处方】　怀生地黄、怀熟地黄、山茱萸（酒蒸，去核）、牡丹皮、泽泻、白茯苓（去皮）各三两，山药四两，川黄连（酒炒）、槐花（人乳拌，蒸）、大黄（酒蒸九次，极黑）各三两。

【用法】　上为细末，装入雄猪大肠头内，两头扎住，糯米三升，水浸透米，去水，将药肠藏糯米甑内，蒸一炷香时为度，捣药肠为丸，如梧桐子大。每服八十丸，空心，盐汤下。

【主治】　大便下血去多，心虚四肢无力，面色痿黄。

【验方三】　槐角丸（《寿世保元》）

【处方】　槐角子一两，枳壳（麸炒）、黄芩（酒炒）、黄连、黄柏（酒浸）、防风、荆芥、地榆、归尾（酒洗）、侧柏叶（酒浸）各五钱。

【用法】　上为细末，酒糊为丸，如梧桐子大。每服五七十丸，空心，米汤送下。忌生冷，戒房事、烧酒、蒜毒等物。

【主治】　治肠风下血，不问粪前后，远年近日，皆效。

【验方四】　断红丸（《寿世保元》）

【处方】　鹿茸（去毛，醋煮）、大附子（炮，去皮脐）、当归（酒洗）、续断（酒浸）、黄芪（炒）、阿胶（蛤粉炒）、侧柏叶（炒）各一两，白矾（枯）五钱。

【用法】　上为细末，酒煮米糊为丸，如梧桐子大。每服七十丸，空心，米汤送下。

【主治】　大便下血，久不止者，此脏腑虚寒故也。面色痿黄，身体羸瘦。

【验方五】　观音救苦丹（《寿世保元》）

【处方】　木香四两，黄连二两。

【用法】 上将黄连切片，煎汁浸木香，慢火焙干为末。乌梅肉捣为丸，如梧子大。每服六十丸，空心，白滚水送下。

【主治】 治大便下血秘方。

四一、防治溺血的药疗方

溺血者，小便出血，心移热于小肠也。(《寿世保元》)

【验方一】 **清肠汤**(《寿世保元》)

【处方】 当归、生地黄(焙)、栀子(炒)、黄连、芍药、黄柏、瞿麦、赤茯苓、木通、萹蓄、知母(去心)各一钱，甘草(减半)。

【用法】 上锉一剂，灯芯、乌梅水煎，空心服。溺血茎中痛，加滑石、枳壳，去芍药、茯苓。

【主治】 治小便出血。

【验方二】 **金黄散**(《寿世保元》)

【处方】 槐花(净炒)、郁金(湿纸包，火煨)各一两。

【用法】 上为细末，每服二钱，淡豆豉汤送下。

【主治】 治尿血。

【验方三】 **治溺血效方**(《寿世保元》)

【处方】 小蓟根、生地黄各二钱，通草、滑石、蒲黄(炒)、淡竹叶、当归、藕节、山栀、甘草各六分，赤茯苓、车前子各八分。

【用法】 上锉一剂，水煎，空心服。

【主治】 治溺血。

四二、防治汗症的药疗方

汗症，包括自汗、盗汗。自汗者，无时而濈濈然出，动则为甚，属阳虚，卫气之所司也。盗汗者，寐中出，通身如浴，觉来方止，属阴虚，荣血之所主也。大抵自汗宜补阳调卫，盗汗宜补阴降火。心虚而冷汗自出者，理宜补肝，益火之原，以消阴翳也。阴虚火炎者，法当补肾，壮水之主，以制阳光。又有火气上蒸胃中之湿，亦能生汗，凉膈散主之。凡汗出发润，汗出如油，汗缀如珠者，皆不治也。自汗大忌生姜，以其开腠理故也。(《寿世保元》)

【验方一】 **参芪汤**(《寿世保元》)

【处方】 黄芪(蜜炒)、人参、白术(去芦，炒)、白茯苓(去皮)、当归(酒洗)、熟地黄、白芍(酒炒)、酸枣仁(炒)、牡蛎(煅)各一钱，陈皮七分，甘草(炙)二分，乌梅一个。

【用法】 上锉一剂，枣一枚，浮小麦一撮，水煎温服。

【主治】 自汗属阳虚，时常而出也。宜用参芪汤。

【验方二】 **当归六黄汤**(《寿世保元》)

【处方】 当归(酒洗)、黄芪(蜜炒)、生地黄、熟地黄各二钱，黄柏、黄连、黄芩各一钱。

【用法】 上锉一剂，水煎，空心服。

【主治】 盗汗属阴虚，睡中而出，醒则止也。此方治盗汗之圣药也。

【验方三】 **滋阴益阳汤**(《寿世保元》)

【处方】 当归(酒洗)、熟地黄、生地黄、白芍(酒炒)各一钱，黄柏(蜜水炒)、知母(蜜水炒)各八分，人参五分，白术(去芦)、白茯苓(去皮)、黄芪(蜜炒)各二钱，陈皮八分，甘草(炙)三分。

【用法】 上锉一剂，枣二枚，浮小麦一撮，水煎温服。

【主治】 治盗汗，属气血两虚者。

【验方四】 **白龙胶**(《寿世保元》)

【处方】 桂枝、白芍(酒炒)、龙骨(煅)、牡蛎(煅)各三钱，甘草(炙)一钱。

【用法】 上锉一剂，枣二枚，水煎服。

【主治】 自汗盗汗，宜实腠理也。男子失精，女子梦交，自汗盗汗。

四三、防治肥胖症的药疗方

肥胖症是指体内脂肪堆积过多或分布异常，体重增加，是一种多因素的慢性代谢性疾病，已被世界卫生组织定为一种疾病。关于肥胖症中医自古就有记载。《黄帝内经·灵枢·卫气失常》已经把肥胖者分为膏型、脂型、肉型。宋代杨仁斋则指出："肥人气虚生寒，寒生湿，湿生痰……故肥人多寒湿。"清代名医叶天士指出："夫肌肤柔白属气虚，外似丰溢，里真大怯，盖阳虚之体，惟多痰多湿"，阐明肥胖者的病理属性是本虚标实，气虚阳虚为本，多痰多湿为标。

所以，肥胖总属本虚标实之证，治疗以健脾

利湿、益肾化痰为大法。中医认为“痰淤同源”。因此，在肥胖症的辩证治疗中，除了要注意健脾利湿、益肾化痰药物的使用，还要注意运用活血化淤通络的药物。(《大国医》)

【验方一】　(《大国医》周仲瑛)

【组成】　生大黄(后下)4克，炒莱菔子12克，生山楂肉15克，泽兰15克，泽泻15克，荷叶15克，决明子15克，海藻15克，天仙藤15克，炒苍术10克，大腹皮15克，鬼箭羽15克，川芎10克，法半夏10克。

【用法】　常法煎服。此方服用1个月，在原方基础上加制首乌12克，片姜黄10克，连服3个月，可使体重减轻10公斤以上。

【功效】　化痰祛淤通络。

四四、防治梅核气的药疗方

【验方一】　半夏厚朴汤(《金匮要略》)

【组成】　茯苓12克，半夏9克，苏叶6克，生姜9克。

【用法】　水煎服。

【功效】　行气散结，降逆化痰。

【主治】　梅核气。现常用于治疗癔病、胃肠神经官能症、食管痉挛、慢性喉炎、气管炎等属于气滞痰阻者。

【注意】　本方苦温辛燥，能耗液伤阴，仅适用于气滞痰结，偏于痰湿者。对于阴亏津少，或阴虚火旺者，不宜使用。

四五、防治脾胃气虚证的药疗方

【验方一】　四君子汤(《太平惠民和剂局方》)

【组成】　炙甘草6克，白术9克，人参9克，茯苓9克。

【用法】　水煎服。

【功效】　益气健脾。

【主治】　脾胃气虚证。现本方加减治疗胃肠功能减退、慢性胃炎、胃及十二指肠溃疡等属脾胃虚弱者。

四六、防治肾阳衰微证的药疗方

【验方一】　真武汤(《伤寒论》)

【组成】　茯苓9克，白术9克，生姜9克，附子(炮)9克，白芍药9克。

【用法】　水煎服。

【功效】　温阳行水。

【主治】　肾阳衰微，水气内停。现常用本方加减治疗肾性水肿、心性水肿、慢性肝病浮肿、慢性肠炎、肠结核腹痛腹泻、甲状腺功能低下、梅尼埃病之眩晕、前列腺肥大、风湿性关节炎、感冒等属阳虚水泛者。

四七、防治脾虚挟湿证的药疗方

【验方一】　参苓白术散(《太平惠民和剂局方》)

【组成】　山药750克，薏仁500克，人参1000克，白术1000克，炙甘草1000克，砂仁500克，白扁豆750克，莲子肉500克，桔梗500克，茯苓1000克。

【用法】　为细末，每服6克，枣汤服下，小儿按年龄酌减。或作汤剂，用量按原方比例酌减。

【功效】　益气健脾，渗湿止泻。

【主治】　脾虚挟湿证。现用于治疗慢性肠炎、慢性胃炎、肺结核、贫血、尿蛋白日久不消等属脾虚证者。

四八、防治中气不足的药疗方

【验方一】　补中益气汤(《脾胃论》)

【组成】　升麻3克，人参6克，柴胡3克，炙甘草6克，白术10克，黄芪15克，橘皮(陈皮)6克，当归10克。

【用法】　水煎服。或做丸剂，每服10～15克，日2～3次，温开水送服。

【功效】　补中益气，升阳举陷。

【主治】　①中气不足。②气虚发热。③气虚下陷。现常用于治疗胃下垂、胃黏膜脱垂、重症肌无力、乳糜尿、功能性或原因不明性发热、子宫脱垂、眼睑下垂等见有中气不足、气虚下陷症候者。

【注意】　①阴虚发热者禁用。②命门火衰，虚寒泻痢及湿热泻痢不宜用。

四九、防治肝肾阴虚的药疗方

【验方一】　酸枣仁汤(《金匮要略》)

【组成】 川芎3克，茯苓10克，甘草3克，酸枣仁18克，知母9克。

【用法】 水煎服。

【功效】 养血安神，清热除烦。

【主治】 肝血不足，虚火内扰。现用本方治疗神经衰弱见虚烦不眠，心悸等症候者。

【验方二】 一贯煎(《续名医类案》)

【组成】 枸杞15克，生地30克，麦冬10克，北沙参10克，川楝子5克，当归10克。

【用法】 水煎服。

【功效】 滋养肝肾，疏肝理气。

【主治】 肝肾阴虚，肝气不舒。现以本方加减治疗慢性肝炎、慢性胃炎、胃溃疡、肺结核、慢性睾丸炎、月经病等有上述见症者。

【注意】 气郁湿滞，停痰积饮引起的胸脘胁痛，均不宜用。

五十、防治肠梗阻的药疗方

肠梗阻，指肠内容物在肠道内通过受阻，为常见急腹症之一。可由肠粘连、肠炎或肿瘤、消化道功能低下、蛔虫、肠道异物、粪块、结石等因素引起。在老年肠梗阻中，又以食物性肠梗阻为多见，危害也大，当引起足够重视。

老年人由于全身各脏器的退行性改变，肠道功能低下，肠道的消化、吸收、分泌、顺逆蠕动等功能易出现紊乱。一般成年人能消化的食物，在老年人的胃肠道内可能不易被消化。这些未完全消化的团块成年人可顺利排出，老年人则可能排不出，因而堵塞肠腔，导致肠梗阻。老年人肠道消化分泌液减少，加之肠蠕动无力，常有习惯性便秘，食物残渣聚集成秘结的粪块也可引起肠梗阻。此外，老年人如伴有其他疾病，使胃肠道的分泌蠕动进一步降低，也是诱发食物性肠梗阻的因素。(《大国医》)

【验方一】 小承气汤加甘遂(《大国医》吴咸中)

【组成】 大黄(酒洗)12克，厚朴(炙，去皮)6克，枳实(大者，炙)9克，甘遂2～3克。

【用法】 上药四味，以水800毫升，煮取400毫升，去渣，分两次温服。

【主治】 肠梗阻。

【方解】 小承气汤最早见于张仲景《伤寒论》，适用于伤寒阳明腑实症，如便秘、痢初起、腹中疠痛、脘腹胀满等症。方中大黄泻热通便，厚朴行气散满，枳实破气消痞，诸药合用，可以轻下热结，除满消痞。甘遂泻水饮，破积聚，通二便。

五一、防治虚烦的药疗方

夫虚烦者，心胸烦扰而不宁也。多是体虚摄养有乖，荣卫不调，使阴阳二气有所偏胜也。或阴虚而阳盛，或阴盛而阳虚，。《内经》曰：阳虚则外寒，阴虚则内热，阳盛则外热，阴盛则内寒。令人虚烦，多是阴虚生内热所致。虚劳之人，肾水有亏，心火内蒸，其烦必躁。吐泻之后，津液枯竭，烦而有渴，惟伤寒及大病后，虚烦之症，却无霍乱，临病宜审之。

《巢氏病原》曰：心烦不得眠者，心热也。但虚烦不得眠者，胆冷也。(《寿世保元》)

【验方一】 温胆汤(《寿世保元》)

【处方】 半夏(汤泡)七钱，竹茹、枳实(麸炒)各三钱，陈皮四钱半，白茯苓(去皮)二钱二分半，甘草(炙)二钱二分半。

【用法】 上锉，分二剂，姜枣煎服。一方加酸枣仁炒远志去心、五味子、熟地黄、人参各等分。

【主治】 病后虚烦不得眠及心胆虚怯，触事易惊，短气悸乏，或复自汗等症。

五二、防治心胃痛的药疗方

胃脘痛者，多因纵恣口腹，喜好辛酸，恣饮热酒，煎煿，复食寒凉生冷，朝食暮损，日积月深，自郁成疾，自积成痰，痰火煎熬，血亦妄行，痰血相杂，妨碍升降，故胃脘疼痛，吞酸嗳气，嘈杂恶心，皆膈噎反胃之渐者也。俗医以燥热之药治之，以火济火，误矣。古方有九种心痛，曰饮、曰食、曰风、曰冷、曰热、曰悸、曰虫、曰疰、曰去来痛。夫所谓冷者惟一耳，岂可例以热药治之乎？须分新久，若明知身犯寒气，口得寒物，而病于初得之时，当用温散、温利之药。若病久则成郁矣，内则成热，宜用炒山栀为君，热药为之向导，则邪易伏，病易退。病安之后，若纵恣不改，病必再作，

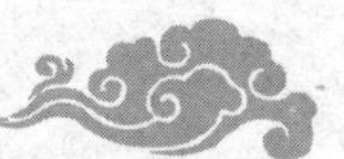

难治矣。此病虽日久，不食必死，必须持服药数剂，痛定过一日，渐而少食，方得痊安。其有真心痛者，大寒触犯心君，又曰：污血冲心，手足青过节者，旦发夕死，夕发旦死，非药所能疗焉。(《寿世保元》)

【验方一】 清热解郁汤(《寿世保元》)

【处方】 山栀仁(炒黑)二钱，枳壳(去穰，麸炒)一钱五分，川芎一钱，黄连(炒)一钱，陈皮五分，干姜(炒黑)五分，苍术(米泔浸)七分，香附(炒)一钱，甘草三分。

【用法】 上锉一剂，生姜三片，水煎热服。服后戒饮食大半日，再服一剂，神效。如痛甚，加姜汁二三匙，入药同服。

【主治】 胃脘积有郁热，刺痛不可忍者，此方治心胃痛之主方也。

【验方二】 神保丸(《寿世保元》)

【处方】 木香二钱半，胡椒二钱半，全蝎(全者)七枚，巴豆十枚(去皮心，研去油)。

【用法】 上为末，入巴豆霜再研，汤浸，蒸饼为丸，如麻子大，朱砂三钱为衣，每服三十粒。心膈痛，柿蒂灯心汤下。腹痛，柿蒂煨姜汤下。血积痛，炒姜、醋汤下。肺气盛者，白矾、蛤粉各一钱，黄丹一钱，同研为散，煎桑白皮、糯米饮，调三钱下。气喘，桑白皮、糯米饮下。肾气痛，胁下痛，炒茴香酒下。大便不通，蜜调槟榔末一钱下。气噎，木香汤下。宿食不消，茶下或酒浆饮任下。酒面热毒过度，痰饮致臂痛，柿蒂汤下。诸气，惟膀胱气、胁下痛最难治，独此药能去之。有人病项筋痛，诸医皆以为风治之，数月不瘥，乃流入背膂，久之又注右胁，挛痛甚苦，乃合服之，一投而瘥，再服除根。

【主治】 诸气为痛，心膈痛，腹痛，血痛，肾气痛，胁下痛，大便不通，气噎，宿食不消等症。

【验方三】 无价金丹(《寿世保元》)

【处方】 白术(去芦，炒)三两，枳实(麸炒)、苍术(米泔浸，炒)、猪苓、麦芽(炒)、神曲(炒)、半夏(汤泡)各一两，泽泻、赤茯苓(去皮)、川芎、黄连(陈土炒)、白螺蛳壳(煅)各七钱，砂仁、草豆蔻、黄芩(陈土炒)、青皮(去穰)、莱菔子(炒)、干生姜各五钱，陈皮(去白)、香附子(童便炒)、瓜蒌仁、川厚朴(去皮，姜炒)、槟榔各三钱，木香、甘草各二钱。

【用法】 上为细末，青荷叶泡汤，浸晚粳米，研粉作糊为丸，如梧桐子大。每服七十丸，多至百丸，米汤送下。吞酸加吴茱萸汤泡，寒月用五钱，热月用二钱半。久病挟虚加人参、扁豆、石莲肉各五钱。时常口吐清水加炒滑石一两，牡蛎煅五钱。

【主治】 男妇小儿，常惯心腹作痛，宜服此一料，以拔病根，永不再发。此药能消痰涎，消食积、酒积、茶积、肉积，一切诸积在胃脘，当心而痛，及痞满恶心，嘈杂嗳气，呕吐吞酸，脾疼诸痛神效。

【验方四】 丁胡三建汤(《寿世保元》)

【处方】 丁香、良姜、官桂各一钱五分。

【用法】 上锉一剂，水碗煎七分，用胡椒五十粒，炒为末，调入药内，顿服。一方用良姜末三分，米汤调下，立止。

【主治】 胃脘痛属寒者。

【验方五】 桃灵丹(《寿世保元》)

【处方】 桃仁五钱，五灵脂五钱(火煨制)。

【用法】 上为末，醋糊为丸，如梧子大，每服二十丸，酒下或醋汤下。

【主治】 诸般心腹气痛，或瘀血作痛。

【验方六】 桂附丸(《寿世保元》)

【处方】 川乌头(炮，去皮脐)三两，干姜(炮)二两，官桂二两，川椒(去目，微炒)二两，赤石脂二两。

【用法】 上为细末，炼蜜为丸，如梧子大。每服三十丸，温水下，觉至痛处即止。若不止，加至五十丸，以知为度。若早朝服无所觉，至午后再进二十丸。若久心痛，每服三十丸，至五十丸，尽一剂，终身不发，治心痛彻如神。

【主治】 寒邪冷气，入乘心络或脏腑，暴感风寒，上乘于心，令人卒然心痛，或引背膂，甚则经年不瘥。

【验方七】 绛雪散(《寿世保元》)

【处方】 白矾(枯)一两，朱砂一钱，金箔三片。

【用法】 上为末。每服一钱五分，轻者一钱，空心，白汤调下。

【主治】 诸心气痛，不可忍者。

【验方八】 治胃痛神方(《寿世保元》)

用生矾、枯矾等分为末，面糊丸，如樱桃大，每服三丸，烧酒送下立止。

【验方九】 治胃痛效方(《寿世保元》)

【处方】 黄连六钱，大附子(炮，去皮脐)一钱。

【用法】 上锉一剂，生姜三片，枣一枚，水煎，稍热服。

【主治】 胃脘痛甚，诸药不效者。

【验方十】 治胃病方(《养生堂》)

【处方】 鸡内金适量。

【用法】 在瓦上(40度)焙干，研细末，每日两次，每次3至5克，温开水冲服，空腹服。

【主治】 治多年不愈胃病。

五三、防治腹痛的药疗方

夫腹痛，寒气客于中焦，干于脾胃而痛者，有宿积停于肠胃者，有结滞不散而痛者，有痛而呕者，有痛而泻者，有痛而大便不通者，有热痛者，有虚痛者，有实痛者，有湿痰痛者，有死血痛者，有虫痛者，种种不同，治之皆当辨其寒热虚实，随其所得之证施治。若外邪者散之，内积者逐之，寒者温之，热者清之，虚则补之，实则泻之，泄则调之，闭则通之，血则消之，气则顺之，虫则追之，积则削之，加之健理脾胃，调养气血，斯治之要也。(《寿世保元》)

【验方一】 开郁导气汤(《寿世保元》)

【处方】 苍术(米泔浸，炒)一钱，陈皮五分，香附(童便浸，炒)一钱，白芷一钱，川芎一钱，白茯苓(去皮)一钱，干姜(炒)五分，滑石一钱，山栀仁(炒黑)二钱，神曲(炒)一钱，甘草少许。

【用法】 上锉一剂，水煎温服。

【主治】 肚腹疼痛，有寒有热，有食有气，治一切肚腹痛之总司也。

【验方二】 姜桂汤(《寿世保元》)

【处方】 干姜、肉桂、良姜各七分，枳壳(去穰，麸炒)、陈皮、砂仁、厚朴(姜汁炒)、吴茱萸(炒)各一钱，香附一钱五分，木香五分，甘草三分。

【用法】 上锉，生姜煎服。痛不止，加玄胡索、茴香、乳香。寒极手足冷，加附子，去吴茱萸、良姜。泄泻去枳壳。

【主治】 绵绵痛无增减，脉沉迟者，寒痛也。

【验方三】 散火汤(《寿世保元》)

【处方】 黄连(炒)、白芍(炒)、栀子(炒)、枳壳(去穰)、厚朴(去皮)、香附、抚芎各一钱，木香、砂仁、茴香各五分，甘草三分。

【用法】 上锉一剂，生姜一片水煎，痛甚不止加玄胡索。

【主治】 乍痛乍止，脉数者，火痛也。

【验方四】 枳实大黄汤(《寿世保元》)

【处方】 枳实、大黄、槟榔、川厚朴各二钱，甘草三分，木香五分(另研)。

【用法】 上锉一剂，水煎温服。

【主治】 肚腹满硬痛久不止，大便实，脉数，烦渴者，积热也。

【验方五】 三仙丸(《寿世保元》)

【处方】 雄黄、白矾、槟榔各等分。

【用法】 上为末，饭丸如黍米大，每服五分，食远，白水下。干痛者，不吐不泄而但痛也。有时者，淡食而饥则病，厚味而饱则否也浮。《经》曰：腹疾干痛有时，当为虫，此之谓也。

【主治】 治虫痛。

五四、防治腰痛的药疗方

夫腰乃肾之府，动摇不能，肾将惫矣。因嗜欲无节，老伤肾经，有为喜怒忧思，风寒湿毒伤之，遂致腰痛。或引于脊项，旁及二胁下，不可俯仰，皆由肾气虚弱所致。宜滋肾调气，病可除矣。(《寿世保元》)

【验方一】 补肾汤(《寿世保元》)

【处方】 当归(酒洗)、白芍(酒炒)、生地黄、熟地黄、陈皮、小茴(盐，酒炒)、破故纸(酒炒)、牛膝(去芦，酒洗)、杜仲(去粗皮，酒炒)、白茯苓(去皮)各一钱，人参五分，黄柏(去皮，酒炒)、知母(酒炒)各七分，甘草(炙)三分。

【用法】 上锉一剂，枣二枚，水煎服。痛甚者加乳香、砂仁、沉香，去芍药、生地、陈皮。如常服，合丸药，俱为细末，炼蜜为丸，如梧桐子大，每服五十丸，米汤下，酒亦可。

【主治】　常常腰痛者，肾虚也，此方主之。

【验方二】　治腰痛神方(《寿世保元》)

鱼鳔炒成珠，好酒一碗，淬入内，温热，通口连渣服。此为治腰痛神方。

【验方三】　青娥丸(《寿世保元》)

【处方】　破故纸(酒炒)、川萆薢(童便浸)、杜仲(姜汁炒)、牛膝(去芦，酒洗)、黄柏(盐水炒)、知母(酒炒)各四两，明桃肉(去皮，泡)八两。

【用法】　上为细末，炼蜜为丸，如梧桐子大，每服八十丸，空心，酒送下。

【主治】　此方专滋肾水，壮元阳，益筋骨。又能乌须，治肾虚腰痛，足膝痛神效。

【验方四】　壮肾散(《寿世保元》)

【处方】　仙灵脾(酒浸)五两，远志(去心)四两，巴戟(去心)六两，杜仲(酒炒)五两，破故纸(酒炒)五两，肉苁蓉(酒浸)六两，青盐八两，大茴香五两，小茴香(炒)五两。

【用法】　上为末，每服二钱，用猪腰切开，掺药末在内，纸裹，火煨熟，细嚼，酒下。

【主治】　肾经虚损，腰腿遍身疼痛。

【验方五】　治腰痛妙方(《寿世保元》)

【处方】　雄黄二钱，黄丹一钱，焰硝三钱，去黄丹，名火龙丹。

【用法】　上为细末，令患人仰睡，以银簪蘸药，点大眼角头少许，一二次神效。要天月德日合，忌鸡犬等见之。

【主治】　治腰痛不能转侧，点药后少顷复旧，神妙。

【验方六】　治腰痛良方(《寿世保元》)

【处方】　杜仲(姜酒炒)二钱，破故纸(酒炒)五分，小茴香(盐酒炒)、人参各三分。

【用法】　上为末，用猪腰子二个切开，入药蒸熟，带水渣同食，即愈。

【主治】　治腰痛良方。

【验方七】　治腰痛方(《寿世保元》)

【处方】　当归(酒洗)、杜仲(酒炒)、大茴香、小茴香(酒炒)、羌活(独活)。

【用法】　上锉一大剂，用头生酒浸一宿，次早滤汁，温热服之。用渣将酒再煎，温服立效。

【主治】　治腰痛秘方。王景明传。

【验方八】　治腰痛秘方(《寿世保元》)

黑丑半生半炒，为头末，水和丸，如梧子大，硫磺末为衣，每服五十丸，空心，盐汤送下。治一切腰痛如神。宋东园传。

五五、防治胁痛的药疗方

夫胁痛者，厥阴肝经为病也。其症自两胁下痛引小腹，亦当视内外所感之邪而治之。若因暴怒伤触，悲哀气结，饮食过度，冷热失调，颠仆伤形，或痰积流注于胁，与血相抟，皆能为痛，此内因也。若伤寒少阳，耳聋胁痛，风寒所袭而为胁痛，此外因也。治之当以散结顺气，化痰和血为主，平其肝而导其滞，则无不愈矣。(《寿世保元》)

【验方一】　疏肝饮(《寿世保元》)

【处方】　黄连(吴茱萸煎汁炒)三钱，柴胡、当归各一钱，青皮(去穰)、桃仁(研如泥)、枳壳(麸炒)各一钱，川芎、白芍(酒炒)各七分，红花五分。

【用法】　上锉一剂水煎，食远服。

【主治】　左胁下痛，肝积属血，或因怒气所伤，或跌扑闪挫所致而为痛也。

【验方二】　推气散(《寿世保元》)

【处方】　片姜黄、枳壳(麸炒)各一钱，桂心少许，甘草(炙)五分，一方加陈皮一钱五分，半夏(姜炒)一钱。

【用法】　上锉一剂，生姜三片水煎，食远服。

【主治】　右胁痛者，肝邪入肺也。

【验方三】　柴胡芎归汤(《寿世保元》)

【处方】　柴胡、川芎、白芍、青皮(去穰)、枳壳(麸炒)各一钱五分，香附子、当归、龙胆草、木香、砂仁、甘草各等分。

【用法】　上锉一剂，姜一片，水煎温服。

【主治】　左右胁俱痛，肝火盛而木气实也。

【验方四】　当归龙荟丸(《寿世保元》)

【处方】　当归、龙胆草、山栀子、黄连、大黄(酒浸，纸裹煨)、芦荟、青黛各五钱，木香二钱五分，麝香(另研)五分，加柴胡五钱，青皮(去穰，醋炒)一两。

【用法】　上为细末，神曲打糊为丸，如梧桐子大，每服二十丸，姜汤送下。

【主治】 因内有湿热,两胁痛甚,伐肝木之气,泻肝火之要药也。

五六、防治臂痛的药疗方

臂为风寒湿所搏,或睡后手在被外,为寒邪所袭,遂令臂痛。及乳妇以臂枕儿,伤于风寒而致臂痛者,悉依后方对症用之。(《寿世保元》)

【验方一】 二术汤(《寿世保元》)

【处方】 苍术(米泔浸)一钱半,白术(去芦)、南星、陈皮、白茯苓(去皮)、香附、酒芩、羌活、威灵仙、半夏、甘草各一钱。

【用法】 上锉一剂,生姜煎服。

【主治】 有湿痰横行经络而作臂痛者。

【验方二】 蠲痹汤(《寿世保元》)

【处方】 当归、赤芍、黄芪、羌活、姜黄、防风、甘草(炙)各等分。

【用法】 上锉,生姜五片,煎服。

【主治】 臂痛因于湿者。

五七、防治肩背痛的药疗方

【验方一】 豁痰汤(《寿世保元》)

【处方】 半夏(制)、栀子(炒)、陈皮、海桐皮、枳壳各八分,桔梗、赤芍、苍术(制)、香附各七分,茯苓(去皮)六分,川芎、姜黄各五分,甘草二分。

【用法】 上锉一剂,生姜煎服。如痛甚,头剂加朴硝二钱。

【主治】 脉洪而大,脉促上紧者,肩背痛,沉而滑者,痰痛也。

【验方二】 羌活胜湿汤(《寿世保元》)

【处方】 藁本一钱,防风一钱,羌活、独活各二钱,川芎一钱,蔓荆子六分,甘草六分。

【用法】 上锉一剂,水煎服。身痛腰沉,经中有湿寒,加防已一钱,轻者炮附子,重者炮川乌各五分。

【主治】 肩背痛,不可回顾者,太阳气郁而不行也,以风药散之。脊痛腰强,腰似折,项似拔,此太阳经不通行。

【验方三】 提肩散(《寿世保元》)

【处方】 防风、羌活、藁本、川芎、白芍(炒)各七分,黄连(酒炒)、黄芩(酒炒)各五分,甘草四分。

【用法】 上锉一剂,生姜三片煎服。湿加苍术、防己、薏苡仁各五分,气虚加人参,汗多加黄芪(蜜炒)一钱,血虚加芎、归、地黄。

【主治】 风热乘肺,肩背强直作痛。

【验方四】 通气防风汤(《寿世保元》)

【处方】 防风、羌活、陈皮、人参、甘草各五分,藁本、青皮各二分,白豆蔻、黄柏各二分,升麻、柴胡、黄芪(蜜水炒)各一钱。

【用法】 上作一剂水煎,食后远服。如面白脱色气短者,不可服。

【主治】 肩背痛,汗出,小便数而少,风热乘肺,肺气郁甚也,当泻风热则愈。

【验方五】 御寒膏(《寿世保元》)

用生姜八两,取自然汁,入牛胶三两,乳香、没药末各一钱五分,铜勺内煎化,就移在滚水内炖。以柳条搅至成膏,又入花椒末少许,再搅匀。用皮纸将纸作壳子,看痛处阔狭,贴患处,用鞋烘热熨之,候五、七日脱下,或起小痕无妨。

五八、防治痛风的药疗方

夫痛风者,皆因气虚体弱,调理失宜,受风寒湿之毒,而四肢之内肉色不变。其病昼静夜剧,其痛如割者,为寒多,肿满如剜者为湿多,或汗出如水,遂成斯疾。久而不愈,令人骨节蹉跌,股胫消瘦者,为难疗矣。予考痛风,脉理多端,有旦定而夜甚、脉弦而紧者是痛风也。脉沉而伏,中气也。不可一例而治,临症当审辨矣。(《寿世保元》)

【验方一】 二妙散(《寿世保元》)

【处方】 苍术(米泔浸),黄柏(乳汁润透)。

【用法】 上为末,每服三钱,用酒调下,痛甚加生姜汁热服。

【主治】 湿热作痛,不拘上下用之,苍术妙于燥湿,黄柏妙于去热,二物皆有雄壮之性,亦简易之方也。加牛膝则治湿热下流,两脚麻木,或如火燎之热者。

【验方二】 舒筋散(《寿世保元》)

【处方】 玄胡索(炒),当归,辣桂各等分。

【用法】 上为末,每服二钱,酒调下,玄胡索活血除风理气。

【主治】 血脉凝滞，筋络拘挛，肢节疼痛，行步艰难，活血理气第一品也。

【验方三】 消风吹(《寿世保元》)

【处方】 陈皮、白术(去芦)、当归(酒洗)、白茯苓(去皮)各一钱，玄胡索、半夏(姜制)、牛膝(去芦)、川芎各八分，防己、羌活、独活、秦艽各六分，枳壳(去穰)、防风各五分，木瓜四分，甘草三分。

【用法】 上锉一剂，生姜煎，不拘时服。气虚加人参八分。

【主治】 人手足不能屈伸，周身疼痛。

【验方四】 治痛风神方(《寿世保元》)

【处方】 人参，白术(去芦)，白茯苓(去皮)，当归，川芎，赤芍，生地黄，防风，羌活，独活，天麻，南星，陈皮，黄芩，甘草。

【用法】 上锉，生姜煎服。

【主治】 一切遍身骨节疼痛，或流注作痛不可忍者，神效。

【验方五】 治痛风验方(《寿世保元》)

【处方】 苍术二两，羌活一两，独活一两，蛇床子五钱，蔓荆子五钱，穿山甲五钱(土炒)，雄黄三钱，硫磺三钱，麝香三分。

【用法】 上为末，炒热绢包，熨患处。一法以醋拌炒作饼，烧秤锤放饼上，用绢包熨之。

【主治】 熨法。治诸风恶毒，冷痹麻木肿痛，或遍身骨节痛，始觉肿痛，熨之即散。

五九、防治关节炎、风湿症的药疗方

【验方一】 千根拔、豆豉羌、牛大力各100克，走马战、走马昭、胡椒根各50克。每剂药，配一只猪蹄或鸡腿，排骨也可。将药清除沙土等杂质，放入稍大纱布袋中。用大大点砂锅加水适量，先将猪蹄煮半小时后，药入锅再煮半小时，头煎晚上睡前服，备两条干毛巾，服药后疾患关节排汗时擦汗用。用被子盖严患者，别见风。次日早煎，连同猪蹄吃了更好。一般7～10天，病可消除。但以上有几种药，北方药店买不到，广东中草药店有售。此方可治疗风湿性关节炎。(《生活中来》)

【验方二】 牛奶、荞麦面、白花太子(中药店有售)各适量。用牛奶和荞麦面做成面饼，把白花太子研碎铺在上面，然后贴在患处。约10分钟后发热，30分钟左右即可，见效特快。此方可治疗风湿性关节痛。(《生活中来》)

【验方三】 麦麸子1000克，食醋500克，食盐500克，放在一起拌匀，装在小布袋里，用锅蒸热后敷在患处，再在上面盖个小棉垫儿，直到不热为止，连敷20多天，即可治愈关节痛。(《生活中来》)

【验方四】 花椒100克压碎，鲜姜10片，葱白6棵切碎，三种混在一起，装纱布包内，将药袋放在膝痛处，药袋上放一热水袋，盖上被子，热敷30至40分钟，每日两次。也可膝痛处在上，药袋在下。(《生活中来》)

【验方五】 食醋500克，鲜葱500克切成寸段，一起放在锅里煮沸，略凉后用纱布蘸醋汁擦洗关节处，一次擦洗10分钟，一天6次，半月后见效，此方可治疗风湿性关节炎。(《生活中来》)

【验方六】 嫩苍耳子适量，捣烂成泥状，敷于患处，再用纱布扎紧。敷40分钟即可。(《生活中来》)

【验方七】 透骨草、穿山甲、甘草各15克，水煎成浓液，用芥末调成糊状，敷在患处，用纱布包扎好。两天换一次药，连治六天，即可见效。此方可治疗风湿性关节炎。(《生活中来》)

【验方八】 蓖麻子、刺菜各四两，洗净掺在一起捣成糊状，用纱布包好，放在膝盖，用手来回揉搓，至出汗为止，两三次即可见效。此方可治疗关节炎。(《生活中来》)

【验方九】 高良姜、淮牛膝、防风、甘草各五钱，以温火炒(勿炒焦)后研成细末，分两次温水送服，三日后再服一次，定可见效。此方可治疗关节炎。(《中国秘方全书》)

【验方十】 竹叶菜二两，白毛夏枯草一两。水煎服。如能采鲜草捣烂绞汁服用，效果更佳。(《中国秘方全书》)

【验方十一】冬麻子适量，研碎，水滤过，取下，掺入粳米，煮成稀饭，可放少许葱、椒、盐，空腹食用。此方治疗关节炎功效卓越。(《中国秘方全书》)

【验方十二】 晒干的桑根与艾叶各15克，

(鲜品桑枝40克,艾草60克),以500毫升的水煎至剩300毫升为止,分为三等分,每餐后服一次。持续服用,一个月见效。(《中国秘方全书》)

【验方十三】 桑根、决明子各20克,薏仁23克。加700毫升的水,煎至500毫升即可,分为三次,一天喝完,10天即可见效。(《中国秘方全书》)

【验方十四】 鲜桑椹子一斤,浸在三斤高粱酒中,置于瓷罐或玻璃瓶内,加封。一个月后,即可饮用。此方可治疗风湿性关节痛。(《中国秘方全书》)

【验方十五】 柳树皮捣碎涂在干净布上,敷在痛处,即可达到止痛的效果。(《中国秘方全书》)

【验方十六】 明天麻二钱,陈皮三钱,山甲二钱,鸡血藤三钱,熟地二钱,丹参三钱,乳香二钱,当归三钱,川芎二钱,羌活三钱,防风二钱,白芍二钱。以上药用二瓶高粱酒泡十天后,每晚睡前取一小杯,外加冰糖饮服,服完所剩药渣,可再用高粱酒一瓶浸,服完即愈,甚验。(《中国秘方全书》)

【验方十七】 小红公鸡(童子鸡)一只,去肠杂,洗净,将木香、木瓜、当归、红花、甘草各一钱,用纱布包好,纳入鸡腹,将鸡头提起,从切口处罐入黄酒三分之一瓶,再予缝合。将鸡放瓦盆或陶器罐,加盖,锅中加适量的水,隔水蒸一小时左右,以鸡熟烂为度。先吃鸡,再喝汤,一次服完,盖被发汗,发汗程度以感觉脚心已发汗为止,起而拭汗,更衣,再休息。此时绝对不能见风,。轻者一剂,重者二剂及可治好。此方可治疗风湿性关节痛。(《中国秘方全书》)

六十、防治类风湿性关节炎的药疗方

类风湿性关节炎,又称类风湿,在中医里属于"痹证"、"痹病"范畴,属于自身免疫性疾病,多发生于20～40岁的女性。临床主要表现为慢性、对称性、多滑膜关节炎和关节外病变。该病好发于手、腕、足等小关节,反复发作,呈对称分布。早期有关节红肿热痛和功能障碍,还可出现关节周围或内脏的类风湿结节,并可有心、肺、眼、肾、周围神经等病变,晚期关节可出现不同程度的僵硬畸形,并伴有骨和骨骼肌的萎缩,极易致残。

类风湿性关节炎病变在骨,正所谓"肾主骨生髓",骨的生长发育全赖骨髓的滋养,而骨髓乃肾中精气所化生,因此肾虚是本病的本质。

类风湿性关节炎具有起病缓慢、病情缠绵的特点,治疗的关键在于早期诊断,及时治疗。因此,既要用传统方法,又应采取现代医学检测手段,以免误诊、漏诊。同时,由于类风湿性关节炎是周身性、终身性疾病,在治疗上必须始终坚持整体观念,辨证结合辨病,标本同治,内外并治,提

高疗效。另外,患者要坚持长期服药,即使症状缓解后,还需要服药6～12个月,才能巩固疗效,减少或防止复发。(《大国医》)

【验方一】 益肾蠲痹汤(《大国医》朱良春)

【组成】 当归10克,熟地黄15克,淫羊藿15克,川桂枝10克,乌梢蛇10克,鹿衔草30克,制川乌10克,甘草5克。

【用法】 水煎服,每天1剂。

【加减】 风胜的患者加钻地风30克;湿胜的患者加苍术、白术各10克,生、熟薏苡仁各15克;关节肿胀明显的患者加白芥子10克、穿山甲10克、泽泻30克;寒胜的患者加制川、草乌各10～20克,并加制附片10～15克;疼痛加剧的患者加炙全蝎(研细粉吞服)3克,或炙蜈蚣1～2条;刺痛患者加地鳖虫10克,三七粉3克,延胡索30克;体虚的患者宜将淫羊藿加至20～30克,并加菟丝子30克。

【验方二】 疼痛三两三(《健康大讲堂》)

【处方】 当归一两,川芎一两,金银花一两,炒山甲三钱,三七三分。

【用法】 水煎服。

六一、防治高烧不退的药疗方

【验方一】 芭蕉液适量,饮服,可退烧。方法:先以湿毛巾拭净芭蕉干之表皮,再用长约五六寸的小刀一把,插入干内,透一小竹管或塑胶管,下用杯碗接住,蕉液会流注碗内,一日贮存三五器,每隔两小时喝一杯,任何高烧,皆可退除。

这里所用之芭蕉为不结香蕉之纯种芭蕉,据

某名中医称“芭蕉液，不仅可治脑炎、肺炎、腹膜炎，即是因伤寒等病而起之高烧，无不立退。”由此可见其灵。(《中国秘方全书》)

【验方二】 生地二两，枸杞子八钱，炒枣仁、茅根、花粉、知母、鳖甲、龟板、犀角、羚羊角各五钱，丹皮、地骨皮、生石膏、菊花各三钱，白芍、茵陈各二钱。水煎服，每日一剂，分早晚二次服。此方可使高烧痊愈。(《中国秘方全书》)

【验方三】 银花、菊花、覆花、茯苓各二钱，甘草、黄芩各一钱，柴胡、枳壳、杏仁、石斛、竹茹、花粉、芥穗各二钱，薄荷一钱。水煎服，每日一剂，分早晚二次服。此方为治疗肺胃郁热之良方。(《中国秘方全书》)

【验方四】 羚羊角粉可退烧。羚羊角粉0.5钱(1.5克)，放入小碗里，加入一点点水，上锅蒸3小时，取出冷却后加一点糖，喝下，一个半小时后，高烧即可退去，晚上再喝一次，高烧可痊愈。(《中国秘方全书》)

【验方五】 生吃大葱能退烧。取大葱2棵(大约2～3两)，食醋2～3两。空腹生吃大葱，用食醋送服，一般一次便好，此方退烧止咳有特效。(《健康指南》)

六二、防治脚气的药疗方

脚气者，湿热在足而作气痛也。湿热分争，湿胜则令人憎寒，热胜则令人壮热，此其为证。亦有兼头痛者，颇类伤寒，惟其得病之始，本于脚气为异耳。又不可以脚肿为拘，亦有痛而不肿者，名曰干脚气。亦有缓纵不随者，名曰风毒。此在医者体会而辩证尔。各有治法不同，大抵脚气之疾，壅疾也，喜通而恶塞，故孙真人曰：脚气之疾，皆由气实而死，终无一人以服药致虚而殂。故脚气之人皆不得大补，亦不得大泻。是方也，木通、防己、槟榔通剂也，可以去热；苍白二术燥剂也，可以去湿；然川芎能散血中之气，犀角能利气中之血。先痛而后肿者，气伤血也，重用川芎；先肿而后痛者，血伤气也，重用犀角。大便实者加桃仁，小便涩者加牛膝，有热加芩、连，时热加石膏，有痰加竹沥，全在活法，切勿拘也。(《寿世保元》)

【验方一】 防己饮(《寿世保元》)

【处方】 苍术(盐水炒)，白术，黄柏(酒炒)，防己，生地黄，(酒炒)，川芎，槟榔，木通，犀角，甘草梢。

【用法】 上锉水煎，空心服。

【主治】 专治脚气，憎寒壮热者，此湿热在足而作气痛也。

【验方二】 七圣散(《寿世保元》)

【处方】 川牛膝(酒浸)、杜仲(姜酒炒)、续断、川草薢、防风、川独活、甘草各一两。

【用法】 上焙干为末，每服一钱，酒调服。

【主治】 风湿流注经络间，肢节缓纵不随，老人脚膝疼痛，不能履地。

【验方三】 治脚气奇方(《寿世保元》)

【处方】 乳香，没药，天麻，白附子，僵蚕。

【用法】 上锉，各等分为细末，每服五分，空心，酒调服。

【主治】 专治脚气止痛奇方。

【验方四】 治脚气洗方(《寿世保元》)

椒汤洗法：用川椒一两，葱一握，生姜如掌大一块，水一盆，煎汤洗之。

凡人患寒湿脚气，疼痛不忍者，内服煎剂，外宜以此汤薰洗之，盖壅疾洗之，无有不良。

【验方五】 治脚气外敷方(《寿世保元》)

两足痛如刀剜，不可忍者。先用生姜切片，蘸香油擦痛处，随用生姜火烧热，捣烂，敷患处，须臾，姜干而痛止，神效。

治远行脚打成泡，用水调生面糊贴过，不可碰破。

【验方六】 治脚气摊贴方(《寿世保元》)

治脚气肿痛，鹤膝风不能动履。用真生姜汁一碗，入牛胶一两熬成膏，入乳香、没药末各一钱搅匀绢帛摊贴肿消痛止。次日，将滚水入药碗中，去水又摊又贴，效不可言。

【验方七】 治脚气药酒方(《寿世保元》)

【处方】 五加皮八两，川牛膝(去芦)、杜仲(酒炒)、当归、怀生地黄各二两，地骨皮二两。

【用法】 上锉散，用好酒一坛，入药，重汤煮二炷香，土埋三日出火毒，随量饮之。

【主治】 治脚膝肿痛，并手足痛。

【验方八】 治脚气调敷方(《寿世保元》)

秘方治脚气肿痛，用木瓜为末，好酒调敷患处，立止。

【验方九】 治脚气蒜灸方(《寿世保元》)

治两脚俱是疙瘩肿毒，骨痛用独蒜切片，铺放痛处，每蒜一片，用艾二壮。去蒜，再换再灸，灸至愈。

【验方十】 盐姜水洗除脚臭(《生活中来》)

热水中放适量盐和数片姜，加热数分钟，不烫时洗脚，并搓洗数分钟，不仅除脚臭，脚还感到轻松，可消除疲劳。

【验方十一】 煮黄豆水治脚气(《生活中来》)

用150克黄豆打碎煮水，用小火约煮20分钟，水约1000克。待水温能洗脚时用来泡脚，一次泡30分钟左右。此方治疗脚气病效果极佳。

【验方十二】 无花果叶治脚气(《生活中来》)

取无花果叶数片，加适量水煮10分钟左右，待水温能洗脚时用来泡脚15分钟，每日1～2次，一般三五天即愈。

【验方十三】 白醋治脚气(《生活中来》)

用棉球蘸白醋涂患部，止痒又杀菌，涂一次可半个月不犯。

【验方十四】 白萝卜半个，切成薄片，加适量的水煮10分钟，随后倒入盆中，待温度适度时反复洗脚，连洗数次，即可除去脚臭。(《生活中来》)

【验方十五】 将土霉素研成细末，涂在脚趾缝里，每次用量1～2片，可保证半个月没有脚臭。(《生活中来》)

【验方十六】 在洗脚水中加入白帆10～15克，待白帆溶化后，泡脚20分钟，每晚一次，连续泡脚6天为一疗程，即可治愈脚气。(《生活中来》)

【验方十七】 取乌洛托品(西药)0.5毫克(2～4片)，研成细末，待脚洗净擦干后，将药粉揉搓在脚掌趾内，每日一次，连续4～8天，可保脚干燥50天。此方治脚汗。(《生活中来》)

【验方十八】 脚洗净后，再用瓶装啤酒泡脚20分钟，再冲洗。每周泡1～2次。可治脚气。(《生活中来》)

【验方十九】 用半盆温水，放入两粒(小米粒大小)高锰酸钾，双脚浸泡三五分钟即可。(《生活中来》)

【验方二十】 每晚洗脚后，用大蒜(切片)擦脚，连续几天，可治脚癣。(《生活中来》)

【验方二一】 用伤湿止痛膏贴在脚掌和脚心等处，24小时后即可消除脚臭。(《生活中来》)

【验方二二】 韭菜250克，洗净切碎，放在盆内，冲入开水。待水温适度时，泡脚30分钟，水量应没过脚面，可同时揉搓。一周后再洗一次，此方治脚气效果很好。(《生活中来》)

【验方二三】 用碱面一汤匙，温水溶化后，倒入盆中。将脚浸入碱水中泡洗10分钟左右，轻者三次，重者五次即可治愈脚气。(《生活中来》)

【验方二四】 花椒10克，盐20克，加适量水煮开，待温度不烫脚时，即可泡洗脚，每晚泡洗20分钟，连续泡洗一周即可治愈脚气。(《生活中来》)

【验方二五】 每晚洗净脚后，用削下的梨皮擦脚气患处，连续一周，即可治愈脚气。(《生活中来》)

【验方二六】 每晚洗净脚后，用芦荟叶汁揉搓脚底、脚趾，自然风干，每次一只脚用一叶，连续一周，即可治愈脚气。(《生活中来》)

【验方二七】 将APC药片研碎与雪花膏调成糊状，每晚洗净脚后抹在患处，连续一周即可治愈脚气。(《生活中来》)

【验方二八】 用茶叶加食盐少许，冲入开水，待温度不烫时泡脚，每次15分钟，连续三周，即可治愈脚气。(《生活中来》)

【验方二九】 紫罗兰擦脸油一瓶，老陈醋适量，用醋和紫罗兰调匀，至颜色为暗红色为宜，涂抹患处。连续一周，即可治愈脚气。(《生活中来》)

【验方三十】 鲜蒜三个，去皮捣碎，再放入一斤老醋泡40小时。将脚泡进溶液，一天泡三四次，每次半小时，十天后脚气痊愈。(《生活中来》)

【验方三一】 每天早晚在患处涂抹皮炎平药膏，连续一周，即可治愈脚气。(《生活中来》)

【验方三二】 每天洗净脚后，用细盐撒在患处，用手指轻轻揉搓一两分钟，几天可治愈脚气。(《生活中来》)

【验方三三】 每天洗净脚后，用白酒少许揉搓患处，自然风干。连续一个月，可治愈脚气。

《生活中来》

【验方三四】 采野蒺藜熬水，用此水涂抹患处，连续两周，可根除脚气。《生活中来》

【验方三五】 将皮康霜药膏少许抹在患处，再把研碎的阿司匹林粉撒在上面，连续三天即可痊愈。此方治脚气甚灵。《生活中来》

【验方三六】 苦参泡酒治脚气。将50克苦参泡入250克白酒里，三天后即可用，药酒直接涂抹患处，两次即可痊愈。《健康指南》

【验方三七】 花椒水泡洗治脚癣。花椒30克，生姜5～6片，一同放入搪瓷盆中，加适量的水煮沸。待水温合适后，即可泡脚，每晚一次，每次15～20分钟，一般两周即可见效。《健康指南》

【验方三八】 明矾水泡脚治脚汗。明矾3～6克，每天临睡前在泡脚水中加入明矾，待明矾溶化后泡脚10～15分钟，每晚一次，连续泡5～6天即可缓解汗脚症状。《健康指南》

【验方三九】 藿香正气水治足癣。方法：用温热水将脚浸泡、擦洗干净，再将常用藿香正气水涂在患处，早、中、晚各涂一次，在治疗过程中，不宜穿胶鞋和尼龙袜，尽量保持足部通风干燥，一般3～5天初愈。愈而复发者，继续治疗3～4个疗程可痊愈。《健康指南》

【验方四十】 风油精大蒜治脚气。方法：将患脚洗净擦干，再用风油精涂擦患处，每天1～2次，连续数天即可见效。也可将生大蒜瓣捣碎连续涂抹，也有效果。《健康指南》

【验方四一】 黄柏15克，白藓皮30克，白矾12克，苦参25克，蛇床子20克，地肤子20克，土茯苓20克，醋500克。将上述药用醋浸泡7天，取汁，每晚温热后用其泡脚，一副药可用7天，坚持7天效果好。《健康指南》

六三、防治脱发的治疗方

脱发，即头发脱落的现象，有生理性及病理性之分。生理性脱发指头发正常的脱落。病理性脱落是指头发异常或过度的脱落，原因很多。中医认为，脱发最根本的原因是肝肾亏虚、气血不足。肝藏血，发为血之余；肾藏精，其荣在发。肝肾亏虚，气血不足，头发失荣则脱落。因此，在治疗上就应以补肝养肾为主。《大国医》

【验方一】 黑芝麻100克，核桃仁100克，洗净，浸泡半天，加小米适量煮粥，早、晚食用。《生活中来》

【验方二】 黑豆300克，先泡半天，蒸熟；黑芝麻100克，炒熟粉碎，与黑豆混合，加细盐少许拌匀，每餐酌情食用。《生活中来》

【验方三】 水法海带200克，开水焯过切丝；菠菜200克，开水焯过切段，将两菜合在一起，加入芝麻酱、精盐凉拌当菜食用。《生活中来》

【验方四】 黄芪60克，水煎服，每日一次，治疗顽固性斑秃。《健康指南》

【验方五】 生姜切片，烤热后外擦患处，每日3～5次，治疗斑秃。《常见病家庭诊治大全》

【验方六】 川乌适量，研成细粉，用醋调匀外涂患处，治疗斑秃。《健康指南》

【验方七】 红花20克，用500克白酒浸泡7日后外擦患处，每日2次，治疗斑秃。《健康指南》

【验方八】 丹参片，口服，每日3次，每次4片，治疗斑秃。《健康指南》

【验方九】 当归片，口服，每日3次，每次5片，治疗斑秃。《健康指南》

【验方十】 山楂6克，水煎当茶饮，治疗雄激素性脱发。《健康指南》

【验方十一】 白茯苓适量，研为细末，口服，每日3次，每次10克，连服两个月，治疗雄激素性脱发。《健康指南》

【验方十二】 温水1000毫升，加陈醋150毫升，搅拌均匀，用来洗头。每天洗一次，既可去头屑、止痒，又能防止脱发。《生活中来》

【验方十三】 侧柏叶120克，黄柏160克，桑椹子120克，当归160克。以上药物各自烘干后研成细末，而后拌在一起，备用。口服，每日2次早、晚服，每次9克，淡盐开水送下，20天为一个疗程。此方可清热养血，滋补肝肾，主要医治脱发症和斑秃。《健康指南》

【验方十四】 益气养血生发方《大国医》周仲瑛)

【组成】 首乌12克，制黄精12克，生黄芪

12克，熟地10克，枸杞子10克，女贞子10克，旱莲草10克，菟丝子10克，骨碎补10克，当归10克，防风10克，侧柏叶15克，羌活5克，红花5克，金狗脊10克，桑叶10克，黑芝麻10克。

【用法】 水煎服，每日1剂，连服30剂以上。

【功效】 补益肝肾，益气养血。

【验方十五】 **茯苓祛斑秃有良效**（《健康生活报》）

中医认为，斑秃的形成多因水湿上泛巅顶，浸蚀发根，使发根腐而枯落。中药茯苓淡渗利湿，能上行渗水湿，导引下降，湿去则发生，故可治斑秃，此法需要坚持服之发根生出。

方法：取茯苓500～1000克，研为细末，每次6克，温开水冲服，每天2～3次；或于睡前服10克，1个月为1个疗程。若同时用补骨脂、旱莲草各25克，加75%酒精200毫升，浸泡1周后外用，每人涂患处数次，则疗效更佳。

六四、防治头屑的治疗方

【验方一】 鲜姜适量，洗净、切片，放入水中烧沸，待不烫时用鲜姜水洗头，边洗边用手轻轻按摩头皮，然后再用清水洗净、擦干。一周洗两次，持续一段时间有一定的效果。（《健康指南》）

【验方二】 每次洗完头，待头发干透之后，在头顶滴几滴新鲜柠檬汁，然后用手掌按摩头皮10分钟。这样做不但可以有效地去除头屑，还能使头发变得滋润起来。（《健康指南》）

【验方三】 将一杯陈醋溶入1000毫升温水中，用该水洗头。每天一次，不但能去屑止痒，对减轻头发分叉也有一定效果。（《健康指南》）

【验方四】 将适量食盐与少许硼酸一起加入适量的清水中，使其完全溶解后洗头，止痒去屑效果好。（《健康指南》）

【验方五】 将生葱头捣成泥，用纱布包好，轻轻拍打头部，直至葱汁均匀布满头皮、头发。过若干小时再洗头，头屑即可洗净，葱头汁在头上涂敷的时间越长，去头屑效果越好。（《健康指南》）

六五、防治鼻病的药疗方

夫鼻者，肺之候，时常和则吸引香臭矣。若七情内郁，六淫外伤，饮食劳役之过，则鼻气不能宣调，清道壅塞即为病也，为衄血，为壅，为塞，为疮疡，为窒塞不通，为浊涕不闻香臭，此皆脏腑不调，邪气郁于鼻而清道壅塞矣。寒则温之，热则清之，塞则通之，壅则散之可也。（《寿世保元》）

【验方一】 **神愈散**（《寿世保元》）

细辛白芷与防风，羌活当归半夏芎，桔梗茯苓陈皮辈，十般等分锉和同，三钱薄荷姜煎服，气息调匀鼻窒通。

【验方二】 **苍耳散**（《寿世保元》）

【处方】 白芷一两，辛夷仁、苍耳（炒）各一钱五分，薄荷五分。

【用法】 上锉，水煎服。

【主治】 鼻流涕不止者，名曰鼻渊，乃风热在脑，伤其脑气，脑气不固而液自渗泄也。

【验方三】 **辛夷散**（《寿世保元》）

【处方】 辛夷花一钱，黄芪一钱，人参一钱五分，当归一钱，白芍一钱，川芎一钱，白芷一钱，细辛八分，黄芩（酒炒）一钱，甘草一钱。

【用法】 上锉一剂，灯心三十根，水煎，食远服。

【主治】 鼻中流出臭脓水，名曰脑漏。

【验方四】 **治鼻流涕验方**（《寿世保元》）

老人鼻中流涕不干，独蒜四五个捣如泥，贴脚底心下，用纸贴之，其涕再不发。

【验方五】 **加味防风汤**（《寿世保元》）

【处方】 防风一钱，人参一钱，片芩（酒炒）一钱五分，白芨一钱，麦门冬（去心）二钱，生甘草五分，当归头一钱，白芍一钱，怀生地（酒洗）一钱，黄柏（酒炒）一钱，黄芪一钱，黄连（酒炒）一钱，知母一钱，百合一钱。

【用法】 上锉，水煎，食远服。

【主治】 鼻流涕久不愈，乃成脑漏，必因亏损元阳，以致外寒内热，甚则有滴下腥臭之恶者也。知保养，服药方可。

【验方六】 **治鼻流涕方**（《寿世保元》）

【处方】 当归、川芎、白芷、人参、白茯苓、麦门冬、防风、秦艽、荆芥、薄荷、苍耳子、香附子、蔓荆子、甘草各一两，天竹黄三钱。

【用法】 上为细末，炼蜜丸丸，如梧子大，每服三四十丸，米汤下。

【主治】 鼻涕长流，名鼻渊也。

【验方七】 治酒糟鼻验方(《寿世保元》)

(1)男子酒渣鼻：雄猪胆每日早以好酒调服一个，不过半月如旧。

(2)治糟鼻验方：用流黄为细末，甚者加草乌尾为末，以酥油调稀涂患处。如觉痛苦，用栀子煎汤服之，或洗患处即愈。

(3)鼻赤久痿：用大黄、芒硝、槟榔等分为末，水调敷患处三四次，洗净，以新银杏去壳嚼烂，敷于鼻上，不过五七次复旧。

(4)治赤鼻：槟榔为片，将茄汁浸晒一二次为末，面上红垒硫磺以人乳浸满碗炖，入汤锅煮干，先须用唾湿鼻，方抹药末。

【验方八】 治鼻炎方(《健康指南》)

(1)麻黄 6 克，桂枝 6 克，细辛 3 克，辛夷花 10 克，黄芪 15 克，白术 15 克，防风 10 克，生姜 12 克，甘草 3 克。水煎服，每日一剂，分 2 次服用，7 日为一疗程。治过敏性鼻炎。

(2)辛夷花(去壳取芯)5 克，苍耳子(烤箱内干燥后去壳)5 克，细辛 5 克，鹅不食草 5 克，黄芪 5 克。将以上 5 味药粉碎，过细筛，浸泡于 20 毫升橄榄油内，一周后启用。用法：滴鼻或用棉签蘸药油涂鼻孔，每日 6 次，7 日为一疗程。此方治过敏性鼻炎。

(3)用双手食指分别按压鼻翼两侧的迎香穴。按压时以中等速度稍用点力即可。每天早、中、晚各按压一次，每次按压三分钟。此方治慢性鼻炎。

(4)用棉签轻轻将鼻孔中的灰尘擦出，然后用冷盐水冲洗鼻腔，注意不要将水吸进鼻腔深处。而且要用干净的水冲洗鼻孔。先将一小勺盐放入温开水中溶解，待溶解后，放到脸盆中与冷水混合再缓慢吸入鼻孔，反复吸 16 次，每日早晚各用淡盐水浴鼻一次即可。此方治慢性鼻炎。

六六、护嗓子的药疗方

【验方一】 铁皮石斛 2～4 钱(6～12 克)，水煎，每天一剂，代茶饮用。此方可清咽护嗓。(《健康指南》)

【验方二】 用新鲜的生白萝卜榨汁，榨出 100 毫升左右，一天分两三次喝下去。体质好的，可分两次喝；体质弱的可以少喝，或饭后再喝；胃口不大好的，喝时可以加一点温水。哮喘患者，再加上一点甘蔗、梨或者藕汁，效果会更好。生白萝卜除榨汁喝缓解嗓子干以外，也可以生嚼，这对于咳嗽痰多、咽喉炎、声音嘶哑的人也都有帮助，但吃生白萝卜一定要细嚼慢咽。但萝卜性偏寒凉而利肠，脾虚泄泻的人最好少吃；有胃溃疡、十二指肠溃疡、慢性胃炎、单纯甲状腺肿、子宫脱垂等疾病的患者切记不要吃。(《健康指南》)

【验方三】 将 500 克海带洗净，切成小块放入锅中加水煮开。滤去汤后再放入冰糖 500 克，并搅拌均匀，24 小时后即可服用。每天两次，每次数块。此方治嗓子嘶哑。(《健康指南》)

【验方四】 香油白糖冲鸡蛋治嘶哑(《生活中来》)

用一个新鲜鸡蛋，磕开入碗，放适量白糖及香油，一起搅匀，用沸水冲熟喝下。每天早晚各喝一次，一两天即可见效。此方治疗感冒、喉炎引起的嗓音嘶哑效果很好。

【验方五】 醋茶治嗓子痛(《生活中来》)

醋和白糖各适量，开水冲泡，当茶饮。一两天即可治好嗓子痛。此方治疗感冒引起的嗓子痛，效果很灵。

【验方六】 薄荷甘草茶可护嗓子(《生活中来》)

在泡茶时，放入 2～5 克薄荷、1～3 克甘草即可。常饮此茶，对咽喉痒痛和咳嗽有极佳的防治作用。

【验方七】 每天用炙黄芪 2～3 片，洗净放入杯中，开水冲泡后代茶饮用。既能补中益气，又可增强免疫。(《健康指南》)

六七、防治慢性咽炎的药疗方

有的人总觉得咽喉部有痰，咳又咳不出来，严重的还会吐出酸水，这是慢性咽炎的明显表现。其本质是由于肾寒引起的肾气虚弱，以致血液上头的力量不足。现在市场上卖的各种治疗慢性咽炎的药物都难以彻底根治此病。治愈的最好方法就是补血、补肾，经常吃海虾，同时每晚用温水泡脚。泡脚时咽喉部血液循环充足，这时搓热颈上咽喉部位，能有效疏通咽喉部的经络。还要忌掉所有寒凉的食物，更要忌掉一切寒凉性质的润喉片。可以将红枣洗净，在铁锅内炒得表皮发黑后，取6粒再加6粒桂圆一起泡水当茶饮，是最好的润喉茶。(《健康指南》)

【验方一】 金银花、鱼腥草、野菊花、菊花茶、胖大海各适量(各约4～9克)，用开水冲泡，连续饮用两个月，可治慢性咽炎。(《健康指南》)

【验方二】 蜂蜜250克，乌梅适量。把乌梅洒上清水，待乌梅变软后去核，放入蜂蜜中浸泡数日，做成蜜饯含服。每天数次，每次含一枚。此方对咽喉肿痛、口干、虚火上升及慢性咽炎有很好的治疗作用。(《健康指南》)

【验方三】 **蒜泥醋蛋羹治咽炎**(《生活中来》)

做法：鸡蛋2个，打入碗内搅匀，水蒸20分钟，然后放入3～5瓣切碎的蒜末，加入醋(可多些)及香油搅拌即可食用。每天一次，两三天即可痊愈。

【验方四】 **干漱口治咽炎**(《生活中来》)

每天早晨起床后静坐床边，闭住嘴，上下牙扣紧，做漱口动作，连续100次，口中产生的唾液不要吐出，可分几次咽下。此方治咽炎效果灵验。

【验方五】 **蜂蜜茶治咽炎**(《生活中来》)

取适量茶叶，用纱布袋装好，用沸水泡茶(茶汁比饮用茶水稍浓)，待凉后加适量蜂蜜搅匀，每隔半小时用此溶液漱喉并咽下。一般当日见效，两天即愈。愈后再含漱3日，即可痊愈。

【验方六】 **麝香壮骨膏治咽炎**(《生活中来》)

剪一块麝香壮骨膏，选取位于胸骨上窝正中央的“天突穴”，贴上。每两天贴一次，10天即可见效，此方治慢性咽炎疗效明显。

【验方七】 **蛋清浸白糖治咽炎**(《生活中来》)

做法：白糖一两，鸡蛋两个；将鸡蛋的蛋清取出放入碗中，再把白糖放进去，待白糖溶化后即可服用。每次服两小勺，每天早、午、晚服，服完再做。一周后可见效，半月后可痊愈。

六八、防治咽喉病的药疗方

《内经》曰：一阴一阳结，谓之喉痹。一阴者，手少阴君火，心主之脉气也；一阳者，手少阳相火，三焦之脉气也。二脉并络于喉，其气热则内结，结甚则肿胀，肿胀甚则痹，痹甚则不通而死矣。夫推原十二经，足太阳则下项，其余皆凑于喉咙。然《内经》何独一阴一阳结为喉痹？盖君相二火独盛则热正络，故痛者速也。余谓一言可了者，火也。故十二经中言嗌干、嗌痛、喉肿、颔肿、舌本强，皆君火为之也。惟咽痹急速，相火所为也。夫君火者，犹人火也，相火者，犹龙火也。人火焚木其势缓，龙火焚木其势速。

《内经》之言喉痹，则与咽舌其两间耳。然其病同于火，故不分也。后之医者，各祥其状，强立八名，曰单乳蛾、双乳蛾、子舌胀、木舌胀、缠喉痹、走马喉痹。热气上行故转于喉之两傍，近外肿作，以其形似，是谓乳蛾，一为单，二为双。其比乳蛾差小者名喉痹。热于舌下，复生以小舌子，名曰子舌胀。热结于舌中，舌为之肿，名曰木舌胀。木者，强而不柔和也。热结于咽喉，肿绕于外，且麻且痒，肿而大者，名曰缠喉痹风。喉痹暴发暴死者，名曰走马喉风。此八种之名虽祥，若不归之火，则相去远矣。其微者可以咸软之，而大者以辛散之，今之医者，皆有其药也。如薄荷、乌头、僵蚕、白矾、朴硝、铜绿之类也。至于走马喉痹，何特此乎！其生死人，反掌之间耳。其最不误人者，无如砭针出血，血出则病已。(《寿世保元》)

【验方一】 **滋阴降火汤**(《寿世保元》)

【处方】 当归一钱，川芎一钱，白芍一钱二分，怀熟地黄一钱二分，川黄柏(蜜水炒)一钱，知母(生)一钱，天花粉一钱，白桔梗(去芦)三钱，甘草(生)三钱，加玄参一钱。

【用法】 上锉一剂，水煎，入竹沥一盏，温服。

【主治】 虚火上升，喉痛并喉内生疮，喉痹热毒，最能降火滋阴。

【验方二】 **滋阴清火汤**(《寿世保元》)

【处方】 怀熟地黄一钱，山茱萸(酒蒸，去核)一钱，白茯苓(去皮)一钱，山药一钱，牡丹皮一钱，泽泻一钱，桔梗二钱，玄参一钱，黄柏(蜜水炒)一钱，知母一钱，天门冬(去心)一钱，麦门冬(去心)一钱，甘草一钱。

【用法】　上锉一剂，水煎频服，外用硼砂一味，噙化咽下，降痰消毒如神。

【主治】　喉痹肿痛，声哑不出，饮食不下，阴虚相火上炎，咳嗽痰喘，潮热虚劳等症，内服此药，外以神仙通隘散吹之则愈。

【验方三】　通关散(《寿世保元》)

【处方】　炙甘草一钱五分，人参、白术(去芦)、白茯苓(去皮)、桔梗各二钱，防风七分，荆芥、薄荷各五分，干姜(炒)、或加大附子(炮)各五分。

【用法】　上锉，水煎，频频与服。

【主治】　喉痹肿痛，不能言语，或吐或泻，或不食，或四肢冷痹，但可进药，无不愈者，此从治之法也。

【验方四】　治喉风验方(《寿世保元》)

【处方】　茶子，霜梅，酽醋。

【用法】　上三味研烂去渣，将药汁蘸扫咽喉，即时吐痰而愈。

【主治】　喉风肿痛几死。双桥周渊家屡验。

【验方五】　治喉痹验方(《寿世保元》)

【处方】　牛黄二分，硼砂一钱，雄黄三分。

【用法】　上为细末，每用一分五厘，吹入喉内。

【主治】　喉痹肿痛，汤水不下，死在须臾，用此一吹即活。

【验方六】　治喉痹效方(《寿世保元》)

【处方】　郁金一钱，雄黄五分，巴豆肉(去壳，四个，二个生用，两个用猪油包，灯上烧熟，存性)。

【用法】　上为末，三味搅匀，每用一分二厘，入竹筒内吹患处，小儿用六厘。

【主治】　喉痹肿痛。

【验方七】　神应散(《寿世保元》)

【处方】　雄黄，枯矾，藜芦(生用)，牙皂(炙黄)。

【用法】　上各等分，为细末，每用豆大一粒，吹入鼻内，吐痰，神效。

【主治】　时气缠喉，渐入喉塞，水谷不下，牙关紧急，不省人事。

【验方八】　吹喉散(《寿世保元》)

【处方】　牙硝二两五钱，硼砂五钱，雄黄二钱，冰片二分，僵蚕二钱。

【用法】　上共为细末，每用少许吹喉，立效。

【主治】　咽喉肿痛。

【验方九】　治咽喉肿痛方(《寿世保元》)

一治咽喉肿痛，水吞不下。用青盐、白矾、硇砂各等分，为末吹患处，有痰吐出而愈。

一论治咽喉肿痛，水浆不入，死在须臾。真蟾酥为末，用筷头点入，对嘴上，即时消散，其效速如风。

【验方十】　治喉痛有痰方(《寿世保元》)

【处方】　薄荷二两，细茶一两，白硼砂七钱，乌梅肉二十一个，贝母二钱，冰片三分，孩儿茶五钱。

【用法】　上为细末，炼蜜为丸，如皂角子大，每噙化下。

【主治】　喉痛有痰，声哑。

【验方十一】　治声哑方(《寿世保元》)

【处方】　甘草，乌梅，桔梗，乌药。

【用法】　上锉，水煎，温服。

【主治】　声哑。

【验方十二】　铁笛丸(《寿世保元》)

【处方】　当归(酒洗)一两，怀生地黄一两，怀熟地黄一两，天门冬(去心，盐炒)五钱，麦门冬(去心，盐炒)五钱，黄柏(蜜炒)一两，知母一钱，人参三钱，白茯苓(去皮)一两，诃子五钱，阿胶(炒)五钱，乌梅肉十五个，人乳一碗，牛乳一碗，甜梨汁一碗。

【用法】　上为细末，炼蜜为丸，如黄豆大，每服八、九十丸，诃子汤下，萝卜汤亦可。

【主治】　声嘶失音。

【验方十三】　治失音方(《寿世保元》)

一治失音，用槐花，新瓦上炒熟，怀之，随处细嚼一、二粒，久久自愈。

一治失音，用生白矾，炼蜜为丸，服效。

一治失音，皂角一枚，去皮、子，萝卜三个，切作片，水煎服之，不过三服，能语声出。

一治声哑，失音不出，用蜜，入猪板油切烂，入蜜内，重汤煮熟食之。

【验方十四】　治声音不出方(《寿世保元》)

【处方】 真苏子二两，诃子三个，杏仁三十个，百药煎二两。

【用法】 上为末，每服二、三钱，热酒调下。

【主治】 声音不出。

【验方十五】 清上丸(《寿世保元》)

【处方】 熊胆一分，雄黄五分，硼砂一钱，薄荷叶五钱，青盐五分，胆矾少许。

【用法】 上为末，炼化白沙糖为丸，如芡实大，卧时舌压一丸，自化入喉，神效。

【主治】 喉中热毒肿痛、喉闭、乳蛾等症。

【验方十六】 要欲好声音方(《寿世保元》)

一要好声音，用杏仁一升，熬去皮尖，酥一两，蜜少许为丸，如梧桐子大，空心米汤送下十五丸。

六九、防治口舌病的药疗方

夫口舌之为病，或为重舌，或为糜烂生疮之类。《经》云：肝热则口酸，心热则口苦，脾热则口甘，肺热则口辛，肾热则口咸。有口淡者，胃热也。口臭者，乃脏腑燥腐之气蕴积于胸臆之间，而生热冲发于口也。口疮者，脾气凝滞，加以风热而然也。治当以清胃泻火汤主之，此正治之法也。如服凉药不已者，乃上焦虚热，中焦虚寒，下焦阴火，各经传变所致，当分别而治之。如发热作渴饮水口疮者，上焦虚热也，补中益气汤主之。如手足冷，肚腹作痛，大便不实，饮食少思口疮者，中焦虚寒也，附子理中汤主之。如晡热内热，不时而热，作渴痰唾，小便频数口疮者，下焦阴火也，六味地黄丸主之。如食少便滑，面黄肢冷，火衰土虚也，八味丸主之。若热来复去，昼见夜伏，夜见昼伏，不时而动，或无定处，若从脚起，乃无根之火也，亦用八味丸及十全大补汤加门冬、五味，更以附子末唾津调涌泉穴。若概用凉药，损伤生气，为害匪轻。(《寿世保元》)

【验方一】 清金导赤散(《寿世保元》)

【处方】 黄连，黄芩，栀子，木通，泽泻，生地黄，麦门冬，甘草。

【用法】 上锉一剂，生姜三片，水煎，食后频服。

【主治】 心肺蕴热口疮，咽痛胸闷，小便淋浊不利。

【验方二】 清胃泻火汤(《寿世保元》)

【处方】 连翘、桔梗、黄连、黄芩、栀子、玄参、升麻、生地黄各一钱，薄荷五分，甘草三分，干葛七分。

【用法】 上锉，水煎，频频温服。

【主治】 上焦实热，心胃二经之火而作口舌生疮肿痛者，并咽喉、牙齿、耳面肿痛皆效。

【验方三】 加味阴阳散(《寿世保元》)

【处方】 黄连、干姜、青黛、孩儿茶各等分。

【用法】 上为末，每用少许掺患处，立效。一方用五倍子为末掺疮上愈。

【主治】 口舌生疮。

【验方四】 治口舌疮效方(《寿世保元》)

【处方】 生白帆一钱，朱砂二分。

【用法】 上共为末，敷上立愈。

【主治】 治口舌疮良方。

【验方五】 玄门丹(《寿世保元》)

【处方】 天门冬(去心)、麦门冬(去心)、玄参各等分。

【用法】 上为细末，炼蜜为丸，如弹子大，每服一丸，噙化下。

【主治】 治口舌疮连年不愈者，此虚火也。

【验方六】 治口疮妙方(《寿世保元》)

【处方】 硼砂一钱，孩儿茶二分，雄黄二分，青黛一厘，玄明粉一厘，胡黄连三厘，冰片一厘。

【用法】 上共研末，搽上。

【主治】 治口疮、喉痛、牙疼妙药。

【验方七】 治口腔溃疡验方(《大国医》徐景藩)

选取几个较大而完整的鸡内金，用镊子夹住，在酒精灯火上直接烧至焦黑，然后放在干净的白纸上，等冷却后压研成细粉末，贮存于小瓶中。同时先把口腔洗净擦干，用少量鸡内金粉敷抹于患处。如果是舌尖溃疡，可将手洗净擦干，以少量鸡内金粉置于掌中，舌尖舔药即可。敷药后半小时内不要进食、饮水。每日2～3次。药粉经唾液混合，可以咽下。适用于屡发而伴有消化不良的口腔溃疡，无明显红、痛者。

【验方八】 治口腔溃疡效方(《大国医》徐景藩)

五倍子(炙)3个，生石膏10克，冰片0.3克，

共研极细末，可直接少量敷抹，也可用少许蜂蜜调匀后敷之。每日 2～3 次。适用于口腔溃疡红、痛较重者。

七十、防治打嗝的药疗方

【验方一】　嚼生姜治打嗝(《健康指南》)

用新鲜生姜洗净、切成薄片，放入口中咀嚼，边嚼边咽姜汁，一般 1 到 3 片，便可止住打嗝。

【验方二】　舌下含糖治打嗝(《健康指南》)

打嗝不止时，可以取一勺白糖放在舌头下面，由于糖可以刺激喉咙后侧神经，从而中断打嗝的信号，打嗝很快就会止住了。

【验方三】　巧用冰块治打嗝(《健康指南》)

打嗝时，可将两块冰块分别敷在喉结两侧，时间不超过一分钟，就能见效。这是因为冰块可以减缓神经抽搐频率，进而干扰肌肉抽动，使打嗝症状消失。

【验方四】　按摩治打嗝(《健康指南》)

打嗝时，用两手拇指指端压在头部两侧的太阳穴上，两手食指同时在眉骨上往两边用力连刮 3 下，便可止住打嗝。

【验方五】　山楂片治打嗝(《生活中来》)

打嗝时，吃几片山楂片，打嗝即可立即止住。

【验方六】　喝醋治打嗝(《生活中来》)

打嗝时，只要喝一小口老陈醋，缓慢咽下，就可立即止住打嗝。或者抿一小口水，仰脖后慢慢咽下，也可止住打嗝。重者 2～3 次即可止嗝。

【验方七】　喝姜糖水治打嗝(《生活中来》)

用核桃大小生姜一块，切成薄片，加半碗水煎 10 分钟，取出姜片，加少许白糖，趁温热喝下，即可止住打嗝。

【验方八】　吃草莓治打嗝(《生活中来》)

打嗝时，吃六七个草莓，片刻后就可止住打嗝。

七一、防治牙痛的药疗方

【验方一】　白酒花椒水治牙痛(《生活中来》)

取 10 克花椒，加入适量的水，煮约 5 分钟，加入 50 克左右的白酒，待完全凉后，将花椒过滤掉，再把白酒花椒水倒入洁净的玻璃瓶中备用。牙痛时，用洁净的棉签蘸此水后放入牙痛的部位且咬住，很快就能止痛。花椒水止痛是因为花椒本身具有局部麻醉、止痛作用，但对产生牙痛的病因并不能去除，还时要及时就医。

【验方二】　丁香粉治牙痛(《生活中来》)

去公丁香 10 粒，研细末贮瓶备用。牙痛时，将丁香药末放入龋齿内或牙隙处。一般数秒钟即可止痛，重者可连续使用 2～3 次。

【验方三】　五倍子治牙痛(《生活中来》)

用几粒五倍子水煎后，含漱，几分钟即可止住牙痛。

【验方四】　味精治牙痛(《生活中来》)

牙痛时，用筷子蘸上一点味精放到疼痛的牙齿上，疼痛会很快消失。

【验方四】　大蒜治牙痛(《生活中来》)

牙痛时，把大蒜瓣顶尖掰个口，让蒜汁溢出，往痛处擦抹数次，即可止住疼痛。

【验方五】　黑豆煮酒治牙痛(《生活中来》)

牙痛时，取适量黑豆煮酒，然后用温热的豆汁酒漱口，疼痛就可消除。

【验方六】　芦荟治牙痛(《生活中来》)

牙痛时，剪手指头肚大小一块芦荟叶，咬在痛牙处，疼痛很快消失，效果很灵。

【验方七】　醋泡六神丸治牙痛(《生活中来》)

取六神丸 6～7 粒，放入小瓶中，加入适量食醋浸泡 15～20 分钟后，用棉花棒蘸着擦牙痛处，一日数次，即可止痛。

【验方八】　烧正痛片治牙痛(《生活中来》)

取正痛片一至两片，放在小匙内点燃(正痛片可以燃着)，待火熄灭后，将其灰烬放入牙痛部位，两分钟即可止痛。此方对各种类型的牙痛均有效。

七二、防治牙龈出血的药疗方

【验方一】　防治牙龈出血方(《大国医》徐景藩)

地骨皮 25～30 克，煎浓汁。等微温时含于口中，低头，使药液浸于出血之牙龈部，约含 5 分钟，药液可以咽下。每次含数口，每日 3～4 次，血止后续用数日。

七三、防治轻微面瘫的药疗方

【验方一】 **鳝鱼血治轻微面瘫**(《生活中来》)

具体方法是:用新鲜鳝鱼血涂面部,左脸歪者涂右脸,右脸歪者涂左脸,干后再涂,一天反复几次,一般7天即可见效。

七四、防治带状疱疹的药疗方

【验方一】 用柿子汁涂抹患处,干了,洗净后再涂抹,重复多次。效果很好。(《健康指南》)

【验方二】 大黄30克,石膏30克,同置容器中,加500克沸水浸泡。一小时后,去药渣,用棉签蘸药水涂患处,反复涂抹。有效。(《健康指南》)

【验方三】 将干净的头发(适量)在铁片焙成灰,用香油调成糊,将两片"病毒灵"药片研成粉搅进去,涂在患处,一天1～2次。两天即可见效,很快就可痊愈。(《生活中来》)

【验方四】 "病毒唑"针剂4个安瓿,用消毒棉先把一个个小疱挑开,把药水涂在患处,片刻就止痛干燥。每天早晚一次,几天即痊愈。(《生活中来》)

【验方五】 **碱面治带状疱疹**(《生活中来》)

用碱面边洗患处边涂抹,两三天即可痊愈。

【验方六】 板蓝根注射液治疱疹(《生活中来》)

用板蓝根注射液一支,每天擦抹患处,三四天可痊愈。

【验方七】 土豆治带状疱疹方(《温度决定生老病死》)

患带状疱疹时,就用生土豆片敷,同时一定要多喝温开水,搓脚心几百下,这样能尽快将病毒排出体外。而且能一次治愈。

七五、防治晕车的药疗方

【验方一】 **鲜姜贴穴防晕车**(《生活中来》)

乘车前,将鲜姜片贴于肚脐上,晕车严重的还可加贴双侧内关穴(内关穴在腕关节掌侧,腕横纹上的二横指,两筋之间)。如果不方便贴敷,可将鲜姜汁兑温开水在上车前半小时服用。能防晕车。

【验方二】 **口含橘子皮防晕车**(《生活中来》)

在家里存在一些橘子皮干,乘车时嘴里含一块橘子皮,就能有效地预防晕车。

【验方三】 **感冒通片防晕车**(《生活中来》)

乘车前半小时服两片感冒通片,就不会晕车了,很有效。

【验方四】 **姜粉防晕车**(《生活中来》)

用调味的姜粉配制饮料,乘车前半小时喝一杯,能防止晕车。

【验方五】 **咸鸭蛋防晕车**(《生活中来》)

每次乘车前吃一个咸鸭蛋,可防止晕车。

【验方六】 **捏鼻鼓耳防晕车**(《生活中来》)

坐车前,用手捏住两鼻孔,闭住嘴,使劲鼓气,你会感到两耳鼓膜向外鼓,即可防止晕车,效果很好。

七六、防治鸡眼的药疗方

【验方一】 鸦胆子适量(中药店有售),用一小铁勺将其炒熟后,剥皮,取仁研成细面,同时洗净脚,去除鸡眼表明硬皮,将药面填在鸡眼上,用纱布包扎好。3～5天,揭开纱布观察效果,如果鸡眼没有被拔出,再在患处敷药。此法治疗鸡眼,效果很好。(《健康指南》)

七七、防治腋臭的药疗方

【验方一】 **生泥鳅治腋臭方**(《温度决定生老病死》)

患腋臭时,将泥鳅捣烂后敷在腋下,连敷几天,可以治疗腋臭。

七八、防治低血压的药疗方

【验方一】 人参6克(以红参为主,气阴虚损者,则可用西洋参代之),麦冬15克,五味了9克,水煎服,每日一剂,连服一周。(《健康指南》)

【验方二】 肉桂、桂枝、甘草各10克,开水浸泡代茶饮,频服,连服10～20天。(《健康指南》)

【验方三】 黄精、党参各30克,炙甘草10克,水煎服,每日一剂。(《健康指南》)

【验方四】 常用艾条温灸百会、神阙、关元、气海、足三里等穴,也可收到疗效。(《健康指南》)

【验方五】 红葡萄酒治血压低。用中国红

葡萄酒一瓶（其他好红葡萄酒也行），放入一根党参浸泡，3天后即可饮用。每天晚上临睡前喝一小杯（约半两）。一般患者一瓶即见效。（《生活中来》）

【验方六】　陈皮15克，核桃仁20克，甘草6克。水煎后服用，每日一剂，每天分2次服，连服3日。可使血压恢复正常。（《生活中来》）

七九、防治高脂血症的药疗方

【验方一】　益气化瘀通痹汤（《干部健康手册》武明钦）

当归15克，川芎12克，赤芍12克，桂枝10克，丹参25克，党参15克，炮附子10克，五味子10克，生薏仁30克，生黄花30克，麦冬15克，三七粉2克（开水冲服）。先将药物用冷水浸泡半小时，浸透后煎煮。首煎沸后文火煎50分钟，而煎沸后煎30分钟。煎好后两煎混匀，总量以350～500毫升为宜，每日服一剂，每剂分2次服完，睡前温服一半，余者第二日早饭后2小时温服，连服2剂停药一天，服药过程中停服任何中西药。此方适用于心脑血管病变，如冠心病、脑血管硬化、高脂血症等。

【验方二】　复方降脂汤（《干部健康手册》陈长华）

桑寄生18克，制首乌20克，制黄精20克。水煎服，每日一剂，日服2次。此方为复方降脂汤，主治肝肾不足，气血虚弱。

【验方三】　降脂饮（《干部健康手册》石景亮）

枸杞子10克，何首乌15克，草决明15克，山楂15克，丹参20克。文火水煎，取汁储于保温瓶中，作为茶饮。此方为复方降脂饮，主治肝肾阴虚，气滞血瘀。

【验方四】　山楂15克。每天一剂，水煎一次饮服，药渣泡茶饮用。此方为山楂降脂饮，可治疗高血脂症。疗效甚好。（《请个中医到家来》）

【验方五】　白僵蚕适量。将白僵蚕研为细末，每次服3克，每天服3次，两个月为一疗程。此方治疗高血脂症均有效。（《请个中医到家来》）

【验方六】　制首乌30克。加水300毫升，煎20分钟，取药汁150～200毫升，分2次温服。每天一剂。此方治疗高血脂症有明显效果。（《请个中医到家来》）

【验方七】　制首乌30克，泽泻20克，丹参10克，玉竹15克。水煎3次，合并药液，分2～3次服用，每日一剂，半个月为一疗程。（《请个中医到家来》）

【验方八】　大枣、山楂、枸杞子、丹参、何首乌（秋冬加党参和黄芪）各5克，加1500毫升水煎服，待药汁放凉后加点蜂蜜冷饮。每天一剂，分早晚2次服，连续服用1～2个月。此方可有效缓解高血脂症状。（《健康指南》）

【验方九】　三七粉1克，温水冲服。每天两次，饭前或饭后一小时服用。此方可降低血脂，对预防冠心病、降低血糖、提高免疫功能

及保肝抗炎镇痛等也有一定作用。（《健康指南》）

【验方十】　泽泻20克，泽漆20克，泽兰叶15克，生菜菔子30克。水煎服，每日一剂，分两次服。此方可降低血脂。（《健康指南》）

【验方十一】　生山楂15克，葛根15克，桑寄生30克，决明子15克，丹参20克。煎汤服，每日一剂，分两次服。此方可降低血脂。（《健康指南》）

【验方十二】　丹参30克，人参6克另冲，首乌15克，山楂15克，泽泻20克，黄精10克，当归10克，川芎9克，三七3克。水煎服，每日一剂，分两次服。此方可降低血脂。（《健康指南》）

八十、防治高血压的药疗方

【验方一】　金银花、菊花各30克。若头晕明显，加桑叶12克；若有动脉硬化、血脂高，加山楂30克。本方为一日剂量。每日分4次，每次用沸滚开水冲泡10～15分钟后当茶饮，冲泡2次弃掉另换。可连服一个月。此方治疗高血压效果明显。（《请个中医到家来》）

【验方二】　杏仁12克，白蒺藜15克，玄参15克，丹参15克，槟榔6克，车前子15克，琥珀粉1克。水煎服。每天一剂，分2次服。连续服10剂，血压即可趋于正常。（《请个中医到家来》）

【验方三】　白矾15克，桃仁10克，杏仁12克，胡椒3克，栀子、糯米各5克，鸡蛋清一个。将前6味药共捣细，加入鸡蛋清调成糊状，分3

次应用。于每晚临睡前敷于足心涌泉穴，白天除去。每日一次。每次外敷一足，两足交替敷贴，一周为一疗程。敷药处皮肤可出现青紫色。一般外用3天后血压开始下降，约7～10天降至正常范围。(《请个中医到家来》)

【验方四】 八味降压汤(《干部健康手册》周次清)

何首乌15克，白芍12克，当归9克，川芎5克，炒杜仲18克，黄芩30克，黄柏6克，钩藤30克。先将药物浸泡1小时左右，煎两次，首煎10～15分钟，以保留药物的易挥发成分；二煎30～50分钟用文火。煎好后将两煎混合，总量约250～300毫升，每日一剂，每剂分2或3次服用，饭后2小时左右温服。此方为八味降压汤，可益气养血，滋阴泻火。

【验方五】 黄精四草汤(《干部健康手册》董建华)

黄精20克，夏枯草15克，益母草15克，车前草15克，豨莶草15克。水煎服，每日一剂。此方为黄精四草汤，可平肝补脾，通络降压。

【验方六】 通络饮(《干部健康手册》王乐善)

桑寄生、生地、丹皮、白芍、黄芩、菊花、杜仲、牛膝、桑枝、桂枝、甘草各15克，夏枯草、生石决明各30克。水煎服，每日一剂，分早晚2次服。此方为通络饮，可通和脉络，降压清眩。主治缓进型高血压。

【验方七】 红小豆31克，红豇豆31克，红枣15个。洗净，加适量水煮烂。每天早晚空腹服一次。一个月为一疗程，长期当饭吃更好。此方适用于血脂增高的高血压患者。(《常见病家庭诊治大全》)

【验方八】 胆汁制吴茱萸500克，龙胆草醇提物6克，硫磺100克，醋溶白矾100克，朱砂50克，环戊甲噻嗪12.5克，混合研末。用法：每次200毫克，敷于脐上，每5～7日换药一次。适用于各型高血压。(《常见病家庭诊治大全》)

【验方九】 桑枝10克，(鲜品50克)，艾叶10克(鲜品12克)。加适量的水煎煮剩一半的分量，每天饭后，分三次服用，连续服用两三个月，血压即会降低。(《健康指南》)

【验方十】 生杜仲、草决明、山楂肉各五钱，黄柏二钱，生大黄一钱，玉米须二两。水六碗煎至剩三碗，早晨空腹服一碗，午睡及晚上临睡前各服一碗，每日一剂。轻者半个月可好，重者二十五剂便可见到功效。(《中国秘方全书》)

【验方十一】 芹菜二两，洋葱五片(天然瓣片)，大蒜头五瓣(天然瓣)，荸荠带皮五颗，番茄一个。加四碗水煮成一碗，睡前一次吃完。每天一剂，其效果立竿见影。(《中国秘方全书》)

【验方十二】 蔡鼻草(土牛七)适量，煎汤当茶饮，每日服用则能持平血压，永不再患。此法治疗高血压，灵验异常。(《中国秘方全书》)

八一、防治冠心病的药疗方

【验方一】 养心定志汤(《干部健康手册》高辉远)

太子参15克，茯神(茯苓)10克，菖蒲10克，远志10克，丹参10克，桂枝8克，炙甘草5克，麦门冬10克，川芎10克。水煎服，一日一剂。早晚各服一次。此方为养心定志汤，能益心气，补心阳，养心阴，定心志。主治冠心病。

【验方二】 加味四妙勇安汤(《干部健康手册》郑惠伯)

当归、玄参、银花、丹参、甘草各30克。水煎服，一日一剂。此方主治冠心病。

【验方三】 冠通方(《干部健康手册》陈鼎祺)

丹参15克，郁金10克，川芎10克。元胡10克，赤芍10克，黄精15克，菖蒲10克，夏枯草10克，木香9克，葛根15克，柏子仁10克。水煎服，一日一剂。早晚各服一次。此方能活血化瘀，利气止痛，开心气，降血脂，宁心神，生津液。主治冠心病。

【验方四】 黄芪20克，桂枝10克，赤芍10克，全当归15克，党参15克，全瓜蒌15克，细辛5克，沉香5克，薤白12克，丹参30克。水煎服，一日一剂。早晚各服一次。此方温阳益气通脉。主治冠心病。(《请个中医到家来》)

【验方五】 附子10克，黄芪15克，麦冬15克，茶树根30克，益母草30克，仙灵脾12克，甘草6克，党参15克，丹参15克，黄精12克。水煎服，一日一剂。早晚各服一次。此方温阳益气，活血强心。主治冠心病。(《请个中医到家来》)

【验方六】 人参切片，水煎服，作饮料，每天

6克。此方主治心脏衰弱。(《中国秘方全书》)

【验方七】　鲜山楂生吃或煮食,亦可用干山楂煎汤或煮粥吃,对各类心脏病都适宜。(《中国秘方全书》)

【验方八】　黄精根或玉竹根三四钱,加糖煮食,对各类心脏病都有好处。(《中国秘方全书》)

【验方九】　猪心一个,破开,朱砂一钱研细,高丽参一钱切片,装入猪心,用线缝住,放在碗中,上锅蒸熟去线,一并食用。每隔一天服食一次,吃五个后病情好转,再每隔二日吃一次,吃五个后渐觉好转,再隔三天吃一次,至愈为止。此方主治心脏衰弱。不超过二十次即可痊愈。(《中国秘方全书》)

【验方十】　带心莲子适量,研磨成粉,与同重量的莲藕粉混合煎汤服用,连吃数周,即有效果,以之代茶饮,效果更为卓著。(《中国秘方全书》)

【验方十一】　玉竹四钱,水煎,代茶频饮。每天一剂。此方主治冠心病。(《中国秘方全书》)

【验方十二】　每天服蜂蜜二至三次,每次二至三匙。此方主治冠心病。(《中国秘方全书》)

【验方十三】　西洋参、麦冬、大红枣、甘草各三钱,茯苓五钱。水煎服,一日一剂。早晚各服一次。此方治疗冠心病有效。(《中国秘方全书》)

【验方十四】　桃仁二钱,猪心一个,将桃仁塞入猪心内,放入碗中,隔水文火清蒸三小时以上,方可取出,趁热服食,不可放盐,否则无效。连续服用,此方可见卓效。(《中国秘方全书》)

【验方十五】　山楂益母茶治冠心病。山楂30克,益母草10克,绿茶5克,共置杯中,沸水冲沏,每日代茶饮,上下午各一杯,治冠心病有效果。(《健康指南》)

【验方十六】　黄芪泡茶治早搏。黄芪15克,加入沸水冲泡饮服,反复冲泡,至水淡为止。连服3日为一疗程,坚持1～2个疗程,便能收到消除早搏的效果。

黄芪素以"补气诸药之最"著称,具有补气升阳、固表止汗的作用。现代研究表明,黄芪具有抗心律失常的作用。因此,黄芪泡茶饮用对消除早搏有一定的疗效。(《健康指南》)

【验方十七】　丹参、蜂蜜各30克。先将丹参加水300毫升,用文火煎至250毫升,去渣留汁,待温后加入蜂蜜调匀,分早晚两次服用。常服此方有强心养心的作用。(《健康指南》)

【验方十八】　山楂30克,益母草10克,绿茶5克,共置于杯中,加沸水冲沏,每天当茶饮用。此方长期坚持饮用,对辅助治疗冠心病有比较好的效果。(《健康指南》)

八二、防治脑血管病的药疗方

【验方一】　通脉汤(《干部健康手册》杨百茀)

黄芪30克,当归15克,白芍15克,桃仁10克,生地15克,川芎10克,丹皮10克,桂枝10克,茯苓10克。水煎服,每日一剂,分三次服。此方为通脉汤,能益气活血,逐瘀通络。主治半身不遂,口眼歪斜,口角流涎等脑血管疾病。

【验方二】　乌附鲜香汤(《干部健康手册》李仲愚)

制川乌10克,制白附子10克,制南星10克,木香10克。水煎服,每日一剂,分三次,饭后服。此方可益气活血,通经活络。主治面瘫、面痛、中风偏瘫等脑血管疾病。

【验方三】　通经舒络汤(《干部健康手册》张学文)

黄芪30克,红花10克,川芎10克,地龙15克,川牛膝15克,丹参30克,桂枝6克,山楂30克。水煎服,每日一剂,分二次服。此方可益气活血,通经舒络。主治中风等脑血管疾病。

【验方四】　炙黄芪30～50克。沸水冲泡代茶饮。每天一剂,分多次饮服。连服3周,停1周为一个疗程。此方能抑制血小板聚集,降低血黏稠度,扩张脑血管,降低血管阻力,改善血循环,可以抑制动脉血栓的形成;有效地降低脂质过氧化作用;有较强的清除自由基的作用,进而减轻中风缺血引起的损伤,是中风病人的良药。(《健康指南》)

【验方五】　黄芪30克,当归15克,瘦猪肉100克。将瘦猪肉洗净切成小块,黄芪、当归洗净,一起放入砂锅内,加清水适量,大火煮沸后,改用文火煮2小时,调味即可,随量饮用。此方可补气活血,适用于中风的病人。(《健康指南》)

【验方六】　预防中风两杯水(《健康指南》)

中风病人每天晚上喝两杯水,可有效预防中

风复发。第一杯是睡前喝，第二杯在床头保温杯里准备着，夜里醒来小便后喝。长期坚持，可有效预防动脉硬化的老年人发生脑梗塞。

八三、防治糖尿病的药疗方

【验方一】 降糖方（《干部健康手册》祝谌予）

生黄芪30克，生地30克，苍术15克，元参30克，葛根15克，丹参30克。水煎服，一日一剂，分二次服。此方益气养阴活血。主治气阴两虚型糖尿病。

【验方二】 生津止渴汤（《干部健康手册》任继学）

山药50克，生地50克，玉竹15克，石斛25克，沙苑蒺藜25克，知母20克，附子5克，肉桂5克，红花10克。水煎服，一日一剂，日服二次，早饭前、晚饭后30分钟温服。此方滋阴清热，生津解渴。主治多饮、多尿、多食、形体消瘦型糖尿病。

【验方三】 黄连1份，党参1份，天花粉、泽泻各2份。以上药物共研为细末，每次服3克，每天服3次，温开水送服。此方适用于非依赖型糖尿病。（《常见病家庭诊治大全》）

【验方四】 白芍、怀山药、甘草各等分，研成细末，每次用一钱，温开水送服，每天早、午、晚饭前各服一次，七日即可痊愈。此方适用于上消型糖尿病。（《中国秘方全书》）

【验方五】 粟米、北芪、正怀山药各三钱，猪脾两条，除去油脂，用两碗水煎成一碗，每日一次，五至七天见效。连服二十剂，即可痊愈。但患者不可饮酒，并应少食肥甘厚味及辛热之物。（《中国秘方全书》）

【验方六】 猪肚炒山药，加大葱、生姜，不但可治糖尿病，尤其对夜半多尿的治疗，更佳。（《中国秘方全书》）

【验方七】 柿子叶（干品或鲜品均可）二两，煮水代茶饮，连服一个月以上，即可痊愈。（《中国秘方全书》）

【验方八】 红豆杉的根（云南、台湾产）半斤，以水四碗煎成一碗的汤，再以此汤炖排骨，汤与排骨一起吃下，每天一剂，连服三天，可使糖尿病断根。（《中国秘方全书》）

【验方九】 兰草10克，连钱草10克（鲜草50克），加适量的水，煎煮至剩一半为止，一天分三次服，三餐饭前或睡前服用。连服三个月，可使尿糖正常。（《中国秘方全书》）

八四、防治癌症的药疗方

【验方一】 内脏癌，可用白矾三钱，调阴阳水，一天服用一次，大有助益。（《中国秘方全书》）

【验方二】 铁雨伞、两面刺、苍耳头、倒地琼、黄藤各五钱，铁牛入石三钱，排骨适量。以上六中药与排骨一起炖服，一日一剂，可治疗各种癌症。（《中国秘方全书》）

【验方三】 两面刺、刺公母、武靴藤、山马茶、苍耳头各五钱，山甲、金银花、皂角刺各二钱，大丁黄三钱。加适量黑糖煎水服，一日一剂，可治疗各种癌症。（《中国秘方全书》）

【验方四】 黄花水丁香一两，铁雨伞、山泽兰（即六月雪）各二钱。最好用鲜品，水煎服，一日一剂，治疗癌症有效。（《中国秘方全书》）

【验方五】 铁雨伞（生品）六两，炖青鸭蛋（一个）服；或是铁雨伞二两，水煎服。一日一剂。此方治疗子宫癌及其他癌症有效。（《中国秘方全书》）

【验方六】 生大蒜头半斤，去衣，浸白干酒或高粱酒二瓶半，酒以高出蒜面三分之一为度，约浸一年，愈陈愈好。每天早晚空腹饮一小杯。此方专治胃癌，并可治疗及预防一切癌症。（《中国秘方全书》）

【验方七】 半枝莲一两，白花蛇舌草二两共为一剂。用十五碗水，煎二小时，每日当茶饮。每月煎一次饮服。此方可治疗各种癌症。（《中国秘方全书》）

【验方八】 山药、黄芪各30克，甲鱼一只（约500克），一起清炖至烂熟，吃肉喝汤。此方适用于癌症术后体虚者。（《中国秘方全书》）

【验方九】 枸杞子15克，兔肉250克，加水适量，文火炖至熟烂后，加盐调味，饮汤食肉。每日一次。此方适用于癌症术后体虚者。（《中国秘方全书》）

（一）食道癌的药疗方

【验方一】 大活鲫鱼一条，去肠留鳞，大蒜

切细，塞入鱼腹，纸包泥封，烧存性，研成细末，每次服一钱，以米汤送下，一日二至三次，对食道癌初期有疗效。(《中国秘方全书》)

【验方二】　韭菜或韭菜根适量，洗净捣汁。每次取次汁一匙，和入牛奶半杯，煮沸，趁温缓缓咽下，一日数次，此法也可治疗胃癌患者。(《中国秘方全书》)

【验方三】　菱实、紫藤瘤、诃子、薏米仁各三钱。水煎服，一日一剂，分二次服。(《中国秘方全书》)

【验方四】　鲜番杏叶三至四两，薏苡仁一两，草决明子四钱，鲜菱草四两。水煎服。(《中国秘方全书》)

【验方五】　蒲葵子一两，红枣六枚，水煎服，一日一剂，分二次服。连服二十剂为一疗程。此方对白血病也有明显的抑制作用。(《中国秘方全书》)

(二)肝癌的药疗方

【验方一】　人参三钱，琥珀二钱，元胡三钱，马宝二钱，当归二钱，麝香二钱，水木香三钱，沉香二钱，附子一钱，雄黄二钱，茯苓三钱，油桂五分，猴枣五分，姜黄四钱，三棱四钱，苍术三钱，山甲三钱，川芎二钱，乳香三钱，没药三钱，紫石英四钱，青盐二钱。共研末，蜜制为小丸，每次服二钱，每天早、午、晚各服一次。此方可治疗肝癌。(《中国秘方全书》)

【验方二】　当归五钱，生芪八钱，金银花三钱，半枝莲一两，白花蛇舌草二两，正马胡四钱，大黄三钱，黄芩三钱，炙栀子五钱，生豨莶草三两。水煎服，一日一剂，分二次服。(《中国秘方全书》)

【验方三】　新鲜白花蛇舌草四两，洗净榨汁，弃渣留汁。年在五十岁以上患者，可将蜂蜜一两和入汁中；五十岁以下患者，则用开水冲食盐少许，和入汁中。盛以瓷碗或茶缸，隔水炖热，取出温服，效验如神。此方专治肝硬化及肝癌。(《中国秘方全书》)

【验方四】　大鲤鱼一条(约 500 克)，陈皮 6 克，赤小豆 60 克。将鱼洗净去内脏，煮熟取汁，另将陈皮、赤小豆共煮，以烂熟为度。再兑入鱼汁调匀服。此方适用于肝癌腹水。(《中医养生 100 讲》)

【验方五】　黄芪 30 克，冬瓜 300 克，一起煮汤，一日一剂，分三次服。用于肝癌腹水。(《中医养生 100 讲》)

【验方六】　藕节 500 克，侧柏叶 100 克，捣烂取汁，加温开水适量饮服，每天 3～4 次。此方适用于肝癌有出血倾向者。(《中医养生 100 讲》)

(三)胃癌的药疗方法

【验方一】　大活鲫鱼一条，去肠留鳞，大蒜切细，塞入鱼腹，纸包泥封，烧存性，研成细末，每次服一钱，以米汤送下，一日二至三次，此方对胃癌初期膈气呕吐患者有效。(《中国秘方全书》)

【验方二】　甘蔗、生姜各适量分别榨汁，每次取半杯甘蔗汁和生姜汁一调匙，和匀，炖温饮服。此方对胃癌初期呕吐不止患者有效。(《中国秘方全书》)

【验方三】　鲜牛蒡根适量，煮食。此方对胃癌和宫颈癌都有一定抗癌作用。(《中国秘方全书》)

【验方四】　生大蒜头半斤，去衣，浸白干酒或高粱酒二瓶半，酒以高出蒜面三分之一为度，约浸一年，愈陈愈好。每天早晚空腹饮一小杯。此方专治胃癌。(《中国秘方全书》)

【验方五】　韭菜或韭菜根适量，洗净捣汁。每次取汁一匙，和入牛奶半杯，煮沸，趁温缓缓咽下，一日数次，此法可治疗胃癌患者。(《中国秘方全书》)

【验方六】　蜈蚣十条，去头，金银花二两，水煎服。一日一剂，每天早晚八时各服一次，此方专治胃癌，普通患者十剂可愈，重症患者十五至二十剂必可治好。

服药时，忌食鸡、鸭、鸡蛋、鸭蛋、牛奶，且终生不再沾食。(《中国秘方全书》)

【验方七】　将香蕈或鲜蘑菇适量煮汤服用，不但对胃癌、子宫颈癌有效，且各种癌症手术后，用本品持续服用，可防止转移。(《中国秘方全书》)

(四)肠癌的药疗方法

【验方一】　夏枯草一两半，黑糖三两，用水三碗煎成一碗，当茶饮服。每日一剂，至痊愈为止。此方专治肠癌，颇有奇效。(《中国秘方全书》)

【验方二】　蛇舌草、仙茅各 120 克，水煎服，每日一剂。此方适用于肠道肿瘤。(《中医养生 100

讲》)

【验方三】 藤梨根、土茯苓、白茅根各30克,生熟米仁各24克,七叶一枝花12克,槐花9克,水煎服,每日一剂。此方适用于肠道肿瘤。(《中医养生100讲》)

【验方四】 黄柏、黄芩、紫草、苦参各60克,虎杖120克,藤梨根250克,乌梅15克,浓煎成500毫升,睡前用30～50毫升保留灌肠,每天一次。此方适用于结肠肿瘤患者。(《中医养生100讲》)

(五)血癌的药疗方

【验方一】 土鸡一只,煺毛、洗净、去内脏、切块,用黑麻油四两生炒两分钟,装入砂锅,并放入黑枣四两,九层塔(九层草)四两,米酒一斤半,不可加水。再将砂锅放置锅内,锅内(即砂锅外四周)放食盐约四斤,不放水,用文火干炖二小时后食用。一天一次,连服一周,白血球遽减,三周后痊愈。服药期间,忌食萝卜、葱、韭、蒜。(《中国秘方全书》)

【验方二】 野苜蓿五钱,水煎服,一日一剂,分二次服。此方可治疗血癌。(《中国秘方全书》)

【验方三】 蒲葵子一两,红枣六枚,水煎服,一日一剂,分二次服。此方对白血病有效。(《中国秘方全书》)

(六)乳癌的药疗方

【验方一】 乳癌初起,将枸橘李焙燥研为细末,以黄酒送服,每次二钱,一日二次。(《中国秘方全书》)

【验方二】 夏枯草三钱,蒲公英三钱,忍冬花三钱。水煎代茶饮,一天一剂,六十日即可痊愈。(《中国秘方全书》)

【验方三】 拔取新鲜蒲公英一握,连根带叶,洗净投入石臼,与无灰酒(即连糟带酒之“甜酒酿”)合捣成泥,敷于患处,干即易之,数次即愈。如没有鲜蒲公英,可用干蒲公英五钱,先以温水浸软,再与“甜酒酿”捣敷亦可。

同时,以紫花地丁、蒲公英各三钱,加黑塘三钱,煎汤服用,双管齐下,收效甚速。(《中国秘方全书》)

【验方四】 海藻、海带各500克,洗净烘干,共研为细末,每次服10克,一日一次,温开水送服。此方适用于乳腺癌者。(《中医养生100讲》)

【验方五】 乳香、没药、五倍子各60克,鸦胆子去壳20克,共捣烂,加醋1250克,慢火熬成膏,摊于布上外敷,每2天换药一次。此方适用于乳腺肿块坚硬不化。(《中医养生100讲》)

(七)子宫癌的药疗方

【验方一】 鲜白花蛇舌草(干品称“龙吐珠”)四两(或干品二两),生白茅根三两,黑塘四两。水煎,当茶饮,同时不得兼饮其他饮料。此方专治子宫癌,并可治疗及预防一切癌症。(《中国秘方全书》)

【验方二】 蜈蚣十条,去头,金银花一两,用一碗半水,以文火煎至半碗即止,倒入碗内,上午吃一半,下午吃一半;次日仍将原药之渣质,再按前法煎出,仍按上、下午两次服之,连服三四十剂,颇可见效。随后再服三四十剂,可完全除根。屡试屡验。

服药时,忌食鸡、鸭、鸡蛋、鸭蛋、牛奶,且终生不再沾食。此方须经医师诊断,确定为子宫癌者才能照方服用。(《中国秘方全书》)

(八)宫颈癌的药疗方

【验方一】 枇杷叶适量,以湿纸包裹,于灰火中煨热,装入布袋,趁热温熨患部,冷则更换,一日二至三次,此方可治愈宫颈癌。(《中国秘方全书》)

【验方二】 槐耳适量,切成薄片,每日三钱,水煎服。或配合六味汤(当归、白芍、黄芪、甘草、陈皮、桂园肉各一钱)同煎服,有一定效果。对宫颈癌和阴道癌都有疗效。(《中国秘方全书》)

【验方三】 槐树菌二至三钱,水煎服,一天一剂。对宫颈癌有治疗作用。(《中国秘方全书》)

【验方四】 鲜牛蒡根适量,煮食,对宫颈癌有一定抗癌作用。(《中国秘方全书》)

【验方五】 薏米仁五钱至一两,野菱(带壳切开)二至三两,共煎浓汁,一日一剂,分二次服,连服一个月为一疗程。此方有抑制癌细胞发展之效。(《中国秘方全书》)

【验方六】 香蕈或鲜蘑菇适量,煮汤食用。在各种癌症手术后,用此法持续服用,可防止转移。(《中国秘方全书》)

八五、防治慢性病的药疗方

对于慢性病或急性病恢复期的调养，则比较适合使用膏方。在膏方的配制上，国医大师张镜人教授主张“调补兼施，寓治于补”。他说：“制定膏滋，选药可众，冬令季节，人体服用，多可收藏，故善于补气养血，填精助阳，调养脏腑，充养机体之用。对于脏气虚损，阴阳不足者颇有效验。但是若一味投补，补其有余，实其所实，往往会适得其反。”因此，膏方用药不仅要考虑“形不足者，温之以气，精不足者，补之以味”，还应根据患者的症状，做到“损有余而补不足”，调补兼施，寓治于补。（《大国医》）

【验方一】　健脾补肾膏（《大国医》张镜人）

【组成】　炒党参90克，炒白术60克，茯苓60克，炙甘草20克，炒山药60克，香扁豆60克，建莲肉（去莲心）60克，炒白芍60克，制半夏60克，炒陈皮60克，炒枳壳60克，制香附60克，佛手片60克，八月札60克，白杏仁60克，白豆蔻30克，川石斛60克，枸杞子60克，炒滁菊60克，炒知母60克，炒黄檗30克，山萸肉60克，泽泻60克，生石决60克（先煎），白蒺藜60克，女贞子60克，旱莲草60克，菟丝子60克，制狗脊60克，炒川断60克，炒杜仲60克，川萆薢60克，炒当归60克，丹参60克，炙远志20克，炒山楂60克，炒神曲60克，香谷芽60克。

【做法】　上药浸一宿，武火煎取三汁，沉淀沥清，文火收膏时，加入清阿胶200克，白冰糖400克，熬至滴水成珠为度。

【用法】　每日服1汤匙，温开水调送，清晨最宜。如遇感冒食滞需暂停数天。

【说明】　为了使膏方能在服用期间保质，从而充分发挥药力，存放方法至关重要。

首先，在膏方制作后，等其充分冷却后才可加盖。可以让它存放在瓷罐（锅、钵）中，也可以用搪瓷烧锅存放，但不宜用铝、铁作为盛器。

其次，由于膏方用药时间较长，尽管时值冬季为多，但遇暖冬时就可能发霉。因此，一般多放在阴凉处，放在冰箱冷藏更好。如果放在阴凉处，遇暖冬时气温连日回升，应让其隔水高温蒸烊，但是忌直接将锅放在火上烧烊，这样就会造成锅裂和底焦。在膏药蒸烊后，一定要把盖打开，直至完全冷却方可盖好。注意，千万不要让锅盖的水落在膏上面，否则过几天就会出现霉点。

再次，在每天服用膏方时，应该放一个固定的汤匙，以免把水分带进锅罐里而造成发霉变质。

最后，一旦气候潮湿，或者天气变暖，在膏方上出现一些霉点，此时宜用清洁水果刀刮去表面有霉点的一层，再隔水高温蒸烊。但如果霉点很多且在膏面的深处也有霉点，就不能服用了。

八六、防治食物中毒的药疗方

一旦发生食物中毒，千万不能惊慌失措，应冷静分析发病的原因，针对引起中毒的食物以及服用的时间长短，及时采取如下应急措施：

（一）催吐。如果服用时间在1～2小时内，可采用催吐的方法。立即取食盐20克加水200毫升溶化，冷却后一次喝下，如果不吐，可多喝几次，促进呕吐。亦可用鲜生姜100克捣碎取汁，用200毫升温水冲服。如果吃下去的是变质的荤食，则可服用十滴水来促使迅速呕吐。有的患者还可用筷子、手指或鹅毛等刺激咽喉，引发呕吐。

（二）导泻。如果病人服用食物时间较长，超过2～3小时，而且精神较好，则可服用些泻药，促使中毒食物尽快排出体外。一般用大黄30克一次煎服，老年患者可选用元明粉20克，用开水冲服，即可缓泻。对老年体质较好者，也可采用番泻叶15克一次煎服，或用开水冲服，也能达到导泻的目的。

（三）解毒。如果是吃了变质的鱼、虾、蟹等引起食物中毒，可取食醋100毫升加水200毫升，稀释后一次服下。此外，还可用紫苏30克、生甘草10克一次煎服。若是误食了变质的饮料或防腐剂，最好的急救方法是用鲜牛奶或其他含蛋白的饮料灌服。（《大国医》）

【验方一】　治食生肉中毒方（《金匮要略》）

掘地深三尺，取其下土三升，以水五升，煮数沸，澄清汁，饮一升即愈。

【验方二】 治食诸菌中毒及蜀椒闭口方（《金匮要略》）

治食诸菌中毒及蜀椒闭口者，皆用地浆水治。

【验方三】 治鱼肉果菜药物诸菌中毒方（《本草纲目》）

地浆水解中毒烦闷，解一切鱼肉果菜药物诸菌毒，及虫蜞入腹，中暍卒死者。

【验方四】 治食物中毒方（《大国医》张灿玾）

以地浆水煮绿豆、鲜竹茹等饮用，或以地浆水煎藿香、陈皮等饮用，治疗食用不洁饮食而中毒吐泻不止者，效果很明显。对于中毒较深者，先饮此方以止吐，然后再加上藿香正气散之类的解毒药就可以了。

注：地浆水是一种传统的中药成分，最早录于《金匮要略》。

关于制作地浆水，现代依然采用张仲景《金匮要略》的方法，只不过稍加改变，即掘地三尺左右，在黄土层里注入新汲的水，然后搅浑，等澄清后把水取出来即可。

【验方五】 绿豆甘草解毒汤（《大国医》张学文）

【组成】 绿豆120克，生甘草15～30克，草石斛30克，丹参30克，连翘30克，白茅根30克，大黄15或30克（后下）。

【功效】 解毒益阴，兼顾心肾。

【主治】 多种食物或药物及其他中毒后，见发热，口干舌燥，恶心呕吐，甚则有神志恍惚、小便混浊等症。

【用法】 上方用冷水浸泡后煎服，，煎时以水淹没全药为度，文火煎煮，大剂量频服，一般昼夜各服1剂，必要时可服3～4剂。对于接触性中毒患者，则须清洗皮肤。

八七、防治瘟疫的药疗方

瘟疫，泛指感受疫疠之气而发生的急性流行性传染病。中医早已有关于瘟疫的论述。如《黄帝内经·素问·刺法论》指出：“五疫之至，皆向染易，无问大小，病状相似……正气内存，邪不可干，避其毒气。”《黄帝内经·素问·本病论》曰：“厥阴不退位，即大风早举，时雨不降，湿令不化，民病温疫，疵废风生，民病皆肢节痛、头目痛，伏热内烦，咽喉干引饮。”指出瘟疫具有传染性、流行性、临床表现相似、发病与气候有关等特点，认为，只要“正气内存”，就能“避其毒气”。

现代中医理论解释，瘟疫其实是由于一些强烈致病性微生物，如细菌、病毒引起的传染病。一般是自然灾害后，环境卫生不好引起的。因此，有“大灾之后必有大疫”的说法，相应的，大灾之后的防疫工作也就格外重要。（《大国医》）

【验方一】 防疫化浊汤（《大国医》周仲瑛）

【组成】 炒苍术10克，白芷10克，苏叶10克，藿香10克，陈香薷5克，清水豆卷10克，厚朴5克，法半夏10克，陈皮6克，石菖蒲9克。

【功能】 芳香化浊，解表和中。

【主治】 适用于防治消化系统感染，胃肠不和，秽浊伤中，症见头重身楚、胸闷呕恶、腹泻便溏等。

【验方二】 防疫清肺汤（《大国医》周仲瑛）

【组成】 蚤休10克，贯众10克，淡豆豉10克，青蒿12克，连翘10克，一枝黄花15克，前胡10克，光杏仁10克，桔梗5克。

【功能】 疏风解表，清宣肺气。

【主治】 适用于防治呼吸道感染性疾病，疫毒犯肺，症见身热形寒、咽痛、咳嗽、身楚等。

八八、防治斑疹的药疗方

夫斑有色点而无头粒者是也；疹，浮小有头粒者，随出随收，收则又出是也，非若斑之无头粒者，当明辨之。

若发斑，赤红为胃热，若紫不赤为热甚，紫黑为胃烂。故赤斑半生半死，黑斑者九死一生。大抵鲜红起发，稀朗者吉，紫黑者难治，杂黑斑烂者死也。凡斑欲出未出之际，宜先以升麻汤，先透其毒。脉虚加人参，食少而大便不实加白术。斑已出不宜再发者，斑不可汗，斑烂不宜下。如脉洪数，热盛烦渴者，人参化斑汤。（《寿世保元》）

【验方一】 升麻汤（《寿世保元》）

【处方】 升麻二钱，犀牛屑、射干、人参、生甘草各一钱。

【用法】 上锉一剂，水煎温服。

【主治】　阳毒赤斑，出狂言，吐脓血，乃热毒蕴于胸中而发斑也。宜以升麻汤。

【验方二】　人参化斑汤（《寿世保元》）

【处方】　人参三钱，石膏一两，知母二钱五分，当归、紫草茸、白茯苓（去皮）、甘草各三钱。

【用法】　上锉一剂，水煎服。

【主治】　只因内热，发出皮肤如蚊虫之啮不宜汗下但清热降火，凉血气为要。若斑黑为不治之症，宜用人参化斑汤。

【验方三】　当归散（《寿世保元》）

【处方】　当归，赤芍，生地黄，黄连，红花，石膏。

【用法】　上锉，水煎服。

【主治】　血分有热发斑者。

八九、防治麻木的药疗方

丹溪曰：麻是气虚，木是湿痰死血。然则曰麻曰木者，以不仁中而分为二也。虽然亦有气血俱虚，但麻而不木者，亦有虚而感湿。麻木兼作者，又有因虚而风寒湿三气乘之，故周身掣痛兼麻木并作者，古方谓之周痹，治法宜先汗而后补也。医者宜各以类推而治之，不可执一见也。（《寿世保元》）

【验方一】　加味八仙汤（《寿世保元》）

【处方】　当归（酒洗）、川芎、熟地各七分，白芍（酒炒）八分，人参六分，白术（去芦）二钱，白茯苓（去皮）一钱，陈皮八分，半夏曲七分，桂枝三分，柴胡四分，川羌活五分，防风五分，秦艽六分，牛膝六分，甘草（炙）三分。

【用法】　上锉一剂，生姜一片，枣一枚，水煎，食远服。气虚加黄芪蜜炒八分。

【主治】　麻木遍身，手足俱麻者，此属气血两虚。

【验方二】　加减益气汤（《寿世保元》）

【处方】　黄芪蜜炒、人参、白术（去芦）、陈皮、当归各一钱，升麻、柴胡、木香各五分，香附、青皮（去穰）、川芎各八分，桂枝、甘草各三分。

【用法】　上锉一剂，生姜、枣煎服。

【主治】　麻是浑身气虚也。

【验方三】　双合汤（《寿世保元》）

【处方】　当归、川芎、白芍、生地黄、陈皮、半夏（姜炒）、白茯苓（去皮）各一钱，红花三分，白芥子一钱，甘草三分。

【用法】　上锉一剂，姜十片煎熟，入竹沥、姜汁同服。

【主治】　木是湿痰死血也。

【验方四】　清凉润燥汤（《寿世保元》）

【处方】　当归（酒洗）、生地黄各一钱半，黄连、黄芩、白芍（煨）、川芎各一钱，天麻、防风、羌活、荆芥各八分，细辛六分，甘草五分。

【用法】　上锉水煎，食远服，麻甚加川乌炮三分。

【主治】　风热血燥，皮肤瘙痒，头面手足麻木。

【验方五】　治腿麻木方（《寿世保元》）

【处方】　黄芪三钱，当归二钱，苍术四钱，陈皮五钱，藁本二钱，柴胡三钱，升麻、黄柏（酒炒）各一钱，知母（酒炒）一钱，五味子一钱，生甘草二钱半。

【用法】　上锉一剂，水煎，空心服，少待，以早饭压之。

【主治】　治两腿麻木，沉重无力，多汗喜笑，口中涎下，身重如山，语声不出，右寸脉洪大。

九十、防治癫狂的药疗方

癫者，喜笑不常，颠倒错乱之谓也。狂者，大开目，与人语所未尝见之事，为狂也。又云：狂者，狂乱而无正定也。

《素问》注云：多喜为癫，多怒为狂。然则喜伤于心，而怒伤于肝，乃二脏相火有余之症。……大抵狂为痰火实盛，癫为心血不足，多为求望高远不得志者有之。痫病独主乎痰，因火动之所作也。治法，痫者宜吐，狂宜下，癫则宜安神养血，兼降痰火。（《寿世保元》）

【验方一】　养血清心汤（《寿世保元》）

【处方】　人参、白术（去芦）、白茯苓（去皮）、远志（去心）、酸枣仁（炒）、川芎、生地黄、石菖蒲各一钱，当归、麦门冬（去心）各一钱半，甘草五分。

【用法】　上锉一剂，水煎服。

【主治】　癫者，心血不足也，此方主癫狂喜笑不常。

【验方二】 白金丸(《寿世保元》)

【处方】 白矾三两,郁金七两。

【用法】 上为末,米糊丸,每服五十丸,温水送下。

【主治】 癫狂失心,此病因忧郁得之,痰涎包络心窍,此药能开郁痰。

【验方三】 苦参丸(《寿世保元》)

苦参为末,炼蜜为丸,如捂子大,每服二三十丸,薄荷汤送下。

发狂无时,披头大叫,欲杀人,不避水火。古人治狂,谓之失心。苦参丸主心腹结气,故足以治时热狂言。

【验方四】 治癫狂不止方(《寿世保元》)

癫狂不止,得之惊扰。极者用甜瓜蒂半两为末,每服一钱,井水调一盏投之,即大吐后,熟睡勿令惊起,神效。

九一、防治痫证的药疗方

痫证者(俗称癫痫,又叫羊角疯),发则仆地,闷乱无知,嚼舌吐沫,背反张,目上视,手足搐搦,或作六畜声音是也。盖痫疾之原,得之于惊,或在母腹之时,或在有生之后,必以惊恐而致疾。盖恐则气下,惊则气乱,恐气归肾,惊气归心,并于心肾,则肝脾独虚,肝虚则生风,脾虚则痰蓄,极而通,其发也暴,故令风痰上涌,而病作矣。《内经》曰:然所以令人仆地者,厥气并于上,上实下虚,清浊倒置,故令人仆地。闷乱无知者,浊邪干于天君而神明壅闭也。舌者心之苗,而脾之经络连于舌本,阳明之经络入上下齿缝中,故风邪实于心胸,则舌自挺。风邪实于阳明,则口自噤。一挺一噤,故令嚼舌。吐沫者,风热盛于内也,此风来潮汹之象。背反张,目上视者,风在太阳经也。足太阳之经起于睛明,挟脊而下,风邪干之则实而劲急,故目上视而背反张也。手足搐搦者,属肝木,肝木主筋,风热盛于肝,则一身之筋牵挛,故令手足搐搦也。搐者,四肢屈曲之名。搦者,十指开握之义也。或作六畜声音者,风痰鼓其气窍而声自变也,譬之弄笛焉,六孔闭塞不同,而宫商别异是也。

夫痫之为病,角弓反张,手足搐搦,口吐涎沫。俗云猪圈风(又叫羊角疯)也。亦因金衰木旺生风,外由惊邪入内以致之。盖痫病一月数发者易治,周年一发者难治。虚实之判也,实则即攻之,虚者先补可也。治法当先以瓜蒂散吐之,用甜瓜蒂为末,每服一钱,井水调一盏投之,即大吐后熟睡,勿令惊起,即效,后以汤药调理。(《寿世保元》)

【验方一】 定神至宝汤(《寿世保元》)

【处方】 生地黄(姜汁焙)五钱,橘红、贝母、白茯苓(去皮)、黄连、远志(去心)、石菖蒲、酸枣仁(炒)、枳实(麸炒)、瓜蒌仁、天花粉、甘草少许。

【用法】 上锉,生姜三片,水煎服。

【主治】 诸痫,神智不宁,时发狂躁,多言好怒,面容不泽。

【验方二】 加减导痰汤(《寿世保元》)

【处方】 南星(姜制)、半夏(姜制)、陈皮(去白)、白茯苓(去皮)、瓜蒌仁、枳实(麸炒)、桔梗、山栀子、黄芩、黄连(姜炒)各一钱,甘草、木香五分(另研),辰砂(为末)五分。

【用法】 上锉一剂,生姜煎,入竹沥、姜汁,磨木香,调辰砂末同服。

【主治】 诸痫者,痰涎壅并然也。主方神效。

【验方三】 治痫证方(《寿世保元》)

【处方】 朱砂(水飞,用猪心一个割开,入朱砂五钱,湿纸包,慢火炙熟,取沙净,入后药,猪心予病人空心食),巴豆仁五钱(石灰一碗炒红,入仁在内,灰冷取仁,将灰又炒,又以仁入内,再取出,用草纸棰去油,灰不用,南星沸汤浸三次,锉,姜制,二两),全蝎(去头足尾,炙)二钱,龙胆草二两。

【用法】 上为末,面糊丸,如梧桐子大,每服十五丸,姜汤送下。

【主治】 大人小儿,忽然昏晕倒地,五痫之症。

【验方四】 千金保命丹(《寿世保元》)

【处方】 朱砂二钱,珍珠一钱,胆星三钱,甘草、麻黄(去根节)、白附子(炮)、雄黄、薄荷各一钱,防风、琥珀、金箔、牛黄各一钱,僵蚕(炒)、犀角(镑)、麦门冬(去心)、枳壳(去穰)、桔梗(去芦)、地骨皮、神曲(炒)、白茯苓(去皮木)、白术(去芦)、人参、远志(去心)、柴胡各三钱,天麻二钱,胆矾一钱七分,冰片(少许),黄芩七钱,麝香(少许),紫河车七钱,天竺黄一钱,荆芥七钱,蝉蜕一钱七分,川芎、牙皂各一钱。

【用法】 上为细末,炼蜜为丸,如弹子大,金箔为衣,用蜡包裹。用时取开,每服一丸,薄荷煎汤,磨化下。不拘时服,忌猪羊肉、煅米、核桃动风之物。

【主治】 诸风瘈疭,不能言语,怔忡健忘恍惚,去来头目眩晕,胸中烦郁,痰涎壅塞,精神昏倦,心气不足,神志不宁,惊恐忧惨,虚烦少睡,或发癫狂,小儿惊痫风搐,大人暗风,羊癫风癫,发叫如雷,其效如神。

【验方五】 **医痫无双丸**(《寿世保元》)

【处方】 南星、半夏(二味各一两,用白矾、皂角、生姜煎汤,浸一日夜透,切片,随汤煮干,去矾、皂、姜不用),当归身(酒洗)、怀生地黄(酒洗)、软石膏各一两,天麻七钱,僵蚕、荆芥穗、川独活、乌犀角、白茯苓(去皮木)、远志(甘草水泡,去心)、陈皮(去白)、川黄连(去毛)各五钱,白附子(煨)、真牛黄珍珠、川芎、黄芩、甘草各三钱,金箔三十片。

【用法】 上为细末,好酒打稀糊为丸,如梧桐子大,金箔为衣。每服五十丸,空心白汤送下。最能祛风化痰降火,补气养血理脾,宁心定志。轻者半料奏效,重者一料除根。

【主治】 治多年不愈之痫症,此方制药一料,投之辄效。数载不发,气体复原。

【验方六】 **清心滚痰丸**(《寿世保元》)

【处方】 大黄(酒蒸)四两,黄芩四两,青礞石(煨)五钱,沉香二钱半,牙皂五钱,犀角五钱,麝香五分,朱砂五钱(为衣)。

【用法】 上为细末水丸,每服四五十丸,滚水送下。

【主治】 癫狂、五痫、惊悸,一切怪症,此皆痰火实盛也。

【验方七】 **治惊痫方**(《寿世保元》)

【处方】 白矾一两(半生半枯),荆芥穗二两。

【用法】 上为末,面糊为丸,如黍米大,朱砂为衣,每服二十丸,姜汤送下。

【主治】 治惊痫。

九二、防治健忘的药疗方

夫健忘者,陡然而忘其事也。尽力思量不来,为事有始无终,言谈不知首尾,皆主于心脾二经。盖心之官则思,脾之官亦主思,此由思虑过矣。伤于心,则血耗散,神不守舍;伤于脾,则胃气衰惫,而虑愈深。二者皆令人事则卒然而忘也。盖心生血,因血少而不能养其真脏,或停饮而气郁,气既滞,脾不得舒,是病皆由此作。治之,必须养其心血,理其脾土,凝神定智之剂以调理。亦当以幽闲之处,安乐之中,使其绝于忧虑,远其六欲七情,如此日渐安矣。(《寿世保元》)

【验方一】 **归脾汤**(《寿世保元》)

【处方】 黄芪(蜜炒),人参,白术(去芦),白茯苓(去皮),当归(酒洗),远志(甘草水泡,去心),龙眼肉,酸枣仁(炒),木香,甘草(炙)。

【用法】 上锉,姜枣煎服,加柴胡、栀子,名加味归脾汤。神不宁而健忘,倍酸枣仁、茯神、当归,加柏子仁。

【主治】 思虑伤脾,不能摄血,致血妄行,或吐或下,或健忘怔忡,惊悸不寐,发热盗汗,或心脾伤痛,嗜卧少食,大便不调。或血虚发热,或肢体重痛,妇人月经不调,赤白带下。或晡热内热,或瘰疬流注,不能消耗溃敛。或思虑伤脾,而作疟痢。此为主方。

【验方二】 **加减补心汤**(《寿世保元》)

【处方】 人参,白术,白茯苓,陈皮,当归,白芍(酒炒),生地黄,远志(甘草水泡,去心),石菖蒲,麦门冬(去心),酸枣仁(炒),黄柏(酒炒),知母,甘草。

【用法】 上锉,姜枣煎服。

【主治】 诸虚健忘及惊悸怔忡等症。

【验方三】 **天王补心丹**(《寿世保元》)

【处方】 怀生地四两、天门冬(去心)、当归、柏子仁,酸枣仁(炒)、五味子各一两,人参、远志(甘草水泡,去心)、白茯苓(去皮)、玄参、丹参、桔梗各五钱,一方加酒炒黄连二两。

【用法】 上为细末，炼蜜为丸，如梧桐子大，朱砂为衣。每服二三十丸，临卧，灯芯、竹叶煎汤送下，灯芯枣汤亦可。

【主治】 宁心保神，益血固精，壮力强志，令人不忘，清三焦，化痰涎，祛烦热，疗咽干，除惊悸，定怔忡，育养心神，大补元气。读书劳神，勤攻劳心，常宜服之。

（大中丞松石刘公传，加石菖蒲、百部、杜仲、甘草）

【验方四】 聪明丸(《寿世保元》)

【处方】 败龟甲（酥炙）、龙骨（入鸡腹中，煮一宿）、远志（去心苗）、石菖蒲（九节者）各等分。

【用法】 上为末，每服一钱，酒调下，日三服。

【主治】 凡人多识不忘者，心血足而无所蔽也。若心血不足，邪气蔽之，则伤其虚灵之体，而学问易忘矣。龟介，虫之灵物也。龙鳞，虫之灵物也。假二物之灵以养心之灵，欲其同气相求云尔。远志辛温味厚，辛温可使入心，味厚可使养阴。菖蒲味辛气温，味辛则利窍，气温则通神。以之而治易忘，斯近理矣。

九三、防治惊悸的药疗方

夫惊悸，即动悸也。动之为病，惕然而惊；悸之为病，心下怯，怯如人所捕，皆心虚胆怯之所致也。又曰：惊者恐怖之谓，悸者怔忡之谓。怔忡、健忘、惊悸三症，名异而病同。又云：惊悸者，蓦然而跳跃惊动，如有欲厥之状，有时而作者是也，属血虚。时觉心跳者，亦是血虚。盖人之所主者心，心之所养者血，心血虚，神气不守，此惊悸之肇端也。(《寿世保元》)

【验方一】 补心汤(《寿世保元》)

【处方】 当归一钱二分，川芎七分，白芍（炒）一钱，生地黄一钱二分，白茯神一钱二分，远志（去心）八分，酸枣仁（炒）八分，麦门冬（去心）一钱，黄连（姜汁炒）一钱，白术（去芦）一钱，玄参五分，甘草（炙）三分。

【用法】上锉一剂，水煎温服。一方加柏子仁。

【主治】 惊悸、怔忡、健忘不寐，属心血虚者。

【验方二】 安神镇惊丸(《寿世保元》)

【处方】 当归（酒洗）一两，白芍（酒炒）一两，川芎七钱，生地黄（酒洗）一两五钱，白茯神（去皮木）七钱，贝母（去心）一两，远志（去心）七钱，酸枣仁（炒）五钱，麦门冬（去心）一两，黄连（姜汁炒）五钱，陈皮（去白）一两，甘草三钱，朱砂（研末，水飞）一两，为衣。

【用法】 上为末，炼蜜为丸，如绿豆大。每服五十丸，食远，枣汤送下。

【主治】 血虚，心神不安，惊悸、怔忡、不寐并治。

【验方三】 益气安神汤(《寿世保元》)

【处方】 当归一钱二分，黄连（姜汁炒）、生地黄、麦门冬（去心）、酸枣仁（炒）、远志（去心）各一钱，白茯神（去皮心）一钱二分，黄芪（蜜炒）、胆星、淡竹叶各一钱，小草六分。

【用法】 上锉一剂，姜一片，枣一枚，水煎服。

【主治】 七情六欲相感，而心虚夜多梦寐，睡卧不宁，恍惚惊怖痰瘦，属心气虚者。

【验方四】 安神醒心丸(《寿世保元》)

【处方】 南星（末）五两，川黄连（末）一两五钱（先以姜汁拌浸半日，用南星末调，和匀成饼，于饭甑内蒸半日），人参（末）一两五钱，制远志（末）一两五钱，飞过辰砂（研）七钱五分，琥珀七钱五分，酸枣仁（炒，研末）一两。

【用法】 上用雄猪心血三个，入竹沥，打面糊为丸，如梧桐子大，金箔为衣，每服五十丸，食远，白汤送下，小者二三十丸。

【主治】 大人小儿被惊，神不内守，痰迷心窍，恍惚健忘，诸痫、痴风、心风等症。

九四、防治怔忡的药疗方

夫怔忡者，心中不安，惕惕然，如人将捕是也，属血虚。有虑便动属虚。时作时止者，痰因火动。瘦人多是血少，肥人属痰。

怔忡者，心胸躁动谓之怔忡，此心血不足也，多因富贵戚戚，贫贱不遂所愿而成。(《寿世保元》)

【验方一】 养血清心汤(《寿世保元》)

【处方】 当归（酒洗）一钱，川芎七分，白芍（酒炒）、生地黄（酒洗）、黄连（姜汁炒）各一钱，片芩（去朽）八分，栀子（炒）八分，酸枣仁（炒）、远志（去心）、麦门冬（去心）各一钱，甘草三分。

【用法】 上锉一剂，生姜煎服。

【主治】 血虚火盛怔忡，心慌恍惚，烦躁不宁。

【验方二】 朱砂安神丸（《寿世保元》）

【处方】 朱砂（另研，水飞过）五钱，当归（酒洗）二钱五分，生地黄（酒洗）一钱五分，黄连（酒洗）六钱，甘草（炙）二钱五分。

一方加人参、白术、茯神、酸枣仁炒、麦门冬去心，各等分为末，炼蜜为丸，如黍米大。每服五十丸，食远，米汤送下。

【主治】 心烦懊憹，惊悸怔忡，胸中气乱，此血虚而火盛也。

【验方三】 参归腰子（《寿世保元》）

【处方】 人参五钱，当归身五钱，猪腰子一对。

【用法】 上先以腰子用水二碗，煮至一碗半，将腰子细切，入二味药，同煎至八分。吃腰子以药汁送下。如吃不尽，腰子同上二味药渣焙干为细末，山药糊为丸，如梧桐子大，每服三五十丸，米汤送下。

【主治】 心气怔忡而自汗者，不过一二服而愈。

【验方四】 加味宁志丸（《寿世保元》）

【处方】 人参、白茯苓（去皮）、远志（甘草水泡，去心）、石菖蒲（米泔浸）、酸枣仁（炒）、黄连（去毛）、柏子仁各一两，当归（酒洗）、生地黄（酒洗）各八钱，木香四钱，朱砂（研，水飞，一两二钱半，一半入药，一半为衣）。

【用法】 上为末，炼蜜为丸，如绿豆大。半饥时，麦门冬去心煎汤下五六十丸。

【主治】 精神虚惫，恍惚不宁，心思昏愦，气不足，健忘怔忡。

九五、防治疝气的药疗方

夫疝者，由荣卫虚弱，寒湿不调，致令邪气乘虚入于心腹中，遂成诸疝。发则小腹疼痛，或绕脐逆上抢心，甚则手足厥冷，或大小便闭结。其诸疝因邪气留滞，乃成积聚。令人羸瘦少气，洒淅寒热，嗜卧，饮食不养肌肤，或腹满呕泄，遇寒则痛。又有妇人小腹肿痛，攻及二腿者，亦疝气也。（《寿世保元》）

【验方一】 治疝气神方（《寿世保元》）

【处方】 川楝子（酒蒸，去核取肉）、胡芦巴（酒炒）、小茴（盐酒炒）、青盐、黑丑（捣碎）、木香、大黄、滑石、木通、吴茱萸（炒）、乌药、车前子各等分

【用法】 上锉水煎，空心服。

【主治】 疝气肿痛，或大便闭结，或小便赤涩，或有寒有热，兼治之神方也。

【验方二】 七疝汤（《寿世保元》）

【处方】 玄胡索、小茴香（酒炒）、川楝子、全蝎（炒）、人参、大附子（炮）、山栀子（炒）、木香各等分。

【用法】 上为细末，每服三钱，空心，温酒调服。

【主治】 治七疝及奔豚、小肠气，脐腹大痛。

【验方三】 木香金铃丸（《寿世保元》）

【处方】 木香、乳香、没药、大附子（面裹、火煅）、小茴（盐酒炒）、川楝肉、玄胡索、全蝎、人参各等分。

【用法】 上为细末，好酒打糊为丸，如梧子大，每服百丸，空心。

【主治】 治外肾肿痛，诸般疝气，不论新久，一服如神。予尝用此丸治患疝气偏坠，已经十余年，服之一料除根，永不再发。

【验方四】 治疝气验方（《寿世保元》）

治偏坠气痛，用江子壳（注：巴豆壳）、橘核、角茴三味，同炒至褐色，去壳，将三味捣烂，头酒煎服，立愈。

【验方五】 治疝气方（《寿世保元》）

治疝气偏坠，肿痛不可忍。槐子一钱，炒为末，入盐三分，空心，热酒送下，立消而止。

【验方六】 治疝气除根方（《寿世保元》）

【处方】 舶上小茴香、青皮、荔枝核各等分。

【用法】 上锉散，炒黄出火毒，为细末，酒调二钱，日进三服。

【主治】 治肾大如斗，不过三服除根。

【验方七】 四圣散(《寿世保元》)

【处方】 小茴香(炒)、穿山甲(炒)、全蝎(炒)、南木香各等分。

【用法】 上为末，每服二钱，酒调服，一服立效。

【主治】 治疝气，外肾肿胀，神效。

九六、防治浊证的药疗方

精之主宰在心，精之藏之在肾。凡人酒色无度，思虑过情，心肾气虚，不能管摄，往往小便频数，便浊之由生也。因小便而出者，曰尿精。因见闻而出者，曰漏精。心不足而挟热者，为赤浊。心不足而肾冷者，为白浊，阴不升，阳不降，上下乖揆，是以有清浊不分之症。大率多是湿痰流注，直燥中宫之湿，兼降火升举之法，此为至要之语也。(《寿世保元》)

【验方一】 治浊证主方(《寿世保元》)

【处方】 陈皮八分，半夏八分，茯苓一钱，苍术(米泔炒)七分，黄柏(酒炒)七分，柴胡七分，升麻三分，白术(去芦)五分，神曲(酒炒)五分，牡蛎(煅)五分，栀子(炒)一钱，蛤粉三分，滑石一钱，甘草三分。

【用法】 上锉一剂，生姜三片，白果九枚，水煎，空心服。渣再煎服，忌煎炒辛辣物。

【主治】 便浊之症，因脾胃之湿热下流，渗入膀胱，故使便溺赤白，浑浊不清也。宜燥中宫之湿，用升麻、柴胡提气，使大便润而小便长，不宜用寒凉伤血之药。

【验方二】 清心莲子饮(《寿世保元》)

【处方】 石莲肉、人参各二钱五分，黄芪(蜜炙)、赤茯苓各二钱，麦门冬(去心)、地骨皮、黄芩、车前子各一钱五分，甘草二分。热加柴胡、薄荷各一钱五分。

【用法】 上锉一剂，灯草十根，生姜三片，水煎，空心服。上盛下虚加酒炒黄柏、知母各一钱。

【主治】 心中烦躁，思虑忧愁抑郁，小便赤浊，或有沙漠，夜梦遗精，遗沥涩痛，便赤。如酒色过度，上盛下虚，心火上炎，肺金受克，故口苦咽干，渐成消渴。四肢倦怠，男子五淋，妇人带下赤白，五心烦躁。此药温平，清心养神秘精，大有奇效。赤浊者，心虚有热也。

【验方三】 加味四苓散(《寿世保元》)

【处方】 人参(减半)、白术(去芦)、赤茯苓(去皮)、猪苓、泽泻、香薷、石莲肉、麦门冬(去心)各等分。

【用法】 上锉水煎，空心温服。

【主治】 心经伏暑，小便赤浊而有热也。

【验方四】 萆薢饮(《寿世保元》)

【处方】 益智仁、川萆薢、石菖蒲、乌药。一方加茯苓、甘草。

【用法】 上各等分，锉一剂，水煎，入盐一捻，空心温服。肾虚加牛膝、杜仲、山药，便赤加泽泻、麦门冬。

【主治】 小便白浊，频数无度，漩白如油，光彩不定。漩脚澄下，凝如膏糊。此真元不足，下焦虚寒之所致也。

【验方五】 定志丸(《寿世保元》)

【处方】 远志(甘草水泡，去心)、石菖蒲各二两，人参一两，白茯神(去木)三两，黄柏(酒炒)二两，蛤粉(煅)一两。

【用法】 上为末，炼蜜为丸，如梧子大，朱砂为衣。每服三十丸，空心，米汤下。

【主治】 白浊经年不愈，或时梦遗，形体瘦弱，当作心虚治之。

【验方六】 治浊症验方(《寿世保元》)

【处方】 木通(去皮)七钱，滑石三钱，粉草四钱，黄荆子一勺。

【用法】 上锉水煎，空心服，立已。

【主治】 治赤白浊。

九七、防治诸淋的药疗方

夫淋者，有五淋之别，气、砂、血、膏、劳是也。皆由膏梁之味，湿热之物，或烧酒、炙肉之类过多，或用心太过，房劳无节，以致心肾不交，水火无制而成。五淋之症，名虽有五，大概属热者居多。故有新久虚实之不同耳，学者审症而变通焉，慎毋胶柱以调瑟也。

论气、砂、膏、劳、血五淋：气淋为病，小便涩滞，常有余沥不尽也；砂淋为病，阴茎中有砂石而痛，溺不得卒出，砂出痛止也；膏淋为病，溺浊如膏也；劳淋为病，遇房劳即发，痛引气血也；血淋为病，遇热则发，甚则尿血。候其鼻准色黄者，知其为小便难也。(《寿世保元》)

【验方一】　八正散(《寿世保元》)

【处方】　大黄、瞿麦、木通、滑石、扁蓄、栀子、车前子、甘草各等分。

【用法】　上锉剂，灯草水煎，空心服。

【主治】　心经蕴热，脏腑闭结，小便赤滞，癃闭不通，及热淋尿淋。如酒后恣欲而得者，则小便将出而痛，既出而痒，以此药主之。

【验方二】　海金沙散(《寿世保元》)

【处方】　当归(酒洗)、雄黄、川牛膝(去芦，酒浸)、大黄(酒浸)、木香、海金砂各等分。

【用法】　上为细末，每服一钱五分，临睡酒调服，两服见效。

【主治】　治五淋神方。

【验方三】　加味滋阴散(《寿世保元》)

【处方】　当归、川芎、白芍、熟地黄、陈皮、半夏(姜炒)、白茯苓(去皮)、甘草各等分，升麻、柴胡、牛膝(去芦)、黄柏(酒炒)、知母(酒炒)、白术(去芦)、苍术(米泔浸，炒)各一钱。

【用法】　上锉水煎，露一宿，空心服。

【主治】　治诸淋久不止者。

【验方四】　火府丹(《寿世保元》)

【处方】　生地黄二两，木通、黄芩(炒)各一两。

【用法】　上为细末，炼蜜为丸，如梧桐子大。每服三十丸，木通煎汤送下，加甘草名导赤散。

【主治】　心经积热，小便涩及五淋。

【验方五】　治淋症验方(《寿世保元》)

治老人阴痿思色，精不出内败，小便水道涩痛如淋。用八味丸加车前、牛膝，立效。

【验方六】　治淋症效方(《寿世保元》)

老人精已竭而复耗之，大小便牵痛，愈痛愈欲，愈便则愈痛。服以八味丸，最有功效。

【验方七】　治淋症方(《寿世保元》)

【处方】　阿胶(炒)二两，猪苓、泽泻、滑石、赤茯苓各一两，车前子五钱。

【用法】　上锉水煎，空心服。

【主治】　治血淋。

九八、防治痔漏的药疗方

夫痔漏之原，由乎酒色过度，湿而生热，充乎脏腑，溢于经络，坠乎谷道之左右，冲突为痔，久而成漏者也。痔轻而漏重，痔实而漏虚。治痔之法，不过凉血清热而已。至于治漏，初则宜凉血、清热、燥湿，久则宜涩窍、杀虫而兼乎温散也。或曰痔漏火是根源，何故而用温涩？殊不知痔之出血，始终是热。漏流脓水，始是湿热，终是湿寒。不用温药，何以去湿而散寒乎。非止痔漏，百病中多有始热而终寒者，如泻痢，如呕吐，初作则肠胃气实而热，久作则肠胃气虚而为寒矣。(《寿世保元》)

【验方一】　祛风辟毒汤(《寿世保元》)

【处方】　黄连一钱，黄芩一钱，连翘一钱五分，赤芍一钱，枳壳(麸炒)一钱，大黄(酒蒸)一钱五分，苦参一钱五分，黄柏一钱，槐花一钱。

【用法】　上锉水煎，空心服。为末，水丸，用温水下亦可。

【主治】　痔疮肿痛，初起立效。

【验方二】　千金不换刀圭散(《寿世保元》)

【处方】　川乌、草乌(二味并用，炒炮，去皮尖)、苍术(米泔浸)各二两，人参、白茯苓(去皮)各一钱五分，两头尖一钱，甘草(炙)一两五钱，僵蚕(炒)三钱五分，真白花蛇(酒浸三日，弃酒，火炙，去皮骨)、石斛(酒洗)各五钱，川芎、白芷、细辛、当归(酒洗)、防风(去芦)、麻黄、荆芥、全蝎(瓦上焙干)、何首乌(米泔浸，忌铁器)、天麻、藁本各二钱五分。

【用法】　上为细末，每服三分或五分，渐加至六七分，临卧调下。不饮酒者，茶亦可服。

【主治】　痔漏脓血，痛楚难禁，服之顿愈。治痔漏百发百中。

【验方三】　猬皮丸(《寿世保元》)

【处方】　刺猬皮一个(连刺，酒浸，炙干)，当归(酒洗)二两，槐角(酒浸，炒)二两，黄连(酒炒)二两，地骨皮(酒炒干)二两，甘草(蜜炙)二两，乳香二钱，核桃十个(内取隔，三十六片)。

【用法】　上为细末，酒糊为丸，如梧子大。每服二十五丸，白汤或酒，早晚二服。一月后平复，神效。

【主治】 治痔漏累验。

【验方四】 收功补漏丸（《寿世保元》）

【处方】 白茯苓（去皮）、赤茯苓（去皮）、没药各二两，破故纸四两。

【用法】 上药俱不犯铁器；于石臼捣成块，春秋酒浸三日，夏二日，冬五日。取出木笼蒸熟，晒干为末，酒糊为丸，如梧子大。每服二十丸，缓缓加至五十丸止，空心温酒送下。予尝以此方加入全料地黄丸同作一处，同丸服，治年久漏不愈者，一料痊愈。

【主治】 治痔漏多年不瘥者，神方也。

九九、防治痈疽的药疗方

夫痈疽疮疖者，皆由气血不和，喜怒不时，饮食不节，寒暑不调，使五脏六腑之气怫郁于内，以致阴阳乖错气血凝滞而发也。亦有久服丹石燥热之药，热毒结深，而发为痈疽也。夫此疾多生于膏粱富贵之人，以其平昔所食肥腻炙煿，安坐不劳，嗜欲无节，以致虚邪热毒内攻，煎熬气血而成也。痈者，壅也，大而高起属乎阳，六腑之气所生也，其脉浮数。疽者，沮也，平而内发属乎阴，五脏之气所成也，其脉沉数。疮者，其总名也。疖者，有头小疮也。

《经》云：诸痛痒疮，皆属心火。盖心主血而行气，若气血凝滞，夹心经之热而主痈疽之类也。然所感有浅有深，故所发有轻重大小之不同也。六腑积热，腾出于外，肌肉之间，其发暴甚，皮肿光软，侵表广大者，痈也。五脏风毒积热，攻注于肌肉，其发猛恶，初生一头如培畾（此二字带病字偏旁，指疮、疹），白色焦枯，触之而痛应心者，疽也。热发于皮肤之间，是以浮肿，根小不过二三寸者，疖也。夫痈生于六腑，若燎原之火，外溃肌肉。疽生于五脏，沉涩难疗，若陶室之燧，内溃骨髓。痈则易疗，惟难将息而迟瘥，疽则难疗而易痊复。夫诸疮之中，惟背疽疔疮最为急症。其次莫如脑疽、肠痈、候痈之类，亦其急者也。至若瘰疬、悬痈、痔漏诸疮之类，其症可缓而治也。又有疥疮、臁疮、风疳之类，虽云俱属疮类，而其轻重缓急自有不同也。

夫痈疽之疾，须要察其是实是虚，是冷是热，或重或轻，对症用药，无失先后之次序。凡人年四十以上，头项鬓颐背膂腰胁或筋骨之上，所视不见之处，稍有疮疖，便不可轻易待之。若视之怠慢，以为常疾，每见从微至显，丧命者多矣，便宜速急治之，庶几得救。譬之救火，初起则易救，至于燎原之势，不可扑灭矣，其理亦由是也。凡疮未破，毒攻脏腑，一毫热药不可用。若已破溃，脏腑既亏，饮食不进，一毫冷药亦不可用。此是先后次第之要诀也。（《寿世保元》）

【验方一】 葱蜜膏（《寿世保元》）

凡痈疽发背，一切无名肿毒初起。

生葱、生蜜、猪胆一个，倾石钵内，共捣成饼，贴患处，日换三、四次，即消。

【验方二】 金蟾膏 治症同前。（《寿世保元》）

生白帆末五钱，加麝香一分，取活虾蟆一个，去肠肚，同捣烂如泥，四围，留顶出气，不过一夜即愈。

【验方三】 芙蓉膏（《寿世保元》）

【处方】 芙蓉叶、黄荆子各等分（为末）。

【用法】 上二味，入石臼内捣极烂，用鸡子清调敷患处，留顶，如烟起。此方用在未溃之先，或将溃之际。

【主治】 瘰疬发背，肿痛如锥剜，不可忍者，登时痛止。

【验方四】 三神膏（《寿世保元》）

【处方】 蓖麻子仁一合，陈醋一大碗，盐一撮。

【用法】 上三味置锅中，用槐条搅成膏，先将猪蹄汤洗净，或米泔水洗净，用鸡翎徐徐扫上，其皮即皱，其肉即生。

【主治】 痈疽发背已溃烂者。

【验方五】 合口收功散（《寿世保元》）

【处方】 血竭二钱，乳香、没药、轻粉、龙骨各一钱五分，赤石脂二钱，朱砂、海螵蛸各五分。

【用法】 上共为细末，散在疮口上，即生肌肉。

【主治】 痈疽发背溃烂，久不生肌肉，用此立效。但此方用之不可太早。

【验方六】 内托黄芪汤（《寿世保元》）

【处方】 柴胡、连翘、肉桂、大力子、黄芪、当归尾、黄柏、升麻、白芷、甘草各八分。

【用法】 上锉一剂，水酒各一盏，煎至一盏，食前温服。

【主治】 疮生腿外侧，或因寒湿得附骨疽于足少阳经分，微侵足阳明经，坚硬漫肿，行步作痛，或不能行。

一〇〇、防治疔疮的药疗方

夫疔疮者，由四时迭更，阴阳交变，此二气互相激怒，必成暴气。然暴气卒然，大风、大雾、大寒、大热，若不能避而遇，袭于皮肤，入于四体，传注经络，遂使腠理结满，阴阳二气不得宣通，遂成疔毒。但疔毒之名有十三种，必发于手足间，生黄泡，其中或紫色，有一带红线道直入者，用针于线处刺去毒血水，针时以知痛出血为妙，否则，红线入腹攻心，必致危困。凡治疔毒，先以面浆水饮之，吐则是，不吐则非也。大抵脉洪而数者难愈也。(《寿世保元》)

【验方一】 治疔疮验方(《寿世保元》)

【处方】 蜈蚣二条，归尾二钱，雄黄一钱，土赤芍二钱，白芷稍二钱。

【用法】 上锉为末，头生酒煨服，神效。

【主治】 无名肿毒，疔疮，手指无故生蛇头，指肿痛不可忍，有红筋入心者。

【验方二】 类圣散(《寿世保元》)

【处方】 川乌、草乌、苍术、细辛、白芷、薄荷、防风、甘草各五钱。

【用法】 上为细末，鸡清调涂患处，留顶。

【主治】 一切疔疮恶毒肿痛神效。

【验方三】 飞龙夺命丹(《寿世保元》)

治疔疮恶毒神效。

一〇一、防治下疳的药疗方

下疳疮乃男子玉茎生疮，皆因所欲不遂，或交接不洁，以致邪毒浸渍，发成疮毒，日久不愈，或成便毒，或损烂阳物，多致危笃。(《寿世保元》)

【验方一】 消疳败毒散(《寿世保元》)

【处方】 防风六分，独活六分，柴胡一钱五分，连翘七分，荆芥七分，黄柏八分，知母七分，黄连七分，赤芍九分，苍术七分，赤茯苓九分，木通九分，龙胆草九分，甘草三分。

【用法】 上锉一剂，灯心二十四寸，水煎，空心服。如有便毒，量人虚实加大黄一、二钱，煎服。

【主治】 专治下疳疮。

【验方二】 治下疳验方(《寿世保元》)

【处方】 珍珠(烧存性)、片脑各一分，人手指甲、足趾甲(烧成灰)各一分，血余(烧成灰)各等分。

【用法】 上为细末，掺患处。

【主治】 治下疳溃烂。

【验方三】 八宝丹(《寿世保元》)

【处方】 乳香、没药、孩儿茶、红褐子灰，海巴(焙)一个，珍珠、象牙(煅)、龙骨(煅)各五分。

【用法】 上为细末，先用米泔水洗疮，拭干掺上，神效。

【主治】 疳疮秘方。

【验方四】 治疳疮验方(《寿世保元》)

一治疳疮，黄柏去皮，以猪胆炙透为末，掺疮上。

一治外肾生疮，用绿豆粉一分，蚯蚓屎二分，水研涂，干又敷。

一〇二、防治诸疮的药疗方

【验方一】 飞龙夺命丹(《寿世保元》)

【处方】 雄黄三钱，朱砂二钱(为衣)，轻粉五分，血竭一钱，乳香二钱，没药二钱，铜绿二钱，胆矾二钱，寒水石一钱，蜈蚣一条(酒浸，炙黄，去头足)，蜗牛二十一个，麝香五分，蟾酥二钱(干者，好酒化)。

【用法】 上为细末，先将蜗牛连壳捣烂，和前药为丸，如绿豆大，如丸不就，入酒打面糊为丸，朱砂为衣，每服二丸，先用葱白三寸，令病人嚼烂，吐于男左女右手心，将药丸裹于葱白内，用无灰热酒送下，于避风处以衣盖护之，约行人五、七里之久，再饮热酒数杯，以助药力，发汗为度。病初觉，二丸即消，如汗不出，重者再服二丸，汗出即效。三、五日病重者，再进二丸即愈。如疔疮走黄过心者难治之，汗出冷者亦难治。如病人不能嚼葱，擂烂亦可。疮在上，食后服，疮在下，食前服。服药后忌冷水、王瓜、茄子、猪、鸡、鱼肉、湿面、一切发风发疮之物，数方校正无差。

【主治】 专治疔疮发背，脑疽，乳痈疽，附骨疽，一切无头肿毒恶疮，服之便有头，不痛者服之便痛，已成者服之立愈。此乃恶症药中至宝，病危者立可复苏，万无一失，乃家传之秘方，不可轻视，宝之宝之。

【验方二】 治疮肿毒验方(13方)(《寿世保元》)

一切无名肿毒疼痛，痈疽乳硬等疮，初发时即将真香油一杯温热饮之，则毒不攻心，可以缓治。

一治无名肿毒，发背、痈疽、疔毒等毒，白矾不拘多少，为末，入新汲水内，用粗纸三张浸，内将一张搭患处，频频贴之，更贴十数次，立消。

一方，用葱头杵烂，炒熟敷患处，冷则易之。

一方，用五倍子炒为末，醋调敷患处。

一方，用大黄为末，醋调敷患处。

一治诸疮恶毒，臁疮、疔疮、搭手、背痈等疮。

【处方】 葱白一斤，马齿苋一斤，石灰一斤。

【用法】 上三味湿捣为饼，阴干，为细末，贴疮即效。

一外消肿毒方。

【处方】 猪苦胆三个，生姜半斤(取自然汁)，好醋一盏。

【用法】 上三味合和一处，以好京墨磨浓抹肿处，立消。

一诸疮口难敛，及多年恶疮，百方不瘥，或痛焮走不已者，马齿苋擂，罨口并周围，立效。

一诸般疮毒臭烂不可闻者。

【处方】 雄黄，生白矾。

【用法】 上各等分，煎水洗之。

一诸处冻疮久瘥，年年发不歇，先痒后痛，然后肿破出黄水不止，用

【处方】 雄雉黄一枚(捣烂)，黄蜡各等分，清油减半。

【用法】 上同于慢火熔熬，调搽患处。如治手脚冻疮，用橄榄烧存性为末，入轻粉，油调，涂上。

一治肥疮、黄水疮。

【处方】 红枣(烧灰)、枯矾、黄丹、官粉、松香各一钱，银朱三分。

【用法】 上为细末，湿则掺之，干则香油调搽。

一多年顽疮久不愈者，并诸疮不收口者。

【处方】 黄蜡二两，黄丹四两，轻粉、乳香、没药各二钱，血竭、孩儿茶各一钱。

【用法】 上为细末，先将真麻油半斤熬熟，滴水成珠，下黄蜡化开，再入黄丹，就起锅离火，方下诸药，搅匀，入罐收用。

一治疮疽久不愈。

【处方】 黄芪二两，当归一两五钱，白芍二两，白茯苓一两，白芷三钱，川芎一两，厚朴五钱，官桂七钱，陈皮一两，炙甘草二钱。

【用法】 上锉，姜、枣煎服。

【验方三】 一枝箭(《寿世保元》)

【处方】 白及、天花粉、知母、牙皂、乳香、金银花、半夏、穿山甲、贝母各一钱五分。

【用法】 上锉一剂，酒二钟，煎一钟，温服，出汗即愈。

【主治】 治诸般恶毒肿痛不可忍者。广昌知县刊行于世，活人多矣。

【验方四】 铁箍散(《寿世保元》)

【处方】 南星、草乌、白及、白蔹、白薇、黄柏、天花粉、吴茱萸、白芷各一两，芙蓉叶二两。

【用法】 上为末，鸡清调敷。

【主治】 敷治一切肿毒疼痛如神。

【验方五】 治杨梅疮方

(1)托里解毒汤(《寿世保元》)

【处方】 当归一钱五分，川芎一钱，赤芍一钱五分，生地黄一钱，连翘一钱，黄芩一钱，黄连(酒炒)一钱，防风一钱，荆芥穗七分，苦参(酒炒)二钱，羌活一钱，薏苡仁二钱，皂角子二十一个，防己一钱，木瓜五分，生甘草三分，土茯苓二两(湿者四两)。

【用法】 上锉，水二碗，煎一碗，温服，渣再煎服。虚弱人加人参一钱。自生者加黄柏一钱、川牛膝一钱、独活一钱，宜服二十帖，每帖煎三次，一日服一帖。

(2)千里光明汤(《寿世保元》)

【处方】 青木香、黄连、黄柏、黄芪、防风、荆芥、苦参、苍耳子、蛇床子、羌活、升麻、麻黄、甘草各五钱，鸡肠草(倍)，冻青叶(倍)。

【用法】 上作一剂，用布包水煎，于无风处服下煎药，即以此汤浴洗，凉了又加热，药汤煮热，着实洗，微汗，拭干，十日后不必频洗，其药渣并入煎药渣再洗。鸡肠草又名千里光明草，又名九里明，俗名藤枯卖，其叶稍尖而岐，开花白色，处处有之。

(3)治杨梅疮良方(《寿世保元》)

【处方】 归尾一两三钱，牛膝一两三钱，黄芩一两三钱，大黄一两三钱，木瓜一两，金银花一两三钱，皂角刺八钱，蝉蜕五钱，土茯苓二斤。

【用法】 上锉，分作十帖，每帖用红枣、白果、皂角子各十枚，葱白三根，水煎，临晚服，忌绿豆。

(4)治杨梅疮效方(《寿世保元》)

【处方】 雄黄二钱五分，真轻粉一钱，杏仁(去皮、尖)三十个。

【用法】 上研为细末，入杏仁再研为泥，用雄猪胆汁调搽，疮要先洗净，拭干搽药，二、三日效。

【验方六】 治疥疮方

(1)一扫光(《寿世保元》)

【处方】 大枫子肉四十九个，杏仁(泡，去皮，四十九个，二味同研)，花椒(去目)四十九个，白矾(生用，另研)二钱，水银三钱，茶叶(另研)一钱，樟脑二钱(另研，以上三味同研)，轻粉一钱。

【用法】 上和匀，再研听用。先以槐、柳、桃、楮、桑五木枝煎汤，洗疥拭干，将前药量疥多少，用柏油入盐少许，乘热和药擦上，一日搽三次，忌羊、鸡、鱼猪头等毒物。

(2)治疥疮神方(《寿世保元》)

一治疥如神。徐金坡传

【处方】 大枫子五钱，水银渣三钱，樟脑一钱五分。

【用法】 上用油核桃同捣烂，绢帛包，擦疥上。

一治遍身风痒生疮疥，土蒺藜苗煎汤洗之。

一治老人生皮风疥疮搔痒，藜芦根为末，脂油调搽即愈。

【验方七】 治癣疮方

(1)治癣疮效方(《寿世保元》)

一治干癣不瘥。

【处方】 天南星、草乌各一个(生用)。

【用法】 上为末，用羊蹄根捣绞汁调涂。

一切疥癞癣疮及诸疮不能收口者，立见收口。

【处方】 腥腥草(晒干，为末，为主)，雄黄一钱，银朱一钱，木鳖子(去壳)一个，艾叶(不拘多少)。

【用法】 上为末，纸卷烧烟薰患处，立效。

【验方八】 治秃疮方

(1)治秃疮验方(《寿世保元》)

【处方】 藜芦二钱，枯矾二钱，苦参二钱，五倍子二钱。

【用法】 上为细末，香油调搽。

(2)治秃疮神方(《寿世保元》)

【处方】 紫草三钱，木柏油一两，胆矾一钱，没药二钱，石乳二钱，樟脑二钱，淮盐(炒)三钱。

【用法】 上为细末，柏油调匀，先将头发剃净，再洗令净，搽药，一日搽一次，神效。

【验方九】 治杖疮方

(1)治杖疮验方(《寿世保元》)

一杖打破脚腿肿痛，金凤花科一根，捣烂如泥，敷患处，如干又涂，一夜血散而愈。

(2)治杖疮效方(《寿世保元》)

【处方】 黄蜡二两，黄香二两(为末，去黑渣不用)，香油三两(炖温)，乳香(末)五分，没药(末)五分。

【用法】 上，先将蜡入磁碗内，慢火化开，用箸敲碗边，续续入黄香、乳、没，取碗离火，入温香油入内，搅匀，待冷，入水缸内去火毒，三日取出，油单纸摊药贴患处。

【主治】 治杖疮，及远年近日，一切顽疮。

【验方十】 治金疮(刀斧枪剑所伤)方

(1)治金疮验方(《寿世保元》)

一治金疮出血不止。

【处方】 海螵蛸五钱，白龙骨五钱，五倍子一两，赤石脂一两，血竭三钱，麝香少许。

【用法】 上为细末，以冷水洗净，敷于伤处，百发百中。

(2)金疮散(《寿世保元》)

【处方】 银朱、血竭、发灰、人指甲(烧存性)、珍珠(烧存性)各等分。

【用法】 上为细末，研匀，每用，掺于患处，立效。

【主治】 刀斧伤破，打破跌破，血出不止，开口不合，用此止血生肌住痛，立时见效。

(3)治金疮神方(《寿世保元》)

一治刀伤石磕损，血不止，肿痛不可忍，用葱一大把，切烂，炒热，研如泥，乘热敷之，如冷，再换，其痛即止。

一治伤破手足，血出不止，一时无药，即以自己小便淋洗伤处，虽痛甚而即愈。

一治石伤刀损破者，用砖上陈石灰研细末敷肿破处，血止即愈，不出脓，又不痛，神效。

【验方十一】 治齿伤方(《寿世保元》)

一论人齿咬破指头，痛不可忍，久则烂脱手指并手掌，诸方不载，急用人尿使瓶盛之，将患指浸在内，一宿即愈。如烂者，用食蛇龟壳烧灰敷之，如无龟，用鳖壳烧灰搽敷亦可。

一〇三、防治白癜风的药疗方

紫癜风，白紫癜风，乃因心火汗出及醉饱，并浴后毛窍开时乘风拽扇得之，扇风侵逆皮腠所致，宜服胡麻散，或追风丸，外以洗擦药涤之。(《寿世保元》)

【验方一】 胡麻散(《寿世保元》)

【处方】 胡麻子(赤色扁者佳，另研)五两，白芷二两，何首乌二两，防风二两，蔓荆子一两五钱，甘菊花一两，苦参(酒炒)三两，威灵仙二两，升麻二两，川当归二两，小川芎二两，牛蒡子(微炒)二两另研，白蒺藜三两，荆芥穗三两，薄荷叶二两，片黄芩(酒炒)二两，黄连(酒拌一日，炒)二两，白芍(酒炒)二两。

【用法】 上为细末，每服三钱，食远服，秋分后至春分，白酒调服，春分后至秋分，茶清调服，用米糊细细丸，食远，白汤下亦可。

【主治】 紫白癜风并癣及面上酒渣，又名粉渣面刺，俱可服之。

【验方二】 追风丸(《寿世保元》)

【处方】 何首乌四两，荆芥穗四两，苍术(米泔浸，焙)四两，苦参四两。

【用法】 上为细末，好肥皂三斤，去皮、弦、子，入砂锅内，水熬成膏，和为丸，如梧子大，每服五六十丸，空心温酒或茶任下。忌一切动风之物。

【主治】 白癜风。

【验方三】 治紫白癜风验方(《寿世保元》)

一治白癜风，用雄鸡肾、白果仁捣烂擦患处。

一治紫癜风、白癜风，即如今汗斑之类。

【处方】 白附子，雄黄，密陀僧。

【用法】 上各等分为末，用带皮生姜自然汁调以茄蒂，蘸药擦之即愈。

一治紫白癜风神方。

【处方】 雄黄二钱，雌黄二钱，硫磺二钱，白砒二钱，白矾二钱(并用，透明者佳)。

【用法】 上共为末，每用时先一浴，令通身出汗，次以捣生姜拌药布包，患处擦之，良久，热汤淋洗。

一治白癜风方。

用杜蒺藜子生捣为末，作汤服之，每服三钱。

一〇四、防治折伤的药疗方

夫折扑坠堕，皮不破而内损者，必有瘀血，或致亡血过多，二者不可同法而治。有瘀者宜攻利之，若亡血者，兼补行之。又察其所伤，有上下轻重浅深之异，经络气血多少之殊，唯宜先逐瘀血，通经络，和血止痛，后调气养血，补益胃气，无不效也。

大凡伤损，不问壮弱，及有无瘀血停积，俱宜服热童便，以酒佐之，推陈致新，其功甚大。(《寿世保元》)

【验方一】 一厘金(《寿世保元》)

【处方】 土鳖一个(新瓦上焙干)，巴豆一个(去壳)，半夏一个(生用)，乳香半分，没药半分，自然铜(火烧七次，醋淬七次，用些许)。

【用法】 上为细末，每服一厘，好酒送下，不可多用，多则补得高起，妙不可言。

【主治】 跌伤骨折，用药一厘，黄酒调下，如重车行十里之候，其接之有生。初跌之时，整理如旧，对住，棉衣盖之，勿令见风，方服药，休移动。端午日制。忌妇人、鸡、犬等物。

【验方二】　济阴丹（《寿世保元》）

【处方】　天花粉三两，姜黄、白芷、赤芍药各一两。

【用法】　上为末，浓茶调搽患处。

【主治】　伤损焮痛红肿，属热毒者，并接断。

【验方三】　复元汤（《寿世保元》）

【处方】　柴胡五钱，当归六钱，穿山甲（土炒）二钱，桃仁（去皮）五十个，红花二钱，瓜蒌仁二钱，大黄（酒浸）二两，甘草二钱。

【用法】　上锉一两，水二盏，酒一盏，煎八分，温服，以利为度。

【主治】　从高坠下，恶血流于胁下，痛不可忍。

【验方四】　回阳玉龙膏（《寿世保元》）

【处方】　草乌二钱，南星一两（煨），均姜一两（炒），白芷一两，赤芍一两（炒），肉桂五钱。

【用法】　上为末，葱汤调搽，热酒亦可。

【主治】　跌扑所伤，为敷凉药，或人元气虚寒，肿不消散，或不溃敛，及痈毒坚硬不痛，肉色不变，久而不溃，溃而不敛，或筋挛骨节，一切冷症并治。

【验方五】　治跌伤效方（《寿世保元》）

【处方】　真牛胶一两，、干冬瓜皮一两。

【用法】　上二味锉碎，入锅内同炒焦枯存性，为细末，每服五钱，好酒一钟调，热服，后仍饮热酒二、三盏，厚盖，得微汗，痛即止，一宿接完如初。极效。

一治跌伤打伤，肿痛不可忍者，以生葱捣烂热罨之，甚妙。

一〇五、防治破伤风的药疗方

夫破伤风者，有因卒暴伤损，风袭之间，传播经络，致使寒热更作，身体反张，口噤不开，甚者邪气入脏。有因诸疮不瘥，荣卫虚弱，肌肉不生，疮眼不合，风邪亦能外入于疮为破伤风之候。有诸疮不瘥，举世皆言蕲艾为上，是谓热疮。而不知火热客毒逐经诸变，不可胜数，微则发热，甚则生风搐或角弓反张，口噤目斜，亦有破伤风不灸而病者，因疮着白痂，疮口闭塞，气壅于阳，故热易为郁结，热甚则生风也。古方药论甚少，以此疾与中风同论，故不另立条目。惟河间论病同伤寒，症治通于表里，分别阴阳，有在表、有在里，有半表半里者。在表宜汗，在里宜下，在表里之间宜和解，不可过其治也。故表脉浮而无力者太阳也，脉长而有力者阳明也，脉浮而弦小者少阳也。若明此三法而施治不中者难矣。但中风之人尚可淹延岁月，而破伤风始虽在表，随即转脏，多致不救。大抵内气虚弱而有郁热者得之，若内气壮实而无郁热者，虽伤而无害也。（《寿世保元》）

【验方一】　羌活防风汤（《寿世保元》）

【处方】　羌活、防风、藁本、川芎、白芍、当归、地榆、细辛、甘草各一钱。

【用法】　上锉，水煎，热服。

【主治】　破伤风，邪初在表者，急服此药以解之，稍迟则邪入于里，与此药不相合矣。

【验方二】　和解汤（《寿世保元》）

【处方】　羌活、防风、川芎、菊花、麻黄、石膏、前胡、黄芩、细辛、枳壳、白茯苓、蔓荆子、甘草各五分，薄荷、白芷各二分半。

【用法】　上锉，水煎，热服。

【主治】　破伤风在半表半里，急服此汤，稍缓邪入于里，不可用矣。

【验方三】　玉真散（《寿世保元》）

【处方】　天南星（为防风所制，服之不麻），防风。

【用法】　上各等分为细末，破伤风以药敷口，然后以温酒调一钱。如牙关紧急，角弓反张，用药二钱，童便调下。打伤欲死，但心头微温，以童便调下二钱，并进二服。癫狗咬破，先口噙浆水洗净，用绵拭干贴药，更不再发，无脓，大效。

【主治】　破伤风及金刀伤，打扑伤损，并癫狗咬伤，能定痛生肌。

【验方四】　夺命丹（《寿世保元》）

【处方】　川乌（火煅，去黑皮）一两，雄黄一钱。

【用法】　上为末，葱汁为丸，如莲子大，每服一丸，用葱叶一片将药裹内，火微烧，嚼烂，黄酒下，衣盖，汗出即愈。

【主治】 破伤风。

【验方五】 立效散(《寿世保元》)

【处方】 雄黄,香白芷。

【用法】 上各等分,好酒煎服。如牙关紧急者,灌之即活。

【主治】 破伤风牙关紧急。

一〇六、防治汤火烧伤的药疗方

凡遇汤火所伤,切勿用冷物、冷水、冷泥,盖热气得冷则却深博,焖入筋骨,慎之慎之。先以盐水和米醋调敷疮上,次以醋泥涂之,仍用醋涂不绝,暂救痛苦,一面急捣生地黄,醋调,敷疮上,直候疼止,虽厚至数寸不妨。(《寿世保元》)

【验方一】 清凉膏(《寿世保元》)

【处方】 生地黄二两,黄连、山栀子、白芷各一两,葱白十根。

【用法】 上锉细,用香油四两,煎至地黄等焦黑,滤去渣再煎,入黄腊五钱,慢火熬蜡化,倾磁盆内,以鸡翎扫疮上。

【主治】 烫火烧,此药止痛解毒生血。

【验方二】 治汤烫火烧验方(《寿世保元》)

一方,用大黄末蜜和涂之,立愈。

一方,用生白帆为末,香油调,扫疮破处,不拘时。

一方,用蒜头切开,水磨浓浆,敷之立效。

一方,用黄柏为末,香油调搽,立已。

一〇七、防治虫兽伤的药疗方

【验方一】 癫狗咬伤神方(《寿世保元》)

【处方】 斑猫(去翅、足)七个,香附七分。

【用法】 上共为细末,作一服,烧酒调下,如腹痛不可忍者,吃猪肉汤一两口解之即止。不一时,小便出如狗形,下来即已。避锣鼓风一七日。

【主治】 癫狗咬伤。

【验方二】 治虫兽伤验方(《寿世保元》)

一蛇咬。

【处方】 雄黄,五灵脂,白芷,贝母。

【用法】 上各等分为末,每服二钱,热酒调服。又以白帆用滚水泡化洗伤处,效。

一被虎伤,用生葛根汁服,并洗伤处,或白帆末纳疮口,痛即止。

一被螺马咬,用马鞭草烧灰,油调敷之。

一蜈蚣咬,痛不可忍,独蒜摩螫处,痛止。又,宜乌鸡粪水调涂之。又,宜蜒蚰研敷之。

一疯犬咬人,急于无风处以冷水洗净,即服韭叶汁一碗,隔七日又一碗,四十九日共七碗,百日忌食鱼腥,终身忌狗肉,方得保全,否则十伤九死。一疯犬一日咬三人,止一人用此方得活,亲试其验。一用胆矾末敷患处,立愈。

一凡蛇入七窍,劈开蛇尾,纳川椒数粒,以纸封之,其蛇自出,更煎人参汤饮之,或饮酒食蒜以解内毒。如被蛇咬,食蒜饮酒,更用蒜杵烂涂患处,加艾于蒜上灸之,其毒自解。凡毒虫伤并效。

一治虫入耳,用猫尿滴耳中即出。取猫尿:以生姜擦鼻,其尿自出。或用麻油滴之,则虫死难出,或用炒芝麻按之,则虫亦出,更不如猫尿之速也。

一治百虫入耳,捣韭汁灌耳中即瘥。又,宜川椒末一撮,以酢(醋)半升调灌耳中,行二十四步即出。又,宜火熨桃叶,卷之取塞耳,立出。又,宜葱汁灌耳中,虫即出。一治蚁入耳,用穿山甲烧存性为末,水调灌之即出。

一百虫入耳不出,以鸡冠血滴入耳中即出。

一黄蜂螫,以热酒洗之立效,或用清油搽上即愈。

一〇八、单品杂治方

【验方一】 苦参治验(《寿世保元》)

一伤寒三四日,已呕吐,更宜吐之,苦参为末,每服二钱,酒调服,一得吐立瘥。

一天行时病,四五日,结胸满痛,身体壮热,苦参一两,锉,以醋二升,煮取一升二合,尽饮食,当吐即愈,天行毒病,非苦参醋药不解,用温覆取汗愈。

一遍身风热细疹,痒痛不可忍,连胸、痓、脐、腹及近阴处皆然,痰涎亦多,夜不得睡。

一疮疥,盖能杀虫。苦参炒带烟出为末,米饮下。

一杨梅、绵花等疮,苦参生捣汁饮之,效。

一治酒渣鼻。

【处方】 苦参四两，当归二两。

【用法】 为末，酒糊丸，茶下。

一治心肺积热，肾脏风毒，攻于皮肤，时生疥癞，瘙痒难忍，时出黄水，及生大风，手足烂坏，眉毛脱落，一切风疾并治。

【处方】 苦参四两，荆芥一两。

【用法】 为末，水糊丸，捂子大，每二十丸，茶下。

一治杨梅、疠风等疮，能治内热，消疮毒，补心养气。苦参半斤，洗净锉碎，分作二处，将绢袋兜，浸酒一坛，春冬浸一月，秋夏浸十日后，早晚开服，大治疮科之圣药。平居无病浸此药，能消一切风毒，理脾胃。常服每坛用半斤，有疮用一斤，每坛用酒十五壶。

一苦参汤，齐大夫病龋齿，仓公为之作苦参汤，日漱三升，五、六日病愈。盖取其苦能安齿蠹，寒能去风热也。后人无风蠹，有用苦参汤洁齿，久而病腰重，降多故也。

【验方二】 百草霜治验(《寿世保元》)

一白痢，肚腹疼痛，百草霜为末，每服二钱，空心热酒调服，米汤亦可。

一吐血，用糯米汤下。

一口鼻中出血，用一字，吹入鼻。

一皮破出血，及灸疮出血，掺半钱，立止。

一治热心气痛，百草霜末每服二钱，热童子小便调下。

一治吐血及伤酒饱食，低头掬损，吐血至多，并血妄行，口鼻俱出，但声未出者，投之无不效。百草霜每三钱，童便、酒和服。

一治跌扑损伤，恶血入肠胃，下血，溺如瘀血者，百草霜研细，好酒调服。

【验方三】 当归治验(《温度决定生老病死》)

当归自古就是补血良药，中药配方素有“十方九归”之说。当归性温，具有补血调经、活血止痛、止咳平喘等功效。当归的首要功效就是补血。因血少引起的头晕、眼花、心慌、疲倦、面色萎黄，最适宜用当归治疗。

当归通常分为全当归、当归头、当归尾。全当归补血活血，当归头补血，当归尾活血。

因为当归补血、活血的效果好，可以将生当归加工成粉直接吃。具体方法是将买来的当归片在太阳下晒干，然后放到粉碎机里加工成很细的粉末，这样利于快速、全面地吸收。

吃当归粉的量视各人身体情况而定。用作保健的最好是在早饭后吃上小半勺(约啤酒瓶盖大小，5克左右)；身体虚弱、多病的可以一天三次，一次小半勺。具体如何服用，每个人都可以在医生指导下根据自身情况加以调整。

【验方四】 鸡内金治验(《中国中医药报》)

鸡内金，又名鸡中金、鸡肫皮等，为雉科动物家鸡的砂囊的角质内壁，剥离后洗净晒干，生用或炒用。其味甘、性平，有健胃消积、涩精止遗、化结石之功效。临床尤以治结石诸症见长。

(1)胃结石：鸡内金粉10克，饭前一小时温开水冲服，每日3次。

(2)胆结石：鸡内金粉60克，鱼脑石15克，广郁金20克，生大黄10克。加工成粉末，装入胶囊，每粒0.4克生药，每日服3次，每次6～8粒，饭后温开水送服。一个月为一个疗程，可获显效。

(3)多发性肾结石：鸡内金适量，烤干后研成细末装瓶备用。用时将鸡内金粉15克，倒入杯内，冲300毫升开水，15分钟后服用。早晨一次服完，然后慢跑步，以助结石排出。

(4)泌尿系结石：鸡内金炒黄研为细末，每次5克，每日3次，淡盐水300～400毫升送服。第3次可加服山莨菪碱10毫克，速尿20毫克。或鸡内金焙干研末，每次10克，每日3次，茶水送服，治输尿管结石。

一〇九、防治中毒的药疗方

人为百药所中伤，其脉洪大者生，微细者死。又曰：洪大而迟者生，微细而数者死。大凡百毒所中，用甘草、绿豆水煎服之，能解百毒。(《寿世保元》)

【验方一】 治信毒、水粉、山砒霜一切杀人之毒。(《寿世保元》)

【处方】 巴豆壳(壮者十四个，弱者七个)，花椒(去目)五分，甘草五分。

【用法】 上共捣为末，凉水化服，即时呕吐，如不再服，其毒即出，如呕吐不止，用旧壁土滚水泡服,立止。

一论中砒霜毒,于饭中得之者易治,饮酒中得之者则散归百脉,难治。若在胃脘作楚,可吐,在腹中可下,急服药,得吐泄则愈。

一中砒霜毒诸方。

一方,用绿豆半斤,细擂去渣,以新汲水调服。

一方,用人粪汁灌之立愈。

一方,用腊月猪苦胆服之立已。

一方,用早稻草烧灰,以新汲水淋汁,绢巾滤过,冷服一碗,毒从下利。

一方,刺羊血饮之立效。

一方,用生麻油一碗,灌之即愈。

一方,用新杀鸭血吃之,不用水调。

一中砒霜水粉毒,用胆矾一分,研烂,入井水一小盏,和匀服之,立解。

一中山砒霜毒将死,用丝瓜根、木槿叶研凉水,吃一二碗,立解。

一中信毒、水粉、山砒霜,并小儿虫积,用荸荠食之,立解。

一中巴豆毒,煮黄连汤饮之,效。

一解砒霜毒。

【处方】 硫磺四钱,绿豆粉五钱。

【用法】 上为细末,冷水调,频频缓服,冬月用温服。如肚痛再加一服,待肚不痛用鸡毛探吐,吐后用温稀粥四五口,不可食饭,以此救数人效。

一治误吞金镄并铜钱,羊胫骨炭火烧存性为末,每服三钱,米饮送下,取下,物从大便中出。

一治误吞铜铁或金银等物,不能化者,用砂仁浓煎汤服之,其物自下。

一治误吞针,用雄磁石为末,水丸如樱桃大,吞下,即服通利之药打下大便而出。昔有一女子将针失咽下肚,诸医不治,用蚕豆煮熟,同韭菜吃下,针同菜从大便而出。

一儿误吞针,鲠喉不下,死在须臾,用黑砂糖和黄泥为丸,令儿吞下,泥裹针于内,大便而下。一方,用磁石一块,常呵之,自出。

一中箭毒,以盐贴疮上,灸盐三十壮,瘥。

一中半夏毒,以生姜汁饮之。

一中杏仁毒,捣蓝汁解之。

一中桐油毒,柿饼嚼吃,立解。

一饮馔中毒,用黑豆、甘草煮汁,恣饮无虞,中砒霜毒者亦效。

一治误食河豚鱼毒,一时危困,仓卒无药,最能杀人,用香油多灌之,毒出尽即瘥。又法,用白矾末以沸汤调,灌之立解。

一治误吞田螺,梗喉不下,死在须臾,用鸭一只,以水罐入口中,少顷,将鸭倒悬,令出涎水,与患人服之,其骨即化。

一治误食蟹中毒,煮紫苏饮一两盏即解。一方,以生藕汁,或煮干蒜汁服俱效。

一治误中斑猫毒,煮黑豆汁饮之。又,宜泽兰叶捣汁饮之。

一中食牛马肉毒,甘草四两,研酒服,尽量饮之,须臾即吐或泻,如渴,切不可饮水,饮之即死。

一中鳝鱼毒,可食蟹,即解之。

一治凡六畜肉毒,用犀角浓磨水,服一碗,良。

一一〇、防治骨鲠的药疗方

一治鸡鱼等骨所鲠,用金樱子根,将竹签取出槌烂,水煎,用灌嘴插入喉内灌下,勿犯牙。

一治诸骨鲠喉,用玉簪花为末,无花用根,取汁,用好醋调汁灌服,不可犯牙。犯之即落。

一治鱼骨鲠不出,以蒜纳鼻中即出。

一治骨鲠,取硼砂一小块,口含化即下。

一诸骨鲠喉。(池素水传)

黄蜡为丸,如枣大,少将温茶泡服,多多为佳,然后服一丸,当时诸骨或吐或下,如神。

一治鸡骨鲠,用香油煎滚,待温服,即吐出。

一诸般骨鲠,及鱼鲠咽喉,吞吐不得,橄榄食下即化,如无橄榄肉,用核烧灰,水调下,亦化。(《寿世保元》)

一一一、防治五绝方

五绝:一曰自缢,二曰墙壁压,三曰溺水,四曰魇魅,五曰冻死。

凡五绝皆以半夏为末,冷水为丸,如豆大,纳鼻中愈。心温者一日可治。又治卒死,半夏末如大豆许,吹鼻中。(《寿世保元》)

扁鹊治产后晕绝，半夏为末，冷水丸，如豆大，纳鼻孔中即已。(《寿世保元》)

(一)救自缢死(《寿世保元》)

凡自缢高悬者，徐徐抱住解绳，不得绝断，上下安被放倒，微微捻正喉咙，以手掩其口鼻，勿令透气。一人以脚踏其两肩，以手挽其顶发，常令弦急，勿使缓纵。一人以手摩将其胸臆，屈伸其手足，若已僵直，渐渐强屈之。一人以脚裹衣，抵其粪门，勿令泄气。又以竹管吹其两耳，候气从口出呼吸，眼闭，仍引按不住。须臾，以少姜汤或清粥灌，令喉润，渐渐能咽乃止。此法自旦至暮，虽已冷可活，自暮至旦，阴气盛，为难救，心下微温者，虽一日以上，亦可活，百发百中。一法，以半夏为末吹鼻中。

一治自缢气已脱，极重者，只灸涌泉穴，男左女右脚，灸三壮即活。一法，男用雄鸡，女用雌鸡，刺鸡冠血，滴入口中即活。

(二)救水溺死(《寿世保元》)

一溺死者，先以刀斡开溺者口，横放箸一只，令其牙衔之，使可出水，又取燥土或壁土置地上，以溺者仰卧其上，更以土覆之，只露口眼，自然水气吸入土中，其人即苏，仍急用竹管各于口、耳、鼻、脐、粪门内更迭吹之，令上下气相通，又用半夏末搐其鼻，又用皂角末绵裹塞粪门，须臾出水即活。一方，艾灸脐中即活。

(三)冻死及冬月落水(《寿世保元》)

微有气者，脱去湿衣，随解活人热衣包暖，用米炒热，囊盛熨心上，冷即换之，或炒炉灰亦可。候身温暖，目开气回，后以温酒或姜汤粥饮灌之。若先将火灸，必死。一用雄黄、焰硝各等分为末，点两眼角。

(四)一压死及坠跌死(《寿世保元》)

心头温者，急扶坐起，将手提其发，用半夏末吹入鼻内，少苏，以生姜汁同香油打匀灌之，次取药服，如无药以小便灌之。一取东边桃柳枝各七寸，煎汤灌下。

(五)一中恶魇死者(《寿世保元》)

不得近前呼叫，但睡，其面不醒，即咬脚跟及拇趾，略移动卧处，徐徐唤之，原无灯不可点灯照，待少苏，用皂角末吹鼻取嚏，或用韭汁灌鼻内亦可。

一一二、48种治病健身药酒

(一)美容驻颜酒

1.人参美容酒(《家庭药膳全书》)

【原料】　人参、当归、玉竹、黄精、制首乌、枸杞子各30克，黄酒1500克。

【制作】　将上述各药切成小片与黄酒一起置入容器中，密封浸泡7天即可饮用。

【服用】　早、晚各饮服一次，每次20毫升。

【功效】　润肤乌发，健身益寿。适用于容颜憔悴、面色无华、皮肤干燥，须发枯槁等。

2.归元美容酒(《家庭药膳全书》)

【原料】　当归、桂园肉各15克，好白酒500克。

【制作】　将上述药放入酒瓶中，加入白酒，浸泡7天后即可饮用。

【服用】　早、晚各饮服一次，每次15-30毫升。同时倒少许酒于手掌中，两手掌对擦，待手掌热后反复摩擦脸部患处。

【功效】　活血通络，润肤祛斑。适用于面色晦暗、黑斑、黄褐斑。

【宜忌】　妊娠期、哺乳期妇女忌服。

3.养血驻颜酒(《家庭药膳全书》)

【原料】　柚子5个，地黄、当归、芍药各40克，蜂蜜50克，白酒4000克。

【制作】　将柚子洗净、拭干，切成2～3厘米的块，同上述药物装容器内，加入白酒浸泡90天，滤去渣滓，即可饮用。

【服用】　每日一次，每次20～40毫升。

【功效】　养血驻颜。适用于皮肤色素沉着、皮肤老化等。

4.补益却老酒(《家庭药膳全书》)

【原料】　甘菊花、麦冬、枸杞子、焦白术、熟地、石菖蒲、远志各30克，茯苓35克，人参15克，肉桂12克，何首乌25克，醇白酒1800毫升。

【制作】将上述各药共捣为粗末，装入细纱布袋，扎紧口放入坛中，倒入醇酒，加盖密封，春夏5天，秋冬7天开取，去渣备用。

【服用】每日早、晚各饮服一次，每次15-30

毫升。

【功效】 补益精血。适用于精血不足、身体衰弱、容颜无华、毛发憔悴等。

5. 葡萄美容酒(《家庭药膳全书》)

【原料】 葡萄干 250 克,细神曲适量,糯米 1250 克。

【制作】 将葡萄干与神曲研为细末,煮糯米令熟,待冷,加入神曲与葡萄干,并加水 10 公斤,搅匀,入瓮覆盖,待酿熟即可。

【服用】 不拘时,适量温饮。

【功效】 补脾肾,益气血,驻颜色。适用于气血不足、脾肾虚损、肌肤粗糙、容颜无华等。

6. 桃花养容酒(《家庭药膳全书》)

【原料】 桃花、好酒各适量。

【制作】 采摘 3 月刚开的桃花阴干;将阴干的桃花浸入盛酒的瓶中,浸泡 15 天后即可饮用。

【服用】 每日于晚餐或临睡前饮用,每次 10～20 毫升。

【功效】 活血,润肤,养容。可“令百岁老人面如少女,光泽洁白”。

7. 龙眼和气酒(《家庭药膳全书》)

【原料】 龙眼肉 250 克,枸杞子 120 克,当归、菊花各 30 克,白酒 3500 毫升。

【制作】 将白酒倒入洁净的坛中;将上述 4 味药装入纱布袋内扎紧口,放入酒坛中,加盖密封,30 天后即可饮用。

【服用】 每日早、晚各饮服一次,每次 10-15 毫升。

【功效】 养血润肤,滋肝补肾,美容健身。

【宜忌】 身体强壮,内热者不宜饮服。

(二)养心安神酒

8. 巨胜补益酒(《家庭药膳全书》)

【原料】 薏苡仁 100 克,黑芝麻、生地黄各 125 克,白酒 3000 毫升。

【制作】 将黑芝麻煮熟晒干,薏苡仁炒至略黄,;

两药合并捣烂后与切成小块的生地黄共装入纱布袋里,与白酒一起置入容器中,密封浸泡 12 天后即可饮用。

【服用】 每日早、晚各饮服一次,每次 10-20 毫升。

【功效】 补肝肾,润五脏,填精髓,祛湿气。适用于体质虚弱、肾衰健忘、须发早白、皮肤干燥、腰膝疼痛、倦怠无力等。

9. 补益气血酒(《家庭药膳全书》)

【原料】 龙眼肉 250 克,桂花 60 克,白糖 120 克,白酒 2500 毫升。

【制作】 将上述两味药与白糖、白酒共置容器中,密封浸泡 30 天。时间愈久愈佳。

【服用】 每日早、晚各饮服一次,每次 20-30 毫升。

【功效】 益心脾,补气血,养颜。适用于思虑过度、面色不华、精神萎靡、失眠多梦等。

10. 补益心肾酒(《家庭药膳全书》)

【原料】 远志、熟地、菟丝子、五味子、各 36 克,石菖蒲、川芎各 24 克,地骨皮 48 颗,白酒 1200 毫升。

【制作】 将上述药加工粗碎,装入纱布袋扎紧口;放入坛内,倒入白酒,加盖密封,置阴凉处,经常摇动;7 天后开封过滤即可饮用。

【服用】 每日早、晚各饮服一次,每次 15-30 毫升。

【功效】 补益心肾,益智健脑。适用于健忘、注意力不集中、失眠多梦、腰膝酸软等。

(三)抗疲劳药酒

11. 松叶酒(《家庭药膳全书》)

【原料】 松叶 150 克,竹叶 75 克,蜂蜜 90 克,白酒 1500 毫升。

【制作】 将松叶、竹叶洗净,切碎晾干,与蜂蜜同放入白酒中,搅拌均匀,加盖密封浸泡 30 天即可饮用。

【服用】 每日一次,每次饮服 10～25 毫升。

【功效】 消除疲劳,提神醒脑。对动脉硬化有辅助治疗作用。

12. 木天蓼酒(《家庭药膳全书》)

【原料】 木天蓼(天蓼)100 克黑豆、蜂蜜各 200 克,米酒(30～40 度)1500 毫升。

【制作】 将上述药物一起装入容器,加盖密封,浸泡 15 天后即可饮用。

【服用】 每日 2～3 次,每次饮服 30 毫升。

【功效】 补虚益气，祛湿活血。有强壮身体、增进精力、恢复疲劳、促进性功能作用。

13. **刺五加酒**（《家庭药膳全书》）

【原料】 刺五加 30 克，白酒 500 毫升。

【制作】 将刺五加研成粗末，放入净瓶中，加入白酒，浸泡 14 天后，过滤澄清即可饮服。

【服用】 每日 2 次，每次饮服 15 毫升。

【功效】 补肝肾，强精骨，抗疲劳，益寿延年。适用于肝肾不足、腰膝酸软等症。

（四）补气药酒

14. **人参茯苓酒**（《家庭药膳全书》）

【原料】 人参、生地、茯苓、白术、当归、红曲面各 30 克，川芎 15 克，桂圆肉 120 克，高粱酒 2000 克，冰糖 250 克。

【制作】 将上述药共碎为粗末，装入纱布袋内，扎紧口，置于净坛中，然后倒入高粱酒，加盖密封，浸泡 10 天后，去渣加入溶化后的冰糖即可饮用。

【服用】 每日 3 次，每次饮服 10-15 毫升。

【功效】 补气健脾，养血安神。适用于脾胃虚弱、气血亏损、面色萎黄、心悸气短等。

15. **益气养心酒**（《家庭药膳全书》）

【原料】 党参、生地、茯苓各 22 克，白术、白芍、红曲、当归各 15 克，川芎 7 克，木樨花（即桂花）125 可，桂圆肉 60 克，冰糖 375 克，粱酒 3750 克。

【制作】 除冰糖外，其余各药共研为末，装入纱布袋内，扎紧口，置于净坛中，然后倒入高粱酒，加盖密封，浸泡 10 天后，去渣加溶化后的冰糖即可饮用。

【服用】 按个人酒量大小，适量饮用。

【功效】 益气健脾，养心补血。适用于心脾两虚、气血不足、面色无华、气虚血弱等。

16. **益气补虚酒**（《家庭药膳全书》）

【原料】 党参、黄芪各 35 克，白酒 600 克。

【制作】 将党参、黄芪放入白酒中，密封浸泡 15 天即可饮用。

【服用】 每日 2 次，每次饮服 15-20 毫升。

【功效】 健脾益气，益肺固表。适用于气短乏力、自汗畏风、易患感冒等。

17. **参芪补气酒**（《家庭药膳全书》）

【原料】 党参、黄芪各 30 克，山药、茯苓、扁豆、白术、甘草各 20 克，大枣 15 枚，白酒 1500 克。

【制作】 将上述药共碎为粗末，装入纱布袋内，扎紧口，置于净坛中，然后倒入高粱酒，加盖密封，浸泡 15 天后，去掉药袋，再用细布过滤一遍即可饮用。

【服用】 每日早、晚各一次，每次饮服 10-20 毫升。

【功效】 补气健脾，养血。适用于气虚无力、不思饮食、血虚萎黄等患者。

【宜忌】 外感发热者忌服。

18. **补气益肾酒**（《家庭药膳全书》）

【原料】 人参 20 克，葡萄 100 克，白酒 500 克。

【制作】 先将人参碎成小段，姜葡萄绞汁后与白酒混合均匀，倒入净瓶中，加入人参，加盖密封，置阴凉处；每日晃动 1～2 次，7 天后即可饮用。

【服用】 每日早、晚各一次，每次空腹饮服 10-20 毫升。酒服完时，将人参食之。

【功效】 补气健脾，益肾宁神，强壮筋骨。适用于气血不足、脾肾虚损等症。

（五）气血双补药酒

19. **补血顺气酒**（《家庭药膳全书》）

【原料】 天门冬、麦门冬各 30 克，怀生地黄、怀熟地黄各 62 克，人参、枸杞子各 15 克，砂仁 5 克，木香 3.8 克，沉香 2.3 可，白酒 3750 克。

【制作】 将上述药共碎为粗末，装入纱布袋内，扎紧口，置于净坛中，然后倒入白酒，加盖密封，浸泡 3 天后，用文火再隔水蒸半小时，以酒色转黑色为宜，继续浸泡 1～2 天即可饮用。

【服用】 适量饮用。

【功效】 气血双补。适用于气血不足、面色无华、须发早白、脾胃不和等症。

【宜忌】 忌食萝卜、葱、蒜。

20. **四补酒**（《家庭药膳全书》）

【原料】 柏子仁、何首乌、肉苁蓉、牛膝各 30 克，白酒 1000 克。

【制作】 将上述药共碎为粗末，装入纱布袋内，扎紧口，置于净坛中，然后倒入白酒，加盖密封，浸泡。置阴凉处，每日摇晃几下，春、夏10日，秋、冬20日，澄清即可饮用。

【服用】 每日早、晚各一次，每次饮服10-15毫升。

【功效】 益气血，补五脏，悦颜色。适用于气血不足、心慌气短等症。

21. **人参大补酒**(《家庭药膳全书》)

【原料】 人参、5克，熟地黄25克，枸杞子90克，冰糖100克，白酒2500克。

【制作】 将人参去芦头，烘软，切片，和枸杞子、熟地一起装入纱布袋内，扎紧口，置于净坛中，然后倒入白酒，加盖密封浸泡。置阴凉处，每日摇晃几下；15天后，用净纱布过滤药酒备用；将冰糖放入锅中，加适量水加热溶化煮沸，待凉后加入药酒中，搅匀，即可饮用。

【服用】 每日2次，每次饮服15-20毫升。

【功效】 大补气血，安神，滋肝明目。适用于身体虚弱、神经衰弱、腰膝酸软等症。

22. **人参三七酒**(《家庭药膳全书》)

【原料】 人参、6克，三七、川芎各18克，当归、黄芪各60克，五加皮、白术各36克，甘草12克，五味子、茯苓各24克，白酒3000克。

【制作】 将上述药物切碎，与白酒一起置入容器中，密封浸泡15日后即可饮用。

【服用】 每日早、晚各一次，每次饮服15-30毫升。

【功效】 补益气血，养心安神。适用于劳倦过度、久病虚弱、不思饮食、倦怠乏力等症。

23. **五味当归酒**(《家庭药膳全书》)

【原料】 当归60克，黄芪、白芍各30克，白术20克，冰糖50克，白酒就1500克。

【制作】 将各药切碎，一起装入纱布袋内，扎紧口，置于净坛中，然后倒入白酒，加盖密封浸泡。置阴凉处，每日摇晃几下；21天后，用净纱布过滤药酒备用；将冰糖放入锅中，加适量水加热溶化煮沸，待凉后加入药酒中，搅匀，即可饮用。

【服用】 每日早、晚各一次，每次饮服10-25毫升。

【功效】 补血养气，壮精神，增食欲，强壮身体。适用于内伤劳倦、食欲不振、眩晕头痛等。

24. **金樱子酒**(《家庭药膳全书》)

【原料】 金樱子150克，何首乌60克，巴戟天、黄芪各45克，杜仲、黄精、鹿筋各30克，菟丝子、枸杞子各15克，蛤蚧1对，三花酒2500克。

【制作】 将上述药物加工成小块后，与酒共置入容器中，密封浸泡15天后即可饮用。

【服用】 每日早、晚各一次，每次饮服20-30毫升。

【功效】 益气生血，补肾固精。适用于气血双亏、头晕目眩、小便频数等症。

(六)滋阴补肺药酒

25. **西洋参益肺酒**(《家庭药膳全书》)

【原料】 西洋参15克，白酒、黄酒各250克。

【制作】 将西洋参洗净，晾干表面水分，放入洁净瓶中，加入白酒和黄酒，加盖密封，浸泡10天即可饮用。

【服用】 每日早、晚各一次，每次饮服25毫升。

【功效】 益肺阴，生津液，清虚火。适用于咽干口渴、肺虚久咳、虚热疲倦等。

26. **双参麦冬酒**(《家庭药膳全书》)

【原料】 西洋参30克，沙参、麦冬各20克，黄酒800克。

【制作】 将西洋参、沙参、麦冬切碎，装入坛内，倒入黄酒，用文火煮沸，待冷却后，加盖密封，置阴凉干燥处；每日摇晃几次，7天后，加凉开水200克拌匀，用细砂布过滤后即可饮用。

【服用】 每日早、晚各一次，每次饮服10-20毫升。

【功效】 补气养阴，清热生津，润肺。适用于气阴两伤、津液不足、肺虚燥咳等。

27. **枸杞人参酒**(《家庭药膳全书》)

【原料】 枸杞子35克，人参2克，熟地10克，冰糖40克，白酒1000克。

【制作】 将各药切片，一起装入纱布袋内，扎紧口，置于净坛中，然后倒入白酒，加盖密封浸泡。置阴凉处，每日摇晃几下；14天后启封，然后加入溶化后之冰糖，待澄清即可饮用。

【服用】 每日一次，每次饮服10-15毫升。

【功效】 补血滋阴，乌须发，壮腰膝，增强视力，活血通经，清热生津，强身益寿。适用于体虚贫血、营养不良、腰膝酸软等。

28. 圆肉补血酒（《家庭药膳全书》）

【原料】 桂圆肉、制首乌、鸡血藤各250克，米酒1500克。

【制作】 将制首乌、鸡血藤切片，桂圆肉洗净捣碎，倒入净容器中，加入米酒密封，置于阴凉处，每日摇晃1～2次，浸泡10天后，滤净渣即可饮用。

【服用】 每日早、晚各一次，每次饮服10-20毫升。

【功效】 滋阴养血。适用于血虚气弱、面色无华、头眩心悸、须发早白等症。

(七)壮阳药酒

29. 胡桃温阳酒（《家庭药膳全书》）

【原料】 胡桃仁120克，小茴香20克，补骨脂60克，白酒2000克。

【制作】 将上述药共研成粗末，装入纱布袋内，扎住口，与白酒同置容器中，密封浸泡15天即可饮用。

【服用】 每日早、晚各一次，每次饮服20-30毫升。

【功效】 温阳补肾，固精。适用于肾阳虚弱、肢冷畏寒、腰膝酸软、阳痿滑精、小便频数等。

30. 八味黄芪酒（《家庭药膳全书》）

【原料】 黄芪、五味子各60克，萆薢、防风、川芎、牛膝各45克，独活、山萸肉各30克，白酒1500克。

【制作】 将上述药共研成粗末，装入纱布袋内，扎住口，与白酒同置容器中，密封浸泡，春夏3，秋冬5天即可开封去渣饮用。

【服用】 每日2次，每次空腹饮服20-30毫升。

【功效】 补气益虚，壮腰膝，和血脉。适用于阳气虚弱、手足逆冷、腰膝酸痛。

31. 仙灵壮阳酒（《家庭药膳全书》）

【原料】 仙灵脾60克，补骨脂、当归、菟丝子各30克，金樱子150克，牛膝、川芎、巴戟天、小茴香、肉桂、杜仲各15克，沉香8克，白酒4500克。

【制作】 将小茴香、补骨脂炒至略黄，与其他药物共入纱布袋内，扎住口，与白酒同置容器中，密封，隔水煮3小时，然后埋入地下3日，退去火气即可饮用。

【服用】 每日早、晚各一次，每次饮服20-30毫升。

【功效】 壮阳固精，健筋骨，补精髓。适用于肢冷畏寒、倦怠乏力、阳痿滑精、早泄。

(八)治中风药酒

32. 樱桃祛风酒（《家庭药膳全书》）

【原料】 樱鲜桃500克，白酒1000克。

【制作】 将樱桃去杂质，洗净，置坛中，以酒浸泡，密封，每2～3日搅拌一次，15～20天即可饮用。

【服用】 每日早、晚各一次，每次饮服30-50毫升。

【功效】 益气，祛风湿。适用于肢体瘫痪或肢体麻木及风湿性关节疼痛等。

33. 黑豆丹参酒（《家庭药膳全书》）

【原料】 黑豆125克，丹参75克，黄酒1000克。

【制作】 将黑豆、丹参捣粗碎，与黄酒同入瓶中密封，用灰火煨之，保持其热，约至酒减半时，去渣即可饮用。

【服用】 每日早、午、晚及临睡时各一次，每次饮服适量。

【功效】 活血祛瘀，利湿除痹。适用于中风手足不遂。

(九)治跌打损伤药酒

34. 补血壮骨酒（《家庭药膳全书》）

【原料】 淫羊藿、巴戟天、鸡血藤各50克，白酒1000克。

【制作】 将上述药捣碎，浸泡于白酒中，20日后即可服用。

【服用】 每日2次，每次饮服2匙。

【功效】 补肾强筋，活血通络。适用于肢体麻木、瘫痪、风湿痹痛、跌打损伤等症。

35. **合欢花酒**(《家庭药膳全书》)

【原料】 合欢花15克,黄酒100克。

【制作】 将合欢花和黄酒放于锅中,隔水蒸炖20分钟,待温热饮用。

【服用】 每日一次,连服一周。

【功效】 适用于跌打损伤。

36. **三七活血酒**(《家庭药膳全书》)

【原料】 三七、海桐皮、薏苡仁、生地、牛膝、川芎、羌活、地骨皮、五加皮各15克,白酒2500克。

【制作】 将上述药研粗末,放入容器中,加入白酒浸泡,密封。春夏7日,秋冬10日,过滤即可饮用。

【服用】 每日2次,每次饮服15毫升。

【功效】 活血止痛,祛瘀通络。适用于跌打损伤、瘀血肿痛。

37. **壮筋补血酒**(《家庭药膳全书》)

【原料】 当归、枸杞子各45克,三七、杜仲、熟地黄、虎骨、木瓜、五加皮各30克,续断23克,沉香7.5克,黄芪22克,白人参、何首乌、羌活、独活各15克,西红花4.5克,冰糖250克,高粱酒2500克。

【制作】 将上述药研粗末,放入容器中,加入白酒密封浸泡15日以上,加冰糖溶化即可饮服。

【服用】 每日中午、晚上各一次,每次饮服30毫升。

【功效】 养血舒筋,补肾壮骨,祛风利湿。适用于骨折、脱位整复后,筋骨虚弱无力者。

38. **续筋接骨酒**(《家庭药膳全书》)

【原料】 透骨草、大黄、当归、芍药、土狗、红花各10克,土虱30克,丹皮6克,生地15克,白酒500克。

【制作】 将上述药共捣粗碎,以白酒煎取一半,去渣备用。

【服用】 将上述药酒分作6份,每日服一份。

【功效】 接骨续筋,止痛。适用于跌打损伤、骨折等症。

(十)治风湿性关节炎药酒

39. **寻骨风酒**(《家庭药膳全书》)

【原料】 寻骨风15克,白酒500克。

【制作】 将上药粗碎,与白酒一起装入瓶中,密封浸泡,置阴凉处,每日摇动一次,7天后去渣备用。

【服用】 每日3次,每次空腹饮服10-15毫升。

【功效】 祛风通络。适用于风湿痹痛、肢体麻木、筋脉拘挛等症。

40. **竹黄酒**(《家庭药膳全书》)

【原料】 竹黄50克,白酒500克。

【制作】 将竹黄、白酒共置容器中,密封浸泡一周即可饮用。

【服用】 每日2次,每次饮服15-20毫升。

【功效】 祛风通络,温中止痛。适用于风湿性关节炎、跌打损伤等。

41. **青风藤酒**(《家庭药膳全书》)

【原料】 青风藤15克,白酒500克。

【制作】 将青风藤捣碎,与白酒一起装入瓶中,密封浸泡,置阴凉处,每日摇动一次,7天后去渣备用。

【服用】 每日2次,每次饮服15-20毫升。

【功效】 祛风湿,通经络。适用于风湿痹痛等。

42. **千年健酒**(《家庭药膳全书》)

【原料】 千年健10克,白酒500克。

【制作】 将千年健捣碎,与白酒一起装入瓶中,密封浸泡,置阴凉处,每日摇动一次,7天后去渣备用。

【服用】 每日2次,每次饮服15-20毫升。

【功效】 祛风湿,壮筋骨。适用于风湿痹痛、筋骨无力等症。

43. **雪莲花酒**(《家庭药膳全书》)

【原料】 雪莲花15克,白酒100克。

【制作】 将雪莲花放白酒中,浸泡7天即可饮用。

【服用】 每日2次,每次饮服10毫升。

【功效】 适用于风湿性关节炎。

(十一)治阳痿不育药酒

44. **海马酒**(《家庭药膳全书》)

【原料】 海马2只，白酒500克。

【制作】 将海马浸入白酒内，密封14天后即可饮用。

【服用】 每日临睡前饮服15-20毫升。

【功效】 补肾助阳。适用于肾之精气久亏，以致引起阳痿、腰酸腿软等症。

45.**杞地人参酒**(《家庭药膳全书》)

【原料】 枸杞子、熟地黄各80克，红参15克，茯苓20克，首乌50克，白酒1000克。

【制作】 将上述五味药捣碎，与白酒共置干净容器中浸泡，加盖密封。置阴凉处，隔日摇晃数下，14天后即可饮用。

【服用】 每日早、晚各一次，每次饮服10-20毫升。

【功效】 补肝肾，益精血，补五脏，益寿延年。适用于肾阳不足所致的阳痿、目花、早衰等。

46.**白花如意酣春酒**(《家庭药膳全书》)

【原料】 沉香、玫瑰花、蔷薇花、梅花、桃花、韭菜花各15克，核桃肉120克，米酒、烧酒各1250克。

【制作】 将上述7味药用纱布袋盛之，置于坛中，再加入米酒、烧酒密封浸泡一个月后饮用。

【服用】 随意饮之，以勿醉为度。

【功效】 益肾固精，强阳起痿。适用于肾阳不足、阳痿不举、男子不育，久服效佳。

47.**多子酒方**(《家庭药膳全书》)

【原料】 枸杞子、桂圆肉、核桃肉、白糖各250克，烧酒7000克，糯米酒500克。

【制作】 将上述药用纱布袋盛之，置于坛中，再加入米酒、烧酒密封浸泡三周后饮用。

【服用】 每日2次，每次饮服50-100毫升。

【功效】 补肾健脾，养血脉，抗衰老。适用于脾肾两虚、阳痿早泄、精少不育等症。

48.**固精酒**(《家庭药膳全书》)

【原料】 枸杞子60克，当归30克，熟地90克，白酒1500克。

【制作】 将上述药捣碎，用纱布袋盛之，置于坛中，再加入酒密封浸泡，每日晃动数下，14天后，取出药袋，澄清药液即可饮用。

【服用】 每日早、晚各一次，每次饮服3小盅，不可过量。

【功效】 滋阴补血。适用于肝肾精血不足所致的男子不育等症。

第三十三篇　百味常用中药的性能与功效

一、补气药

(一)人参(《中医养生100讲》)

【药理成分】 含人参皂甙、人参酸、挥发油、糖类、胆碱、烟酸、维生素B_1、B_2等。能加强机体对有害刺激的抵抗力；能增强大脑皮层的兴奋过程，有强心及促进造血机能作用，并有促进性腺机能的作用。

【性味归经】 味甘、微苦，性温。归脾、肺、心经。

【功能主治】 大补元气，固脱生津，安神。治劳伤虚损，食少，倦怠，失眠多梦，阳痿早泄，久虚不复等，一切气血津液不足之症。

【用法用量】 内服。煎汤、泡酒、或切片含化，每日一剂，3～10克。

【宜忌】 实证、热证忌服。

(二)党参(《中医养生100讲》)

【药理成分】 含皂甙、蛋白质、维生素B_1、B_2、蔗糖、菊糖、生物碱等。对神经系统有兴奋作用，能增强网状内皮系统的吞噬功能，提高机体抗病能力；能增强红细胞及血红蛋白而有补血作用；有降压及升高血糖作用；对化疗和放疗引起的白细胞下降，有使其升高的作用。

【性味归经】 味甘，性平。归脾、肺经。

【功能主治】 补中益气，养血补肺。用于气短、心悸、体倦乏力、食少便溏等症。

【用法用量】 内服。煎汤，每日一剂，每剂10～15克。

(三)西洋参(《中华养生秘诀》)

【药理成分】 含人参皂甙、树脂、挥发油等。

有强壮作用和镇静作用。

【性味归经】 味甘、苦，性凉。归肺、胃经。

【功能主治】 益气生津，润肺清热。用于阴虚所致的少气、口干、口渴、乏力等症。

【用法用量】 内服。煎汤、泡酒、或切片含化，每日一剂，每剂2～4克。

(四)五味子(《教你活到100岁》)

【药理成分】 含五味子素、苹果酸、柠檬酸、酒石酸、维生素C、挥发油、糖类、树脂、鞣质等。能调节指数神经系统的兴奋过程与抑制过程，使之趋于平衡，故能提高工作效率，减轻疲劳；有强心、降压及兴奋呼吸、兴奋子宫作用；能降低血清转氨酶，对肝脏有一定保护作用；对绿脓杆菌、痢疾杆菌、伤寒杆菌、金色葡萄菌、人型结核杆菌等有抑制作用。

【性味归经】 味酸、甘，性温。归肺、肾、心经。

【功能主治】 益气生津，补肾养心，收敛固涩。用于肺虚咳嗽、津亏口渴、自汗、慢性腹泻、神经衰弱等症。

【用法用量】 内服。煎汤，每日一剂，每剂3～9克。

【宜忌】 本品宜清蒸或酒蒸后用。

(五)山药(《中医养生100讲》)

【药理成分】 含皂甙、粘液质、胆碱、淀粉、糖、蛋白质、自由氨基酸、多酚氧化酶、维生素C等。有营养作用，并能助消化，降低血糖。

【性味归经】 味甘，性平。归肝、脾、肾经。

【功能主治】 健脾，除湿，益肺固肾，益精补气。用于脾虚泄泻、久痢、虚劳咳嗽、消渴、遗精带下、小便频数等症。

【用法用量】 内服。煎汤，每日一剂，每剂9～30克。

(六)黄芪(《中医养生100讲》)

【药理成分】 含蔗糖、葡萄糖醛酸、粘液质、氨基酸、苦味素、胆碱、甜菜碱、叶酸等。有提高机体的抵抗力及强心、降压、利尿、保肝、抑菌等作用。

【性味归经】 味甘，性微温。归肺、脾经。

【功能主治】 补气升阳，益卫固表，托毒生肌，利水退肿。用于自汗、盗汗、血痹、浮肿、痈疽不溃、脾虚泄泻、脱肛及一切气虚血虚之症。

【用法用量】 内服。煎汤，每日一剂，每剂9～50克。

【宜忌】 高热、大渴、便秘、等实热证忌用。阳虚有热者宜慎用。

(七)白术(《中医养生100讲》)

【药理成分】 含挥发油、维生素A。有利尿，降血糖，抗凝血及强壮作用。

【性味归经】 味甘、苦，性温。归脾、胃经。

【功能主治】 健脾益胃，祛湿利水，益气止汗，安胎。用于脾胃虚弱、不思饮食、倦怠、少气、水肿、泄泻、自汗、胎动不安、小便不利等症。

【用法用量】 内服。煎汤，每日一剂，每剂3～12克。

【宜忌】 阴虚燥渴及气滞胀满者忌用。

(八)刺五加(《中医养生100讲》)

【药理成分】 含有多糖甙、胡萝卜甾醇、丁香甙、香豆精甙等。具有降低血糖，镇静安神，抗氧化及抗衰老作用，并可增强非特异性防御能力。

【性味归经】 性温，味辛、微苦。归心、脾、肾经。

【功能主治】 益气补中，益精坚筋骨，安神强志。适用于脾肾虚弱、体虚无力、食欲不振、腰膝酸痛、失眠多梦等。

【用法用量】 内服。煎汤，每日一剂，每剂5～10克。

【宜忌】 肝肾虚而有火者、肺气虚阴津不足者忌用。

(九)灵芝草(《中医养生100讲》)

【药理成分】 含糖类、蛋白质、有机酸、麦角甾醇、树脂、氨基葡萄糖、甘露醇等。有镇静、保肝、降压、降糖、调节自主神经系统功能，提高机体抗病力等作用。

【性味归经】 性平，味甘。归肝、心、脾、肺、肾经。

【功能主治】 滋补强壮，镇静，解痉，镇痛，镇咳，祛痰，平喘，强心。适用于咳喘、气喘、虚劳、食欲不振、胃脘疼痛、心悸失眠、胸闷疼痛等症。

【用法用量】 内服。煎汤，每日一剂，每剂5～15克。

【宜忌】 有文献记载，灵芝不与常山、萹蓄、茵陈同用。

二、补血药

(一)当归(《中医养生100讲》)

【药理成分】 含挥发油、蔗糖、维生素B_{12}、维生素A类物质、棕榈酸、硬脂酸、不饱和油酸、亚油酸等。具有调节子宫收缩，保肝、镇静，抗维生素E缺乏症及抗菌等作用。

【性味归经】 味甘、辛，性温。入心、肝、脾经。

【功能主治】 补血活血，调经止痛，润燥滑肠。用于月经不调、经闭腹痛、崩漏、血虚头痛、眩晕、肠燥便难等症。

【用法用量】 内服。煎汤，每日一剂，每剂9～15克。

【宜忌】 脾虚湿盛之食欲不振、脘腹胀满、腹泻、舌苔厚腻者忌用。阴虚火旺者慎用。

(二)川芎(《99味常用中药入门》)

【药理成分】 含挥发油、生物碱，川芎嗪，阿魏酸等成分。有镇静、镇痛、镇痉等作用；能扩张外周血管，使冠状动脉血流量和下肢血流量增加，血压下降；有兴奋子宫和抗维生素E缺乏症作用；有抗菌作用。

【性味归经】 性温，味辛。归肝、胆、心包经。

【功能主治】 活血行气，祛风止痛。适用于头痛、胸胁痛、经闭、痛经、湿痛、跌打损伤、胸痹心痛等症。

【用法用量】 内服。煎汤，每日一剂，每剂3～6克。

【宜忌】 本品辛温升散，若用之太过，有走泄真气之弊。阴虚气弱、劳热多汗及气逆呕吐、肝阳头痛、妇女月经过多等均应慎用。

(三)阿胶(《中华养生秘诀》)

【药理成分】 含胶原、钙、硫等。胶原水解后产生多种氨基酸，如赖氨酸、精氨酸、胱氨酸、组氨酸。能促进红细胞和血红蛋白的形成，改善体内钙的平衡，促进钙的吸收，有助血清中钙的存留，有防治进行性肌营养障碍的作用，能对抗创伤性休克。

【性味归经】 味甘，性平。归肺、肝、肾经。

【功能主治】 补血止血，滋阴润燥，安胎。用于贫血、心悸、血虚不足、肠燥便秘、阴虚肺燥、虚劳咳嗽、月经不调、崩漏、先兆流产、产后血虚等症。

【用法用量】 内服。水蒸化，加入汤液中服，每日一剂，每剂6～15克。

【宜忌】 本品不宜直接入煎，须单独加水蒸化，加入汤液中服。本品性质滋腻，凡脾胃虚弱、消化不良者应忌用。

(四)鸡血藤(《99味常用中药入门》)

【药理成分】 含鸡血藤醇。煎剂对实验性贫血的家兔有补血的作用。

【性味归经】 味甘，涩，性平。入肝、肾经。

【功能主治】 行气补血，通经活络，强筋骨，升血红、白细胞。用于腰膝酸痛、麻木瘫痪、月经不调等症。

【用法用量】 内服。煎汤，每日一剂，每剂9～15克。

(五)熟地(《中医养生100讲》)

【药理成分】 含樟醇地黄素、糖类、维生素A、甘露醇、氨基酸。有强心、利尿、降血压作用。

【性味归经】 味甘，性微温。入心、肝、肾经。

【功能主治】 滋阴补血。用于血虚及肺肾阴虚、腰膝痿弱、劳嗽骨蒸、遗精、月经不调、耳聋、目昏等症。

【用法用量】 内服。煎汤，每日一剂，每剂9～30克。

【宜忌】 脾虚食少、气滞痰多、及便溏者不宜用。

(六)白芍(《中医养生100讲》)

【药理成分】 含丹皮酚、挥发油、树脂、鞣质、糖、淀粉、三萜类化合物、芍药甙、芍药碱等成分。有较好的解痉作用，还有镇静、镇痛、抗炎、抗溃疡、扩张冠状动脉及四肢血管等作用。还能提高人体健康淋巴细胞转化率，增强机体抗病能力。

【性味归经】 性微寒，味苦、酸。归肝、脾经。

【功能主治】 具有平肝止痛、养血调经、敛阴止汗之功效。适用于头痛目眩、胸胁疼痛、四肢挛痛、血虚萎黄、月经不调、自汗盗汗、崩漏带下等症。

【用法用量】 内服。煎汤，每日一剂，每剂10～15克。

【宜忌】 不宜与藜芦同用；虚寒腹痛、泄泻者慎服。

（七）何首乌（《中医养生100讲》）

【药理成分】 含蒽醌类（主要为大黄酚、大黄素、大黄酸）、卵磷脂、淀粉、粗纤等。能降低血清胆固醇，缓解动脉粥样硬化形成；卵磷脂有强壮神经作用，有缓解作用，有肾上腺皮质激素样作用，对人型结核杆菌、福氏痢疾杆菌有抑制作用。

【性味归经】 味甘、苦、涩，性微温。归肝、心、肾经。

【功能主治】 制首乌补肝肾，益精血，乌须发。用于头晕耳鸣、头发早白、腰膝痿软、肢体麻木、高血脂症等。生首乌解毒、通便。用于便秘、用具、瘰疬等症。

【用法用量】 内服。煎汤或泡酒，每日一剂，每剂10～30克。

【宜忌】 本品生用与制用功能有别；忌用铁器煎药。

（八）枸杞子（《中华养生秘诀》）

【药理成分】 含胡萝卜素、维生素C、B1、B2、烟酸等。有保肝、降低血糖、降低胆固醇作用。

【性味归经】 味甘，性平。归肝、肾经。

【功能主治】 滋阴补血，益精明目。用于目昏、眩晕、耳鸣、腰膝酸软、糖尿病等。

【用法用量】 内服。煎汤或泡泡茶饮，每日一剂，每剂6～15克。

三、补阴药

（一）鳖甲（《99味常用中药入门》）

【药理成分】 含动物胶、角蛋白，碘、维生素D等。能抑制结缔组织增生，增加血浆蛋白。

【性味归经】 性微寒，味咸。归肝、肾经。

【功能主治】 滋阴潜阳，软坚散结，退热除蒸。适用于骨蒸劳热、阴虚发热、虚风内动，经闭等症。

【用法用量】 内服。煎汤，每日一剂，每剂10克。

（二）龟板（《99味常用中药入门》）

【药理成分】 含胶质、蛋白质、脂肪、钙等。能调节机体功能、激发机体自身的调节机能、增强稳定状态、提高免疫能力。

【性味归经】 性微寒，味咸、甘。归肝、肾、心经。

【功能主治】 滋阴潜阳，益肾强骨，养血补心。适用于肾阳不足、骨蒸潮热、腰膝酸软、遗精、崩漏、吐血等。

【用法用量】 内服。煎汤，每日一剂，每剂10～25克。

【宜忌】 孕妇及外感邪气和寒湿者忌服。

（三）沙参（《中医养生100讲》）

【药理成分】 含淀粉、生物碱、挥发油、豆甾醇、三萜酸等。有祛痰、解热、镇痛作用。

【性味归经】 味甘、微苦，性微寒。归肺、胃经。

【功能主治】 润肺止咳，益胃生津。用于肺燥干咳、热病伤津、口渴等症。沙参有北沙参与南沙参之分，北沙参的滋阴效果较强，而南沙参则以清热效果较强。

【用法用量】 内服。煎汤，每日一剂，每剂10～15克。

【宜忌】 虚寒作嗽及肺胃虚者忌用。反藜芦。

（四）天麻（《99味常用中药入门》）

【药理成分】 含香荚兰醇、香荚兰醛、维生素A类物质、甙、结晶性中性物质机微量生物碱、粘液质。有抗惊厥作用，有一定的止痛作用。

【性味归经】　味甘，性平。归肝经。

【功能主治】　平肝潜阳，祛风通络，息风止痉。用于肝阳上亢、虚风内动、头痛眩晕、抽搐痉挛、肢体麻木、中风瘫痪、高热神昏。

【用法用量】　内服。煎汤，每日一剂，每剂5～15克。

【宜忌】　血虚无风、口干便秘者应慎用。

(五)黄精(《中医养生100讲》)

【药理成分】　含烟酸、粘液质、蒽醌类成分；多花黄精含强心甙。有抗菌、抗真菌、降压作用。

【性味归经】　味甘，性平。归脾、肺、肾经。

【功能主治】　补中益气，养阴润肺。用于体虚乏力、心悸气短、肺燥干咳、糖尿病等。

【用法用量】　内服。煎汤，每日一剂，每剂9～12克。

(六)女贞子(《中医养生100讲》)

【药理成分】　果实含齐墩果酸、甘露醇、葡萄糖、脂肪酸。

【性味归经】　味甘、苦，性微寒。入肝、肾经。

【功能主治】　补肝肾，强腰膝，明目。用于阴虚内热、头晕、目花、耳鸣、腰膝酸软、须发早白等症。

【用法用量】　内服。煎汤，每日一剂，每剂5～9克。

【宜忌】　脾胃虚寒、泄泻及阳虚者忌服。

(七)麦冬(《中医养生100讲》)

【药理成分】　含各种甾体皂甙、粘液质、葡萄糖甙、维生素A类物质等。有镇咳祛痰、强心利尿作用。

【性味归经】　味甘、微苦，性微寒。归肺、胃、心经。

【功能主治】　养阴润肺，清心除烦，益胃生津。用于肺燥干咳、吐血、咯血、肺痿、肺痈、虚劳烦热、热病伤津、便秘等症。

【用法用量】　内服。煎汤，每日一剂，每剂9～15克。

(八)天冬(《中药大辞典》)

【药理成分】　含天门冬素、粘液质、甾体皂甙、糖醛衍生物等。有镇咳、祛痰、抑菌等作用。

【性味归经】　味甘、苦，性寒。入肺、肾经。

【功能主治】　滋阴清热，润肺生津。用于阴虚发热、咳嗽、吐血、肺痈、消渴、便秘、咽喉肿痛等症。

【用法用量】　内服。煎汤，每日一剂，每剂6～12克。

(九)百合(《中医养生100讲》)

【药理成分】　含多种生物碱、淀粉、蛋白质、脂肪等。有止咳作用，并使肺灌流量增加。

【性味归经】　味微苦，性平。入心、肺经。

【功能主治】　润肺止咳，清心安神。用于阴虚久咳、痰中带血、虚烦惊悸等症。

【用法用量】　内服。煎汤，每日一剂，每剂9～30克。

(十)知母(《99味常用中药入门》)

【药理成分】　含多种皂甙、烟酸、粘液质。有抗菌、解热、镇静等作用。

【性味归经】　性寒，味苦甘。归肺、胃、肾经。

【功能主治】　滋阴降火，润燥滑肠。适用于外感热病、高热烦渴、骨蒸劳热、肺热咳嗽、大便燥结、小便不利。

【用法用量】　内服。煎汤，每日一剂，每剂5～15克。

【宜忌】　脾胃虚寒、大便溏泻、胃气亏损者忌用。

(十一)玄参(《中药大辞典》)

【药理成分】　含生物碱、糖类、甾醇、氨基酸、挥发油、胡萝卜素等。有降血压、降血糖、解热和强心作用。

【性味归经】　性微寒，味苦、甘。归肺、胃、肾经。

【功能主治】　滋阴降火，除烦解毒。适用于热病伤阴、骨蒸劳热、温毒发斑、津伤便秘、咽喉肿痛、痈肿疮毒、瘰疬等症。

【用法用量】　内服。煎汤，每日一剂，每剂10～15克。

【宜忌】　脾胃有湿及孕妇脾虚便溏者忌服。不宜与藜芦同用。

四、补阳药

(一)鹿茸(《中医养生100讲》)

【药理成分】 含雌酮及骨质、胶质、蛋白质、钙、磷、镁等,并含极少量的卵胞激素。有强壮作用,表现为提高机体的工作能力,改善睡眠和食欲,降低肌肉的疲劳;中剂量有强心作用。

【性味归经】 味甘、咸,性温。归肝、肾经。

【功能主治】 壮元阳,补气血,益精髓,强筋骨。用于肾阳虚之阳痿、滑精、腰膝酸冷、虚寒带下、精亏眩晕、耳鸣等症。鹿鞭与鹿茸功能大致相同。

【用法用量】 内服。煎汤、泡酒、或切片含化,每日一剂,每剂1～2.5克。

【宜忌】 阴虚阳亢者忌服。

(二)海狗肾(《中药大辞典》)

【药理成分】 含雄性激素、蛋白质、脂肪等。有兴奋性机能作用。

【性味归经】 味咸,性热。入肝、肾经。

【功能主治】 补肾壮阳,益精补髓。用于虚损劳伤、肾精衰损所致的阳痿、滑精、精冷、腰膝冷痛或酸软等症。

【用法用量】 内服。煎汤或泡酒,每日一剂,每剂3～9克。

【宜忌】 目赤、咽干痛、咳嗽痰少、咯血、便秘、阳强易举等阴虚火旺症及外感发热者忌用。

(三)海马(《中药大辞典》)

【药理成分】 海马提取液有雄性激素样作用。

【性味归经】 味甘,性温。归肝、肾经。

【功能主治】 温肾壮阳,调气活血,散结消肿。用于阳痿、腹部肿块、淋巴结核、跌打损伤等症。海龙与海马功能大体相同,

【用法用量】 内服。煎汤或泡酒,每日一剂,每剂3～9克。

【宜忌】 孕妇、阴虚火旺及外感发热者忌用。

(四)续断(《中药大辞典》)

【药理成分】 含续断碱、挥发油、维生素E及有色物质等。对肺炎球菌有抑制作用。

【性味归经】 味苦、辛、甘,性微温。归肝、肾经。

【功能主治】 补肝肾,强筋骨,通血脉,安胎。用于腰膝酸软、关节酸痛、崩漏、先兆流产、跌打损伤等症。

【用法用量】 内服。煎汤,每日一剂,每剂10～15克。

(五)巴戟天(《中医养生100讲》)

【药理成分】 含维生素C、糖类、树脂类。有皮质激素样作用及降压作用。

【性味归经】 味辛、甘,性微温。归肝、肾经。

【功能主治】 补肾阳,强筋骨,祛内湿。用于腰膝无力、关节酸痛、小便失禁、阳痿、遗精、风寒湿痹等症。

【用法用量】 内服。煎汤,每日一剂,每剂6～15克。

(六)杜仲(《中医养生100讲》)

【药理成分】 含杜仲胶、树脂、糖甙、有机酸等。有降压作用。炒杜仲比生杜仲作用强,炒杜仲煎剂能减少胆固醇的吸收,有利尿作用和镇静作用。

【性味归经】 味甘,性温。归肝、肾经。

【功能主治】 补肝肾,强筋骨,安胎,降血压。用于肾虚腰痛、腰膝无力、先兆流产、胎动不安、高血压等症。

【用法用量】 内服。煎汤,每日一剂,每剂10～15克。

(七)菟丝子(《中医养生100讲》)

【药理成分】 含树脂甙、糖类、维生素A、淀粉及微量元素等。能增强离体蟾蜍心脏的收缩力;对犬的离体子宫有收缩作用。

【性味归经】 味辛、甘,性平。归肝、肾经。

【功能主治】 补肾益精,养肝明目,安胎。用于视力减退、耳鸣、阳痿、遗精、腰膝酸软、尿频余沥、先兆流产、胎动不安等症。

【用法用量】 内服。煎汤,每日一剂,每剂10～15克。

(八)淫羊藿(《中医养生100讲》)

【药理成分】 含羊藿甙、植物甾醇、挥发油、

鞣质、油脂、维生素E等。能兴奋性机能；有降压作用；对金黄色葡萄球菌、肺炎双球菌、结核杆菌有抑制作用。

【性味归经】 味辛、甘，性温。归肺、肾经。

【功能主治】 补肾壮阳，强筋骨，祛风湿。用于阳痿、腰膝痿弱、四肢麻痹、健忘等症。

【用法用量】 内服。煎汤，每日一剂，每剂10～15克。

(九)肉苁蓉(《中医养生100讲》)

【药理成分】 含微量生物碱及结晶性中性物质等。有降压、促进唾液分泌等作用。

【性味归经】 味甘、咸，性温。归肾、大肠经。

【功能主治】 补肾益精，强筋健骨，润肠通便。用于腰膝酸软、阳痿、女子不孕、肠燥便秘等。

【用法用量】 内服。煎汤，每日一剂，每剂10～18克。

(十)冬虫夏草(《中医养生100讲》)

【药理成分】 含蛋白质、脂肪、碳水化合物、维生素B_{12}、虫草酸、虫草素等。能扩张支气管，有镇静、催眠作用，对结核杆菌、肺炎球菌、链球菌、葡萄球菌等有抑制作用。

【性味归经】 味甘，性温。归、肺、肾经。

【功能主治】 补肺益肾，止咳平喘。用于腰膝酸软、喘咳气短、神疲少食、阳痿、遗精、自汗、劳嗽痰血等症。

【用法用量】 内服。煎汤，每日一剂，每剂3～10克。

五、止咳化痰药

(一)桔梗(《99味常用中药入门》)

【药理成分】 含桔梗皂甙、桔梗酸等成分。具有祛痰、抗炎、降胆固醇等作用。

【性味归经】 味甘、苦，性微温。归脾经。

【功能主治】 宣肺祛痰，利咽，排脓。适用于咳嗽痰多、胸闷不畅、咽痛声嘶、肺痈吐脓、疮疡脓肿等症。

【用法用量】 内服。煎汤，每日一剂，每剂3～6克。

【宜忌】 胃溃疡、胃出血者忌大量内服。

(二)半夏(《99味常用中药入门》)

【药理成分】 含挥发油、氨基酸、胆碱、生物碱、葡萄糖甙和醛类等。具有镇咳祛痰、及止吐等作用；所含的葡萄糖醛酸的衍生物有显著的解毒作用。

【性味归经】 性温，味辛，有毒。归脾、胃经。

【功能主治】 燥湿化痰，降逆止呕，消痞散结。适用于湿痰咳嗽、呕吐反胃、胸膈胀满、眩晕不眠等症。

【用法用量】 内服。煎汤，每日一剂，每剂3～9克。

【宜忌】 一切血症及阴虚燥咳、津伤口渴者忌服。

(三)川贝母(《99味常用中药入门》)

【药理成分】 含贝母碱、西贝母碱等多种生物碱。具有降低血压作用。

【性味归经】 性微寒，味苦、甘。归肺、心经。

【功能主治】 化痰止咳，润肺散结。适用于阴虚燥咳、咯痰带血。

【用法用量】 内服。煎汤，每日一剂，每剂3～9克。

【宜忌】 脾胃虚寒及湿痰者不宜用。

(四)苦杏仁(《99味常用中药入门》)

【药理成分】 含苦杏仁甙等成分。苦杏仁甙经苦杏仁酶水解，产生氢氰酸和苯甲酸，氢氰酸是剧毒物质。所以苦杏仁直接内服易中毒，煎后毒性大减。微量的氢氰酸不致引起中毒，可作用于呼吸中枢而镇咳平喘。

【性味归经】 性微温，味苦，有小毒。归肺、大肠经。

【功能主治】 降气止咳平喘，润肠通便。适用于咳嗽气喘、胸满滩多、血虚津枯、肠燥便秘等。

【用法用量】 内服。煎汤，每日一剂，每剂3～9克。

【宜忌】 苦杏仁有小毒，用量宜控制。阴虚咳嗽及大便溏泻者不宜用。

(五)白果(《中药大辞典》)

【药理成分】 含银杏酸、银杏醇、钙、磷、铁等成分。具有扩张膀胱括约肌和抗菌作用。

【性味归经】 性平,味甘、苦、涩。归肺、肾经。

【功能主治】 敛肺气,定痰喘,止带浊,缩小便。适用于肺虚久咳、遗尿、白带等症。

【用法用量】 内服。煎汤,每日一剂,每剂4～6克。

【宜忌】 白果有毒,注意用量,咳嗽痰稠不利者忌用。

(六)胖大海(《中药大辞典》)

【药理成分】 种子外层含有西黄芪胶粘素,果皮含半乳糖、戊糖。具有缓泻、利尿和镇静作用。

【性味归经】 性凉,味甘、淡。归肺、小肠经。

【功能主治】 清热,润肺,利咽,解毒。适用于干咳无痰、咽喉痛、音哑、骨蒸内热、吐衄下血、目赤、牙痛等症。

【用法用量】 内服。开水泡胀,一次1～2枚。

六、消食理气药

(一)山楂(《99味常用中药入门》)

【药理成分】 含有黄酮类,甙类,有机酸,糖类,维生素C等。有扩张血管增加冠状动脉血流量、降低血压、降低血清胆固醇、强心、收缩子宫等作用;有增加胃液消化酶、帮助消化的作用;对各种痢疾及绿脓杆菌有明显的抑制作用。

【性味归经】 性微温,味酸、甘。归脾、胃、肝经。

【功能主治】 消食积,散瘀血。用于肉积、痰饮、痞满、吞酸、泻痢、高血脂症、血瘀痛经等。

【用法用量】 内服。煎汤或泡茶饮,每日一剂,每剂9～12克。

【宜忌】 生用多食,会使人嘈烦易饥,应慎用;有龋者慎食;产妇瘀血过多者禁用。

(二)建曲(《中药大辞典》)

【药理成分】 含B族维生素、酶类、麦角甾醇、蛋白质、脂肪等。有助消化作用。

【性味归经】 性温,味辛、甘。归脾、胃经。

【功能主治】 消食健胃。适用于饮食积滞、消化不良。

【用法用量】 内服。煎汤,每日一剂,每剂10～15克。

(三)鸡内金(《99味常用中药入门》)

【药理成分】 含胃激素,角蛋白,维生素B_1,维生素B_2,维生素C等。鸡内金粉口服,能使胃液分泌量及酸度增加,胃动力增加,排空加速。

【性味归经】 性平,味甘。归脾、胃经。

【功能主治】 消积滞,健脾胃。适用于食积胀满、呕吐反胃、泻痢、疳积、小儿遗尿、石淋等。

【用法用量】 内服。煎汤,每日一剂,每剂3～9克。

(四)陈皮(《99味常用中药入门》)

【药理成分】 含挥发油,橙皮甙,维生素B_1,维生素C等。挥发油对消化道有缓和作用,利于胃肠积气的排出;能促进胃液分泌,有助于消化;能刺激呼吸道粘膜,使分泌增多,痰液稀释,有利于排出;有升高血压,兴奋心脏作用;橙皮甙有降胆固醇作用。

【性味归经】 性温,味苦、辛。归脾、肺经。

【功能主治】 行气健脾,燥湿化痰,降逆止呕。适用于脘腹胀满、嗳气呕吐、咳嗽多痰等症。

【用法用量】 内服。煎汤,每日一剂,每剂5～10克。

【宜忌】 气虚及阴虚燥咳者不宜用。

(五)厚朴(《99味常用中药入门》)

【药理成分】 含厚朴酚、四氢厚朴酚、异厚朴酚和朴酚、挥发油;另含木兰箭毒碱。有抗菌作用,对肺炎球菌、白喉杆菌、溶血性链球菌、枯草杆菌、志贺氏及施氏痢疾杆菌、金黄色葡萄球菌等有抑制作用。对实验性病毒性肝炎也有改善肝脏实质性病变的作用。其醇浸剂在体外对结核杆菌也有某些抑制作用。

【性味归经】 性温,味苦、辛。归肺、脾、胃、大肠经。

【功能主治】 燥湿化痰,下气平喘,行气导滞。用于湿阻积滞、痰饮热结、食积气滞、脾胃不和、腹胀便秘、湿痢泄泻。

【用法用量】　内服。煎汤，每日一剂，每剂3～12克。

【宜忌】　气虚体弱、胃虚呕吐、实热火炽、阴虚燥咳者及孕妇，应当谨慎服用。

(六)香附子(《99味常用中药入门》)

【药理成分】　含挥发油、酚类物质、葡萄糖、果糖、淀粉等。能抑制子宫平滑肌收缩，并能缓和其肌张度；水煎剂有降低肠管紧张性和拮抗乙酰胆碱作用；对某些真菌有抑制作用；有镇痛作用。

【性味归经】　性平，味甘、辛、微苦。归肝、胃经。

【功能主治】　舒肝理气，调经止痛。适用于肝胃不和、气郁不舒、胸肋脘腹胀痛、痛经、月经不调、肝郁食积等症。

【用法用量】　内服。煎汤，每日一剂，每剂6～12克。

(七)麦芽(《中药大辞典》)

【药理成分】　含淀粉、转化糖酶、蛋白分解酶、维生素B、维生素C、脂肪、糊精、卵磷脂、麦芽糖、葡萄糖、大麦芽碱类等。有助消化作用。

【性味归经】　性温，味甘。归脾、胃经。

【功能主治】　消食健脾，回乳。适用于食积不化、脘腹胀满、乳胀不消等症。

【用法用量】　内服。煎汤，每日一剂，每剂10～15克。

(八)茴香(《中药大辞典》)

【药理成分】　含挥发油(茴香油)等。能增强胃肠蠕动，排除胃肠中积气，因而有助于缓解痉挛，减轻疼痛。

【性味归经】　性温，味辛。归脾、肾、胃经。

【功能主治】　祛寒止痛，行气健脾。适用于胃寒胀痛、小腹冷痛、痛经、疝痛、睾丸肿痛、鞘膜积液等症。

【用法用量】　内服。煎汤，每日一剂，每剂3～10克。

七、清热解毒药

(一)黄芩(《99味常用中药入门》)

【药理成分】　黄芩根含黄芩甙元、黄芩甙、汉黄芩素、汉黄芩甙和黄芩新素，还含苯甲酸等。茎叶中含黄芩素甙。

【性味归经】　性寒，味苦。归心、肺、胆、大肠经。

【功能主治】　清热燥湿，泻火解毒，凉血安胎。用于胃火壅盛、壮热烦渴、肺热咳嗽、血热妄行、湿热泻痢、痈肿疮毒、胎热不安。

【用法用量】　内服。煎汤，每日一剂，每剂3～12克。

【宜忌】　脾胃虚寒、食少便溏者应当谨慎服用。

(二)黄连(《99味常用中药入门》)

【药理成分】　含小檗碱及黄连碱，甲基黄连碱，掌叶防己碱等多种生物碱。有较强的广谱抗菌作用。还有明显的利胆、保肝、降谷丙转氨酶的作用。有加强白血球吞噬功能作用及清热降压作用。

【性味归经】　性寒，味极苦。归心、脾、胃、肝、胆、大肠经。

【功能主治】　清热燥湿，泻火解毒，清心除烦，养肝明目。适用于肠胃湿热的痢疾、泄泻；胃热胸脘痞满，呕吐吞酸，口舌生疮、目赤牙痛、尿赤、便秘；热盛所致的疮痈、肿毒、湿疹等症。

【用法用量】　内服。煎汤，每日一剂，每剂3～10克。

【宜忌】　非湿热者忌内服黄连。

(三)黄柏(《中药大辞典》)

【药理成分】　树皮含小檗碱、木兰花碱、黄柏碱、掌叶防己碱及内脂、甾醇等。动物实验证明，小檗碱对金色葡萄球菌、肺炎杆菌、白喉杆菌、痢疾杆菌等均有效果。黄柏水煎剂能杀死钩端螺旋体，尚有降压作用。

【性味归经】　性寒，味苦。归肾、膀胱经。

【功能主治】　清热燥湿，益阴补肾，泻火解毒。适用于尿路感染、前列腺炎、黄疸、痢疾、肠炎、湿热带下、热淋便血、痔漏等症。

【用法用量】 内服。煎汤,每日一剂,每剂5～20克。

【宜忌】 非实火忌内服。低血压、低血糖忌大量内服。

(四)苦参(《中药大辞典》)

【药理成分】 含有多种生物碱,黄酮类,山奈酚等。有利尿,抗菌等作用。据现代研究,苦参对X射线照射所致的白细胞减少症有明显的治疗作用。

【性味归经】 性寒,味苦。归心、肝、胃、大肠、膀胱经。

【功能主治】 清热燥湿,祛风止痒,利水杀虫。用于热毒血痢、肠风下血、黄疸、带下症;湿热蕴结的湿疹、荨麻疹、皮肤瘙痒、疥癣;风邪湿热所致的便血、阴道滴虫、中耳炎、急慢性肾炎等。

【用法用量】 内服。煎汤,每日一剂,每剂5～10克。

【宜忌】 不宜与藜芦同服。

(五)连翘(《99味常用中药入门》)

【药理成分】 果实含连翘酚、甾醇化合物、皂甙及黄酮醇甙类、马苔树脂醇甙等。果皮含齐墩果酸。青连翘含皂甙,生物碱。有抗菌和强心、利尿作用。

【性味归经】 味苦,性微寒。归肺、心、三焦经。

【功能主治】 清热利湿,凉血散结,消肿止痛。用于外感风热、火毒炽盛、高热烦渴、神昏法斑、热淋尿闭、痈疽、乳痈、丹毒。

【用法用量】 内服。煎汤,每日一剂,每剂3～12克。

【宜忌】 脾胃虚弱、气虚发热者,应当谨慎服用。

(六)菊花(《99味常用中药入门》)

【药理成分】 含挥发油、胆碱、腺嘌呤iao、菊甙、氨基酸、黄酮类及少量维生素B_1。具有抗炎,扩张冠状动脉及增加冠状动脉血流量、降压、降脂、抗动脉硬化、降转氨酶、解铅中毒等作用。

【性味归经】 性微寒,味甘、苦。归肺、肝经。

【功能主治】 散风清热,平肝明目。适用于风热感冒、头痛头昏、肝经风热、目赤肿痛、迎风流泪、高血压、疮痈肿毒等症。

【用法用量】 内服。煎汤或泡茶,每日一剂,每剂10～15克。

【宜忌】 气虚胃寒、食少泄泻者不宜用。

(七)金银花(《中药大辞典》)

【药理成分】 含绿原酸、黄酮类、木犀草素、肌醇、皂甙、鞣质、挥发油等。有显著的广谱抗菌作用,能抗流感病毒和抑制皮肤真菌;能减少实验动物肠道对胆固醇的吸收。

【性味归经】 性寒,味甘。归肺、肝经。

【功能主治】 清热解毒,凉散风热。适用于痈肿疔疮、喉痹、丹毒、血热毒痢、风热感冒、温病发热等症。

【用法用量】 内服。煎汤或泡茶,每日一剂,每剂10～15克。

【宜忌】 慢性肠炎、肝炎、肝硬变、慢性腹泻等禁用单味药多量久服,无热毒者忌久服。

(八)蒲公英(《中药大辞典》)

【药理成分】 含蒲公英甾醇、胆碱、菊糖和果胶等。具有利胆、保肝、消炎、利尿、抗癌作用。

【性味归经】 性寒,味苦、甘。归肝、胃经。

【功能主治】 清热解毒,凉血散结,舒肝通乳,清肝明目。适用于目赤肿痛、乳汁不通、便秘、上呼吸道感染、肺炎、肝炎、乳痈、肠痈、疖肿、痄腮、急性结膜炎等症。

【用法用量】 内服。煎汤或泡茶,每日一剂,每剂15～20克。

【宜忌】 慢性胃炎、溃疡病、肠炎、慢性腹泻及月经量少、痛经,忌单味药大量久服。

(九)板蓝根(《中药大辞典》)

【药理成分】 含靛甙、靛红及各种氨基酸、糖类和植物蛋白等。有抗病原微生物及解毒作用。

【性味归经】 性寒,味苦、甘。归心、胃经。

【功能主治】 清热解毒,凉血散瘀斑。利咽消肿,镇咳祛痰。适用于风热温毒、热毒入血所致的头痛、出疹、发斑、丹毒及慢性肝炎、腮腺炎、流行性脑脊髓膜炎、麻疹等症。

【用法用量】　内服。煎汤，每日一剂，每剂15～30克。

【宜忌】　脾胃虚寒者忌单用，忌过量久服。

(十)决明子(《中药大辞典》)

【药理成分】　含大黄酚、大黄素、芦荟大黄素等成分。有降压、抗菌作用。决明子浸液煎剂对动物有明显的降压作用，对葡萄球菌、白喉杆菌及伤寒、副伤寒杆菌、大肠杆菌等均有明显的抑制作用。

【性味归经】　性微寒，味甘、苦、咸。归肝、大肠经。

【功能主治】　清热明目，祛风止痛，润肠通便。适用于风热头痛、目赤涩痛、羞明多泪、目暗不明、大便秘结、视神经炎、原发性高血压、肾性高血压病等。

【用法用量】　内服。煎汤或泡茶，每日一剂，每剂5～10克。

【宜忌】　慢性肠炎、腹泻、低血压者忌大量久服。用通便时不宜久煎。

(十一)甘草(《中药大辞典》)

【药理成分】　含甘草甜素、甘草素、异甘草素、甘草甙、异甘草甙等。动物实验证明，甘草素具有肾上腺皮质激素样作用和抗炎、抗变态反应作用。此外，尚具有镇咳、镇痛、抗惊厥作用。甘草所含的甘草次酸对大白鼠移植的骨髓瘤有抑制作用。有解毒作用。

【性味归经】　味甘，性平。归脾、胃、肺经。

【功能主治】　补脾和中，缓急止痛，润肺止咳，解毒，调和诸药。用于脾胃虚弱，脘腹疼痛、咳嗽、心悸、疮疡肿毒、中毒等症。

【用法用量】　内服。煎汤或泡茶，每日一剂，每剂5～9克。

【宜忌】　湿邪内停所致的脘腹胀满、恶心呕吐、苔厚腻忌用。甘草反大戟、芫花、甘遂、海藻。

八、解表药

(一)桂枝(《99味常用中药入门》)

【药理成分】　含挥发油、桂皮醛、乙酸桂皮脂、乙酸苯丙酯、粘液、鞣质等。有镇静、解热作用；有降压作用；有预防血吸虫病当作用；有强大的杀菌作用。

【性味归经】　味辛、甘，性温。归肺、心、膀胱经。

【功能主治】　发汗解肌，温通经脉，助阳化气。用于外感风寒、头痛、发热、恶寒、风湿痹症、寒凝血瘀、心脾阳虚、痰饮、水肿、小便不利。

【用法用量】　内服。煎汤，每日一剂，每剂3～12克。用量不可过大，以免伤阴。

【宜忌】　对于外感热症，或阴液亏虚所致的虚热症，或是实热证的患者，应当谨慎服用。如果误用桂枝发汗，导致浸液流失更多，反而会加重其热象。

(二)麻黄(《99味常用中药入门》)

【药理成分】　含麻黄碱、鞣质、黄酮甙、糊精、菊粉、淀粉、果胶、纤维素、葡萄糖等。能使冠状动脉血管扩张，增加冠脉流量；对心脏有强大的兴奋作用；能增加膀胱括约肌的张力，还可兴奋离体子宫。

【性味归经】　味辛、微苦，性温。归肺、膀胱经。

【功能主治】　祛风发汗，宣肺平喘，利水退肿。用于外感风寒、恶寒发热、头痛鼻塞、痰饮喘咳、风寒湿痹。

【用法用量】　内服。煎汤，每日一剂，每剂3～12克。用量不可过大，以免伤阴。

【宜忌】　对于因气弱血虚所引起的自汗、盗汗、咳喘者，应当谨慎服用，必要时须配伍补气药。如果误服麻黄或服用过度，将会损耗元气而令人气虚。

(三)柴胡(《99味常用中药入门》)

【药理成分】　含有挥发油、柴胡醇、油酸、亚油酸、棕榈酸、硬脂酸、葡萄糖及皂甙等。有解热作用；镇静、镇痛作用；抗炎作用；抗病原体作用；有利胆作用等。

【性味归经】　味甘、辛，性凉。归脾、胃经。

【功能主治】　和解退热，舒肝解郁，清升解热。用于外感风寒、寒热往来、胸胁苦满、肝气郁结、月经不调、气虚下陷所致的脱肛、子宫下垂。

【用法用量】　内服。煎汤，每日一剂，每剂3～12克。用量不可过大，以免伤阴。

【宜忌】 阴液亏损、肝阳上升者，应当谨慎服用。大剂量使用时容易耗损肝阴，导致肝阴不足则虚火内生，反而使肝气更为横逆。

(四)防风(《中药大辞典》)

【药理成分】 含挥发油、甘露醇、苦味甙等。有解热作用；镇痛作用；抗菌作用。

【性味归经】 味辛、甘，性温。归肺、肝、脾经。

【功能主治】 解表祛风，去湿祛寒，止痛止痉。用于气虚感冒、风热壅盛之目赤肿痛、咽喉不利、肝风引起的抽搐痉挛以及脾虚湿困、隐疹瘙痒。

【用法用量】 内服。煎汤，每日一剂，每剂4～16克。用量不可过大，以免伤阴。

【宜忌】 须谨慎辩证用之，否则，容易伤阴增燥，还不如以薄荷或葛根替代。使用防风治疗血虚或阴虚所致的内风煽动，仍应配伍滋阴补血或平肝息风药，不可单独使用解表药而加重病情。

(五)葛根(《99味常用中药入门》)

【药理成分】 含异黄酮成分葛根素、葛根素木糖甙、大豆黄酮、大豆黄酮甙、花生酸、淀粉等。能增加脑及动脉血流量。有解痉作用、降血糖作用、解热及雌激素样作用。

【性味归经】 味甘、辛，性凉。归肺、脾、胃经。

【功能主治】 发表解肌，升阳透疹，解热生津，升阳止泻。用于外感发热、头痛、项背强痛、烦热消渴、斑疹不透、热痢、泄泻。

【用法用量】 内服。煎汤，每日一剂，每剂5～15克。

【宜忌】 对于阴液亏虚、实热证的患者，仍应配合滋阴药或清热药治疗。

(六)薄荷(《99味常用中药入门》)

【药理成分】 含挥发油、薄荷醇、薄荷酮、乙酸薄荷脂、莰烯、柠檬烯、异薄荷酮、树脂、鞣质、迷迭香酸。可治头痛、神经痛、瘙痒等。有解痉、利胆作用。

【性味归经】 味辛，性凉。归肺、肝经。

【功能主治】 宣散风热，清利头目，透疹。用于风热表证、头痛、发热、恶寒、风热上攻之目赤、喉痹、口疮、肝气郁积、胸闷胁胀。

【用法用量】 内服。煎汤，每日一剂，每剂5～15克。不可久煎，宜后下。

【宜忌】 对于阴虚血燥、阴虚发热的患者，应当谨慎服用，应配合滋阴药或清热药治疗。大剂量使用时容易耗损肝阴，导致肝阴不足则虚火内生，反而使肝气更为横逆。

(七)生姜(《99味常用中药入门》)

【药理成分】 含挥发油、姜醇、姜烯、水芹烯、莰烯、柠檬醛、芳樟醇等。对消化道有轻度刺激作用，对呼吸中枢有兴奋作用，对心脏也有直接兴奋作用，有抗菌及抗原虫作用。

【性味归经】 味辛，性微温。归肺、脾、胃经。

【功能主治】 发散风寒，温中止呕，温肺化痰。用于风寒感冒、寒痰咳嗽、胃寒呕吐、虚寒泄泻。生姜尚能解鱼蟹以及生半夏、南星之毒。

【用法用量】 内服。煎汤，每日一剂，每剂4～16克。用量不可过大，以免伤阴。

【宜忌】 对于阴虚内热的患者，应配合滋阴药或清热药治疗。过量服用则会助长虚火与热象的蔓延，导致口干舌燥等副作用。

(八)白芷(《99味常用中药入门》)

【药理成分】 含挥发油、白当归素、氧化前胡素等。有抗菌作用，对大肠杆菌、痢疾杆菌、伤寒杆菌、副伤寒杆菌、绿脓杆菌及变形杆菌、霍乱弧菌有一定抑制作用。

【性味归经】 味辛，性温。归肺、胃、大肠经。

【功能主治】 祛风燥湿，通窍止痛，消肿排脓。用于风寒头痛、鼻塞、眉棱骨痛、湿浊下注之赤白带下、疮疡肿痛、皮肤瘙痒。

【用法用量】 内服。煎汤，每日一剂，每剂4～16克。用量不可过大，以免伤阴。

【宜忌】 对于阴虚火血热的患者，应当谨慎服用。

九、祛风湿药

(一)独活(《99味常用中药入门》)

【药理成分】 含当归醇、当归素、佛手柑内脂、当归酸、巴豆酸、棕榈酸、硬脂酸、油酸、植物甾醇、葡萄糖、挥发油等。有镇静、催眠、镇痛、抗炎作用。

【性味归经】　味辛、苦，性温。归肾、膀胱经。

【功能主治】　祛风除湿，解表通痹，去湿止痛。用于风寒表证、湿痹疼痛、尤以下部痹痛多用。

【用法用量】　内服。煎汤，每日一剂，每剂4～16克。用量不可过大，以免伤阴。

【宜忌】　气血虚弱之遍身疼痛、阴液亏损、虚火上炎、口干舌燥、大便燥结者，慎服。

（二）羌活（《99味常用中药入门》）

【药理成分】　含挥发油等。治贼风、失音不语，多痒血癞，手足不遂，口面㖞邪，遍身顽痹。

【性味归经】　味辛、苦，性温。归膀胱、肾经。

【功能主治】　解表散寒，祛风通痹，去湿止痒。用于气虚感冒、风热壅盛之目赤肿痛、咽喉不利，肝风引起的抽搐痉挛以及脾虚湿困、隐疹瘙痒。

【用法用量】　内服。煎汤，每日一剂，每剂4～16克。用量不可过大，以免伤阴。

【宜忌】　对于血虚津枯所引起的头身痹痛、气虚体衰、阴液亏损、虚火上炎、口干舌燥、大便燥结者，应当谨慎服用。

（三）秦艽（《99味常用中药入门》）

【药理成分】　含龙胆碱（即秦艽碱甲）、龙胆次碱（即秦艽碱乙）、及秦艽碱丙；还含有挥发油及糖类。有镇静作用，降低血压作用，有抗菌作用。

【性味归经】　味苦、辛，性平。归肝、胃、胆经。

【功能主治】　祛风除湿，清热舒筋。用于风湿痹痛、筋脉拘挛、骨节酸痛、中风不遂、湿热黄疸、骨蒸潮热。

【用法用量】　内服。煎汤，每日一剂，每剂10～20克。

【宜忌】　对于久病虚羸、脾胃虚弱、大便滑泄者，应当谨慎服用。

（四）木瓜（《99味常用中药入门》）

【药理成分】　含皂甙、苹果酸、酒石酸、柠檬酸、维生素C、黄酮类、鞣质。主湿痹邪气，霍乱大吐下，转筋不止。

【性味归经】　味酸，性温。归肝、脾经。

【功能主治】　舒筋活络，和胃化湿。治风湿痹痛、肢体酸重、筋脉拘挛、吐泻转筋、脚气水肿。

【用法用量】　内服。煎汤，每日一剂，每剂6～15克。用量不可过大，以免伤肾损骨。

【宜忌】　不可多食，多食则损齿及骨。对于精血亏虚、阴液不足、湿热偏盛、小便淋闭、伤食而积滞壅盛者，应当谨慎服用。

（五）全蝎（《99味常用中药入门》）

【药理成分】　含蝎毒、三甲胺、甜菜碱、牛黄酸、软脂酸、硬脂酸、胆甾醇、卵磷脂及铵盐等。有抗惊厥作用，有降血压作用。

【性味归经】　味辛，性平、有毒。归肝经。

【功能主治】　祛风止痉，通络止痛，攻毒散结。用于小儿惊风、抽搐痉挛、中风导致的半身不遂、风湿顽痹、偏正头痛、痈肿疮毒、风疹顽癣。

【用法用量】　内服。每日一剂，煎汤，每剂2～6克，研末0.5～1克。

【宜忌】　不可多服。对于肝虚动风、血虚生风者，如果误用全蝎，反更容易加重动风诸症，故应谨慎服用。

（六）蜈蚣（《99味常用中药入门》）

【药理成分】　含二种类似蜂毒的有毒成分，即组胺样物质及溶血性蛋白质；尚含脂肪油、胆甾醇、蚁酸和多种氨基酸等。有抗肿瘤作用，有止痉作用，有抗真菌作用。

【性味归经】　味辛，性温、有毒。归肝经。

【功能主治】　祛风止痉，通络止痛，解毒散结。用于惊风、癫痫、痉挛抽搐、中风破伤风、风湿顽痹、偏头痛、蛇咬中毒。

【用法用量】　内服。每日一剂，煎汤，每剂3～6克，研末0.5～1.5克。

【宜忌】　用量不宜过大。对于血虚生风、血热成毒、阴虚燥渴者，应谨慎服用。

十、利水消肿药

(一)泽泻(《99味常用中药入门》)

【药理成分】 含挥发油、生物碱、泽泻醇、植物甾醇、天门冬素、树脂、蛋白质、有机酸、淀粉等。有显著的利尿和持久的降压作用。能降低血液中的胆固醇和血糖,具有抗脂肪肝作用;对金黄色葡萄球菌、肺炎球菌、结核杆菌有抑制作用。

【性味归经】 性寒,味苦。归肾、膀胱经。

【功能主治】 利水渗湿,泻热。适用于小便不利、水肿、泄泻、尿少、痰饮眩晕、热淋涩痛、高脂血症等。

【用法用量】 内服。煎汤,每日一剂,每剂3～12克。

【宜忌】 肾虚滑精者慎用。

(二)茯苓(《99味常用中药入门》)

【药理成分】 含蛋白质、脂肪、甾醇、卵磷脂、组氨酸、胆碱、茯苓多糖、蛋白酶等。有强心、滋补、利尿、抗菌、降血糖、降血压和增强人体免疫功能作用。茯苓多糖还能显著地抑制肿瘤细胞,与其他抗癌化学药物同用,能提高疗效。

【性味归经】 性平,味甘、淡。归心、肺、脾、肾经。

【功能主治】 利水渗湿,健脾宁心。适用于水肿尿少、痰饮眩悸、脾虚食少、便溏泻泄、心神不宁、惊悸失眠等症。

【用法用量】 内服。煎汤,每日一剂,每剂6～18克。

【宜忌】 对虚寒滑精和气虚下陷者应减少用量。

(三)茵陈(《中药大辞典》)

【药理成分】 含挥发油、脂肪油、氯原酸、香豆精等。能促进胆汁分泌,同时也能增加胆汁中胆碱和胆红素的排出量,促进肝细胞的再生;有较明显的解热作用,并能增加心脏冠状动脉的血流量;具有平喘作用。

【性味归经】 性微寒,味苦、辛。归脾、胃、肝、胆经。

【功能主治】 清热利湿,利胆退黄。适用于黄疸尿少、湿疹瘙痒、传染型肝炎、胆囊炎。

【用法用量】 内服。煎汤,每日一剂,每剂10～15克。

【宜忌】 非湿热引起的发黄忌服。

(四)木通(《99味常用中药入门》)

【药理成分】 含木通甙、齐墩果酸、葡萄糖、鼠李糖和钾。有利尿和抗菌作用。

【性味归经】 性寒,味苦。归心、小肠、膀胱经。

【功能主治】 清热利水,通利血脉,通经下乳。用于心火上炎、口舌生疮、小便赤涩、水肿、胸中烦热、遍身拘痛、乳汁不畅。

【用法用量】 内服。煎汤,每日一剂,每剂5～12克。

【宜忌】 对于精滑梦遗、阳虚气弱、内无湿热、口舌干燥者,应谨慎服用。

(五)车前子(《中药大辞典》)

【药理成分】 含多量粘液质、琥珀、腺嘌呤、胆碱等。具有利尿作用,并能增加尿素、氯化钠及尿酸的排泄,能使气管及支气管分泌物增加,呼吸运动加深变缓,有祛痰止咳作用。

【性味归经】 性微寒,味甘。归肝、肺、小肠经。

【功能主治】 清热利尿,渗湿通淋,明目,祛痰。适用于水肿胀满、热淋涩痛、暑湿泄泻、目赤肿痛、痰热咳嗽等症。

【用法用量】 内服。煎汤,每日一剂,每剂5～10克。

【宜忌】 无湿热者及孕妇忌用。

(六)玉米须(《中药大辞典》)

【药理成分】 含脂肪、挥发油、树脂、苦味糖甙、皂甙、生物碱及维生素K、甾醇和有机酸等。有利尿、利胆、止血等作用。

【性味归经】 性平,味甘。归肝、肾经。

【功能主治】 利尿泻热,平肝利胆,适用于肾炎水肿、脚气、黄疸肝炎、高血压、胆结石、糖尿病、吐血、衄血等症。

【用法用量】 内服。煎汤,每日一剂,每剂30～60克。

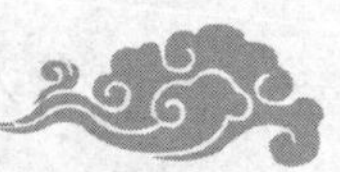

十一、活血化淤药

(一)丹参(《99味常用中药入门》)

【药理成分】　含丹参酮、丹参醇、维生素E等。能扩张冠状动脉、增加血流量、改善心肌收缩力、调整心律;能改善微循环,抗高机体的耐缺氧力;能促进组织的修复与再生;抑制增生的纤维母细胞瘤的生长;能降低血糖和血压,有镇静作用。

【性味归经】　性微寒,味苦。归心、肝经。

【功能主治】　活血祛瘀,安神宁心,排脓止痛。适用于月经不调、经闭、宫外孕、肝脾肿大、心绞痛、心烦不眠、疮疡肿毒等症。

【用法用量】　内服。煎汤,每日一剂,每剂5～10克。

【宜忌】　本品畏咸水,反藜芦,忌醋;大便不实者和无瘀血者慎服。

(二)三七(《99味常用中药入门》)

【药理成分】　含皂甙、五加皂甙A、五加皂甙B和葡萄糖。具有止血,抑菌等作用。

【性味归经】　性温,味甘、微苦。归肝、胃经。

【功能主治】　散瘀止血,消肿定痛。适用于咯血、吐血、衄血、便血、尿血、崩漏、产后血瘀腹痛、跌打瘀血肿痛、外伤出血等。

【用法用量】　内服。煎汤,每日一剂,每剂5～10克。

【宜忌】　血虚无瘀者忌服,孕妇及血虚吐衄、血热妄行者忌服。

(三)红花(《99味常用中药入门》)

【药理成分】　含红花黄色素、红花油等成分。能使子宫发生紧张性或节律性收缩;有降血压和扩张冠状动脉作用。小剂量红花对心脏有轻度兴奋作用,大剂量则起抑制作用。

【性味归经】　性温,味辛。归心、肝经。

【功能主治】　活血通脉,消肿止痛。适用于经闭、痛经、产后瘀阻腹痛、痈肿、跌打损伤等症。

【用法用量】　内服。煎汤,每日一剂,每剂3～5克。

【宜忌】　用于和血调血时,用量宜小;用于行血破血时,用量稍大。崩漏及孕妇忌用。

(四)延胡索(《99味常用中药入门》)

【药理成分】　含有延胡素乙素等成分。具有镇痛、镇静、催眠作用,还有降血脂作用。

【性味归经】　性温,味辛、苦。归肝、脾经。

【功能主治】　活血散瘀,理气止痛。适用于气滞血凝的腹痛、胃痛、月经不调、痛经、产后腹痛、心肌梗死、跌打损伤、疝气引致的腹痛、神经痛等症。

【用法用量】　内服。煎汤,每日一剂,每剂5～10克。

【宜忌】　本品有耗气伤血之弊,虚体慎用;痈疽已溃慎用,久溃不敛忌用。

(五)桃仁(《99味常用中药入门》)

【药理成分】　含苦杏仁甙、脂肪、儿茶精等成分。具有减少血管通透性、促进炎症渗出物的吸收、改善血行、解除血液浓粘凝聚状态的作用。

【性味归经】　性平,味苦、甘。归心、肝、大肠经。

【功能主治】　活血行瘀,润燥滑肠。适用于经闭、痛经、跌打损伤、肠燥便秘等症。

【用法用量】　内服。煎汤,每日一剂,每剂5～10克。

【宜忌】　本品有伤气耗血之弊,不可过用。孕妇忌用,脾虚便溏者慎用。

(六)怀牛膝(《99味常用中药入门》)

【药理成分】　含皂甙、牛膝甾酮等成分。具有降血压、利尿、兴奋子宫的作用。

【性味归经】　性平,味酸、苦。归肝、肾经。

【功能主治】　补肾,强筋骨,逐瘀通经,引血下行。适用于腰膝酸痛、筋骨无力、经闭腹痛、肝阳眩晕等症。

【用法用量】　内服。煎汤,每日一剂,每剂10～15克。

【宜忌】　本品以导下行为主,又能坠胎,脾虚泄泻、梦遗滑精、妇女月经过多者忌用。

(七)益母草(《中药大辞典》)

【药理成分】　含益母草碱等多种生物碱及维生素A等成分。能兴奋子宫,有降压、利尿作用。

【性味归经】 性微寒，味苦、辛。归肝、心包经。

【功能主治】 调经活血，祛湿生新，利尿消肿。适用于月经不调、痛经、经闭、恶漏不尽、急性肾炎水肿等症。

【用法用量】 内服。煎汤，每日一剂，每剂10～20克。

【宜忌】 气虚、阴虚、脾虚便溏者慎服，孕妇忌用。

十二、芳香化湿药

(一)藿香(《99味常用中药入门》)

【药理成分】 含挥发油等。能抑制胃肠道的过度蠕动，促进胃液分泌而帮助消化；对常见皮肤真菌有抑制作用；广藿香对多种细菌有抑制作用。

【性味归经】 性微温，味辛。归胃、肺经。

【功能主治】 化湿和中，祛暑解表。适用于暑湿感冒、胸闷食少、恶心呕吐、腹胀腹泻等症。

【用法用量】 内服。煎汤，每日一剂，每剂3～10克。

(二)砂仁(《99味常用中药入门》)

【药理成分】 含挥发油，油中主要成分为樟脑、乙酸龙脑酯、龙脑、右旋樟脑、芳香醇、橙花叔醇等。阳春砂和缩砂仁0.25—0.75%水煎液对人体肠管有兴奋作用，1—1.25%水煎液和挥发油的饱和水溶液均呈抑制作用。

【性味归经】 性温，味辛。归脾、胃、肾经。

【功能主治】 消食开胃，行气化湿，温脾止泻，温胃止呕，安胎。适用于脘腹胀痛、食欲不振、恶心呕吐、胎动不安等症。

【用法用量】 内服。煎汤，每日一剂，每剂1.5～6克。

(三)苍术(《99味常用中药入门》)

【药理成分】 含挥发油。油的主要成分为苍术醇、苍术酮、茅术醇等。有降低血糖作用，有兴奋肠蠕动作用。

【性味归经】 性温，味辛、苦。归脾、胃经。

【功能主治】 燥湿化痰，除湿化浊，解表明目。用于湿阻中焦、脘腹胀满、风寒湿痹、脚膝肿痛、夜盲症、眼目昏涩。

【用法用量】 内服。煎汤，每日一剂，每剂5～20克。不可过量，以免伤阴。

【宜忌】 对于阴虚津枯、精气不足、口干唇燥、便秘滞下以及肝肾有虚热者应当谨慎服用。如果误服，则会耗损气血和津液，导致虚火更甚。

(四)白豆蔻(《99味常用中药入门》)

【药理成分】 含挥发油等。能促进胃液分泌，增强胃蠕动，抑制肠内异常发酵，祛除胃肠内积气，故有祛风键胃，并有止呕作用。

【性味归经】 性温，味辛、苦。归脾、胃经。

【功能主治】 消食行气，温胃止呕。适用于脘腹胀痛、恶心呕吐、食欲不振等症。

【用法用量】 内服。煎汤，每日一剂，每剂3～10克。

十三、安神泻下药

(一)牡蛎(《99味常用中药入门》)

【药理成分】 含碳酸钙、磷酸钙及硫酸钙，并含有镁、铝、硅及氧化铁等。为制酸剂，有和胃镇痛作用，治胃酸过多，身体虚弱等。对于怀孕妇女及小儿钙质缺乏与肺结核等有效。

【性味归经】 性微寒，味咸、涩。归肝、肾经。

【功能主治】 软坚散结，镇惊安神，补阴潜阳，收敛固涩。用于惊狂烦躁、心悸失眠、头痛眩晕、虚风内动、阴虚发热、遗精、崩漏、带下、胃痛吐酸。

【用法用量】 内服。煎汤，每日一剂，每剂10～30克，宜先煎30分钟。

【宜忌】 对于虚寒、肾虚无火、精寒自出者，应当谨慎服用。如果多服或久服，则容易引起便秘和消化不良，甚至出现中毒现象。

(二)远志(《99味常用中药入门》)

【药理成分】 含皂甙、远志醇、乙酰氨基葡萄糖、脂肪油、树脂等。有祛痰作用，对子宫有兴奋作用，有溶解红细胞的作用。

【性味归经】 性微温，味苦、辛。归心、肝经。

【功能主治】 宁心安神,祛痰开窍。用于惊悸失眠、心肾不交、痰阻心窍、咳嗽痰多、胸痹心痛。

【用法用量】 内服。煎汤,每日一剂,每剂5～15克。

【宜忌】 对于实火痰热、肾虚有火、阴虚阳亢、热痰蒙蔽者,若误用远志,反会加重热象或痰浊,应当谨慎服用。

(三)酸枣仁(《中药大辞典》)

【药理成分】 含脂肪油和蛋白质、甾醇、白桦脂醇、白桦脂酸、酸枣皂甙和维生素C.有镇静、催眠作用,有镇痛、抗惊厥、降温作用,有降血压作用,对子宫有兴奋作用。

【性味归经】 性平,味甘、酸。归肝、胆、心经。

【功能主治】 养心安神,生津敛汗。用于心神不宁、虚烦不眠、健忘眩晕、惊悸多梦、体虚多汗、津伤口渴。

【用法用量】 内服。煎汤,每日一剂,每剂10～20克。

【宜忌】 对于实热内盛、肝气亢盛而烦躁不眠者,反而会收敛邪气,导致实热更为炽盛,应当谨慎服用。

(四)大黄(《99味常用中药入门》)

【药理成分】 大黄具有泻下作用的成分,是几种葡萄糖甙和甙元,其中甙是主要的,因其泻下作用常强于其相应甙元。又含有大黄鞣酸、脂肪酸等。有泻下作用,抗菌作用,抗肿瘤作用及降血压作用等。

【性味归经】 性寒,味苦。归脾、胃、大肠经、肝经、心包经。

【功能主治】 泻下通滞,清热泻火,活血化瘀,凉血解毒。用于积滞便秘、湿热痢疾、泻痢不爽、黄疸、目赤咽肿、肠痈腹痛、瘀血经闭、跌打损伤。

【用法用量】 内服。煎汤,每日一剂,每剂5～10克,如作为攻下药,一边应后下。

【宜忌】 对于表证未解、血虚气弱、脾胃虚寒、体内无实热积滞、血虚便闭、血枯经闭、妇女妊娠产后,应当谨慎服用。

(五)火麻仁(《99味常用中药入门》)

【药理成分】 含脂肪油、油酸、亚油酸、亚麻酸、植酸钙镁等。有降低血压作用。

【性味归经】 性平,味甘。归脾、胃、大肠经。

【功能主治】 润燥滑肠,益血补阴,利水通淋。用于肠燥便秘、月经不调、风痹、消渴、风水、脚气、热淋、痢疾、疮癣、丹毒。

【用法用量】 内服。煎汤,每日一剂,每剂10～20克。

【宜忌】 不宜多食,否则将损伤气血,滑泄精气。对于脾胃虚损之便溏、阳痿、遗精、带下、肠滑者,应当谨慎服用。

(六)番泻叶(《中药大辞典》)

【药理成分】 含番泻甙、大黄酸、大黄酚、芦荟大黄素、或大黄葡萄糖甙。有泻下作用,还有抗菌、抗生及毒箭样作用。

【性味归经】 性寒,味甘、苦。归大肠经。

【功能主治】 泻热导滞。用于治疗热结便秘,积滞腹胀。

【用法用量】 内服。煎汤(后入),每日一剂,每剂3～6克。

【宜忌】 体虚及孕妇忌服。

第三十四篇　药性歌括(400味)

明代龚廷贤在《寿世保元·甲集一卷》中载:“药性歌括”,共四百味如下:

诸药之性,各有奇功,温凉寒热,补泻宣通。

君臣佐使,运用于衷,相反畏恶,立见吉凶。

1.**人参**味甘,大补元气,止渴生津,调荣养卫。去芦用,反藜芦。煎汤,3～10g;研末,1～3g。

2.**黄芪**性温,收汗固表,托疮生肌,气虚莫少。绵软如箭杆者,疮疡生用,补虚蜜水炒用。煎服,9～30g。

3.**白术**甘温，健脾强胃，止泻除湿，兼祛痰痞。去芦，淘米泔水洗，薄切晒干，或陈土、壁土炒。煎服，6～12g。

4.**茯苓**味淡，渗湿利窍，白化痰涎，赤通水道。去黑皮，中有赤筋者要去净，不损人目。煎服，9～15g。

5.**甘草**甘温，调和诸药，炙则温中，生则泻火。一名国老，能解百毒，反甘遂、海棠、大戟、芫花。煎服，1。5～9g。

6.**当归**甘温，生血补心，扶虚益损，逐瘀生新。酒浸，洗净切片。体肥痰盛，姜汁浸晒。身养血，尾破血，全活血。煎服，5～15g。

7.**白芍**酸寒，能收能补，泻利腹痛，虚寒勿与。有生用者或酒炒用。煎服，5～15g。

8.**赤芍**酸寒，能泻能散，破血通经，产后勿犯。宜用生。煎服，6～12g。

9.**生地**微寒，能清湿热，骨蒸烦劳，兼消瘀血。一名芐，怀庆出者，酒洗，竹刀切片，晒干。煎服，10～15g。

10.**熟地**微温，滋肾补血，益髓填精，乌须黑发。用怀庆生地黄，酒拌蒸至黑色，竹刀切片，勿犯铁器，忌萝卜、葱、蒜。用姜汁炒，除膈闷。煎服，10～30g。

11.**麦门**甘寒，解渴祛烦，补心清肺，虚热自安。水浸，去心用，不令人烦。煎服，10～15g。

12.**天门**甘寒，肺痿肺痈，消炎止嗽，喘热有功。水浸，去心、皮。煎服，6～12g。

13.**黄连**味苦，泻心除痞，清热明眸，厚肠止痢。去须，下火童便，痰火姜汁，伏火盐汤，气滞火吴萸，肝胆火猪胆，实火朴硝，虚火醋炒。煎服，2～5g；研末吞服1～1.5g。

14.**黄芩**苦寒，枯泻肺火，子清大肠，湿热皆可。去皮、枯朽，或生或酒炒。煎服，3～10g。

15.**黄柏**苦寒，降火滋阴，骨蒸湿热，下血堪任。去粗皮，或酒、或蜜、或童便、或乳汁炒，一名黄蘗。煎服，3～12g。

16.**栀子**性寒，解郁降烦，吐衄胃痛，火降小便。（衄：nü音：女；意：鼻子流血）。生用清三焦实火，炒黑清上焦郁热，又能清曲屈之火。煎服，5～10g。

17.**连翘**苦寒，能消痈毒，气聚血凝，湿热堪逐。去梗、心。煎服，6～15g。

18.**石膏**大寒，能泻胃火，发渴头疼，解肌立妥。或生或煅，一名解石。煎服，15～60g。

19.**滑石**沉寒，滑能利窍，解渴除烦，湿热可疗。细腻洁白者佳，粗头青黑者勿用，研烂以水飞过。煎服，10～20g。

20.**知母**味苦，热渴能除，骨蒸有汗，痰欬皆舒。（欬：kài音：忾；意：咳嗽）。去皮毛，生用泻胃火，酒炒泻肾火。煎服，6～12g。

21.**贝母**微寒，止嗽化痰，肺痈肺痿，开郁除烦。去心，黄白色、轻松者佳。煎服，3～10g。

22.**大黄**苦寒，实热积聚，蠲(juan音：捐；意：免除)痰润燥，疏通便闭。煎服，5～15g。

23.**柴胡**味苦，能泻肝火，寒热往来，疟疾均可。去芦，要北者佳。煎服，3～10g。

24.**前胡**微寒，宁嗽化痰，寒热头疼，痞闷能安。去芦，要软者佳。煎服，6～10g。

25.**升麻**性寒，清胃解毒，升提下陷，牙痛可逐。去须，青绿者佳。煎服，3～9g。

26.**桔梗**味苦，疗咽痛肿，载药上升，开胸利壅。去芦，洁白者佳。煎服，3～10g。

27.**紫苏**叶辛，风寒发表，梗下诸气，消除胀满。叶背面并紫者佳。煎服，3～10g。

28.**麻黄**味辛，解表出汗，身热头痛，风寒发散。去根节，宜陈久，止汗用根。煎服，2～9g。

29.**葛根**味甘，伤风发散，温疟往来，止渴解酒。白粉者佳。煎服，9～15g。

30.**薄荷**味辛，最清头目，祛风化痰，骨蒸宜服。一名灸苏，用姑苏龙脑者佳。煎服，2～10g。

31.**防风**甘温，能除头晕，骨节痹疼，诸风口噤。去芦。煎服，4.5～9g。

32.**荆芥**味辛，能清头目，表汗祛风，治疮消瘀。一名假苏，用穗。煎服，4.5～9g。

33.**细辛**辛温，少阴头痛，利窍通关，风湿皆用。华阴者佳，反藜芦。煎服，1～3g。

34.**羌活**微温，祛风除湿，身痛头疼，舒筋活骨。一名羌青。煎服，3～9g。

35.**独活**甘苦，颈椎难舒，两足湿痹，诸风能除。一名独摇草。煎服，3～9g。

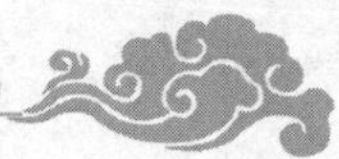

36. **白芷**辛温，阳明头痛，风热瘙痒，排脓通用。一名芳香。煎服，3～9g。

37. **藁本**气温，除头巅顶，寒湿可祛，风邪可屏。去芦。煎服，3～10g。

38. **香附**味甘，快气开郁，止痛调经，更消宿食。即莎草根，忌铁器。煎服，6～9g。

39. **乌药**辛温，心腹胀痛，小便滑数，顺气通用。一名旁其，一名天台乌。煎服3～9g。

40. **枳实**味苦，消食除痞，破积化痰，冲墙倒壁。如鹅眼，色黑陈者佳，水浸去穰，切片麸炒。煎服，3～9g。

41. **枳壳**微温，快气宽肠，胸中气结，胀满堪尝。水浸去穰，切片麸炒。

42. **白蔻**辛温，能去瘴翳，益气调元，止呕和胃。去壳取仁。煎服，3～6g。

43. **青皮**苦寒，能攻气滞，削坚平肝，安胃下食。水浸去穰，切片。煎服，3～9g。

44. **陈皮**甘温，顺气宽膈，留白和胃，消痰去白。温水略洗，刮去穰，又名橘红。煎服，3～9g。

45. **苍术**甘温，健脾燥湿，发汗宽中，更祛瘴疫。米泔浸透，搓去黑皮，切片炒干。煎服，5～10g。

46. **厚朴**苦温，消胀泄满，痰气泻痢，其功不缓。要厚如紫豆者佳，去粗皮，姜汁炒。煎服，3～10g。

47. **南星**性热，能治风痰，破伤强直，风搐自安。姜汤泡透，切片用，或为末，装入牛胆内，名牛胆南星。煎服，3～10g。

48. **半夏**味辛，健脾燥湿，痰厥头痛，嗽呕堪入。一名守田，反乌头，滚水泡透切片，姜汁炒。煎服，3～10g。

49. **藿香**辛温，能止呕吐，发散风寒，霍乱为主。或用叶，或用梗，或梗叶兼用者。煎服，5～10g。

50. **槟榔**辛温，破气杀虫，祛痰逐水，专除后重。类鸡心者佳。煎服，3～10g。

51. **腹皮**微温，能下膈气，安胃健脾，浮肿消去。多有鸩粪毒，用黑豆汤洗净。煎服，4.5～9g。

52. **香薷**味辛，伤暑便涩，霍乱水肿，除烦解热。陈久者佳。煎服，3～9g。

53. **扁豆**微凉，转筋吐泻，下气和中，酒毒能化。微炒。煎服，10～15g。

54. **猪苓**味淡，利水通淋，消肿除湿，多服损肾。削去黑皮，切片。煎服，6～12g。

55. **泽泻**苦寒，消肿止渴，除湿通淋，阴汗自遏。去毛。煎服，5～10g。

56. **木通**性寒，小肠热闭，利窍通经，最能导滞。去皮，切片。煎服，3～6g。

57. **车前子**寒，溺涩眼赤，小便能通，大便能实。去壳。煎服，9～15g。

58. **地骨皮**寒，解肌退热，有汗骨蒸，强阴凉血。去骨。煎服，9～15g。

59. **木瓜**味酸，湿肿脚气，霍乱转筋，足膝无力。酒洗。煎服，6～9g。

60. **威灵**苦温，腰膝冷痛，消痰痃癖，风湿皆用。(痃：xuán音：玄)。去芦，酒洗。煎服，6～9g。

61. **牡丹**苦寒，破血通经，血分有热，无汗骨蒸。去骨。煎服，6～12g。

62. **玄参**苦寒，清无根火，消肿骨蒸，补肾亦可。紫黑者佳，反藜芦。煎服10～15g。

63. **沙参**味苦，消肿排脓，补肝益肺，退热除风。去芦，反藜芦。煎服，9～15g。

64. **丹参**味苦，破积调经，生新去恶，祛除带崩。反藜芦。煎服，5～15g。

65. **苦参**味苦，痈肿疮疥，下血肠风，眉脱赤癞。反藜芦。煎服，5～10g。

66. **龙胆**苦寒，疗眼赤疼，下焦湿肿，肝经热烦。煎服，3～6g。

67. **五加皮**寒，祛痛风痹，健步坚筋，益精止沥。此皮浸酒，轻身延寿，宁得一把五加，不用金玉满车。煎服，4.5～9g。

68. **防己**气寒，风湿脚痛，热积膀胱，消痈散肿。煎服，4.5～9g。

69. **地榆**沉寒，血热堪用，血痢带崩，金疮止痛。如虚寒水泻，忌之。煎服10～15g。

70. **茯神**补心，善镇惊悸，恍惚健忘，兼除怒恚(huì音：慧；意：恨、怒)。去皮木。

71. **远志**气温，能驱惊悸，安神镇心，令人多记。甘草汤浸一宿，去骨，晒干。煎服，3～6g。

72. **酸枣**味酸，敛汗驱烦，多眠用生，不眠用炒。去核取仁。煎服，9～15g；研末吞服 1.5～2g。

73. **菖蒲**性温，开心利窍，去痹除风，出声至妙。去毛，一寸九节者佳，忌铁器。煎服，3～9g。

74. **柏子**味甘，补心益气，敛汗扶阳，更疗惊悸。去壳取仁，即柏实。煎服 10～20g。

75. **益智**辛温，安神益气，遗尿遗精，呕逆皆治。去壳取仁，研碎。煎服，3～10g。

76. **甘松**味香，善除恶气，治体香肌，心腹痛已。煎服，3～6g。

77. **小茴**性温，能除疝气，腹痛腰疼，调中暖胃。盐酒炒。煎服，3～6g。

78. **大茴**味辛，疝气脚气，胀痛膀胱，止呕开胃。即怀香子。煎服，3～6g。

79. **干姜**味辛，表解风寒，炮苦逐冷，虚热尤堪。纸包水浸，火煨切片，慢火炒至极黑，亦有生用者。煎服，3～10g。

80. **附子**辛热，性走不守，四肢厥冷，回阳功有。皮黑，顶正圆，一两一枚者佳，面裹火煨，去皮脐，童便浸一宿，慢火煮，密封放，切片用，亦有该用生者。煎服，3～15g。

81. **川乌**大热，搜风入骨，湿痹寒疼，破积之物。顶歪斜，制同附子。煎服 1。5～3g。

82. **木香**微温，散滞和胃，诸风能调，行汗泻肺。形如枯骨，苦口粘牙者佳。煎服 1。5～6g。

83. **沉香**降气，暖胃追邪，通天彻地，卫气为佳。煎服 1。5～4.5g。

84. **丁香**辛热，能除寒呕，心腹疼痛，温胃可晓。雄丁香如钉子长，雌丁香枣核大。煎服，2～6g。

85. **砂仁**性温，养胃进食，止痛安胎，通经破滞。去壳取仁。煎服，3～6g。

86. **荜澄茄**辛，除胀化食，消痰止哕，能逐鬼气。（哕：yuě 音：月；意：呕吐）。系嫩胡椒，青时摘取者是。，煎服 1。5～3g。

87. **肉桂**辛热，善通血脉，腹痛虚寒，温补可得。去粗皮，不见火，妊娠用要用炒。厚者肉桂，薄者官桂。煎服 1～4.5g。

88. **桂枝**小梗，横行手臂，止汗舒筋，治手足痹。煎服，3～10g。

89. **吴萸**辛热，能调疝气，心腹寒痛，酸水能治。去梗，汤泡微炒。煎服 1。5～4.5g。

90. **延胡**气温，心腹卒痛，通经活血，跌扑血崩。即玄胡索。煎服，3～10g。

91. **薏苡**味甘，专除湿痹，筋节拘挛，肺痈肺痿。一名穿谷米，去壳。煎服 9～30g。

92. **肉蔻**辛温，脾胃虚冷，泻痢不休，功可立等。一名肉果，面包煨熟，切片，纸包捶去油。煎服，3～9g。

93. **草寇**辛温，治寒犯胃，作痛吐呕，不食能食。建宁有淡红花，内白子是真的。煎服，3～6g。

94. **诃子**味苦，涩肠止痢，痰嗽喘急，降火敛肺。又名诃藜勒，六棱黑色者佳，火煨去核。（诃：hē 音，喝；意：即“藏青果”）煎服，3～10g。

95. **草果**味辛，消食除胀，截疟逐痰，解瘟辟瘴。去壳取仁。煎服，3～6g。

96. **常山**苦寒，截疟除痰，解伤寒热，水胀能宽。酒浸切片。

97. **良姜**性热，下气温中，转筋霍乱，酒食能攻。结实秋收，名红豆蔻，善解酒毒，余治同。煎服，3～6g；研末服，每次 3g。

98. **山楂**味甘，磨消肉食，疗疝催疮，消膨健胃。一名糖毬子，俗呼山里红，蒸去核用。煎服，10～15g。

99. **神曲**味甘，开胃进食，破积逐痰，调中下气。要六月六日制造方可用，要炒黄色。煎服，6～15g。

100. **麦芽**甘温，能消宿食，心腹膨胀，行血散滞。炒，孕妇勿服，恐堕胎元。煎服，10～15g。

101. **苏子**味辛，驱痰降气，止咳定喘，更润心肺。煎服，6～9g。

102. **白芥子**辛，专化胁痰，疟蒸痞块，服之能安。微炒。煎服，3～5g。

103. **甘遂**苦寒，破瘕消痰，面浮蛊胀，利水能安。反甘草。（瘕：jiǎ；意：肚子里结块的病）。入丸散服，每次 0.5～1g。

104. **大戟**甘寒，消水利便，腹胀症坚，其功瞑眩。反甘草。煎服,1.5～3g;入丸散服,每次1g。

105.**芫花**寒苦,能消胀蛊,利水泻湿,止咳痰吐。反甘草。煎服,1.5～3g;入散剂服,每次0.6g。

106.**商陆**辛甘,赤白各异,赤者消风,白利水气。一名樟柳。煎服,5～10g。

107.**海藻**咸寒,消瘿散疬,除胀破症,利水通闭。与海带、昆布散结溃坚功同,反甘草。煎服,10～15g。

108.**牵牛**苦寒,利水消肿,蛊胀痃癖,散滞除壅。黑者属水,力速。白者属金,效迟。并取头末用。煎服,3～9g。

109.**葶苈**辛苦,利水消肿,痰咳症瘕,治喘肺痈。隔纸略炒。煎服,5～10g;研末服,3～6g。

110.**瞿麦**辛寒,专治淋病,且能堕胎,通经立应。煎服,9～15g。

111.**三棱**味苦,利血消癖,气滞作痛,虚者当忌。去毛,火煨,切片醋炒。煎服,3～10g。

112.**五灵**味甘,血痢腹痛,止血用炒,行血用生。煎服,3～10g。

113.**莪术**温苦,善破痃癖,止渴消瘀,通经最宜。去根,火煨,切片醋炒。煎服,3～15g。

114.**干漆**辛温,通经破瘕,追积杀虫,效如奔马。捂砂炒,令烟尽,生则损人伤胃。

115.**蒲黄**味甘,逐瘀止崩,补血须炒,破血用生。煎服,3～10g。

116.**苏木**甘咸,能行瘀血,产后月经,兼治扑跌。煎服,3～10g。

117.**桃仁**甘寒,能润大肠,通经破瘀,血瘕堪尝。汤浸去皮尖,研如泥。煎服,5～10g。

118.**姜黄**味辛,消痈破血,心腹结痛,下气最捷。煎服,3～10g。

119.**郁金**味苦,破血生肌,血淋溺血,郁结能舒。煎服,5～12g;研末服,3～6g。

120.**金银花**甘,疗痈无对,未成则散,已成则溃。一名忍冬,一名鹭鸶藤,一名金钗股,一名老翁须。煎服,6～15g。

121.**漏芦**性温,祛恶疮毒,补血排脓,生肌长肉。一名野兰。煎服,6～12g。

122.**蒺藜**味苦,疗疮瘙痒,白癜头疮,翳除目朗。煎服,6～10g。

123.**白芨**味苦,功专收敛,肿毒疮疡,外科最善。煎服,3～10g;入散剂服,每次2～5g。

124.**蛇床**辛苦,下气温中,恶疮疥癞,逐瘀祛风。煎服,3～9g。

125.**天麻**味辛,能驱头眩,小儿惊痫,拘挛瘫痪。煎服,3～9g;研末服,1～1.5g。

126.**白附**辛温,治面百病,血痹风疮,中风痰症。

127.**全蝎**味苦,祛风痰毒,口眼喎斜,风痫发搐。去毒。煎服,3～6g;研末吞服,每次0.6～1g。

128.**蝉蜕**甘平,消风定惊,杀疳除热,退翳侵睛。煎服,3～10g。

129.**僵蚕**味咸,诸风惊痫,湿痰喉痹,疮毒瘢痕。去丝嘴炒。煎服,5～9g;研末吞服,每次1～1.5g。

130.**蜈蚣**味辛,蛇虺恶毒,杀痉除邪,堕胎逐瘀。头足赤者佳,炙黄,去头足。(虺:huǐ音毁;意:古书上说的一种毒蛇)。煎服,3～5g;研末冲服,每次0.6～1g。

131.**木鳖**甘寒,能追疮毒,乳痈腰痛,消肿最速。去壳。

132.**蜂房**咸苦,惊痫瘈疭,牙痛肿毒,瘰疬肠痈。(瘈疭:chì zòng音,赤纵;意:手脚痉挛、口眼喎斜的症状,也叫"抽风"。瘰疬:luǒ lì音,落立;意:结核菌侵入淋巴结,发生核块的病,多在颈部,也叫"老鼠疮")。煎服,3～5g。

133.**花蛇**温毒,瘫痪喎斜,大风疥癞,诸毒称佳。两鼻孔,四獠牙,头戴二十四朵花,尾上有个佛指甲,是出蕲州者佳。

134.**蛇蜕**辟恶,能除翳膜,肠痔蛊毒,惊痫搐搦(nuò音,糯;意:握,持,拿着)。

135.**槐花**味苦,痔漏肠风,大肠热痢,更杀蛔虫。煎服,10～15g。

136.**鼠粘子**辛,能除疮毒,瘾疹风热,咽痛可逐。一名牛蒡子,一名大力子。

137.**茵陈**味苦,退疸除黄,泻湿利水,清热为凉。煎服,6～15g。

138. **红花**辛温，最消瘀热，多则通经，少则养血。煎服，3～10g。

139. **蔓荆子**苦，头痛能医，拘挛湿痹，泪眼堪除。微炒研碎。煎服，6～12g。

140. **兜铃**苦寒，能薰痔漏，定喘消痰，肺热久嗽。去隔膜根，名清木香，散气。

141. **百合**味甘，安心定胆，止嗽消浮，痈疽可啖。煎服，10～30g。

142. **秦艽**微寒，除湿荣筋，肢节风痛，下血骨蒸。新好罗纹者佳。煎服，3～9g。

143. **紫菀**苦辛，痰喘咳逆，肺痈吐脓，寒热并济。去头。煎服，5～10g。

144. **款花**甘温，理肺消痰，肺痈喘咳，补劳除烦。要嫩茸去木。煎服，5～10g。

145. **金沸草**寒，消痰止嗽，明目祛风，逐水尤妙。一名旋覆花，一名金钱花。

146. **桑皮**甘辛，止嗽定喘，泻肺火邪，其功不浅。风寒，新嫩生用，虚劳久嗽，蜜水炒用，去红皮。煎服，5～15g。

147. **杏仁**温苦，风寒喘嗽，大肠气闭，便难切要。单仁者，泡去皮尖，麸炒入药。双仁者有毒，杀人勿用。煎服，3～10g。

148. **乌梅**酸温，收敛肺气，止渴生津，能安泻痢。煎服，3～10g。

149. **天花粉**寒，止渴祛烦，排脓消毒，善除热痰。煎服，10～15g。

150. **瓜蒌仁**寒，宁嗽化痰，伤寒结胸，解渴止烦。去壳用仁，重纸包，砖压掺之，只一度去油用。煎服，10～15g。

151. **密蒙花**甘，主能明目，虚翳青盲，服之效速。酒洗，蒸过晒干。煎服，9～15g。

152. **菊花**味甘，除热祛风，头晕眼赤，收泪殊功。家园内味甘黄小者良，去梗。煎服，5～9g。

153. **木贼**味甘，益肝退翳，能止月经，更消积聚。

154. **决明子**甘，能祛肝热，目痛收泪，仍止鼻血。煎服，10～15g。

155. **犀角**酸寒，化毒辟邪，解热止血，消肿毒蛇。内服：磨汁或研末 3～6 分；煎汤，0.5～2 钱。

156. **羚羊角**寒，明目清肝，却惊解毒，神智能安。煎服，1～3g；磨汁或研粉服 0.3～0.6g。

157. **龟甲**味甘，滋阴补肾，逐瘀续筋，更医颅囟（xìn 音，信；意：脑门）。即败龟板。入汤剂，9～24g，先煎。

158. **鳖甲**酸平，劳嗽骨蒸，散瘀消肿，去痞除崩。去裙，蘸醋炙黄。入汤剂，9～24g，宜先煎。

159. **海蛤**味咸，清热化痰，胸痛水肿，坚软结散。煎服，10～15g。

160. **桑上寄生**，风湿腰痛，安胎止崩，疮疡亦用。煎服，9～15g。

161. **火麻**味甘，下乳催生，润肠通结，小水能行。微炒，砖擦去壳，取仁。煎服，10～15g，打碎入煎。

162. **山豆根**苦，疗咽肿痛，敷蛇虫伤，可救急用。俗名金锁匙。煎服，3～6g。

163. **益母草**甘，女科为主，产后胎前，生新去瘀。一名茺蔚子。煎服，10～30g。

164. **紫草**苦寒，能通九窍，利水消膨，豆疹最要。煎服，5～10g。

165. **紫葳**味酸，调经止痛，崩中带下，症瘕通用。即凌霄花。

166. **地肤子**寒，去膀胱热，皮肤瘙痒，除热甚捷。一名铁扫帚子。煎服，9～15g。

167. **楝根**性寒，能追诸虫，疼痛立止，积聚立通。

168. **樗根**味苦，泻痢带崩，肠风痔漏，燥湿涩精。去粗皮，取白皮，切片酒炒。（樗：chū 音，出：意：臭椿树）

169. **泽兰**甘苦，痈肿能消，打扑伤损，肢体虚浮。煎服，6～12g。

170. **牙皂**味辛，通关利窍，敷肿痛消，吐风痰妙。去弦、子、皮，用不蛀者。

171. **芜荑**味辛，驱邪杀虫，痔瘘癣疥，化食除风。火煅用。

172. **雷丸**味苦，善杀诸虫，癫痫蛊毒，治儿有功。赤者杀人，白者佳。甘草煎水泡一宿。

173. **胡麻仁**甘，疗肿恶疮，熟补虚损，筋壮力强。一名巨胜，黑者佳。

174. **苍耳子**苦，疥癣细疮，驱风湿痹，瘙痒堪尝。一名枲(xǐ音,洗;意:大麻的雄株)耳,实多少刺。

175.**蕤仁**味甘,风肿烂弦,热胀胬肉,眼泪立痊。(蕤:ruí;胬:nǔ;意:一种眼病)

176.**青葙子**苦,肝脏热毒,暴发赤瘴,青盲可服。煎服,10~15g。

177.**谷精草**辛,牙齿风痛,口疮咽痹,眼翳通用。一名戴星草。煎服,5~10g。

178.**白薇**大寒,疗风治疟,人事不知,鬼邪堪却。煎服,4。5~9g。

179.**白蔹**微寒,儿疟惊痫,女阴肿痛,痈疔可啖(dàn音,但;意:吃)煎服4。5~9g。

180.**青蒿**气寒,童便熬膏,虚寒盗汗,除骨蒸劳。煎服,6~12g。

181.**茅根**味甘,通关逐瘀,止吐衄血,客热可去。煎服,15~30g。

182.**大小蓟**苦,消肿破血,吐衄咳唾,崩漏可啜(chuò意:饮,吃)。煎服,10~15g。

183.**枇杷叶**苦,偏理肺脏,吐秽不已,解酒清上。布拭去毛。煎服,5~10g。

184.**木律**大寒,口齿圣药,瘰疬能医,心烦可却。一名胡桐泪。

185.**射干**味苦,逐瘀通经,喉痹口臭,痈毒堪凭。煎服,3~9g。

186.**鬼箭羽**苦,通经堕胎,杀虫破结,驱邪除怪。一名卫茅。

187.**夏枯草**苦,瘰疬瘿瘤,破症散结,湿痹能瘳。(瘳:chōu音,抽;意:病愈)。冬至后发生,夏至时枯。煎服,10~15g。

188.**卷柏**味苦,症瘕血闭,风眩痿躄(bì意:腿瘸),更驱鬼疰(zhù音,住;意:苦夏)。

189.**马鞭**甘苦,破血通经,症瘕痞块,服之最灵。

190.**鹤虱**味苦,杀虫追毒,心腹卒痛,蛔虫堪逐。

191.**白头翁**温,散症逐血,瘿疬疟疝,止痛百节。煎服,9~15g。

192.**旱莲草**甘,生须黑发,赤痢堪止,血流可截。内服,6~12g。

193.**慈菰**辛苦,疗肿痈疽,恶疮瘾疹,蛇虺并施。

194.**榆皮**味甘,通水除淋,能利关节,敷肿痛定。取里面白皮,切片晒干。

195.**钩藤**微寒,疗儿惊痫,手足瘈疭,抽搐口眼。苗类钩钓,故曰钩藤。煎服,3~12g。

196.**豨莶**味甘,追风除湿,聪耳明目,乌须黑发。蜜酒浸,九晒为丸服。(豨莶:xī xiān)。煎服,9~12g。

197.**葵花**味甘,带痢两功,赤治赤者,白治白同。

198.**辛夷**味辛,鼻塞流涕,香臭不闻,通窍之剂。去心,毛。煎服,3~9g。

199.**续随子**辛,恶疮蛊毒,通经消积,不可过服。一名千金子,一名拒冬实,去壳取仁,纸包,压去油。

200.**海桐皮**苦,霍乱久痢,疳匿疥癣,牙痛亦治。(匿:nì:虫咬的病)

201.**石楠藤**辛,肾衰脚弱,风淫湿痹,堪为妙药。一名鬼目,女人不可久服,犯则切切思男。

202.**鬼臼**有毒,辟瘟除恶,虫毒鬼疰,风邪可却。

203.**大青**气寒,伤寒热毒,黄汗黄疸,时疫宜服。煎服,9~15g。

204.**侧柏叶**苦,吐衄崩痢,能生须眉,除湿之剂。煎服,10~15g。

205.**槐实**味苦,阴疮湿痒,五痔肿痛,止涎极莽。即槐角黑子也。

206.**瓦楞子**咸,妇人血块,男子痰癖,症瘕可瘥(chài意:病愈)。即蚶子壳,火煅醋淬。煎服,10~15g。

207.**棕间子**苦,禁泄涩痢,带下崩中,肠风堪治。

208.**冬葵子**寒,滑胎易产,癃利小便,善通乳难。即葵菜子。

209.**淫羊藿**辛,阴起阳兴,坚筋益骨,志强力增。即仙灵脾,俗呼三枝九叶草也。煎服,3~15g。

210.**松脂**味甘,滋阴补阳,驱风安脏,膏可贴疮。一名沥青。

211.**覆盆子**甘,肾损精竭,黑须明眸,补虚续绝。去蒂。煎服,5～10g。

212.**合欢**味甘,利人心志,安脏明目,快乐无虑。即交枝树。煎服,6～12g。

213.**金樱子**甘,梦遗精滑,禁止遗尿,寸白虫杀。霜后红熟,去核。煎服,6～12g。

214.**楮实**味甘,壮筋明目,益气补虚,阴痿当服。

215.**郁李仁**酸,破血润燥,消肿利便,关格通导。破核取仁,汤泡去皮,研碎。煎服,6～12g。

216.**没食子**苦,益血生精,染须最妙,禁痢极灵。即无食子。

217.**空青**气寒,治眼通灵,青盲赤肿,去暗回明。

218.**密陀僧**咸,止痢医痔,能除白癜,诸疮可治。

219.**伏龙肝**温,治疫安胎,吐血咳逆,心烦妙哉。取年深色变褐者佳。煎服,15～30g。

220.**石灰**味辛,性烈有毒,辟虫立死,堕胎甚速。

221.**穿山甲**毒,痔癖恶疮,吹奶肿痛,鬼魅潜藏。用甲,锉碎,土炒成珠。煎服,3～10g;研末服1～1.5g。

222.**蚯蚓**气寒,伤寒温病,大热狂言,投之立应。煎服,4。5～9g。

223.**蜘蛛**气寒,狐疝偏痛,蛇虺咬涂,疔疮敷用。腹大黑者佳。

224.**蟾蜍**气凉,杀疳蚀癖,瘟疫能治,疮毒可祛。

225.**刺猬皮**苦,主医五痔,阴肿疝痛,能开胃气。

226.**蛤蚧**味咸,肺痿血咯,传尸劳疰,邪魅可却。煎服,5～10g;研末服1～2g。

227.**蝼蛄**味咸,治十水肿,上下左右,效不旋踵。煎服,6～9g;研末服,每次3～5g。

228.**蜗牛**味咸,口眼㖞僻,惊痫拘挛,脱肛咸治。

229.**桑螵蛸**咸,淋浊精泄,除疝腰痛,虚损莫却。煎服,6～10g。

230.**田螺**性冷,利大小便,消肿除热,醒酒立见。浊酒煮熟,挑肉食之。

231.**象牙**气平,杂物刺喉,能通小便,诸疮可瘳。

232.**水蛭**味咸,除积瘀坚,通经堕产,折伤可痊。即蚂蟥蜞。入丸散,1.5～3g;焙干研末吞服,每次0.3～0.5g。

233.**贝子**味咸,解肌散结,利水消肿,目翳清洁。

234.**蛤蜊**肉冷,能止消渴,酒毒堪除,开胃顿豁。

235.**海粉**味咸,大治顽痰,妇人白带,咸能软坚。即海石,火煅研,如无,蛤粉代之。

236.**石蟹**味咸,点目肿翳,解蛊胀毒,催生落地。

237.**海螵蛸**咸,漏下赤白,症瘕惊气,阴肿可得。一名乌贼鱼骨。煎服,6～12g。

238.**无名异**甘,金疮折损,去瘀止痛,生肌有准。

239.**青礞石**寒,硝煅金色,坠痰消食,神妙莫测。用焰硝同入锅内,火煅如金色者佳。煎服,6～10g,宜打碎布包先煎。入丸、散1.5～3g。

240.**磁石**味咸,专杀铁毒,若误吞针,系线即出。

241.**花蕊石**寒,善止诸血,金疮血流,产后血涌。火煅研。煎服,10～15g,包煎;研末吞服,每次1～1.5g。

242.**代赭石**寒,下胎崩带,儿疳泻痢,惊痫鬼怪。煎服,10～30g,宜打碎先煎。入丸、散1～3g。

243.**黑铅**味甘,止呕反胃,鬼疰瘿瘤,安神定志。

244.**银屑**味辛,谵语恍惚,定志养神,镇心明目。

245.**金屑**味甘,善安魂魄,癫狂惊痫,调和血脉。

246.**狗脊**味甘,酒蒸入剂,腰背膝痛,风寒湿痹。根类金毛狗脊。煎服,6～12g。

247.**骨碎补**温,折伤骨节,风血积痛,最能破血。去毛,即胡孙良姜。煎服10～15g。

248.**茜草**味苦,蛊毒吐血,经带崩漏,损伤虚热。煎服,10～15g。

249. **预知子**贵,缀衣领中,遇毒声作,诛蛊杀虫。

250. **王不流行**,调经催产,除风痹痉,乳痈当啖。即剪金子花,取酒蒸,火焙干。煎服,5～10g。

251. **狼毒**味辛,破积瘕症,恶疮鼠瘘,杀毒鬼精。

252. **藜芦**味辛,最能发吐,肠澼泻痢,杀虫消蛊。反勺药、细辛、人参、沙参、玄参、丹参、苦参,勿同用。

253. **蓖麻子**辛,吸出滞物,涂顶肠收,涂足胎出。去壳取仁。

254. **荜拨**味辛,温中下气,痃癖阴疝,霍乱泻痢。瘵:zhài 音寨;意:多指痨病)

255. **京墨**味辛,吐衄下血,产后崩中,止血甚捷。

256. **黄荆子**苦,善治咳逆,骨节寒热,能下肺气。又名荆实。

257. **女贞**实苦,黑发乌须,强筋壮力,去风补虚。一名冬青子。煎服,6～12g。

258. **瓜蒂**苦寒,善能吐痰,消身肿胀,并治黄疸。即北方甜瓜蒂也。一名苦丁香,散用即吐,丸用则泻。煎服,2.5～5g;入丸、散服每次0.3～1g。

259. **粟壳**性涩,泄痢嗽怯,劫病如神,杀人如剑。不可轻用,蜜水炒。煎服,3～6g。

260. **巴豆**辛热,除胃寒积,破症消痰,大能通痢。一名江子,一名巴椒,反牵牛,去壳,看症制用。入丸、散服每次 0.1～0.3g。

261. **夜明砂**粪,能下死胎,小儿无辜,瘰疬堪裁。一名伏翼粪,一名蝙蝠屎。

262. **斑蝥**有毒,破血通经,诸疮瘰疬,水道能行。去头、翅、足,米炒熟用。入丸、散服每次 0.03～0.06g。

263. **蚕砂**性温,温痹瘾疹,瘫风肠鸣,消渴可饮。煎服,5～15g。

264. **胡黄连**苦,治劳骨蒸,小儿疳痢,盗汗虚惊。拆断一线烟出者佳,忌猪肉。煎服,1.5～9g。

265. **使君**甘温,消疳消浊,泻痢诸虫,总能除却。微火煨,去壳,取仁。煎服,9～12g;炒香嚼服,6～9g。小儿每岁每日 1～1.5 粒,总量不超过 20 粒。

266. **赤石脂**温,保固肠胃,溃疡生肌,涩精泻痢。色赤粘舌为良,火煅醋淬,研。煎服,10～20g。

267. **青黛**咸寒,能平肝木,惊痫疳痢,兼除热毒。即靛花。

268. **阿胶**甘温,止咳脓血,吐血胎崩,虚羸可啜。要阿井者佳,蛤粉炒成珠。每次 5～15g。入汤剂宜烊化冲服。

269. **白矾**味酸,化痰解毒,治症多能,难以尽述。火煅过,名枯矾。

270. **五倍**苦酸,疗齿疳(匿 ni),痔痈疮脓,兼除风热。一名文蛤,一名百虫仓,百药煎即此造成。煎服,3～9g;入丸、散服,每次 1～1。5g。

271. **玄明粉**辛,能蠲宿垢,化积消痰,诸热可疗。同朴硝,以萝卜同制过者是。(蠲:juān 音:捐;意:免除)

272. **通草**味甘,善治膀胱,消痈散肿,能医乳房。

273. **枸杞**甘温,添精补髓,明目祛风,阴兴阳起。紫熟味甘膏润者佳,去梗蒂。煎服,6～12g。

274. **黄精**味甘,能安脏腑,五劳七伤,此药大补。与钩吻略同,切勿误用。洗净,九蒸九晒。煎服,9～15g。

275. **何首乌**甘,添精种子,黑发悦颜,长生不死。赤白兼用,泔津过一宿,捣碎。煎服,10～30g。

276. **五味**酸温,生津止渴,久嗽虚劳,金水枯竭。风寒咳嗽用南,虚损劳伤用北,去梗。煎服,3～6g;研末服,每次 1～3g。

277. **山茱**性温,涩精益髓,肾虚耳鸣,腰膝痛止。酒蒸去核取肉,其核勿用,滑精难治。煎服,5～10g。

278. **石斛**味甘,却惊定志,壮骨补虚,善驱冷痹。去根,如黄色者佳。煎服 6～12g。

279. **破故纸**温,腰膝酸痛,兴阳固精,盐酒炒用。一名补骨脂,盐酒洗炒。煎服,5～15g。

280. **薯蓣**甘温,理脾止泻,益肾补中,诸虚可治。一名山药,一名山芋,怀庆者佳。

281.**苁蓉**味甘,峻补精血,若骤用之,更动便滑。酒洗,去鳞用,除心内膜筋。煎服,10～15g。

282.**兔丝**甘平,梦遗滑精,腰痛膝冷,添髓壮筋。水洗净,热酒砂罐煨烂,捣饼晒干,合药同磨末为丸,不堪作汤。煎服,10～20g。

283.**牛膝**味苦,除湿痹痿,腰膝酸痛,小便淋沥。怀庆者佳,去芦酒洗。煎服 6～15g。

284.**巴戟**辛甘,大补虚损,精滑梦遗,强筋固本。肉厚连珠者佳,酒浸过宿,捶去骨,晒干,俗名二蔓草。煎服 5～15g。

285.**仙茅**味辛,腰足挛痹,虚损劳伤,阳道兴起。咀,禁铁器,制米泔十斤乳石不及一斤仙茅。煎服 5～15g。

286.**牡蛎**微寒,涩精止汗,带崩胁痛,老痰去散。左顾大者佳,火煅红,研。煎服 9～30g;宜打碎先煎。除收敛固涩煅用外,余皆生用。

287.**楝子**味苦,膀胱疝气,中湿伤寒,利水之剂。即金铃子,酒浸,蒸,去皮核。煎服 4。5～9g。

288.**萆薢**味苦,风寒湿痹,腰背冷痛,添精益气。白者为佳,酒浸切片。煎服 9～15g。

289.**寄生**甘苦,腰痛顽麻,续筋壮骨,风湿尤佳。要桑寄生。

290.**续断**味辛,接骨续筋,跌扑折损,且固遗精。酒洗切片,如鸡脚者佳。煎服 9～15g。

291.**龙骨**味甘,梦遗精泄,崩带肠痈,惊痫风热。火煅。煎服,15～30g。

292.**人之头发**,补阴甚捷,吐衄血晕,风痫惊热。一名血余。煎服 6～10g;研末服,每次 1.5～3g。

293.**天灵盖**咸,传尸劳瘵,温疟血崩,投之立瘥。即人脑盖,是也,烧存性。

294.**雀卵**气温,善扶阳痿,可致坚强,当能固闭。

295.**鹿茸**甘温,益气滋阴,泄精尿血,崩带堪任。燎去毛,或酒或酥炙令脆。研细末,1 日 3 次分服,1.～3g。

296.**鹿角胶**温,吐衄虚羸,跌扑伤损,崩带安胎。用量 5～10g,烊化服。

297.**腽肭脐**热,补益元阳,驱邪辟鬼,痃癖劳伤。酒浸,微火炙令香。(腽肭:wà nà 音,瓦纳;意:海熊,通称海狗)

298.**紫河车**甘,疗诸虚损,劳瘵骨蒸,滋培根本。一名混沌皮,一名混元衣,即胞衣也。长流水洗净,或新瓦烘干,或甑(zèng 音:赠;意:古代蒸饭的一种瓦器)蒸烂,忌铁器。研末或装胶囊吞服,每次 1.5～3g,每日 2～3 次。也可用鲜品煨食,每次半个或 1 个,1 周 2～3 次。阴虚火旺不宜单独应用。

299.**枫香**味辛,外科要药,瘙疮瘾疹,齿痛亦可。一名白胶香。

300.**檀香**味辛,升胃进食,霍乱腹痛,中恶鬼气。煎服,2～5g,宜后下。入丸、散 1～3g。

301.**安息香**辛,辟邪驱恶,逐鬼消蛊,鬼胎能落。黑黄色,烧香,鬼惧神散。

302.**苏合香**甘,诛恶杀鬼,蛊毒痫痓,梦魇能去。入丸、散每次 0。3～1g。不入煎剂。

303.**熊胆**味苦,热蒸黄疸,恶疮虫痔,五疳惊痫。内服 0.25～0.5g。

304.**硇砂**有毒,溃痈烂肉,除翳生肌,破症消毒。水飞,去土石,生用烂肉,火煅可用。

305.**硼砂**味辛,疗喉肿痛,膈上热痰,噙化立中。大块光莹者佳。入丸、散 0.6～0.9g。

306.**朱砂**味甘,镇心养神,祛邪杀鬼,定魄安魂。生即无害,炼服杀人。内服,研末用,只宜入丸、散服,每次 0.1～0.5g。

307.**硫磺**性热,扫除疥疮,壮阳逐冷,寒邪敢当。内服入丸、散,1～3g。阴虚火旺及孕妇忌用。畏朴硝。

308.**龙脑**味辛,目痛头痹,狂躁妄语,真为良剂。即冰片。

309.**芦荟**气寒,杀虫消疳,癫痫惊搐,服之立安。俗名象胆。

310.**天竺**味甘,急慢惊风,镇心解热,驱邪有功。出天竺国。煎服,3～6g;研粉冲服,每次 0.6～1g。

311.**麝香**辛温,善通关窍,伐鬼安惊,解毒甚妙。不见火。入丸、散,每次 0.03～0。1g。

312.**乳香**辛苦,疗诸恶疮,生肌止痛,心腹尤

良。去沙石,用灯心同研。煎服,3～10g

313.**没药**温平,治疮止痛,跌打损伤,破血通用。

314.**阿魏**性温,除症破结,却鬼杀虫,传尸可灭。

315.**水银**性寒,治疥杀虫,断绝胎孕,催生立通。

316.**轻粉**性燥,外科要药,杨梅诸疮,杀虫可托。入丸、散服,每次0.1～0。2g。

317.**灵砂**性温,能通血脉,杀鬼辟邪,安魂定魄。系水银、硫磺,水火煅炼者成形者。

318.**砒霜**大毒,风痰可吐,截疟除哮,能消沉痼。一名人言,一名信,所畏绿豆、冷水、米、醋、羊肉,误中毒,服用一味即解。

319.**雄黄**甘辛,辟邪解毒,更治蛇虺,喉风息肉。入丸、散服,每次0.15～0。3g。

320.**珍珠**气寒,镇惊除痫,开聋磨翳,止咳坠痰。未钻者,研如粉。内服入丸、散用0.1～0.3g。

321.**牛黄**味苦,大治风痰,定魄安魂,惊痫灵丹。入丸、散,每次0.15～0。35g。

322.**琥珀**味甘,安魂定魄,破瘀消症,利水通涩。拾起草芥者佳。研末冲服,每次1.5～3g。

233.**血竭**味咸,跌扑伤损,恶毒疮痈,破血有准。一名麒麟竭,敲断有镜脸光者佳。多入丸散,研末服,每次1～2g。无瘀血者不宜用,孕妇及月经期忌用。

324.**石钟乳**甘,气乃彪悍,益气固精,明目延筭(suàn音,算;意:同算)。

325.**阳起石**甘,肾气乏绝,阴痿不起,其功甚捷。火煅酒淬七次,再酒煮半日,研细。煎服,3～6g。阴虚火旺者忌用,不宜久服。

326.**桑椹子**甘,解金石燥,清除热渴,染须发皓。煎服,9～15g。

327.**蒲公英**苦,溃坚消肿,结核能除,食毒堪用。一名黄花地丁草。煎服,9～15g。

328.**石韦**味苦,通利膀胱,遗尿或淋,发背疮疡。煎服,6～12g。

329.**扁蓄**味苦,疥瘙疽痔,小儿蛔虫,女人阴蚀。煎服,9～15g。

330.**赤箭羽**苦,原号定风,杀鬼蛊毒,除疝疗痈。即天麻苗也。

331.**鸡内金**寒,溺遗精泄,禁痢漏崩,更除烦热。煎服,3～10g;研末服1.5～3g。

332.**鳗鲡鱼**甘,劳瘵杀虫,痔漏疮疹,崩疾有功。

333.**螃蟹**味咸,散血解结,益气养筋,除胸烦热。

334.**马肉**味辛,堪强腰脊,自死老死,并弃勿食。好肉少食,宜醇酒下,无酒杀人,怀痢疾生疮者禁食。

335.**白鸽肉**平,解诸药毒,能除疥疮,味胜猪肉。

336.**兔肉**味辛,补中益气,止渴健脾,孕妇勿食。秋冬易啖,春夏忌食。

337.**牛肉**属土,补脾胃弱,乳养虚羸,善滋血涸。

338.**猪肉**味甘,量食补虚,动风痰物,多食虚肥。

339.**羊肉**味甘,专补虚羸,开胃补肾,不致阳痿。

340.**雄鸡**味甘,动风助火,补虚温中,血漏亦可。有风人并患骨蒸者,俱不宜食。

341.**鸭肉**散寒,补虚劳怯,消水肿胀,退惊痫热。

342.**鲤鱼**味甘,消水肿满,下气安胎,其功不缓。

343.**鲫鱼**味甘,和中补虚,理胃进食,肠澼泻痢。

344.**驴肉**微寒,安心解烦,能发痼疾,以动风淫。

345.**鳝鱼**味甘,益智补中,能祛狐臭,善散湿风。血涂口眼㖞斜,左患涂右,右患涂左。

346.**白鹅**肉甘,大补脏腑,最发疮毒,痼疾勿与。

347.**犬肉**性温,益气壮阳,炙食作渴,阴虚禁尝。不可与蒜同食,顿损人。

348.**鳖肉**性冷,凉血补阴,症瘕勿食,孕妇勿侵。合鸡子食杀人,合苋菜食即生鳖症,切忌多食。

349. **芡实**味甘，能益精气，腰膝酸痛，皆主湿痹。一名鸡头，去壳。煎服，10～15g。

350. **石莲子**苦，疗噤口痢，白浊遗精，清心良剂。

351. **藕味**甘苦，解酒清热，消烦逐瘀，止吐衄血。

352. **龙眼**味甘，归脾益智，健忘怔忡，聪明广记。煎服，10～25g。

353. **莲须**味甘，益肾乌须，涩精固髓，悦颜补虚。

354. **柿子**气寒，能润心肺，止渴化痰，涩肠禁痢。

355. **石榴皮**酸，能禁精漏，止痢涩肠，染须尤妙。

356. **陈仓谷米**，调和脾胃，解渴除烦，能止泻痢。愈陈愈佳，即粘米，陈粟米功同。

357. **莱菔子**辛，喘咳下气，倒壁冲墙，胀满消去。即萝卜子。煎服，6～10g。

358. **芥菜**味辛，除邪通鼻，能利九窍，多食通气。

359. **浆水**味酸，酷热当茶，除烦消食，泻痢堪夸。

360. **砂糖**味甘，润肺和中，多食损齿，湿热生虫。

361. **饴糖**味甘，和脾润肺，止渴消痰，中满休食。

362. **麻油**性冷，善解诸毒，百病能除，功难悉述。

363. **白果**甘苦，喘嗽白浊，点茶压酒，不可多嚼。一名银杏。煎服，5～10g，捣碎。本品有毒，不可多用。

364. **胡桃肉**甘，补肾黑发，多食生痰，动气之物。

365. **梨**味甘酸，解酒除渴，止嗽消痰，善驱烦热。勿多食，令人寒中作泻，产妇、金疮属血虚，切忌。

366. **榧实**味甘，主疗五痔，蛊毒三虫，不可多食。

367. **竹茹**止呕，能除寒热，胃热咳哕（yuě 音：月；意：呕吐），不寐安歇。刮去青色，取里黄皮。煎服，6～10g。

368. **竹叶**味甘，退热安眠，化痰定喘，止渴消烦。味淡者佳。煎服，6～15g。

369. **竹沥**味甘，阴虚痰火，汗热渴烦，效如开锁。截尺余，直劈数片，两砖架起，火烘，两头流沥。每沥一盏，姜汁二匙。内服 30～50g，冲服，寒痰及便溏者忌用。

370. **莱菔根**甘，下气消谷，痰癖咳嗽，兼解面毒。俗云萝卜。

371. **灯草**味甘，通利小水，癃闭成淋，湿肿为最。煎服，1～3g。

372. **艾叶**温平，驱邪逐鬼，漏血安胎，心痛即愈。宜陈久者佳，揉烂醋浸炒之。煎服，3～9g。

373. **绿豆**气寒，能解百毒，止渴除烦，诸热可服。煎服，15～30g。

374. **川椒**辛热，祛邪逐寒，明目杀虫，温而不猛。去目微炒。

375. **胡椒**味辛，心腹冷痛，下气温中，跌扑堪用。

376. **石蜜**甘平，入药炼熟，益气补中，润燥解毒。

377. **马齿苋**寒，青盲白翳，利便杀虫，症痈咸治。煎服，6～10g。

378. **葱白**辛温，发表出汗，伤寒头痛，肿痛皆散。忌与蜜同食。煎服，9～15g。

379. **胡荽**味苦，上止头痛，内消谷食，痘疹发生。

380. **韭味**辛温，祛除胃热，汁清血瘀，子医梦泄。

381. **大蒜**辛温，化肉消谷，解毒散痈，多用伤目。

382. **食盐**味咸，能吐中痰，心腹卒痛，过多损颜。

383. **茶茗**性苦，热渴能济，上清头目，下消食气。

384. **酒**通血脉，消愁遣兴，少饮壮神，过多损命。用无灰者，凡煎药入酒，药热方入。

385. **醋**消肿毒，积瘕可去，产后金疮，血晕皆治。一名苦酒，用味酸者。

386. **乌梅**味酸，除烦解渴，霍疟泻痢，止嗽劳热。去核用。

387.**淡豆豉**寒，能除懊憹，伤寒头痛，兼理瘴气。用江西淡豉，黑豆制者。煎服，6～12g。

388.**莲子**味甘，健脾理胃，止泻涩精，清心养气。食不去心，恐成卒暴霍乱。

389.**大枣**味甘，调和百药，益气养脾，中满休嚼。煎服，6～15g。

390.**人乳**味甘，补阴益阳，悦颜明目，羸劣仙方。壮盛妇人，香浓者佳，病妇勿用。

391.**童便**味凉，打扑瘀血，虚劳骨蒸，热嗽尤捷。一名回阳汤，一名轮回，一名还元汤，要七八岁儿，清白者佳，赤黄不可用。

392.**生姜**性温，通畅神明，痰嗽呕吐，开胃极灵。去皮即热，留皮即冷。煎服 3～9g。

393.**桑叶**性寒，善散风热，明目清肝，又兼凉血。煎服，5～9g；或入丸散。

394.**番泻叶**寒，食积可攻，肿胀皆逐，便秘能通。开水泡服，1.5～3g；煎服，2～6g；宜后下。妇女哺乳期、月经期及孕妇忌用。

395.**芦根**甘寒，清热生津，烦渴呕吐，肺痈尿频。煎服，15～30g。

396.**丝瓜络**甘，通络行经，解毒凉血，疮肿可平。煎服，4·5～9g。

397.**紫花地丁**，性寒解毒，痈肿疔疮，外敷内服。煎服，10～15g。

398.**败酱**微寒，痒治肠痈，解毒行瘀，止痛排脓。煎服，6～15g。

399.**土茯苓**平，梅毒宜服，既能利湿，又可解毒。煎服，10～60g。

400.**板蓝根**寒，清热解毒，凉血利咽，大头瘟毒。煎服，9～15g。

401.**荷叶**苦平，暑热能除，升清治泻，止血散寒。煎服，3～9g。

402.**佩兰**辛平，芳香辟秽，祛暑和中，化湿开胃。煎服，35～10g。

403.**冬瓜子**寒，利湿清热，排脓消肿，化痰亦良。用量，10～15g。

404.**金钱草**咸，利尿软坚，通淋消肿，结石可痊。煎服，15～60g。

405.**赤小豆**平，活血排脓，又能利水，退肿有功。煎汤，10～30g。

406.**半边莲**辛，能解蛇毒，痰喘能平，腹水可逐。煎服，10～15g。

407.**千年健**温，除湿祛风，强筋健骨，痹痛能攻。煎服，4·5～9g。

408.**石决明**咸，眩晕目暗，惊风抽搐，劳热骨蒸。煎服，3～15g。

409.**香橼**性温，理气疏肝，化痰止呕，胀痛皆安。煎服，3～9g。

410.**佛手**性温，理气宽胸，舒肝解郁，胀痛宜用。煎服，3～9g。

411.**薤白**苦温，辛滑通阳，下气散结，胸痹宜尝。煎服，5～9g。

412.**荔枝核**温，理气散寒，疝瘕腹痛，服之俱安。煎服，4·5～9g。

413.**三七**性温，止血行瘀，消肿定痛，内服外敷。煎汤，3～9g；研末 1～3g。

414.**党参**甘平，补中益气，止渴生津，邪实者忌。煎服，9～30g。不宜单独应用。

415.**太子参**凉，补而能清，益气养胃，又可生津。煎服，9～30g。

416.**鸡血藤**温，血虚宜用，月经不调，麻木酸痛。煎服，10～15g。

417.**冬虫夏草**，味甘性温，虚劳咳血，阳痿遗精。煎汤或炖服，5～15g。

418.**葫芦巴**温，逐冷壮阳，寒疝腹痛，脚气宜尝。煎服，3～10g。

419.**杜仲**甘温，腰痛脚弱，阳痿尿频，安胎良药。煎服，10～15g。

420.**胖大海**淡，清热开肺，咳嗽咽疼，喑哑便秘。2～4 枚，沸水泡服或煎服。

421.**贯众**微寒，解毒清热，止血杀虫，预防瘟疫。煎服，4.5～9g。

422.**川芎**性温，能止头痛，养新生血，开郁上行。煎服，3～9g。

药共四百(实 422 种)，精制不同，生熟新久，炮煅炙烘，汤丸膏散，各起疲癃，合宜而用，乃是良工。云林歌括，可以训蒙，略陈梗概，以俟明公，理加斫削，济世无穷。

第三十五篇 常用的中成药

一、补气类中成药

(一)四君子丸(《太平惠民和剂局方》)

【功能】 补中益气,健脾养胃。

【主治病症】 泄泻,便秘,自汗,小儿疳症。慢性胃肠炎、消化不良、脾胃虚弱,中气不足者皆可用之。

(二)补中益气丸(《脾胃论》)

【功能】 补益脾胃,升阳举陷。

【主治病症】 发热,阴挺,崩漏,带下,泄泻,脱肛。不明发热、慢性胃肠炎、胃下垂、子宫脱垂、脾胃虚弱、中气下陷者均可应用。

(三)百补增力丸(《中药成药学》)

【功能】 健脾理气,消食除胀。

【主治病症】 积滞,小儿脾疳,泄泻。消化不良、慢性胃肠炎、胃肠功能紊乱、厌食症等属脾胃虚弱兼食滞者,均可应用。

(四)益气健中丸(《全国中药成药处方集》)

【功能】 益气健脾,温阳固脱。

【主治病症】 泄泻,胃脘痛,喘症,脱肛,阴挺,崩漏,白带,小儿遗尿。慢性胃肠炎、支气管炎、溃疡病、消化不良、胃下垂、子宫脱垂等属脾胃阳虚、下元不固者均可应用。

(五)黄芪膏(《全国中药成药处方集》)

【功能】 益气健脾,和胃滋肺。

【主治病症】 自汗,咳喘,水肿,痈疽。支气管炎、慢性肾炎、植物神经功能失调、免疫功能低下、贫血等属气虚者均可应用。

(六)生脉饮(《健康指南》)

【功能】 益气养阴,生津敛汗。

【主治病症】 气阴两伤,汗多体倦,心慌气短,神疲乏力等。对心血管疾病有十分明显的强壮作用。可用于心脏虚弱的中老年人。

(七)健脾膏(《全国中药成药处方集》)

【功能】 益气健脾,和胃止泻。

【主治病症】 小儿脾疳,泄泻,蛔虫症。营养不良、消化不良、佝偻病、慢性胃肠炎、厌食症等属脾胃虚弱者,均可应用。

(八)婴儿健脾散(《全国中药成药处方集》)

【功能】 益气健脾,和胃理气。

【主治病症】 小儿脾疳,泄泻,呕吐。消化不良、营养不良、慢性胃肠炎、贫血、胃肠机能紊乱等,属脾胃虚弱兼气滞者,均可应用。

(九)安胎丸(《全国中药成药处方集》)

【功能】 益气养血,安胎。

【主治病症】 妊娠恶阻,妊娠腹痛,胎动不安。妊娠呕吐、妊娠中毒症、先兆流产、习惯流产等,属气血虚弱,冲任不固者均可应用。

二、补血类中成药

(一)四物丸(《太平惠民和剂局方》)

【功能】 补血调血。

【主治病症】 月经不调,痛经,经闭,崩漏,胎动不安,产后腹痛,产后血晕。贫血、功能性子宫出血、先兆流产、习惯流产、产后出血等属血虚者,均可应用。

(二)通脉养心丸(《中药成药学》)

【功能】 养血补血,通脉止痛。

【主治病症】 怔忡,胸痛,心绞痛、心肌梗死、心房纤颤、心律不齐等,属心血不足,心气不振者均可应用。

(三)当归补血膏(《全国中药成药处方集》)

【功能】 补益气血,健脾养阴。

【主治病症】 内伤发热,怔忡,眩晕,月经不调,崩漏。贫血、营养不良、神经衰弱、免疫机能低下、功能性子宫出血等属气血不足者,均可用。

(四)熟地丸(《全国中药成药处方集》)

【功能】 养血滋阴,补精益髓。

【主治病症】 阴虚发热,阴虚咳嗽,消渴,遗精,月经不调,崩漏。神经衰弱、植物神经紊乱、支气管炎、肺结核、糖尿病、功能性子宫出血等,属血虚阴精不足者,均可应用。

(五)明目养肝丸(《一草亭目科全书方》)

【功能】 补血明目,滋阴肝肾。

【主治病症】 雀目，胞轮振跳，青盲，目翳内障。夜盲症、目瞬视神经炎、视神经萎缩、老年性白内障等，属血虚肝肾不足者可使用。

（六）首乌丸（《药典》）

【功能】 补肝肾，益精血，乌须发，强筋骨。

【主治病症】 肝肾不足，头晕目花，耳鸣重听，四肢酸麻，腰膝无力，夜尿频数，须发早白。对须发早白，腰酸耳鸣，两眼昏花，以及高血脂症者，常服首乌丸，确有延缓衰老的效果。

（七）保孕丹（《全国中药成药处方集》）

【功能】 养血，安胎，益气。

【主治病症】 崩漏，胎动不安，妊娠腹痛。功能性子宫出血、先兆流产、习惯性流产等属气血虚弱，肾气不固者，均可应用。

（八）养血安胎丸（《全国中药成药处方集》）

【功能】 养血安胎，益气补肾。

【主治病症】 经闭，胎动不安，妊娠肿胀。先兆流产、习惯性流产、妊娠肿胀等，属血虚气弱，肾气不足者，均可应用。

（九）养血固胎丸（《全国中药成药处方集》）

【功能】 养血安胎。

【主治病症】 妊娠腹痛，胎动不安，经闭。先兆流产、习惯性流产等，属血虚不足者，均可应用。

三、气血双补类中成药

（一）人参归脾丸（《济生方》）

【功能】 健脾养心，益气补血。

【主治病症】 心悸，失眠，妇女血崩，月经过多。神经衰弱，胃、十二指肠溃疡出血，功能性子宫出血，再生障碍性贫血，血小板减少性紫癜等症属于心脾两虚，气血不足者均可用之。

（二）人参养荣丸（《和剂局方》）

【功能】 补益气血，宁神益智。

【主治病症】 气血两虚，病后体弱，贫血、神经衰弱、肺结核、低血钙性惊厥或溃疡久不收口等病症，属于脾肺气虚，营血不足者，均可用之。

（三）人参固本丸（《景岳全书》）

【功能】 生津止渴，益气润肠。

【主治病症】 咳嗽，消渴，口燥咽干。肺结核、糖尿病、神经衰弱以及急性传染性热病恢复期间有气阴两虚之症者，均可用之治疗。

（四）十全大补丸（《和剂局方》）

【功能】 补脾益气，滋阴养血。

【主治病症】 气血两虚，痈疽久溃。贫血、神经衰弱或其他慢性消耗性疾病见有气血亏虚的患者，均可用之治疗。

（五）九转黄精丸（《和剂局方》）

【功能】 补脾益气，滋阴养血。

【主治病症】 气血两亏。贫血，尤其对钩虫病引起的贫血更为适宜。亦可作为心血管疾病的辅助治疗药。

（六）八珍丸（《瑞竹堂经验方》）

【功能】 平补气血。

【主治病症】 气血两虚，月经不调。贫血、低血糖性晕厥、视神经萎缩，以及溃疡久不收口等病症见有气血两亏者，均可用之治疗。

（七）妇女养血丸（《沈氏尊生书》）

【功能】 补气养血，活血调经。

【主治病症】 月经不调。

（八）灵芝蜂王精（《实用中成药》）

【功能】 补气健脾，滋补肝肾，养心安神。

【主治病症】 失眠健忘，病后体虚。神经衰弱，慢性肝炎见有脾胃不健，心神失养，营养不良症状者，均可以此作为辅助治疗药。

（九）长寿丹（《全国中药成药处方集》）

【功能】 补益气血，滋阴助阳，补脾益胃。

【主治病症】 气血两虚，老年体弱。

（十）老年延寿丹（《全国中药成药处方集》）

【功能】 补养心脾，益智宁神。

【主治病症】 失眠健忘。

（十一）保胎膏（《全国中药成药处方集》）

【功能】 补益气血，温肾固胎。

【主治病症】 胎动不安。先兆流产、习惯性流产见有气血不足不能养胎者，均可以此治疗。

（十二）保孕安胎丸（《全国中药成药处方集》）

【功能】 补脾益气，养心安胎。

【主治病症】 胎动不安，小产滑胎。

（十三）泰山磐石丸（《景岳全书》）

【功能】 补益气血，和胃安胎。

【主治病症】 胎动不安，小产滑胎。先兆流产、习惯性流产等见有气血不足，胎元不固之症者，均可以此药治疗。

(十四)乌鸡白凤丸(《健康指南》)

【功能】 补气养血，补肾活血。

【主治病症】 调经止带，补虚。还适用于中老年人身体虚弱、腰膝酸软、肝肾阴虚或气血两虚等症。

四、补阴类中成药

(一)二至丸(《症治准绳》)

【功能】 补肝肾，养阴血。

【主治病症】 头目眩晕，须发早白，不寐，血症，遗精。神经衰弱、早期高血压、血小板减少性紫癜等属肝肾阴虚者均可用之。

(二)大补阴丸(《丹溪心法》)

【功能】 滋阴降火。

【主治病症】 骨蒸潮热，盗汗，咳血，吐血，遗精。神经衰弱、肺结核、甲状腺机能亢进，糖尿病等属阴虚火旺者均可应用。

(三)左归丸(《景岳全书》)

【功能】 补肾强腰。

【主治病症】 头晕耳鸣，腰痛，遗精。贫血、高血压、佝偻病、耳源性眩晕、腰肌劳损、神经衰弱等属肝肾阴亏，精血不足者均可服用。

(四)河车大造丸(《景岳全书》)

【功能】 滋阴益肾，补养元气。

【主治病症】 劳嗽气喘，阴虚劳损，梦遗滑精。慢性支气管炎、肺结核、性神经衰弱等属肝肾阴亏，精血不足者可以用本药。

(五)六味地黄丸(《小儿药症直诀》)

【功能】 滋阴补肾。

【主治病症】 眩晕，耳鸣耳聋，咳嗽失音，盗汗，腰痛腰酸，遗精，消渴，淋症。神经衰弱、肺结核、高血压、甲状腺机能亢进、糖尿病、眼病、肾炎、前列腺炎等属肝肾阴虚者均可使用。

(六)壮腰强肾丸(《中药成药学》)

【功能】 滋补肝肾，益精壮腰，养血通络。

【主治病症】 腰痛，小便频数，遗精，痹症。神经衰弱、腰肌劳损、关节炎等属肝肾精血不足，兼寒湿闭阻经络关节者均可用。

(七)海参丸(《医学大辞典》)

【功能】 补肾壮阳，益精养血。

【主治病症】 肾虚腰痛，阳痿遗精，白带。腰肌劳损、性神经衰弱、慢性肾炎、宫颈炎等属肾阳虚衰者可用本药治疗。

(八)滋阴补肾丸(《全国中药成药处方集》)

【功能】 补肝肾，益精髓，滋阴清热，固肾明目。

【主治病症】 虚损劳热，精枯骨痿。功能性低热、多发性神经炎、重症肌无力、癔病性瘫痪等属肝肾阴虚，精血不足所致者均可应用。

(九)石斛夜光丸(《瑞竹堂经验方》)

【功能】 滋阴降火，养肝明目。

【主治病症】 因肝肾阴亏，精血不能上荣于目或虚火上炎致内障目翳。白内障、青光眼、视网膜炎、脉络膜炎、视神经炎等属肝肾阴虚，虚火上炎者均可应用本药。

(十)杞菊地黄丸(《医级》)

【功能】 滋补肝肾，益精明目。

【主治病症】 眩晕，视物昏花。内耳性眩晕、高血压、神经衰弱、视网膜炎、视神经炎等属肝肾阴虚，精血不足者可用本药治疗。

(十一)保瞳丸(《全国中药成药处方集》)

【功能】 补肾清肝，明目退翳。

【主治病症】 因肝肾阴亏，精血不足，虚热内生，目睛失养致目光昏暗，云朦糊视，内外障翳，瞳仁散大，羞明多泪，心烦寐劣，头晕耳鸣，腰膝酸软，舌红少苔，脉弦细数者。视网膜炎、脉络膜炎、白内障、青光眼等属肝肾阴虚，精血不足者均可应用。

(十二)七宝美髯丹(《唐・邵应节方》)

【功能】 补肝肾，益精血。

【主治病症】 须发早白，遗精。慢性功能减退性疾病、性神经衰弱、前列腺炎、精囊炎等属肝肾虚衰，精血不足者可用本药治疗。

五、补阳类中成药

(一)金匮肾气丸(《金匮要略》)

【功能】 温补肾阳。

【主治病症】　腰膝酸软，水肿，痰饮，老人尿频。慢性肾炎、糖尿病、性神经衰弱、慢性支气管炎、支气管扩张、肝硬化腹水、腰肌劳损、视神经衰弱等见有肾阳不足或肾气虚弱者，均可以此治疗。

（二）右归丸（《景岳全书》）

【功能】　温补肾阳，填补精血。

【主治病症】　腰膝酸痛，阳痿遗精。慢性肾炎、糖尿病、性神经衰弱、耳源性眩晕、视神经萎缩、高血压病等见有肾阳不足，命门火衰之症者，均可以此治疗。

（三）青娥丸（《和剂局方》）

【功能】　温补肝肾。

【主治病症】　肾虚腰酸，须发早白，寒湿白带。腰肌劳损、慢性宫颈炎等病，见有上述肝肾不足病症者，均可以此作为辅助治疗。

（四）龟龄集（《集验良方》）

【功能】　补肾，壮阳，益精。

【主治病症】　阳痿遗精，崩漏带下。神经衰弱、视神经萎缩、慢性肾炎、妇女更年期综合征等属肾阳虚衰者，均可以此治疗。

（五）滋补丸（《全国中药成药处方集》）

【功能】　补养气血，益肾生精。

【主治病症】　腰膝酸痛，阳痿遗精。

（六）乾坤丹（《全国中药成药处方集》）

【功能】　补肾壮阳，调经种子。

【主治病症】　阳痿遗精，妇女不孕。

六、阴阳双补类中成药

（一）参茸百补丸（《全国中药成药处方集》）

【功能】　补肾助阳，滋阴填髓。

【主治病症】　阳痿，遗精，虚劳。贫血、阵发性心动过速、性神经衰弱和某些慢性疾病表现以阳痿、遗精为主者。以及久病虚弱、年老体衰，属阴阳气血俱虚者，均可用之。

（二）参鹿补膏（《中药成药学》）

【功能】　补肾壮阳，益气补血。

【主治病症】　阳痿，遗精，腰痛，眩晕。贫血、低血压、阵发性心动过速、肾炎及视神经衰弱和某些慢性疾病表现以阳痿、遗精、腰腿酸软、无力冷痛等，属气血虚、肾虚者，均可用之。

（三）参桂鹿茸丸（《全国中药成药处方集》）

【功能】　补肾填精，益气养血。

【主治病症】　虚劳，阳痿，不孕症。贫血、性神经衰弱、月经不调等，属肾虚血亏，气血阴阳俱虚者，均可用之。

（四）鹿茸膏（《中药成药学》）

【功能】　补肾益精，调经养血。

【主治病症】　阳痿，遗精，虚劳，闭经。贫血、慢性肾炎、性神经衰弱等属气血虚弱者，均可用之。

（五）鹿茸大补丸（《全国中药成药处方集》）

【功能】　补肾壮阳，滋阴益精，安神定志。

【主治病症】　阳痿，虚劳，眩晕，不寐。神经衰弱、贫血、先天性营养不良、性神经衰弱、遗精等属气血俱虚，阴阳双损者，均可用。

（六）鹿胎冷香丸（《全国中药成药处方集》）

【功能】　调经种子，养血安胎，温中止带。

【主治病症】　不孕症，虚劳。月经失调，性神经衰弱、贫血等属气血亏虚者，均可用。

（七）人参鹿茸丸（《圣济总录纂要》）

【功能】　补气壮阳，益血生精。

【主治病症】　虚劳，遗精。贫血、性神经衰弱、阳痿，功能性子宫出血、月经失调等属阴阳气血俱虚者，均可用之。

（八）衍庆丸（《全国中药成药处方集》）

【功能】　补肾助阳，强精种子。

【主治病症】　不孕症，虚劳，遗精。贫血、性神经衰弱、阳痿、月经不调等，属肾虚精亏者，均可用之。

（九）延龄广嗣丸（《全国中药成药处方集》）

【功能】　补肾生精，延龄广嗣。

【主治病症】　虚劳，不孕症，阳痿，遗精。贫血、性神经衰弱、月经不调等，属肾虚精亏者均可用之。

（十）五子衍宗丸（《六科准绳》）

【功能】　滋肾助阳，疏利肾气，固精止遗。

【主治病症】　阳痿，遗精，不孕症。贫血、性神经衰弱、精子缺乏等，属肾虚精亏者均可用之。

（十一）种玉丸（《全国中药成药处方集》）

【功能】　调经种子，填精益肾。

【主治病症】 不孕症，虚劳，阳痿，遗精，腰痛。贫血、性神经衰弱等，属肾虚精亏者均可用之。

七、防治冠心病的中成药

(一)参芍片(《健康指南》)

【功能】 活血化瘀，益气止痛。

【主治病症】 用于气虚血瘀所致的胸闷、心悸、气短等症。

(二)复方丹参片(《健康指南》)

【功能】 活血化瘀，理气止痛。

【主治病症】 用于冠心病，胸憋闷、缩榨痛等。

(三)地奥心血康(《健康指南》)

【功能】 活血化瘀，理气止痛，扩张冠状动脉血管，改善心肌缺血。

【主治病症】 用于冠心病，心绞痛及瘀血内阻之胸痹、心悸、胸闷、早搏等症。

(四)速效救心丸(《健康指南》)

【功能】 行气和血，祛瘀止痛，改善微循环和心肌缺血，降低外周血管阻力，减轻心脏负荷，增加冠脉血流量。

【主治病症】 用于冠心病，胸憋闷、压迫感、缩榨痛、心悸、早搏等症。

(五)复方丹参滴丸(《健康指南》)

【功能】 活血化瘀，理气止痛，改善心肌缺血，有效降低血黏度。

【主治病症】 用于冠心病，心绞痛，高血脂等。

八、防治中风的中成药

(一)安宫牛黄丸(《健康指南》)

【功能】 清热解毒，镇惊安神。

【主治病症】 用于防治高血压、脑出血性中风，以及感染性疾病，高热惊厥、神昏谵语。

(二)牛黄清心丸(《健康指南》)

【功能】 益气养血，镇惊安神，化痰息风。

【主治病症】 气血不足、突发痰热上扰引起的先兆中风，以及胸中郁热、惊悸虚烦、头目眩晕；以及中风不语、口眼㖞斜、半身不遂、言语不清、神志昏迷、痰涎壅盛等症。

(三)大活络丹(《健康指南》)

【功能】 祛风，舒筋，活络，除湿。

【主治病症】 用于风寒湿痹引起的肢体疼痛、手足麻木、筋脉拘挛；卒中引起的口眼㖞斜、半身不遂、言语不清等症。

(四)人参再造丸(《健康指南》)

【功能】 祛风化痰，活血活络。

【主治病症】 用于脑卒中、口眼㖞斜、半身不遂、手足麻木、疼痛拘挛、言语不清等症。

第五卷

体疗保健

体疗是补充。体疗保健，是以形体运动、经络、按摩、刮痧、拔罐、针灸、足底保健等方法，激发人体正气，防病治病，抗御病邪，达到保健目的的一种辅助、补充治疗形式。

体疗和其他治疗方法相比，具有一定的特点：体疗是病人的自我治疗，可以调动病人的主观能动性，以提高机体对各种功能的调节和控制能力；体疗既是局部治疗也是全身治疗，肌肉活动能对局部组织起到锻炼作用，对全身脏器也能产生积极影响，从而加速疾病的康复；体疗不但促进临床治愈，又可加快功能的恢复；体疗在治病的同时，由于增强了全身的体力和抗病能力，还可以达到预防疾病的效果。（《中国自然疗法大全》）

科学的体疗，在改进人体器官、系统方面主要的作用，不仅有利于骨骼、肌肉的生长，促进身体形态与内脏器官正常发育，而且能提高人体对外界的适应能力，改善血液循环和呼吸、消化、排泄系统的机能状况，使人体的“防卫体力”得到提高。另外，系统进行科学运动对发展力量、耐力、灵活性、柔韧性等身体基本素质，提高这些支配人体活动能力的“行动体力”也有明显功效。当人的“防卫体力”和“行动体力”得到同步发展时，人体就可充分发挥潜在的运动功能，改善对环境的适应能力，达到增强体质，促进健康的目的。（《运动养生》）

生命在于科学的运动。每天坚持运动，是每一个想健康长寿的人都容易获取的最廉价的保健法宝。愿人们坚持科学运动，适度进行体疗，并持之以恒，成为寿星。

虽然，体疗保健是一种非常有益的保健治疗方法，但体疗不是“万灵丹”。因为每个人的具体情况不同，每种体疗方法都有它的适应对象和利弊，因此，它不能代替食疗和药疗，只有把体疗、心疗、食疗、药疗结合起来，效果才会更好。

第三十六篇　运动体疗

运动也是一种治疗手段。运动体疗，就是通过运动的方法而达到养生保健的目的。它适用于不同的地域、不同的人群，简便易行，只要方法得当，就会收效显著。因此，人们说：人老了才知道身体的重要，人病了才明白运动的价值。

早在2500多年前，医学之父古希腊名医希波克拉底就讲过：“阳光、空气、水和运动，是生命和健康的源泉。”运动代表着人和自然的和谐统一。运动也是人回归自然的最好、最美的形式。因为只有运动，才能使人的心、肺等器官，血液循环、消化、内分泌等系统得到充分锻炼；只有运动，才能使神经系统反应灵敏、动作协调，肌肉、骨骼系统强健有力；也只有运动，才能使体内各种功能得到充分发挥。

在人类社会中，没有什么比运动更加完美

了。运动是人的本能，可以说，人类社会中所有的美和激情都是运动的衍生物。运动既有动态美，又有情态美；既有力量美，又有韵律美，它是大自然赋予我们的特殊礼物。运动可以提升积极的情绪，会给你带来快乐，还可以增强人的自信心。经常做运动，保持身体的健康、身材的健美，是自信、自主、自爱的表现，更代表了自己拥有某种令人称羡的生活方式。

运动让人更聪明。实验表明，不管年龄大小，强健而活跃的身体对培养强健而活跃的头脑至关重要。而运动可促使“大脑奇迹生长”，强化大脑“执行功能”，使人变得更加聪明。

生命在于运动，健康是人生之本。生物学上的“用进废退”法则认为，人的器官和肌肉总是越锻炼越发达，越使用越灵活有力。如果不锻炼、不使用，就会变得反应迟钝、肌肉萎缩，各种生物机能退化、甚至完全丧失原有的机能。人如果没有运动就没有健康，没有生命。运动得少，生命力就弱。因此，要增强体质，保持生命的活力，从根本上说，最重要的一条就是参加运动。坚持运动，使人终身受益。

科学研究证明，要想有一个好的身体，就要进行运动，这是最行之有效的方法。运动可以使血液流动加快，也会刺激一氧化氮形成。而一氧化氮可以保护心血管系统，它能够扩张血管，这就使得更多的血液流进你的血管。运动还能激活那些能够生成一氧化氮的酶。如果经常运动或者重复某一种运动，还能持续不断地产生一氧化氮。在你运动的时候，你的骨骼、肌肉处在不断的运动当中，这样就可以给周围的组织和细胞组织带来营养物，进一步加速组织的恢复。同时，新陈代谢也会加快。但是运动必须持久，一星期只运动一天是没有什么效果的。如果你长期运动量很少，就容易引起心血管疾病。而好的生活习惯和适当的运动能尽早帮助人们预防这种疾病。即使你已经上了年纪，并且曾经吸烟，而且饮食结构不合理，从现在开始改变也不晚，可以把患病率再重新降低。因此，投身运动，在保健方面得到的益处是很多的。

摘自《健康指南》

一、运动体疗的作用

一是可以降低血脂，促进血液循环，提高心脏功能。美国医学专家约瑟·帕斯克发现，人体内有一种高密度脂蛋白的物质能主动地担负起打扫、清除血管的任务，把沉积在血管壁的脂肪和胆固醇去掉。由于体内产生的高密度脂蛋白数量少，不能与脂肪和胆固醇相抗衡，天长日久，这些沉积物质就堆积在血管内，造成栓塞，影响人的供血供氧。经常参加运动的人，体内的高密度脂蛋白浓度明显增加，能降低血脂，自动地在血管内建立起一道防线，不断消除沉积物质，使血管畅通无阻，同时促进血液循环。

国外生物学家把马拉松运动员的冠状动脉与常人的冠状动脉相比较，发现马拉松运动员的冠状动脉的直径要比平常人粗1～2倍。而冠状动脉是专门营养心脏组织的血管，这样就使心脏功能得到提高，如每搏输出量可由50～70毫升，增至到80～100毫升。

经常参加运动的人可使心脏跳动的频率减缓，如一般人每分钟心跳70多次，而经常参加运动的人每分钟心跳为50～60次。如果每分钟少跳10次，一天就可以少跳1.44万次，这就大大地减轻了心脏的负担，延长了心脏的寿命。

二是可以改善呼吸机能。人的肺共有七亿五千多万个肺泡。肺是进行气体交换的场所，如果所有的肺泡都铺开的话，总面积达70～100平方米，比人体的总面积还要大40～50倍。尽管人的肺泡这样多，但通常情况下却只有约5%的肺泡是开放的。经常参加运动的人，由于肌肉的活动需氧量的增大，可引起呼吸运动加深加强，使呼吸肌发达、强壮有力，在呼气时能把胸腔扩得很大，有更多的肺泡参与工作，使肺活量增大，从而提高呼吸系统的功能。

三是可以促使骨骼、肌肉结实有力，预防骨折。骨骼是人体的支架，它既坚硬，又富有弹性。经常参加运动，能使骨骼变粗，骨密质增厚，这样可以提高其抗压、抗弯、抗折的能力。实验证明，一个普通人的股骨，承受300千克的压力就会折断，而一个经常运动的人股骨承受350千克的压力还折不断。

四是可以调节神经系统，促使头脑清醒，思维敏捷，提高智力。生理学证明，运动能有效地增加大脑的重量和皮质的厚度及表面积，使大脑的活动增强，机能提高。曾有专家指出：测定一个人的脑细胞反应速度，就可以看出他思维的速度和智力的高低。神经活动的基本过程是兴奋和抑制的交替，人在运动时，管理运动的脑细胞经常处于迅速的兴奋和抑制过程，经过千万次这样的过程，人的调节功能，反应速度、灵活性和准确性都得到提高。另外，人的大脑皮质分工是非常精细的，左半球管理计算和语言，右半球管理空间和音乐。平时大脑的神经细胞并不全参与工作，有一部分处于休息状态，只是在运动和思考问题时才参与工作。如果能经常参加运动，就能把这些细胞的积极性调动起来，更好地发挥它们的潜力。还有，运动能使大脑里的化学物质脑啡肽、内啡肽释放出来，参加到代谢中去，起到增强理解力和记忆力的作用，使人更聪明，学习和工作效率提高。

五是能够调节人的心态，培养良好的性格。运动能调整人的情绪，改善心理状态，陶冶性情，保持健康心态。当你心情郁闷时，进行运动能起到发泄不快，驱散乌云，改变心情的作用。人们发现，投身运动是一种改善不良情绪的“灵丹妙药”。运动还是一个人获得社会尊重的必要条件。运动不仅能使人心情舒畅、精神愉快，还能增强体质，磨练意志，帮助人们塑造高尚的品质和完美的人格。

国际运动医学协会主席普罗科普教授说：“不运动的人，30岁起，身体机能就开始下降，到35岁，身体机能只相当于他最健康时的2/3。而经常运动的人到四五十岁身体机能还相当稳定，当60岁的时候，心血管系统功能大约相当于二三十岁的不运动的人，这也就是说，经常运动比不运动的人要年轻二三十岁。”

六是可以预防结肠癌和糖尿病。运动之所以能降低患结肠癌的危险，原因有三：①运动可增加消化液分泌，促进消化，并能增进肠蠕动，促进排便，减少潜在致癌物质，通过结肠时与肠粘膜接触的时间。②运动可以增加人体前列腺的生成，前列腺素可以抑制癌细胞的生长。③参加运动的人比不运动的人接触阳光的机会明显增多，阳光中的紫外线能将人体皮肤中的一种潜在物质转化为维生素D，维生素D具有促进肠道吸收钙的作用，增加的钙离子能降低结肠内脂酸和胆酸转化为不溶解钙皂的致癌作用。

经常运动还可以预防糖尿病。男子每周消耗500千卡热量，得糖尿病的可能性就减少6%。这些热量大致相当于一个人游泳一小时或步行8公里所消耗的热量。运动可以减少体内脂肪，并促进糖和脂肪的新陈代谢。对于肥胖、高血压和有糖尿病的人来说，运动产生的效果更为明显。上述研究结果同样适用于妇女。

由此可见，运动能使人全身受益。只要您坚持运动，持之以恒，运动就会伴随你一生健康、快乐。摘自《健康指南》

二、运动体疗的项目

运动在不同的学科有不同的内涵和外延，如社会学、生物学、心理学、物理学等学科对运动一词的解释就有十分明显的不同。日本学者将人类的一般运动分为四大类：日常运动、劳动运动、体育运动和表现运动。目前，根据运动中氧的代谢情况又将运动分为有氧运动、无氧运动和混合运动。所谓有氧运动，是指轻度至中等强度的运动。进行这种运动需要身体供应恒定氧气，以便为肌肉收缩不断提供能量。在有氧运动中，人体血液里有充分的氧气，并能将氧气带到身体里的各个部分。在进行代谢的时候，身体里的糖，能够在氧气的作用下充分分解。这样就能产生足够的能量支持人体运动，这样的运动对心脏和脑血管非常有好处。有氧运动主要有步行、慢跑、远足、登山、骑自行车、网球、排球、太极拳、八段锦等；无氧运动主要有：短跑、举重、拔河、投掷、潜泳、散打等；混合运动主要有：足球、篮球、以及间歇训练等。日常运动体疗保健的项目主要有以下几种：

（一）步行体疗

世界卫生组织曾明确指出：世界上“最好的

运动是步行。"为什么呢？两个原因：一是因为人类经过整整100万年才从猿进化成人，从四肢着地到站立起来，花了100万年的时间，最后才直立行走。因此人体的各种解剖结构、生理功能、心肺状况、骨骼肌肉各方面最适合步行。最近科学家证实，走路是使动脉粥样硬化斑块稳定和消退的最有效的方法。经过步行运动锻炼，对血压、胆固醇、体重都很好。剧烈运动有时会造成猝死，很危险，步行运动最合适。二是因为运动有三个原则，一个叫有恒，有恒是经常的、规律的。一个叫有序，有序是循序渐进。一个叫有度，有度是适度。这样，步行运动最好，其他的运动要受各种条件如气候、温度、场地、经济条件等因素制约，而每天走路或爬楼是最简单自然的，不论时间、场地，一年四季都可以，最能做到有恒、有序、有度。所以，步行是最好的运动。

步行要达到健身效果，必须坚持三五七原则："三"是每天步行3公里，每天坚持走30分钟以上就差不多达到目的了。"五"是一个星期运动五次以上。如果每星期能做到六七次就更好了，就是有规律的运动。"七"是运动的量达到中等量运动，中等量是什么意思呢？心跳次数加上年龄数等于170。比如某人今年50岁，运动时心跳要达到120次/分，70岁的老年人运动时达到的心跳是100，30岁时运动达到的心跳是140，这样的中等量运动正是胡大一教授讲过的有氧代谢运动。当然，这是对于一般没有病的正常人的平均值。对于具体个人就不一样，有的人加起来可以是190，心脏病人150就可以了，只能作为一个参考。只要按三、五、七这样运动，就比较安全。运动分三个级别。一种是轻度运动，是为了锻炼身体，增强体质，减少疾病；一种是功能锻炼，锻炼肌肉，使肌肉发达；另一种是竞技运动，像奥林匹克夺金牌。我们说的是适量运动、中度运动，能达到减少疾病、增强体质的目的，这样就可以了。就这么简单，每天坚持步行3公里以上，只要能长期坚持下来，可以代替很多保健品。

(《洪昭光健康新观念》)

1. 步行健身的好处

古人云："百炼不如一走"、"走路是百炼之祖"。健步走，是一项有氧运动，也是一项全身运动，它能有效地活动身体各个部位及其脏器，扩大肺活量，助肠胃蠕动，降低血压，促进血液循环，增进新陈代谢功能，祛病强身。科学数据表明，人的足底有50多万根血管，4万多条汗腺与70多个穴位，它们密切联系着人体五脏六腑。经常步行，能使脚底穴位受到按摩和刺激，活跃气血，调节脏腑，延缓衰老。通过步行还能调节中枢神经功能，振奋精神，"一走解百愁"。因此，步行健身被"医学之父"希波克拉底称之为"人类最好的医药。"

中国传统养生学认为，动养与静养，属于基础养生，而步行又是基础养生中最基本的养生之道。人一生最重要、最基本的养生方式就是一个字——走！在人的一生中，走是最重要的日常活动。从类人猿进化到人，直立行走是一次飞跃。在漫长的进化过程中，人的各项生理机能都与直立行走相适应。这就是步行锻炼对有益于健康的原因之一。世界卫生组织说，一个星期内轻轻松松地散步3～5次，每次30分钟左右，能把心脏病和骨质疏松的危险降低一半！据专家介绍，当你有效大步走的时候，能够调动全身50%的腿部肌肉、50%的血液，刺激50%的血管、50%的神经，按摩肝、胆、脾、胃、膀胱、肾经6大经络。现代医学的研究证明，步行锻炼对人体各个系统生理机能的促进作用是多方面的。

(1)健身。步行时，两臂自然下垂，随着步伐前后摆动，保持体态平衡；通过双臂动作，腰部尽量随着转动，使关节牵引肌体活动，促进血液循环，消除疲劳。

(2)强心。坚持步行，冠状动脉可以保持良好的血液循环，并能保证有足够的血液供给心肌，因而可以预防冠心病和有利于心脏功能的正常发挥。

(3)健肺。步行时，平稳而有节奏地加快、加深呼吸，既满足于肌肉活动对氧的需要，又是对呼吸系统机能的锻炼和提高。

(4)健脑。步行给大脑皮层以温和而有节奏的刺激，使大脑功能的活动得到调节，神经活动得到改善，精神爽爽，解除疲劳，有利于神经衰弱的治疗。轻快的步行，可以缓和神经紧张，从而收到镇静放松的效果，既有助于睡眠，也可以防治神经官能症和情绪抑郁等。缓慢步行，再配合深呼吸，能缓解头痛；步行时仰首望远，有助于调整俯首案头的姿势，可防治颈椎病。

(5)帮助消化。步行能促进胃肠蠕动，可帮助消化，还可预防便秘。

(6)防治肥胖。步行能提高新陈代谢率，并能增加热能的消耗，肥胖的人坚持步行，能使体重下降。长时间地快速步行，可增加能量消耗，使体内多余的脂肪得到利用。对于一些肥胖的人来说，可避免“发福”。

(7)降低血压。由于步行能放松血管平滑肌，故有助于降低血压。据观察，高血压患者坚持步行，能使舒张压明显下降。步行能降低交感神经过度的兴奋性，提高迷走神经的紧张度，降低小动脉的痉挛，预防高血压的发生。

(8)预防高血脂和糖尿病。步行能降低血液中胆固醇和甘油三酯的含量，因而预防高血脂症，对控制动脉粥样硬化有好处。现代医学研究表明，多走路可提高肌体代谢率，饭前饭后步行还能防治糖尿病。

(9)增强脚力。步行能增强下肢肌肉和韧带的张力及弹性，也能增加腿部的力量，因而有助于提高下肢活动能力。

(10)散步是锻炼身体，也是锻炼意志。(《老年人健康长寿须知》)

2.步行健身的要领

日本专家指出，步行有助于预防心肌梗死、肥胖和骨质疏松症等所谓的生活习惯病。但要达到步行健身的目的有其要领，步伐应较平时大、速度较快且时间要长些。

日本负责“步行健身”讲座的东洋英和女学院的宫下充正教授指出，普通的步行和健身步行不同，只是慢走几乎完全不使用肌肉，因此效果极小。要增进健康，走路步伐必须比平时大、速度较快且持续时间较长些。

宫下充正教授建议，要达到步行健身的目的，需要每分钟走90～120米的速度，一天步行40～50分钟，一周3～4天。手臂尽量摆大，步伐长度要相当于身长的45%～50%，每分钟心跳数宜保持在最高心跳数(220减去年龄数)的60%～70%。

日本研究虚血性心脏运动疗法的木神原纪念中心副院长滨本指出，像一小时走6000步左右(每分钟约70米)的这种稍有点吃力的运动对预防心脏病有益。若配合自己的体力，每天走20～60分钟，一周3天有助于降低患心脏病的危险。

日本筑波纪念医院的调查研究指出，多走路有助于防止骨质疏松症。该院对732位女性脚骨的密度加以测定后发现，没有散步等运动习惯的女性占275，她们的脚骨密度不到平均值的80%。

过去一般的理论是走路重视上半身的抬头挺胸，但东大教授小林宽道提出的新理论指出，应重视将腰部重心置于所踏出的脚上的方式来步行，走路时积极使用全身的肌肉有助于减轻腰痛、肩痛和改善内脏机能。臀部和大腿内部肌肉的活动量若增加3倍有助于减少体内脂肪。

日本厚生省对30岁以上的男女约7500人进行的一项调查结果显示，每天步行的次数越多，血压越有降低的倾向，每天步行超过万步者血液中所含的良质胆固醇量比只步行2000步者的量多大约10%。

步行虽有很多好处，但专家也强调不宜过度。日本圣玛力安纳医科大学教授山正博指出，为提高心肺机能，年轻人和中老年人不可相提并论，老年人不宜汗流满身拼命走路，而应配合自己的体力慢慢开始。(《健康指南》)

3.步行健身的技巧

步行健身的目的是锻炼身体，消耗热量，其目标可以包括改善心肺功能，增强肌肉力量(步行可带动全身650块肌肉的一半)，放松身心，清醒神志，还可以减肥。掌握正确的步行技巧，学会在步行时保持身体的姿势，便能减少受伤害的可能性和由于姿势不正确所造成的疼痛。步行的基本技巧是：

(1)下巴朝内倾，头部竖立。如果头部过于前倾或后仰，颈部和肩部的肌肉将会紧张，引起疲劳和肌肉痉挛。为了使头部竖立，要想象有一根绳子从自己的脊柱一直延伸至头顶，将自己往上拉。然后使下巴朝颈部向前倾斜，以致双耳与肩垂直。双目应朝前看。

(2)放松双肩，使之倾向下后方。这样能避免过度紧张，提高健康意识，“开放”胸腔，使自己吸入更多的氧气。

(3)收紧臀部，使骨盆缩于躯干内，且要避免弯背。对于背疾患者，这个姿势称之为骨盆倾斜。它用收缩臀部的方法使后腰平坦。这可避免背下部的过度紧张，并有助于增强支撑它的肌肉。

(4)用照镜子或请他人观察的办法来纠正自己的姿势。务必使头部保持在双肩、背部和胸部上方的中央，并使这些部位保持在臀部上方的中央。

(5)走步时，双足平行，指向前方，双足间距离如双肩或臀部。当自己对运动步行更加熟练时，可将双足间的距离变窄。

(6)足跟应先着地，与地面成45度角。这样迫使你抬起双足，避免拌倒。当跨步之腿伸到身体前方时，其膝盖应保持平直。此时，让臀部朝前下交替摆动，可加大步伐。

(7)变双臂在身体两侧自由摆动为上下摆动，便可在增强双臂和上体的同时，增加氧气的吸收量。肘部要抬到90度，双拳松握，迈步时双臂作一般前后活动状，轻微摩擦体侧。尽可能舒适地将肘部的弧度保持得宽些，向前摆至胸部的高度，朝后摆至肩胛骨的高度。手臂上下摆动开始会不习惯，所以甩动必须逐渐增强，而至双臂开始疲劳时则又回复到自然的体侧摆动姿势。当肩臂力量增加了，上下摆动双臂时将拳头挥到靠近胸部的中心点，便可以增加速度。(《运动养生保健》)

4.散步五法

普通散步法.其速度每分钟60～90步，每次应走20～40分钟。此法适合有冠心病、高血压、脑溢血后遗症或呼吸系统疾病的人。

快速散步法：其速度每分钟90～120步，每次应走30～60分钟。此法适合身体健康的人和慢性关节炎、肠道疾病、高血压病恢复期的人。

反臂背向散步法：即行走时把两手背放在腰部，缓步背向行走50步，再向前走100步。这样一退一进反复走5～10次。此法最适合患有老年轻微痴呆症、神经疾病的人。

摆臂散步法 走时两臂前后做较大的摆动。每分钟行走60～90步。这种走法适合有肩周炎、膝关节炎、慢性气管炎、肺气肿等疾病的人。

摩腹散步法：这是中医传统的养生法。步行时两手旋转摩腹部，每分钟30～60步，每走一步按摩1周，正转和反转交替进行。每次散步时间3～5分钟。此法能增强胃肠道功能。(《运动养生保健》)

5.散步行走的方式

步行有普通健步走、快速健步走、倒退健步走等等。普通健步走一般每分钟60～90步，每次30分钟左右，每日一次或早晚各一次，每周运动五天以上。

散步不仅可以增强体质，防治疾病；而且可以调整神经系统、愉悦身心和提高心智，况且走的运动简便易行，安全可靠，不受时间地点限制。两千多年前的孔子就特别提倡“远足”。概括起来，步行健身的形式主要有以下几种：

(1)快步走：约每分钟走120～140步，使心率达到最大心率的70%，属中小强度运动。快步走是全身运动，它作为健身手段风靡世界各国。美国著名心脏病学家说过：“轻快的快走，如同其它形式的运动一样，是治疗情绪紧张的一副理想的解毒剂。”快走时下肢肌肉、关节不断运动，促进下肢血液向上回流心脏，有利于全身血液循环；行走时可以加强心肌收缩，心脏输出血量增加，可增强心脏功能。走路时呼吸加快加深，呼吸系统的机能得到锻炼和提高。由于快走会增加人体能量的消耗，还可防止身体肥胖。而且对高血压、冠心病、哮喘病、胃炎、糖尿病均有一定的辅助疗效。注意要选择空气清新、环境优美、道路松软而又安全的地方。鞋要舒适合脚，鞋底最好为柔软而有弹性的橡胶，以免对头部的震动过大。活动时间40分钟以上。

(2)慢步走：约每分钟80步，平均心率在110～120次/分钟，属小强度运动，有利于放松身心，陶冶情操。散步通常是和家人或朋友一起进行，可起到调节气氛，融洽关系的作用。通过长时间的练习可以有效地降低血液的粘滞性，并能产生内啡肽，使人精神愉悦。活动时间1小时左右。

(3)踮脚走：即百会上顶、两脚跟提起用前脚掌走路，主要受力部位为踝关节和脚掌前部。可促使脚心与小腿后侧的屈肌群紧张度增强，有利于三阴经的疏通，对胃经的原穴太白，肾经的涌泉、太溪，肝经的起点大敦和足底头部反射区有较强的刺激作用。对滋肾补脾、调理肝气和醒脑宁神均有良好的作用。练习者要注意，因为局部负担过重，行走时间不宜过长，以免造成关节损伤。宜小量多组，或者与快走、慢走等结合起来练习为好，另外还要特别注意路面的平整松软。

(4)脚跟走：跷起脚尖用脚跟走路。可刺激生殖泌尿反射区，加强锻炼小腿前侧的伸肌群，有利于疏通三阳经，对防治肾系疾病有一定效果。练习者要注意，两臂要有节奏地前后摆动，以调节身体平衡，另外由于局部负担过重，行走时间不要过长，以免造成关节损伤。可以小量多组，与快慢走组合为好，还要特别注意路面的平整松软。

(5)倒着走：即方向朝后的行走。倒走路时两腿交替后行，可加强腿部和腰部肌肉力量，比正行耗氧多，能增强人体平衡性，保健小脑。可促进血液循环，刺激不常活动的肌肉，使平时负担较重较为紧张的关节部位和肌肉放松，还可防治脑萎缩，对于腰腿痛也有显著疗效。此法可防治老年腰腿痛、胃肠道功能紊乱。倒着走要有参照物，注意安全。上身挺直，腿自然下落，前脚掌着地后再过渡到全脚，手臂自然摆动，保持整体平衡。小心地先用脚趾头着地，重心在前面，稍微踩空了，也不会摔跟斗。倒着走要注意，因为完全改变行走习惯，且看不见行走的路面情况，行走时间不要过长。另外，要选择平坦的直道，并且行人车辆较少的路面。最关键的是“倒着走”每走一步都要把脚向后伸，在踩稳以后，再走第二步，这样做可以防止摔倒。

(6)原地走：即原地踏步。这主要适合居住高楼或外界环境恶劣不宜出门时练习，在走步机上练习更好，其效果与快慢走相似。但由于空间狭小、空气不好、环境没有室外优美等原因，会导致锻炼效果不佳。注意练习时尽量打开门窗让空气对流。

(7)高抬走：即向前迈腿抬过腰间，然后弧形下落。由原地、行进两种。对于培养平衡感，增强腹部、腰部和腿部肌力，防止衰老有着良好的作用。

(8)走卵石：即在铺有鹅卵石的路面行走。走卵石路有不少好处。因为卵石可以加大路面对练习者脚底的压强，能够刺激脚底的穴位，起到增进健康和防止疾病的目的。注意走路速度不可太快，卵石以大小均匀和没有尖利的棱角为好。时下，走卵石路已经为愈来愈多的人所喜爱。许多公园里、庭院内，都铺设了卵石路，供人们进行活动。有的人在自己的庭院里用鹅卵石和水泥铺设卵石路或踏石板；有的购买尼龙制品的卵石板进行蹬踩。日本的一些公司、工厂的大门前，特意铺设鹅卵石路，让职工在上班前赤脚在卵石路上活动几分钟，以锻炼身体。但是，并非所有人都适合走鹅卵石的健身方式。如果盲目选择走鹅卵石健身，有可能伤害身体。关节炎患者不宜走鹅卵石路健身；足部疾病患者不要走鹅卵石路；骨关节病人走鹅卵石路应控制走鹅卵石路的时间；不要赤脚走鹅卵石路锻炼等。

“脚为精气之根”。脚是支撑人体重量的“顶梁柱”，也是人体总的精气之源。它位于人体的最下端，连结五脏六腑十二经脉。双脚共有126个穴位，占身体穴位总数的三分之一还多，有着丰富的毛细血管和神经末稍，是全身各器官的反射区，藏着人体健康和衰老的密码。由于卵石路的凹凸不平，可以给脚部穴位以良性的刺激，从而起到活血舒络、补益精气、增强心肺功能和消化功能、降低血压、减少血脂、改善骨骼、防治疾病、强身健体的作用。走鹅卵石路，最好每天一两次，每次20～30分钟。

(9)侧行走：先向右侧移动一到几十步，再向左侧移动一到几十步。具有锻炼腿侧肌群，预防神经失调的作用。

(10)八卦走：

第一阶段：随意蹓弯。在操场、公园、房间等空旷之地，用想象的办法划一个直径约1米多的圆圈(初学者也可以直接用粉笔在地上划一个圆圈);然后沿着这个圆圈散步。散步的时候,要目视前方,两腿随意而自然的沿着圆圈蹓弯;蹓弯时迈步的幅度不要大,速度也不要快,两手顺其自然的随意摆动。此阶段的关键就是这样随意的蹓跶,没有任何其他的要求。

第二阶段:七分蹓三分练。沿着圆圈先随意蹓跶几分钟;然后,两眼凝神前方,竖提顶,挺胸拔背;两臂环抱,肘坠而悬;两手置于腹前,手腕微鼓,手心微微内涵,掌心朝下;两脚自然的迈出,在迈出内侧脚的时候,要把脚伸直,外侧脚迈出时,脚尖要微微内扣。就这样一步一步的迈出。等走了一段时间后,要转身往回走的时候,上身在保持原状的同时,外侧迈出之脚,要内扣着落地。然后,身体向内回转的同时,内侧脚平直伸出,这样,内侧脚在转身之后,变成了外侧脚,而原来的外侧脚就变成了内侧脚。继续按照以上的要求,沿着圆圈行走。要结束锻炼了,两手可以自然地置于身体两侧,自然摆动,如此再这样走几分钟就可以了。

第三阶段:七分练三分蹓。仍然先沿着圆圈先随意蹓跶几分钟,然后沿着八步左右一个圈的要求进行走转。此时,要依次调整上中下三盘。调整中盘—头胸腰腹:头上方好像有一小细线悬提着头顶百会;颈项竖直,不偏不斜,颈椎与脊柱连成一直线;两肩向下松沉,双臂环抱;胸微微内涵,后背拔直,此为挺胸拔背;腹部微微回收但不能憋气;脊柱伸直,命门向后放松。调整上盘—肩肘腕手;手指自然分开,拇指与食指成八字;掌心微微凹陷,有掌心含空之意,大拇指根节(即大鱼际)略向掌心扣,小指与无名指微微向掌心裹,从而形成大拇指尖到大拇指根、掌心、小指根到小指尖成圆弧状;手腕微鼓,掌指自然而放松地舒展;肘尖有微微掩护和保护心脏之意,肘尖内侧正对着心窝。调整下盘—胯膝踝足:两胯向外舒展;两膝内扣;两脚平起轻落;自然交替着迈步,脚心微微内涵。边走边调整上中下三盘,行成习惯之后,就进入专一心念的练习了。

第四阶段:专一心念。此阶段,最关键的就是调节眼睛和耳朵,使眼睛和耳朵形成"视而不见,听而不闻"的专一走转的状态。眼睛要在凝神定气同时,又放松随意的基础止,平着看前方;走转时身体转向那个方位,眼睛就随之看着那个方位。如果眼前有墙或者树木等障碍物阻挡,在意念里要做到目光能穿过了障碍物似的,好像一看就看到天地交合处了;或者眼前有物若无物。在走转时,听到任何声响,都不要理会,就好像没有听到一般。此外,如果走转的过程中有杂念,可以用背诵16句口诀(身心修养走当先,四正四隅八步圈。里直外扣舒膝胯,平起轻落中空涵。凝视前方平落处,双臂环抱搭脐前。左转右兮右转左,上下与中平三盘。三盘旋转气为宗,周身环节须放松。应将有相能无相,阴阳变化自然中。中正安舒和定意,道悟德培妙峰登。祛病延年微妙果,明心见性智慧融。)的办法来驱赶杂念,来落实口诀中每一句话的真义。如是,内心就会平心静气起来;精神一平和,则心里就会只有走转的概念,甚至连走转的概念都会逐渐没有了。体现在外,只是自自然然的、慢慢悠悠地走。如果能进入这样的状态,一次连续走2～3个小时也不觉得累,甚至会出现走得忘记了时间和空间的很美妙的境界。这样,也就不知不觉地进入了无形无相的练习了。

第五阶段:无形无相。有形有相是指在走转的过程中一直在考虑动作要领,而到了无形无相的阶段,虽然仍然在很缓慢地走转,但却会进入恍恍惚惚、似走非走、一片清澈、一片灵明的境界;此时,没有了一切人为的精神上和形体上的调整了,每一步都符合要领,每一步都很清静,每一步都很自在,每一步都是无我无为,到能深切体验到美妙中正安舒适,健身祛病抗衰老的效果会一天天让人惊喜。

这五个阶段并不能像蹬台阶一样分得很清楚。但我们可以一步一步的来实践它。这是一个值得用一生的时光来浇灌的生命之旅。生命的旅程有多长,走转的过程也就有多长。人生的幸福时刻,会因此而不断地照耀着我们。

以上各法要因人而异,方法不限于一种,组合练习效果更佳。练习时间不要在睡前或吃饭前后半小时内。(《运动养生保健》)

6.散步运动的四大目标

散步能把疾病拒之门外。美国约翰逊博士设计了一个旨在强身健体、祛病延年的为期4周的散步方案,每周都瞄准一个不同的目标。

目标之一:消除压力

路程:1.5千米;频率:每周3~4次。方法:作为热身和放松练习,用5~8分钟时间做深呼吸和慢速伸展运动,轻轻地左右转动脑袋,转动踝关节,做伸腿运动和弯腰运动。开始散步时,把注意力集中于消除心理紧张,听一听轻松音乐。活动时站直身体,头、肩、臀部、膝盖和脚成一条直线,要在整个散步过程中保持这个被称为"脊柱不偏不倚"的姿势。迈步时尽力保持优美、轻松的步伐。这种步行越多,身体消除应激激素的能力越强。

目标之二:控制体重

路程:4千米;每周4~5次。方法:保证每周锻炼4次,想办法使自己整天都有事情做,可以把每天的散步路程适当增加。当我们运动时,首先消耗掉已贮存起来的糖类物质;40~60分钟后,开始消耗越来越多的脂肪,运动的强度越大,这种变化发生得越快。连续运动3周以后,新陈代谢活动将开始增多,这意味着人们在休息时也在消耗热量。

目标之三;促使心脏健康

路程:3千米;频率;每周4~5次。方法:先以正常速度步行两分钟,然后提高速度步行1分钟。在加快步伐时,把胳膊弯成90度,并前后摆动。为了提高速度,可加快正常步伐的速度,但不要加大步伐。

目标之四:加强骨骼和肌肉

路程:5千米;频率:每周4~5次。方法:选择一段不太令人望而生畏的阶梯(最好是在室外,阶梯尽头右有个开阔的平台,下阶梯前可以在平台上绕着圆圈缓慢散步)也可以利用居民楼或办公大楼里的楼梯,缓步爬到楼梯顶端,在平坦的地方散步一大圈,然后下楼,在楼底平地上再走一大圈。接着再爬楼。这种运动应持续至少30分钟。(《运动养生保健》)

7.对症散步

体弱者:每小时走5千米以上为好,走得太慢达不到强身健体目的。只有步子迈大,胳膊甩开,全身活动开了,才能调整身体各器官的功能,促进新陈代谢。时间应在清晨和饭后进行,每日2~3次,每次半小时以上。

失眠者:可在晚上睡前15分钟进行。每分钟走80米左右为宜,每次半小时,可收到较好的镇静效果。

肥胖者:宜长距离行走,每日2次,每次1小时。步行速度要快些,这样可使血液内的游离脂肪酸充分燃烧,使脂肪细胞不断萎缩,从而减轻体重。

冠心病患者:步速不宜过快,以免诱发心绞痛。应在餐后1小时时进行,每日2~3次,每次半小时。长期坚持可促使冠状动脉侧支循环形成,有助于改善心肌代谢,增强心功能,减少血液凝固过高的倾向,从而减轻血管硬化。

糖尿病患者:行走时步幅尽量加大,挺胸摆臂,用力甩腿,时间在餐后进行,以减轻餐后血糖升高。每次走30~60分钟为宜。但对用胰岛素治疗的患者,应注意避开胰岛素作用的高峰时间,以防止发生低血糖反应。一般应在餐后半小时进行较为合适,活动时间不要超过1小时。

高血压患者:步速以中速为宜,行走时上身要挺直,否则会压迫胸部,影响心脏功能。走路时要充分利用足弓的缓冲作用,前脚先落地。千万不要脚后跟先落地,因为这样会使大脑处于不停的振动中,容易造成头晕。(《运动养生保健》)

8.患慢性病人步行应注意的问题

步行是老年人安全有效的健身方法。它不仅能锻炼下肢肌肉及韧带,保持关节的灵活性,还可促进四肢及内脏器官的血液循环,加速新陈代谢过程,调节神经系统功能。尽管如此,患以下慢性疾病的老人仍应注意:

冠心病:行走速度不要过快,以中速运动为宜,上坡行走时,速度应减慢,心率控制在每分钟100~120次,饭后不要马上行走锻炼,以免诱发心绞痛。

糖尿病:饭后休息片刻再行走最好,运动强度可大些,一般每次行走30~60分钟为好。无心血管合并症者可交替进行块速和中速步行。如正在接受胰岛素治疗，步行应避开胰岛素作用的时间，以免发生低血糖反应。

肝脏疾病：不要饭后马上行走，因为肝炎及肝硬化病人，为加速肝功能恢复，需要吸收较多营养。如果饭后活动过多，进入肝脏的血液相对减少，肝脏负担加重，不利于肝脏细胞的修复。

肥胖或高血压：适宜进行长距离步行，步行的速度要量力而行。适当增加行走距离可使脂肪细胞不断分解、萎缩，消耗多余的热量，从而达到减脂的效果。同时，应注意适量的饮食控制。

神经衰弱：行走速度应根据病症类型而定，神经衰弱属抑郁型者，步行速度宜快，每分钟可走100米左右；属兴奋性型患者，行走速度宜慢，可控制在每分钟60米左右。每次步行30分钟即可。如晚间入睡较困难者，睡前以每分钟80米的速度轻快行走15分钟，可收到较好的镇静效果。(《运动养生保健》)

(二)跑步体疗

跑步也是一项最为普及的健身活动，也正因为如此，人们习惯称跑步为“健身跑”。在古希腊埃拉多斯山岩上，铭刻着这样的格言：如果你想强壮—跑步吧！如果你想健美—跑步吧！如果你想聪明—跑步吧！

跑步和其他运动一样，都能达到“动养形”的效果，尤其是对青少年来说，最为适宜。坚持健身跑步，可以促进青少年心肌强健有力，促使肺活量增大，呼吸功能加强，促使肌肉发达，体态健美，更能促使青少年新陈代谢和生长发育。正因为如此，青少年可以把跑步作为最重要、最适用、最理想、最简单的健身运动。

1.跑步的好处

一是可以预防冠心病的发生。跑步是一项有氧运动，对于心血管系统，可以提高它的结构和机能的适应能力。由于跑步可以使心肌经常进行强烈的收缩和舒张，冠状动脉扩张，增加冠状循环的血流量，这就改善了心肌的供氧情况，改善了心肌的代谢，同时心肌纤维变粗，收缩力增强，体积增大，提高心脏的工作能力。从而可以预防冠心病的发生。

二是能提高内脏器官系统功能。跑步运动有助于改善脂质代谢，减轻高血脂症，降低过高的血清胆固醇、甘油三酯的水平，限制动脉粥样硬化的发展。还可使组织内的微血管数量增加。由于心脏功能的加强，使全身各组织得到更多的氧，从而改善组织的代谢，可改善中枢神经系统的调节功能，增强迷走神经的紧张性，使动脉血压逐渐降低。对呼吸系统，能使肺脏吸收更多的氧气，多排出二氧化碳，血氧饱和度提高，这样可使心脏需要泵出的动脉血减少，相对地减轻心脏的负担。跑步还可使血液系统中的白细胞、红细胞、血色素增加，增强内分泌的功能，提高机体的抵抗力。

三是可以锻炼人的意志。跑步有助于培养人们刻苦锻炼和与困难作斗争的精神，磨练人们吃苦耐劳的坚强意志。

四是能消除沮丧心情。研究表明，遇到不如意的事情，要想方设法及时消除沮丧，最好的办法就是跑步。大多数沮丧者是因为缺乏运动，而跑步又是一种有氧运动，除了活动筋骨、肌肉之外，还能加强心、肺和循环系统的功能，跑步还能分散注意力。跑步时，人的身体会获得新的感受，这种感受，会使人忽略因心情沮丧而引起的不适。心里学家的研究表明，心情沮丧的原因是脑神经元中缺乏荷尔蒙。跑步时，荷尔蒙增加，跑步后，荷尔蒙分泌量还能增高，所以跑步能消除人的沮丧心理。

五是可以预防腿老。俗话说，“人老腿先老”。医学专家研究发现：跑步可以增强人体下肢的肌力，可以增强关节韧带的韧性，从而有利于维持下肢关节的灵活性及稳定性。跑步还可以促进血液循环，防止血液在下肢的郁结，可以防治下肢静脉曲张和水肿等老年人的常见疾患。跑步还可改善下肢的新陈代谢，增加肌肉、韧带、骨、关节的营养，从而防止其发生退变。跑步可使中枢神经“永葆青春”，保持对各种外界反应的灵敏性，从而使腿脚更灵活。

2.跑步的基本要求和要领

(1)跑步的基本要求是：轻松；协调；平稳；坚定。

(2)跑步可分为后蹬与前摆、腾空和着地缓冲阶段。动作特点是:后蹬时要快速有力、方向正、角度适宜。前摆要幅度大、速度快、方向正、膝放松、髋前送。躯干正直稍前倾。

腾空时身体放松,落地时前脚掌先着地,尽量做向下向后扒地动作,动作要柔和。

(3)慢跑时,全身肌肉与关节都应放松,步伐应轻盈、均匀并富有弹跳性。切忌全脚掌着地,切忌足后跟先着地。一般情况下,脚掌离地面不得超过15厘米。慢跑时,应抬头、挺胸,双目平视,上身略前倾。两臂屈曲不少于60度,在胸、腰两侧自然摆动。慢跑时,应自然呼吸并学会用鼻吸气。可用鼻吸鼻呼,或鼻吸口呼,也可鼻、口同时吸、呼。

3.跑步应注意的问题

第一,要因人而异,切忌运动量过大、速度过快。跑步前要进行身体检查。老年人和体格较弱者可选择原地慢跑,也可选择小范围内的原地兜圈,步幅可放小到50厘米以下。青壮年和身体较健康者,步幅可增大到50～60厘米,即与走步的步幅相似,速度可比步行快1～2倍。而老年人和平素缺乏锻炼的人,可取中间强度,步幅30厘米左右,速度与走步相同。健身跑速度一定要慢,切忌过快,也可慢跑与步行结合,运动量要适宜。每个人身体条件不同,要根据自已的情况来调整跑步的时间、地点、路线、速度、距离。跑步时尽量采用匀速跑,避免太快或太慢,忽快忽慢。但跑步与走路散步相比较,散步走路时脚与地面接触的力量比较均匀,其作用力仅为体重的1.5倍,而跑步负荷的力量超过体重的3倍。因此,跑步所造成中老年人心脑血管病的危险要大得多。

第二,必须循序渐进,量力而行。运动量可用改变运动时间、运动距离与运动速度等调节。年老体弱者开始时可只跑1分钟,以后逐步增加到5分钟、10分钟及20分钟以上。一般主张,慢跑运动最多也不要超过半小时。开始时,运动距离可跑100米,以后渐增至200米、500米,甚至1000米。体格特别健壮者,也不主张超过3000米。对常年坚持慢跑、身体素质好的人来说,可自我掌握运动量。总之,参加慢跑锻炼者必须方法得当,每次可跑5～10分钟,速度由慢而快,距离由近到远,循序渐进,可以走、跑交替,一切以全身舒畅为准。

第三,要避免造成损伤。跑步很容易对关节造成损伤,所以跑步时速度均匀,步子不宜过大,注意可发生的危险信号。尤其是对年龄50开外的人,慢跑并非是最佳养生运动方式。慢跑,每一次足部接触到地面时,脚部的26块小骨与19条肌肉莫不受到震动波的冲击,它们由脚后跟传到脚踝、小腿、膝关节、大腿、臀部及背部,跑得越远越快,冲击越大。因此对中老年人来说,不要跑,走最好!

第四,应充分做好准备运动和整理运动。慢跑前应做好准备工作,鞋子最好是软底炮鞋,袜子是棉制吸水性厚袜,衣裤要求薄、轻、透气、吸汗。慢跑后不要突然停下,可做慢步走、快步走、高抬腿走或体操等整理运动,使肌肉放松,全身逐渐安静,恢复常态。跑完后,休息片刻,擦身或洗澡,再喝些牛奶冲燕麦片,吃点面包。但不要吃得过多,保持七分饱。

第五,要选择跑步的时间与天气。健身跑步一般安排在早晨最好,其次是上午9点和下午5点左右。这时新鲜的空气对呼吸系统有好处。另外,人经过睡眠,体力得到恢复,但从生理上讲仍然存在一定的抑制状态。早晨锻炼,有利于神经的兴奋、振奋精神,促进新陈代谢,对保持充沛的精神和体力投入一天的工作大有好处。早晨不宜空腹进行大运动量锻炼,如果健身跑的距离比较长时,可先喝一小杯糖水或少吃点食品。饭前、饭后不宜进行跑步。饭后跑步或跑步后立即进食都会引起胃酸分泌减少,影响对食物的消化,久而久之会引起胃病,一般饭后一小时后进行锻炼为好。睡前跑步不好,会使大脑皮层处于高度兴奋状态,产生多梦或不容易入睡的不良反应。另外,跑步还要注意天气的影响。

(1)冷天跑步。由于冷空气的刺激,对疾病的抵抗力增强。所以,冷天坚持跑步的人,很少患贫血、感冒、气管炎和肺炎等疾病。冷天气温较低,体表的血管遇冷收缩,韧带的弹性和关节的灵活性降低，在跑步前要充分做好准备活动，防止发生运动损伤。此外，冷天跑步要注意保暖防冻。

(2)热天跑步。热天气温高，如果跑步方法不当很容易中暑。炎热天气跑步最好选择较凉爽的清晨和傍晚。

(3)风天跑步。风天跑步会感到呼吸费力，这时应掌握好呼吸的节奏和深度，不要张口吸气，以防冷风刺激咽喉和气管，引起咳嗽。

(4)雾天跑步。雾天的能见度不好，容易发生跌伤等意外事故；而且在有大气污染的地方，雾会阻止有害废气向空中扩散，使空气更加变坏，此时不宜跑步。此外，雨天、雪天，易湿、易滑，都不宜跑步。

4.做好自我观察

在跑步锻炼中，身体情况时刻发生变化，因此必须经常进行自我观察，次而随时发现新情况，预防过渡疲劳等情况的发生。观察内容包括：

(1)自我感觉：在跑步中有心悸、气短、胸闷、头昏、眼花、两腿发软等情况，说明运动量太大，应该减慢或步行。平时应注意锻炼的情绪，疲劳恢复情况，食欲、睡眠等情况。主观感觉为早期发现过渡疲劳的重要指标之一。

(2)客观测定：脉搏测定是最简单易行的项目。早晨脉搏，在开始锻炼前先连续测定几天作为基础，经过一段时间锻炼后，再测定脉搏。如果比原来减少了，说明心功能增强了，如果超过基础，就说明有过渡疲劳现象存在，是运动量太大的表现；如果变化不太明显或无变化，说明运动量还不够。

跑步中的脉搏，即运动停止后最初 10 秒钟所测得的脉搏，标志运动量的大小。如果超过运动适宜心率，说明运动量太大；达不到此值的，说明运动量不足。

跑步后脉搏恢复情况，与锻炼者心血管机能强弱有关，也同运动量大小有关。一般健康人在 3～5 分钟慢跑后，经 5 分钟左右脉搏就可恢复正常，年老体弱者 10 到几十分钟才能恢复。如一次跑步后经过 30 分钟脉搏不能恢复正常，说明运动量太大，应适当减少运动量。(《运动养生保健》)

(三)游泳体疗

游泳是最好的健身方式，因为它“可以使全身各部位都得到练习”。游泳也是一种很好的养生保健运动。由于人体与水的比重相近，当人体静躺于水中时，四肢及整个身躯处于一种舒适状态，全身肌肉完全放松；当身体浸入水中时，由于水的阻力要比空气阻力大 800 多倍，所以，水对胸廓的压力使得肺呼吸功能得以锻炼，经常游泳，有助于扩大肺活量；当全身处于游泳状态时，躯干和四肢的每一块肌肉都得到了锻炼。经常游泳不仅会使肌肉丰满而富有弹性，还能更好地促进骨骼生长发育，使人健美而健壮。

游泳是中老年人很好的锻炼方式。游泳时关节不承受过度的压力，身体又能得到充分的运动，使心脑血管得到锻炼；游泳能量付出多、消耗大，如果完成同样一组动作，要比陆地上多付出 6 倍的力量；水中散热快，是空气中的 28 倍，可增强机体对寒冷的抵御；人在水中的重量仅为陆地上的 1/8，在水中关节基本不负重。另外，水对全身有按摩作用，能帮助肌肉去除疲劳等。

游泳运动强度大，人体新陈代谢旺盛，能量消耗大，这对神经系统、心血管系统、呼吸系统、消化系统功能的要求都很高。经常游泳可使这些系统的功能得到改善。

即使是不会游泳的“旱鸭子”，也可以下水活动，通过扶池壁做蹬腿活动、在水中行走、承受水对胸部的压力、抗阻力呼吸和感受水对身体的按摩等，也可获得很多益处。

1.游泳的好处

(1)游泳时，水对皮肤血管有“按摩”作用，促进血液循环，使心肌发达，收缩有力。由于运动强度大和胸部在水中受到比空气中大得多的压力，所以呼吸肌必须克服这些阻力才能正常地呼吸，满足运动的要求。所以，经常游泳不仅能增强呼吸肌和加大肺活量，使整个肺部的呼吸功能得到强化，还能增强血管弹性、锻炼心脏，使供给心脏的血管增大并增加分支，使供应心肌营养的冠状动脉的血流量增多。

(2)游泳是一项把日光浴、空气浴和水浴结合起来的综合性健身运动。也是对人体极为有益的有氧代谢运动。它能促进体内钙和磷的代谢，有利于血液中的红细胞和维生素 D 的形成，可防止骨骼软化病（佝偻病）。

(3)游泳还是治疗某些慢性病的理想方法。游泳时，全身的肌肉都被动员起来，尤其是四肢和腰背部肌肉群担负的任务更重。经常游泳，可使肌纤维增粗，肌力增强。慢性关节炎患者，在水中锻炼比慢跑疗效要好。它还可以改善四肢血液循环和新陈代谢，可减轻骨关节的增生和肌肉酸疼。

(4)游泳可以减肥。游泳时，由于水温低于体温，也由于运动本身强度较大，所以人体热量散失较快。这样，不但可以促进肥胖者体内多余脂肪消耗，有利于减肥，而且，还可以提高机体对外界环境的适应能力。如果参加冬泳，上述效果将更加明显。(《益寿养生全书》)

2. 游泳的形式

(1)蛙　泳

蛙泳是模仿青蛙在水中游动的一种泳姿，技术结构简单，易于掌握，也是广大游泳爱好者所喜爱的泳姿之一。

A. 蛙泳技术

①身体姿势

蛙泳时，身体几乎呈水平姿势俯卧于水中，游进时，身体位置随着上体上抬、前压以及两腿的后蹬动作而不断变化。

②腿部动作

蛙泳的腿部动作是产生游动推进力的主要动力来源，腿部动作的好坏是掌握蛙泳技术的基础。蛙泳的腿部动作由收腿、翻腿、蹬腿和滑行四个部分组成。

• 收腿　收腿时，屈膝、屈髋同时，两膝慢慢分开，当大腿前收与躯干成 130 度～140 度角时，开始翻腿。

• 翻腿　翻腿时，两脚外翻，脚尖朝上，两膝关节靠拢，其距离应小于两脚间距离。

• 蹬腿　蹬腿时，两脚用力向两侧、向后做快速弧形蹬夹水动作。

• 滑行　蹬腿结束后，两脚并拢伸直，身体借助惯性向前滑行。

③臂部动作

蛙泳划臂动作也可产生较大的推进力。蛙泳臂部动作可分成开始姿势、滑下、划水、收手和移臂五个部分。

开始姿势：两臂前伸、拇指相靠、掌心向下，身体保持流线型姿势。

划下：也称抓水，划下时，上臂内旋，两手向两侧分开，掌心向斜下方对准划水方向。

划水：两手继续外分，保持高肘，掌心、前臂和上臂内侧同时向外、向下、向后运动。

收手：当手臂划至肩下方时，手臂向外旋转，两手同时向胸前、向内快速运动。

移臂：蛙泳移臂是四种泳姿中唯一在水下完成的。移臂时，两臂自然前伸，掌心由相对逐渐转为向下。

④ 完整动作配合技术

蛙泳配合技术通常采用 1 次腿、1 次臂、1 次呼吸(1:1:1)配合技术。

游蛙泳时，两腿自然伸直，手划下时开始收腿，收手时抬头呼气，两臂前移时，两腿向后蹬夹水。

B 蛙泳技术与练习方法

①腿部动作练习

动作要领：收腿要慢，翻腿要充分，使脚掌、小腿和大腿内侧形成最好的对水面并向外、向内做弧形蹬夹水动作。

②臂部动作练习

动作要领：划水时收手要快，移臂要慢，保持动作节奏，明确划水路线，整个臂部动作应同时对称进行。

③完整动作配合技术练习

动作要领：臂的划水动作先于腿，即先臂后腿，收手抬头吸气，伸臂低头吐气，收腿要慢，蹬夹要快，保证动作节奏。

(2)自由泳

自由泳是人体模仿爬行动作的一种游泳姿势。故自由泳也称之为爬泳。在竞技游泳比赛中，自由泳速度最快，人们通常采用自由泳技术参加游泳比赛。

A 自由泳技术

①身体姿势

身体呈水平姿势俯卧水中，身体纵轴与水平面成很小的锐角，使身体保持良好的流线型，游进时，两腿快速做上下“鞭打”打腿，两臂交替移臂划水，上体围绕身体纵轴自然摆动。

②腿部动作

自由泳腿部动作主要起保持身体位置平衡的作用，同时，对身体也起一定的推进作用，但随着游速的加快，其推进作用则逐渐减小。

自由泳打腿时，两腿自然伸直，脚尖稍内扣，踝关节放松，髋关节先发力，大腿带动小腿作上下“鞭打”交替打水动作。自由泳腿部动作可分成向上打水和向下打水两个部分。

向下打水：向下打水由屈腿动作开始，打水时，脚背绷直，脚尖稍内扣，腰部发力，大腿带动小腿朝后下方用力做“鞭打”打水动作。

向上打水：向上打水时，大腿带动小腿直腿向上移动，当腿脚移至水面并于水面平行时，大腿停止上移，而小腿和脚由于惯性作用仍继续上移，当大小腿弯曲成 160 度角左右时，转入向下打水。

③臂部动作

自由泳臂部动作是推动身体前进的主要动力，同时还起着保持身体平衡的作用。自由泳臂部动作由入水、抱水、划水、出水和空中移臂五个部分组成。

入水：入水时，保持屈肘、手指自然伸直并拢，向前下方斜插入水，入水点在同侧肩的正前方。

抱水：积极插向前下方至有利抱水位置后，前臂外旋，同时屈腕、屈肘、对水并保持高肘，至划水开始。

划水：划水是臂部获得推进力的主要阶段，由拉水和推水两部分组成。

拉水：拉水时继续保持高肘，同时手臂向内、向上和向后运动至肩下方。

推水：当后划至肩下方时，快速向外、向上、对水、向后运动，完成推水动作。

出水：划水动作结束后，借助惯性将手臂向外上方提拉出水。

空中移臂：手肩提拉出水后，借助肩关节自然转动，高肘将臂前移至肩前方，准备入水。

④完整动作配合技术

自由泳完整动作配合技术有 6 次腿、4 次腿、2 次腿及 1 次呼吸、2 次划水与 6 次或 4 次与打腿配合技术。一般 6 次腿动作较适合游泳初学者和短距离项目，4 次和 2 次腿技术则有利于中、长距离项目。自由泳时（以 6:2:1 配合技术为例），两腿连续做上下交替“鞭打”打水，当右臂入水时，左臂向后手掌对水推水；右臂‘向后划水时，左臂经空中向前移臂；右臂向后推水结束，左臂入水同时，侧头吸气；右臂前移准备入水。

B 自由泳技术练习方法

①腿部动作练习

动作要领：直腿向上打水、屈腿向下打水。向下打水时，腰部先发力，大腿带动小腿，做上下交替“鞭打”打水动作。

②臂部动作练习

动作要领：抓水要积极，划水要保持屈臂高肘，且快速有力，两臂前后交替做向后划水动作。

③完整动作配合技术练习

动作要领：两臂前后对称划水，两腿向后下方上下交替打水，侧头吸气，低头吐气，身体绕纵轴左右转动。

（3）仰泳

仰泳是身体仰卧在水中进行游泳的一种泳姿。游仰泳时，脸部露出水面，便于呼吸，且仰泳交替划臂动作技术结构简单、省力、实用性强，故深受人们喜爱。

A 仰泳技术

①身体姿势

游仰泳时，身体自然伸直，仰卧水中，头与肩稍高于下肢，身体成较好流线型姿势。游进时，两腿上下交替踢水，身体随两臂划水动作绕身体纵轴转动，转动的角度在 45 度左右。

②腿部动作

仰泳腿的作用是保持身体处于较高水平位置，控制身体平衡，并产生一定的推进力，仰泳腿部动作由上踢和下压两部分组成。

下压：下压时，通过臂部肌肉的收缩，大小腿直腿下压至一定深度后，大腿停止继续下压，小腿和脚在惯性的作用下继续下压，当膝关节弯曲成135度角左右时，完成下压动作转入上踢过程。

上踢：当下压动作结束时，小腿和脚形成较好的对水面；随即用大腿带动小腿，用力向后上方踢水。在上踢时，膝关节和脚不能露出水面。

③臂部动作

仰泳臂的划水动作是产生推进力的主要因素。仰泳划臂动作可分成入水、抱水、划水、出水和空中移臂五个部分。

入水：仰泳臂入水时，小拇指领先掌心朝外，手掌和前臂构成150度～160度的夹角。臂的入水位置在肩的正前方。

抱水：臂入水后，躯干向入水的同侧方向转动，并借助前移速度直臂向深水处积极抓水，同时通过转腕，使臂内旋，形成有效抱水动作。

划水：划水时，屈肘并内旋前臂，使整个手臂处于对准划水方向的位置，向后下方用力划水，当手臂划至大腿近侧时，手掌朝后向下方做快速“鞭打”推水动作。

出水：划水结束后，借助推水动作的惯性作用，迅速提拉手臂出水。

空中移臂：手臂出水后，直臂迅速向游进方向移动，入水前，手臂向外旋转，掌心朝外，准备入水。

④完整动作配合技术

B仰泳技术练习方法

完整动作配合技术通常采用6次打水、2次划水、1次呼吸(6:2:1)的配合技术，左臂入水时，右臂向下方推水；左臂屈肘向后下方划水时，右臂经空中前移；左臂划水结束后，提臂出水，右臂入水并积极向前做滑下动作，左臂伸直前移，右臂用力迅速向后下方划水。

①腿部动作练习

动作要领：直腿下压，屈腿上踢，两脚上下交替向后下方做“鞭打”打水动作。

②臂部动作练习

动作要领：抓水积极充分，保持屈臂、屈肘，对水和向后划水，两臂交替轮流划水。

③完整动作配合技术练习

动作要领：身体自然伸展，呈较好流线型姿势仰卧水中，两腿做上踢、下压“鞭打”打水动作，直臂空中移臂、屈臂屈肘向后划水。

(4)蝶泳

蝶泳是从蛙泳技术演变发展而来的一种游泳姿势，游泳时，两臂划水动作近似蝴蝶飞舞，故称为蝶泳；而躯干和下肢动作又类似于海豚的上下打水动作，故蝶泳也称之为海豚泳。

A蝶泳技术

①身体姿势

泳蝶泳时，身体俯卧水中，两腿并拢，驱干和腿同时作上下波浪打水动作，两臂对称作做空中移臂和水中划水动作，身体随着波浪动作而上下起伏。

②躯干和腿部动作

打腿时，身体俯卧水中，两腿并拢伸直，脚尖内扣，由腰部发力，打腿带动小腿做“鞭打”打水动作。蝶泳打水动作由向下打水和向上打水两个部分组成。

向下打水时，屈膝成110度～130度，脚背绷直对准水；打腿带动小腿向下做快速“鞭打”打水，当小腿向下打水即将结束后，大腿开始向上打水，臂部上升至水面，躯干与大腿成160度角；随着小腿和脚继续向上移动，臂部开始下沉，大腿下压，膝关节弯曲；当手臂下降至最低点，脚上移到最高点时，快速向下打水，重复下一个动作周期。

③臂部动作

蝶泳臂部划水动作是推进身体向前游进的主要动力。蝶泳臂部动作由入水、抱水、划水、推水、出水和空中移臂六个部分组成。

入水：蝶泳手臂入水位置在正前方。入水时，大拇指领先，斜插入水，随后，前臂、上臂依次入水。

抱水：臂入水后，手和前臂向外旋转，随后手臂同时向外、向后使手掌对水和向下运动，并保持高肘姿势。

划水：划水时，手臂继续向外旋转，手同时向内、向上和向后划水，当手臂划至肩下时，结束划水并进入推水阶段。

推水：推水时，手臂同时向外、向后和向上运动。当手臂划至大腿两侧时，推水结束。

出水：在推水动作结束时，上抬肘部，并利用推水的惯性，提臂出水。

空中移臂：手臂出水后，在肩的带动下，手臂迅速前移到头前准备入水。

④完整动作配合技术

蝶泳完整动作配合技术通常采用2次打腿、1次划水、1次呼吸(2:1:1)的配合技术。两臂入水做第一次向下打水，同时低头吐气；当划水至肩下方时，作第二次打水；当划至臂下方时，下颌前伸，抬头吸气。推水结束后，吸气和第二次打腿都已结束，利用推水的惯性低头、前移两臂至头前方准备入水。

B蝶泳技术练习方法

①躯干与腿部动作练习

动作要领：由腰背部发力，大腿带动小腿做上下“鞭打”打水动作。

②臂部动作练习

动作要领：两臂同时对称做向后划水和推水动作，划臂动作要连贯、协调。

③完整动作配合技术练习

动作要领：两臂入水时打第一次腿，划至肩下时打第二次腿，推水和打腿结束时抬头吸气，配合技术要有节奏且连贯、协调。

(5)侧泳

侧泳是身体侧卧水中游进的姿势。在水上拖运重物、武装泅渡、救护溺水者时常被采用。

①身体姿势

侧泳时身体侧卧水中，头的一侧浸入水中，下臂(水面下一侧的臂称下臂)前伸，上臂(水面上一侧的臂，称上臂)置于体侧，两腿并拢伸直，在游进时配合划水动作作绕纵轴轻微转。

②腿部动作

侧泳腿部动作，可分为收腿、翻脚和蹬剪腿三个部分。靠近水面一侧的腿，称为上腿，另一侧的腿，则称为下腿。

收腿：收腿时，上腿屈髋、提膝、收小腿，使大腿与躯干成90度夹角，小腿与大腿的夹角成45度角左右。下腿髋关节伸展，展膝小腿后收，足跟靠近臀部。

翻脚：在完成收腿动作后，上腿勾脚掌，掌心向后对准水。下腿将脚尖绷直，使脚面和小腿前面对准蹬水方向。

蹬剪腿：上腿以髋关节发力，用大腿带动小腿向蹬水方向加速蹬夹。下腿以脚面和小腿对着踢水方向，用力伸膝、剪水。蹬剪时，两腿要同时起动，先分开双腿，增加两腿间夹角，而后同时做剪腿动作，直至两腿伸直并拢，进入滑行阶段后，再做第二次循环动作，周而复始，不断进行。

③臂部动作

侧泳臂部动作是，上臂经空中移臂，从体前方入水后划水；下臂是在水下前伸后，进入划水；两臂依次交替划水。

上臂：与爬泳臂划水动作相似，也有空中移臂、入水、抱水、划水、推水等五个过程。所不同的是：空中移臂和入水时，上体绕纵轴略有转动，其转动幅度达45度左右。这个转动能使上臂手的抱水点更远些，可使划水路线增长，有利于加强臂的划水效果。

下臂：侧泳下臂动作可分为臂前伸、抱水、划水、收手等四个阶段。

臂前伸：借收手的惯性，以手领先从胸前沿水面将手臂向前伸直，手心向上逐渐转向下。

抱水：臂前伸动作结束后，紧接着作滑下抱水动作。抱水动作开始即曲臂并保持高肘位置，微曲腕下滑至臂与水平面成20～25度角，手掌与前臂对准水，即过渡到划水阶段。

划水：当手掌与前臂对准水进入到划水阶段后，即加速向后划水至腰侧下方，结束划水阶段。

收手：划水结束后，以手领先带动前臂、大臂、经腹前至胸前做弧形收手动作，掌心朝上。

两臂动作的配合：上臂空中前移，下臂开始划水，上臂入水，下臂收手。上臂划水，下臂前伸，两臂在胸前交叉。上臂划水结束，下臂前伸滑行。

④臂、腿动作呼吸的配合

臂和腿动作的配合

上臂入水，下臂收手并同时收腿。当上划水至腹下，开始推水时（下臂前伸之同时），两腿同时做蹬剪腿动作。

臂的动作与呼吸的配合

上臂开始划水时，逐渐呼气，划至腹下推水时，转头吸气。移臂和入水时，头随着躯干的转动，还原闭气。

侧泳完整动作的配合，一般是蹬剪水一次，两臂各划水一次，呼吸一次。在两腿蹬剪水和上臂划水结束与下臂前伸时，有短暂的滑行阶段。

(6)踩水

踩水是一项实用价值较大的游泳技术。如在水中观察、持物游进、投弹射击、特别是水中停留休息等都需要有踩水的技能。

①身体姿势

踩水时，身体直立水中或稍前倾，头露出水面，稍收髋，两腿微屈，两臂平屈于胸前，手心向下。

②腿部动作

踩水腿部动作有两种，一种是两腿同时蹬压水，另一种是两腿交替蹬压水。

两腿同时蹬水的动作，像蛙泳那样做蹬夹动作，但是大腿的动作幅度较小，主要靠小腿动作，要求收蹬动作连贯，路线呈弧形，脚的动作路线呈椭圆形。动作要领是：蹬水前先屈膝，小腿和脚向外翻，而后两膝向里扣压，小腿和脚的内侧向下做弧形压水动作。当两腿尚未完全蹬直时，立即收腿做第二次踩水动作，周而复始，动作连贯。

两腿交替蹬压水使身体在水中比较平稳，起伏不大。其动作与前一种基本类似，所不同的是当一腿蹬压水结束，收腿的同时，另一腿开始做蹬压水动作，两腿1连贯交替进行，没有明显停顿。

③臂部动作

踩水时，两臂微屈于胸前，两手在胸前同时做向外、向内的划水动作，手臂动作不宜过大。向外划水时，掌心向外；向里划水时，掌心稍向内，手掌要有压水的感觉。两手划水路线呈弧形。踩水时，呼吸自然，并于动作有节奏地配合进行。

3.游泳的局限性和注意事项

游泳虽然是对人体健康颇为有益的运动，却有一定的局限性。

(1)时间的局限。游泳健身最适合在炎热的夏季进行，冬春季节及立秋以后，天冷水凉，极易遭受寒凉之邪侵袭。水温过低时，一旦进入太凉的水中，血管骤然收缩，血压突然升高，很有可能导致心脏病或脑中风的意外，中老年人尤其要当心。至于冬泳，只能因人而异，更不适合普遍推广。

(2)条件的局限。游泳场馆是最佳锻炼之所，但除了大城市有游泳场馆外，农村和山区一般不具备这个条件。

(3)年龄的局限。游泳是一项全身运动，这种健身活动对青少年或中年人尤为适宜。老年人肌肉老化、变硬、肌肉弹性减低，易发生运动伤害。因此，绝不要轻视运动前5～10分钟的热身准备活动。准备活动应使肌肉、肌腱、韧带等充分伸展，使关节有足够的柔韧度，才能避免损伤。

(4)游泳应注意的问题：饭前饭后不宜游泳；不熟悉的水域不宜下水；不做准备活动不宜下水；游泳后不宜马上进食；忌剧烈运动后游泳；忌游泳时间过久和长时间暴晒游泳；忌酒后游泳；有癫痫病、高血压、心脏病、中耳炎、急性眼结膜炎和某些皮肤病患者不要游泳。游泳后要洗净擦干，再作些放松活动或在日光下休息10分钟左右，以避免肌群僵化和疲劳。（《运动养生》）

(四)登山体疗

登山是一项很好的健身运动。登山活动是在大气压及氧气分压比平原低的情况下进行的，活动量又较大，所以经常进行登山活动可以加强人体很多部分的机能，使身体得到全面的锻炼。登山可以增强人体呼吸系统和心血管系统的功能，使脊髓的造血功能得到改善，从而使人体的红细胞和血红蛋白增多，心脏输出血量和肺活量增大，在登山时由于高度不断增加，氧气逐渐稀薄，经常锻炼对增强人体在缺氧情况下的耐力是大有裨益的。登山时全身各大关节及肌群都能得到有效的锻炼，对增加肌肉韧带力量，尤其是腿部、脚、踝部力量有很大的作用。通过登山锻炼后再走或跑起来会感到轻松有力,而且不容易受伤。登山对神经系统、消化系统的作用也是明显的,有神经衰弱患者通过登山锻炼可以吃得香、睡得好,消化吸收也增强了。对于中老年人来说,登山无疑是一副很好的处方,能推迟衰老过程,强化机体功能。

登山是利于保健体疗的有氧运动。通过登山运动,可以达到保健体疗的"十大"效果,即:浑身大出汗,血管大冲刷,心情大愉快,呼吸大吐纳,骨骼大参与,肌肉大减压,体重大减轻,身体大挺拔,身心大平衡,生活大变化。

登山可以激励人们的精神和情绪。征服高峰,常被人们比喻为奋斗目标和成功的标志。当人们迂回而上,汗流浃背,奋然前行,一股劲地攀登达到高峰时,一种自豪感和振奋精神会油然而生。这种心理活动,可以增强中枢神经系统及全身各个脏器的功能,促进人体健康。

登山可以锻炼毅力、增强信心和勇气。在登山过程中,还会锻炼自己克服困难的精神及百折不回的顽强毅力,这对于中老年人来说,更能增强生活的勇气和争取延年益寿的信心。

据研究,登2000米以下的高山,人体较易适应,不会有明显的高山反应。我国一些供游览的名山大川,一般都在2000米以下,身体健康的老年人登这类山,是完全可以的。当然登山运动也有它的科学方法。

第一,应注意掌握运动量。登山的人,一方面需要大量消耗体力和能量,一方面又面临气压降低,氧气不足的情况,因此,一定要有节奏地掌握好活动量。可以运用登一段,休息一会儿,再前进的方法,使自己的身体逐步适应。老年人参加登山活动,应该是"游山",走一走、看一看,绝不能和青年人比高低,要量力而行。开始时,登的高度要低些,速度要慢些,距离要短些,中间休息的次数要多些。

第二,应注意饮食。登山时体力消耗较大,营养必须跟上。登山前应吃饱,并比平时吃得稍好些。登山时出汗多,应适当喝些淡盐水,以补充必要的水分和盐分。有条件的可备些巧克力或奶糖,以快速补充热能。

第三,应注意气温变化。山势越高,气温越低。据测定,山的高度每升高150米,气温就下降1℃。在一座1500米的山顶上,温度要比山下低摄氏10度。因此登山前应多带些防寒、防雨用品,以备急用。

第四,要注意安全。登山最好穿合脚、软底、防滑的运动鞋。山上悬崖峭壁巨岩突出之处,最好避开。老年人登山,最好空手柱杖而行,以节省体力。同时,最好结伴而行,一路互相帮助,谈笑风生,有助于活跃情绪,互相鼓舞,减轻或忘却劳累。另外,登山时膝关节负荷较重,体力消耗大。所以,有关节炎、心脏病、肺结核、哮喘病、高血压、体弱与年迈的老人,以及对缺氧耐力低者,均不宜登山。(《养生保健大全》)

(五)球类运动体疗

球类运动包括篮球、足球、排球、乒乓球、羽毛球、门球等等。各种球类项目都要求运动者动作灵敏、身手矫健。因为球的飞行速度快,场上变化多端,所以健身者必须要在极短的时间内做出判断和动作反应。经常参加球类运动,会使人神经系统机能增强,反应快、灵活、敏捷。各种球类运动又都能增强人的速度,不论是击球、传球、带球,还是拦截、追堵、封杀,都要求速度。有了速度,才能掌握场上的主动权。各种球类运动,又都有助于培养人坚忍不拔的毅力和沉着果断的品质。篮球、排球、足球、乒乓球和羽毛球运动对场地、器材的要求不太高,开展起来较方便,有志于锻炼的人们可以利用各种条件,积极参加球类运动,以增强体质,活跃生活。经常用于健身体疗的球类运动主要有以下几种:

1. 羽毛球

羽毛球运动的最大特点是活动量可根据年龄或体质强弱而定,老少皆宜。羽毛球运动又有灵活性和协调性,能增强肌肉力量与短时间高功率的爆发力以及速度耐力,培养练习者勇敢、顽强、沉着、灵活、果断。容易捕捉瞬息万变的各种信息,提高中枢神经系统转换速度、灵活性和稳定性。在运动中,大脑皮层处于兴奋抑制的交替过程中,有助于提高大脑的调节功能,从而对于记忆、思想、创造等环节的功能有所提高，进而促进智力水平的发展。

坚持经常打羽毛球，能有效地防治肩周炎。因为，打羽毛球，无论使用左手或右手，在挥拍击球、发球、扣球、正反手接球时都在最大限度地运动肩关节，当然也包括肘、腕及手关节。打羽毛球的各种运动姿势中，有一个使用频繁的动作，即高抬一手用力扣杀，此时肩关节充分处于前屈、外展、外旋状态，最能发挥肩关节的功能，也最有利于治疗肩关节因活动不足导致的功能障碍。也就是说，这一个"高抬贵手"的动作，使得打羽毛球防治肩周炎充分具备了"对症下药"的特点。但是，已经患了程度不同的肩周炎，有痛感及功能障碍时，必须经过临床对症治疗，使疼痛缓解，功能障碍有所减轻，可以适当进行康复锻炼时，才可以逐步进行打羽毛球练习。

羽毛球简单易学，场地好找，比较方便。经常打羽毛球，对于健身和体疗都很有益处。(《运动养生》)

2. 乒乓球

乒乓球运动需要精神高度集中、反应敏捷、脚步灵活，它是集竞技性和娱乐性为一体的运动项目。乒乓球运动给予人体各器官系统以一定强度和量的刺激，使身体的形态结构、生理机能等方面发生一系列适应性反应，有利于促进身体健康。乒乓球运动是全身的锻炼，可快可慢，可长可短，运动量可大可小，适合于预防和治疗疾病，是一种较好的体疗项目。另外，乒乓球运动双方没有身体的直接接触和碰撞，不易造成运动伤害，也是适合于男女老少进行身体锻炼的健身项目。打乒乓球的好处主要有"六益"：

一是有益于"健体"。打乒乓球能使身体得到比较全面的锻炼。打球的时候，全身要根据球的方向随时移动，这样就使全身各个主要肌群都得到锻炼，加速周身的血液循环，加强呼吸器官的工作，以保证肌肉收缩的需要，从而也改善了内脏器官的机能。乒乓球运动可以改善心血管系统的机能，提高人的反应速度。因此，经常打乒乓球，能提高动作的速度和上、下肢活动的能力，使机体灵活、耳聪目明、精力充沛、体质增强。

二是有益于"养神"。打乒乓球有助于培养坚毅、顽强、果断和机智等品质。还可以调节情绪，有什么烦心事，一打球就忘了，还能以球会友，谈心聊天，心情舒畅，睡觉也香。

三是有益于"明目"。打乒乓球能改善视觉分析器的机能。乒乓球体积小，来回的速度又很快，这就要求人的视觉有高度准确的判断力。经常打乒乓球有助于改善视觉对远近距离的判断能力，改善两眼肌的协调活动，有利于眼睛疲劳的消除和预防近视眼。打乒乓球要手疾眼快，但首先要眼快，要通过眼睛获得信息。所以，打乒乓球对视力是很好的保养，尤其是经常伏案写作的人，更应打乒乓球。

四是有益于"练脑"。打乒乓球不仅讲技术，还讲战术，要动脑想问题，可以使大脑变得灵活、反应快，使身体的指挥部—中枢神经系统的机能得到提高。所以，打乒乓球可防止老年痴呆，增强反应能力。

五是有益于"减肥"。有的人怕吃多发胖，只要经常打乒乓球，就不会胖。胖人通过打乒乓球，还可以有效减肥。

六是有益于"腿脚"。经常打乒乓球，能增强人体的快速力量和耐久力。可以人的腿脚灵活、敏捷，活动能力明显提高，预防"人老腿先老"。(《老年人健康长寿须知》)

3. 网球

网球运动是一项文明、健康、高雅、技艺优美、比赛精彩、引人入胜的健身运动。网球运动不受年龄和性别限制，适合男女老少的生理和心理特点。经常打网球，可以延缓衰老，即使到中老年，仍能保持充沛的体力和旺盛的精力。经常坚持打网球，还可以有效治疗手发抖。因此，网球运动深受人们的喜爱。(《运动养生》)

4. 门球

现代门球起源于法国，17世纪先后传入英、美、意大利等国，近几年迅速传播到加拿大、韩国、新加坡、日本和我国。门球是趣味性很强的一项强身健体运动。

打门球的好处很多，门球运动有强身祛病、延年益寿的作用，被国内外专家誉为"最轻微运动"。从中医的角度看，通过打门球，首先活动了全身关节，促进了血液循环和新陈代谢，调理了气血，疏通了经络，起到对五脏六腑各器官功能的恢复作用，特别是对消化系统最有好处，可增加肠、胃的蠕动和消化液的分泌。常打门球对颈椎病、肩、腰、腿、足关节痛、神经衰弱、消化不良以及各脏腑的慢性疾病均有良好的疗效。

打门球是一种运动量小、机体各部的活动幅度不大、又不需要人体直接互相撞击的集体活动。通过走步、击球等动作，使腿、臂、腰和视力等都能得到锻炼。打球时运用技、战术的思考，可增强和保持脑细胞的活力，使大脑也得到锻炼，能防止老年痴呆症的出现。

另外，门球是集体运动项目，通过有趣的比赛，老年人能够会见老朋友，结识新朋友，这是一件令人高兴的事情。因此，从精神卫生、锻炼身体和社交方面来看，门球对增强老年人的体力和维护良好的身心健康状况，都非常有益。(《老年人健康长寿须知》)

5.健身球

健身球(又名手球)运动是一种简便易行的运动保健方法，它不要任何条件，可在多种场合与时间内锻炼，还可与散步、聊天、坐车、下棋、看电视等活动结合进行，只要两手或一手拿两个光滑的圆球(也可用两个核桃来代替)，运用手指、手掌、手腕力量使圆球不停地转动，即可达到运动健身的目的。因此最适合于中老年人保健。

健身球的保健功能是通过疏通经络实现的。如经络畅通、气血调和，就能少生疾病。人的手指指端是手三阴经和手三阳经的交汇之处，手部有合谷、少商、劳宫、商阳、后溪等许多重要穴位，它们贯串着头、胸与内脏，尤其劳宫穴是健身球活动的中心。健身球在掌内来回转动，能起到按摩和刺激作用，从而疏通经络，调和阴阳，畅达气血。此外，球在手中运动摩擦，可产生静电，这些静电既能杀死皮肤上的细菌，又能产生微热，保护关节，刺激穴位，达到防病治病、强身健体的效果。长期锻炼，能增强手部与上肢肌肉，调节上肢血液循环。而且，对肩周炎、上肢关节风湿疼痛、末梢神经炎、手部麻木痉挛、高血压、冠心病、脑血栓后遗症、失眠、便秘、冻疮、更年期综合症、神经衰弱等，都有很好的疗效。通过手指的活动，还可以刺激大脑，健脑益智，提高思维能力，增强记忆力，阻止和延缓脑细胞的退化。

(1)旋转健身球的方法

练习健身球时，必须讲究一点的方法，要正确运用指力、腕力、臂力，在手指和手掌的配合下，使两球运转自如。练球时可顺转与倒转相结合，左手练与右手练相结合，使左右手得到平衡锻炼，让大脑两个半球都受到刺激，延缓大脑衰退和老化。在看电视、散步时，可以带上它，看着，走着，手中的球交替不停地转着，一举多得，收获颇多。

(2)练习健身球需注意的问题

①根据个人手掌大小来选择球的大小，以能接触与刺激更多穴位为宜。

②练习健身球以多用左手为好，以利开发右脑功能，增强人的逻辑思维、形象思维与记忆力。

③可根据季节变化选用不同质的球。春、秋季，不冷不热，可选用空心铁球；夏季，天气炎热，可选用石球，减少手心的排汗；冬季，天气寒冷，可选用木质球或核桃(最好是圆而重、棱角多的)，以防寒保暖。

④运转健身球也要用力，特别是冬天，四肢冰冷，更应着力转动，以加速手指末梢的血液循环，促进新陈代谢，达到保健和增强体质的目的。(《中华养生秘诀》)

(六)爬楼梯体疗

被人们称为“运动之王”的爬楼梯运动，是一种有氧代谢运动，它能够消耗体内脂肪，增强心肺功能，加快血液循环，促进新陈代谢。爬楼梯是保持骨骼和肌肉强健的最佳方式，由于身体处于上下运动的状态，从而能比在平地散步锻炼出更强的抗衰老能力。据美国学者研究发现，登一级楼梯甚至可延长寿命约 4 秒钟。所以英国老人乐于爬楼梯，并把此举视为长寿秘诀。从消耗热量的角度来看，爬 15 分钟楼梯和快走 30 分钟所燃烧的卡路里一样多。爬楼梯相当于垂直健走，好处多多，消耗热量惊人，而且可以锻炼体力、修饰肌肉，还能强化骨骼。

爬楼梯延长寿命有依据。瑞士研究人员称，不坐电梯，改为爬楼梯，可以有效延长人的寿命。他们分析了 69 名志愿者的情况，最后发现不坐电梯而爬楼梯，可以提高人的健康水平、减少体内脂肪、缩小腰围和降低血压。日内瓦大学的这个研究小组认为，爬楼梯能使过早死于各种原因的概率降低15%。

研究人员说，开展这项研究前，69名志愿者都有久坐习惯，也就是说他们每周锻炼或运动的时间少于两小时，另外每天爬少于10段的楼梯。这些志愿者是日内瓦大学的医院工作人员，根据要求专门爬楼梯上班，而不是乘坐电梯。他们爬楼梯的段数平均每天从5段增加到23段，而每一层又分为上楼和下楼两类。三个月后，爬楼梯不仅增强了志愿者的肺功能，还改善了他们的血压和胆固醇水平。由于进行这种有氧锻炼，他们的体重、体脂肪和腰围都向好的方向发展。

巴兹和伦敦国民保健信托心脏病学顾问亚当·蒂米斯教授说："这项研究规模不大，却很有价值，因为它向忙于工作的人们提供了一个加强锻炼的实用方法。别看锻炼强度不大，却对改善身体健康状况、减少体脂肪和降低血压发挥了显而易见的作用。"

英国心脏基金会心脏科护士琼·戴维森说："经常爬楼梯是增加身体活动的极好方法，它能轻易地同你每日的工作安排结合起来。进行身体活动能使死于冠心病的概率降低50%。"(《益寿养生全书》)

1.常爬楼梯的好处是：

(1)增强腿部力量。上下楼梯，使肌肉有节律性地收缩和放松，能增强腰背、腿部肌肉的力量，特别是下肢肌肉韧带的活动能力，从而保持关节灵活，使两腿练得逐渐强劲有力。

(2)预防冠心病。人体心脏冠状动脉的供血是随着年龄的不断增长而逐年减少的，所以经常上下楼梯，可以增加冠状动脉血液的流量，预防冠心病的发生。每天爬楼梯7分钟可以使心脏病发病危险率降低60%。

(3)增加肺活量。由于上下楼梯时肌肉活动量的增加，迫使呼吸器官加倍工作，增加肺活量，这样，可以改善随着年龄的增长而出现肺活量越来越小的状况，提高呼吸系统的功能。

(4)可以有效减肥。爬楼梯是消耗最大的一项运动，据新加坡的一家晚报报道，爬楼梯比等量的游泳多消耗百分之二百五十，比打网球多消耗百分之一百五十，比骑自行车多消耗百分之六十三的热量，因此爬楼梯是最有效又极其方便的减肥办法。

爬楼梯锻炼简便易行，不需要任何其他专门设备，只要是有楼的地方都能练，还可以结合日常生活和工作进行锻炼。不过，在锻炼方法上要讲究科学。爬楼梯时，弯腰屈膝，抬高脚步，两臂自然摆动，尽可能不去抓扶手。每秒钟爬一级，爬4～5层楼，每次练习往返2～3次，每次之间可稍加休息。每次练5分钟左右，而后逐步加速度，并增加往返次数，锻炼时间一般在10分钟左右。

老年人进行爬楼梯锻炼，需注意的基本原则是：速度不要快但时间要长一些，要掌握合适的运动量，并注意开始时运动量一定要小些。

按照现行的建筑标准，每层2个楼梯组，每一个楼梯组，一般是10～20级，每级高18～20厘米。如以一个楼梯组12级、每级高20厘米为标准，一般人一分钟可登6个梯组，经过6个转弯处的平台。老年人作为健身锻炼，在开始时，可以采用一分钟登4个楼梯组的速度，即大约一秒钟登一级。这样的速度较为稳健，节奏鲜明，不会引起内脏器官的不良反应，也容易掌握，最适宜开始锻炼的老年人。一般可每次练5分钟，即用3分钟登12个楼梯组，上到7楼，再用2分钟时间下楼，休息一会儿，再重复上下。开始可以只重复一次，渐渐增加到2次、3次，最后可稳定在5次左右。少数身体较强的老年人也可以考虑到重复7次。

在开始锻炼的一两个月中，除按照上述慢速度的方法进行外，还可以在中途适当休息，使运动量不致于太大。譬如，在一分钟连上4个楼梯组后，应休息半分钟，然后再以一分钟连上4个楼梯组，再休息半分钟，照此继续进行。待2个月后体力有所增强，身体能适应连续爬的活动后，可将中间的休息取消。

为了更好地掌握适合自己身体的运动量，可利用脉搏次数作为衡量的指标。一般老年人在爬楼梯锻炼结束时，脉搏应保持在每分钟170减年龄(一岁为一次)的次数比较合适。有心血管

病、体质虚弱或年龄 60 岁以上者，以再减去 10 为妥。(《老年人健康长寿须知》)

2.爬楼梯应注意的问题：

(1)以早晨锻炼为佳；

(2)上下楼梯思想要集中，步伐要稳健，谨防踏空扭伤和滑倒；

(3)锻炼时应穿软底鞋；

(4)感到体力不够时，不要勉强，稍加休息后再锻炼。

总之，爬楼梯时关节负重是平时的四五倍，老年人爬楼梯时要尽量扶着栏杆或墙，且不要跨步上台阶。一般以慢步登楼梯、中途适当休息、主观上不觉得很累、每次锻炼时间不超过半小时为恰当。(《益寿养生全书》)

(七)踢毽体疗

踢毽子是我国民间传统的健身运动项目。经常踢毽子，能提高人体中枢神经系统和内脏器官的功能，培养灵活、柔韧和耐力，延缓骨骼、肌肉、内脏器官、神经系统衰老进程，达到延年益寿的目的，是最适宜老年人开展的理想运动。

踢毽对调节人的眼、脑、神经系统和四肢的支配能力有特殊的功能。因为踢毽主要以下肢做盘、磕、拐、蹦、落等动作来完成，通过抬腿、跳跃、屈体、转身等动作，使脚、腿、腰、颈、眼等身体各部分得到锻炼。最显著的特点是：这些动作可以让人体的关节做横向摆动，带动了身体最为迟钝的部位，从而大大提高了各个关节的柔韧性和身体的灵活性。长期参加体检运动还能增强心肺功能，促进血液循环和新陈代谢。所以，踢毽子可加速静脉回流，预防因久坐而导致的静脉曲张。因此，常踢毽子腿不衰。

踢毽时，不仅双脚轮换运动，踢、蹬、挑、勾、跳，前后兼顾，而且上肢及身体其他部位亦需协同配合，同时，大脑也要反映敏捷迅速，“随机应变”。一场踢毽运动，是身、心、神的有机结合运动，对强化思维、增强心肺功能、健强四肢有不言而喻的益处。

踢毽活动器具简单，场地不限，没有复杂的规则，动作多样，老少皆宜。踢毽时要心到、眼到、脚到，精力高度集中。踢毽子是一种全身运动，运动量随个人身体情况不同可做调整，故适宜男女老少健身锻炼。踢毽运动除了能全面地发展人的律动节奏感、协调性和灵活性之外，还可以增加心肺功能、调节神经、缓解压力，使肌肉、韧带及关节等运动组织也变得更为柔韧有力。长期踢毽的人一般都反应灵活、精神饱满。

踢毽子方法很多，一般有脚内侧交替踢等多种。还有一种适合老年人的踢毽方法：用线系住毽子，两脚自然开立，左手自然下垂，右手握线的一端置于前身，使毽子悬于两脚中间的前方，用右脚内侧把毽子轻轻踢起，等它落下时再继续踢。

踢毽要注意以下事项：

1. 踢毽前，应做些准备活动，如弯弯腰、踢踢腿等放松动作。其目的是提高全身肌肉深部的温度，增加肌肉、韧带及其他胶原组织的柔软度，减少肌肉韧带拉伤的几率，预防运动后伴随而来的肌肉酸痛。

2. 踢毽时，应尽量穿布鞋或有弹性、透气性好的运动鞋软型鞋子。

3. 踢毽时，呼吸要自然。吸气时用鼻、呼气时用嘴，不要憋气。同时要注意全身的配合，并注意保护眼睛。

4. 踢毽时间因人而异，至少 10～15 分钟，通常以开始流汗，但不至于疲劳为原则，不可过度练习。老年人应适量减少踢毽时间和运动强度。

5. 踢毽时，一般以右脚为主，但提倡左右脚交换踢，才能达到全面发展的要求。刚练习踢毽时，同一动作，不可踢得太久，否则容易发生腿部僵硬的现象。

6. 因踢毽运动量大，容易流汗，踢后易使毛细孔扩张，所以踢毽后必须用毛巾把汗擦干，换上干净清爽的衣服，以免着凉感冒。(《益寿养生全书》)

(八)跳绳体疗

跳绳是一种以四肢肌肉运动为主的全身运动。跳绳能增强心脏吸收氧气的能力、锻炼肌肉、控制体重及血糖，还有利于脊柱健康和减肥。跳绳是最好的壮骨运动。因为在跳跃时，地面的冲击力会激发骨质生成。每天有意识地多做跳跃运动,并且长期坚持,是预防骨质疏松、提高骨密度,通往骨质健康的捷径。跳绳有单人跳、双人跳、对抗跳、花样跳等多种形式,无论哪种跳法,均使双腿、双脚、双手处于快速变换运动之中;前俯后仰,弯腰,钻绳圈,又使上身得到锻炼,跳绳时间若能坚持五至十分钟,常令人微微有汗,身心舒畅。

经常跳绳可以增强心肺功能,增加骨质密度,提高神经系统的兴奋性和灵活性,改善运动协调性,强壮体质,塑造良好的体型和体姿。我国中医认为,脚为人体之根,有6条经脉及众多穴位在这里交错汇集。跳绳不仅能加强心脏功能,促进血液循环,还有增强上下肢灵敏度、改善平衡机能的作用。人在跳绳时,身体以下肢弹跳和后蹬动作为主,以臂摆动,胸、腹、背、肌肉都参加活动,所以大脑也不停地运动。同时,手握绳头不断地旋转会刺激拇指相关的穴位,进而增加脑神经细胞的活力,所以,跳绳不仅有益于增加心肺功能和身体素质,而且是一项非常有效的健脑活动。

跳绳的方法五花八门,一般可分为速度、耐力、行进和花样四大类。常见的有:单摇跳、双摇跳、单脚跳、双脚跳、单脚依次跳等。老年人跳绳一般可选择早晨空气新鲜、软硬适中的草坪、泥土地活室内的木质地板上进行。活动时间可掌握在20～30分钟为宜。跳绳时应注意以下几点:

1. 跳绳者应穿质地软、重量轻的运动鞋。

2. 摇绳时,动作要连贯、均匀,向下时加速。

3. 跳绳时,放松肌肉和关节;动作要轻巧,上下肢、脚尖和脚跟须配合协调。

4. 两手握绳,手腕灵活地用力转动绳。

5. 落地时,前脚掌着地,屈膝缓冲,防止扭伤。

6. 患有心脏病、关节炎、骨骼病、严重高血压及过胖的人不宜跳绳。(《益寿养生全书》)

(九)骑自行车体疗

从运动医学方面讲,骑自行车是一项非常好的有氧代谢运动。它可牵动人体下肢3对关节和26对肌肉,尤其是大腿、髋膝及踝关节受益最大。此外,骑自行车有助于提高大脑、胃肠、心肺等器官的功能。人的左手、左腿,受右脑半球控制;右手、右腿,受左脑半球支配。由于骑自行车时必须两条腿轮番蹬踏、协调合作,因而有效地避免了大脑左右两半球功能出现偏盛偏衰现象,增强了大脑的灵敏度,推迟了脑细胞的老化。科学家们认为,常骑自行车,不但能促进全身血液循环及呼吸运动,使人食欲增进,提高胃肠消化、吸收功能,还能防止心脏病、肥胖病、高血压、关节炎、下肢静脉曲张等病症。

英国医学会的一份调查报告说,骑自行车可以使那些患神经官能症和身体过胖的人变成身心健康的人。骑自行车能加强心血管的功能,增强耐力,促进新陈代谢,调整人体脂肪。

老年人骑自行车,还要讲究点方式方法:例如骑自行车时每隔5～10分钟,您可以改变一下骑行速度,快慢交替,循环进行。注意刹车要灵,车铃要响,速度适当,注意安全,防止发生意外。(《益寿养生全书》)

(十)跳舞体疗

跳舞是在音乐声中有节奏的身体活动,有益于身心健康。跳舞是世界上人们最广泛的业余爱好之一,也是人类最原始的生活表达方式之一,跳舞能促进身体和心灵健康。中老年人不宜参加激烈的体育运动,跳舞可谓是一种较适宜的健身体疗运动。中国民间舞蹈主要有秧歌舞、绸舞、剑舞、龙舞、狮子舞、高跷舞、腰鼓舞等。此外,还有现代流行舞,如交谊舞、伦巴、探戈、华尔兹、迪斯科等。这些舞蹈都具有促进身心功能康复的作用。

跳舞是一种高尚的文娱活动,其造型姿势优美动人,令人神往。跳舞不仅使人开心,而且能促进身体和心灵健康,甚至还有助于治疗某些疾病。加拿大研究人员证实,患风湿病的人跳轻松的舞能改善身体和心理健康状况,减轻病痛。美国的一份研究报告表明,年纪较大的人多跳舞可以明显减轻智力衰退,从而减少患痴呆症的风险。跳舞也对背痛或者患某些神经性疾病的人有好处。

德国跳舞治疗医生克拉拉·朗认为,跳舞有助于治疗精神病和神经错乱。她说:"跳舞会使内心和外部都得到运动，这甚至对患严重抑郁症的人也有效果。许多病人通过辅助性的跳舞疗法，可以明显减少其药物剂量。”跳舞会使血液更好地流向大脑，使大脑得到更多的氧气，从而使它能够更好地思维。跳舞会使整个大脑变得活跃，释放创造力。跳舞能增强心血管循环系统，从而增强耐力。跳舞也会使人变得灵活。

跳舞疗法是一种较新的治疗方法。20世纪40年代，跳舞疗法的先驱特鲁迪·朔普首次在美国开始教精神病人跳舞。自20世纪80年代初以来，跳舞疗法在德国也日益流行。特别是患神经性疾病——如失眠、某些头痛、背痛或恐惧、抑郁和极度疲劳——的人可以从跳舞疗法中获得好处。不管在什么地方和以什么方式跳舞，你的身体和心灵肯定会感谢你。

跳舞能提高人的体质，促进血液循环，使身体各个器官及各部分肌肉得到充分的滋养，加快新陈代谢。有人专门做过试验，跳舞一小时，相当于人们步行2千米的能量消耗。经常参加跳舞，可以使人逐渐矫正耸肩塌背、腰弯、肚挺、内外八字脚等毛病；并能减少消化不良、肥胖、痔疮、高血压、高血脂、神经衰弱、心脑血管动脉硬化等症的发生。能够促进大脑更好地休息，有益于夜间睡眠。某些代谢性疾病患者通过跳舞可得到防治，如跳舞可使非依赖胰岛素型（轻型）糖尿病患者的血糖降低。

跳舞是一种积极的休息方式，它不仅能调节情绪、醒脑提神，对身体健康更是大有裨益。有研究证实，华尔兹可治腰腿疼；慢四步可缓解心脏和高血压病；探戈要求头部左顾右盼，是治疗颈椎病的良方。而且，跳舞时始终处于轻松愉悦的氛围中，烦恼失意、躁动不安等不良情绪，只要几只曲子下来，即可烟消云散、情绪大好。而心态好是身体健康的基础，更是天然的“美容剂”，自然不显老。

另外，跳舞还可重塑体型，这点对老年人尤为重要。聆听舞曲，陶醉于和谐的韵律，或闲庭信步，或把臂轻旋，或奋身疾舞，不知不觉中就可以达到消食减肥，促使躯体协调发展的目的。那些年过半百，却仍步态轻盈、腿脚灵活的女性大都喜欢跳舞。因为，跳舞除讲究舞姿外，更强调仪容，倘若在跳舞之外也能坚持良好形象，必然会塑造健美的形态、优雅的风度。

许多医生和物理专家认为，跳舞对改善生理和心理健康都是非常有益的。此外，跳舞还可以有效解决肥胖问题。因为跟随节奏舞动身体是大量消耗能量的最好途径。

跳舞不是单一的运动，它总是伴随着音乐，是运动、音乐互相配合的一种综合活动。在悠扬的乐曲中，平衡性、稳定性、协调性贯穿在舞蹈活动始终，男女伴舞，和谐默契，节奏感强，舞姿翩翩，使人感到协调舒畅。跳一段交谊舞能恢复疲劳，得到美的享受，使人精力旺盛，有益身心健康。优美的音乐使人感到心旷神怡、悠然自得，不但使你的精神愉快、增加食欲、恢复体力、消除疲劳、有助睡眠，并有明显的降低血压及减轻或治愈临床症状的作用。科学研究证明，优美、健康的音乐能使人的大脑皮层出现新的兴奋灶，振奋精神；悦耳的旋律和节拍，能促使大脑发育，引起胸部肌肉驰张，加大肺活量。当你随着悠扬动听的音乐舞蹈时，身体分泌了一些有益于健康的激素，可调节血流量，兴奋神经细胞，并能使胃的蠕动有规律。因此，在高血压病患者的调养护理与防治中，跳舞具有积极的作用。对过度肥胖者则能达到减肥的目的。美国一位学者认为：“舞蹈运动是世界上最好的安定剂。”这是因为适量跳舞能缓和神经肌肉的紧张，从而获得安神定志的效果。

跳舞的好处很多：有利于心血管系统；降低胆固醇；可有效控制血液中的糖分；活动关节；、训练平衡能力；治疗失眠；促进大脑创造性；消除忧郁、减少压力。跳舞还可以广交朋友，增加生活的乐趣。

虽然跳舞有益健康，但也要谨慎行事，最好跟随训练有素的人练习，否则会事与愿违。不要强迫身体进行高难度的动作，一定要有耐心，在日常的练习中才能提高技巧。至于年龄，从儿童到成人都可以跳舞，并不存在开始跳舞的年龄限制。（《健康指南》）

（十一）放风筝体疗

放风筝是一项高雅的游艺活动，同时又是一

种健身运动,可以防病治病。放风筝是有益颈椎的健身体疗运动。颈椎上接头颅,下连胸椎,可以负重、减震,其功能比胸椎和腰椎要复杂得多,使用率也高得多,因此也就更容易受损。要想延缓椎体和韧带的老化,充分发挥其代偿功能,最好的办法就是运动,除此之外,没有任何灵丹妙药。而放风筝,就是一项能够防治颈椎病的运动。放风筝时,挺胸抬头,左顾右盼,可以保持颈椎、脊柱的肌张力,保持韧带的弹性和脊椎关节的灵活性,有利于增强骨质代谢,增强颈椎、脊柱的代谢功能,既不损伤椎体,又可预防椎骨和韧带的退化。(《你可能不知道的健康常识》)

1.放风筝可使心境清静

古人认为:迎天顺气,拉线凝神,可以忘我,心境自然清静。放风筝时,在宽阔的广场、郊野,沐浴着阳光,呼吸着新鲜空气,仰望蓝天,凝神专注;或拉线奔走,有张有弛;清风徐来,嬉戏玩乐,任何忧虑烦恼之事,早已置之度外。这确实具有爽神练体之功效。(《中国自然疗法大全》)

2.放风筝可以明目、预防近视

放风筝可以明目、去火。宋《续博物志》曰:"春日放鸢,引线而上,令小儿张口而视,可以泄内热。"这大概是因为人们在冬季久居室内,气血淤积,一旦春暖花开,来到郊外,风筝"引线而上",人则时而缓步而行,时而跑步而随,缓急相间,有张有弛,很自然起到消除内热的作用。清代《燕京岁时记》说:"儿童放风筝空中,最能清目。"这话也有道理。因为青少年整天伏案学习,视力疲劳,易患近视。近距离、长时间用眼引起眼球睫状肌紧张,是造成近视的主要原因。预防近视关键在于放松眼球睫状肌。而最自然、有效的放松方法就是让眼睛凝视远方,且时间必须与近距离用眼相当。放风筝时昂首仰天,极目远望,而且随放风筝的远近高低,可调节眼神经,减少视力疲劳。放风筝可吸引人盯着远方的风筝,这种向远处某一定点的游戏特性,正可使睫状肌放松、休息,是很好的眼球调节运动。因此,放风筝可以明目和预防近视。(《中国自然疗法大全》)

3.放风筝是一项综合性的健身运动

放风筝有跑有停,有进有退,或坐或立,要求躯干、四肢动作协调、连贯、自然,几乎全身的骨骼和肌肉都要参与。放风筝时,蔚蓝的天空,风筝翱翔,人们迎天顺气,拉线凝神,外乐目神,内娱心志。随风筝飘移而运动体形,久之则身体功能得到恢复,故能"随风送病",自觉"百病皆去"。经常放风筝,还可使手脚灵活,思维敏捷。另外,在宽敞开阔的场地放风筝是最好的空气浴,在风和日丽的大自然中放风筝还是最好的日光浴。所以,放风筝是一项非常有益身心、预防疾病的体疗运动。由此可见,放风筝一是运动;二练视力;三愉情志;四疗形体。放风筝活动融愉神情、运形体、畅气血、练视力之功效于一体。凡神情抑郁、视力减退、失眠、健忘、肌肉疲劳诸症,均可应用。(《你可能不知道的健康常识》)

(十二)俯卧撑体疗

俯卧撑是一种非常好的锻炼方式,因为它不需要任何器械,但可以同时运动几个肌肉群,而且几乎可在任何地方进行锻炼。此外,因为要撑起身体,所以俯卧撑被认为是一种力量运动方式。力量锻炼可增进肌肉张力,改善骨密度,能降低患骨质疏松的风险。

俯卧撑首先锻炼的肌肉是胸肌、前肩肌和三头肌。因为俯卧撑需要运动者对抗地心引力以水平位置稳定地撑起身体,它还能同时锻炼运动者的颈部、中间部位、髋部和腿部。虽然俯卧撑是一项简短运动,但是很多人的练习方法并不对。俯卧撑的锻炼原则是:将运动损伤的风险降至最低,实现锻炼益处的最大化。

做俯卧撑时,要把注意力放在手臂的使用上,运动中保持身体成一直线。不要厥起臀部,或者耸起颈部和肩部。要慢慢起落,并在撑起时呼气。落下时不要让胸部触及地面,胸与地面的最低距离保持在5～8厘米,这样有利于保护肩部,还能提供大量活动范围确保锻炼效力。可以尝试在胸下面放一本书、一卷毛巾或者一双运动鞋,以在锻炼中提醒自己身体下落的程度。

如果无法做完整的俯卧撑,你可以从膝部练起,把手放在沙发或者椅子边上而不是地面上。以这样的位置锻炼难度较小,经常锻炼也能增进力量。能在这样的位置完成8～12个循环后,你就可以练正规的俯卧撑。

如果担心做俯卧撑时伤到你的手腕，也可把手握在哑铃上，不要直接放在地面上。哑铃能让你伸直手腕，可在运动中减轻手腕上承受的压力。

虽然俯卧撑能锻炼到几个肌肉群，但是若能再进行几种拉伸肌肉的运动很有必要，如上拉悬体、划船练习等。这样才能确保平衡上身力量。(《健康指南》)

(十三)甩手体疗

甩手运动是一项简单易行的健身体疗运动。由于甩手时双臂前后摆动，人体为了维持重心，脚掌会自然地，一重一轻的向地面踩、放，从而产生按摩涌泉穴的作用—疏通经络，行气活血，健脑益智。

甩手运动的方法是：立正姿势，两脚分开，与肩同宽。两手向前甩时，高度与肩平；两手向后甩时，甩至极限。向后甩时，两脚跟抬起，重心放在前脚掌；向前甩时，后脚掌着地，重心放在两脚跟。最好每天早晚各做一次，每次连续做100～300下，效果会更好。

甩手体疗应注意的问题：(1)心要静。(2)呼吸要均匀。(3)每天开始时，动作要轻些，逐渐加重。(4)甩动次数由少到多，以微微出汗为准。(《运动养生保健》)

(十四)太极拳体疗

太极拳是中国武术发展历程中诞生的一个拳种。它是我国传统的健身术，也是国际上公认的最好的运动。太极拳成形于明末清初，河南温县陈家沟(时名“常阳村”)陈王廷(1600——1680)创编的《陈氏拳械谱》(陈王廷所创拳式共7套，包括有太极拳五路、长拳一百八势一路、炮捶一路、拳经三十二势、红拳、“盘罗棒”等)，发展成熟于清朝中叶，河南永年人武禹襄、李亦畲于1852年——1881年编定的《太极拳谱》和山西人王宗岳编著的《太极拳论》，形成了太极拳经典。另外，太极剑、太极扇、太极柔力球等也都是很好的体疗运动。

太极拳动作舒缓，很适合中老年人进行练习。太极拳具有养神、益气、固肾、健脾、通经脉、行气血、养筋骨、利关节的作用。练习太极拳时，要神静意守、含胸拔背、屈膝松体、全身协调、以腰为轴、呼吸均匀。科学研究发现，太极拳是柔韧性锻炼的好方法，对中老年人特别好。经过太极拳锻炼以后，神经系统、平衡功能、调节功能及肌肉、骨骼的改善很明显。练过太极拳的人不容易摔跤，拌一下不容易摔坏。而一般老人一摔就容易骨折。经过美国专门对照研究发现，练太极拳的人比不练的人摔跤骨折减少50%。而且，太极拳能够使人神经系统、骨骼肌肉年轻化，显得很灵敏。常练太极拳能使人年轻多少呢？平均3～10岁，并使人精力充沛、动作协调。中国的研究证明，练太极拳的人患骨质疏松症的也少。其实，加强锻炼对骨形成要大于骨分解，这样骨质疏松也少，动作也协调，而且对于降低血压、控制血压、使血压稳定能起到很大作用。太极拳动作徐缓，全身运动，适合中老年人练习。经常练习太极拳可以修身养性，强身健体，祛病延年。

太极拳具有轻松柔和，平稳舒展，先后贯穿，密切衔接，连贯均匀，绵绵不断，以腰为轴，圆活自然，上下相连，协调完整以及全身轻松，精神愉快等特点。经常打太极拳可以活动全身肌肉、关节，特别可以使腰腿得到锻炼，提高老年人脊柱的活动能力，延缓骨质的老年化。还能调节中枢神经，增强血液循环和心脏收缩运动，加强呼吸、消化、排泄等器官功能，改善人体的新陈代谢过程。因此，太极拳对辅助治疗高血压、心脏病、胃溃疡、肺结核、关节炎神经衰弱等慢性病都有良好的疗效。太极衍生的运动能够提高能量水平并加强免疫系统。太极能够让人获得一种平衡、镇定和平和的感觉。(《益寿养生》)

打太极拳能改善微循环，优化生命质量。血液是从心脏被挤压到动脉中去，然后再从静脉回流到心脏，这叫主循环。可是从动脉过渡到静脉之前，要环流经过庞大的微血管系统，它实现血液和组织细胞间的营养与废物的物质交换。全身的微血管长度达96555公里，足可绕地球一周半。手指甲襞是观察微循环的良好部位，研究结果显示，太极拳的短期(30分钟)运动，对人体指甲襞指标有明显的影响，无名指端的温度平均升高7℃。如一位练太极拳20年的老者，他的指甲襞微循环竟相当于年轻人的水平，管绊直而长、没有畸形、排列有序，回流速度明显增快；而不练太极拳的同龄老人，其管绊不清晰、畸形化、管绊短而乱，回流速度减慢。说明长期太极拳锻炼，能有效改善微循环状态，提高人体对外界气候变化的适应能力。为了更健康、更长寿和更幸福地活着，愿更多的人们积极投入太极拳运动。

打太极拳要求动作轻松柔和，运动如抽丝，迈步如猫行，如行云流水，绵里藏针，这充分体现了老子所说的"天下莫柔于水，而攻坚强者莫之能胜"的道理。古代哲学家提出的阴阳学说，对太极拳影响很大。《太极拳图说讲义》中说："一阴一阳之谓拳。"太极拳将阴与阳，统一于拳路之中，"脚踩阴阳手划圈"，一招一式都包含着对立统一的辩证哲理，所以太极拳被誉为哲拳。懂得这些道理后，就要用哲理揣摩动作，细心体味太极拳行步、伸手中所体现的一虚一实，一阴一阳的变化规律，以意导动，意动身随，外柔内刚，不用拙力。注意纠正练拳时动作僵硬、呆板的毛病，不断提高技术水平。当然，太极拳所蕴含的哲理很深，要想真正融会贯通，决非一日之功。(《运动养生保健》)

打太极拳，迈步如履薄冰，无滞重感。这是要求在进行太极拳套路锻炼的时候，用一条腿支撑全身，另一只脚轻轻擦地探出，踏实后再重心前移。这一要领要求人们做事谨慎、小心、一步一个脚印的认真态度，既要避免不必要的闪失，又不能踟蹰不前。

打太极拳，挥臂如棉里铁，无轻浮态。这是要求在进行太极拳套路锻炼和搏击、推手的时候，要沉肩坠肘，贯注内劲，不顶不丢。这一要领要求人们含蓄内向、外柔内刚，注重充实自我、增强自我，而不尚浮华，不嗜张扬、炫耀，要有傲骨没傲气。

打太极拳，行气如九曲珠，无微不至。这是要求在进行太极拳套路和内丹功锻炼的时候，心无杂念，精神专注，认真体悟气的运行。这一要领要求人们要有踏实细致、求真务实的思想品质，做事就要追求做得更好，做出成效，而决不自欺欺人。

打太极拳，用劲如百炼钢，无过不及。这是要求在进行太极拳套路锻炼的时候，架式工整到位，不用僵力，不丢捧劲。这一要领要求人们要有吃苦耐劳、坚韧不拔的精神，在遇到问题时，既要敢于果断处理，又留有充分余地，善于全面准确地把握事物运动规律。

打太极拳，走势如行云流水，无断续处。这是要求在进行太极拳套路锻炼的时候，慢中求静，静中犹动，式式相连，一气呵成。这一要领要求人们要有对真、善、美境界的追求，热爱和平，热爱生命，与人为善。

打太极拳，较技如雷似电，无坚不摧。这是要求太极拳在搏击、推手的时候，无人当有人，蓄势如张弓，发劲如放箭，气沉丹田，气贴脊背，气达四梢，瞬间爆发出巨大的力量。这一要领要求人们要有不畏强暴、敢于斗争、一往无前的坚强意志和英雄气概。因此说，太极拳博大精深，外柔内刚，是行之有效的健身术，是独树一帜的养生术，是辩证哲理的实践术。

太极拳是一种柔和、缓慢、轻灵的拳术。动作轻柔圆润，处处带有弧形，运动连续不断，势势相连。它以掤、捋、挤、按、采、挒、肘、靠(八法)、进、退、顾、盼、定(五步)、为基本十三势。十八世纪末山西王宗岳用《周子全书》中阴阳太极哲理解释拳义，著有《太极拳论》，从此以后普遍采用"太极拳"这一称谓。事实证明，太极拳具有极高的健身保健价值。经常练习太极拳，可平衡阴阳并提高人体防治疾病的能力，延缓人体衰老速度，从而达到强身健体、延年益寿的目的。(《运动养生》)

目前在社会上流传较广的太极拳流派有杨式太极拳、陈式太极拳、武式太极拳、吴式太极拳、孙式太极拳及国家统编太极拳套路，如二十四式简化太极拳、四十二式太极拳、四十八式太极拳、八十八式太极拳、一百零八式太极拳等。

1.太极拳技术

(1)太极拳身法要领

由于太极拳有不同流派，其势、风格和特点各有不同，其一般身法要领可概括如下：

①虚灵顶劲 即"头顶悬"：练习太极拳时，要求练习者的头部要头正、顶平、项直、颌收。头顶

百会穴上犹如有绳索向上提悬，使“头容正直，神贯于顶”。同时，头顶要保持平正，在练习时即使头顶放一碗水，也不会洒出。要做到“头正、顶平”，就必须使“项直、颌收”，但又不可过分用力，否则就会导致颈顶僵硬，气血不能流通。

②含胸拔背、气沉丹田：含胸是指胸廓自然向内略涵，使气沉于丹田，和胸有舒宽的感觉。因含胸和拔背紧密相连，所以做到了含胸，自然就能把拔背；气沉丹田，要求的是宽胸实腹、身法端正，用意识将气沉于丹田，则无血脉偾张之弊。

③松腰收臀：腰为一身之主宰，太极拳要求含胸及气下沉于丹田，则必须松腰，腰部松沉后，才会使坐身或蹲身时的姿势更加稳健，这样，不但能帮助沉气和增强下肢的稳定性，更主要的是它对动作的旋转，用躯干带动四肢的活动及动作的完整性起主导作用，即虚实变化皆由腰转动，有拳谚曰：“命意源头在腰隙”。

收臀，是指在含胸拔背和松腰的基础上臀部稍作内收，收臀时，应尽量放松臀部和腰部，使臀肌向外下方舒展，然后向前、向里轻轻收敛，像用臀部把小腹托起来似的，当然也不能使臀部故意前弓而导致上体后倾。松腰收臀有利于气沉丹田。

④沉肩坠肘：沉肩，是指肩松开下垂，在此前提下，使肩肘向下沉坠，从而产生上肢内在的如绵里藏针的遒劲，并使力贯穿到手臂。

⑤尾闾中正：尾闾中正，要求上体正直，无论是直的或斜的动作姿势，都必须保持尾闾与脊椎成一直线，处于中正状态。在转身时，腰胯、肩，要同时转动，否则，尾闾一歪，则下盘重心偏斜，使下盘与躯干的劲力间断，上下劲力不整。

⑥内外相互合：太极拳练习时要求做到“内宜鼓荡、外示安逸”，即内在精神振奋，外则神色自然，并且“心与意合、意与气合、气与劲合”。

⑦上下相随：即指整个身法步法腿法要有机配合，一动无有不动，一静无有不静，保持整个躯体的动态平衡和动态稳定。

⑧相连不断：指动作要势势相连，贯穿一气。自起势直至收势，当应绵绵不断、周而复始、循环无穷、中无间断和停顿。

⑨用意不用力：不用力，指不用拙劲笨力，“意之所至气即至焉”。动作用意不用力，则意到气到；力由意生，劲出自然。

⑩动静有常、势势均匀：练习太极拳时，必须保持均匀的速度，不可忽快忽慢，且所有动作势式，一般都要保持相同的高度。

2.太极拳常用动作术语和要求

•手型：

•①拳　五指卷曲，拇指压于食指、中指的第二指节上，握拳无须太紧。②掌　五指微曲分开，掌心微含，虎口成弧形，手指不可故意用力挺直，也不可太放松而弯曲过度。③勾　五指指尖撮拢，屈腕，手指和手腕要自然放松。另用食指、中指、拇指三指捏拢，无名指和小手指屈于掌心也可。

•步型：

①弓步　所弓之腿的膝盖，不可超过脚尖，脚腕以垂直于脚跟为度，膝与足尖方向一致，后腿膝关节不能挺直，也不能太屈，应意于直中有松，前腿承重约70%，后腿承重约30%。②仆步　一腿屈膝下蹲，膝与脚尖方向一致，同时，胯部微后抽，开裆，使重心往后下落，而不是趋势往脚上坐；伸直腿，胯微沉，膝盖微屈，脚尖不可翘起，向承重腿侧方伸出。③虚步　一腿屈膝坐实（主承重），另一腿膝微弓前伸，脚尖虚点地面。

•步法：

①上步　后腿前进一步或前脚前移半步。②退步　前脚后退一步。③撤步　前脚或后腿后退半步。④进步　两脚连续各向前移动一步。⑤跟步　后脚腿向前跟进半步。⑥侧行步　两脚连续平行侧向移动。⑦碾脚　脚跟作支点，脚尖内扣或外展；脚尖作支点，脚跟外展。

•腿法：

①分脚　支撑腿微屈站稳，另一腿屈膝提起，然后小腿上摆，腿伸直，脚面绷平，脚尖向前伸直，高过腰部。②蹬脚　支撑腿微屈站稳，另一腿屈膝提起，然后脚尖上勾慢慢向前蹬出，腿伸直，高过腰部。

•常见动作

(1)野马分鬃：两臂保持弧形，前臂以大拇指一侧弧形出，掌心斜向上，高于眉齐，并于前脚上下相对，方向一致；后臂弧形下采用同侧胯旁，肘微屈微坐，掌心向下按捋。

(2)白鹤亮翅：两臂保持弧形，上下撑圆，上扬的手臂，不可折成三角或完全伸直，肘尖不可抬起，意要下坠；另一手按于体侧，肘尖不要外翻，也不要夹肋。

(3)搂膝拗步：推掌时，先掌心微朝下，随推随坐腕，并须经耳旁向前推出，手高不上过眼，下不过肩；搂膝时，以掌心朝下坐掌，松肩屈肘向外搂出。前推和搂膝，须上下协调一致。定势时，两掌与弓步同时到位。

(4)手挥琵琶：身体面向斜前方，肩挎，要上下相对，两肩松沉，两肘坠合；两手合抱时，要随着腰拔背，两臂微向前送，有意气下沉，劲往前发之势；前手高不过眼，后手护于前臂肘内侧，或举在胸前。

(5)倒卷肱：退步时，须以一腿坐实，控制另一腿的后退；退步时先以脚尖落地，再过渡到全脚掌，保持身体平衡，不可忽高忽低；转动时，以腰为轴，前推手经耳旁向前推出，高不过眉，低不过肩，后抽手不可走直线；肩、肘、腕呈弧形。

(6)揽雀尾；由堋、捋、挤、按四式组成：

堋：堋出的手臂呈弧形，高不过口，肘关节稍低于手腕，手指既不可软弱无力，也不可僵硬挺直，后手臂保持弧形，可按于体侧，也可随前手同时堋出。

捋：两手相距约一肘，呈圆形或曲线回抽，并要与重心的虚实转换相吻合。

挤：两臂撑圆，前臂高不过肩，并于弓腿、松腰相一致。

按：两手掌心向前，手腕微塌，两掌向前按出时，微弧形向上，双臂不可伸直，按掌要与前弓步相一致。

(7)单鞭：两臂呈弧形微屈，手高不过头，定势时，前手掌尖、鼻尖、足顺方向一致；吊手腕关节下垂，注意左右肩平，要做到头顶、腰松、肩沉、胸含、腕柔。

(8)云手：步法要平等移动，并步时两脚相距10～30厘米，一脚踏实，一脚随即离地并保持重心的平衡移动；两臂，运势要圆转，速度要均匀，动作要连贯；两手，高不过眉，低不过小腹部；四肢运动和身体转动均要以腰为轴。

(9)高探马：前探之掌，高不过眼，劲点在掌缘小指一侧；后掌收于腹前，沉腕；肘不夹肋，两臂成弧形。

(10)双峰贯耳：两拳，经两侧向上方横打，高不过头，低不过口；相距约一头宽，拳眼向下，两臂如钳状；两肩，要沉；两肘不可扬起，劲点在两拳虎口，劲起于脚跟，由腿而腰而背，再贯穿于两拳勾击，腿到、身到、手到。

(11)金鸡独立：两臂成弧形；一脚一经离地并屈膝上提时，另一腿即渐起，不可出现一腿先直立，另一腿再后起的现象，手的运动要与腰腿相互随动。

(12)左右穿梭：两臂成弧形，上托与前推要相一致，前推之手高不过眉，低不过腰，并注意与弓步的方向一致，做到松肩坠肘，气沉丹田。

(13)海底针：两腿虚实要清晰，上身前俯不超过45度，并要注意斜中寓直，右手下插时，弧形是往下前。

(14)闪通臂：两臂皆成弧形，前掌高不过头，低不过口，弓步，托掌与推掌应一到俱到。

(15)斑斓捶：手臂不可伸直，压拳和栏掌动作，要有明显的弧度，不能直来直往；身体的转动与两臂动作的配合要恰当；在意识上，要求以意运身、以气运劲；在步法上，要做到势不起伏、身不歪斜、速度均匀、上下相随。

(16)如封似闭：身体重心后移时，两胯骨先与两肩同时后抽，两掌后收时，以肘关节牵引，边分边翻转；双掌前按时，要领同“按”。

3. 简化太极拳的动作名称

简化太极拳套路为24式简化太极拳，是1956年原国家体委组织部分专家在传统太极拳的基础上，按由简入繁、循序渐进、易学易记的原则，去其繁难和重复动作，共选取24式而编成《简化太极拳》，全套共分四段，约5分钟左右可打完一遍。其特点是拳架大方、严谨、身法中正、动作和顺。

第一组(1)起势；(2)左右野马分鬃；(3)白鹤

亮翅；

第二组(4)左右搂膝拗步；(5)手挥琵琶；(6)左右倒卷肱；

第三组(7)左揽雀尾；(8)右揽雀尾；

第四组(9)单鞭(一)；(10)云手；(11)单鞭(二)；

第五组(12)高探马；(13)右蹬脚；(14)双峰贯耳；(15)转身左蹬脚；

第六组(16)左下势独立；(17)右下势独立：

第七组(18)左右穿梭；(19)海底针；(20)闪通臂；

第八组(21)转身搬拦捶；(22)如封似闭；(23)十字手；(24)收势。

4.打太极拳应注意的问题：

(1)打太极拳宜在早晨或晚间进行；应选择空气新鲜、环境优雅之处，不宜在烈日、强风、雨雪、雾天及有阴湿霉气的地方练习。

(2)打太极拳前应作些准备工作，千万不要仓促上阵。如先散散步、做些活动关节、弯腰扩胸的动作，作几次深呼吸，以便肌肉韧带放松，关节舒展。

(3)衣着宜宽松，过饥、过饱、酒后不宜练拳；早起练拳时，应先排除大、小便。

(4)练拳时，不要求动作与呼吸的配合，呼吸以“自然”为准则。

(5)根据各人的具体情况和身体条件，确定练习要求。如每次练拳的时间长短、遍数多少、姿势高低、速度快慢等。

(6)练拳后，不可随即安坐或静卧，也不宜立即进食；出汗后，应避冷风。

(7)24式简易太极拳便于初学者。练习太极拳要持之以恒，每日练1～2次，每次练1～2遍，清晨练习为佳。练习时间不宜过长，以半小时至1小时为宜。

(8)打太极拳并非人人适宜。因打太极拳时，随着屈膝角度的增加，膝关节所承受的压力明显增大，练太极拳和下蹲运动不但对膝关节无益，反而加大对膝关节软骨的磨损。因此，患有膝关节炎和膝疼痛者，不宜练太极拳。《运动养生》

(十五)五禽戏体疗

“五禽戏”是后汉三国时期，华佗根据古代导引术并总结劳动人民的经验，而创编的一组通过模仿动物的动作来健身的活动。五禽戏的健身防病效果非常显著。据记载，华佗的学生吴普、樊阿等人由于坚持练“五禽戏”，活到九十多岁，还耳聪目明，牙齿坚实。

“五禽戏”是类似太极拳的运动，能使全身肌肉和关节都得到舒展。动作是模仿虎的前扑动前肢、鹿的伸颈转头、熊的站立伏倒、猿的脚尖纵跳、鸟的展翅飞翔等。由于“五禽戏”模仿虎、鹿、熊、猿、鸟五种动物的动作，能使人心静体松、动静相兼，又把肢体的运动和呼吸吐纳有机结合起来，通过这种运动可以起到疏通气血，帮助消化，活动关节，防病治病，强身健体的作用。华佗的这种认识是很高明的，也就是中医所说的气血冲和，经络通达，百病不生。通过运动可以使人体各个组织器官得到充分的血氧供给，这就好像门户的转轴一样，由于经常转动，因而也就不会发生虫蛀而腐朽。

“五禽戏”的特点就是刚柔相济，既有虎的刚健，鹿的敏捷，又有熊的敦实，猿的浪漫，还有鸟的飘逸。其动作全不用拙力猛劲，而是顺其自然。“五禽戏”强调寓情于动，也就是做戏者要把自己的意念融合到所做的动作中去，做猿戏要体现出猿的顽皮戏耍，做鸟戏犹如鸟之悠然自得，这样神情贯注，使自己有重返大自然之感，这就是华佗所说的“怡”。只有达到神怡忘我，才能取得良好的锻炼效果。

1.“五禽戏”的锻炼要领：

(1)全身放松：练功时不仅肌肉要放松，而且精神也要放松，这对于消除脑力和体力疲劳帮助极大。松和紧是相对的，练五禽戏始终要求松中有紧，柔中有刚，切不可用僵力，也就说，只有做到松，使出的劲才会柔中有刚，刚中有柔，不致僵硬。这也与我国其他健身法的基本要求一致。

(2)意守丹田：排除杂念，微微着意于小腹，这样也有助于做到上虚下实，有助于克服中老年人上盛下虚，头重脚轻的现象。

(3)呼吸均匀：呼吸要自然、均匀、平稳，用鼻作腹式呼吸，悠悠吸气，轻轻呼气。

(4)动作形象：练五禽戏要做到，外形和神态都像五禽，这样，才能做到自然活泼，拉开架子。事实证明，仿效动物锻炼，既可健身，又可提高锻炼兴趣。

具体地说：练“虎戏”动作时，要表现出威猛的神态，要目光炯炯、摇头摆尾、扑按、转斗等，但用劲要柔中有刚，刚中有柔，不可用僵劲。虎戏，动作刚猛，有助于增强体力。

练“鹿戏”动作时，要仿效鹿那样，心静体松，姿势舒展；要把鹿的探身、抑脖、缩颈、奔跑、回首等神态表现出来。鹿戏有助于舒展筋骨。

练“猿戏”动作时，要仿效猿那样，敏捷好动；要表现出纵山、跳涧、攀树登枝、摘桃献果的神态。猿戏有助于发展灵活性。

练“熊戏”动作时，要像熊那样，浑厚沉稳，表现出憨态、抗靠、步行时的神态。熊外似笨重，走路软塌塌，实际上在沉稳之中又寓有轻灵。熊戏有助于做到上虚下实，克服头重脚轻，并能增强内脏器官功能。

练“鸟戏”动作时，要仿效鹤与鹰那样，昂然挺拔，悠然自得，要表现出亮翅、轻翔、落雁、独立等动作的神态。鸟戏有助于增强肺呼吸功能。调运气血，疏通经络。

2.“五禽戏”动作说明及技术要点：

熊形

预备式：两脚平行自然站立，距离与肩同宽，两臂自然下垂，做3～5次深呼吸后，做下列动作。

A 屈右膝：右肩向前下晃动，手臂亦随之下沉，左肩则稍向后外舒展。左臂稍上抬。

B 屈左膝：左肩向前下晃动，手臂亦随之下沉；右肩则稍向后外舒展，右臂稍抬高。

如此反复晃动，次数不拘，有健胃、助消化、活关节等功效。

虎形

预备式：两臂自然下垂，颈自然竖立，面部自然，眼向前平看，口要合闭，舌尖轻抵上腭；不要挺胸或拱背，脚跟靠拢成立正姿势。全身放松，任何部分都不可紧张。如此站立片刻，然后做下列动作：

A 左式：①两腿慢慢向下弯曲，成半蹲姿势，体重移于右腿；左腿靠在右腿踝关节处，脚跟稍离地抬起，脚掌虚虚点地，同时两掌握拳提至腰部两侧，两拳拳心均向上，眼看左前方。②左脚向左前方斜进一步，右脚也随之跟进半步，两脚跟前后相对，距离39厘米左右，体重坐在右腿，成左虚步；同时两拳顺着胸部向上伸，拳心向里，伸到口前向里翻转变掌向前按出，高于胸齐，掌心向前，两掌虎口相对，眼看左手指方。

B 右式：①左脚向前垫半步，右脚随之跟到左腿踝关节处，两腿靠拢，右脚跟稍离地抬起，右脚掌虚虚点地，两腿屈膝半蹲，成左独立步，同时两掌变拳撤到腰部两侧，拳心向上，眼看右前方。②右脚向右前方斜进一步，左脚也随之跟进半步，两脚跟前后相对，距离30厘米左右；体重坐在左腿上，成右虚步，同时两拳顺着胸部向上伸，拳心向里，伸到口前向里翻转变掌向前按出，高与胸齐，掌心向前，两虎口相对，眼看右手食指尖。

C 左式：①右脚向前垫半步，左脚也随之跟到右腿踝关节处，脚跟稍离地抬起，脚掌虚点地；两腿仍屈膝半蹲，成右独立步，同时两掌变拳撤至腰部两侧，拳心向上，眼看左前方。②完全与前左式的动作同。

如此左右虎扑，次数不限，练时要协调敏捷，沉着勇猛，做到“手起而钻，手落而翻，手足齐落，挺腰伸肩”，这样虎形的形态就基本具备了。

猿形

预备式同虎形。

①两腿慢慢向下弯曲，左脚向前轻灵迈出，同时，左手沿胸前至口平时，向前如取物样探出，将达终点时掌变爪手，手腕随之自然下屈。

②右脚向前轻灵迈出，左脚随之稍跟，脚跟抬起，脚掌虚点地，同时右手沿胸前至口平时向前如取物样探出，将达终点时掌变爪手，腕随之自然下屈；同时左手亦收回左肋下。

③左脚往后稍退踏实，身体后坐，右脚随之亦稍退，脚尖点地；同时左手沿胸前至口平时向前如取物样探出，将达终点时掌变爪手，腕随之自然下屈；同时右手亦收回至肋下。

④右脚向前轻灵迈出，同时右手沿胸前至口平时向前如取物样探出，将达终点时掌变爪手，

腕随之自然下屈。

⑤左脚向前轻灵迈出，右脚随之稍跟，脚跟抬起，脚掌虚点地；同时左手沿胸前至口平时向前如取物样探出，将达终点时掌变爪手，腕随之自然下屈，同时右手亦收回右肋下。

⑥右脚往后稍退踏实，身体后坐，左脚随之亦稍退，脚尖点地；同时右手沿胸前至口平时向前如取物样探出，将达终点时掌变爪手，腕随之自然下屈；同时左手亦收回至左肋下。

鹿形

①右腿屈曲，上体后坐，左腿前伸，膝稍弯，左脚虚踏，成左虚步势。

②左手前伸，肘微屈；右手置于左肘内侧，两掌心前后遥遥相对。

③两臂在身前逆时针方向同时旋转，左手绕环较右手大些。关键问题在于两臂环绕不是肩关节为主的活动，而是在腰胯旋转带动下完成的。手臂绕大环，尾闾绕小环，这就是所谓“鹿运尾闾”。任务主要是活腰胯，借以强腰肾，活跃骨盆腔内的血液循环，并锻炼腿力。

④如此运转若干次后，右腿前迈，体重坐于左腿上，右手前伸，左手护右肘，顺时针方向绕环若干次。如此左右互换。

鸟形

预备式：两脚相并站立，两臂自然下垂，眼向前平视，平心静气站立片刻，然后做下列动作：①左脚向前迈进一步，右脚随即跟进半步，脚尖虚点地；同时两臂自身前抬起向左右侧方举起，并随之深吸气。②右脚前进与左脚相并，两臂自侧方下落，在膝下相抱，同时深呼气。③右脚向前迈进一步，左脚随跟进半步，脚尖虚点地；同时两臂自身前抬起向左右侧方向举起，并随之深吸气。④左脚前进与右脚相并，两臂自侧方下落，在膝下相抱，同时深呼气。

此势有助于增强心肺功能，健壮肾腰，长久坚持练习，也有人治好了腰痛痼疾。(《中医健身术》)

(十六)八段锦体疗

八段锦是我国古代流传广泛的一套运动养生方法，至今已有八百年历史。由于其动作易学易练，深受广大人民喜爱。八段锦的种类很多，如岳飞八段锦、钟离祖师八段锦、自摩八段锦、坐势八段锦等，各有特长，但多是由南宋无名氏创编的八段锦，变化而来。

常练八段锦，可以补肾健骨，柔筋疏肝，养气壮力，行气活血，因此可以协调五脏六腑的功能。现代研究表明，八段锦，可以改善神经体液调节功能，加强血液循环，可以柔和地按摩腹腔脏器，对神经、心血管、消化、呼吸、运动及泌尿系统都有良好的调节作用；八段锦的特点是能加强臂力和下肢肌力，发展胸部肌肉，并有助于防治脊柱后突和圆背等不良姿势。因此，八段锦适合于男女老幼进行锻炼。

1. 八段锦锻炼要领

(1)刚柔结合：全身肌肉神经放松，然后轻缓用力做动作，这对消除脑力和体力疲劳帮助极大。练功始终要求松中有紧，柔中有刚。

(2)意守丹田：只有做到意守丹田，才能更好地内外俱壮。

(3)呼吸均匀：呼吸要自然、平稳，用鼻作腹式呼吸。

八段锦的练法有用力和不用力两种，动作用力时，劲要使得均匀稳定且含蓄在能。

2. 八段锦的动作说明及技术要点

第一段：两手托天理三焦

预备姿势：立正，或两脚平行站立，距离与肩同宽。两眼平视前方，舌尖轻抵上腭，用鼻呼吸，周身关节放松，两臂自然松垂身侧，各指伸展，躯体自然正直，足趾抓地，足心(涌泉穴)上提，如此站立片刻，以求精神集中，力量贯注。

动作：①两臂徐徐自左右侧方上举，至头顶，两手手指交叉，翻掌，掌心朝上托起如托天状，同时两脚跟提起离地。

②两臂放下复原，同时两脚放下着地。

如此反复多遍。若配合呼吸，上托时深吸气，复原时深呼气。

第二段：左右开弓似射雕

预备姿势：立正。

动作：①左脚向左踏出一步，两腿弯曲成骑马式。两臂在胸前交叉，右臂在外，左臂在内，眼看左手，然后左手握拳，食指翘起向上，拇指伸直与食指成八字撑开。接着左臂向左推出并伸直，头随之左转，眼看左手食指，同时右手握拳，展臂向右平拉如拉弓状随而左转，眼看左手食指，同时右手握拳，展臂向右平拉如拉弓状。

②复原。③右脚向右踏出一步，两腿弯曲成骑马势。其余动作同①（方向相反）。④还原成立正姿态。

如此反复多遍。若配合呼吸，展臂及拉弓时吸气，复原时呼气。

第三段：调理脾胃臂单举

预备姿势：立正，或两脚平行站立，距离与肩同宽，两臂自然松垂身侧。

动作：①右手翻掌上举，五指并紧，掌心向上，指尖向右，同时左手下按，掌心向下，指尖向前。②复原。③左手翻掌上举，五指并紧，掌心向上，指尖向右，同时右手下按，掌心向下，指尖向前。④复原。

如此反复多遍，若配合呼吸，上举下按时吸气，复原时呼气。

第四段：五老七伤向后瞧

预备姿势：立正，两手掌心紧贴腿旁。

动作：①头慢慢向左转，眼望后方。②复原。③头慢慢向右转，眼望后方。④复原。

如此反复多遍，若配合呼吸，向后望时吸气，复原时呼气。

第五段：摇头摆臂去心火

预备姿势：两腿分开，相距约为三脚长的宽度，屈膝成骑马势，两手扶大腿部虎口向身。

动作：①上体及头前俯深屈，随即在左前方尽量作弧形摇转，同时臀部相应右摆，左腿及左臂适当伸展，以辅助摇摆。②复原。③上体及头前俯深屈，随即在右前方尽量作弧形摇转，同时臀部相应左摆。④复原。

如此反复多遍。若配合呼吸，头左前（或右前）摇转时吸气，复原时呼气；两手扶腿可随体转而移动。

第六段：两手攀足固肾腰

预备姿势：立正。

动作：①上体缓缓向前深屈，膝保持挺直，同时两臂垂下，两手握住两足尖（如做不到，可改为两手指尖触两足踝），头略抬高。②复原。③两手在背后抵住脊骨，上体缓缓向后仰。④复原。

如此反复多遍。此式最好采用自然呼吸。

第七段：攒拳怒目增气力

预备姿势：两腿分开屈膝成骑马势，两手握拳放在腰旁，拳心向上。

动作：①右拳向前方缓缓击出，右臂伸直，拳心向下，两眼睁大，向前虎视。②复原。

③左拳向前缓缓击出（动作要领同上）。④复原。

如此反复多遍。若配合呼吸，拳向前击时呼气，回收复原时吸气。

第八段：背后七颠诸病消

预备姿势：立正。两掌心贴大腿前。两膝保持伸直。

动作：①两脚跟提起离地3～6厘米，同时头向上顶。②两脚跟放下着地复原。如此反复多遍。若配合呼吸，脚跟提起时吸气，脚跟放下时呼气。

八段锦近似现代徒手操，易学易练。在做动作时也要结合意念活动，心里想着每节动作要求而自然引出动作来，并注意配合呼吸。（《中医健身术》）

（十七）易筋经体疗

易筋经的功用相传是为了锻炼肌肉和筋膜。顾名思义，“易”是改变的意思，“筋”是筋骨，“经”是方法，意思是把微弱的筋骨改变成强壮结实的筋骨的一种健身方法。

易筋经的历史悠久，流传很广，特点突出，是人们喜爱的一种锻炼方法，它对于强身、保持良好的体力有肯定的效果。

1.易筋经锻炼要领：

易筋经是采用呼吸与静止性用力来锻炼肌肉，通经活血和改善内脏器官功能，进而达到防治疾病目的的一种健身运动。除做到“松静结合”、“意守丹田”、“腹式呼吸”、“循序渐进”

等原则外，它的特点是强调结合呼吸，全身进行静止性用力（即暗中使劲），以增强体力。如果达不到松的要求，肌肉仍如平时那样僵硬，那就效果不大。只有先松后紧，松紧结合，才能促进人体血液循环和新陈代谢，使肌肉营养得到改善，力量得到增强。

2.易筋经的动作说明和技术要点：

准备姿势：两腿分立，唇齿微合，两眼平视，舌抵上腭呼吸自然，意守丹田。

第一势：捣杵舂粮

两臂提至胸前，掌心相对（相距 7～10 厘米），指尖向上，屈腕合掌，手型如拱，然后呼吸八九次到二十多次，每吸气时，用暗劲掌根内挤，指向外翘；每呼气时，小臂放松，手型如拱。（舂，音：充；意：把谷类的皮捣掉。）

第二势：扁担挑粮

两脚开立如肩宽，两手由胸前徐徐外展，至侧平举姿势，然后立掌，掌心向外；以此姿势呼吸八九次到二十几次。每吸气时，胸部扩张臂向后挺；每呼气时，指尖内翘，掌向外撑。

第三势：扬风净粮

两脚开立，两手托天，臂肘挺直，全身伸展。以此姿势呼吸八九次到二十多次，吸气时用鼻或口鼻徐徐吸入，两掌用暗劲竭力上托；呼气时，气由口或口鼻缓缓呼出，两掌向前下翻，臂肌慢慢放松；再吸气时，掌再用暗劲向上托。如此反复进行。

第四势：换肩扛粮

右手高举，掌心向下，头往右斜，眼凝视右手心，左臂屈肘于背后，以此姿势呼吸八九次至二十多次。每吸气时，头往上顶，双肩后挺；呼气时，身体放松。如此连续呼吸四五次到十余次后，两手交换，即左手高举，右手后屈，再呼吸四五次到十余次。

第五势：推袋垛粮

两脚并立，两臂前平伸，两掌竖起，掌心向前，凝视前方；以此姿势呼吸八九次到二十余次，每吸气时，两掌用力前推，指向后扳，呼气时，臂掌放松。

第六势：牵牛拉粮

右脚向前跨一步，屈膝成右弓蹬步，右手握拳前举，高出肩，左手握拳，斜垂于身后。以此姿势呼吸四五次到十多次，每吸气时，两拳紧握内收，右拳贴近右肩，左拳斜垂背后，然后身体向后转，成左弓步，左手握拳高举，右拳斜垂背后，再呼吸四五次到十多次。

第七势：背牵运粮

左手由腋下向后屈，手背紧贴胸椎，指尖尽量向上；右手由肩后伸，如拉牵绳一样，去拉左手手指；足趾抓地，身体前倾。以此姿势呼吸五次到十多次，每当吸气时紧拉，呼气时放松；然后左手在上，右手在下，再呼吸四五次到十多次。

此式有助于锻炼胸、背、肩肌肉，增强全身协调性与柔韧性，提高呼吸机能。

第八势：盘罗卸粮

左脚向左迈一大步，屈膝下蹲成马步，上体挺直，两手如捧重物。以此姿势稍停片刻，两手翻掌向下，如搬放重物，然后两腿慢慢伸直，左脚再收回并拢。做时配合呼吸，捧物时尽量吸气，放物时呼气。

久练此式有助于增强下肢与腹背肌力。

第九势：围茓囤粮

左手握拳于腰间，右手向左前方伸出，五指捏成钩手，上体左转，然后身体前弯，同时右手在腰带动下向右划平圆，似做围粮茓的动作（亦即手随腰转动而划平圆）连做四五次到十余次。动作配合呼吸，手划近胸部时上体伸直，同时吸气，划到前方时上体前弯，同时呼气。

第十势：扑地护粮

左脚前跨一大步，屈膝成左弓步，上体前倾，两手按地，头稍抬起，眼看前下方，呼吸八九次到二十多次，每吸气时，两臂伸直，上体高抬，呼气时，两肘弯屈，胸部下落，一吸一呼，两臂一伸一屈，上体一起一伏。如此左右两侧交替进行，似在寻捉侵蚀粮食的害虫。根据自己身体情况，按地动作也可改为按膝。

久练此式有助于增强体力，提高平衡、协调能力。

第十一势：屈体捡粮

两腿分立如肩宽，用手用力抱头后部，指敲小脑后部（即“鸣天鼓”）片刻，然后配合呼吸做屈体动作：吸气时，身体挺起，呼气时，俯身弯腰，头探于膝间作打躬状，如此反复进行八九次到二十多次。久练此功有助于锻炼腹背肌肉，鸣天鼓有助于兴奋头脑，加强记忆力。

第十二势：弓身收粮

两腿开立，上体前屈，双臂伸直，用力向下推去，手心向上，手背触地面，昂头注目，意为捧起落在地上的粮食；下弯时脚跟提起，起立时脚跟又着地。如此屈体起伏二十多次。

最后，两臂左右侧展，屈伸七次。(《中医健身术》)

(十八)瑜伽体疗

“瑜伽”是古印度佛教中的术语，意即修行，主要强调调息、静坐等修行方法。国外施行的瑜伽锻炼法的要点就是使“身体伸长”，恢复和保持优雅、健美的体态，促进骨骼的生长。锻炼方法如下：

身体直立，两腿并拢，收紧肛门，挺直背骨。在呼气的同时将两手臂举在头上，左右两手互相握住肘部，保持住这个姿势，反复进行脚跟离地、着地运动。离地时吐气，以脚尖着地，重心落于双脚拇趾，收紧骨盘，脚跟着地时吸气。这套锻炼法的重点在于，注意力要集中在背部，身体好像由上面牵引似地向上。(《养生保健大全》)

疲劳时做瑜伽能及时恢复精力。要注意的是，所有姿势要求左右平衡练习，每个瑜伽动作都可保持五六次深呼吸或是自然呼吸，但也不要勉强。瑜伽的要义就是以你力所能及的方式来进行，任何让你不自然的行为都可以杜绝。

通俗瑜伽十四式动作如下：

1.树式　模仿树的姿态。单脚站立可以加强身体的平衡感，保持挺拔体态。做稳定的深呼吸或自然呼吸。

2.战士式　弓步，两手往两边伸展。加强心脏的机能，强化大腿、手臂、背部的肌肉张力，强化自律神经。做深呼吸。心脏病、高血压的病人强度不要太大或放弃。

3.飞行式　单腿站立，另一腿往后伸展，两手往前伸展或在身后互握。有效控制全身的肌肉，加强平衡，美化背部、臀部的线条。做自然呼吸。可根据自己的承受能力来进行。

4.三角式　两腿分开，身体右侧弯，同时，左手往上伸展，眼睛望上看，右手臂放在腿部或地面。有效伸展腰部侧边的肌肉，柔化整个脊椎，有效消除腰部多余脂肪，同时加强脸部血液循环，消除背部、腰部、颈部的疲劳现象。深呼吸。然后反方向再进行练习。

5.鸟王式　单腿站，另一腿绕住站立腿，两手合掌前伸。通过绕腿的姿势，消除腿部的脂肪，防止腿部静脉曲张的发生，同时强化消化系统功能。

6.后仰式　身体后仰，左手放在膝盖或大腿后侧，右手伸过头部往后仰。然后反方向再进行练习。扩张肺部，美化颈部、胸部和腰部线条。

7.箭式　身体直坐，抬起两腿并张开，双手分别握住两脚脚掌。调节平衡感，刺激肝脏，加强肝脏功能。

8.鹭鸶鸟式　坐姿，左腿往前伸直，两手抓住左腿脚踝或小腿，尽可能伸直腿部。对矫正腿形十分有效，并锻炼腰部肌肉能力。

9.舞蹈式　单腿站立，右手抓住右脚往后伸展，左手前伸，保持姿势尽可能长的时间。强化全身的关节、平衡感，并帮助美化体态。

10.幻椅式　双腿并立，双手合十伸直于头部上方，吐气，下蹲脚跟下压，保持姿势尽量长的时间。加强后背和心脏的机能，美化小腿和脚踝的线条。

11.直角式　身体成直角的姿势，抻拉整个背部和腿后侧的肌肉和韧带。强化脊椎神经，消除腰部疲劳现象。

12.鹫变化式　跪坐，身体直立，双手在头部交叉互握。吸气的时候，头往上仰，同时手臂上抬。消除手臂脂肪。

13.单手支撑伸展式　通过单手支撑地面加强手臂、手腕和肩膀的机能。加强身体平衡能力。

14.云雀式　跪坐，坐于左脚脚跟，右脚往后伸展，两手臂往后伸展，身体往后仰。刺激腰部脊椎，调节肾脏机能，美化身体线条。

注意：每个动作都应该集中精力来做，动作要缓慢。(《运动养生保健》)

(十九)呼吸体疗

呼吸体疗，就是通过呼吸新鲜空气，进行健身体疗的一种运动方法。具体方法主要有以下两种：

1.呼吸养生健体疗法

清晨，空气新鲜，大气层中含有较多的氧气。

中老年人应该到绿地公园之中进行呼吸养生。呼吸养生的正确姿势是:挺身直立,目光远视,两手叉在腰间,双肩松弛,胸部自然舒展;接着用双手向自己的肚脐方向用力推挤,同时通过鼻腔深深地吸气;然后再从口中缓缓吐出,双手收回到腰部。呼吸养生的关键在于吸气、呼气要尽量缓慢,如果平时一呼一吸需要5秒钟,那么进行呼吸养生时就需要10秒钟。像这样每天做上40～60次,不间断,就可以使机体得到较多的氧气,从而刺激心、脑、肝、肾等重要脏器的组织细胞,维持正常的新陈代谢,使青春常驻。

2.啸—养气健体疗法

啸,是魏晋时流行的一种运气健身的方法,这与当时我国养生学的发达和普及有关。魏晋时期,魏武帝曹操对气功学的推崇和开发,尚书何晏倡导的服药健身美容,嵇康的《养生论》的问世,构成了我国养生史上繁荣昌盛的黄金时代。

啸,有锻炼人体气机升降出入的作用,可以喊出丹田的内蕴之力。祖国医学的脏腑学说指出:升降出入是人体气机的气化方式,宗气由饮食化生的营卫之气与吸入的自然之气积于胸中而成。宗气的盛衰,关系到语言、声音、呼吸的强弱以及心脉气血的运行;关系到肢体寒温和活动能力的强健与否。长啸可以调气、生气、运气、养气。持之以恒,可增气力,强脏腑。尤其是对气虚体弱的老年人,更具有养生健体之效果。现代医学也证实,啸是有节奏的体内按摩方式,是音乐疗法的一种,它能扩大肺活量,增加肺通气量,使喉、胸、腹协调运动,调节人的情绪和心理。有规律地啸咏,实为养气的运动良方。

仰天长啸,可增气力,强健五脏六腑。一是可以锻炼心肺。有意识、有规律地进行仰天长啸,就能逐渐增加肺的吸气、换气频率,增大肺活量。二是可以加速代谢。长啸时,能够呼出积聚在肺内的浊气,吸进空气中的清气,加强肺内气体的交换。此外,仰天长啸时,胸腹部肌肉急剧地收缩、放松,有助于肠胃的蠕动,加快食物的消化吸收。三是可以美容养颜。人在长啸时,颜面部肌肉尤其是口周肌肉运动幅度大,可减缓眼角、嘴角皱纹生长,有助于血液充盈于面部,使得颜面部皮肤红润,肌肉饱满。四是可以振奋精神。奋力长啸,也是缓解疲劳的一种方法,长啸之后人会感到体力充沛,精神焕发。

仰天长啸要选择清晨日出后或傍晚,在郊外或是空气清新的旷野山林。长啸前,先活动肢体,放松肌肉,先吸足气,再大声仰天长啸。当你清晨起床后,放怀啸咏,吐出五脏的浊气;夜晚临睡前悠长的高吟,喊出丹田的内蕴力,在不自觉中得到了益处,不妨一试。(《中华养生秘诀》)

(二十)健身器械体疗

现在的健身器械优点很多。首先,器械品种多,从以前的单一化向多样化发展,并趋向多功能。其次,现代健身器械越来越科学、安全。在科学性方面,主要表现在器械的针对性,如想发展某一块肌肉或某一种素质,都有相应的练习器械,锻炼效果十分明显。在安全性能上,现代开发出来的器械造成各种伤害的可能性明显降低,比较安全、方便、实用。

根据健身器械的复杂程度及其功能,可以分为三大类。一是简单健身器械;二是单功能健身器械;三是多功能健身器械。比较常用的主要有以下几种:

1.哑铃:它是举重器械,是发展力量的主要器械,也是健美运动发展肌肉的有效器械之一。练习哑铃能发展斜方肌、三角肌、肱二头肌、肱三头肌、前臂肌、胸大肌、背阔肌、臀大肌、大小腿肌和踝关节等力量,也能发展这部分肌肉的块包。

2.拉力器:它是发展力量的器械之一。拉力器是根据克服弹簧的拉力这一原理,来发展人的力量和肌肉块包的。使用拉力器发展的肌肉有斜方肌、三角肌、胸大肌、背阔肌、肱二头肌、肱三头肌和前臂肌等。此外,还可以发展该部分肌肉的力量。

3.体操棍:它是发展柔韧素质的器械之一。它虽然看起来简单,但用它发展人的柔韧性效果很理想。尤其是上肢和肩关节活动幅度较差者,可以做一些棍棒操来改善。用体操棍提高上肢和肩关节的灵活性、柔韧性,效果也很好。

4.跑步机:它是发展心肺功能,进行有氧训练的室内器械之一。这种情形可供环境不好,运动条件差，又没有足够运动时间的锻炼者使用。跑步机的跑步板的倾斜度可以自由调节，倾斜角度越大练习强度越高。另外，跑步机还配备有公里、速度和定时器，锻炼者若能根据这些仪器进行练习，就能很好地掌握运动强度或运动量。

5.登山机：它是一种模拟攀登动作的健身器械。使用它对发展上下肢力量及全身协调配合效果尤佳。爱好攀登活动的人，不用走出家门，或者说不用去山谷就能进行攀登练习。

6.手握器：它是一种新颖的发展前臂和手腕力量的专门器械。锻炼者通过该器械运用杠杆原理来发展力量。使用这种手握器锻炼时，人的活动随意性更大，甚至可以做其他活动。

7.健身车：它是一种有氧训练的器械。由于健身车不仅运用了自行车的原理，而且外形还类似自行车，因而又被称为健身自行车。使用健身车锻炼能发展腿部力量，提高腿部的柔韧性和协调性，能增强心肺功能，并适合臀部肥大者使用。

8.划船器：它是一种发展胸肌、背阔肌、三角肌、斜方肌和上肢肌肉力量及发展这部分肌肉块包的健身器械。使用该器械模拟划船动作，简单易学，效果很好。还对肩周炎的治疗和康复有一定作用。

9.多功能健身器：十三功能健身器有13种健身功能。这13种锻炼方法涉及全身各个部位，因而可以说是全身活动。这不但能锻炼运动器官，而且对锻炼内脏器官也有很大帮助。若把13种锻炼方法各做一遍，所用时间至少需25～30分钟，其中包括每种锻炼方法之后的短暂休息，这对心、肺等内脏器官有一定的刺激，如果长期坚持就能提高内脏的功能。(《健康人生》)

三、运动体疗要科学

生命在于运动。运动要讲究科学。尽管运动体疗的适应范围很广，副作用相对较少，但是必须科学地运动，否则就不可能有益健康。如何才能科学运动，有利于健康呢？专家建议要做到“三有”和“三不”。“三有是指有恒、有序、有度”；“三不”是指不攀比、不争强、不过量。具体讲，应注意以下几点：

(一)要进行有氧运动

许多人都知道有氧运动对身体有好处。那么，有氧运动和无氧运动是如何划分的呢？这主要取决于运动的强度。在运动强度相对较小时，氧的供应充分，机体以能源物质的有效氧化获得能量，即有氧运动；当运动强度较大时，氧的供给相对不足，机体则可利用糖原的酵解，生成乳酸获得能量，即无氧运动。对多数人来讲，锻炼时应以有氧运动为主，这是因为有氧运动强度相对较小，机体各器官的负荷相对也小，不易出现伤害事故，而又能取得较好的锻炼效果。有氧运动主要有步行、慢跑、跳绳、羽毛球、乒乓球、健身舞、太极拳等。

(二)要适度运动，循序渐进

适量运动可以提高呼吸器官功能，加强自身免疫力，增强机体抗病能力。适量运动的标准是：户外锻炼的最低限度是每周3次，每次不少于30分钟。安全的运动是以运动结束时每分钟脉搏数170次减去自己的年龄为宜。或运动后，感觉不到疲劳，微微出汗即可。就是说，运动适度这个“度”，以无痛苦、心情舒畅、精力充沛及促进寝食为准绳。关键是运动强度要适合自己，须因人而异，量力而为。强度太小，锻炼效果不佳；强度过大，反而有害，还可能使机体免疫功能下降。因此有专家建议，宜将“生命在于运动”改为“生命在于适度运动”。美国运动生理学家莫尔豪斯认为，“运动应当在顺乎自然和圆形平面(指一种平缓的而非陡然的过程)的方式下进行。”运动量由小到大，动作由简单到复杂，讲究舒适自然，循序渐进。美国有关专家提出的温和运动健身的新观点，就是一种低强度、低能量消耗的运动模式，也称“适度锻炼”，即每周消耗2000千卡热量的体能，相当于打2～3小时的乒乓球。剧烈运动、过度运动会加快呼吸频率，人体各种组织代谢也随之加快，耗氧量骤增，加重器官负担，很容易破坏人体正常的新陈代谢，造成细胞衰老，进而危害身体健康。运动太多和太少，同样损伤体力，惟有适度可以产生、增进、保持体力和健康。所以，要根据自己身体的具体情况，合理地安排运动强度，以达到最好的锻炼效果。而不要从事超出自己能力的运动项目，不要企图证明甚至超出身体的极限，不要陷入“锻炼主义”。只有你第二天还想继续重复的运动才是健康的，“享受”才是参加运动的关键词。

（三）选择运动项目，要因人制宜

客观地讲，任何运动都有利有弊。不同的人选择不同的运动，不同的运动适合不同的人。正确选择，可化弊为利，选择不当，利也可转化为弊。每个人的健康状况、体力大小、运动水平、心理素质、年龄、性别等都各有差异。要根据这些具体情况，有针对性地选择不同的运动项目，这样才能真正达到运动养生的目的。如果只是简单地做运动，只能是活动肢体，很难在较短的时间内达到最好的锻炼效果。因此，选择运动项目应注意以下问题：一是要因人而异，符合自己的生理、体力特点；二是要从实际出发，适合自身的年龄和健康状况；三是要选自己喜爱和感兴趣的项目，没有比从事自己喜爱的运动更好的长寿秘诀；四是要选简单易学、安全有效、有趣的群体项目，不要选择太过激烈、复杂难学的运动。五是要避免贪多求全，什么运动都参加。

总之，运动项目的选择，既要符合自己的兴趣爱好，又要适合自己的身体情况。研究资料表明，对某种运动的兴趣越浓，其健身效果越好。只有选择适合自己年龄、职业、体质和你最喜欢的运动项目，才能达到运动健身的理想效果。

（四）运动要注意选择时间和环境

根据运动生理学的研究，人体活动受“生物钟”的控制。因此，按“生物钟”规律来安排运动时间则对健康更为有利。比较适宜的锻炼时间是上午6～10时，下午5～9时。早晨阳光初照，空气新鲜，这时锻炼可以增强肌力，提高肺活量，对呼吸系统或患有呼吸道疾病的人大有好处。下午则是强化体力的好时机，肌肉的承受能力较其他时间高出50%，特别是黄昏时分，人体运动能力达到最高峰，视、听等感觉较为敏感，而心跳频率和血压上升。晚上运动有助于睡眠，但必须在睡前2～3小时进行。强度不宜过大，否则反而影响睡眠。运动早晚皆可，但天气变化时应对运动时间稍作调整，寒天晨曦后，夏天在清晨或傍晚，避开寒冷和高热时对人体的侵害。雾天空气浑浊，不宜运动；饱餐后不宜立即运动；空腹运动也不科学；患感冒、肌肉关节有病变或动手术不久者暂不宜运动。

由于运动时通过呼吸从外界摄入大量的新鲜氧气，以满足健康的需求，所以运动地点以平坦开阔、空气清新的公园、草地、沙滩、体育场等处为好。尽量避开高楼大厦周围、空气污染区域、交通要道及交叉路口附近。这些地方的空气中含有大量微尘、浮尘、有害气体等多种有害物质，对人体健康极为不利。

（五）运动要顺应季节

人类以大自然为生存条件，经受四季气候变化的制约，运动必须顺应这种规律而变化，随即而变，提高健身效果。春季是锻炼的最佳时机，应早睡早起抓紧锻炼。冬季是万物生机潜伏闭藏的季节，应减少户外活动，锻炼应在10～15时为佳。夏季气温较高，防暑是前提，户外活动不宜过长，不宜剧烈运动，适可而止，保重身体。秋季气候适宜锻炼，食欲明显增加，人的体力增强，可以适当增加运动量和锻炼时间。

（六）运动要持之以恒

这不单纯是一个毅力问题，而是一个科学态度问题。据科学测定，每次运动的效果只能保持48小时，如果三天打鱼两天晒网，则是无效的运动，偶尔的大运动量锻炼，而后又不坚持，对人体无益有害。所以每周至少参加三次以上30～90分钟的运动才能达到健身目的。运动健身一旦进行，就要坚持不懈地进行下去，不可半途而废。运动健身的关键在于持之以恒，有没有恒心，将决定运动健身的成败。所以，健身锻炼最好能结伴而行，互相鼓励，营造气氛，利于坚持，增进友谊，共同提高。

摘自《运动养生保健》

四、运动体疗应注意的问题

要想达到健身目的，运动时一定要注意以下问题：

（一）做好全面的体检

计划采取运动体疗养生前，最好做一次全面体检。这有如下几个好处：一是了解自身的健康状况，有利于制定适合自身条件的运动处方；二是运动前做些检查，运动一段时间后再做相关的体检，前后比较观察身体的变化，以判断运动的效果；三是查出某些疾病，可以避免有害的运动，并做好相应的防护；四是身体真实情况甚至有些潜伏的疾病在运动时往往会真实地暴露出来，通过全面体检，对自身情况会有更进一步的了解。(《实用保健医学》)

(二)运动前要做好准备工作

运动时应该穿宽松、轻便、合适的服装，以动作不受束缚为好。一定要穿合脚的、弹性好的运动鞋，这一点非常重要。因为人体在运动时，尤其是在跑跳时，地面对人体的反作用力通过脚上的鞋向上传导，对踝关节、膝关节、脊柱、大脑及内脏等都有不同程度的冲击，时间一长就会造成关节的劳损和其他不良反应，如头晕、恶心等。而质量好的鞋，可以缓冲地面的反作用力，减少受伤的发生。要做好热身运动和整理活动，避免运动伤害。(《运动养生保健》)

(三)健身运动要忌偏执

心疗健身、食疗健身、药疗健身、体疗健身，无论哪一种都是有益的，但若过分偏执某一项而忽视其它，则往往不能做到全面健身。心疗健身，可以促进人的心理健康，食疗健身，可以保证人的营养健康，药疗健身，可以祛病健体，体疗健身，可以促进人的生理健康，四者只有结合起来，才能称得上一个完整的健身结构。因此，运动要切忌偏执，全面发展。运动不是“万灵丹”，运动能明显令人受益，但并非对所有人都奏效。对有些人来说，改变饮食习惯可能更好。(《运动养生保健》)

(四)冬夏锻炼要做到“四忌”

夏热冬寒，运动要做到“四忌”，才能保证安全，利于健康。冬季运动的“四忌”是：

1. 忌不做准备活动

运动前做些准备活动，对安全有效地锻炼身体有好处。因冬天肌肉、韧带的弹性明显降低，锻炼前不做准备活动，易引起肌肉、韧带拉伤或关节扭伤。锻炼前，身体各部位、各系统的有关区域处于安静和抑制状态，准备活动就使人体各部位、各系统，从静止、抑制状态逐步过渡到兴奋、紧张状态，从而为身体随锻炼时的最大负荷做好准备。

2. 忌雾天进行锻炼

雾是由无数微小的水珠组成的，这些水珠中含有大量的尘埃、病原微生物等有害物质。如在雾天进行锻炼，势必会吸进更多的有毒物质，影响人体健康。另外，雾天湿度大，使皮肤对体热的散发受到影响，也不利于健康。

3. 忌锻炼时用嘴呼吸

无论是锻炼还是平时，都应养成用鼻子呼吸的习惯。因为鼻孔里有很多毛，能够滤清空气，使气管和肺部不受尘埃、病菌的侵害。冬季气温低，冷空气经过鼻腔时，已经得到加温湿润，再进入肺部就不会产生强烈刺激了。用嘴呼吸则使冷空气直接进入肺部，产生强烈刺激，引起不良后果。

4. 忌不注意保暖

冬季锻炼，切记保暖，否则会引起伤风感冒。开始锻炼时不必立即脱掉外衣，待身体发热时再逐渐减衣；也不要等大汗淋漓时再脱衣服，因为那时内衣已被汗水浸透，经风一吹，容易引起感冒。锻炼结束时，应擦干身上的汗水，并立即穿上衣服，以免身体着凉引起感冒。

(五)夏天锻炼的“四忌”是：

1. 忌锻炼后立即洗凉水澡

夏天炎热，锻炼中往往汗流浃背，有的人为图一时痛快，锻炼后立即就去洗凉水澡。这样对身体是有害无益的。因为运动时，全身的新陈代谢十分旺盛，体内热量大增，皮肤中毛细血管也大量扩张，以利于体热的散发。如果锻炼后立即洗凉水澡，皮肤受到过冷的刺激，而使毛细血管骤然收缩，不利于体热的散发。同时，突然遇到冷的刺激会使体表已张开的汗孔骤然关闭，容易产生疾病。

2. 忌大量喝水

夏季运动时由于出汗多，会感到口渴舌燥，但这个时候千万不要大量喝水，否则对身体健康有害。因为运动后机体各个器官、系统进行了紧张的工作，会给消化系统、血液循环系统，尤其是给心脏增加沉重的负担。同时，由于天气炎热，运动时出汗过多，体内盐分已随着排汗而大量流失，如果这时再大量喝水，出汗会更多，盐分也会进一步丧失，从而导致抽筋、痉挛等现象。

3. 忌大量吃冷饮

锻炼时由于肌肉的运动，会引起体内血液的重新分配，使体内大量的血液流向运动肌肉和体表，而消化器官则处于相对的贫血状态。如果这时大量吃进冰冻饮料，对于已经处于暂时贫血状态和胃酸浓度不足的胃脏刺激过于强烈，容易损伤其生理功能。如果夏天锻炼后大量吃冷饮，轻者会使食欲减退，重者则会导致急性胃炎，甚至为日后发生慢性胃炎、胃溃疡等疾病埋下祸根。

4. 忌在强烈阳光下锻炼

夏天如果常在强烈阳光的照射下锻炼，会对身体产生不良影响。因为日光中有一种红外线，这种光线在夏天的阳光中格外强烈，人体如果长时间受到强烈阳光的照射，将会透过毛发、皮肤、头骨而辐射到脑膜和脑细胞中去，容易使大脑发生病变，也会导致类似中暑的症状。因此，夏天健身锻炼，最好安排在早晨和下午 4 点钟以后进行。(《养生保健大全》)

(六)老年人锻炼注意五忌

我国运动专家认为，老年人运动健身要科学适量，确保安全，应注意做到五忌：

一忌头的位置变换。如前俯后仰、侧倒、翻滚、倒立等头部位置变换的动作。这些动作会使血液向头部流动，导致脑溢血，甚至摔倒。

二忌负重、憋气。老年人肌肉有所萎缩，神经系统协调反应能力也差，负重运动引起的紧张用力，使局部肌肉负担过重，容易引起损伤。憋气用力时，肺和胸腔内压力骤然升高，使心脏负担加重，造成血液循环不畅，很容易引起头昏目眩、甚至昏厥。

三忌剧烈跑跳。老年人心肺功能衰弱，动脉硬化、脑供血也相对不足，如果剧烈跑跳，必然会引起心率剧增、供氧不足、血压猛升、眼花耳鸣，稍有不慎极易发生危险。

四是忌争胜好强。老年人运动一定要量力而行，掌握好运动的强度和时间。不可一时冲动，超负荷运动；运动一定要有良好心态，安全第一，切记争胜好强，以免发生意外。

五忌过分激动。稳定情绪是养生的一个重要方法。运动中保持稳定的情绪更是至关重要。要心态从容，恬淡虚无，有了稳定的情绪，不仅可以提高运动养生的效果，更能减少运动的意外发生。(《养生保健大全》)

摘自《运动养生保健》、《养生保健大全》、《实用保健医学》

五、运动受伤的急救方法

(一)擦伤：用温水将伤口的脏物和血液擦洗干净，不用包扎，在伤口较重时，给伤口消毒，并贴上膏药。

(二)扭伤：马上给关节降温，通过绷带使关节保持稳定，避免继续负重。

(三)伤筋：马上给受伤部位降温，耽误一小时的急救意味着增加一天的后处理，伤者至少要停止运动一周。

(四)青肿：马上给受伤部位降温，可能的话用有弹性的绷带包扎。

(五)韧带破裂：伤势较轻的马上给受伤部位降温并放上敷布。伤势较重的须动手术，休息数个星期。

(六)网球臂：减轻负荷，给受伤部位降温，可能的话敷上止痛膏，但是不要进行固定，使手臂在没有负荷的情况下尽可能多运动。

(七)骨膜炎：降温，涂上消炎软膏，休息数周，此外到医院照X光，让矫形外科医生检查一下，是否有疲劳性骨折。

摘自《运动养生保健》

第三十七篇 经络体疗

经络体疗，是通过对经络的敲打或按摩，来进行防病治病的保健方法。人体的经络系统既古老、又现代，既熟悉、又陌生，十分的奥妙。经络，大约在2500年前《黄帝内经》中就有记载，但是它又是看不见、摸不到的。中国科学院生物物理研究所祝总骧教授，专门从事经络研究，经过 28 年的研究结果发现，经络是存在的。经络线与《黄帝内经》中的记载是完全一致的。我们的祖先非常伟大，可以把经络线测得如此准确，14 条经络线把人体 365 个穴位都贯穿起来形成一个网络。图 1-1、图 1-2

一、什么是经络?

中医学认为，经络是人体气血运行的通道，是经脉和络脉的总称。其中直行干线称为经脉，由经脉分出网络全身各个部分的分支称为络脉。《黄帝内经·灵枢经·经脉》曰："经脉十二者，伏行分肉之间，深而不见……诸脉之浮而常见者，皆络脉也。"通过经络系统的联络，人体外在的筋、脉、肌、皮、肢节、五官、九窍与内在的五脏六腑等联成一个有机的整体。凡人体内行于深层、纵行而大的主干脉为经脉，行于浅层、横行较小的分支脉为络脉。

摘自(《养生之道》)

二、经络的系统组成及生理功能

1. 经络的组成系统

<table>
<tr><th colspan="5">经络组成</th><th>循行</th><th>交接规律</th></tr>
<tr><td rowspan="20">经络</td><td rowspan="17">经脉</td><td rowspan="12">十二经脉</td><td rowspan="3">手三阴经</td><td>手太阴肺经</td><td rowspan="12">贯穿上下脏腑肢体；有很多所属穴位；有主病。</td><td rowspan="3">从胸走手</td></tr>
<tr><td>手厥阴心包经</td></tr>
<tr><td>手少阴心经</td></tr>
<tr><td rowspan="3">手三阳经</td><td>手阳明大肠经</td><td rowspan="3">从手走头</td></tr>
<tr><td>手少阳三焦经</td></tr>
<tr><td>手太阳小肠经</td></tr>
<tr><td rowspan="3">足三阳经</td><td>足阳明胃经</td><td rowspan="3">从头走足</td></tr>
<tr><td>足少阳胆经</td></tr>
<tr><td>足太阳膀胱经</td></tr>
<tr><td rowspan="3">足三阴经</td><td>足太阴脾经</td><td rowspan="3">从足走腹</td></tr>
<tr><td>足厥阴肝经</td></tr>
<tr><td>足少阴肾经</td></tr>
<tr><td colspan="2">十二经别</td><td rowspan="3">分手足三阴、手足三阳，与十二经脉相同。</td><td colspan="2" rowspan="3">肘膝关节以上/向躯干/联脏腑；无所属穴位和主病。</td></tr>
<tr><td colspan="2">十二经筋</td></tr>
<tr><td colspan="2">十二皮部</td></tr>
<tr><td colspan="2" rowspan="2">奇经八脉</td><td colspan="3">任脉、督脉、冲脉、带脉、阴维脉、阳维脉、阴跷脉、阳跷脉</td></tr>
<tr><td colspan="3">特点：无脏腑属络，无阴升阳降，无表里相合，与奇恒之府相关(督～脑，任督带～肾/女子胞)，阴经在颈部合于阳经。</td></tr>
<tr><td rowspan="3">络脉</td><td colspan="2">十五络</td><td colspan="3">十二经脉、任、督各出一络，加上脾之大络，共十五络。</td></tr>
<tr><td colspan="2">孙络</td><td colspan="3" rowspan="2">特点：肘膝关节以下循行，一般不联络脏腑；有所属穴位(1个，同经脉名)和主病。</td></tr>
<tr><td colspan="2">浮络</td></tr>
</table>

2. 经络的生理功能

经 脉	概 念 及 作 用
十二经脉	人体手足三阴三阳十二经脉的总称。作用:沟通表里、联络脏腑、运行气血的通路。
奇经八脉	沟通十二经脉之间关系:对十二经脉的气血运行起溢蓄、调节作用。冲脉:十二经之海(血海);任脉:阴脉之海;督脉:阳脉之海。
十二经别	十二经从肘膝关节上分出,分布于胸腹和头部,加强经脉与脏腑联系。阳经经别合于本经经脉,阴经经别合于其相表里的阳经经脉。十二经筋十二经脉经气所濡养的筋肉骨节体系,是附属于十二经脉的筋膜系统。作用:约束骨节,完成躯体运动,参与形成体腔,保护内脏器官。
十二皮部	是经络系统在体表的分布,也是络脉之气在体表所散布的部位。作用:卫外屏障;反映病变;接受刺激。
十五络脉	十二经从肘膝关节下分出,沟通表里两经,输布气血于全身各部,补十二经之不足。
孙 络	络脉的细小分支。又名孙脉。《黄帝内经·灵枢经·脉度》:"经脉为里,支而横者为络,络之别者为孙。"
浮络	指位于浅表部的络脉。可根据其部位和色泽变化,用于诊断或刺血治疗。

摘自(《养生金鉴》)

三、经络在人体起什么作用?

《黄帝内经》中指出,经络的主要作用就是"行气血、营阴阳、决生死、处百病。"经络可以促进血液循环。阴阳是指体内的平衡物质,经络可以调整体内的平衡,经络也可以主宰生命。生,经络则通畅;病,经络则堵塞;死,就是经络完全不通了。也就是"通则不痛,痛则不通"的道理,疾病发生的主要原因就是经络堵塞不通了。所以疏通经络就可以治疗百病,如物理治疗法,就可以治疗许多疾病。(《养生之道》)

经络是人体天然药库,而要控制这个天赐的宝藏,只需要明白12条经络的运行原理就够了,这是中医整个经络学说的要素。12条经络的名称是:

手少阴心经　手厥阴心包经　手太阴肺经
手太阳小肠经　手少阳三焦经　手阳明大肠经
足少阴肾经　足厥阴肝经　足太阴脾经
足太阳膀胱经　足少阳胆经　足阳明胃经

这十二条经络分别连着人体12个脏器,所以这些经络都是用相连的脏器命名。其中,三焦是指人的整个胸腹,心包是保护心脏的一块区域,是心的屏障,其余的都比较容易理解。记住这12个脏器名称是很重要的,如果身上哪里不舒服,就看是哪条经络经过此地,一对应就出来了。12条经络及督脉和任脉在人体的循环路线如图2～图15。(《不生病的智慧》)

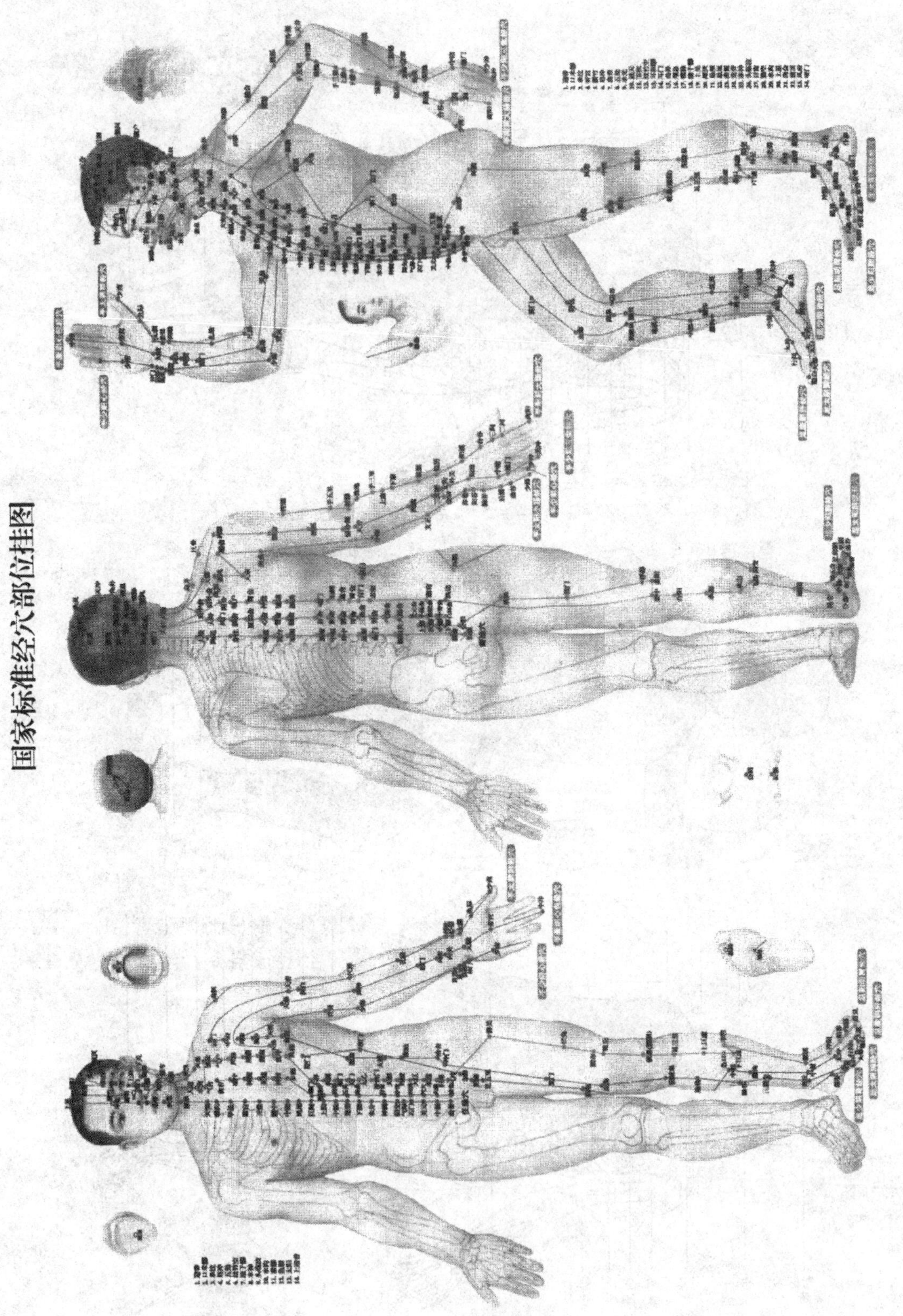

图 1-1

人体穴位图

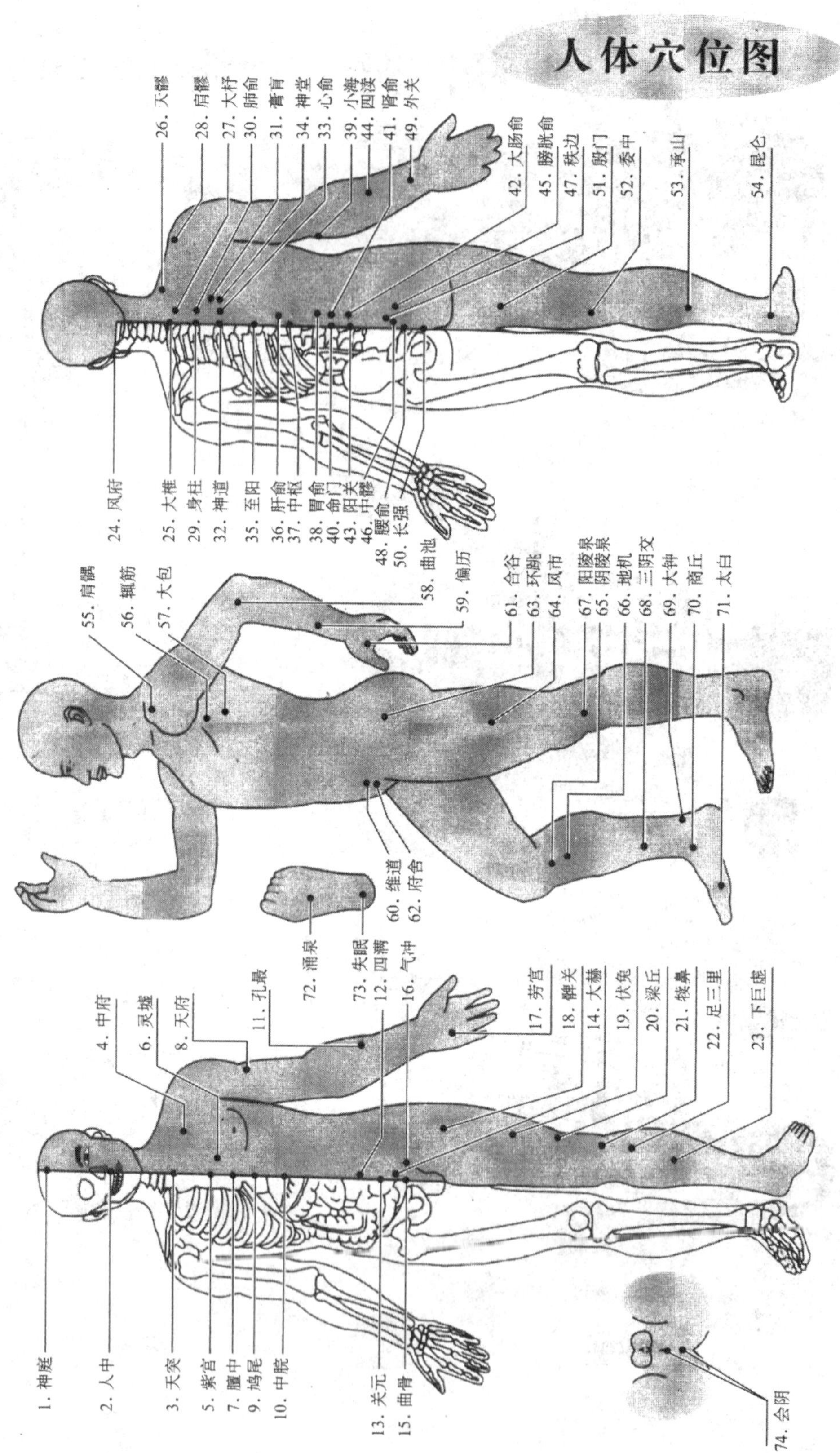
26. 天髎
28. 肩髎
27. 大杼
30. 肺俞
31. 膏肓
34. 神堂
33. 心俞
39. 小海
44. 四渎
41. 肾俞
49. 外关
42. 大肠俞
45. 膀胱俞
47. 秩边
51. 殷门
52. 委中
53. 承山
54. 昆仑
24. 风府
25. 大椎
29. 身柱
32. 神道
35. 至阳
36. 肝俞
37. 中枢
38. 胃俞
40. 命门
43. 阳关
46. 中髎
48. 腰俞
50. 长强
55. 肩髃
56. 辄筋
57. 大包
58. 曲池
59. 偏历
61. 合谷
63. 环跳
64. 风市
67. 阳陵泉
65. 阴陵泉
66. 地机
68. 三阴交
69. 大钟
70. 商丘
71. 太白
60. 维道
62. 府舍
72. 涌泉
73. 失眠
12. 四满
16. 气冲
4. 中府
6. 灵墟
8. 天府
11. 孔最
17. 劳宫
18. 髀关
14. 大赫
19. 伏兔
20. 梁丘
21. 犊鼻
22. 足三里
23. 下巨虚
1. 神庭
2. 人中
3. 天突
5. 紫宫
7. 膻中
9. 鸠尾
10. 中脘
13. 关元
15. 曲骨
74. 会阴

图 1-2

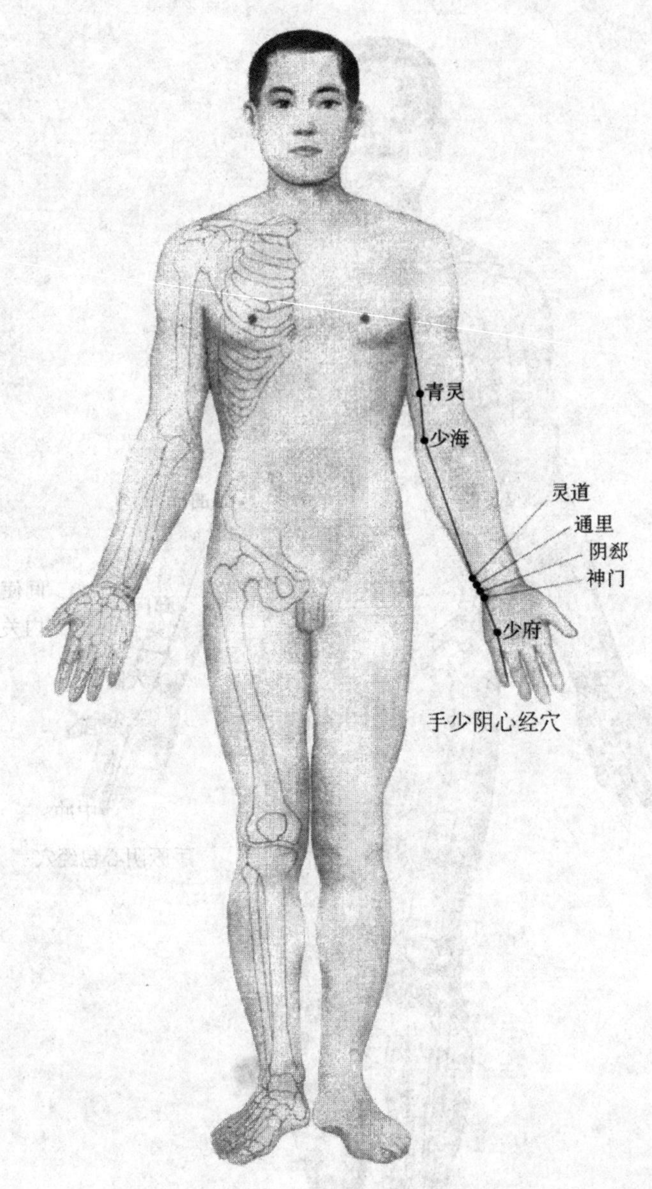

图-2

手少阴心经预防和主治的疾病

心血管病：冠心病、心绞痛、心动过缓、心动过速、心肌缺血、心慌。

精神疾病：失眠健忘、神经衰弱、精神分裂、癫痫、神经官能症。

其他：经脉所过的肌肉痛、肋间神经痛。

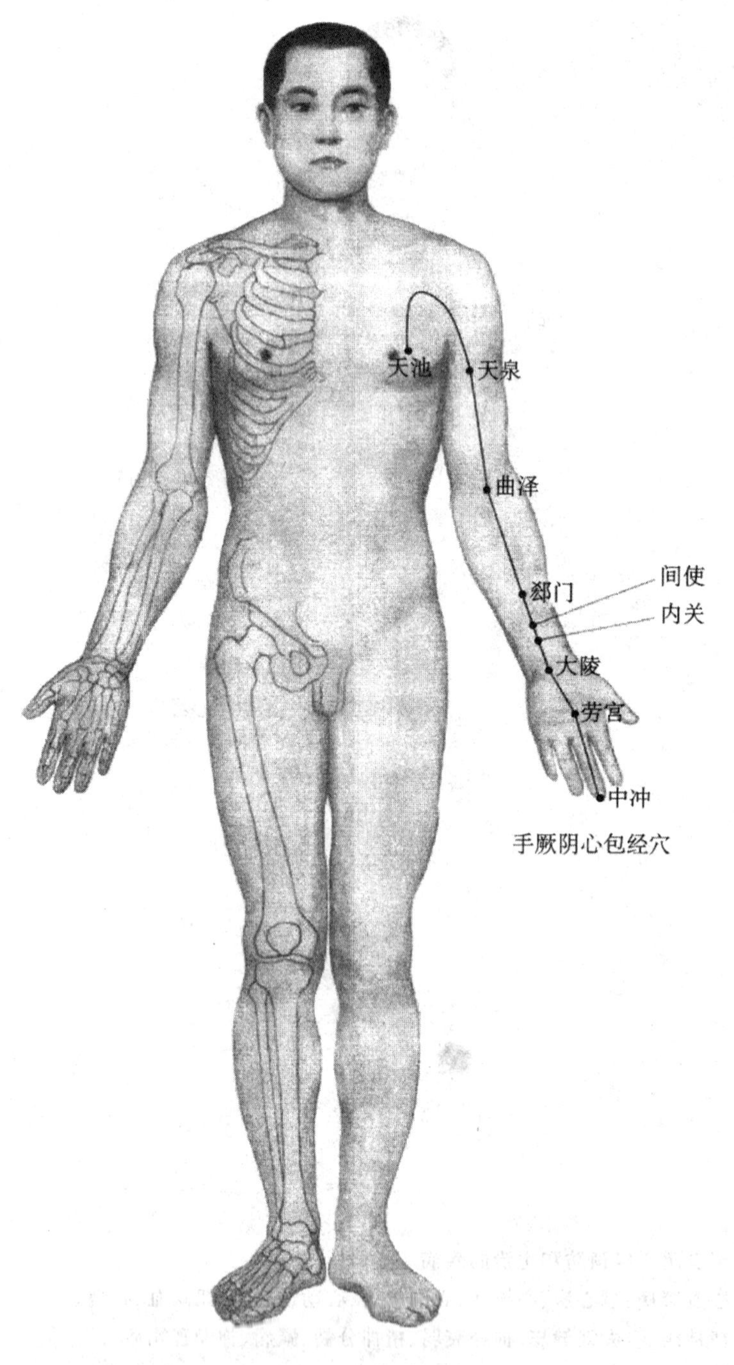

图-3

手厥阴心包经预防和主治的疾病

心血管系统：心慌、心动过缓、心动过速、心绞痛、心肌缺血、胸闷。

其他：恶心、呕吐、抑郁症、中暑、休克、小儿惊风、胃痛胃胀，经脉所过的关节肌肉痛。

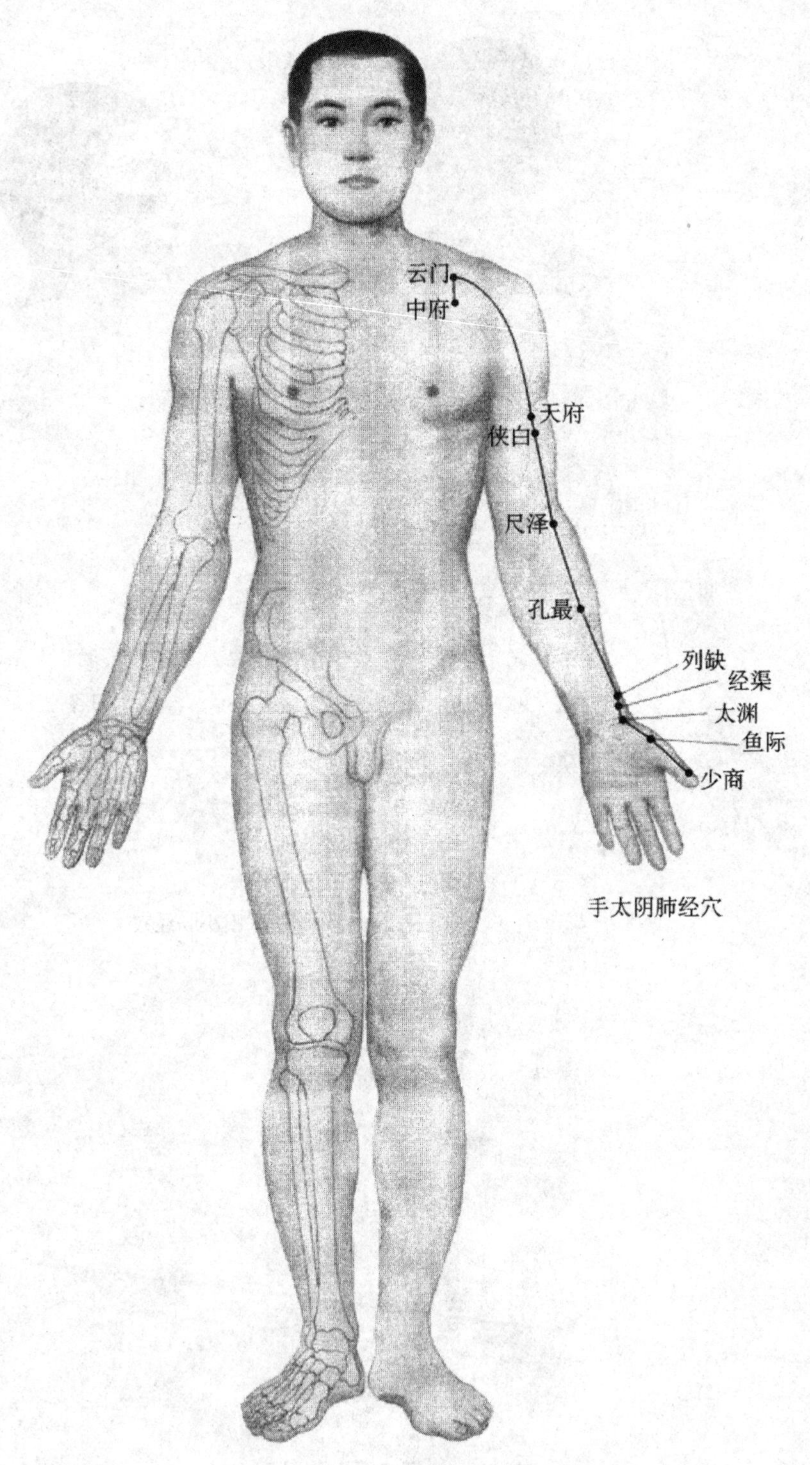

图-4

手太阴肺经预防及主治的疾病

呼吸系统疾病：各种急慢性气管炎、支气管炎、哮喘、咳嗽、咳血、胸痛。

五官病：急慢性扁桃体炎、急慢性咽炎、咽痛、鼻炎、流鼻血。

其他：经脉所过的关节屈伸障碍、肌肉疼。

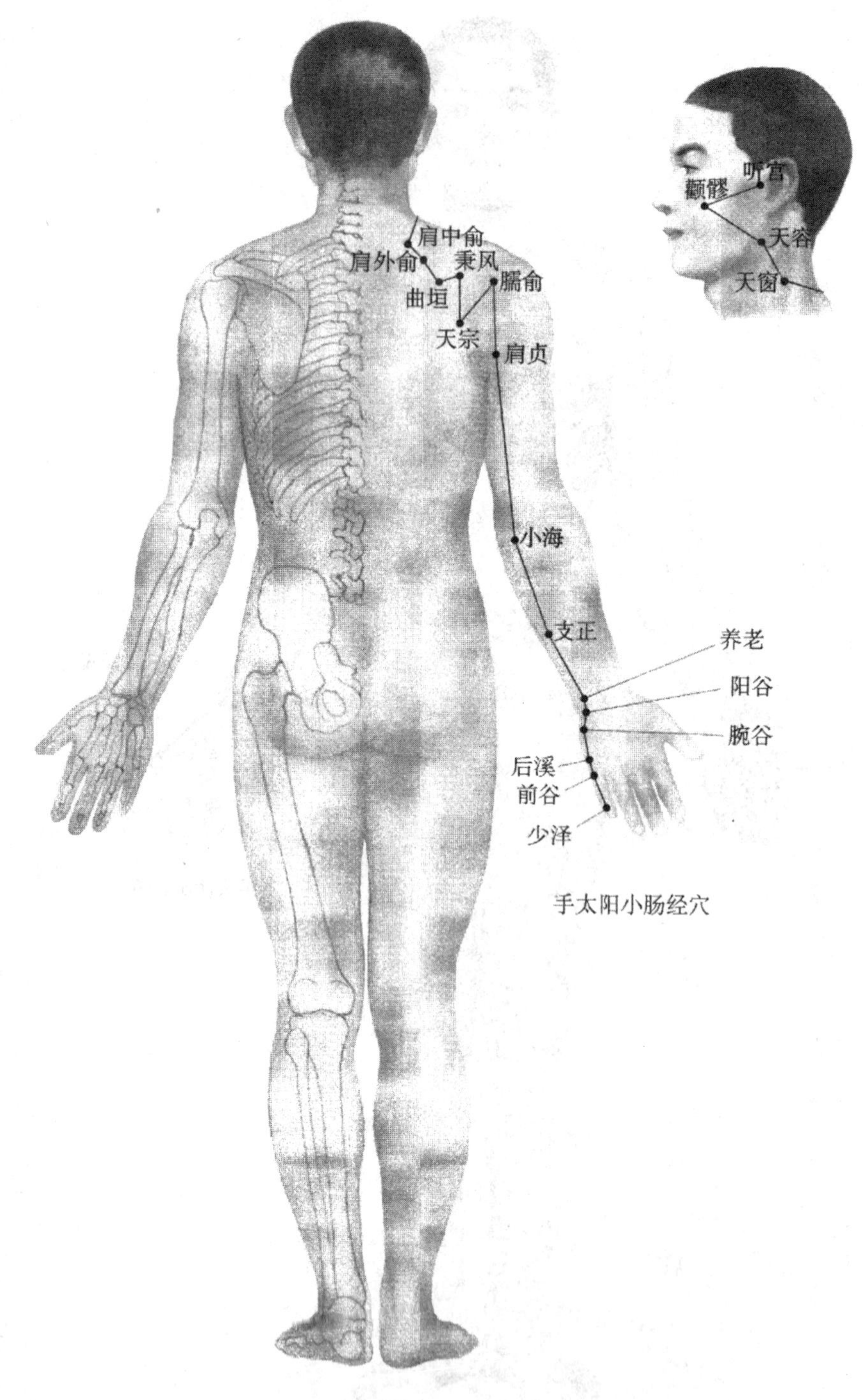

图-5

手太阳小肠经预防和主治的疾病

五官病：咽痛、眼痛、耳鸣耳聋、中耳炎、腮腺炎、扁桃体炎、角膜炎、头痛。

其他：腰扭伤、肩痛、落枕、失眠、癫痫、经脉所过关节肌肉痛。

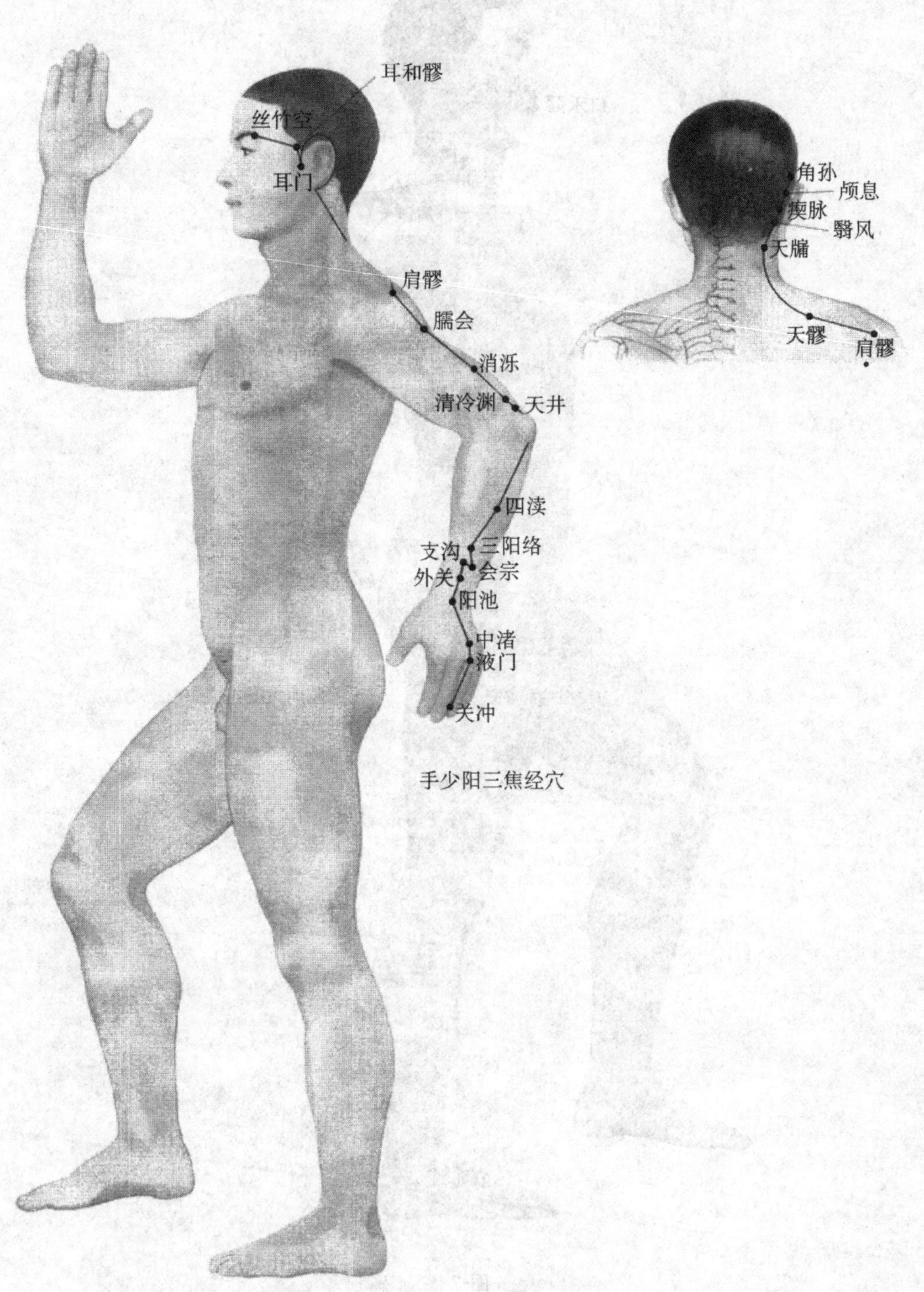

手少阳三焦经穴

图-6

手少阳三焦经预防和主治的疾病

五官病：耳鸣耳聋、腮腺炎、偏头痛、面神经炎、面肌痉挛。

其他：肋间神经痛、便秘、感冒、中风后遗症、肘关节屈伸不利，经脉所过的关节和肌肉软组织病。

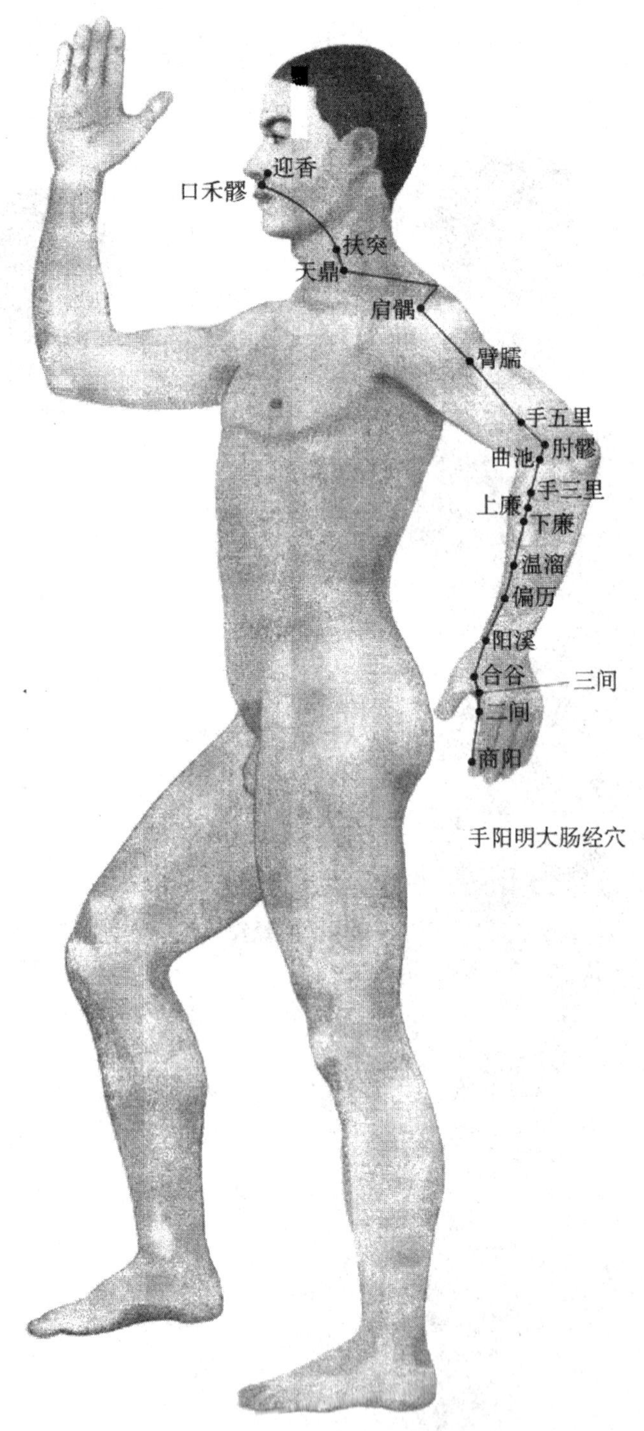

图-7

手阳明大肠经预防及主治的疾病

呼吸道疾病：感冒、支气管炎、发烧、头痛、咳嗽。

头面疾病：头疼、面神经炎、面肌痉挛、面瘫、牙疼、麦粒肿、结膜炎、角膜炎、耳鸣、耳聋、三叉神经痛、鼻炎、鼻塞。

其他：颈椎病、皮肤瘙痒、神经性皮炎、荨麻疹、经脉所过的关节活动障碍。

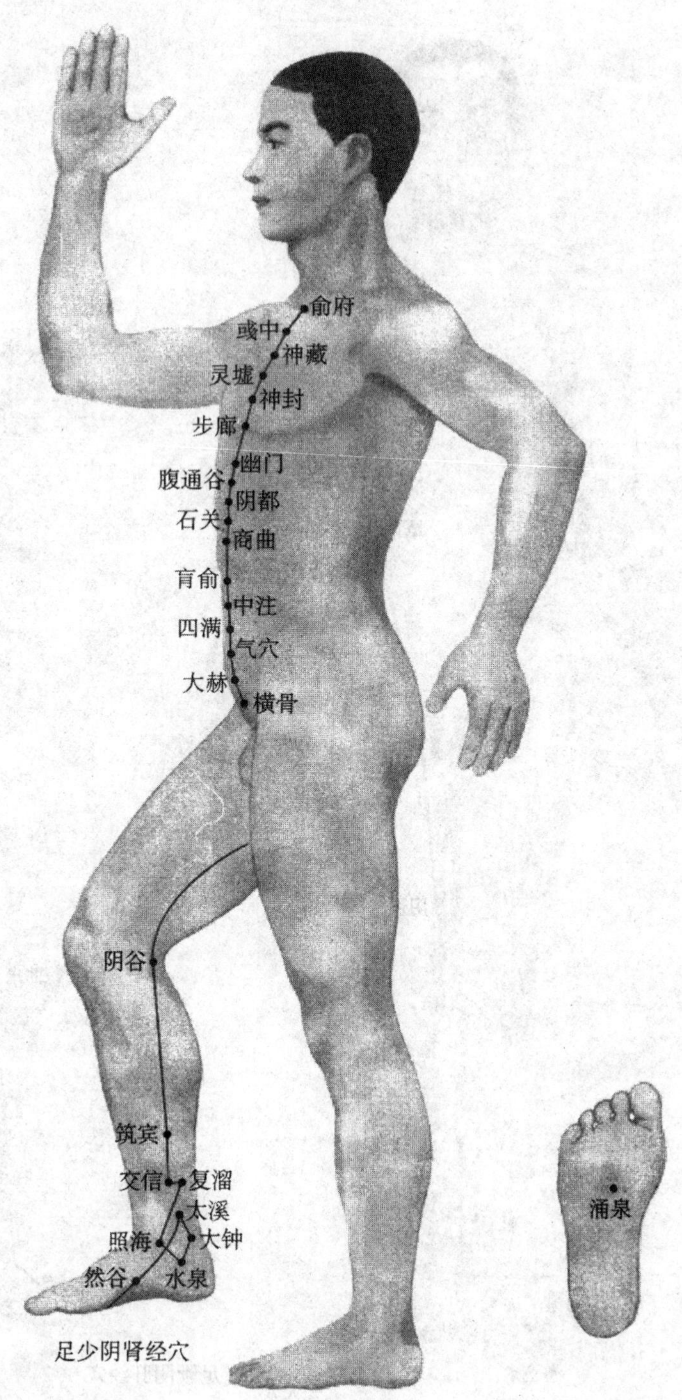

图-8

足少阴肾经预防及治疗的疾病

泌尿生殖系统：急慢性前列腺炎、阳痿、早泄、遗精、术后尿潴留、睾丸炎、痛经、月经不调、盆腔炎、附件炎、胎位不正、各种肾炎、水肿。

头面疾病：头痛、牙痛。

其他：消化不良、泄泻、耳鸣耳聋、腰痛、中风、休克、经脉所过的各种关节肌肉软组织病。

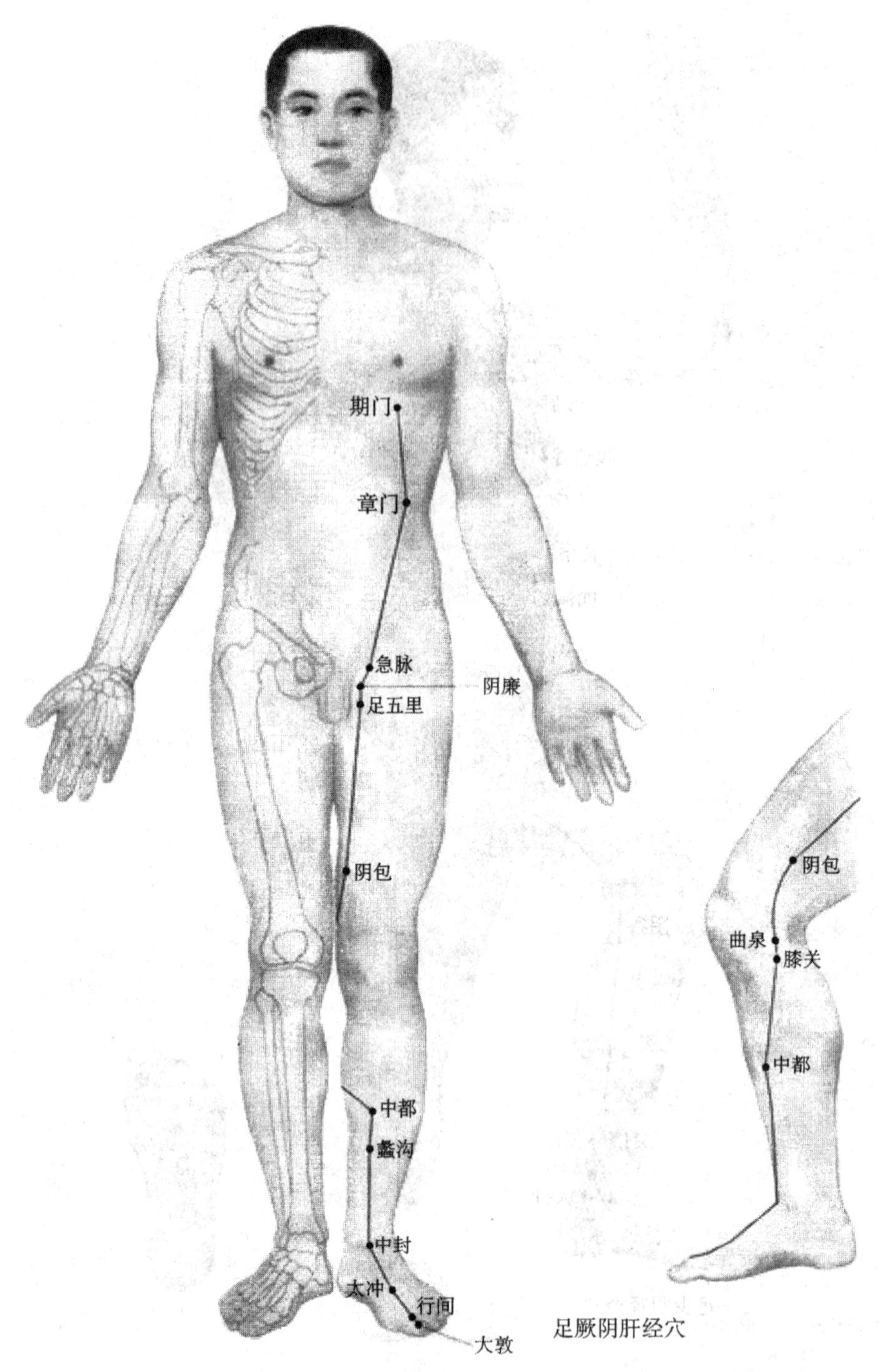

图-9

足厥阴肝经预防和主治的疾病

生殖系统疾病：痛经、闭经、月经不调、盆腔炎、前列腺炎、疝气。

肝胆病：各种急慢性肝炎、急慢性胆囊炎、肝脾肿大、抑郁症。

其他：头顶痛、头晕眼花、各种眩晕、癫痫、胃痛等。

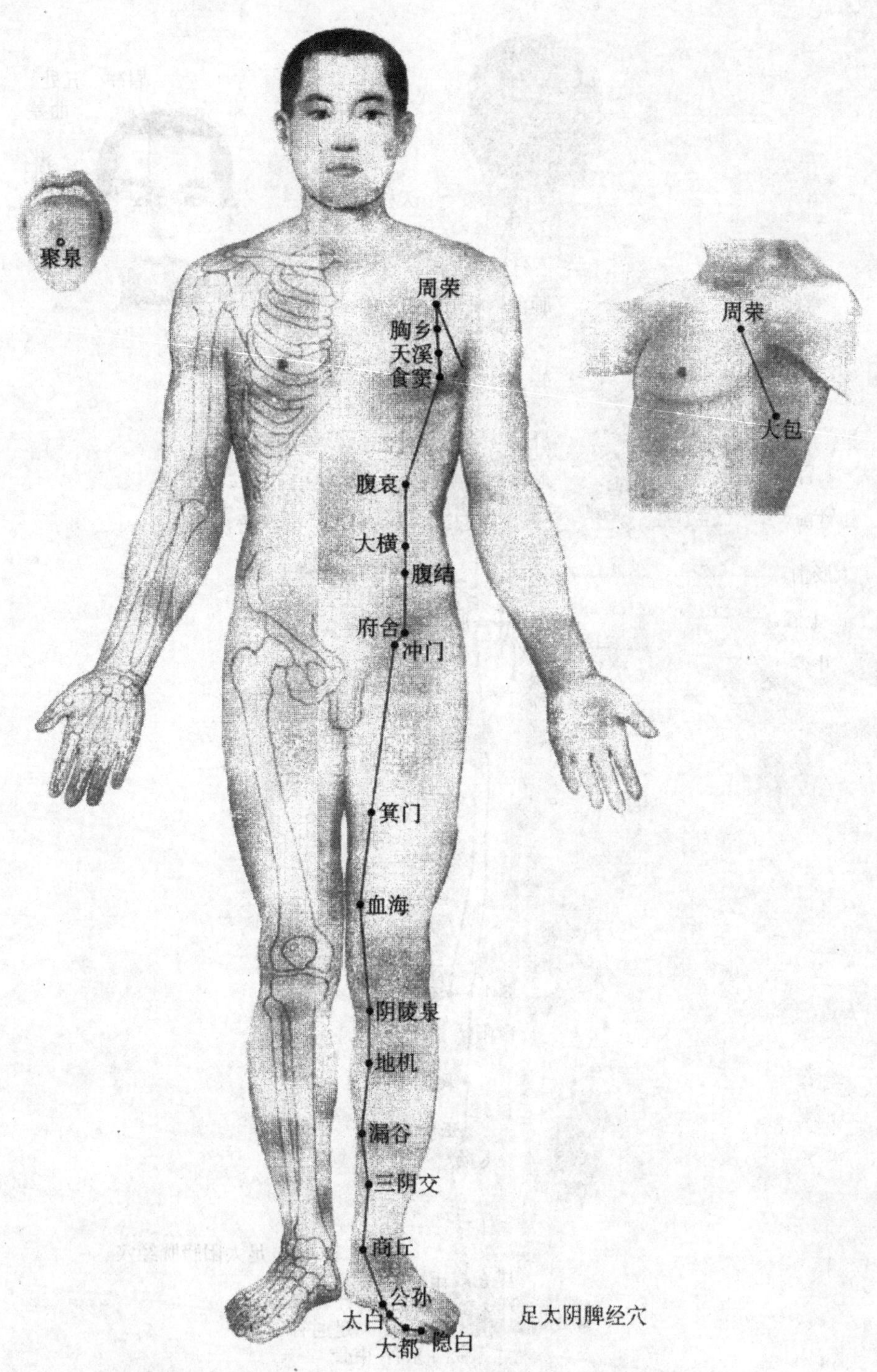

图-10

足太阴脾经预防及主治的疾病

消化系统疾病：消化不良、泄泻、痢疾、便秘。

妇科病：痛经、月经不调、闭经、月经提前或错后、盆腔炎、附件炎。

男科：急慢性前列腺炎、水肿。

其他：周身不明原因疼痛、关节炎、经脉所过的肌肉软组织疾病。

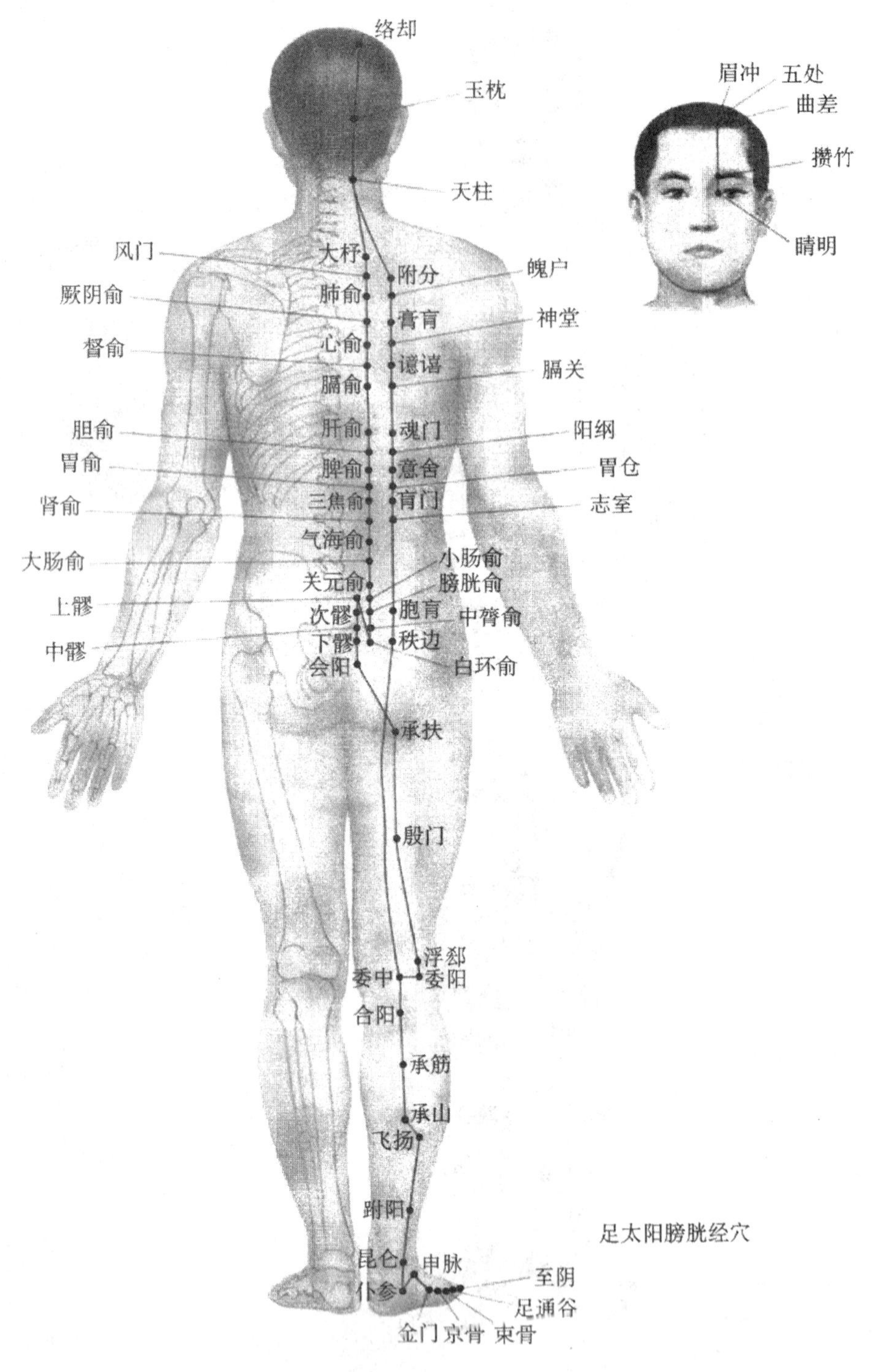

图-11

足太阳膀胱经预防和主治的疾病

呼吸系统：感冒、发烧、各种急慢性支气管炎、哮喘、肺炎。

消化系统：消化不良、腹痛、痢疾、胃及十二指肠溃疡、胃下垂、急慢性胃肠炎、肝炎、胆囊炎。

泌尿生殖系统：肾炎、阳痿、睾丸炎、闭经、月经不调、痛经、盆腔炎、附件炎、宫颈糜烂。

其他疾病：失眠、腰背痛、坐骨神经痛、中风后遗症、关节炎，经脉所过的肌肉痛。

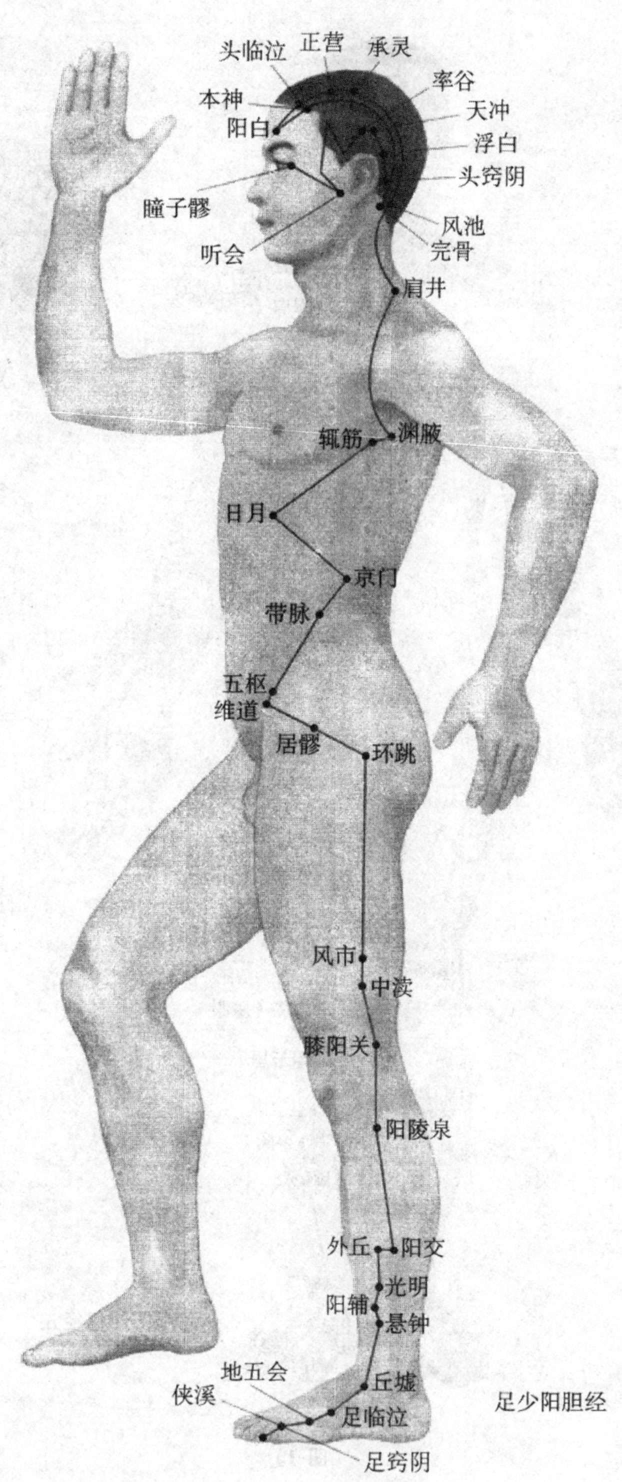

图-12

足少阳胆经预防和主治的疾病

肝胆病：急慢性胆囊炎、胆绞痛、各种慢性肝炎。

头面五官病：头昏、偏头痛、面神经炎、面神经麻痹、耳鸣、耳聋、近视。

其他：感冒、发热、咽喉肿痛、胁下疼、经脉所过处的肌肉疼。

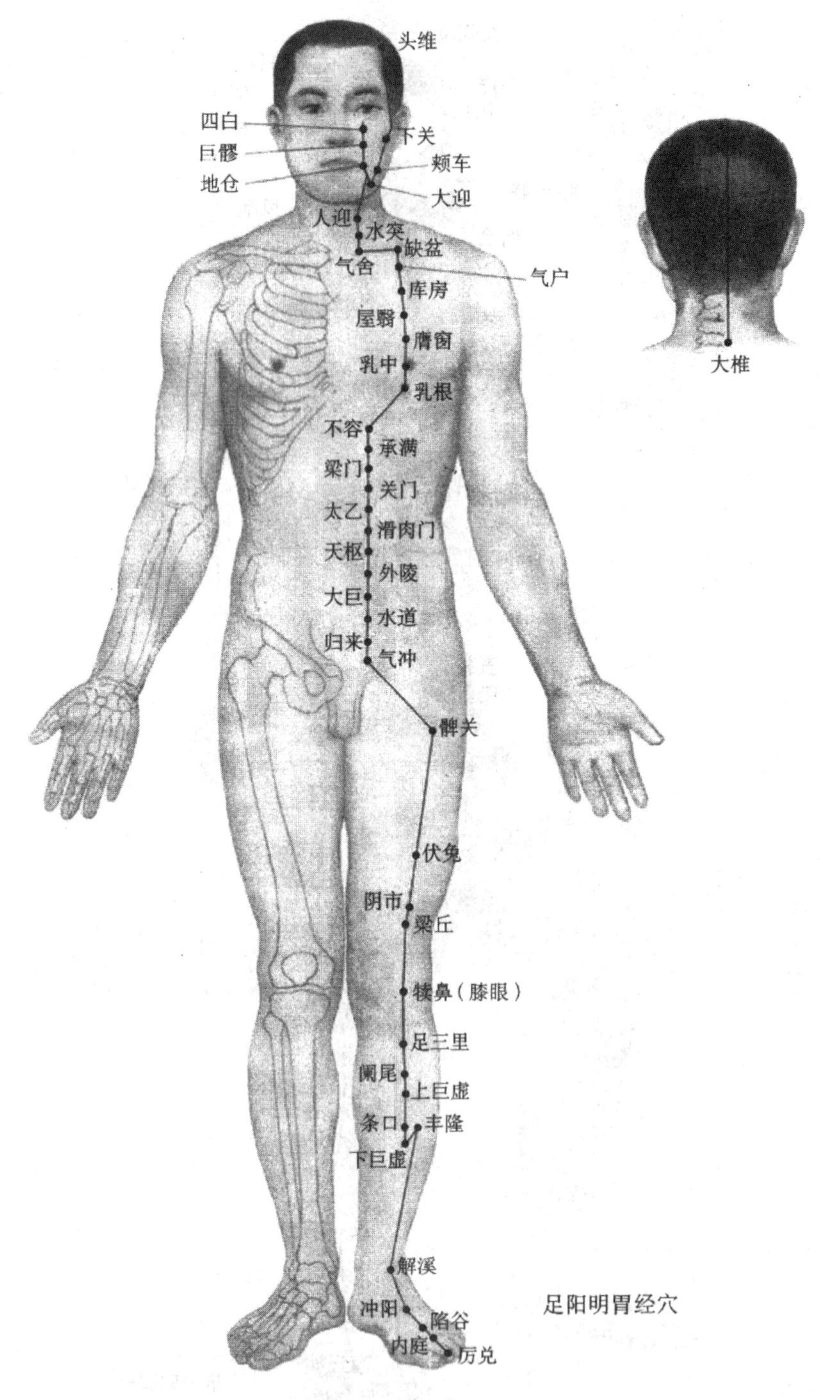

图-13

足阳阴胃经预防及主治的疾病

胃肠道疾病：小儿腹泻、胃胀、胃疼、胃下垂、急性胃痉挛、胃炎、胃神经官能症、胃及十二指肠溃疡、消化不良、食欲不振、便秘、泄泻、痢疾、胃肠蠕动过慢。

头面疾患：痤疮、黄褐斑、头痛、眼痛、牙疼、面神经麻痹、腮腺炎、咽炎。

其他：中风偏瘫后遗症、慢性阑尾炎、乳腺增生、白细胞减少症、经脉所过的关节肌肉病。

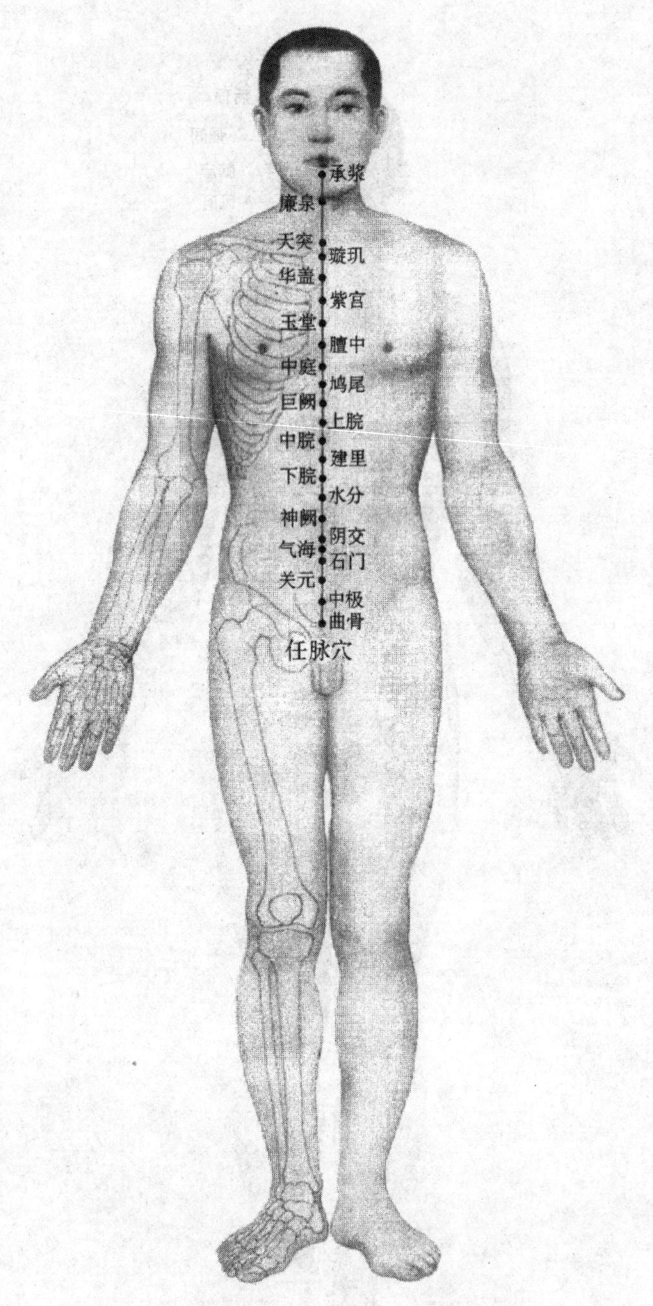

图-14

任脉预防和主治的疾病

泌尿生殖系统：前列腺炎、阳痿、早泄、盆腔炎、附件炎、白带病。

消化系统：胃痛、消化不良、胃溃疡。

其他：失眠、胸闷气短、腰痛。

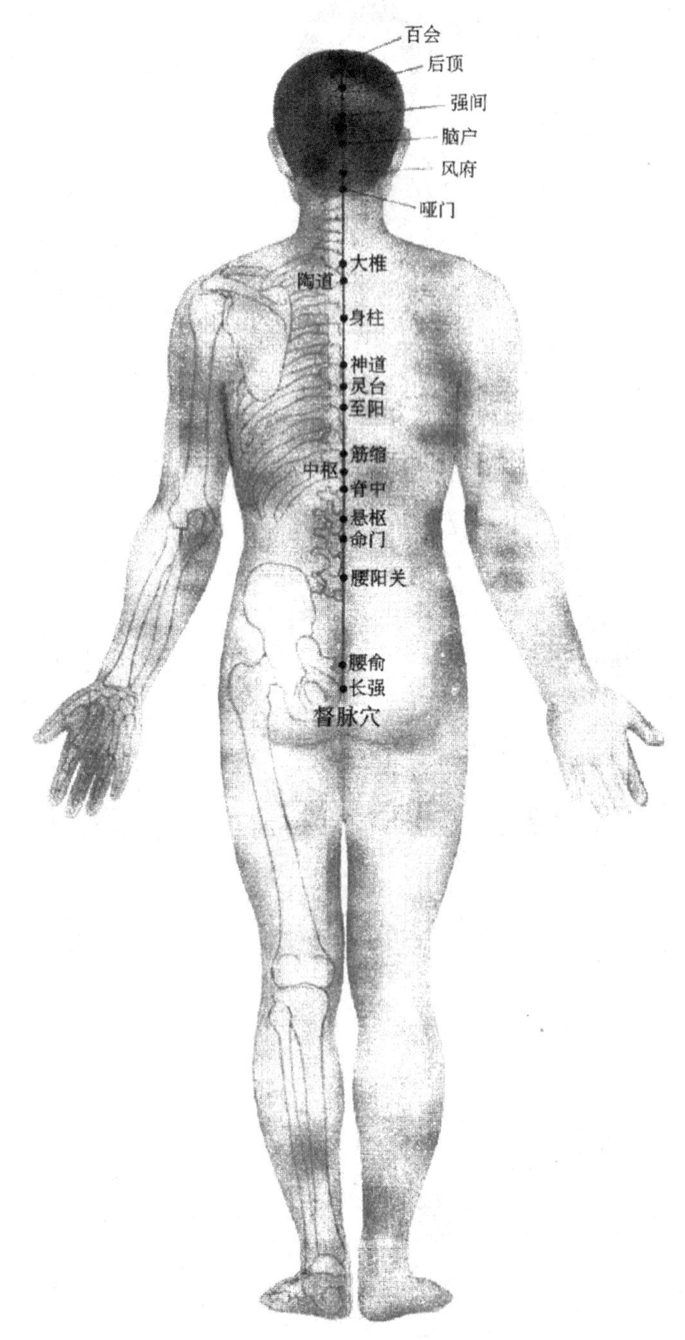

图-15

督脉预防和主治的疾病

脊柱病:腰肌劳损、腰椎间盘突出、强直性脊柱炎、颈椎病。

其他:小儿消化不良、头痛、发烧、中风、脱肛、失眠多梦、记忆力减退、退行性关节炎、胆囊炎。

从这12经络的排列上看，是分为两组，一组是按手足分，另一组是按阴阳分。按手足分，是告诉你手及手臂有6条经络，足、腿上有6条经络。按阴阳分，是告诉你手臂的内侧、腿的内侧各有3条阴经；手臂的外侧、腿的外侧也各有3条阳经。

那么少阴、厥阴、太阴、太阳、少阳、阳明又是代表什么呢？它们是代表阴气的重与轻，阳气的足与弱。

少阴的阴气最重，所以它就排在手臂和腿内侧的最里面；厥阴的阴气比少阴轻，但又比太阴重，所以它就排在中间；太阴的阴气最轻，就排在最外面。

太阳是阳气最足的，就像中午的阳光，所以它排在手臂、腿外侧的最外面；少阳比太阳的阳气要弱一些，就像是早晨八九点钟的太阳，所以排在外侧的中间；阳明又比少阳的阳气要弱，就像黎明初现的阳光，就排在了外侧最里面了。

古代中医为什么将阴、阳细分到这样的程度呢？就是让你在使用经络时随时注意阴阳的平衡。这个阴阳的平衡既包括经络与经络之间的阴阳平衡，也包括身体与经络的阴阳平衡，还包括经络与大自然的阴阳平衡。

身体与经络的阴阳平衡是要你根据身体的强弱去选择经络。比如身体弱的，最好先选择阳经按摩以补足正气为主，阴经正气补上去了，再去碰它；身体好的，则阴经、阳经都可以按摩。

四、怎样进行经络体疗？

怎样进行经络体疗？先主要介绍以下两种：

(一)"312经络锻炼法"

"3"就是每天按摩合谷、内关、足三里三个穴位；"1"是做一次锻炼腹部九条经脉的腹式呼吸；"2"是指做一次从锻炼两条腿到全身经脉的蹲起运动。也就是说，运用三种不同的方法，每天只要用25分钟自觉地锻炼经络，对很多老年病、疑难病来说，都能起到防病养生的作用。

按摩合谷穴：左手四指并拢，虎口撑开，右手四指攥拳，大拇指竖直，把拇指两截中的指横纹放在左手虎口处，这时大拇指弯曲，所指的穴位就是合谷穴。右手翻过来进行按压，每两秒一次，时间为5分钟，应该有酸麻胀的感觉，这样可以加强血液循环，缓解头痛、牙痛等症状。

按摩内关穴：左手放平，手心向上，手掌与手腕之间有横纹，右手三指并拢放在横纹处，食指与手臂交点就是内关穴。右手每两秒按压一次，时间5分钟，也要有酸麻胀的感觉，可以缓解心脏病、肺病的症状。

按摩足三里穴：位于膝盖下外侧四指处。每两秒按压一次，时间为5分钟，可以缓解胸腔、腹腔病的症状，所以是保健长寿穴。

腹式呼吸就是平躺着呼吸(5分钟)，注意要鼓起肚子，可以锻炼腹部的9条经络。

两条腿的锻炼主要就是进行下蹲(5分钟)，可以活动全身，也是有氧运动。

"312锻炼法"每天至少应该进行25分钟，这样就可以保证全身经络的活跃，也可以多做。(《养生之道》)

(二)敲胆经

胆经是一条从头到脚的经络，其中大腿外侧是最容易被寒气侵入的部位，也是胆经最容易积存寒气的部位，由于寒气的积存会使这个部位的经络流通不畅，因而使这个部位附近的组织所排泄的废物难以排出，长时间累积的结果，自然使得整条胆经都不畅通，胆的机能也就难以正常运行。同时这段胆经敲打起来最为顺手，因此建议每天适当地敲打胆经。

敲胆经，就是每天在大腿外侧的四个点(敲胆经：第一下，在屁股下边；第二下，在大腿根处；第三下，在大腿中部；第四下，在大腿靠膝盖处。)，每敲打四下算一次，每天敲左右大腿各五十次，也就是左右各两百下。由于大腿肌肉和脂肪都很厚，因此必须用点力，才能有效刺激穴位。敲胆经主要在刺激胆经，强迫胆汁的分泌，提升人体的吸收能力，提供人体造血系统所需的充足材料。

由于敲胆经可以使胆经的活动加速，将大腿外侧堆积在胆经上的垃圾排出，因此，敲胆经直接就会使臀部和大腿外侧的脂肪减少，可以减肥。患有脂肪肝和胆结石的人，这个方法是最简单而且最有效改善健康的方法。

人体的能量和血液总量成正比。在正常情形下，每一个人应该都能造出足够的血液。当人体出现能量下降的趋势时，必定是人体某一个部位受到阻碍。因此，找出造血系统不能生产足够血液的原因，再予以排除，使人体能够正常造出足够的血液，就能使人体的能量供应呈现上升的趋势。

血气能量是健康最重要的基础。人体造血有两个最重要的条件，其中之一是需要人体准备足够的材料，血才能造得出来。

胆汁是从肝脏中分泌出来的，胆囊则是储存及控制胆汁分泌的器官。人体吃进去的食物，有一部分是由胆汁的化学作用，分解成人体造血所需要的各种物质。因此，如果胆汁分泌不足，食物被分解成可供人体吸收的物质就不够，当然就不能提供人体造血所需的足够材料了。

敲胆经会直接刺激胆汁的分泌，这是治标的方法，没有立即解决胆或肺大问题，只是直接刺激胆经强迫胆汁分泌，使人体能够生产足够的造血材料，血气便能逐渐上升。

胆的功能不好症状很多，最明显的就是白发。这是由于人体的能量不足所致，中医有一句话："发乃血之末"，由于营养供应不足才会造成白发。从现代人的食物来分析，问题并不是现代人缺少了什么，而是吃进去的食物能不能被吸收。因此，生病吃药或进补并不是完全必要。对多数现代人而言，与其经常进补，还不如每天敲胆经对身体有益。因为，敲胆经可以使人体生产足够的造血材料，所以，敲胆经是最佳的进补方法。(《人体使用手册》)

摘自《养生之道》、《人体使用手册》

五、人的疾病都能在经络上找到

其实这12条经络是分成了3组大经络，这三组大经络分别在四肢绕了一个大圆圈后又重新回到腹部、胸部。你只要记住一组里的4条经络，记住这4条经络相连的在脏器都叫什么名字，只要这四个脏器里的一个生病了，你就从这4条经络的源头，也就是从胸走向手的手臂内侧的经络上，开始寻找痛点，慢慢地搓揉，或拍打或刮痧，去慢慢理顺它。这样治起病来不但效果好，而且不会留下后患，更不会复发。

在人体内循环的3组大经络及先后顺序，中医是这样分的：

第一组：走在外侧，是肺经→大肠经→胃经→脾经

第二组：走在内侧，是心经→小肠经→膀胱经→肾经

第三组：走在中间，是心包经→三焦经→胆经→肝经

另外，用经络治病要选择好时辰。中医认为人与宇宙是息息相关的统一整体，人体实际上是宇宙的一个缩影，自然界的一切变化都与人的生命活动紧密相关。

在古代中国，人们把一天24小时分为12个时辰，而中医学则把每个时辰都与12条经络相对应，如下表：

第一组

时辰	寅	卯	辰	巳
时间	3:00-5:00	5:00-7:00	7:00-9:00	9:00-11:00
经络	肺经	大肠经	胃经	脾经

第二组

时辰	午	未	申	酉
时间	11:00-13:00	13:00-15:00	15:00-17:00	17:00-19:00
经络	心经	小肠经	膀胱经	肾经

第三组

时辰	戌	亥	子	丑
时间	19:00-21:00	21:00-23:00	23:00-1:00	1:00-3:00
经络	心包经	三焦经	胆经	肝经

那么，这12个时辰与12条经络相对应的意义是什么呢？"气血迎时而至为盛，气血过时而去为衰，泻时乘其盛，补则随其去，逢时为开，过时为阖。"这12条经络是按时间的顺序，就如潮汐一样，流到哪儿，哪条经络就"涨潮"了，这时这条经络里的气血最为旺盛。所以很多医家喜欢在特定的时辰，去疏通在这个时辰气血最旺盛的

经络，或在此时辰服下调理该脏器的药物，这样能收到事半功倍的效果。这就是经络、脏腑与时辰的关系。

根据时辰与经络的关系，用时辰来防病治病要注意一下几点：

1. 肺经、大肠经、胃经、脾经出现不适，最好在早晨或上午按摩与治疗。图 4-5。

2. 心经、小肠经、膀胱经、肾经出现不适，最好在中午或下午按摩与治疗。图 6。

3. 心包经、三焦经、胆经、肝经出现不适，最好在晚上按摩与治疗。图 7。

比如一个胃不好的人，可以在早晨或是上午，先在手臂外侧的肺经、大肠经上找痛点，然后再到腿上的胃经、脾经找痛点，依次慢慢地搓揉。

颈肩酸痛、腰不好的人，可以在中午或下午的时候，先在手臂内侧的心经、小肠经上寻找痛点，慢慢地搓揉，然后再到你疼痛的颈肩、腰处进行按摩疏通。

肝脏不好的人，最好是在晚上，先在手臂中间的心包经、三焦经寻找痛点，进行搓揉、疏通，然后再到腿外侧的胆经和腿内侧的肝经上寻找疼痛、不适的地方进行按摩。

身体好、气血足的人，在疏通经络时手法可以稍重些，对疼痛、瘀堵的部位可用拍打或刮痧的方法。而身体弱、气血亏的人，在梳理经络时就不用太着急，按摩的力度要轻一些，选的穴位与痛点也要少一点，最好选择每一组经络的前两条经络（手臂上的经络）进行按摩，排在最后的经络（肾经、肝经、脾经）都尽量少去碰它们。

弄懂了这些，你就可以在补气血、去寒湿的前提下，根据自己的身体素质，根据不同季节和时辰，有针对性去疏通瘀堵的经络。只要运用得当，相信每一个人都能将神奇的经络运用自如，来促进自己和亲人的健康。

最后要说的就是“丹田”，它如同人体内部的核反应堆，能量极大。我国古代的各种武术中，都会提到“丹田”。当修炼到一定的程度后，丹田部位会形成一股热气流，聚之有形，散则无形，它会在人体前后的正中线上的任督二脉上运行，前面的为任脉，后面的为督脉。图 8。当气流在任督二脉运行一周后称为“小周天”，这个小周天走在人体正面的是任脉，对全身的阴经有总揽的作用。任脉所经过的丹田，是男子贮藏精气，女子维系胞宫的地方，又称为“生气之源”；而起于身体后正中线的督脉中的“督”字，有“督促”的作用，又因督脉走行于脊髓里，直接连结脊髓、脑，所以与人的精神、意志、思维有很大的关联。任、督二脉与全身的各个脏器相通，当真气充足时，这些五脏六腑就都可以得到滋润。

任、督二脉的功能就是中医学所说的“肾”的功能。中医认为，肾为“先天之本”，又认为胞胎的形成始于肾，因此有“未有此身先有两肾，故肾为脏腑之本，十二经之根”的说法。肾的功能有：藏精，主生殖，主命门火，能温照全身，主骨，主髓，主生血，主水，主纳气等。

自古有很多修炼内功的心法，都能生气、养气，其实就是去打通小周天以及 12 经络为主的大周天，所以一些高僧面壁禅定，不吃不喝，用修炼来的内功滋养身体，推动经脉的运行，保证生命的持久。太极拳、八卦掌、五禽戏等，也都是通过舒缓的气功运动来疏通经脉。

如果你能去修炼内功或每晚坚持打坐，直接让你的丹田之气充盈，去推动全身经络的运行最好，可普通人很难做到。但是我们可以通过食疗来补足气血，来补足肾气，久而久之，也可以达到同样的功效。

摘自《不生病的智慧》

第三十八篇　穴位按摩体疗

穴位按摩体疗，是以指代针，对穴位进行一定的按压刺激，达到保健和防治疾病的一种治疗方法。《黄帝内经·素问·气穴论》云：人体有“气穴三百六十五”个。《针灸甲乙经·卷之三》

云:人体有针灸穴位六百五十九个。穴位按摩,通过直接按压人体某一部位的穴位,可消除肌肉痉挛,增强肌束伸缩力,调节神经中枢反射,促进机体血液循环,增强机体的新陈代谢和抗病能力。穴位按摩,可以增强调整阴阳、调和气血、调节脏腑的功能,起到扶正祛邪、疏通经络等作用,从而达到保健和防病治病的效果。

一、穴位按摩的好处和作用

(一)成人常用穴位及主治

成人常用穴位及主治(头面部) 表一

	穴名	位 置	主 治
1	神庭	头面正中,前发际正中直上0.5寸	头晕目眩、流泪、目赤肿痛、失眠、记忆力减退
2	头维	额角发际,前发际正中旁开4.5寸	头痛、面瘫、视力模糊
3	印堂	两眉毛内侧端连线中点	头痛、头晕、鼻塞、高血压病、失眠、目疾
4	阳白	前额部,当瞳孔直上,眉上1寸	头痛、目眩、目痛、视物模糊、眼睑瞤动
5	攒竹	面部、当眉头陷中,眶上切迹处	头痛、目眩、近视、斜视、面瘫
6	睛明	目内眦稍上方凹陷处	结膜炎、近视、目赤肿痛、面瘫
7	鱼腰	眉毛中点	近视、眼肌麻痹、面瘫、三叉神经痛、眉棱骨痛
8	丝竹空	眉梢外侧凹陷处	头痛、眼病、面瘫
9	太阳	眉梢与外眼角间向后1寸的凹陷中	头痛、头晕、高血压病、视力减退,外感内伤诸症
10	瞳子髎	眼外角外0.5寸,在眼眶骨外侧缘的凹陷中	头痛、眼疾、惊风
11	四白	瞳孔直下,当眶下孔凹陷中	眼病、面瘫
12	迎香	鼻翼外0.5寸,鼻唇沟上	鼻炎、鼻窦炎、鼻塞流涕、面瘫
13	鼻通	鼻唇沟上端尽头处	鼻炎、鼻息肉
14	巨髎	瞳孔直下,平鼻翼下缘处	鼻炎、三叉神经痛、面瘫
15	颧髎	目外侧端直下,颧骨下缘凹陷中	三叉神经痛、面肌痉挛、面瘫
16	地仓	口角外侧0.4寸处	面瘫、流涎
17	人中	人中沟上1/3与下2/3之交点	昏厥、惊风、面瘫
18	承浆	颏唇沟的正中凹陷处	面瘫、失语、口腔溃疡
19	角孙	折耳郭向前,当耳尖直上入发际处	腮腺炎、目翳、齿痛、项强
20	耳门	当耳屏上切迹的前方,下颌骨髁状突后缘,张口有凹陷处	耳鸣、耳聋、聤耳、齿痛
21	听宫	张口时,耳屏正中前凹陷中	耳鸣、耳聋、面瘫
22	上关	耳前,下关直上,颧弓的上缘凹陷处	耳鸣、耳聋、牙关紧闭、牙痛、面瘫
23	下关	闭口时,当颧弓与下颌切迹凹陷处	面瘫、上齿痛、颞下颌关节痛一切功能紊乱综合征
24	翳风	耳垂后方,当乳突与下颌角之间的凹陷处	耳鸣、耳聋、面瘫、牙关紧闭、齿痛
25	百会	头顶正中线与两耳尖连线的交点处	头痛、高血压病、失眠、脱肛、惊痫

成人常用穴位及主治(颈项部) 表二

穴名		位置	主治
26	风池	后发际正中直上1寸,旁开1.5寸的凹陷中	高血压病、头痛、颈部僵硬、脑血管硬化、落枕
27	风府	后发际正中直上1寸,枕外隆凸直下,两侧斜方肌之间凹陷中	头痛、项强、眩晕、失音、中风、咽喉肿痛
28	哑门	后发际正中直上0.5寸,第一颈椎下	暴喑、舌强不语、头痛、项强、癫狂痫
29	天柱	后发际正中直上0.5寸,再旁开1.3寸,项部斜方肌外缘处	高血压病、眩晕、头痛、项强、肩背痛
30	天容	下颌角后下方,胸锁乳突肌前缘凹陷中	耳鸣、耳聋、咽喉炎、扁桃体炎、颈项强痛
31	桥弓	自翳风至却盆成一线	高血压病、眩晕、头痛、失眠
32	廉泉	前正中线上,结喉上方,舌骨上缘凹陷处	舌强不语、暴喑、流涎、喉痹、吞咽困难
33	人迎	喉结旁开1.5寸,颈动脉搏动处	声音嘶哑、高血压病、哮喘
34	天突	前正中线上,胸骨上窝中央	咳嗽、气喘、暴喑、梅核气、咽喉肿痛
35	水突	人迎穴下1寸	颈项僵直、胸闷气喘

成人常用穴位及主治(胸腹部) 表三

穴名		位置	主治
36	膻中	前正中线上,两乳头连线中点	咳喘、咯痰不畅、胸闷、心悸、乳少
37	璇玑	前正中线上,天突下1寸	咳嗽、气喘、胸痛、咽喉肿痛
38	云门	胸前壁的外上方,肩胛骨喙突上方,锁骨下窝凹陷处,距前正中线6寸	咳嗽、气喘、胸痛、肩关节内侧痛
39	中府	胸前壁的外上方,云门下1寸,平第1肋间隙,距前正中线6寸	咳喘、胸闷、肩背痛
40	辄筋	侧胸部,平第4肋间隙,腋中线前1寸	胸满、胁痛、气喘、呕吐、吞酸
41	上脘	前正中线上,脐上5寸	胃痛、反胃、呕吐、腹胀满
42	中脘	前正中线上,脐上4寸	胃痛、腹胀、呕吐、消化不良
43	建里	前正中线上,脐上3寸	胃痛、腹痛、腹泻、呃逆
44	下脘	前正中线上,脐上2寸	消化不良、呃逆、腹泻、胃痛
45	神阙	肚脐中	腹痛、腹泻、脱肛、水肿、虚脱
46	气海	前正中线上,脐下1.5寸	腹痛、泄泻、便秘、阳痿、遗精、月经不调
47	关元	前正中线上,脐下3寸	遗尿、遗精、腹痛、痛经、免疫功能低下
48	中极	前正中线上,脐下4寸	小便不利、遗尿、尿闭、阳痿
49	曲骨	前正中线上,脐下5寸	遗尿、遗精、阳痿、带下、小便淋漓
50	期门	乳头直下3.5寸	胸胁胀满、肝区不适
51	梁门	脐上4寸,旁开2寸	胃痛、呕吐、腹泻、消化不良
52	日月	乳头直下,第7肋间隙,前正中线旁开4寸	呕吐、吞酸、胸胁痛、呃逆、黄疸
53	天枢	脐中旁开2寸	腹痛、腹泻、便秘、月经不调
54	章门	侧腹部,第11肋游离端的下方	胸闷、胸胁痛、腹痛、痞块
55	维道	侧腹部,当髂前上嵴的前下方,五枢穴(髂前上嵴前方,横平脐下3寸)前下0.5寸	腹痛、疝气、带下、阴挺
56	冲门	腹股沟外侧,距耻骨联合上缘中点3.5寸,当髂外动脉搏动处的外侧	腹痛、疝气、痔疾、崩漏、带下

成人常用穴位及主治(背部) 表四

穴名		位置	主治
57	大椎	后中线上,第7颈椎棘突下凹陷中	热病、头痛项强、肩背痛、风疹等
58	大杼	第1胸椎棘突下,旁开1.5寸	咳嗽、发热、头痛、肩背痛、颈项拘急
59	风门	第2胸椎棘突下,旁开1.5寸	伤风咳嗽、发热头痛、目眩、项强、胸背痛
60	肺俞	第3胸椎棘突下,旁开1.5寸	咳嗽、气喘、背痛、潮热、盗汗、声嘶
61	厥阴俞	第4胸椎棘突下,旁开1.5寸	胸闷、心痛、心悸、咳嗽、呕吐、心肌缺血
62	心俞	第5胸椎棘突下,旁开1.5寸	失眠、心悸、心绞痛、胸背痛
63	督俞	第6胸椎棘突下,旁开1.5寸	心绞痛、腹痛
64	膈俞	第7胸椎棘突下,旁开1.5寸	胃脘痛、呕吐、呃逆、潮热盗汗、贫血
65	胰俞	第8胸椎棘突下,旁开1.5寸	糖尿病、慢性胰腺炎
66	肝俞	第9胸椎棘突下,旁开1.5寸	胁肋痛、肝区痛、视物模糊、筋缩
67	胆俞	第10胸椎棘突下,旁开1.5寸	胆囊炎、胆石症、消化不良、口苦、贫血
68	脾俞	第11胸椎棘突下,旁开1.5寸	胃痛、消化不良、食欲减退、水肿、黄疸
69	胃俞	第12胸椎棘突下,旁开1.5寸	胃痛、消化不良、食欲减退、夜寐不安
70	三焦俞	第1腰椎棘突下,旁开1.5寸	腰痛、腹胀、腹泻、小便不利、水肿等
71	肾俞	第2腰椎棘突下,旁开1.5寸	腰酸、遗精、月经不调、小便不利、水肿
72	大肠俞	第4腰椎棘突下,旁开1.5寸	腰脊疼痛、腰痛、腹泻、便秘
73	关元俞	第5腰椎棘突下,旁开1.5寸	腰痛、腹泻、遗尿、小便不利
74	肩外俞	第1胸椎棘突下,旁开3寸	肩背酸痛、颈项强急
75	膏肓	第4胸椎棘突下,旁开3寸	咳嗽、气喘、盗汗、肩胛背痛、免疫功能低下
76	命门	后正中线上,第2腰椎棘突下凹陷中	肾虚、阳痿、腰痛
77	腰阳关	后正中线上,第4腰椎棘突下凹陷中	腰痛、痛经、遗精、阳痿、下肢瘫痪
78	八髎	第1、2、3、4骶后孔中	腰痛、腹泻、便秘、盆腔疾病
79	秩边	平第4骶后孔,骶正中嵴旁开3寸	腰腿痛、下肢痿痹、痔疾
80	长强	尾骨端下,当尾骨端与肛门连线的中点处	泄泻、便血、便秘、痔疾、脱肛、尾骶痛
81	天宗	肩胛部,当冈下窝中央凹陷处,平第4胸椎	肩胛疼痛、肘臂外后侧痛、气喘、乳痈

成人常用穴位及主治(上肢部) 表五

穴名		位置	主治
82	肩髃	肩部,三角肌上,臂外展或向前平伸时,在肩峰前下方凹陷中	漏肩风、上肢瘫痪、肩部损伤
83	肩髎	肩髃后方,当臂外展时,于肩峰后下方呈现凹陷处	漏肩风、上肢麻木、肩重不能举
84	肩贞	肩关节后下方,臂内收时,腋后纹头上1寸	肩胛痛、手臂麻痛、上肢不举、缺盆中痛
85	肩内陵	垂肩,在腋前皱襞顶端与肩髃穴连线之中点	肩臂痛、臂不能举、上肢瘫痪
86	极泉	腋窝中央	肩臂痛、上肢不遂、胸闷、胁肋胀痛
87	臂臑	臂外侧,三角肌止点处	颈、肩及上臂痛
88	天府	肱二头肌桡侧缘,腋前皱襞下3寸	上臂内侧痛、支气管炎、哮喘
89	尺泽	肘横纹中,肱二头肌腱桡侧凹陷处	肘部牵痛、咳嗽、气喘、胸痛
90	曲池	肘横纹外侧端	发热、高血压、网球肘、漏肩风

（续　表）

穴名		位　置	主　治
91	曲泽	肘横纹中，于肱二头肌腱尺侧缘	肘臂挛痛、心悸、心痛、胃痛、呕吐、泄泻
92	少海	屈肘，在肘横纹内侧端与肱骨内上髁连线的中点处	臂麻酸痛、心痛、健忘、暴喑、肘臂伸屈不利、腋胁痛
93	小海	肘内侧，当尺骨鹰嘴与肱骨内上髁之间凹陷处	肘臂疼痛、耳鸣、耳聋
94	孔最	前臂掌面桡侧，当尺泽与太渊（桡动脉搏动处）连线上，腕横纹上7寸	咳嗽、气喘、咯血、肘臂挛痛、痔疾
95	手三里	前臂背面桡侧，当阳溪与曲池穴连线上，肘横纹下2寸	网球肘、上肢瘫痪麻木、腹痛、腹泻、齿痛、失音
96	支正	前臂背面尺泽，阳谷与小海的连线上，腕背横纹上5寸	项强、肘挛、手指痛、头痛、热病、目眩、消渴
97	列缺	前臂桡侧缘，桡骨茎突上方，腕横纹上1。5寸	咳嗽、气喘、咽喉痛、半身不遂、口眼喎斜、颈项痛、偏头痛
98	内关	前臂掌侧，当曲泽与大陵的连线上，腕横纹上2寸，掌长肌腱与桡侧腕屈肌腱之间	心绞痛、高血压病、胃痛、呕吐、上肢痹痛、热病等
99	支沟	前臂背侧，当阳池与肘尖的连线上，腕背横纹上3寸，尺骨与桡骨之间	耳鸣、耳聋、暴喑、胁肋痛、便秘、热病
100	外关	前臂背侧，当阳池与肘尖的连线上，腕背横纹上2寸，尺骨与桡骨之间	热病、头痛、目赤肿痛、耳鸣、耳聋、胁肋痛、上肢痹痛
101	大陵	在腕掌纹的中点处，当掌长肌腱与桡侧腕屈肌腱之间	心痛、胃痛、呕吐、胸胁痛、桡侧腕关节疼痛
102	神门	在腕部，腕掌侧横纹尺侧端，尺侧腕屈肌腱的桡侧凹陷中	健忘失眠、心动过速、心律不齐、头痛、眩晕
103	阳溪	腕背横纹桡侧，拇指向上翘起时，当拇短伸肌腱和拇长伸肌腱之间的凹陷中	头痛、耳聋耳鸣、腕臂痛
104	阳池	腕背横纹中，当指伸肌腱的尺侧缘凹陷处	目赤肿痛、耳聋、喉痹、疟疾、消渴、腕痛
105	阳谷	手腕尺侧，当尺骨茎突与三角骨之间的凹陷处	头痛、目眩、耳鸣、耳聋、热病、癫狂痫、腕痛
106	养老	前臂背面尺侧，当尺骨小头近端桡侧凹陷中	目视不明、肩臂疼痛
107	合谷	手背，第1、第2掌骨间，当第2掌骨桡侧的中点处	头痛、外感发痛、齿痛、咽痛
108	腕骨	手掌尺侧，当第5掌骨基底与钩骨之间的凹陷处，赤白肉际	头痛、项强、指挛臂痛、热病汗不出、胁痛
109	中渚	手背部，环指本节（掌指关节）的后方，第4、第5掌骨间的凹陷处	头痛、目赤、耳鸣、耳聋、喉痹、热病、手指不能屈伸
110	后溪	手掌尺侧，微握拳，当小指本节后的远侧掌横纹头赤白肉际	头项强痛、热病、盗汗、目眩、咽喉肿痛
111	鱼际	手拇指本节后凹陷处，约当第1掌骨中点桡侧，赤白肉际处	咳嗽、咳血、发热、咽喉肿痛、失音、乳痛、掌中热
112	老宫	手掌心，当第2、第3掌骨之间，偏于第3掌骨，握拳屈指时中指尖处	心痛、呕吐、癫狂痫、口疮、口臭
113	少府	手掌面，当第4、第5掌骨之间，握拳时当小指尖处	心悸、胸痛、小便不利、遗尿、掌心发热
114	鼻炎穴	第3掌骨尺侧，掌骨头与其干的转角处	鼻窦炎

成人常用穴位及主治(下肢部) 表六

穴名		位 置	主 治
115	居髎	髂前上棘与股骨大转子最凸点连线的中点处	腰痛、下肢痿痹、瘫痪、疝气
116	环跳	侧卧屈股,当股骨大转子最凸点与骶管裂孔连线的外1/3与中1/3交点处	坐骨神经痛、中风偏瘫、下肢酸软麻木
117	承扶	大腿后面,臀横纹中点	坐骨神经痛、下肢瘫痪
118	殷门	大腿后面,承扶与委中的连线上,承扶下6寸	腰腿痛、下肢痿痹
119	髀关	髌骨外上缘直上12寸凹陷中	大腿肌肉酸痛、行走抬步困难
120	伏兔	髌骨外上缘直上6寸	下肢瘫痪、膝关节酸软及疼痛
121	阴廉	大腿内侧气冲穴(脐中下5寸,旁开2寸)直下2寸	月经不调、带下、小腹痛、腿股痛
112	足五里	阴廉穴下1寸	小腹痛、尿潴留、遗尿、股内侧痛
123	阴包	股骨内上髁上4寸,股内肌与缝匠肌之间	腹痛、月经不调、尿潴留、尿失禁
124	风市	大腿外侧部的中线上,腘横纹上7寸	半身不遂、下肢痿痹、遍身瘙痒、脚气
125	阴市	髌骨外上缘3寸,股直肌与股外侧肌之间	膝关节痛、下肢瘫痪、腰痛
126	梁丘	髂前上棘与髌底外侧端连线上,髌底上2寸	胃痛、膝关节肿痛、乳痈
127	血海	髌底内侧端上2寸,当股四头肌内侧头的隆起处	荨麻疹、痛经、膝痛、月经不调
128	曲泉	屈膝,当膝关节内侧面横纹内侧端,股骨内侧髁的后缘,半腱肌、半膜肌止端的前缘凹陷处	腹痛、膝关节痛、小便不利、遗精、月经不调、痛经、带下
129	阴谷	腘窝内侧,半腱肌与半膜肌肌腱下端之间	生殖系与泌尿系疾病、膝关节痛
130	膝阳关	阳陵泉上3寸,股骨外上髁上方的凹陷处	膝腘肿痛挛急、小腿麻木
131	鹤顶	髌骨尖下缘,髌韧带上	膝关节疾患
132	犊鼻	屈膝,膝部髌骨与髌韧带外侧凹陷中	膝痛、关节屈伸不利、脚气
133	膝眼	屈膝,髌韧带两侧凹陷处	膝痛、脚痛、脚气
134	委中	膝后,腘横纹中点	腰痛、半身不遂、膝关节疼痛
135	委阳	腘横纹外侧端,当股二头肌腱的内侧	腰脊强痛、下肢挛痛、小便不利、腹满
136	承筋	委中与承山的连线上,腓肠肌肌腹中央,委中下5寸	腰背痛、小腿痛、下肢麻痹
137	承山	伸直小腿或足跟上提时腓肠肌肌腹下出现尖角凹陷处	腰背痛、小腿转筋、痔疾、便秘、腹痛、疝气
138	阳陵泉	腓骨头前下方凹陷处	半身不遂、下肢痿痹、膝痛、头痛、胁肋痛
139	足三里	小腿前外侧,当犊鼻下3寸,距胫骨前缘1横指	胃痛、高血压病、腹痛腹泻、下肢痿痹、免疫功能低下
140	胆囊穴	阳陵泉直下2寸	胆囊炎、胆石症、胆道蛔虫症
141	阴陵泉	胫骨内侧髁后下方凹陷处	膝痛、腹胀、水肿、小便不利、黄疸
142	上巨虚	犊鼻下6寸,距胫骨前缘1横指	腹痛、结肠炎、便秘
143	丰隆	外踝尖上8寸,条口外,距胫骨前缘2横指	多痰、哮喘、乏力、小腿沉重
144	光明	外踝尖上5寸,腓骨前缘	目痛、夜盲、偏头痛、下肢痿痹
145	绝骨(悬钟)	外踝尖上3寸,腓骨前缘	项强、胸胁胀痛、下肢痿痹、半身不遂、痔疾
146	三阴交	内踝尖上3寸,胫骨内侧缘后方	尿闭、遗尿、肾绞痛、经闭、痛经、糖尿病

（续　表）

	穴名	位　置	主　治
147	交信	内踝直上2寸的凹陷中	腰酸、膝股腘内廉痛、月经不调、睾丸肿痛
148	昆仑	外踝后方，当外踝尖与跟腱之间凹陷处	头痛、腰痛、足跟痛、距小腿关节扭伤
149	申脉	外踝直下方凹陷中	头痛、腰痛、失眠、眩晕、项强、目赤痛
150	太溪	内踝后方，当内踝尖与跟腱之间凹陷处	喉痛、齿痛、遗精、月经不调、内踝痛
151	照海	内踝尖下方凹陷处	足跟痛、月经不调、小便不利
152	解溪	足背与小腿交界处的横纹中央凹陷中，当踇长伸肌腱与趾长伸肌腱之间	距小腿关节扭伤、足背酸麻、腹胀
153	丘墟	足外踝的前下方，当趾长伸肌腱的外侧凹陷处	下肢痿痹、颈项痛、胸胁胀痛、疟疾
154	商丘	足内踝前下方凹陷中，当舟骨结节与内踝尖连线的中点处	足踝痛、胃炎、肠炎
155	涌泉	屈足掌及各足趾，在足底掌心中线的前1/3与后2/3交界处的凹陷中	高血压病、失眠、偏头痛、足跟痛

成人耳部穴位及主治（耳轮部）　表七

	穴名	位　置	主　治
156	耳中	耳轮脚处	呃逆、呕吐、荨麻疹、皮肤瘙痒症、小儿遗尿、咯血、出血性疾病
157	直肠	耳轮脚棘前方的耳轮处	便秘、腹泻、脱肛、痔疮
158	尿道	直肠上方的耳轮处	尿路感染、尿潴留
159	外生殖器	对耳轮下脚前方的耳轮处	睾丸炎、附睾炎、外阴瘙痒症
160	肛门	与对耳轮上脚前缘相对的耳轮处	痔疾、肛裂、脱肛
161	耳尖	耳轮顶端，与对耳轮上脚后缘相对的耳轮处	发热、高血压病、急性结膜炎、麦粒肿、扁桃体炎、牙痛
162	肝阳	耳轮结节处	头晕、头痛、高血压病、肝炎
163	轮1～轮6	在耳轮上，自耳轮结节下缘到耳垂下缘中点划分为6等份，共6个点；由上而下依次为轮1、轮2、轮3、轮4、轮5、轮6	发热、扁桃体炎、上呼吸道感染、高血压病、咽喉炎

成人耳部穴位及主治（耳舟部）　表八

	穴名	位　置	主　治
164	指	将耳舟分为6等份，自上而下，第1等份为指。即在耳轮结节上方，耳舟的顶部	甲沟炎、手指麻木和疼痛、指关节活动障碍
165	腕	指区的下方处，即耳舟的第2等份	腕部扭伤、肿痛、活动障碍
166	风溪	耳轮结节前方，指区与腕区之间	荨麻疹、皮肤瘙痒症、过敏性鼻炎、风湿性关节痛、肠炎
167	肘	腕区的下方处，即耳舟的第3等份	肱骨外上髁炎、肘部疼痛
168	肩	肘区的下方处，即耳舟的第4、5等份	肩关节周围炎、肩部疼痛、阑尾炎
169	锁骨	肩区的下方处，即耳舟的第6等份	肩周炎、无脉症、肾炎、阑尾炎

成人耳部穴位及主治(对耳轮部) 表九

穴名		位 置	主 治
170	跟	对耳轮上脚的前上部,近三角窝上部	足跟痛
171	趾	耳尖下方的对耳轮上脚后上部	甲沟炎、趾部疼痛、足趾麻木
172	踝	对耳轮上脚的内上角,趾、跟区下方处	距小腿关节扭伤
173	膝	对耳轮上脚中 1/3 处	膝关节疼痛、坐骨神经痛
174	髋	对耳轮上脚下 1/3 处	髋关节疼痛、坐骨神经痛、腰骶部疼痛
175	坐骨神经	对耳轮下脚前 2/3 处	坐骨神经痛、下肢瘫痪
176	交感	对耳轮下脚末端与耳轮内缘相交处	胃肠痉挛、心绞痛、胆绞痛、肾绞痛、自主神经功能紊乱
177	臀	对耳轮下脚后 1/3 处	坐骨神经痛、臀部疾患
178	腹	对耳轮体前部上 2/5 处	腹痛、腹胀、腹泻、急性腰扭伤、妇科诸症
179	腰骶椎	在对耳轮体部将轮屏切迹至对耳轮上、下脚分叉处为 5 等份,上 2/5 为腰骶椎	腹痛、腰骶部疼痛、腹膜炎
180	胸椎	在对耳轮体部将轮屏切迹至对耳轮上、下脚分叉处为 5 等份,中 2/5 为胸椎	胸痛、肋间神经痛、经前乳房胀痛、乳腺炎、产后泌乳不足
181	颈椎	在对耳轮体部将轮屏切迹至对耳轮上、下脚分叉处为 5 等份,下 1/5 为颈椎	落枕、颈椎综合征
182	颈	颈椎区前侧耳甲缘	落枕、颈椎疼痛
183	胸	胸椎区前侧耳甲缘	胸胁疼痛、肋间神经痛、乳腺炎、胸闷

成人耳部穴位及主治(三角窝部) 表十

穴名		位 置	主 治
184	角窝上	三角窝前 1/3 的上部	高血压病、血管神经性头痛
185	内生殖器	三角窝前 1/3 的下部	痛经、月经不调、白带过多、功能性子宫出血、阳痿、遗精、早泄
186	角窝中	三角窝中 1/3 处	哮喘
187	神门	三角窝后 1/3 的上部	失眠多梦、戒断综合征、神经衰弱、高血压病
188	盆腔	三角窝后 1/3 的下部	盆腔炎、附件炎、腰痛

成人耳部穴位及主治(耳屏部) 表十一

穴名		位 置	主 治
189	上屏	耳屏外侧面上 1/2 处	咽炎、鼻炎
190	下屏	耳屏外侧面下 1/2 处	咽炎、鼻塞
191	外耳	屏上切迹前方近耳轮部	外耳道炎、中耳炎、耳鸣、耳聋、眩晕、偏头痛、三叉神经痛
192	屏尖	耳屏游离缘上部尖端	发热、牙痛、糖尿病、高血压病、尿崩症
193	外鼻	耳屏外侧面中部	鼻前庭炎、鼻炎、鼻塞
194	肾上腺	耳屏游离缘下部尖端	风湿性关节炎、低血压、腮腺炎、链霉素中毒、眩晕、哮喘、休克
195	咽喉	耳屏内侧面上 1/2 处	声音嘶哑、咽喉炎、扁桃体炎、失语、哮喘
196	内鼻	耳屏内侧面下 1/2 处	鼻炎、副鼻窦炎、上颌窦炎、鼻衄
197	屏间前	屏间切迹前方耳屏最下部	咽炎、口腔炎

成人耳部穴位及主治(对耳屏部)　表十二

穴名		位　置	主　治
198	额	对耳屏外侧面的前部	偏头痛、头晕、鼻炎、上颌窦炎、神经衰弱
199	屏间后	屏间切迹后方对耳屏前下部	额窦炎
200	颞	对耳屏外侧面的中部	偏头痛、头晕、嗜睡、耳聋
201	枕	对耳屏外侧面的后部	头晕、头痛、癫痫、哮喘、神经衰弱
202	皮质下	对耳屏内侧面	痛症、神经衰弱、间日疟、假性近视、失眠
203	对屏尖	对耳屏游离缘的尖端	哮喘、腮腺炎、睾丸炎、附睾炎、神经性皮炎
204	缘中	对耳屏游离缘上,对屏尖与轮屏切迹之中点处	遗尿、内耳眩晕症、尿崩症、功能性子宫出血
205	脑干	轮屏切迹处	眩晕、后头痛、假性近视

成人耳部穴位及主治(耳甲部)　表十三

穴名		位　置	主　治
206	口	耳轮脚下前方 1/3 处	面瘫、口腔炎、牙周炎、胆囊炎、胆石症、舌炎
207	食管	耳轮脚下中方 1/3 处	食管炎、食管痉挛、梅核气、喉梗、噎膈
208	贲门	耳轮脚下后方 1/3 处	贲门痉挛、神经性呕吐、嗳气
209	胃	耳轮脚消失处	胃痉挛、胃炎、胃溃疡、牙痛、消化不良、呕吐
210	十二指肠	耳轮脚上方后部	十二指肠溃疡、胆囊炎、胆石症、幽门痉挛
211	小肠	耳轮脚上方中部	消化不良、腹痛、腹泻、肠炎、心动过速
212	大肠	耳轮脚上方前部	腹泻、便秘、咳嗽、牙痛、痤疮、各种皮肤病
213	阑尾	小肠区与大肠区之间	单纯性阑尾炎、腹泻
214	艇角	对耳轮下脚下方前部	前列腺炎、尿道炎、尿路感染
215	膀胱	对耳轮下脚下方中部	膀胱炎、遗尿症、尿潴留、腰痛、坐骨神经痛
216	肾	对耳轮下脚下方后部	腰痛、耳鸣、神经衰弱、肾盂肾炎、遗尿、哮喘、月经不调、阳痿、遗精、早泄
217	输尿管	肾区与膀胱区之间	输尿管结石、肾结石
218	胰胆	耳甲艇的后上部	胆囊炎、胆石症、胰腺炎、偏头痛、中耳炎、带状疱疹、糖尿病
219	肝	耳甲艇的后下部	胁痛、眩晕、经前期紧张症、月经不调、更年期综合症、高血压病、头顶痛、近视
220	艇中	耳甲艇中央	腹痛、腹胀、胆道蛔虫症、腮腺炎、低热
221	脾	耳甲腔的后上方	肌萎缩、腹泻、便秘、内脏下垂、消化不良、功能性子宫出血、白带过多、内耳眩晕症
222	心	耳甲腔中央	冠心病、心肌炎、高血压病、无脉症、癔病
223	气管	耳甲腔内,心区与外耳门之间	哮喘、气管炎、支气管炎
224	肺	耳甲腔中央周围	咳嗽、胸闷、声嘶、皮肤瘙痒症、荨麻疹
225	三焦	外耳门后下,肺区与内分泌区之间	便秘、腹泻、水肿、遗尿、隆闭
226	内分泌	屏间切迹内,耳甲腔的前下部	痛经、月经不调、更年期综合症、风湿性关节炎、甲状腺功能减退或亢进症

成人耳部穴位及主治(耳垂部) 表十四

穴名		位置	主治
227	牙	耳垂正面前上部	牙痛、牙周炎、低血压、休克
228	舌	耳垂正面中上部	舌炎、口腔炎、神经性失语
229	颌	耳垂正面后上部	牙痛、颞下颌关节功能紊乱、颌关节炎
230	垂前	耳垂正面前中部	神经衰弱、牙痛
231	眼	耳垂正面中央部	急性结膜炎、近视、麦粒肿、日光性眼炎
232	内耳	耳垂正面后中部	内耳眩晕症、耳鸣、听力减退、中耳炎
233	面颊	内耳区与眼区之间	周围性面神经瘫痪、面肌痉挛、三叉神经痛、腮腺炎、痤疮、扁平疣
234	扁桃体	耳垂正面下部	扁桃体炎、咽炎

成人耳部穴位及主治(耳背部) 表十五

穴名		位置	主治
235	耳背心	耳背上部	心悸、高血压病、头痛、神经衰弱
236	耳背肺	耳背中内部	哮喘、咳嗽、皮肤瘙痒症
237	耳背脾	耳背中央部	胃痛、消化不良、腹胀、腹泻、食欲不振
238	耳背肝	耳背中外部	胆囊炎、胆石症、胁痛、腰背痛
239	耳背肾	耳背下部	头晕、头痛、神经衰弱、月经不调
240	耳背沟	对耳轮沟和对耳轮上、下脚沟处	高血压病、皮肤瘙痒症、头痛、荨麻疹、牛皮癣

成人耳部穴位及主治(耳根部) 表十六

穴名		位置	主治
241	上耳根	耳根最上处	鼻衄、头痛、腹痛、哮喘、各种瘫痪
242	耳迷根	耳轮脚后沟的耳根处	头痛、胆囊炎、胆石症、胆道蛔虫症、腹痛、腹泻、心动过速
243	下耳根	耳根最下处	低血压、头痛、腹痛、哮喘、下肢瘫痪、小儿麻痹后遗症

(《中医推拿临床手册》)

(二)成人耳部穴位示意图(《百度网》下载)

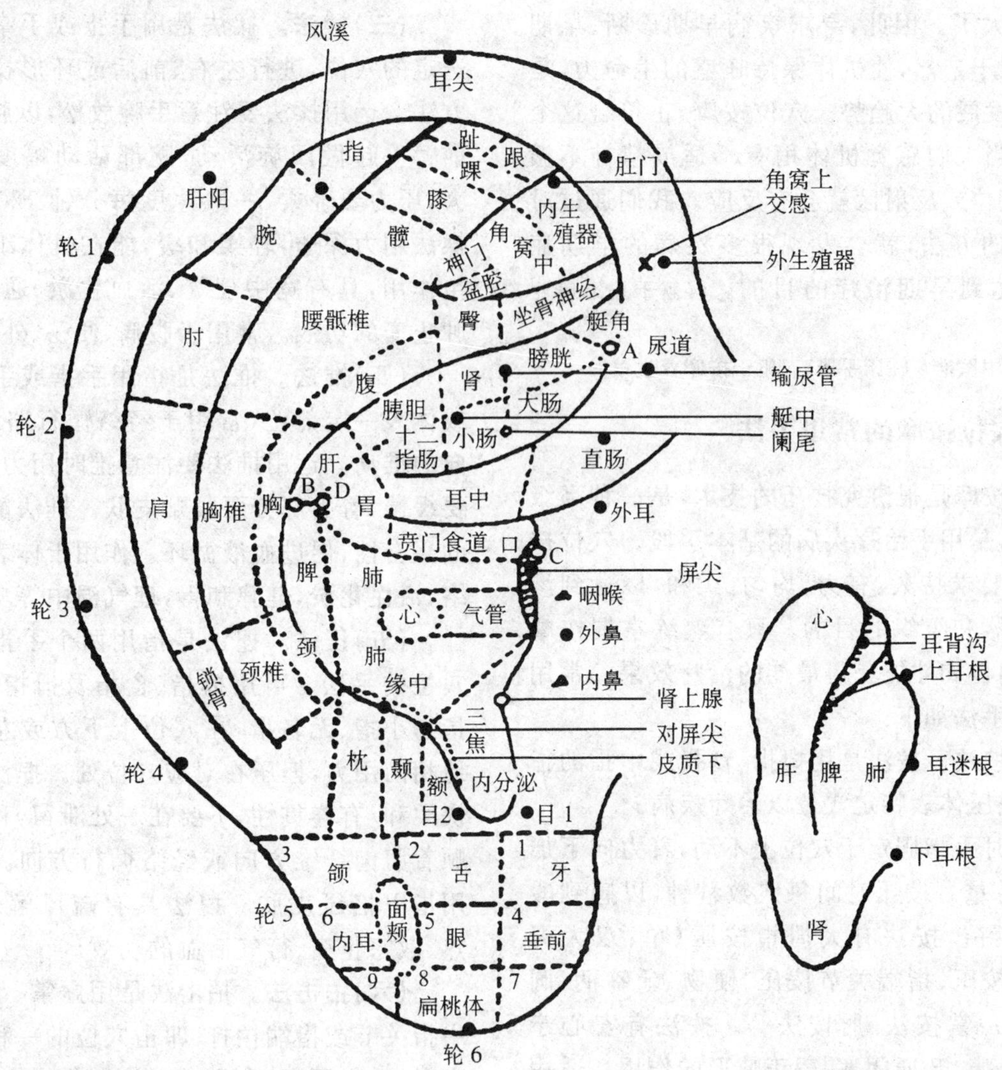

(三)穴位按摩的好处

1.经济实用。穴位按摩,不需要任何设备,不用任何药物,只需要自己的双手,在家里就可以防病治病。因此,学会穴位按摩,可以极大地节约医疗开支,节省宝贵时间,真是省时省钱又实用。

2.安全有效。实践证明,安全有效是穴位按摩的最大优点。穴位按摩,无创伤性,无任何副作用,有病治病,无病强身,完全符合当今医学界推崇的“无创伤医学”和“自然疗法”的要求。穴位按摩可以治疗上百种疾病,如头痛、牙痛、急性腰扭伤、腹泻等,往往只需按摩一次,就可手到病除。至于许多慢性疾病,如糖尿病、高血压、前列腺增生等,只要有恒心坚持按摩,也多有奇效。

3.简便易学。实践证明,穴位按摩是简便易学的体疗保健方法。简便:穴位按摩不受时间、地点、环境、条件的影响,也不需器械和药物,身体某部位出现不适,随时随地可以进行按摩,十分简便。易学:穴位按摩男女老幼都可以学会,有文化,懂一些医学知识的人学起来就更容易了,关键在于记住经络穴位或穴位反射区,认真反复实践即能掌握。

4.疗效奇特。穴位按摩不仅实用、安全、易学,而且穴位按摩疗效奇特,是一种无针、无药、无创伤、无副作用的物理疗法,是一种标本兼治的全身治疗方法。尤其是对一些慢性病和痛症的治疗,能显示出独特的疗效。目前多数的医疗检查手段和方法,只有当人体不适有明显症状或反应时才能做出诊断。如冠心病在不发作时,其心电图往往也无异常变化。有许多疾病一旦被现代手段检查出来时,往往已是中、晚期,治疗难度也就很大了。因此,寻求疾病早期诊断、早期治疗,防患于未然,使机体保持旺盛的生命力,是目前医学发展的大趋势。穴位按摩,正符合这个大趋势。当人们感觉机体稍有不适或精神不振时,经络穴位或反射区就会有反应。我们通过对穴位按摩的方法,就会发现很多疾病的早期症状,进而达到早期治疗的目的。(《躯干按摩养生馆》)

摘自《中医推拿临床手册》、《躯干按摩养生馆》)

二、穴位按摩的常用手法

穴位按摩是很讲究技巧的技术,是一种高级运动形态,是用手治疗疾病的基本手段。穴位按摩的手法要求持久、有力、均匀、柔和,以达到渗透皮下脏器和组织的目的。只有熟练掌握按摩手法,运用自如才能获得最佳的治疗效果。常用穴位按摩手法如下:

(一)按法。按法是用拇指、食指或中指的指端、指腹按压体表特定穴位以治疗疾病。

按压时手指固定于穴位上不动,着力向下加压,先轻后重。按压时间每穴数秒钟,以感到酸麻胀痛为好。按法有大拇指按压(单、双大拇指)、中指按压、指端关节按压、硬物(牙签柄、圆珠笔头等)、掌按法、肘按法等。按法有安心宁神、镇静止痛、开通闭塞、矫正畸形的作用。适用于全身各个穴位。常用于心绞痛、胃脘痛、腹痛、筋骨劳伤等症。

(二)摩法。摩法是指用手掌部或食指、中指、无名指指腹着力于治疗穴位,以腕关节连同手臂做有节律性的环形旋转运动。运用摩法要注意肘关节微屈,腕部放松,指掌自然伸直,着力部分要随着腕关节连同前臂做盘旋活动,用力自然,每分钟120次左右。摩法不宜过急、过缓、过轻、过重,以中和之力施之。摩法刺激轻柔缓和,是按摩胸腹等部的常用手法。有行气活血,消积导滞,调理气机,消瘀散肿等作用。临床上讲:"缓摩为补,急摩为泄";"顺摩为补,逆摩为泄"。顺时针摩腹,能消食化滞,通便泄湿,可治疗便秘、伤食、腹胀、腹痛。逆时针摩腹,有温中补泄、调理胃肠功能。顺时针摩动,宜稍快;逆时针摩动,宜稍慢,以达到补、泄之效。

(三)揉法。揉法是用手指或手掌轻轻按在选定的穴位,进行左右、前后或环形揉动的一种方法。运用揉法要注意手腕放松,以腕关节连同前臂一起做回旋活动,腕部活动幅度可逐步扩大,压力要轻柔,一般速度每分钟120~160次。揉法用力深透,轻柔和缓,能在机体组织深层产生作用,具有宽中理气、活血化淤、通络散结、消肿止痛的功效。常用于腹痛、便秘、外伤红肿等。

(四)推法。推法是指用手指或手掌在穴位或体表一定部位(常用于经络循行路线)作单方向的推动。运用推法要注意推时用力要稳,速度要缓慢,着力部分要紧贴皮肤。推法能增强肌肉的兴奋性,促进血液循环。作用于体表有温经通络,活血化淤,健脾和胃,理气温中等功效。

(五)捏法。捏法是指用两个手指对称捏压穴位的手法。可用拇指、食指及拇指、中指或拇指与小指、无名指,在穴位上下方或左右方对称地相向用力,捏压在对应穴位处。捏法动作要轻快柔和,有连贯性,不要在一处滞留,移动方向要顺着肌肉纤维方向或经络循行方向。注意不能用指甲掐压皮肤。捏法具有疏风解表、泻火清热、散寒止痛、行气活血的功效。

(六)拍击法。拍击法是用虚掌、掌侧、掌根、中指关节或指端拍打、叩击穴位的一种方法。拍击时,动作要轻巧,要有弹性,有节律。拍击时,要快速而短暂地拍打需治疗的部位,包括穴位和痛点,其力可达皮下组织和肌肉。拍击的轻重,应视病情轻重和所拍击部位不同而定。拍击法适用于头、肩、背、腰及四肢。通过拍击,可促进局部血液循环,舒筋和血,消除酸胀疲劳等症状。

(七)什么是按摩的补与泻?一般说来,顺着经络按摩为补,逆着经络按摩为泻。按摩时力度轻的为补,力度重的为泻。按摩时间短的为补,时间长的为泻。按摩范围小的为补,范围大的为泻。

摘自《穴位按压保健》、《躯干按摩养生馆》、《不生病的智慧》)

三、取穴定位的方法

取穴定位是穴位按摩的重要一环。关于取

穴定位，历代医家在临床实践中积累了宝贵的经验。因为人身上穴位的分布相当广泛，哪些穴位对哪些疾病疗效好，人们都已有了一些经验，如果定穴不准确，就会影响按摩的效果，因此在进行按摩前应先选定穴位。定穴的时候，首先要明确某穴在人身体的部位，其次就是在这一部位来选定穴位。中医取穴定位的方法主要有以下几种：

(一)人体自然标准取穴法。这是根据一些自然条件来做定穴的标准。如两耳尖直上取百会穴(头顶正中)，额部两眼眉头之间是印堂穴，大眼角处是睛明穴，小眼角后眉梢外约一横指的凹陷处是太阳穴，鼻子下端凹沟内是人中穴，大拇指与食指根部肉凸处是合谷穴，胸部两乳头连线的中点是膻中穴，腹部肚脐中央是神阙穴，足底前部大脚趾根内侧凹陷处是涌泉穴等。这些取穴方法都是长期实践经验的总结。

(二)手指同身寸法。这是以患者的手指为标准，来测量取穴的一种方法。手指同身寸的意义在于以患者本人的手指关节长度作为度量单位，患者身材高矮同手指关节成正比，用手指关节测定穴位不但简便易行，且有一定的准确性。常用的手指同身寸法有以下三种：

1. 中指同身寸法。是用患者的中指尖和拇指端连接成环状，以中指第一节与第二节侧面两端横纹之间的距离折作 1 寸，并以此为标准取穴。

2. 拇指同身寸法。以患者拇指第一节的宽度为 1 寸，并以此为标准取穴。

3. 横指同身寸法。是以患者手指的宽度作用取穴尺度，就是食指、中指、无名指和小指相并，四个指头第二指关节总的宽度为 3 寸，并以此为取穴标准。

(三)体感取穴法。穴位都比较敏感，稍有刺激，皮肤便会有酸麻、胀痛等反应。中医在按摩时有个说法叫"以痛为俞"，也就是说疼痛的部位就是按摩的穴位。所以，在找穴位之前，最好先在人体经络穴位图或人体经络穴位模型上找到相应的位置，并按压肌肤看看，如果有以上反应，那就说明找对穴位了。

摘自《穴位按压保健》

四、掌握穴位的"开、闭"时间

穴位的气血旺衰有时间变化，不遵循穴位的开闭变化，胡乱按摩，自然疗效不显著。一般说来，按摩需要用子午流注纳子法开穴，然后结合疾病变化的周期选取安摩的最佳时机。

子午流注是指人体中的十二条经脉对应着每日的十二时辰，由于时辰在变，因而不同经脉中的气血在不同的时辰也有盛衰。子午流注纳子法则指，用干支顺序表示气血流注的时间规律，以对应相关的脏腑经脉腧穴进行针灸、按摩的一种方法。

(一)根据子午流注，十二时辰与十二经络及脏腑的对应关系为：

1. 子时(23 点至凌晨 1 点)胆经旺，胆汁需要新陈代谢。

2. 丑时(1 点至 3 点)肝经旺，有利于养血。

3. 寅时(3 点至 5 点)肺经旺，将肝贮藏解毒的新鲜血液输送到百脉。

4. 卯时(5 点至 7 点)大肠经旺，有利于排泄。

5. 辰时(7 点至 9 点)胃经旺，有利于消化。

6. 巳时(9 点至 11 点)脾经旺，有利于吸收营养、生血。

7. 午时(11 点至 13 点)心经旺，有利于周身血液循环。

8. 未时(13 点至 15 点)小肠经旺，有利于吸收营养。

9. 申时(15 点至 17 点)膀胱经旺，有利于人体排泄水液，泻火排毒。

10. 酉时(17 点至 19 点)肾经旺，有利于贮藏一日的脏腑之精华。

11. 戌时(19 点至 21 点)心包经旺，增强心的力量。

12. 亥时(21 点至 23 点)三焦经旺，通行气血。

摘自《大国医》

五、五脏保健操

国医大师李济仁自己总结了一套运动养生保健的方法，即"五脏保健操"。这套养生操，不仅包括运动、还包括心理、饮食、工作、睡眠等多个方面，可谓对五脏的全方位呵护。具体方法如下：

(一)首推养心

1. 每天晚上，临睡前经常按摩手上的劳宫穴和脚上的涌泉穴，可以起到心肾相交、改善睡眠的作用。

2. 养心主要是养神，在平时遇事尽量保持心平气和，不过喜也不过忧，与人交往不计较得失，以保持心神的虚静状态。

3. 在食物补养方面，常用西洋参泡水喝，常吃桂圆、莲子、百合、黑木耳等，以益心气养心阴。

4. 重视中午的休息。心在午时活动最为活跃，而且这时也是阴阳交合的时候，休息能保住心气。

(二)注意调肝

1. 过度疲劳会损害肝，平常应尽量做到既不疲劳工作，也不疲劳运动。

2. 人卧则血归于肝。定时上床休息既能保持良好的睡眠质量，又能养肝。

3. 饮食清淡，尽量少吃或不吃辛辣、刺激性食物以防损伤肝气。

(三)重视养肺

1. 早晨起床后经常做深呼吸，速度放慢，一呼一吸尽量达到6.4秒。这种方法可以养肺。

2. 运用闭气法，有助于增强肺功能。先闭气，闭住以后停止，尽量停止到不能忍受的时候，再呼出来，如此反复18次。

3. 平时多吃一些有助于养肺的水果，如玉米、黄瓜、西红柿、梨等。

(四)注重健脾

1. 平时多做一些运动和按摩，以帮助“脾气”活动，增强其运化功能。如每天起床和睡前都要做36次摩腹功，即仰卧于床，以脐为中心，先顺时针用手掌按摩36下，再逆时针按摩36下，然后用手拍打和按摩脐上的膻中穴120下和脐下的丹田穴100下。

2. 脾胃共为气血生化的来源，是后天之本，健脾往往与养胃结合起来。在饮食方面，每次吃七八分饱。平时尽量多吃一些利脾胃、助消化的食物，如山楂、山药等，夏天可常吃一些香菜、海带、冬瓜等养脾开胃之品。

(五)不忘补肾

1. 经常用一只手在前按摩下丹田、关元穴，同时一只手在后按摩命门穴、腰阳关(在腰部，当后正中线上，第四腰椎棘突下陷中)，有助于养肾。

2. 常吃核桃、枸杞、黑豆、芝麻可以保肾。

3. 排小便时尽量前脚趾用力着地并咬住牙齿，可以助保肾气。

五脏保健不仅是养生长寿的诀窍，同时也是美容养颜的法门。但关键在于坚持，特别是要根据自己的健康状况选择适当的运动方式，逐步成为自己的一种生活方式和习惯，才能达到健康长寿的目的。

摘自《大国医》

六、五穴按摩养生功

(一)气海穴按摩法

气海穴，即道家所称的丹田部位，为全身的重心，位于脐下一寸半。按摩此穴，可促使肠胃蠕动，使气血顺畅，强化肝脏及消化道功能。

方法：先以右手掌心紧贴于气海穴的位置，按顺时针方向分小圈、中圈、大圈按摩100～200次。再用左掌心，以逆时针方向，如前法按摩100～200次，按摩至有热感，即有效果。

(二)命门及肾腧穴按摩法

命门穴位于第三腰椎突出下。肾腧穴位于第四腰椎下旁开3～4寸凹陷中。经常按摩命门及肾腧二穴，对心、肝、肺、脾、胃、肾和生殖功能，以及循环系统与血压等均有极大益处。

方法：将两掌心相对搓至发热，贴着后背第二及第四椎旁3～4寸部位，用力上下摩擦。每做50下，再将两手心搓热继续摩擦。做4次，共计200下，则周身发热，并有微汗。

(三)足三里穴按摩法

足三里穴位于左右两膝眼直下三寸约四横指处，经常按摩此穴能增强体力、缓解疲劳、健脾健胃，预防多种疾病。

方法：分别以左右大拇指对两膝足三里穴各按摩100～200次。

(四)涌泉穴按摩法

涌泉穴位于脚掌底中央稍前三分之一处，按摩此穴，对大脑皮质神经是一种良好的刺激，能够通过神经反射，使人感到轻松舒适，防治神经衰弱和失眠。

方法：端坐，先将右脚架在左腿上，以右手握住脚趾，再用左手掌摩擦右脚心涌泉穴，不计数，以脚心发热为止。再将左脚架在右腿上，以右手掌摩擦左脚心涌泉穴，也是以脚心发热为止。

摘自《人体经络》

七、人体的23个重要保健穴位

人体共有气穴365个，针灸穴位659个，保健常用穴位约为110个。其中最重要的保健穴位有36个。它们包括：头面部的百会、神庭、太阳、睛明、人中、人迎、耳门、风池、哑门；胸腹部的膻中、鸠尾、巨阙、神阙、气海、关元、中极、曲骨、鹰窗、乳中、乳根、期门、章门、商曲；背部的肺俞、厥阴俞、心俞、肾俞、命门、志室、气海俞、尾闾、肩井；手部的太渊；下肢的足三里、三阴交、涌泉等。这些穴位都是克敌致胜的“生命斗士”，俗话说“致命穴位36，除暴安良美名留”。

人体有几百个穴位，一般人很难都记住。但是作为自我保健，保健长寿穴都有哪些呢？首先，任脉和督脉是统帅全身阴阳气血的总汇，因而任脉上的关元、气海、中脘及督脉上的百会、命门均有补益肾气、延年益寿的重要作用；另外，还有背部脊柱两旁的俞穴，中医命名为“内脏俞穴”，可治疗各种慢性疾病；近年来许多国家研究还发现三阴交、合谷、曲池、内关、委中、承山、太溪等穴，能调节内分泌功能、平衡免疫系统、健脾益胃，也有良好的延年益寿作用。为了便于对症取穴，现将人们需要记住的23个重要保健穴位简介如下。

(一)足三里穴：在膝眼下三寸，颈骨外侧一横指处。足三里具有阴阳双向调节作用，是人体第一大保健长寿要穴。经常按摩此穴，可健脾壮胃，扩张血管，降低血液凝聚，促进饮食的尽快消化吸收，扶正祛邪，提高人体的免疫力。此穴主治胃痛、腰痛、腹泻、痢疾、便秘、头痛眩晕、下肢瘫痪、半身不遂、膝胫酸痛和消化系统疾病等。

常用保健手法是穴位点按，艾灸。点穴法：可用双手大拇指肚，点按足三里，每次108下，以感觉酸痛为度。艾灸法：取中草药艾为燃料，将艾绒点燃，直接或间接使温热感穿透肌肤入穴。

(二)涌泉穴：在足底足心前1/3的凹陷处，是肾经的起始穴，经气在此如涌泉般涌出，故有“生命之泉”的美称。肾经是显示人体生命力状态的经络，主骨、生髓，通过脑开窍于耳，涌泉有降低血压、温阳散寒、益气活血、培补元气，开窍宁神、强筋壮骨、祛病延年之功能，是人体第二大保健长寿要穴。经常按摩此穴，则能肾精充足，耳聪目明，发育正常，精力充沛，性功能强盛，腰膝壮实不软，行走有力。按摩涌泉穴并能治疗多种疾病，如昏厥、头痛、休克、中暑、偏瘫、耳鸣、肾炎、阳痿、遗精、各类妇科病和生殖类疾病。

涌泉穴的保健手法主要是按摩。方法：睡前端坐，前院用手掌来回搓摩涌泉穴及足底部108次，要满足底搓，以感觉发热发烫为度，搓毕，再用大拇指肚，点按涌泉穴49下，以感觉酸痛为度，两脚都按摩。

(三)命门穴：在腰部第二腰椎棘突下，与肚脐相平对的区域。该穴是元气之根，“五脏之阴气，非此不能滋；五脏之阳气，非此不发”。命门穴为人体的长寿大穴。命门的功能包括肾阴和肾阳两个方面的作用。经常按擦命门穴，可强肾固体，温肾壮阳，强腰膝固肾气，延缓人体衰老。还可疏通督脉上的气滞点，加强与任督二脉上的运行。并能治疗阳痿、遗精、腰痛、肾寒阳衰、行走无力、四肢困乏、腿部浮肿、耳部疾病等症。

命门穴的按摩方法是，用手掌按擦命门穴及两肾，以感觉发热为度，然后将两掌搓热后捂住两肾，意念守住命门约10分钟即可。

(四)会阴穴：在人体肛门与生殖器中间凹陷处。会阴穴为人体长寿要穴。会阴，顾名思义就是阴经脉气交会之所。此穴与人体头顶的百会穴为一直线，是人体精气神的通道。百会为阳，接天气；会阴为阴，收地气，二者相互依存，相似相应，统摄着真气在任督二脉上的正常运行，维持着体内阴阳气血的平衡，它是人体生命活动的要害部位。经常按摩会阴穴，能疏通脉结，促进阴阳气的交接与循环，对调节生理功能有独特的作用。按摩会阴穴，还可治疗痔疮、便血、便秘、妇科病、尿频、溺水窒息等症。

会阴穴的保健方法。一是点穴法：睡前半卧半坐，将食指搭于中指背上，用中指端点按会阴108下，以感觉酸痛为度。二是提肾缩穴法：取站式，全身放松，吸气时小腹内收，肛门上提，会阴随之上提，内吸；呼气时腹部隆起，将会阴放松，如此一呼一吸共做36次。

（五）百会穴：在头顶正中，是手足三阳经和督脉之会穴，又称诸阳之汇，为保健长寿要穴。经常按摩此穴，可改善大脑血液循环和调节大脑兴奋点，有升阳益气、清脑安神的功效。该穴不仅对健脑有益，对促进全身健康亦起积极作用。对头痛、眩晕、记忆力下降、脱发、脱肛、昏厥、低血压、失眠、耳鸣、鼻塞、神经衰弱、脑中风等症有治疗作用。

百会穴的保健方法。一是按摩法：睡前端坐，用掌指来回摩擦百会穴至发热为度，每次108下。二是叩击法：用右空心掌轻轻叩击百会穴，每次108下。

（六）神阙穴：即肚脐，又名脐中，在命门穴平行对应的肚脐中。神阙穴是人体生命既隐秘、又关键的要害穴位，是人体保健长寿要穴。经常对神阙穴进行按摩，可使人体真气充盈、精神饱满、体力充沛、腰肌强壮、面色红润、耳聪目明、轻身延年。并对腹痛肠鸣、水肿膨胀、泄痢脱肛、中风等症有独特的疗效。

神阙穴的保健方法是揉中法：每晚睡前空腹，将双手搓热，双手左下右上叠放于肚脐，顺时针揉转（女子相反），每次360下。

（七）关元穴（丹田）：在脐下四横指（3寸）处。该穴是任脉上补阳助性要穴。它为"男子藏精，女子蓄血之处"。经常按摩、刺激关元穴，能温阳补肾，健体耐寒，培补元气，调气，增强脏腑功能，提高机体免疫力。《扁鹊心书》中说："每夏秋之交，即灼关元千炷，久久不畏寒暑"。

关元穴的保健方法是艾灸：肾阳虚时，或每夏秋之交，每晚用艾灸关元穴，每次15～20分钟。连续两周，就可明显见效。可补阳壮体，不畏寒暑。对腰部发凉、阳痿、早泄、体弱、怕冷的人效果最好，还可以治疗突发的昏厥。从古至今，此穴都作为人体保健大穴，与足三里齐名。

（八）劳宫穴：在手掌心，握拳屈指时中指尖处。劳宫穴，是手厥阴心包经的穴位，它是心包经的经穴，即心包经经气正盛时运行经过的关隘，所以，刺激老宫穴可以起到很好地通经气、通阳气的作用。此穴是一个补养心脏的穴位，且补养的速度极快。

劳宫穴的保健方法是掐按法：每天掐按劳宫穴2分钟，可有效防治心脏疾病。

（九）太冲穴：在足背侧，第一跖骨间隙的后方凹陷处。太冲穴，是肝经原穴，是肝经上最重要的穴位，是治各类肝病的特效穴位。按摩此穴，能给你注入能量，为你排忧解难，让你心平气和；能够降血压，平肝清热，是人体自身的"菊花茶"。太冲穴还可以在你发烧时帮你发汗，在你紧张时帮你舒缓，在你昏厥时将你唤醒，在你抽搐时帮你缓解痉挛。

太冲穴的保健方法是按揉法：当你郁闷、焦虑、忧愁难解时，坚持每天按揉太冲穴2分钟，从太冲揉到行间，将痛点从太冲转到行间，效果会更好。

（十）气海穴：在肚脐正中下1.5寸。气海穴，就是"丹田"。所谓"气沉丹田"，这里的"丹田"就是气海穴。丹田与人的元气相通，是元阳之本，真气生发之处，更是人体生命动力之源泉。此穴能鼓舞脏腑经络气血的新陈代谢，使之流转循环自动不息，生命因此得以维持，故又有"性命之祖"之称，也称之为"十二经之根"、"五脏六腑之本"。又因为丹田是"呼吸之门"，又是任、督、冲三脉所起之处，全身气血汇集之所，故此也称为"气海"。

气海穴的保健方法是按揉、艾灸和腹式呼吸法：每天按揉气海2分钟或艾灸气海10分钟，对性功能衰退、妇科虚性疾病、男性阳痿、遗精、脱肛等症都有很好的防治作用。另外，还可以通过腹式呼吸达到保健功效。日常生活中，人们多是胸式呼吸，靠胸廓的起伏达到呼吸的目的，这样肺的中下部就得不到充分地利用，同时也限制了人体吸入的氧气量。而腹式呼吸是加大腹肌的运动，有意识地使小腹隆起或收缩，从而增加呼吸的深度，最大限度地增加氧气的供应，就可以加快新陈代谢，减少疾病的发生。正确的腹式呼吸是：首先放松腹部，用手抵住气海，徐徐用力压下。在压时，先深吸一口气，缓缓吐出，缓缓用力压下。6秒钟后再恢复自然呼吸。如此不断重复，则精力必然日增。

（十一）中脘穴：在脐上四寸，就是上身前面正中的骨头最下缘和肚脐眼连线的中点。中脘穴，是任脉的穴位，但也是胃的募穴（募穴是脏腑之气直接输注的地方），还是腑会，所有对六腑的疾病尤其是胃病有很好的疗效。它的作用可以总结为健脾和胃，通腑降气。《循经》中说中脘："一切脾胃之疾，无所不疗。"

中脘穴的保健方法是按揉和艾灸法：每天按揉中脘穴2分钟，可以强化胃肠功能，预防疲劳性胃障碍，并能提高脂肪的分解作用和有效减肥。另外，如果胃寒或者胃痛，可以按摩中脘或者艾灸，以温中散寒止痛。

（十二）膻中穴：在人体前正中线上，两乳头连线的中点。膻中穴，是心包募穴（心包经经气聚集之处），是气会穴（宗气聚会之处），又是任脉、足太阴、足少阴、手太阳、手少阳经的交会穴，能理气活血通络，宽胸理气，止咳平喘。刺激该穴位，可通过调节神经功能，松弛平滑肌，扩张冠状血管及消化道内腔径等作用，有效治疗各类"气"病，包括呼吸系统、循环系统、消化系统病症，如哮喘、胸闷、心悸、心烦、心绞痛等。

膻中穴的保健方法是按揉法：每天按揉此穴100下，时间约2～3分钟，便可"气和志适，则喜乐由生。"按揉时，四指并拢，然后用指头肚轻轻地做顺时针的方向环形揉动，或者从上到下摩，千万不可从下向上推！

（十三）内关穴：在小手臂掌侧，腕横纹上2寸，掌长肌腱与挠侧腕肌腱（即小手臂中间两条筋）之间。内关穴，是心脏的随身保健医生，是心脏病的日常保健学之一。内关穴有"宁心安神、理气止痛、和胃降逆"的作用。对心律失常有很好的调节作用。

内关穴的保健方法是按揉法：患有心脏疾病的人，每天按揉内关穴2分钟，即可防治心脏系统疾病和胃肠不适等。另外，打嗝时，用拇指对内关穴进行按压会很快止住。

（十四）肾俞穴：在第二腰椎棘突下旁开1.5寸与命门穴平。肾为一身之本，生命之根，人的生长发育、疾病和衰老与肾气的盛衰有直接关系，肾强则精气足。按摩两侧肾俞，具有滋阴壮阳、补益肾元，使人精力充沛、耳聪目明的作用。主治肾炎、肾绞痛、慢性肠炎、阳痿、腰背痛、目昏、耳鸣、习惯性便秘等症。

（十五）志室穴：在第二腰椎棘突下旁开3寸，属足太阳经，是督脉上与命门、肾俞相近的一个要穴。按摩、敲打该穴有补肾、健腰、壮阳等功效。对肾病、腰背痛、胰腺炎、膀胱炎、痛经、早泄等症有辅助治疗作用。

（十六）三阴交穴：在足内踝尖上3寸骨下陷者中。三阴交是脾经、肝经、肾经的交会穴，故称三阴交穴。按摩该穴具有补脾健胃、疏肝益肾、通经活络、调和气血等功能。主治肾虚阳痿、神经衰弱、消化不良、腹痛腹泻、小便不利、中风偏瘫、精力不足等症。

（十七）合谷穴：在手背虎口处，又称"万能穴"，是全身四总穴之一（足三里、委中、列缺、合谷）。该穴有清热解毒，理气开窍，平衡免疫系统，增强机体防御能力的功效。经常按摩合谷穴，对呼吸、血液、内分泌、消化道都有明显的调整作用。对面神经麻痹、头痛、牙痛、上肢瘫痪、肠炎、神经衰弱、糖尿病、便秘等诸多疾患均有防治作用。

（十八）曲池穴：弯曲肘关节成90度，在肘的横纹头与肱骨外上缘内缘中点。本穴属手阳明大肠经之要穴。具有通经活络、祛风解表、清热降压、调和气血、增强胃肠等功能。可防治外感发热、咽喉肿痛、上肢不遂、中风偏瘫、肘背痛、胃痛、便秘、头晕、头痛等症。早晚按摩此穴，可疏风散邪，提高免疫功能。

（十九）委中穴：在膝关节后面窝横纹中央处，是人体四总穴之一，属足太阳膀胱经之"合穴"。具有舒筋活络、调节内分泌、强壮腰腿等功能。按摩此穴,可防治腰背痛、坐骨神经痛、腓肠肌痉挛、下肢瘫痪、中暑、消化不良、急慢性胃肠炎、痢疾、丹毒、膝关节炎、疖痈初期等症。

(二十)承山穴:在小腿肚中央,属足太阳膀胱经。有醒神解痉、通利人体上下气血,强健肌肉组织,增强足力,抗疲劳、延缓衰老功能。按摩此穴,主治腓肠肌痉挛、痔疮、坐骨神经痛、脱肛、半身瘫痪、跟腱炎等下肢疾患。

(二一)太溪穴:在足内踝与跟腱之间凹陷处,属足少阳经。它像人中穴一样,具有醒神功能,对于神志昏迷不醒、牙关紧咬症候效果最速。按摩此穴,主治高血压、肾炎、膀胱炎、糖尿病、便秘、遗精、阳痿、耳聋、牙痛、肺气肿、神经衰弱、下肢麻痹、慢性腰痛等诸症。

(二二)期门穴、行间穴:期门穴在乳头下三寸处;行间穴在脚大拇趾和第二趾根部之间中央起,稍靠大姆趾侧处。这两个穴对各种肝病都十分有效,是拯救肝脏的"义士"。肝病患者在这两个穴位上每天两次指压,每次30下即可。若能每天坚持按揉肝经上的重要穴位,将在很大程度上改善肝炎带来的危害。

(二三)极泉穴:在腋窝正中。是治冠心病、肺心病的名穴。按摩极泉穴有宽胸宁神的功效,可用治疗冠心病、心绞痛、脑血管病后遗症等循环系统疾病,以及肋间神经痛、癔病等神经系统疾病。还可改善血液供应、刺激淋巴,可以改善心肺功能。主要手法是用手指按压和弹拨穴位,稍微加力直至有酸、麻、热的感觉为止。

摘自《老年养生必读》

八、常见疾病的按摩疗法

(一)体质不好,按摩肝俞、肾俞、太冲穴

人生下来体质就是阴阳不平衡的,差异很大,这一点我们承认,但我们不能就认命,认为这一切是不可改变的。如果仔细分析一下弱在哪里,是哪一脏弱,我们就通过后天的各种方法改变它。

先天体质不好的人,每天要按摩肝俞、肾俞、太冲穴位3～5分钟,五脏会分外调和,人也能体泰心安。因为,肾藏精、肝藏血,精血是我们生命中最根本的东西,每天按摩这三个穴位可以补益肝肾,肝肾功能逐渐强大了,体质就会不断好起来。另外,这两个穴都是背愈穴,背俞穴是督脉上的穴位,主管人全身的阳气分布,所以,按摩它可以最快地补充人体的阳气。那为什么还要选太冲这个作用偏"泻"的穴位呢?中医里有句话叫"气有余便是火",就是说如果所补阳气太多了,就会导致它们变成对人体有害的火。加用一下太冲就是给这些"火"透透气,不至于让它们在体内变成危害。按摩穴位不能一味地强补,只有恰当调理,五脏和谐,才能改变先天不足,达到长命百岁。

(二)肝阴虚,按摩承山、阳陵泉、三阴交穴

平时,腰腿痛、腿抽筋、头昏眼花、恶心呕吐、全身酸痛、爱发火等,这都是肝阴虚的症状。此时,我们只要按摩承山穴、阳陵泉、三阴交就行。承山穴,是能承担如山重量的意思,它能舒筋活络,自古就是治疗腿痛转筋的有效大穴。此穴在小腿后侧正中,后面隆起肌肉的下角处。腿痛的时候,用手指点揉此穴5分钟就可以了。阳陵泉:在膝关节的下方,小腿外侧、腓骨头下方的凹陷处就是。此穴不仅是胆经的穴位,还是"八会穴"中的"筋会",也就是全身筋的总汇之处,所以用此穴来治筋的毛病,疗效很好。用拇指点揉或点拨阳陵泉,效果最好,每天5分钟,也可用指间关节进行刺激,以加大刺激量。三阴交:位于小腿内侧,在内踝尖上方四指的骨后缘处。此穴是脾经的穴位,是肝、脾、肾三条阴经交会的穴位,所以叫三阴交。正因为是三经交会的重要通衢之处,所以按摩它可以把三条经的经气全调动了,可防治肝、脾、肾的诸多病症。所以每天按揉三阴交,坚持两个月左右,就可以很好地保养肝、脾、肾,使其气血充足、流畅,这样,与肝、脾、肾有关的很多不适及慢性病都会不治而愈。

(三)肺阴虚,按摩合谷穴

多咳、怕热、出虚汗、气短、易感冒、情绪低落等,都是肺阴亏虚的症状。因为人身体中只有肺是通过鼻孔直接和外界大气相通,所以遭到外界邪袭击的机会就多于其他脏腑,"肺为娇脏,不耐寒暑",而且老人和孩子的内脏都很弱,抵抗力就更低了。合谷穴:在手背,大拇指和食指掌骨间

的中点皮肤凸起处。要想使肺健康，要去病根，只要我们每天坚持按摩双手合谷 3 分钟，15 天左右，你会眼看着困扰自己多年的胸闷气短、多咳多痰、爱发高烧、常出虚汗等症状慢慢消失。

（四）肾阳虚，按摩合谷、鱼际、足三里穴

平时爱感冒、畏寒怕冷、夜尿多、关节痛、口舌生疮等，就是肾阳虚的症状。肾为先天之本，需要精心养护。爱感冒，是因为先天元气虚弱，畏寒怕冷是卫阳不足，热量不够，所以会腰痛、尿频、尿急、易疲劳等，也就是免疫力下降了。人出现肾阳虚的情况是很普通的，虽然不是什么大病，但发展下去，就容易导致胃、肺和肾脏上的重大疾病，我们千万不能小视。一旦出现肾阳虚时，我们只需每天早晚坚持按摩双侧合谷、鱼际和足三里穴 3～5 分钟，就可以把这些病症在萌芽中消解。合谷穴：在拇指和食指之间的掌背侧，第二掌骨的中点处。合谷是人体保健的要穴，每天坚持按摩或者用艾灸就可以。合谷是大肠经的穴位，俗称“虎口”，可以称作是人体的第二保健大穴，可以很好地提高卫阳的功能。足三里：是胃经的合穴，主治肚腹上的疾病，古人认为，按摩或艾灸此穴，可将体内的邪气驱逐于三里之外，民谚称：拍击足三里，胜吃老母鸡。此穴可养胃、补肾、补肺，要配合合谷使用。鱼际：在手拇指根部（第一掌指关节）后凹陷处。此穴是肺经的穴位，每天坚持掐揉双手的鱼际穴，可保肺的平安无恙。一定要配合合谷、足三里使用。

（五）心血管疾病，按摩内关、心俞、膈俞穴

舌根发硬、睡眠不好、憋闷、心里发冷、舌头发红、手心和脚心发热等，就是心血管疾病的症状。中医认为，“心主血脉”，心血管的运行出现问题了，就会出现上述症状。因此，发现心血管疾病症状时，就要活血祛瘀，而这时要采用身体自有的三个特效大穴：内关、心俞、膈俞。内关：在手腕后面两指，小臂的正中央。此穴是心包经上的要穴，每天晚上 7～9 点用拇指按揉效果最好，两侧都要按，按下去要有酸胀疼的感觉才行。每次按的时候要一按一放：按下去，持续半分钟，然后松开，再重复。每次最少 3 分钟。心俞：在后背脊柱旁 1.5 寸的直线上（脊柱和肩胛骨内侧的中点），平对第五胸椎，也就是肩胛骨下角向上四横指处。此穴是膀胱经的要害之穴，是把瘀血排向膀胱经的必经之路，和其他背俞穴一样，它可很好地调节脏腑功能，具有宁心安神、通调气血的作用。心俞穴用拔罐比较好，因为火罐具有温热的作用，可以加大活血的力量。每天晚上 9 时左右的时候，两侧穴位同时进行，年龄大的人拔罐的力量要小一些，时间稍微短一些，每次 10 分钟即可，拔罐后在穴位上按摩 2 分钟左右，以巩固疗效。膈俞：在脊柱旁开 1.5 寸的直线上，平对第七胸椎，也就是肩胛骨下角和脊柱的中点。膈俞是一个比较特殊的穴位，因为它里面对应的是膈肌而不是一个内脏。但是它的活血作用却非常好，经常作为主穴和其他穴位一起治疗各种血病。它的刺激方法和心俞一样，每天和心俞同时拔罐 10 分钟，两侧穴同时进行，拔罐之后按揉 2 分钟。因此，只要坚持每天晚上 7～9 点按摩双侧内关，9 点左右在双侧心俞和膈俞拔罐 10 分钟，就可以从根本上防止心血管疾病的发生。

（六）脾胃不好，按摩足三里、天枢、脾俞和中脘穴

中医称脾为“后天之本”，可见其重要性了。脾主运化、主升清，就是把我们吃喝进去的东西转化成气血，然后再运送给全身的脏腑器官吸收，它相当于我们身体的“食品加工厂＋运输公司”。胃的作用是：“胃者，水谷气血之海。”“胃者，五藏之本也”。脾胃是互为表里的两个脏腑，一个管受纳，一个管消化，所以中医经常把它们放在一起称作“中焦脾胃后天之本”。脾胃不好，就会发生浅表性胃炎、胃溃疡、低血压、十二指肠溃疡及各种消化系统疾病。根据脾主运化、胃主受纳的道理，如果是食欲不好或者吃过饭不消化，那就是脾的问题；如果觉得有食欲但是吃下去不舒服，那就是胃的问题。胃不好的，要坚持每天按揉足三里和天枢，用大拇指按揉，力量由轻到重，再由重到轻，每次 3 分钟。或者用艾灸，饭后半小时内和每天早上 7～9 点时做，两侧都要做。另外，坚持饭后摩腹，顺时针方向，每次 10 分钟。这样就可以强化胃功能，预防胃疾病的发生。肚胀呕吐的，按摩足三里和中脘。中脘穴：在任脉的循行路线上，身体的前正中线。我们把胸骨和肋骨个结合处叫做胸剑联合，就是平时所说的“心窝”处，中脘在肚脐和“心窝”连线的中点。中脘穴是胃的募穴，是胃的经气会聚于腹部的位置，在体内对应的位置也是胃，和足三里联手能治疗胃肠道的任何疾病。每天饭后半小时至一小时内按揉中脘 5 分钟，再按揉双侧足三里 3 分钟，配合推腹，可有效消除腹胀呕吐和食积，让脾胃双好。脾弱、消化不好的，按摩脾俞和足三里。每天饭前饭后按揉双侧足三里 3 分钟，隔天在两侧脾俞穴拔罐 15 分钟，3～5 天之后，就会治好脾弱，觉得吃啥都香。

(七)脏器下垂，按摩足三里、脾俞和百会穴

脾胃是气血生化之源，脾脏除了运化食物和水液以生产之外，还有一个作用叫“升清”。升清有两个含义：一是把运化后的清气(血)送给上面的心、肺、头目；二是借上升的力量维持体内脏腑位置，不让它们下垂。如果脾气(中气)虚了，那这个维持的力量就会减弱，发展下去，就会出现脏器下垂，如脱肛、子宫下垂、胃下垂等。出现脏器下垂时，要坚持每天早晚各按揉双侧足三里 3 分钟；每晚睡前一个小时，在脾俞上拔罐 10 分钟，起罐后再按揉 5 分钟；每晚在脾俞拔罐之前，艾灸百会 20 分钟，就可以防治脏器下垂，3 个月即可明显见效。治疗胃下垂，重在补中气。每天按揉双侧足三里 3 分钟，晚饭后在脾俞和胃俞同时拔罐 10 分钟，坚持 3 个月，可有根本性的好转。

(八)哮喘病，按摩合谷、肺俞、太溪、足三里、神阙、关元、迎香、风池、印堂、阴陵泉穴

哮喘的发病季节多在冬春和夏季。哮喘复发的根本原因是免疫力低！所以，防止哮喘复发的关键是补充气血，预防感冒，防止过敏！中医讲：“邪之所凑，其气必虚；正气内存，邪不可干”。就是说，邪气聚集多的地方，正气必定虚弱；正气充足的话，邪气也无可奈何。哮喘就是外邪通过口鼻和皮肤侵略肺脏造成的，而鼻为直接通向肺的两扇城门，所以，要让肺平安，最根本的就是增强肺功能，这样就不怕任何邪气来犯。增强肺功能要从两方面进行：从内就是激发人体自身的正气，要依靠合谷和肺俞穴位，天天刺激它们，然后根据哮喘发作的不同情况再加以其他的配穴和药物，只有这样，才能预防哮喘。要每天坚持按揉合谷，每次至少 2 分钟，两侧都按揉，力量由轻到重，感到有点胀痛就行了。肺俞的刺激方法四季要有所区别，冬春季节时，要在上面拔罐，每天晚上在两侧同时拔罐 15 分钟，起罐后再用拇指按揉 2 分钟；夏季，要“用热远热”，拔罐的时间要适当缩短，每次 10 分钟就行了，然后在穴位上按揉 5 分钟。冬春季节易复发的哮喘病人，治疗的根本是温阳：每天坚持按揉两侧合谷、太溪 3 分钟，在脾俞拔罐 10 分钟，艾灸关元、足三里 15 分钟，十分有效。天寒早出，按揉双侧迎香穴 100 下，外出归家，再按揉双侧风池穴 100 下，把驱寒保暖做好，哮喘便无复发之机。夏季哮喘易复发者，要注意祛除暑湿：每天坚持按揉双侧合谷、足三里和阳陵泉 3～5 分钟，在两侧肺俞拔罐 10 分钟，并适时提捏印堂穴 3 分钟，坚持一季，哮喘便永远消遁。

(九)春季的保肝穴—太冲、鱼际、太溪

春天温燥多风，肝脏最容易受害。坚持每天按揉两侧太冲、鱼际、太溪和尺泽，可充分保肝护体。

(十)夏季的养心穴—阴陵泉、百会、印堂

夏季炎热暑湿，耗伤心气。坚持每天按揉阴陵泉、百会和印堂 3～5 分钟，把阳气提起来，就可以心怀清凉，安然度夏。

(十一)秋季的护肺穴—鱼际、曲池、迎香、合谷

秋天的前半季温、燥，每天坚持按摩鱼际、曲池、迎香，可以滋养肺气，预防鼻炎、咳嗽等呼吸系统疾病的发生。秋天的后半季凉、燥，每天坚持按揉鱼际、迎香、合谷，可以预防肺炎等秋季易发疾病。

(十二)冬季的补肾穴—阴陵泉、关元、肾俞

冬季的寒气最容易伤肾，所以冬季要注意补肾。但是南北方有差别，南方寒湿较重而北方则寒气为主，所以保健时也要区别对待。南方人冬季补肾养生要温阳化湿：每天使用阴陵泉、关元、肾俞。关元要用艾灸的方法，每天晚上艾灸5分钟，然后在两侧肾俞上拔罐5分钟，起罐后按揉2分钟。肾俞穴不必天天使用，每周拔罐2～3次就行，其余的时间就按揉；两侧阴陵泉还是用按揉的方法，每次每穴3分钟即可。北方人冬季补肾保健要祛寒燥：每天坚持刺激关元、肾俞、太溪。每天晚上临睡前一小时，先泡脚20分钟，然后按揉两侧太溪穴，每穴5分钟，然后艾灸关元5分钟，再艾灸两侧肾俞5分钟。

(十三)肝血虚，按摩血海、足三里穴

眼睛干涩、疲劳、酸胀，手脚麻木，这就是肝血虚的症状。中医讲，肝主"藏血"，肝是人体的"血库"。肝血虚时，可以选用血海、足三里这两个很好的补血穴位。血海的位置：要掌心盖住自己的膝盖骨(右掌按左膝、左掌按右膝)，五指朝上，手掌自然张开，大拇指端下面便是此穴。刺激血海来"生血"，最好的办法是用艾灸，另外一个不受时间和条件限制的办法则是按揉。每天午饭前、后按揉血海，两侧交替，每次每穴2分钟，饭后按揉两侧足三里3分钟；晚上9～11点时艾灸穴位，每穴10分钟，艾条距皮肤约两指，皮肤感到发热但不烫为度，艾灸后喝一杯温开水。坚持每天刺激血海和足三里，可使血气充足，肝脏祥和，万病皆无。

(十四)胸中憋闷、情绪不好，按摩太冲和行间穴

太冲：在足背侧，第一跖骨间隙的后方凹陷处。行间：在足背侧，第1、2跖骨间，趾蹼缘后的肉际处。每晚坚持从太冲向行间推揉3分钟，双侧交替进行，可让自己心平气和。

(十五)全身补阳，选用关元、劳宫、涌泉穴

秋冬四肢发凉，怕冷，就是"阳虚"症状，需要补阳。关元：在下腹部，前正中线上，脐中下3寸。劳宫：在手掌心，自然握拳时中指指尖的地方。坚持每晚按揉两侧劳宫、涌泉穴，可使阳气充足。关元穴用艾灸的方法，每次10分钟。《扁鹊心书》中说："每夏秋之交，即灼关元千炷，久久不畏寒暑"。

(十六)心慌气短、容易烦躁，刺激心俞穴

心俞：后背肩胛骨下角向上三指(平第五胸椎)的水平线上，脊柱旁开1.5寸。坚持每晚在心俞穴拔罐10分钟，补足心神气血，即可预防心慌意乱的发生。

(十七)多汗、易感冒，选用风池和肺俞穴

风池：在颈部，枕骨下，大筋两侧的凹陷处。肺俞：在背部，第三胸椎棘突下，旁开1.5寸。坚持每天按揉风池穴和肺俞穴，每次每穴3分钟，晚上睡前一小时按揉两穴后，再在两侧肺俞穴拔罐10分钟，起罐后再按揉2分钟。就可使身体的抵抗力比平时大10倍。

(十八)肥胖，按摩关元、天枢、中脘穴

关元：在脐下三寸。天枢：在腹中部，平脐中，距脐中2寸。中脘：在上腹部，前正中线上，脐中上4寸。每天晚饭后按揉关元、天枢、中脘3分钟，再配合摩腹一起，效果神奇，无痛苦，不反弹。

(十九)降压妙穴—太冲、太溪、曲池穴

太冲：在足背侧，第一跖骨间隙的后方凹陷处。太溪：在足内侧，内踝后方，内踝尖与跟腱之间的凹陷处。曲池：在手臂肘横纹外侧端，屈肘90度，尺泽与肱骨外上髁连线中点。坚持每天按揉双侧太冲、太溪和曲池这三个穴位，每次每穴200下。两个月后，就可控制高血压，让您不再服用降压药。

(二十)颈椎病，按揉风府和手三里穴

风府：脖子后正中线上的颈椎向上，到头骨时两侧各有一个凹陷，就是风府。手三里：在曲池的下方两寸，食指、中指、无名指并起来的宽度处。每天坚持按揉双侧风府和手三里3～5分钟，就可以防治颈椎病。

(二一)糖尿病，选用胰俞、鱼际、太溪、内庭、肾俞穴

糖尿病，就相当于中医所说的"消渴"。两者的区别在于前者是具体的病名，后者是症状的概括。中医根据不同的症状把消渴分为上消、中消和下消。典型的症状就是"三多一少"，即"多饮、多食、多尿，体重减少"。其中口渴多饮的是上消，多饮多食的为中消，多饮多尿的为下消。上消症属肺，中消症属胃，下消症属肾。但是总的说来都是因为阴虚燥热，阴虚是最根本的原因，所以补阴是最根本的。胰俞:在脊柱旁开四指膀胱经第二条线上,肩胛骨下角下面约两指的地方。鱼际:在大拇指第二节后面,连接手腕和拇指第二节的骨中点处,手掌和手背交界的地方。内庭:在脚二、三趾的结合处,稍向里一点,也就是脚背与脚底交界的地方。肾俞:在腰部,第二腰椎棘突下,旁开1.5寸。治疗上消,重在滋养肺阴。每晚9时许,按揉双侧鱼际3分钟,在两侧胰俞穴拔罐10分钟,起罐后按揉2分钟,最后按揉两侧太溪3分钟,三个月即可从根本上改变症状。治疗中消,要补足胃阴。每天上午7～9时按揉两侧内庭各5分钟,晚9时再做一遍,接着在两侧胰俞穴拔罐10分钟,然后再按揉双侧胰俞2分钟,最后按揉双侧太溪各3分钟。坚持3个月,症状即可大大缓解。治疗下消,主要补养肾阴。每晚坚持按揉两侧太冲、太溪穴,每穴3分钟;最后在两侧肾俞和胰俞穴拔罐10分钟,起罐后,在穴位按揉2分钟。3个月后,尿频量多、脸色发黑、口干舌燥、心烦失眠等会逐渐消失。

(二二)小腿静脉曲张,选用承山和涌泉穴

承山:在小腿后面正中,当伸直小腿或足跟上提时腓肠肌肌腹下出现尖角凹陷处。静脉曲张是因为有淤血,所以要活血化淤。坚持每天点按承山3分钟,推按小腿15次,再点按涌泉3分钟,就可以根治此病。

(二三)根治便秘,选用天枢、足三里、三阴交穴

胃肠蠕动减慢是所有便秘的共同特点,所以每天摩腹和按揉两侧天枢穴是最重要的。每顿饭后40分钟左右开始顺时针摩腹,每次10分钟。摩腹后,按揉两侧天枢,每穴3分钟。这是防治便秘的共用方法,而不同的人便秘原因也不同,所以在此基础上再加一些对症的方法才能根治便秘。便秘大致分五种情况:阴虚、血虚、阳虚、肠胃燥热、血热。阴虚便秘:常感到口干舌燥,小便多。中年妇女尤其是更年期的妇女这样的较多。可配合六味地黄丸、逍遥丸,每天坚持按揉天枢穴,即可改变症状。血虚便秘:主要是产后妇女、手术后的病人、久病的人及年老体衰的容易出现。这时除了摩腹和按揉两侧天枢外,还要按揉足三里和三阴交补充气血,即可使肠胃通畅,防治便秘。阳虚便秘:明显症状是怕冷怕凉,小便清长。此状以老年人最为多见。这时要以温补阳气为主,除了按揉天枢、足三里、三阴交3分钟外,每晚睡前一小时要在两侧肾俞拔罐10分钟,起罐后再按揉2分钟。肠胃燥热:每天按揉双侧天枢、足三里、三阴交、曲池、内庭各3分钟,能清毒祛火,防治便秘。血热便秘:有此症状的人普遍脾气较急。坚持每天按揉天枢、太冲和三阴交3分钟,即可防治便秘。

(二四)治疗牙疼,选用内庭、颊车、手三里、合谷、曲池、太溪穴

牙疼分实火和虚火、上牙疼和下牙疼。实火一般疼痛比较剧烈,牙龈红肿明显,不敢吃热东西。虚火疼痛一般不太明显,隐隐作痛,持续时间长,牙龈红肿不明显。下牙剧烈疼痛时,使劲掐揉双侧内庭、颊车和手三里,5分钟即可见效。上牙疼痛时,可按揉双侧合谷、曲池和手三里,即可见效。牙齿长时间隐隐作痛,可每天按揉双侧合谷、手三里、太溪3～5分钟,可治牙痛。

(二五)遗尿,选用肾俞、肺俞和中极穴

遗尿的根本原因就是肾气不够充足,水不能化为“气”,所以只好从膀胱“破门日出”。要消除遗尿,一定要补足肾气。中极:在肚脐正下方4寸。坚持每晚睡前艾灸并按揉中极各5分钟,每晚睡前和早起再按揉肾俞和肺俞5分钟,坚持半个月,即可明显见效。

(二六)鼻炎,选用迎香、合谷和鼻通穴

慢性鼻炎:①用双手食指的外侧来回地搓鼻梁两侧的上下100下。②用双手食指尖揉动鼻孔两侧的迎香穴100下。③先左后右,用大拇指和食指上下揉动双手合谷穴100下。过敏性鼻炎:按摩鼻通穴(在鼻唇沟上端尽头软骨与硬骨交接处),每天早晚各100下。长期坚持(半年至一年),效果灵验。

(二七)预防感冒,按摩人中、风府穴

用大拇指和食指在人中穴(位于鼻唇沟上、中1/3处)和风府穴(位于后发际正中直上一寸处)两个穴位各按摩36下。按摩时间和方法是:

①每天晚睡前和早起前(尤其是冬季)用食指在人中穴、用大拇指和食指在风府穴旋转、揉动、按摩各50下。②从室内到室外前(尤其是冬季)要进行按摩。③在交二十四节气的前一天或气候变化有暖转寒时,要记住进行按摩。为什么按摩这两个穴位能预防感冒?因为这两个穴位是风寒易入侵的“门户”,按摩后在局部产生了生物电,加速了血液循环,增加了人体抵抗力,从而提高了对感冒病毒的抵抗力。

(二八)尿急尿频,按摩前列腺

①按摩小腹。两手叠拢,右手在上,左掌心放在小腹正中,顺时针方向按摩100次。②摩擦腹股沟。两手五指并拢,小指下侧抵于髂骨骨棘,沿腹股向前方摩擦100次,以小腹部有温热感为好。③揉按曲骨穴。用左手中指肚在阴毛际耻骨边的曲骨穴处,用力按摩100次,自觉阴部有酸胀感为好。④按摩腰骶。两手五指并拢,掌根抵于肋弓小缘,斜向尾骨端,手掌自上而下,再自下而上,反复摩擦100次。⑤按压阴陵泉。用拇指肚在该穴(腿伸直,在胫骨内侧凹陷处)按压100次,有酸麻感,并且酸麻感向下肢放射。⑥仰卧骑车功。在床铺上仰卧,两腿拉起似弓,形似骑自行车状,两腿有力蹬,蹬直后随回收为弯腿,反复100～300次。⑦仰卧扇形功。在床上仰卧,两腿伸直拉起离床呈40～45度角,两腿交替外展(蹬展)反复运动,腿动如剪合(一剪一合)。⑧击腰功。自然站立,两脚与肩同宽,两手松握拳,上身以腰为轴左右旋转,两臂犹如拨浪鼓样,腰向左传时右拳轻击小腹,左拳重击尾间部,反复击打100～300次,效果明显。

摘自《特效穴位使用手册》

(二九)常见疾病的按摩方

1.治腰酸背痛验方(《温度决定生老病死》)

肾虚、肾寒的早上醒后会感到明显的腰酸背痛,而疲劳和腰肌劳损造成的腰痛基本多在晚上加重。这时在床上先活动活动手脚,才能慢慢翻身起床。并注意饮食的调节,忌掉一切寒凉的食物,再加上坚持每晚泡脚,腰痛现象就会很少出现了。还有,就是要在每天的11～13点,也就是人体阳气最足的时候去搓心经,特别是肘关节内侧的少海穴要搓热,补肾的效果很好。从中午的11点到下午的19点,是“心经——小肠经——膀胱经——肾经”精气最旺盛的时候。在阳气最足的时候去刺激肾经的源头,也就是心经,就能有效地刺激四条长长的经络的运行。多数人少海的部位都不通,都会有痛感,就在少海穴的上下来回搓100下,不但治疗腰、腿痛,还能治疗与肾有关的各种疾病,特别是妇科病和前列腺疾病。

除了坚持上面所介绍的对腰酸、腰痛的治疗方法外,还可以多吃温热的食物来活血,如麻辣火锅、羊肉等,血液畅通了,背痛自然就有消失的可能。

2.治疗心慌按摩方(《求医不如求己》)

心慌的重要原因是心脏气血不足,症在心经和心包经,可揉心经的少海、神门,心包经的老宫和内关。

3.治疗便秘按摩方(《求医不如求己》)

带脉是奇经八脉之一,有“总束诸脉”的作用。敲打带脉,可以解除便秘之苦,还可以调经止带机疏肝行滞,消除诸经在此处的血瘀积热,也善治各种疝气疾患。方法是:躺在床上,然后用手轻捶自己的左右腰部,100次以上就可以,不用刻意。一般在睡觉之前捶,第一次捶完了,第二天还没有什么反应,但是到了第三天就开始排山倒海地排便了,非常神奇。

4.治疗中风后遗症按摩方(《求医不如求己》)

中风患者经过治疗,也许保住了性命,但大多会留下半身不遂等后遗症。尤其是患者的手,总是像握拳似的掰都掰不开。《求医不如求己》作者中里巴人的家里祖传一个绝招:通过按压患者的手指甲根,可以使手伸开。如果每天压一次,经过按压七八次,即使恢复不到原来的程度,但自由伸展是不成问题的。

具体方法是:施术者用两手的大拇指甲,按压患者的患侧手指甲根,要求是必须压到指甲根上,不能压到指甲肉上。位置找好了,再轻轻地一使劲,患者的手指当时自己就伸开了,压的时间不要超过30秒。按压的顺序是:先压中指和拇指甲根,再压食指和无名指甲根,最后重复压中指甲根配合小指甲根,前后共压3次即可。

5.人体有自愈的开关(《求医不如求己》)

比如生气了,你可以按太冲穴,太冲被称为“消气穴”,它就是消气的开关。学会使用这个开关,这个开关才会发生作用。

九、保健按摩

保健按摩是经络养生的一种方法,可发挥老年人机体的能动作用,调节人体各部分机能,诱导和激发人体内在的潜力,促进老年人机体的新陈代谢活动,起到防病治病、强身健体的作用。常用的保健按摩方法如下。

(一)头部穴位按摩

1.点按风府穴。双手掌根贴于耳后,双手中指弯曲,以指尖点按后头正中线的风府穴约1分钟,力量适中。风府为督脉穴,常点按此穴可防治头、项疼痛,预防中风。

2.点按百会、四神聪穴。双手掌根贴于头的两侧,然后以双手中指指腹依次点按头顶百会穴及四神聪穴,约1～3分钟,力量适中,不用指力。百会为督脉穴,四神聪为经外奇穴,头为诸阳之会,常点按此二穴,可防治头痛、眩晕、失眠、健忘、脱肛等症。

3.点按印堂穴。以双手中指指尖点按双眉中间印堂穴,约1分钟。印堂穴为经外奇穴,常点按此穴,可防治前额头痛、鼻衄、鼻渊等症。

4.点按太阳穴。太阳穴为经外奇穴,是人体头面部的重要穴位,是治疗头痛、眼疾等诸多病症的有效穴位。以双手中指指腹分别点、揉两侧太阳穴,点法和揉法结合,约1分钟。经常点按此穴还可以清神醒脑,消除眼周和面部的细纹,还有预防白内障的功效。

5.点按人中穴。以左手中指指腹按人中穴。人中又称水沟,为督脉穴,点按此穴可醒脑提神,可治神志昏迷、惊风与腰脊强痛等症。

6.梳头健脑。梳头要掌握正确的方法,即从前额开始向后梳,梳子要紧贴头皮部位,用力大小适中,动作缓慢柔和。一般在2分钟梳100次为一回,每天早晨梳2～5回,下午也可再梳一次,感到头皮有热、胀、麻感为佳。梳子最好用牛角梳或木质梳。

由于梳齿与头发频繁接触产生电感应,能刺激头皮末梢神经和毛细血管,使神经得到舒展松弛,血液循环加强,氧和营养物质的供应改善,解除大脑疲劳,提高大脑的思维和记忆能力,延缓大脑和头发衰老。梳头养生,古已有之。《诸病源候论．寄生方》认为,梳头理发可以疏通血脉,祛除风湿,而且梳头的次数越多越好。《诸病源候论．寄生方》也提出,经常向头顶梳理头发,梳过千遍,可有“发不落而生”、头发不白的效果。

(二)前胸和后背按摩

人体有两个特区:一个是前胸;一个是后背。按摩这两个特区,可以激活胸腺细胞,增加细胞分泌胸腺素。

具体方法是:用手掌根在胸部中间位置上下来回摩擦100次,再用手掌交替拍打前胸100下,早晚各做一次。再用两手搓擦腰部100下,或用保健槌敲打背部和腰部100下。按摩这两个人体特区,不但能使“休眠”的细胞苏醒,增加胸腺分泌;使背部闲置的细胞活化,宁心安神,强腰固肾,提高免疫功能,而且对慢性病有一定的辅助治疗作用。

另外,按摩腋窝处的极泉穴对健康很有好处。极泉穴在腋窝顶点的腋动脉搏动处。中医认为,按摩极泉穴有宽胸宁神的功效,可用治疗冠心病、心绞痛、脑血管病后遗症等循环系统疾病,以及肋间神经痛、癔病等神经系统疾病,还有乳腺疾病、肩周炎等。

人体解剖学则揭示,腋窝处既有动静脉血管,还有大量的淋巴组织,担负着血液输送、免疫防御功能。西医认为,常按腋窝,通过改善血液供应、刺激淋巴,可以改善心肺功能,增进食欲,提高消化能力。

具体按摩方法有两种:一是按压。用左手按右腋窝,右手按左腋窝,用拇指指肚选中极泉穴,反复揉压直至出现酸、麻、热的感觉,一般需要3～5分钟。二是弹拨。抬高一侧手臂,把另一只手的拇指放在肩关节处,用中指轻弹腋窝底,可时快时慢变换节奏,并左右交替进行。但是,孕妇、严重心脑血管病患者、肿瘤有淋巴转移患

者等最好不要采用。

(三)按摩内关穴

内关穴位于小手臂掌侧，腕横纹上2寸，掌长肌腱与挠侧腕肌腱(即小手臂中间两条筋)之间。内关穴是心包经的“络”穴，它自古就是中医用来治疗心脏疾病的核心用穴，是心脏的保护伞。几乎所有与心脏异常有关的症状均可使用。按摩此穴的适宜症状：绝大多数心脏疾患，如风湿性心脏病、心肌炎、冠心病心绞痛、心律不齐等，尤其是对预防心梗发作具有最突出的效果。

具体方法是，用另一只手的拇指按揉内关穴，不论时间地点，随时可以做，以感觉酸胀为度，常常按揉时会感到一种莫名的刺激感沿着前臂内侧传至心脏，此为较好的刺激效果，但注意适可而止，不要用力过度。除此之外，还可以用三指拿捏法拿捏内关穴处的表皮。坚持一个月后，患者就可以感到呼吸憋闷、心烦心悸等感觉明显减轻或消失了。

(四)按摩太溪穴

太溪穴位于足内侧，内踝后方，内踝尖与跟腱之间的凹陷处。太溪穴是足少阴肾经的“输”穴，古代又称其为“回阳九穴之一”，重在补肾，具有明显提高肾功能的作用，是慢性肾病的良药。按摩此穴的适宜症状：对绝大多数肾脏疾病，如慢性肾功能不全、慢性肾炎、糖尿病肾病等，特别是对患有慢性肾病，同时表现为浮肿、腰酸腿冷、浑身乏力的患者效果最好。

具体方法是，用拇指按揉，也可以用按摩棒或光滑的木棒按揉，注意力量柔和，以感觉酸胀为度，不可力量过大，以免伤及皮肤。对于肾炎病人，按揉后可使高血压有一定程度的降低，尿蛋白明显减少。按摩虽然有很好的效果，但是仍然需要配合药物治疗。

(五)按摩足三里穴

足三里穴位在膝眼下三寸，颈骨外侧一横指处。足三里穴是足阳明胃经的“合”穴，为强壮及保健的要穴。具有扶正培元，调理阴阳，健脾和胃，通经活络之功。按摩此穴的适宜症状：一切虚损性疾病，如治疗营养不良引起的贫血、产后、术后、大病初愈、久患消耗性疾病等。是强壮身体，延年益寿的良穴。

具体方法是，用同侧的拇指按揉或用光滑木棒按揉，也可以用艾条灸。因为小腿部皮肤较厚，力量可以适当大些。但用力时不可以憋气，否则容易引起血压上升。操作不限时间和场地，但注意每天都要按揉，持之以恒才能有效。

(六)按摩合谷穴

合谷穴在手背虎口处。合谷穴是手阳明大肠经“原”穴。具有疏风止痛，通络开窍之功。中医认为，合谷穴能够调节人体生命活动的原动力。坚持按摩刺激该穴，可获得自然治愈疾病的功效。按摩此穴的适宜症状：各种疼痛，无论外伤还是内科疾病引起的疼痛，均有良好的镇痛作用，尤善缓解晚期癌症病人的恶性痛。此外，还可治疗头晕、恶心等各种异常症状。

具体方法是，用对侧拇指按揉即可，也可用三指拿捏合谷穴处皮肤，随时随地都可以操作。力量可以大些，没有副作用和危险。以感到酸胀且能够忍受为度。

(七)按摩关元穴

关元穴在脐下四横指(3寸)处。中医认为，关元穴具有培元固本，补益下焦之功。凡元气亏损均可使用。临床上多用于泌尿、生殖系统疾患。现代研究证实，按摩和震颤关元穴，主要是通过调节内分泌，从而达到治疗生殖系统疾病的目的。按摩此穴的适宜症状：各种生殖系统疾病。尤其擅长治疗不孕不育、阳痿、遗精、早泄、痛经、月经不调等症。

常用的方法是按揉法或震颤法。震颤法是双手交叉重叠置于关元穴上，稍加压力，然后交叉之双手快速地、小幅度地上下推动。操作不分时间地点，随时可做。注意不可以过度用力，按揉时只要局部有酸胀感即可。

(八)按摩中脘穴

中脘穴在脐上四寸，就是上身前面正中的骨头最下缘和肚脐眼连线的中点。中脘穴是四条经脉的会聚穴位，同时号称胃的“灵魂腧穴”。具有健脾和胃，补中益气之功。主治各种胃腑疾患。按摩此穴的适宜症状：绝大多数的胃及十二指肠疾病，如胃及十二指肠溃疡、慢性胃炎、萎缩性胃炎、胃下垂等。尤其对缓解胃病和治疗消化不良十分有效。

常用的方法是按揉法或摩揉法。摩揉，即是双手掌重叠或单掌按压在中脘穴上，顺时针或逆时针方向缓慢行圆周推动。注意手下与皮肤之间不要出现摩擦，即手掌始终紧贴着皮肤，带着皮下的脂肪、肌肉等组织做小范围的环旋运动。使腹腔内产生热感为佳。操作不分时间地点，随时可做，但以饭后半小时做最好，力度不可过大，以免出现疼痛和恶心。

(九)揉按气海穴

气海穴位于脐下一寸半，俗称丹田。道家认为丹田是人身真气集结之处，是人体生命的根本。现代研究证明，刺激气海穴可以增强机体的免疫机能，提高防病能力。具体方法是，将左手掌心放在丹田上，右手放在左手背上，两手同时作顺时针方向旋转按摩百余次，以局部有热感为止。长期坚持本法具有消除腹部堆积脂肪，促进消化机能，强身健体的作用。

(十)按摩涌泉穴

涌泉是肾经上的一个穴位，位于足心前三分之一处，揉按涌泉穴具有补肾益气、滋补潜阳的作用。经常按摩此穴对老年人有较好的保健作用，尤其适用于患有肾阴虚头目昏花、耳鸣、失眠的老年人。具体方法是，首先将手搓热，然后以搓热的手指搓揉涌泉穴，两足心各按搓 81 次，每日可做 1～2 次。以睡前和晨起时为宜。

(十一)搓擦命门、肾俞穴

中医认为，“腰为肾之府”，腰部有命门、肾俞等保健穴位，临床证明按摩命门、肾俞穴可以壮腰强肾，对延缓性功能衰退、防治腰椎增生均有一定作用。具体方法为，两手相互摩擦至发热，随后分别将两手按于命门和左右肾俞处，稍停片刻，然后用力向下搓至尾骨处，然后再搓回到两臂后屈尽处。每次搓擦 36 遍。

(十二)按摩膻中穴

中医认为，膻中穴即人体的胸腺部位，是人体免疫系统的控制中心。经常按摩膻中穴，可以促进胸腺活跃，分泌更多有益物质，增强人体免疫力、抵抗力，达到健康益寿的目的。具体方法为，①用左手大拇指下端，反复搓摩两乳头中间的膻中穴 50 下，手法不可太重。②双手掌在膻中穴上下搓摩 50 下，之后再改为左右搓摩 50 下，手法不可太重。

(十三)全身拍打按摩

1. 双手拍头：取坐位，头身正直，然后用双手掌在头部施轻拍法，由前向后，均匀拍打，力量要轻柔有弹性，双手轻拍 20 次。

2. 按摩后脑：两手指交叉，抱在后颈枕下部，左右来回横向搓摩 20 次，力量要轻柔。

3. 梳头浴面：双手五指分开如爪，自前额向后梳头 36 次，继而用手掌自上而下摩擦面颊 36 次。

4. 旋摩耳轮：先用掌心旋摩耳廓前面 36 次，然后水平方向摩擦耳廓前、后各 36 次。

5. 叩齿咬牙：双手掌轻按双颊，先叩齿有声 36 次，后咬牙无声 18 次。然后下颌放松，用两拇指指腹向上，托叩下颌 36 次。

6. 弹鸣天鼓：双手掌掩耳，食指、中指二指在后枕轻轻摩擦，耳中闻擂鼓之声 1 分钟，继而用二指，弹滑 36 次。

7. 按摩颈项：手掌自后颈慢慢按摩至前颈，中指尖点天突穴。左右手交替各做 10 次。

8. 按摩腹肋：双手掌根紧按腋下胁肋，自后向前按摩 10 次。然后左手掌叠在右手掌上，按揉上腹心窝部 10 次，继而顺时针方向向左上腹推进，而后到左下腹、小腹、右下腹，回到心窝部，如此 1～3 遍。

9. 全身拍打：先用右手掌拍打头顶 10 次，继而用双手掌随身体，左右交替，依次拍打肩颈、上臂、前臂、胸背、腰腹、左右大腿、左右小腿，共 1～3 遍。用拳或手掌在丹田、腹部、胸部、腰部、肩部、头部作轻松而富有弹性的拍打。

10. 敲打命门：双手握拳，通过自由转腰时，用双拳轮换敲打前后同侧命门。

11. 搓手浴面：双手合掌胸前，相互摩擦至热，然后快速分开，上下摩擦面部眼、耳、口、鼻。

12. 摩掌熨目：双手掌相互搓热后，覆盖双眼，闭目熨睛。

每天坚持全身拍打，可以预防疾病，健身强

体，延年益寿。

(十四)运动五官和头颈，可耳聪、目明、固齿、防病。

1.口功：固齿、醒脑、防治牙龈炎等症。

(1)叩齿：上下臼齿轻轻叩击36次以上。

(2)搅海：舌在齿龈内外，来回运转，左右上下各运转十几次，按摩口腔黏膜和牙龈。

(3)漱津、咽津：将口内唾液鼓漱数次后分3口咽下，另平时大小便时，闭口、咬牙，可固齿、固精。

2.鼻功：可防治感冒、鼻炎等症。

(1)揉鼻尖：以手心劳宫穴正对鼻尖，轻轻旋揉若干次，左右手交替进行。

(2)搓鼻梁：两手中指紧按鼻子两侧，上下搓擦若干次。上至发际，下至鼻翼。

(3)按迎香：以左右手食指，点两侧迎香穴处，同时揉按若干次。

3.耳功：防治耳鸣、耳聋、听力减退和头痛等症。

(1)按摩耳穴：以两手手指分别按摩两侧而廓、耳甲腔及耳轮各部诸穴。

(2)搓擦耳根：两手食、中指分别夹在耳根前后，上下搓擦若干次。

(3)鸣天鼓：用手掌压住耳廓，以食指滑过中指，叩击乳突部若干次。

4.目功：明目、健脑、防眼疾。

(1)眼睑按摩：两手拇指按住太阳穴，以食指内侧，轮番刮眼睑若干次。

(2)运睛：睁目转睛，眼球顺、逆时针方向各转6～9圈，再闭目以眼球画图形：○、△、□、☆。

(3)眼、头、臂功：双手胸前合十，头、眼、臂同时向左再向右各3～6次；头眼向左，臂向右作3～6次，再反向动作3～6次；头向左，眼、臂向右作3～6次，再反向作3～6次。

5.头颈功：润面、减皱、乌发、防治颈椎病。

(1)擦面梳头：两手掌自下颌向上推摩至发际，再如梳头状推至后颈36次。再分别以左右手交替搓摩后颈36次。

(2)鹤首运颈：下颏带动头颈作前点后收划圈运动36次。

(3)金狮摇头：头颈顺、逆时针，缓缓转动36次。

(十五)运动四肢，健脑、通络、强身体。

运动手可灵活大脑。运动下肢，可通经络、活气血、强身体。且手足为十二经络起止点和集散处，连通全身各脏腑、器官。

1.运动五指：

(1)分指：手掌心相对，手指向前，上打五通鼓，下打五通鼓，两边一齐打，中间留个缝。

(2)碰指：两手相对，以左手拇指点叩：食、中、环、小指36次；再以右手的拇、食、中、环指分别与左手的食、中、环、小指点碰，余下右小指与左大指相碰36次。再左右手交替重复作。

(3)转腕运指：双手掌心向上，五指伸开，由小指开始逐一顺序握拳，同时翻腕，呈掌心向下36次。再由拇指开始逐次展开，同时翻腕向上36次。

2.运动双腿：

以一侧脚部叩击对侧下肢的“承善”、“三阴交”、“足三里”；以双手拍击同侧“血海”、“足三里”及对侧“三阴交”。

(十六)按摩手和下肢各三穴，调整全身气机和脏腑功能。

1.手上三穴

(1)合谷：主治头面诸疾，热症无汗，多汗，腹痛便秘、痢疾、闭经、滞产、急救。

(2)内关：主治心经疾患、高血压、休克、癔症癫狂、热病、哮喘、胃痛呕吐等症。

(3)列缺：主治头项诸疾、咳嗽气喘、咽喉肿痛等症。

2.下肢三穴

(1)足三里：治肚腹诸症、高血压、贫血、神经衰弱、下肢及关节病、为全身强壮穴。

(2)阳陵泉：主治一切筋病、走路疲乏、腰腿痛、眩晕、胆疾、偏瘫等。

(3)委中：主治腰背痛、腿痛、膝关节及软组织疾患、中暑等。

每穴用力点按60次，以有酸、麻、胀感为宜。

摘自《老年养生必读》、《运动养生保健》

十、穴位按摩的注意事项

无论是治病还是保健，进行穴位按摩均应注意以下事项，以保证按摩的安全和疗效。

(一)穴位按摩应掌握一定的手法，力度适中，先轻后重，由浅入深，手法要协调柔和，切忌或用蛮劲损伤皮肤筋骨。手法不熟练时用力则宁轻勿重。按摩时手、指甲要保持清洁。

(二)穴位按摩时应选择舒适的体位，以利于安全治疗。无论是卧位、坐位、俯位，都应感觉舒适。按摩时应发力自如，患者应肌肉放松，以利有效治疗。

(三)按摩者在按摩每个穴位或反射区前，都应测定一下针刺样的反射痛点，以便定准穴位，有的放矢，取得良好的治疗效果。

(四)按摩的强度视患者的病情、体质、年龄、性别而有所不同，对老人、小孩、体质虚弱的患者用力要相对较轻，对身体健壮，肌肉结实的患者用力可稍大。对肌肉丰厚处的穴位按摩力度可稍大，但要注意患者的感觉，以能承受为度。

(五)除了颈部周围施行按摩不要超过 3 秒钟之外，身体其它部位，每一施压点的持续时间，应是 5～7 秒。

(六)按摩穴位要在呼气时。穴位疗法最容易忽视的是呼吸。似乎很少人知道，呼气时按摩经络和穴位，传导更快更佳，能取得更好的治疗效果。吸气时，肌肉收缩而僵硬，这时刺激穴位传达较快。相反的，呼气时肌肉松弛而柔软，此时给与予按摩，不仅痛感少，而且传导佳。

(七)对于病因不明，诊断不明确的疾病，慎用或忌用按摩；各种严重出血性疾病，应禁用或慎用按摩；一切急诊疾病和危重疾病禁用按摩；怀孕和月经期的女性应禁用或慎用按摩；神经性疾病和恶性肿瘤患者应禁用按摩，以免刺激引起反作用。

(八)皮肤穴位处有明显感染化脓或皮肤烫伤、碰伤红肿出血处，不适合按摩；过于饥饿、疲劳，饭后、酒后、大量运动后和精神过于紧张的不宜进行按摩。

(九)老人的骨骼变脆，关节僵硬，儿童皮肤薄嫩，在按摩时不可用力过大；婴儿不宜按压穴位；婴幼儿头部脑门区不能按压。

摘自(《穴位按压保健》、《躯干按摩养生馆》)

第三十九篇　刮痧体疗

刮痧体疗，是中医的一种简易治疗方法。其方法是用牛角板、铜钱或光边瓷器蘸香油或刮痧油，刮颈项、胸背、肋间等处，刮至皮肤呈红赤色为度。适用于夏秋间因中暑或感受秽浊而见头晕目眩、胸闷、恶心、肢麻、吐泻等症。

刮痧，古称砭法，是中医治疗六大技法之一。中医治疗六法分别是：砭、针、灸、药、按摩、导引。砭为第一法，可见其地位的重要、应用之频繁。砭法又分为刮痧、揪痧、吮痧和刺络法。

刮痧法的防病功效最为显著。刮痧是正统中医六法中的第一法，擅治轻浅之患，是治疗疾病初起的首选方法。但凡对感寒、中暑、受风、突发的肠胃病、颈椎病、肩背痛、皮肤病(忌刮患处)等等新发急发之病，都有应手之效。操作也极为简单，只需一块牛角板、一瓶刮痧油(香油也可)，循着受伤的经络，以和皮肤 45 度以下的角度，轻轻刮拭即可。刮出的痧点旁观者看着吓人，当局者只觉爽快，且不影响洗澡。几天后便被新鲜血液吸收，随尿排出体外了。

刮痧体疗，是采用刮痧的各种施术方法并通过一系列的物理刺激来改善人体气血运行状态，把阻滞经络的“痧”呈现于体表，迫使痧气排出，从而达到疏通经络，行气活血，调整阴阳平衡，增强脏腑功能，促进人体自身愈病的目的。

一、刮痧体疗的原理与作用

(一)痧的现象与临床意义

1.痧的现象。痧，也就是疹，红点像粟一样，细看稍高出皮肤，成片或散布在人体不同部位，它是疾病在发生发展过程中反映在体表的一种表现形式。它不是指某一种独立的疾病，而是泛指一种疾病的一组症状，是许多疾病在发生发展过程中都会出现的一种毒性反应，因此，古有“百病皆可发痧”之说。痧，在人体中的表现形式分深层痧和浅层痧。痧症的主要特点有两个：一是痧点，二是酸胀感。痧，可如实地反映某些病情，故有“有病必有痧”之说。

痧证的临床表现是头昏脑涨，胸烦郁闷，发热，全身酸胀，倦怠乏力，四肢麻木，肌肉酸痛。分析这些症状，首先可以看出痧证多是全身症状，这是络脉受邪的特点。其次是以痛证为主要临床表现的闭塞淤阻症候群。络脉受邪，闭塞淤阻的病机状态正是出现痧疹的病理基础，也是使用经络刮痧法的主要依据。

刮痧，就是通过娴熟的用板技巧，辩证进行刮拭，在体表特定部位，朝一个方向反复刮拭，使被刮部位的某些经脉、穴位、区域皮肤上出现皮下充血现象，称之为“痧痕”。

刮痧时各部位所出现的“痧”是渗出于血脉之外，存在于组织之间、皮肤之下的离经之血。刮痧虽然出血，但血管没有被破坏，只是通过挤压将细胞与细胞之间缝隙加大，将血管内的淤血、病变、毒素由血管内向血管外排出，出血很少，痧色会因病变部位、病情轻重不同而各异，出痧后原有的疼痛减轻或消失，停止刮拭血管壁很快恢复正常。以此达到防病、治病、保健、美容的目的。

2.痧的临床意义。痧证是一种现象，也是一种症状，还是一类病的原因。刮拭后出现红色、紫色、绛色密密麻麻一片痧疹点就名为痧证。痧证有急性期和慢性期之分。急性发作属中医辩证的火症热证，也是实证阳证。刮痧疗法一般认为属于泻法。

痧证是微循环障碍，新陈代谢物堆积，经络淤塞，血液淤滞的表现。大面积痧证急性发作期，按中医辩证属热证和火症，上火为病因。只要在应该刮拭的地方进行刮拭，如果确实是痧证，则立即出现痧点，以此就可以作出诊断。这既是诊断也是治疗，痧证的诊断和治疗，用的是同一个方法，这是痧证的特色。痧证的好发部位是背部。中医认为背部是诸阳之会，是各条阳经会合之处，是人体最重要区域之一。痧证在此发生极易影响机体机能的健康，诱发很多疾病，是很多病的祸根。其次是胸部，再次是臂弯、盖弯、颈部；其他胸椎、腰椎、四肢都可能发生。

（二）刮痧体疗的作用

中医认为，刮痧体疗的作用有以下几点：

一是调节阴阳。刮痧治疗的关键就在于根据症候的属性来调节阴阳的偏盛偏衰，使机体转归于“阴平阳秘”，恢复其正常的生理功能，从而达到治愈疾病的目的。

刮痧调和阴阳的作用，基本上是通过腧穴配伍和刮痧手法治疗来实现的。如病在经络、在皮肉者属表，刮痧宜轻刮；病在脏腑、在筋骨者属里，宜重刮。刮痧对阴阳平衡的调节是呈双向性的，如血压不稳者，经刮拭躯干、四肢腧穴后，偏低的血压可升高；偏高的血压亦可降低。

二是活血通络化淤。人体一旦受到损伤，在局部产生淤血，使经络气血流通不畅，若淤血不消，则疼痛不止。这时在局部或相应腧穴刮拭，可使淤血消除，新血得生，经络畅通，气血运行，达到通则不痛的目的。这就是刮痧活血化淤的作用。

三是清热消肿。根据中医“热则疾之”的原理，通过刮痧手法的刺激，使热邪疾出，以达清热之目的。从而，使体内热邪透达体表，最终排出体外，以清体内之热、毒。

四是祛痰解痉，软坚散结。由痰湿所致的体表包块及风证，通过刮痧、放痧治疗，使腠理宣畅，痰热脓毒外泄，有明显的止痉散结效果。

五是扶正祛邪。通过刮治病变部位的皮肤，使腠理得以开启疏通，将滞于经络腧穴及相应组织、器官的风、寒、痰、湿、淤血、火热、脓毒等各种邪气从皮毛透达于外，使经络得以疏通，达到扶正祛邪的目的。

另外，当人体正气虚时，外邪易乘机而入，通过补虚泻实之法，刮拭相关部位，可使虚弱的脏腑功能得以增强，可与外邪相抗衡，使机体恢复正常状态。

现代医学认为，刮痧体疗的作用有以下几

点：

1. 镇痛。刮痧是消除疼痛和肌肉紧张、痉挛的有效方法。主要机理：一是通过刮痧加强局部循环，使局部组织温度升高；二是在刮痧作用刺激下，提高了局部组织的痛阈；三是紧张或痉挛的肌肉通过刮痧得以舒展，从而缓解其紧张状态，消除疼痛。

2. 信息调整、呈现病源。人体各个脏器都有其特定的生物信息。当脏器发生病变时，有关信息就会随之发生变化，通过作用于体表的特定部位，产生一定的生物信息，通过信息传递系统输入到有关脏器，对失常的生物信息加以调整，从而起到对病变脏器的调整作用。而且有没有病，病在什么地方，有没有增生，是否严重，在皮肤上一刮，它会忠实地在体表呈现出来。

3. 排除毒素。刮痧可使局部组织的血管扩张，黏膜的渗透性增强，淋巴循环加速，细胞的吞噬作用及搬运力量加强，使体内废物、毒素加速代谢并排除，组织细胞得到营养，从而使血液得到净化，增加全身抵抗力，由此可以减轻病势，促进康复。

4. 自身溶血。刮痧的过程是一种血管扩张渐至毛细血管破裂、血流外溢、皮肤局部形成淤血斑的现象。这种血凝块（出的痧）很快就能溃散，而起到自体溶血作用，这样，可使局部组织血液循环加快，新陈代谢旺盛，营养状况改善，同时使机体的防御能力增强，从而起到预防保健和治疗疾病的作用。

5. 强化各系统功能。通过刮痧，可使各系统功能得到强化。

循环系统：刮痧会使毛细血管开放，加速血液循环，促进代谢产物的排除，同时也使淋巴循环增强，使肌肉和末梢神经得到充分营养，从而可促进全身的新陈代谢。

神经系统：刮痧借助外力挤压机体局部的神经末梢、神经纤维和毛细血管较密集处（穴位），刺激该处的位置觉、振动觉、运动觉、触、压、痛觉感受器、神经纤维或毛细血管壁内的感受器，使其产生“酸、麻、胀、痛”的感觉冲动。通过与多种传导途径，激发机体的整体防御生理功能，达到治疗某些疾病的目的。

运动系统：强而快速的刮痧手法，可使神经、肌肉的兴奋性加强；轻而缓慢的刮痧手法，可使神经、肌肉的抑制过程加强。刮痧可以使肌肉放松，有利于三磷腺苷的再合成，而三磷腺苷与肌肉的兴奋和收缩直接相关。所以说刮痧有调节肌肉功能店作用。

免疫系统：通过刮痧刺激可增强细胞的免疫能力。有病可以用来治疗，没病可以用来保健。常刮督脉的人有劲、腰不弯、背不驼，常刮任脉的人全身轻松，延年益寿。

摘自《实用美容美体刮痧术》

二、刮痧体疗的操作方法

(一)刮痧疗法的种类

刮痧时，要根据病情选择相应的刮拭方法，这是达到刮痧治疗效果的关键。不同的疾病和病情，采用不同的刮痧方法才能发挥刮痧治病的最好治疗作用。

1. 刮痧法。这是最常用的方法，是在人体相应体表进行刮拭，使皮肤出现“痧痕”的一种操作方法。要按顺序刮拭。刮动时，用力要均匀，一般采用腕力，同时要根据病人的反应随时调整刮拭的力量以达到预期的治疗效果。

刮痧法又分为直接刮法和间接刮法两种。

(1)直接刮法：指在施术部位涂上刮痧介质后，用刮痧工具直接接触患者皮肤，反复进行刮拭，至皮下呈现痧痕为止。病人取坐位或俯伏位，先用热毛巾擦拭病人被刮部位的皮肤，均匀地涂上刮痧介质，然后持刮痧工具，在刮拭部位进行刮拭，以刮出血点为止。这种方法多用于体质比较强壮而病症又属于实热之候的患者。

(2)间接刮法：指先在病人将要刮拭的部位放一层薄布，隔于人体所需要刮拭的部位，覆盖在其部位的皮肤上，然后再用刮痧工具在毛巾或棉布上进行刮拭，使局部皮肤发红、充血，呈现出斑点来，称为间接刮法。此法可保护皮肤，适用于儿童、年老、体弱、高热、中枢神经系统感染、抽搐、某些皮肤病患者。

2. 挑痧法和放痧法。挑痧法，是指术者用针挑刺病人体表的一段部位，以治疗疾病的方法。

放痧法，是指术者用三棱针刺破被刺部位的静脉，使其流出少量血液。这两种方法由中医专业人员实施。

3.揪痧法。揪痧法也称拧痧法或“揪疙瘩”。指在施术部位涂上介质后，术者五指屈曲，用食、中指的第二指节将施术部位的皮肤与肌肉揪起，然后瞬间用力向外滑动再松开，这样一揪一放，反复进行，并连续发出“巴巴”声响。在同一部位可连续操作6～7次，这时被揪起的部位的皮肤就会出现痧点。由于揪的作用对皮肤有较强的牵引力，故常可引起局部或全身反应，使施术部位的皮肤潮红，且稍有痛感；但痧被揪出、局部出现淤血后，患者则会周身舒展。此法适用于皮肤张力不大的面部及腹、颈、肩、背等处。如上呼吸道感染、咽部疼痛、声音嘶哑，常在颈前皮肤揪痧。局部揪红后，患者即可感到咽部清爽；头痛也可在太阳穴处揪痧，也可同时选用颈项、眉心、肘弯、腘窝等处。腰背痛可选疼痛最明显处揪痧；胃肠机能紊乱多在腹部揪痧。

4.扯痧法。指术者用拇指和食指，提扯病者一定部位的皮肤反复捏扯，使表浅的皮肤出现紫红色或暗红色的痧点。本法简便易行，效果明显。主要应用于头部、颈部、背部、面部的太阳穴、印堂穴。扯痧法多用于因感受风寒暑湿之气而引起的感冒、头痛和胃肠功能紊乱等。

5.挤痧法。指术者用拇指和食指在施术部位用力挤压，连续3～5次，挤出一块块或一小排紫红色痧斑为止。此法多选用体表各个腧穴来操作。

6.拍痧法。是指用手蘸上清水、香油、药液等，用虚掌来拍打体表施术部位，如脊背、胸腹、腰臀、肘窝、腘窝等处，同样拍打至体表局部的皮肤发红、充血，呈现出紫红色或暗黑色的斑痧为止。这种手法具有疏通经络、行气活血的作用。

(二)刮痧工具

刮痧工具的选择直接关系到刮痧治病保健的效果。古代用铜钱、汤勺、嫩竹板等作为刮痧工具，用水、麻油、酒作为润滑剂。这些工具虽然取材方便，能起到一些刮痧治疗作用，但因其简陋、本身无药物治疗作用，均已很少应用。现多选用经过加工的有药物治疗作用又没有副作用的工具。这样的工具能发挥双重的作用，可以明显提高刮痧的疗效。刮痧的常用工具包括刮痧板和润滑剂。

1.刮痧板

刮痧板是刮痧的主要工具。目前各种形状的刮痧板、集多种功能的刮痧梳都相继问世。其中有水牛角制品，也有玉制品。水牛角质地坚韧，光滑耐用，药源丰富，加工简便。药性与犀牛角相似，只是药力稍逊，常为犀牛角之代用品。水牛角味辛、咸、寒。辛可以发散行气、活血润养；咸能够软坚润下；寒又能清热解毒。因此，水牛角具有发散行气，清热解毒，活血化瘀的作用。玉性味甘平，入肺经，润心肺，清肺热。据《本草纲目》中介绍：玉具有清喑哑，止烦渴，定虚喘，安神明，滋养五脏六腑的作用，是具有清纯之气的良药，可避秽浊之气。古人常将玉质品佩戴在手腕、颈部及膻中部位，若将玉质刮痧板佩戴在膻中部位，不仅方便使用，通过局部对某些成分的慢性吸收，还可养神宁志，健身祛病。水牛角及玉质刮痧板有助于行气活血、疏通经络，而且没有副作用。

刮痧板一般加工为长方形，边缘光滑，四角钝圆。刮板的两个长边，一边稍厚，一边稍薄。薄面用于人体平坦部位的治疗刮痧，凹陷的厚面适合于按摩保健刮痧，刮板的角适合于人体凹陷部位的按摩及刮拭。

水牛角和玉制品刮痧板，刮拭完毕后可用肥皂水洗净擦干或以酒精擦拭消毒。为避免交叉感染，最好固定专人专板使用。水牛角刮板如长时间置于潮湿之地，或浸泡在水中，或长时间暴露于干燥的空气中，均可发生裂纹，影响其使用寿命。因此，刮板洗净后应立即擦干，最好放在塑料袋或皮套内保存。玉质板在保存时要避免磕碰，以防弄碎。

此外，还有其他常用的刮具。

(1)硬币：一般可分为铜、铝两种。铜质的为古铜钱、铜板，取材、携带比较方便。一般应选用边缘较厚而没有残缺的大铜钱或铜板。铝质的分为角币、圆币，取材方便。如没有硬币，也可用小铜勺柄代用。

(2)木竹质刮板:应选用质地较硬、坚韧,边缘光滑、圆润、大小不一,边角圆滑,便于掌握的即可。如选用中药材沉香木、檀香木等制成的刮板更佳,此刮板适用于人体各个部位。也可以根据患者疾病的性质取材,如热盛的取寒凉类药材,寒盛的取温热类药材等。

(3)手指:术者可以用手指代替刮具。即以手指相对用力,做捏、挤、提、点、按等刮痧动作。

(4)代用刮具:根据取材方便的原则,一般常取下列物品代用。如瓷类的小盏、瓷杯、汤匙等进行刮拭。再如有机玻璃纽扣。以上均为常用而理想的刮痧工具,且取材方便,消毒处理容易,不易破损,便于持拿。可按人体部位不同而选择相应大小的代用刮具。

2.润滑剂

刮痧治疗的润滑剂多为有药物治疗作用的润滑剂,这种润滑剂具有一定的治疗作用,同时又是由没有副作用、渗透性强、润滑性好的植物油加工而成。药物的治疗作用有助于疏通经络,宣通气血,清热解毒,活血化瘀,消炎镇痛,开泄毛孔。植物油还有滋润保护皮肤的作用。进行刮痧操作时涂以润滑剂不但能减轻疼痛,加速病邪的祛除,还可以保护皮肤,预防感染,使刮痧更安全有效。一般多选用以下刮痧介质。

(1)冬青膏。以冬绿油(水杨酸甲酯)与凡士林按1:5的比例混合调匀制成。适用于一切跌打损伤的肿胀、疼痛,以及陈旧性损伤和寒性病症等。

(2)麻油。也可用其他植物油代替。适用于久病劳损、年老体弱者及婴幼儿等。

(3)鸡蛋清。将生鸡蛋的一端磕一个小孔后,悬置于容器上,取渗出的蛋清用。适用于热病、久病后期、手足心热、烦躁失眠、嗳气吐酸等病症。

(4)葱姜汁。取葱白、鲜生姜等量切碎、捣烂,按1:3的比例浸入95%酒精中,停放3～5日后,取汁液应用。适用于风寒引起的感冒、头痛等症,以及因寒凝气滞而致的脘腹疼痛等。

(5)白酒。用浓度较高的粮食白酒或药酒。适用于损伤疼痛日久或麻木不仁、手足拘挛、腰膝酸软、无力及癌肿等病症,对发热的病人尚有降温的作用。

(6)薄荷水。取新鲜薄荷叶,浸泡于适量的开水中,容器加盖放一天后,去渣取汁液应用。适用于一切热病,以及夏季刮痧时应用。

(7)滑石粉。医用滑石粉或爽身粉等均可用。适用于婴幼儿、皮肤娇嫩者,以及在炎热夏季手法操作时应用。

(8)刮痧油。药店有售。适用于热症、痛症和外感表症。

(三)刮痧的操作方法

1.术前准备工作

(1)放松:患者时应消除紧张情绪,放松身体与精神,以利于刮痧疗法的操作。

(2)配合:在治疗中,患者要积极配合,消除顾虑与紧张感。

(3)消毒:术前对施术部位先用热毛巾擦洗干净,再进行常规消毒。对刮具使用前进行高压消毒或煮沸消毒。

(4)体位:根据治疗部位采用合适体位,以利于操作。确定患者体位的原则有两条:一是充分暴露施术部位,以便于施行刮痧,取得最佳疗效;二是适合患者身体状况。临床上常采用的体位有端坐位、仰靠坐位、俯伏坐位、仰坐位、俯卧位、侧卧位。

(5)选穴:根据治疗方案,选定腧穴。选穴的正确与否是决定疗效好坏的关键之一。但是因为刮痧作用面积较大,取穴没有针灸取穴那样严格。保证穴位在其中,不得离之太偏即可。

2.操作手法

先在穴位范围的经脉线上或疼痛部位及有关经络涂上刮痧油,再取刮痧板以45°斜度,平面朝下,由内而外,由上而下,顺次刮拭,使刮拭面尽量拉长。脸、胸部由内而外;头、背、肩、腹部由上而下。刮拭力度要适中、均匀。直接在人体经络上反复刮拭,只需数分钟,凡有病源之处,其表则出现红紫色瘀点,或密集的红紫色斑块,重则出现青黑斑块,伴有痛感,如无任何反应,则无病灶。3～7日后,患处皮肤清平无累块,无痛患时才能实施第二次刮拭。其他部位也可以刮拭，如骨骼、关节等部位，均可用刮板棱角刮拭。一般刮拭后2～3日内患处会有疼痛现象，这是正常反应。若刮拭部位不正确，或手法不当，均无作用。

刮痧时的手法操作，关键在于力度与速度的掌握和控制。"重而不板，轻而不浮"是力度的要求。重了，可能会造成局部皮肤破溃；轻了，则达不到预期的效果。在刮拭操作时，要不停地询问病人的主观感受，并注意观察局部皮肤的情况。"快而不滑，慢而不滞"是速度的要求。速度过快则不能渗透；速度过慢则达不到治疗效果。具体刮拭手法有以下几种：

(1)平刮：是指用刮板的平边，着力于施术的部位，按一定方向进行较大面积的平行刮拭。

(2)竖刮：是指用刮板的平边，着力于施术的部位，方向为竖直上下而进行的较大面积的刮拭。

(3)斜刮：是指用刮板的平边，着力于施术的部位，进行斜向刮拭。适用于人体某些部位不能进行平刮、竖刮的情况下，所采用的操作手法。

(4)角刮：是指用刮板的棱角和边角，着力于施术的部位，进行较小面积或沟、窝、凹陷地方的刮拭，如鼻沟、耳屏、肘窝、关节等部位，或听宫、听会、神阙等腧穴部位。

刮痧手法的要求：刮痧是一种特殊的物理疗法，施术者的手法是通过刮具作用于患者身体的有关部位，从而达到治病保健的目的。因此，对施术者运用手法的最基本要求则是持久、有力、均匀、柔和，从而达到"渗透"。

3.刮痧的补泻手法

刮痧疗法同针灸治疗方法一样，分为补发、泻法和平补平泻法。刮痧疗法的补泻作用，取决于操作力量的轻重、速度的缓急、时间的长短、刮拭的快慢、刮拭方向等诸多因素。

(1)补法：是指能鼓舞人体的正气，使低下的机能恢复旺盛的方法。刮拭压力小，刮拭速度慢，刺激时间较长，向心脏方向的手法为补法。适用于年老、体弱、久病、重病或体形瘦弱之虚证患者。

(2)泻法：是指能疏泄病邪，使亢进的机能恢复正常的方法。刮拭按压力大，刮拭速度快，刺激时间较短，背离心脏方向的手法为泻法。适用于年轻、体壮、新病、急病或形体壮实之证患者。

(3)平补平泻法：介于补法和泻法之间。有三种刮拭方法。第一种为按压力大，刮拭速度慢。第二种为按压力小，刮拭速度快。第三种为按压力中等，速度适中。常用于正常人保健或虚实兼见证的治疗。

另外，选择痧痕点个数少者为补法，选择痧痕点数量多者为泻法。操作的方向顺经脉运行方向这为补法；操作的方向逆经脉运行的方向者为泻法。刮痧后加温灸者为补法；刮痧后加拔罐者为泻法。

4.刮痧的整体顺序

(1)刮痧顺序：任何疾病均宜先刮拭颈项部，再刮其他患处。一般原则是先刮头颈部再刮脊椎及两侧，再刮胸部、腹部和四肢部及各个关节。关节部位应按其结构，采用点揉或挤压的手法。刮拭经络穴位的顺序为，先从上到下，从内到外，再从左到右地进行刮拭。每一个部位一般先刮阳经，后刮阴经。

(2)刮拭方向：一般原则是由上而下，由内到外，由左到右的顺序进行刮拭。头部由上到下直刮，或从内到外横刮。肩胛部由上到下，或从阴到阳横刮。背腰部、胸腹部由上到下，从内到外；上下肢由上而下；面部、胸胁部由内到外斜刮。均直接在人体体表、经络线上反复按同一方向刮拭，至皮肤出现痧痕为止。

摘自《实用美容美体刮痧术》

三、常见疾病的刮痧治疗方法

(一)减肥的刮痧治疗方法

1.选穴：脾俞、胃俞、肾俞、中脘、关元、列缺、三阴交、梁丘、足三里穴。

2.刮痧方法：(1)患者取俯卧位，术者站于患者一侧，沿背部膀胱经第一侧线在刮拭部位均匀涂抹刮痧介质红花油，然后由上向下用泻法刮拭脾俞、胃俞、肾俞，刮至皮肤出现痧痕为止。(2)患者取仰卧位，术者站于患者一侧，由上向下点揉腹部任脉经穴中脘、关元。(3)患者取仰卧位，术者站于患者一侧，在上肢、下肢刮拭部位涂抹刮痧介质红花油，然后先刮上肢列缺穴；再刮下肢部丰隆、梁丘、足三里、三阴交穴。至皮下呈现痧痕为止。

3. 注意事项：(1)减肥的同时应注意合理饮食，适当控制饮食，少食高糖、高脂、高热量的食物，多食水果、蔬菜。(2)应加强日常体育锻炼，但要循行渐进，切忌突然大量运动。每天坚持适当锻炼，不但可以促进新陈代谢，还可消除一部分热量，减少积聚的脂肪。

(二)乌发润发的刮痧治疗方法

中医认为，毛发早白、枯黄是由于气血亏虚，不能上荣，而致毛发失养；或者由于脾失健运，气血化生不足，毛发失于濡养，或者后天精气过度亏耗，而致须发不荣。现代医学认为，头发的早白、枯黄与多种因素有关。营养不良如维生素A缺乏，蛋白质缺乏；过度疲劳；某些疾病如贫血、糖尿病、胃肠病等；物理因素如日晒的伤害；化学因素如染发、烫发以及遗传因素等都可以导致本病的发生。

1. 选穴：膈俞、脾俞、肾俞、足三里、三阴交、太溪穴。随症加减：气血亏虚者加任脉气海、关元。

2. 刮痧方法：(1)患者取俯卧位，术者站在于患者一侧，在背部刮拭部位涂抹刮痧介质后，由上向下用补法刮拭膈俞、脾俞、肾俞穴以局部出现紫红色痧痕为度。(2)如患者属于气血亏虚型，患者取仰卧位，在腹部刮拭部位涂抹刮痧介质，再由上向下用补法刮气海、关元穴，刮至局部出现痧痕为止。(3)患者取仰卧位，在下肢刮拭部位涂抹刮痧介质，由上至下刮拭足三里、三阴交、太溪穴，以刮拭部位呈现紫红色痧点为度。

3. 注意事项：(1)治疗期间，要劳逸结合，生活规律，精神切勿紧张，戒烟酒，主要适当的锻炼和保证充足的睡眠。(2)多吃些牛奶、蛋类、豆制品、新鲜水果和蔬菜及有营养的食品。(3)保持乐观情绪是人体健康长寿的一种最好的保健品。人们处于欢乐的情绪中，生理上会有一种愉快感，免疫功能将会增强，皮脂腺的分泌功能也会相应加强，有助于本病的康复。

(三)生发固发的刮痧治疗方法

中医认为，毛发的脱落是由于先天肾气不足，后天脾胃虚弱，气血生化不足以致毛发失于濡养而脱落；或因肺气亏虚水谷精微输布不能到达毛发根部而致毛发脱落；或因外邪侵袭致血热、血燥使毛发脱落；或者由于头部外伤而导致毛发脱落。现代医学认为，毛发脱落分为暂时性脱发和永久性脱发。暂时性脱发无毛囊结构破坏，多由于各种原因使毛囊血液供应减少，或者局部神经调节功能发生障碍，以致毛囊营养不良而引起脱发，经过治疗毛发还可再生。永久性脱发是由于各种原因造成毛囊结构性破坏，导致毛发不能再生。

1. 选穴：生发穴(位于风府穴连线的中点，是生发的经验要穴)、四神聪、百会、风池、肾俞、脾俞穴。随症加减：血热者加血海、膈俞；脾胃虚弱者加中脘、胃俞。

2. 刮痧方法：(1)患者取坐位，术者站于患者后侧，在头部刮拭部位涂抹刮痧介质后，由上向下刮百会、四神聪、风池、生发穴。(2)患者取卧位，在背部刮拭部位均匀涂抹刮痧介质，由上至下用补法刮拭膈俞、脾俞、胃俞、肾俞，刮至局部出现紫红色痧点为止。

(3)若患者脾胃虚弱，患者取仰卧位，在刮拭部位涂抹刮痧介质后，用补法刮拭中脘穴，至局部皮肤出现痧痕为度。

3. 注意事项：(1)多吃些牛奶、蛋类、豆制品、新鲜水果和蔬菜及有营养的食品。(2)生活有规律，避免压力过大，要劳逸结合，精神勿紧张，戒烟戒酒。(3)保持心情舒畅，注意适当锻炼和保证充足睡眠。

(四)慢性鼻炎的刮痧治疗方法

1. 选穴：百会、上星、迎香、曲池、手三里、合谷、列缺、外关、风池、攒竹、印堂穴。随症加减：如患者伴有神疲气短、乏力等虚证表现加气海穴；伴有鼻出血，大便秘结，口渴，口干等热症表现加大椎穴。

2. 刮痧方法：(1)患者取坐位，在面部涂抹少量刮痧介质，用补法顺序刮拭上述诸穴，以头、面部皮肤潮红、微有热感为度。(2)在患者上肢部位均匀涂抹刮痧介质，采用平补平泻法，顺序刮拭上肢部各腧穴，刮至出痧为度。每日或隔日一次。

3. 注意事项：(1)注意不要长期处于干燥、高温的环境下。(2)发现本病要早治疗，以免迁延不愈造成其他并发症。(3)治疗要彻底，避免反复发作。

(五)过敏性鼻炎的刮痧治疗方法

1. 选穴：迎香、手三里、偏历、尺泽、列缺、太渊、肺俞、脾俞、肾俞、风池、足三里。

2. 刮痧方法：(1)患者取坐位，在刮痧局部均匀涂抹刮痧介质，采用补法自上而下，刮拭风池、迎香、尺泽、手三里、偏历、列缺、太渊、足三里诸穴，头面部以皮肤潮红、微有热感为度；四肢部各穴刮至出痧为度。(2)患者取俯卧位，术者站于患者一侧，在刮拭部位均匀涂抹刮痧介质后，由上至下用补法刮拭背部肺俞、脾俞、肾俞，以局部皮肤出现痧痕为度。

3. 注意事项：(1)尽量避免粉尘、化学气体、过寒、过冷的刺激。(2)忌食鱼、虾、蟹等海鲜类食品。(3)注意休息，并加强日常身体锻炼，以提高机体免疫力。

(六)帕金森病的刮痧治疗方法

1. 选穴：曲池、合谷、百会、命门、气海、关元、三阴交、太溪、足三里、阳陵泉、太冲、肝俞、肾俞穴。随症加减：气血不足加脾俞、膈俞；痰热动风加中脘、丰隆、内庭、行间穴；瘀症加膈俞、血海穴。

2. 刮痧方法：(1)患者取俯卧位，术者站于患者一侧，在刮拭部位均匀涂抹刮痧介质后，采用平补平泻法，由上至下顺序刮拭背部诸穴，刮至局部皮肤呈现出痧痕为度。(2)患者取仰卧位或坐位，在刮拭部位涂抹刮痧介质后，采用平补平泻法，由上至下顺序刮拭头部及上下肢各穴，刮至局部皮肤呈现痧痕为止。每日或隔日一次。

(七)急性腰扭伤的刮痧治疗方法

1. 选穴：肾俞、委中、环跳、腰阳关。随症加减：血瘀加血海、膈俞穴；肾气亏虚价加志室、命门穴。

2. 刮痧方法：(1)患者取坐位，术者站于患者后侧，在刮痧局部均匀涂抹刮痧介质，采用平补平泻法，由上到下刮拭肾俞、腰阳关穴。刮至局部皮肤呈现痧痕为度。(2)患者取俯卧位，在刮拭部位均匀涂抹刮痧介质后，采用采用平补平泻法，由上至下顺序刮拭环跳、委中穴，刮至局部皮肤呈现痧痕为度。

3. 注意事项：(1)愈后注意休息，多采取平卧位，可适当运动，但避免剧烈运动，以及重体力劳动。(2)注意腰部保健，预防腰部再次扭伤。

(八)踝关节扭伤的刮痧治疗方法

1. 选穴：风市、足三里、解溪、昆仑、申脉、金门、商丘、照海穴。随症加减：血瘀加膈俞、血海穴。

2. 刮痧方法：患者取仰卧位，在刮拭部位涂抹刮痧介质后，采用采用平补平泻法，由上至下顺序刮拭上述诸穴，刮至局部出现痧痕为止。每日或隔日一次。

3. 注意事项：(1)24 小时内先冷敷，24 小时后进行热敷。(2)一般以平补平泻手法刮拭，刮到内、外踝处以轻柔手法沿内、外踝体周围刮拭，尤以踝下部至足跟和压痛点为重点刮拭部位。(3)踝部极易扭伤，挫伤，必须在明确无骨折的情况下才可进行刮痧治疗。(4)刮至背部应以轻手法刮拭，以免伤及皮肤或皮下血管。

摘自《实用美容美体刮痧术》

四、刮痧体疗的注意事项

(一)选择一个好的治疗场所；患者选择舒适的刮痧体位；医者也要选取有利于操作的最佳位置。

(二)刮痧工具要严格消毒，防止交叉感染。刮拭前需仔细检查刮痧工具，以免刮伤皮肤。施术者的双手也应消毒。

(三)刮痧前要向患者讲清刮痧的常识，消除恐惧心理，取得患者积极配合。

(四)不要在患者饥饿或过饱以及过度紧张时进行刮痧治疗。

(五)刮痧过程中，要经常询问患者的感受，是否有不适感。如出现烦躁不安、头晕目眩、面色苍白、恶心欲吐、出冷汗、心慌等严重不适现象时应立即停止刮痧。

(六)刮痧治疗使汗孔开泄,邪气外排,要消耗体内部分津液,每当刮痧后,患者应饮一杯温开水,休息片刻,待皮肤恢复原状后,方可洗浴。

(七)刮痧的重点是脊椎、颈项、胸腹部、肘窝、腘窝等处,重点经穴有大椎、大杼、膏肓、神堂,即无论是治疗疾病还是预防保健都要首选这四个经穴部位刮拭。

(八)不可一味追求出痧而用重手法或延长刮痧时间,以免使某些病情加重。

(九)有出血倾向的疾病忌用刮痧;新发生的骨折患部不宜刮痧;传染性皮肤病不宜刮痧;对刮痧恐惧或过敏者忌用刮痧。

(十)孕妇、妇女经期,禁刮下腹部及三阴交穴、合谷穴、足三里穴等穴位。且刮痧手法宜轻,用补法。

摘自《实用美容美体刮痧术》

第四十篇　拔罐体疗

拔罐疗法,指用排除杯、罐、筒内的空气,形成负压并使其吸附于体表治疗疾病的方法。古称角法、火罐气。常用的拔罐方法有投火拔罐法、抽气拔罐法、留针拔罐法、刺络拔罐法等。拔罐器具常用竹筒、陶瓷、玻璃等制成。拔罐时间每次约 10 分钟左右。本法具有行气、活血、止痛、消肿、散寒、除湿、拔毒等作用。操作时应以选用肌肉丰满处为宜。

一、拔罐体疗的作用和优点

(一)治病较多,疗效显著

拔火罐是中医的传统疗法之一,民间有“针灸拔罐,病好一半”的说法。拔罐可用散寒、化瘀、止痛,是民间常用的治病方法。拔罐疗法主要是通过机械刺激、负压和温热作用,加速血液循环,促进新陈代谢,改善人体局部微环境,起到医疗和保健作用。它治疗范围广泛,尤其是对一些慢性病,拔罐疗效更好。拔罐治疗虚证效果最好,尤其治疗肾虚引起的腰酸痛最快,通常可以在患部直接拔罐,即时见效。还有就是针对刮痧刮不到,疼痛位置较深的患部,如慢性肩周炎、痛经、肝胆疾患等,都有较好的疗效。

(二)内病外治,无副作用

拔罐治疗,选用保健穴位,能有效改善内脏功能,促进全身血液循环,提高机体免疫功能和抗病能力。特别是中老年人群,既防病又保健,是 21 世纪人类健康的绿色疗法。

(三)简便易行,方便实用

拔罐非常好学,只要准备一套 8 个以上的真空罐,再有一张人体经络图就行了。新的拔罐疗法(如抽气拔罐法、孟氏拔罐法、真空罐等),不用火,哪疼拔哪,一学就会,一用就灵。

摘自《看图拔罐》

二、拔罐体疗的操作方法

(一)首先根据病证选定相应的穴位,然后适度下压到罐口接触拔罐部位。如拔火罐,应将蘸酒精的棉花球用夹子夹住点燃,放入罐内,几秒钟内迅速抽出,随即将罐扣在患处,10 分钟左右取下。亦可用一小张薄纸点燃放入罐内,待纸烧灭,立即将罐扣在患部。启罐时,只要用手压一下罐口旁的皮肤,使空气进入罐内,罐就会自然脱离患部。真空罐,可先将罐扣在拔罐部位,再抽出罐中空气。孟氏拔罐,通过旋转花瓣螺母调整活塞端面至罐口,然后将罐扣在拔罐部位,右旋花瓣螺母即可产生吸力,患者感觉吸力适宜时即止,这样罐就能吸附在皮肤上。

(二)拔罐过程中,可通过螺杆适当调节吸力(孟氏拔罐),以患者有适度胀痛感为宜。可在拔罐 5 分钟后加一次压,再过 5 分钟后,再加一次压,即一次拔罐多次加压,这样治疗效果更佳。一次拔罐时间 10 分钟左右,也可根据病人耐受程度适当延长。

(三)拔罐没有严格的先后顺序,可先易后难,先躯干后四肢。

(四)皮肤干燥、老年人皮肤松弛、毛发较多的部位,可在罐体与皮肤接触处涂上适量拔罐密封油,以达到密封效果,便于操作。

摘自《看图拔罐》

三、常见疾病的拔罐体疗方法

(一)感冒的拔罐治疗方法:在肩膀和后背上拔几个罐,立时感觉肩背松快、头脑清醒。

(二)慢性咽炎的拔罐治疗方法:经常在脖子前面的廉泉穴或天突穴上拔罐,会迅速让你不再"堵得慌"。

(三)慢性鼻炎的拔罐治疗方法:在后背脊柱两侧的膀胱经拔罐治疗,效果非常好。

(四)痛经的拔罐治疗方法:在腹部的中极、归来、天枢穴和背部的肝俞、肾俞穴上拔罐,对寒湿凝滞型和气滞血瘀型的痛经效果明显。

(五)腰扭伤的拔罐治疗方法:在后背腰部脊椎两侧拔罐,效果明显。

(六)腰背疼痛的拔罐治疗方法:在后背脊椎两侧拔罐非常有效。

摘自《看图拔罐》

四、拔罐体疗的注意事项

(一)根据不同部位选用适当大小的罐具;根据不同的病症确定拔罐的数量。一般肌肉丰满、平坦、皮下脂肪较厚处,可选大号或中号罐;肌肉较薄、皮下脂肪较少或比较狭小的部位,宜用小号罐;手腕处可用异型罐。

(二)拔罐时应保持室内温暖,避开风口,防止患者受凉。患者根据拔罐的不同位置,选择舒适的体位,不要随便移动,以免罐具脱落。拔罐数量多时,罐具间距离不宜太近,以 1.5 厘米为宜,以免罐具牵拉皮肤产生疼痛或因罐具间互相挤压而脱落。

(三)初次拔罐的病人、年老体弱者、儿童及神经紧张、空腹等患者,拔罐时间宜短,负压力宜小,宜选择卧位。并随时注意观察患者的反应,以免发生"晕罐"现象。

(四)心脏安有起搏器的患者,不宜用磁疗拔罐,可选用无磁拔罐;做过心脏"搭桥"和换瓣术的患者,前胸拔罐时力量不宜过大。

(五)连续进行拔罐治疗时,应注意适当轮换拔罐位置,例如选用同一经络上的不同穴位,或具有相同功效的不同穴位。

(六)在拔脚部失眠穴、涌泉穴时,可选用温水泡洗 10～15 分钟后再拔,以免掉罐。或在拔罐时在罐的周围和皮肤接触处涂上密封油,罐可牢固。

(七)在拔罐治疗过程中拔出水泡或血泡,是正常的病情反应,即将寒气、湿邪、病毒排出体外的表现。处理方法:注意保护,防止擦破,任其自然吸收;也可用酒精消毒后,用纱布包好,任其自然吸收。

(八)拔罐时出现"晕罐"现象多表现为头晕目眩、面色苍白、恶心呕吐、四肢发凉、周身冷汗、呼吸急促、血压下降等。此时应立即让患者平卧或取头低脚高卧位,饮适量温开水,冬天注意保暖,夏天注意通风,一般患者可迅速缓解并恢复正常。重者则按人中、合谷、内关、足三里等穴。心脏病患者则应及时服用"速效救心丸"等急救药物。

(九)妊娠妇女的腹部和腰骶部禁用拔罐;儿童皮肤娇嫩,拔罐时间不宜过长;皮肤过敏或有皮肤传染病者不宜拔罐;五官部位不宜拔罐;心脏部位、乳头部位、毛发部位和患有

皮肤病的地方不要拔罐;呼吸衰竭、心力衰竭者不宜拔罐;骨折的部位半年内不能直接拔罐;高热抽搐、高度神经质或烦躁不安、全身浮肿、皮肤丧失弹性者不宜拔罐;局部皮肤有炎症、溃破或有出血倾向疾病的患者不宜拔罐;过度疲劳、饥饿、大渴、醉酒的人不宜马上进行拔罐,应休息或恢复后再拔罐。

(十)拔罐部位的淤青印迹主要是提示身体局部寒、淤、湿等病邪的程度,但并非拔罐印迹越深越好。罐吸附的强度以不损伤皮肤为度,另外,在前一次拔罐部位的印迹没有消失之前(一周左右),不要在原处拔罐。

摘自《看图拔罐》

第四十一篇 灸法体疗

灸法体疗，是用针灸、艾灸、香灸、温灸器灸等，防病保健的一种中医治疗方法。针灸理论源于《黄帝内经》，针灸用于防病保健，早已为我们祖先所重视和应用。《扁鹊全书》中说到："人于无病时，常灸关元、气海、命门、中脘，虽未得长生，亦可保百余岁矣"。古人还认识到不少穴位有强壮作用，如足三里、膏肓、气海、关元；有健眼作用的，如太阳、睛明、四白；有强健脑髓、耳聪目明作用的玉枕穴。近代人曾利用保健灸的方法，即以风门、身柱、灵台、孔最为主进行灸治，每天用半厘米粗艾柱各灸 3 壮，观察 70 名营养不良，皮肤干燥，口角糜烂，扁桃体肿大的体弱儿童，经 6～7 个月，其结果是体力显著增强，食欲体重增加，精神饱满，扁桃体肿大消失。(《中医养生术》)

由于针灸的操作技术要求高，只有正规的医院才可进行。所以，个人保健一般采用艾灸。

一、灸法体疗的作用和适用范围

灸法是针灸医学的一个重要组成部分，灸法操作比针刺方便，可以自己在家里施行灸法，因此，在防病保健方面意义更大。

施灸的主要材料为艾绒，每年五月间未开花时采摘艾叶，晾干后捣碎，除去杂质即成洁净细软的艾绒，放置于干燥的容器里以防受潮霉变，艾绒以陈久者为佳。也可以去药店购买。艾叶是一种中药，有温经止血、散寒止痛、平喘化痰的功效。将艾绒用于艾灸则有温通经络、驱除寒邪、回阳救逆、消瘀散结、温补阳气的作用。

中医认为：艾叶，味苦、辛，能通十二经，为中医之草。《本草纲目》中说："艾叶能灸百病。"研究证明，艾叶可宣通气血、温暖经络，在提高机体免疫力的同时，还具有抗菌、抗病毒的功效。常言道：居家常备艾，老少无疾患。

灸法能治疗很多疾病，凡中医辨证属寒证、阳虚证皆可用灸法治疗。《针灸甲乙经》所论述的针灸处方有 500 多个，可以治疗的病症有 200 多种。另外，平时经常灸足三里、关元、气海、三阴交、肾俞、脾俞、命门等穴位，可激发人体正气，增强抗病能力，预防疾病发生，并使人精力充沛，健康长寿。

摘自(《老年养生必读》)

二、灸法体疗的种类和操作方法

艾灸的方法有艾炷灸、艾条灸、温灸器灸、温针灸四种。其中艾炷灸又分成直接灸和间接灸，直接灸根据灸后是否留下疤痕而分成疤痕灸与无疤痕灸两种。间接灸根据隔物的不同有隔姜灸、隔蒜灸、隔盐灸、隔附子饼灸等。艾条灸有单纯艾绒的清艾灸和加入药物的药艾条，根据操作方法不同又可分为温和灸和雀啄灸。温针灸是在针刺得气的基础上，将艾绒捏在针尾后点燃，艾火的温热通过针身传入穴位里，是一种针刺与艾灸有机结合的方法，兼有针刺和艾灸两种作用。温针器灸是将艾绒放在专门的温灸器中，点燃后在穴位上灸治，这种方法操作容易，适合患者自己使用。几种常用的保健灸法的操作方法如下。

(一)艾炷灸

艾炷灸是将艾绒做成圆椎形艾炷，置于穴位上点燃施灸，其中将艾炷直接放在穴位皮肤上施灸称为直接灸，在穴位皮肤上加垫药物后再放艾炷施灸称为间接灸。艾炷每燃烧一个艾炷叫做灸一壮。

1. 直接灸。直接灸有两种方法，第一种是在穴位皮肤涂上大蒜汁，放置麦粒大小的艾炷点燃施灸，至艾炷燃尽或感觉大痛时将艾炷按灭，连续灸十几壮，灸后在穴位敷上灸疮膏药，每日换膏药一次，并多吃营养丰富的食物，数天后施灸穴位逐渐化脓出现灸疮，继续每日换膏药，30～40 天后灸疮结痂脱落，留下疤痕，所以这种灸法叫疤痕灸，也叫化脓灸。疤痕灸对穴位刺激性大，刺激时间长，特别适应于慢性顽固性疾病。疤痕灸不能用在面部和关节部位的穴位，以免影响容貌和关节活动功能。第二种直接灸的方法是在穴位皮肤涂上凡士林，将麦粒大小的艾炷放置穴位上施灸，至患者略感灼痛即移去或按灭艾炷，灸3～7壮，以皮肤出现轻度红晕为度。这种灸法不留下疤痕，叫无疤痕灸，也叫非化脓灸。无疤痕灸易为患者接受，可广泛用于各种寒证、阳虚证。

2.间接灸。间接灸又叫隔物灸，施灸时在艾炷与穴位皮肤之间垫上一层药物，这种灸法兼有艾灸与药物的双重作用，故疗效较好，且火力较温和，深受患者欢迎。常用的间接灸有隔姜灸、隔蒜灸、隔盐灸和隔附子饼灸四种。

(1)隔姜灸：将新鲜的生姜切成直径2～3厘米，厚度0.3～0.5厘米的薄片，用针在中间刺几个孔便于热力传导，把姜片置于穴位上，再在上面置蚕豆大或黄豆大的艾炷，点燃施灸至感到灼热时，换炷再灸，一般可灸3～5壮，至穴位皮肤潮红湿润为度。生姜既是食品，也是一种中物，有解表散寒、温中行气的功效。隔姜灸适用于外感风寒和脾胃虚寒的呕吐、胃脘痛、腹痛、泄泻以及风湿痹痛等病症。

(2)隔蒜灸：用独头大蒜切成直径2～3厘米，厚度0.3～0.5厘米的薄片，用针在中间刺几个孔，置于穴位或肿块、未溃疮疖的皮肤。如无独头蒜也可将普通大蒜捣成蒜泥，铺在穴位上，用黄豆大艾炷灸之，至感到灼热时，易炷再灸，一般灸5～7壮。隔蒜灸有消肿散结、拔毒止痛的功效，适用于瘰疬、未溃痈疽疮疖、肺痨、腹中积块等病症。

(3)隔盐灸：患者仰卧屈膝，在神阙穴(肚脐)上填满细食盐，再放上姜片施灸如隔姜灸。隔盐灸有回阳救逆的作用。

(4)隔附子饼灸：附子研细末，黄酒调和做成饼，直径2～3厘米，厚度0.5～0.8厘米，中间次数孔，放在穴位施灸如上述。附子有温肾壮阳的作用。本法常用于各种阳虚证。

(二)艾条灸

艾条灸是将艾绒24克制成长约20厘米，直径约1.5厘米的圆柱形艾条，置于穴位上点燃而施灸的一种方法。这种单纯用艾绒制成的艾条称为纯艾条或清艾条，如在艾绒中掺入一些中药末则称为药艾条。药艾条一般加入肉桂、丁香、干姜、独活、细辛、白芷、雄黄、苍术、乳香、没药、川椒各等分的细末6克。纯艾条和药艾条点燃后悬于穴位上方施灸，根据需要可分为两种不同操作方法，即温和灸与雀啄灸。

1.温和灸：将艾条的一端点燃，对准穴位施灸，艾火距离皮肤约2～3厘米，以局部有温热感而无灼痛为宜。每穴约灸10～15分钟，至皮肤红晕为度。如患者神志不清或局部皮肤麻木不仁，操作者需将食指、中指置于穴位皮肤两侧，感知热度，及时调节距离。温和灸热力温和，适应于寒证、阳虚证，一般保健灸也常采用这种方法。

2.雀啄灸：点燃艾条的一端与穴位皮肤的距离不固定，像麻雀鸟啄食一样一上一下地移动施灸，也可左右移动或旋转施灸。雀啄灸一般适应于急症。

(三)温针灸

在针尾插上艾绒施灸，是针刺加艾灸的一种方法，有针刺和艾灸的双重效应，适应于各种虚寒病症，临床常用于腰痛、背痛、腰腿痛等疾病。具体操作方法是，针刺得气后留针，在针尾插上一团纯净细软的艾绒，或剪一段约1.5厘米长的艾条套在针尾，点燃施灸，直到燃尽，换艾绒再灸，一般灸3壮，方才出针。施灸时热力通过针身传入学位深部，故能取得较好的治疗效果。

(四)温灸器灸

这种灸法采用金属制的各种温灸器进行施灸。温灸器上下有许多小孔，上面的孔通风排烟，下面的孔将热力传导到穴位。将艾条剪成适当长度，点燃后投入温灸器，把温灸器置于学位上方施灸，至局部红晕为度。还有一种温灸器为木制方盒，内部中层为细铁丝网，剪几段4～5厘米长的艾条，点燃后投入盒内施灸，这种温灸器体积较大，适合于腹部及腰背部的大面积施灸。近年有人发明一种微烟盒温灸器，将艾条燃烧的烟雾经过滤后才排出，颇适合家庭里使用。

(五)天灸

还有一种不使用艾火的灸法，即将一些辛、温刺激的药物敷于穴位，贴后皮肤感到温热、出现红晕如施灸，并起到灸法治疗的效果，故称为天灸。天灸于每年三伏天施行，又称“三伏灸”；也可在三九天施行，称为“三九灸”。夏天的“三伏”天是一年中最热的时候，此时阳气发泄，气血趋于体表，皮肤松弛，毛孔张开，药物更容易渗透皮肤、刺激穴位，起到疏通经络、调节脏腑的功效。根据中医“冬病夏治”、“春夏养阳”的理论，这段时间是虚寒病症患者补益阳气的最佳季节。冬天的“三九”天是一年中最冷的时候，此时阳气敛藏，气血不畅，皮肤干燥，毛孔闭塞，根据中医“秋冬养阴”的理论，此时贴敷穴位，能温阳益气、健脾补肾益肺、祛风散寒，起到通经活络止痛的功效。“三九灸”是“三伏灸”的补充，两者相互配合，相得益彰，从而使机体阴阳平衡，“正气内存，邪不可干”，增强抗病能力和病后的自我康复能力。

天灸可治疗支气管哮喘、慢性支气管炎、过敏性鼻炎、慢性肠胃炎、溃疡病、慢性颈肩背病、慢性腰腿痛、慢性四肢关节疼痛等病症，对阳气虚弱者则有强壮体质、增强抗病能力的作用。天灸有治疗次数少、疗效好、无毒副作用的特点，是一种经济安全、简便易行、老少皆宜、患者易于接受的疗法。

将白芥子、细辛、甘遂等药物，研为细末，置于阴凉密封处备用。每年夏季初伏、中伏、末伏和冬季一九、二九、三九为治疗日，将药末用生姜汁调开，做成药饼，药饼中心放少许麝香为引经药，敷贴在肺俞、膏肓、大椎、脾俞、肾俞等穴位，用胶布固定，一般贴 3～4 小时，贴敷时穴位皮肤有温热感觉，如果有灼痛感可提前取下，如果温热感不明显可延长到 6 小时。贴药后不宜剧烈活动，以免药饼移位、脱落。如能坚持数年连续天灸则效果更好。

摘自《老年养生必读》

三、常用的保健灸法

(一)防治感冒:灸风门、大椎穴

风门、大椎穴既是感冒的预防穴，也是治疗穴。多灸风门、大椎，可以预防感冒。如果觉得项背发冷，似有感冒的先兆时，可即在风门穴灸 20 壮，同时灸大椎穴，就会觉得脊背发暖，避免得感冒，即使不能避免感冒，也可以减轻症状，如果感冒以后老是觉得没有痊愈，迁延时日，灸风门、大椎穴即可痊愈。感冒被称为百病之源，容易引起许多疾患。因此，灸风门、大椎穴预防和治疗感冒，是重要的保健措施。(《老年养生必读》)

(二)补益元气:灸关元

关元穴亦称丹田，为足三阴经与任脉交会穴，小肠的募穴。具有温肾固精、补气回阳、

通调冲任的功效，为老年保健灸的要穴。长期施灸可壮一身元气，主治诸虚百损。尤其是老年人阳气虚衰，元气不足，宜多用灸法。具体可采用以下四种灸法:①温和灸。用艾条于关元穴上悬灸，每次灸 10～20 分钟，以局部皮肤红晕发热为度，每周灸 1～2 次。秋季也可每日连续施灸，灸十余次后停 10～20 天，然后再灸。夏季可适当减少施灸次数。②温灸盒灸。内置无烟艾条，点燃后置于关元穴处，温灸 30～60 分钟，以小腹温暖舒适为度，每周灸 1～2 次，长期坚持。也可每天温灸 1 次，10 次为一疗程，休息 10 天后再灸。③隔姜灸。将鲜生姜切成厚 0.3 厘米的薄片，中间用细针穿刺数孔，置于关元穴上，放上艾炷点燃施灸。每次灸 3～10 壮，艾炷如黄豆或枣核大，隔日或 3 日灸 1 次，15 次为 1 疗程。每月灸 1 疗程。④隔附子灸。将附子切成 0.4 厘米厚的薄片，水浸透后中间用针扎数孔，置于关元穴上，以黄豆大或枣核大艾炷点燃，以局部潮红为度。每次灸 3～5 壮，隔日灸 1 次，每月灸 10 次。(《老年养生必读》)

(三)日常保健:灸足三里、关元、气海

1. 以足三里、关元、气海三个穴位为主，每次选 1～2 个穴位。足三里每次必用，气海、关元轮流使用，每 1～2 周灸 1 次。足三里每次灸 3 分钟。关元、气海，采用艾条作温和灸，3～5 分钟，以皮肤感到温热舒适或能耐受为度，直至皮肤潮红。

2. “养生灸”对穴位的选择，随年龄而不同。小儿生后 100 天内，灸身柱穴，对感冒、百日咳、吐乳、消化不良、腹泻都有效。

3. 到十七八岁，着重灸风门穴，对预防感冒、肺结核及其他疾病有很大作用。膏肓穴，对身体

有强壮作用。

4.到二十四五岁，着重灸三阴交。这时灸三阴交对增进腹腔脏器，特别是生殖系统的健康有重要作用，对妇女来说，又能防治月经病。

5.到三四十岁，着重灸足三里。人到40岁后，衰老进程加快，各种生理机能逐渐减退。足三里是强壮穴，灸足三里可以促进胃肠功能，预防中风及其他疾病，提高机体代谢水平，防止衰老，促进长寿。

6.人到老年，除灸足三里，并应加灸曲池穴。曲池穴对老年人有防止视力衰退，坚固牙齿和降低血压的作用。(《中医养生术》)

摘自《老年养生必读》、《中医养生术》

四、使用灸法的注意事项

(一)使用艾灸时必须注意安全，不要烫伤皮肤。

(二)治疗时病人体位要舒适，施灸过程中不能移动、改变体位。

(三)皮肤嫩者施行隔姜灸、隔蒜灸容易过热烫伤起泡，应注意因人施灸，恰到好处。

(四)温针灸应捏紧艾团，防止正在燃烧的艾绒掉下灼伤皮肤，可在穴位附近皮肤垫一硬纸片加以保护。

(五)面部五官附近一般不使用灸法。

摘自《老年养生必读》

第四十二篇　足底反射体疗

足底反射疗法，是运用足浴、按摩等手法，在人体膝关节以下，主要是足部的病理反射区等部位进行足浴和按摩等，以起到调整阴阳、扶正祛邪、调节脏腑功能、疏经通络、活血化瘀等作用，从而达到防病治病的目的，是一种保健养生、预防疾病的中医外治方法。脚离心脏最远，供血常有不足，是人体所有部位中最容易被忽视的部分，因此养生保健要特别注意脚。

一、足底反射体疗的作用

中医认为，足与脏腑之间通过经络相联系，经络中10条经脉由足部起始或终结，即从头走足的足三阳经与从足走腹的足三阴经；奇经八脉中的阴维脉、阴跷脉、阳维脉、阳跷脉，总计有70余个穴位分布于双足上。其中大多数穴位的位置与主治功效和解剖位置反射区基本一致，因此，足部反射疗法可通过经络、穴位的作用达到舒经通络、调和气血、平衡脏腑功能，达到防病治病、保健养生的目的。其主要作用有以下四点。

(一)活血祛瘀排毒

足部反射疗法可以有效地改善足反射区的血液循环，使其血管扩张，血流加快，血流量加大。足部反射疗法首先改善了肾、输尿管和膀胱等排泄器官反射区的血液循环，使得相应脏器的功能得到改善，这样体内淤积的有毒物质就可以从尿中排出。其次，足部反射疗法改善了肺和支气管的功能，使肺内的氧气和二氧化碳的交换更加活跃，某些积聚在体内的代谢产物可以通过呼吸功能的加强而排出体外。显然，加强泌尿系统和呼吸系统的功能在足部反射疗法中占有十分重要的地位。因此，我们把肾、输尿管、膀胱、肺等四个反射区作为防治各类疾病的基本反射区。

沉积在体内的酸性代谢产物是有毒性的，会损害相应脏器的生理功能。足部处于全身最低的位置，离心脏最远，血液流经此处的速度最慢，再加上地心引力的作用，血液中酸性代谢产物和未被利用的钙等矿物质容易沉积下来，日积月累，足部就成了最需要清除“体内垃圾”的部位。足底是人体的“第二心脏”，足部的血液循环对全身的血液循环和淋巴液循环具有巨大的影响，通过足部反射疗法不仅能加速毒素的排出，而且可以提高机体的免疫功能，增强机体的抗病能力。因此说，活血祛瘀排毒是足部反射疗法最主要的作用。

(二)调整阴阳平衡

人体内的一切生命活动都离不开瞬息万变的阴阳转化，疾病的发生发展也与体内的阴阳平衡失调密切相关。足部反射疗法通过刺激一定的反射区,产生一定的生物信息并通过经络系统或神经系统传递到相应的脏腑、组织和器官,从而恢复其阴阳平衡状态,调整脏腑生理功能,达到防病的目的。足部反射疗法能提高和协调各分泌腺的功能,内分泌腺素的水平正常与否,与调整体内的阴阳平衡呈正相关。

(三)调节脏腑功能

足为人之根,人老脚先衰。中医认为,人有四根:即鼻根、乳根、耳根、足跟。“鼻为苗窍之根,乳为宗气之根,耳为神机之根,脚为精气之根”。可见,鼻、耳、乳根,仅仅是精气的凝聚点,而脚是精气之根。观之临床,头脑清灵、步履轻健均为健康的特征;而头重脚轻、脚肿履艰,为病体之躯。因此,古今中外的养生健身方法,都极为重视足部的保健。

中医经络学说认为,双足通过经络系统与全身各脏腑之间密切相连,构成了足与全身的统一性。人体十二正经中,有六条经脉分布到足部。这六条经脉又与手部六条经脉连属,循行全身。奇经八脉的四经也都起于足部,从而加强了足部与全身脏腑、组织、器官的联系。因此,脏腑功能的变化都能反映到足部上来。刺激足部穴位也能对其相应脏腑产生一定的影响。所以,足部反射疗法能够调节相应脏腑的功能,从而起到防病治病的作用。

(四)内源药物因子作用

外源性的化学药物,大多有治疗作用,又有副作用。而按摩、针灸等传统疗法使机体产生应激性的生物化学和生物物理改变,被称为“内源性药物因子”。由于这种因子是机体接受治疗信息而自身调节所产生的物质,不但对人体无害,而且更能起到外源性药物所发挥不了的作用,出现意想不到的治疗效果,在强化免疫功能、抗感染方面尤为突出。足部反射疗法所产生的内源性药物因子在抗感染方面的种类很多。实际上,各种对人体的经络系统的物理刺激都可以调动和活跃人体的免疫系统,从而提高机体的抗病能力。

摘自《常见病足部按摩疗法》

二、足浴的作用和方法

足浴,就是用热水洗脚。足浴健身的方法古已有之,古人云:“春天洗脚,升阳固脱;夏天洗脚,暑湿可祛;秋天洗脚,肺润肠濡;冬天洗脚,丹田温灼。”可见,脚与人体的健康密切相关。

足浴的方法是:每天临睡前洗脚,每次洗30～60分钟,要始终保持水温在40℃左右,并且用手不停地搓、摩、按、压。临睡前用热水洗脚,使双足温暖,便是一种柔情的按摩,能起到刺激穴位、舒经活络使气血通畅的作用,从而促进新陈代谢,增强脏腑功能,达到防病治病、延年益寿的功效。天天洗脚,延缓衰老;睡前洗脚,胜似补药。

用热水洗浴双足,加上些中草药剂,可以使双足反射区得到良好的温热刺激,起到保养五脏六腑、促进气血运行的作用。人的双足密布着丰富的毛细血管、淋巴管和神经末梢,用热水洗浴双脚,可使毛细血管扩张循环改善,气血畅通,有助于人体解除疲劳。

在家中自行选择药物足浴时应注意:一是要选择好药浴的脚盆,或直接购买专门的药浴洗脚盆。二是用药以热药为主,如细辛、香附、桂枝、金银花、麻黄、白芷、艾叶、肉桂、丁香等气味浓厚的。用药剂型多以煎熬中药饮片为主,也可用散剂或鲜药。煎药时要用布包好再煎。

足部药浴的水温应在36～43℃,但应视具体情况适当调节:如初次足浴者水温应低些,并逐渐兑加热水以增加水温;以保健为目的的足部药浴,水温可低些;痹症及四肢厥冷者等,水温可适当高些;对儿童、皮肤感觉迟钝者、严重心衰和较严重的高血压病人,则应慎用,以免发生意外。足部皮肤破损者,最好在痊愈后再进行药浴。常用的足浴保健方法有以下几种。

(一)风寒感冒足浴:用放风、荆芥、葱白各50克,麻黄20克(水煎后应用)泡脚,能够辛温发散,通阳散寒。重者每天上午、下午及睡前各泡一次,每次40分钟,水温保持在50℃左右。可有效缓解风寒感冒的头痛、鼻子发酸、流清涕、恶寒等症状。

(二)失眠足浴:用丹参、远志、石菖蒲、酸枣仁、白芍各20克,珍珠母30克,黄连10克煎水泡脚,能除心火,滋肾水,安神定志。

(三)高血压足浴:用钩藤、草决明各30克,菊花、夏枯草、红花各15克,怀牛膝、白芍、白僵蚕个20克煎水泡脚,能够清肝明目,平肝潜阳。

(四)虚寒胃痛足浴:用荜菝、丁香、肉桂、元胡、吴茱萸各15克,艾叶10克,乳香、没药各12克煎水泡脚。能够梳理气机、温中止痛。

(五)慢性鼻炎足浴:用丹皮、生地、赤芍、白茅根、败酱草、苍耳子、辛夷、鱼腥草各20克,金银花15克煎水泡脚。有清热消炎、通鼻窍的功用。

(六)慢性咽炎足浴:用元参、山豆根、桔梗、射干、黄柏、丹皮、桑白皮各15克,麦冬20克、枇杷叶、桑叶各12克煎水泡脚。能够清热消炎、滋阴降火。

(七)慢性支气管炎足浴:鱼腥草150克,蝉蜕20克,麻黄50克,细辛100克水煎,先趁热药蒸气熏鼻,待水温适当时,进行足浴。每天1～2次,每次20～30分钟。能够有效缓解症状。

(八)中风偏瘫足浴:桑枝、鸡血藤、伸筋草各30克水煎泡脚。每天2～3次,每次20～30分钟。可有效缓解症状。

(九)老年性足跟痛足浴:当归、威灵仙各30克,川芎、乳香、没药、栀子各15克,水煎泡脚。每天2～3次,每次20分钟。能够缓解症状。

(十)风湿性关节炎足浴:防风、荆芥、川芎、丹皮、甘草各3克,苦参15克,苍术10克,当归、黄柏各6克,水煎泡脚。每天2～#次,每次20分钟。可有效缓解症状。

摘自《运动养生保健》

三、足部按摩的方法和要求

足部按摩的手法很多,但其主要特点是给按摩区域以持久、有力、均匀、柔和的良性刺激,以达到阴阳平衡、补虚泻实、强身健体的目的。足部按摩的常用手法主要有以下几种。

(一)按法:即用拇指、食指或中指的指端或指腹按压特定穴位以治疗疾病。按压时手指固定于穴位上不动,着力向下加压,先轻后重。按压时间每穴数秒钟,以感到酸麻胀痛为好。按压法可分为单指法和双指法两种。单指法是用拇指或中指指端按压在穴位上,双指法是用两个手指同时按压在两个穴位或某个反射区上。

操作时,用力要平衡,由轻到重逐渐加力。当达到一定深度,有明显酸麻胀痛的感觉,即将手慢慢抬起,一个动作即告完成。切忌用力不均匀、时轻时重。

(二)推法:即用单指、多指、掌根、大小鱼际等着力于足部某一反射区行单向直线推压移动。一般多采用拇指的指腹推法。

操作时,指腹紧贴体表,用力稳健,速度缓慢、均匀,应沿骨骼走向施行,且在同一层次上推动。此法适用于同一处方的几个反射区,且距离很近。

(三)点法:将食指弯曲以第一指间关节顶点施力,拇指轻靠于食指末节,给食指以向上的力量,保持食指指骨同手掌、前臂、上臂成一条直线,以固定着力点,这样可以省力。食指关节顶点按压时,按压一次,提起一次,解除压力。有些带状反射区,可先用力压下,感到疼痛后,然后慢慢移动,或定点点压,至反射区全面点压完为止。

操作时,用力要均匀、持久、渗透,刺激力度以能耐受为度。此法适用于足底部、足内侧面、足外侧面和足背部的反射区。

(四)揉法:即采用以手指(指揉法)或手掌大小鱼际或掌根部(掌揉法)或指关节顶点(点揉法)三种手法。以指揉法为例,以手指面按在反射区上,腕部放松,以肘部为支点,前臂做主动摆动,带动腕部和手指轻柔和缓地移动或旋转,使力通过手指而达到所揉部位。掌揉法、点揉法操作方法同指揉法。

操作时,动作要连续,力度由小逐渐增大,再由大逐渐减小。用力要均匀、持续,而轻柔地旋转回环,动作宜轻缓,此法适用于反射区域较大的部位。

(五)擦法:擦法是指用单指或手掌大小鱼际及掌根部附着于足部,紧贴皮肤进行往复、快速直线运动。

操作时,腕关节自然伸直,前臂与手近似于

水平,指擦的指端可轻微下按,以肩关节为支点,上臂主动带动指掌做往返直线移动;亦可视部位不同分别以腕部、指掌关节及指间关节为轴施行。着力不滞,迅速往复,以出现温热感为佳,一般常用于开始治疗时或足底操作。

(六)捏法:捏法是以拇指、食指分别在两个对应的反射区上捏揉,或者以拇指在一个反射区上点压,而食指在另一面起固定作用。

操作时,手法强度可轻可重,应根据治疗需要而定,此法适用于相对的反射区。按摩时,用力虽可轻可重,但要适中,要以有感应为宜。

(七)搓法:用双手掌面或掌指面夹住一定部位,相对用力做快速搓揉,同时上下移动的手法,称搓法。

操作时,用力要适中,均匀,速度宜快。两手相对用力,来回搓揉。此法适用于坐骨神经反射区及足底、足背部。按摩中,两手掌用力要相一致,不可夹得过紧,切忌慢速紧搓。

足部按摩的要求有以下几点:

1.足部按摩工具

(1)在足部按摩中,最好准备一根按摩棒,以提高疗效。按摩棒的制作方法如下:选一硬木,长14厘米,中间直径2厘米,大头直径1.4厘米,小头直径0.4厘米,两头均磨成圆球形,用细砂纸打磨光滑即可使用。如果没有合适的硬木,可选择一头光滑、大小合适的生活用品作为按摩工具,如钢笔、圆珠笔等,只要握持方便即可。

2.足部按摩介质

使用按摩介质的目的是:一来可以保护按摩者的手和被按摩者的足,二来选择适宜的药膏还能加强治疗作用。为了保持按摩的力度,每次不要涂得太多。常用的按摩膏有以下几种:

(1)按摩乳:市场有售。具有润滑皮肤、活血化瘀、清热解毒等作用。可用于任何情况下的按摩。

(2)滑石粉:医用滑石粉或市售爽身粉均可。有有润滑皮肤、干燥除湿等作用。适用于夏季按摩时使用,对婴幼儿及皮肤娇嫩者尤佳。

(3)麻油:其他植物油代替均可。有和血补虚、祛风清热等功效。适用于婴幼儿及久病虚损或年老体弱者。

(4)白酒:药酒亦可。有活血止痛、温经通络的功效。适用于迁延日久的损伤疼痛或麻木不仁、腰膝痿软无力、手足拘挛等病症。

3.足部按摩的时间

运用足部按摩疗法时,必须掌握好按摩时间。要根据病种、病情和病人体质等情况确定按摩时间,慢性病、顽固性疾病,按摩时间宜长些;急性病、病因明确单纯,按摩时间可短些。

一般说来,每个病理反射区按摩30～50次就可以了。但对肾、输尿管、膀胱、肺反射区必须各按摩2～3分钟或100～200次以加强其泌尿功能,促进体内的有毒物质顺畅地排出体外。

严重的心脏病患者,在心脏反射区按摩1分钟即可,加上其他穴位反射区,总共不要超过10分钟。有严重糖尿病、肾脏疾病的人,总的按摩时间也不要超过10分钟。对脊椎的每个反射区只需按摩30～50次就足够了。按摩肝脏反射区时,必须注意在病人肾脏功能良好的情况下,才可按摩5分钟或更长的时间,否则将不利于体内有毒物质的排泄。

每天按摩1～2次均可。若能长期坚持每天按摩一次,效果就更好了。若每天按摩一次,每次按摩时间定在上午、下午或晚上均可,但以每天坚持同一时间为好。如每天按摩两次,以上午、晚上睡觉前各一次为宜,饱餐后和空腹不宜按摩。每次按摩30～45分钟为宜。一般病症,10次为一个疗程。经过按摩使疾病基本痊愈后,应再坚持按摩一段时间,以巩固疗效,增强体质,减少复发。

4.足部按摩的顺序

人体是一个有机整体,所有器官彼此之间均有密切的联系。因此,当某一组织器官发生病变时,另一组织器官往往也会受到不同程度的波及。所以,在治疗某一器官的疾病时,不但要弄清引起本病的原因,而且要了解其对其他脏器的影响,从整体考虑,来确定按摩所用穴位和反射区。在按摩的时候,还要注意按摩反射确定顺序,否则将会影响治疗的效果。在一般情况下,可按以下顺序进行。

(1)首次按摩，须先检查心脏功能。如心脏患有严重病症时，应减轻按摩力度，缩短按摩时间。每个疗程开始时都要重新检查心脏状况，以便确定按摩的轻重和观察病情。

(2)选定穴位后，按摩同一穴位，按照先左足、后右足的顺序进行。

(3)按摩肾脏、膀胱、输尿管、肺反射区，以增强泌尿系统和呼吸系统的功能，顺畅地排出体内的代谢产物。

(4)按序按摩其他所选反射区。如有时间可按足底、足内侧、足外侧、足背、小腿的顺序全面按摩双足，每穴只需按压3下；对症治疗，按要求按摩。

(5)按摩肾脏、膀胱、输尿管、肺反射区，结束治疗。

以上按摩顺序，对那些症状较为复杂的疾病或病程较长的慢性病是非常适宜的。但不是所有的病症千篇一律，如关节扭伤、肩周炎、偏头痛、牙痛等，就可以直接按摩其相关的一个或几个反射区和穴位。

5. 足部按摩的力度

足部按摩疗法主要是通过刺激足部穴位或病理反射区调节相应脏腑的功能来防病治病的。所以，对多数穴位和病理反射区来说，刺激适当强一点，痛感重一点，效果就会好一些。特别是骨骼、关节、肌肉、韧带等部位的病痛，必须用较强的力量按摩，才能取得较满意的效果，但也不要用力过重，以免损伤骨膜。

对年老体弱、关节较硬或肌肤娇嫩的患者，都不宜用力过重。严重心脏病人的心脏反射区、肝脏病人的肝反射区、淋巴和坐骨神经反射区及对痛感特别敏感、耐受能力较差的，在按摩时，用力均不宜过重，只要有明显的痛感就行了。

足部按摩时，用力要先轻后重，逐渐增加力量，一直增加到能接受的最大限度为止。

如能长期坚持自我按摩，自然收益无穷，但需注意循序渐进，关节功能会慢慢改善，按摩的技巧和力度也会逐步提高。按摩中切记自然呼吸，不要屏气。

6. 足部按摩的歌诀

(1)排泄四点加一线，开始结束各三遍。

(2)检查心脏三部曲，先轻后重有次序。

(3)肺部一横线，气管一竖线，消炎止喘肾上腺。

(4)消化三点成一线，胃肠一刮一大片。

(5)妇科注意三大片，内侧子宫外卵巢，足背中央是乳腺。

(6)脊柱足弓一条线，从前向后按三遍。

(7)肩、肘、膝关在外沿，每处按摩用拳尖。

(8)坐骨神经痛，按摩后跟得轻松。

(9)若有前列大，按摩内踝下。

(10)抗癌生力军，脾脏加胸腺。

(11)加强淋巴腺，少吃消炎片。

(12)拇指头，多揉揉，失眠头痛不用愁。

(13)二、三趾间是眼睛，四、五趾间是耳朵，左脚管右右管左。

摘自《常见病足部按摩疗法》

四、常见疾病的足部按摩

(一)腰痛

有效穴位：阳陵泉、足三里、大敦、隐白、委中、承山、昆仑、涌泉等穴位。

按摩手法：

1. 按摩阳陵泉、足三里、委中、承山、昆仑穴各30～50次，力度以酸痛为宜；

2. 掐大敦、隐白穴各30～50次，力度稍轻；

3. 擦涌泉穴50～100次，以有气感为佳。

有效反射区：肾、输尿管、膀胱、尾骨内侧、骶骨、腰椎、胸椎、颈椎等反射区。

按摩手法：

1.按揉骶骨、腰椎、胸椎、颈椎、内尾骨各反射区100次，力度不可太重，特别是腰椎、胸椎反射区；

2.按揉肾、膀胱反射区各30～50次，力度适中，以胀痛为宜；

3.按压输尿管反射区50～100次；

4.点按涌泉穴50～100次，力度稍重。

(二)鼻炎

中医认为，慢性鼻炎主要与肺的功能有关，因为“鼻为肺之窍”，鼻的各种功能正常，主要依赖肺气的作用。足部按摩能宣肺通窍,清热消炎,增强鼻的抗病能力。

有效穴位:内庭、太白等穴位(图4-12)。

按摩手法:按揉内庭、太白各50～100次,力度以胀痛为宜。

有效反射区:鼻、额窦、肺、头颈淋巴结、肾、输尿管、膀胱等反射区。

按摩手法:

1. 重点推按肺反射区100～200次,力度稍重,以酸疼为佳;

2. 点按鼻、额窦、头颈淋巴结、甲状旁腺、肾、膀胱各反射区50～100次;

3. 推压输尿管50～100次。

(三)冠心病

冠心病是冠状动脉粥样硬化性心脏病的简称。现代医学认为,冠心病是由于冠状动脉粥样硬化导致不同程度的心肌缺血缺氧而发病。其病因与嗜食高胆固醇、高脂肪食物,长期从事脑力劳动,高血压及内分泌失调有关。临床表现为胸闷、心慌、气短,严重时出现心绞痛、心肌梗死。中医认为,冠心病是由年老体衰,肾气不足;膏粱厚味,损伤脾胃;七情内伤,气滞血瘀;思虑劳倦,伤及脾胃等引起。

按摩手法:

1. 点按肾上腺反射区60次,按揉肾反射区80次。

2. 由足趾向足跟方向推按输尿管反射区60次。

3. 按揉膀胱反射区80次。

4. 按揉大脑反射区60次。

5. 由足趾向足跟推按甲状腺反射区60次。

6. 由足内侧向足外侧推按肺反射区60次。

7. 点按心、肝、腹腔神经丛反射区各60次。

8. 按揉胃、脾反射区各80次。

9. 由足趾向足跟方向推按胸部淋巴反射区60次。

10. 连续推按颈椎、胸椎反射区各50次。

11. 重复(2)、(3)、(4)步骤,次数减半,结束治疗。

以上各反射区均取双侧(除心、肝、脾外),先左后右,按摩力度以局部酸胀为宜。每日按摩一次,三个月为一疗程。疗程间可休息一周,继续下个疗程的治疗。

(四)糖尿病

糖尿病是由于体内胰岛素分泌的绝对或相对不足而引起以糖代谢紊乱为主的全身性疾病。

足部按摩对糖尿病的治疗主要是调节中枢神经系统的功能,通过神经——体液调节机制,激发各内分泌腺功能的活性,特别是胰岛分泌功能的活性,使其分泌功能部分恢复或完全恢复。

有效穴位:太冲、太溪等穴。

按摩手法:单指扣拳,点按太冲、太溪穴50～100次,力度以酸痛为宜,男性患者先左后右,女性患者先右后左。

有效反射区:胰、肾上腺、腹腔神经丛、甲状腺、输尿管、性腺、胃、十二指肠、上身淋巴、下身淋巴等反射区。

按摩手法:

1. 单指扣拳,在胰、胃、垂体、肾、腹腔神经丛、上身淋巴、下身淋巴等反射区点按50～100次,以稍有疼痛为宜;

2. 在肾上腺、肺、甲状腺、输尿管、膀胱和肠反射区推压50～100次,以酸胀为宜。

(五)颈椎病

颈椎病又称颈椎综合征,是指颈椎及其周围软组织,如颈肩盘、后纵韧带、黄韧带、脊髓鞘膜等发生病理改变,而导致颈神经根、颈部脊髓、椎动脉及交感神经受到压迫或刺激而引起的综合征群。如能每天坚持足部按摩,多数患者会收到很好的疗效。

有效穴位:申脉、昆仑等穴位。

按摩手法:三叉神经、大脑、小脑、颈项、斜方肌、内尾骨、骶骨、腰椎、胸椎、颈椎等反射区。

按摩手法:

1. 扣指法在颈椎、颈项、三叉神经、小脑反射区推压50～100次,力度稍重,以疼痛为佳;

2. 点按大脑反射区30～50次;

3. 在斜方肌、内尾骨、骶骨、腰椎、胸椎反射区推揉30～50次,力度稍轻。

(六)关节炎

1. 肥大性膝关节炎

肥大性膝关节炎又称膝关节骨性关节炎、增生性或退行性膝关节炎。

足部按摩疗法对于膝关节各类病痛有较好的疗效。足部按摩可加强膝关节的血液循环，促进局部水肿的吸收，松解粘连，滑利关节。

按摩手法：

(1)依次点按膝关节、肾、肝、肾上腺、膀胱反射区各100次。

(2)由足趾向足跟方向推按输尿管反射区50次。

(3)由足内侧向足外侧推按肺反射区50次。

(4)点按甲状旁腺、头颈淋巴结、胸部淋巴结、腹部淋巴结、盆腔淋巴结和肘关节反射区各50次。

(5)重复①、②、③步骤，结束治疗。

以上反射区均取双侧。按摩每天1次，10次为一个疗程。

2. 类风湿性关节炎

类风湿性关节炎，是一种以关节病变为主的慢性全身性自身免疫性疾病。

足部按摩疗法是治疗类风湿性关节炎常用的辅助方法，长期坚持运用，并结合药物治疗和功能锻炼，可控制病情的发展。

按摩手法：

(1)依次点按垂体、肾、肝、肾上腺、膀胱、甲状旁腺反射区各100次。

(2)由足趾向足跟方向推按输尿管反射区100次。

(3)由足内侧向足外侧推按肺反射区50次。

(4)向足跟方向依次推按颈椎、胸椎、腰椎、骶椎、内尾骨、外尾骨反射区各30遍，各穴位连起来推按一次为一遍。

(5)点按头颈淋巴结、胸部淋巴结、腹部淋巴结、盆腔淋巴结反射区各50次。

(6)重复①、②步骤，次数减半，结束治疗。

以上反射区均取双侧(肝除外)。先左后右。足部按摩每天1次，1个月为1个疗程。

(七)前列腺炎

前列腺炎是中老年男性容易罹患的一种泌尿系统疾病。急性前列腺炎可有脓尿，终末血尿及尿频、尿急、尿痛等症状。慢性前列腺炎可继发于急性前列腺炎或慢性尿道炎，过度饮酒，房事过度，前列腺肥大，会阴部损伤等往往成为诱发因素。

中医认为，本病与肾阴不足、相火旺盛，肾亏于下、封藏失职，肾阴亏耗、阴损及阳，饮酒过度、损伤脾胃有关。

足部按摩对慢性前列腺炎有良好的疗效，由于当前对此类疾病尚无特效疗法，运用足部按摩治疗就更有意义。有效穴位：阴陵泉、三阴交、太溪等穴位。

按摩手法：点按阴陵泉、三阴交、太溪穴位各100次，力度以胀痛为宜。

有效反射区：肾、胃、脾、肺、肾上腺、膀胱、输尿管、生殖腺1、脑垂体等反射区(图4-22)。

按摩手法：

1. 按揉肾、肾上腺、胃、脾、生殖腺1、膀胱、反射区各100次，力度以酸痛为宜；

2. 推压输尿管反射区100次，肺部反射区50次，力度稍重；

3. 点按脑垂体反射区50次，力度以胀痛为宜。

摘自《常见病足部按摩疗法》

五、足部按摩的注意事项

(一)按摩前需准备毛巾或浴巾一条、凡士林油一小瓶、按摩棒一支。按摩前应剪短指甲，以免刮伤皮肤。按摩时应在选定穴位涂上少量凡士林油，以润滑皮肤，防止擦伤。

(二)按摩每个穴位前都应测定一下病理反射区的反射疼点。可用按摩棒或指尖探测一下病理反射区，如有疼感，即是病理穴位，即可在此着力按摩。

(三)按摩时手法应取轻—重—轻。如按3分钟，开始1分钟轻按，中间1分钟加重，然后再轻按1分钟。按摩过程中力量加大时，反射区会有痛感，这种痛感是按摩效应，以能忍受为宜。每次按摩结束后应饮温开水300～500毫升以排毒。

(四)足部有外伤、疮疖、脓肿，按摩时应避开患处。

（五）空腹或饭后一小时内，不要按摩治疗。

（六）老人骨骼变脆，关节僵硬，小孩皮薄肉嫩，骨骼柔细，在按摩时均不可用力过度，造成损伤，以用指腹轻度按摩为宜。

（七）严重出血性疾病不要按摩；妇女妊娠期禁用按摩，月经过多慎用按摩；急性心肌梗死患者、严重心、肝、肺、肾功能衰竭患者禁用按摩；某些急诊疾病、传染性疾病和一切危重疾病禁用按摩。

摘自《常见病足部按摩疗法》

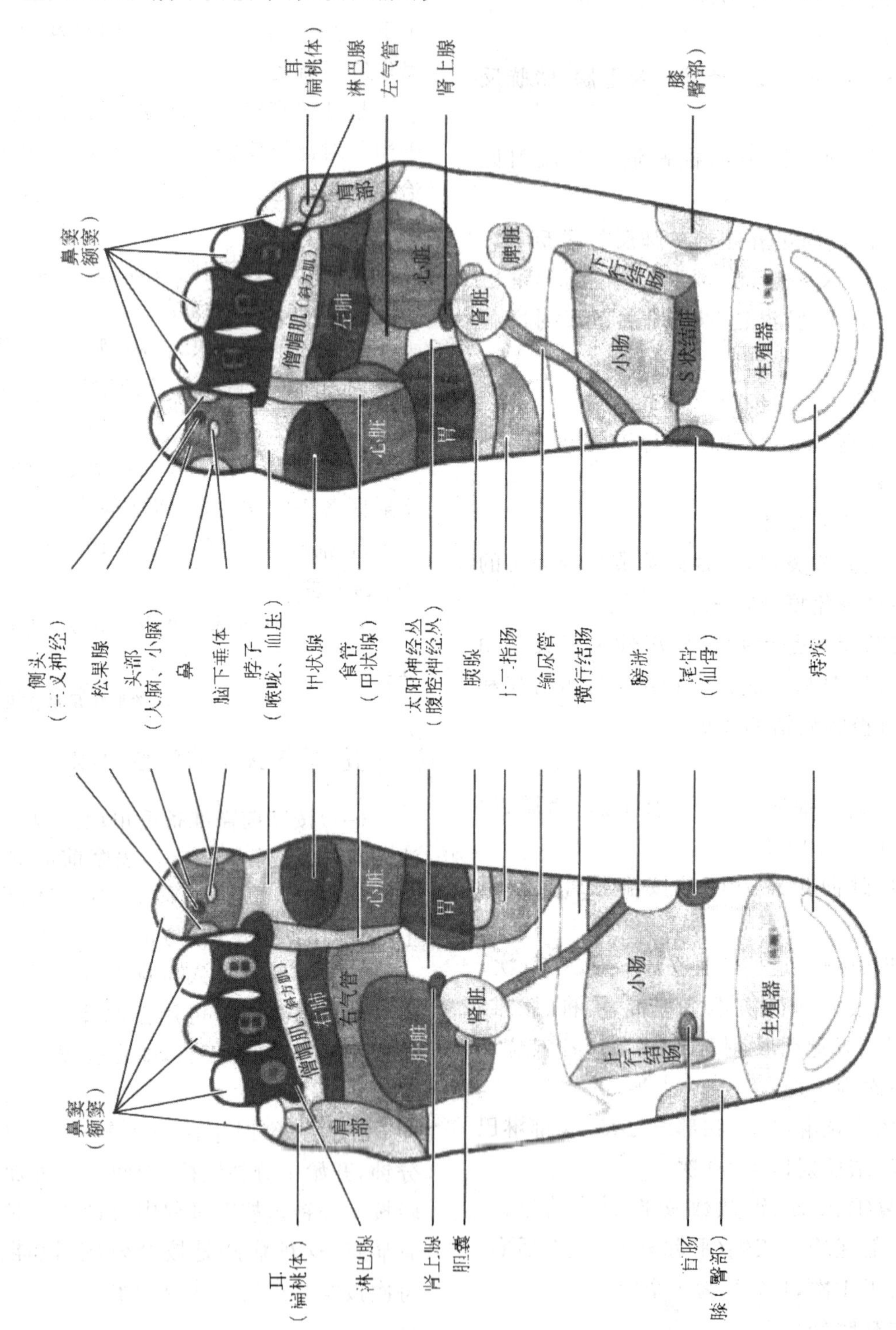

足底反射穴位图

第四十三篇　其他体疗法

一、森林疗法

森林疗法是利用海拔1500米以下的森林气候与天然环境因素，针对老年人和慢性病患者，在森林疗养院或普通公园内以森林浴或散步的方式，促进疾病痊愈和身心康复的一种养病方法。森林对人的养生十分重要，这是由于森林是一座氧气加工厂，有着净化空气，制造氧气的作用，人们进入森林中，仿佛就像在一个大氧气舱里，接受“氧气治疗”。森林还是一个天然的庞大的吸尘器，空气中的灰尘、粉尘均被过滤吸收，有利于支气管炎、咽炎、肺炎等呼吸道患者，明显减少与病情得到改善。森林还是一个巨大的气温调节器，空气中的湿度比城市高38%以上。此外，一些树木(如松树)可散发出松节油，是强大杀菌防腐剂，如人体吸入后有净化血液、防止黏膜发炎作用，并提高机体细胞的活性与人体抗病能力；柏树、桦树、橡树等可分泌单萜烯一倍半萜烯与双萜烯，具有杀灭结核菌、伤寒杆菌、白喉弧菌、霍乱杆菌，抗炎、抗癌以及促使生长激素分泌的作用。还有些树木，如云杉等对葡萄球菌、百日咳杆菌有抑制作用；榨树对高血压、心脏病等患者抑制作用。

森林有独特的治疗人类疾病的效果。森林形体高大，枝叶茂盛，根系庞大，有强大的同化吸收面积。据计算，每公顷森林的叶面积达75公顷，比草地、农田大5～10倍，它有强大的吸毒吸尘、净化空气和水质的能力。森林植被的多层次形成优美风景，各种花卉构成立体的空中花园。树木的绿色能吸收强光对眼睛和神经系统产生不良刺激的紫外线。且绿色的光波长短适中，性格安详柔和，眼睛喜欢这种光波，它会使人平静而有安逸感。久居闹市的人到林中散步，对中枢神经、眼视网膜组织起调节作用，使脉搏、呼吸次数减少，血流速度减慢；消除身体和眼睛疲劳，提高耐力和明视持久度，增加听力和思维灵敏性，使人感到生机勃勃、心情爽快。据测，人在绿地里的脉搏要比赤地每分钟减少跳动8次；每天在林中漫步1小时，身体的耐力增加15%，嗅觉、听觉和思维活动的灵敏度分别提高20%、13%和24%。血液中会增加有利于健康的激素、酶和乙酰胆碱等。在森林中，鼻粘膜上分泌抗病毒的抗体(分泌免疫球蛋白A)增加4倍。左脑和右脑又能互相促进，使人更聪明。

绿色环境能使生命延伸。人们在紧张的工作之余，到林中散散步，呼吸一下大自然的芳香，会顿觉心旷神怡，生理和心理上的压抑感立刻“一扫而光”。走在大自然的森林中，可以获得减压、放松的效果，日本的森林综合研究所及日本医科大学的研究小组对此提出的科学数据加以证实。森林综合研究所的生理活性组组长宫崎良文将12名男生分成两个班，让一个班到长野县上松町的桧木林等十处森林散步及休息。另一个班到都市地区。翌日，这两个班人马互调，然后比较他们的心跳、脉搏、唾液、血压等。结果十处森林当中有五处能测出交感神经的作用特别旺盛。另外，也有五处让人唾液中显示压力的激素浓度减少了。总体看来，这十处森林都具有森林浴的效果。

另一方面，日本医科大学的讲师李卿等也对12名37岁到55岁的社会人士做实验。研究小组让这些人待在长野县饭山市的森林3天，再调查他们血液中的免疫细胞。结果发现，森林浴之后，免疫细胞数目增多了，具有抗癌作用的蛋白质也增加，免疫力提升了50%。

根据森林疗法的原理，德国的医院里大都摆放着各种各样的植物，把医院建设得像花园。植物的摆放其实是一种康复手段。德国研究证明，医院植物疗法有很多作用：一是制造氧气，使医院成为“天然氧吧”；二是阻隔杂音，植物的绿枝茂叶能吸收声波；三是植物的绿色对人的神经系统具有调节作用，能平复情绪，提高人体免疫力；四是净化空气，在有植物的房间内，空气中的微生物含量，比没植物的房间要低约50%～60%；

五是调节气温。

绿色医院让人心情舒畅，早康复。绿色植物不仅对病人有康复作用，还能帮助消除疲劳。

摘自《中国自然疗法大全》

二、太阳疗法

太阳疗法是利用太阳光线在一定时间内的适度照射，来促进疾病康复的一种方法。古人称太阳疗法为“晒法”。人体在阳光下晒一会儿，就像洗了一个澡一样，可以产生舒适、温暖之感，利用阳光在一定时间内照射患者适度部位，可以促进疾病康复。清代养生学家曹庭栋在《老老恒言》中说：“日为太阳之精，其光壮人阳气。”认为日光疗法是一种天然的养病方法。《万病自疗全书》曰：“日光疗法，其效力在于吸日光热气”，故以天然之阳气以补人体之阳气，这是日光疗法的中医依据。

（一）阳光使人健康。人体的各种生理现象随着光线的明亮程度（例如中午明亮，早晚微暗）发生着微妙的变化。如果中午也是微暗，人体的活动规律就会发生紊乱。实践证明，如果居室的南面建起了高大楼房，多病的老人病情会越来越恶化。如果在阴暗中看东西就会使眼容易疲劳，使青光眼、白内障等老年病变得更加严重。阴暗还会使老年人的平衡感变弱，稍不注意就会摔倒。所以，即使多花些电费也要把屋子照亮。

当然，需要阳光的不仅是老人和儿童，年轻力壮的人也同样需要。总是闷在大楼里，没有亮度的变化，身体就没有旋律和节奏。所以中午休息时应该到屋顶或广场上去沐浴日光，使生命活动的振幅加大。

阳光使人振奋。阳光可刺激神经末稍，促进血液循环，提高呼吸系统、消化系统的功能，加速新陈代谢的进行，提高皮肤的抵抗力。阳光还可以振奋精神，使人心情舒畅，提高生活乐趣和工作效率。

用三棱镜对着太阳，就会发现有红橙黄绿青蓝紫7种颜色的光。红黄光能引起组织充血，蓝紫光有镇静作用。在红光的外面，有一种看不见的光，叫做红外线。因为太阳温度非常高，所以含的红外线非常多，占全部太阳光的50%～70%左右，并且波长很短，有很强的穿透力。当太阳红外线照射到皮肤的时候，一部分透入组织内被吸收，放出能量，使组织均匀加温；照射部分的血管反射性扩张，促进血流加快，新陈代谢旺盛。太阳光中的红外线对身体有加热作用，可使深层组织内的血管扩张，皮肤充血，加速血液循环，兴奋神经系统，使呼吸加深，新陈代谢旺盛，增强身体的抵抗力。

紫外线对人体有益。太阳光中含紫外线虽然不多，但对人体却非常有益。紫外线可使皮肤基底细胞的“黑色素原”变成黑色，沉着在皮肤表面，使皮肤呈现均匀的黑褐色，就是我们平常说的“晒黑了”。这时身体更多地吸收阳光，迅速变成热能，刺激汗腺分泌，促进新陈代谢排泄废物。同时，紫外线还能使皮肤的固醇类物质变成维生素D，维生素D进入血液后，可促进食物中钙和磷的吸收。钙和磷是形成骨骼的重要成分。小儿多晒太阳可预防佝偻病；肺结核病人多晒太阳可减轻骨质疏松。另外，紫外线还可使皮肤细胞的蛋白分解，使组胺酸变成胺及类似组织胺的物质，使胃液分泌增加，增进食欲，血流加快，促进代谢。紫外线还有杀菌作用，增强中枢神经系统活动，使皮肤角层增厚，提高皮肤防御能力。还能使红血球、血色素增加，增强输送氧气的作用。

俗话说：“医生不来太阳来”。沾染细菌的东西如果晒晒太阳，细菌就会被杀死。紫外线不足，细菌就会蠢蠢欲动。一天之中，如果人接受紫外线的照射时间不足20分钟，那他就会有紫外线供应不足的危险。所以，人们应该适时适度地接受紫外线的照射，以利健康。

（二）日光治疗方法。中医将日光疗法分为三类：

1. 背光浴。以阳光照射患者背部为主的方法，病人体位或坐或卧，以吸早晨日光之精为主，这种疗法针对这类不宜暴晒、久晒的患者，一般时间为1小时左右。背光浴可用于治疗阳气虚弱的患者，以肾阳不足，久病虚寒者效果为佳。此法温通督脉，使患者“遍体和畅”，故能壮人阳气。

2. 面光浴。此法用于面部疾患的治疗，《理瀹骈文》主张采用“对日坐定”的方法，患者面对阳光，让日光照其面部，或闭目或戴上墨镜，适宜于面部痤疮的治疗。

3.全身浴。本法主要用于养生防病及大病初愈后的康复。明代医学家徐灵胎主张的全身晒法即是此类，他认为可以不时变换体位，以上下左右通身依次吸收日光热气，以治疗阳虚损伤寒症、肾亏腰痛、头痛健忘、眩晕、先天残损等疾病。

(三)日光疗法应注意的问题

1.日光浴必须从实际出发，掌握好度。日光浴虽能增强人的抵抗力，促进身体的生长和发育，但须掌握适当，不能暴晒或时间过长，应根据季节气候的不同，因地因时灵活掌握。

2.日光浴时一定要选好场所。城市中最好选择在清洁、平坦、干燥、绿化较好、空气流通、向阳的地方。冬季室外较冷，可打开窗户在室内进行，无风天气可在室外进行，但一定要避免受凉。山区、湖边、海滨等地方都可以进行日光浴。路面沥青经太阳暴晒会散发有毒物质，应当避开。

3.日光浴要注意选择时间。上午以8～10，下午4～6时最好。开始，日光浴的时间不宜超过15分钟，以后可逐渐延长，直至1～2小时。进行日光浴时，一定要带好帽子和墨镜，以免引起日射病及紫外线刺伤眼睛。空腹时日光浴可因能量消耗增多，而容易出现低血糖反应；饭后进行日光浴会影响消化功能；疲劳时日光浴也容易发生不良反应。所以，空腹、饭后1小时以及疲劳时不宜作日光浴。

4.每次日光浴前后，最好喝一杯淡盐水，以补充出汗消耗的盐及水分。倘若日光浴后出现头晕、头痛、食欲减退、睡眠不好、心跳过速等症状或皮肤灼伤等反应时，应缩短照射时间和强度，必要时停止照射。进展期肺结核病人和正在发烧的病人，不宜进行日光浴。

摘自(《中国自然疗法大全》)

三、环境疗法

环境疗法就是提高环境的有利因素，达到治病和促进身心健康的自然疗法。由于人和自然是一个整体，而“人禀天地之气”，故与“山川之气相为流通”。《黄帝内经》认为，“圣人富天气通神明”，呼吸清新的空气，以养五脏。故《寿世保元》曰：“吸清气以补心”，且乐神明；高山特殊的气候能协调人体阴阳，益人脏器，调治人体气血；香花净化环境，其气怡神增智，具有解郁之功，则所谓“看花解闷”；等等。通过“人于天调，然后天地之养生”的途径，从而达到治病和促进身心健康的目的。

(一)空气疗法。据测定，不同地区所含的阴离子的数目是不同的。在大城市的居住房间里，每立方米只有40～50个阴离子(也叫负离子)；城市街道空气中每立方米有100～200个阴离子；在田野中有750～1000个阴离子；而在山谷、森林和海滨阴离子的数目可达2万个以上。一般来说，生活在山区、林区、海滨和农村往往比生活在大城市的人们健康而长寿。这是因为，阴离子可使人体需要平稳，呼吸次数减少，注意力集中，精神振奋，工作能力增强。吸入空气中的阴离子能治高血压、支气管性哮喘、上呼吸道炎症、百日咳等病症。

空气疗法是通过鼻腔呼出“浊气”，吸入“清气”，以养五脏而补肺气，主要用于治疗虚损诸症，比如肺结核等。空气疗法就是让身体暴露在新鲜空气中以锻炼身体的一种方法。一般以早晨太阳初升时在密林或田野空旷处为宜，也可在就近公园或院子内进行。空气疗法可结合散步、做操、打拳进行锻炼。新鲜空气有吐故纳新，促进呼吸功能、血液循环、新陈代谢和增强神经系统功能的作用，还能提高抗寒能力，预防感冒。如能坚持不懈进行空气疗法锻炼，则能增强体质，有助于慢性病的治疗。《万病自疗全书》说：“合于天时者，曰空气疗法。平旦早起，缓步庭中，饱受清气，使人身之碳酸气渐以输出，而吸收氧气，以和血脉。”进行空气疗法，最好的时间是在早晨7时左右。此时空气中灰尘杂质和有害物质少，空气凉爽，对机体的兴奋刺激较明显。空气疗法可采取动式或静式两种，时间以60分钟为宜，一天一次。气温低于0℃时，不宜进行空气疗法。发热病人、有出血倾向病人、严重肾病和心脏病者不宜进行空气疗法。

(二)花香疗法。我国汉代名医华佗曾用花绸制成小巧玲珑的香囊,里面装有麝香、丁香、檀香等悬于室内,用以治疗肺痨、吐泻等疾病。今年来,国外医务人员用香味疗法作为医治某些疾病的辅助手段,受得了令人满意的效果。如高血压病人可用白菊花、艾叶、银花叶各250克,矾石120克,装入布袋作枕伴睡,具有降压作用。天竺花香味可以使人镇静,消除疲劳,促进睡眠。白菊花可平肝明目。黄菊花可散风清热,主治感冒、风热、头痛、目赤等症。丁香花对牙痛有镇静止痛作用。水仙花与荷花的香味,能使人感情温顺缠绵。薄荷的香味使人思维清晰,动作敏捷,反应灵活,有利于智力发育。紫罗兰和玫瑰的香味,给人以爽朗、愉快的感觉。

远在商代,我国已经知道利用花香了。那时候宫廷和民间盛行熏香,用香汤沐浴,用香球、香囊挂在庭院里,利用花香来驱虫、除臭和调节人的心情。端午节在家门口悬挂艾叶,也是利用艾叶散发的芳香气味,以起到提神醒脑,对周围空气消毒杀菌的作用。

在室内有选择地摆上一些花草,对净化空气和健康都有益。花卉的光合作用,能不断地吸收污染空气的二氧化碳,放出对健康有益的氧气。不少花卉的叶子还能吸收二氧化碳和硫化氢等污染空气的有害气体,使室内空气变得更加洁净。还有些花卉的叶子,或者布满了凹凸不平的小坑,或者绒毛丛生,或者分泌油脂、粘液,以这些巧妙的结构,给粉尘设下了层层障碍,起到了吸尘的作用。

有些花的香气,还有着除病延年的功效。那令人喜爱的晚香玉、紫罗兰、美人樱,宜人的幽香绵绵而来,使人提神醒目,疲劳顿消。而迷迭花香能使气喘病人感到舒适。丁香花的香气对牙痛的病人有安静、止痛的作用。熏衣草的花香对控制神经性心跳则大显神通。波斯菊、紫丁香、八仙花的香味,又能杀灭流感、麻疹的病毒。芳香的花香是保健的灵丹妙药。

总之,香花疗法就是利用天然香花的颜色、气味、形态,作用于病人,其主要作用是爽神悦心,调畅情志,益智醒脑,活血止血等。香花疗法可针对患者不同病情,在室内外设置一定数量的香花,并让患者每天接触一定的时间,正如《理瀹骈文》所说:“七情之为病,看花解闷。”香花疗法,多选芳香性花草,具有走窜透窍之性,孕妇及过敏者忌用。

(三)高山疗法。高山疗法,中医称为“山巅疗法”,是利用海拔1500～3000米的高山环境和气候对人体的特殊影响,促进疾病的痊愈和身心的康复,从而达到养生长寿的目的。

山区长寿者较多,这从一个侧面说明了山地气候对人的健康有益。海拔800米以上的山地气候就会对人体产生影响,每高出100米,气温就下降0.6℃,这就为人们提供了避暑的地方。这里氧气压低,空气清洁,紫外线丰富。这些条件可使人呼吸加深,呼吸量增加,血液循环加快。山地树木的青枝绿叶散发着芳香性挥发物质,这些微粒具有一定的杀菌作用。山地的溪流和瀑布附近有丰富的阴离子。呼吸含有阴离子的空气有镇定情绪、预防气喘发作的疗效。山地的凉爽能给因中暑而患病的消化器官以活力,使人增进食欲。

高山疗法有两种常见方法,一是采取留居或定居高山的方法,另一个是采用旅游方式,暂时留居高山。对于慢性疾病,宜采用久居高山的方法。留居高山的疗养法,适于精神病症,如癫、狂、痫症;残疾诸症,如痿痹、瘫痪和青盲症等;慢性痼疾,如消渴、久喘、头痛、眩晕等。这些慢性病疗养期较长。而对病程短的患者或上山锻炼强身者,为了利用山地可给身体的这些好处,应该在山上住一个星期为宜。一个星期即可使身体得到充分调整。疲倦的人、患急性病处于康复期的人、轻度的贫血患者、虚弱儿、患结核和湿疹的人,如果能在中等高度的山上住上一星期,会得到良好的气象治疗效果。另外,旅居高山疗养,还宜于治疗病程较短的百日咳、风疹、健忘、失眠等症。除了治疗疾病以外,高山疗法还可调养身体、延年益寿。

摘自《中国自然疗法大全》

四、洗澡疗法

洗澡疗法是通过洗浴来洁净身体,防病治病

和康复养生的一种方法。洗澡疗法也称水疗法或沐浴疗法。水是生命之源。除了每天饮水给身体带来的益处之外，医学科学已经证实，水能够加强治疗效果，特别是对循环系统、皮肤和肌肉组织疾病的治疗。洗澡疗法有许多方法，如冷水浴、冷热交替浴、蒸气浴、醋浴、盐水浴等，每一种都有特殊的疗效。土耳其浴可以清除污垢和避免液体滞留；桑拿浴对于治疗呼吸系统疾病有益处；用水摩擦可改善免疫系统和神经系统；强力冲洗对于治疗背部疾病比较理想。

人的皮肤每天受外界的灰尘、污物和微生物等所污染，加上身体分泌的皮脂、汗腺及脱落的皮屑，组成皮肤上的污垢。所以人们必须经常洗澡，通过洗澡擦身，不仅能清除掉皮肤上的污垢，而且能增强抗病能力，具有防病功效。古人对洗澡治病早有认识，认为热浴法以恢复人体阳气为宗旨，其机理是助阳通阴，温通经络，使气血"得热则行"，以协调阴阳，使慢性痼疾渐次康复；另外，热浴法还能使"气暖而血自运动"，则气血运行，经络疏通，"通则不痛"，肌肤筋骨才会恢复阳气的温养。热浴法多用于治疗风湿顽痹、老年阳虚等。

洗澡疗法在我国古代已颇流行，被视为祛病延年的一种方法。《周礼·曲孔篇》曰："头有疮则床，身有疮则浴。"且可根据患者症状施以不同的水浴方式，诸如镇痛浴、兴奋浴、镇静浴等。在淋浴中有一种最佳的入浴方法值得提倡，这便是将浴池的水温调节到 42～43℃，先入池泡 3 分钟，并用手将身体搓上一遍，再离开浴池，用毛巾将全身擦干，再过 3 分钟又入池内，待脸部出汗后又离开，如此连续 3 次后，可选择自己习惯的水温，再用手将周身按摩一次，最后用冷水淋浴，这种淋浴疗法对肥胖症尤为有效。

洗澡疗法不仅能消除汗臭，保护皮肤清洁，促进皮肤与肌肉的血液循环，有利于散热，及早消除疲劳和预防中暑，还能保持汗腺渠道畅通，改善肌肤与组织的营养，降低肌肉张力，消除疲劳，增强抵抗力，预防和治疗各种疾病。洗澡还有更妙的作用，它对人体有三种刺激作用：温热刺激，静水压的刺激和浮力的刺激。通过这三种刺激可使人扩张血管，增强呼吸，恢复身体的功能。洗澡的保健作用主要是：消除疲劳，治疗运动缺乏症，消除紧张状态，增进食欲，促进睡眠等。

用于保健的洗澡疗法有很多种，这里主要介绍以下三种：

(一)治病益寿的冷水浴。冷水浴是指在水温不超过 20℃的水中洗浴和擦浴。血液的流动是靠血管的收缩进行的，身体在冷水的刺激下，皮下组织的血管很快收缩，体表的血管一收缩，血液必然加快向内脏的流速，所以皮肤马上变白；同时，表皮的竖毛肌也在冷水的刺激下开始收缩，结果出现了通常所说的"鸡皮疙瘩"，整个身子开始打冷战，说明有了冷的感觉，大脑收到寒冷的信号后，便命令身体的各个部分去积极抵抗，内脏的血液又加快向体表流动，以提高身体的温度，皮肤由白慢慢变为粉红，整个身子也感到温暖些了，鸡皮疙瘩也随之消失。由此，可以看出，冷水浴不仅锻炼了血液循环系统，加快了新陈代谢，同时也锻炼了神经系统和全身其他器官，提高了它们适应客观环境变化的能力。所以，冷水浴有防病治病的作用。

在冷水的作用下，神经系统、心血管系统、呼吸系统和消化系统的机能加强，其它各器官组织的机能也相应改善，从而使整个身体机能水平都提高。另外，冷水浴还能改善皮肤的血液循环，加强对皮下组织的营养供给，使皮脂腺分泌增加，因而皮肤变得柔韧润滑，富有弹性，抵抗力增强，不易患皮肤病。老年人或中年人经常进行冷水浴，还可以减少脂肪堆积和胆固醇在血管里的沉积，有助于防止动脉硬化。

从事冷水浴锻炼，应从夏天开始，通过秋季，一直坚持过冬，除特殊情况，不应随意中断。起初，可在每天早起利用一两分钟的时间很快地用冷水湿毛巾擦浴，然后再用干毛巾擦干皮肤，直至微红为止，以促使全身温暖舒适。习惯冷水擦身后，可开始淋浴、浸浴。每天冷水浴的时间安排在早上最合适。因为此时机体各系统的生理活动都处于最低阶段，冷刺激又助于排除睡眠的抑制状态。但由于每个人体质不同，需因人制宜,一般每次冷水浴不超过3～分钟。可以根据水温越低,持续时间越短,或初炼时间短,渐次递增的原则。

进行冷水浴前,最好先体检,排除体内隐患,健康状况达到良好时方可进行。凡患有心脏病、肾炎、贫血以及病后初愈的人不宜进行冷水浴。妇女月经期禁止洗冷水浴。每次冷水浴后应用干毛巾擦干身体,以防感冒。

(二)健身防病的冷热交替浴。冷热浴具有良好的健身作用,许多中外名人都喜欢冷热浴。我国著名经济学家马寅初是把国外冷热交替浴,介绍到中国并身体力行的一位先行者,他活了101岁。马老的沐浴方法是在美国期间向一位年逾九旬、身体很健壮的美国医师学到的:这位医师每晚就寝前洗浴一次,先用热水浴,热度以身体能耐受为限,洗好后在热水中睡15分钟,出浴后,一身大汗;过3～4分钟进入冷水浴或用冷水浇,使体温与冷水温度相当。并认为这种沐浴方法的好处是:“第一,热水浴出汗,排出大量废物;第二,加速血液流通,促进新陈代谢,使精神爽快;第三,血管因热水浴而扩张,因冷水浴而收缩;一张一缩,维持弹性,长期坚持,利于防止血管硬化。”以上的道理是有科学根据的,冷热浴比单纯冷水浴更能加快心脏的跳动,并把大量的血液送到皮肤表面,促进全身的内分泌、毛细血管和神经机能。汗液从胀大了的毛孔中排出,随之能带出体内有毒废物,这些废物都是一般洗浴洗不着的。冷热浴时,血脉通畅,促进了新陈代谢,先冷后热,全身血管一张一弛,渐有弹性,不致使动脉硬化,可避免高血压和中风。人体的细胞和中枢神经系统有传导作用,它们既能吸热、也能散热,而冷热浴不只是血管运动,也是全身的细胞运动。可以说,冷热交替浴是对人体影响最广泛、最深的是细胞运动。

(三)解除疲劳的蒸气浴。蒸气浴传说大约在2000年前,发源于芬兰和原苏联交界的卡罗利雅,这是当地人为了御寒、解除疲劳和暖和身体而发明的。我国一些浴室也开设了蒸气浴服务,但为数较少,不能满足广大人民群众的需要。凡有条件的地方,人们可以采用浴室的蒸气浴设备来防病治病。蒸气浴的主要作用是消除疲劳,减肥,调节情绪和改善植物神经功能。可以辅助治疗痔疮、痱子、荨麻疹、丹毒、头癣等症。

蒸气浴对人体的主要作用是温热作用。温和的蒸气浴是华氏60度,烫热的蒸气浴是华氏110度。蒸气浴一般最好反复洗3次,首先在外面洗净身体,再进去蒸10分钟,出汗后出来休息,接着再蒸5分钟,第三次再蒸洗5分钟。在三次之间可穿插洗冷水浴、盆浴或淋浴。体弱者可相应减少次数和时间。

摘自《中国自然疗法大全》

五、温泉疗法

温泉疗法,就是利用温泉的作用来治疗疾病的一种方法。温泉的医疗意义,我国古代早有记载。东汉时期张衡在《温泉赋》中曾提到:“有病厉兮,温泉泊焉”。明代药物学家李时珍在《本草纲目》中说,温泉可治疗“诸风筋骨挛缩,及肌皮顽痹,手足不遂,无眉发、疥癣诸疾。”《山海经》中也有温泉的记载。公元400年,北周庚信写了《温泉碑文》,记述了温泉的治病作用。1000多年前的《水经注》中有温泉治病的阐述。据科学分析,温泉水比一般的地下水含有更多的矿物质和气体。通常在1升温泉水中,至少含有1克矿物质。它所含的二氧化碳、硫化氢、氮、氡等不仅比天然水多,而且还含有溴、硼、碘、砷、氟和某些放射性元素。根据温泉水所含的化学成分,将其分为硫化氢泉、碳酸泉、放射性泉、碱性泉、食盐泉和单纯泉等。

利用温泉治疗疾病,方法很简单,只需患者沐浴其中,用含矿物质的水泡附着皮肤表面,就能影响到人体的生理机能。硫化氢泉水可使皮肤血管扩张和心脏冠状动脉扩张。如果服用硫化氢泉水,还有增强人体新陈代谢和促进血红素生成的作用,并有排除金属中毒和祛痰的功能等。碳酸泉水能使皮肤潮红,血管扩张,有保护心脏的作用。碱性泉水可除去皮肤表面的皮脂污垢,治疗皮肤病。食盐泉水具有治疗关节炎和神经痛的作用。放射性泉水可增强肝胃分泌,促进蛋白和糖类的代谢过程,有利尿、催眠、增加白血球和降低血压的作用。单纯温泉水含各种矿物质极微，作用缓和，可使人血液循环活跃，增强新陈代谢，适用治疗神经衰弱、初期高血压和关节炎等疾病。

温泉能治病，主要是由于泉水中的化学成分、温热及机械因子对身体内外的神经末梢产生了刺激，通过神经液的反射作用来治病。物理刺激作用已在前面讲述，故此着重讲“化学刺激作用”。温泉水中的阴阳离子、游离气体、微量元素及放射性物质，不断刺激体表及体内感受器，将刺激传向大脑皮层，改善中枢神经的调节功能，有助于消除机体的病理过程，从而恢复健康。研究证明，含碘、氯化物泉水浴疗和饮泉水疗对血清磷水平有影响，且血清磷脂有明显下降，因之，有抗血栓形成的作用。碳酸泉水对胆固醇代谢有良好作用，治疗动脉硬化有一定价值。

温泉疗法需要注意的问题有以下几点：

(一)饮食须知：吃点食物入浴，空腹入浴易引起虚脱、眩晕及恶心。因为入浴后皮肤受温热刺激，促进胃蠕动，易产生饥饿感。浴前吃点食物，可减轻或避免胃的频繁收缩。但饱餐后不宜入浴，因饱餐后入浴容易引起消化机能障碍，饭后2～3小时方可入浴。

(二)时间须知：每次洗浴治疗时间须按病情、泉质、水温及治疗目的决定。不能千篇一律。一般以浴中感觉舒适为准。高温浴时间宜短，微温浴时间稍长。如40℃水温20～30分钟即可，41～45℃水温5～10分钟即可。

(三)浴前须知：浴前应进行全面体检，排除禁忌证，以免对机体造成不良影响。入浴前要排除大小便，喝适量开水。暴怒后、失眠、高烧、月经期、恶心、过劳、心悸等情况，不宜进行浴疗。

(四)浴中须知：浴中要预防脑贫血：入浴时先坐在浴池边，用双手徐徐向头上淋温泉水，约20～100次，然后再入浴。预防脑充血：关键一点是不宜一下子将全身浸入浴池，而宜先将两足浸入浴池，逐渐适应后再将身体各部缓缓泡进浴池。保护耳道：浴前最好用棉球堵塞外耳道，以免污水进入耳内，引起中耳炎。出浴时，先缓慢坐起，不要突然起立，以防体位性低血压，发生摔伤。

(五)浴后须知：出浴后立即用干毛巾擦干全身，穿上衬衣，以免感冒。浴后可慢慢喝几口温盐开水，补充水分及钠离子。浴后新陈代谢旺盛，极易产生疲劳，最好卧床休息1小时，以恢复体力。不要马上吸烟或喝酒，以减少新异刺激，延长浴疗作用期的效应。

摘自《中国自然疗法大全》

六、高温疗法

高温疗法可以增强机体功能，20世纪80年代风靡全球。高温疗法有全身、局部热疗两种，前者是患者全身置于高温中，以其活血化淤的作用，来调节经脉，改善功能，治疗疾病。常用的有热水，加热毛毯，充热气塑料袋，高温石蜡热浴，全身血循环加热，电磁波照射加热等方法。局部热疗法，则以区域或腔内注热，局部热水浸泡，红外线、微波照射，超声热疗等方式，改善局部生理功能，治疗疾病。我国伊宁市郊有10多个天然孔洞，里面热气蒸腾，温度高达50℃～100℃，人浴其中，热流遍及全身，以致大汗淋漓，加速废物从皮肤排出，加上蒸气中的硫黄、白矾等元素，可防病治病，强身健体。日本某大学曾对25名经手术、放疗、化疗无效的晚期肺癌患者进行热疗，结果9人治愈，10人病灶阴影消失、肿瘤缩小。

摘自《健康指南》

七、静功体疗

静功，即一般人日常所说的气功，它一般没有肢体的运动。这种运动的特点，是通过一定的练功姿势、呼吸方法和意守活动等手段，通过“外静内动”、“静中求动”，使机体的机能，在“静”的状态下，进行“内部”的锻炼，进行主动的自我调节过程，从而对机体起到“自我调整”、“自我建设”和“自我修复”的作用。

我国古时候就有以“静”养生的观点，淡泊寡欲，修身养性，“仁者无欲故静，性静者多寿考”。有实验证明，降低热量摄入与消耗，降低环境温度和体温(静)，减慢速率可以延年。运动是加强锻炼，增进抗病能力。静则便于恢复，调整脏腑功能。二者结合，相得益彰。因此，动静交替更有利于养生保健。

(一)静功的基本方法

静功的基本方法,主要是姿势、呼吸和意守。现分别介绍如下:

1. 姿势

静功练功时,常采用固定的姿势,一般可分为坐式、卧式和站式三种。不管采取什么姿势,都应做到松缓自然,静适得益。

(1)坐式:常采用平坐式、盘膝坐式。

坐式:坐在普通椅子上或凳子上。坐位不要过高或过低,以屈膝100度为宜。两脚平行着地,两脚与肩同宽,正头平肩,口齿轻闭,舌尖轻抵上腭内。上体端正,腰背正中,身体放松肘臂微屈,肩肘稍向下沉。手心向下,自然地轻放在两大腿上;也可两手心向上,轻放在大腿根部。“目似垂帘”。

盘膝坐式:练功者坐在床上,两小腿交叉,将两脚置于两大腿下边的中部(如初学者感到这种姿势不适,可将两脚的位置略向前移,大趾约在膝膑的略前方即可)。上肢、上体、头、肩、胸腹、腰脊的要领均同平坐式。

(2)卧式:平常分仰卧式和侧卧式。

仰卧式:练功者仰卧,枕头高低以舒适为度,两上肢平伸于身体两侧,肘臂放松,手指微曲;也可两手交叉相握,轻放在小腹上,两腿自然伸直,两腿靠拢或稍分开,口齿轻闭,两眼轻闭,或留一线之缝,自然地注视着两脚的前上方。

侧卧式:一般采取右侧卧位,右肩在下,面向右侧躺卧,右腿平伸,左腿屈曲,左脚放在右小腿之后,左膝轻放在右膝上,或两腿同时平伸、微屈。总之,以舒适文好。靠床侧的右肩稍向前,右手轻放在眼睛前方的枕头上,手离头约6厘米。左手平伸,自然放在左髋上。口眼要求,同平卧式,眼睛默视两脚的稍前方。

(3)站式:有自然站式、按球站式。

自然站式:身体自然站立,两脚平行分开,与肩同宽,两膝微屈,稍向前弓,两脚跟略虚,足趾抓地。臀部稍向下坐,劲合于腰髋部。上体正直,含胸收腹,腰脊放松。肩肘稍向下沉,虚腋屈肘,两臂自然下垂,掌心向内,肘臂稍向外撑,五指分开,微屈曲。正头平视,双目微睁,口齿轻闭,舌尖自然轻抵下腭内。

按球站式:在自然站式的基础上,两手在小腹前方作下按状,两臂屈曲如弓,两手平掌下按,与髋拉距拳许,两手指尖相距也约一拳左右,五指分开,稍屈曲,掌心向下,如按水中浮球。身体架势的高度也比自然站式略低。其他均同自然站式。初学站式的人,不宜练得太久,应逐渐延长时间。此式最适合于强壮身体。

2. 调息

有意识地调整呼吸,在自然的前提下,做到柔、细、匀、长。

(1)静呼吸法:常用有以下两种:

自然呼吸法:在身体放松,排除杂念,心神宁静状态下,以自己的意念活动,逐步把呼吸锻炼到柔和、细缓、均匀,达到“意气相随”。

深呼吸法:在自然呼吸锻炼的基础上,逐步使呼吸深长。练时,吸气口齿轻闭,抵上腭,把“气”以意引至丹田,自然稍作停顿后,再将气缓缓呼出。呼气时,舌体放松,口齿微开一小缝,使“气”自丹田经口缓缓呼出。呼气后,也自然稍作停顿。如此反复进行。

(2)腹式呼吸法:练时,舌体轻抵上腭,舌尖轻抵下门齿内,口齿轻闭,将气缓缓引至“丹田”,自然稍作停顿,小腹随着吸气,慢慢鼓起,而后舌体放松,口齿微开,将气慢慢呼出,鼓起的小腹慢慢缩回。呼出后,自然稍作停顿。如此,随着呼吸,小腹一起一伏,反复进行。

在腹式呼吸中,还有一种叫“逆呼吸法”。这种呼吸法的小腹运动方式与腹式呼吸相反。吸气时,小腹逐渐向内缩回;呼气时,将缩回的小腹向外逐渐鼓起。其他与腹式呼吸完全相同。

3. 意守

意守是排除一切杂念,把意念集中到身体的某一部位或空间的某一实物,或意想某一词义的方法。意守的内容不同,能起到不同的作用。意守要在心平气和、纯任自然的前提下进行。

意守“丹田”,是最常用的方法。丹田位于肚脐之下三寸,中极穴之上,约于两者中间稍上。意守丹田,有助于加速腹式呼吸和“内气”的形成,从而可增强呼吸功能和血液循环,疏通经络,培育真气，增强脾胃功能，可以增进食欲，提高消化吸收功能。

意守空间实物，把意念守在空间的某一实物上，借以诱导入静。意守实物的内容，如花草、树木等等。一般意守的实物在两米左右，不宜太近，两眼以平视为一。

（二）常用气功

1. 松静功

这种功法对体力劳动者和脑力劳动者消除疲劳、恢复精神和体力有很好的效果。此法对高血压、胃、十二指肠溃疡，神经衰弱，植物神经功能紊乱，肺结核，慢性气管炎，慢性肝炎，习惯性便秘等，都有较好的效果。

姿势：用坐式、站式和卧式，均可。

呼吸：从自然呼吸开始，逐步过渡到腹式深呼吸。

意守：可以意守丹田或意守外景。

练法：摆好姿势后，双目微闭，“目似垂帘”，宁神调息，随后开始放松如静。放松的方法，从头部自上而下，配合呼气逐渐放松至丹田，上肢在肩胛部放松至肘部；自然吸气后，配合再一次呼气。从丹田放松至骶髋部，上肢在两肘放松至两手，再自然地吸气之后，配合呼气，从骶髋部一直放松至两脚心。在呼吸中，当吸气的时候，默念“静”字；当呼气的时候，默念“松”字。

收功时，意想从身体各部把气息缓缓地聚集到丹田，即所谓“气息归元”。初学者在收功时，可将一只手的掌心按在脐部，另一手的掌心贴在这只手的手背上，两手同时在肚脐中心向左，由内向外，由小圈到大圈，缓缓地推动转 20～30 圈，停稳于心窝部，稍停后，再从心窝向右，由外向内，由大圈到小圈，缓缓地推到相同的圈数，停稳于脐部。虽后，轻搓两手，睁开眼睛，活动身体，也可做几手其他保健功，即可收功。

2. 内养功

内养功的特点是：讲究呼吸的锻炼，所以，对呼吸系统和消化系统的功能，有显著的作用。此法也用于保健锻炼。对多种疾病的治疗，如胃、十二指肠溃疡，胃下垂，消化不良，肺结核，神经衰弱等，都有一定的效果。

姿势：以侧卧式或平坐式为主，也可用仰卧式或盘膝坐式。

呼吸：在自然呼吸的基础上，用腹式呼吸或腹式逆呼吸法，在比较熟练的基础上，可以采用“停顿呼吸法”，即用鼻吸鼻呼，为腹式呼吸，配合默念字句，每次呼吸之间稍作停顿。

停顿呼吸法的具体练法如下：吸气时，舌尖轻抵上腭，默念第一个字（如“放松好”的“放”字），同时，自然地将气引至丹田，在吸气时的同时，将小腹慢慢鼓起，随后呼气。呼气时，舌抵下门齿内，默念第二个字（如“放松好”的“松”字），随着呼气的同时，将鼓起的小腹慢慢缩回。呼气后，呼吸自然停顿，舌体和小腹不动，并默念最后一个字（如“放松好”的“好”字）。这样以“吸—呼—停”的顺序反复进行。要使停顿的时间逐渐延长，以默念字句多少来控制时间，一般可以从三个字开始，增加到七八个字，而且默念的字句要含有自我暗示的意义，如“安静好”、“放松安静好”等。这种呼吸方式，能使腹腔内产生周期性变动，活跃腹腔血液循环，促进胃肠蠕动。

意守：意守丹田或意守外景。意守外景入静后，即可过渡到意守丹田。

练法：摆好姿势，先按“松静功”要求练 3～5 分钟，随后按腹式呼吸法要求进行锻炼。

收功：参照“松静功”收功法。

3.“超觉静坐”锻炼法

“超觉静坐”锻炼法的要旨是“静”。每日两次，每次 20～30 分钟，盘腿而坐或坐在板凳、沙发上，双眼微闭，舌抵上腭，含胸拔背，全身肌肉放松，呼吸自然。使大脑没有积极的思想活动，心静意定、全神贯注，外在的一切好像都不存在，进入一种似醉非醉，若有似无的绝妙境界。而后，顿觉大脑清新、身体轻盈、思想敏捷、跃跃欲试，好像一种内在的潜力被发掘、被启动，就要迸发出来似的。这种良好的状况可维持 4～6 小时。做“超觉静坐”若能持之以恒，它所产生的良好效果，可以改善人的自然素质，使人健康、聪敏起来。

（三）练功的基本原则和注意事项

1. 练功的基本原则

(1)要循序渐进:初学气功的人,要选择好适合自己身体状况的功法,把基本功练好,逐渐由易到难,不要见异思迁,随便换功法。

在练功时间上,也应由短到长。练功次数和每次练功时间的长短,根据各人情况的不同而有所差异。一般作为保健强身的锻炼,每天可练1～3次,每次20～30分钟左右。对于有病患者,每天也可练2～3次,每次练功时间,可由十几分钟开始,逐渐延长,最后达到30～60分钟,保持经常,持之以恒,才能慢慢收到练功的效果。绝不能操之过急。

(2)动静结合:练气功,主要偏于安静,只有做到静,才能促进和调整机体的生理机能,起到平衡阴阳,调和气血,疏通经络,培养真气的作用。所以说,“外静”是为了更好地“内动”。在练法上,应该把静功和动功结合起来进行锻炼。在练完静功之后,可以再练几手动功。或者早晨起来练动功,晚间练静功。只有保持正常的动静交替,才能相得益彰。

(3)意气相随:“意”是指意念活动,气功是通过意念活动的锻炼,对人体生理功能施加良好的影响。“气”是指呼吸之气和“内气”(即丹田之气)。意气相随,就是以意念活动去影响呼吸和内气的运动,使意念活动和气息运动一致。先用意念来调呼吸,做到柔、细、匀、长,进而用意念带领气的进行,达到“以意领气”、“意气相随”的境地。

(4)松静自然:练功时的放松,不仅包括肢体肌肉的放松,而且还要做到精神上的放松。气功的静是最主要的,练气功的“入静”成功与否,对气功效果的好坏关系很大。气功的入静,是在觉醒情况下的一种特殊的安静状态。机体在这种状态下,进行着积极的自我调整。入静的方法,有意守丹田,意守外景,数息、听息,默念词句,默想词义等法,其主要点是集中思想,排除杂念,以一念代杂念。松与静又能相互促进,分散可以帮助入静,入静又可进一步帮助放松。

(5)上虚下实:练气功讲究“虚胸实腹”、“气沉丹田”、“气息归元”。这样就能上体轻灵,头脑清晰,耳聪目明。下实能使身体精力充沛,内气充盈。要做到下实,就是在练功时,由意念活动向下体引导,并使它意守在下部来实现,这对于一些中老年人,容易出现“上盛下虚”,头重脚轻,血压升高等,是非常有帮助的。

2.练功的注意事项

(1)在练功之前,应做好准备工作。练功前应安排好工作或家务,使自己心中无所牵挂。这样,练功时才能集中思想,全神贯注,避免心潮起伏。练功时衣服要宽松。

(2)不要在过劳、过饱和饥饿时练功。情绪不稳,过于兴奋或心情不畅时,不宜练功。体弱及某些慢性病患者,练功期间要减少或断绝性生活。

(3)练功到一定程度,会出现一定的效应。如食欲增进,体重增加,胃肠蠕动加快,唾液分泌增多;有的还会身出微汗,皮肤作痒,肌肉微动;有的四肢及腰部或意念部位产生温热感;还有的产生头脑清晰,眼睛清亮和各种舒适的感觉。这些效应对出现,是以练功者内部条件为基础的。如果没有效应,就不应强求。出现效应,也不要过分注意。总之,要以自然为贵。

(四)练功中的异常反应及处理

在练功过程中,由于所练功法的不同,可能出现一些异常反应。

1.功法不熟悉。有的练功者,在初学时,由于对气功的功法不熟悉,因此在开始练功时,精神有些紧张,怕顾此失彼,意念活动过重,这样就达不到松静自然的要求,产生头昏、脑胀、头痛、肢体麻木等感觉。了解到上述原因后,就可以及时纠正。应该做到循序渐进,逐渐练好基本功,不要强迫入静,意守的部位不要偏高。应该放松意念念,做到松静自然。

2.急于求成。有的初学者练功时,一开始就要求搞复杂的功法。不会平坐式,就要学单盘膝式、双盘膝式,结果可能会造成肢体麻木等现象。

在调息方面,不是在顺其自然的前提下进行呼吸锻炼,急于求深长呼吸,不是逐渐做到意气相随,而是以意强领,结果会出现呼吸急促、憋气、胸闷、口干、舌燥、头晕、眼花、心惊、肉跳。有的在强作深长呼吸中,向下压气或憋气,产生肚腹作胀感觉。知道这一情况后，应注意在调息锻炼中，不要过分地注意呼吸，要慢慢放松，使之顺其自然，不勉强求成，上述现象就会消失。

3.意念活动牵强附会。有的练功者，意念活动不稳定，气沉丹田不稳固，往往会产生气从小腹上冲的感觉。要消除这一现象，应该把意念活动稳定下来，意念不要过紧，精神不要紧张，要放松下来。如果做不到这一点，可以暂时不进行意念的锻炼，而只锻炼放松入静，对呼吸则听其自然，即所谓“忘息”。由此入门，练功手段可逐渐自然形成。

有的练功者，由于意念活动过紧，从上向下放松的过程过快，或意气结合不自然、不协调，产生身体下沉的感觉，或两肩重压感。在练功中产生这一感觉时，也要放松意念活动，或进行放松肩部的一年活动。但如果练功者对下沉感反而感到舒适，而后又有舒展的感那是练功的一种正常效应，不必顾虑。

4.外界干扰。在练功中，有时受外界突然的刺激，如正在练功，突闻叩门呼叫，忘记了收功，而造成心惊肉跳，心神不安等现象。所以，练功者最好在安静没有干扰的环境下进行，要聚精会神，做好收功。

总之，在练功中要想防止出现偏差，最根本的是要正确地掌握各种气功锻炼的正确功法。

摘自(《中医健身术》)

八、呼吸静功妙诀

人生以气为本，以息为元，以心为根，以肾为蒂。天地相去八万四千里，人心肾相去八寸四分。此肾是内肾，脐下一寸三分是也。中有一脉，以通元息之浮沉。息总百脉，一呼则百脉皆开，一吸则百脉皆阖，天地化工流行，亦不出呼吸二字。人呼吸常在于心肾之间，则血气自顺，元气自固，七情不炽，百病不治自消矣。

每子午卯酉时，于静室中，厚褥铺于榻上，盘脚大坐，瞑目视脐，以绵塞耳，心绝念虑，以意随呼吸，一往一来，上下于心肾之间。勿亟勿徐，任其自然。坐一炷香后，觉得口鼻之气不粗，渐渐和柔。又一炷香后，觉得口鼻之气似无出入，然后缓缓伸脚，开目，去耳塞，下榻行数步，又偃卧榻上，少睡片时起来，啜淡粥半碗。不可作劳恼怒，以损静功。每日能专心依法行之，两月之后，自见功效。

不炼金丹且吞玉液，呼出脏腑之毒，吸采天地之清。太上玉轴六字气诀，道藏有《玉轴经》。言五脏六腑之气，因五味薰灼不和，又六欲七情，积久生疾，内伤脏腑，外攻九窍，以致百骸受病，轻则痼癖，甚则盲废，又重则丧亡。故太上悯之，以六字气诀，治五脏六腑之病。

其法以呼字而自泻出脏腑之毒气，以吸而自采天地之清气以补之。当日小验，旬日大验，年后万病不生，延年益寿，卫生之宝，非人勿传。呼有六，曰呵、呼、呬(音:xi，意:息也)、嘘、嘻、吹也。吸则一而已。呼有六者，以呵字治心气，以呼字治脾气，以呬字治肺气，以嘘字治肝气，以嘻字治胆气，以吹字治肾气。此六字气诀，分主五脏六腑也。

凡天地之气，自子至巳为六阳时，至午至亥为六阴时。如阳时则对东方，勿尽闭窗户，然忌风入。乃解带正坐，叩齿三十六以定神。先扰口中浊津，漱炼二三百下，候口中成清水，即低头向左而咽之，以意送下，候汩汩至腹间，即低头开口。先念呵字以吐心中毒气，念时耳不得闻呵字声，闻则气粗及损心气也。念毕仰头闭口，以鼻徐徐吸天地之清气，以补心气。吸时耳亦不得闻吸气，闻则气粗亦损心气也。但呵令短，吸时令长，即吐少纳多也。吸讫，即低头念呵字，耳复不得闻呵字声。呵讫，又仰头以鼻徐徐吸清气以补心，亦不得闻吸声，如此吸者六次，即心之毒气渐散，又以天地之清气补心，心之元气亦渐复矣。再又依此式念呼字，耳亦不得闻呼声，如此者六，所以散脾毒而补脾元也。次又念呬字以泻肺毒，以吸而补肺元，亦须六次。次念嘘字以泻肝毒，以吸而补肝元。嘻以泻胆毒，吸以补胆元。吹以泻肾毒，吸以补肾元。如此者并各六次，是谓小周。

小周者，六六三十六也，三十六而六气遍，脏腑之毒气渐消，病根渐除，神气渐完矣。次看是何脏腑受病，如眼病即又念嘘、嘻二字各十八遍，仍每次以吸补之，总之三十六讫，是为中周。中周者，第二次三十六，通为七十二也。次又再依前呵呼呬嘘嘻吹六字，法各为六次，并须呼以泻之，吸以补之。愈当精虔，不可怠废。此第三次，三十六也，是为大周，即总之为一百单八次，是谓百八诀也。午时属阴，时有病即对南方为之，南方属火，所以却阴毒也。然又不若子后巳前，面东之为阳时也。如早起床上面东，将六字各为六次，是为小周，亦可治眼病也。凡眼中诸症，惟此诀能去之。他病亦然，神乎神，此太上慈旨也。略见于《玉轴真经》，而祥则得之师授也。如重病者，每字作五十次，凡三百而六腑周矣。乃漱炼咽液，叩齿如初，如此者三，即通为九百次，无病不愈。秘之秘之，非人勿传。孙真人云：天阴、雾、恶风、猛寒，勿取气也，但闭之。

摘自《寿世保元》

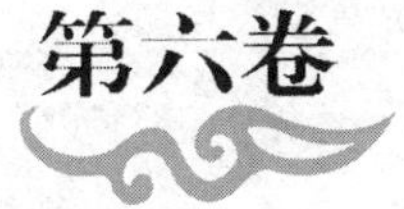

心疗保健

心疗是关键。心疗保健，就是通过心理的调理，达到养生保健的目的。世界卫生组织指出，健康包含着生理、心理和社会适应三方面功能的和谐和完美状态。因此说，心理保健与生理保健具有同样重要的意义。如果说生理健康是保证自身健康长寿的基础的话，那么，心理健康则是保证自身健康长寿的关键。健康的心理有利于自身免疫力的增加。一位知名的心脏专家说：良好的心理状态就是最好的抗癌剂。一个人心理平衡，就不容易得病，得了病也好得快。这个力量非常强大，有时强大得你不可想象。现代科学证实，人们自身只要有一个健康的、乐观的、豁达开朗的心理，其免疫力就显著增加，尤其在患病时，这种自身免疫力的增加就更显得明显、突出。

关于心理保健，《黄帝内经》提出："积精全神是养生大法"。"恬淡虚无，真气从之；精神内守，病安从来"。意思是说，保养精神是养生保健的根本。预防疾病、保持健康的大前提，就是要保养心神。世界卫生组织将"心理平衡"作为健康生活方式的四大基石之一。大量事实说明，心理因素致病是当今疾病发生的主要原因。心理因素是目前人类主要的内源性致病因素。据多种统计资料表明，由心理因素致病的占总发病原因的80%左右。一位资深的心理医生曾经断言："随着中国社会向商业化的变革，人们面临的心理问题对自身生存的威胁，将远远大于一直困扰中国人的生理疾病……"医学家说："一切对人不利的影响当中，最使人短命夭亡的，是不好的情绪和恶劣的心境。"而乐观的情绪是心理健康的灵丹妙药。先哲马克思说："一种美好的心情比十付良药更能解除生理上的疲惫和痛楚。"情激百病增，情舒百病除。因此说，药补不如食补，食补不如神补。所以，"养心第一，养身第二；神养第一，药疗第二；自医第一，求医第二。"养生首在养心。

人是自然界的人，人生活于天地万物之间，靠自然界生活；人又是社会的人，不同于一般动物，有意识、有思维，有非常丰富而又极为复杂的内部心理活动。人只有与自然和社会相协调，方可形成正常的生命活动，保持健康无病。拥有健康心理的人，能够面对现实，适应环境；认识自己，悦纳自己；结交知己，与人为善；努力工作，学会休闲。恩格斯说，人类健康的心理活动是"地球上最美的花朵"。心理学家说：拥有健康心理的人，能够对抗生活中的紧张，经得住压抑和挫折，能积极安排自己的生活，使自己的理智与情感融为一体，让生活和精神充满勃勃生机。人生需要心理的阳光，这是人生重要的支撑力量。

人人都希望自己的内心世界沐浴在阳光之下。阳光心态可以成为人生的动力和健康的使者，而心理的阴霾则足以让人们迷失人生的快乐。我们要尽可能让阳光心态占据优势的地位，增强对抗消极心理的能力，从而增进心理的健康。每个人都应该成为心理健康的卫士。

人的心理活动蕴藏着巨大的能量，无论积极的心理或者消极的心理，都具有巨大的能量。有学者说，人的心理一半是天使，一半是魔鬼。积极的心态如同温煦的阳光，可以照亮人生的道路，而消极的心态如同晦暗的阴霾，足以让人们迷失人生的快乐。

心理健康关系到每一个人，心里健康的维护主要依靠自己。如果人们掌握了有关心理养生的知识，随时关心和维护自己的心理健康，就能成为自己的心理健康卫士。这正是心疗保健所要达到的目的。

第四十四篇　精神因素对健康的影响

人的情绪、情感、思虑等精神因素与身心健康密切相关。中医认为，人产生疾病的主要原因有两个：一是外感六淫，即：风、寒、暑、湿、燥、火；二是内伤七情，即：喜、怒、忧、思、悲、恐、惊。“七情”是大脑皮层对外界刺激的不同反映，是人们日常生活中精神活动的外在表现，属于正常的情绪反应。清代医学家费伯雄在《医醇賸义》中说：“喜、怒、忧、思、悲、恐、惊，人人共有之境。若当喜而喜，当怒而怒，当忧而忧，是即喜、怒、哀、乐发而皆中节也。此天下之至和，尚何伤之有？”情绪分为积极情绪和消极情绪两大类。积极情绪对健康有益，消极情绪会影响身心健康。“七情”的抒发如果在适当的范围之内，不仅不会损伤身体，而且可以达到身心和谐的良好状态。但如果经历剧烈或长期的精神刺激，超过了生理的调节范围，“七情”反应太过，就会影响人体的生理功能，引起身体的不适，导致疾病的发生。

一、喜伤心，欢喜过度则生悲

欢喜的情绪能够使人体气行和顺，情志畅达，《黄帝内经》说：“喜则气和志达。”欢喜是一种有益的积极情绪，俗话说，人逢喜事精神爽。但是，如果欢喜过度，就会对身体造成伤害，导致乐极生悲。正如《黄帝内经》所指出的：“喜怒不节则伤脏”，“喜伤心”。

中医认为，欢喜过度就会损耗心气，使心气涣散，心神受伤，进而导致神思恍惚，行为失常，严重者甚至会危及生命。《岳飞传》中有一个故事，说是金兵大败后，牛皋在阵内东寻西找，不料遇着金兀术正在召集残军败将逃命，牛皋大喊道：“金兀术你往哪里逃？”金兀术大怒说：“牛皋，你这黑脸贼也来欺侮我吗？”回马来战牛皋。不上三个回合，金兀术便跌下马来，牛皋趁势翻身，骑在金兀术的背上，大笑道：“金兀术，你也有被俺擒住之日吗？”金兀术回转头来，看着牛皋，圆瞪两眼，大吼一声：“气煞我也。”当即怒气填胸，口吐鲜血而死。牛皋欣喜若狂，快活极了，哈哈大笑，一口气接不上来，竟笑死在金兀术的背上。这就是“虎骑龙背，气死金兀术，笑死牛皋”的历史故事。它告诉人们不论是高兴还是生气，过度了都会伤身。

在现实生活中，因“喜伤心”而引起神情恍惚，行为失常的例子也时有发生。有一位大学教师，欣逢晋升高职、专著出版和科技成果获奖“三喜临门”，他喜悦过度，导致突发心脏病去世。在《儒林外史．第三回》中，有个“范进中举”的故事。范进家境穷困，二十岁开始应考，考过二十余次，直到五十四岁时，突然得知自己考中了举人。范进大喜过望，笑了一声道：“噫！好了！我中了！”说着，往后一交跌倒，牙关咬紧，不醒人事。老太太慌了，忙将几口开水灌了过来。他爬将起来，又拍着手大笑道：“噫！好！我中了！”笑着，不由分说，就往门外飞跑，把报录人和邻居都吓了一跳。走出大门不多路，一脚踹在塘里，挣起来，头发都跌散了，两手黄泥，淋淋漓漓一身的水，众人拉他不住，拍着笑着，一直走到集上去了。众人大眼望小眼，一齐道：“原来新贵人欢喜疯了。”来到集上，范进在一个庙门口站着，散着头发，满脸污泥，鞋都跑掉了一只，兀自拍着掌，口里叫道：“中了！中了！”众邻居和家人一起商议：“他这疯了，如何是好？”报录的内中有一个人道：“在下倒有一个主意，不知可以行得行不得？”众人问：“如何主意？”那人道：“范老爷平日可有最怕的人？他只因欢喜狠了，痰涌上来，迷了心窍。如今只消他怕的这个人来打他一个嘴巴，说：‘这报录的话都是哄你，你并不曾中。’他吃这一吓，把痰吐了出来，就明白了。”范进的岳父胡屠户在众人的软逼下，只好连饮两碗酒，壮一壮胆，凶神似的走到范进跟前，说道："该死的畜生！你中了甚么？"一个嘴巴打将去。范进因这一个嘴巴，却也被打晕了，昏倒于地。众邻居一齐上前，替他抹胸、捶背，折腾半天，渐渐喘息过来，眼睛明亮，不疯了。

"范进中举"这个喜伤心的典型例子说明，物极必反。欢喜情绪本身是有益健康的，但欢喜的情绪也要适度，避免过度的狂喜，过度了就可能伤害身体。

摘自《中医心理养生谈》

二、怒伤肝，愤怒过度伤身体

怒是由荣辱而生的不快之感，是一种强烈的情绪。它是人们因生活中受到攻击、威胁、羞辱等特殊事件的刺激或者持久积压的郁闷，而产生的一种情绪反应。人在愤怒时会出现一系列生理和心理反应，如心跳加快、呼吸急促、脸红脖粗，肌肉紧张、咬牙切齿、握拳大叫等。如《淮南子》云："人之性有侵犯则怒"。怒是人们发生的心理反应。发怒是一种宣泄。将心中的愤怒或郁闷通过发怒的方式宣泄出来，如果不是过于激烈，对于缓解心理压力是有益的，甚至有助于医治疾病。譬如，华佗就曾采用让一位郡守发怒的方法，治愈了他的疾病。但是过度的愤怒就会伤害身体；或者心中有了怒火，勉强压抑，不给怒气以宣泄的渠道，对于健康也是很不利的。

关于怒，《黄帝内经》云："血并于上，气并于下，善怒。"怒，包括不满、恼怒、愤怒、大怒、暴怒。"肝主怒"，肝喜条达，怒的适当发泄，有助于情志舒畅，发愤图强，亦可成为志士仁人成功的动力。但如失控，则"怒伤肝"，"盛怒者迷惑而不治"。愤怒的情绪会使肝气上逆，血随肝气上逆，严重时就会呕血；如果肝气影响了脾的功能，还会发生消化不良的泻泄。过度愤怒，可引发肝的一系列症状；过度的愤怒不仅会伤肝，甚至会危及生命。《三国演义》中，有诸葛亮气死周瑜(《三国演义·第五十七回》)、骂死王朗(《三国演义·第九十三回》)的故事。现实生活中，因暴怒而致死的事例也时有发生。所以，《彭祖摄生养性论》说："神强者长生，气强者易灭。"愤怒的情绪可导致高血压、高血脂、冠心病和糖尿病等疾病的发生。如果愤怒的情绪不能发泄，长期被压抑的话，还会导致癌症的发生。科学家研究发现，"气大伤身"，生气对健康有十大损害。①伤脑：生气时由于大脑过度兴奋，会使血压升高，头痛、眩晕，严重时脑血管破裂发生脑溢血、脑梗死等。②伤心：生气时可使冠状动脉收缩，心跳加快，心肌缺血、缺氧而出现心绞痛、心肌梗死、心律失调、心衰，严重时导致猝死。一小时盛怒造成的体力与精神的消耗，相当于3天加班6小时以上的消耗。爱生气的人死于任何疾病的几率都比心态平和的人高出20%。③伤胃：生气时胃肠痉挛收缩，胃酸分泌增多，胃黏膜缺血，糜烂，出现烧心、胃痛、胃食道反流，发生胃溃疡，严重时胃大出血。④伤肺：生气时呼吸急促，气体交换失常，甚至出现过度换气现象。严重时发生哮喘、肺炎、肺心病等，从而危害肺的健康。⑤伤肝：生气时肝解毒功能下降，肝胆代谢失常，易发生肝胆结石、胆囊炎、糖脂肪代谢紊乱，诱发肝炎、肝硬化。⑥伤肾：生气时肾血管收缩、缺血、肾小管吸收功能紊乱等，会出现口渴、多尿、尿急、尿失禁等，严重时会使尿糖、尿蛋白增加或出现贫血、肾虚、肾功能衰竭。⑦伤胰：生气时会使胰岛素分泌减少、胰高血糖素增多。糖代谢紊乱、血糖升高、胰蛋白酶、胰淀粉酶分泌不正常，发生消化不良、胰腺炎，还可使原有的糖尿病加重。⑧伤皮：生气时血液大量涌向头部，因此血液中的氧气会减少，毒素增多。而毒素会刺激毛囊，引起毛囊周围程度不等的炎症，从而出现色斑。⑨损伤免疫系统：生气会阻碍免疫细胞的正常运转，让身体的抵抗力下降。⑩容易得肿瘤：生气时血流得满，容易得肿瘤。有研究表明，愤怒不能发泄和表达，忍气吞声，压抑自己的情绪，容易发生癌症，风险高于一般人群3倍。

中医认为，"七情"的过度会导致气滞血淤而发生疾病。即所谓"百病皆生于气"、"万病皆源于心"。怒是"七情"中最强烈的一种情绪，怒对人体健康的危害最大，怒气是生命的杀手锏。美国生理学家爱尔玛为了研究心理状态对健康的影响，设计了一个简单的实验：把一支支玻璃试管插在冰水混合物中(温度为0℃)，然后收集不同情绪的"呼气水"。当人心平气和时，呼出的气化成水后是澄清透明、无杂无色的；悲痛时呼气水中有白色沉淀；悔恨时有淡白色沉淀；生气时有紫色沉淀。爱尔玛把这紫色"生气水"注射到大白鼠身上，几分钟后，大白鼠死了。由此分析："人生气时会耗费大量人体精力"，他估计人生气10分钟所消耗的体内能量不亚于参加一次三公里的赛跑；生气时的生理反应十分剧烈，分泌物比任何情绪时都复杂，都更具有毒性。因此，动辄生气的人很难健康长寿，很多人其实是气死的。他告诫人们：尽量不要生气！母亲切勿在生气时(或刚生完气)给孩子喂奶，否则孩子会中毒，轻者长疮，重者生病。而大怒、暴怒或长期发怒更有损健康。因此，如何防止发怒就成为养生保健的重要问题。

要善于制怒。有研究表明：一个人如果在精神上遭受大的打击，即使调整得快，大约也会缩短一年寿命，如果烦恼超过半年不解，大约要缩短两至三年寿命。因此有人提出：生气不该超过三分钟。所以一定要学会息怒、制怒。心理学控制发怒的方法很多，如躲避法、转移法、释放法、控制法、升华法等。以自己的道德与意志的修养，可以使消极的怒不发生或减低情绪反应。如要发怒时，想想达尔文的名言："人要是发脾气，就等于在人类进步的阶梯上倒退了一步。"或默念德国古典哲学家康德的名言："发怒是用别人(或自己)的错误惩罚自己。"也可想想谚语："愤怒，以愚蠢开始，以后悔告终。"这样及时提醒自己，让理智来战胜感情，指挥行动，往往可以避免怒的发作。清朝光绪年间的东阁大学士阎敬铭曾写过一首《不气歌》，经常读读也可使肝火盛、好生气者保持清醒。歌曰："他人气我我不气，我本无气他来气。倘若生气中他计，气出病来无人替。请来医生将病治，反说气病治非易。气之危害太可惧，诚恐因病将命弃。我今尝过气中味，不气不气真不气。"从而达到"不怒百神和畅，不恼心地清凉。"

摘自(《中医心理养生谈》)

三、忧伤肺，忧伤过度成悲剧

忧，即人们在日常生活中，遇到不良刺激而产生的一种忧伤、忧郁、忧愁、忧患、感伤的情绪。忧，通常是一种负面情绪。但忧患意识皆属志士胸怀，如"先天下之忧而忧"，它可促人奋进，保持清醒，避免被胜利冲昏头脑。但如果个人患得患失，终日忧心忡忡，愁眉不展，则将"忧伤肺"，出现气短、烦躁等症状。

《黄帝内经》曰："忧愁者，气闭塞而不行"。"忧思则心系急，心系急则气道约，约则不利，故太息以伸出之。"就是说，忧愁会使人的心系急迫("心系"指人的心脏与其他脏器相联系的脉络)，心系急迫则约束气道，使呼吸不畅，人就会通过叹气来使气息得到伸展。情绪忧伤的人经常唉声叹气，原因就在这里。如果长期忧伤而无力自拔，就会由"忧伤肺"尽而损害身心健康。《彭祖摄生养性论》说："积忧不已，则魂神伤矣。"长期忧愁者，不但可导致气机失和，而且也会损神。忧是精神抑郁和消沉的状态，这种情绪可导致神经——内分泌——代谢功能失调，降低人体的免疫力，成为致病的内因。

现实生活中，由于长期忧郁、忧愁而导致损伤身体的例子不胜枚举。《红楼梦》中的林黛玉，由于多愁善感、敏感多疑、自怨自艾，导致忧郁伤身，害病咯血，最后带着无尽的幽怨而香销玉陨。林黛玉由于过度忧伤而损毁身心的悲剧，就是一个"忧伤肺"的典型例子。因此，要想保持健康，就必须在日常生活中善于忘忧、解忧。

摘自(《中医心理养生谈》)

四、思伤脾，思虑过度伤脾胃

思，是指思虑、思考、思维、思想等精神活动。思是大脑的本质功能。善于用脑思考，既是一切事业成功的前提，也是养生修炼的要诀。国外曾有人统计了欧美400位杰出人物的寿命，平均为66至67岁，其中寿命最长的是大量用脑的科学家、发明家、作家和画家，平均寿命为79岁。一位日本学者认为，人只要善于用脑，他的大脑就不会衰老，思考使脑血管经常处于舒展状态，大脑更健康，精力更充沛。但如果思虑过度，就会使神经系统功能失调，消化液分泌减少，出现食欲减退，形容憔悴，气短乏力，郁闷不舒等症状。

《黄帝内经·素问·阴阳应象大论》指出：

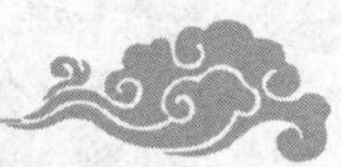

"思伤脾"。脾的功能是主管对于食物的消化吸收;同时,脾又与人的思虑、思维密切相关,为正常思维的发挥提供必要的物质基础。若思虑过度则气结于中,脾气郁结,失其运化之职,可致胸脘痞闷,食欲不振,消化不良,大便不调等。

《黄帝内经》曰:"思则心有所存,神有所归,正气留而不行,故气结矣。"如果过度地思虑,就会使"气"在身体里的运行受到阻滞,故曰:"思则气结"。脾为后天之本,伤之,则诸症杂见。严重者则见神情呆滞,嗜卧不眠。

在日常生活中,"思伤脾"的现象也很常见。如人们在生活中遇到负面事件的刺激,反复思虑而无法解脱,就可能造成"思伤脾";长期从事脑力劳动的人,如果为工作中的某些难点而苦苦思虑,再缺乏必要的运动和娱乐来调节的话,也会造成"思伤脾",损害脾胃功能,影响健康等。

摘自《《中医心理养生谈》》

五、悲伤身,过度悲伤损心肺

悲,是由于受到不良刺激后,内心产生的哀伤、委屈、忿郁情绪,其外在表现多为哭泣。《黄帝内经》指出:"气并于肺则悲"。如遇可悲之事,或者受了委屈,积忿郁于胸中时,大哭一场,颇有宣泄之功。若强行抑制悲伤或者悲伤过度,则"悲伤肺"有损于健康。《黄帝内经·素问·举痛论》曰:"悲则气消","悲则心系急,肺布叶举,而上焦不通,荣卫不散,热气在中,故气消矣。"《黄帝内经·灵枢·本神》云:"因悲哀动中者,竭绝而失生。"哭是悲的外在表现,也是一种心理保护措施,人在悲痛时大哭一场,往往会收到积极的生理和心理效应,可以防止痛苦越陷越深而不能自拔。如果人在悲伤时不哭,而强行抑制悲伤,反而会损害健康。美国生物学家弗雷指出:"男子常见的胃溃疡病,可能是由于强制不哭而造成的,他们如果大哭一场,则可避免得这种病。"但是过度的痛哭会扰乱人的生理功能,使呼吸失去规律,心跳不规则,因此,对悲伤或痛苦都应适度。否则,就会损害健康。

摘自《《中医心理养生谈》》

六、恐伤肾,恐惧过度伤根本

恐,是受到极度刺激后,内心产生的恐惧、恐慌等精神高度紧张情绪,其外在表现为胆怯。有一定的恐惧感可以使人思考周密,行为谨慎,不致因"有恃无恐"而粗心大意。但是恐慌则会造成思虑不周,举止失措。

《黄帝内经》指出:"恐伤肾","恐惧者,神惮散而不收",肾为先天之本,肾伤则虚。"恐则气下",若恐惧过度,会阻碍气的顺畅运行,使气郁结于下焦,则发生骨酸痿厥,遗精、尿失禁等症。"恐则精却,却则上焦闭,闭则气还,还则下焦胀,故气不行矣。"恐惧的情绪还会干扰人的神经系统,使神经处于极度紧张的应激状态,引起神经——内分泌——代谢调节紊乱,特别严重时,甚至导致人的死亡。

摘自《《中医心理养生谈》》

七、惊伤胆,惊吓过度则气乱

惊,是突然受到极度刺激后,产生的神经过度紧张情绪。突然的惊吓似无益可言,亦缺乏预防方法。恐为自知,从内而出为阴;惊为不知,从外而入为阳。《黄帝内经·素问·举痛论》指出:"惊则气乱","惊则心无所依,神无所归,虑无所定,故气乱矣。"《临证指南医案》曰:"惊则伤胆"。惊,可使神经突然紧张,一旦超过其调节能力,将导致机体各种功能紊乱,甚至精神失常。惊则内动其心,心动则神摇。所以严重受惊者,可发生痴呆、癫痫或猝然僵仆。如俗话说的"吓破胆"、"吓死人"、"一朝被蛇咬,十年怕井绳"和"杯弓蛇影"等,都与"惊伤胆"的情绪有关联。惊之所以会致病,多由心气先虚、胆气不足所致。如果心气充实,胆气充足,则虽骤遇险恶,亦能镇定自若,不致惊骇。

摘自《《中医心理养生谈》》

第四十五篇 调摄精神保健

印度近代著名文学家和社会活动家泰戈尔善于调节心境，为后人留下了宝贵的心理调节三步法：一是排遣法。医学心理学家认为，悲哀也是一种能量，会造成精神的崩溃。长久的悲哀会摧毁人体的免疫功能，易发生溃疡病、冠心病，甚至是癌症。泰戈尔排遣悲哀的重要方法是写诗，把忧愁痛苦化为精美的诗句，把无形的诗词变为发泄不满与痛苦的天地，从而消除这种破坏性能量。二是转移法。泰戈尔说："人们为了从痛苦中解脱出来，就会像被黑暗围困的幼苗，总是拼命地想撕破黑幕，投身到光明中去。"因此，在遇到大喜大悲时，既不要欣喜若狂，也不要痛苦徘徊，要善于在阴霾中搜寻阳光，在悲痛中寻找快乐。无论遇到什么痛苦烦恼，都要把心境向宽慰与快乐转移，消除痛苦的折磨，使心灵充满快乐的阳光。三是超脱法。生活中，要把欢乐节制，把痛苦看破，做到"不以物喜，不以己悲"。泰戈尔说："生命的悲剧猛烈地震撼着我们的感情，但生命从整体上看，是极其乐观的。悲剧只是生命的欢乐赖以表现自己韵律的一部分。"由于对什么都看得开，因此，泰戈尔能够摆脱压在心头的重荷，在猝然来临的打击面前泰然自若。

在远古时代，我们祖先就已运用调摄精神的情志疗法治疗疾病了。古人早已认识到人的精神与身体的密切关系。因过度的精神刺激所产生的病患，只有用调摄精神的方法才能治愈。《本草经疏》云："以识遣识，以理遣情，此即心病还得心药医之谓也"。《理论骈文》曰："情欲之感，非药能愈，七情之病，当以情治"。《黄帝内经》指出情志相胜之关系为："悲胜怒，恐胜喜，怒胜思，喜胜悲，思胜恐"。明代《养生导引法》曰："若五志所过，非药可治者，五胜为宜"。即以情制情的精神调摄方法。

一、悲伤心者，以喜胜之

以喜胜悲，也叫喜疗。因悲伤而表现的抑郁、低沉的种种病症皆可使用喜疗。

喜，是高兴之意，是情感变化的一种表现形式。如喜悦、欢喜、欣喜等，是一种积极的情绪。在生活中，当人们遇到高兴的事时，不仅兴高采烈，同时也会忘却一切不愉快之事。北齐《刘子·辩乐》曰："人心喜则笑，笑则乐，乐则口欲歌之，手欲鼓之，足欲舞之。"俗话说，"人遇喜事精神爽"。也就是说，当人处于喜悦的状态，多接受一些喜悦的感受，对于身心健康都是很有好处的。《黄帝内经》云："人有所欣悦，则百体俱纵"。这说明，喜悦的心情可以给人的全身带来舒展放松的状态。

因此，中医认为，喜能胜悲，"喜"的情志可以缓解"悲"的情志。因为，"喜"表现上升的心气，而"悲"若过度会使肺气受到消耗而伤肺，故可用喜的心气去缓解悲观情绪对于肺气的损耗，从而达到情志相胜的"喜胜悲"。

据《医苑典故趣拾》记载：清代有一位巡按大人，抑郁寡欢，成天愁眉苦脸，家人特请名医诊治。当名医问完病情后，按脉许久，竟诊断为：月经不调。巡按大人听罢，嗤之以鼻，大笑不止，连连说道："我堂堂男子，焉能月经不调？真是荒唐到了极点。"从此，每回忆及此事，就大笑一番，乐而不止。后来病情痊愈。这就是名医故意以常识性错误，引起发笑而达到治病目的之情志疗法。

金元名医朱丹溪，曾遇到一青年秀才，新婚不久，突然亡妻，终日哭泣悲伤，终成疾病。遍求名医，久治无效。朱丹溪为其诊脉后说："你有喜脉，看样子恐怕已有数月了。"秀才捧腹大笑，说："什么名医，男女都不分，庸医也！"此后，每想起此事，就会自然发笑。亦常常将此事作为奇谈笑料告诉别人，与众人同乐。日转星移，秀才食欲增加，心情舒畅，病情消除。这时，朱丹溪告诉他这是"以喜胜悲"的情治疗法。现实生活中，以喜胜悲的病例也有不少。

摘自《中华养生秘诀》

二、思伤脾者，以怒胜之

以怒胜思，是利用发怒时肝气升发的作用来解除体内气机之郁滞的一种疗法。适用于长期思虑不解，气结成疾或情绪异常低沉的病症。

怒，是人们受到特殊事件的刺激而产生的一种情绪反应。发怒是一种宣泄。将心中的愤怒或郁闷通过适当发怒的方式宣泄出来，对于缓解心理压力是有益的，甚至有助于医治疾病。古代名医就曾采用让患者发怒的方法，而治愈疾病。

适当地抒发愤怒的情绪，可以宣泄人们心中由于思虑过度而造成的郁结。中医认为，思伤脾者，以怒胜之。思虑过度使脾气结滞，并趋于下沉，可用怒的情志调动向上的肝气，去疏散脾气的结滞，就可以达到情志相胜的"怒胜思"。

最早记载中国古代情志疗法的是《吕氏春秋·至忠篇》。说齐王生病了，于是从宋国请了一个非常有名的医生，叫文挚。文挚来了以后，号了脉，认为是因思虑过度所致。就对齐王的儿子说，你父亲的这个病可以治，但我不能治。太子感到很奇怪，既然能治，你为什么不给治呢？文挚说："非怒王则疾不可治，怒王则挚必死"。就是说，不让齐王生一场气，这个病治不好；如果让齐王生一场气，他一定会杀我，所以这个病能治，但我不愿治。太子一听，就恳切地向文挚哀求，说你一定要治，等我父亲的病好了，我和母亲一块儿替你求情，一定保证你的生命安全。太子和王后立下保证后，文挚开始给齐王治病。文挚跟太子约好去给齐王看病，齐王就准备好，但是每一次约好了时间，文挚都没赴约，一连约了好多天，文挚都没来。太子很纳闷，而齐王则已憋了一肚子火。等齐王的气憋得很足了，文挚来了。他穿了一双脏兮兮的鞋，径直走到齐王的卧室里。给齐王问诊的时候，他又用脏兮兮的鞋踩齐王华贵的衣服，把齐王给气坏了。问诊后，文挚又说了很多非常刺激齐王的话就走了。齐王气得要命，非要派人去杀文挚，结果派的人被太子拦住了，但是齐王因为生了这一场大气，病就好了。这是一个非常典型的"怒胜思"情志疗法医案。

另据《三国志·华佗传》记载，说一个郡守生了病，请华佗去看病。华佗一看，认为郡守是因为生了一场大气，思虑过度，想不开才得的病。他说这个病要治好，必须让他再生一场大气才行。于是华佗向郡守索要医治费，一次不够，要两次，不断地要，要了很多钱，就是不治病。郡守气得不得了。华佗把钱要足了，就溜了。临走之前还写了一封信，把郡守臭骂了一通。郡守气得大骂华佗，下令派人去追杀华佗，然后吐了几口黑血，病情就明显好转了。郡守的儿子知道华佗是用这种方法来治他父亲的病，就嘱咐他手下的人，不准追杀华佗。结果郡守又生了场大气，病全好了。

《续名医类案》载：一富家妇人，因思虑过甚，两年不寐。名医张子和看后曰："两手脉俱缓，此脾病之也，脾主思故也。"于是，"乃于其丈夫怒而激之也，多取其财，饮酒数日，不处一法而去。其人大怒，出汗，是夜困眠，如此者，八九日不寤，自是而食进，脉得其平。"此例说明了思之甚可使人的行为和活动调节发生障碍，致正气不行而气结，或阴阳不调，阳亢不与阴交而不寐。当怒而激之时，逆上之气冲开了结聚之气，兴奋之阳因汗而泄，致阴阳平衡而愈。

摘自《《中华养生秘诀》》

三、恐伤肾者，以思胜之

以思胜恐，主要是通过"思则气结"，以收敛涣散的神气，使病人主动地排除某些不良情绪，达到治病康复之目的。

思，不仅是正常的心理活动，也是战胜某些心理疾患的有力武器。当人们遇到心理问题的时候，则可以通过内心的自省和思考，对心中的郁结进行慢慢梳理，理顺之后，就有可能走出心理问题的迷宫。思考还能使人感受到快乐。如专家学者对于未知领域的探索，科研人员破解技术难题，乃至人们学习文化和科技知识，都需要思考，并能从中体验到快乐。"思"作为一种情志活动，也可以调节人们的心态。譬如，"思"可以战胜恐惧心理，就是中医所说的"思胜恐"。

《晋书·乐广传》记载：常有亲客，久阔不复来。广（乐广）问其故，答曰："前在坐，蒙赐酒，方欲酒，见杯中有蛇，意甚恶之，既饮而疾。”是时，厅室壁上有角弓，添画作蛇，广（乐广）意杯中蛇即角影也。复置酒于前处，谓客曰：“酒中有所见否?”答曰：“所见如初。”广乃告其所以，“客豁然意解，沉疴顿愈。”杯弓蛇影这一成语所讲的故事说明，因恐惧引起的疾病可以用“深思”的方法来解除其恐惧、紧张的心理状态，从而使疾病消除，恢复健康。

摘自《中华养生秘诀》

四、怒伤肝者，以悲胜之

以悲胜怒，是设法使病人悲哀，达到治疗疾病、康复身心的一种疗法。对于消散内郁的结气和抑制兴奋的情绪有较好作用，适应于病人自觉以痛苦为快的病症。

悲，作为一种情绪，也是具有积极作用的。在文学艺术作品中，就有许多富有感染力的悲剧。如莎士比亚的悲剧《罗密欧与朱丽叶》；中国古典文学悲剧《牡丹亭》、《梁祝》等，都是颇具感染力的不朽作品。悲痛的心理情绪可以净化人的心灵，并产生某种心理促进作用。“化悲痛为力量”，说的就是这个意思。

《儒门事亲》中载：张子和治妇人病，问病人曰：“心欲常痛哭为快否?”妇人曰：“欲如此，余亦不知所谓。”张又曰：“少阳相火，凌灼肺金，金受屈制，无所投告。肺主悲，但欲痛哭为快也。”于是，张子和鼓励病人尽量痛哭，其病得以康复。此病例为木火灼伤肺金，肝肺气郁，故以哭出为快。

摘自《中医心理养生谈》

五、喜伤心者，以恐胜之

以恐胜喜，又叫惊恐疗法，适用于神情兴奋，狂躁的病症。

恐，也并不总是坏事。人生活在这世界上，总应该有所敬畏才行。在人与自然的关系上，人应该懂得遵循自然规律，敬畏自然；在人与社会的关系上，人应该懂得遵守社会生活准则和法律法规，敬畏法纪。实际上，法律法规对于大多数人来说，起的主要作用不是惩处，而是一种心理威慑。适度的敬畏心理，是有理智的心态。譬如对于法纪和道德的遵守，使人在心理上处于适度的紧张状态，有利于人生沿着正确的方向，成为有利于国家，有利于社会，有利于人民，有利于家庭，有利于自己的人。如果缺少敬畏心理，人就可能会散漫、慵懒、懈怠，甚至违法乱纪、贪污腐败、丧尽天良，走向人生的反面，成为人民的罪人。对于一些可能存在的严重危险事情，保持适度的恐惧，可以激发人们的危机意识，促使人们采取必要的防范措施，防患于未然。

《洄溪医书》记载：某地有位年轻人新考上状元，告假返乡，途中突然病倒，请来一位医生诊治。医生诊后说：“你的病治不好了，七天内就要死，抓紧点可以回到家中。”新科状元垂头丧气，日夜兼程赶回家中，七天后安然无恙。其仆人进来说：“那位医生有一封信，要我到家后交给你。”只见信中写到：“公自及第后，大喜伤心，非药力所能愈，故仆以死恐之，所以治病也，今无妨矣。”

《儒门事亲》记载，有一位庄医生治“以喜乐之极而病者”的病例。庄医生号脉后，认为是喜极而致，便为之叹气，佯曰：“吾取药去，数日更不来。”于是病人便渐渐由怀疑不安而产生恐惧，又由恐惧产生悲哀，认为医生不再来是因为自己患了绝症。病者悲泣，辞其亲友曰：“吾不久矣。”庄去而慰之，其人病愈。这个病例说明了庄医生采取号脉后叹气与取药数日不至而生效，此即“恐胜喜”。

以上病例说明，喜伤心者可以恐解之。中医认为，心有所乐谓之喜，但喜极伤心。因凡人之气，以平为期，不及者病，过者亦病。人当极喜之时，适有恐惧之事，猝然遇之，莫不反喜为忧者，惟喜之情缓于恐，而恐之情急于喜也。所以，恐能胜喜。

摘自《中华养生秘诀》

六、忧伤肺者，以乐胜之

以乐胜忧，又叫快乐疗法，是设法使病人快乐，从而达到忘忧除病、身心康复之目的。此疗法适应于长期忧愁、忧伤而致病者。

忧，是指抑郁、消沉的精神状态，这种情绪可导致神经——内分泌——代谢功能失调，降低人体的免疫力，成为致病的原因。《黄帝内经》云：

"忧愁者，气闭塞而不行"。《彭祖摄生养性论》曰："积忧不已，则魂神伤矣。"所以，终日忧心忡忡，愁眉不展，则将"忧伤肺"。而"肺主气"，不但可导致气机失和，而且伤神。

快乐是通往心灵安详的要道，是治疗心病的妙药。医学家们认为，快乐的情绪，能增强大脑皮层的功能和整个神经系统的张力，促使皮质激素与脑啡肽类物质的分泌，使机体抗病能力大大增强，并能极大地活跃体内的免疫系统，从而有利于防治忧愁类疾病。用快乐情绪代替忧愁情绪，对人体健康十分有利；同时也说明，除了快乐的情绪可以消除忧愁外，没有一种药剂是可以通心的。因此说，"乐以忘忧"。健康专家认为，快乐情绪的医疗价值也是无法估量的。临床经验证明：胜利者的伤口，总要比失败者的伤口好得快；没有精神负担的病人，要比有精神负担的痊愈得快。

《三国志·蜀书·后主禅传》载："后主举家东迁……殿中督张通并封列侯。"裴松之注引《汉晋春秋》曰："司马文王与禅宴，为之作故蜀技，旁人皆为之感怆，而禅喜笑自若……他日，王问禅曰：'颇思蜀否？'禅曰：'此间乐，不思蜀。'"这就是后世作为成语的"乐不思蜀"。

《论语·述而》云："子曰：'子奚不曰：其为人也，发愤而忘食，乐以忘忧，不知老之将至云尔。'"就是说，人保持快乐的心情就可以忘掉忧愁。

《北史·崔光传》曰："七情之病者，看书解闷，听曲消愁，有胜于服药者矣。"在忧愁不安、情绪不佳时，听听音乐、欣赏戏曲、观赏幽默的相声或哑剧，或者到风景优美的地方旅游、散心，都可以使人心情快乐，精神振奋，紧张和忧愁的情绪也随之而消。也可以根据自己达到兴趣爱好，从事自己喜欢的活动，如书法、绘画、摄影、逛公园等，用这些方法排解愁绪、寄托情怀、舒畅气机、颐养心神，都有益于身心健康。

摘自《中华养生秘诀》

七、惊伤胆者，以静胜之

以静胜惊，是通过保持内心的平静，来防止意外的惊吓，达到治病疗疾，康复身心的一种心疗方法。

惊，可使神经突然紧张，一旦超过其调节能力，将导致机体各种功能紊乱，甚至精神失常。人们在心理上承受惊险的能力，就是平时所说的胆量。胆量与人的性格、体质以及经历都有关系。适度的惊险体验，不仅可以锻炼人的胆量，而且有助于缓解心理压力。但是，当惊险刺激超出了人的心理承受能力时，就会造成心理上的伤害。《黄帝内经·素问·举痛论》指出："惊则气乱"，"惊则心无所依，神无所归，虑无所定，故气乱矣。"《临证指南医案》曰："惊则伤胆"。因此，过度的惊吓对人体健康是十分有害的。

静，是指宁静、冷静、镇静的心理情绪。古人讲，"静者寿，躁者夭"，"养静为摄生首务"。《黄帝内经·素问·痹论》曰："静则神藏，躁则消亡。"中医认为，"心乱则百病生，心静则万病悉去。"诸葛亮讲，"非宁静无以致远。"通过个人的修身养性，经常保持宁静、冷静、镇静的情绪，意志平和调顺，人体正气充盈，肌腠固密，即使有致病因素，也不能侵害人体。反之，心躁乱而不静，则可能受惊致病。所以，保持宁静、冷静、镇静的情绪，就能猝然临之而不惊，山崩地裂而不惧。因此说，惊与静是有内在联系的。当人们在生活中遇到意外的惊险时，保持冷静和镇静，就能以"静"胜"惊"，防范意外惊险对心理的刺激。

摘自《中华养生秘诀》

第四十六篇　常见心理问题

心理与健康密切相关，心理健康的人，情绪稳定，积极乐观，行为协调，宽容和善，自我意识清醒，人际关系和谐，社会适应良好。对于心理健康的人来说，每一天都是新的开始，每一天都充满了新的希望。

但是，随着改革开放的深入，科学技术的发

达,物质生活的丰富,社会竞争的加剧,生活节奏的加快,人们的心理压力也越来越大,各种心理问题日渐突出,心理问题对健康的影响,也日益受到人们的关注。

一、攀比心理

攀比,就是援引事例,互相比附。攀比,作为比较范畴的事物,属于贬义,是指眼睛向上看,心态不正的、以低比高的比较行为。

由于社会发展的不平衡,人们产生一定的攀比心理是可以理解的。人与人之间相互攀比,也是一种比较常见的心理。世界上有的人家产百亿,锦衣佳肴;有的人捡拾垃圾,维持生活;有人位高权重,呼风唤雨;有人抬轿拍马,小心翼翼;有人豪宅、名车、娇妻,有人陋室、赤足、缺妻。一样的生命,不一样的生活,常常让人们在攀比中比出了牢骚,比出了怨恨,比出了郁闷,比没了好心情,影响了自己的身心健康。

攀比,实际上是一种欲望不满足的心理过程。古人说:"一念之欲不能制,而祸流于滔天。"可见,放纵欲望,过于攀比是多么可怕。人的欲望是没有止境的。如果事事攀比,总觉得自己吃亏,而愤愤不平,于己于社会都是有害无益的。

但是,在和比自己好的人攀比中,以对方为榜样,向别人学习,那也是件好事。通过比认识到自己的不足,然后加以完善和改正,这样的比也很有意义。但如果看到别人比自己好之后,不是好好学习和努力,而是怨天尤人,那就对自己的身心健康没有好处。

世界首富比尔·盖茨说:"人生来是不平等的。"如:有的人生于富豪,有的人生于寒舍;有的人生于官府,有的人生于民宅;有的人生于城市,有的人生于农村;有的人生在富庶之地,有人生在贫瘠地区;有的人生在幸福家庭,有的人生在单亲之家;有的人生来健康、聪颖,有的人生来痴呆、残疾;有的人生在发达国家,有的人生在落后国家;有的人欣逢盛世,有的人遇上贫穷;有的人遭遇战火纷飞,有的人赶上和平时期……所以,既然人生来就是不平等的,人与人之间就不宜进行攀比。俗话说,人比人,气死人。实际上,人比人并不要紧,关键是怎么比,跟谁比,比的标准定在那里。人比人而生气的原因,主要是比的方法、思维方式有问题。

生活中人与人的差别无处不在,而攀比之心人皆有之,这就会给人们带来不少心理问题。但是,如果换一种思维方式,不要专拣自己的弱项、劣势去比别人的强项,比得自己一无是处。而要把眼光放低,现实一点,不搞攀比,搞比较,自己跟自己比,现在与过去比,多往下比,多和不如自己的人比,就会感到"比上不足,比下有余",就会比出快乐,比出满足。在社会生活中,比较是人们常有的一种心理,但须把握好攀比的方向与范围。在方向上,要多立足于社会价值而不是个人价值的比较,要多比贡献大小,少比收入多少;在范围上,要立足于健康的而不是病态的比较,要比成绩,比干劲,比价值,而不是贪图虚名,嫉妒他人,突出自己。

如果理性地分析生活,就会发现,生活对于每一个人基本上都是公平的。人生是一个由起点到终点,短暂而漫长的过程,在这个过程中每个人所拥有的喜怒哀乐、爱恨情仇都基本上是相等的。这既是苍天赋予生命的规律,也是生活赋予人生的逻辑,只不过每个人享用的方式不同,这不同的方式,便演绎出不同的人生。有的人飞黄腾达,有起有落;有的人平凡安顺,无惊无险;有的人先甜后苦,有的人先苦后甜;有的人家庭不和,官运亨通;有的人夫妻恩爱,事业受挫;有的人财源兴旺,人丁不旺;有的人英俊娇艳,德疏学浅;有的人智慧超群,貌不惊人。世界上没有永远的赢家,也没有永远的输家,正如俗话所说,富不过三代,穷不至永年。这犹如自然界中梅逊雪白,雪输梅香,常青之树无花,艳丽之花无果,春兰秋菊,既各有所长,也各有所短。

人不能总是这山望着那山高,因为攀比是没有止境的。就像一个寓言所讲的:"一头驴饿了,走到一个草垛前打算吃一些干草。当它低下头刚要吃的时候,却发现附近的另一垛干草似乎比这一垛大。它就走到那垛干草前去吃,可回过头来一看,发现还是原来的那垛干草比较大。就这样,这头驴在两垛干草之间走来走去,犹豫不决,最后饿死了。其实，两朵干草原本是一样大。”

因此，攀比是一件不必太在乎的事，更没有必要在攀比面前自卑或虚荣。与其事事攀比，怨天尤人，还不如知足常乐，珍惜拥有的，过好自己的生活。

摘自《心理健康全书》

二、虚荣心理

虚荣，是追求表面上的光彩。虚荣心是一种被扭曲了的自尊心，是人们为了过度追求表面荣誉而表现出来的性格缺陷，是一种不正常的社会情感。

自尊心人人有之。在社会生活中，人们都希望得到社会的承认，自尊心强的人，对自己的声望比较关心，而虚荣心强的人一般自尊心都很强。从心理方面分析，虚荣心的产生有以下原因：

一是“爱面子”。林语堂在《吾国吾民》中讲，面子是统治中国的“三女神”之一。“爱面子”是中国社会普遍存在的一种民族心理，它反映了中国人尊重与自尊的情感需要，丢面子就意味着否定自己，这是万万不能接受的。于是，有些人为了不丢面子，就通过“打肿脸冲胖子”的方式来显示自我。

二是心浮躁。爱虚荣的人多为外向型、冲动型性格，反复善变，善于做作，具有强烈的情感反应，装腔作势，缺乏真情，处处突出自我，浮躁不安。

三是有自卑。虚荣心强的人，多存在自卑心理缺陷，图虚荣是一种补偿作用，通过追求虚荣，以掩饰自卑心理。

虚荣心强的人往往都不愿脚踏实地的做事，而是经常利用投机取巧去猎取名誉。图虚荣的人，喜欢讲排场、搞攀比，好出风头，嫉妒心重，学习不刻苦，为人不诚实。法国哲学家柏格森曾说：“一切恶行都围绕虚荣心而生，都不过是满足虚荣心的手段。”

虚荣心作为一种普遍心理，已经成为人性中根深蒂固、难以消除的心理弱点。但现代心理学研究表明：如果方法得当，也能趋利避害，对虚荣心加以利用。即对于虚荣心，切不可从破坏它人手，而应该放在如何改善它、诱导它走向有用的地方去。如对富有而虚荣的人，可以让他拿出来一点作为慈善基金，或者经营一项事业使他人多一种安全保障；对才华横溢而虚荣的人，可以让他多为社会做出一些贡献，那么，虚荣这一心理缺陷，就能为人类造福。

对于个人而言，人们要及时对自己的虚荣心进行积极的调整。首先要树立正确的荣辱观，即对荣誉、地位、权力、得失等要有一种正确的心态。人生在世，要有一定的荣誉和地位，这是心理的需要，也是推动社会进步的一种动力。每个人都应该十分珍惜自己及他人的荣誉与地位，但是这种追求必须与个人的社会角色和才能相一致。荣誉、面子不可没有，也不可强求，如果不择手段，过分追求荣誉，就会使自己的人格受到歪曲。其次要正确看待失败与挫折。要善于从失败中总结经验，从挫折中悟出真谛，从而自信、自爱、自强、自立，消除虚荣心理。再次要虚心向社会榜样和伟人、名人学习，养成脚踏实地、不图虚名、努力进取的习惯，努力完善人格，做实事求是，不图虚名的人。

摘自《心理健康全书》

三、嫉妒心理

嫉妒，是对才能、名誉、地位、或境遇比自己好的人心怀怨恨的一种情绪。嫉妒是害怕、担心和愤怒等情绪的混合体，这三种情感会使人一触即发，妒火燃烧的人通常会血压升高、心跳加快、肾上腺分泌增多、免疫力变弱、焦虑，甚至失眠。嫉妒是人类情感中最强烈也是最痛苦的一种，也最难控制。嫉妒是一种几乎普遍存在、人人都有的心理现象。这当然是一种缺陷心理，是由于羡慕一种较好的生活，想获得一种较高的地位，或是想得到一种较贵重的东西而产生的。它是自己不能得到的心理补偿，发现身边的人，或站在同等位置的人先得到了，就会产生嫉妒。按照达尔文的生物进化论学说以及遗传学说，这种心理，本来是不足奇怪，也无可厚非的。这是生物界长期在优胜劣汰、物竞天择这一规律下生存演变，自然形成的，不分圣贤愚劣，人人都有份的一种本能。从心理学的角度分析，嫉妒心理的产生，有一个发展演变的过程：首先是嫉妒者从狭隘、自私的平均化要求心理出发，羡慕超过自己的人，对他人的成绩和优越处境很是眼红；然后由羡慕转为嫉恨，进而由嫉恨发展为损害他人的嫉妒行为，最后由嫉妒发展到嫉毁，干出超乎寻常的事情来。

有嫉妒心理的人，常常会处在压抑、焦虑不安、怨恨烦恼，甚至消极失望的不良心境之中。在这种心境的影响下，一方面会对被嫉妒者疏远、贬低，甚至攻击，因而使人际关系不良；另一方面，这种心境会使人的神经系统功能严重失调，从而影响心血管及身体许多脏器的功能，进而导致身心疾病的发生。所以嫉妒历来被人们看成是一把既伤害别人，又伤害自己的“软刀子”，属于负性情绪之一。巴尔扎克说：“嫉妒者受的痛苦比任何人遭受的痛苦更大。自己的不幸和别人的幸福都使他痛苦万分。”所以有人说嫉妒是“双刃剑”，既可伤害别人也会伤害自己。

嫉妒是万恶之源。嫉妒是个火星，它能使人心爆炸。嫉妒者给别人带来的是烦恼，给自己带来的却是痛苦。嫉妒者的痛苦比任何人遭受的痛苦更大，因为自己的不幸和别人的幸福都使他痛苦万分。嫉妒是一种不能忍受别人幸运的愤怒。嫉妒的人让绝望的情绪困扰自己，用有毒的箭矛伤害他人。嫉妒是人生中一种消极的负面情绪，更是损坏人们身心健康的罪魁祸首。嫉妒会使心理扭曲，人格倾斜。所以，培根说：“嫉妒这恶魔总是在暗暗地、悄悄地毁掉人间的好东西”。

嫉妒是事业的障碍。嫉妒有一个明显的特点是：你行我不行，就想办法把你搞得也不行。嫉妒的最主要表现是挑毛病。嫉妒是共同事业合作中的一大障碍，它是一个人内在虚弱和自私的反映。品质糟糕者总要嫉妒他人的德行。埋头工作的人则不会嫉妒别人。出身名门的人往往嫉妒新近显耀的人。一个人若无法补救自己的不幸，就会竭力去嫉妒他人的幸运。嫉妒之心有如日光，它泼洒在斜坡或高地之上比泼洒在平地里尤为炽热。那些突然间出人头地的人比那些逐渐发迹的人更容易受人嫉妒。人类的嫉妒原恶来自自私者内心的失落感。人们只嫉妒胜利，不嫉妒失败，只嫉妒比自己高明比自己幸运的，不嫉妒比自己愚蠢比自己倒霉的。

嫉妒是快乐的克星。嫉妒是人类最普遍而又最根深蒂固的情感，是造成不快乐的最重要原因。嫉妒者不是在自己所有的东西中寻找快乐，而是从别人所有快乐中感受痛苦。嫉妒是一种愚人的痛苦。嫉妒对当事人双方都有害无益。既折磨自己，又折磨他人。严重者会对自己或他人都构成伤害，令人悔恨终生。因此，与其嫉妒别人，不如超越别人；与其嫉妒别人的长处，不如弥补自己的短处；与其悔恨自己，不如改变自己。

要克服嫉妒心理，最根本的是不断提高自己的修养水平。罗素在《快乐哲学》中说：“嫉妒尽管是一种罪恶，它的作用尽管可怕，但并非完全是一个恶魔。它的一部分是一种英雄式的痛苦的表现；人们在黑夜里盲目地摸索，也许走向一个更好的归宿，也许只是走向死亡与毁灭。要摆脱这种绝望，寻找康庄大道，文明人必须像他已经扩展了他的大脑一样，扩展他的心胸。他必须学会超越自我，在超越自我的过程中，学得像宇宙万物那样逍遥自在。”

快乐可以治疗嫉妒。要善于从生活中寻找快乐，如果一个人总是想得到更多的快乐，他就不会永远陷于嫉妒的痛苦之中。

然而，嫉妒并非只有害而无益。在嫉妒的第一阶段，嫉妒心理既可以驱使个体产生“怨恨、贬低、压制别人，不允许别人超过自己”的心理行为，从而演化为“消极性嫉妒”；也可以激起“我落后了一定要赶上、超过他”的心理行为，将其引导到“积极性嫉妒”的轨道。前者对社会、对个体有害，后者则有益。可见嫉妒之利弊，关键还是看你怎样去嫉妒。总之，嫉妒如水，它能载“舟”，亦能覆“舟”，就看你如何驾驭它了。

摘自《心理健康全书》

四、浮躁心理

浮躁，就是轻率、急躁。在心理学上，浮躁主要指由内在冲突所引起的焦躁不安的情绪状态或人格特质。

浮躁是当今社会一种常见的病态情绪，在青

少年中尤为突出。有浮躁心态的人，一般学习不刻苦，做事无恒心；行动盲目，见异思迁；急功近利，急于求成；心神不定，虚荣心强；不愿脚踏实地，总想投机取巧。人心浮躁，就会神不守舍，焦躁不安，头脑发呆，脸色灰暗，时间一长，就会损害人的心理健康。

概括起来讲，造成浮躁心理的原因主要有以下三点：

一是客观原因。从社会方面上看，我国改革开放深入，社会变革加剧，竞争压力加大，社会处在转型期，改革对原有结构、制度、观念冲击太大，一些人对自己的未来感到茫然。那些处在社会中下层的人们，有的焦躁不安，有的患得患失，有的见异思迁，有的急功近利，等等，这就不可避免地会造成一些浮躁心理。

二是主观原因。从个人方面看，人与人之间的攀比是产生浮躁的直接原因。社会变革的加剧，使人们在工作、生活等方面都随之发生变化。在发展变化中，有的飞黄腾达，有的富甲一方，有的周游世界，有的名扬天下。这对一些发展滞后的人造成了精神刺激，心里适应能力差的人便常常与之攀比，结果往往便造成浮躁心理。

三是网络等原因。当前的网络虚拟生活及流行音乐、流行服装等，都在无形之中助长了浮躁情绪。现在，中国的网民已排名世界第一，而中国网民的最大群体是青少年，网民使用网络的主要目的不是搜索有益信息，而是网上聊天和网络游戏。由于网上聊天的放纵性致使不少网民都有过不正当的言论，甚至是犯罪行为。而网络游戏则充满了暴力、血腥甚至一些变态的行为。而当今流行乐坛的盲目追捧、走穴假唱、唯利是图等种种不良现象，还有流行服装不顾健康的坦胸露脐等奇形怪样，都助长了人们的浮躁之风。

浮躁心理，是人的物质欲望和生命本能的冲动现象，浮躁的实质问题是重外延轻内涵，重表面轻实际，重眼前轻长远。它与脚踏实地，勤奋努力，艰苦创业，公平竞争是相对立的。浮躁使人失去对自我的准确定位，使人随波逐流，行动盲目，对个人和团体都极为有害，必须想方设法减少和消除浮躁心理。

消除浮躁心理，首先要树立正确的人生观。不能盲目崇拜个人主义、拜金主义和享乐主义，要认清人生的真正价值和意义。要从实际出发，善于思考，头脑冷静，不为时尚所迷惑，不为潮流所左右。“淡泊以明志，宁静以致远”，把命运掌握在自己手里，既要站得高、看得远，又要做得细、稳得住。其次要有务实精神。对待人生和事业，既要有长远目标，更要脚踏实地，夯实基础，稳步前进。韩愈《荐士》诗曰：“杳然粹而精，可以镇浮躁。”要清醒认识到，每个人的成功，都付出了别人难以想象的努力和智慧。要保持一颗平常心，不要好高骛远，眼高手低；不要异想天开，一天暴富、一夜成名；要诚实做人，精心做事，平凡而不平庸，就能有效克服浮躁心理。

摘自《心理健康全书》

五、挫折心理

挫折，是指失利、失败或压制、阻碍。挫折心理是指人们受到失利或失败的阻碍后，所产生的一种消极心理情绪。

在人的一生中，挫折是在所难免的。如学习中的困难，事业上的失利，同事间的摩擦，恋爱、婚姻方面的波折等，都会引起人们的挫折反应。严重的挫折，会造成强烈的心理反应，甚至引起紧张、焦虑、消沉、沮丧、悲观、绝望。这些消极恶劣的情绪，如果得不到及时消除或缓解，就会直接损害人的身心健康。因此，怎样面对逆境、应对挫折，对于每一个人都是严峻的考验。

不同的人面对挫折有不同的心态。挫折对于一个生活的强者来说，好似一针兴奋剂，可以提高他的认识水平，增强他的承受能力，激发他的前进动力。对于一个弱者来说，则会降低他的思维水平，减少他的成功机会，削弱他的自控能力。挫折对于人们的影响是千差万别。关键是看一个人是以积极的态度，还是以消极的态度来面对挫折。同样的挫折情绪，对每个人造成的心理打击也是不同的。乐观自信的人，对挫折承受能力就强；心胸狭窄、虚荣心强的人，对挫折承受能力就低。

挫折既有不可避免的一面，又有正向和负向

的功能。人不会永远一帆风顺，都是幸福和成功，在生活中没有失败和挫折是不可能的。挫折既可以使人走向成熟，也可能毁坏人的前程，关键在于对挫折怎样认识和采取什么态度。首先，要勇于面对挫折。懂得一个人不经历挫折的磨炼，就难以成才，难成大器，要正视挫折，沉着应对。其次，要提高自己的耐挫能力。人对挫折的耐受力差别很大，最重要的是在生活中，通过自觉的学习、锻炼和修养，培养提高自己对挫折的承受能力。再次，要学会应对挫折的技巧。凡是历经磨炼，富有修养的人，遇到挫折时，大都愈挫愈勇，从危机中看到机遇，灵活应变，化险为夷。

古今中外凡成大事者，都是在挫折中经受磨炼，愈挫愈勇，终成大业。孟子曰："天将降大任于斯人也，必先苦其心志，劳其筋骨，饿其体肤，空乏其身，行拂乱其所为。所以动心忍性，增益其所不能。"在挫折面前，不要怨天尤人，要明白，如果上天给一个人过多的挫折，就是想成就这个人，如果你想成就自己，那挫折不就是上天赐予的最好礼物吗？巴尔扎克说："挫折和不幸，是天才的晋身之阶，信徒的洗礼之水，能人的无价之宝，弱者的无底深渊。"因此，挫折并不可怕，只要能够正视挫折，勇于拼搏，愈挫愈勇，不懈开拓。即使一时受挫，也会披荆斩棘，战胜坎坷，最终也会成为一个成功者。

《昆仑山上一棵草》的电影讲：人应该像高山恶劣环境下生长的草一样顽强。云南西双版纳的丛林里生长着一种普通的小草，如果把它连根拔起，碾成碎末，不出两个月，那些散在土地里的碎屑，就会抽出一颗颗新芽，几场雨过后，长得又壮又好。这种草就叫做"打不死草"。连小草都有这么顽强的生命力，人更应该有这种"打不死"的精神才行。所以，人应该有百折不弯的精神，就像打火机那样，受的打击越大，发出的光芒越灿烂。

摘自《心理健康全书》

六、悲观心理

悲观，是对事业、前途抱有失望和失去信心的消极情绪。它由精神所引起，但还会影响到组织器官，引起一些心理和生理疾病。

悲观心理是一种常有的情绪，它常常表现为事情发生后的自我反思，总结经验，查找不足，从而对以后的行动作积极的调整。所以，人人都会有悲观情绪，它也是人类进步的校正器。但极端的悲观却是不健康的心理，必须及时进行调适。

美国著名心理学家马丁·加德纳曾做过一个著名实验：让死囚躺在床上，告之将以放血的方式执行死刑。然后用木片在他的手腕上划一下，接着把事先准备好的一个水龙头打开，让它向床下的一个容器滴水，伴随着由快到慢的滴水节奏，结果那个死囚昏了过去。基于这个实验，他竭力反对把实情告诉癌症患者。他认为，死于癌症的病人中，80%是被吓死的，其余才是真正病死的。他用事实告诉了世人：精神才是生命的真正脊梁，一旦从精神上摧垮一个人，那么这个人的生命也就变形了。

因此，不要把悲观作为保护失望情绪的缓冲器，乐观才是希望之光，成功之源。培养乐观的性格对人终身有益。大凡乐观的人常常自我感觉良好，面对失败而不气馁。大发明家爱迪生，在寻找适合做灯丝材料的试验过程中，做了1200次试验，失败了1200次，就是找不到一种能耐高温又经久耐用的好材料。这时，有人对他说："你已经失败了1200次了，还要试验吗？"爱迪生说："不，我并没有失败，我已经发现1200种材料不适合做灯丝。"正是这种积极乐观心态激励爱迪生获得了最后的成功。

所以，人们一定要明白：在这个世界上，人所处的绝境，在很多情况下，都不是生存的绝境，而是一种精神的绝境；只要你不在精神上垮下来，外界的一切都不能把你击倒。

摘自《心理健康全书》

七、报复心理

报复，是指故意地回击、攻击批评或伤害过自己的人。报复心理是一种不健康的心理情绪，它不仅会对报复对象造成威胁或伤害，而且也有害自己的心理健康。

报复是人性中一种扭曲的心理死结。它犹如人体潜藏的癌细胞，当人能控制它时，其危害并不大。若一旦超过了正常的心理界限，就会给人造成伤害。有报复心理的人一般都心胸狭窄，容易受情绪影响，而且恶劣心境的作用强烈而漫长。人们总认为报复的受害者是被报复者，其实不然，最倒霉者往往会是报复者本人。因为，在实施报复之前，报复者就会跌进扭曲、变态的心理深渊。很多时候，报复者完全处于阴暗的心理状态之中，甚至还会有自觉犯罪心理。因此心存报复的人内心难得明朗，发霉的心便会形成一种畸形。譬如，有人因谈恋爱失败，用硫酸将对方毁容，最终受到了法律的制裁。当报复心驾驭了人的灵魂时，人就无法控制自己，报复者就会自己为自己先判无期徒刑。所以，必须明白：伤人即是伤己。

报复是对他人的一种伤害，人在产生报复的念头时务必要考虑报复的危害性。要考虑报复会不会受到舆论的谴责，会不会触犯法纪，如果良心约束不了自己，那就要用法律来约束自己。要学会用动机和效果相统一的观点去衡量人的行为，这样就可以减少报复心理。在人际交往中，不可能没有利害冲突。当受到伤害时，不妨进行一下换位思考，也许能够理解对方的苦衷，正确看待他人给自己带来的伤害或不快，从而消除报复心理。切勿在一念之间让报复情绪占了上风，到头来后悔莫及。

以牙还牙，以恶治恶，并不是真正的惩恶扬善，宽容才是人世间的宝贵遗产。在生活的磨砺中，要不断加强修养，开阔心胸，提高自控能力，让自己的心里充满阳光。对人多一点宽容，就能赢得人心，赢得朋友，使人生更加和谐。

摘自《心理健康全书》

八、猜疑心理

猜疑，是指猜测、怀疑，即无中生有的起疑心；对人对事不放心。猜疑是人性的弱点之一，是一种有害的心理情绪。人一旦坠入猜疑的陷阱，就会疑神疑鬼，处处神经过敏，事事扑风捉影，对他人失去信任，损害人际关系，影响身心健康。

猜疑者大都疑心较重，一般总是从一个假想目标开始，最后又回到假想目标。最典型的就是“疑人偷斧”故事：“一个人丢失了斧头，怀疑是邻居的儿子偷的。从此他观察邻居儿子的言谈举止、神色表情，无一不是像偷斧的样子，于是他断定，偷斧的一定是邻居的儿子了。可是，不久在山谷里找到了斧头，再看那个邻居家的儿子，竟然一点也不像偷斧者。”

猜疑是一条无形的绳索，会捆绑人的理智，使自己终日忧愁烦恼，郁郁寡欢，远离朋友，寂寞孤单。猜疑的人通常过于敏感，在人际交往中往往因猜疑而产生误会，伤害双方的情感。

猜疑的人私心较重。有人说：“猜疑心与人的私欲成比例。私欲（包括权力欲、金钱欲等）越大，猜疑心理就越强。”譬如，权力欲重的人，总怀疑有人会搞他的鬼，与他争夺权力；金钱欲重的人，总是怀疑别人要图他的钱财，抢他的生意。总之，他们常常过度敏感，处处非常警惕。所以，古人说：“疑人者，人未必皆诈，己则先诈矣。”

猜疑是爱情的杀手。在现实生活中，有多少恋人、夫妻想获得忠贞的爱情，但又有多少人因彼此怀疑而事与愿违。恩格斯说，爱情就其本性来说是排他的。也有人说，爱情是自私的，一个人不可能把爱同时奉献给若干个异性。但是，爱情并不排斥友情，友情也并不具有排他性。如果恋人、夫妻排斥对方同一切异性的来往，自然会产生猜疑心理。夫妻间应相互信任、相互尊重、相互了解，一旦产生了猜疑，就不要回避，及时沟通，敞开心扉，用信任和诚恳的态度化解猜疑。譬如，我国著名电影演员达式常，英俊潇洒，风度翩翩，很多影迷给他写求爱信，有的还寄来了楚楚动人的照片。但是这些信，达式常都是交给妻子，因为他相信自己的妻子。妻子也从来不干涉达式常的拍片活动，尽管丈夫因为工作性质同姑娘们打交道的机会很多，妻子从来没有怀疑过。妻子常对达式常说：“片子该怎么演就怎么演，我相信你！”

猜疑是心灵闭锁者人为设置的心理屏障。只有敞开心扉，抛除偏见，推心置腹地进行沟通，才能消除误会、增加互信，最大限度地消解猜疑。哲人说过：“偏见可以定义为缺乏正当充足的理由，而把别人想得很坏。”如果，一个人抛除偏见，换位思考，就能有效消除猜疑心理的滋生根源。

摘自《心理健康全书》

九、自卑心理

自卑，是指轻视自己，认为不如别人。自卑是一种因过多地自我否定而产生的自惭形秽的情绪体验。过于自卑，不仅心理活动会失去平衡，生理上也会引起变化，损害人的健康。

自卑是早衰的催化剂。自卑的人情绪低沉，郁郁寡欢，因怕别人看不起自己而不愿与人交往，甚至内疚、自责；自卑的人，缺乏自信，优柔寡断，无竞争意识，享受不到成功的欢愉；自卑的人，心灰意冷，常感疲劳，工作效率低，缺少生活中的乐趣。自卑心强的人，大脑皮层长期处于抑制状态，抗病能力低下，容易出现头痛、乏力、焦虑、反应迟钝、记忆减退、食欲不振、面容憔悴、早生白发、皮肤多皱、牙齿松动、性功能低下等病症，导致衰老加快。过度自卑是一种不正常的心理反应。

心理学家认为，自卑感是人类在其成长过程中不可少的情绪，人人都可能产生自卑感。因为任何人的综合素质都会有所不足，因而也就容易产生自卑，为了克服自卑，便会努力奋斗，提高自己。然而，自卑感并非都是正面激励，促人上进，多数人是因为有自卑感而阻碍了正常发展。自卑的人总是在不停地自我否定，他们在消沉中萎靡不振，在忧郁中越陷越深而不能自拔，形成自卑情结的恶性循环。自卑感的主要原因是来源于心理上的消极暗示。

长期自卑的人，大脑皮层长期处于抑制状态，而较少有欢乐和愉快的良性刺激转换，中枢系统处于麻木状态，体内各个器官的生理功能得不到充分的调动，发挥其应有的作用。同时，内分泌系统的功能也因此失去常态，有害的激素分泌增多，造成免疫系统失去灵性，抗病能力下降。也就是说，自卑这种不利于健康的有害心理，在不断加速自己衰老的进程。

自信是消除自卑的根本动力。要摒弃自卑心理，首先要做到客观地分析自己，树立起生活的勇气。其次要扩大生活范围，积累生活经验，广交朋友，建立友谊。当知道自己在某些方面有欠缺、不如人的时候，热爱生活，懂得“勤能补拙”、“笨鸟先飞”的道理。而要做到这一点，自信心很重要。因为只有相信自己，乐观向上，充满希望，积极进取，才是消除自卑、促进成功最有效的方法。俗话说，“尺有所短，寸有所长”，“金无足赤，人无完人”。每个人都有长处与短处，因此不能只看自己的短处不看自己的长处。所以，克服自卑心理，就要客观地分析自己，正确地评价自己，认识到自己也和别人一样拥有长处与尊严。自卑的人要有奋斗目标，一个有远大目标和理想的人，生活充实，保持乐观，就决不会有自卑的心理情绪。

摘自《心理健康全书》

十、自私心理

自私，是指只顾自己的利益，不顾他人、集体、国家和社会的利益。自私是一种极端利己的心理。

自私是人类较为普遍的心理现象，自私心理也是正常的，每个人都有自私的时候。自私潜藏在人的心灵深处，是人的一种本能欲望。自私有程度上的不同，如果不顾一切，不择手段地满足自己的各种私欲，就是一种病态心理和人格缺陷。

自私心理形成的主要有两个原因。从客观上看，各种利益的分配存在着许多不平衡、不合理之处，贫富悬殊较大。因此，有的人就不得不用非正常的方式去谋取私利。另外，制度的漏洞、管理的失控，也为自私心理的滋长提供了便利。从主观上看，个人的需求若是脱离社会规范和客观实际，人就可能走向自私。如元代大书法家赵孟頫在《题耕织图二十四首》中写到：“小人好争利，昼夜心营营；君子贵知足，知足万虑轻。”人的私欲是无止境的，因此，人应该把自己不合理的私欲控制在社会规范和法纪、道德的制约之内。自私心理的特征具有隐蔽性、无意识性和深层性。当一个人产生较强的自私欲望时，一定要积极地进行自我克制。

自私心理是很难彻底消除的，目前，世界上还没有一种能彻底消灭自私心理的灵丹妙药。林则徐说：“防欲如挽逆水之舟，才竭力便下流；从善如缘无枝之木，才住脚便下坠。”可见，防止私欲的发作是非常艰难的，需要持久战。

自私作为一种病态的社会心理，也是可以逐步克服的，只要在意识到自己有自私行为时，及时进行调试，也能遏制自私的心理。克服自私心理，必须要注意学习，提高修养，遵守法纪，加强自律。要像苏东坡那样，给自己立个规矩："苟非吾之所有，虽一毫而莫取"。要学习古代先贤，君子爱财，取之有道。不义之财，分文不取。这样，就可以有效地控制私欲。

摘自《心理健康全书》

十一、逆反心理

逆反，是指对事情所作的反应跟当事人的意愿或多数人的反应完全相反。如有些人的逆反心理表现为别人反对的事他偏要赞成；越是不希望他做的事，他越是要做。逆反心理是客观环境与主体需要不相符合时产生的一种心理活动，具有强烈的抵触情绪。

逆反心理的基本特征是：一方面依赖于它所反映的对象，即社会存在；另一方面，对所反映的对象又具有相对独立性。逆反心理受社会存在的制约，它产生在不符合主体需要之时，并不是无缘无故的，当需要得到满足时，则不会产生。另一方面，逆反心理不是人们对社会存在的简单被动的反应，而是经过加工改造的能动反映。逆反心理是相对性与可变性的统一。某种逆反心理一经形成，短时间内就不易改变。每当对象一出现，就以相同态度待之，从而表现出一定的稳定性。但是，逆反心理又是一种可变的社会态度，在导致逆反心理对象的条件变化后，原有的逆反心理也会逐渐淡化，直至消失。

逆反心理产生的与常态性质相反的逆向反应，一旦形成心理定势，就会对人的性格产生极大的影响，经常性地左右他的举动，成为他言行的基本特征。逆反心理使人无法客观准确地认清事物的本质，而采取错误的方法和途径去解决问题。逆反心理如果经常反复出现，就会构成一种狭隘的心理定势，处处与常理背道而驰。因此说，产生逆反心理的根本原因是孤陋寡闻、妄自尊大、头脑偏激。如果一个人的思想一旦被逆反心理控制，他的视野就会变得狭隘、短视，显得愚蠢。逆反心理使人无法进行正常的思维和判断，让思想仅仅是在"对着干"上盲行。

逆反心理是人脑对一部分客观事物的正常反应，任何一个正常的人都可能产生。那种把逆反心理看成是坏的、是变态心理的认识显然是错误的。评价逆反心理的好与坏，一定要视具体情况而定，不能抽象、盲目的评论。其根本判断标准是看某一逆反心理能否对客观事物进行正确的反映。逆反心理也可以善加利用。对于一般的逆反心理，可以适当地用"激将法"加以利用。这样可以激发人们的好奇心、争胜心，引发人的求知欲和成功欲。

克服逆反心理的根本途径是加强学习，开阔视野，提高素质。一个对生活有着渊博知识的人，凭直觉就能认识到逆反心理的荒谬之处，从而会采用一种更科学、更宽容的思维方式。所以，只有善于学习，增长见识，心胸开阔，提高素质，才能使人有效避免心理上的固执和偏激。

摘自《心理健康全书》

十二、迷信心理

迷信，是指相信星占、卜筮、风水、命相和鬼神等；也泛指盲目地信仰和崇拜，如迷信书本、迷信古人。

人们生活中的迷信，一般是指前者，即相信命运和鬼神等。从心理学上讲，它是指人们对内心中认为生命个体有支配力量的神灵的畏惧和遵循状态，是人们在社会生活中遇到不可认知之物而无所适从，或遇到难以克服的挫折时所表现出来的对鬼神天命等的认同，祈求以改善自己命运的一种信仰和行为。

迷信的泛滥，会成为一种社会公害。譬如，有的人遇到困难或挫折时，常去求神问卦、抽签算命，以求好运；有些地方，人们宁愿出钱出力去修庙，也不愿建一所好学校；有些地方的村民为争坟地风水而大打出手，造成伤亡；有的村民儿子患病，不去医院，而轻信迷信，请来神汉、巫婆跳神弄鬼，活活将孩子弄死，等等。迷信是一种观念也是一种行为，即相信有鬼神并有烧香拜佛、抽签算命的行为。这种观念与行为可以促使宿命论在行为上对迷信的遵循，反过来，迷信通过社会心理的暗示等形式，在社会上逐渐传播开来。迷信是一种偏见与无知，是对科学的反动，是对客观世界的错误或虚幻的认识。每一种迷信都伴以假想威慑力的存在，如“生死由命，富贵在天”、“不敬神灵，必遭报应”等，这种假想威慑力对人们会产生非常大的暗示和制约力量，阻碍人们去理性思考，要求人们无条件地盲从。

迷信心理产生的原因有三：一是迷信心理与人的需求有关。心理学家认为，需求是行为的原始动力，人有生理、安全、社交、尊重、自我实现等多种层次的需求，需求指向一定的目标，当某个目标受阻时，这种需求将变得更为强烈。如果这些目标不能实现，有的人就可能“病急乱投医”，去寻求鬼神的庇护。二是迷信心理与人的科学素质有关。迷信是愚昧无知的产物。科学知识贫乏的人在生活中遭到挫折时，为追求心理平衡，通常会选择迷信这种非理性的方式。他们试图通过迷信寄托自己受折磨的心灵，通过迷信来改变自己的不幸，通过迷信而得到好运。三是迷信与人的错误推理有关。推理是人们从因推果或由果归因的思维活动。自然界社会中许多事物间本来就存在着因果关系，它们的存在本是客观的，不以人的意志为转移的。但是迷信者却以主观意识去推导或解释客观现象，将自然界的偶然巧合说成是鬼神的安排。

迷信者一般都有从众心理。迷信活动在一些地方是众人参与的活动，其中操纵者是很少的人，绝大多数人所表现的是一种随大流的从众行为。操纵者就是利用人们缺乏思考、相互模仿和暗示的从众心理，达到他们不可告人的目的。

破除迷信的根本方法是提高科学文化素质。无知是迷信的基础，科学是战胜迷信的利器。在现实生活中，真正迷信的人多半是文化程度不高的人。他们对自我认识本身就是模糊不清的，因而希望从迷信活动中找到与自我预期相应的根据，抱着“心诚则灵”的心理定势，相信算命的结果，屈服于“命中注定”的说教，做自然的奴隶。要破除迷信，最根本的就是要努力学习，以科学知识武装自己，学会独立思考，善于辩证分析，因为，只有用科学知识才能有效地战胜迷信和愚昧。

摘自《心理健康全书》

十三、完美心理

完美，是指完备美好，没有缺点。完美主义心理是一种追求尽善尽美的极端性格，它能促使人奋发向上，拼搏进取，努力达到预期目标。但是因标准过高，缺乏弹性，过于追求完美，反而脱离实际，患得患失，给自己带来过多的负担和压力。

完美心理是一种人格特质，具有完美主义性格的人通常有以下特性：注意细节，要求规矩；标准很高，缺乏弹性；注重外表，不许出错；自我怀疑，不信他人。完美主义者总是把完美当作为人处事的唯一标准和关注点，往往为自己和他人设定过高的标准，一旦达不到完美标准时，就会产生不良情绪，甚至厌恶和斥责。过分追求完美的人，内心深处往往有一种不安全感和自卑感，害怕被别人拒绝或否定；为了避免不完美，他们不惜多花时间、精力去做事情，结果丧失了自己的生活情趣。完美主义者因为树立的标准过高，事事要求无懈可击，就容易导致强迫症，难以摆脱，甚至走向极端。

对完美心理应该辩证地看待。如追求完美没有错，追求完美是人类文明进步、社会持续发展的动力源泉。一个人如果没有对完美的期待，很容易做事马虎，得过且过。但是，若过度追求完美，以完美标准来苛求一切，这种追求带来的杀伤力，无异于向自己发起了一场持久战，不只使自己陷入无尽的烦恼，还会影响到周围的人。如果总是苛刻的要求，总是不断的埋怨，就会导致朋友的疏离，亲人的隔膜，从而更会使自己陷入怨天尤人的恶性循环。

如果人们对周围一切事物都追求尽善尽美的话，就会脱离实际，引发出心理问题。所以，一旦出现完美心理，就要适时加以调整。首先要接受平凡。世上没有十全十美的人，也没有十全十美的事，平凡是人类的主体，也是世界的主体。人接受了平凡，就会热爱生活，感激他人，感激奇迹。当人们打破完美主义的思维定势，用平凡的眼光看待世界时,就会对生活充满乐趣。其次要正视失败。失败并不可怕,可怕的是对失败的消极态度。如都会遇到失败,不同的是失败的多少、大小而已。应该把失败看做是前进路上的宝贵经验,愈挫愈勇,坚信经历失败之后一定是成功。再次要适度设定目标。对于富有挑战意义的工作,不作过于乐观的要求,先为自己设定一个短期的合理目标。只要目标合理,每次总能接近或超过设定的目标,这样,就能拥有成就感,增强自信心,在以后的前进中就能不断取得新的更大成绩。

摘自《〈心理健康全书〉》

第四十七篇　心理保健原则

心理保健有四件宝:善良是心理保健的营养素,宽容是心理保健的调节阀,淡泊是心理保健的免疫剂,乐观是心理保健的不老丹。中医认为,精神因素可以直接影响人体脏腑的生理功能。一个人如果精神愉快,性格开朗,对人生充满乐观情绪,就会使人体的阴阳平和,气血通畅,脏腑协调而处于健康状态。现代医学的研究也证实,心理因素对机体的健康有明显影响,心胸豁达,性格乐观开朗的人则神经内分泌调节系统和免疫功能都处于最佳的水平,机体强健有力,抗病能力强。

精神养生的思想,创始于老庄。老子在《道德经》提出:"静为躁君"。认为,"淡然无为,神气自满,以此为不死之药"。指出,"五色令人目盲,五音令人耳聋,五味令人口爽"。提倡"见素抱朴,少私寡欲"。《庄子·天道》认为,静和无为便能达到长寿的境界。老庄"静神"思想的合理部分被历代养生家所吸收,成为我国养生学的重要思想和原则之一。

《黄帝内经》第一次从医学的角度提出了调摄精神,养生防病的思想。《素问·上古天真论》曰:"恬淡虚无,真气从之,精神内守,病安从来?"就是说,思想安静,则神气内持,邪不能害。《灵枢.本神论》说:"智者之养生也,必顺四时而适寒暑,和喜怒而安居处,节阴阳而调刚柔。"三国时期,著名养生家嵇康在《养生论》中提出:"修性以保神,安心以全身"等以静神来养形的养生学思想。梁代医药学家陶弘景在《养性延命录》中提出:"静者寿,躁者夭。"唐代"药王"孙思邈在《千金要方·道林养性》中提倡"少思、少念"以静神。明代养生家万全在《养生四要》中指出,"心常清静则神安,神安则精神皆安,以此养生则寿"。清代养生家曹庭栋在《老老恒言》中说:"养静为摄生首务。"由此可知,历代的医学家都是十分重视精神养生的,因为,人不仅是自然的一部分,而且是社会的一部分;不仅有自然属性,而且还有更重要的社会属性。人生活在社会中,社会的道德观念、经济状况,生活水平、生活方式、饮食起居、政治地位、思想情绪、人际关系等,都会对人的精神状态和身体素质产生直接影响。因为"健康"不仅仅是没有疾病和虚弱现象,而且还有良好的精神状态和社会适应能力。而良好的精神状态和社会适应能力必须靠精神养生去实现,要想从根本上提高健康素质,就必须重视精神养生的理念、原则和方法。

一、首重养心,注重心理平衡

养生必先养心。无论是食疗药疗还是体疗,期待它们取得良好的保健效果,必须是在心理健康、精神愉悦的前提下才有可能。养心就是通过各种怡情养性的方法,努力使自己保持心理健康、精神愉悦,保持积极向上的思想状态。因为真正的健康,必须是心理健康和身体健康的完美结合,必须具备良好的社会适应能力。

中医强调,保健"首重卫护心神"。卫护心神,即卫护心理健康,也就是注重心理保健。中医为何首重卫护心神?这是因为心神受损,五脏六腑功能失调,正气虚弱,外邪就会乘虚而入,以致诸病萌生。金元名医刘河间说:"心乱则百病生。"《医先》云:"一切病皆生于心,心神安泰,病从何生?"《黄帝内经》指出:"恬淡虚无,真气从之,精神内守,病安从来?"英国伦敦汤普森急救中心医院大楼上，刻着这样一句话："你的身躯很强大，但你的生命需要的仅仅是一颗心脏。"所以，注意精神调摄，对于预防各种疾病，避免七情伤神极为重要。

注意调养精神，避免心神受损，不仅对预防内伤杂病至关重要，而且对预防外感疾病，也有重要意义。因为心神的状态对人体的抗病能力有明显的影响。经常处于不良情绪状态的人，免疫功能低下，容易患感冒和受到流行病、传染病的侵犯；而心神正常，正气充足的人，免疫功能完善，外邪难以侵犯。因此，有人就提出了"精神免疫"的概念。

其实，《黄帝内经》早已强调"精神免疫"。《黄帝内经·素问·刺法论》记载："黄帝曰：余闻五疫之至，皆相染易，无问大小，病状相似，不施救疗，如何可得不相移易者？岐伯曰：不相染者，正气内存，邪不可干"。就是说，增强人体正气，即可避免外邪侵染。古代医家早将"精神防疫"列在首位，足见对养心防病的重视。未病之时，注意养心，可以防病；既病之后，注意养心，可防其变，促使早日康复；注意养心，还可延年益寿。《黄帝内经》曰："主明则下安，以此养生则寿。"因此说，养心之道，犹如灵丹妙药。相传郭康伯遇神人授一"保身卫生之术"曰："自身有病自心知，身病还将心自医；心境静时身亦静，心生还是病生时。"郭康伯深信其言，注意养护心神，果然身强体健，益寿延年。由此可见，养心能使身病愈，无形妙药可保健；注重养心治未病，养心调神则延年。

卫护心神，就是要使心理平衡，有个好心态。世界卫生组织提出的健康四大基石之四——就是心理平衡。在健康的四大基石中，心理平衡的作用占50%以上。心理平衡是最主要的保健措施，它的作用超过一切保健作用的总和，心里平衡比一切长寿秘方都管用。心理平衡对身体健康是最重要的，谁能保持心理平衡就等于掌握了身体健康的金钥匙。人只要有个良好的心态，人体就会有很大的抗病能力，很大的抵抗力，这个力量非常强大，有时，强大得你不可想象。一资料载："有个法国女孩，26岁，得了子宫癌，卵巢转移，做手术切除。不久，另一个卵巢也转移，又做了切除。后来结肠转移，又给切除了，就开始做化疗。结果这儿转移开一刀，那儿转移开一刀，三年里开了12次刀。做手术打麻药，手术后做化疗，在医院里，她除了痛苦没有别的。于是，她想到了死。这时有个朋友来看她，就开导她说，你生活里就没有让你高兴的事吗？这样一说，提醒了女孩。她想起三年前在海边滑水的印象，阳光明媚，海风和畅，人和大海融合在一起，那是我一生中最愉快的一天。与其在这等死，我还不如去海边再滑滑水呢。于是她又来到海边，可下水一滑就倒下了。得病三年，身体太虚弱了。女孩对自己说，我一定要站起来，于是就多吃东西，慢慢锻炼，两个半月，能走路了。又过两个月，能滑水了，她就每天到海边去滑水。在海边还遇到一个小伙子，两人又成了恋人。他们一起在海边练了两年。这期间，医院不断寄来通知书，催她去做复查。到医院一检查，医生们都说，不得了，奇迹，一切化验指标都正常，你的身体从来没有像现在这样好过！女孩又回到海边练滑水，两年后，她参加了世界女子滑水锦标赛，获得了冠军。当她站在世界冠军的领奖台上，抱着金杯的时候，神采飞扬，荣光焕发。很少有人知道，他曾是一个晚期癌症患者，经历过12次手术，6次化疗啊。"在生活中，有很多病情很重的患者，就是靠着健康的心态，战胜了病魔，可见心理因素对人的影响有多大。

怎样才能保持心理平衡呢？首先，要面对现实，承认差别。人生历程千差万别，每个人的情况各不相同。对于个人的荣誉、地位、权力、待遇、财富等，除自身固有的因素之外，任何时候都不可否认有不同的机遇。因此，人与人之间没有绝对的可比性。你要想什么都公平，样样都合理，处处都万事如意，那是绝不可能的。这既是差别，也是现实。只要摆正自己在现实生活中的位置，把期望值定得低一些、现实一些，遇事从低处着想，向高处努力，就会做到心理平衡，处之泰然。这样，就能挣脱名缰利锁，做到"看庭前花开花落，去留无意；望天上云卷云舒，宠辱不惊。"就能胸中坦然，遇事泰然，心中充满阳光。

其次，需要记住三句话。三句话就是“三个正确”：一是正确对待自己。人贵有自知之明，古人曰：“知人者智，自知者明”，明比智更难。所以，最难的就是正确对待自己。自己人生的坐标定位要准，要到位，不要错位，不要越位，也不要不到位，不要自卑。有的人把自己估计过高了，有的人定位错了，有的人不到位，这都不行，一定要了解自己。人的才能是有方向性的，每个人的才能方向不一样，所以一定要给自己定位准确，定位定得准，天生我才必有用，个个都很有才能。做自己能做的事才能成功，做自己想做的事才会快乐。譬如，有的人适合经商，有的人适合从政，有的人适合搞科研，有的人适合搞文艺，有的人适合搞医，有的人适合创作，有的人适合当实干家，有的人适合做领导者，等等。如果脱离实际，定位错误，非做不适合自己的事，那就会自己遭罪，众人埋怨，事业受损，失败者多。所以，一定要扬长避短，定位准确。二是要正确对待他人。人生中，任何人都离不开他人的支持和帮助，任何人都不可能万事不求人。所以，对他人要常有感激之心，关爱之心，学习之心。千万不可自视清高，目中无人。三是要正确对待社会。人永远要对社会有一颗感激之心。人不论本事多大，您给社会的永远不如社会给您的。人从一出生开始，衣食住行都是社会给您的，没有社会，绝对没有您的幸福。因此，要感激社会，要爱祖国，爱社会，爱集体。有了这“三个正确”，心理压力就小，遇事就好解决。

要保持心理平衡，国家卫生部首席健康教育专家洪昭光教授推荐去看三座山。人生在世，不如意之事十有八九，这就需要我们学会自我调节，自我解压，自我解放。看过三座山，心里就容易平衡了。这三座山是：第一，井冈山。井冈山给人的教育太深刻了，中国革命了不起的伟大，了不起的困难，先后牺牲2000万人，还有很多人都是冤枉死的。和他们比，我们活着的人就是极大的幸福。到井冈山一看，当年革命的艰难困苦、血雨腥风，真让人受到教育。第二，普陀山。看看佛的大智慧，大胸怀，大慈悲，这样一比，我们太渺小了，生命太短暂了，还有什么可争的。第三，八宝山。每当我们参加一次追悼会或遗体告别时，心灵就净化一次。人不管是达官贵人，还是平民百姓，都有一死，死后就是一把灰，纵有万贯家产，一点也带不走。还争什么呢？很多事根本就不值得计较。

保持心理平衡，有个好心态能使人增强生活信心，能在黑暗中找到光明，能提高承受生活压力和经受挫折、克服困难的勇气；好心态能促进人际间的友好交往，从中体会到人间的无穷乐趣；好心态能使人快乐常在，从而使紧张的情绪得以放松；好心态能使身体各器官功能发挥到最佳状态，如增强胃肠蠕动、增加胃液分泌、改善消化功能、促进血液循环、提升肺活量、促进各腺体的分泌、增强机体的抗病能力等。

明末清初著名的思想家、哲学家王夫之提出的“六然”、“四看”养生观，是心理养生保健的典范。“六然”就是：自处超然——超凡脱俗，超然达观；处人蔼然——与人为善，和蔼可亲；无事澄然——澄然明志，宁静致远；处事断然——不优柔寡断；得意淡然——不居功自傲，忘其所以；失意泰然——不灰心，不放弃。“四看”就是：大事难事看担当——能担当得起；逆境顺境看襟怀——能承受得了；临喜临怒看涵养——能宠辱不惊；群行群止看识见——能去留无意。这样才能做到知足不辱，知止不耻，当行则行，当止则止。

保健学认为：心理平衡的作用巨大，甚至超过了一切保健措施，它是保证走出亚健康的金钥匙。因为健康长寿归根结底必须有健康的心理，否则吃得再好，运动得再多都于事无补。美国的石油大亨默尔因为生意奔波患了心肌衰竭，病愈出院后，他没有再回去经营石油生意，而是卖掉了自己的公司，住到苏格兰的一间乡下别墅里去了。默尔在传记里写道：巨富和肥胖并没有什么两样，不过是获得超过自己需要的东西罢了。一个人一生一世，能够守住一份真，就是最幸福和最充实的人生，知道“放下”即是“得到”，这样的养生观无疑是明智的。

而要达到心理平衡，最重要的就是要有仁爱之心；有爱才会去宽恕他人、包容世界，忍受不平之事。这也是自古以来所有健康长寿者的经验总结:只有脾气性情好的人才能长寿。

保持心理平衡,贵在识度与守度。度,是衡量一切事物轻重、长短、多少的统称,后人引伸为处理事物最适当时为适度。度。包括理度、法度、制度、气度、节度等,做人的一切,都得有个度,养生也不例外。

国医大师裘沛然教授认为,养生最重要的在于识度与守度,不识度自然不能守度,识度而不守度,与不识度无异。关于养生之度,裘老说:"孙思邈提倡饮食应'饥中饱、饱中饥',就是饮食之度;汉代华佗主张'人体欲得劳动,但不当使极耳',就是劳逸之度;《黄帝内经》载'起居有常,不竭不妄',就是房事之度;《论语》曰'惟酒无量不及乱',就是饮酒之度;另如'乐而不淫,哀而不伤',就是悲欢之度;'君子爱财,取之有道',就是理财之度;'亲亲而仁民,仁民而爱物',就是精神文明之度;'仰不愧于天,俯不怍于人',就是做人之度。"

除此之外,裘老还认为,人之七情——喜、怒、忧、思、悲、恐、惊,也要有一个度,即"七情之发贵乎中节",就是注意不要超过精神活动的"临界度"。孙思邈在《千金要方》的"道林养性"篇中就曾指出十二种过度情志变化的危害性:"多思则神殆,多念则志散,多欲则志昏,多事则形劳,多语则气乏,多笑则脏伤,多愁则心慑,多乐则意溢,多喜则妄错昏乱,多怒则百脉不足,多好则专迷不理,多恶则憔悴无欢。"可见,造成人体伤害的关键在"多","多"则超过了常度,破坏了人体的自我调节适应能力,从而导致气血逆乱,脏气戕害,形成种种病变。因此,我们对于七情之用一定要保持"中节",不要超过人体所能承受的限度。

总之,注重养心,保持心理平衡,能使人处于积极向上的态势,提高人的大脑及神经系统的活力,使体内各脏器的活动协调一致,充分发挥机体的潜能,使人精力旺盛、睡眠香甜、心情舒畅,吃嘛嘛香,身心健康。因此,首重养心,保持心理平衡是心理保健的重要原则。

摘自(《洪照光健康新观念》、《大国医》、《老年养生必读》)

二、心态积极,保持乐观心境

巴甫洛夫有句名言:"乐观是养生的惟一秘诀。"《黄帝内经》说,人应该享有恬静、愉悦的心态,提倡人要经常保持乐观的心境。孔子也说过,明智的人总是乐观的;老子也提倡"甘其食,美其服,安其居,乐其俗",都是倡导人们要乐观。

心态是健康的第一要素,一颗平常心胜过万灵药。平和心态是用平常心看待人生,用和谐心对待世界。心态是健康、生命和人生的真正主人。保持良好的心态,做自己的主人,你就是永远健康的人。

情绪是生命的指挥棒,乐观的情绪是心理健康的根本前提。国内外科学研究指出:长寿老人的最大特点之一,就是具有乐观的情绪,对生活充满希望,能正确面对现实,善于排解心理压力。许多心理学家对长寿原因分析表明,92%的长寿者,胸怀宽广,性格开朗,温和、乐观。古人曰:"无忧者寿"。《荀子·荣辱》曰:"乐易者常寿长,忧险者常夭折。"

所以,人们都把乐观情绪称之为心理健康的灵丹妙药。正如马克思所说:"一种美好的心情比十付良药更能解除生理上的疲惫和痛楚。"而不良的情绪是引起身心疾病的主要原因。美国长寿学家胡夫兰德博士在《人生延寿法》中写道:"在对人的一切不利影响中,最使人短命夭亡的,莫过于不良的情绪和恶劣的心境。"我国心理学家调查高血压患者,其中74%与个性有关。医学统计资料表明,70%~80%的癌症病人,在患病前均有相当一段时间的精神压抑过程。所以说,情绪指挥着生命,健康的秘方就在自己手中。乐观的情绪能使气血畅通无滞,还可使针灸、药物治疗发挥最佳疗效。若情绪不好,即便服药治疗也难以见效。所以古人说:"心不快活空服药"。人的情绪状态、心理因素对很多疾病的发生、发展和转化影响极大。所以,通过自我调控,保持乐观的心情,对健康长寿是非常重要的。

据心理学家的调查结果证实,人的情绪好坏,直接影响着大脑皮层的功能和神经系统的张力。如果能保持乐观的情绪,就能活跃体内的免疫系统，增强机体的活力。可见保持愉快乐观的情绪，是战胜疾病、维护健康的重要法宝。美国耶鲁大学医务所曾对所有的求诊病人做过病因分析，结果发现因情绪不好而致病的占76%。这是因为人的大脑里有一种被称作是B枣内啡肽的物质，他能调整人的心理情绪，在人情绪乐观时，分泌出来的B枣内啡肽能提高细胞的活力，增强免疫功能，抵抗外来病源，维护身体健康。反之，情绪恶劣、悲观时，这种物质就分泌不出来，导致内分泌失调，植物神经紊乱，免疫力减弱，直接影响身体健康。而好的心态能让你焕发活力，包括大脑的活力。

现代心理学也很重视乐观心态对于心理健康的重要作用。20世纪末在美国兴起了"积极心理学"，其研究主题是对于幸福的追寻，而幸福的第一个层次就是快乐的生活，包括对未来的乐观、希望和信念。经常保持乐观心态的人，对自己有信心，对人生充满希望，内心有执著的信念，对生活是积极进取的态度。经常保持对于生活的乐观态度，无疑是有利于心理健康的。人生不可能总是一帆风顺，挫折和磨难在所难免。人遇到挫折和磨难而产生愤怒、忧虑等情绪，是正常的心理反应。但是，凡事要多想好的一面，人应该尽快地从负面的情绪中走出来，让过激的情绪得以平复，恢复七情的平衡。七情平衡的心态，就是积极、乐观的阳光心态。保持乐观心态，要求人们在逆境中都能乐观处之。在逆境中保持乐观，需要人们有一定的品格修养和意志。革命老人徐特立说："人生是由一连串苦恼和不幸的念珠组成的，只有达观的人，才能克服苦恼，战胜不幸。"快乐是什么？快乐是一种心境，是一种感受和体会。它无时不在，无处不有。有一首诗说得好："只要心情愉快，健康就会常在；只要心境开朗，眼前就一片明亮；要是感恩知足，就会感到幸福；要是不计名利，就会感到一切如意。"有了乐观的心态，就会看花花传情，看树树可亲，看山山含笑，看水水怡人。如何面对工作、面对生活、面对大千世界是人生一个课题，关键看我们以什么样的心态去对待。

烦恼可以自己寻，快乐也可以自己找。最重要的是要有一个积极乐观的心态。用积极、乐观的心态看世界，一切都美好。用消极、悲观的心态看世界，对一切都不满意。生活中并不是因为愁事多才感到不快乐，而是因为不快乐才感到愁事多。快乐的人在乌云中能看到曙光，不快乐的人在曙光中能看到乌云。快乐的人在灾难中看到希望，不快乐的人在希望中看到灾难，一个人快乐还是不快乐，完全取决于自己有什么样的心态。

乐观的心态可以防病治病。美国科研人员的一项研究成果显示，遇到不顺心的事情，以冷静乐观的心态处理，能增加血液中对身体有益的"好胆固醇"——高密度脂蛋白胆固醇的含量。研究人员说，实践证明，在压力面前，心态越冷静乐观，越有助于"好胆固醇"的含量增加，并促使一种压力激素的水平降低，这对保护血管很有益处。美国乔治敦大学医学院的临床精神病学教授詹姆斯·戈登博士说："那些满怀希望和快乐的人身体状况往往更好。"他说，客观的研究表明，生病时自我感觉较好的人往往能改善病情。他还说："中医认为，心脏与快乐感是相通的。这意味着如果你感到快乐，你的心脏功能就更好——虽然这没有确凿的科学证据。"戈登博士指出，对免疫系统的研究表明，天性快乐的志愿者感染疾病的可能性要小得多。他说："不论你患的是癌症还是头痛，只要你天性快乐，你在各种疾病中都可能恢复得更好。快乐的人感觉自己更有精力。神经传递素会因此而不同。"所以，快乐能使患者尽早痊愈，快乐能使你精力充沛、更加健康。

保持乐观心态，要善于知足。俗话说，知足常乐。《老子》曰："祸莫大于不知足，咎莫大于欲得，故知足之足常足矣。"一般人的祸，都是因为不知足，因为欲壑难填而招致祸端。所以，古人说："一念之欲不能制，而祸流于滔天。"可见，不知足有多可怕。《庄子·天道篇》云："知天乐者，无天怨，无人非，无物累。"如果一个人能做到不怨于天，不非于人，不累于物，那就能够乐其心，乐其业，乐其生，始终保持良好的心境。陆游在《即事》诗中写道："闲行静坐乐谁知，红饭青蔬美有余。长笑痴人不更事，时时愁叹欲何须。”他向人们展示出两种不同的生活态度：一是善于知足常乐者，甘于粗茶淡饭，感到生活富有情趣；二是“不更事”者，不识时务，处处计较，经常发愁，只能伤害自身。宋代有位禅师讲：“春有百花秋有月，夏有凉风冬有雪；若无闲事挂心头，便是人间好时节。”就是说任何事物或季节，都存在着自身美妙的特点。但是，即使在非常美好的季节，有了名利欲望这个“闲事”的牵挂，就会打破生活的宁静，让人心神不宁。因此，人要善于知足，知足才能常乐，常“乐而忘忧”，无忧才能健康。有一首《知足诗》写得好：“人生多寿福，人苦不知足。思量事劳苦，闲着便是福。思量疾厄苦，无病便是福。思量患难苦，平安便是福。思量死亡苦，活着便是福。”人生的不快乐，常常是由于不考虑自己的实际情况与能力，期望值过高，或过分地与别人攀比所造成的。我们要学会以平和的心态去看待这个世界。古人说：“知足之人，虽卧地上，犹为安乐；不知足者，虽处天堂，亦不称意。”快乐是主观的，也是相对的，就看如何触发心灵的感受。给自己的快乐划一条最浅的底线，你就会从最平常的日子、最不经意的真情中体味到快乐的滋味。我们要记住：只要快乐，我们就什么也不缺。只有快乐才是人生最大的财富！我们不必期待每一天都炫目辉煌，只希望心中每一天与快乐相伴。

保持乐观心态，要强化“利导思维”。人的思维一般分两种，一种是“利导思维”，一种是“弊导思维”。“弊导思维”，就是遇事爱从消极、不利的方向去考虑，尽往难处、坏处想，越想越苦恼，弄得自己很难受；“利导思维”，就是遇事总往积极和好的方面去想，把一切思考引向对自己有利的方面，使所思、所为达到使自己心情愉快、舒畅。所以，一个人的心态不同，对同一事物的感受会截然两样。有个故事讲：有两个工匠去卖花盆，途中不幸翻车打坏了一部分。对此，一个工匠很难受地说：“摔坏了这么多花盆，真倒霉！”而另一个工匠却高兴地说：“真幸运，还有这么多花盆没摔坏！”可见，“弊导思维”会把人的心态引向坏的方面，成为悲伤的前奏；“利导思维”能把人的心态引向好的方面，成为快乐的酵母！还有一则故事说：有一位老妇人，她的两个女儿一个卖鞋一个卖伞。晴天，大女儿的伞买卖不旺；雨天，小女儿的鞋店无人问津。为此，老妇人终日唉声叹气，愁眉不展。附近庙里的主持听说此事后，对老妇人说：“您何不反过来想，晴天，小女儿的鞋店生意兴隆；雨天，大女儿的伞供不应求，您岂不是天天都快乐？”老妇人一想是这个理儿，自此烦恼全无，笑口常开。俗话说，天有不测风云，月有阴晴圆缺；人有生老病死，情有喜怒哀乐。是怒是喜，全在自己的心态和思维方式。一位心理学家说：“感觉是一种主观的东西，而生活就是一种感觉。人以什么样的态度感觉它、对待它，它就以什么样的姿态回报你，只要你热情、积极、乐观、进取，你的生活将充满阳光。”同样是半杯水，心态积极的人看到这杯水是半满的，心态消极的人看到这杯水是半空的。但心态积极的人心中充满的是乐观和希望，心态消极的人心里充满的是苦恼和悲伤。美国休斯敦莱斯大学心理学家安德森说：“假如我们能教人们更为积极地思维，就有可能使他们免受心理疾病之苦。”

保持乐观心态，要善制怒，不生气。怒，能使人情绪激愤，气机紊乱，会促使机体释放对人体有害的激素，严重危害人体健康。中医认为，“气为百病之源”，“气”是生命原动力的根本，“气”不顺则身不健。清代名医曹庭栋在《老老恒言》中说：“人借气以充其身，故平日在乎善养，所忌最是怒。”牢骚、埋怨等情绪，都是人们生气、发怒的表现。但生气、发怒，正像德国哲学家康德说的那样，是“拿别人的错误来惩罚自己”，有损于自己的良好情绪和身体健康。《黄帝内经·素问·生气通天论》曰：“大怒则形气绝，而血菀于上，使人薄厥。”就是说，人发怒时血液上行，气血逆乱，经络阻滞，血液瘀积于上部，就容易造成突发性昏厥。生气、发怒，无论从人体保健还是从社会伦理上讲，都是有百害而无一利的。由于怒气会使“血气耗，肝火旺”，于是“怒从心上起，恶向胆边生”，正所谓“一碗饭填不饱肚子，一口气能把人撑死”。所以，孔子提倡“君子不忧不愤”。就是遇到让人难堪或不如意、不顺心、甚至让人发怒的事情时，要做到“不忧不愤”，心平气和，把情绪稳定到最佳状态。这样就能防止因极度的刺激而导致行为失控，因过度的愤怒而酿成疾病的隐患。

防止发怒、生气，一是要遇事冷处理。俗话说，退一步海阔天空，让三分风平浪静。遇到令人难看、生气的事，要善于冷处理。明朝人钱琦在《钱公良策语》中说；“人情易发而难制者，为怒为甚。弟能于怒时不遽发，而徐观理之是非，则怒可忘矣。”就是遇事不突然发作，而从容冷静地观察、对待。这样就赢得了思考和判断的时间，能够理智地对待，剪断了发怒的导火索。二是要善于制怒。林则徐刚直不阿，遇到不公平的事就容易发火。在虎门禁烟时，他为了冷静地对付英国侵略者和国内的妥协派，就自书了一个“制怒”的条幅，挂在厅堂，警示自己。这种有意识地控制情绪的办法是相当有效的，可以避免许多不必要的恶劣情绪的干扰。三是要胸怀大度，高瞻远瞩。毛泽东在《和柳亚子先生》诗中写道：“牢骚太盛防肠断，风物长宜放眼量。”告诫人们不要为一些不愉快的事情烦恼，只要胸怀大度，高瞻远瞩，就会心情开朗，消除烦恼。清代的一首《不气歌》对这种超然的心态表现得更通俗易懂：“他人气我我不气，我本无心他来气。倘若生气中他计，气下病来无人替。请来医生将病医，反说气病治非易。气之危害大可惧，诚恐因病将命弃。我今尝过气中味，不气不气真不气。”我国民间还流传一首《消气歌》写道：“人生就像一场戏，因为有缘才相聚。相扶到老不容易，是否更该去珍惜。为了小事发脾气，回头想想又何必。别人生气我不气，气出病来无人替。我若气死谁如意，况且伤神又费力。邻里亲朋不要比，儿孙琐事由他去。吃苦享乐在一起，神仙羡慕好伴侣。”这两首诗写出了气怒之害及制怒之法，颇有值得借鉴之处。只要有了超然大度的积极心态，就能够冷静处事，有效制怒。

总之，只要学会积极，学会快乐，所有的人都可以成为乐观主义者。最根本的一点是要开始改变自己对待生活的态度。众所周知，面对同样的情况，人们的反应并非总是一样的。比如面对停电，一些人开始抱怨和心情变得很不好，而另一些人会利用这个机会点燃蜡烛，享受一顿别致的晚餐。在许多极端情况下，有不少人在遭受意外事故或得了重病之后并没有变得很抑郁，而是将这种情况作为新的开端，并通过这样的经历对生活有了更好的理解。乐观的人突出的特点是能够在不利中看到有利，在危机中看到机遇，在困难中看到希望，在黑暗中看到光明。通过学习从新的角度来解释事物，悲观主义者会逐渐变得乐观，适应能力更强，更多看到好的一面，并较好地面对坏的一面。研究表明，人越乐观，给自己施加的压力就越小。乐观主义者更能开放地面对不利的消息，因为积极的心态是他们处理坏消息的动力。乐观主义者能够接受自己无法改变的现实，照常地生活。心理学认为，只要我们激发出人性中最美好的部分，快乐就会跟着来。认识到消极情绪对寿命有不利影响，学会控制这些情绪对于健康很重要。所以，人要会在工作中寻找乐趣，在生活中放大快乐，学会自娱自乐，让精神世界尽享生活和大自然的美妙，缩小忧愁，把快乐的心态与人分享，你将更加快乐。

摘自《《长寿通道》》

三、注重养德，坚持与人为善

养生保健，必须注重道德品质的修养，这是历代医学家的一贯思想。《黄帝内经·素问·上古天真论》曰：“嗜欲不能劳其目，淫邪不能惑其心，……所以能年皆度百岁而不衰者，以其德全不危也。”就是说，“德全”之人才能获得长寿。孔子在《论语》中指出：“仁者寿”、“大德必得其寿”。《礼记·大学》曰：“富润屋，德润身，心广体胖。”晋代名医葛洪说：“若德行不修，但务方术，皆不得长生也。”唐代名医孙思邈在《千金要方·养性序》中说：“性既自善，内外百病皆悉不生，祸乱灾害亦无由作，此养性之大经也。……百行周备、虽绝药饵，足以遐年，德行不充，纵服玉液金册，未能延寿。……道德日全，不祈善而有福，不求寿而自延。此养生之大旨也。”指出只有特别注重品德修养、与人为善的人，才能健康长寿。明代医家孙志宏在《简明医彀》中指出：“德为福寿之本，若其刚恶而不好德，柔弱而怠于修德，则祸极随之，而绝福寿根源矣。”强调养德不仅是延年益寿的基石，而且是人生幸福的根本。道德高尚的人虚怀若谷，宽宏大量，心地善良，为人正派，故能心安不惧，心广体舒，延年益寿。俗话说，心里干净，延年祛病。“心里干净”就是一个人要有高尚的道德修养，不做伤天害理、缺德损人和昧良心的坏事。鲁迅先生说：“无论古今，谁都知道，一个人如果一味地放纵自己，十恶不赦，就是天天喝三鞭酒也无效，简直非‘寿终正寝’不可。”所以，明代养生家吕坤说：“仁可长寿，德可延年，养德尤养生之第一要诀。”因此说，内心世界是养生健身的基础，内心和谐与身体健康密切相关。只有心胸宽阔，心态平和，心情舒畅，心灵纯洁，心境安详，心地善良，身体才能舒展轻松，健康长寿。

晋代养生家嵇康特别提出养生有“五难”：“名利不去为一难，喜怒不除为二难，声色不去为三难，滋味不绝为四难，神虑精散为五难。”在“五难”中把名利贪欲列为第一难，足见对道德养生的看重。《太上老君养生诀》进而提出，养生必须除“六害”：“一者薄名利，二者禁声色，三者廉货财，四者损滋味，五者除佞妄，六者去妒忌。”养生要除“六害”，就有“五害”与道德养生密切相关。

唐代著名禅师希迁，曾为世人开出十味奇药：“好肚肠一条，慈悲心一片，温柔半两，道理三分，信行要紧，中直一块，孝顺十分，老实一个，阴鸷全用，方便不拘多少。”服用方法为：“此药用宽心锅炒，不要焦，不要燥，去火性三分，于平等盆内研碎，三思为末，六波罗蜜为丸，如菩提子大，每日进三服，不拘时候，用和气汤送下。果能依此服之，无病无瘥。切忌言清浊，利己损人，肚中毒，笑里刀，两头蛇，平地起风波。以上七件，速须戒之。”这个养生奇方的精要在于养德。养德“不劳主顾，不费药金，不劳煎煮”，却可祛病健身，延年益寿。

《臞仙活人心》一书中也有个疗百病的处方：“专治医所不疗一切之疾。服之保固元气，邪气不侵，万病不生，可以久安长世而无憾也。”方中有30味“药”：“思无邪，行好事，莫欺心，行方便，守本分，莫嫉妒，除狡诈，务诚实，顺天道，知命限，清心，寡欲，忍耐，柔顺，谦和，知足，廉谨，存仁，节俭，处中，戒杀，戒怒，戒暴，戒贪，慎独，知机保爱，恬退，宁静等。”以上诸“药”也都属于道德范畴。

香港名医陈存仁博士在《乐天寿辞》说：“健康要道，端在正心，喜怒不萦于胸襟，荣辱不扰乎方寸，纵有不治之疾，自有回天之功。毋虑毋忧，即是长生圣药；笑口常开，便是祛病良方。养生只此真诠，长寿无他奥秘。昔时七十已称寿，今后百岁不足奇。随遇而安，无往不乐，优哉游哉，同登寿域。”也将为人处世，道德修养摆在重要位置。

注重道德健康，重视道德养生，确实能养生防病，益寿延年。美国著名医学专家威廉斯博士，用了25年的时间对225名医学生进行跟踪观察。结果发现：与人为善、性格随和者的死亡率只有2.5%；而敌视情绪强，不能与人和善相处者，死亡率则达14%，他们患心脏病的人数更是高达和善者的5倍之多。道德败坏、心术不正、对人不善的人，既危害社会，危害他人，最终也害了自己。他们常患病，短寿命，就是现实的报应。

巴西医生马斯丁对583名被控有贪污受贿行为的官员进行了长达10年的追踪研究，并与583名廉洁官员的情况做了科学对照，结果发现：不廉洁的官员有60%患病或死亡，而廉洁官员中这个比例仅占16%。在不廉洁官员的116名死亡者中，癌症占60%，心脏病占23%，其他占17%。特别引人注目的是16名福利局的官员，平均年龄仅41岁。他们被指控严重渎职，以权谋私，因案情严重全被免职。结果其中有15人在3年后患病，有6人死亡，4人癌症，2人脑溢血后遗症，1人帕金森综合症，2人失明。他分析认为：“腐败并不是导致生病或者是死亡的直接原因，但是他们的行为违反了伦理道德准则时，而在精神和肉体上就会受到自体攻击。”从生理学上讲，当他们干了亏心事，心情紧张，心态失衡，神经系统、内分泌系统以及人体内的免疫功能，都发生失调。当他们贪污受贿越多越大时，他们的心态就无法自控平衡，产生紧张、恐惧、内疚、自责、忏悔等心理负担，终日坐立不安。这样体内的生理紊乱就严重，而形成恶性循环。这就是贪污受贿者生病致死的原因。

原苏联学者费·乌格洛夫在《延年益寿荟萃》中指出："医生们通过观察得出一条结论：沮丧、悲伤、恐惧、苦闷、仇视、愤恨、嫉妒、贪财、敲诈以及胡作非为、瞒哄欺骗、违法乱纪、背后议论、唯利是图、自私自利、个人至上、贪得无厌、待人粗暴、蛮横无理、滥用职权、骄傲自满、损人利己、财迷心窍、违背道义、背叛亲友等等不良行为，对于中枢神经都会产生抑制作用，从而对人的全身产生不利影响，使人萎靡不振，未老先衰。"善良是根本，善良是心理保健的营养素。心存善意、多做善事，会始终保持泰然自若的心理状态，这种心理状态能把血液的流量和神经细胞的兴奋性调整到最佳状态，增强机体免疫力，从而提高的抗病能力，这正是善有善报的内在原因。

在调摄情志、倡导养生中，如何养性是古代养生家非常重视的一个问题。养性，又称养德，专指道德修养的意思。

孔子云："大德必得其寿"，即"仁者寿"。说明只有具备高尚道德修养的人，才能获得长寿。养生必先修德。所谓修德，即指超越物质情欲，追求高尚的思想境界，以保持人体内在的和谐、人与自然的和谐及人与社会的和谐，达到益寿的目的。

孙思邈在《千金要方·养性序》中指出："养性者，所以习以成性，性自为善……性既自善，内外百病皆不悉生，祸乱灾害亦无由作，此养生之大经也。"他认为，不能活到百岁的人，主要是不注重道德修养，"所习不纯正"所致。

注重养性，为什么会使人健康长寿呢？《黄帝内经》中解释说：一个人不牟私利，不患得患失，始终保持乐观的态度，机体的生理活动就能始终按规律进行。如此则形体健壮，精神饱满，形与神俱，便能终其天年。养性能养神，从而维护元气，使人长寿。因而，孔子的"仁者寿"是有很深的医理在其中的。

至于如何养性，国医大师路志正认为，概括起来有这样八个字：性善，仁礼，知足，忍让。《养老奉亲书》曰："百战百胜不如一忍，万言万当不如一默。"养生家说，神强者长生，气强者易灭。谦和辞让，敬人持己，免除忧患，不使形神受伤，可以延年。

现代生理学研究证实，当人在充满信心和乐观时，大脑产生的大量内啡肽使人轻松愉快，且促进血液循环，增进食欲，缓解疲劳；内分泌系统活跃，分泌有益健康的酶、激素和神经递质等，使人达到最佳状态，促进健康。

心理学家研究表明，道德品质低劣的人利欲熏心，遇事斤斤计较，总想算计别人，又怕别人报复，终日不得安宁，处在一种紧张、愤怒和沮丧的情绪之中。这种不良情绪，使机体内各系统功能失调，免疫力下降，容易患各种疾病。例如嫉妒心理易导致神经、消化、内分泌系统紊乱和失调，产生失眠、心悸、心痛、食欲减退、疲乏无力等症状；愤怒自私、暴怒会使内分泌中氧基皮酮质上升，导致高血压、心脏病；长期心理矛盾、焦虑不安，易患肿瘤和癌症等。

总之，养德行善对于心理保健具有极其重要的影响作用。注重养德行善，会给自己带来精神上的无限欣慰之感，从而对自己机体各器官的功能活动起到有益的调节作用，使其正常发展。古人云，厚德载福，行善延年。养德就是幸福，行善则送人玫瑰，留有遗香，从而使自己心情愉快，免疫力、抵抗力增强，祛病消灾，更加健康。因此，做人一定要恪守理想，廉洁自律，积德行善，品格高尚。做到贫不改志，富不迷向，夕阳无限好，晚节寒花香。

摘自《老年心理健康咨询》、《老年养生必读》

四、宽容待人，人际关系和谐

宽容待人是良好的心理品质，是做人的美德，也是理顺人际关系，达到和谐相处的一种艺术。宽容不仅包含理解和原谅，更显示气度、胸襟和力量。从养生保健上看，宽容还是开启健康之门的一把钥匙。《黄帝内经》就倡导人们要保持良好的人际关系，提倡人们要"善附人"、"好利人"、"尊则谦谦"。"善附人"就是要善于团结人；"好利人"就是要助人为乐；"尊则谦谦"就是地位尊贵，为人谦虚。现代心理研究也很重视人际关系对于心理的影响。现代心理学提倡建立“支持系统”。“支持系统”就是能够向遭遇负面生活事件的人提供经济、物质和精神慰籍的人群，包括亲人、朋友、同学、同事、乡邻和志愿者等。这些人群都属于人际关系的范畴。人际关系良好的人，可以从人际交往中获得心理的支持和愉悦，因而有利于保持健康的心态。据医学家证实，一个心地狭窄、苛求他人、自私自利的人，由于容不得别人的强项或不足，总是忧心忡忡，其心理常常处于紧张的状态之中。这样久而久之，就会导致大脑与神经系统高度兴奋，引起神经紧张，血管收缩，血压不稳，就连消化系统也会受到抑制，由此滋生出各种疾病和心绪烦躁、怀恨报复等生理和心理的症状。生活实践证明，善于宽容他人的人，一般都是胸襟开阔，通情达理，智慧高超的人。他们“大肚能容，容天下难容之事；开口便笑，笑世间可笑之人。”他们能尽量回避不必要的矛盾或纠纷，充分相信他人的觉悟和良心，能够把大事化小，小事化了，从而化解、舒缓对大脑和神经的刺激，尽量给自己营造好的心情，促进自己的身心健康。控制情绪的最好方法就是学会宽容。宽容是抑制心中怒火的良方。特别是对于老年人来说，更应该学会宽容他人，宽容他人同时也是善待自己。宽容可以使精神上的痛苦得以解脱，当宽容别人的时候，也就治好了自己精神上的创伤。

著名心理学家丁瓒教授说：“人类的心理适应，最主要是对人际关系的适应，所以人类的心理病态主要是人际关系失调而带来的。”搞好人际关系的关键是尊重人、理解人、关心人、帮助人、宽容人和赞美人。不关心别人的人，自私自利的人，傲慢骄横的人，是不可能有良好的人际关系的。常言道：天时不如地利，地利不如人和。人们要想事业成功，要想身心健康，就必须重视“人和”这个重要因素。而宽容是保持“人和”的基础。心理学家说，人活在世上需要别人的宽容和宽容别人，就像需要空气和水一样。人非圣贤，谁能无过，人非草木，孰能无情。无论人们在家庭、学校还是社会，总会遇到种种不同性格、不同价值观的人。有的勤劳，有的懒惰；有的慷慨，有的吝啬；有的大度，有的狭隘；有的温和，有的暴躁；有的善良，有的狡诈；有的聪慧，有的木讷；等等，只要你活着就要和各种人打交道。如果你不宽容别人，别人也不会宽容你。无论你走到哪里，你都会发现宽容往往能唤起宽容。正如欧洲的博学经典说：“难能之理宜停，难处之人宜厚，难处之事宜缓，难成之功宜智。”对别人的宽容，就是对自己的善待；对别人的释怀，就是对自己的解脱。这样，才能掌握心理健康的金钥匙。

良好的人际关系是人取得成功的保证。心理健康的人，能正确认识自己和他人，能与他人建立融洽的人际关系，因而能摆脱人际矛盾的痛苦和困扰，全身心地投入学习和事业中，使大脑潜能得到充分发挥。人的成功只有15%靠专业能力，而另外85%靠的是人际关系和处事能力。处理好人际关系的关键，是要正确认识自己，正确对待他人。对自己，有些事情要看得惯、想得开、忘得快；对别人要多看长处、多记好处、多想难处；对人对事，要气量大些、姿态高些，要以律人之心律己，以恕己之心恕人。这样，多一些宽容谅解，才能取大节，容小节，“得饶人处且饶人”，才能搞好人际关系，并从中得到愉快和欣慰。具体讲，搞好人际关系要做到“10戒”，即：一戒冷面待人，不友好相处；二戒有失风度，举止轻浮；三戒自负高傲，高人一等；四戒固执己见，强词夺理；五戒揭人之短，戳人伤疤；六戒卖弄聪明，看不起人；七戒阴险奸诈，仗势欺人；八戒轻率从事，无防人之心；九戒忽视仪表，不注意形象；十戒顾此失彼，使别人误解，心存怨气。

国医大师郭子光教授认为，中医养生的关键在于一个“和”字。具体来说，他提出了两点：一为心平气和，一为家庭和睦，二者相辅相成，互为补益。

首先是心平气和。《黄帝内经》指出，心情与身体关系的变化是客观存在的，心平气和是养生的根本内涵。心平气和，血就能化血生津，推动血气正常运转，而心血是人体生命活力的物质基础，也是精神思维的根本。心气神会聚一体，互相依存，缺一不可。心能生血，血充足则精神饱

满，思维不乱，气血不足则心神不宁。气血平和则养心护脑，心神宁静自然健康长寿。

其次是家庭和睦。郭子光教授非常重视中华传统美德——孝，平日只要有子女带父母来找他看病，他都会予以夸奖。郭老认为，孝是家庭和睦的基础，而家庭和睦对于养生是大有好处的。因为只有家庭和睦，个人才能以自然平常之心、保持平静平和的心态，在自然、和谐与淡泊之中追求养生长寿。试想，一个矛盾不断，三天一小吵，五天一大吵的家庭，如何能够让人平心静气、身心和谐呢？

所以说，养身、养德无二术，和中医精髓的"和"字一样，人老了要心平气和、全家和睦就是真正的养身了。

宽容大度既应该对他人、对社会，也应该是对自己的。林则徐客厅里有幅对联："出门一笑心莫哀，浩荡胸怀到处开。"基督教认为；世界上最大的爱就是宽恕，所以他们主张爱自己的敌人。俗话说："一份宽容，一份福寿。"宽容大度可以由调整自己看问题的角度、调整自己的价值观念、调整自己的性格而获得。这也是自古以来所有健康长寿者的经验总结：只有脾气性情好的人才能长寿。而要达到心理平衡，最重要的就是要有仁爱之心；有爱才会去宽恕他人、包容世界，忍受不平之事。因此，人要想养生保健，延年益寿，就要宽容待人，和谐处世，这的确是心理保健的重要原则。

摘自《《大国医》、《长寿通道》》

五、心神宁静，坚持形神兼养

形神兼养，就是养神与养身相结合，这是历代养生家所主张的养生保健原则，也是中医强调的"形神合一"的养生理念。心静是最好的养生之道。内心清静自然能健康长寿。《老子》曰："致虚极，守静笃。"《庄子》曰："抱神以静，形将自正。"《管子》曰："修心静者，道乃可得。"《孔子》曰："静者寿。"《黄帝内经》指出："得神者昌，失神者死。"因此，形神兼养是中医的重要养生原则，形是神的载体，是神的物质基础，神是形的主宰，是生命活动的外在表现，两者相辅相成，不可分离。形神合一，共同构成了人体的生命。所以，中医非常重视形体和精神的整体调摄，提倡形神兼养，既要遵循"法于阴阳，和于术数，食饮有节，起居有时，不妄作劳"的养形方法；又要追求"恬淡虚无，真气从之，精神内守"的养神境界。养形就是注重生理养生，如通过饮食有节，合理膳食以营养身体；起居有常，劳逸适度以颐养身体；运动锻炼，活动筋骨以强健身体；无病先防，有病早治以保养身体。这些都是养形的方法，也是养生保健的基础。中医的养生学说，既注重保养身形，又注重保养心神。这是因为形神相互依存，合为一体。在人的一生中，形与神始终互相依存，一刻也不能分离。如果没有形，则神无以附生，如果没有神，则形只是一具僵尸。正如《类经》所说："无形则神无以生，无神则形不可活。"形神一体，精神和形体不能分割。从生理上说，形与神互相依存，从病理上说，形与神互相影响。《遵生八笺》指出：一方面，外邪伤形，形体亏损，会引起神气衰退，所谓"形伤则神为之消"。另一方面，神气亏损，也会导致形体衰退，所谓"六欲七情哀乐销烁，日就形枯发槁"。神气衰败之极，形体也难存活，故谓"失神者亡"。心神和形体，心理和生理，是相互影响、相互制约的。心情不好，心理活动失常，会导致生理功能紊乱，引起躯体疾病，即谓"因郁致病"；反过来，躯体患病之后，生理功能失常，心情也就不好，即谓"因病致郁"。正因为身形与心神互相依存，难舍难分，所以要想养生保健，益寿延年，就必须坚持形神兼养。

形神兼养，就要既坚持饮食有节、起居有常、不妄作劳这些"养身之道"和运动锻炼等"健身之术"；又做到恬淡虚无、精神内守、宁静怡情这些"养心之道"和琴棋书画、观花听曲、吐纳调息等"健心之术"。一个人只有在获得"心"的健康时，才能真正享受"身"的健康。瑞士心理学家宝尔·托尼说："一个人要有健康的身体，必须先有健康的心智和精神状态。任何对心理、情绪、精神有益的事都是促进身心健康的重要因素。"精神摄生，首贵静养。清静养神，有利于防病去疾，促进健康。《黄帝内经·素问·生气通天论》曰："清静则肌腠闭拒，虽有大风苛毒，弗之能害。"就是说，保持思想宁静，人体正气充盈，肌腠固密，即使有很强的致病因素，也不能侵害人体。反之，心躁乱而不静，则可能招致疾病，故《黄帝内经·素问·痹论》曰："静则神藏，躁则消亡。"管子曰："天主正，地主平，人主安静。……能正能静，然后能定。"诸葛亮说："夫君子之行，静以修身，俭以养德。非淡泊无以明志，非宁静无以致远。"金元四大家刘河间也强调说："心乱则百病生，心静则万病悉去。"因万事万物，感传于心，心神日理万机，常常处于动而难静的状态。如果心神过于躁动，神不内守，乱而不定，必然扰乱脏腑，耗伤气血，轻则招生疾病，重则减短寿命。所以养神之道，贵在一个"静"字。故清代养生家曹廷栋说："养静为摄生首务"。

清静养神，有利于抗衰防老，益寿延年。心神清静，之所以能起到抗病防衰，延年益寿的作用，是因为心神安静者，其精气日渐充实，形体随之健壮；而心神躁动者，精气日益损耗，形体必然过早衰老。古人之所以强调"静者寿，躁者夭"，是因为心常静者则神安，神安则五脏六腑的气机协调，精气日渐充实，自可延年益寿。养生的境界在于追求一种心灵的宁静。冰雪高原虽无绚丽的风景，却让人看到圣洁之美，是因为磅礴中蕴涵着一种宁静；一个人涵养的高低，不在于其衣着是否高贵，而在于其是否端庄沉稳。中医把保持心灵的宁静，视为健康之根、长寿之魂。因为宁静中可以使人在喧嚣的尘世中看清自我，对人生的真谛多一分感悟，少一分因为无止欲望带来的烦恼；在宁静中，更可以使人感受到一种生命的至真，以及为了理想求索带来的快乐，从而更加热爱生活，更加坚定对事业理想的追求。反之，就会像古人所讲："欲多则心散，心散则志衰，志衰则心不达。"所以，欲多心散，心神不静，不仅对身心健康不利，而且对人生、对事业都是有害的。明代养生学家吕坤说过，天地万物之理，皆始于从容，而卒于急促。事从容有余味，人从容有余年。所以，遇事勿躁，遇挫勿焦，遇人勿骄，从容不迫，气机协调，才能延年益寿。

养生是一个比较复杂的问题。它包括养形与养神两个方面，而养神尤为重要。神虽寄于形，然形常随神而动。故神伤者，形难健。故必寓养于生活、工作、学习之中，凡事顺其自然，衣食温饱而足，适寒暑，节哀乐，劳逸适度，动静结合，再辅之以必要的锻炼身体的方法，则长生虽不可及，而长寿亦能有望。

养生的关键在于将其融入生活、工作、学习各个方面，不能专门为了养生而养生，做到既"无养生"，又"随处养生"，这主要体现在一种生活态度与习惯上。

1.勤于读书能养神。读书不仅是知识的积累，也是智慧的源泉，同时，也是养神的良策。作为一个现实的人，要想解除诸般烦恼，莫过于求知，而读书是求知的重要途径之一。有了知识，就可以提高解决实际问题的本领，能够妥善解决生活、工作、学习的各种矛盾，减少思想上一些不必要的烦恼，精神上自能得到一定的宽松和安慰，起到不养而养的作用。

2.多培养一些爱好。培养一些爱好，可以适时调节自己的精神。如书法、绘画、诗词、篆刻、写作、唱歌、跳舞、打拳、运动、垂钓、集邮、摄影、戏曲、乐器、棋艺等。可根据个人兴趣与特长，适当有所涉猎。不断利用这些爱好，使精神负担得到缓解，减少疲劳，使大脑得到适当休息。

3.顺应气候的变化。在日常生活中，要十分注意气候的变化，随时调整衣着，尤其注意保暖，如遇感冒，立即服药。所以，每当外出时，必须随身带着足够的衣物和预防疾病的药物。

4.生活适度不贪求。饮食上，以清淡为主，五谷杂粮皆用，多吃蔬菜水果。不偏食，不贪食，不吃零食。衣着不求华美，只求四时可更换为足。近距离外出，少坐车，多步行，既可锻炼身体，又可以活动关节。生活上保持俭朴，唯行俭约，既不丧志，又可养形。

5.学会忙里偷闲。人的精力与体力有限，要想以有限的体力与精力完成无限的事业，就需要合理安排、科学调节。劳动或外出时，可以带一本书，在休息时读。工作忙碌时，利用休息时间可读一些提神的书，阅读专业书劳累时，可以改换有兴趣的书。兴趣的交替，兴奋点的转移，日久自成习惯，既不劳累，又可学习。

6. 能忍方能安。对于家庭琐事，宜采取“不痴不聋，不做家翁”的态度，不给自己徒增烦恼。在工作和社会活动中，凡是非原则性的重大问题，要以忍为上。这样可以避免招致不必要的麻烦，造成身心不快，也是一种养生之法。

古往今来，医家、道家、养生家都十分重视精神调养，重视精神治疗和心理养生的作用。

著名医家石天基作了一首《祛病歌》：“人或生来气血弱，不会快活疾病作。病一作，心要乐，病都却。心病还将心药医，心不快活空服药。且来唱我快活歌，便是长生不老药。”因此，养生首先要修德养性，培养情操，健脑全神，方能享人生天年之寿。

养生贵在全神，就是努力使自己保持至善至美、恬淡宁静的心态。摒除邪恶和贪欲之心，不慕求浮荣，不损人利己，破除私心杂念，要有忠恕仁厚、纯一无伪的精神。这样，人体才能气血和畅、五脏安宁、精神内守、真气从之，达到应享年寿。

关于养生，国医大师裘沛然教授提出了一个著名的概念，即“全神”。中医学中的“神”是人生命的内核，而裘老所说的“全神”不是通常所说的思维、神色、神气，而是指“神明”的妙用。《荀子·天伦》曰：“万物各得其和以生，各得其养以成，不见其事而见其功，夫是之谓神。”《淮南子·泰族训》又曰：“其生物也，莫见其所养而物长；其杀物也，莫见其所丧而物亡，此之谓神明。”

裘教授认为，“神”实际上就是科学家尚未了解的宇宙的自然运动变化的规律，它是“妙万物而为言”的。作为万物之灵长，人类的“神”是最全的，所以人体的生长衰老以及气血精髓的充养、喜怒哀乐的调控、对外界环境的适应等诸多生理活动，无不依靠“神”来主宰。这就好比每个人都有一部精密的“自动机器”，具有自我调节、自我修补、自我适应、自我控制四大功能。然而，人体这四大功能，只有在精神不受损害的情况下才能充分发挥作用。因此，要想身强体健，首先要全神。

一个人要想达到“全神”，就必须运用各种修身养性、澄心息虑的方法，使自己的心态保持至善至美、恬淡宁静。而要做到这一点，就必须摒除邪恶和贪欲之心，不慕求浮荣，不损人利己，破除私心杂念，要有忠恕仁厚、纯一无伪的精神。

为了让大家澄心息虑，达到全神之境界，裘老开出了一张精妙方剂——“一花四叶汤”。

一花，即指身体健康长寿之花；四叶，即豁达、潇洒、宽容、厚道。

1. 豁达。裘老说：“荣华富贵有什么好稀罕的，即使你多活几十年，也只是一刹那，任其自然，何必强求。”一个人，只有具备了裘老这样“富贵于我如浮云”的豁达胸襟，才能看淡得失，心平气和，形神康泰。

2. 潇洒。潇洒，原指清高洒脱、不同凡俗之意。裘老意为轻松、舒畅的意思，即充满生机、超越自我、生活充实、身心愉悦，从而有利于健康。诚如李白在《游水西简郑明府》诗中曰：“凉风日潇洒，幽客时憩泊。”

3. 宽容。即宽恕，能容纳他人。宽容待人是人生的一种美德，也是处理和改善人际关系的润滑剂，不但能使人心宽体胖、气血调和，而且对于社会的和谐也很有意义。

4. 厚道。厚道对维护和培养人身元气有重要作用。厚道最重要的是做人要仁厚，多为他人着想，乐于助人和扶危救困，还要常怀感恩与报恩之心，要不念旧恶，多帮助他人。

冰心老人活到 99 岁，她保持健康长寿的经验只有一条——豁达。有一次，生命文学作家纪一访问冰心，说：“现在还有许多疾病吃药解决不了，靠养生才能健康长寿。”冰心反问纪一：“我什么养生术都不用，怎么也健康长寿呢？”纪一说：“我研究过您，您的长寿得益于您特别健康的人格、文学修养和豁达、幽默。”冰心笑着说：“我确实没有特别的养生之道，也不搞什么养生，就是心理豁达一点，从不跟人计较，也不跟自己过不去。”纪一说：“我以为，您不论在任何情况下都能善待自己，您的幽默是您胸怀坦荡的标志，坦坦荡荡的胸怀和良好的情绪，是一门超级养生术。”冰心颔首道：“我觉得你说得很有道理。一个人就怕心病，心病了，就不好治了。”

保持清静的重要方法是凝神敛思。《医钞类

编》说："养心则神凝，神凝则气聚，气聚则形全。"反之，"多思则神殆，多念则志散，多欲则志昏，多事则形劳。"所以，心不可乱思，神不可过用，思太乱则伤，神过用则疲。因此，从养生保健的角度讲，神贵凝而忌乱，思贵敛而忌散。清静养神实际上是指心理上保持平衡，情绪保持稳定的一种心理调节方法，这种平衡是动态的平衡，并非要绝对的静止。所以，清静养神的养生原则不仅与现代人的生活相容，而且对现代人颇有裨益。

摘自《大国医》、《教你活到100岁》)

六、培养爱好，增添生活乐趣

爱好，是指对某种事物具有浓厚的兴趣。主动培养兴趣爱好是养生保健的一个重要方面。一个人的兴趣爱好是一种精神寄托，可以使你消除烦恼和寂寞，陶冶性情，增添生活乐趣。要想心理平衡，就必须既要奉献社会，还要会享受生活。除了工作上、事业上的强烈兴趣之外，也还要有一些业余的兴趣爱好，如散步、打拳、下棋、打牌、跳舞、听音乐、看电影、种花、钓鱼、集邮、收藏、看书、写作、书法、绘画、篆刻等等。要有广泛的爱好，寻找乐趣，这样可使生活丰富多彩。凡是能吸引自己而又不危害社会和他人的事，都可以成为个人的兴趣爱好。一个人越是能对某些正当活动有强烈的兴趣，就越能热爱生活，积极进取，朝气蓬勃，从而战胜烦闷、焦虑、不安、抑郁等消极情绪的侵袭。所以，一个人要多一些兴趣爱好，知识面要宽一点，有了兴趣爱好，就可以从多种爱好中吸取生活乐趣，那么人的心理也越容易平衡。杜甫在《曲江二首》诗中写道："细推物理须行乐，何用浮荣拌此身?"仔细地推敲世界上的万物道理，做一些快乐的事情，做一些自己喜欢做的有益的事，不必为了一些空名而放弃了自己喜欢做的事。做自己感兴趣的事，会让你的大脑保持思维活跃和敏捷。

要想活得相对长久，首先要使生命活得充实、精彩。一个从事过多种职业的人比一生只从事一种职业的人生活的层面多，一个学识丰富的人比一个学识浅薄的人生活内容丰富，一个兴趣广泛的人比一个生活乏味的人生活快乐。一个人不仅要使物质生活得到满足，更重要的精神生活要充实，才能感到人生的愉快和有意义，才能健康长寿。所以人必须要有广泛的兴趣和爱好。英国前首相丘吉尔，不仅是世界历史上杰出的政治家、军事家，而且他多才多艺，还是出色的画家、文学家和语言大师。广泛的爱好，丰富了他的生活，对他的健康起着十分有益的作用，所以他活到了91岁。有人对178名老人的生活情趣和健康状况作了对比调查。在有广泛兴趣爱好的112人中，健康状况良好的92人，占82.1%，没有兴趣爱好的66人中，健康状况良好的只占10.6%。正如诗人歌德所说："闲散无聊的生活就足以催人衰老。"

因此，为了养生保健，人们应安排好生活内容，调整生活节奏，抽出一部分时间来从事自己的爱好，或培养自己的兴趣。如看书、学习，书法、绘画，集邮、下棋，养花、养鸟，垂钓、锻炼，唱歌、听曲，旅游、摄影等，这些健康的活动，都能使人生活充实，精神愉快，陶冶性情，消除消极的心理因素。诗书悦心，山林逸兴。有益的爱好越多，无谓的烦恼越少。所以，健康的兴趣爱好，是心理保健的"好朋友"。正如《援生四书》中说："流水之声，可以养耳；青禾绿草，可以养目；观书绎理，可以养心；弹琴写字，可以养指；逍遥杖履，可以养足；静坐调息，可以养筋骸。"爱好是精神的营养：爱学习，能改变你的命运；爱作画，能活跃你的思维；爱旅游，能开阔你的视野。兴趣爱好是人们的精神寄托，积极的精神寄托是一种高尚的情趣。平时情有所托，就会感到生活充实、有乐趣；就会产生一种成就感、荣誉感，增加生活的乐趣，增强生命的活力。这种精神寄托不仅占领了生活空间，还能做到老有所为、老有所乐，将生活过得充实、愉快而有情趣。人的精神寄托的形式是多种多样的，这主要根据自己的兴趣爱好来确定。譬如，有些人喜欢赋诗作词，有的爱好书法绘画，有的喜欢音乐，有的则酷爱写作，许多作家、思想家到晚年，仍能写出传世佳作。有益的兴趣和爱好，还会使生活显得光明和美好，使人变得积极和开朗。总之，只要你对某种有助于身心健康的事情有兴趣、有基础，就不妨努力一下，发展一下，使得你的精力寄托于这个方面，就会感到乐在其中，乐趣无穷。

培养兴趣爱好是一种休闲养生。人们通过诸如养花种草、旅游观光、饲养宠物、欣赏歌舞、书法绘画、读书写作等一些休闲娱乐活动来陶冶情趣，提振精神，从而达到养生保健的目的。卢梭曾经说过："如果你的兴趣和活动既广泛又浓烈，而且你又能从中感到自己仍然精力旺盛，那么你就不必去考虑你已经活了多少年，这是纯粹的统计学情况，更不必考虑你那也许不很长久的未来。"可见，对闲暇不同的生活态度、生活方式会导致完全不同的结果。物竞天择，适者生存，适应生活是一种积极的生活态度。休闲是休养生息，安闲适逸之意。休闲体现的是一种恬淡、宁静、放松、舒适的生活态度，和有意义的生活内容。不适应生活的人即使有大量的闲暇时光，也不会有休闲。休闲是生命力的张扬。对于一个人来说，调整好自己的心态，培养兴趣爱好，保持精神上的宁静和愉快，安排好自己的生活，就是享受休闲。

休闲是一种文化。休闲不仅是人的一种生活状态，而且是一种生活方式、一种重要的文化现象。1996 年于光远先生到广州讲课时，应邀为一家娱乐单位题词，他的题词是："玩是人生的基本需要之一。要玩得有文化，要有玩的文化。要研究玩的学术，要掌握玩的技术，要发展玩的艺术。"玩也是贯穿人的一生不可或缺的要素之一。玩自有高下雅俗之分，既可玩物丧志，也可玩物益智。所以，要提倡有文化的玩，玩出科学性、玩出艺术性、玩出高尚、玩出文化的品位，使休闲在文化中占有自己的位置。关键是要玩出情趣，玩出文化，有益健康，催人向上。会玩是福，寿自"玩"中来。关键是提高玩的质量，玩得开心，玩得轻松，玩得高雅、愉悦。会玩，是一门学问，是一门艺术，更是一种智慧。它与一个人的追求有关，取决于一个人对生存、生活、生命的态度。倘若一个人，到了暮年，依然渴望生存，热爱生活，珍惜生命，时时保持一颗追求真善美的童心，他必然是一个会活之人，会活才会玩，会玩才长寿。

培养兴趣爱好要找准自己的"兴奋点"。明代才子袁宏道曾说："人情必有所寄，然后能乐，故有人以奕为寄，有人以技为寄，有人以文为寄。古之达人，高人一层，只是他情有所寄，不肯浮泛虚度光景。"兴奋点，也是关注点，体现了人的生活目标、生活态度、生活方式。寻找自己生活的兴奋点，即生活兴趣应考虑对自己身心有益、对家人有益、对社会有益。寻找自己生活的兴奋点、生活兴趣，其实很简单，只要调整好自己的角色位置，敞开心胸，克服懒散，用乐观主义的态度去对待生活，谁都可以找到自己的生活寄托。琴棋书画、花鸟鱼虫、读书写作、音乐戏曲、垂钓摄影、集邮收藏、旅游登山、体育锻炼等等，生活中随处都有无穷的乐趣，敞开视野就可以看到五彩斑斓的美丽图景。找到了生活中的兴奋点，就如同找到了滋养生命的清泉。坚持不懈，这点清泉就可以汇集成伴随人生、长流不断的河流，呈现清幽而迷人的又一道人生风景线。

一位哲人说过："一个能真正利用余暇的人，必然是能改善自己精神面貌的人。"平和、安静、乐观应是人们休闲活动的主体基调，一切兴趣爱好都应有助于身心健康。医学家在总结业余爱好与健康的关系时指出：爱书法——能延长人的寿命；爱赏鱼——能调节人的血压；爱音乐——能增强人的食欲；爱养花——能陶冶人的性情；爱写作——能丰富人的想象；爱下棋——能调节人的情绪；爱集邮——能增加人的知识。看来，任何一种积极健康的休闲活动都能使人走出无聊乏味的小圈子，丰富多彩的生活会使人健康长寿，关键是专注而不过分痴情和投入，把握好度。每个人都有自己的兴趣爱好，如果能与健康结合起来，何乐而不为呢！一个人做一些自己感兴趣的事，这样生活才有趣味和意义，对身体健康也会有帮助。

摘自《老年心理健康咨询》

第四十八篇 心理保健方法

春生、夏长、秋收、冬藏，古人对于自然规律及保健方法的总结，给我们诸多启迪。按照医学经典的相关论述和实践加以归纳，心理保健可包括下面18种基本方法。应该指出的是，由于每个人的体质、气质、性格、兴趣不同，所处的环境和经济条件也不同，心理保健方法的选择与运用也是会有所不同的。人们可以根据自己的具体情况，在实践中自我体验、感觉，寻找更个性化的、更适合自己的心理保健方法。

一、学习疗法：学习是养生保健的良药

学习与健康密切相关。读书延年，看报益寿。学习能使人精神振奋，情绪乐观，积极向上，生活充实，思想开阔，从而能消除忧愁烦恼、孤独寂寞、沮丧无聊等不良情绪的影响。有人说，读书就是与历史上最杰出的人物对话。读书也是到出乎意料的地方去旅行，是了解现实和非现实世界的良好机会，也是对深层次文化的一种接近。此外，读书可以了解用语言来表达思想和知识所使用的无数种方式。读书无疑是扩大学识的一种实践，是人们面对各种事物通过一种共同的语言进行相互联系和沟通的一种练习。因为读书会使人心情开阔，正确的人生哲学能指导人正确面对生活中的得失，保持心理平衡，确实是获得愉快情绪、促进身心健康的良方。遨游在书的海洋里，迷恋、陶醉，这时候就会忘记自己的年龄，忘记自己的病痛，感到无穷的趣味。

读书可以怡情解郁。读书具有情志康复或心理康复的意义，明代医家龚廷贤在《寿世保元》中说："诗书悦心。"中医认为，"凡情志之郁，总由乎心"，《王世医存》有"人多郁病"则治以读书作业，实为"解郁之术"的记载。古人还认为读书尚可改变人的"气质"，而气质与心理密切相关。但必须专心攻读，才能取得心理效应。故《遵生八笺》要求做到"旁若无人，高风读书，不知暴雨"的程度。而"读书之法须扫荡胸次净尽，然后吟哦上下，讽咏从容，使之感发，方为有功。"读书要求掌握要领，而内容又要有所选择，如《鄢陵县志》载："好读书而有要领，经史之外，博及子集，凡读者皆有益于身心性命。"有选择地朗吟慢诵，使身心愉快，是产生康复作用的方法之一。读书解郁法主要用于治疗弱智、郁证、心烦等情志疾病。

学习是一种涉及全身的运动，不仅要有视角、听觉和其他感觉器官参加，还涉及到反射和意向活动。读书也是一种转移兴奋中枢的方式，使大脑得到积极休息。所以，凡是爱学习的人，都可以通过学习活动而促进身心健康。美国一科研机构曾挑选20世纪以来欧美400位名人为研究对象，调查哪类人的寿命最长，结果是爱好琴棋书画、诗词歌赋的读书人居首，其平均寿命为81.5岁。而同期一般人的平均寿命只有51岁。可见读书写作与延年益寿关系非常密切。我国这样的例子也不计其数：如孔子活了73岁，孟轲和庄周都活了83岁，而墨翟则达92岁高寿。著名经济学家、历史学家陈翰笙院士享年108岁，画家刘海粟93岁时还上黄山写生，作家巴金、冰心，诗人艾青、臧克家等，都是跨两个世纪的高寿老人。可见，读书学习作为一种乐趣有利于长寿，能使人忘记精神忧郁，享受到高雅的生活乐趣，的确是健康的一剂良药。概括起来，读书学习，对于养生保健有七大好处：

（一）书是大脑的"运动场"

大脑是人体的"指挥部"，人老首先从大脑开始。要想延缓大脑老化，有效的办法就是使它经常运动。书就是大脑的"运动场"，读书如同作大脑体操，可使大脑的血管经常处于舒展状态，从而使脑细胞得到很好的保养，保持较持久的活力。一些经常读书思考的科学家、教育家、作家等，之所以在耄耋之年依然才思敏捷，记忆惊人，奥妙就在于此。因此说，"常用脑，可防老。"背诵诗词可以锻炼大脑，增强记忆力，预防老年痴呆症。学外语如同做脑体操，可使脑灰质越积越多，大脑将一直保持年轻和充满想象力的状态。科学实验证实，学外语在推动人脑年轻化方面具

有不可小觑的作用。加拿大一项研究发现，掌握一门外语与平时只说一种语言的人相比，其患老年痴呆的年龄要晚4年左右。人的一生中，其脑细胞数量几乎没有变化，一直维持在近200亿个的水平。所以，要想变得聪明，推迟脑痴呆，就要通过学习外语，锻炼出"脑肌肉"。

（二）书是心理的"调节器"

古人曰："养心莫如静心，静心莫如读书。"读书能使人专于学问，常为书中深邃哲理、动人情节、环环悬念引入佳境而宠辱皆忘，进而气沉丹田，精气内守，情绪稳定，血气平和。保持良好的心理是健康长寿的关键。读书可以起到调节心理的作用。当你的注意力一旦集中到书本上，就会有"半亩方塘一鉴开，天光云影共徘徊"的感觉，使你心胸豁然开朗，很快摆脱忧愁烦恼等消极心理的困扰；当你从书中获取某种新知识时，你又能体会到"书是生命的牵引力"，诱使你不断进取，不断追求，从而焕发青春活力；当你读书多了，学有所成时，又会使你尝到成功后的喜悦，鼓舞你生活的信心和勇气。有人说："读书破万卷，不用去医院。"此话虽有些夸张，但也有一定道理。读书可消除紧张心理。书籍具有巨大的吸引力和感染力，只要你接触它、亲近它，它会使你读书入迷，废寝忘食。读书学习可消除紧张情绪，安定身心。人读点历史、文学、欣赏一下诗词，可以使自己的紧张心理烟消云散。读书治疗的关键在于书中所富含的哲理、美感、情感和人生启迪的意义。好书如同好的心理医生，读好书就好比享受清心醒脑的精神按摩。孟德斯鸠认为："喜欢读书，就等于把生活中寂寞的辰光换成巨大享受的时刻。"通过读书引发血管的收缩和舒张，神经递质的释放等生理反应，认知趋同，灵魂净化，认识自我，鼓舞意志，移情共感，增进对自然和生活的审美情感，帮助释放和控制不良情绪，转移对自身痛苦的注意，从而达到平衡心理，治疗心身疾病或调节精神的保健目的。

（三）书是生活的"照明灯"

古人曰："少而好学，如日出之阳；壮而好学，如月中之光；老而好学，如炳烛之明"。特别是老年人，面对社会的迅速发展，科技的日新月异，生活的不断变化，更要活到老，学到老，不断更新知识，更新观念。这样，才能使你跟上发展潮流；才能使你与家人和社会有更多的共同语言，更多的理解和沟通，减少因"看不惯"而引起的牢骚满腹；才能使你熟练地使用许多现代化设备，并进情地享受它们带来的幸福和欢乐；才能使你在建设现代文明家庭中有"资本"去发挥长者的表率和带动作用，更受晚辈尊敬，在天伦之乐中颐养天年。书是最好的精神食粮，一本好书能抚慰人的心灵，引人发笑，促人深思，催人奋进。读书看报可使自己紧随时代步伐，防止大脑老化，保持思维活力。

（四）读书可延年益寿

经常用脑，可防止大脑退化、萎缩，用进废退，知识是精神还童的妙药。因为学习能涉及全身活动，特别对听觉、视觉及其他感觉都有良好的影响。读书学习能增长知识，陶冶情操，充实生活，能防止生理老化，更可以激活大脑细胞，延缓衰老。人不断学习，能激发对生活的追求和向往，使身心处于良好的状态之中，这样就更有益于健康长寿。读书能使人精神振奋，情绪乐观，朝气蓬勃，充分认识生存的价值和意义，处于良好的心理状态之中，从而增强抵抗疾病的能力。一位学者研究发现，读书人的寿命在长寿者人群中占首位。所以，读书是健康的良药，书籍是保健的"益寿亭"。

（五）读书可提高生活情趣

高尔基说："读书，这个我们习以为常的过程，实际上是人的心灵和上下古今一切民族的伟大智慧相结合的过程。"富兰克林说："读书使人充实，思考使人深邃，交谈使人清醒。"腹有诗书气自华，读书给人以生存智慧、生命能量。学习是心灵的阳光雨露，它能拂去尘埃，澄清迷雾，使心灵永远闪烁着希望的光芒。近代著名教育家张伯苓说："书籍是人类养怡之良师"，知识渊博能使人明辨是非，学问丰富能使人趋利避害。培根说："读书足以怡情，足以博采，足以长才。"《韩诗外传》中闵子骞拜孔子为师说的话就是证明。他说："我生活在偏僻的乡下，看到达官贵人坐在华丽的车上，前后龙旗飘舞，很是羡慕，因此寝食不安、脸色干枯。如今受先生教化,精读做人治国之书,懂得道理且多,能辨是非、知曲直、识美丑了,那些'龙旗'之类的东西,再也不能打动我的心,因而心情平和、通体坦泰,脸色也就红润了。”读书在获取新信息、新知识的同时,又充实内心世界,丰富了生活,增加了很多人生乐趣。

(六)读书可提高道德修养

学习的目的在于培养高尚的情操,加强自己的修养,净化自己的灵魂,是自己更有作为,为社会创造精神或物质财富。若能做到爱读书,读好书,自然会有高尚的情操。雨过琴书润,风来翰墨香。坚持读书学习,可使人思路开阔,知识丰富,修养道德,是难得的高雅乐趣。郑成功说:“养心莫善寡欲,至乐无如读书。”明代诗人于谦说:“书卷多情似故人,晨昏忧乐每相亲。眼前直下三千字,胸次全无一点尘。”清代进士顾光旭说:“万事莫如为善乐,百花争比读书香。”书是最好的精神食粮,一本好书能抚慰人的心灵,引人发笑,促人深思,催人奋进。常读脍炙人口的诗文书籍,能够令人俗念顿消,胸怀坦荡,性情豁达,从而达到净化心灵、纯洁思想的功效。

(七)读书可以疗疾健身

古人云:“书犹药也”、“李杜诗篇解病痛”。书是精神旺盛的营养品,能滋补身心,经常接受新观念、新知识,心中充实。书的作用非任何保健品可比,烦闷时,书是安慰剂,让你处变不惊,宁静致远。书是人的心灵净化器,认真读书能达到超然升华的境界。许多疾病来源于不良的情绪和不良的品行。读书是最好的心理疗法和道德规范,读书万卷,等于和许多高尚的人谈话,使自己精神、品行不断进入新的境界,成为一个脱离低级趣味、有道德修养的健康人。读书能够解除烦闷,调整心态,培养良好的身心,疾病自然不敢轻易登门。陆游诗云:“病经书卷作良医。”读书的过程就是思考的过程,也是自我调节,心理按摩的过程,就像适当的运动可以调节某些生理疾病一样,读书就是脑的适当运动,可以活跃思维,消除某些心理障碍,最终达到健身的目的。南宋的《笤溪渔隐》中说:“世传杜诗能除疾,此未必然。盖其辞意典雅,读之者悦然,不觉沉疴之去体也。”清代著名戏曲家、养生家李渔说:“余生无他癖,惟好读书,忧籍以消,怒籍以消,牢骚不平之气籍以上除。”现代医学证明:读感情色彩浓厚的书,的确可以激活精神,调节人体的免疫功能。好的书籍、文章、诗歌就像善解人意的医生,就像情操高尚的导师。读书疗法,作为一种辅助治疗手段,几乎对各种慢性病以及心理疾病患者,都有一定的解忧、疏导和怡情功能。

人体健康与文化素养间的关系引起各国学者的关注。据世界卫生组织疾病监测中心统计,结核病、流感、肺炎、糖尿病、脑血管病、冠心病等常见病和多发病的死亡率,与文化素养有着千丝万缕的关系。文化程度越高,患这些病的死亡率越低。挪威对冠心病的研究表明,受教育年数少者患冠心病的危险性比受教育年数多者高 2.3 倍。《新英格兰医学杂志》载文说:“紧张的学习能帮助年老病人较长久地保持健康,它还有助于防止患心脏病的人出院后重返医院。”国外心理学家朗姆士曾说:“一个人只要智活心灵,青春就不会离他而去……老年人经常阅读好像服用超级维生素。”当前国外盛行“读书疗法”:德国的病人图书馆,让慢性病患者、尤其是神经系统及心理系统有障碍的患者,阅读不同感情色彩的书籍报刊,病人康复得很快;美国心理学家勒纳提倡“诗歌疗法”以改善人的心理和情绪等。匈牙利在使用书籍治疗方面最为成功的医生是欧拉赫·安托尔。他 1981 年向对他采访的记者说:“病人一个最显著的特征是失去同自然、自我、同伴和精神世界的真正联系。”对病人来说,通过读书来加强或恢复这些联系,对治疗是大有好处的。当然选读什么书自然要根据病人的心理状态和知识水平。这就是说,书籍治疗法只对能读书和喜欢读书的人有效。安托尔医生指出,不仅神经性病人可用书籍治疗法,而且心理性病人也可用书籍治疗。

写作虽是比较劳累的活,但又是愉快的,那种从心灵深处喷涌出来的灵感在纸上(或电脑上)形成文字时,是一种无可比拟的享受。写作时需要动脑筋回忆、思考,脑子要冥思遐想,动脑、动手,对健康十分有益。写作使人心性活跃,生活充实，有了依托。写作是防止大脑衰老最好办法之一，书写者不断地梳理思路，不断地吐故纳新，不断地润泽自己的身心，可以促使大脑跨时空思维，经常处于十分活跃的状态，有利于增强脑细胞的活力。就是写日记也有益身心健康，日记是人宣泄感情的窗口，又是平衡心理、祛病延年的良方，使人心情愉快，幸福常在；写日记能助长记忆，增强记事功能，打开思路，提高写作能力，有百利而无一害。只要坚持写日记，就能感受到它的好处。俗话说：治病三分靠药物，七分靠精神。养成写日记的习惯后，可以把自己的喜怒哀乐向日记倾诉，使不平静的心境得到平衡。每当遇到怒火中烧或愁肠百结时，可以靠写日记来缓冲一下，以防积郁成疾。每当翻阅自己的作品或日记时，可以使人产生一种骄傲、一种满足、一分充实感，给生活增添无穷的乐趣。

摘自《养生保健大全》

三、书画疗法：书画怡情能延寿

书法是脑力和体力相结合的平衡性轻微劳动，有益于健康长寿。中国书法、绘画的创作过程就是高境界的体、脑锻炼。尤其适合中老年朋友。原因有以下三点：①挥毫写、画是全身运动，随着意境和情绪的抒发，从足到腰直到臂，都在不停地活动、发力，从而使肌肉张弛，血脉贯通。②习作时必须全神贯注，洗清一切世俗杂念，使烦乱的心绪得到平衡，这就是中医的“养心”。它既不过于兴奋，又抑制和冲淡了不良情绪，可使身体更强健。③以书画会友、交流心得、切磋技艺，不仅可以提高水平，拓宽知识面，还可以从中感受到助人与被助的精神抚慰，以及那种互相帮助、互相关心的人间真情。

从心理学方面看，练习书法能够调神养生，使人精力充沛。书法必须静思凝神、摆脱世俗、气沉丹田、心不外驰，达到入静境界。这种大脑皮质机能高度集中，指挥双手，并使意、气、神、力凝聚于笔尖之上的情态，有如气功，由入静而获得调心、养息、调身的心理效果。书法艺术十分讲究“意念”，《唐太宗论笔法》说：“欲书之时，当收视反听，绝虑凝神，心正气和，则契于正，心神不正，字则欹斜，志气不和，书必颠仆……”。唐代大书法家欧阳询认为，练字时要“莹神静虑，端己正容，秉笔思生，临池志逸。”可见，练习书法时必须全神贯注，排除杂念，这又与气功疗法和太极拳的宗旨不谋而合。练习书法还是一种美的享受，能调节人的精神活动，消除忧愁，治疗抑郁，抒发自己的思想感情，陶冶情操，不计荣辱，静心养性。这正如书法家潘伯鹰所说：“心中狂喜之时，写字可以使人头脑冷静下来；心中忧悒，写字可以使人解脱。我以为延年益寿，此为妙方。”①练楷书除烦。《欧北医话》曰：“学书用于养心愈疾。”因为“书为心画”，作书需先调神，才能“舒胸中之气，散心中之郁。”楷书除烦，首先要求患者静坐调神，然后提笔挥毫。如周星莲在《临持管见》中说：“作书能养气，亦能助气，静坐作楷书数十字或百字，便觉矜躁俱平。”说明楷书训练，确有养气安神，消除烦恼和急躁情绪的效果。②练隶书恬静。根据病情选作隶书，因其书法沉重稳健，秀润挺拔，如入林泉之乐，清幽恬静，轻快爽神，能使人产生稳定的情绪，使气血和平。对头痛、失眠等患者，可起到调节情绪和心态的作用。③练行书激情。根据病情，选择行书（或草书），因其书法活泼，刚柔相间，虚实并举，犹如苍松古柏，鹰击长空，竖笔如流星，挥毫千里阵云，点如高峰坠石，撇如陆断犀象。运笔动神，使人情绪激昂，感情奔放，勇气倍增。对精神抑郁者具有康复治疗意义。（《中国自然疗法大全》）

书画艺术除了交流思想、传播知识，陶冶情操外，还有其不可忽视的保健功能。勤练书画能健身、防病、益寿，古人云：“寿从笔端来。”这笔就是书画之笔。书画是一种高雅的爱好，古今书画家多长寿。智永寿终于100岁，欧阳询85岁，柳公权88岁，文徵明94岁，董其昌82岁。在那“人生七十古来稀”的时代，他们算是寿星了。现代书法家高寿者更多，如吴昌硕84岁，齐白石97岁，何香凝95岁，刘海粟99岁，苏局仙寿逾103岁。曾有人对明清两代的书画家和高僧的寿命进行了统计比较，书画家的平均寿命为79.7岁，而高僧的寿命仅为67岁。这说明书画家的活动较之高僧的修行，更有利于健康。现代医学家研究了人类长寿的20种职业，其中书法

家位列榜首。(《益寿养生全书》)

书画活动之所以能使人健康长寿,是有其科学根据的。从心理学方面看,我国书画十分讲究意念,运笔之前,要求凝神静气,万虑皆息,旷怀畅情。这就使得心神安宁,大脑中枢神经得到愉快的信息储存,心灵得到净化。正如何乔番在《心术篇》里所说的那样:“书者,抒也,散也。抒胸中气,散心中郁也,故书家每得以无疾而寿。”从生理方面看,书写前要求身体的姿势做到头正、挺胸、直背、肩松、足落平地,达到血液流贯全身,产生一种激人向上的内驱力。在落笔时要做到腕平、掌虚、指实,通过臂力、腕力和指力的运作,使得气血畅通,落笔刚劲有力,气夺天工。因此,书画的运笔过程就是人的精神、动作和呼吸的相互协调及配合的过程,能够对全身的神经系统、内脏器官起到调适作用,使其达到平衡的最佳状态,能够起到调节情感、解除烦恼、淡化抑郁的作用,对身心健康多有裨益。现代医学证明,练习书画可以使人乐以忘忧,不思得失,不思荣辱,心无烦恼,体无劳倦,心平气和,排除杂念,使得身体和内心都得以放松,促进机体的生命活力,提高人体的免疫能力。概括起来讲,练习书画使人长寿的原因有以下五点:

一是书画能调节情志。书画是一种高尚的爱好与兴趣,它们都有形象美和情境美。书法风格各异,有的刚健有力,有的行云流水,有的古朴浑厚,有的粗犷奔放,有的细腻娟秀;挥毫泼墨,意随笔走,调息怡神,翰墨飘香;这无疑会唤起人们的乐趣,使人情志畅泄,精神愉悦。书法是表现人的心态、心意的,书法是传神的,书法是创造性的。一画,一点,一钩,一个曲线,都会表现一个人的境界。书法可以展现一个人的个性,展现一个人的信仰,也展现一个人的情调、胸怀、内涵和正气。练书法对人有好处,一可让自己的性格变得沉静,二可把自己的心态写出来,三可把自己的个性表现出来,如果每天能练上半小时的书法,对人的养生有很大的好处。著名书法家潘伯鹰说:“心中狂喜之时,写毛笔字能使头脑冷静下来;心中烦闷之时,写毛笔字又能使精神愉快。”可见,书法能调节人的情绪。历代书画家,都知道“养静为摄生首务”,书画家写字、作画,都会做到“神色和平”、专心致志,这样养神、养心也养性。“书画人长寿”就是这个道理。

二是书画能增加美感。写字绘画像音乐一样,能陶冶人们的情操,使人受到美的感染。那顿挫起伏、迂回曲折,时而阻滞,时而奔放,正是音乐中的旋律和合弦,使你的感情随着它的起伏荡漾感到快慰,感到美的享受。绘画是勾画境界的,中国的国画和油画不同,油画是写实的,国画是写虚的。比如国画的“大泼墨”手法,一泼下去,这个画家本身的意境就体现无疑,大家要很好地去领悟。为什么齐白石的画、张大千的画那么值钱?因为他们一着墨、一执笔、一勾勒,都表现出作者很大的胸怀和境界。如果一个人学会了赏画,他就会逐渐从赏画当中体会到境界是怎么展现的,心灵的境界是如何提高的。书画作为一种艺术,人们练习书画是一种至高无上的艺术享受。在书画创作中可以寄托自己的情感与意趣,在龙飞凤舞般的挥毫时,书者能够得到美的愉悦,情感的泼洒,其爱、其恨,尽洒笔端,从而达到静心养性,陶冶情操,净化心境的目的。研习书画是对美的发现。梁启超在《饮冰室文集》中说:“要而论之,审美本能,是我们人人都有的。但感觉器官不常用或不会用,久而久之麻木了。一个人麻木,那人便成了没趣的人;一个民族麻木,那民族便成了没趣的民族。美术的功用,在把这种麻木状态恢复过来,令没趣变为有趣。”他还说:“……我们多看几次,便懂得赏画方法,往后碰着种种美境,我们也增加许多赏画资料了。这是美术给我们趣味的第一件。”

人生有荣辱盛衰,有酸甜苦辣,有悲欢离合,平平淡淡岂不没有味道。但能在人生不如意时领悟生活的真谛,发现生活的美好,坚定信心,平静心态,却非人人可以做到的。古今许多书画艺术大师能够做到,这是因为习字作画使得气血调和,他们已进入一种人生意境了。因此,他们能够在逆境中看到生活的美、大自然的美。由于习字作画特有的宁静、自如的心境,可以使他们在生活中发现更多的美。有了恬淡宁静的心境,繁花似锦是美,山川大地是美,烟波浩渺是美,暴风骤雨同样也可以是美。正如梁启超说:“美术中有刻画心态的一派,把人的心理看穿了,喜怒哀乐,都活跳在纸上……我快乐时看他增加快乐,我苦痛时看他便减少苦痛。这是美术给我们趣味的第二件。”

书法美术可以激发人去创造美的生活。南齐时人谢赫善画人物肖像,他称画有六法三品:“六法,一曰:气韵生动;二曰:骨法用笔;三曰:应物像形;四曰:随类传彩;五曰:经营位置;六曰:传模移写。六法精论,万古不移。自骨法用笔以下五法,可学则能;如其气韵,必在生知……故气韵生动,出于天成,人莫窥其巧者,谓之神品;笔墨超绝,傅染得宜,竟趣有余者,谓之妙品;得其形似,不失规矩者,谓之能品也。”梁启超还说:“美术中,有不写实境实态而纯凭理想构成的……他有魔力,能引我们跟着他走,闯进他所到之地。我们看他的作品时,便和他同往一个超越的自由天地。这是美术给我们趣味的第三件。”

体验到美,创造出美,这是书画艺术爱好者的共有体会。人们习字作画的过程本身,就是在创造生活、创造美。明朝书画家董其昌说:“以境之奇论,则画不如山水;以笔墨之精妙论,则山水决不如画。余曰:观山水如观画,则在在皆天机;观画如观山水,则时时得乐意。故欲得真山水,吾当以身就山水;一得良画,则足举天下之名山就我。”这是画家把自己融于大自然和作品中的绝妙体验。因此,习字作画可以提高自己对美的发现能力和创造力,提高自己对生活的感悟能力,有助于净化自己的心灵,平衡自己的情绪,提高自己的生活情趣和自身修养,非常有利于身心健康。(《老年心理健康咨询》)

三是书画有气功之功能。其一,书画可“练心”。书画是一种创造性的“练心”活动。在进行书画创作时,重要的是调理心境,排除杂念,全神归一。这同气功、太极拳等有类似的效用。其二,书画可“练静”。清人周星莲说过:“作书能养气,亦能助气,静坐作揩法数十字或数百字,便觉矜躁俱平,隶行草任意挥洒,至痛快淋漓之候,又觉灵心焕发。”“练静”需要“超觉静思”。这与气功中“以一念,代万念”和道家的“守一而延命”有异曲同工之妙。据现代医学总结,这种“超觉静思”的生理效果有四点:一可减少能量消耗,二可使脑电波稳定,三可降低血液中的乳酸盐浓度,乳酸盐被认为是人体内的一种疲劳素,四可使人心平气和,头脑清醒。其三,书画可“练体”。书画活动类似于轻微的体育活动和体力劳动,练习书画有调节人的高级神经活动的功能,它能活血、通络,促进新陈代谢。作书画不仅要用腕力、臂力、指力,而且还要运用腰力,对腰腿锻炼尤为显著。医学界普遍认为,腰腿健康与人体健康关系密切,人的衰老常常从腰腿开始。腰部如有疾病,会加速衰老过程,锻炼腰腿则可延缓衰老而至长寿。古谚有“一管在握,万念俱消”。练习书画时,思想高度集中,忘却一切烦恼和忧愁,加上集全身之力达于肩、肘、腕、指及笔尖上,动静相宜,外练字画,内练精气,使体内气血通畅,百脉疏通,五脏和谐,自然精神健旺,有益于长寿。明代著名书法家肖显受命书写长城山海关城楼上的巨幅匾额“天下第一关”时,曾苦练数月的气功,而后运气三遍终于一气书成。清代大书法家康有为曾说过:“通身之力,奔赴腕指间,笔力自然沉劲,若饥鹰侧攫之势,于是随意临古碑,皆有气力。”显而易见,写字是要使身心进入一种意境,要用一身之力的。集中精神,全神贯注,才能集周身之气达于肩、肘、腕、掌、指,以至于笔毫之端,这样写出的字会形神兼备,笔力凝重,入木三分。

四是书画能祛病健身。在书画活动中,有动有静,其乐无穷,是一种特殊的养生之道。练习书画,看上去,只是手动,其实全身的血气都在运行。练习书画运用五指,运动依手腕,既是腕运动又是整个手臂运动,同时更是大脑运动。既可舒筋活络,坚骨丰肌,延缓机能的衰老,也对人的心理健康有积极影响。陆游有诗言:“一笑玩笔砚,病体方知轻。”著名书法家舒同说:“经常写字,气血通畅,精力旺盛,疾病也少。”写字绘画时不思声色,不思得失,不思荣辱,心无烦恼,形物疲劳,躯体和精神放松,对机体起到调节和修复作用,可延缓脑的老化。同时,写字绘画要求呼吸与动作自然配合,这对发展呼吸肌增加肺活量，都有良好的作用。书画可以治病，如患上失眠症，只要坚持天天练习书画，半年以后保证不再失眠，睡觉正常，身体也好，气血畅通，精力旺盛。练习书法绘画，是唤醒理性的清凉剂，是解除烦恼的调节器，是驱除燥热的凉爽风。有人总结练习书法的滋味时说：幼时习书如驯兽，青年习书如交友，中年习书如避暑，老年习书如进补。练习书画确有祛病健身的作用。在运笔过程中，力行于全身，外练是字，内练是气，动静相随，抑扬顿挫。气血调和就会产生健身防病的功效。著名书法家孙墨佛说，书画与长寿有密切关系，写字可以养心、养性、养气、养生，写起字来精神集中，万念俱消，刮风下雨都听不见。俗话说，养身要动，养神要静，写字既有动又有静，是动静结合、养身与养心结合的最好的养生之道。

书法可养生，选体有讲究。从健身的角度上讲，在篆隶真行草诸体中，养生效果最明显的当推篆隶真，行草次之。因为在行草中没有一定的激情是缺乏活力的，而感情冲动易伤心，思想迷乱，不利于养生。周心莲在《临池管见》中说："做楷书数十字或数百字，便觉矜躁俱平。"何乔瑶在《心术篇》中说："书者抒也，散也，抒胸中气，散心中郁也，故书家每得以无疾而寿。"在真书中，不同书家的体格又有不停地要求练法，比如《九成宫》、《夫子庙堂》等碑帖非一定入静功夫是绝对练不好的。气功静坐中，专家们提出辩证选功。书法和静坐养生治病方面的原则也是相同的。柳体瘦劲峭拔，颜体豪迈开阔。在五行中，从相生相克的顺向发展思维上来论，一般认为是性格坚毅的人应练柳体，性格含蓄细腻的人应练虞体或欧体。从相克的逆向思维发展方向来论，女人宜练点行书或章草，以求阳刚之美。男人应练点静楷，以求阴柔之韵。性格狂妄和疾病患者，也宜专攻静楷。若情绪浮躁而又练狂草和劲楷，则肝火上亢而神情恍惚，气血上冲，以致产生不良后果，习书养生者应慎之。

练习书法怎样才能达到养生健身的目的呢？①练习书法要有良好的心理状态，要放松心情，凝神静气，摒除杂念，顺其自然。书法养生健身，关键在于人的"心神"得以安定。因此，练书法时，要有平和的心态和"入静"的功夫。练书法犹如练气功和太极拳，先要排除杂念，意守丹田，进入"入静"阶段，然后运气于指、腕、臂、腰，以调节全身之力于笔端。②姿势要正确，这样才能筋骨舒展，气血畅通，使身体得到锻炼。练字有坐式和立式两种。坐式要求头正、背直、臂展、足安，胸部与书桌距离一拳以上，眼睛与纸张距离一尺以上。立式除了上述要求外，还要注意书桌高度要适当，当身体站立双手下垂时，桌面应与手腕齐平。中老年人练书法，立式要比坐式好。立式可扩大肢体活动范围，促进全身血脉流通。③要从自身实际出发，既要有所追求，又要量力而行。每次练习时间不宜过长，也不要规定一定要写多少字。关键在于从练书法过程中得到精神的满足，让练书法成为"外健其身，内养其心"的重要手段。另外，练书法欲达养生健身之目的，还要培养专心的精神。可先定一家一体，专心致志，锲而不舍。要先练楷书，多写大字。写大字时要悬腕、悬肘、悬臂，以利于舒展臂力，活动筋骨，达到健身的目的。

五是书画能升华心灵。书画艺术给人以美的享受，能给自己带来十分愉悦的心情。书法是我国一门独特的艺术。几千年的历史，形成篆、隶、楷、行、草多种书体。我们临习古人碑帖，可以得到古人的笔墨情趣和美的愉悦。练习书画是一种高雅的艺术活动，它能调节人的心理，净化人的心灵，培养人愉快的情绪和豁达的胸怀。练习书画时思想集中，摒除杂念，心情和思想都融入字画的意境美中，使人身心愉悦，性情得到陶冶。实践证明，习书画能身心具养，内外兼修，它是人超然物外的修炼和提高心理素质的运动，也是人去浮躁养静气的最佳手段。写字绘画在宽松的环境里，凝神静气，万虑皆息，使人养成一种"心宽、心静、气和"的良好习惯，而且增强机体活力，给人以振奋、激昂和向上的力量。清朝曹庭栋说："笔墨挥洒，最是乐事。素善书画者，兴到时，不妨偶一为之。书必草书，画必兰竹，乃能纵横任意，发抒性灵，而无拘束之嫌。饱食后不可提笔，俯首倚案，有碍胃气"。书画笔墨挥洒讲究"命笔造意"，这指的是心情。刚吃过饭不宜书画，而劳累过度，情绪不佳者也创作不出好作品。挥洒胸臆，排除杂念，澄清思虑，心静情至。情绪的好坏直接影响创作的效果。有的人喜欢安静的环境，有的人喜欢配有悠扬的乐曲，有的人能够闹中取静，有的人则酒后挥洒自如，不一而足。这些都是环境、条件和心情。总之，精神愉快、心有所悟，气候怡人，纸墨精良，雅兴勃发，自然会使人振奋，气血畅达，妙笔生花。

书法是我国一门独特的艺术，既能陶冶情操，增强审美能力，又是一种强身保健活动。勤于书法的人，在铺开纸、磨好墨、拿起笔时，能够神平气静，杂念顿消；挥毫运笔之时，能气随笔转，周身舒畅，心神乐慰。正如书法家陈叔亮所说："写字也是一种很好的养生之道，它讲究精神集中，思想安定，我觉得这与气功有相似之处，气功讲究意在丹田，写字则是意在笔尖。"久享盛名的写意花鸟画大师李苦禅，对书法也很有造诣，80 高龄以后，仍然每天写上几十张纸的大字。把写字作为人生的一大乐趣，正是他得以长寿的原因之一。书法之所以被誉为养生之道，在于它能使人积精全神，意聚笔下，拒一切杂念于身心之外。同样的道理，对于有疾患的机体，也能使其精神专一，缓解疾病带来的忧愁、恐惧、悲观等情绪，减轻心理创伤，促进机体康复。习字也是一种运动，尤其是锻炼脑，可防大脑早衰。

练习绘画，是艺术的创作，也是心理保健的妙法。因为绘画常常是美感的体现，欢乐的结晶。著名画家黄永玉说："快乐时，有某种美感时就作画。"美能使人快乐，快乐的心情又能促使患病机体康复。因此，吴运铎说："作画、写字、刻图章，可以把注意力集中在美上面，能得到美的享受，同时也是一种治疗疾病的方法，人嘛，最重要的是要有一个乐观的精神状态。"绘画也是运动，用心、用力、运气无不在其中。所以，经常练习书画，不仅能得到艺术上的享受，而且还能增进身体健康，有益于延年益寿。(《实用保健医学》)

摘自《老年心理健康咨询》、《中国自然疗法大全》、《实用保健医学》)

三、音乐疗法：音乐养心又祛病

音乐是人类精神的升华，可以"通天地而合神明"，具有愉悦心神、陶冶性情的作用。古人认为，"音"是经过加工的"声"，具有感官的悦耳性；"乐"才具有思想、情感等伦理意蕴。中医经典用天人合一的理念来阐释人与音乐的关系。《黄帝内经·灵枢》曰："天有五音，人有五脏，天有六律，人有六腑，……此人与天相应也"，指出了五音六律与人体脏腑的相互关联。金代医家张子和在《医门事亲》中说："忽笛鼓应之，以治人之忧而心痛者。"清代吴师机也说："看花解闷，听曲消愁，有胜于服药者矣"。宋代文学家欧阳修通过学习弹琴，治好了自己的"幽忧之疾"。《史记·乐书》曰："音乐者，所以动荡血脉，通疏精神，而和正心也。"《乐记》曰："故乐而伦清，耳目聪明，血气和平。"阮籍在《乐论》中指出："乐者，使人精神平和，衰气不入。"音乐对人具有保健作用。人发生情绪不稳定，精神抑郁等症状时，通过音乐疗法会有明显的疗效。音乐之所以对人之神情有特殊的影响力，主要通过节奏和旋律起作用。节奏鲜明的音乐，能振奋精神，使人热血沸腾，勇气倍增；节奏缓慢，则有轻快放松之感，可有效解除紧张和疲劳；旋律的悠扬、雅静、清美，最能平衡人的心境。总之，随节奏和旋律的变化，人会产生喜怒忧思悲恐惊的感情波动，以致于影响内脏各器官。由于音乐旋律的阴阳升降可以协调人体阴阳升降的平衡，所以音乐有治病的作用。(《中国自然疗法大全》)

用音乐进行保健和疾病的辅助治疗，也是现代医学研究的范畴之一。近年来，对音乐的治疗作用有了进一步的研究。据研究，南北朝时名曲《幽兰》表现出幽远静谧的意境，有若深山幽谷中散发出阵阵清香的兰花，能给人以宁静之感，对于烦躁、过度兴奋的人可产生良好的影响。二胡独奏曲《病中吟》、《空山鸟语》、古筝曲《平沙落雁》也有类似的安神宁志作用。表现百鸟争鸣的《百鸟朝凤》、古曲《流水》等，则可用于消除悲哀、忧思、抑郁等不良情绪。旋律优美、节奏平稳、速度徐缓的音乐，能使人轻松愉快，起到镇静、止痛、催眠的作用；音调明朗、旋律流畅、节奏明快、气势激昂的音乐，能使人产生激奋、乐观、向上的感觉，可使人心跳加快，血压升高，肌肉也收缩有力，对于忧郁症患者和有自卑感的人颇有益处。

老年人经常听听音乐益处更多,可推迟大脑的衰老,防止记忆力的衰退,改善血液循环,增强内分泌功能,调节神经系统,提高免疫力。同时还能使老人们摆脱寂寞感、孤独感,从而给生活增添无穷的乐趣。(《中医心理养生谈》)

(一)音乐是生活的润滑剂

我们的生活离不开音乐,音乐因人类生活而生,人类生活需要音乐相伴。歌德说:"只有对音乐倾倒的人,才可完全称作人。"罗曼・罗兰对音乐的作用阐述得入木三分,他说:"个人的感受,内心的体验,除了心灵和音乐之外再不需要什么。"音乐虽然只有7个音符,却可以奏出动人的乐章,产生奇妙的效应。欣赏音乐之所以能治疗疾病,主要是由于人体是有许多有规律有节奏的振动系统构成的。如人的脑电波运动、心脏的搏动、肺的收缩、肠胃的蠕动以及自律神经活动等,都具有一定的规律性和节奏性。当一定频率的音乐节奏与人体内部各个器官的振动节奏相一致、相协调时,就能使人的身体发生共振,产生心理的快感。当人患病时,体内节奏处于异常状态,欣赏相应的乐曲,能够借助音乐的节奏和旋律,可使人体器官的振频与音频相和谐,从而使患者感到身体舒服,精神愉悦,能帮助身体恢复健康。据科学研究证明:不同旋律的音乐,可使大脑皮层产生新的兴奋,使人们感到轻松愉快;同时,还能促进人体分泌出一些有益于健康的激素、酶和乙酰胆碱等物质,调节血流量和神经细胞功能,并且消除疲劳,降低血压,改善人体内的各种功能,从而使人们保持朝气蓬勃的精神面貌;它还有调节植物神经的功能,可使胃肠蠕动增强,促进消化,提高食欲。故而,"引亢高歌"不仅能使肺部扩张、肺活量增大、心肺功能增强,而且往往能起到使人兴奋、激动,驱除忧虑与烦恼,从而有益于身心健康的功效。音乐是一种精神食粮,聆听悦耳的旋律和优美歌词的音乐,可以丰富知识、培养专心致志的能力使语言更加完美。音乐可以舒展身心,化解寂寞,给人力量。可以调整人的精神状态,让生活充满趣味和色彩,使人们更加热爱自然、热爱人生。一位艺术家说,人生的妙境是沉醉在优美的音乐之中。据专家研究,庄稼听了音乐可以长得更茂盛,鱼儿听了音乐可以更活泼地跳跃,奶牛听了音乐可以多产奶。人类天生具有音乐细胞,人常听音乐有助于健康长寿。思想家们说:"音乐是心灵的艺术";"用体育锻炼身体,用音乐陶冶灵魂"。音乐能让人心灵手巧,音乐使人更聪明。一首好听的音乐,可以把人的肉体、精神以及感情三者融合起来,渗透到人的意识中,达到文字与触觉所不能达到的境界。(《老年人健康长寿须知》)

(二)音乐能调剂人的精神

适当的音乐可使人从心理紧张状态恢复正常,音乐能穿透灵魂的深处,对于它,人类或多或少是无法抗拒的。音乐不仅对于情绪,甚至对于行为也产生影响。孔子认为礼乐是治国平天下的要策,是个人修身立世的根本。他认为要修养成一个完人,是开始于"诗",建立于"礼",而最终完成于"乐"。音乐被视为人的最高修养。《史记・乐书》认为:"君子曰'礼乐不可以斯须去身'。致乐以治心,则易直子谅之心油然而生。易直子谅之心生则乐,乐则安,安则久,久则天,天则神。"就是说,以乐治心可求得国祚延绵长治久安,以乐治心平和阴阳调节脏器可求得身体健康长命百岁。音乐起的是平衡调节作用。具体说来,音乐以其和谐的旋律可在人体内产生"和谐振"和"共鸣",波及神经、体液、内分泌……明显地影响着循环、呼吸代谢各系统,对人的生理变化和思想行为产生微妙的影响,如《史记・乐书》曰:"夫人有血气心知之性,而无哀乐喜怒之常,应感其物而动,然后心术形焉。是故志黴焦衰之音作,而民思忧;啴缓慢易繁文简节之音作,而民康乐;粗厉猛起,奋末广贲之音作,而民刚毅;廉直经正,庄诚之音作,而民肃敬;宽裕肉好,顺成和动之音作,而民慈爱;流辟邪散,狄成涤滥之音作,而民淫乱。"这段文字论述不同的音乐导致人的行为的不同变化,行为的变化根源于心理神经的变化,也就是说,音乐直接作用于人体的神经指挥系统——大脑。"乐以治心"实则是"乐以治脑"。所以,古有大舜"弹五弦之琴,歌《南风》之诗,以治天下";晋代稽康在《琴赋》中说,音乐"诚可以感荡心志而发泄幽情";张良吹萧,使项羽的三千残兵闻“四面楚歌”而再挫军心，终至土崩瓦解；诸葛亮设“空城计”，城头抚琴，乱了敌方“将心”，吓退司马懿十万大军；伟大的科学家爱因斯坦在美妙的钢琴声中产生了举世闻名的“相对论”。当人们感受深入人心、扣人心弦的音乐旋律时，精神世界就会起变化。所以，音乐是神经系统的“保健操”，音乐的神奇作用不容置疑。

（三）音乐是健康的促进剂

《黄帝内经·五音五味篇》曰：“圣人之通万物也，若日月之光彩，音乐鼓响，闻其声而知其形，其非夫子，孰能明万物之精。”就是说，只有通万物的圣人才知音乐，圣人知音乐而通万物。中古医将角、徵、宫、商、羽五音和肝、心、脾、肺、肾相配，临床时，据五脏虚实而造相应的音乐以调节。如肝郁患者，宜听高昂豪迈的音乐使之舒展条达；肝实阳亢者，宜以柔和、缓慢的低音以平肝息风助潜阳。宋代文豪欧阳修说：“予尝有幽忧之患，退而闲居，不能治。既而学琴于友人孙道滋，受宫声数引，久则乐乐愉然，不知病之在体矣”音乐能帮助患者消除紧张、恐惧，驱散愁闷、苦恼，克服疾病造成的精神束缚，抒发健康的情感，进而用健康的心理促进病体的康复。音乐可疗疾，其作用是怡情、励志、排忧、释怀、驱闷、解乏、镇静、催眠……。今人临床多用于高血压、胃溃疡、消化不良、神经衰弱、抑郁症、支气管哮喘等，或用以镇痛、麻醉。音乐是不容置疑的延生保健妙药。音乐对人健康的影响是众所周知的，音乐有时能起到药物所不能起到的医疗效果，已得到越来越多的专家、学者、病人及其家属的认可。一位著名学者说：“音乐能从精神上扫除日常生活中的尘埃。音乐是伤心人的妙药。”据研究表明：一些音乐的声音的波动能带来有益的刺激，并通过听觉中枢传导系统作用于大脑，引起神经细胞的兴奋性，改变下丘脑递质的释放，从而调节内分泌系统及植物神经系统的活动，促使人体分泌一些有益健康的激素、酶、乙酰胆碱等，使机体保持在积极状态。对于调整情绪、改善睡眠、延缓大脑早衰、保持活力具有很好的效果。音乐能通过人们的心理作用影响人们的心身功能协调和行为变化。音乐对心理障碍、精神疾病的治疗价值，早已被实践所肯定。音乐能够振奋人的情绪，消除烦恼和不安，使之平静，引起松弛、愉快和舒适的感觉，改善植物神经功能和神经内分泌功能，从而更好地协调各器官的正常活动，利于健康和达到防治疾病的目的。

（四）音乐可以健壮心脏

研究人员发现，那些让我们心情欢畅的音乐可以让我们的心脏更加健康。当人们听到自己喜爱的音乐时，血管就会像发笑或是服用治疗血管疾病的药物时那样扩张。美国马里兰大学医学中心预防心脏病学主任医师迈克尔·米勒说：“听音乐对心脏有相当重要的作用，效果令人印象非常深刻。血管直径会增大，血管扩张非常明显。”米勒的研究组对 10 位身体健康、不吸烟的男性和女性进行了检测。这些人按要求带来了自己喜欢的音乐。他们先花半个小时去听自己感觉兴奋的音乐，再用半小时去听使他们感到紧张不安的音乐，与此同时研究人员对他们进行超声波测试，观察血管的活动。结果发现，与正常情况相比，这些受试者听到自己喜爱的音乐时，血管直径平均扩大 26%。听到他们厌恶的音乐——多为重金属音乐时，血管变窄 6%。所以，悦耳的音乐能让我们的心脏更健康。

（五）音乐对康复有奇效

美国纽约大学医疗中心康复研究所的医生认为，音乐不但能帮助避免疾病的严重并发症，音乐还能增进患者的健康，缩短住院时间。美国加利福利亚州立大学的心理学家对 30 例周期性偏头痛患者进行了研究。让其中一些人听他们最喜欢的音乐，一些人用生物反馈和休养技术。一年后，那些坚持音乐疗法的患者头痛发作时间大为减少，仅为以前的 1/6，头痛程度减轻，而且持续时间也较以前缩短。实践证明，音乐是最有效而温和的精神治疗方法，长期使用效果更佳。在美国巴尔的摩一所医院的急救室里播放着古典音乐。冠心病监护室的主任说：“半小时的音乐和 10 毫克的安定产生的效果一样。音乐能使已失眠三四天的病人进入深睡眠。”爱尔兰癌症中心的医生说：“音乐不仅能提供给人们简单的享受，音乐还能作为疼痛和紧张的缓冲剂，音乐能表达人们的感情。”美国克利夫兰的音乐治疗师迪福亚·莱恩最了解音乐的治疗价值。10年前她患了癌症，是音乐帮助她解除了心理压力，使她从疾病中解脱出来。从那以后，她就用自己的亲身经历帮助病人，她常说：“音乐不是魔术，但是它的确有神奇的疗效。”

历史上最早提出“音乐治疗”概念的是古希腊哲学家毕达哥拉斯。他破除了迷信观念，科学地指出音乐对于人体心理活动的影响。音乐用于治疗疾病起源于古希腊另一位哲学家亚里士多德，他正确地评价了音乐的医疗价值，认为情绪失去控制的患者，“听了旋律后就会心醉神迷，于是恢复到原来正常状态，好像他们受了医术或洗肠治疗过似的”。他认为音乐的作用在于激发人体的感情，而且音乐的效果与酒、滋补品及某些发泄措施是一样的。(《心理健康全书》)

1846年法国医生克梅特发表的题为《音乐对于健康和生活的影响》的论文，详尽地论述了音乐对于心身健康的有益作用，以及对于疾病的防治效果，他是一位将音乐用于医学的先驱。音乐用于保健和治疗疾病方面，人们积累了大量的经验。据报道，悦耳的音乐，对神经系统是良性刺激。由于音乐的速度、旋律、音调、音色的不同，就能对患者表现出兴奋、抑制、降压以及镇痛的功效。(《心理健康全书》)

音乐在医疗上显示的神奇魅力是不可低估的，其治疗原理是利用音乐刺激大脑皮层，包括情感、食欲等神经中枢，达到愉悦精神、畅爽心境而强身祛病的目的。临床资料表明，凡旋律优美、节奏平稳、速度徐缓、音响和谐的音乐，可以使人产生轻松、愉悦的感觉，起到镇静、止痛、催眠、降压的作用；音调明朗、旋律流畅、节奏明快、气势激昂的音乐，能使人产生激奋、乐观、向上的感觉，可使血压升高、心跳加速、肌肉增加力量，对忧郁症、反应迟钝与自卑心理严重的人有好处。音乐疗法对神经官能症、冠心病、高血压、消化性溃疡、紧张性头痛、斑秃、皮炎等有积极治疗意义。

现代医学与音乐结合，派生出一门新的边缘学科——音乐医疗学。英国在20世纪50年代就成立了“音乐疗法研究会”，70年代英国剑桥大学医学院用音乐代替麻醉剂给数百名病人拔牙获得成功。80年代北京安定医院对68例抑郁症住院病人进行为期8周的音乐疗法，使94.7%的患者症状得到缓解，充分展示了音乐在医疗康复中的作用。从医学解剖生理的角度看，音乐是通过人体的耳朵进入人体的一种听觉刺激；音乐疗法在任何时候、对任何人，均可以用音乐去影响他的精神、身体活动及各器官的生理功能等。音乐疗法对人体的作用，概括起来有十个方面：①音乐疗法可以消除人体里面的负能量，使之心气平和、思绪清楚、增加决断力和自信心，进而改善身体和思想。②使病人注意力集中于愉快的感觉，就能消除疼痛的忧愁、恐惧心理。③情绪激动的人，适宜轻度波动、节奏柔和稳定的音乐；感情脆弱的人，适宜轻快的音乐。根据一个人的情绪选择音乐，音乐可以传递安慰的感情，得到共鸣。④音乐直接鼓动身体与心灵；音乐可以消除身心疲惫、化解不安与紧张、增加胃口、缓和悲伤、减轻疼痛不适。⑤音乐可以拯救人心，当觉得人生无助、无望时，聆听莫扎特“单簧管协奏曲”，就可感到生命的可贵。⑥节奏的摆动，情绪也会随之改变为快乐。籍由节奏的刺激，可刺激身体肌肉活动，脑部神经也会有喜悦明快的情绪。⑦音乐节奏使人的心灵节奏与肢体语言相互交流。⑧音乐可以治疗各种病症，最早应用于神经衰弱、精神分裂、忧郁症。⑨音乐甚至对农作物、家畜成长有所帮助。⑩音乐疗法可以刺激病人的言词表达能力，增加舒适感、降低血压，减轻痛感、减少压力紧张，提高病人的自制力和价值感。而自我调控能力，正是现在牙医的止痛妙方。

(六)音乐疗法的“处方”

现在，音乐疗法已日益为医学界所重视，并得到广泛应用。近几年我国已有不少医院和疗养院开设了音乐疗法，作为疾病的辅助治疗。下列音乐“处方”可供参考：

忧愁郁闷者：可选用《春天到了》、《喜洋洋》、《采茶扑蝶》等乐曲，来排忧解闷；

情绪浮躁者：可选用《塞上曲》、《春江花月夜》、《仙女牧羊》、《小桃红》、《平沙落雁》等乐曲，来舒缓精神，安定情绪；

情绪低落者：可选用《喜洋洋》、《江南好》、《春风得意》、《啊，莫愁》等乐曲，来解除忧郁，振奋精神；

过度疲劳者：可选用《锦上花》、《金水河》、《水上音乐》、《矫健的步伐》、《假日的海滩》等乐曲，来促使人缓解精神疲劳，达到积极休息的目的；

经常失眠者：可选用《二泉映月》、《平湖秋月》、《良宵》、《春思》、《银河会》、《出水莲》、《军港之夜》、《仲夏夜之梦》等乐曲，来安定情绪，平复亢奋的神经；

神经衰弱者：可选用《花好月圆》、《欢乐舞曲》等乐曲，来缓解情绪，镇静精神；

高血压患者：可选用《平湖秋月》、《江南好》、《姑苏行》等乐曲，来稳定情绪；

情绪很好者：可选用《步步高》、《狂欢》、《金蛇狂舞曲》、《娱乐升平》等乐曲，可使你振奋精神，越发兴奋，浑身有使不完的劲。（《长寿通道》）

因此，有心理学家指出：D调音乐有热烈的气氛，可鼓舞人的干劲；C调让人产生和谐之感；A调有高昂之感；F调有优美亲切之感等。并认为，“音乐使愁苦人快乐，胆怯者勇敢，轻浮者庄重。”

音乐的医疗价值已被更多的人们所认识，音乐疗法已成为心理治疗中的重要疗法。国内外许多心理治疗机构，都开设了音乐治疗室，让病人在那里静心听一两个小时的音乐，就可以达到药物难以达到的疗效。用音乐疗法可治许多疾病，如让高血压病人听轻松、舒缓、抒情的音乐，可以降低血压；心理紧张、恐惧、焦虑的病人，可以听柔和、平静的音乐，以解除其不良情绪。用音乐疗法，还可以帮助失去记忆的人恢复记忆力。国外有医生研究发现，巴赫的音乐可减轻消化不良症，莫扎特的音乐可减轻风湿性关节炎的病症，舒伯特的音乐能治疗失眠，贝多芬的音乐能振奋人的情绪，治疗忧郁症。所以，经常欣赏音乐，对延年益寿，促进身心健康是大有裨益的。（《老年心理健康咨询》）

摘自《心理健康全书》、《老年心理健康咨询》、《长寿通道》、《中国自然疗法大全》、《老年人健康长寿须知》、《中医心理养生谈》）

四、歌唱疗法：唱歌唱戏益健康

唱歌唱戏，既能陶冶性情，愉悦精神，又是健身养生的好办法。司马迁在《史记》中说：“乐之所兴，在乎防欲，陶心畅志，舞手蹈足。”这里揭示了音乐歌（戏）曲艺术的作用在于：节制嗜欲，调剂精神和健身锻炼。歌唱有很多好处：唱歌唱戏能调节情绪，陶冶情操，消除紧张心理，振奋精神，解除疲劳，使人心情舒畅，乐观自信。

健康是一个包括精神和肉体的整体概念，而且他们是一个不可偏废的综合整体。要想健康长寿，心里不净，情绪不佳，单纯地进行身体锻炼和加强营养是不能奏效的；更重要的长寿秘诀是保持精神的愉悦，保持平衡的心态和控制情感的能力。晋代大诗人陶渊明在《归去来辞》中说：“乐琴书以消忧”。就是强调乐琴书之乐对人们焕发精神，修养性情的陶冶作用。当你兴趣盎然地唱一个戏曲段子时，当你尽情地高歌你喜欢的歌曲时，当你摇晃着头拉胡琴或敲击鼓镲时，就会在不知不觉中进入自我陶醉的境界，一切孤独、烦恼、怨恨、忧愁等负面情绪都会一扫而光。在这种陶醉中你的心中只有专注，只有轻松，只有心情愉悦。这种愉悦的情绪无疑是对身体健康大有裨益的，从而摆脱了因为消极心理暗示而导致的衰老感、失落感和自卑感。因此，乐观的人不显老，喜欢唱歌唱戏的人总是精神焕发的。（《长寿通道》）

（一）歌唱有益于健康

专家认为，歌唱属于认知活动的一种，人经常放声歌唱，除了能增加肺活量，在一定程度上改善其心肺功能之外，还可以提高自已的认知能力，增强思维活力及记忆力。唱歌唱戏同时也是一种表演，可以重塑自信心，提高成就感和自我认同感。从心理学的角度来说，歌唱能有效调节情绪，忧伤的歌有助于宣泄不满、压抑等不良情绪；轻快的歌能增加快乐；老歌能唤起人们对青春岁月的回忆，增添朝气，对生活充满信心。另外，口腔是离大脑最近的器官之一，多作口腔运动能促进头部血液的流动，脑供血液就得到改善。唱歌需频繁张合嘴巴，故而经常唱歌能改善脑供血，而且唱歌还能增大肺活量，而长寿是与人的肺活量成正比的。因此，人们应时常唱唱歌戏，有益身心健康。

呼吸专家认为，人在唱歌唱戏时会加大氧气的摄入量，增加肺活量，促进血液的循环，并强化心肺功能。同时，唱歌唱戏时精神高度集中，也可以不同程度地减轻老年人大脑衰老的速度。除了生理上的作用，参加歌唱活动对老年人保持良好的心态同样重要。高兴时唱一些节奏明快的曲调，能使你的精神更加愉悦，感到浑身轻松爽利；心情烦躁时唱一些沉郁低沉的曲调，能使你的负面情绪得以排解，精神疲劳得以解除，使情绪平和而宁静。因此说，歌唱对缓解人的情绪有着积极作用，对自身保健大有好处。专家们认为，经常参加歌唱活动可以使老年人更好地融入社会，排遣因年龄增长而不断增加的孤独感。同时，由于唱歌唱戏的感情变化，牵动了人体的各个器官的活动，使得大脑神经的敏感度得到加强，新陈代谢也加快了进程，增加了体内酶和乙酰胆碱等活性物质的分泌，将人体的血流量和神经细胞调整到最佳状态，可以延缓衰老的到来。现代医学研究还发现，唱歌唱戏可以促进大脑活动，提高免疫力，极大地减少、避免神经衰弱和老年痴呆，尤其是对中老年人，可以焕发朝气，重展青春风采。

(二)唱歌使人长寿

美国老年医学研究中心，马里兰大学科学家麦考密克教授对歌唱家和一般不爱唱歌（戏）的人进行比较研究，发现歌唱家肺部非常发达，心跳有力，他们无论肺活量还是心功能都比不唱歌（戏）者强得多。因为唱歌是一种调节呼吸器官肌肉的活动。它可以非常有效地使胸肌发达，实际上，它与游泳、划船和瑜伽的效果类似。成年人的心肺功能随年龄增加而衰退，而唱歌（戏）可延缓这种衰退，有益健康和长寿。这可用来解释为什么歌唱家中寿星多，他们的平均寿命比一般人长10年左右。唱歌除了调畅情志以外，由于唱歌要运宗气“出于喉咙，以贯心脉”，甚至于全身，故有康复咽、喉、口、唇、舌的作用。(《益寿养生全书》)

但是为了达到唱歌（戏）健身的最佳效果，应注意以下问题：

一是要选择优美的环境。唱歌（戏）是一种很有雅兴的活动，因此要选择环境优美的公园、碧绿如茵的草坪、清澈宽阔的水面、雄伟壮丽的山峦等给人以美感，让人感到心旷神怡的环境。在这样的环境里唱歌（戏）会使人的内心与外景相融合，让人感到赏心悦目，心神愉快，能够促进身心健康。

二是要适度而行。唱歌（戏）要把握好度，不能因为对唱歌（戏）有兴趣，一唱就是半天，这样对身体是弊大于利。既消耗了体力，也没有得到性情的陶冶，反而达不到健身养生的目的。所以一定要根据自己的身体状况，量力而行。

三是要注意控制感情。喜欢唱歌（戏）的人往往是易动感情的人。在歌唱时容易被所唱的内容所感染，唱得很动情。如果唱的段子节奏很快，就会使心跳和呼吸也随之加快。这就容易导致血压升高，体力不支，情绪过激，甚至给健康带来危险。因此，在选择唱段时，要从自身实际出发，避开过高、过快、过激的唱段，以防引起不必要的心理暗示，给自己的愉快情绪造成损伤。(《长寿通道》)

摘自(《长寿通道》、《益寿养生全书》)

五、大笑疗法：笑是灵丹妙药

笑是有益于身心的，自古以来，被奉为祛病延年、驱除烦恼的灵丹妙药。在喜、怒、忧、思、悲、恐、惊等人的七情中，“喜”为七情之首。据《说文》解释：“喜，乐也。”而喜和乐的基本表现形式就是“笑”。古人对笑的评价很高，宋代大诗人陆游曾经以“一笑释百忧”、“一笑解衰容”来说明笑的作用，强调了“笑”对人生的意义。还有“笑一笑，少一少；愁一愁，白了头”，这句话也生动地说明了情绪与健康的关系。高尔基说：“愉快的笑声——这是精神健康的可靠标记。”美国心理学家杰·列文说：“会不会笑是衡量一个人能否对周围环境适应的尺度。”笑对于人体健康主要有以下作用：

(一)笑是最高境界的运动

笑是一种良好的健身运动,笑是一种最有效的消化剂,笑能增强人体的免疫力、提高机体的抗病能力。据大笑研究专家霍顿的研究结论,大笑一分钟等于做十分钟有氧运动。笑能牵动面部13块肌肉不同程度地运动,促使面部血液循环,使您容光焕发、青春永驻。笑,因其程度不同,从微微一笑,只牵动少许几块面部表情肌肉,到哈哈大笑,前俯后仰,实际上我们笑的时候体内的231种肌肉都在动,对机体各系统起到很好的调节作用。因此,可以说笑是包含有全身肌肉的运动,它有着促进血液循环、疏通经络、调剂精神、消除疲劳的功效。笑是一种有用的体操,可以驱散心中的积郁,让人愉快、乐观,是一项有益身心健康的运动。笑的过程牵动膈肌上下振动与腹肌的收缩运动,对内脏各器官形成一个推压、按摩的作用,增强毛细血管功能,促使静脉、淋巴液回流加快,从而减轻了心脏负担。笑这个动作采用的是深长的腹式呼吸,对提高呼吸肌功能,增加肺活量有良好作用。笑的过程还能使大脑皮层形成一个特殊的兴奋灶,使其他区域被抑制,从而使大脑得到更好的休息。笑是锻炼身心最好的快乐体操。

(二)笑有益于健康长寿

自然的笑,原是一种乐观、愉快、满意、自信的表现,它可以祛病强身,延年益寿。古人云:"最能笑者最健康,最乐观者最长寿。"只有爱笑的人,生活才能过得更美好。美国比尔·麦默里尔医院有这样一句话:"每天笑15秒,可以延长2天的寿命。"因为笑可减少应激反应荷尔蒙的氢化可的松等的分泌,与此相反可以让长寿荷尔蒙的内啡肽分泌旺盛。笑作为一种感觉,一种意念,一种境界,对于人们身心健康的影响是多方面的。据医学家测定,人的欢笑,能够使脉搏增快一倍,血压的收缩压升高;而在笑声过后血压恢复正常,心肌有力,使人感到精神愉快,浑身清爽。这种现象说明,笑能调节心血管的功能,促进血液循环。笑还是一种人体的综合性反映。人在欢笑时,胸部、腹部和肩部的肌肉震颤,肺部扩张,肺活量增加,强化了废物排放的力度;此外还能够消除精神的紧张因素,释放忧愁、紧张、悲伤等负面情绪,增加消化液和抗痛激素的分泌,从而使人消除病痛,消化功能健全,保持了愉快的情绪和健康的身体。从心理角度看,听相声,看滑稽幽默的小品、喜剧、幽默画刊小说,在生活中寻找乐趣笑口常开,可以用轻松的心情将郁闷的心情排挤出去。有效的刺激能够由量变到质变地发生作用,无形中,消极情绪一扫而光。从生理角度看,笑声中,人体的横膈、胸、腹、心脏、肺都能得到调节,人体血液循环和心律调节都能加快,面部肌肉得到放松,这些有益的刺激可以使人情绪放松、解除疲劳。

(三)笑可以防病治病

笑口常开,健康常在。人笑的时候,吸入更多的氧气供给身体细胞,使支气管扩张,分解代谢过程加快,肌肉放松,并促进心脏功能和血液循环。笑有助于伤口愈合和受损机体的修复。笑能增强人体免疫力。笑还是最优秀的"按摩师"。当你大笑的时候,全身有80组肌肉参与运动。内脏的平滑肌因大笑而加大收缩,腹部肌肉会拉紧,从而有助于肠蠕动。笑的实验表明,人在笑时胰岛素会增加,有利于降低血糖值的蛋白质比平常要多得多。笑能够唤起健康基因,从而改变整个身体的生理状态。笑,之所以能增进健康、给人以活力和朝气,以至益寿延年,主要是因为笑是一种欢乐的积极情绪。心理学家认为,充满喜悦的笑,是人的良好情绪的反应。在发出高兴的笑声时,体内会产生更多的免疫物质。例如,美国免疫学家伯克在刚刚看完一部滑稽电影的笑疗法实验人员中发现,他们血液中杀伤细菌和抗体的物质数量增加,也就是说消灭体内病菌和细菌的物质增加了。笑能增强人们的幸福感,会消除和削弱坏情绪。这也许就是笑疗法为什么在治疗与神经有关的疾病,如偏头痛、哮喘、男子性生活障碍和神经性皮炎时能够取得良好效果的原因之一。笑能对摆脱紧张、恐惧和忧虑作出反应。发出笑声的人会感到轻松。笑疗,已经被越来越多地用于治疗精神方面的疾病,放声大笑能促进我们的健康,正如英国哲学家罗素所说,笑是最便宜的灵丹妙药。人生难得是快乐,人要学会自己寻找开心事，发现快乐、享受生活。爽朗的大笑可驱散心中的郁闷，消除精神紧张，减轻痛苦和烦恼，忘记过去的不幸，使肌肉松弛，头脑清醒，帮助消化，促进血液循环，提高新陈代谢水平，产生对未来美好的向往，正可谓“笑一笑，少一少；笑十笑，老变少”。笑一分钟，相当于一个病人进行了45分钟的松弛锻炼，这就是精神放松法。笑是惟一能覆盖身体、精神、社会三个方面的“全能”高手。

用笑治病的例子也有不少。英国著名化学家法拉第，由于长期紧张地进行科研工作，患了头痛、失眠等病症，吃药、输液虽一时有效，但不能根治，使其十分苦恼。法拉第请来一位高明的医生看病，经过询问和详细检查病情后，医生写了一张奇怪的“处方”，交给法拉第便告辞了。他看到“处方”上并没写任何药物，而是写着一句谚语：“一个小丑进城，胜过一打医生。”开始法拉第觉得奇怪，百思不得其解，后来悟出了其中的道理，便不再吃药、输液，而经常到马戏团看小丑表演，每次都是大笑而归，使自己的神经逐渐松弛下来，过了不久，法拉第的头痛、失眠症果然消失了。还有一位名人不幸患了“脊髓性感觉缺乏症”，这种病幸存者只有0.2%，尽管他到处求医，仍无结果。正在绝望之际，他从一位心理医生那里找到了大笑疗法。于是，他在一家旅馆定了一个房间，每天有条不紊地阅读幽默书籍，观看滑稽影视节目，并有规律地捧腹大笑，几年后他奇迹般地恢复了健康。美国有个叫卡曾斯的新闻记者，突然胸部剧痛，后经权威医生会诊，断言他不久将告别人世。卡曾斯是个豁达的乐天派，他找了一批喜剧片，整天沉醉在滑稽大师们的有趣表演之中，天天被逗得哈哈大笑。不久，疼痛慢慢减轻直至消失。他干脆不住医院，回家为自己安排了养病三部曲：吃饭、大笑、休息。愉快的大笑终于使死神悄然离去，挽救了一条生命。还有前面讲的秀才“有喜”、巡按“月经不调”等，都是以“笑”治病的事例。因此说，生活中不能没有笑，没有笑就容易发病。《笑到病除》一书指出：“笑是防止有害的情感侵入体内导致疾病的防弹背心”，“通过大笑可以不同程度地缓解疾病的症状”。“如果每天笑上15秒钟，就可以延长两天的寿命”。“没有比笑更好的药。”

为什么笑能使病不治而愈？一些笑专家认为笑有十二种功能：(1)增加肺的呼吸功能；(2)清洁呼吸道；(3)抒发健康的感情；(4)消除神经紧张；(5)使肌肉放松；(6)有助于散发多余的精力；(7)减轻各种精神压力，驱散愁闷；(8)促进食欲，增加消化液的分泌和加强消化器官的活力；(9)有助于克服羞怯的情绪、困窘的感觉以及各种各样的烦恼，并有助于人们之间的交际和友谊；(10)使人对往日的不幸变得淡漠，帮助人们适应环境，乐观地对待现实，对美好的未来表示向往；(11)可以减轻“社会束缚感”，增加人的创造性；(12)笑时，使人的眼睛闪闪发亮，分外明亮而显得格外有精神。著名相声大师侯宝林在《笑与健康》一文中说：“笑的作用大矣！它不用买，不消借，偷不去，抢不走，取之不尽，用之不竭。给自己笑，健身益神，给人家笑，处处生喜”。

现代医学已将“笑疗”列入行为医学的组成部分，因此，笑疗受到世界各国的重视，如印度有笑疗诊所，法国有笑俱乐部，英国有“笑的空间”，德国有笑比赛，日本有笑学校，美国有笑医院。总之，笑能辅助药物治疗多种疾病。

韩国笑运动研究所所长李约瑟夫在《笑到病除》中，向人们提出了“大笑的10条告诫”：

1. 大笑吧：大笑是最高境界的运动法，每天笑1分钟多活8天。

2. 强笑吧：大笑具有强大的力量。在大笑带来的免疫面前，疾病也害怕得逃之夭夭。

3. 早晨笑吧：早晨的第一个笑是补药中的补药。早晨的一个笑胜过10副补药的效力。

4. 定个时间笑吧：规定时间有规律地当作运动来笑，那么去医院的次数会越来越少。

5. 让心也跟着笑吧：和面部表情相比，心灵的表情更加重要。练习心灵大笑。

6. 带着愉快的态度去笑吧：愉快的大笑创造愉快的事物。笑则来福，笑起来后就会有真正可笑的事情发生了。

7. 一起笑吧：和别人一起欢笑，比独自一个人笑的效果增大33倍以上。

8. 劳累的时候就笑吧：真笑是在劳累时笑出来的。没有笑的理由时更需大笑。

9. 笑一回后继续笑吧：一天都不笑是对这一天的浪费。一天也不要浪费。

10. 期待梦想成真地去笑吧：梦想和欢笑是住在一起的兄弟，期待梦想成真地笑，不久梦想就会变成现实。

笑的好处很多，但是也要注意把握好度。譬如大笑就应该有所节制，在吃饭时、睡觉前都不应该大笑，患有心脑血管疾病的，刚刚做过手术的，怀孕的妇女也不应该大笑。《岳飞传》中，牛皋活捉金兀术后，大喜过望，欣喜若狂，竟笑死在金兀术背上。还有历史上有名的程咬金就是因为皇亲国戚们为他祝寿时，欣喜异常，不由得哈哈大笑，导致心脏病突发而身亡。所以，笑一定要把握好度，不可过极。

既然笑有益于身心健康，那么怎样才能使人"笑口常开"呢？

一是要有一个乐观的心态。遇到问题，要正视、达观，向前看，要在困难中看到光明，在逆境中看到希望，在不幸中看到幸运，在危机中看到机遇。天下无不可了之事。遇事要往开里想，从容应对，就会在"山穷水尽疑无路"时，进入"柳暗花明又一村"。

二是要营造欢笑的氛围。平时多听一些相声，看一些喜剧影片、艺术小品，读一些幽默漫画、笑话集，欣赏一些轻松、欢快的音乐等，都能营造一种引发欢笑的氛围。尤其在心绪不佳时，营造这种欢笑的氛围，会使人驱走苦闷，心情爽朗，享受到精神的愉悦。美国的一位医生就曾给一个患有不治之症的病人每天看喜剧电影，促使患者发笑，经过10年的治疗，终于使他告别了死神的威胁，成为健康的人。

三是广交性格爽朗的朋友。在与朋友聊天时多谈些轻松的话题，自然会引发出一些笑料，开怀一笑，精神爽快。还有在生活中流行的一些"黄段子"，虽说不健康，可它能引发人们笑得前仰后合，喜泪涕流。在网上和报刊上也有一些笑料性的小段子，也能使人开怀一笑，精神愉悦。

四是回忆令人发笑的往事。回忆过去令人发笑的往事时，往往不会大声地开怀大笑，而是流露出一种会心地笑。如有的人回忆起与初恋情人约会时的趣事，心中充满着甜甜的笑意；有的人回忆起儿时伙伴们的恶作剧时，也会发出会心的笑意。这些笑把人拉回到往昔的岁月，会使人笑得温馨，笑得惬意，使人感到心情舒畅。

摘自(《长寿通道》、《笑到病除》、《欢度晚年》)

六、幽默疗法：幽默是"除忧剂"

幽默是有助于一个人适应社会的工具。人要善于培养自己的幽默感。当一个人发现不协调现象时，既要能客观地面对现实，同时又要不使自己陷于激动的状态，最好的办法是以幽默的态度应付，往往可以使一个本来紧张的情况变得轻松，使一个窘迫的场面在笑声中消逝。

哈佛大学心理学博士佐治·维尔伦指出：幽默感是人类面临困境时减轻精神和心理压力的方法之一。许多研究证明，幽默有助于降低人体内皮质醇的含量，而皮质醇是一种引起紧张情绪的激素，皮质醇持续增高可使心血管功能和生理功能受损。人要想心情愉快，不妨学点幽默。列宁说："幽默是一种优美的、健康的品质。"幽默往往是有知识、有修养的表现，是一种高雅的风度。幽默是个人知识和高品位修养的具体表现，是一种既风趣又高雅的说话艺术。一般只有热爱生活，胸襟博大和乐观豁达的人谈吐才会幽默。幽默感是只能意会、不能言传的心理感受。它会帮助人打开紧锁的眉头，忘却生活中的烦恼。善于用幽默眼光看待生活的人，无论在哪里都能找到生活的乐趣。有了幽默感，就会自信和镇定，可以处理许多令人不快的事情，欢快情绪就能随时陪伴自己。

幽默是智慧的生活态度。它可以化苦为甜、化失为得，给自己带来慰籍，给生活带来快乐。幽默能够减轻自己的挫折感，是一种自我保护的方法。生活中我们免不了因沮丧、挫折、失败与不幸而导致的心理失衡，但具有幽默感的人善于从生活中揭示或升华其中的喜剧成分，淡化甚至驱除不利情绪，化消极为积极情绪，从不满中分享到满足的喜悦。英国戏剧家萧伯纳被一辆自行车撞倒，虽然没有发生严重的事故，但是对骑车者而言，这一惊吓也非同小可，连忙道歉。萧伯纳打断他说："不，先生，您比我更不幸。要是您再加点劲儿，那就可以作为撞死萧伯纳的好汉而名垂青史啦！"一句幽默的话语，使整个气氛顿时轻松愉快了。幽默是烦恼和痛苦的拮抗剂，可以使人们永远保持乐观和愉快。大千世界，人生没有不烦恼的。但要紧的是要善于自我排解，那就容易找到一个精神上的"休闲别墅"。

古希腊大哲学家苏格拉底，娶了一个心胸狭隘、性格冥顽不化的悍妇为妻，她成天唠叨不休，动辄破口大骂。别人问他，你是世上享有盛名的大哲学家，怎么找这样的女人。苏格拉底说："诸位不知，擅长骑术的人，总要挑选烈马骑，我若能忍受我妻子的话，恐怕天下就没有难于相处的人了。"有一次苏格拉底正在和学生讨论问题，他妻子不知为了什么事，跑来当着学生的面，把苏格拉底骂了一顿，还随手抄起一盆水泼在他身上。大家当时都愣了，瞪眼看着苏格拉底，苏格拉底很平静地说："雷鸣电闪以后，必然是倾盆大雨呀！"引得大家哈哈大笑。

幽默是利用美和丑的强烈对照，借助于温和的态度或含蓄的手法，营造一种喜剧情景。它具有滑稽、讽刺、诙谐、风趣等意义。它是人们情绪的"除忧剂"，生命活力的"润滑剂"，人际关系的"协调剂"。在人生的道路上，每个人都会遇到一些烦恼，遇到这样或那样不愉快的事，甚至会有误解、纠纷、失意、挫折、诬陷，等等。当你遇到这些人生的窘境时，如果你选择了幽默，就能够在生活的大海里寻找到你的"救生圈"。这是因为：幽默能使你紧张的心理得到放松，释放被压抑的情绪，摆脱窘迫的场面，减轻焦虑和忧愁，避免过度的精神刺激和心理负担，从而避免盲目和鲁莽，对事情做出妥善的处理。这种幽默的作用常常能化险为夷，淡化生活中的紧张情绪。在一次祝捷的酒会上，一位服务小姐斟酒时不慎把酒滴在一位十分威严的将军的秃顶上。小姐吓得目瞪口呆，其他在场的人也不敢出声，以为将军一定会狠狠地批评她。可是这位将军却幽默地说："小姐，你以为这样可以让我重新长出头发来吗？"一句幽默的话语打破了僵局，缓解了矛盾，皆大欢喜。

我国历来就重视幽默的保健作用，认为幽默能够促使人笑逐颜开，使得人的大脑皮质得以休息，血液循环加快，呼吸加深，肺活量增大，从而促进人的新陈代谢，调整植物神经系统的机能，提高防病和抗病的能力。具有幽默感的人，其体内新陈代谢旺盛，抗病能力强，可以延缓衰老。按现代医学的观点，人的大脑皮层有一个"快乐中枢"，幽默正是其最佳刺激源，在接受了幽默的信息后，会呈现出兴奋的机能，起到心理按摩的作用，能够缓解紧张的精神状态和心理负荷，增强心、肺、肝、肠的功能，提高免疫力，进而达到平衡情绪。因此，在生活中多一份幽默，就少一份痛苦；多一份幽默，就少一份矛盾和冲突。可以说幽默是一种笑对人生的特效良药，十分有助于身心健康。

人生在世，不如意事常有，或因事烦恼，或为情忧伤，或勃然震怒，或感遇悲戚。而幽默是一把调节情绪的金钥匙，会帮你打开紧锁的眉头，舒展紧缩的心肌，忘却心中的苦恼，缓解生活中的压力。幽默是一剂保健的良药。

一个人要具备幽默的素质，就应该对事物持乐观态度，对人对事豁达大度，用一颗善良、宽容、慈爱、平静的心去观察事物，不断探索发现生活本身的幽默。只要点亮幽默这盏灯，你就有了一个贴身的保健医生，有了一剂随处可得的保健良药。

摘自《长寿通道》

七、交友疗法：朋友多可延寿

俗话说，人要活到九十九，必须广交好朋友。《聊斋志异》的作者蒲松龄说："天下快意之事莫若友。"爱因斯坦说："世界最美好的东西，莫过于有几个头脑和心地都很正直、严正的朋友。"日本有学者认为："一个朋友都没有的人难享天年。"古罗马的谚语说："多交一个朋友，就多十年寿命。"有歌曲唱到："千金难买是朋友，朋友多了春常留。"美国有学者对 1730 名年逾 80 岁的老年人进行了调查，其中爱交朋友的占 83% 以上。因此，得出了"长寿老人朋友多"的结论。现代心理学研究为人们提供了这样一个重要的揭示：友谊益于身心健康。这是因为：人们朋友间的交流，使人感到友善，促进了良好情绪的发生、发展；朋友间的交流，沟通了信息，使人常对生活抱有新鲜感，使大脑处于灵敏、激活的状态；朋友间的交流，使老年人的兴趣、爱好得以形成和发展，使他们的生活更加丰富多彩；朋友间的交流，使他们互相关心、爱护，互相帮助、支持，经常感到自身的价值，克服了失落感。因此，拥有友谊的人就拥有青春。

现实社会中利益的纷争，生活的竞争，把人分为不同的利益集团，享有不同的身份待遇，社会把人分为三六九等，这往往构成人们交往的障碍。而善于交朋友的人，就能有效克服这些障碍，给自己的身心带来益处。

（一）多交友，可保持心理平衡，有利于身心健康

喜欢与别人交往的人比我行我素、固执己见的人更容易保持心理健康。尤其是离退休的老同志，在生活环境、条件以及身体状况发生变化或危机的时候，广交朋友，互诉衷肠，可以帮助你解除精神上的苦闷，解开封闭的心锁，就能使你愉快地面对退休后的新生活。如果有挚友，还可以谈一些私人感情，就是一般朋友也可以通过相同的爱好和活动来交流心得，如养花的经验，做饭的技巧，书画、摄影、打拳的体会等。如果孤陋寡闻、不见世面，就容易无事生非，造成心理失衡。生活中难免会遇到不平事、烦心事，此时最好与知心朋友谈谈自己的遭遇，诉诉苦，宣泄一下，就释放了心中的郁闷，感到轻松愉快。俗话说，有钱难买心头快。心理负担解除了，自然心神愉悦，胸襟开阔，会促进身心健康。

（二）多交友，可扩大视野，增加生活情趣

广交朋友，增进社会来往，可以不断接受各种令自己轻松愉快的信息。生活中的一件趣事，社会上的一个热点，朋友间的一席笑话，都是增加生活乐趣的有益形式，以消除孤独、空虚、失落等无所事事的烦闷。广交不同兴趣爱好的朋友，可以使自己生活变得丰富多彩，趣味浓厚。与朋友一起作诗、练字、绘画，别有一番情趣；相约好友参加晨练、散步、爬山，既健身又增添乐趣；结伴去河畔垂钓、林中遛鸟、对弈玩牌，可以增加生活情趣。总之，色彩纷呈的生活，可以使心理上得到满足和愉悦，既健身又益寿。人到老年就是过着颐养天年的日子，怎么舒服，怎么开心，就怎样生活，交友也是根据自己的兴趣、情绪、爱好、特长及健康状况而定。交友只是想增加自己的生活内容和生活情趣。同时，在交往中，可以获得一些有益健康的信息，找到自己的归属感和个人的人生价值，从而把自己的生活、身体和精神调节得更好。所以，只要自己高兴，可以和各种年龄段、各层次的人交往，尤其是和青少年交往，您一定会在不知不觉中被他们同化，继而使自己的心理、步态、着装、谈吐都充满童心和朝气。“老顽童”是现代老年人应该追求的楷模，只有心不老，人才能年轻，身体才能健康，百岁老人才能成为现实。

（三）多交友，可互相启发，互相促进

人在认识上都难免产生误区，老年人更是这样。人们在交友的过程中，互通信息，彼此交流思想，就容易避免这种认识上的误区，端正思想认识，防止狭隘观念的产生。同时还能互相启发，激发上进心。对于老年人来说，不论经济收入多还是少，相比之下都不如身体健康和精神愉快重要。而能促进身体健康和精神愉快的方法，除了家庭和睦、饮食合理、健身锻炼之外，恐怕就是朋友的友情了。有了朋友的友情，能帮助老年人摆脱孤独、困惑和郁闷的心境；能够开阔视野，排解不良情绪；还能够激发雄心，促进上进。而这些宝贵东西的获得，都是金钱难以买到的。因此，美国密西根大学的调查结论宣称：“老年人的朋友比财富还重要。”

（四）良友是良药，朋友多了寿命长

美国研究员丽莎·贝卡曼博士和伦纳德·赛姆博士通过对 7000 名成年人的调查后发现，合群和交友广的人比孤独寂寞的人更长命。朋友是怎样在生理上影响着我们呢？一是朋友分享保健心得。朋友间互相转告低脂肪食谱或传授的“戒烟”秘诀等，都会对朋友的健康产生直接影响。二是朋友对紧张发挥缓冲作用。紧张不安的人，如果有朋友在场，他体内的“游离脂肪酸”含量比较低，而“游离脂肪酸”是引起心脏病的危险因素。澳大利亚佛林达大学康复与老年病学专业研究组纪尔斯博士等四位科学家，通过对当地 1477 位 70 岁以上老年人为期十年的跟踪调查后发现：拥有较多朋友的人，不仅他们的心理比那些朋友少的人健康，他们的寿命也比朋友少的人长。这一研究还发现，对于老年人的长寿来说，拥有较多的朋友要比经常得到亲人或子女的关心更为重要。这一研究首次显示了朋友多少与老年人寿命延长数量的相关性，引起老年病学研究人员的广泛兴趣。基于这一发现，科学家建议老年人，应积极广交朋友，参与社会活动，经常与亲人团聚，保持心理健康，这样才能达到延年益寿的目的。

人们多交朋友好处很多，但在社会交往中应注意以下几点：①交往要有宽容性。交往中要严以律己，宽以待人，不斤斤计较。②交往要有主动性。要不忘老朋友，广交新朋友，不断组建新的人际关系。③交往要有层次性。不同的年龄层次有不同的心理、生理和智慧特征。俄罗斯谚语说："童年——稚嫩；青年——无畏；老年——英明"。与孩子交朋友，可增进童心；与青年交朋友能增加朝气；与中年交朋友可增加智慧；与老年交朋友格外亲切。多层次交往，可童心常在，延缓衰老。④交往要有灵活性。相互交友，方式多样，可根据各自的兴趣、爱好、文化层次、生活习惯、健康状况等灵活选择。平时朋友之间，互相串门，结伴外出，下棋打牌，谈话交心，其乐无穷。每逢节日，发短信，打电话，互惠礼品，以示"礼轻情意重"。只要善于安排，灵活运用，人们的生活也会充满情趣。⑤交往要有警惕性。在社会交往中，也确有个别人只重功利，不重感情。所以，交往时要弄清情况，谨慎从事，防止上当受骗，被人利用。

摘自(《长寿通道》、《老年心理咨询、《健康指南》))

八、谈话疗法：话聊可健康身心

"话疗"就是语言的交流与沟通。聊天是一种有益身心健康的活动。全国首席健康教育专家洪昭光，在《登上健康快车》一书中指出："说起话聊真奇妙，一聊双方误解消，二聊大家心情好，三聊能治血压高，肿瘤、糖尿都见效。话聊舒解郁闷气，话聊提高抵抗力，天天话聊三四起，家家快乐甜如蜜。"为什么许多医学家、心理学家都主张人们不要封闭自己，要多与朋友聊聊天呢？因为，人与人之间的感情交流，构成了心理上的相互支持。这种社会支持系统常常能帮助人度过心理挫折造成的困惑，给人以生活的信心和勇气。

美国宾夕尼亚大学罗伯特·德鲁贝伊斯博士和他的同事进行了一项临床实验，比较谈话疗法和抗抑郁症化学药物疗法的效果。研究结果称，谈话疗法和药物治疗同样有效。这项研究着重于研究相对现代的谈话疗法，这种疗法是认知治疗方式，来教人们如何改变有害的想法和信念。当患者有不切实际的负面想法产生时，他们会被告知如何用正面想法来代替这些负面想法。这听起来很简单，但其研究证明，它能治疗焦虑、强迫型神经错乱和饮食紊乱。如果德鲁贝伊斯博士的研究能被肯定，它今后将成为临床治疗抑郁症的新方法。

谈话如同琴棋书画、钓鱼、养花一样，对人们身心健康非常有益。因此，国外便应运而生一种专门陪人聊天的"计时工"职业。老年人离退休后，不论你怎样跳出三界外，不在五行中，不论你怎样超脱、豁达，但你仍生活在社会上，社会上的种种变故不免会或多或少地对人产生影响。老年人也不免产生一些烦恼和不快，因此，老年人需要相互间沟通，通过聊天来获得心理平衡。特别是当心情不好的时候，不妨借探亲访友散散心，朋友是最好的药。经常与朋友互相谈心、聊天，说说心里话，诚挚的友情可以治疗精神上的创伤，消除寂寞和惆怅，冲淡和消除不良情绪的影响。闲聊可以使心情愉悦，神经放松，起到"话疗"作用。"话疗"还可以交流信息，增进友情，带来快乐，使生活远离单调枯燥。"话疗"使心情舒畅，脑供血自然得到改善，非常有利于身心健康。

如今，我国城乡家庭结构发生了巨大变化。独生子女家庭占据了主导地位，子女成家立业后，"远走高飞"，原本热闹的家庭成了冷清的"空巢"，使一些老年人感到孤独、空虚、无聊。著名作家冰心说："常找人唠叨，心情会好些，大概也算养生之道吧！"现在，不少老年人深明此理，他们或三五成群，一同散步，边走边聊；或探亲访友，亲朋相聚，相互畅谈；或通过电话、短信、网络，祝福问候，相互聊天。"话聊"的好处有以下几点：

一是聊天可以促使人思索，推迟大脑的衰老。闲谈也能锻炼用脑。要谈话，就要用脑思考，这符合"用进废退"的科学道理。所谓大脑老化，就是脑细胞内一种代谢产物——褐色素的积累。科学研究表明，通过控制饮食或应用某些药物，可以控制褐色素的积累。另外，加强身体锻炼及科学用脑，勤用脑，亦可减少褐色素的积累。人们在聊天时，需要用脑思考，这对于大脑功能，无疑是一种锻炼，可以有效地防止大脑过早老化。人老首先是脑细胞和脑容量减少，造成记忆力下降，反应迟钝，甚至引发老年痴呆。聊天可以锻炼大脑，有利于刺激脑细胞神经树突的生长，增进思维和语言表达的逻辑性、敏锐性和准确性，经常如此，无异于进行脑保健操的锻炼，有利于保持生机与活力。

二是聊天可以消愁解闷，增加知识。任何一个人不可能处处、事事顺心如意，当您在某些时候有不愉快的事情时，不要独自生闷气，这时可以找人聊聊天。通过聊天可解除一时的不愉快，摆脱激动、愤怒、委屈、不满、忧郁、疑虑等情绪，这对身心健康十分重要。另外，历史上许多文学创作和发明创造的灵感，就来自于好友之间的信息沟通。生活中，人们兴趣、爱好的形成、发展，多源于聊天这种不间断的思想交流，知识互补和心理上的相互支持。所以，人们在一起聊天，可以相互交流，增加信息，获得生活保健知识，以及各种奇闻趣事，既可消愁解闷，又可增加知识，愉悦身心。（《老年人健康长寿须知》）

三是聊天有益于感受自身价值，抒发情感。人退休后有时会产生失落感或无用感，这会加速老化进程。许多人进入老年后，都变得比过去爱唠叨，希望有人听自己讲话，也乐于听别人讲话。当老年人不能再为社会奉献自己的力量时，却有人乐于和你交流，乐于听你讲，也乐于向你倾诉，使你重新感受到被别人需要和尊重，这是非常有意义的。著名心理学家弗洛姆说："我们对别人有多重要，全赖我们肯付出多少，朋友来找我们，愿意跟我们在一起，给我们尊重和温情，这样一来，我们无论在什么年纪都会有被需要的感觉。"因此，老年人经常在一起聊天，有人乐于同你分享快乐，共担忧愁，你也可以抒发情感，就会使你感到自身的价值，即你仍然能给别人提供帮助，你仍然被别人需要着。

四是聊天可广交朋友，消除孤独感。老年人最怕孤独。多接触一些人，能使您的生活丰富多彩，自然就会消除孤独感，能经常保持心情舒畅。一个人如果与他人老死不相往来，容易产生寂寞难耐，烦躁忧郁等情绪，必然影响健康。而聊天是自身的宣泄，可疏散郁结。聊天可使人精神通达，四肢血脉舒畅，郁闷之气从内心发散，对健康是非常有益的。有谚语说："气气恼恼成了病，嘻嘻哈哈救了命；说说笑笑散了心，憋憋闷闷伤了身。"说的就是聊天与精神相互关系。常与人交谈、聊天，是一种心理宣泄和沟通，可以把心中的烦恼和苦闷吐出来，把他人的安慰和关心吸收进来，从而心情开朗，远离忧郁，有益于心理健康。因此，通过聊天互相倾诉心中的忧闷，不仅可以消除孤独，也是预防疾病的良药。（《中国自然疗法大全》）

摘自《长寿通道》、《老年人健康长寿须知》、《中国自然疗法大全》）

九、旅游疗法：有益身心健康

旅游是一项增长见识，陶冶情操，充实生活，丰富阅历的有益活动。游览风景名胜，从某种角度来说，是在看一部实在的历史，史学大师钱穆说："游历如读史、尤其如读一部活历史。"它能给人知识，给人力量，不同的风土人情、不同的地理环境，令人知识面为之一宽，耳目为之一新。到著名景点去领略大自然的风光和体验当地的风土人情，是一种超出旅游本身意义的活动。旅游就是游览远近无限风光，这些风景是给旅游者带来无限遐想的永不枯竭的资源，是人们精神和智力食粮。应走向世界各地，带着童真般的好奇去发现周围的世界，应不怕旅途的漫长去欣赏地球上的人文美景和自然风光。

大自然不仅慷慨地赐予人类所必须的空气、阳光和水，而且还以其美丽的千姿百态吸引、愉悦着人们，有助于人们祛病延年，健康长寿。因此，在大自然中畅游，是一项非常有意义的活动。祖国的锦绣山河，遍地的美景风光，悠久的历史文化，说不尽的神话传说，丰富多彩的民情风俗，品不尽的风味小吃，吸不尽的新鲜空气，为人们的生活增添新的乐趣。旅游对人体身心具有良好的调节作用。(《养生保健大全》)

大自然是人类的母亲，回归母亲的怀抱，接受阳光、空气、水的洗礼，看看神奇的造化、秀美的山川，你的心灵会净化，人格会升华，会有一种对自然的敬畏和感悟，“念天地之悠悠”，“感吾生之须臾”，会令人心情舒畅。心境不佳时，进行短期外出旅游，有很多益处。祖国山河秀丽，名胜古迹遍布各地，走出家庭小天地，来到大千世界，心胸可为之一振，那巍峨的高山、莽莽的草原、滔滔的江河、辽阔的平原、浩瀚的沙漠、宝石般的湖泊和星罗棋布的岛屿，如能涉足其中，可使你心旷神怡。雄伟的万里长城、壮丽的长江三峡，奇秀的黄山、旖丽的西湖，诗话般的漓江山水、巍峨的五岳名山，无垠的呼伦贝尔大草原等等。旅游，既可以饱览祖国的奇山异水，绮丽风光；熟悉祖国的悠久历史，灿烂文化；也可以了解国家发展的辉煌成就；既可以走遍天南地北，也可以跨国旅游。从而开阔眼界，扩大胸怀，增长知识，更新观念，调节心态，激发起热爱生活的信心和热情；还可以调节神经系统，促进血液循环，增强免疫功能。人们可以通过旅游，振奋精神，陶冶情操，调剂生活，享受人生，从而达到身心健康，是一项极好的精神保健活动，旅游能够通过瞻仰名胜古迹，产生益智效应。古人说：“人行千里路，胜读万卷书。”特别是一些名胜古迹的文化游，可以抒发思古之幽情，升华精神境界，得到美的陶冶。还能丰富知识，开阔视野，陶冶性情，心情轻松，有助于身心健康。旅游能够通过观赏绮丽风光，产生审美效应。当你面对山海湖林、水草沙漠时，一方面你会“登山则情满于山，观海则意溢于海”，陶醉于大自然的美景之中；另一方面你也会神与物游，托物寄情，情景相生，达到物我统一，享受大自然赋予你的灵性，心灵得到净化，身体感到轻松，进入宠辱皆忘的高尚境界。

旅游能够养生保健，使人返老还童。丹麦作家安徒生说：“对我而言，旅游是使精神返老还童的秘方。”法国作家莫罗阿说：“最广阔最仁慈的避难所是大自然。森林、高山、大海之苍茫雄伟，和我们个人的狭隘、渺小对照之下，把我们的心灵创伤抚慰平复。”孔子早就提出了“仁者乐山，智者乐水”的观点。现代养生理论认为，一些人迹罕见的高山大川、湖海草原，空气中的负氧离子浓度很高。这种负氧离子能够提高神经系统功能，改善心肌的营养，增强摄氧能力，加速血液循环，促进新陈代谢，有助于活动筋骨，健美体肤，有利于身心健康。因此，利用旅游活动来调节心态，解郁强身，可称之为旅游心疗或旅游养生。(《长寿通道》)

需要注意的是，旅游要从自己的身体状况和经济状况出发，要结伴旅游，量力而行，安全第一，不要过于紧张和劳累。

摘自《长寿通道》、《养生保健大全》)

十、棋牌疗法：益智养性健身心

打牌下棋是最佳的“头脑体操”，其好处是：“玩棋牌，善忘我，增智慧，得其乐。”打牌下棋是一种锻炼思维、富有情趣的活动，也是心理保健的有效方法之一。下棋使人精力集中，虽步步扣人心弦，但却不增加人的心理压力和精神负担，反而能使因患疾病所致的心理紧张得以缓和，忧思烦恼得以消除，棋后还使人余味无穷。所以，对一些慢性疾患、老年病及残疾患者，通过这一娱乐活动，可以振奋精神，从而促进机体各项功能的恢复。棋艺既可交友、消闲，又可锻炼大脑思维。下象棋和围棋，确实能锻炼智慧。可以和自己棋艺水平相当的下，否则自己总是输，影响情绪。下棋是很好的健身休闲项目。下棋是在谈笑风生、轻松愉快的气氛中度过的，尽管也用脑，但并不觉得疲劳。在与家人或朋友的对弈中，聊天逗趣，别有一番风味，时间悄悄流逝，心情在恬静中度过。经常对弈，可以融洽人际关系，使彼此实现更多的沟通，从而营造一个和谐的人际关系氛围。

下棋，能锻炼思维，开发智力。无论是象棋、围棋，还是军棋、跳棋，向来是一种高雅的娱乐活动。下棋被称为“数字的艺术，趣味的科学，战斗的游戏，智慧的化身”。棋盘上，两军对垒，行兵布阵，虽然只有可数的棋子，但变化无穷，妙趣横生。它是思维的较量，智力的角逐。不时惊险迭起，神情有张有弛，心潮一起一伏，消除了平时的疲乏，起到了调节大脑的作用。以下棋为业余爱好，可以使全身器官获得许多良性刺激，从而使新陈代谢更加协调平衡。中青年人下棋，可增强大脑的思维活动能力，开发智力；老年人下棋，能减慢脑细胞的衰亡，有养生延年之功。因此下棋有益健康，抗衰益寿。故“善弈者长寿”。（《中国自然疗法大全》）

由于下棋需要人静心思考，长此以往，会改变人们一些不良情绪，如急躁、烦忧等，从而使心理更加健康。许多下棋者在对弈中处于安然心态，日常生活中对于一些变故都能保持稳定的心理状态，临难不乱，处世安泰，不被“七情”所动，这种心境正是养生家们所提倡的。当你全身心地投入到棋局拼杀中的时候，那平时的恩恩怨怨、生活中的坎坎坷坷或诸多的身体不适，便会被抛到九霄云外，倍感心旷神怡，真可谓：乐在“棋”中，其乐无穷，养生常弈棋，弈棋可养生。（《益寿养生全书》）

尤其是下围棋，不但可以增强记忆，启迪思维，培养数学逻辑，更能提升专注力与耐性，陶冶性情。围棋寓意精深，变化万千，是一项难度比较高的智力活动，有人称之谓数学的游戏，也有人视其为智慧的化身。东汉大史学家班固酷爱围棋，认为它能使人“清静养性”、“乐而忘忧”，虽然它包含有激烈的较量，却又充满友谊的“手谈”，因此可以培养良好的情操，有益于脑细胞的开发和应用，并有益于疾病的康复和健康长寿。围棋不但是一种娱乐休闲活动，还是个人雅量与文化修养的表现。魏晋之际关于围棋九品的说法，说的就不仅是棋艺高低，而且也是人的精神境界的高低。魏人邯郸淳在《艺经·棋品》说：“夫围棋之品有九，一曰入神，二曰坐照，三曰具体，四曰通幽，五曰用智，六曰小巧，七曰斗力，八曰若愚，九曰守拙。”医学界的研究结果认为，下围棋对防止大脑的生理性老化，特别是预防老年痴呆症方面特别有效。围棋中最重要的是构想力、判断力。即使在一个地方受损失，但只要在其他地方能够得到补偿即可，这种大局观非常重要。人类大脑中左脑和右脑发挥着不同的机能。计算力和记忆力之类属于左脑的机能，而综合力和判断力则属于右脑的机能。右脑有障碍的人，布局往往掌握不好，而善于攻防、对杀。左脑有障碍的人攻防薄弱，不擅长对杀，而对布局和定式感觉良好。所以，以棋为乐，可以激活大脑的机能，提高生活质量，有益于健康长寿。

扑克牌，据说最早出现于十三世纪的英国。美国独立以后，为了纪念独立战争的胜利，美国人把原先扑克中代表国王的K换成战争中最富有智慧的功勋。把红桃K的图案换成美国第一任总统乔治·华盛顿的头像，把梅花K的图案换成《独立宣言》起草人本杰明·富兰克林的头像，把方块K的图案换成美国第二任总统约翰·亚当斯的头像，把黑桃K的图案换成曾自愿参加独立战争的法国人拉法叶特的头像。扑克牌中四种花色，也体现了人们追求和平幸福的愿望。黑桃代表橄榄叶，其寓意是和平；红桃是心形，象征着智慧，表示爱情；梅花的黑三叶，源于三叶草，代表幸福；菱形的方块，是钻石的形状，其含义是财富。

扑克是历法的缩影。五十四张牌中有五十二张是正牌，表示一年有五十二个星期；两张是副牌，大王代表太阳，小王代表月亮；一年四季，春夏秋冬，用桃（黑桃）心（红桃）梅（梅花）方（方块）来表示，其中红心、方块代表白昼，黑桃、梅花代表黑夜。每一季是十三个星期，扑克中每一色正好是十三张牌；每一季节是九十一天，十三张牌的点数相加正好是九十一。四种花色的点数加起来，再加上小王那一点是三百六十五，如果再加上大王那一点，那就正好是润年的天数。扑克中的J、Q、K共有十二张牌，既表示一年有十二个月，又表示太阳在一年中经过十二个星座。

因此说，普普通通的扑克中，凝聚着人类的智慧。扑克是一种文化娱乐的用具，玩扑克不仅是一种高尚的精神消遣和享受，而且还可以培养和增加人的智慧。特别是亲朋好友相聚玩牌，心情舒畅，欢声笑语，调节情趣，增进健康。

麻将起源于中国，麻将运动是中华民族群体智慧的结晶，民族文化底蕴深厚，构思复杂精妙，技术多变深奥，情趣丰富多彩，是一项集益智性、趣味性、博弈性于一体的群体娱乐活动。(《老年人健康长寿须知》)

麻将原先叫抹将，据说抹得是《水浒》里的一百单八将。相传元末明初有个叫万秉迢的学者，十分崇拜施耐庵笔下的梁山好汉。他发明了一种娱乐牌，将一百单八将英雄好汉寓于娱乐活动之中。麻将以一百零八张为基数，隐喻水泊梁山一百零八位英雄好汉。麻将中的万、饼、条，乃是发明者万秉迢的谐音。每一种从一至九，即一万至九万，一饼到九饼，一条至九条，每样各有四张，恰好是一百零八张牌。因为这一百零八位好汉来自东南西北中五个地方，于是又各添四张牌，合计二十张。这些好汉出身不同，有贫民，有富绅，牌中称贫者为白板，富者为发财，这样又各牌四张，合计八张，便构成麻将牌一百三十六张。

麻将与象棋扑克不一样，一百三十六张牌一律平等。只有牌位，没有大小贵贱之分，谁也不去压谁。每张牌只代表一个号码，为的是组牌时好排顺序，但是每一张牌都有它的地位和作用。这不能不使我们想到每个人存在的意义和价值，以及那时人们对平等、自由的渴望。玩麻将最大的乐趣是富于变化和发展，麻将的输赢并不全部决定于刚上手时牌的好坏，它能于持续的抹牌中调整变换。得而失之，失而复得，牌的输赢也随着时空转换而发生变化，这会使人想到人的命运并非一成不变，并非无法改变。打麻将是人生一大乐事，可以培养锻炼人的智商、信念和毅力，可以锻炼脑力、眼力和手力，是一种智慧、心理、技巧、运气相结合的游戏，常打麻将，可使手脑灵活，思维敏捷。而且，亲朋好友相聚玩麻将，心情舒畅，忘掉一切烦恼，欢声笑语，其乐融融，可以调节情趣，增进身心健康。但什么事情都有一个度的界限，过之则反，若通宵达旦迷在牌桌上，不但有损健康，还失去了真正意义上的娱乐情趣。有的人用它赌博成瘾，走火入魔，弄得妻离子散，倾家荡产，这也是麻将给人的反面启示。

因此，玩牌下棋，要立足于娱乐，不要赌博，不要计较输赢，不能通宵达旦，耗神过度。一般玩两小时左右，即可各自收兵，安养生息，积精养神。

摘自《老年人健康长寿须知》、《益寿养生全书》、《中国自然疗法大全》

十一、爱心疗法：爱是健康的营养素

爱是最美丽的语言，身处爱的环境，对人的心理与生理都有助于健康长寿的作用。孔子曰："仁者寿"。韩愈说："博爱之谓仁。"可见爱与长寿是密切相关的。根据美国加利福尼亚相关方面的研究表明：心术不正之人，人际关系普遍较差，较之人际关系良好的人，其死亡率高出1.8倍。俄亥俄州大学的研究人员曾对7000人作了长达9年的跟踪研究，结果发现：私欲强烈、居心不良、嫉妒仇恨心强的人，往往是消化道溃疡、冠心病、高血压、神经官能症以及癌症等疑难病症的主要感染者。而仁爱之人常乐于助人，愿意帮助他人摆脱困境，因而心中常怀欣慰之情；仁爱之人还富有责任感，坚信自身对社会和他人有益，于是化作生活的精神力量。这说明爱不仅是人类自我完善之催化剂，也是养生的营养素。

有调查显示，夫妻不和、矛盾持久而激化的家庭，可使男人缩短12年寿命，可使女人缩短5年寿命。在疾病康复时，身处爱心关照的环境中，康复速度要比一般人快许多。专家指出，越来越多的证据显示，建立一种良好的人际关系往往具有保护作用，使人容易治疗康复。如果您感到很愉快，感受到别人的爱，那么，这种积极的情绪就有可能通过某种方式进入您的免疫细胞对您的健康产生影响。

（一）爱是舒展人性、享受健康生活的保护神

爱的环境带给人的是安全感、自信心，爱还帮助人自律、自爱、自强。这种有益的积极心理抚慰呵护，使人心情愉快、精神飞扬，同时使人体的消化、吸收、循环、生殖、泌尿、免疫系统都处在最佳运行状态中，抗病、抗疲劳能力增强，心理和生理的耐受性增强。心理压力增大，不妨和亲人、朋友谈谈自己的感受。与人倾诉一方面能够卸下独自承受的心理包袱，而且可以从对方所给

予的关怀中得到生活动力。压力在有人分担时，无形中会减少许多，甚至可以烟消云散。得到爱和献出自己的爱，都同样有益于身心健康。

（二）爱也是最为重要的精神“营养素”和最好的良药

童年时代主要是父母之爱；少年时代增加了伙伴和师长之爱；青年时代情侣和夫妻间的爱情尤为重要；中年人社会责任重大，同事、亲朋和子女之爱非常重要；而老年人对子女和孙辈的爱在他们生命中占重要地位。爱有十分丰富的内涵，如情爱、关怀、安慰、鼓励、奖赏、赞扬、信任、帮助和支持等皆是。一个人如果长期得不到别人尤其是自己亲人的爱，心理上会出现不平衡而产生障碍或疾患。许多研究证明，人在爱着和被爱时，体内免疫功能最重要的T细胞处于最佳、最兴奋、最健康活泼的状态，以致病毒无法入侵。爱的心理能促成生理的健康，能使人脑产生一种持久性快感“内啡呔”物质，促使精神更充实，心情更愉快，身体更健康。并且这种良性循环的不断积累，能使一些瘫痪病人再次站起；垂危病人重获生机。如同一个治疗方法在有的患者身上就非常有效。医生经过观察发现，由于这些患者的家属非常有耐心，无论花了多少钱看病，患者发什么样的牢骚，都没有丝毫的嫌弃。在温馨的、充满了爱的家庭里，患者满脑子里只想一件事，就是千方百计、全心全意把病治好，说也奇怪，在这样的环境下，药物起效快、疗效好。尽管爱不是药方，但可以坚定信念，治愈伤痛，创造奇迹！譬如，2005年10月1日，云南省永德县公安局警察罗金勇，在与毒贩搏斗中身负重伤，虽经及时抢救，但还是变成了“植物人”。为了让丈夫早点醒来，27岁的罗映珍全身心地守护在丈夫身边，精心照料，并坚持每天写日记念给丈夫听（罗映珍已写了14本日记）。罗映珍每天帮丈夫擦洗、翻身、按摩、喂药、喂食，还学会了给丈夫理发。在罗映珍不离不弃、细心照顾和真情呼唤下，罗金勇昏迷600多天后，终于开始苏醒，恢复知觉，并于2008年6月站起来了。德国有一名商人叫汉斯·维尼尔，两年前瘫痪在床，几乎丧失说话的能力。只是在生命垂危之时，突然在病床前看到了阔别二十多年，误以为“早已在战争中死去”的爱妻后，竟奇迹般地恢复了健康。

心理与情绪的正常与否，是致病因素之一，这是医学界公认的事实。爱情生活作为心理与情绪的重要表现形式和内容，对人们的影响作用是巨大的。寿至95岁的钢琴大师鲁宾斯坦说：“一个人要长寿，首先必须保持心境开朗，对前景乐观，满怀希望，并且要爱护配偶少吵架。”另外，真正爱情的作用对人的形象、气质、肤色、容颜的微妙、神奇作用也经过许多的科学论证。医学也反复证明，只要夫妻有极其和谐的亲密感，“把爱看作是生活和欢乐的源泉”，体内代谢的激素、酶，乙酰胆碱，雄、雌性激素便会大量分泌，血流量增多、加强新陈代谢的渗透性更旺盛，皮肤营养更加改善，更具弹性、红润和光泽，尤其使女性容颜更娇嫩，甚至更温柔，更有魅力。因而，要想健康就要懂得爱。最让人感动的“爱”，往往是那些平凡的、真诚的、始终如一付诸于行动的生活细节。真爱不是承诺，是一种至高无上的给予，也是一种责任，更是一种执著。夫妻恩爱有利于健康长寿。

夫妻关系和谐、恩爱，能使人感情愉悦，精神松弛，充满着幸福感和满足感。而这种精神状态会使体内分泌出有益于代谢调节的物质，非常有利于身心健康。夫妻之情，患难之处更是非常难得。在危难之时，夫妻间的互相帮助和扶持，惺惺相惜所产生的巨大生活勇气和精神力量是物质提供上所无法比拟的。夫妻关系和谐、恩爱，还能使人获得战胜疾病的精神力量。特别是老年人，更需要亲人的照顾与关怀。即使儿女再孝顺，也代替不了老伴的体贴和关心。根据专家的调查显示，生活在夫妻和睦、婚姻美满家庭的人，患癌症、忧郁症和失眠等疾病的危险要比婚姻不幸或暴力家庭的人少50%；一些爱情生活贫乏的人患心脏病的几率，要高出夫妻生活和睦的人10倍以上。可见，沐浴在爱河里的人确实比婚姻不如意的人更为健康。瑞典医学科研人员对九百多名50～60岁的中老年人，进行追踪观察了10年，发现鳏夫和离异者的死亡率为22%，而夫妻和谐、白头偕老去世的仅占14%。这又进一步证实了恩爱、和谐的夫妻关系，对人们的健康长寿有着重要的意义。

(三)牵手有益健康

夫妻手牵手，幸福共长久。皮肤的接触能产生明显的心理和生理效应，轻柔和按摩对双方的身心健康有巨大益处。早晨出门牵牵手，身心愉快向前走；晚上回家牵牵手，一天劳累无忧愁。许许多多的烦恼已经牵手都烟消云散了。夫妻互相尊重，互相恩爱，使彼此都有可靠的精神支柱，这是夫妻健康长寿的源泉。夫妻恩爱，能够提高肌体的抵抗力，可以及时发现疾病，有利于战胜顽症，有益于心理健康，可预防大脑的老化，使生活充满阳光，充满情爱和欢乐。夫妻恩爱，和睦相处，就会加深感情，精神保持愉快，心理得到平衡，就可以延年益寿。(《洪昭光健康新观念》)

(四)亲吻有助健康

据一份科研报告讲，亲吻是永葆青春的灵丹妙药。一个吻，能使脉搏跳动从70次增加到150次，能加强人体血液循环，使人细胞吸收大量氧；一个吻，将把人体大量的荷尔蒙激发出来，其作用高于一剂吗啡；一个吻，可以使面部的27块肌肉都运动起来，有助于消除脸部的皱纹；一个吻，可以消耗人体12卡路里的热量，使人体变得更苗条。一天三个吻，减压又提神。心理专家呼吁，夫妻应该每天早上接吻3次，每次20秒钟，这样能使人一整天都被浪漫情怀笼罩，精神舒爽。性行为学家认为，接吻有助于消除紧张反应，是很好的提神放松方法，不能敷衍了事。在接吻时，最佳状态是感受到自己的呼吸变沉重，双眼紧闭。清晨醒来时的第一吻能让人感受到倍受关爱，共进早餐时的第二个吻会让一天的交流在温馨中开始，临出门时第三个吻则让人一天都感到心绪平静。饱满的情感带动了身体语言的表达，顷刻间，压力便会土崩瓦解了。(《老年人健康长寿须知》)

(五)拥抱有助抗衰老、能够促使情绪稳定

美国著名的心理学家赫洛德·傅斯博士说："拥抱可以消除沮丧——能使体内免疫系统的功能上升；拥抱能为倦怠的躯体注入新能量，使人变得更有活力。在家庭中，每天的拥抱将能加强成员之间的关系，并且大大减少摩擦。"心理学研究表明，那些经常被触摸和被拥抱的孩子的心理素质，要比缺乏这些行动的孩子健康得多。美国加利福尼亚大学洛杉矶分校精神病学教授海拉·卡斯博士指出，人体脑下垂体后叶会分泌一种被称为"黏合激素"的物质，它使爱人之间有触摸和拥抱的欲望，这种动作也会刺激体内修复细胞分泌一种抗衰老、抗压抑的激素。其他形式的触摸，如按摩等，也被证实有助于身体恢复。纽约哥伦比亚长老会医院的默海特奥克斯博士对那些进行开胸手术和心脏移植的患者进行了按摩治疗试验，结果证明康复时间大大缩短，术后并发症也大大减少。一些著名教练员在运动员将要登场献技时，总要十分亲昵地和他们拥抱一番。这一看似寻常的举动其实大有奥秘。最近美国一些行为学家透露，赛前运动员接受拥抱有意想不到的奇效，能够促使运动员迅速进入最佳心理状态。统计资料显示，在比赛前接受过教练、亲友拥抱的游泳运动员，其比赛成功率要比未曾接受拥抱的其他运动员高出6倍之多。对其他运动项目所作的调查，也获得类似的结果。专家们认为，拥抱这一人类表达情感的"最原始行动"，蕴含了很多至今人类难以破译的独特语言，能够促使人情绪稳定，神经宽松，自信心增强。赛前有了这样一付镇静剂，自然能够更加从容地面对强手，赛出好成绩。

爱是绝妙神奇的分子，它是与中枢神经系统的复杂化反映相联系的一种感情爆发。英国科学家发现，当人坠入爱河，爱人或被人爱时，能有效提高免疫力。在爱人身旁会有一种幸福感，它来源于大脑和脑垂体分泌出的物质，这些物质令人有欣快的感觉。现代医学研究证实：甜蜜的爱情，可以增强机体适应性，平衡各方面的生理机能，从而延缓衰老。而现代生理和心理学的研究证明：夫妻恩爱，双方幸福感强烈，心境开朗愉悦，可以减少恶性情绪的刺激，不但使有益人体健康的激素、酶和乙酰胆碱等物质分泌大量增加；还能将血液的流量、神经细胞的兴奋及免疫系统的功能达到最佳状态；并调节各个器官新陈代谢处于最佳状态，自然有益健康。同时愉悦的精神状态也能将身体内在的积极因素调动起来，抵抗疾病的产生或者蔓延，有益于长寿。(《健康指南》)

摘自《老年人健康长寿须知》、《洪昭光健康新观念》、《健康人生》、《健康指南》)

十二、信心疗法:信心能使体康健

信心就是相信自己的实力，无论是对事业，还是对身体健康，都能乐观以待，相信自己能够战胜坎坷与疾病，从而使自己始终保持着乐观、愉快的情绪，即良好的精神状态。而这种良好的精神状态，能够促进人体各种激素的分泌，有助于调节大脑细胞的兴奋和血液循环，增强人体的免疫力。

(一)信心是心理健康的重要“营养素”

任何心理障碍都可以从本质上归结于没有信心，信心是抵抗一切不良情绪的基础，积极的态度可促进人体的适应机能，防止疾病的发生。信心是一个人对自己积极的感受，是觉得自己有能力、有价值。有信心的人自然会表现出活泼的生气、乐观的情绪、轻松的神态。无论在什么境遇，只要保持信心就不会陷入沉重的抑郁和强烈的焦虑之中。信心是保持情绪健康的必备品质。

(二)信心是战胜疾病的“良药”

心理学家认为:信心一方面来自于自身的实力和清醒的自我意识，另一方面，信心又能加强自身的实力，使自我实现登上新的高度。有信心会使自己的生活总是处在战胜命运、克服障碍、品味生活的最佳境地，这样的人生充满挑战和欢乐，同时让自己心智健康、身体健康、活力无限。科学实验证明，“信心是一种安慰剂，是一种强大的能量，能让人在疾病面前支撑下去。”科学家认为，把身体的疾病防治系统与信心系统建立密切联系，能增强人的免疫力。因为希望、期待、信心和生存意识，能够转变成与疾病斗争的“良药”。比如坚持运动或气功等锻炼，在运动中增强信心，对健康大有裨益。因此说，恐惧和空虚是滋生疾病的温床，信心和追求是健康的伴侣。

大量研究说明，信心和希望对人的作用是难以估量的，特别对于患病者来说，有时甚至可以创造奇迹。信心属于一种心理特性，它能使人产生开朗、乐观的情绪和积极向上的精神，从而增强大脑皮层的功能和整个神经系统的扩张力。进而通过植物神经递质系统等中介分泌皮质激素和脑啡肽类物质，提高人体的免疫功能和抗病能力，并能有效而充分地调动机体的巨大潜力，通过调整、代替、补偿，使体内各组织、细胞的功能恢复正常，各器官间重新趋于协调。心理学家认为，免疫系统在抵抗疾病发生和扩散中起着重要作用。那些对生活充满信心的人能够最大限度地调动具有抗肿瘤作用的T淋巴细胞、巨噬细胞以及自然杀伤细胞的积极性，并能使原先比较“懒散”或“麻木不仁”的细胞恢复活力，有利于遏制或杀伤癌细胞。相反，精神颓废的病人，可反馈性地使血液中的T淋巴细胞减少，且抑制B淋巴细胞和巨噬细胞的作用，从而导致免疫功能下降，使病情恶化。所以，在任何疾病面前，人们都应具有坚强的信心和乐观主义精神。因此，专家指出，良好的自我评价、自我尊重，不仅是自信的表现，更是对身体免疫系统，甚至包括全身心的一剂补药。

所以，老年人要想健康长寿，必须要树立和增强信心。一是要有自我的价值观。就是要确认自己的存在价值，自己的实力，相信自己具有处理好一些棘手问题的应变能力。具备了这种心态，实际上就是具有了信心。凭着这种面对疾病的应变能力，就能以健康的心态来驱除病魔。二是应该摒弃“近黄昏”的思想。随着人的寿命的普遍延长，六十岁是“第二青春”的开始，“夕阳红”的生命历程还很长。只要树立起“壮心未与年俱老”的思想，怀着“白首壮心驯大海，青春浩气走千山”的气魄，就会感到生活充实，活着真好。就会排除暮落情绪的干扰，振奋精神，从而强化信心，使人产生愉悦的情绪，增强健康的活力。

摘自《长寿通道》

十三、信仰疗法:此乃心理健康的支柱

信仰作为一种精神寄托，医学上对其心理上的慰籍、有助于精神健康等作用早已有所定论。

尤其是对心理负荷很大、人生遭遇重大挫折的人和心血管疾病患者,信仰的精神疗效是非常显著的。信仰作为人们认识世界的一种反映,是世界观的体现,是心理平衡的支柱,而心理平衡则是人们战胜疾病,维护健康的支柱。所以,信仰的正确与否、坚强与否,都将直接关系着人们自身的健康与长寿。

信仰能提升人的幸福感、对生活的满意度、积极情绪和道德感。有信仰的人往往比较乐观,对生活充满希望。信仰让人活得更有意义、更有目标、更有方向。有信仰的人抗情绪干扰的能力强,有信仰的人其人际关系也较为和谐。

信仰是很好的治疗剂。据有关医学追踪报道,200 多位接受心脏手术的病人,在术后六个月,有良好信仰的人,存活率比其他人长 3 倍。300 位内科及神经科的住院患者,有坚定信仰者,他们的心情极为稳定,而且在六个月后依然持续稳定。在爱滋病人中,有坚定信仰的,具备较强的生存能力。有坚定信仰的癌症病人焦虑较少,感觉生命有意义,对前途抱有希望。由此可知,信仰可以给身处逆境的人带来希望,帮助他们找到生存的意义,激发他们的生存意志,从而走出生命的低谷。有研究报告指出,信仰有助于健康。有虔诚信仰的人比较不易生病,即使病了,康复的速度也较快。

健康也是一种信仰。人生最重要的信仰之一就是追求健康。有人说,生一次病,参一次禅。生活水平在提高,在享受生活的过程中,其实健康是第一要素。孩子生一次病,懂事一些,大人生一次病,方才知道生命的本质是什么。人生最重要的是生命,有了生命,有了健康,才能有一切。现在信仰匮乏,人的自然属性信仰是什么,没别的,就是信仰健康。

信仰动机可分为内在(正确)与外在(错误)两种。具备内在动机的信仰者,亦即以信仰本身为主要动机者,会具有较高的自我评价、主控性和容忍度,并且感觉生活有意义、有目标、焦虑少,也比较不会感到无助。相反,有功利和投机心态的外在动机者,通常较容易怀有偏见,容易焦虑,并且恐惧死亡。因此,有良好的坚定信仰,可以使人们获得更大的心理健康。

摘自《健康指南》

十四、收藏疗法:能使人获得美的享受

集邮、收藏是一项高雅的娱乐保健活动。邮票为什么能把许多人吸引住呢?这是因为邮票能以它形式的小巧、图案的精美,使人得到艺术上的享受。邮票的魅力还不仅在于它外表的精美,而且还在于它能以形象的文化,在使你得到美的享受的同时,开阔你的眼界,丰富你的知识。

人体的衰老首先是脑的衰老。搞集邮、收藏有利于调节脑神经活动,延缓大脑的衰老。邮票被誉为"国家名片"、"袖珍艺术品"。赏邮票时,得到美的享受,又激活了视觉神经和思维神经活动。集邮还可以弥补老年人学识不足,充实内心世界,开阔胸襟,从而忘却老已将至,排除忧郁感。寻觅和添加自己喜欢的邮票,就像身体补充营养素一样,令人精神振奋,怡情养性,对身心健康有好处。(《益寿养生全书》)

随着人们生活水平的不断提高,当今收藏热不断升温,收藏范围不断扩大,收藏种类日益增多。从高档的古玩、字画、奇石,中档的钱币、邮票、钟表、相机、印章,到一般的书籍、报刊、像章、纪念章、烟标、火花、酒瓶、门票、玩具、打火机,以及动物标本和汽车、飞机模型等等,几乎无一不被列入收藏的视野。收藏是一种精神寄托,可以把许多业余时间用于有意义、有乐趣的收藏活动之中,可以说是一举多得的好事。(《长寿通道》)

一是可以丰富知识。收藏的益处,在于可以丰富人的知识,开阔人的视野,使人能情有所寄,胸怀宽广。

二是可以获得美感。譬如,小小的邮票,分寸之间融会着古今中外、风土人情、天文地理、无穷无尽的知识。因此,集邮可给人带来乐趣。再如,烟标以其图案的精美、品种的浩瀚,同样深受收藏者的青睐。如一位收藏者说:"我认为集邮或收集烟标的过程,就是开阔视野,陶冶情操,增长知识的过程。邮票只有分寸,烟标不足半尺,但却集书法、摄影、绘画、装潢、印刷术之大成,具有很强的装饰性和趣味性。在邮票或烟标上既可以浏览名山大川,名胜古迹,使人看到各种秀

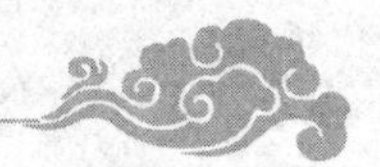

美的景色，陶醉于大自然中，又可以把你带入神奇的植物王国和动物世界，使人观赏到奇花异草和珍禽异兽，让人目不暇接。还可以回顾历史，博览文物，邮票或烟标上的历史人物和传奇故事都会使人浮想联翩。邮票或烟标还让人欣赏到各种体育运动和艺术表演，给人以动态的美感。尤其是祖国、民族的象征和国家建设的成就跃然其上，更会激起民族的自豪感和爱国热情。因此，集邮品，赏烟标，长知识，陶情操，使人获得美的享受。”其他许多收藏，也同样会拓展人的知识领域，给人以美的享受，增加生活乐趣，调节人的情绪。

三是可使人胸襟宽广。收藏会使人感到自己的生命得以延伸，跨越了时空的界限，使人胸襟宽广，给人带来无穷的乐趣和启迪。有位收藏者说：“时间是什么？时间无始无终，不可捉摸。但它又与每个人密切相关。时间是人的使命，时间是金钱、是速度、是效率、是质量、是安全，在时间面前人的一生是短暂的。但收藏者使人跨越了时间，凝聚了历史，让人感到充分利用时间就是在延长生命。”(《老年心理咨询》)

收藏好处很多，但并非越多越好。首先要避免收藏的盲目性。收藏前，要对所藏物品的历史渊源、各个历史时期的特征有清醒的把握。要先用有关收藏知识武装自己的头脑，再进行实际操作，切忌求成心切，上当受骗。其次要切忌随波逐流，四面出击。收藏者的目的性不尽一致，有的是追求藏品增值，有的是出于休闲爱好，但不论哪种收藏，都不应盲目跟风。要根据自己的兴趣爱好，选择一两种物品作为收藏重点。收藏是以精品、珍品和极品取胜的。你收藏的越专一，收藏品的档次就越高。再次不要把收藏当成生活的唯一内容。老子说：“多藏必厚亡”。人若到了把收藏当作生活的唯一内容，如痴如醉，不能自拔时，其心态就并非健康，就可能物极必反，人为物病。所以，人应该以一种健康、平和的心态去实现自己的收藏爱好，用这种兴趣、爱好丰富生活，陶冶情操，不可过度。

摘自《长寿通道》、《老年心理咨询》、《益寿养生全书》

十五、垂钓疗法：陶冶性情利防病

垂钓是一项极好的有益健康的调畅情志活动，是一种心灵的寄托。垂钓于水边，真是乐在其中。那旷野的千变万化，荷塘的芙蓉花香，野草的阵阵芬芳，沁人肺腑的清新空气，柔和的阳光，微微吹拂的小风，都对人的身心大有好处。它能使人精神专一，又能不时地从中得到快乐。垂钓之处多山青水秀，空气清新，能使人心旷神怡。待鱼上钩，则令人万念暂休，一欲待钓，心情平静，调养精神；一旦鱼儿上钩，牵动浮标，又令人心中暗喜；挥杆而起，仰望鱼儿在空中摆跳，心中更是兴奋异常。鱼在手中，虽冷冰冰，滑溜溜，而人心中却暖烘烘，从而使血气通畅，正气鼓动。这种动静结合的心理活动，能使五脏气机调畅，有益健康。垂钓是属于一种陶冶性情的健身活动，消遣行为，尤其是对于中老年人更为合适。正如俗谚所说：“吃鱼那有钓鱼乐，乐在其中好处多，身体健康水边钓，钓住鱼时最快乐。”

(一)垂钓能够锻炼人的毅力、信心、机敏和果断。无毅力和信心何以能安心坐钓，无机敏和果敢何以掌握时机举竿有获。故钓鱼是一种性格和反应的考验，可以潜移默化地陶冶人们浮躁任性、心猿意马、郁滞不前、优柔寡断、信心不足等心理缺陷。古人云“钓鱼雕意”即在于此。另外，面对一尾出水的欢蹦乱跳的鱼儿，钓者别提多高兴啦：“吃鱼那有钓鱼乐，乐在其中无法说，身体健康百人钓，钓者操竿真快活。”什么烦恼、惆怅，统统被活鲜鲜的鱼儿抖掉了。精神愉快，性格开朗，经风见雨，不忧不愁，乃是延年益寿的根本所在。

(二)垂钓能够使人有好的意境，摆脱不良情绪的干扰。“湖水滢滢波微微，柳荫下面一竿垂，钓翁注目视浮标，未知斜阳已映背。”这就是好的意境所在。因为垂钓能够缓解和转移人的不良情绪。垂钓时要静下心来，眼睛和大脑都要专注于“鱼标”，做到“我的心中只有你”。同时，垂钓是一种静中有动，动中有静的活动，可以调和气血，稳定情绪，使人体的机能得到平衡，这样就使得垂钓者心态平和，摒弃了不良情绪的干扰，有助于身心健康。

(三)垂钓能够陶冶性情,防病治病。垂钓又能陶冶人的精神、培养人的兴趣。垂钓的场所无论是江河湖海,还是人工建造的池塘,都是处于远离喧嚣都市的郊野,环境幽雅,风景秀丽,空气清新,日光充足,气候宜人。这种环境本身就能使人的情绪稳定,心无他骛;加之垂钓必须身心放松,不急不躁,才能有所收获,这两种因素结合在一起就能够促使人的性情受到陶冶,感到心旷神怡,轻松爽利,无疑对身体是大有助益的。垂钓还可磨练人的意志,提高涵养性,有利于克服暴燥易怒的情绪,减少高血压、脑溢血、心肌梗死等疾病的诱因。垂钓时,思想能高度集中,平衡阴阳,调和气血,个体与大自然浑然一体。故而使身心得以健康,生机得以旺盛,自然防病治病。所以,垂钓是治疗慢性病的一种手段。垂钓者,安神经之中枢,纳新鲜之空气,享阳光之沐浴;动静相间,心神专一,有利于神经衰弱、慢性呼吸道病、慢性胃肠病、早期心血管病的康复。渔友每每谈及,此均有同感,非药物可比也!(《长寿通道》)

垂钓应掌握一定的技巧。钓者对渔具的选择、选窝与喂窝、季节与气候、甩钩与鱼饵、起竿的时机、提鱼的方法等,均有讲究。故初学者,应与常钓者同行数次,得以指导,记于心,习于常,积累经验,即可达到"十钓九娱"。

钓者应识天气,辨季节。春钓雨后早、中、晚,夏钓雨后满塘欢,秋钓雨后取中间,冬钓雨后回家玩。俗话说:"钓鱼先选窝,窝好鱼穿梭,用一小把米,静等鱼来临"。经验者深知:"春钓滩,夏钓潭,秋钓凉,冬钓阳"。以及"深水钓边,浅水钓渊"等等。掌握鱼的习性,识别其栖身之所,乃钓鱼之要诀。

挂食下钓,讲究鱼饵。"蟥蚓聚杂鱼,面食上鲤鲫,色黄鱼易辨,色红诱鱼吞"。可见鱼食对鱼的吸引,亦不可等闲。垂钓下水,当全神贯注鱼漂的沉浮,"托漂需快提,切莫多迟疑;漂沉宜挑拉,抄罗捞大鱼,缓拉轻轻挑,抄鱼勿心急。"(《益寿养生全书》)

垂钓时要有好的意境。"湖水滢滢波微微,柳荫下面一竿垂,钓翁注目视浮标,未知斜阳已映背。"这就是好的意境所在。意和形是同一体的两个方面,但意更为重要,没有好的意境,垂钓时思这想那,必然神不守舍,塘中纵然有鱼也是难钓到的。而且,垂钓是为使一小部分脑神经运动,大部分脑神经得到充分休息,如果垂钓时胡思乱想,反而会增加其他部分脑神经的负担,使其得不到很好的休息,垂钓就难以收到对身体有益的效果。

垂钓又是用脑、手、眼配合,静、意、动相助而成的。垂钓之际眼、脑、神专注于浮标的动静,不声不响,意在丹田,形静实动,它对提高人的视觉和头脑灵敏的反应功能,都起到了积极的作用。钓鱼行家们还认为,钓鱼是耐心与细心的结合体,并说,"稳坐钓鱼船"的"稳"字,是钓鱼的关键一字,也是耐心与细心的化身。(《欢度晚年》)

垂钓时应注意:要结伴而行,带足物品,注意安全,要有"姜太公钓鱼——愿者上钩"的概念,志趣不在鱼,而在乎山水之间,保持心态平和,防止意外发生。

摘自《长寿通道》、《益寿养生全书》、《欢度晚年》

十六、哭泣疗法:解除苦闷排出毒素

哭是人的内心痛苦的外在流露,是一种心理保护措施。哭能使人泄掉伤感,消除胸中的积赘,是一种养生保健的办法。泪水,可以释放感情,滋润生命。当一个人受到极大委屈时,当一个人听到亲友亡故的消息时,当一个人对自己的错误感到悔恨时,都会不由自主地哭,而哭过之后心情就畅快些,至少要比闷在心里好受得多。由此可见,人在感到委屈、悲伤时,如果能痛哭一场,表达出来往往会起到积极的心理效应,可以防止当事人在痛苦中越陷越深而不能自拔。为了自己的健康需要,在极度悲伤时,一定要哭出来。

哭,可以减轻心理压力。因为,哭是发泄因心理压力大而在体内留下的有害化学物质的唯一好方法。在某种情况下,特别是当一个人处于极度痛苦或悲哀的情绪状态,而且强度已超过人的心理承受能力时,放声痛哭能解除过量的心理负担,起到积极的心理调适作用,以达到心理平衡。同时,痛苦产生的大量有毒的化学物质也会随着眼泪排出体外。不良情绪的排泄，有一种有效的办法，就是在过度痛苦和悲伤的时候，不妨大哭一场。哭也是一种释放能量、调整机体平衡的方法，在亲人和挚友面前痛哭，是一种纯真感情的爆发，大哭一场，痛苦和悲伤的心情就减少了许多，心情就会痛快多了。

哭泣有助于保护眼睛和美容。眼泪中大约99%的成分是水，其余的成分帮助眼球表面保持湿润并起到保护作用。这其余的成分中包括以下元素：氯、钠和钾。这些成分合在一起使得眼泪有一种微咸的感觉。同时它们还帮助眼球内保持合理的元素数量。一种名为“MUCEINA”的蛋白质负责防止水分蒸发，因此可以避免眼睛干涩。另一种名为“BETASLNA”的物种和盐酸溶菌酶则可以破坏附着在眼球上的细菌。哭泣能缓解人的心理负担和紧张情绪，流泪可保护眼睛免受侵害，同时还有一定的疗效。经试验证实：受伤的动物哭得越厉害，则受伤的部位愈合就越快。相反，在它们止住不哭时，不仅伤口愈合缓慢，其边缘部分甚至发生溃烂，而且皮肤失去弹性，外表日见苍老。当试验人员将泪腺浸膏植入动物机体时，其皮肤很快恢复了原状，伤口愈合明显加快。研究人员据此认为，利用泪腺功能完全可以达到良好的美容效果，有利于消除皮肤皱纹和保持青春魅力。

眼泪是健康的晴雨表。从医学的角度来看，眼泪是泪腺分泌出来的一种无色液体。一般人平均每分钟眨眼13次左右，每眨一次眼，眼睑便从泪腺带出一些泪水来。当人们眨眼时，泪水对眼睛有清洁作用，如可冲掉异物、刺激物等。眼泪与情绪密切相关。美国圣保罗雷姆塞医学中心精神病实验专家研究发现，眼泪可以缓解人的压抑感。他们通过对眼泪进行化学分析发现，泪水中含有两种重要的化学物质，即亮氨酸—脑啡肽复合物及催乳素。有趣的是，这两种化学物质仅存在于受情绪影响而流出的眼泪中，在受洋葱等刺激流出的眼泪中则测不出来。研究人员认为人体排出眼泪，可以把体内积蓄的导致忧郁的化学物质清除掉，从而减轻心理压力，保持心绪舒坦轻松。男性由于习惯于控制自己的感情和眼泪，他们比女性更容易患与精神压力有关的疾病。所以说，人们应该转变对哭泣的态度，因为哭泣是一种极其自然的生理现象。强忍眼泪，对健康是有害的。美国杜兰大学眼泪分析实验室的专家发现，泪水中含有一种十分复杂的化学物质，它的组成会随人体罹患疾病和服用药物情况的不同而变化。因此，眼泪能准确地反映出身体健康情况，并能用于检测运动员是否服用违禁药品。

眼泪可以释放情感，滋润生命。现代科学证明，眼泪并非懦弱的表示。人有三种眼泪，一是保护性的眼泪，它是为了滋润眼睛保护角膜而产生的；二是反射性眼泪，它是因粉尘、烟雾、小虫子等直接刺激而产生的；三是情绪性的眼泪，是由悲伤和欢乐而引起的。这是一种心理上的表现，这就是我们为什么会哭？最早对这一问题做出回答的是英国科学家、人类进化论的创始者达尔文。他认为，儿童在哭叫时是为了得到帮助，但是在他不断地发出哭叫的同时，血液在泪腺中就会增加流量，而肌肉的收缩作用就会刺激哭泣。根据这种原理，神经就会出现条件反射，因此每当遇到痛苦时，就会刺激出泪水。另一位研究流泪问题的奥地利科学家、精神分析学之父西格蒙德·弗洛伊德认为，哭泣具有释放情感的作用。这种解释得到了普遍接受，而且也在研究后得到了证实。后来研究发现，那些不善于表达自己情感而且孤身的人，更容易患内心痛苦和精神紧张症。据说，他们患癌症的几率是善于表达情感的人的16倍。还有研究表明，那些总爱抑制情感流露的人，由于情感得不到释放，因而会打乱免疫系统的良好功能，而免疫系统能够抵御疾病的入侵。因此可以说，动感情而流泪不仅能够抑制心理疾病，同时它还可以排除毒素并保持鼻腔和喉咙的湿润。总之，流泪是人类表达情感的一种方式，当这种情感得到释放之后，人在精神上就会感到缓解和轻松。

所以不仅女同志易落泪，男同志也会掉泪；不仅感情脆弱的人易哭泣，意志坚强的人也会哭泣。现实生活中女同志比男同志更容易哭，不是因为女同志感情脆弱，而是由于男女的内分泌不同。有人认为女同志所以比男同志长寿，是与女同志哭泣的多有关系，这也不无道理。经研究发现，情绪性的眼泪和别的眼泪不同，它含有一种有毒的化学物质，会引起血压升高，心跳加快和消化不良，把这些物质排出体外，对身体自然有利。据观察，长期压抑、不流眼泪的人，患病要比常痛哭的人多一倍。据调查，有85%的妇女和73%的男人说他们哭了以后，心里好受得多。

生活中，很多情况下人都会哭泣。人们在悲伤的时候哭，高兴的时候也哭；失败的时候哭，胜利的时候也哭；离别的时候哭，团聚的时候也哭；受批评的时候哭，受表扬的时候也哭。哭就像呼吸、脉搏一样，也是人的一种本能。反映情绪的哭泣是一种自然的生理现象。狄更斯的小说《苦海孤舟》中的笨伯先生说得好："哭可以打开肺腑，洗涤面孔，锻炼眼睛，温抚脾气。"所以，需要痛哭时就要放声痛哭，有眼泪就要让它流出来。

摘自《健康指南》

十七、养花疗法：愉悦心境益康寿

花是一种美好和幸福的象征。养花是一项愉悦身心的活动。在自己的生活空间内养一些花卉，既能美化环境，又可赏花消遣，改善心情。养花可以丰富人的生活，从中寻找精神的乐趣。清代医学家吴尚先说："七情之病也，看花解闷，听曲消愁，有胜于服药者矣"。我国的名花奇卉很多，河南洛阳和山东菏泽的牡丹，东北的君子兰，云南的山茶花，四川峨嵋的杜鹃，福建的兰草和水仙等。这些花卉，根据美的要求，精心选育培植，显得五彩缤纷，芬芳扑鼻，婀娜多姿。有的洁白如玉，有的艳红似火，有的色彩绚丽，有的素洁高雅，有的妩媚妖娆，有的枝奇叶茂，有的挺拔潇洒，有的气味芬芳。经常观赏花卉，置身于美的环境中，可以陶冶人的情操，使人精神舒畅。因此，养花不仅是闲情逸致和精神寄托，而且是一种益康、益智、益寿的精神保健活动，对于颐养身心是大有裨益的。

养花可愉悦心境，启迪心智，陶冶情操。花开花落，常给人视觉上的冲击力，激起创作的灵感，托物言志，憧憬抒情。牡丹"雍容华贵"、"国色天香"，梅花"俏也不争春"、"凌后冰霜节愈坚"，莲花"出淤泥而不染"，菊花"心香贞烈透寥廓"，月季"此花无日不春风"，白玉兰的亭亭玉立，文竹的纤秀高雅，松柏的苍劲古朴，竹的朴实无华。花卉，千姿百态，五彩缤纷，既反映多种多样的自然美，又包含人类匠心的艺术美。因此，赏花也就是美的享受。花卉是人们感情的橱窗，养花赏花能使人获得美的陶冶。养花还可使人静心，心静则益健康，因而养花有潜移默化的健身作用，它比气功毫不逊色。

养花还能丰富生活内容，增加生活的情趣。养花要有科学技术知识。比如花的构造、色彩、香味等涉及植物学、化学等学科知识；花卉的光照、温度、空气、土壤、水分、营养元素的关系涉及自然科学的各个领域等。这就要求要多学习，多动脑，多实践。养花需要进行移盆、换盆、松土、施肥、浇水、剪枝、除虫等经常性劳动。所以，养花既是一种适度的体育锻炼，也是一种学习的机会。这些体力和智力的活动，丰富了生活内容，拓展了知识视野，活动了筋骨，陶冶了性情，对人的身心健康无疑是一项非常有益的活动。

花的芳香有益身心健康。著名诗人袁枚有诗云："幽兰花里熏三日，只觉身轻欲上升"。现代科学证明，花卉是天然的"芳香制造机"和"保健医生"。走近五颜六色、芳香袭人的花卉，不仅可以陶冶情操，增添情趣，而且有益于身心健康。花的香气可以镇静安神，调节血脉。如，菊花的香味能"通天窍，利卫气"，荷花和水仙的香味使人的感情温顺缠绵，紫罗兰和玫瑰的香味让人愉快，天竺葵的香味能镇静神经和消除疲劳，宁蒙香味可驱赶睡意使人思路清晰，等等。所以，人们说："种花长福，赏花长寿，爱花养性；常在花中走，活到九十九。"

花的色彩可以调节情绪。研究发现，色彩对人的情绪有很大影响，身处五颜六色的花丛中，可以舒缓、消除神经的紧张和视觉的疲劳，如蓝色花卉有助于镇静、爽神；绿色的观叶花卉，有助于消除眼睛和大脑疲劳；红、黄色的花卉易使人产生亢奋，可增进食欲，消除疲劳；白色的花卉则使人产生纯洁感，有清凉、安静、消除烦躁的效果。

花卉是净化空气的“高手”。它能够制造对人体十分有益的“负离子”，其分泌的杀菌素，能杀死结核、痢疾、伤寒、白喉等病菌，还能刺激感觉和呼吸器官，调节中枢神经功能，很多花卉能吸收空气中的毒素，例如夹竹桃和石榴吸收铅，美人蕉和茉莉吸收氯，米兰和紫丁香吸收一氧化碳，吊兰、仙人球有很强的吸收空气中毒素的能力。

花道与医道关系也很密切。花以五色、五香、五味、五形与人体五脏相应，发挥治疗疾病的作用。养花使人心平气和，收到平衡人体阴阳的效果。养花又赏花，怡情悦志，吸氧吐碳，且能从事轻微的体力劳动，有益疗病及康复健体，人称“园艺疗法”。而且月月有花可入药，纵不采花煎服，目视、鼻嗅、心想，亦胜如服老药。例如：

一月腊梅，傲雪冰霜。顺气止咳，解暑生津，可治肝气郁结、头晕、脘痛、梅核气。

二月梅花，怒放争春。散瘀开胃，生津止渴，解暑除烦，治痰热壅滞、瘿瘤结核。

三月迎春，报告春讯。消肿解毒，散瘀化痈，可发汗、利尿，治发热、头痛、小便热痛、肿毒恶疮。

四月牡丹，竞放奇葩。清热凉血，活血化瘀，治月经不调、经引腹痛、跌打损伤。

五月芍药，千枝吐蕊。养血敛阴，柔肝止痛，可治妇女月经不调、痛经、经闭。

六月荷花，溢香满塘。活血止血，清暑祛湿。荷叶适量，煎汤代茶，治发热；莲心20个睡眠前服，治疗失眠，鲜藕服用，治鼻出血等。

七月百合，遍布原野。润肺止咳，静心安神，治咳嗽、眩晕、夜寐不安、湿疮。

八月凤仙，争芳吐艳。祛风活血，消肿止痛，可治闭经、灰指甲、鹅掌风、腰肋疼痛、跌打损伤。

九月桂花，飘香扑鼻。止咳化痰，温中祛寒，可治牙痛、口臭、痰引咳喘、伤风血痢。

十月芙蓉，竞放异彩。清肺凉血，散热解毒，可治大小痈疽、肿毒恶疮，亦可消肿、排脓、止痛。

十一月菊花，满地黄金。散风清热，平肝明目，可治眼病，头晕、目眩、头胀。

十二月一品红，俏满枝头。叶如药，能治水肿、中风。

人们生活在花草树木之中，就能尽情享受大自然带来的无穷趣味和奥妙。花草的缤纷色彩和斑斓多姿的形态，以及它们所散发出来的馥郁气息，能让人感到赏心悦目，心旷神怡，感受到一种美的享受和陶冶，使得生理与心理达到和谐平衡，从而有益于人们的身心健康。

摘自(《长寿通道》)

十八、色彩疗法：愉悦精神防疾病

色彩疗法，是用自然界各种美丽的颜色，让病人眼观目睹，促进身心功能康复的方法。通过悦目爽神、移情易性以调和脏腑功能。可以用于慢性疾病、情志病变以及防病养病。

色彩在人的心理活动中产生的影响及作用早已被确认。《吕氏春秋·贵生》就指出：“夫耳目鼻口，生之役也。耳虽欲声，目虽欲色，鼻虽欲芳香，口虽欲滋味，害于生则止。”又说：“故圣人之于声色滋味，利于性则取之，害于性则舍之，此全性之道也。”其中包括了颜色对人的影响。《黄帝内经》进一步阐明不同的颜色对人脏腑的影响不同。即“白色入肺”、“赤色入心”、“青色入肝”、“黄色入胆”、“黑色入肾”等。五脏配五色后来已成为中医色彩疗法的理论基础。

心理学家实验证明：不同的色彩能使人产生不同的心理反应。青、蓝、绿、紫等色，使人联想到恬静的森林、海洋和草地，感到清凉，因此，被称为冷色。蓝色使人感到宁静、典雅，可以消除紧张情绪，并能促使收缩期血压下降。绿色环境可使人产生轻松、愉快、安逸的感觉，而反应灵活，思维敏捷。同时，皮肤温度可下降1～2℃，呼吸变慢，心率每分钟减少4～8次，使心脏负担减轻，精神放松。紫色能使人沉着、镇静，有催眠、松弛的作用，对兴奋、焦虑、惊慌、紧张能起到调解平息的效果。青色给人舒适、柔和的感觉，可以解除精神紧张、惶惧，并能调节和改善机体功能。但过冷的色调会使人忧郁、凝滞和苦闷。适中的冷色能使人宁静、放松、幽雅，有助于休息。橙、红、黄色，使人联想到太阳和炉火的光焰，感到暖热，因此被称为暖色。暖色使人感觉温暖、活泼、开朗、激发朝气。但过暖的色调会使人紧张、兴奋、烦躁。黑色使人感到严肃、暗淡、恐怖、压抑、悲哀。白色给人以整洁、纯净、神圣的感觉，所以，医务人员穿白色的工作服是十分适宜的。一般来说，色彩不论冷色或暖色均以浅淡为宜，浅淡的色彩柔和给人以宁静、和谐、舒适、亲切的感觉。适宜的色彩环境可以陶冶人的性情，利于身心健康。

色彩影响着人们的精神情绪，还可以增强人的免疫机制。医学家们利用色彩中的暖色，使人精神振作、心情愉快、增强新陈代谢作用；利用冷色抑制与缓和精神冲动，安定情绪，控制暴躁等特点用来对病人进行心理治疗，起到药物所不能起的作用。医学研究证明，蓝色使人冷静，对发烧的病人有益；赭色有助于低血压患者回升血压；紫色对骨组织非常有益，还可使孕妇获得安全感；红色促进血液循环，能增强人的食欲；橙色对治疗呼吸系统不适有效；黄色给予活力；靛蓝色可以缓解疼痛。值得一提的是，七色中对人们心理健康最为有利的是绿色，它对人的神经系统、视网膜组织的刺激恰到好处，特别是植物的绿，更能消除眼睛疲劳，改善机体的功能。

色彩对于神情的影响方式，一方面是色彩本身通过目神经直接作用于精神情志，即所谓“赋彩鲜丽，观者悦情”；另一方面是人类长期生活在色彩绚丽的自然界和各种色彩的环境之中，通过“心识”，容易产生“习惯定型联想”，从而产生相应的心理效应，引起不同的心理变化而促进情志和心理功能的康复。如常将红色与太阳、火焰、喜事联系在一起，而产生“人心思火，久而体热”和“言喜则笑”的温暖、喜乐心理疗效；绿色常与森林、海洋、草地等联系在一起而产生恬静、清凉的心理效应等。总之，色彩对心理具有康复作用。试验证明，蓝色对发高烧的病人具有良好的镇静作用；紫色可使孕妇心情愉悦；红色能增强病人的食欲及听力；赭色对低血压患者大有裨益；绿色对眼睛有保护作用且能增强视力。

中医强调以五色对应五脏，《黄帝内经·灵枢·五色》曰：“青为肝，赤为心，白为肺，黄为脾，黑为肾。”以色言病，则“黄赤为风，青黑为痛，白为寒，黄而膏润为脓，赤者为血，痛甚为挛，寒甚为皮不仁。五色各见其部，察其浮沉，以知浅深；察其泽夭，以观成败；察其散抟，以知远近；视色上下，以知病处；积神于心，以知往今”。以色择药食进补：赤色药食入心，黑色药食入肾，黄色药食入脾，青色药食入肝，白色药食入肺。利用五色对应五脏进行食补和药补，就能有利于人体健康。

书画疗病正是以美的光色、美的线条、美的构图、美的人物、美的景致给患者以良性刺激。书画色调的选择应当对证。一个名叫安德鲁斯的外国人，他是一位精神学研究员，在所著《如何利用色彩》中说：“虽然这并不可能解决所有疾病的难题，但肯定可以保证维持健康的身体。”据他的研究，颜色疗病的对照是：“红色：治血压低，贫血、呼吸系统衰弱、疲倦、身体虚弱、皮肤病、肝病；黄色：治低血糖、肌肉抽搐、甲状腺炎、胆结石；橙色：治便秘、神经过敏、以及一般身体衰弱；绿色：治神经紧张、癌、衰弱及心脏问题；蓝色：治背痛、溃疡、高血压、鼻炎及其他炎症；紫色：治头痛、肾病、和头皮问题；青色：治哮喘、耳鼻问题、肠痛。”他的研究证明了中医五色内应五脏、五色可以疗疾的观点。此外，书画的光色也是美学疗法的重要内容之一。

摘自《健康指南》

十九、劳动疗法：干活健身又治病

劳动疗法，是指通过多种劳动作业的方法达到健康身心的目的。可以通过劳动作业治疗疾病的方式有很多，下面主要介绍简便易行的劳动方法。

（一）家务劳动治病

选择力所能及的家务劳动，如洗衣、扫地、烹饪、打扫室内外卫生、美化居室等劳动。只要经常从事这些家务劳动，就可以达到健身治病。清代养生学家曹庭栋在《老老恒言》中说：“拂尘涤砚，焚香烹茶，插花瓶，上帘钩，事事不妨身亲之，便时有小劳，筋骸血脉，乃不凝滞。”所以应当多操劳家务，不但宣畅气血，展舒筋骸以复形体，还能调神畅志。中医“扫地作业法”即具此功：“把帚扫地，洗桌净几，躬身举之劳，则尘垢顿去，地净窗明，精神一快，乐趣即寓其中。”就是说，家务劳动不仅可以活动身体,而且可以愉悦身心。但是在进行家务劳动时,一定要量力而行,根据体力恢复的情况以及需要活动的部位,选择不同的作用内容,如上肢活动可以选用缝纫、植树等;活动腰部选择拔草、拾废物、栽花等活动。

(二)农活健身

从事农活可以用于治疗情志失常症,如抑郁症、惊恐症、悲哭症等。锄草解郁,《临证指南》曰:"郁症全在病者能移情易性",锄草作业便有此作用。如《四川医林人物》载:"室女患郁症,形消骨立。"医者有计划地安排病人"结伴锄菜园蔓草,日刈草二背。女初不耐,久习为常,如是百日"的作业训练内容,果然"体渐强壮,面生华泽",凡此病者"治无不效"。安排锄草劳动,要从实际情况出发,如城市可安排灌竹栽花,园林锄草等,要因地制宜。

1. 力作安神。宋代《鹤林玉露》云:"农民昼则力作,夜则颓然甘寝。"故对于失眠患者等,宜于安排体力劳动作业,但作业内容要因病因地制宜,掌握劳动强度。因为"人体欲得劳动,但不得使极尔",力作不但安神,令人"强健善饭",促进身心健康,还可以预防病残发展。

2. 耕耘建身心。耕耘是指农活劳动,是进行劳动训练的方法之一。清代高相轩在《十乐》中指出:"耕耘虽劳肢体,然颇健身心。伏安一日,把锄半天,既享田家之乐,又能健壮人身。既不忘耕耘之劳,又有秋收丰食之望,何乐而不为。"说明农活作业不但能强健身心,而且是获取体力劳动和就业技能的基本训练。

(三)编织健身心

编织是广大妇女喜爱的一种手工劳动。利用工作、学习和劳动之余编织毛衣、窗帘、装饰布等,不仅能创造财富,更重要的有益于身心健康。

首先,它是一种心理治疗疾病的手段。国外有些医院,已经把它用来治疗某些神经机能障碍。它在某种程度上是恢复精神平衡的有效办法。当你需要考虑某个问题或者稳定自已情绪时,如果求助于编织,就会收到意想不到的效果。美国一著名的医学专家指出:"工艺劳动能使某些病人思想上产生满足感,减轻病人的精神负担,使病人在进行专心致志的工艺劳动时,忘掉疾病的痛苦,起到辅助药物治疗的积极作用。"他曾利用织毛衣等类似的工艺劳动,治好了不少患神经衰弱、肩周炎、上肢骨折、上肢肌肉萎缩的病人。

其次,编织有助于减轻由精神紧张和压力带来的疲劳。编织活动是一种有节律的动作,犹如做一种特殊的极细心的舞蹈,它对于人的心理、情感能起到抚慰的作用。同时编织又是一种微妙的休息方式,对于脑力劳动者来说是一种积极的休息方式。人们在连续而紧张的用脑之后,如进行编织能使人的情绪很快平静下来,使脑力劳动带来的疲劳得到缓解。

再次,编织有助于促进人体血液循环和新陈代谢。在编织时人体上肢肌肉有节奏地舒缩,有利于促进血液循环和新陈代谢,改善和增强神经系统的功能活动,使兴奋与抑制得到平衡与协调,从而较好地达到消除精神和体力的疲劳。

第四,编织可以健脑,有利于智力开发。科学研究发现,编织劳动要动用人的手指、手腕、手臂等部位的30多个关节与50多条肌肉协同的活动,从而提高手脑的灵活性。特别是通过左手的编织活动,进一步发挥了右脑的功能活动,增强人的想象思维与创造能力等,使智力得到全面发展。但是,患者在进行"编织疗法"时,时间不宜过长,要时常走动,谨防下肢血液回流不畅;在编织中还要注意坐姿,做到坐姿和站姿结合;有高血压和眼底出血的女同志应避免红色织物的刺激,以防血压升高和眼睛不适,加重病情。

摘自《健康指南》

二十、紧张疗法:适度紧张益健康

紧张疗法,就是通过适度的紧张来促进身心的健康。孔子曰:"张而不弛,文武而能也。弛而不张,文武而为也。一张一弛,文武之道也。"一般地说,长期过度的紧张对身体有害。但是过于松弛和散漫的生活也不利于健康。通常认为紧张会引起诸如神经衰弱、高血压、溃疡病等等,其实,这只是问题的一个方面。比如神经衰弱,从大脑皮层兴奋与抑制这对矛盾的转化来看,达不到一定程度的兴奋,就不可能有较好的抑制。换句话说，白天昏昏沉沉、精神不振的人，晚上一定睡不好，这是许多人都有体会的。研究证明，紧张是保持健康的一剂良药，只要能正常地、科学地处于紧张状态之中，反而有益于身体健康。一些研究表明，如果处理得当，适度的紧张生活和工作，不仅能提高工作效率，增添生活乐趣，而且对身体健康也颇有裨益。

实践告诉我们，积极进取必须要有健全饱满的情绪和适度的紧张。适度的紧张精神，能提高大脑的生理功能，使人思维敏捷，反应迅速。医学研究发现，当一个人处于适度的紧张状态时，心脏往往要通过加强收缩来排出更多的血液，以供给全身各器官组织，而血管的舒张收缩的功能也随之加强，这对改善心血管系统的功能，减少心血管疾病的发生十分有益。

达尔文曾说过："寿命的缩短与思想的空虚成正比。"也就是说，当一个人整天松松垮垮无所事事，生活节奏缓慢时，自然会产生一种莫名其妙的空虚或惆怅，这样对身体健康是非常有害的。反之，如果把生活安排得充实一些，使生活的节奏紧张一些，就会使生活变得丰富多彩，使人心情愉快，寿命也就相应的延长。

还有的学者认为，适度的紧张是一种经常性的健身运动。因为人们的工作和生活比较紧张时，往往需要使手动得勤快一些，腿跑得快一些，这样身体各个部位的肌肉的活动量也增加，而这些活动的本身就是一种很好的健身运动，可使肌肉发达，体力增强，并使机体各关节的功能活动保持良好的状态。国外心理学家通过对百名大公司的经理进行观察分析后认为，倘若采取合适的态度，紧张将成为健康的刺激剂。

那么，怎样才能保持适度的紧张呢？可以从以下几个方面做起：①保持紧张而有节奏的生活。就是工作和生活要有张有弛，劳逸适度。②保持一定的运动量。运动时需氧量增加，换气量增大，运动一分钟，人体的全部血液就可流经肺一次，交换的结果，使身体获得充足的氧气。同时可增强心脏功能，使心肌发达，收缩力增强，促进血液循环，改善全身营养状况。③坚持勤用脑。研究证明，大脑衰老的快慢与用不用有关，经常积极从事脑力劳动、阅读和写作的人，大脑衰老慢，而不用脑的人衰老快。

摘自《中国自然疗法大全》

二一、养宠物疗法：除烦恼去孤独

我国古人对养花鸟鱼虫和其他宠物早有记载。明朝郑暄在《昨非庵日纂·卷七颐真》中说："客喜养鱼，或笑曰：'若有童心乎？'客曰：'正以养吾童心也。'每读卷凭栏静观，不觉尘火俱消。"清朝李渔在《笠翁一家言全集·闲情偶集·卷六蓄养禽鱼》中说："家常所蓄养之物，鸡犬之外，又复有猫……乃猫为主人所亲昵，每食与俱，尚有听其搴帷入室，伴寝随眠者。鸡栖于埘、犬宿于外，居处饮食皆不及焉。"猫通人性，与人极为亲近，伴人左右，可解除人的烦恼。

养宠物可以摆脱孤单。老年人饲养自己喜欢的宠物，可以增加生活的乐趣，丰富生活的内容，使得精神愉快，感情有所寄托，改善心理状态。同时为宠物洗澡、遛弯，还能够锻炼身体，增加活动量，增强抗病能力，也增加与"狗友"交流的机会，扩大了社交面。应该说无论是从增加生活的乐趣，还是有利于身心健康等方面来说，养宠物都是老年人不错的选择。据澳大利亚墨尔本贝克医学研究所副所长沃威克·安德森的统计，饲养宠物的人较少患病，每年因此而节省8.16亿元的医疗费用。

养宠物能够降低患病风险。美国明尼苏达大学中风研究所一项为期10年涉及4435名美国人的研究发现，无论宠物猫是否活跃，只要有猫在家，主人的心脏病危险就会降低近1/3，宠物猫缓解压力的作用十分有益心脏健康。此项研究负责人阿德南·库拉什博士称，研究小组跟踪调查了受试者包括心脏病和中风在内的各种死亡原因及其比率，结果发现，宠物猫的主人心脏病死亡率比其他人低30%。以色列研究人员发现，养狗最能让人快乐。他们分析了宠物对高血压、精神分裂症等疾病患者的影响。结果显示，宠物狗能降低高血压患者的血压和胆固醇水平；能帮助精神分裂症患者冷静下来；有助于心脏病患者尽快恢复，并减少复发几率；还能帮助癌症患者度过难熬的化疗。研究还表明，狗的嗅

觉极其灵敏，能“闻”出恶性黑色素瘤和糖尿病患者的低血糖等。研究人员分析，这要归功于养狗者每天要牵着狗出去散步，要帮它们清理皮毛。而这些不但能增强养狗者的体质，还让他们学会了关心他人。专家们说：“养狗能增加人们的户外活动量和社会交流，这些都间接地提高了他们的生理和心理健康。”

西方的宠物专家认为，饲养宠物对身心是有益的。牛顿一生相当宠马，当大脑疲倦时常来马厩看望“爱友”，同它们进行“亲密交谈”，还亲自给它们喂料等。有条件、有兴趣的可以饲养一些小动物，当你投入地照料小动物时，就会忘记自己的烦恼。还有研究发现，同样患有重大疾病，养宠物患者不仅生存率高于未养宠物的患者，且前者的并发症也相对较少。

养鸟是一项极为有益的活动。家庭中饲养一两只观赏鸟，在闲暇时间里，聆听它婉转的啼鸣，观赏它动人的跳跃姿态，欣赏它艳丽的羽毛，可以陶冶人的情操，驱散人的疲劳，增添生活的乐趣，有益于身心健康。

老年人随着子女独立生活，总不免会面临独处的日子，独处却容易使人产生孤独感。日本一些社会工作者为了帮助孤独和生病的老年人，开展了一项猫狗宠物慰问老人的活动。独处或生病的老年人，由于行动不便，渐渐与人疏远，如果定期让老人同宠物接触，会使他们感到开心，而如果让他们照料宠物，则有助于使他们产生责任感、乐趣和生活自信心。

饲养任何宠物都需要弄食、料理，养鱼的要换水，养犬的要遛犬，这都使得人得以运动身体。精心喂养又需要一定的知识和技巧，可增进思维和脑力，增进人的责任感。把精力和注意力集中到花鸟鱼虫或小动物这种闲情逸志中，有助于慢性病人的恢复，可以避免对治病、养病的急躁情绪和悲观的心境，可以开阔胸怀，消除人的忧虑情绪。良好的情绪状态，融融无虑的心境，适宜的体力劳动，有助于改善睡眠质量，养精蓄锐，增强体质。

任何事物都不可能两全其美，饲养宠物也给人们带来不必要的忧虑。据说有50%的宠物狗带有狂犬病病毒，如果狗咬破了人的皮肤，或者人的破损的皮肤接触到狗的狂犬病毒，都会感染上狂犬病，给人带来生命的威胁。不仅宠物狗是这样，饲养的猫、鸟等动物，也都带有病菌和病毒，通过唾液或排泄物传染给人，使人患上传染病。

饲养宠物同其他事物一样，都是有利有弊，一味地强调其益处，而忽略可能出现的问题，有时会给自己带来不利的后果。因此，应把握好，凡事都要适度。

一是要遵守法纪，及时注册。定期进行预防接种和消毒杀菌，防止意外事故的发生。不要养大狗、恶狗，不要一户养多条狗；遛狗时一定要按规定系链。这样做，少给他人带来痛苦，也少给自家增添麻烦。

二是要防止与宠物亲密接触。尽管注射疫苗可以预防狂犬病或其他疾病，但这绝不是百分之百的有效，要以防万一。因此，不要与猫、狗亲吻，不要搂着猫、狗睡觉，不要让猫、狗在身体上舔来舔去。对于鸟类要对鸟笼每隔三五天消一次毒，清除鸟粪时要喷点水，防止鸟的脱落羽毛和干燥的鸟粪飞扬。这些东西一旦吸入人的器官，就容易引起呼吸道疾病。

三是要注意公共卫生。遛狗时，狗的大便要随手用纸包起来，扔到垃圾筒里，不要让狗随地大小便。以防狗的粪便污染环境，传播疾病。

四是要遵守公共道德。不要让狗在家中或院内狂吠，影响他人休息；不要带狗去禁止带宠物的地方，影响公共秩序；不要让狗接近老人和小孩，防止惊吓引起麻烦。一旦你饲养的宠物咬伤了他人，一定要及时给人家打预防针，赔偿损失，不要推托责任。

五是要警惕依赖宠物症。一些养宠物的老人把大部分的时间与精力都投在了宠物身上，这就需要警惕患上“依赖宠物症”。其表现是：整天和宠物形影不离，有好吃的宁肯自己不吃也要给宠物吃；过度关心宠物的冷暖饥饱，甚至超过了对自己和亲人的关注；喜欢和宠物玩，如果离开了宠物就会郁郁寡欢。要避免患上依赖宠物症，就应端正心态，时刻记住把“人”放在第一位，积极主动地走出家门，多和同龄人交往、谈心。子女也应该尽量抽时间多陪伴父母。

摘自《长寿通道》、《老年心理咨询》

二二、心理保健处方

美国心理学会发言人、发展心理学专家戴安娜·芬利博士提出：成年人不同年龄段具有不同的心理发展特点，结合现代社会的特点，可以把10年当作一个里程碑，为自己开个“心理处方”，以便有计划地应对工作和生活中的困惑。

(一)20岁～30岁：迷茫期。20多岁的人处于迷茫和探索阶段，无论单身还是已婚，最想弄清楚的问题是“我是谁？我能做什么？”

心理处方：

1. 制定计划。此时可制定自己的职业规划和10年后的预定目标。

2. 永往直前。20多岁是接受新事物和积累经验的黄金时期，因此要大胆尝试。

3. 寻求支持。专家表示，如果你在20多岁就结婚生子，那么最好从家庭中获得情感和心理支持。

(二)30岁～40岁：奋斗期。30多岁时，人生基本有定位，生活更稳定，工作更忙碌，自信心更强。此时，是事业上的黄金期。

心理处方：

1. 微调计划。注意根据实际情况及时修改目标。

2. 保持平衡。保持工作和家庭的平衡非常重要。

(三)40岁～50岁：期盼期。耶鲁大学心理学系陶乐西辛格博士表示，大多数人在40多岁时，创造力和工作效率达到巅峰。

心理处方：

1. 调整态度。不要让“我开始老了”之类的消极思想破坏决心。

2. 广泛交友。你需要拥有至少5个值得信赖的好朋友，这一点至关重要。此外，还要与不同年龄段的人交朋友。

(四)50岁以后：不安期。由于接近老年期，“余日不多”的思想会造成一定的心理波动。

心理处方：

1. 心灵探索。不要让生活失去方向。专家建议自问一些问题，比如“我现在的生活究竟过得怎么样？”“我想做的事情都做了吗？”等。通过自问自答的方式找到新的人生定位。

2. 提高职业意识。根据个人兴趣或结合业余爱好，必要时更新工作。

3. 学学“婴儿步”。无论决定做何种改变，此时的你应该学会从小做起，慢慢改变。

摘自《健康指南》